척추재활도수치료학 개정2판

Rehabilitation of the Spine A Practitioner's Manual SECOND EDITION

개정2판

척추재활도수치료학

대한척추교정물리치료학회 옮김

SECOND EDITION

Rehabilitation of the Spine

A Practitioner's Manual

Craig Liebenson, Editor

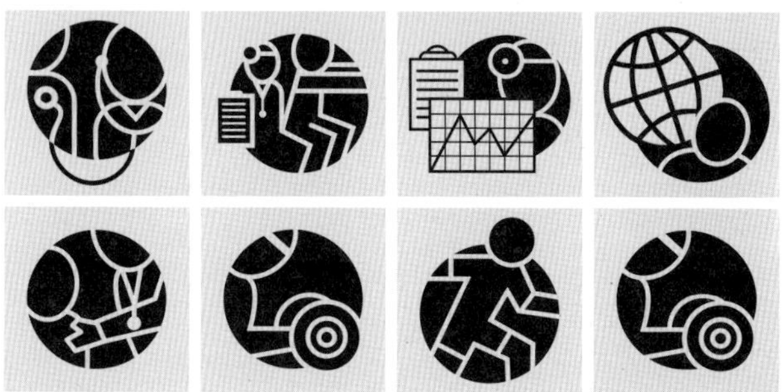

영 문 출 판 사

■ **옮긴이** (가나다순)

김규현 척추교정물리치료학회 상임이사
김도환 척추교정물리치료학회 상임이사, 향장미용석사
김명준 을지대학교 외래교수(서울청담우리들병원 비수술센터 척추건강치료센터 부장)
문상은 마산대학 물리치료과 교수
박영찬 하늘스포츠척추관절센터실장, 대한케틀벨학술이사
박호동 나래병원 재활팀장, 스포츠의학 석사
서동천 한양방센터 salm교정과장, 향장미용석사
송명수 원광보건대학 물리치료과 교수
송창호 삼육대학교 물리치료학과 교수, 이학박사
엄기매 여주대학 물리치료과 교수
오승길 척추교정물리치료학회장, 체육학박사
유환석 우송대학교 작업치료학과 교수
이규완 강남세브란스병원 재활의학과, 연세대학교 박사과정
이민구 중화한방병원 척추관절센터팀장, 척추교정물리치료학회 재무이사
이종삼 한양병원 재활의학팀장, 한서대학교 이학박사
이진행 척추교정물리치료학회 부회장, 유나이티드 척추센터실장
임광헌 미체원 여성클리닉 진료부장
임태희 중화한방병원 척추관절센터실장, 척추교정물리치료학회 홍보이사
정명균 홍익병원 물리치료센터실장, 고려대학교 박사수료
차성환 척추교정물리치료학회 상임이사, 지인통증의원 척추관절센터과장
채윤원 광주보건대학 물리치료과 교수
최병옥 한국체육대학교 스포츠의학전공 이학박사
최영준 동남보건대학 물리치료학과 겸임교수
한향완 고려대학교 의용과학대학원 스포츠의학과 석사
황적원 척추교정물리치료학회 부회장, 을지대학교 겸임교수

Rehabilitation of the Spine A Practitioner's Manual Second Edition

by Craig Liebenson, Editor

척추재활도수치료학 개정2판

2010년 3월 23일 초판인쇄
2010년 3월 31일 초판발행

지은이 : Craig Liebenson, DC
옮긴이 : 대한척추교정물리치료학회
발행인 : 박 병 조
발행처 : 도서출판 영문출판사
등 록 : 1987년 12월 21일 제2-419호
주 소 : 서울시 강남구 삼성동 69-1
전 화 : (02) 514-5590, 776-5590
팩 스 : (02) 756-8943
E-mail : yeongmunsa@empal.com
정 가 : 70,000원
ISBN 978-89-7224-223-9 93510

헌 정

나의 사랑하는 아내, Deannie, 그녀는 이 책이 출간되는데 많은 도움을 주었다.

서 문

척추재활(Rehabilitation of the Spine)의 제2판을 환영하게 되어 기쁘고 영광입니다. 이 책의 첫판이 나온 후 10여년이 지났다는 게 믿어지지 않습니다. 이 책은 발간 당시 무척 혁명적이었으며, 지금은 척추 관리의 표준으로 받아들여지며, Liebenson의 이 책은 고전이 되었습니다.

치료의 목표는 여전히 척추 통증의 임상적 관리를 증진시키는 것입니다. 다시 말해, 증상의 완화를 기능의 회복에 통합시키는 것입니다. 재활의 중요성과 기능과 직업적 성과 향상의 필요성이 폭 넓게 받아들여집니다. 또한 재활은 아직 회복이 불완전한 상태에서 더 이상 적절한 치료가 제공되지 않을 때 제공되는 분리된 이차 단계의 중재가 아니라는 인식이 커지고 있습니다. 오히려, 재활은 좋은 임상적 관리들의 통합이어야 합니다. 이러한 환자를 모든 보건 전문가들은 환자들의 기능적 직업적 성과에 어느 정도 책임이 있다는 것을 받아들여야 합니다. 이것은 우리가 모두 재활전문가가 되어야 한다는 것을 의미하지는 않습니다. 오히려 보건 관리가 무엇인지 핵심을 파악해야 합니다.

이 책의 기본적인 접근법은 그대로입니다. 실제적 접근법에 대한 근거 기반을 추가하였고, 이것을 임상적 경험과 통합하였으며 일상적 치료에 응용하는 방법을 보여줍니다. 각 단원들은 완전히 재집필되었으며 여러 돋보이는 새로운 저자들이 포함되었습니다. 새로운 형식인 현대적 교육도구와 DVD가 포함되었습니다. 10년간 이 철학은 더욱 발전하였으며 더욱 완성되었지만, 원형은 변하지 않고 남아있습니다. 우리는 척추 통증의 임상적 관리를 향상시킬 수 있다고 이제 좀 더 확신합니다. 척추 통증을 갖고 있는 모든 환자에 대한 도전만이 남아있습니다. 저는 이번 신판이 이 메시지를 알리고 이것을 현실로 만드는 것을 돕는 것을 계속할 것이라고 확신합니다.

Gordon Waddell, MD, FRC
Western Infirmary
Glasgow, Scotland

머 리 말

이 책의 첫 판이 출판된 지도 10년이 지났고, 척추에서 기원한 활동을 제약하는 통증을 가진 환자에 대한 재활치료는 환자관리의 표준이 되었다. 가장 최근의 과학적 근거는 환자 스스로의 관리의 첫 번째 단계는 환자를 안심시키고 재활동하게 만드는 것이라고 확인하였다.

환자, 보건관리 제공자, 고용인, 비용 지불자를 포함해 모두 같이 일하는 팀 접근법은 고통을 가져오고 기능하지 못하게 만드는 허리와 목의 통증 과정을 바꾸기 위해 필요하다. 척추재활, 제2판은 최근의 치료접근법들에 대한 다양한 원인불명의 위험요소, 특히 일상적으로 침상 휴식을 권하는 것, 과도한 진단 검사, 마약성 진통제의 과도한 처방, 척추 수술에 대한 부적저한 선택에 대한 해결의 실마리를 던져준다. 인터넷과 대중매체를 통해 사전에 실시된 새로운 사회 측정방법이 가속도를 더해주는 이 책은 척추 장애에 대한 확신할 수 있고, 공감할 수 있는 자기관리 접근법으로 나아가기를 원하는 보건관리 제공자에게 실제적인 매뉴얼을 제공하기를 희망한다.

새로운 패러다임 (A New Paradigm)

신체활동 장점과 신체약화의 위험에 대해 소비자를 직접 교육하기 위해 대중매체를 이용하는 새로운 전략은 호주와 스코틀랜드에서 시행되어왔다. 이 책은 보건관리 제공자에 의해 근거기반(evidence-based), 결과기반(outcome-based), 환자중심(patients-centered), 기능적(functional), 그리고 실질적 자가-관리(active self-care)에 대한 현대적 원리들을 근골격계 척추통증으로 고생하는 환자들에게 제공하는 이러한 접근법 지지한다.

이러한 새로운 패러다임의 많은 설계자들 — Steven Linton, Stuart McGill, Nikolai Bogduk — 이 두 번째 판의 기여자로 추가되어 새로운 문헌들을 실제적인 체계로 다듬었다. 그에 맞춰 각각의 모든 단원들은 완전히 재집필하였다. 하지만 실제 관리, 결과, 심리사회적 요소에 맞춰져 있는 이책의 기본 저제는 변경되지 않았다.

이 책의 구성 (Organization)

이 책의 구성은 첫 판과 비슷하지만, 새로이 추가된 영역별 적용 부분(Ⅵ장)이 가장 두드러진다.

Part Ⅰ: 개관 (overview) 독자에게 새로운 패러다임을 소개한다.

Part II: 기초 과학 (basic science) 손상, 재안정화, 그리고 통증의 메커니즘에 대해 다룬다.

Part III: 평가 (assessment) 진단 분류, 기능 평가, 심리사회적 선별 그리고 결과 관리 대해 다룬다.

Part IV: 급성기 치료 관리 (acute care management) 급성기 척추 장애의 관리에 대한 현대의 접근법에 대한 개요

Part V: 회복기 치료 관리 (recovery care management) 회복에 필요한 도구와 기술에 집중하고, 감각-운동 훈련, 요가, 기능적 안정성 훈련, 인지-행동 훈련 그리고 영양과 같은 주제를 포함한다.

Part VI: 국소 영역에 대한 실제적 응용 (practical application by region) 주요 평가와 훈련 방법들에 대한 시각화 아틀라스가 포함되어 있고, 독자에게 작업의 도구로서 재활의 전체 조망과 흐름을 제공하도록 설계되었다.

Part VII: 기능적 패러다임의 구현 (implementing the functional paradigm) 실행에 대한 새로운 패러다임의 구현을 아우르며 이 책을 요약한다.

교육용 도해 (Pedagogical Features)

아이콘: 두 번째 판에서는 아이콘들을 사용하여 독자들에게 필수 주제를 알려준다. 이 아이콘들은 단원 시작에

서 볼 수 있고, 다루는 주제들에 대해 알려준다.

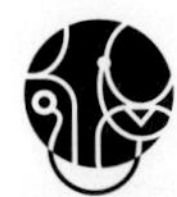
진단(diagnosis)

기능 평가(functional evaluation)

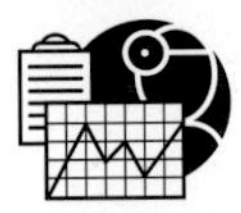
분류(classification)

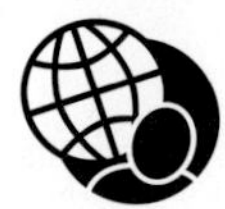
심리사회적 요소(psychosocial factors)

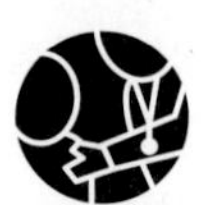
안심(reassurance)

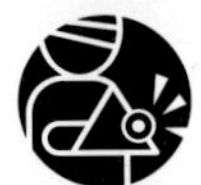
통증(pain)

재활동(reactivation)

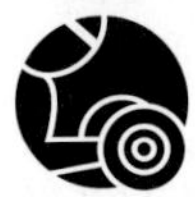
원상복귀(reconditioning)

학습 목표 (learning objectives): 각 단원들은 학습 목표 목록들로 시작하고 그 단원의 가장 중요한 정보를 강조한다.

점검 과정 (audit process): 각 단원의 마지막에는 학습 목표를 직접 확인하는 점검 과정 상자가 있다.

임상의 진주 (clinical pearls): 이 특별한 구성은 이 책 여기저기에서 볼 수 있는데, 경험 많은 전문가들로부터의 주옥같은 지혜들을 담고 있다.

실행 기반 문제 (practice-based problem): 여러 단원에서 볼 수 있는 이 상자는 임상에서 만날 수 있는 일반적인 임상의 딜레마를 보여주고, 어떤 점에서의 임상적 의사결정이 강조된다.

그림 (illustrations): 제2판은 그림을 보여주는 형식을 많이 사용하고, 많은 새로운 그림들과 사진들이 추가되었다.

디자인 (design): 제2판은 완전히 새로 디자인되었다. 목차의 단계는 좀 더 명확히 구성되었고, 특별 형식들은 찾고 접근하기 쉬워졌다.

포함된 DVD (accompanying DVD)

수백 장의 평가 그림과 자기 관리 기술을 지원하기 위해 DVD가 포함되어 중요한 방법들의 정확한 적용을 더 잘 알려준다. 책에 있는 DVD 아이콘 은 DVD에서 볼 수 있는 것임을 알려준다. 다음과 같은 방법들이 포함되어 있다:

- Vleeming's active straight leg raise test
- McGill's side bridge endurance test
- Hip hinge advice
- Brügger's micro-break
- Abdominal bracing
- Lewit's examination and mobilization of thoracic spine
- Vojta's basic reflex locomotion positions
- Balance sandal training
- Star lunges
- Functional training with pulleys

척추 재활은 임상의 가이드북으로 재활의 가능성과 그 해법을 확인하게 해 준다. 희망적이게도, 운동 시스템(locomotion system) 기능 회복은 복잡한 신경근골격계 장애를 가진 환자 관리의 치료 기준이 될 것이다.

Craig Liebenson
로스앤젤레스, 캘리포니아

역자 서문

척추와 관련 임상적 치료와 재활관련 학문적 중요성은 이를 위해 노력하는 여러 임상인들과 학교 등에 있어 중요 관심 영역 중 한 분야라 할 수 있다. 대한척추교정물리치료학회에서 이 책을 처음 접했을 때 척추재활에 통합적 접근 방식에 대한 학문적 희망으로 척추 관련 여러 영역의 전문 임상인(의사, 물리치료사, 운동치료사, 카이로프랙터 등)들에게 도움이 되길 바라는 마음으로 번역을 시작하게 되었다.

기존 초판과 관련 2판의 경우, 많은 부분에 있어 과학적이고 통합적인 지식을 제공하기 위해 고안 되었으며, 척추환자들을 위한 여러 재활적 접근 방법을 향상 시키고자 하는 임상의 여러 영역 선생님들뿐만이 아니라 전문적 척추관련 임상정보를 원하는 교수, 학생(석, 박사) 등을 위해 만들어 졌다. 이번 번역과 관련 학회 임원과 대학 교수 그리고 척추 관련 여러 선생님들이 다수 참여 번역 하였으나, 새로운 지식과 정보에 대한 용어 통일 및 의미상 차이로 여러 어려움이 있었기에 부족함으로 인해 원저의 뜻이 올바르게 전해지지 않을까 걱정이 앞서기도 한다. 독자 여러분의 따뜻한 관심과 조언으로 이 책이 완성되어 나가길 기대한다.

끝으로 이번 공동 작업으로 부족하나마 마무리 될 수 있게 됨을 감사하게 생각하며, 이 책을 번역함에 있어 도움을 주신 척추교정 물리치료학회장 오승길 교수님과 척추교정전문치료사 임원 그리고 관련 교수님과 선생님 여러분들에게 고마움을 전하고 출판을 맡아주신 영문출판사 박병조 사장님과 직원 여러분께 감사의 말을 전하는 바입니다.

2010년 1월

역자대표 이 진 행

감사의 글

저는 카이로프랙틱 교육을 받을 때 치료에 대한 폭넓은 패러다임에 대한 소개를 받을 수 있어서 아주 운이 좋았었고, 척추 수술과 척추 문제에 대한 기능적 관점의 선구자의 대가들 중 한 명인 William Kirkaldy-Willis와 나눈 많은 대화들은 이 저자의 운동시스템(locomotion system)에 대한 관점을 더 명확하게 해주었습니다.

1980년대 중반, 저는 운 좋게도 위대한 체코의 신경학자이자 도수의학 전문가인 Karel Lewit과 Vladimir Janda와 연구를 시작하였습니다. 이로 인해 재활치료와 도수치료의 통합에 대한 토대를 쌓을 수 있었습니다. 특히, 이 분들은 우리의 접근법인 운동시스템의 포괄적인 분석에 기여하였고, 이러한 운동시스템의 포괄적 분석은 임상가들이 경직된 관절, 굳은 근육, 약해진 근육 등과 같은 다양한 기능적 병리들이 일련된 과정으로 도수치료와 재활치료의 특정 처방을 통해 어떻게 치유할 수 있는지 볼 수 있게 되었습니다.

1980년대 말, 샌프란시스코의 또 다른 위대한 선구자인 Dennis Morgan은 저에게 척추 안정화 훈련이 P.N.F.에서 어떻게 유래되었는지 보여주었습니다. 안정화 훈련은 전 세계로 널리 알려졌고, 저는 운이 좋게도 척추 안정시스템에 대한 뛰어난 연구자인 Stuart McGill 교수님과 십여 년간을 보낼 수 있는 기회를 가졌습니다. 지난 몇 년간 저는 Janda 교수님과 Denis Morgan 교수님서 연구하고 계시는 예술적 경지의 생체역학과 신경심리학적 기법들에 대한 아이디어를 풍부하게 얻을 수 있는 워털루대학교에 계시는 교수님을 방문하였습니다.

로스앤젤레스 카이로프랙틱 대학, 앵글로-유러피언 카이로프랙틱 대학과 찰스대학과 같은 교육기관과 호주 카이로프랙틱 교육 협회와 같은 곳들의 많은 기여를 하였고, 이곳들의 도움을 통해 운동시스템의 재활 치료접근이 좀 더 기능적, 생체심리학적으로 접근하도록 확장된 근골격계 패러다임으로 설계된 교육 프로그램이 완성되었습니다.

의심할여지없이, 수백 페이지의 원고에 대한 교정과 지적에 대해 Sylvia Deily 박사님과 Tanya Broaded 박사님의 막대한 도움이 없었다면 저는 이 작업을 마칠 수 없었을 것입니다. 이 책의 첫 번째 판과 두 번째 판의 편집자인 Linda Napora, Laura Horowitz 그리고 Christina Remsberg, 책임자인 Pete Darcy는 지속적으로 도움을 주었고 결승선에 다다를 수 있도록 나를 이끌어주었습니다. 사진작가인 Howard Linton과 화가인 Jirí Hlaváèek과 Joseph DePinho는 놀라운 환자이자 꾸준한 영상촬영가이고 DVD 편집자인 Robert Fisher와 함께 아주 놀랍도록 우수한 작업을 해주었습니다.

Craig Liebenson
로스앤젤레스, 캘리포니아

공헌자들

Charles Aprill, MD
New Orleans, LA

Cindy Bailey, DPT, ATC
Associate Professor of Clinical Physical Therapy
University of Southern California
Los Angeles, CA

Nikolai Bogduk, PhD
Professor of Pain Medicine, University of Newcastle
Head, Department of Clinical Research,
Royal Newcastle Hospital, Newcastle,
New South Wales, Australia

Jennifer Bolton, PhD
Anglo-European College of Chiropractic
Bournemouth, England

Mark R. Bookhout, PT
Physical Therapy Orthopaedic Specialists
Minneapolis, MN

Alan Breen, DC, PhD
Institute for Musculoskeletal Research and
Clinical Implementation
Anglo-European College of Chiropractic
Bournemouth, UK

Wendy Burke, DPT
Assistant Professor of Clinical Research
University of Southern California
Department of Biokinesiology and Physical Therapy
Department of Orthopaedic Surgery
Los Angeles, CA

Micheal A. Clark, DPT
National Academy of Sports Medicine
Calabasas, CA

Jonathan Cook, DC
Anglo-European College of Chiropractic
Bournemouth, UK

Neil Craton, MD
Assistant Professor, University of Manitoba,
Faculty of Medicine
Director, Legacy Sport Medicine
Winnipeg, Manitoba Canada

Jirí Čumpelík, PT
Faculty of Physical Education and Sport
Faculty of Dance, Academy of Performing Arts
Charles University
Prague, Czech Republic

George DeFranca, DC
W. Boylston, MA

Sylvia Deily, DC
Los Angeles, CA

Scott Fonda, DC
Rehabilitation Institute of Chicago
Chicago, Illinois

Clare Frank, DPT
Back in Balance Physical Therapy
Kaiser Permanente Orthopedic Physical Therapy
Residency and Movement Science Fellowship
Los Angeles, CA

Michael C. Geraci, Jr., MD, PT
Buffalo Spine and Sports Institute
Buffalo, New York

Natalie Gluck-Bergman, DC
Los Angeles, CA

Steve Heffner, DC
Williamsport, PA

Alena Herbenová, PhD
Institute for Postgraduate Medical Education
Charles University
Prague, Czech Republic

Helena Hermach, PT
Cmünd, Austria

Paul W. Hodges, BPhty(Hons) PhD, MedDr
Professor and NHMRC Senior Research Fellow
Division of Physiotherapy
The University of Queensland
Brisbane, Australia

Gary Jacob, DC, LAc, MPH
Los Angeles, CA

Vladimír Janda, MD
Former Chief, Department of Rehabilitation
Medicine in Prague
Postgraduate Institute of Medicine
University Hospital
Prague, Czech Republic

Gwendolen A. Jull, PT, PhD
Head of Division of Physiotherapy
School of Health and Rehabilitation Sciences
The University of Queensland
Brisbane, Australia

William H. Kirkaldy-Willis, MD, BChir, FRCS (E and C), FACS, LLD (Hon), FICC (Hon)
Emeritus Professor of Orthopaedic Surgery
Royal University Hospital
University of Saskatchewan
Saskatoon, Saskatoon Canada

Alena Kobesová, MD
2nd Medical Faculty
University Hospital Motol
Charles University, Prague, Czech Republic

Pavel Kolář, PaedDr
2nd Medical Faculty
University Hospital Motol
Charles University, Prague, Czech Republic

Martin Lambert, PT
Buffalo, NY

Ellen Lee, PhD
School of Physical Therapy
Texas Woman's University
Houston, Texas

Karel Lewit, MD, DSc
2nd Medical Faculty
University Hospital Motol
Charles University, Prague, Czech Republic

Craig Liebenson, DC
Los Angeles Sports and Spine
Los Angeles, CA

Steven J. Linton, PhD
Örebro University
Department of Behavioral, Social and Legal Sciences-Psychology
Örebro, Sweden

Leonard Matheson, PhD
Washington University School of Medicine
St. Louis, MO

Stuart M. McGill, PhD
Professor of Spine Biomechanics
Faculty of Applied Health Sciences
Department of Kinesiology
University of Waterloo, Canada

Robin McKenzie, PT
President McKenzie Institute International
Raumati Beach, New Zealand

Vert Mooney, MD
Clinical Professor Orthopaedics
University of California, San Diego
Medical Director of Spine & Sport Centers
San Diego, CA

Donald R. Murphy, DC
Rhode Island Spine Center
Providence, RI

Chris Norris, PT
Manchester, UK

Neil Osborne, DC, FRSH, FCC(Orth)
Anglo-European College of Chiropractic
Bournemouth, UK

Dagmar Pavlu, PaedDr, PhD
Faculty of Physical Education and Sport
Charles University
Prague, Czech Republic

Maria Perri, DC
Highland Mills, NY

Sibyle Petak-Krueger, PT
Switzerland

Charles Poliquin
Poliquin Performance Center
Tempe, AZ

Joel Press, MD
Medical Director, Spine and Sports Rehabilitation Center
Rehabilitation Institute of Chicago
Chicago, IL

David R. Seaman, DC
Palmer College of Chiropractic Florida
Port Orange, FL

Maureen J. Simmonds, PhD, PT
School of Physical and Occupational Therapy
McGill University
Montreal, Quebec, Canada

Clayton Skaggs, DC
Central Institute for Human Performance
St. Louis, MO

John J. Triano, DC, PhD, FCCS(c)
Texas Back Institute
Plano, TX

Pamela Tunnell, DC
Ridgefield, CT

Marie Vávrová, PT
Prague, Czech Republic

František Véle, MD, PhD
Faculty of Physical Education and Sport
Charles University, Prague, Czech Republic

Howard Vernon, DC, PhD
Director, Center for the Study of the Cervical Spine
Canadian Memorial Chiropractic College
Toronto, Ontario, Canada

Michaela Veverková, PT
Institute for Postgraduate Medical Education
Prague, Czech Republic

Robert Watkins, MD
Los Angeles Spine Surgery Institute
Professor of Clinical Orthopaedic Surgery
University of Southern California
Los Angeles, CA

Steven Yeomans, DC
Yeomans-Edinger Chiropractic Center
Ripon, WI

차 례

V부 회복기 치료 관리(첫 4주) [Recovery Care Management (First 4 Weeks)]

VI부 부위에 따른 실습 적용 (Practical Application by Region)

VII부 기능적 모범 이행 (Implementing the Functional Paradigm)

I

개 관 (Overview)

편집자글

새로운 환자 중심적 모델이 척추 질환에 적용되고 있다. 병리나 증상에 단순히 초점을 맞추기보다는 회복, 재활성, 그리고 자기 관리를 강조한다. 약 처방, 수동적 치료 기구, 그리고 수기요법을 사용하는 수동적 관리 접근은 적극적인 자기 관리 형식으로 대체되고 있다. 이 책의 처음 영역에서는 재활성화 접근에 가치를 둔다. 이 새로운 방향에 대해 지지하는 많은 증거들이 전통적인 생각들이 척추 통증 같은 다요소적인 문제에 적합하지 않은지에 대한 의견을 제시한다. 이번 영역에서 매일의 임상적 실습에서 넓고 새로운 생체심리사회적 모델로 기본적인 단계를 통합하는 방법과 이유, 시간에 대한 토론의 결론을 내린다.

1

적극적 관리 : 척추 질환 관리의 현실

(Active Care: Its Place in the Management of Spinal Disorders)

학습목표

이 장을 읽고나면 이해할 수 있을 것이다:

- 허리뼈(요추, lumbar) 질환 환자의 진단과 분류에 대한 지식 수준의 현 주소
- 기능적 이상과 척추 질환사이의 관계
- 두려움 회피 행동 같은 심리사회적 요소와 상태악화 증후군과의 관계
- 근력이나 움직임 상실 같은 특수 기능과 걷기나 앉기 같은 일반적 기능사이의 차이점
- 척추 질환 치료에서 적극적 관리의 효과에 대한 증거

"우리의 시대에 있어 가장 큰 비극적 사건의 하나는 세상의 고통과 통증에 대하여 그 어느 때보다 더 많이 알고 있다는 것이다. 그럼에도 불구하고 그것들에 대한 대응법은 점점 줄어들 수 있다."

Henri Nouwen

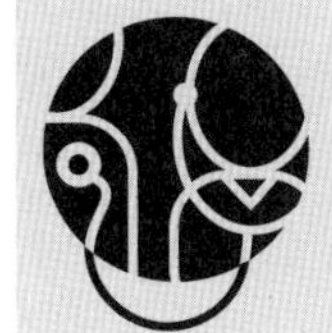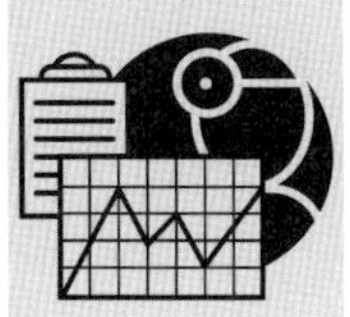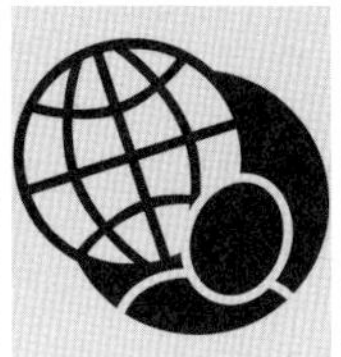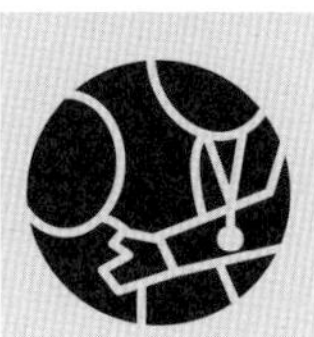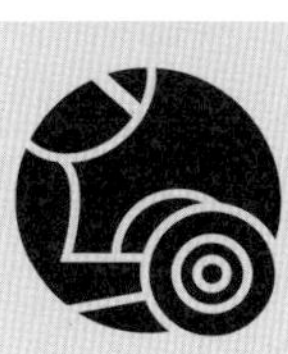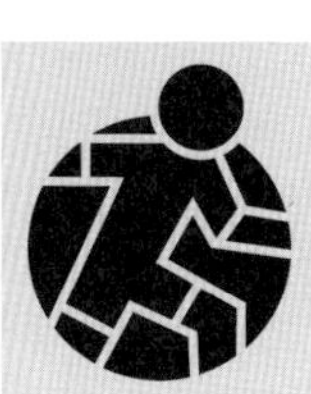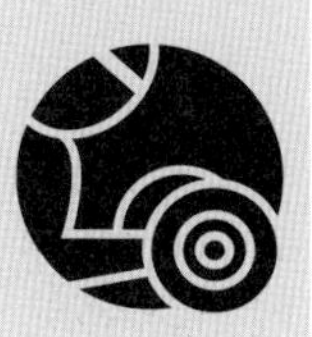

개요 (Introduction)

활동은 오늘날 우리 사회에서 가장 흔한 만성 질환의 대부분을 예방하는데 효과적임이 알려져 있다.[77] 특히, 적극적 관리나 환자 재활성화는 심혈관계와 활동계 질환의 현대적 관리에서 중요한 역할을 한다.[75,94,95,161,183,189,195,200,201] 간단한 재활성화 조언에서부터 광범위하고 다원칙적 재활에 이르기까지 목표는 기능을 회복하는 것이다. 기능적인 목적은 결정 과정에서 임상가에게 안내 역할을 하는 것이다. 생역학적, 신경생리적, 심리사회적 그리고 생화학적 지식이 적극적 관리의 이익을 위해 존재한다. 그러나, 관리의 일차적인 초점에서 재활성을 이루는 가장 중요한 정당성은 통증이 있는 환자들에서 통증의 결과로 상태가 악화되고 통증으로 하여금 관리의 방향성을 제시하도록 하여야 한다.

지속적인 통증은 활동과 통증의 관계에 대한 부정적인 태도를 강화한다.[147] 병리해부학에 초점이 맞춰진 검사들은 자주 통증의 원인을 찾기 위해 시도된다. 불행히도, 이런 검사들은 퇴행성 관절 질환이나 추간판 탈출 같은 구조적인 발견에 높은 위양성율을 보이며 환자로 하여금 안좋은 상태에 있다는 인지를 더 가지게 한다.[14,15,23,96,99,111,239,255,271] 결과적으로, 더 활동을 피하게 되고 상태가 악화되게 된다. 불행히도, 과도한 움직임 제한은 치료와 회복 과정을 방해한다. 이와 같이, 건강 관리 전문가들은 드문 적색 경보를 구별해 내고, 허리 통증(요통, lower back pain)의 양성적 특징을 나타내는 환자들을 확인하기 위해 진단적 분류에 따른 척추 질환에 대해 성공적인 국제 지침서를 활용하도록 권유받고 있다.[2,25,38,94,148,217]

척추 환자에 대한 활성화에 대한 증거가 강하다. 거의 정상 활동을 재개하기 위한 재활성화 조언은 급성 허리 통증(요통, lower back pain) 환자에서 모두 안전하고 효과적이다.[148] 유사하게, 조기 활동은 채찍질(편타성, whiplash) 손상에 의한 목통증에 유익하다는 것이 알려져 있다.[18,266,213] 인지-행동적, 안정화, 그리고 근력 강화 같은 다양한 운동 방법을 포함하는 적극적인 치료들이 아급성과 만성 허리 통증에서 효과가 있는 것으로 나타났다[11,58-60,83,94,95,113,128,150,190]. 그러므로, 급성에서 만성에 이르기까지 환자 재활성화는 기본적인 역할을 하는 것으로 생각할 수 있다.

진단과 치료의 기능적 범례 (The functional paradigm in diagnosis and therapy)

임상에 기초한 문제

허리 통증은 객관적인 확인과 크게 일치하지 않는 주관적인 증상이다. 허리 통증 환자의 15% 이하에서 정확한 병리해부학적 진단을 보일 수 있다. 이런 환자들은 염좌(삠)/좌상(결림)(sprain/strain), 특발성 허리 통증 같은 용어들로 이름 붙여진다. 다행히도, 대부분의 허리 통증은 적절한 자연 경과를 보인다. 그러나, 빠르게 회복되지 않는 환자의 경우는 좌절을 경험하게 된다. 의사들도 결과에 따라 같은 좌절을 경험하고 환자 관리에서 별 다른 방법을 찾지 못한다. 사실, 환자에서 구조적 병리의 위 양성 결과는 상당히 높아 분별없이 영상기술을 활용하는 것은 통증의 원인을 찾는데 있어 원하지 않는 부작용을 야기할 수 있다.[177,269,275]

허리 통증의 문제는 만족스런 결과를 나타내는 환자의 대다수를 위해 무엇을 하는 것이 아니라, 만족스런 결과를 나타내지 않는 소수의 환자를 위해 무엇인가를 하는 것이다. 관리의 목적은 기능을 회복하는 것이기 때문에 수행을 제한하는 손상과 인지-행동적 요소들을 확인하여 적절한

허리 통증의 진단적 어려움 (The diagnostic dilemma in back pain)

문제 (The problem)

적절한 임상적 관리는 정확한 진단에 의존한다. 허리 통증(요통, lower back pain) 환자의 소수만이 그들의 통증에 대해 정확한 진단을 받는다.[2] 반면, 대부분의 환자들의 진단에는 실패하지만, 비용의 대다수는 만성화로 이어지는 소수가 부담하게 된다.[80]

최근 지침서는 허리 통증(요통, lower back pain) 환자들을 세 그룹으로 구별하는 진단적 분류를 제안하고 있다. 첫 번째는 종양, 감염, 골절 또는 심각한 의학적 질환 같은 심각한 질환의 적색 경보에 의해 야기되며 두 번째는 신경뿌리(신경근, nerve root) 압박에 의해, 세 번째는 비특정 역학적 요인에 의해 야기된다(7장 참고).[2,38,217] 이 최신 진단적 분류는 대부분의 중요한 환자들이 비특정 허리 통증 진단에 불만족하므로 희망적이 될 수 있다. 통증 발생

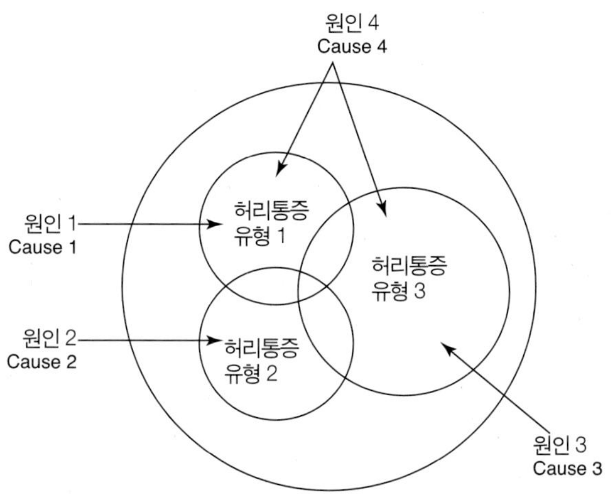

그림 1.1 비특정 허리 통증은 다른 원인의 아형으로 구성된다. (출처: Laboeuf-Yde C, Lauritsen JM, Lauritzen T. Why has the search for causes of low back pain largely been noncondlusive? Spine 1997;22:878)

의 정확한 병리해부학적 진단이 어렵기는 하지만, 나타난 증거들은 심리사회적 요소와 만성 허리 통증 사이에 강한 관계를 보이고 있다. 이 심리사회적 질환의 특징은 심각한 질환의 적색 경보와 중요도를 구분하기 위해 황색 경보라는 용어를 사용한다. 황색 경보가 주로 있는 환자들은 만성 증상과 장애에 대해 높은 위험 요인이 있으며 신중한 관리 전략이 요구된다. 황색 경보와 척추 통증 증상 사이에 관련성은 미래에 급성 증상을 보일 것으로 생각되는 무증상 환자들에 대한 전향적 연구에 의한다.[240] 심리사회적 질환은 인지-행동적 요소없이 적극적인 재활에 의해 단순히 증진될 수 있다는 증거가 있다.[152]

환자들이 어떻게 개인적인 치료에 반응할 것인지를 확인하는 방법에 대한 질문이 계속되고 있다. 반면 생체심리사회적 모델을 고수하는 일반적인 지침서는 지난 실수를 지적하고 새로운 길을 제시하고 있지만 대부분이 여전히 해결되지 않고 남아 있다.[21] 예를 들어, 어떤 환자들이 수기 치료, 재활성화 조언, 운동 요법, 약 처방, 인지-행동적 접근 또는 이런 것들의 다양한 조합에 가장 잘 반응할 것인가? 허리 통증에 대한 국제 연구소의 보고에 따르면, 비특정 허리 통증에 대한 가치있는 분류를 얻는 것은 그들 연구에서 가장 우선시 되는 것이다라고 하였다.[19]

비특정 허리 통증의 아분류 (Subclassification of "non-specific" low back pain)

다른 치료들의 효과에 대한 현대적 연구는 비특정 허리 통증이 동질의 그룹이라고 가정한다.[256] LaBouef는 연구자들에게 적색 경보나 신경근 증상과 징후가 부족한 환자들은 이질성 그룹으로 평가하도록 촉구하였다(그림 1.1, 1.2).[117,118] LaBouef는 이 큰 환자 연구 집단을 대상으로 하는 연구가 동질성이고, 어떤 아그룹에 대한 특별한 치료가 통계적으로 좋은 효과를 보이지 못한다고 지적한다. 결과는 전망좋은 치료가 비효율적이다(34장 참고).[22]

피츠버그 대학에서의 연구는 비특정 그룹의 아분류는 전체 병력, 장애에 대한 질문지, 그리고 간단한 검사를 구성하는 평가가 가능하다는 것을 보여주었다(표 1.1).[46,55,56] 그들은 적절한 아분류에 부합되는 치료가 부합되지 않는 치료보다 우월하다는 것을 보였다.[46] 더불어, 최근 무작위 임상 연구는 아분류에 의해 이루어지는 치료가 넓은 비특정 분류에 대한 건강 관리 정책과 연구를 위한 모임(Agency for Health Care Policy and Research, AHCPR)에 의해 추천된 일반적 치료보다 우위에 있다는 것을 보였다.

결과에는 감소된 장애와 직장으로의 빠른 복귀가 포함되었다. 치료 분류들은 허리뼈(요추, lumbar)나 엉치엉덩관절(천장골관절, sacro-iliac joint)의 수기 요법, 가동화, 굽힘(굴곡, flexion)과 폄(신전, extension) 중심화, 안정화, 중심화 현상을 보이지 않는 신경근 증후군에 대한 당김(견인, traction)을 포함한다.

Mckenzie 방법은 치료 전망이 좋은 시스템으로 보여진

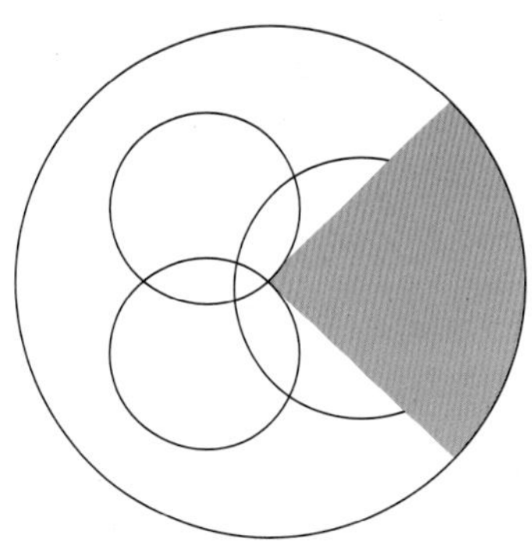

그림 1.2 의심가는 위험 요인과 비특정 허리 통증사이의 긍정적 관계는 연구를 수행하는 위험 요인에 상응하는 허리 통증의 올바른 아형이 있는 사람들의 수가 충분할 때 명백해진다. (출처: Laboeuf-Yde C, Lauritsen JM, Lauritzen T. Why has the search for causes of low back pain largely been noncondlusive? Spine 1997;22:878)

표 1.1 분류 시스템에 기초한 치료[34,41]

- 고정(immobilization)
- 가동화(mobilization)
  - 엉치엉덩관절 가동화
  - 허리뼈(요추, LUMBAR) 가동화
- 특별 운동 요법(specific exercise)
  - 신전 증후군
  - 굴곡 증후군
- 측면 이동(lateral shift)
- 견인 요법(traction)

다(15장 참고).[56,112,206,270] Kilopikoski와 동료들은 39명의 만성 허리 통증(요통, lower back pain) 환자들을 특별한 Mckenzie 증후군으로 분류하는데 95% 동의함을 증명하였다. 반복적인 움직임과 최대 부하를 사용하는 Mckenzie 접근: (a) 중심화 현상이 존재한다면 (b) 환자의 움직임 치우침이 95%(k=0.7; P=0.002) 그리고 90%(k=0.9; P < 0.00).[112] 그러나, 연구의 한계는 대부분의 환자들이 하나의 증후군 — 기능 장애 증후군으로 분류된다. 이런 동질의 견본을 가지는 것은 카파(kappa) 수치를 하향시킬 수 있다. 단축 훈련 프로그램을 사용했던 다른 연구는 수용할 만한 신뢰도를 보이지 않았다.[210]

Long 등은 Mckenzie 시스템으로 치료한 환자들과 반대 방향으로 치료한 환자들, 증거를 기반으로 관리한 다른 그룹을 비교하였다.[140] Mckenzie 그룹의 95%에서 증진되거나 완화되었다. 증거를 기반으로 관리한 그룹은 44%에서 증진되거나 완화되었다. 반대 방향으로 치료한 환자들은 단지 25%에서 증진되거나 완화되었다. Mckenzie 시스템에서 이전 작업은 중심화 현상의 가치를 증명하였다.[56,206]

물리치료사인 Shirley Sahrman의 방법을 적용했던 워싱턴 대학의 연구자들은 환자의 허리 통증을 지속적으로 증가시키는 자세와 움직임을 확인하는 것에 기반을 둔 아분류 계획을 평가하기 시작하였다.[149,251-254] 유사하게, 토론토에서 캐나다 요추 협회과 관련된 그룹은 병력과 검사로부터 중요한 요소를 사용하는 통증 형태 시스템의 신뢰도를 증명하였다.[273] 그들은 그들의 접근을 사용한 검사자들에서 78.9% 동의를 보였다. 더불어, 성공적인 Mckenzie 연구에서 언급되었던 것과 달리 단지 최소한의 훈련이 필요되었다.

표 1.2는 진단과 분류 과정을 평가하기 위해 요구되는 단계들이다. 나타난 증거는 치료 결정 과정을 안내할 수 있는 기계적 허리 통증의 광범위한 분류를 결정하는 능력에 대해 상당히 긍정적인 면을 보인다.

적극적 관리에 대한 이해 (The rationale for active care)

현실적으로 허리 통증(요통)의 빠른 해결이 없기 때문에 환자들에게 스스로 무엇을 할 것인지에 대해 교육하는 것이 필요하다. 이것이 단순히 허리 통증 치료의 실패를 받아들이는 것인가 아니면 의사의 선생과 조력자로서의 고대적 역할을 다시 인지하는 것인가?

적극적인 관리는 정상적인 활동을 시작하는 환자들에게 동기를 부여하고 능력을 강화하기 위해 명쾌한 인지적 그리고 행동적 충고를 제공하는 심리사회적 원칙을 고수한다. 그들의 기능적 상태에 대해 걱정하거나 그들의 통증을 두려워하는 환자들은 더 만성적인 문제를 가질 것 같다.[201,207,240] 그들은 특히 손상된 허리뼈(요추, lumbar)나 퇴행성 상태에 있을 때 더 손상받기 쉽다.[16,40] 활동하는데 통증이 야기되는 환자들은 정상적인 활동을 수행하지 못할것 같다.[5,119,120] 이와같이, 활동 능력은 심리사회적 요인뿐 아니라 신체적인 요인에 의해 제한된다.[147,171] 스트레스, 근 긴장, 그리고 통증이 연관된다. 두려운과 스트레스가 근육을 긴장시키고 이로 인해 통증이 악화된다는 것을 환자들에게 알리는 것은 의사의 몫이다.[94] 이 관계에

표 1.2 진단적 절차의 평가

1. 개별적인 검사의 신뢰도 확립
2. 특별한 증후군과 관련된 동질성의 허리 통증성 아그룹을 확인하기 위해 신뢰할만한 검사의 결합적 재생산
3. 허리 통증 아그룹의 확인의 민감도와 특이도 결정
4. 명확히 확인된 환자 연구집단, 잘 수용된 결과, 이후 자료를 사용한 일반적인 치료와 아그룹에 상응하는 개별적인 치료의 완성

The Interantional Federation for Manual / Musculoskeletal Medicine Scientific Communittee Meeting The Hague, March 2000. J Orthop Med 2001;23:33-35에서 인용.

대한 통찰력은 그들의 통증이 통제가능한 요인에 의해 야기된다는 것을 환자들이 확신하도록 돕는다.

적극적인 관리는 허리뼈를 안정화하는 방법과 시기에 대해 조언하는 생체 역학적 원리를 고수한다. 허리 통증은 너무 많이 움직이는 사람들에 비해 너무 적게 움직이는 사람들에서 더 잘 일어난다. 사실, 이른 아침이나 오래 앉아 있은 후 같은 손상 받기 더 쉬운 시간에 발생한 사소한 부하가 손상의 전형적인 메카니즘이다.[71,162,225,226]

적극적인 관리는 척추를 보호하는 운동 조절 형태를 훈련하는 신경생리적 원칙을 고수한다. 척추 불안정은 몸통 굽힘근(굴곡근, flexor)과 폄근(신전근, extensor)의 낮은 지구력과 협응능력을 보인다.[31,32,61,66,193] 특히, 중요한 안정화 근육의 낮은 강도의 활동은 관절 강직과 안정을 증진시키는 것으로 보여진다.[31,209] 최근 연구는 맞버팀근(길항근, antagonist)-작용근(주동근, agonist) 협력 작용이 허리 통증 환자에서 방해 받고 기대하지 않은 부하에 대해 반응하는 안정화 메카니즘에 영향을 주는 것을 보였다.[33,204,205,272]

적극적인 관리는 환자들이 간단한 생체역학적 변화가 있는 활동을 시작하고 침상 안정과 비활동성을 피하도록 조언하는 생체 역학적 원리를 고수한다. 통증과 조직 회복은 대사적 그리고 영양적인 면과 관련이 있다. 추간판은 치료 능력이 적은 저혈관성 조직이다.[87] 사실, 경막외 주사 같은 통증 치료는 돌출된 추간판의 자연 흡수 과정을 방해하는 반발 통증을 야기하는 것으로 보여진다. 탈출된 추간판의 흡수는 흔하며 조직 회복의 정상적인 과정이다.[28,29,107,116,172,203] 또한 이것에 대한 증거는 대식 세포가 추간판 탈출에서 많은 양이 발견된다는 것이다.[72,78,93] 비활동성은 추간판이 영양 분배에 의존적이므로 회복을 느리게 한다.

휴식, 비활동성, 또는 과도하게 갇힌 듯한 움직임은 활동의 회복에 유해하다. 반대로, 척추가 손상받지 않는다는 확신과 점진적인 재활성화가 치료 속도를 높인다는 확신은 환자의 장애적인 느낌과 인지를 사라지게 하는데 필요하다.[94,95,197,262]

상태악화 증후군—기능적 그리고 인지적 행동 측면 (The deconditioning syndrome—functional and cognitive-behavioral aspects)

기능과 수행의 임상적 검사 (The clinical examination of function and perfomance)

허리 통증은 추간판 돌출, 후관절 변성, 종판 변화, 그리고 약한 척추전방전위증을 포함하는 병리해부학적 검사에 잘 상응하지 못하는 주관적인 증상이다. 특징적인 예외에는 추간판 탈출, 중간 정도 또는 심한 척주관 협착, 그리고 신경근 압박이 있다.[97] 사실, 대부분의 허리뼈 문제들은 구조적인 병리(관절염, 추간판 탈출)나 심한 질환(종양, 감염, 골절)에 의해 야기되지 않으며 재확신과 조기 활성화 조언이 도움이 된다. 그러므로, 관리의 일차적인 목적중의 하나는 그들의 통증이 심하지 않다는 것과 정상 활동을 시작하는데 안전하다는 것을 환자들에게 확인시키는 것이다. 신체적 그리고 심리적인 상태 악화의 보호는 척추 질환의 현대적 관리의 근본적인 목표이다.

무엇이 상태악화인가? 상태악화는 사람의 일상적인 활동에 포함되는 일을 수행하는 능력의 감소이다. 건강 관리 정책과 연구 협회(AHCPR) 허리 통증(요통) 지침서에서 치료의 주 목적은 통증의 치료에서 통증과 관련된 활동성의 치료로 바뀌었다. 이 분야에서 임상가의 어려움은 병태해부가 증상과 아주 적게 관련되어 있어 회복이 느린 환자에 대해 안전하고 정상적인 과정을 거치도록 돕는 것이 어렵다. 이것은 척추 전문가로 하여금 허리 통증(요통, lower back pain)의 적절한 특징을 찾도록 이끈다.

구조적이거나 기능적인 측정가능한 비정상은 고려할 만한 손상이다.[275] 역사적으로, 손상은 객관적이고 장애는 주관적이라는 관점으로 본다. 그러나, 현재는 손상이 자기 효율, 두려움 회피, 또는 통증 기대 그리고 장애같은 심리사회적(인지-행동적) 쟁점과 관련이 있는 것으로 인식되고 있다.[222]

세계 보건 기구(WHO)는 1980년 이후 손상, 장애 그리고 신체적 어려움으로 질병의 결과를 분류하여 왔다.[92] 이 작업은 국제 기능, 장애, 건강 분류(ICF)에서 최근에 갱신되었다.[275] ICF는 3가지로 기능적인 상태를 분류한다.

a. 기능들 — 특별한 구조적 그리고 기능적 손상
b. 활동들 — 사람이 수행하는 활동/기능적 제한
c. 참여 — 사회적 그리고 직업적 포함

활동 수준은 손상이 독립된 기능적 결함에 포함되는 반

표 1.3 손상 대 장애

손상-특별한 기능적 결함	장애-기능적 능력/제한
운동범위(ROM)	걷기 지구력
근력	앉기 지구력
지구력	서기 지구력
심혈관계 기능 정도	들기 능력
균형감	나르기 능력
근 반응 시간	
피로-능력	측정가능한 활동 지구력
측정가능한 신체 수행 검사	질문이나 가상 활동 검사

면, 기능적 제한에 포함된다(표 1.3). 기능적인 활동 또는 제한이 환자가 매일의 생활에서 하거나 할 수 없는 것으로 정의된다(그림 1.3). 반대로, 특별한 기능적 결함들이 임상적인 검사에서만 발견되며 환자의 증상과 실제 기능적 능력과는 종종 관련이 없다(그림 1.4).

참여는 활동을 수행하는 신체적 능력에 의존하지만, 그것은 사회적 그리고 태도적 요인을 포함한다. 그것은 만성 등급 척도(chronic pain grading scale)의 질문 세트로 측정된다.[232,263,275]

1. 허리통증의 발생동안 어떤 활동을 어느 정도 수행했는가?
2. 허리 통증의 발생동안 어떤 활동에 어느 정도 참여하였는가?
3. 허리통증의 발생동안 스포츠 활동에 어느 정도 참여하였는가?
4. 허리 통증의 발생동안 어떤 레저 활동, 스포츠에 어느 정도 참여하였는가?
5. 허리 통증의 발생동안 어떤 사회적 그리고 가족적 활동에 참여하였는가?

각각의 질문은 0-10으로 대답하고, 0은 참여하지 않은 것이고, 10은 적극적으로 참여한 것이다.

증상, 손상, 장애, 고민과의 관계는 무엇인가? (What is the relationship between symptoms, impairments, disability and distress?)

손상은 통증과 활동 지구력과 관련성이 적다.[115,180,183] 객관적인 의학적 요소들이라 불리는 것과는 거리가 멀고

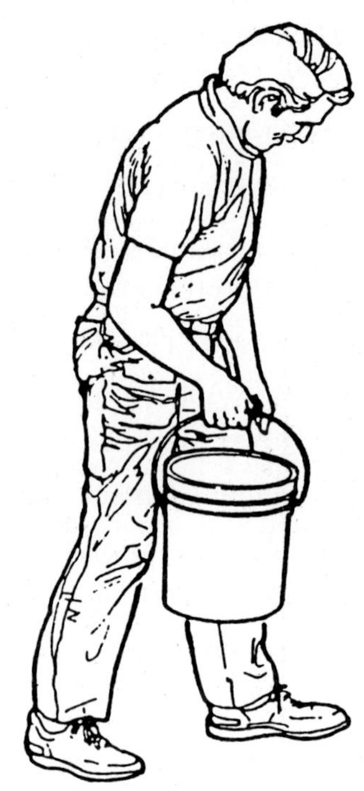

그림 1.3 척추 기능 분류—13.6 kg의 양동이를 9 m 나르기 (출처: Matheson L, Matheson M. Spinal Function Sort. Wildwood. MO: Employment Potential Improvement Corporation, 1989)

실제 신체 수행 능력으로서 수행할 수 있는 개인의 동기와 더 관련이 있다.[34,37,119,120] 신체 손상에 대한미국 의학협회의 지침서는 비록 신뢰도가 의문스럽고 만성 환자를 무증상 개인들과 구별할 수 없지만, 척추의 운동범위를

임상에 기초한 문제

환자의 목표는 통증없이 활동을 시작하는 것이다. 임상가는 환자의 증상이나 기능적 능력과 관련된 손상을 확인할 수 있는가? 저운동성 관절, 통증유발점, 그리고 약하거나 굳은 근육 같은 손상은 흔하다. 어떤 손상이 임상적으로 적절한지를 어떻게 결정할 수 있는가?

예를 들어, 어떤 손상이 생체 역학적 과부하에 관여하는지 또는 임상적으로 중요한 기능적 적응이나 보상에 참여하는지? 이 결정을 하는 것은 증상이 있는 환자에서부터 기능적인 면에 관여되는 환자까지의 관리의 중심이다.

임상가는 손상을 교정하고 목표를 수정하려고 주의를 기울일 필요가 없다. 이것은 증상 완화 그리고 활동 회복의 완성을 성취하기에 적절한 수단으로 사용되어야 한다.

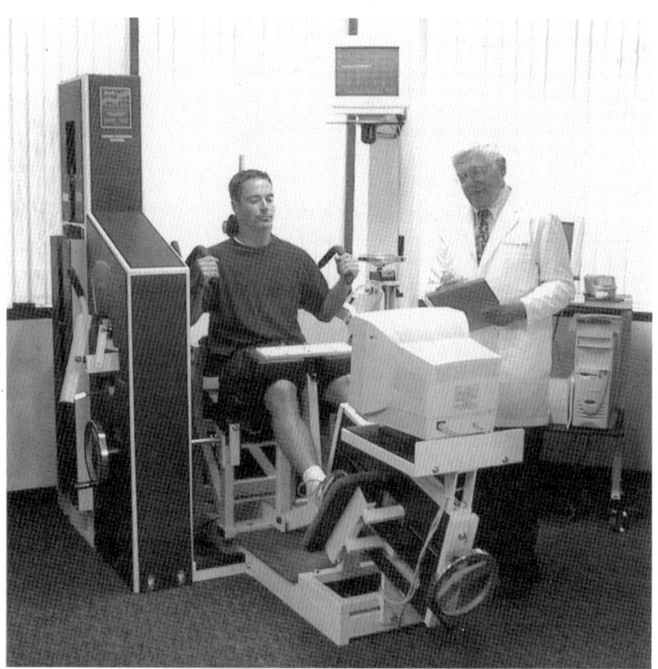

그림 1.4 메드엑스(MedX) 허리뼈(요추) 확장 기계

허가한다.[115,194] 다행히도, 더 새로운 믿을 만한 방법이 나왔다(표 1.4).

장애의 가장 인기있는 측정 방법은 환자의 활동 제한 또는 기능적 능력에 대한 자기 보고이다. 그런 질문지들은 믿을만 하고 반응이 좋은 반면, 기능 수행 능력의 실제 측정에 잘 부합되지 않는다.[49,222] 더불어, 그들은 직업적 참여 또는 이전 작업 능력으로의 복귀에 적절한 직업적 행동들을 측정하지 않는다. 이와 같이, 건강 관리의 가치 있는 결과들이 비록 적절한 치료 전략이나 직장으로의 복귀에 적절한 지침이 아니다. 최근에, **기능적** 능력들의 실제 검사가 연구되었다. Simmonds와 동료들은 어떻게 일

표 1.4 만성 허리 통증과 관련된 수행 능력에 영향을 미치는 인자들

- 몸통 신전 지구력
- 굴곡-이완 현상들
- 척추 움직임
- 허리뼈(요추) 근육 피로 정도
- 위치 감각
- 기대하지 않은 방해에 노출되었을 때 반응 시간
- 자발적인 상지 또는 하지 움직임에서 몸통 근육들의 반응 시간
- 균형 능력

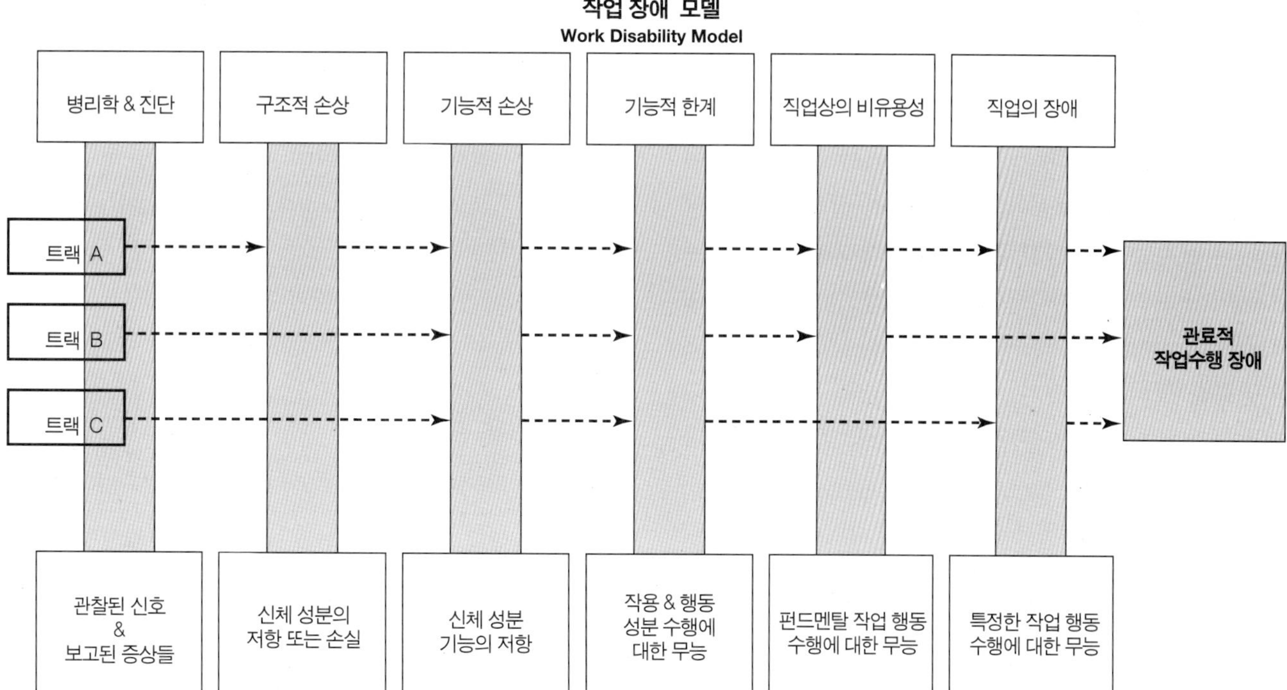

그림 1.5 일 장애 모델. (출처 : Matheson LN. A new model for disability determination. Keynote Address, United Kingdom Society of Occupational Medicine Annual Scientific Meeting. Belfast Northen Ireland, June, 2001.)

세계 보건 기구의 기능, 장애, 건강의 국제적 분류 체계

분석 단위	신체의 효과	사례
손상	• 구조 • 기능	• 신경 뿌리를 압박한 디스크 탈출 • Strength/ROM deficits
활동	기능적 한계	걷기, 서기, 앉기
참여	직업상	수술 장비

그림 1.6 세계 보건 기구(WHO)의 기능, 장애, 건강의 국제적 분류(ICF) 체계 (출처 : Matheson LN. A new model for disability determination. Keynote Address, United Kingdom Society of Occupational Medicine Annual Scientific Meeting. Belfast Northen Ireland, June, 2001.)

반적 기능 능력이 단순하게, 믿을만하게, 저렴하게, 비용 절감적으로 측정될 수 있는지를 보였다.[60]

이런 검사들의 예는 앉았다 서기, 구르기, 기능적으로 닫기, 멀리 걷기를 포함한다. 이런 검사들은 기능적인 제한을 확인하고, 실제 허리 통증(요통, lower back pain) 환자의 관리하는데 가치있는 도구가 됨이 증명되고 있다. 마테손과 동료들은 구조적 진단, 손상, 그리고 일 수행의 무능력에 대한 관찰가능한 징후와 증상을 보였다.[62,157] 그림 1.5와 1.6은 사용된 특별한 측정과 관련된 모델의 특징을 보인다.

손상과 장애, 그리고 통증의 관계는 거의 잘 모르고 있다. 모든 임상가들은 최소의 손상을 가진 심한 통증과 장애가 있는 환자들을 생각할 수 있다. 불행히도, 검사 능력은 그들의 실제 수행 능력보다 더 그들의 수행 능력에 대한 측정이다. 왜냐하면, 노력이 통증이나 심리사회적 요인에 영향을 받기 때문이다. 인간 수행 능력 문헌은 일 수행능력을 가추는 목적은 수행 능력 자체에 영향을 미친다고 지시한다.[119]

Waddell은 이들의 가치 사이에 관계를 처음으로 정량화하였다(그림 1.7).[265] 더 최근에 Mannion은 개인의 장애의 51.4%가 수행능력, 심리사회적, 그리고 통증 요인들에 의해 설명될 수 있다는 것을 보였다(그림 1.8).[152] 수행 능력 요소들 단독으로 변수의 24.5%를 설명하였다. 다른 연구들은 기능적 수행 능력 결함과 장애 사이에 유사한 관계를 보였다.[67,168,211,265] Turner는 최근에 통증 강도 점수가 롤랜드-모리스(Roland-Morris) 질문지로 측정되는 시각 연속 수치(visual analog scale, VAS)로 측정됨을 보였다. 저자들은 5나 그보다 더 높은 수치를 보이는 허리 통증(요통, lower back pain)이 더 장애를 입을 것이라고 결론지었다. Swinkels은 두려움과 관련된 특별한 통증이 있는 통증 강도는 장애를 예측할 수 있음을 발견하였다.[232]

Mannion은 치료이전에 자체 보고된 장애의 절반과 이후 절반이 구조적, 심리적, 자발적 기능 수행, 또는 근전도 피로도로 설명되지 않는다고 제안했다. 이것들은 표 1.4에 있는 위치 감각, 지연된 반응 시간, 균형 검사 같은 비 자발적, 움직임의 반사 조절에 포한된 기능적 측면을 포함한다.[153,163] 이번 장의 다음 영역은 척추 질환에서 운동 조절과 다른 기능적 결함과 관련된 증거들을 다룬다.

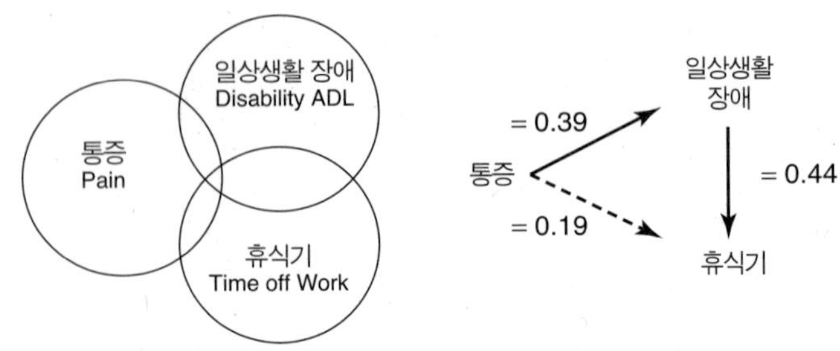

그림 1.7 통증, 장애 그리고 객관적인 신체 손상 그리고 상관 계수(0일 때는 상관관계가 없고, 1일 때는 완전한 상관 관계) (출처 : Waddell G. The Back Pain Revolution. Edinburge: Churchill Livingstone, 1989)

특별 기능 수행 결함과 허리 통증 사이의 연관성 (Correlation Between Specific Performance Deficits and low back pain)

기능적 결함이나 손상 그리고 허리 통증 사이의 관련성은 광범위하게 연구되었다. 많은 특징들이 증상이 없는 환자들보다 통증이 있는 환자들에서 더 많이 나타난다는 교차 분석에서 확인되었다. 그러나, 이런 경우에 관련된 손상은 그것의 원인보다는 통증의 결과일지 모른다. 더 나은 연구는 전향적 분석을 사용하여 어떤 기능 장애가 있을 때 앞으로의 허리 통증이나 목통증의 위험도에 대한 증거를 제공한다. 연구의 다른 가치있는 형태는 특별한 기능장애의 치료가 환자 결과를 바꾸는지를 결정하는 것이다. 이런 연구는 무작위 대조군 시험으로 수행될 수 있다.

등속성 근력. 몸통 폄근(신전근)과 굽힘근(신전근) 근력/지구력의 감소된 비율은 허리 통증 환자와 대조군을 구별짓는다. 정상 비율은 약 1.3:1이다.[158] Mayer와 동료들은 허리 통증이 있는 만성 환자들이 감소한 몸통 폄근(신전근)/굽힘근(굴곡근) 근력 비율을 보이고, 전반적인 기능 회복 프로그램이 많은 환자들을 직장으로 복귀시켰다는 것을 증명하였다.[161]

굴곡-이완 현상들. 굴곡-이완 현상은 척추 기립근이 몸통 굴곡 방법의 마지막 단계에서 이완할 때 발생한다. 그것은 허리 통증과 관련된 근전도를 통해 보여진다.[153,220,245,267] 그러나, 적극적인 치료 후에 통증의 감소에도 불구하고 굴곡-이완의 진전은 없었다.[153]

척추 운동 범위. 운동범위는 허리 통증 환자의 평가에 중요한 요소이다.[6] 믿을만하지만 사용 가치는 의문이다. 다양한 연구들은 운동 범위 결핍과 통증 또는 장애 사이의 관계를 확인하는데 실패하였다.[67,194] 움직임의 질은 양보다 더 중요한 것처럼 보인다. 특히, 속도 측정은 허리 통증 손상의 더 가치있는 측정이고 어떤 무증상적 수기가 허리 통증을 야기할 것인지를 예측할 수 있게 한다.[231]

등 근육의 피로에 대한 근전도. 이것은 통증 기대 같은 심리적인 요인에 비자발적이므로 독특한 기능적 측정이다. 만성적 허리 통증 환자들은 대조군은 보이지 않는 지속적인 수축동안 중간정도의 빈도 이동을 보인다.[67,194] 신

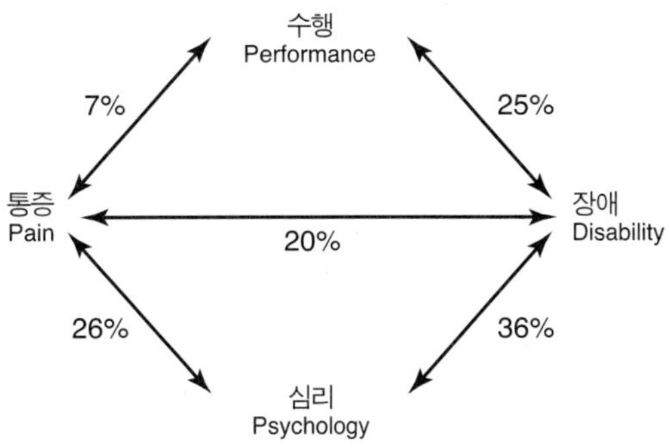

그림 1.8 수행 능력, 심리적, 통증 요인 그리고 장애 사이의 상관 관계. (출처 : MannionAF, Junge Taimela S, Munterner M, LorenzoK, Dvorak J. Active therapy for chronic low back pain Part 3. Factors influencing self-rated disability and its change, following therapy. Spine 2001)

뢰도는 최고 자발적 수축(maximum voluntary contraction, MVC)의 80%가 완성될 때 가장 높다.[164] 이런 발견이 무증상 수기를 다룰 때 허리 통증이 발생할 수 있다는 것을 옳게 보고하였다.[231]

이런 것들이 재활로 증진될 수 있다는 것이 어떤 연구에서 보여졌다.[103,104.115.159.216.241] 그러나, 다른 연구에서는 증거가 없다.[153.174.198.274]

위치 감각. 위치 감각의 운동 감각적 인지[24,64,182,235]는 허리 통증 환자와 척주관 협착이 있는 환자들에서 약화되어 있다.[127] 이것은 공간에서 위치를 재생산하는 능력이며 재위치 능력이라 불린다. 유사한 결과들이 경추에서 보여진다.[81,141,208,230,244]

지연된 반응 시간

a) 예상 외의 방해에 노출되었을 때

근전도 연구에서 언급했듯이 예상 외의 방해에 노출되었을 때의 반응은 상당히 불수의적이다. 근육의 바꾼 반응 시간이 허리 통증과 관련이 있다. Wilder는 느린 반응 시간, 감소한 반응 정도 그리고 불규칙한 부하가 있고 난 후 증가한 반응정도를 보였다. 치료 후에 반응이 증가하였다.[272] 앉아 있기는 이런 변수들을 방해하는 것으로 보이며 간단한 걷기는 다시 그것들을 증진시키는 것으로 보인다.

유사한 방법을 사용한 Leinonen의 최근 연구에서는 기대대로 건강한 대조군보다 좌골신경통이 있는 환자들에

서 갑작스런 부하에 대한 느린 반응 시간을 보였다. 이것은 환자의 정보 중심화 과정에서의 손상이기 때문에 이론화되었다. 만성 좌골신경통(엉덩뼈신경통, sciatica)은 허리뼈에서의 조절 작용을 손상시킬 수 있다고 결론지을 수 있다.

Radebold와 동료들은 운동 조절 특징이 허리 통증 환자들을 무증상 환자들과 구별한다는 것을 발견하였다 — 감소한 반응 시간, 증가한 근 활동, 그리고 예상 외의 방해 후에 근육의 감소한 이완 작용.[33,204,205]

b) 수의적 상지 또는 하지 움직임이 있을 때

팔이나 다리 움직임동안 가로 배근(복횡근, transversus abdominis)의 지연된 활동은 허리 통증 환자를 무증상 환자와 구분한다. 이 기능 장애를 증진하기 위해 고안된 재활 프로그램은 만성 허리 통증 환자에게 효과적인 것으로 보인다.[190]

c) 외부 시각 자극이 있을 때

시각 자극에 대한 반응 시간은 무증상 개인보다 만성 허리 통증 환자에서 느려지는 것으로 보여진다.[143,144,236]

협응 작용. 협응 작용은 허리 통증과 관련이 있다. Paarnianpour는 몸통 움직임동안 회전 조절의 상실이 허리 통증 환자들에서 발생하였지만 정상 환자들에서는 발생하지 않음을 보였다.[193] 회전과 옆구부리기(측굴, side bending)의 증가와 시상면 운동의 감소는 제한된 움직임동안 발생하였다. 유사하게, Grabiner는 몸통 신전동안 비대칭 근육 활동이 회전시키는 힘을 감소시키지 않았으며 비정상이었음을 보고했다.[65]

Arent-Nielson은 만성 허리 통증 환자에서 걸음(보행, gait) 동안 근육의 과도한 그리고 감소한 활동을 발견하였으나, 무증상 환자들에서는 발견하지 못했다. 등 근육들의 과 활동은 보행에서 흔들기(유각기, swing phase)동안 관찰되었고, 보행에서 두발로 지탱하는 시간동안에는 주동근 활동이 감소함을 허리 통증 환자에서 확인하였다. Simmonds는 보폭이 정상인에 비해 허리 통증 환자의 보행동안 감소하였다. Lamoth와 동료들은 허리 통증 그룹의 골반-가슴(thorax) 협응 작용이 대조군과 상당히 다르게 나타나는 것을 발견하였다. 특히, 허리 통증 환자들의 보행이 더 경직되어 있고, 골반-가슴 협응 작용이 덜 유연하며 보행 속도가 더 느리다는 것을 보고하였다. 무증상 개인들에서 보행 속도는 3.0 km/h 이상 더 빨랐고, 골반과 흉부 영역의 회전은 반대편으로의 회전때문에 대칭을 보이지 않았다. 그러나, 허리 통증 환자들에서는 이 비대칭이 보이지 않았다.

O'Sullivan은 배곧은근(복직근, rectus abdominis) 대 가로배근(복횡근, transverse abdominis)/배빗근(복사근, oblique abdominis) 활동의 비율 증가가 허리 통증과 관련있음을 확인하였다.[190] 대조군 대상자들은 주요한 배곧은근 활동없이 배속빗근(내복사근, internal oblique abdominis)과 가로배근을 활성화할 수 있었지만 허리 통증 환자들은 이것을 할 수 없었다. 몸통 회전을 빠르게 자동으로 수행하는 개인은 또한 배곧은근 대 가로배근/배빗근 활동의 비율 증가가 확연하였다.[191]

적극적인 뻗은다리올림검사(하지직거상검사, straight leg raise test, ASLR)는 출산 후 엉치엉덩관절(sacroiliac) 통증과 관련이 있음이 보여졌다. 검사는 바로 누운(앙아위, supine) 자세에서 한쪽 다리를 20 cm 드는 것을 포함한다. 다리에 상당한 압박이 있으면 양성이고, 반복적으로 엉덩뼈(장골, iliac)에 압박이 있으면 양성이다. 횡경막과 골반의 운동이 변하는 것은 양성 검사가 있는 환자들에서 보여진다.[192] 부가적으로, 엉덩뼈를 통한 수기적 압박은 변화된 운동 조절 전략을 정상화한다.[192]

Edgerton은 다양한 운동 수행동안 척추 근육들의 근육 활동이 편타성 손상 후에 만성 목통증 환자들에서 흔하다는 것을 발견했다.[44] 주동근의 활동 저하와 협동근(협응근, synergists)의 활동 과다는 88% 정확도로 통증 환자들을 구별해 낼 수 있었다. 그는 "신경계는 특별한 근육으로부터 힘을 생산해 내는 능력이 감소한 것을 감지할 수 있고, 더 많은 운동신경을 모집하여 보상할 수 있다. 이 보상작용은 손상받지 않은 부위의 근육, 그리고 같은 일을 할 수 있는 다른 근육들로부터 운동 단위들을 모집하여 수행된다."고 말하였다. Nedherhand는 정적인 일동안 상부 승모근(위쪽 등세모근, upper trapezius)을 이완시키는 능력의 감소는 만성 환자들과 건강한 대조군을 구별짓는다.[181]

Jull은 머리-목 굴곡 검사(cranio-cervical test)가 무증상 개인으로부터 편타성 손상을 입은 후, 만성 두통과 만성 목통증 환자들을 구별할 수 있다는 것을 보였다. 이 검사동안, 환자들은 얕은 목 근육[목빗근(흉쇄유돌근, sternocleidomastoid)]의 과활동, 모든 검사 동안 압박에 대항하는 머리의 일정한 압박을 유지하는 능력의 저하, 더 높은 압박 단계를 목표로 하지 못하는 능력을 보였다. 가볍거나 심한 통증과 장애가 있는 개인들은 한달에 굴곡검사동안 천부 경부 근육의 중요한 과활동을 보였다. 이것은 통증이 지속되지 않아도 3달 동안 지속되었다.[230] 두 개-경부 굴곡을 증진하기 위한 치료는 기능의 증진과 증상의 감소를 보이는 것으로 나타났다.[102]

지구력. 지구력은 허리 통증과 관련있는 것으로 보여진다. 몸통 폄근(신전근)의 감소한 지구력은 통증과 관련있을 뿐아니라 재발을 예측할 수 있고, 건강한 개체에서 처음 발생을 예측할 수 있다. 어떤 연구들은 이 검사가 허리뼈(요추, lumbar) 문제와 관련이 있다고 했다. Biering-Sorensen에 의한 방법으로 검사가 이루어진다면 검사는 다양한 집단에 따라 달라진다 — 무증상, 증상이 있는, 허리 통증의 과거력이 있는 사람들. 한 연구는 검사가 믿을만하지 못하다고 주장했지만 12명의 대상자와 Roman-Chair가 사용한 다른 절차를 사용했다.[160]

깊은(심부, deep) 경부 굽힘근(신전근)들의 지구력 감소는 만성 목통증과 두통과 관련이 있었다.[10,221,243,268]

균형 능력. 균형 감각의 결함은 허리 통증과 관련있는 것으로 보여지고 있다.[30,145,238,176] Byl은 불안정한 표면에서 신체를 앞뒤로 흔들거나 한쪽 다리로 지탱하면서 균형을 잡는 능력이 적절하지 못한 것이 허리 통증과 관련이 있음을 보였다.[30] Mok는 나이와 성별에 따른 허리 통증이 없는 대조군과 비교했을 때, 허리 통증이 있는 환자들은 균형 감각이 저조했다. 저조한 균형감각은 앞으로의 허리 통증 발생과 관련이 있었다.[238]

근육의 구조적 특징. 척추세움근(척추기립근, erector spinae)의 지방 함량같은 구조적 특징들이 심한 장애가 있는 남자에서의 변수를 30% 설명한다. 교차 연구에서 보여진 대로 허리뼈에서 뭇갈래근(다열근, multifidus)의 위축이 급성 허리 통증 환자, 추간판 탈출에 의해 야기된 신경근 압박에 대한 수술을 시행한 사람들에서 발생하는 것으로 보여졌다.[277,278] 급성 환자의 위축은 관절 기능장애로 같은 분절 수준에서 통증이 동측에서 발생한다.[82] 급성 통증으로부터의 회복은 근육의 정상적인 회복의 결과가 아니다.[84] 그러나, 척추 안정화 운동은 한 연구에서 근육 크기를 성공적으로 회복했으나, 다양한 운동 전략을 시도한 경우에는 그렇지 못했다. 운동이 근육의 정상적인 회복을 보인 연구에서 다음 자료들은 운동을 수행한 경우에 그렇지 않은 경우보다 재발율이 감소함을 보였다.[83]

유사하게 위축이 만성 목통증 환자들의 뒤통수밑 근육(후두 근육, suboccipital muscle)들에서 보여졌다.[76,167]

인지 행동적 요소들 (Cognitive-Behavioral components)

해를 입은 환자들은 장애적인 생각을 가지고 있다. 이것은 상태를 악화시키는 두려움-회피 행동의 한 부분이다(그림 1.9).[258,259] 두려움을 가지고 있는 환자들을 확인하고 그들이 아픈 상태를 감당하도록 하지 않는 것이 중요하다. 두려움-회피 믿음(fear-avoidance belief, FAB)과 고민은 급성과 만성 허리 통증 환자들에서 개별적인 장애에서의 변수의 50%를 설명한다. 두려움-회피 믿음은 급성 환자보다 만성 환자에서 더 많은 것으로 보인다. 다른 연구에서 심리적인 변수들은 자기 보고형 통증의 26%와 자기 보고형 통증의 36%를 설명하는 것으로 보여졌다(그림 1.8).[152] 이 연구에서 가장 중요한 심리적 특징들은 부

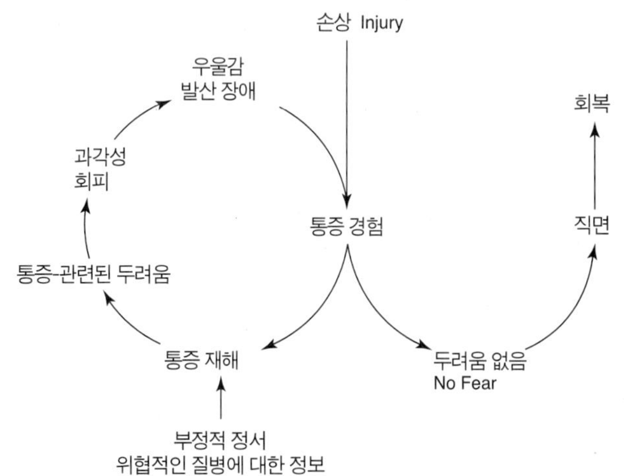

그림 1.9 두려움-회피적 행동. (출처 : Vlaeyen JWS, Linton S. Fear-avoidance and its consequences in chronic musculoskeletal pain. A state of the art. Pain 2000;85:317-332)

정적 대처 전략, 자기 효율적 신념, 두려움-회피적 행동 그리고 고민이었다. 흥미있게도, 3가지 다른 적극적 관리 접근의 이번 연구에서 심리적이거나 인지 행동적 접근을 구성하는 연구는 아무것도 없고 3가지 모두 환자의 심리적 대처 전략뿐아니라, 그들의 통증과 장애를 증진시켰다.[152]

두려움-회피 상태는 제한된 노력에 의한 수행 능력에 영향을 준다. 활동을 하는 것이 통증을 야기한다고 인지하고 있는 개인들에서 신체적 실행 능력이 감소한 것이 보여졌다. 사실, 통증이 있는 활동의 인지적 연관성은 통각적 요인보다 신체적 수행 능력을 더 잘 예측할 수 있는 것으로 보여진다.[36] Council은 간단한 활동을 수행할 때, 그들이 경험하는 통증이 얼마나 되는지를 예측하도록 환자들에게 질문하여 통증 기대와 질환 사이의 관계를 검사하였다.[58]

통증 기대와 본인이 느끼는 신체 장애사이에 잠재적인 관계가 있음이 발견되었다. 우울증 같은 심리적 변수들이 만성 통증 환자들의 질환적 행동과 밀접한 관련이있다는 것이 받아들여지고 있다.[34,35,114,146] 그러나, Ciccione은 통증 기대가 급성 환자($p<0.001$)의 변수를 33% 설명하지만, 만성 환자들($p<0.001$)에서서는 16% 밖에 설명하지 못하는 것을 확인하였다.[34] Fritz는 처음 두려운-회피 믿음이 통증 강도, 신체적 손상, 장애 또는 치료에 독립적인 4주에서 아급성 상태의 중요한 예측인자라는 것을 확신했다. 이와 같이, 통증 기대와 같은 두려움-회피 믿음은 급성 통증이 만성이 되기 전에 존재한다.

심리사회적이고 신체적 상태 악화는 그들이 증상 조절에 실패하고 기능 회복에 어려움이 있다는 생각을 가지고 있기 때문에 계속해서 이어진다. 이런 믿음들은 회복을 지연시킨다. Asghari는 만성 통증 환자에서 아홉달 간의 전향적 시험에서 자기 효율성 신념 — 통증에도 불구하고, 일의 다양성을 수행하는 능력에 대한 확신 — 이 통증, 고민, 그리고 인격 장애와는 독립적인 통증 행동과 회피적 행동의 예측인자라는 것을 보였다.[8]

환자가 급성 통증을 대처하는 방법은 그들이 만성적인 문제를 가질지에 대한 것과 많은 관련이 있다.[110] 그들은 그들의 질환과 느낌을 악화시키는 경향이 있고 그들 스스로 할 수 있는 것이 없다.[26] 통증을 두려워하고 좋지 않은 결과를 두려워하는 환자들은 운동을 잘 하지 않으며 활동을 피하는 경향이 있다. 이와 같이, 두려움-회피 행동이 있는 환자들은 활동 회피, 휴식, 증상적 관리를 통해 쉽게 상태가 악화될 수 있다.

Vlaeyen에 따르면[259] 두려움-회피적 행동은 다음의 과정으로 상태 악화를 야기한다.

a) 통증에 대한 부정적 관점 그리고 그것의 원인들이 악화를 야기함.

b) 두려움과 걱정은 교대로 인지되는 위협을 피하려는 경향을 야기.
- 일상 생활의 활동이 제한됨.

c) 심리신체적 재활동(교감 활성,근육 긴장)이 해로운 것을 우연히 인지했을 때 발생.

d) 두려움이 있는 환자들은 그들이 통증의 가능한 근원에 집중하므로 민감해진 상태가 된다.

e) 회피적 행동들이 예측적이며 그들은 두려운 상황의 실제 결과들을 보는 경우가 드물기 때문에 자기 영속적이다.
- 손상된 굴곡-이완 현상 같은 보호적 움직임은 두려움-회피 믿음과 관련이 있고 실제 통증과는 관련이 없다.[267]
- 걱정하는 환자들은 운동 범위 또는 하지직거상검사 같은 신체적 검사를 수행하는 동안 통증을 먼저 예측한다.[34,37,119,120]

f) 신체적 활동의 오랜 기간 서있기 회피는 근골격계나 심혈관계 모두에 영향을 미치는 미사용 증후군(disuse syndrome)이나 상태 악화 증후군을 야기한다.

두려움-회피 믿음 모델은 과사용 때문에 반복적인 긴장성 상해에 덜 적용된다.[261] DeFier는 만성 허리 통증이 있는 섬유근육통 환자들에서 두려움과 관련된 통증과 일 수행능력사이에 유사한 관계를 관찰하지 못했다. 어떤 사람들은 통증을 악화시키거나 활동을 피하는 반면, 다른 사람들은 통증을 무시하려고 한다. 사람들은 활동에 대한 다른 원칙을 적용한다.

환자들에게 그들 스스로 무엇을 할 수 있는지 가르치는 것은 통증이 있는 사람들을 관리하는 일에 필수적인 부분이다. 환자들이 그들의 재활에 적극적이 되도록 하는 간

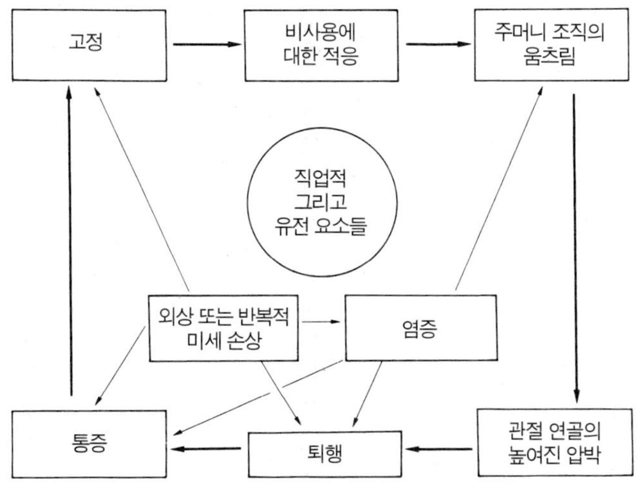

그림 1.10 감소한 신체 활동과 관련된 생화학적 변화. (출처 : Troup JDG, Videman T. Inactivity and the etiopathogenesis of musculoskeletal disorders. Clin Biomec 1989;4:175)

단한 기술은 그들을 통증 회피자에서 통증 관리자가 되도록 하는 것이다. 더 전반적인 프로그램들이 일반적인 움직임에 초점을 맞춘 인지-행동적 접근에 포함된다. 이것은 최근에 환자들을 특별한 움직임이나 활동에 환자들을 노출시킴으로 수정되었다.[9,135,178,249,260,262] Vlaeyen[259]에 따르면 '단계별 노출(graded exposures)' 은 다음 효과를 가진다.

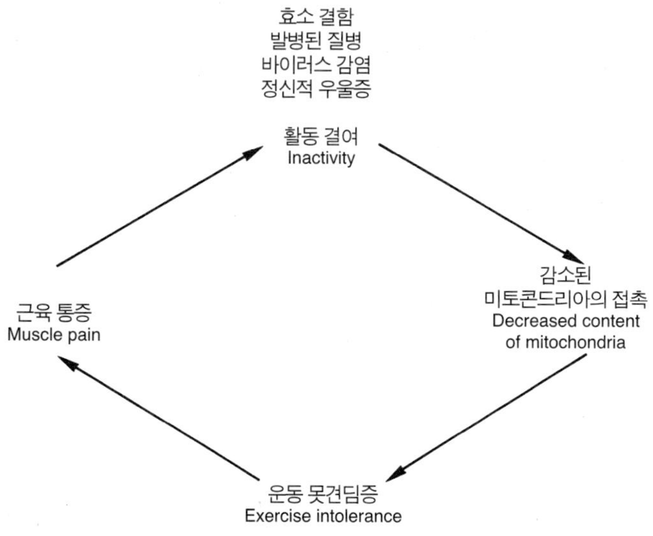

그림 1.11 근골격계 고정의 효과들. (출처 : Troup JDG, Videman T. Inactivity and the etiopathogenesis of musculoskeletal disorders. Clin Biomec 1989;4:175)

- 통증 기대는 앞으로의 날들에서 움직임/운동의 반복적인 수행과 관련이 있다.
- 여러 노출이 있은 후 통증 강도의 과다한 기대는 실제 통증 경험에 부합되는 경향이 있다.

다른 점진적인 전략은 환자들에게 허리 통증에 대한 문제 해결 방법을 제시한다: (a)적극적인 역할을 취함 (b) 수정가능한 위험 요인 감소 (c) 증상적인 경감을 추구하는 것에 대한 회피.[219,250]

고정과 침상 안정의 부정적 효과 (The negative effects of immobilization and bed rest)

고정 (Immobilization)

왜 휴식이나 비활동이 조직이 덜 통증을 느끼도록 하지 않을까? 긴 고정은 근인대, 인대 — 관절, 골, 심혈관계 그리고 중추신경계를 손상시키는 결과를 가져온다. 침상 안정은 주당 10%의 근력 손실을 가져온다. 손실은 가역적이다(그림 1.10, 1.11 그리고 표 1.5).[179] 그러나, 상태 회복 시간은 상태 악화시간보다 더 오래 걸린다.[17]

손상 후에 긴 고정은 상처 조직 형성과 손상된 조직의 피로 인내력을 낮추는 결과를 가져올 수 있다(그림 1.12). 유 조직의 회복은 세 단계를 거친다 — 염증, 회복, 그리고 재설계. 국소적인 조직 고정의 어떤 형태는 보통 염증기동안 적절하며 손상 후 삼일에 최고에 이른다. 염증기 마지막에 섬유아세포들은 손상 지역에서 최대로 많이 관찰된다. 이 섬유아세포들은 상처 형성에 공헌한다. 쥐의 종아리 근육 타박에 대한 연구에서 Lehto와 동료들은 결합 조직 상처 형성이 급성 염증 반응이 지속되면, 흡수되기보다는 섬유화된다는 것을 알게 되었다.[125] 이 저자들은 조기에 손상의 적극적인 관리가 손상 지역이 확대되는 것을 막는다고 제안한다.

회복기 동안, 수동적이고 능동적인 조직의 움직임은 손상 조직에 긍정적인 영향을 미친다. Salter와 동료들의 무릎관절 인대에 관한 연구에서 고정을 하고 3주 후에 관절내 유착이 연부 조직의 회복기를 어렵게 만드는 것을 보였다.[218] 간헐적인 활동적 움직임이나 계속적인 수동적 움직임은 그런 유착을 방지한다.

재설계기간에는 유착의 분해와 콜라겐 섬유의 재배치가 포함된다. 다시, 긴 고정기간은 적절한 치료에서 부정적인 요인이다. 붉은 털 원숭이를 이용해 Noyes는 인대 강직과 실패율에 관한 8주 고정의 효과를 연구했다.[188]

인대 안정은 8주 후 31%에서만 정상이었다. 상태 회복 후 5달 후에 안정은 정상 수준의 93%까지 회복되었다. 상태 회복의 5달은 조직 회복 실패율을 정상의 80%까지 증진시켰고, 상태 회복의 12달은 완전 정상으로 회복되었다.

표 1.5 고정의 부정적 효과

관절
- 관절주머니(관절낭, joint capsule)을 쭈그러듦(위축, shrink).
- 압박 증가
- 관절 구축을 야기
- 글리코사미노글리칸의 합성율 증가
- 관절주위 섬유화 증가
- 고정의 8주 후 비가역적 변화

인대
- 항복점을 낮춤
- 콜라겐 섬유의 두께 감소

추간판 생화학
- 산소 감소
- 당 감소
- 설페이트(sulfate) 감소
- 락테이트(lactate) 농도 증가
- 프로테오글리칸(proteoglycan) 농도 감소

골
- 골밀도 감소
- 상아질화(eburnation)

근육
- 콜라겐 섬유의 두께 감소
- 산소 잠재 능력 삼소
- 근육 크기 감소
- 근육원섬유마디 감소
- 교차 지역 감소
- 미토콘드리아 양 감소
- 결합 조직 섬유화 증가
- 1형 근 수축
- 2형 근 수축
- 주당 근력 20% 감소

심장호흡기
- 최대 심박율 증가
- 최대 산소 보유량 감소
- 혈장량 감소

From Liebenson C. Pathogenesis of chronic back pain. J Manipulative Physiol Ther 1992;15:303

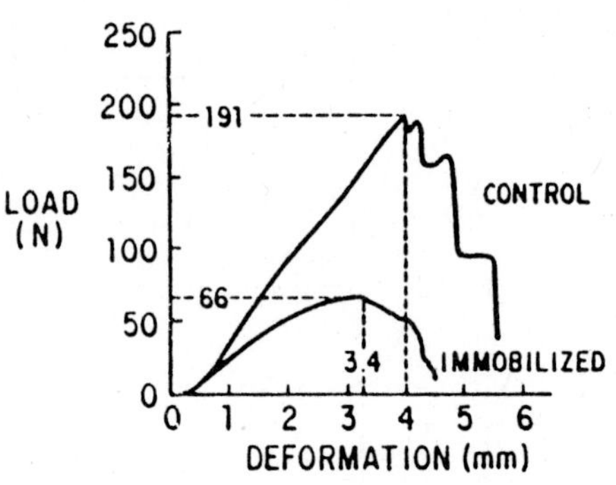

그림 1.12 안정시 조직의 근력은 정상 조직과 비교하여 상당히 악화된다. 9주 간의 휴식 후 쥐 무릎관절의 안쪽곁인대(내측측부인대, medial collateral ligament)에서 근력의 2/3가 소실되었음. (출처 : Mooney V. The subacute patient: To operate or not to operate: In: Mayer TG, Mooney V,Gatchel RJ, eds. Contemporary conservative Care for Painful Spinal Disorders. Baltimore: Lippincottt, Willims & Wikins, 1997)

침상 안정 (bed rest)

모든 전통적인 치료 방법들 중에 침상 안정보다 더 나쁜 것은 없다. Deyo는 2주와 2일의 침상 안정을 비교 연구하였고, 2일의 침상 안정이 2주의 침상 안정만큼 효과적일뿐 아니라, 긴 고정의 부정적인 효과도 있다는 결론을 내렸다.[41] Cochrane 협회 논평은 침상 안정을 다음과 같이 결론지었다.[74]

- 허리 통증의 긍정적인 효과가 없다.
- 약간의 유해한 효과가 있을 수 있다.
- 허리 통증이나 좌골신경통 환자에서 2일에서 3일 이상 7일까지 증진이 없다.

이것은 침상 안정이 효과적이라는 증거가 없다고 결론 내린 이전 논평과 유사하다.[256] 덴마크의 지침서는 침상 안정과 관련된 긍정적인 효과의 충분한 증거가 없다고 결론내리고 있다.[38] Vroomen은 좌골신경통에서 침상 안정의 효과가 있다는 증거가 없다고 하였다.[264]

허리 통증에 대한 파리 특별 연구팀(Paris Task Force)은 "침상 안정은 시행하지도 처방하지도 말아야 한다. 그러나, 통증이 있다면 가능할 수 있다. 시도된다면 가능한 짧은 기간동안 시도되어야 하고, 연속적이기보다는 간헐적으로 이루어져야 한다. 침상 안정 3일 후 환자들은 그들의 활동을 다시 시작하도록 격려되야 한다."고 추천하였다. 덴마크의 지침서는 침상안정이 심한 통증이 있는 1일이나 2일 동안 통증 완화를 위해 고려될 수 있다고 하였다.[38]

심한 통증을 완화하기 위해 처방되었을 때 간단한 침상 안정이 통증의 완화를 위해 추천되고, 통증의 치료로는 추천되지 말아야 한다.[217]

환자 중심적 접근(A patient-Centered Apporach)

기능 재활성 모델은 환자의 증상, 기능 장애(손상, 능력, 그리고 참여) 그리고 고민이 모두 적용되므로 환자 중심적이다(표 1.6, 그림 1.13). 환자의 회복이 만족스럽지 않으면 이런 요소들에 대한 각각의 평가가 이루어져야 한다.

증상은 아무 이유없이 나타나지 않는다. 손상이나 병리는 확실한 요인이지만, 추정되는 만큼 중요한 것은 아니다. 발전한 영상적 기법들이 무증상 환자의 많은 수에서 추간판 탈출을 확인 가능하게 한다는 사실은 증상이 있는 개체에서 종종 동시적으로 일어난다는 것을 의미한다. 개인들은 그들을 위해 보상할 수 있다. 그림 1.13에서 볼 수 있듯이 주요 구성 요소들의 각각은 다른 요소에 영향을 줄 수 있다.[26,50,94,129] 증상들은 지치게 할 수 있고 걷기 같은 활동들 그리고 갑작스런 부하에 효과적으로 반응하는 인체의 능력같은 특별한 기능들을 어떻게 수행하는지에 대한 변화를 야기한다. 두려움–회피 행동 같은 심리적 고민들은 손상, 활동 인내력, 통증 보고에 부정적인 영향을

표 1.6 환자 중심적 접근

- 증상들-통증
- 기능 장애
  - 손상-운동범위
  - 기능적 능력들-걷기 지구력
  - 참여-직장 활동
- 심리사회적-고민, 두려움, 걱정, 장애

준다.[249] 마지막으로 몸통 폄근(신전근) 지구력 감소 같은 특별한 기능 장애는 무증상 개체에서 급성 허리 통증의 발생 그리고 급성 허리 통증 환자에서 허리 통증의 재발과 관련있는 것으로 보여진다.[13] 이와 같이, 기능, 심리적 상태 그리고 증상사이의 관계는 고통받고 있는 환자를 돌볼 때 평가하기 좋은 것이다.

특별한 허리 통증 시나리오는 영상적인 방법을 시도하여 지속적인 통증이 있는 환자들에게 통증의 원인이 무엇인지를 배우도록 하는 것을 포함한다. 통증의 원인으로 쉽게 여겨질 수 있는 구조적 병리가 부족하지 않다. 환자들은 추간판 탈출이나 퇴행성 관절염이 있을 때 약 처방, 수기 요법, 주사 또는 수술의 도움으로 그들의 통증을 관리하는 법을 배우게 된다. 불행히도, 환자가 회복되지 않는다면 증상 관리나 수술적 관리 후에 좌절에 대한 고민이 증가하고 심리적인 통증을 가지는 것으로 생각할 수 있다.[43] 그런 경우에 이것은 누구의 잘못인가? — 환자 또는 건강 관리 시스템? 경추 연구 학회의 연설에서

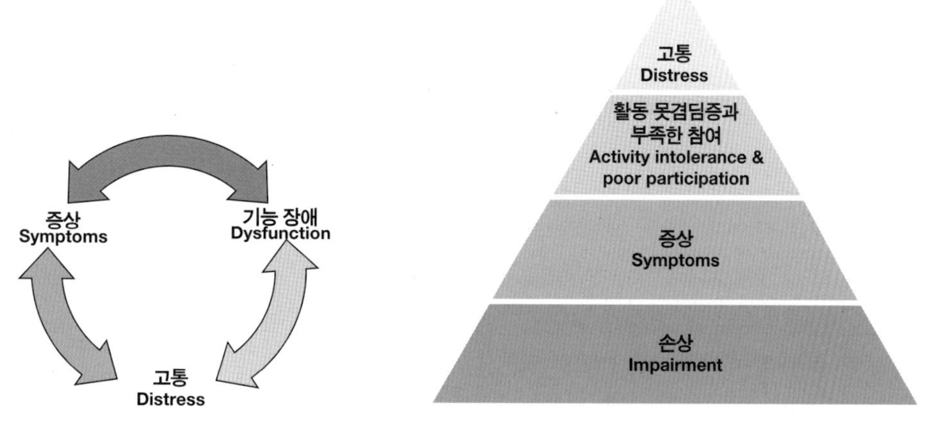

그림 1.13 환자 중심적 접근.

LaRocca[122]는 "통증을 야기하는 척추의 병리적 상태가 있다는 가정과 모든 경우에 통증 환화가 이루어질 수 있다는 가정이 있을 수 있다. 모든 요소들이 고려되고 실제 이런 요소들의 복잡성의 평가가 임상가들에게는 상당한 제한이 되고 있다"고 말하였다.

환자 중심적, 자기 관리적 접근에서 반응이 없는 환자들은 심리사회적 평가와 관련되 적절한 병리해부학과 기능적/생리적 요소들을 제거하기 위한 검사가 필요하다.

이상하게도 기능은 운동 범위(ROM)같은 덜 효과적인 측정에 보통 제한된다. 기능이 너무 고려되지 않거나 통증의 원인으로 너무 고려되는 이분법적 방식이 존재한다. 허리 통증 환자에서 확인되는 기능 장애의 대부분의 척도들은 통증에 앞서 나타나지 않고 동반되어 나타난다. 많은 기능 장애들이 그것의 근원의 일부라기보다는 문제에 적절하다. 중요한 예외들에는 몸통 폄근(신전근) 지구력과 균형 기능이 있을 때, 무증상 개인에서 허리 통증이 나타나는 것을 예측할 수 있다.[88,142,238] 임상가들의 도전 과제는 기능을 무시하는 것과 모든 저운동성 관절, 통증유발점, 약한 근육이 치료가 필요하다고 믿는 것 사이에 균형을 깨는 것이다.

적극적 관리의 효과에 대한 증거 : 존재하는가? (Evidence of active care's effectiveness: does it exist?)

적극적 관리를 척추와 관련된 상태의 치료를 위한 다른 기구들과 비교하기 위한 몇몇 증거들에 대한 요약이 있다. 회복에 대한 가장 흔한 기준은 증상 완화와 직장으로의 복귀이다. 그러나, 만족, 건강 관리 활용, 활동 인내, 참여 그리고 고민 같은 다른 기준이 또한 적용된다. 적극적인 관리는 활동적인 자세를 취하라는 기본적인 조언에서부터 기구를 이용한 운동에 이르기까지 다양한 접근들을 포함한다.

예방 (Prevention)

Linton과 van Tulder의 예방에 대한 최근 문헌에서 다음과 같은 결론을 내렸다.[130]

- 두려움-회피를 방지하고 대처 능력을 증진하는 교육은 방치하는 것보다 더 효과적이다.[233]
- 운동과 헬스클럽에 등록하라는 조언은 적어도 운동 프로그램만큼 효과적이다.[131]
- 운동이 다시 교육하는 것보다 더 효과적이라는 연구가 있다.[42]
- 비록 운동에 대한 연구들이 방법적인 면에서 부족한 점이 있고 효과가 미약하지만, 운동은 지속적으로 증명된 효과적인 예방 방법인 것 같다.[42,70,109,237]
    - 믿을만한 연구에서 허리뼈(요추, lumbar) 문제에 대해 40분 교육을 받고 연속해서 매일 수동적인 신전을 수행한 그룹은 운동에 대한 조언을 받지 않은 대조군보다 요추 문제가 적다는 것을 증명하였다.[123]
    - 주당 8 km 이상 걷거나 자전거 운동을 하는 성인들은 덜 활동적인 사람들보다 앞으로 허리 통증이 적게 발생한다.[223]
- 다시 교육받는 것이 목뼈(경추, cervical)나 허리뼈 통증을 예방하는 효과적이지 않다는 강한 증거가 있다.
- 인체공학의 효과를 평가하는 양질의 연구가 없다.

급성기 (첫 4~6주) [Acute phase]

활동적인 상태를 유지하라는 조언 (Advice to stay active)

활동을 시작하는 것이 안전하고 가치있다는 것을 강조하는 조언과 정보는 휴식을 취하고 활동을 제한하고 척추가 손상된 것 같다는 개념을 주는 조언보다 월등한 결과를 갖는다.[25] 일상 활동을 시작하도록 격려하고 직장인들에게 확신을 주는 것은 약 처방, 침상 안정, 또는 운동보다 더 좋다.[148] Little은 최근에 조기 운동이나 자기 관리에 대한 교육이 환자 만족을 증가시키고 통증을 완화시킨다는 것을 증명하였다.[137] 안내가 실린 소책자에 따라 운동하라는 조언은 직접적인 안내보다 덜 효과적이었다. 이것은 쓰여진 정보나 구어적 정보가 일관적이지 않다고 믿기 때문이다.[27]

운동 (Exercise)

급성 허리 통증에서 운동의 역할은 논쟁의 여지가 있다. 코크레인 공동 연구(Cochrane Collaboration)[257]에서 "운동 치료가 급성 허리 통증에 대한 비활동적 치료나 다른 치료들보다 덜 효과적이라는 강한 증거가 있다. 특별한 운동들은 급성 허리 통증 환자들에서 추천되지 않는다." 이런 결론에 영향을 주는 한 연구는 운동이 급성 허리 통증의 치료에서 일반적인 치료보다 더 좋지 않다 라는 결론이 내려졌다. Cochrane 공동 연구의 연구가들은 효력이 없는 연구들은 단지 세 가지의 연구들의 결과로 이루어지므로 더 많은 증거가 필요하다고 믿고 있다.[151]

Cochrane 공동 연구의 신뢰성있는 연구 방법으로 평가되는 연구들이 각 환자에 초점을 맞추기 보다는 일반적인 기초에 초점을 둔 운동을 평가하였다. 운동 처방에 대한 이런 접근은 재활 분야에서 믿을 만한 연구로 생각되지 않는다.[57,151,228] 운동의 특별한 형태가 큰 연구 그룹에 적용되고 다른 치료보다 좋은 결과를 얻지 못할 때, 이것은 운동이 허리 통증에 덜 효과적이라고 제시하는 것은 아니다.[117] 예를 들어, 신전 운동이 환자의 큰 연구 그룹에 적용되었을 때 어떤 사람은 신전에 잘 반응하고, 어떤 사람은 굴곡에 더 잘 반응할 때 운동이 효과적이지 않다는 것을 보이는 것이다.[140]

환자의 기능적 필요에 대한 운동이 결과를 증진한다는 증거가 Mckenzie적 접근을 연구하는 조사자들에 의해 보여졌다.[228] 연구는 결론을 약화시키는 방법적인 결함이 있으나 가치는 인정된다. 덴마크의 지침서는 Mckenzie 형태의 운동에 좋은 등급을 주고 있으며 급성 허리 통증에 대한 접근으로 추천하고 있다.[38]

적절한 운동을 하는 그룹과 적절하지 않은 운동을 하는 그룹을 비교했을 때 당연히 적절한 운동을 하는 그룹에서 좋은 결과가 나왔다.[46,140] 최근 연구는 일반적인 재활성을 위한 접근에서 기능적인 관점에 기초를 둔 적절한 치료 그룹에서 더 좋지 않은 결과가 나왔다.[57]

Cochrane 연구에서 평가되지 않은 최근 연구들은 앞으로의 연구들이 급성 허리 통증에 대한 치료로 운동을 강조할 것이라고 하였다. Little의 연구는 조기 운동의 가치가 있음을 확인하였다. 호주의 한 연구에서는 급성 허리 통증 환자들이 특별한 척추 안정화 운동을 수행한다면, 뭇갈래근(다열근, multifidus) 위축이 예방될 것이라고 하였다. 처음 증상과 기능의 회복이 이 접근 방법의 결과로 증진되지 않지만 훈련은 앞으로의 재발을 이차적으로 예방하는 효과를 가진다.[83]

행동적 방법을 평가하는 연구들은 조기에 적극적인 관리가 호전을 나타낸다는 것을 보였다. 운동을 통한 조기 행동 교정은 대조군에 비해 일년 후 장애를 감소시켰다. 만성화 위험도를 8배 감소시킨 것은 두려움과 걱정을 줄이는 조언과 자기 관리에 대한 조언이었다. 최근 무작위, 대조군 실험에서 이전 연구들의 결과를 더 강화하고 있다. 이런 인지-행동적 접근에서 흔한 것은 활동으로의 복귀가 우연히 일어나기보다는 분배적 운동에 의해 일어난다는 것이다. 분배적 운동은 증상과 독립적으로 특절 기간 동안에 완성되는 운동이다. 조기에 적극적인 관리 방법들이 효과 입증이 미미할 때 부정적인 면으로 간주되어 왔다. 반대로 새로운 증거가 고려되고 문헌들이 신선한 전망으로부터 평가될 때, 조기 관리로부터의 적절한 운동의 가치는 명확하다.

수동적 치료 기구들 (Passive modalities)

급성 허리 통증에 대한 가장 인기 있는 치료들 중의 대다수는 효과에 대한 증거가 부족하다. 최근 덴마크의 지침서는 "허리 통증 치료의 가장 큰 실수중의 하나는 회복이 스스로 이루어지고 있을 때에도 수동적 치료를 하는 것이다."라고 하였다. 전기적 근육 자극같은 수동적 치료 기구들은 단지 선택 사항으로 추천된다. 이런 수동적 치료 기구들은 환자 만족을 높일지 모르지만, 회복과 관련된 결과를 증진시킨다고 증명된 사실이 없다.[89] 이와 같이, X선 검사를 하는 것과 유사하게 환자들은 이 치료를 좋아하지만 결과를 증진시키지 못하므로 급성 허리 통증 환자들에 대한 적절한 관리 기술에 대해 환자들을 교육하는 것이 필요하다.[47,98,111]

아급성기, 회복과 운동(4~12주) [Subacute phase reactivation and exercese(from 4~12 weeks)]

아급성기는 활동적이고 적극적인 치료에 가장 적절한 시기이다.[52,132,266] 장애가 있는 경우, 직장으로의 복귀는 6~20주에 감소한다.[227,266] 허리 통증이 더 오래 지속되는 환자들은 직장을 그만두거나 직장으로 복귀하기가 더 어려워진다.[227,266] 이런 이유에서 대부분의 지침서는 6주 이상 허리 통증에 적절한 운동 치료를 권한다.[38] 아급성 허리 통증이 있는 환자들에서 가벼운 다원칙적 치료 프로그램이 직장으로의 회복에 있어 더 효과적인 치료이다.[73,94,95,128,138] Cochrane 공동연구는 다원칙적 재활이 아급성 허리 통증에 효과적이라는 적절한 증거가 있다는 결론을 내렸다.[105]

두 연구들은 자기 관리와 걱정 감소가 모두 허리 통증과 관련된 걱정, 두려움-회피 믿음, 통증 정도 그리고 활동 지구력에 모두 성공적인 것을 알게 되었다. Indahl에 의한 오랜 기간의 연구는 두려움을 줄이기 위한 교육에 초점이 맞추어졌다. 환자들은 간단한 활동이 추간판을 손상시키지 않으며 회복속도를 늘인다는 것에 대해 교육받았다. 직장으로의 복귀율이 대조군에 비해 두 배에 달했다. Hagen은 가벼운 활동, 통증의 양성적 성향에 대한 교육, 그리고 활동적인 상태를 유지하라는 조언을 하고 1년간 추적 관찰한 결과 좀 더 전통적인 관리를 받은 환자들보다 직장으로의 복귀율이 훨씬 좋았다.[73] 이런 연구들은 단계적인 노출을 사용했고 이런 노출은 환자들이 통증에 대해 위협을 느낄정도의 운동을 포함하고 있었다. Loisel 그룹은 직장 방문이 프로그램의 성공을 증진시키는 것을 증명하였다.[138,139]

최근 160명의 허리 통증 환자에 대한 무작위, 대조군 실험에서 재활성 조언에 수기 치료를 더했을 때 재활성 조언 때보다 더 좋은 효과를 보였다.[69] 유사하게, 영국에서 1,334명의 아급성 허리 통증 환자들에서 운동 단독, 수기 요법 단독, 운동 후 수기요법과 비교해 "최고의 관리(best care)"의 체계적인 연구가 최근에 출간되었다.[247] "최고의 관리(best care)"는 거의 정상 활동들을 점진적으로 시작하는 조언을 주는 것을 포함한다. 최고의 관리와 비교하여 운동 후 수기 요법을 한 그룹은 3~12개월 추적 관찰에서 최고의 결과가 있었다. 반면 수기 요법만을 처방한 그룹은 비용 효율에서 가장 효과적이었다.[247,248]

만성기 (12주 이후)
[Chronic phase reactivation and exercise (after 12 weeks)]

운동이 만성 허리 통증의 치료에 효과적이라는 연구가 많이 있다. Cochrane 공동 연구는 "운동치료가 만성 허리 통증에서 일반적인 관리보다 더 효과적이라는 강한 증거가 있다"라고 결론지었다. 두 개의 최근 연구들은 운동이 만성 허리 통증의 관리에 장기간의 유익한 효과가 있다고 제안한다. 두 연구들은 움직임과 협조된 훈련에 초점이 맞춰진 운동 프로그램을 사용하였고 긴 추적 관찰 기간동안 결과를 평가하였다.

O' Sullivan 등은 특별한 척추 안정화 운동들이 척추전방전위증이 있는 만성 환자들에서 등장성 운동에 비해 더 좋은 결과를 얻었다는 것을 보였다. Manniche 등은 지구력 훈련을 강조한 등장성 운동이 결과를 증진시키는데 성공했다는 것을 증명하였다. 무작위 대조군 임상 실험에서 팀은 운동이 실패한 허리뼈(요추, lumbar) 수술 환자들을 치료하는데 있어 수동적인 관리보다 우월하다는 것을 보였다. 이 연구에서 운동 형태를 비교하였을 때 낮은 기술의 운동(Mckenzie 그리고 안정화)가 높은 기술의 운동〔등장성 & 사이벡스(Cybex)〕에 비해 더 우수하다는 것을 보였다.

아급성과 만성 환자들에 대한 무작위, 대조군 실험에서 Mckenzie 방법이 등장성 근력 강화 프로그램만큼 효과적이라는 것이 알려졌다. 치료의 과정은 감독하 훈련의 8주 과정이었다. Mckenzie는 2달 추적 검사에서 우월했고, 이후 8달 추적 검사에서는 다른 점이 없었다.

Mannion은 저 비용 운동 프로그램이 만성 허리 통증 환자의 물리 치료보다 12달 추적 검사에서 더 효과적임을 보고하였다. 요점은 '운동이 허리 통증에 금기라는 환자의 잘못된 생각에 대한 도전이다' 라고 Mannion은 이야기하였다. 유산소 운동은 비용이 1/6이었다.

인지-행동적 접근을 사용하는 일반적인 운동 프로그램들은 병원과 일차적 관리 장소에서 모두 효과적이라는 것이 보여졌다. 이 프로그램의 각각은 자극에 대한 단계적 노출뿐만 아니라, 통증에 독립적인 운동에 의한 재활성과 두려움-회피 믿음과 행동을 추천하였따. 가벼운 다원칙적 프로그램에 관한 다른 연구는 만성 허리 통증을 감소할 뿐아니라 남성에서 직장으로의 회복을 촉진하였다. 이것

표 1.7 만성 환자들에 대한 성공적인 관리의 흔한 표준들

- 철저한 신체적, 기능적 검사 수행
- 주어진 발견의 보고
- 자기 관리 강조
- 통증에 대한 어떤 두려움이나 걱정 감소
- 활동/운동에 대한 명확한 추천
- 과도한 고 기술적 검사나 침상 안정 처방의 회피

표 1.8 WAD 지침서(Whiplash-Associated Disorders)

- 임상적 진단
- 재확신
- 고정 (와드 분류 II & III, < 4일)
- 활동
- 수기 요법, 가동화(mobilization)/견인, 운동, 자세적 조언, 수동적 치료 기구(처음 3주간만)
- 다원칙적 팀 관리(6~12주 사이)

은 더 전통적이고 비싼 다원칙적 통증 관리보다 더 우수하다는 것이 증명되었다. 다원칙적 기능 회복 프로그램은 허리 통증이 있는 만성 환자들을 직장으로 복귀시키는 일을 촉진하지만 비용이 일반적으로 더 비싸다.

만성 허리 통증에 대한 관리의 흔한 표준들이 표 1.7에서 제시되었다.

경부의 적극적 치료 관리 (Active care and the neck)

WAD 지침서는 조기에 활동적인 치료를 추천하였다(표 1.8).[227]

이 지침서에 따른 치료는 전통적인 수동적 관리보다 더 효과적임이 보여졌다.[213] 사고 후 6달에 임상적으로 중요한 증상들은 표준적인 관리를 한 50% 이상과 비교했을 때 적절한 관리가 이루어진 환자들의 단지 10%에서 나타난다.

조기 활성화에 대한 유사한 긍정적 결과들이 다른 두 연구에서 확인되었다. 일상 생활 활동을 계속하도록 격려하는 것은 고정(immobilization)을 처방하는 것보다 더 좋은 결과를 가져온다.[18] 물리 치료나 자기 안정화에 대한 정확한 지시가 한 달, 두 달, 그리고 2년간 추적 검사에서 2주간의 휴식보다 더 좋은 결과를 가져왔다.[166]

줄은 심부 경부 굽힘근(신전근) 기능을 증진시키는 수기 치료와 운동 훈련의 조합이 편타성 손상 후에 만성 목 통증 환자들에서 회복이 증진되는 것과 관련이 있다는 것을 증명하였다.[102]

■ 결론 (Conclusion)

환자 중심적 재활성 접근은 구조적 병리나 환자의 주관적인 증상의 다양한 징후보다는 환자의 기능 장애와 고민에 초점을 둔다. 척추 분야에서의 접근 방식은 전통적인 생체의학적 모델에서 생체심리적인 모델로 바뀌어가고 있다. 생체심리사회적 접근은 통증이 치료방법을 안내하도록 하라는 예전 문구가 실제 두려움-회피 행동 같은 질환적 행동을 강화할 수 있다는 것을 가르치고 있다. 더 최근 보고는 환자들이 질환을 가지고 있지 않고 활동적인 상태를 유지하는 것이 회복 속도를 증진한다는 것을 확신하도록 한다. 통증이 항상 손상에 대한 메시지를 주는 것은 아니다 라는 것을 알므로 환자로 하여금 활동적인 상태를 유지하고 장애를 피하며 급성에서 만성으로 이행되는 것을 막을 수 있다.

확인 과정
본 장의 학습목표 자가 점검

- 어떤 증거들이 비특징적 허리 통증 분류가 더 명확히 정의되도록 하는가?
- 어떤 특별한 기능적 방해가 척추 질환과 관련이 있는가?
- 두려움-회피 행동이 상태 악화와 어떻게 관련이 있는가?
- 분배적 운동이나 단계적 노출이 무엇이며 이것이 효과적인가?
- 급성 허리 통증 환자들에 대한 적극적인 관리의 효율성에 대한 논쟁을 이야기할 수 있는가?

■ 참고문헌 (References)

1. Abenheim L, Rossignol M, Valat JP, et al. The role of activity in the therapeutic management of back pain: Report of the International Paris Task Force on Back Pain. Spine 2000;25(4):1S–33S.
2. Agency for Health Care Policy and Research (AHCPR). Acute low-back problems in adults. Clinical Practice Guideline Number 14. Washington DC, U.S. Government Printing, 1994.
3. Alaranta H, Tallroth K, Soukka A, Heliaara M. Fat content of lumbar extensor muscles in low back disability: a radiographic and clinical comparison. J Spin Dis 1993;6:137–140.
4. Alaranta H, Rytokoski U, Rissanen A, et al. Intensive physical and psychosocial training program for patients with chronic low back pain: a controlled clinical trial. Spine 1994;19:1339–1349.
5. Al-Obaidi SM, Nelson RM, Al-Awadhi S, Al-Shuwaie N. The role of anticipation and fear of pain in the persistence of avoidance behavior in patients with chronic low back pain. Spine 2000;25(9):1126–1131.
6. American Medical Association. Guides to the evaluation of permanent impairment. 4th ed. Chicago:

American Medical Association, 1994.

7. Arendt-Nielson L, Graven-Nielson T, Svarrer H, Svensson P. The influence of low back pain on muscle activity and coordination during gait. Pain 1995;64:231–240.
8. Asghari A, Nicholas MK. Pain self-efficacy beliefs and pain behavior. A prospective study. Pain 2001;94:85–100.
9. Balderson BHK, Von Korff M. The stepped care approach to chronic back pain. In: Linton SL, ed. New avenues for the prevention of chronic musculoskeletal pain and disability. Amsterdam: Elsevier, 2002.
10. Barton PM, Hayes KC. Neck flexor muscle strength, and relaxation times in normal subjects and subjects with unilateral neck pain and headache. Arch Phys Med Rehabil 1996;77:680–687.
11. Bendix AF, Bendix T, Labriola M, et al. Functional restoration for chronic low back pain: two-year follow-up of two randomized clinical trials. Spine 1998;23:717–725.
12. Biedermann HJ, Shanks GL, Forrest WJ, et al. Power spectrum analyses of electromyographic activity discriminators in the differential assessment of patients with chronic low back pain. Spine 1991;16(10):1179–1184.
13. Biering-Sorensen F. Physical measurements as risk indicators for low-back trouble over a one-year period. Spine 1984;9:106–119.
14. Boden SD, Davis DO, Dina TS, et al. Abnormal magnetic-resonance scans of the lumbar spine in asymptomatic subjects. J Bone Joint Surg [Am] 1990;72:403.
15. Boden SD, McCowin PR, Davis DO, Dina TS, Mark AS, Wiesel S. Abnormal magnetic-resonance scans of the cervical spine in asymptomatic subjects. J Bone Joint Surg 1990a;72A:1178–1184.
16. Bogduk N. What's in a name? The labeling of back pain. Med J Australia 2000;173:400–401.
17. Booth FW. Physiologic and biochemical effects of immobilization on muscle. Clin Orthop 1987;219:15–20.
18. Borchgrevink GE, Kaasa A, McDonoagh D, et al. Acute treatment of whiplash neck sprain injuries. Spine 1998;23:25–31.
19. Borkan JM, Koes BW, Reis R, Cherkin DC. A report from the second international forum for primary care research on low back pain: Reexamining priorities. Spine 1998;23:1992–1996.
20. Borkan J, Reis S, Hermoni D, et al. Talking about the pain: a patient-centered study of low back pain in primary care. Soc Sci Med 1995;40:977–988.
21. Borkan J, Van Tulder M, Reis S, Schoene ML, Croft P, Hermoni D. Advances in the field of low back pain in primary care: A Report from the Fourth International Forum. Spine 2002;27:E128–E132.
22. Bouter LM, Pennick V, Bombarider C, Editorial Board of the Back Review Group. Cochrane back review group. Spine 2003;28:1215–1218.
23. Brandt-Zawadzki MN, Jensen MC, Obuchowski N, et al. Interobserver and intraobserver variability in interpretation of lumbar disc abnormalities: a comparison of two nomenclatures. Spine 1995;20:1257–1263.
24. Brumagne S, Cordo P, Lysens R, Verschueren S, Swinnen S. The role of paraspinal muscle spindles in lumbosacral position sense in individuals with and without low back pain. Spine 2000;25:989–994.
25. Burton K, Waddell G. Information and advice to patients with back pain can have a positive effect. Spine 1999;24:2484–2491.
26. Burton AK, Tillotson K, Main C, Hollis M. Psychosocial predictors of outcome in acute and subacute low back trouble. Spine 1995;20:722–728.
27. Burton AK, Waddell G. Educational and informational approaches. In: Linton SL, ed. New avenues for the prevention of chronic musculoskeletal pain and disability. Amsterdam: Elsevier, 2002.
28. Bush K, Cowan N, Katz DE, et al. The natural history of sciatica associated with disc pathology: A prospective study with clinical and independent radiologic follow-up. Spine 1992;17:1205.
29. Bush K, Chaudhuri R, Hillier S, Penny J. The pathomorphologic changes that accompany the resolution of cervical radiculopathy. Spine 1997;22(2):183–187.
30. Byl NN, Sinnot PL. Variations in balance and body sway. Spine 1991;16:325–330.
31. Cholewicki J, McGill SM. Mechanical stability of the in vivo lumbar spine: Implications for injury and chronic low back pain. Clin Biomech 1996;11(1):1–15.
32. Cholewicki J, Panjabi MM, Khachatryan A. Stabilizing function of the trunk flexor-extensor muscles around a neutral spine posture. Spine 1997;22:2207–2212.
33. Cholewicki J, Simons APD, Radebold A. Effects of external loads on lumbar spine stability. J Biomech 2000;33:1377–1385.
34. Ciccione DS, Just N. Pain expectancy and work disability in patients with acute and chronic pain: A test of the fear avoidance hypothesis. J Pain 2001;2:181–194.
35. Ciccone DS, Just N, Bandilla EB. Non-organic symptom reporting in patients with chronic nonmalignant pain. Pain 1996;68:329–341.
36. Council JR, Ahern DK, Follick MJ, Kline CL. Expectancies and functional impairment in chronic low back pain. Pain 1988;33:323–331.
37. Crombez G, Vlaeyen JW, Heuts PH, et al. Pain-related fear is more disabling than pain itself: Evidence on the role of pain-related fear in chronic back pain disability. Pain 1999;80:329–339.
38. Danish Health Technology Assessment (DIHTA). Manniche C, et al. Low back pain: Frequency Management and Prevention from an HAD Perspective, 1999.
39. DeFier M, Peters ML, Vlaeyen JWS. Fear of pain, physical performance, and attentional processes in patients with fibromyalgia. Pain 2003;104:121–130.
40. Deyo RA. Back pain and disability conference, New York City as reported in The Back Letter 2001;16:13.
41. Deyo RA, Diehl AK, Rosenthal M. How many days of bed rest for acute low back pain? N Engl J Med 1986;315:1064.

42. Donchin M, Woolf O, Kaplan L, et al. Secondary prevention of low-back pain: A clinical trial. Spine 1990;15:1317–1320.

43. Dworkin S. Perspectives on psychogenic versus biogenic factors in orofacial and other pain states. Am Pain J 1992;1:172–180.

44. Edgerton VR, Wolf SL, Levendowski DJ, Roy RR. Theoretical basis for patterning EMG amplitudes to assess muscle dysfunction. Med Sci Sp Exer 1996;28:744–751.

45. Elfving B, Dedering A, Nemeth G. Lumbar muscle fatigue and recovery in patients with long-term low-back trouble—electromyography and health-related factors. Clin Biomech 2003;18:619–630.

46. Erhard RE, Delitto A. Relative effectiveness of an extension program and a combined program of manipulation and flexion and extension exercises in patients with acute low back syndrome. Phys Ther 1994;74:1093–1100.

47. Espeland A, Baerheim A, Albrektsen G, Korsbrekke K, Larsen JL. Patients views on importance and usefulness of plain radiography for low back pain. Spine 2001;26:1356–1363.

48. Faas A, Chavannes AW, van Eijk J Th M, Gubbels JW. A randomized, placebo-controlled trial of exercise therapy in patients with acute low back pain. Spine 1993;18:1388–1395.

49. Fordyce WE, Lansky D, Calshyn DA, Shelton JL, Stolov WC, Rock DL. Pain measurement and pain behavior. Pain 1984;18:53–69.

50. Fordyce WE, Brochway JA, Bergman JA, et al. Acute back pain: A control-group comparison of behavioral vs. traditional management methods. J Behav Med 1986;9:127.

51. Fordyce WE (ed). Back pain in the workplace: management of disability in non-specific conditions. Seattle: International Association for the Study of Pain (IASP) Press, 1995.

52. Frank J, Sinclair S, Hogg-Johnson S, et al. Preventing disability from work-related low-back pain. New evidence gives new hope—if we can just get all the players onside. Can Med Assoc J 1998;158:1625–1631.

53. Fransen M, Woodward M, Norton R, Coggan C, Dawe M, Sheridan N. Risk factors associated with the transition from acute to chronic occupational back pain. Spine 2002;27:92–98.

54. Fritz JM, George SZ, Delitto A. The role of fear-avoidance beliefs in acute low back pain: Relationships with current and future disability and work status. Pain 2001;94:7–15.

55. Fritz JM, George S. The use of a classification approach to identify subgroups of patients with acute low back pain. Spine 2000;1:106–114.

56. Fritz JM, Delitto A, Vignovic M, et al. Interrater reliability of judgments of the centralization phenomenon and status change during movement testing in patients with low back pain. Arch Phys Med Rehabil 2000;81:57–60.

57. Fritz JM, Delitto A, Erhard RE. Comparison of classification-based physical therapy with therapy based on clinical practice guidelines for patients with acute low back pain: A randomized clinical trial. Spine 2003;28:1363–1371.

58. Frost H, Lamb SE, Shackleton CH. A functional restoration program for chronic low back pain: A prospective outcome study. Physiotherapy 2000;86(6):285–293.

59. Frost H, Lamb S, Klaber Moffett JA, Faribank JCT, Moser JS. A fitness program for patients with chronic low back pain: Two-year follow-up of a randomized controlled trial. Pain 1998;75:273–279.

60. Frost H, Klaber Moffett JA, Moser JS, Faribank JCT. Randomized controlled trial for evaluation of fitness program for patients with chronic low back pain. Br Med J 1995;310:151–154.

61. Gardner-Morse MG, Stokes IAF. The effects of abdominal muscle coactivation on lumbar spine stability. Spine 1998;23:86–92.

62. Gaudino WA, Matheson LM, Mael F. Development of the functional assessment taxonomy. J Occup Rehabil 2001;11:155–175.

63. Geisser ME, Haig AJ, Theisen ME. Activity avoidance and function in persons with chronic back pain. J Occup Rehabil 2000;10:215–228.

64. Gill KP, Callaghan MJ. The measurement of lumbar proprioception in individuals with and without low back pain. Spine 1998;23(3):371–377.

65. Grabiner MD, Koh TJ, Ghazawi AE. Decoupling of bilateral paraspinal excitation in subjects with low back pain. Spine 1992;17:1219.

66. Granata KP, Marras WS. Cost-benefit of muscle cocontraction in protecting against spinal instability. Spine 2000;25:1398–1404.

67. Gronblad M, Hurri, Kouri JP. Relationships between spinal mobility, physical performance tests, pain intensity and disability assessments in chronic low back pain patients. Scan J Rehabil Med 1997;29:17–24.

68. Grotle M, Vollestad NK, Veierod MB, Ivar Brox J. Fear-avoidance beliefs and distress in relation to disability in acute and chronic low back pain. Pain 2004;112:343–352.

69. Grunnesjo MI, Bogefeldt JP, Svardsudd KF, Blomberg SIE. A randomized controlled clinical trial of stay-active versus manual therapy in addition to stay-active care: Functional variables and pain. JMPT 2004;27:431–441.

70. Gundewall B, Liljeqvist M, Hansson T. Primary prevention of back symptoms and absence from work: A prospective randomized study among hospital employees. Spine 1993;18:587–594.

71. Gunning J, Callaghan JP, McGill SM. The role of prior loading history and spinal posture on the compressive tolerance and type of failure in the spine using a porcine trauma model. Clin Biomech 2001;16:471–480.

72. Habtemariam A, Gronblad M, Virri J, et al. A comparative immunohistochemical study of inflammatory cells in acute-stage and chronic-stage disc herniations. Spine 1998;23:2159–2165.

73. Hagen EM, Eriksen HR, Ursin H. Does early intervention with a light mobilization program reduce long-term sick leave for low back pain? Spine 2000;25:1973–1976.

74. Hagen KB, Hilde G, Jamtvedt G, Winnem MF. The Cochrane review of bed rest for acute low back pain

and sciatica. Spine 2000;25:2932–2939.
75. Hakim AA, Curb D, Petrovitch H, et al. Effects of walking on coronary heart disease in elderly men: The Honolulu Heart Program. Circulation 1999;100:9–13.
76. Hallgren R, Greenman P, Rechtien J. Atrophy of suboccipital muscles in patients with chronic pain: A pilot study. J Am Osteopath Assoc 1994;94:1032–1038.
77. Hamilton MT, Booth FW. Skeletal muscle adaptation to exercise: a century of progress. J Appl Physiol 2000;88:327–331.
78. Haro H, Komori H, Okawa A, et al. Sequential dynamics of monocyte chemotactic protein-1 expression in herniated nucleus pulposus resorption. J Orthop Res 1997;15:734–741.
79. Hasenbring M. Attentional control of pain and the process of chronification. In: Sandkuhler J, Bromm B, Gebhart GF, eds. Progress in brain research, vol 129. Amsterdam: Elsevier, 2000:525–534.
80. Hashemi L, Webster BS, Clancy EA, Volinn E. Length of disability and cost of workers' compensation low back pain claims. J Occup Environ Med 1998;40:261–269.
81. Heikkila H, Astrom PG. Cervicocephalic kinesthetic sensibility in patients with whiplash injury. Scand J Rehab Med 1996;28:133–138.
82. Hides JA, Stokes MJ, Saide M, Jull Ga, Cooper DH. Evidence of lumbar multifidus muscle wasting ipsilateral to symptoms in patients with acute/subacute low back pain. Spine 1994;19(2):165–172.
83. Hides JA, Jull GA, Richardson CA. Long-term effects of specific stabilizing exercises for first-episode low back pain. Spine 2001;26:e243–e248.
84. Hides JA, Richardson CA, Jull GA. Multifidus muscle recovery is not automatic after resolution of acute, first-episode of low back pain. Spine 1996;21(23):2763–2769.
85. Hodges PW, Richardson CA. Altered trunk muscle recruitment in people with low back pain with upper limb movement at different speeds. Arch Phys Med Rehabil 1999;80(9):1005–1012.
86. Hodges PW, Richardson CA. Delayed postural contraction of transversus abdominis in low back pain associated with movement of the lower limb. J Spinal Disord 1998;11(1):46–56.
87. Holm S, Nachemson A. Nutritional changes in the canine intervertebral disc after spinal fusion. Clin Orthop 1982;169:243–258.
88. Holm SM, Dickenson AL. A comparison of two isometric back endurance tests and their predictability of first-time back pain: A pilot study. J Neuromusculo Sys 2001;9(2):46–53.
89. Hurwitz EL, Morgenstern H, Harber PL, et al. The effectiveness of physical modalities among patients with low back pain randomized to chiropractic care: Findings from the UCLA low back pain study. J Manip Physiol Ther 2002;25:10–20.
90. Hussein TM, Simmonds MJ, Etnyre B, et al. Kinematics of gait in subjects with low back pain with and without leg pain. Scientific Meeting & Exposition of the American Physical Therapy Association. Washington, D.C., 1999.
91. Hussein TM, Simmonds MJ, Olson SL, et al. Kinematics of gait in normal and low back pain subjects. American Congress of Sports Medicine 45th Annual Meeting. Boston, MA, 1998.
92. ICDH-2. International Classification of Functioning and Disability. Beta-2 Draft. Full Version, World Health Organization, Geneva. 1999.
93. Ikeda T, Nakamura T, Kikuchi T, et al. Pathomechanism of spontaneous regression of the herniated lumbar disc: Histologic and immunohistochemical study. J Spinal Disord 1996;9:136–140.
94. Indahl A, Velund L, Eikeraas O. Good prognosis for low back pain when left untampered: A randomized clinical trial. Spine 1995;20:473–477.
95. Indahl A, Haldorsen EH, Holm S, Reikeras O, Hursin H. Five-year follow-up study of a controlled clinical trial using light mobilization and an informative approach to low back pain. Spine 1998;23:2625–2630.
96. Jarvik JG, Deyo RA. Imaging of lumbar intervertebral disc degeneration and aging, excluding disc herniations. Radiology Clinics of North America 2000;38:1255–1266.
97. Jarvik JG, Hollingworth W, Heagerty P, Haynor DR, Deyo RA. The longitudinal assessment of imaging and disability of the back (LAIDBack) study. Spine 2001;26:1158–1166.
98. Jarvik JG. Editorial. Don't duck the evidence. Spine 2001;26:1306–1307.
99. Jensel MC, Brant-Zawadzki MN, Obuchowki N, et al. Magnetic resonance imaging of the lumbar spine in people without back pain. N Engl J Med 1994;2:69.
100. Jull GA. Deep cervical flexor muscle dysfunction in whiplash. J of Musculoskel Pain 2000;8:143–154.
101. Jull G, Barret C, Magee R, Ho P. Further clinical clarification of the muscle dysfunction in cervical headache. Cephalgia 1999;19:179–185.
102. Jull G, Trott P, Potter H, et al. A randomized control trial of physiotherapy management of cervicogenic headache. Spine 2002;27:1835–1843.
103. Kankaanpää M, Taimela S, Airaksinen O, Hanninen O. The efficacy of active rehabilitation in chronic low back pain: Effect on pain intensity, self-experienced disability, and lumbar fatigability. Spine 1999;24:1034–1042.
104. Kankaanpää M, Taimela S, Laaksonen D, et al. Back and hip extensor fatigability in chronic low back pain patients and controls. Arch Phys Med Rehabil 1998;79:412–417.
105. Karjalainen K, Malmivaara A, van Tulder M, et al. Multidisciplinary biopsychosocial rehabilitation for subacute low back pain in working age adults. A systematic review within the framework of the Cochrane Back Review Group. Spine 2001;26:262–269.
106. Karppinen J, Malmivaara A, Kurunlahti M, et al. Periradicular infiltration for sciatica. A randomized controlled trial. Spine 2001;26:1059–1067.
107. Kawaguchi S, Yamashita T, Yokogushi K, Murakami T, Ohwada O, Sato N. Immunophenotypic analysis of the inflammatory infiltrates in herniated discs. Spine 2001;26:1209–1214.
108. Käser L, Mannion AF, Rhyner A, Weber E, Dvorak

J, Müntener M. Active therapy for chronic low back pain. Part 2. Effects on Paraspinal Muscle Cross-Sectional Area, Fiber Type Size, and Distribution. Spine 2001;26:909–919.

109. Kellett KM, Kellett DA, Nordholm LA. Effects of an exercise program on sick leave due to back pain. Phys Ther 1991;71:283–293.

110. Kendall NAS, Linton SJ, Main CJ. Guide to assessing psychosocial yellow flags in acute low back pain: Risk factors for long-term disability and work loss. Accident Rehabilitation & Compensation Insurance Corporation of New Zealand and the National Health Committee. Wellington, NZ (http://www.nhc.govt.nz), 1997.

111. Kendrick D, Fielding K, Bentler E, Kerslake R, Miller P, Pringle M. Radiography of the lumbar spine in primary care patients with low back pain: randomized controlled trial. BMJ 2001;322:400–405.

112. Kilpikoski S, Airaksinen O, Kankaanpaa M, Leminen P, Videman T, Alen M. Interexaminer reliability of low back pain assessment using the McKenzie method. Spine 2002;27:E207–E214.

113. Klaber Moffet J, Torgerson D, Bell-Syer S, et al. A randomized trial of exercise for primary care back pain patients: Clinical outcomes, costs and preferences. BMJ 1999;319:279–283.

114. Klapow JC, Slater MA, Patterson TL, et al. Psychosocial factors discriminate multidimensional clinical groups of chronic low back pain patients. Pain 1995;62:349–355.

115. Klein AB, Snyder-Mackler L, Roy SH, et al. Comparison of spinal mobility and isometric trunk extensor forces with electromyographic spectral analysis in identifying low back pain. Phys Ther 1991;71(6):445–454.

116. Komori H, Shimoyama K, Nakai O, et al. The natural history of herniated nucleus pulposus with radiculopathy. Spine 1996;21:225–229.

117. Laboeuf-Yde C, Manniche C. Low back pain: time to get off the treadmill. JMPT 2001;24:63–65.

118. Laboeuf-Yde C, Lauritsen JM, Lauritzen T. Why has the search for causes of low back pain largely been nonconclusive? Spine 1997;22:877–881.

119. Lackner JM, Carosella AM, Feuerstein M. Pain expectancies, pain, and functional self-efficacy expectancies as determinants of disability in patients with chronic low back disorders. J Consulting and Clin Psych 1996;64:212–220.

120. Lackner JM, Carosella AM. The relative influence of perceived pain control, anxiety, and functional self-efficacy on spinal function among patients with chronic low back pain. Spine 1999;24:2254–2261.

121. Lamoth CJC, Meijer OG, Wuisman PIJM, van Dieën JH, Levin MF, Beek PJ. Pelvis-thorax coordination in the transverse plane during walking in persons with nonspecific low back pain. Spine 2002;27:E92–E99.

122. LaRocca H. A taxonomy of chronic pain syndromes 1991 Presidential Address. Cervical Spine Research Society Annual Meeting. December 5, 1991. Spine 1992;10:S344.

123. Larsen K, Weidick F, Leboeuf-Yde C. Can passive prone extensions of the back prevent back problems?: A randomized, controlled trial of 314 military conscripts. Spine 2002;27:2747–2752.

124. Latimer J, Maher CG, Refshauge K, Colaco I. The reliability and validity of the Biering-Sorensen test in asymptomatic subjection and subjects reporting current or previous non-specific low back pain. Spine 1999;24:2085–2090.

125. Lehto M, Jarvinen M, Nelimarkka O. Scar formation after skeletal muscle injury. Arch Orthop Trauma Surg 1986;104:366–370.

126. Leinonen V, Kankaanpää M, Luukkonen M, Hänninen O, Airaksinen O, Taimela S. Disc herniation-related back pain impairs feed-forward control of paraspinal muscles. Spine 2001;26:E367–E372.

127. Leinonen V, Määttä S, Taimela S, et al. Impaired lumbar movement perception in association with postural stability and motor- and somatosensory-evoked potentials in lumbar pinnal stenosis Spine 2002;27(9):975–983.

128. Lindstrom A, Ohlund C, Eek C, et al. Activation of subacute low back patients. Physical Therapy 1992;4:279–293.

129. Linton SL, Hellsing AL, Andersson D. A controlled study of the effects of an early active intervention on acute musculoskeletal pain problems. Pain 1993;54:353–359.

130. Linton SJ, van Tulder MW. Preventive interventions for back and neck pain problems. What is the evidence? Spine 2001;26:778–787.

131. Linton SJ, Hellsing AL, Bergström G. Exercise for workers with musculoskeletal pain: Does enhancing compliance decrease pain? J Occup Rehabil 1996;6:177–190.

132. Linton SJ. The socioeconomic impact of chronic back pain: is anyone benefiting? Editorial. Pain 1998;75:163–168.

133. Linton SJ, Buer N, Vlaeyen J, Hellsing AL. Are fear-avoidance beliefs related to a new episode of back pain? A prospective study. Psychology and Health, 2000;14:1051–1059.

134. Linton SJ, Andersson T. Can chronic disability be prevented? A randomized trial of a cognitive-behavioral intervention for spinal pain patients. Spine 2000;25:2825–2831.

135. Linton SJ. Cognitive-behavioral therapy in the prevention of musculoskeletal pain: description of a program. In: Linton SL, ed. New avenues for the prevention of chronic musculoskeletal pain and disability. Amsterdam: Elsevier, 2002.

136. Linton SJ, Ryberg M. A cognitive-behavioral group intervention as prevention for persistent neck and back pain in a non-patient population: a randomized controlled trial. Pain 2001;90:83–90.

137. Little P, Roberts L, Blowers H, et al. Should we give detailed advice and information booklets to patients with back pain? A randomized controlled factorial trial of a self-management booklet and doctor advice to take exercise for back pain. Spine 2001;26:2065–2072.

138. Loisel P, Abenhaim L, Durand P, et al. A population-based, randomized clinical trial on back pain management. Spine 1997;22:2911–2918.

139. Loisel P, Gosselin L, Durand P, Lemaire J, Poitras

S, Abenhaim L. Implementation of a participatory ergonomics program in the rehabilitation of workers suffering from subacute back pain. Appl Ergon. 2001;32(1):53–60.

140. Long A, Donelson R, Fung T. Does it matter which exercise? Spine 2004;29:2593–2602.
141. Loudon JK, Ruhl M, Field E. Ability to reproduce head position after whiplash injury. Spine 1997;22:865–868.
142. Luoto S, Heliovaara M, Hurri H, Alaranta H. Static back endurance and the risk of low-back pain. Clin Biomech 1995;10:323–324.
143. Luoto S, Taimela S, Hurri H, et al. Mechanisms explaining the association between low back trouble and deficits in information processing. A controlled study with follow-up. Spine 1999;24(3):255–261.
144. Luoto S, Taimela S, Hurri H, et al. Psychomotor speed and postural control in chronic low-back pain patients: A controlled follow-up study. Spine 1996;21:2621–2627.
145. Luoto S, Aalto H, Taimela S, et al. One-footed and externally disturbed two-footed postural control in chronic low-back pain patients and healthy controls: A controlled study with follow-up. Spine 1998;23:2081–2090.
146. Macfarlane GJ, Thomas E, Croft PR, Papageorgiou AC, Jayson MIV, Silman AJ. Predictors of early improvement in low back pain amongst consulters to general practice: The influence of pre-morbid and episode-related factors. Pain 1999;80:113–119.
147. Main CJ, Watson PJ. Psychological aspects of pain. Manual Therapy 1999;4:203–215.
148. Malmivaara A, Hakkinen U, Aro T, et al. The treatment of acute low back pain—bed rest, exercises, or ordinary activity? N Engl J Med 1995;332:351–355.
149. Maluf KS, Sahrmann SA, Van Dillen LR. Use of a classification system to guide non-surgical treatment of a patient with chronic low back pain. Phys Ther 2000;80:1097–1111.
150. Manniche C, Lundberg E, Christensen I, et al. Intensive dynamic back exercises for chronic low back pain. Pain 1991;47:53–63.
151. Manniche C, Jordan A. Letter to the editor. Spine 2001;26:840–844.
152. Mannion AF, Junge A, Taimela S, Muntener M, Lorenzo K, Dvorak J. Active therapy for chronic low back pain. Part 3. Factors influencing self-rated disability and its change following therapy. Spine 2001;26:920–929.
153. Mannion AF, Taimela S, Muntener M, Dvorak J. Active therapy for chronic low back pain. Part 1. Effects on back muscle activation, fatigability, and strength. Spine 2001;26:897–908.
154. Mannion AF, Muntener M, Taimela S, et al. A randomized clinical trial of three active therapies for chronic low back pain [In Process Citation]. Spine 1999;24:2435–2448.
155. Mannion AF, et al. Changes in pain and disability one year after active therapy for chronic low back pain. Inter Soc Study of Lumbar Spine, Adelaide, Australia, 2000.
156. Marras WS, Ferguson SA, Gupta P, et al. The quantification of low back disorder using motion measures. Methodology and validation. Spine 1999;24(20):2091–2100.
157. Matheson LM, Gaudino WA, Mael F, Hesse BW. Improving the validity of the impairment evaluation process: A proposed theoretical framework. J Occupa Rehabil 2000;10:311–320.
158. Mayer TG, Smith S, Keeley J, Mooney V. Quantification of lumbar function part 2: Sagittal plane trunk strength in chronic low back patients. Spine 1985;10:765–772.
159. Mayer TG, Kondraske G, Mooney V, et al. Lumbar myoelectric spectral analysis for endurance assessment. A comparison of normals with deconditioned patients. Spine 1989;14(9):986–991.
160. Mayer TG, Gatchel R, Betancur J, Bovasso E. Trunk muscle endurance measurement: Isometric contrasted to isokinetic testing in normal subjects. Spine 1995;20:920–927.
161. Mayer TG, Gatchel RJ, Mayer H, et al. A prospective two-year study of functional restoration in industrial low back injury. JAMA 1987;258:1763–1767.
162. McGill SM. ISB Keynote Lecture—The biomechanics of low back injury: Implications on current practice in industry and the clinic. J Biomech 1997;30:465–475.
163. McGill SM. Study in progress
164. McGregor AH, McCarthy ID, Dore CJ, et al. Quantitative assessment of the motion of the lumbar spine in the low back pain population and the effect of different spinal pathologies of this motion. Eur Spine J 1997;6(5):308–315.
165. McIntosh G, Frank J, Hogg-Johnson S, Bombardier C, Hall H. Prognostic factors for time receiving workers' compensation benefits in a cohort of patients with low back pain. Spine 2000;25:147–157.
166. McKinney LA. Early mobilization and outcome in acute sprains of the neck. BMJ 1989;299:1006–1008.
167. McPartland JM, Brodeur RR, Hallgren RC. Chronic neck pain, standing balance, and suboccipital muscle atrophy: A pilot study. J Manipulative Physiol Ther 1997;20:24–29.
168. Mellin G. Chronic low back pain in men 54–63 years of age. Correlations of physical measurements with the degree of trouble and progress after treatment. Spine 1986;11(5):421–426.
169. Mens JM, Vleeming A, Snijders CJ, et al. The active straight-leg-raising test and mobility of the pelvic joints. Eur Spine J 1999;8:468–474.
170. Mens JMA, Vleeming A, Snijders CJ, et al. Active straight-leg-raise test: A clinical approach to the load transfer function of the pelvic girdle. In: Vleeming A, Mooney V, Dorman T, et al, eds. Movement, Stability, and Low Back Pain: The Essential Role of the Pelvis. Edinburgh: Churchill Livingstone, 1997:425–431.
171. Mense S, Simons DG. Muscle Pain Understanding Its Nature, Diagnosis, and Treatment. Pain associated with increased muscle tension. Baltimore: Lippincott, Williams & Wilkins, 2001: 99–130.
172. Mochida K, Komori H, Okawa A, et al. Regression of cervical disc herniation observed on magnetic

resonance images. Spine 1998;23:990–997.

173. Moore JE, Von Korff M, Cherkin D, et al. A randomized trial of a cognitive-behavioral program for enhancing back pain self-care in a primary care setting. Pain 2000;88:145–153.

174. Moffroid MT, Haugh LD, Haig AJ, Pope M. Endurance training of trunk extensor muscles. Phys Ther 1993;73:10–17.

175. Moffroid MT, Reid S, Henry S, Haugh LD, Ricamato A. Some endurance measures in persons with chronic low back pain. J Ortho Sports Phys Ther 1994;20:81–87.

176. Mok NW, Brauer S, Hodges PW. Hip strategy for balance control in quiet standing is reduced in people with low back pain. Spine 2004;29:E107–E112.

177. Mold JW, Stein HF. The cascade effect in the clinical care of patients. N Engl J Med 1986;314:512–514.

178. Moore JE, Von Korff M, Cherkin D, Saunders K, Lorig K. A randomized trial of a cognitive-behavioral program for enhancing back pain self-care in a primary care setting. Pain 2000;88:145–153.

179. Muller EA. Influence of training and of inactivity on muscle strength. Arch Phys Med Rehabil 1970;51:449–462.

180. Nattrass CL, Nitschke JE, Disler PB, et al. Lumbar spine range of motion as a measure of physical and functional impairment: An investigation of validity. Clin Rehabil 1999;13(3):211–218.

181. Nederhand MJ, Ijzerman MJ, Hermens HK, Baten CTM, Zilvold G. Cervical muscle dysfunction in the chronic whiplash associated disorder Grade II(WAD-II). Spine 2000;15;1938–1943.

182. Newcomer KL, Laskowski ER, Yu B, Johnson JC, An KN. Differences in repositioning error among patients with low back pain compared with control subjects. Spine 2000;25:2488–2493.

183. Newton M, Thow M, Somerville D, et al. Trunk strength testing with iso-machines: Part 2: Experimental evaluation of the Cybex II Back Testing System in normal subjects and patients with chronic low back pain. Spine 1993;18(7):812–824.

184. Nicolaisen T, Joregnesen K. Trunk strength, back muscle endurance and low back trouble. Scand J Rehabil Med 1985;17:121–127.

185. Nitschke JE, Nattrass CL, Disler PB, et al. Reliability of the American Medical Association Guide's model for measuring spinal range of motion. Spine 1999;24(3):262–268.

186. Novy DM, Simmonds MJ, Olson SL, Lee E, Jones SC. Physical performance: Differences in men and women with and without low back pain. Arch Phys Med Rehabil 1999;80:195–198.

187. Novy DM, Simmonds MJ, Lee E. Physical performance tasks: What are the underlying constructs? Arch Phys Med Rehabil 2002;83:44–47.

188. Noyes F: Functional properties of knee ligaments and alterations induced by immobilization. Clin Orthop 1977;123:210–242.

189. O'Reilly SC, Muir KR, Doherty M. Effectiveness of home exercise on pain and disability from osteoarthritis of the knee: a randomized controlled trial. Ann Rheum Dis 1999;58:15–19.

190. O'Sullivan P, Twomey L, Allison G. Evaluation of specific stabilizing exercise in the treatment of chronic low back pain with radiologic diagnosis of spondylolysis or spondylolisthesis. Spine 1997;24:2959–2967.

191. O'Sullivan P, Twomey L, Allison G, et al. Altered patterns of abdominal muscle activation in patients with chronic low back pain. Aust J Physio 1997;43:91–98.

192. O'Sullivan PB, Beales DJ, Beetham JA, et al. Altered motor control strategies in subjects with sacroiliac joint pain during the active straight-leg-raise test. Spine 2002;27:E1–E8.

193. Paarnianpour M, Nordin M, Kahanovitz N, Frank V. The triaxial coupling of torque generation of trunk muscles during isometric exertions and the effect of fatiguing isoinertial movements on the motor output and movement patterns. Spine 1998;13:982–992.

194. Parks KA, Crichton KS, Goldford RF, McGill SM. A comparison of lumbar range of motion and functional ability scores in patients with low back pain. Spine 2003;28:380–384.

195. Pate R, Pratt M, Blair SN, et al. Physical activity and public health. A recommendation from the Centers for Disease Control and Prevention and the American College of Sports Medicine. JAMA 1995;273:402–407.

196. Pengel LHM, Refshauge KM, Maher CG. Responsiveness of pain, disability, and physical impairment outcomes in patients with low back pain. Spine 2004;29:879–883.

197. Pfingstein M, Kroner-Herwig B, Harter W, et al. Fear-avoidance behavior and anticipation of pain in patients with chronic low back pain—a randomized controlled study. Pain Med 2001;2:259–266.

198. Peach JP, McGill SM. Classification of low back pain with the use of spectral electromyogram parameters. Spine 1998;23:1117–1123.

199. Petersen T, Kryger P, Ekdahl C, Olsen S, Jacobsen S. The effect of McKenzie Therapy as Compared with that of intensive strengthening training for the treatment of patients with subacute or chronic low back pain: A randomized clinical trial. Spine 2002;27:1702–1709.

200. Physical Activity and Health: A Report of the Surgeon General. Atlanta, GA: U.S. Department of Health and Human Services, Centers for Disease Control and Prevention, National Center for Chronic Disease Prevention and Health Promotion, 1996.

201. Physical activity and cardiovascular health. NIH Consensus Development Panel on Physical Activity and Cardiovascular Health. JAMA 1996;276:241–246.

202. Pincus T, Burton AK, Vogel S, Field AP. A systematic review of psychological factors as predictors of chronicity/disability in prospective cohorts of low back pain. Spine 2000;27:E109–E120.

203. Postacchini F. Management of herniation of the lumbar disc. J Bone Joint Surg [Br] 1999;81:567–576.

204. Radebold A, Cholewicki J, Panjabi MM, Patel TC. Muscle response pattern to sudden trunk loading in

healthy individuals and in patients with chronic low back pain. Spine 2000;25:947–954.

205. Radebold A, Cholewicki J, Polzhofer BA, Greene HS. Impaired postural control of the lumbar spine is associated with delayed muscle response times in patients with chronic idiopathic low back pain. Spine 2001;26:724–730.

206. Razmjou H, Kramer JF, Yamada R. Intertester reliability of the McKenzie evaluation in assessing patients with mechanical low back pain. J Orthop Sports Phys Ther 2000;30:368–383.

207. Reis S, Hermoni D, Borkan J, et al. The RAMBAM–Israeli Sentinel Practice Network The LBP PATIENT PERCEPTION SCALE. A new predictor of chronicity and other episode outcomes among primary care patients. (In Preparation).

208. Revel M, Minguet M, Gergoy P, Vaillant J, Manuel JL. Changes in cervicocephalic kinesthesia after a proprioceptive rehabilitation program in neck pain: A randomized controlled study. Arch Phys Med Rehabil 1994;75:895–899.

209. Richardson CA, Snijders CJ, Hides JA, Damen L, Pas MS, Storm J. The relation between the transversus abdominis muscles, sacroiliac joint mechanics, and low back pain. Spine 2002;27:399–405.

210. Riddle DL, Rothstein JM. Intertester reliability of McKenzie's classifications of the syndrome types present in patients with low back pain. Spine 1993;18:1333–1344.

211. Rissanaen A, Alaranta H, Sainio P, et al. Isokinetic and non-dynamometric tests in low back pain patients related to pain and disability index. Spine 1994;19(17):1963–1967.

212. Roland M, Waddell G, Moffett JK, Burton K, Main C, Cantrell T. The Back Book. London: The Stationary Office, 1996.

213. Rosenfeld M, Gunnarsson R, Borenstein P. Early intervention in whiplash-associated disorders: A comparison of two treatment protocols. Spine 2000;25(14):1782–1787.

214. Roy SH, De Luca CJ, Casavant DA. Lumbar muscle fatigue and chronic lower back pain. Spine 1989;14: 992–1001.

215. Roy SH, DeLuca CJ, Emley M, et al. Spectral electromyographic assessment of back muscles in patients with low back pain undergoing rehabilitation. Spine 1995;20:38–48.

216. Roy SH, DeLuca CJ, Snyder-Mackler L, et al. Fatigue, recovery and low back pain in varsity rowers. Med Sci Sports Exer 1990;22:463–469.

217. Royal College of General Practitioners (RCGP). Clinical Guidelines for the Management of Acute Low Back Pain. London, Royal College of General Practitioners (www.rcgp.org.uk), 1999.

218. Salter R, Simmonds DR, Malcolm BW, et al. The biological effect of continuous passive motion on the healing of full-thickness defects in articular cartilage. 1980;62A:1232–1251.

219. Shaw WS, Feuerstein M, Haufler AJ, Berkowitz SM, Lopez MS. Working with low back pain: problem-solving orientation and function. Pain 2001;93: 129–137.

220. Shirado O, Ito T, Kaneda K, et al. Flexion-relaxation phenomenon in the back muscles: A comparative study between healthy subjects and patients with chronic low back pain. Am J Phys Med Rehabil 1995;74:139–144.

221. Silverman JL, Rodriguez AA, Agre JC. Quantitative cervical flexor strength in healthy subjects and in subjects with mechanical neck pain. Arch Phys Med Rehabil 1991;72:679–681.

222. Simmonds MJ, Olson SL, Jones S, et al. Psychometric characteristics and clinical usefulness of physical performance tests in patients with low back pain. Spine 1998;23(22):2412–2421.

223. Sjolie AN. Active or passive journeys and low back pain in adolescents. Eur Spine J 2003;12:581–588.

224. Skouen JS, Grasdal AL, Haldorsen EMH, Ursin H. Relative cost-effectiveness of extensive and light multidisciplinary treatment programs versus treatment as usual for patients with chronic low back pain on long-term sick leave: randomized controlled study. Spine 2002;27(9):901–909.

225. Snook SH, Webster BS, McGorry RW, Fogleman MT, McCann KB. The reduction of chronic nonspecific low back pain through the control of early morning lumbar flexion, Spine 1998;23:2601–2607.

226. Snook SH, Webster BS, McGorry RW. The reduction of chronic, nonspecific low back pain through the control of early morning lumbar flexion: 3-year follow-up. J Occupa Rehabil 2002;12:13–20.

227. Spitzer WO, Skovron ML, Salmi LIR, et al. Scientific monograph of the Quebec Task Force on Whiplash-Associated Disorders: Redefining "Whiplash" and its management. Spine 1995;20(Supp):S1–S73.

228. Stankovic R, Johnell O. Conservative treatment of acute low-back pain. A prospective randomized trial. McKenzie method of treatment versus patient education in "mini back school." Spine 1990;15:120–123.

229. Stenstrom CH, Sandberg A. Home exercise and compliance in inflammatory rheumatic diseases—a prospective clinical trial. J Rheumatol 1997;24(2):470–476.

230. Sterling M, Jull G, Vicenzino B, Kenardy J, Darnell R. Development of motor system dysfunction following whiplash injury. Pain 2003;103:65–73.

231. Stevenson JM, Weber CL, Smith JT, Dumas GA, Albert WJ. A longitudinal study of the development of low back pain in an industrial population. Spine 2001;26:1370–1377.

232. Swinkels-Meewisse IEJ, Roelofs J, Verbeek ALM, Oostendorp RAB, Vlaeyen JWS. Fear of movement/(re)injury, disability and participation in acute low back pain. Pain 2003;105:371–379.

233. Symonds TL, Burton AK, Tillotson KM, et al. Absence resulting from low back trouble can be reduced by psychosocial intervention at the work place. Spine 1995;20:2738–2745.

234. Taimela S, Diederich C, Hubsch M, Heinricy M. The role of physical exercise and inactivity in pain recurrence and absenteeism from work after active outpatient rehabilitation for recurrent or chronic low back pain. A follow up study. Spine 2000;25:1809–1816.

235. Taimela S, Kankaanpää M, Luoto S. The effect of lumbar fatigue on the ability to sense a change in

lumbar position. A controlled study. Spine 1999;24(13):1322–1327.

236. Taimela S, Österman K, Alaranta H, et al. Long psychomotor reaction time in patients with chronic low-back pain—preliminary report. Arch Phys Med Rehab 1993;74:1161–1164.
237. Takala EP, Viikari-Juntura E, Tynkkynen EM. Does group gymnastics at the workplace help in neck pain? A controlled study. Scand J Rehabil Med 1994;26:17–20.
238. Takala EP, Vikari-Juntura E. Do functional tests predict low back pain. Spine 2000;25(16):2126–2132.
239. Teresi LM, Lufkin RB, Reicher MA, et al. Asymptomatic degenerative disk disease and spondylosis of the cervical spine: MR Imaging. Radiology 1987;164:83–88.
240. Thomas E, Silman AJ, Croft PR, Papageorgiou AC, Jayson MIV, Macfarlane GJ. Predicting who develops chronic low back pain in primary care: A prospective study. BMJ 1999;318:1662–1667.
241. Thompson DA, Biedermann H-J, Stevenson JM, et al. Changes in paraspinal electromyographic spectral analysis with exercise: two studies. J EMG Kinesiol 1992;2(3):179–186.
242. Timm KE. A randomized-control study of active and passive treatments for chronic low back pain following L5 laminectomy. JOSPT 1994;20:276–286.
243. Treleavan J, Jull G, Atkinson L. Cervical musculoskeletal dysfunction in post-concussion headache. Cephalalgia 1994;14:273–279.
244. Treleaven J, Jull G, Sterling M. Dizziness and unsteadiness following whiplash injury: Characteristic features and relationship with cervical joint position error. J Rehabil Med 2003;35:36–43.
245. Triano JJ, Schultz AB. Correlation of objective measure of trunk motion and muscle function with low-back disability ratings. Spine 1987;12:561–565.
246. Turner JA, Franklin G, Haegerty PJ, et al. The association between pain and disability. Pain 2004;112:307–314.
247. UK BEAM Trial Team. United Kingdom back pain exercise and manipulation (UK BEAM) randomized trial: Effectiveness of physical treatments for back pain in primary care. BMJ 2004;doi:10.1136/bmj.38282.669225.AE.
248. UK BEAM Trial Team. United Kingdom back pain exercise and manipulation (UK BEAM) randomized trial: Cost effectiveness of physical treatments for back pain in primary care. BMJ 2004;doi:10.1136/bmj.38282.607859.AE.
249. van den Hout JHC, Vlaeyen JWS, Houben RMA, Soeters APM, Peters ML. The effects of failure feedback and pain-related fear on pain report, pain tolerance, and pain avoidance in chronic low back pain patients. Pain 2001;92:247–257.
250. Van den Hout JHC. Vlaeyen JWS. Problem-solving therapy and behavioral graded activity in the prevention of chronic pain disability. In: Linton SL, ed. New avenues for the prevention of chronic musculoskeletal pain and disability. Amsterdam: Elsevier, 2002.
251. Van Dillen LR, Sahrmann SA, Norton BJ, et al. The effect of active limb movements on symptoms in patients with low back pain. J Orthop and Sports Phys Ther 2001;31:402–413.
252. Van Dillen LR, McDonnell MK, Fleming DA, Sahrmann SA. The effect of hip and knee position on hip extension range of motion measures in individuals with and without low back pain. J Orthop and Sports Phys Ther 2000;30:307–316.
253. Van Dillen LR, Sahrmann SA, Norton BJ, et al. Reliability of physical examination items used for classification of patients with low back pain. Phys Ther 1998;78:979–988.
254. Van Dillen LR, Sahrmann SA, Norton BJ, Caldwell CA, McDonnell MK, Bloom NJ. Movement system impairment-based categories for low back pain: Stage 1 validation. J Orthop Sports Phys Ther 2003;33:126–142.
255. van Tulder MW, Assendelft JJ, Koes BW, Bouter LM. Spinal radiographic findings and nonspecific low back pain: A systematic review of observational studies. Spine 1997;22:427–434.
256. Van Tulder MW, Koes BW, Bouter LM. Conservative treatment of acute and chronic nonspecific low back pain: A systematic review of randomized controlled trials of the most common interventions. Spine 1997;22(18):2128–2156.
257. Van Tulder MW. Malmivaara A, Esmail R, Koes B. Exercise therapy for low back pain. A systematic review within the framework of the Cochrane Collaboration Back Review Group. Spine 2000;25(21):2784–2796.
258. Vlaeyen JWS, Crombez G. Fear of movement/(re)injury, avoidance and pain disability in chronic low back pain patients. Manual Therapy 1999;4:187–195.
259. Vlaeyen JWS, Linton S. Fear-avoidance and its consequences in chronic musculoskeletal pain. A state of the art. Pain 2000;85:317–332.
260. Vlaeyen JWS, De Jong J, Geilen M, Heuts PHTG, Van Breukelen G. Graded exposure in the treatment of pain-related fear: a replicated single case experimental design in four patients with chronic low back pain. Behav Res Ther 2001;39:151–166.
261. Vlaeyen JWS, Morley S. Active despite pain: the putative role of stop-rules and current mood. Pain 2004;110:512–516.
262. Von Korff M, Moore JE, Lorig K, et al. A randomized trial of a lay-led self-management group intervention for back pain patients in primary care. Spine 1998;23:2608–2615.
263. Von Korff J, Ormel FJ, Keefe SF, Dworkin. Grading the severity of chronic pain. Pain 1992;50:133–149.
264. Vroomen PCAJ, de Krom MCTFM, Wilmink JT, Kester ADM, Knottnerus JA. Lack of effectiveness of bed rest for sciatica. N Engl J Med 1999;340:418–423.
265. Waddell G, Somerville D, Henderson I, et al. Objective clinical evaluation of physical impairment in chronic low back pain. Spine 1992;17:617–628.
266. Waddell G. The Back Pain Revolution. Edinburgh: Churchill Livingstone, 1998.
267. Watson P, Booker CK, Main CJ, et al. Surface electromyography in the identification of chronic low back pain patients: The development of the flexion

relaxation ratio. Clin Biomech 1997;12:165–171.

268. Watson DH, Trott PH. Cervical headache: An investigation of natural head posture and cervical flexor muscle performance. Cephalgia 1993:13;272–284.

269. Wennberg DE, Kellet MA, Dickens JD, Malenka DJ, Keilson LM, Keller RB. The association between local diagnostic testing intensity and invasive cardiac procedures. JAMA 1996;275:1161–1164.

270. Werneke M, Hart DL. Discriminant validity and relative precision for classifying patients with nonspecific neck and back pain by anatomic pain patterns. Spine 2003;28:161–166.

271. Wiesel SE, Tsourmans N, Feffer HL, et al. A study of computer-assisted tomography. I. The incidence of positive CAT scans in an asymptomatic group of patients. Spine 1984;9:549.

272. Wilder DG, Aleksiev AR, Magnusson ML, Pope MH, Spratt KF, Goel VK. Muscular response to sudden load. A tool to evaluate fatigue and rehabilitation. Spine 1996;21:2628–2639.

273. Wilson L, Hall H, McIntosh G, Melles T. Intertester reliability of a low back pain classification system. Spine 1999;24:248–254.

274. Wood KA, Standell CJ, Adams MA, et al. Exercise training to improve spinal mobility and back muscle fatigability: A possible prophylaxis for low back pain? Physical Medicine Research Foundation Symposium: Clinical Approaches to Spinal Disorders. Prague, 1997.

275. World Health Organization. International Classification of Human Functioning, Disability and Health: ICF. Geneva: WHO, 2001.

276. Yordi GA, Lent RW. Predicting aerobic exercise participation: social, cognitive, reasoned action, and planned behavioral models. J Sports Exer Psychol 1993;15:363–374.

277. Yoshihara K, Shirai Y, Nakayama Y, Uesaka S. Histochemical changes in the multifidus muscle in patients with lumbar intervertebral disc herniation Spine 2001;26:622–626.

278. Zhao WP, Kawaguchi Y, Matsui H, Kanamori M, Kimura T. Histochemistry and morphology of the multifidus muscle in lumbar disc herniation. Comparative study between diseased and normal sides. Spine 2000;25:2191–2199.

279. Zuberbier OA, Hunt DG, Kozlowski AJ, et al. Commentary on the American Medical Association Guides' lumbar impairment validity checks. Spine 2001;26:2735–2737.

2

척추의 통증에 있어서 근육, 관절 그리고 신경계의 역할

(The Role of Muscles, Joints, and the Nervous System in Painful Conditions of the Spine)

학습목표

이 장을 읽고나면 이해할 수 있을 것이다:

- 척추의 안정과 불안정의 임상적인 관련성
- 신경영역의 과학적, 임상적 의미
- 척추안정에 있어서 주동근과 길항근의 협력 작용
- 중심적 감작화가 어떻게 각 개체가 조직의 손상과 상해 없이 통증을 인지할 수 있는지를 설명할 수 있다.
- 통증이 근 불균형을 포함하는 근육계에서 적응하는 것에 대한 예측 가능성.

"모든 견문은 미지의 세계의 한계가 사라지는 기지의 번득임의 관문을 통과하는 것이다"

Lord Alfred Tennyson

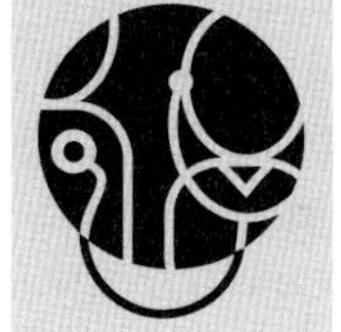

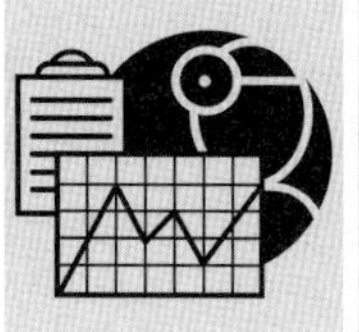
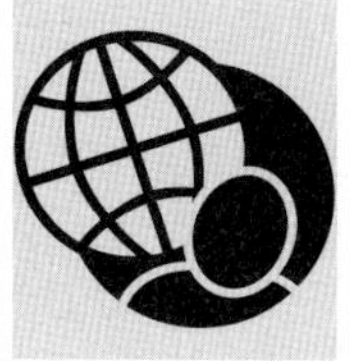
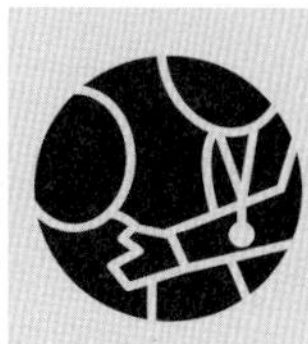
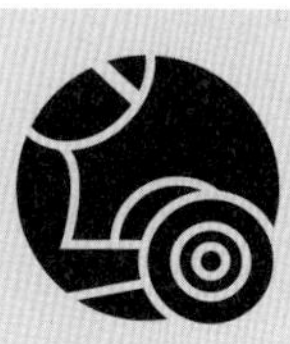

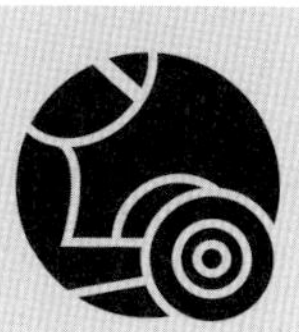

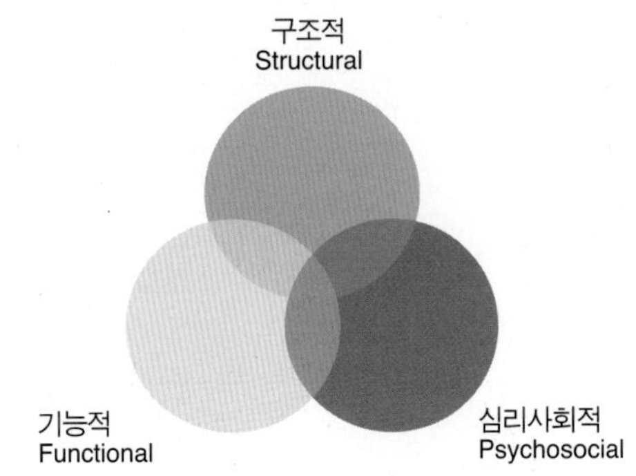

그림 2.1 질환의 회복에서 실패하는 주 요인들.

개요 (Introduction)

근골격계 질환은 구조적, 사회심리적, 생역학적, 그리고 신경생리적 요인들과 관련되어 있다. 대부분의 환자들은 심리사회적인 병적 행동들이 나타나는 것을 막거나 구조적인 병인의 중요성을 감소시키는 접근 방법으로 회복된다. 이것은 환자들에게 회복에 대한 확신을 주는 행동들에 대한 결과로 대부분 이루어진다. 불행히도, 지금까지 구조적인 병인이 생의학적 모델의 초점이 되어 왔다. 임상가와 환자는 모두 통증의 해부학적인 구조를 가시화하는 현대 영상 기술에 매혹되어 있다. 그러나, 그림으로 그려진 전화가 지금 울리고 있는지 알 수 없듯이 영상 기술에 의한 영상화가 척추의 기능이 제한되어 있는 것을 알려 주지는 않는다. 사실, 환자 중심적 접근의 초점은 환자 개개인의 기능적인 능력과 내성이다.

환자 보호에 대한 현재 목표는 기능을 회복하는 것이다. 그것은 현재 환자를 재활성화시키는데 있어서 방해가 되는 것들을 제거하는 것을 포함한다. 또한 환자의 회복에 새로운 방해요인을 만들어 낼 수 있는 과도한 처치들을 피하는 것을 포함한다. 최근, 사회심리적 요인들이 환자 회복의 방해 요인으로 인식되고 있다. 이것은 생물사회심리모형으로서 척추 관리를 생각하게 하였다.[5,29,128]

구조적인 요인들이 척추 통증에 대해 많이 설명해 주지 못하지만, 대부분의 통증이 심리적인 면에 의한 것이라는 것을 의미하지는 않는다. 1장에 제시되었듯이 이동 장애의 경우, 척추에서의 통증과 밀접하게 관련되어 있다. 간단한 재활 방법과 자가 관리 방법은 안전하게 척추를 보호하는 움직임과 운동에 대한 이해에 기초한다. 추가적으로, 급성으로 생각되지만 몇 주내에 회복되지 않을 경우 구조적, 사회심리적 문제들을 평가할 뿐만 아니라, 운동계의 기능적인 병인들도 평가해야 한다(그림 2.1).

기능적인 병인들은 단지 생역학적인 이상만이 아니라, 통증과 기능이상에 대한 중추신경계 반응의 운동조절이상을 포함한다.

척추 안정화 체계의 생역학 (The Biomechanics of the Spine Stability System)

척추 질환 환자의 관리는 어떻게 척추가 손상받았고 어떻게 통증과 손상에 반응하며, 그리고 어떻게 안정화 할 수 있느냐에 대한 이해에 기반을 둔다. 가능적인 측면보다 척추의 해부학적인 측면이 강조될 때 환자와 의사는 모두 사회심리적으로 좌절하게 되는 경향이 있다.

척추 불안정과 손상 (Spine Instability and Injury)

임상에 기초한 문제

이전에 외상이 없었고, 이와 관련된 영상 자료도 없을 경우 왜 통증이 야기되었는가에 대해 어떻게 환자에게 설명할 수 있을까?

척추와 전신 안정화는 구별되어 있지만, 관련이 있다. 전신의 안정화는 일시적으로 불안정화시키는 외부적인

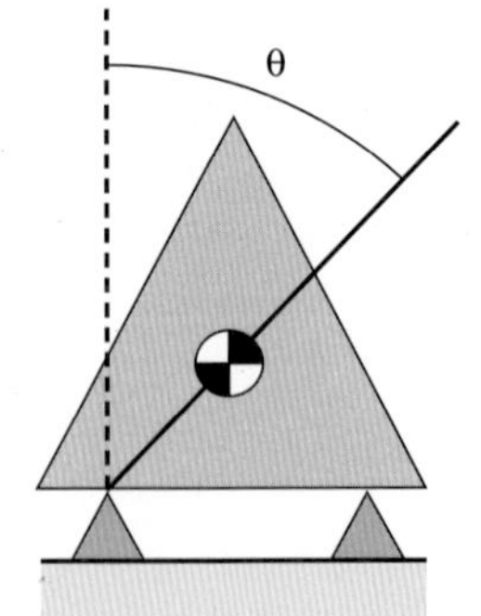

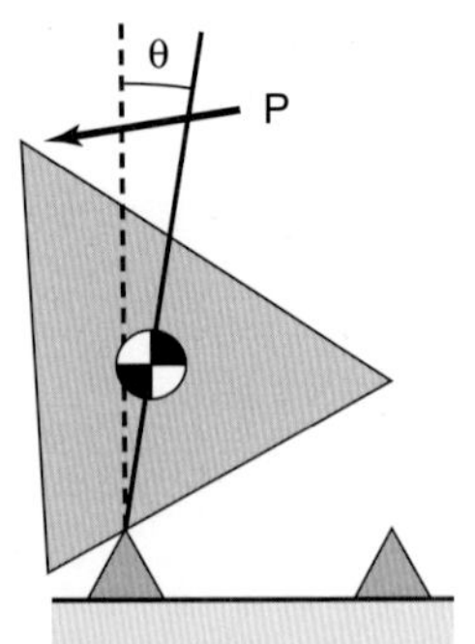

그림 2.2 안정성이라는 관점에서 볼 때, 신체와 각각의 척추는 추의 회선을 거꾸로 뒤집어 놓은 것과 같은 형태로 설명할 수 있다. 기저면이 넓어지면 안정성은 증가하게 된다. 보다 큰 θ값 즉, 기저면의 넓이를 조정하면 불안정한 동요로부터 회복하는 능력이 증가할 것이고, 따라서 더욱 안정될 것이다. (출처 : McGill SM Biomechanical basis for stability: An explanation to enhance clinical utility. J Orth Sports Physical Thrapy 2001;31:97).

요인이 있은 후 균형을 유지하는 신체의 능력이다.[114] 균형은 안정된 지지에 기초하여 신체의 중심을 유지하는 기능이다. 척추는 거꾸로 된 추처럼 상당히 불안정하다(그림 2.2). 사실, 각각의 척추가 거꾸로 된 추라고 제시되어 왔다.[10,17,77,114] Winter[131]에 의하면, "신체의 2/3는 지면 위에 위치하는 신장의 2/3이기 때문에 조절되지 않는다면, 선천적으로 불안정하다." 근력과 인대의 장력은 균형을 유지하는데 필요하다. 척추 안정화는 부하가 있는 상태에서 그것에 저항하는 척주와 각 구성 요소들의 능력으로 좁혀서 정의될 수 있다. 당김,압박,잘림,회전 같은 다양한 힘들이 불안정화 요인이 될 수 있다. Panjabi에 의하면, 세 가지의 하부 시스템들이 척추의 안정화를 유지하기 위해 협력한다. 그것들은 중추신경(조절), 골인대(수동적), 근육계(능동적)이다(그림 2.3).

그는 신경계는 전달자들로부터 정보를 받아 척추 안정화에 필요한 것들을 결정하고 안정화를 실행하기 위해 능동적인 하부 시스템을 작동시킨다고 하였다. Panjabi는 미세한 외상이 파열이나 찢어짐을 야기하지 않고 탄성 제한 범위밖으로 조직이 늘어나게 하는 것을 제시했다. 여기에는 조직 손상이 없으므로 인대 이상에 의해 야기되는 과운동성을 찾기 위한 영상 자료에서 발견되지 않는다. 그러나, 수동적인 탄성 요소들이 늘어남으로 인해 관절의 중립 영역의 확장이 야기된다(그림 2.4).[94-96]

중립 영역은 관절의 운동범위 내의 영역으로 정의된다. 이 영역은 능동적인 근력이 아닌 수동적인 인대 요소들에 의해서 제한된다.[94] 중립 영역이 확장되면 관절이 불안정해 진다. 이것은 중립 영역이상으로 운동 범위가 확장되는 범위에는 관절을 안정화시켜야 하는 근육계가 있기 때문이다. 이와 같이, 가장 쉽게 관찰할 수 있고, 측정가능한 불안정성의 징후는 관절의 과운동이 아니라 오히려 과도한 주동근-길항근의 협력작용이다.[18]

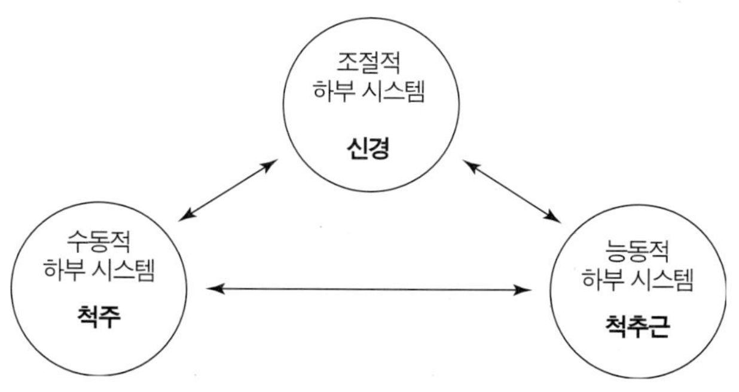

그림 2.3 척추 안정화 시스템. (출처 : Panjabi MM. The stabilizing system of the spine. Part 1. Function. dysfunction, adaptation, and enhancement. J Spinal Disorders 1992;5:384).

임상적 문제

중립 영역에서 움직임이 있을 때 인대 장력은 최소이다. 움직임이 커져 탄성 영역으로 들어갈 때 점차적으로 장력이 증가한다. 인대 장력은 최대가 되고 움직임이 해부학적인 운동 제한에 이르면 손상이 야기된다. 좋은 운동 조절과 적당한 활동은 운동 범위가 중립 영역이나 초기 탄성 영역에 있도록 한다. 운동 조절이 잘 되지 않거나 부적절한 활동은 반복적으로 말기 탄성 영역에 이르도록 한다.

McGill은 중립 영역을 관절과 주위 수동적 조직들이 탄성적 균형에 있고, 최소의 관절 부하를 유지하는 영역이라고 정의하였다.

손상은 부하가 조직 내성을 초과할 때 일어난다. 지지하는 근육에 이상이 있는 경우 5번째 요추는 단지 약 9 kg의 부하에도 뒤틀린다.[26,27] 그러나, 일상적인 활동을 하는 동안 일반적으로 20배에 이르는 부하를 접하게 된다. Panjabi[94]는 "이렇게 큰 부하를 견디는 능력은 척주 주위

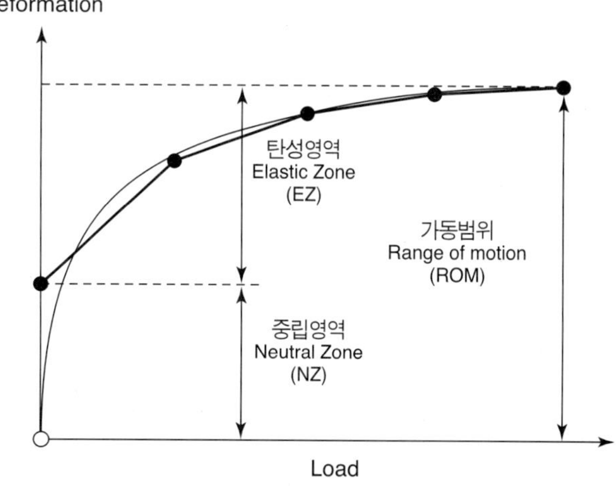

그림 2.4 중립 영역(상당히 유동적인 영역). 탄성 영역(상당히 경직된 영역). 두 영역 함께 생리학적 운동제한범위를 구성한다. 중립 영역은 척추의 움직임에 최소의 저항이 있을 때이다. 관절이 이완되면 중립 영역이 증가한다. (출처 : Panjabi MM. The stabilizing system of the spine. Part 2. Neutral zone and instability hypothesis. J Spinal Disorders 1992;5:384).

의 근육들의 적절한 협력작용에 의해 가능하다."고 말한다. 놀랍게도, 운동 조절 시스템은 부하를 견디는 동안에도 잘 작동한다. 근육들은 관절을 단단하게 붙잡아 안정시킨다. 그러나, 신체의 긴장이 풀어져 있거나 작은 일을 하는 경우와 같이 부하가 적을 경우, 운동 조절 시스템은 종종 본연의 임무를 소홀히 하게 되고, 손상이 쉽게 올 수 있다.

척추 안정 유지에 있어서 주동근-길항근 협력의 역할 (The Role of Agonist-Antagonist Muscle Co-actovation in Maintaining Spine Stability)

어떻게 신체는 손상에 대해 방어하는가? Cholewichi와 McGill에 따르면 척추 안정은 길항적인 몸통 근육의 수축에 의해 크게 강화된다.[17] 팔꿉관절(주관절, elbow joint)[110]과 무릎관절(주관절, knee joint)[9]에 대한 이전 연구에서 길항근들의 협력작용이 부하가 있는 일을 수행하는 동안 관절 안정을 유지하는 인대의 역할을 돕는데 필요하다는 것이 밝혀졌다. 비록, 에너지 소모가 많지만 이런 협력 수축은 대부분의 일상 활동을 하는 동안 일어난다.[74] 협력 수축은 척추의 부하를 12%에서 18%까지 증가시키지만 또한 척추의 안정을 36%에서 64%로 증가시킨다.[44] 그러므로, 손상의 정도가 조직의 내성에 대한 외부의 부하가 어느 정도인가에 달려 있다면, 안정에 대한 실제적인 증가는 주동근과 길항근의 협력 작용의 결과에 따른다. 이 기전은 협력 수축이 없다면 척주는 선 자세에서 불안정하다는 것을 나타낸다.[93]

특히, 이런 협력 수축은 예상치 않은 부하에 반응하는 동안 대부분 명확하지 않다.[66,75] Cholewichi는 안정적으로 굽힌 자세에 비해 똑바로 서 있는 자세에서 배곧은근(복직근, rectus abdominis)의 근전도가 증가함을 보였다.[18] Stokes는 어떻게 기본적으로 이 협력 작용이 일어나는지에 대해 두가지 기전을 기술하였다. 한 가지는 예상치 못한 척주의 움직임이 있을 때 먼저 수축이 일어나는 것이고, 다른 하나는 예상했거나 예상하지 못한 척주의 동요가 있은 후 과도한 움직임을 막기에 충분히 빨리 수축이 일어나는 것이다.[16,24,66,75,114,122,129] Wilder 등[129]은 갑작스럽고 예상치 못한 척주의 동요에 대한 신체의 반응에 대해 '근육들은 신체를 안정시키기 위해 빠르게 반응할 것이며 균형과 자세를 유지하려 할 것이다' 라고 결론지었다. 이것은 Radebold와 Cholewichi에 의해서도 증명되었다.[19,20,100,101]

Cholewichi 등은 길항적인 몸통 근육의 협력작용이 중립적인 자세에서 요추의 안정화를 위해 필요하다는 것을 증명하였다. 저자들은 길항근의 협력 작용이 척주에 부하가 증가할 때 증가하는 것을 발견하였다. 근전도 측정의 자료는 세 가지 굽힘근(굴곡근, flexor muscle) — 배바깥빗근(외복사근, oblique external abdominal), 배속빗근(내복사근, oblique internal abdominal), 배곧은근(복직근, rectus abdominis) ; 세 가지 폄근(신전근, extensor muscle) — 뭇갈래근(다열근, multifidus), 허리뼈세움근(요추기립근, lumbar erector spinae), 등뼈세움근(흉추기립근, thoracic erector spinae)으로부터 얻었다. 검사자들은 몸통의 움직임이 자연스럽고 고관절에 움직임이 제한된 의자에 앉은 자세에서 천천히 몸통을 굴곡시키고 펴(신전, extension)시키도록 요구되었다. 그리고 몸통에 웨이트를 달았다. 한 가지 결론은 근육의 협력 작용이 증가한 것은 요추의 수동적인 안정화 시스템에 이상이 있다는 객관적인 표시라는 것이다.

몸통 근육의 활동 형태에서 요추 통증 환자와 정상 검사자 사이의 차이

- 주동근의 활동 증가는 척추 안정이 더 필요함에 따른 근의 협력 수축의 표시이다.
- 역동적이고 정적인 몸통 근육의 다양함이 이루어졌다.
- 등뼈세움근에 비해 허리뼈세움근의 활동이 정상인보다 허리뼈 통증 환자에서 더 많았다.
- 계속 관찰한 검사자에서 안정 지수를 보았을 때 척추 안정이 더 좋게 나타났다.
- 저자는 주동근 협력 작용의 증가가 요추 통증의 원인이 아니라, 보상적인 적응일 수도 있다고 하였다.

van Dieen JH. Cholewicki J. Radeold A. Trunk muscle recruitment pattrens in patients with low back pain enhance the stabilly of the lumbar spine. Spine 2003;28:834-841

다양한 연구들이 척수 손상을 방지하는데 운동 조절 시스템이 얼마나 중요한가를 지적하고 있다. 연필을 잡기위

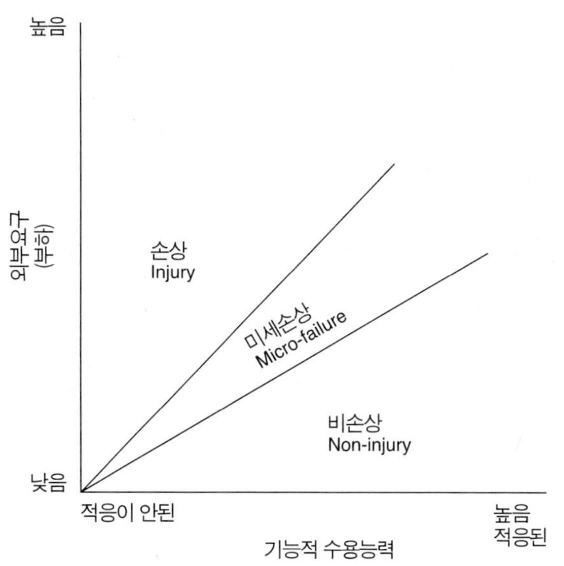

그림 2.5 외부 부하와 기능적 수용능력의 관계.

해 구부리는 동작같은 사소하게 보이는 일을 하는 동안 근 수축이 부적절한 순서로 이루어진다면, 수동적인 인대가 뒤틀리고 척추의 안정이 허물어 질 수 있다. 이런 것은 유산소 운동을 하는 동안에도 일어날 수 있다. 척주 안정화와 호흡 운동이 동시에 이루어져야 한다면 신경계는 자연적으로 척추 안정보다는 호흡 운동을 선택할 것이다. 예로, 구부리고 펴는 동작을 반복적으로 할 때 척주는 더 손상받기 쉬워지는데 이것은 비록 운동 조절 시스템이 잘 훈련되어 있을지라도, 호흡 운동에 대한 적응이 잘 되어 있지 않기 때문이다. 연구들은 횡격막과 가로배근(복횡근, transverse abdominus m.)의 긴장이 적절히 이루어지는 반복적인 사지 움직임 같은 유산소 운동 동안 이루어졌다.[53,54]

복근과 횡격막의 적절한 협력 작용이 이루어지지 않은 상태에서 좋은 복근의 근력은 유산소 활동을 하는 동안 척주 불안정을 야기할 수 있다.[92,55] 정상적으로 숨을 내뱉는 동안 복근의 활동은 증가하고 횡격막의 활동은 감소한다. 복근과 횡격막의 적절한 조절 관계는 호흡 질환이 있거나 산소 요구가 너무 많은 운동을 할 경우, 깨질 수 있다.[55]

손상 방지 (Injury prevention)

손상을 피하기 위해, 외부 부하가 증가할 경우 적절한 적응을 유지하는 것이 필요하다(그림 2.5). 또한 조직의

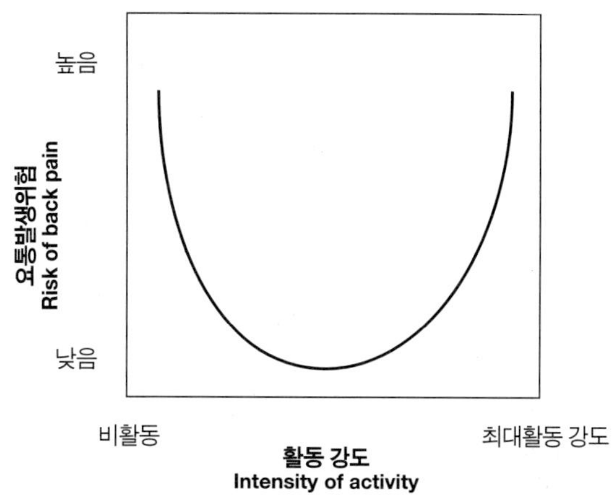

그림 2.6 이전 동작들과 손상 사이의 관계. (출처 : Abenheim L. Rossignol M. Valat JP, et.al, The role of activity in the terapeutic management of back pain: Roport of the International Paris Task Force on Back Pain. Spine 2000;25:1S-33S)

내성이 증가하는 정상적인 적응 과정이 이루어지도록 부하에 대한 노출이 일시적으로 제거되어야 한다. 외부의 부하에 대한 너무 적은 노출은 조직의 내성을 결코 증가시키지 않는다. 너무 많은 노출은 또한 위험 부담이 있다. McGill은 조직에 가해지는 부하와 손상 위험도를 알파벳 u자 형태로 나타내었다(그림 2.6).[1,82]

대부분의 요추 손상은 큰 부하에 한 번 노출되어 일어나지 않고 대신 더 작은 부하의 반복적인 외상의 결과로 나타난다(그림 2.7). 예를 들어, 반복적인 부하(구부림)나 지속적인 부하(앉아있기) 같은 것들이다. McGill에 따르면, 요추 손상은 조직의 내성을 줄이는 점차적으로 증가하는 과도한 부하가 있었을 때 주로 나타난다고 하였다.[79]

요추는 특히 최고 범위까지의 반복적인 움직임에 쉽게 손상 받을 수 있다. 추간판 탈출은 반복적인 굴곡 동작과 관련 있으며,[15] 특히 외측으로 구부리거나 몸을 뒤트는 동작을 같이 하였을 때 잘 나타날 수 있다.[4,42] 척주의 뒤쪽 구성 요소들인 후관절과 궁상대의 손상은 반복적인 완전 굴곡과 폄(신전, extension)뿐만 아니라[14,50] 과도하게 꺾이는 힘에 의해 야기되는 것으로 보여진다.[25,132]

임상에 기초한 문제

중립 영역이나 최대 영역에서 운동을 해야만 하는가? McGill에 의하면, 조직 손상의 증거는 요추 손상의 위험

(계속)

임상에 기초한 문제 *(계속)*

을 감소시키기 위해 작업을 수행할 때 중립 척추의 개념을 지지한다. 척추의 운동 말단 영역까지의 움직임을 피하므로 여러 가지 손상을 줄일 수 있다.

현재까지의 논쟁은 중립 또는 최대 운동 범위에서의 운동을 처방해야 하느냐 하는 것이다. McKenzie 모델은 최대 운동 범위에서의 운동을 주장하고, 반면 다른 척추 안정 시스템은 정상 범위내에서의 운동을 주장한다. 사실, 이 두 가지는 크게 차이점이 없다. McKenzie 접근은 다른 형태의 움직임에 대한 환자의 민감도 평가에 기초한 것이고, 안정화적 접근은 다른 움직임과 활동의 부하를 이해함에 기초한 것이다. 급성 통증이나 손상 가능성이 있는 경우에는 운동 범위의 제한이 추천된다. 예를 들어, 어린 추간판 탈출증 환자에서 최대 범위의 굽힘 동작을 피하는 것과 나이든 척추 협착 환자에서 최대 범위의 폄 동작을 피하는 것은 McKenzie와 안정화적 접근에서 일관적이다. 회복 과정과 정상 활동으로 복귀할 때 운동은 최대 운동 범위까지 이루어져야 한다. 그러나 이런 운동이 이루어질 때 말초 부위의 움직임이 중심 부분의 움직임과 일관성이 있어야 하며 이렇게 함으로 중요한 척추 관절의 반복적인 긴장이 완화된다. 기능적인 동작들(구부리기, 무릎 굽히기, 쪼그리기, 밀기, 당기기, 들기, 나르기 등)을 하는 동안 부하가 분산되도록 하는 운동 프로그램은 회복을 빠르게 하고 재손상을 방지하기 위해 고안된 운동의 궁극적인 목표이다.

척추의 굽힘 동작에서 부하의 증가는 들어 올리는 일같은 동작을 반복적으로 했을 때 조직 약화의 결과로 나타날 수 있다.[112] 척추 부하의 증가와 엉덩관절, 무릎관절의 부하 감소는 앉아서 드는 동작 대신 서서 허리를 굽히고 들어올리는 동작을 할 때 나타날 수 있다. 16명의 검사자들은 조직 약화의 영향에 대한 연구를 위해 최대 이전 부하로 반복적으로 드는 동작을 최대까지 시행하였다. 조직 약화는 앉아서 드는 동작에서 서서드는 동작으로 바꾸었을 때, 요추의 부하 증가와 엉덩관절, 무릎관절의 부하 감소와 관련이 있었다. 자세 안정의 감소는 몸통 중심의 앞 뒤 변화에 의한 것으로 여겨진다.

Etnyre 등은 요추 통증 환자들은 앉아서 드는 동작에서 서서 드는 동작으로 바꾸는 것을 확인하였다. Paarnianpour는 요추 통증 환자들은 몸통을 굽힘(굴곡, flexion)하고

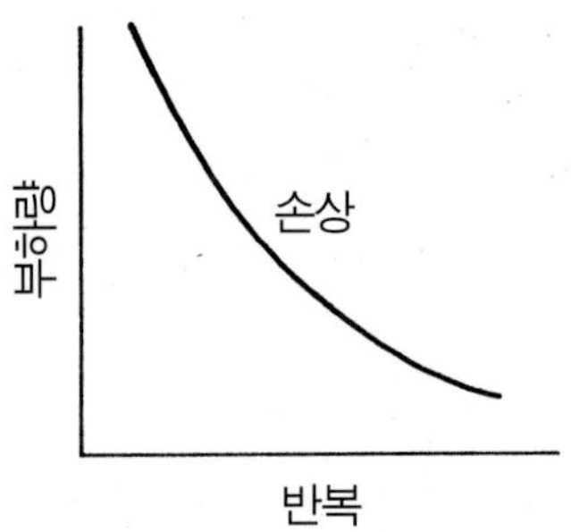

그림 2.7 피로 커브는 반복과 부하의 중요성을 보여주고 있다. (출처: Andersson GBJ. Occupational Biomechanics.In: Weinstein JN, Wiesel SW,eds. The Lumbar Spine. Philadelphia: WB Saunders,1990.)

폄(신전, extension)시키는 동작에서 회전의 중심 조절 능력을 상실하는데 비해 정상적인 검사자들은 그렇지 않음을 보였다.[93] 이런 조절 능력의 상실은 통증이 있는 그룹에서 굽힘과 폄을 하는 동안 회전과 측면 구부림 동작이 증가했을 때 관찰되었다.

환자 충고 (Patient advice)

언제 손상이 가장 잘 올 것인가에 대한 정보가 임상가가 줄 수 있는 충고에 중요한 역할을 한다(16장 참고). 아침 일찍 또는 오래 앉아 있은 후에 특히 손상 받을 가능성이 높다. Reilly 등[102]은 디스크 손실의 54%가 아침에 일어난 후 30분 이내에 발생함을 보였다. 아침에 구부림에 대한 디스크의 압박은 300%까지 증가하고, 인대에 대한 압박은 80%까지 증가한다.[2,3] 척추를 단지 20분동안 완전히 굽힘한 자세로 있은 후에 인대의 이완이 발생하고, 30분간 휴식을 해도 이완은 지속됨이 알려졌다.[110] 돼지 모델에서 단지 2분간의 완전 굽힘자세 후에 정상적인 척추의 인대의 팽팽함이 사라지는 것이 보여졌다.[46]

Bogduk과 Twomney에 따르면, 계속된 긴장 후에 요추의 인대와 관절낭, 그리고 디스크가 약화되고 갑작스런 압박이 회복기간에 있다면 손상받기 쉬울 것이라고 한다. 그러므로, 아침 일찍 위험 부담이 많은 활동을 하거나 완전히 굽힘한 자세로 앉아 있거나 구부리는 동작을 피하는 것은 손상과 재손상을 방지하는데 중요하다. Snook은 아침 이른 시간에 굽힘 동작을 피하는 것이 급성 요추 통증 환자의 회복을 증진시킴을 증명하였다.[108,109]

일하는 사람들에게 드는 동작에서 허리를 굽히지 말고

무릎은 먼저 굽힌 후 시행하라는 지도는 간단한 지침이다. 대부분의 노동자들은 이런 지도와 관련 없는 손상을 피하는 다양한 기술들을 배웠다. 더 좋은 지도는 다음과 같다. 아침 일찍 들어올리는 동작을 피하라. 오랫동안 앉은 자세와 굽힘한 자세 후에는 드는 동작을 피하라. 부하를 변화시키기 위해 일을 바꿔가면서 하라. 자주 휴식시간을 가지라. 척추의 전만 자세를 유지하라. 부하가 척추 가까이 위치하도록 하라.[81]

척추 안정과 통증의 신경생리적 관점 (Neurophysiological Aspects of Stability and Pain)

주동근과 길항근의 불균형 (Agonist-antagonist muscle imbalance)

손상, 통증 그리고 활동 지구력 사이의 관계는 불명확하다. 어떻게 인체가 상해, 반복적인 긴장에 전형적으로 반응하는지에 대한 정보를 얻을 수 있다면, 이것은 환자의 장애가 통증의 원인임을 결정하는데 도움이 될 것이다. "척추 안정을 유지하는데 주동근과 길항근의 역할"에 제시된 것은 불안정한 상태에 대한 운동 조절 시스템의 반응은 주동근과 길항근의 협력작용이라는 것이다. 그러므로, 손상이 임상적으로 중요한가를 결정하는데 지름길은 손상이 주동근과 길항근의 불균형에 영향을 미치는지에 대해 결정하는 것이다.

어떻게 개개의 근육이 손상과 염증에 반응하는지에 대한 윤곽이 잡히고 있다.[68] 어떤 근육은 억제되고, 반면 어떤 근육은 긴장한다. 무릎관절에 있는 안쪽넓은근(내측광근, vastus medialis),[30,113,115] 요추에 있는 뭇갈래근(다열근, multifidus),[52,133,134] 경추에 있는 심부 경부 굽힘근(deep neck flexor),[49,61,62,83] 뒷통수밑근(후두하근, suboccipitals)는 억제에 의해 손상과 염증에 반응한다. 등세모근(승모근, trapezius),[7,8,47,71,90] 목빗근(흉쇄유돌근, SCM),[61,62] 가시아래근(극하근, infraspinatus),[65] 허리뼈세움근(요추기립근, lumbar erector spinae)[37,73,107,124] 같은 근육들은 긴장에 의해 손상이나 과부하에 반응한다.

Lund는 이런 근육의 불균형을 설명하기 위해 통증적응이론을 제안했다. 그는 통증이 있을 때 주동근은 활동이 감소하고, 길항근은 활동이 증가한다는 가정을 세웠다.[68,91] 이 모델은 통증이 있을 때 근육의 긴장도가 증가한다는 통증-경련-통증 모델에 반대된다. 오히려 이 모델은 어떤 근육은 긴장하고 어떤 근육은 억제되는 근육의 불균형이 규칙으로 제시되고 있다. Arendt-Nielson은 보행시 한발이 떠 있는 동안 등의 길항근의 활동이 증가하고 두발이 닿아 있는 동안 주동근의 활동이 감소한다는 것을 알아냈다. Graven-Nielson은 하지의 근육들에 식염수 주사를 하면 보행 균형은 주동근의 근활동의 감소, 길항근의 근활동의 증가에 의해 바꾼다는 것을 보였다. 유사한 실험이 깨물근(저작근, masseter)에 적용되어 이루어졌다.[87,119-121]

Vogt 등은 엉덩관절(고관절, hip joint) 폄(신전, extension)의 범위가 줄고 큰볼기근(대둔근, gluteus maximus)와 허리뼈세움근의 활동이 허리 통증 환자들에서 증가한다는 것을 알게 되었다.[126] 보행 평가에 어려움이 있기 때문에 저자는 엉덩관절 폄의 Janda의 복와위 검사(Janda's prone test)가 평가에 유용하다고 제안했다.

주동근-길항근 불균형으로 협동근이 일을 대신하게 되었다. Edgerton은 통증환자에서 협동근이 감소된 주동근의 역할을 대신하므로 항상 근력이 감소하지는 않는다고 보고했다.[111] 그는 협동근의 활동을 관찰하여 만성 경추 통증환자들을 증상이 없는 사람들로부터 분리해 냈다.

> **통증에 대한 근육의 반응은 정신물리학적 요소들에 달려 있을 수도 있다.**
>
> Nederhand 등은 최근 연구에서 경추 급성 통증이 심했던 환자들이 통증이 있는 상등세모근(상승모근, upper trapezius)의 사용을 최소화하려는 경향이 있다고 보고했다.[91] 사실, 근활동과 향후 장애 정도는 반대 관계가 있다. 대조적으로, 장애가 심하거나 만성일 경우, 근활동이 증가한다고 보고되었다.[91] 이것은 만성 통증에 장기간 노출된 경우, 정신물리학적인 반응에 의해 야기된다고 결론지어지고 있다.

협동근 대체 기능은 보상적인 움직임의 표시이다. 전향적인 연구들이 원인적인 연구들이 원인적인 관계를 확립하기 위해 필요하다. 협동근 대체 기능은 중심이 되는 관절을 적절히 안정화하지 못하는 주동근과 길항근의 작용이나 근억제에 대해 보상적으로 작용하는 움직이다. 근막자극점은 긴장이나 민감도를 나타내는 지점이 문제의 원인이라는 것을 나타내고 있다. 상등세모근(상승모근, upper trapezius)의 자극점 치료는 키보드를 너무 높은 위치에 두거나 하부 어깨뼈(견갑골, scapula)을 안정화시키는 근육들이 억제되는 자세를 취하는 것 같은 요인들이 계속된다면 크게 효과를 나타내지 못할 것이다. 카이로프랙틱이나 마취제의 투여같은 경우에도 지속적인 효과를 가져올 수 있을까?

임상에 기초한 문제

요추 측부에 긴장이 있다면 통증에 의한 것인가? 근골격계 건강관리 전문가들은 보통 척추세움근(척추기립근, erector spinae m.) 긴장을 찾아내어 해결한다. 그러나, 이 근육에 물리 치료의 기계적인 치료를 직접 적용하는 것은 핵심적인 치료가 아닐 수 있다. 척추세움근의 긴장이 통증의 원인인지를 결정하기 위해 폭넓게 검사를 해야 한다. 이 근육에 대한 연구가 이루어 졌다면 몸통 폄근의 내구력이 향후 하부 허리뼈 통증과 관련이 있는지 확인하는 것이 필요하다.[11,57,69] 흔히 촉진되거나 관찰되는 근긴장은 피로가 쌓인 근육의 보상적인 활동을 위한 경우가 많다. 주 기능장애에 역점을 둔 치료는 근의 피로감을 증진시키기 위한 내구력 훈련이다.

근 불균형에 대한 신경발달학적 기초 (The neurodevelopmental basis for muscle imbalance)

근육들이 통증과 손상에 반응하는 것은 어떤 기능에 장애가 있는지 선별하는데 중요한 단서가 된다. 어떤 근육은 긴장하고 어떤 근육은 이완하는 현상은 신경학적 문제(예, 뇌졸중, 뇌성마비)와 정형학적(신경근압박) 문제에서 관찰되어 왔다. Rood는 안정화시키는 근육과 움직임을 유도하는 근육으로 각각의 근육을 기능적으로 분류한 첫 번째 사람이다.[41] Janda[59,60]와 Sahrmann[104]은 심부와 국소 안정화 근육, 전체적인 움직임에 관여하는 근육으로 분류했던 Bergmark와 함께 근육의 기능에 따른 분류에 대해 많은 생각을 하였다.

Janda는 서기 또는 앉기 같은 정적인 일에 관여하는 자세 근육의 그룹〔장딴지근(비복근, gastrocnemius), 상부등세모근(상부 승모근, upper trapezius), 목빗근(흉쇄유돌근, SCM), 척추세움근 등〕을 제안했다.[60] 이 근육들은 과도하게 활동하는 경향이 있는 근육들이다. 그는 두부 굽힘(굴곡, flexion), 상지 거상, 체간 비틀기 같은 역동적인 움직임과 안정적인 움직임에 관여하는 근육들(심부 경추 굽힘근, 하부 어깨뼈 고정근, 복근 등)을 변형적인 근육 그룹으로 분류하였다. 이런 근육들은 억제되는 경향이 있는 근육들이다. 이런 개념들은 강직이 주로 나타나는 사지 굽힘근(굴곡근, flexor muscle), 모음근(내전근, adductor), 내회전근과 마비를 주로 나타내는 사지 폄근(신전근, extensor muscle), 벌림근(외전근, abductor), 외회전근을 관찰하면서 나오게 되었다. Janda는 자세 유지에 필요한 근육들은 주로 기본적인 기능을 유지하는데 필요하고 좀 더 역동적인 움직임이 필요한 근육들은 좀 더 쉽게 다치는 경향이 있다고 하였다. 그는 또한 신경학적 질환이 없는 사람들도 같은 경향을 나타낸다고 하였다.

이 이론은 신경발달학적 기초를 가지고 있다(23장 참조). 1세 이하의 유아는 자세를 유지할 때 체간과 사지 굽힘근의 긴장성 수축에 의해 유지된다. 초기 유아기에 나타나는 상호 억제는 긴장성 근육의 길항근을 억제한다. 유아가 성장하면서 상호 억제는 완화되고 역동적 근육의 활동이 증가한다. 유아의 자세유지에 필요한 근육이 발달하기 시작하면서 아이의 자세를 유지하던 긴장성 수축의 근육들은 자세 유지에 필요한 주동근과 길항근의 활동으로 대체된다. 이와 같이, 폄근(신전근, extensor muscle), 벌림근(외전근, abductor), 외회전근은 관절을 안정화하기 위해 함께 작용하고 유아의 신경발달적인 자세유지가 가능하게 한다. 예를 들어, 두부와 목의 방향성 움직임은 심부 경추 굽힘근이 경추 폄근과 함께 작용하는 4~6주 사이에 일어난다. 유사하게 하부 어깨뼈 고정근은 상등세모근과 어깨올림근(견갑거근, levator scapulae)의 활동이 균형을 잡기 시작하는 다음달부터 활동하기 시작하며 사지의 움직임동안 어깨 등뼈 안정화(scapulo-thoracic stabilization)을 가능하게 한다. 이 주동근-길항근의 협조관계의 실패의 전형적인 예가 어깨뼈 하강이 이루어지지 않는 스프렌젤(Sprengel) 변형이다.

표 2.1 신경발달학적 운동학

광범위-긴장성	국소적-역동성
계통발생적으로 더 늦음	계통발생적으로 더 빠름
우성적임	자궁내는 활동적이지 않음
• 자궁내 & 유아 초기	& 유아초기
• 앉아서 생활하는 문화	고위 중추신경계 조절 필요
• 불안정한 상태	손상받기 쉬움, 쉽게 억제됨
• 손상	
• 노화	

뇌성마비, 뇌졸중, 척수손상 같은 신경학적 질환의 재활적인 치료를 개발한 Voita는 유아의 근육은 더 원초적이고 더 쉽게 격리되지만, 반면 자세 유지에 필요한 근육들은 좀 더 손상받기 쉽다는 생각을 형식화하였다(표 2.1).[127] 이전 연구들은 신경학적 질환이 없는 아이들의 30%에서 근육의 이런 시스템의 불균형이 있다는 것을 나타내고 있다.[127]

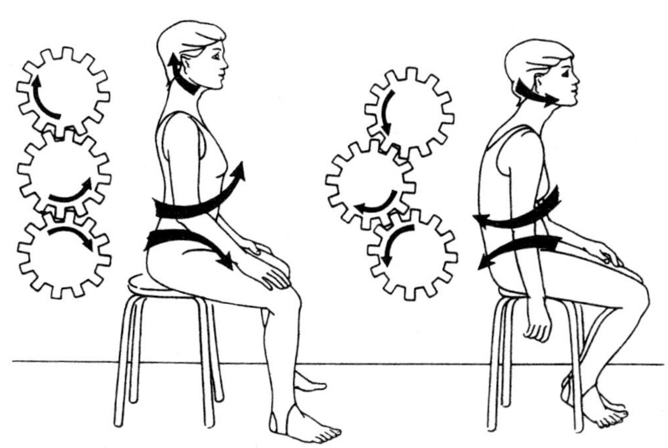

그림 2.8 곧은 자세에서 관절 중심화의 톱니 모델. (출처 : Brugger A. Lehrbuch der funktionellen Storungen des Bewegungssystems. Zollikon /Benglen: Brugger-Verlag, 2000:150.)

책상에 꾸부정한 자세가 어떻게 근육과 관절에 영향을 미칠지 알아보는 것은 어렵지 않다. Brügger는 어떻게 척

표 2.2 근육계 분류 (Bergmark, 1989)

광범위한 표재 근육들 :	국소-심부 근육들 :
전형적으로 과활동되거나 길이가 단축됨.	*전형적으로 억제되거나 길이가 늘어남.*
정딴지-가자미근(gastro-soleus)	발바닥네모근(족척방형근, quadratus platae)
모음근(내전근, adductors)	종아리근(비골근, peronei)
뒤넙다리근(슬괵근, hamstrings)	안쪽넓은근(내측광근, vastus medialis)
넙다리근막긴장근(대퇴근막장근, tensor fascia lata)	볼기근(둔근, gluteals)
엉덩관절 굽힘근(고관절 굴곡근, hip flexors)	가로배근(복횡근, transverse abdominus)
궁둥구멍근(이상근, piriformis)	배안쪽빗근(내복사근, internal oblique)
바깥허리네모근[요방형근(외측), quadratus lumborum (lateral)]	뭇갈래근(다열근, multifidus)
배곧은근(복직근, rectus abdominus)	안쪽허리네모근[요방형근(내측), quadratus lumborum(medial)]
배바깥빗근(외복사근, external obliques)	안쪽아래척추세움근(내측하부척추기립근, medial & lower erector spinae)
가쪽 흉요추 세움근(외측 흉요추 기립근, lateral & thoraco-lumbar erector spinae)	아래 중간 등세모근(하부 중부 승모근, lower & middle trape)
상부 등세모근(상승모근, upper trapezius)	앞톱니근(전거근, serratus anterior)
어깨올림근(견갑거근, levator scapulae)	깊은 목 굽힘근(심부 경부 굴곡근, deep neck flexors)
가슴근(흉근, pectorals)	두힘살근(이복근, digastricus)
어깨밑근(견갑하근, subscapularis)	
뒤통수아래근(후두하근, suboccipitals)	
목빗근(흉쇄유돌근, SCM)	
가쪽날개근(외측익돌근, lateral pterygoids)	
깨물근(저작근, masseter)	

추가 역학적 연계 시스템의 일부로 작용하는지 묘사하였다. 그는 꾸부정하게 앉은 자세가 요추-골반, 흉부 그리고 두부와 목 자세와 기능에 영향을 미치는지 나타냈다. 특히, 태아 자세와 관련된 근육들은 짧아진 길이로 유지되는 반면, 길항근은 길어진 길이로 유지된다(그림 2.8).

Bergmark는 움직임을 만들어내는 기능을 하는 근육과 그 근육을 조절하는 근육으로 크게 나누었다.[10] 얕은 근육들은 자발적인 움직임을 만들어 내는데 관여하고, 깊은 근육들은 관절을 안정화하는데 관여한다. 깊은 근육들은 무의식적인 상태에서 일어나는 관절의 안정화를 유지하는데 관여하지만, 움직임을 만들어내는 것은 주로 자발적인 활동이다.

다음 표는 기능장애에 따른 근육의 분류를 보여준다(표 2.2).

신경발달동안 유아는 다양한 자세와 움직임을 활성화하면서 자신을 지지하는 방법을 배운다. 연속적인 근육의 협동작용은 관절면의 조화가 최대로 일어나는 지점에 관절을 집중시킨다. 이것은 최대로 부하를 이겨낼 수 있는 잠재력을 증가시키고 기능적인 발달을 가져온다. 이것의 첫 번째 징후는 생후 1개월에 머리와 목에서 일어나며 유아가 완전히 웅크린 자세를 취할 때인 생후 4개월까지 진행된다(그림 2.9).

생후 4개월과 6개월 사이에는 빗근(복사근, oblique m.)이 함께 작용하기 시작하며 중심선을 넘어 엎어기기, 네발기기, 뒤집기가 가능하게 된다(표 2.3 참조)

대체적으로, 근육과 관절의 기능장애는 관련이 있다. 이것을 설명하는 다양한 이론들이 제안되어 왔다. 예를 들어, 3형과 4형 통증 수용 섬유가 근육이나 관절의 통증에 의해 자극되면, 근 수축의 민감도가 감소한다(그림 2.10). 또한, 관절의 염증과 통증은 척수의 등쪽에 신경

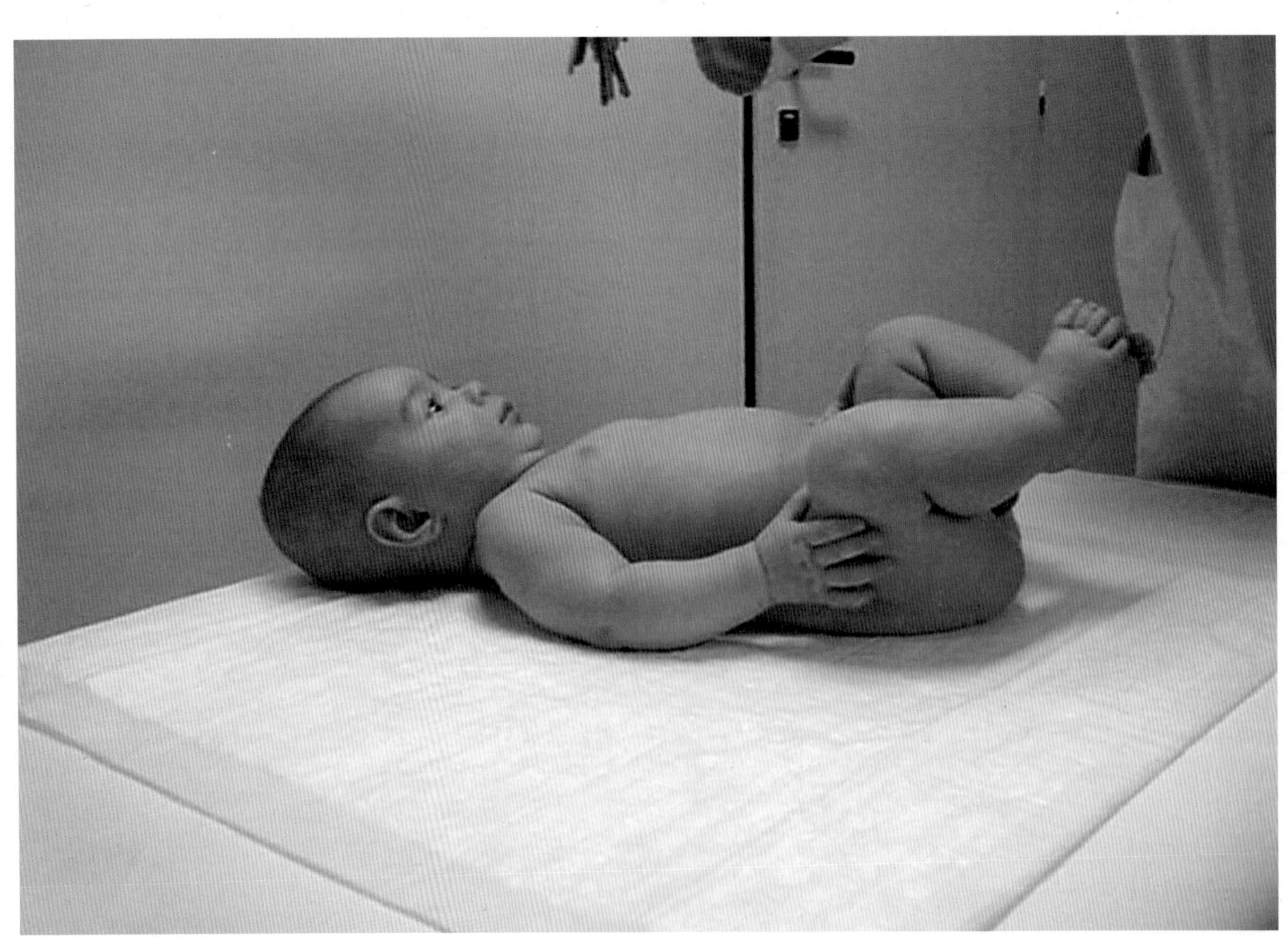

그림 2.9 생후 3-4개월 된 정상아의 자세.

표 2.3 자세적 개체발생 그리고 고위 중추 신경 기능 (23장 참조)

- 근 상호 작용 → 기능적 관절 중심화 → 최대 부하 견디기
- 머리와 목에서 시작 (경추 0-1) : 4주
- 시상면 운동프로그램 생후 4개월 : 웅크린 자세(앙와위)
- 5~7개월 체간 회전 : 빗근(복사근, oblique m.) 발달
- 4년 : 균형잡힌 기립 자세 확립

근육적 반응을 시작하여 굽힘근(굴곡근, flexor muscle) 활성과 폄근(신전근, extensor muscle) 억제를 야기한다 (그림 2.11, 2.12).

근 불균형은 전형적으로 안정성을 떨어뜨리고 일상생활 동작을 포함하여 움직임을 바꾼다. 보상적인 움직임에 의해 개개의 관절의 움직임은 힘의 손실없이 일어난다.[6,33,43,93,111] 근 불균형은 Brügger에 의해 묘사된 구부정한 자세같은 전형적인 자세를 야기한다(그림 2.8).

좋지 않은 자세와 근 불균형이 일반적으로 관찰되는 예는 Janda에 의해 묘사되었다. 이것들은 하부 교차 증후군 (lower crossed syndrome), 상부 교차 증후군(upper crossed syndrome), 층화 증후군(layer or stratification syndrome)을 포함한다(그림 2.13, 2.14, 2.15)

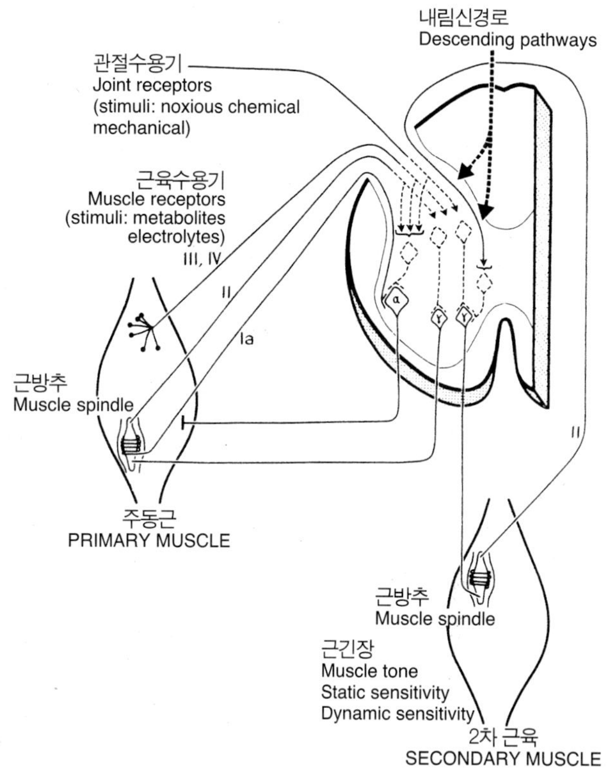

그림 2.10 직업적 근 통증과 만성 근골격 통증 증후군에서 근 긴장의 발생, 확산과 관련된 메카니즘의 병태생리학적 모델. (출처 : Johansson H, Sokja P. Pathophysiological mechanisms involved in genesis and spread of muscular tension in occupational muscle pain and in chronic musculoskeletal pain syndromes. A hypothesis. Med Hypothesis 1991;35:196.)

신경병리적 통증과 중추 신경 감작 (Neuropathic pain and central sensitization)

통증은 신경계에 오랫 동안 기억된다. 통증은 신경계에서 학습되어지고, 손상, 병리, 예후, 기능장애와는 독립적으로 유지된다. 이런 통증은 신경병적이라고 불리워지며 만성적 문제의 중요한 요소이다. 통증이 있을 때 적절히 평가하지 못하면, 구조적인 병리, 기능적 결함 그리고 심리사회적 요인들이 강조되어질 수 있다.

신경병적 통증은 중추 신경에서 유지되므로 통증이나 손상의 말초적인 요소를 필요로 하지 않는다. 전형적으로, 신경병적 통증은 말초통증자극경로로부터 길고 강한 구심성 자극의 결과로 일어난다(그림 2.16) 그러나 이차 신경 세포로부터 신호전달이 이루어지는 중추 신경 감작 때문에 말초 손상이나 염증없이 통증을 감지할 수 있다. 가장 명확한 예는 통증의 근원이 존재하지 않는 사지 환상통이며 통증 감각을 전달하는 중추 신경 경로가 억제되지 않아 유해하지 않은 자극까지도 통증으로 인지된다.

신경병적 통증의 두 가지 중요한 양상은 과장된 통증 반응인 과통증과 유해하지 않은 자극에도 통증을 느끼는 무해자극통증(allodynia)이다.

신경병증 통증은 일반적으로 지속적인 통증, 과민감성, 잘 안되는 운동 조절, 병리해부학적 또는 신경학적 질환을 설명할 수 있는 중요한 틀이다.

Hall과 Quintner는 만성 통증 환자에서 적은 압박이 근전도 활동을 상당히 증가시킴을 보였다. Sunderland는 증가된 근 긴장도가 장력으로부터 신경계를 보호하도록 작용한다고 처음으로 제안했다. Hall은 굽힘근(굴곡근, flexor muscle) 취소 반응이 만성 통증 환자에서 야기하기가 더 쉽다는 것을 보였다. 상부 등세모근(상승모근, upper trapezius) 긴장이 위팔신경얼기(상완신경총, brachial plexus)를 스트레칭했을 때 증가함을 보였다. 목 통증이 있는 환자에서 상부 등세모근과 어깨올림근(견갑

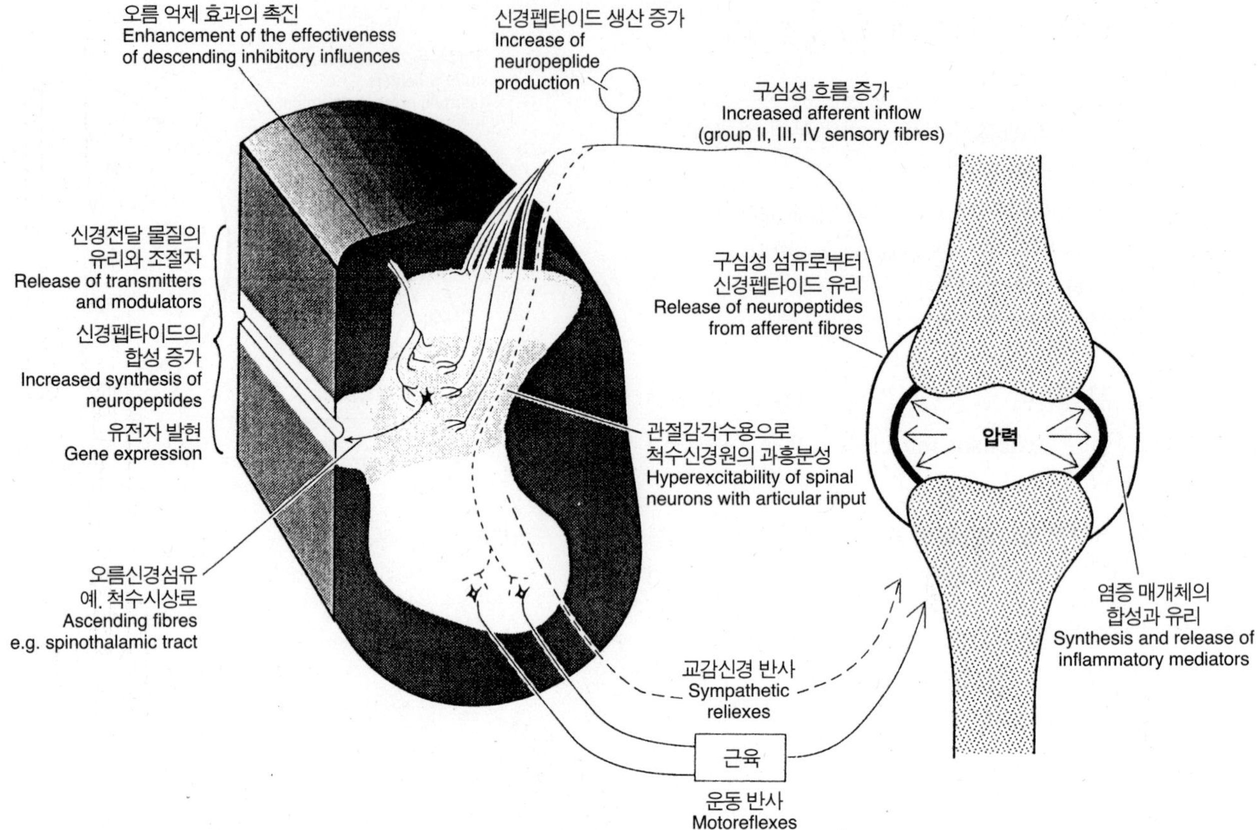

그림 2.11 관절 염증의 신경학적 전달. (출처 : Schaible HG, Grubb BD. Afferent and spinal mechanisms of joint pain. Pain 1993:55:5)

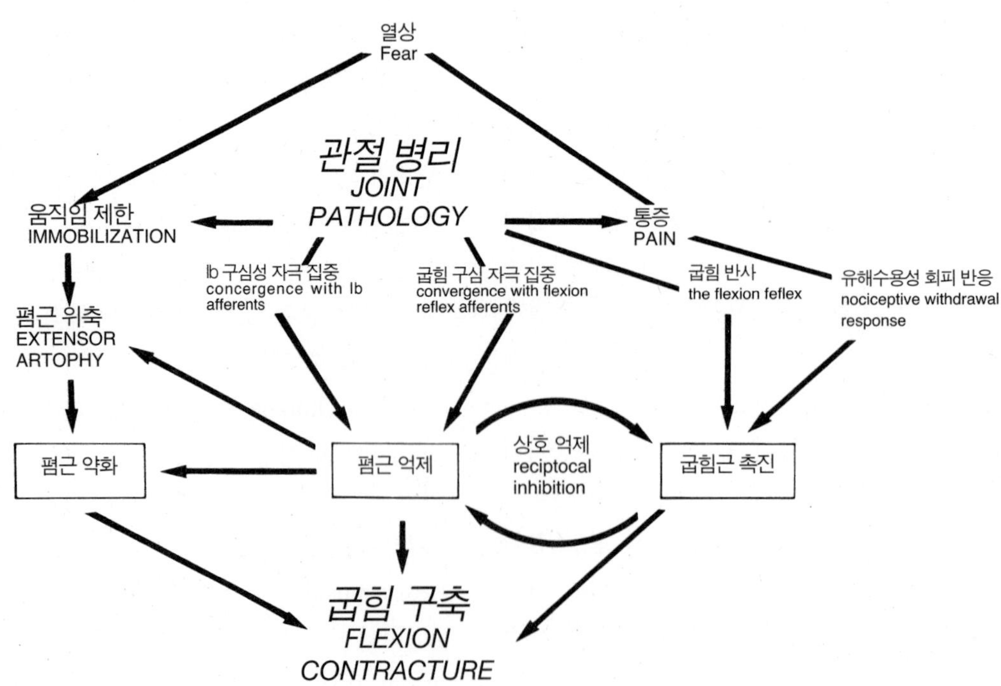

그림 2.12 손상받은 관절의 고정 굽힘에 관여하는 인자들. (출처 : Young A, Strokes M, Iles JF. Effects of joint pathology on muscles. Clin Orthop 1987;219:21.)

임상에 기초한 문제

많은 환자들이 급성 통증이 완화된 후 또는 손상이 해결된 이후에도 통증을 호소한다. 이런 환자들은 전형적으로 일상 활동, 검사 과정, 수기 치료, 운동 치료에 민감하게 반응하므로 치료를 어렵게 한다. 이런 민감한 반응들을 재생 불가능한 구조적 이상이나 비정상적 질환의 징후로 생각할 수 있는가? 절단 수술환자에서 망상 통증같이 길고 강한 구심성 자극이 증대되어 중추 신경계에서 일어나는 반응에 의해 야기된 것인가?

거근, levator scapulae)의 근전도 활동이 증가한다는 것이 보고되었다. 근 긴장에서 이런 활동의 증가는 중추 신경

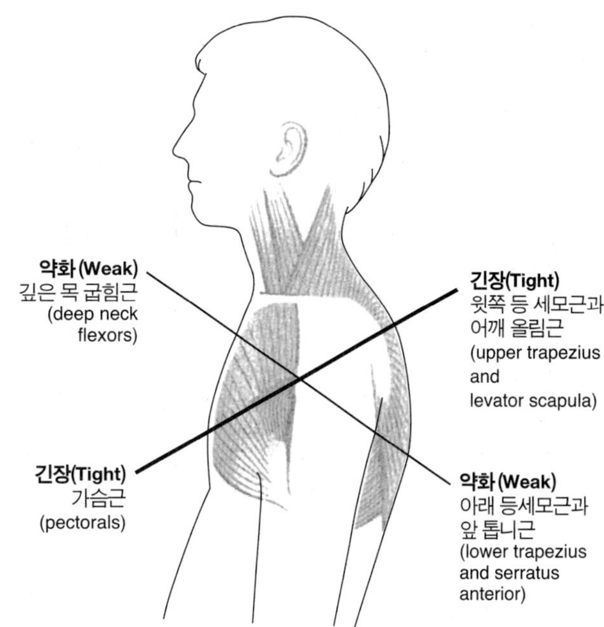

그림 2.14 상지 교차 증후군. (출처: Liebenson C. Manual Resistance Techniques in Rehabilitation in Muscle Energy Techniques, 2nd ed. Chaitow L. Edinburgh: Churchill Livingstone, 2001)

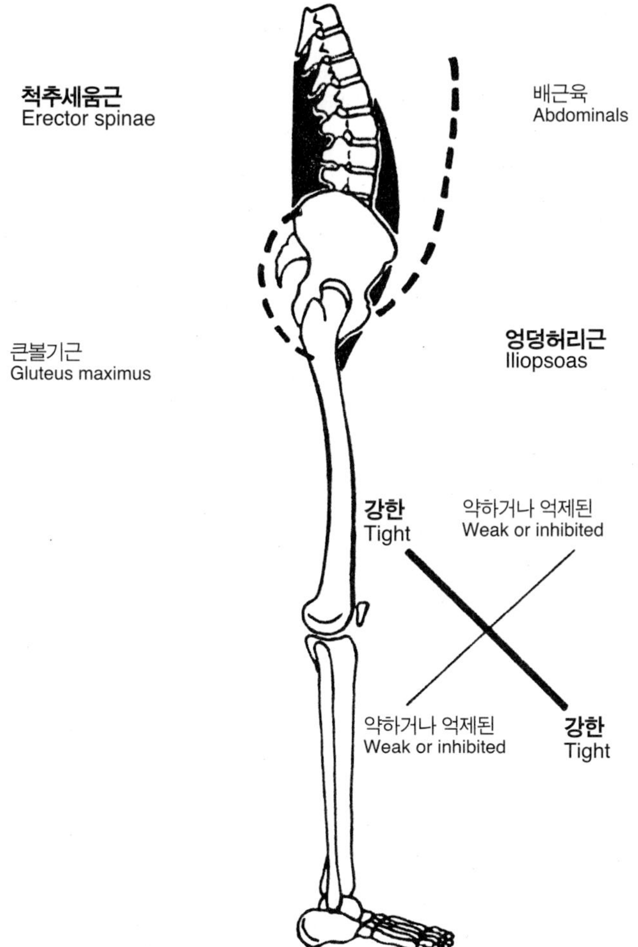

그림 2.13 하지 교차 증후군. (출처: Jull G, Janda V. Muscles and motor control in low back pain. In: Twomney LT, Taylor JR, eds. Physical Therapy for the Low Back, Clinics in Physical Therapy. New York: Churchill Livingstone, 1987)

감작 증후군과 일치한다.

증상과 신체적인 징후 사이에 연관성이 잘 나타나지 않기 때문에 만성환자들에서 종종 심리적인 요인에 의해 통증이 야기된 것으로 생각되어지는 경우가 있다. Merskey에 따르면, 해부학적으로 관찰할 수 없는 통증에 대해 심리적인 요인으로 받아들여지고 있는 경우, 신체적인 이유가 있을 수 있다.[85,86] 국소 통증 증후군과 감각의 국소적 상실은 척수 신경세포의 말초적 손상에 대한 반응으로 야기될 수 있다. Nachemson에 따르면,[89] 척수의 등쪽 신경세포는 과감각될 수 있고, 아주 작은 통증 자극에도 통증이 감작될 수 있다고 하였다.

1883년에 Sturge는 정상 자극이 과장된 반응을 야기하여 중추신경계에 변화를 야기할 수 있다고 제안했다. 1893년에 McKenzie는 손상받은 조직으로부터의 자극이 특정 척수 분절을 자극하여 발생할 수 있다고 제안하였다. Perl과 Kenshalo는 유해한 감각 자극이 척수의 등쪽 부위를 민감화하여 나중에 자극이 야기되는 실험을 처음으로 하였다.

Osteopath는 이런 신경역학적 현상을 활성화된 분절이라고 명명하였다. Patterson은 활성화된 분절에 대해 "척

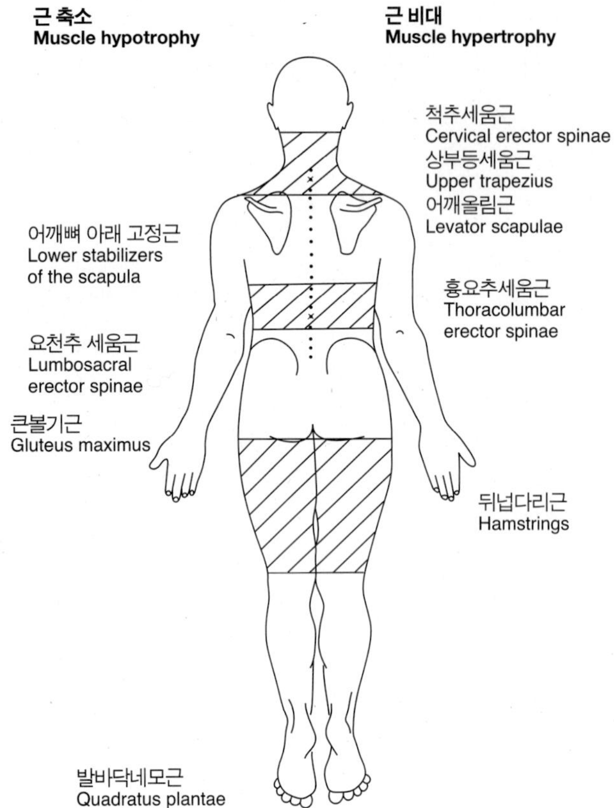

그림 2.15 층화 증후군. (출처: Jull G, Janda V. Muscles and motor control in low back pain. In: Twomney LT, Taylor JR, eds. Physical Therapy for the Low Back, Clinics in Physical Therapy. New York: Churchill Livingstone, 1987)

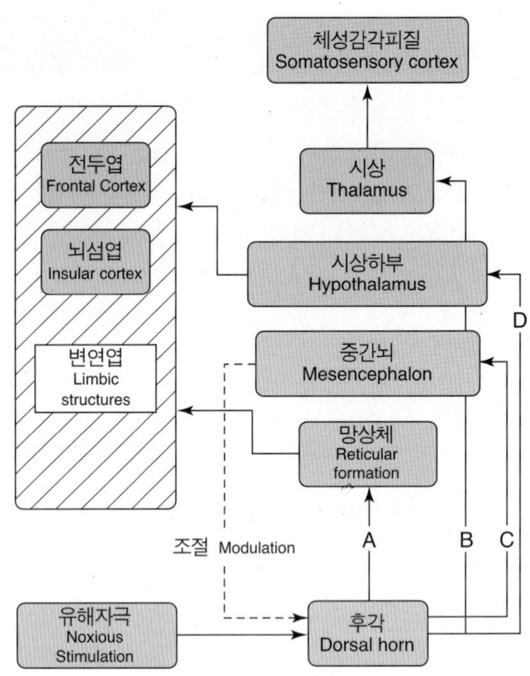

그림 2.16 대뇌 피질로의 통증 전달의 다양한 경로 (A, spinoreticular; B, spinothalamic; C, spinomesencephalic; D, spinohypothalamic tracts). (출처: Chapman CR. The psychophysiology of pain in Bonica's Management of Pain, Third ed. In: Loeser JD, ed. Philadelphia: Lippincott Williams & Wilkins, 2001.)

수의 특정 지역에 비정상적인 구심성 감각 자극에 의해 계속하여 증가된 흥분 상태가 야기된다. 이 활성은 활성화된 분절에서부터 원심성 자극이 야기되도록 한다."라고 하였다(그림 2.17). 과학적이지 않다는 이유로 많은 공격을 받아온 근막 자극점, 골병적 손상, 그리고 카이로프랙틱 아탈구(subluxation) 이론들은 이번에 좀 더 고려된다. 이것은 해부학적 손상, 손상에 대한 치료기간과 관련이 없으며 방사통과도 연관성이 없어 심리적인 이유로 생각되어지기도 한다. 신경병적 통증은 작열통(causalgia), 반사 교감적 위축(reflex sympathetic dystrophy), 포진 후 신경통(post-herpetic neuralgia), 뇌졸중(stroke), 척수구멍증(syringomyelia), 연수구멍증(syringobulbia), 다발성 경화증(multiple sclerosis), 환상사지통증(phantom limb pain) 그리고 척수 손상에 잘 받아들여 진다. 신경병적 통증은 또한 척수의 등쪽 영역에 강한 구심성 통증자극이 야기되면서 반복적인 긴장의 결과로 생기는 것으로 제안되었으며 이것은 궁극적으로 중추 신경계 가소성에 의해 야기되는 신경 세포의 감작화를 야기한다. 이차 신경 세포의 감작이나 최초 말초 구심성 섬유–정상적으로 통증을 인지하지 않는 Ⅰ, Ⅱ 구심성 신경섬유–의 감소된 역치의 결과로 정상적인 기계적 구심성 섬유 자극은 통증 감각으로 해석될 수 있다. 이것은 결과적으로 무해자극통증(allodynia), 심부 과통증, 그리고 자극 수용 영역의 확대를 가져 온다. 자극 수용 영역은 척수 신경의 통증 자극이 느끼는 피부 영역이다.

신경병적 통증은 단순히 감각적인 현상이 아니다. 증가된 조직 민감도와 증가된 근 긴장도로 운동조절이 영향을 받게 된다. 움직임의 형태가 민감해진 조직의 긴장을 감소하는 방향으로 바뀌게 된다. 이 과정은 불수의적으로 일어나지만, 회복하는 인체의 능력에 큰 영향을 미칠 수 있다.

신경병적 증상들은 피부와 심부 구조로부터 척수에 모아지는 자극에 의해 야기되는 것으로 보여진다. 내장의 자극은 항상 통증을 야기하지는 않지만, 척수의 등쪽으로

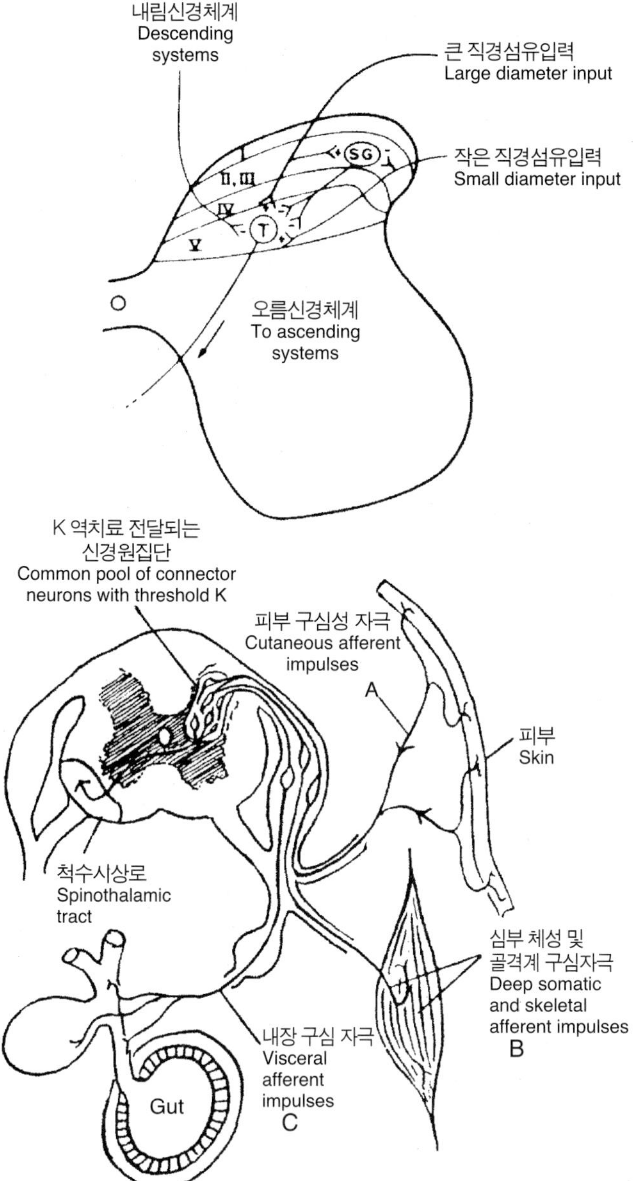

그림 2.17 척수의 회백질에서 민감도 초점의 생리학적 메카니즘. (출처: Grieve GP, Simulated visceral disease. In: Grieve GP, ed. Modern Manual Therapy of the Vertebral Column. Edinburgh: Churchill Livingstone, 1986)

보내지는 내장의 구심성 자극은 전형적으로 피부와 심부 체성 구조에서의 자극과 합쳐진다.

자극의 수렴과 중추 신경계 가소성은 방사되는 통증에 대한 신경해부학적 기초를 제공한다. 유해하게 자극된 많은 구심성 섬유 단위들은 두 개의 구별된 자극 수용 영역에서 통증을 야기한다. 종말점에 가까운 구심성 신경 섬유의 가지들에 의해 해부학적인 설명이 될 수 있다. Mense[84]는 이것은 통증 자극의 공간적 해결을 감소시키고 심부 통증이 확산되도록 할 것이다라고 하였다. 척수 등쪽 신경세포는 유해한 자극의 영향을 받아 크기, 수 그리고 감각 영역 민감도를 변화시킬 수 있는 것으로 밝혀졌다.[56,58]

유해한 자극아래 새로운 자극 수용 영역으로 방사된 통증은 발생하는 몇 초가 소요되는 것으로 실험적으로 밝혀졌다.[35] 신경 가소성은 새로운 중추 신경계 연결이 말초 손상 후 형성될 때 이루어지는 것으로 보여진다. 관상동맥 경색같은 내장성 통증이 대흉근 같은 근육으로 방사될 수 있음이 확인되었다.[123] 방사통이 일어나는 근육은 또한 과통증의 징후를 보일지 모른다.[125]

연관통이나 과통증이 있을 경우에는 수렴과는 독립적으로 중추 신경의 변화가 일어나고 있음을 암시한다.[22] 한 가지 예는 방사통에 이전의 손상 영역으로 퍼지는 상황이다. 협심증 발작이 있을 때 이전 척추 골절 부위로 직접 통증이 방사됨을 알 수 있다. 치과 수술을 받고 일주일이 지난 후 비강 점막의 통증이 치료받은 치아로 방사되는 것도 있다. 피부영역이 아닌 부위로 방사되는 통증에는 심장 통증이 귀로 방사되는 경우도 있다. 굽힘근(굴곡근, flexor muscle) 회피 반사 역치의 감소는 부인과적 수술 후 일어나는 것으로 밝혀졌다.[28]

중추 신경 감작이 섬유근육통 환자에서 보임

- 섬유근육통 환자들은 대조군에 비해 통각 굽힘 반사가 증가하였으며 더 낮은 냉각 역치 내성을 가지고 있었다.
- 냉각 역치 — 얼음물에 손을 담금. 최소의 자극이 통증을 유발하였다.
- 냉각 내성 — 얼음물에 손을 담그고 통증을 참아낼 수 있는 시간
- 통각 굽힘 반사 — 표면 전극이 외측 복사뼈 근처 장딴지 신경을 자극하였다. 근전도로 넙다리두갈래근(biceps femoris)의 수축을 측정하였다.

(Mesmeules JA, Cedraschi C, Rapiti E, et al. Neurorphysiologic evidence for a central sensitization in patients with fibromyalgia. Arthritis Rhem 2003;48:1420-1429)

감작화란 무엇인가? (What is sensitization?)

척수 후각에 있는 감각 신경 세포의 자극에 대한 반응이 변화하여 정상적인 기계적 자극을 통각으로 인지하게 되는 것을 말한다.[65,76,130] Willis[130]는 '반복적인 통각이 척수 후각의 감각 신경을 감작화시킨다' 고 설명하면서 "통각 신경 세포들이 기계적 자극 수용기로부터 자극을 수렴한다면 무해한 자극과 유해한 기계적 자극이 모두 증가하게 되며 감작화는 역치 이하의 반응이 역치에 이르도록 한다."라고 하였다. Mayer는 역치 이하의 기계적 자극으로부터 중추 신경으로 가는 과정에서의 변화가 가벼운 촉각에도 크게 반응하도록 한다는 증거가 많이 있다고 하였다. 기계적 자극에 반응이 없는 통각 수용기는 한번 감작화되면 기계적 자극에 반응하게 된다. 표 2.4는 감작화와 관련된 신경적 변화를 나열한 것이다.

기계적 구심성 자극 어떻게 통증을 유발하는가? 신경병적 통증의 화학적 설명. 신경병적 통증의 병태 생리는 말초와 중추 신경을 포함한다(그림 2.18) Ⅲ형, Ⅳ형 구심성 섬유의 지속적인 활동은 척수 후각에서 글루탐산(흥분성)과 P물질의 분비를 야기한다.[65,130] 이 신경 전달 물질들이 모여 감각 구심성 섬유에 대한 역치를 낮추게 된다. 어떤 신경전달물질이 있을 때 이차 척수 후각 신경은 NMDA 수용체에 작용하고 통각 신경을 활성화하는 흥분성 신경 물질 때문에 반응이 더 증가한다.[65,131] 반복되는 자극이 있고 난 뒤에 일어나는 이차적인 신경 세포의 과반응을 "wind up"이라 부르며 종종 짧게 작용한다. GABA와 같은 억제성 물질은 이 반응을 감소하기 위해

표 2.4 감작화의 병태생리

- Ⅲ, Ⅳ형 구심성 섬유의 자발적 활동 증가
- 반복적인 자극에 대해 구심성 섬유 자극의 지연
- 구심성 자극에 대해 역치 감소
- 척수 후각 신경의 감각 수용 영역 확대

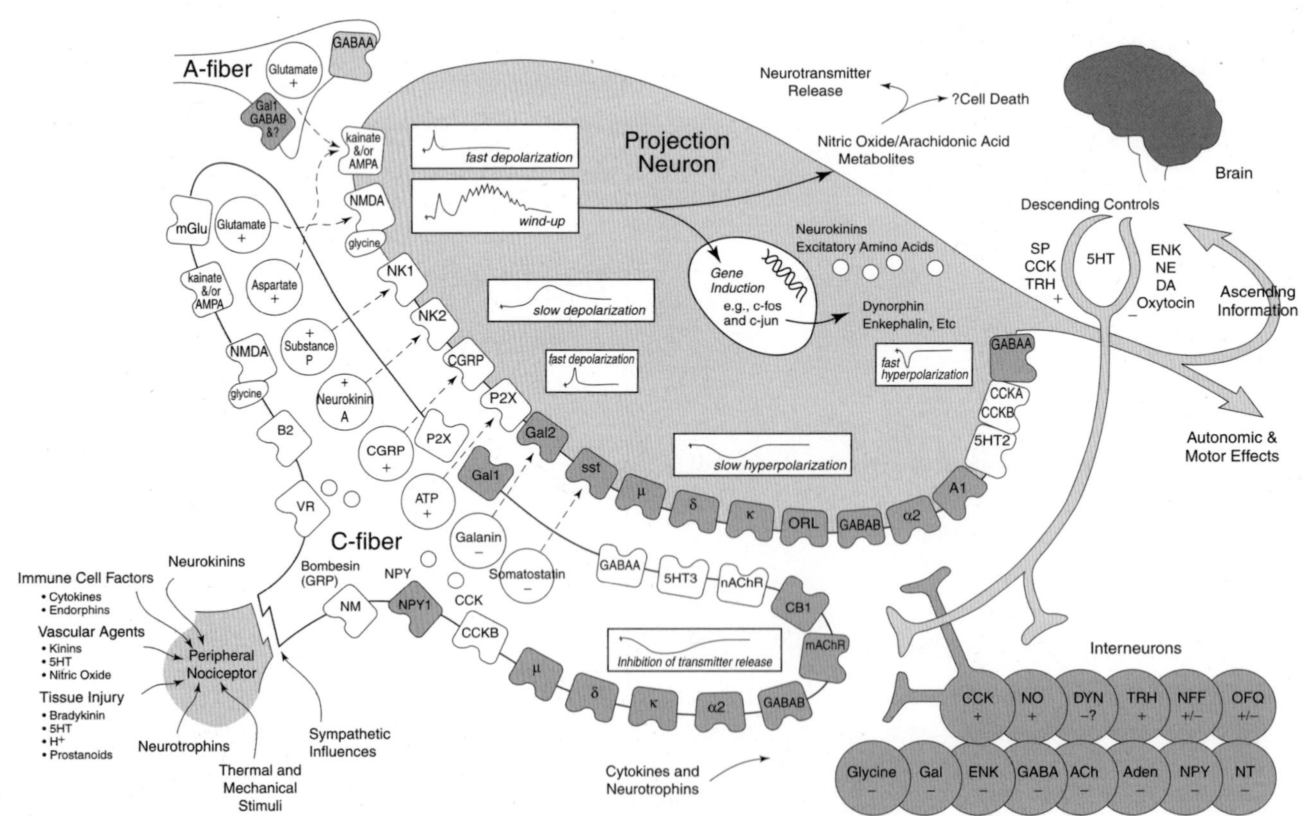

그림 2.18 척수의 후각에서 통각의 전달과 조절에 관여하는 것으로 생각되어지는 약역학적 시스템. (출처 : Terman GW, Bonica JJ. Spinal mehanisms and their modulation. Bonica's Management of Pain, Third ed. In: Loeser JD, ed. Philadelphia: Lippincott Williams & Wilkins, 2001.)

존재하지만, 시간이 지나면 억제 반응은 흥분성 물질이 많이 증가하므로 더 이상 일어나지 않게 된다.[31,99] 길게 지속되는 변화는 강한 통각 자극에 의해 활성화된 종양 유전자의 결과로 나타난다. c-fos 같은 종양 유전자는 신경세포의 핵으로 들어가 다른 유전자의 활동을 조절한다. Willis에 따르면[130] "아직 이 기전은 명확하지 않지만 잠재적으로 통각 신경의 반응에 장기적인 변화를 야기할 것이다"라고 하였다.

신경병적 통증의 병태해부학적 변화. 말초 신경은 말초 신경 손상후에 다시 일어나면서 역치가 낮아진 기계적 자극 수용기는 척수 후각까지 확대되고 통각과 직접적인 연결이 일어난다. Dubuner에 따르면, 말초 신경 손상은 주위 억제 신경의 손실에 의해 광범위하게 낮은 역치 영역의 확대를 가져온다. 증가한 흥분성은 흥분독성을 야기한다. 가장 민감한 신경 세포는 작은 국소 회로 억제 신경들이다. 형태학적인 변화들은 부분적 신경 손상 후에 쥐의 척수 후각에서 나타나는 것이 확인되었다.

만성 요추 통증 환자들에서의 자기뇌파검사와 유발 전위 검사를 통해 일차 체성감각 대뇌 피질에서 중추 신경의 과반응이 증명되었다(그림 2.16).[35,36] 자기뇌파검사는 또한 재수술을 받은 환자에서 체성감각의 피질 영역이 재구성되는 것을 확인시켰다. 통증이 있는 근골격계 질환에서 척수와 중추 신경계가 관여되는 것은 더 이상 의문의 여지가 없다.

만성 상지 통증에서의 신경생리적 이상들

임상적 소견
- 무해자극통증(allodynia)
- 근력 감소
- 이동성 감소

신경생리적으로 밝혀진 것
전체 두부 자기뇌파검사
- 환부의 촉각 자극에 대한 일차 체성감각 반응의 증가
- 환부 반대 부위 보다 25~55% 증가
- 환부에 해당하는 엄지와 새끼 손가락의 일차 체성 감각의 거리가 좁아짐.

(계속)

- 운동 대뇌 피질에서의 촉각 유발 전위인 20Hz의 기간 감소

결론
- 만성 통증 환자들은 일반적으로 중추적 촉각 인지 과정이 변화한다.
- 체성감각 변화는 운동 영역과 관련되어 있는 것으로 생각되어진다.

(Juottonen K, Gockel M, Silen T, Hurri H, Hari R, Forss N. Altered central sensorimotor processing in patients with complex regional pain syndrome. Pain 2002;98:315-323)

중추 신경 감작화와 감각 수용 영역의 확대는 조절될 수 있는가? 척수 신경의 활동과 상부의 신경조절의 상호작용은 신경병적 통증이라 불리는 감각 통합의 움직임이 있다는 것을 암시한다. 통각 수용 활동의 증가에 의해 야기된 척수 신경 흥분성이 있을 때 척수 신경 흥분의 감소가 세로토닌 경로를 통해 가능하다는 것이 알려졌다.[21,106] 특히, 세로토닌은 일차 구심성 섬유의 시냅스 전 억제를 통해 통각을 조절한다. Shay와 Hochman은 세로토닌이 척수의 Ⅳ-Ⅶ 감각 영역에서 수용영역을 감소시키고 감각 자극의 수렴을 억제한다는 것을 증명하였다.[106]

세로토닌에 의해 신경병적 통증이 조절되는 것은 신경병적 통증에 대한 새로운 접근이 가능함을 시사한다. 척수 흥분성을 억제하는 다른 접근에는 인지 행동 훈련과 감정 요법(명상, 긴장 이완 훈련 등)이 있으며 이 접근들은 시상하부-뇌하수체 축과 변연계에 영향을 주게 된다. 추가적으로, 일상 생활동안 주동근-길항근의 기능을 증진하기 위해 고안된 안정 요법은 척수 후각으로의 통각 자극을 감소시키고, 통증 감지 영역이 자극에 대해 정상적으로 반응하도록 할 수 있다.

■ 결론 (Conclusion)

주동근과 길항근의 협력 작용은 유아기에 걸쳐 발달하는 필수적인 운동 조절 시스템이고, 4세까지 균형잡힌 기립자세가 가능하게 한다.[127] 성인에서 근 협력 작용은 관절 안정에 필수적이다.[17,18] 불안정한 운동 조절-협력근 대체, 근육의 반응시간 지연, 부적절한 주동근 — 길항근 협력 작

용 — 은 관절의 불안정으로 이어진다. Mannion은 불안정안 운동 조절이 설명할 수 없는 하부 요추 통증의 약 50%의 원인으로 생각할 수 있다고 하였다. Lewit는 운동계의 기능적 이상이 정형외과, 류마티스내과, 신경과에서의 통증 환자들의 대부분이라고 하였으며 아직은 간과되고 있다.[67]

척추 안정의 생역학과 신경생리학적 연구에서 재활적 치료가 주동근과 길항근의 협력 작용을 증진하고, 안정화하는 근육들의 수축이 더 빠르게 일어나도록 하며 유산소 상태와 근 지구력이 증진되는 방향으로 이루어져야 함이 증명되었다. 운동계의 재활의 마지막으로 흔한 경로는 환자의 일상 생활 동작에서 운동 조절이 증진되도록 훈련하는 것이다.

확인 과정
본 장의 학습목표 자가 점검

- 어떻게 주동근-길항근 협력 작용이 척추를 안정화시키는가?
- 전체 신체 안정과 척추 안정 사이의 차이점은 무엇인가?
- 만성 통증 환자들은 어떻게 무해한 자극으로부터 통증을 느끼는가?
- 어떤 근육이 억제되는 경향이 있으며 어떤 근육이 과반응하는 경향이 있는가?
- 신경발달학적 운동학은 성인에서 주동근-길항근 협력 작용의 문제에 어떤 접근을 제공하는가?

■ 참고문헌 (References)

1. Abenheim L, Rossignol M, Valat JP, et al. The role of activity in the therapeutic management of back pain: Report of the International Paris Task Force on Back Pain. Spine 2000;25:1S–33S.
2. Adams MA, Dolan P. Recent advances in lumbar spine mechanics and their clinical significance. Clin Biomech 1995;10:3–19.
3. Adams MA, Dolan P, Hutton WC. Diurnal variations in the stresses on the lumbar spine. Spine 1987;12:130.
4. Adams MA, Hutton WC. Gradual disc prolapse. Spine 1985;10:524–531.
5. Agency for Health Care Policy and Research (AHCPR). Acute low-back problems in adults. Clinical Practice Guideline Number 14. Washington D.C.: US Government Printing, 1994.
6. Arendt-Nielson L, Graven-Nielson T, Svarrer H, Svensson P. The influence of low back pain on muscle activity and coordination during gait. Pain 1995;64:231–240.
7. Balster SM, Jull GA. Upper trapezius muscle activity during the brachial plexus tension test in asymptomatic subjects. Man Ther 1997;2:144–149.
8. Bansevicius D, Sjaastad O. Cervicogenic headache: The influence of mental load on pain level and EMG of shoulder-neck and facial muscles. Headache 1996;36:372–378.
9. Baratta R, Solomonow M, Zhou BH, Letson D, Chuinard R, D'Ambrosia R. Muscular coactivation. The role of antagonist musculature in maintaining knee stability. Am J Sports Med 1988;16:113–122.
10. Bergmark A. Stability of the lumbar spine. A study in mechanical engineering. Acta Orthop Scand 1989;230:20–24.
11. Biering-Sorensen F. Physical measurements as risk indicators for low-back trouble over a 1-year period. Spine 1984;9:106–119.
12. Bogduk N, Twomney L. Clinical Anatomy of the Lumbar Spine and Sacrum, 3rd ed. Edinburgh: Churchill Livingston, 1997.
13. Brylin M, Hindfelt B. Ear pain due to myocardial ischemia. Am Heart J 1984;107:186–187.
14. Burnett AF, Elliot BC, Foster DH, Marshall RN, Hardcastle P. Thoracolumbar disc degeneration in young fast bowlers in cricket: A follow-up study. Clin Biomech 1996;11:305–310.
15. Callaghan J, McGill SM. Intervertebral disc herniation: Studies on a porcine spine exposed to highly repetitive flexion/extension motion with compressive force. Clin Biomech 2001;16:28–37.
16. Carlson H, Nilsson J, Thorstensson A, Zomlefer MR. Motor responses in the human trunk due to load perturbations. Acta Physiol Scand 1981;111:221–223.
17. Cholewicki J, McGill SM. Mechanical stability of the in vivo lumbar spine: Implications for injury and chronic low back pain. Clin Biomech 1996;11(1):1–15.
18. Cholewicki J, Panjabi MM, Khachatryan A. Stabilizing function of the trunk flexor-extensor muscles around a neutral spine posture. Spine 1997;22:2207–2212.
19. Cholewicki J, Simons APD, Radebold A. Effects of external loads on lumbar spine stability. J Biomech 2000;33:1377–1385.
20. Cholewicki J, Greene HS, Polzhofer GK, Galloway MT, Shah RA, Radebold A. Neuromuscular function in athletes following recovery from a recent acute low back injury. J Orthop Sports Phys Ther 2002;32:568–575.
21. Cui M, Fen Y, McAdoo DJ, Willis WD. Periaqueductal gray stimulation-induced inhibition of nociceptive dorsal horn neurons in rats is associated with the release of norepinephrine, serotonin, and amino acids. J Pharmacol Exp Ther 1999;289:868–876.
22. Coderre TJ, Katz J, Vaccarino AL, Melzak R. Contribution of central neuroplasticity to pathological pain: Review of clinical and experimental evidence. Pain 1993;52:259–285.
23. Cohen ML, Champion GD, Sheaterh-Reid R. Comments on Gracely et al. Painful neuropathy: Altered central processing maintained dynamically by peripheral input. (Pain 1992;51:175–194) Pain 1993;54:365–366.

24. Cresswell AG, Oddsson L, Thorstensson A. The influence of sudden perturbations on trunk muscle activity and intraabdominal pressure while standing. Exp Brain Res 1994;98:336–341.
25. Cripton P, Berleman U, Visarino H, et al. Response of the lumbar spine due to shear loading. Injury Prevention Through Biomechanics. Symposium proceedings, May 4–5. Wayne State University, Detroit, MI, 1995.
26. Crisco JJ, Panjabi MM. Euler stability of the human ligamentous lumbar spine. Part 1: Theory. Clin Biomech 1992;7:19–26.
27. Crisco JJ, Panjabi MM, Yamamoto I, Oxland TR. Euler stability of the human ligamentous lumbar spine. Part 2: Experimental. Clin Biomech 1992;7:27–32.
28. Dahl JB, Erichsen CJ, Fuglsang-Frederiksen A, Kehlet H. Pain sensation and nociceptive reflex excitability in surgical patients and human volunteers. Br J Anesth 1992;69:117–121.
29. Manniche C, et al. Danish Health Technology Assessment (DIHTA). Low back pain: Frequency Management and Prevention from an HAD Perspective, 1999.
30. DeAndrade JR, Grant C, Dixon A. Joint distension and reflex muscle inhibition in the knee. J Bone Joint Surg 1965;47:313–322.
31. Dubner R. Neuropathic pain. Am Pain Soc J 1993;1:8–11.
32. Dubner R, Sharav Y, Gracely RH, Price DD. Idiopathic trigeminal neuralgia: Sensory features and pain mechanisms. Pain 1987;31:23–33.
33. Edgerton VR, Wolf SL, Levendowski DJ, Roy RR. Theoretical basis for patterning EMG amplitudes to assess muscle dysfunction. Med Sci Sp Exer 1996;28:744–751.
34. Etnyre BR, Simmonds MJ, Radwan H, et al. Hip and knee displacements during sit-to-stand movements between low back pain patients and a control group. 13th International Congress of World Confederation for Physical Therapy. Yokohama, Japan, 1999.
35. Flor H, Birbaumer N, Furst M, et al. Evidence of enhanced peripheral and central responses to painful stimulation in states of chronic pain. Psychophysiology 1993;30:S9.
36. Flor H, Birbaumer N, Braun C, et al. Chronic pain enhances the magnitude of the magnetic field evoked by painful stimulation. In: Deecke L, Baumgartner C, Stroink G, Williamson SJ, eds. Recent advances in biomagnetism. 9th International Conference on Biomagnetism, Vienna, 1993:72–73.
37. Floyd WF, Silver PHS. Function of the erector spinae muscles in certain movements and postures in man. J Physiol 1955;129:184–203.
38. Foreman RD, Balir RW, Weber RN. Viscerosomatic convergence onto T2-T4 spinoreticular, spinoreticular-spinothalamic, and spinothalamic tract neurons in the cat. Exp Neurol 1984;85:597–619.
39. Gardner-Morse MG, Stokes IAF. The effects of abdominal muscle coactivation on lumbar spine stability. Spine 1998;23:86–92.
40. Gebhardt GF, Ness TJ. Central mechanisms of visceral pain. Can J Physiol Pharmacol 1991;69:627–634.
41. Goff B. The application of recent advances in neurophysiology to Miss M. Rood's concept of neuromuscular facilitation. Physiotherapy 1972;58:409–415.
42. Gordon SJ, Yang KH, Mayer PJ, et al. Mechanism of disc rupture-a preliminary report. Spine 1991;16:450–456.
43. Grabiner MD, Koh TJ, Ghazawi AE. Decoupling of bilateral paraspinal excitation in subjects with low back pain. Spine 1992;17:1219–1223.
44. Granata KP, Marras WS. Cost-benefit of muscle cocontraction in protecting against spinal instability. Spine 2000;25:1398–1404.
45. Graven-Nielsen T, Svensson P, Arendt-Nielsen L. Effects of experimental muscle pain on muscle activity and co-ordination during static and dynamic motor function. Electroencephalogr Clin Neurophysiol 1997;105:156–164.
46. Gunning J, Callaghan JP, McGill SM. The role of prior loading history and spinal posture on the compressive tolerance and type of failure in the spine using a porcine trauma model. Clin Biomech 2001;16:471–480.
47. Hall T, Quintner J. Responses to mechanical stimulation of the upper limb in painful cervical radiculopathy. Aust J Physiother 1996;42:277–285.
48. Hall T, Zusman M, Elvey R. Manually detected impediments during the straight leg raise test. In: Jull G, ed. Manipulative Physiotherapists Association of Australia 9th Biennial Conference. Gold Coast: MPAA, 1995:48–53.
49. Hallgren R, Greenman P, Rechtien J. Atrophy of suboccipital muscles in patients with chronic pain: A pilot study. J Am Osteopath Assoc 1994;94:1032–1038.
50. Hardcastle P, Annear P, Foster DH, et al. Spinal abnormalities in young fast bowlers. J Bone Joint Surg (B) 1992;74:421–425.
51. Henry JA, Montushi E. Cardiac pain referred to site of previously experienced somatic pain. BMJ 1978;9:1605–1606.
52. Hides JA, Stokes MJ, Saide M, Jull Ga, Cooper DH. Evidence of lumbar multifidus muscle wasting ipsilateral to symptoms in patients with acute/subacute low back pain. Spine 1994;19:165–172.
53. Hodges P, Gandevia S. Activation of the human diaphragm during a repetitive postural task. J Physiol (Lond) 2000;522:165–175.
54. Hodges P, Gandevia S. Changes in intra-abdominal pressure during postural and respiratory activation of the human diaphragm. J Appl Physiol 2000;89: 967–976.
55. Hodges PW, McKenzie DK, Heijnen I, Gandevia SC. Reduced contribution of the diaphragm to postural control in patients with severe chronic airflow limitation. In Proceedings of the Thoracic Society of Australia and New Zealand. Melbourne, Australia, 2000.
56. Hoheisel U, Mense S. Long-term changes in discharge behavior of cat dorsal horn neurones following noxious stimulation of deep tissues. Pain 1989;36:239–247.
57. Holm SM, Dickenson AL. A comparison of two isometric back endurance tests and their predictability

of first-time back pain: A pilot study. J Neuroxmusculoskel Syst 2001;9(2):46–53.

58. Hu JW, Sessle BJ, Raboisson P, Dallel R, Woda A. Stimulation of craniofacial muscle afferents induces prolonged facilitatory effects in trigeminal nociceptive brain-stem neurones, Pain 1992;48:53–60.
59. Janda V. On the concept of postural muscles and posture in man. Aus J Physioth 1983;29:83–84.
60. Janda V. Muscles, central nervous motor regulation, and back problems. In: Korr IM, ed. The neurobiologic mechanisms in manipulative therapy. New York: Plenium Press, 1978:27–41.
61. Jull GA. Deep cervical flexor muscle dysfunction in whiplash. J Musculoskel Pain 2000;8:143–154.
62. Jull G, Barret C, Magee R, Ho P. Further clinical clarification of the muscle dysfunction in cervical headache. Cephalgia 1999;19:179–185.
63. Kenshalo DR Jr, Leonard RB, Chung JM, Willis WD. Facilitation of the responses of primate spinothalamic cells to cold and mechanical stimuli by noxious heating of the skin. Pain 1982;12:141–152.
64. Khasabov SG, Lopez-Garcia JA, King AE. Serotonin induced population primary afferent depolarization in vitro: The effects of neonatal capsaicin treatment. Brain Res 1998;789:339–342.
65. LaMotte RH. Subpopulations of "nocifensor neurons" contributing to pain and allodynia, itch and allokinesis. APS J 1992;2:115–126.
66. Lavender SA, Mirka GA, Schoenmarklin RW, Sommerich CM, Sudhakar LR, Marras WS. The effects of preview and task symmetry on trunk muscle response to sudden loading. Human Factors 1989;31:101–115.
67. Lewit K. Manipulative therapy in rehabilitation of the motor system, 3rd ed. London: Butterworths, 1999.
68. Lund JP, Donga R, Widmer CG, et al. The pain-adaptation model: A discussion of the relationship between chronic musculoskeletal pain and motor activity. Can J Physiol Pharmacol 1991;69:683–694.
69. Luoto S, Heliovaara M, Hurri H, Alaranta H. Static back endurance and the risk of low-back pain. Clin Biomech 1995;10:323–324.
70. MacKenzie J. Some points bearing on the association of sensory disorders and visceral diseases. Brain 1893;16:321–354.
71. Madeleine P, Lundager B, Voight M, Arendt-Nielsen L. Shoulder muscle co-ordination during chronic and acute experimental neck-shoulder pain: An occupational pain study. Eur J Appl Physiol 1999;79:127–140.
72. Mannion AF, Junge A, Taimela S, Muntener M, Lorenzo K, Dvorak J. Active therapy for chronic low back pain. Part 3. Factors influencing self-rated disability and its change following therapy. Spine 2001;26:920–929.
73. Mannion AF, Taimela S, Muntener M, Dvorak J. Active therapy for chronic low back pain. Part 1. Effects on back muscle activation, fatigability, and strength. Spine 2001;26:897–908.
74. Marras WS, Mirka GA. Muscle activities during asymmetric trunk angular accelerations. J Orthop Res 1990;8:824–832.
75. Marras WS, Rangarajulu SL, Lavender SA. Trunk loading and expectation. Ergonomics 1987;30:551–562.
76. Mayer RA, Treed RD, Srinivas NR, Campbell JN. Peripheral versus central mechanisms for secondary hyperalgesia. APS J 1992:2;127–131.
77. McGill SM. Biomechanical basis for stability: An explanation to enhance clinical utility. J Orth Sports Phys Ther 2001;31:97.
78. McGill SM, Sharratt MT, Seguin JP. Loads on the spinal tissues during simultaneous lifting and ventilatory challenge. Ergonomics 1995;38:1772–1792.
79. McGill SM. Low back exercises: prescription for the healthy back and when recovering from injury. Resources Manual for Guidelines for Exercise Testing and Prescription, 3rd ed. Indianapolis, In: American College of Sports Medicine/Baltimore: Lippincott, Williams and Wilkins, 1998.
80. McGill SM, Brown S. Creep response of the lumbar spine to prolonged full flexion. Clin Biomech 1992; 7:43–46.
81. McGill SM, Norman RW. Low Back Biomechanics in Industry: The Prevention of Injury Through Safer Lifting. In: Grabiner M, ed. Current Issues in Biomechanics. Champaign, IL: Human Kinetics, 1993.
82. McGill SM. Low back disorders: The scientific foundation for prevention and rehabilitation. Champaign, IL: Human Kinetics, 2002.
83. McPartland JM, Brodeur RR, Hallgren RC. Chronic neck pain, standing balance and suboccipital muscle atrophy: A pilot study. J Manipulative Physiol Ther 1997;20:24–29.
84. Mense S. Sensitization of group IV muscle receptors to bradykinin by 5-hydroxytryptamine and prostaglandin E2. Brain Res 1981;225:95–105.
85. Merskey H. Limitations of Pain Behavior. APS J 1992;2:101–104.
86. Merseky H. Regional pain is rarely hysterical. Arch Neur 1988;45:915–918.
87. Michelotti A, Farella M, Martina R. Sensory and motor changes of the human jaw muscles during induced orthodontic pain. Eur J Orthop 1999;21:397–404.
88. Mogliner A, Grossman JA, Ribary U, et al. Somatosensory cortical plasticity in adult humans revealed by magnetoencephalography. Proc Natl Acad Sci USA 1993;90;3593–3597.
89. Nachemson AL. Newest knowledge of low back pain. Clin Orth Rel Res 1992;279:8–20.
90. Nederhand MJ, Ijzerman MJ, Hermens HK, Baten CTM, Zilvold G. Cervical muscle dysfunction in the chronic whiplash associated disorder Grade II (WAD-II). Spine 2000;15;1938–1943.
91. Nederhand MJ, Hermens HK, Ijzerman MJ, Turk DC, Zilvold G. Chronic neck pain disability due to an acute whiplash injury. Pain 2003;102:63–71.
92. O'Sullivan PB, Beales DJ, Beetham JA, et al. Altered motor control strategies in subjects with sacroiliac joint pain during the active straight-leg-raise test. Spine 2002;27:E1–E8.
93. Paarnianpour M, Nordin M, Kahanovitz N, Frank V. The triaxial coupling of torque generation of

trunk muscles during isometric exertions and the effect of fatiguing isoinertial movements on the motor output and movement patterns. Spine 1998;13:982–992.

94. Panjabi MM. The stabilizing system of the spine. Part 1. Function, dysfunction, adaptation, and enhancement. J Spinal Dis 1992;5:383–389.
95. Panjabi MM, Nibu K, Cholewicki J. Whiplash injuries and the potential for mechanical instability. Eur Spine J 1998;7:484–492.
96. Panjabi MM, Moy P, Oxland TR, Cholewicki J. Subfailure injury affects the relaxation behavior of rabbit ACL. Clin Biomech 1999;14:24–31.
97. Patterson M. Model mechanism for spinal segmental facilitation. Colorado Springs, CO: Academy of Applied Osteopathy Yearbook, 1976.
98. Perl ER, Dumuzawa T, Lynn B, Kenins P. Sensitization of high threshold receptors with unmyelinated (C) afferent fibers. In: Iggo A, Liynsky I, eds. Somatosensory and Visceral Receptor Mechanisms, Progress in Brain Research 1974;43:263–278.
99. Perl ER. Multireceptive neurons and mechanical allodynia. APS J 1992:1;37–41.
100. Radebold A, Cholewicki J, Panjabi MM, Patel TC. Muscle response pattern to sudden trunk loading in healthy individuals and in patients with chronic low back pain. Spine 2000;25:947–954.
101. Radebold A, Cholewicki J, Polzhofer BA, Greene HS. Impaired postural control of the lumbar spine is associated with delayed muscle response times in patients with chronic idiopathic low back pain. Spine 2001;26:724–730.
102. Reilly T, Tynell A, Troup JDG. Circadian variation in the human stature. Chronobiol It 1984;1:121.
103. Reynolds OE, Hutchins HC. Reduction of central hyper-irritability following block anesthesia of peripheral nerve. Am J Physiol 1948;152:658–662.
104. Sahrmann S. Diagnosis and Treatment of Movement Impairment Syndromes. St. Louis, MO: Mosby, Inc, 2001.
105. Schiable HG, Grubb BD. Afferent and spinal mechanisms of joint pain. Pain 1993;55:5–54.
106. Shay BL, Hochman S. Serotonin alters multisegmental convergence patterns in spinal cord deep dorsal horn and intermediate laminae neurons in an in vitro young rat preparation. Pain 2002;95:7–14.
107. Shirado O, Ito T, Kaneda K, et al. Flexion-relaxation phenomenon in the back muscles: A comparative study between healthy subjects and patients with chronic low back pain. Am J Phys Med Rehabil 1995;74:139–144.
108. Snook SH, Webster BS, McGorry RW, Fogleman MT, McCann KB. The reduction of chronic nonspecific low back pain through the control of early morning lumbar flexion. Spine 1998;23:2601–2607.
109. Snook SH, Webster BS, McGorry RW. The reduction of chronic, nonspecific low back pain through the control of early morning lumbar flexion: 3-year follow-up. J Occup Rehab 2002;12:13–20.
110. Solomonow M, Guzzi G, Baratta, et al. EMG-force model of the elbows antagonistic muscle pair. The effect of joint position, gravity and recruitment. Am J Phys Med 1986;65:223–244.
111. Sparto PJ, Paarnianpour M, Massa WS, Granata KP, Reinsel TE, Simon S. Neuromuscular trunk performance and spinal loading during a fatiguing isometric trunk extension with varying torque requirements. Spine 1997;10:145–156.
112. Sparto PJ, Paarnianpour M, Reinsel TE, Simon S. The effect of fatigue on multijoint kinematics and load sharing during a repetitive lifting test. Spine 1997;22:2647–2654.
113. Spencer JD, Hayes KC, Alexander IJ. Knee joint effusion and quadriceps reflex inhibition in man, Arch Phys Med Rehab, 1984;65:171–177.
114. Stokes IAF, Gardner-Morse M, Henry SM, Badger GJ. Decrease in Trunk Muscular Response to Perturbation With Preactivation of Lumbar Spinal Musculature. Spine 2000;25:1957–1964.
115. Stokes M, Young A. Investigations of quadriceps inhibition: Implications for clinical practice. Physiotherapy 1984;70:425–428.
116. Sturge WA. The phenomena of angina pectoris and their bearing upon the theory of counter irritation. Brain 1883;5:492–510.
117. Sugimoto T, Bennett GJ, Kajander KC. Transsynaptic degeneration in the superficial dorsal horn after sciatic nerve injury: Effects of a chronic constriction injury, transection, and strychnine. Pain 1990;42:205–213.
118. Sunderland S. Features of nerves that protect them during normal daily activities. Proceedings of the Manipulative Physiotherapists Association of Australia. Adelaide, 1989:197–201.
119. Svensson P, Arendt-Nielsen L, Houe L. Sensory-motor interactions of human experimental unilateral jaw muscle pain: A quantitative analysis. Pain 1995;64:241–249.
120. Svensson P, Arendt-Nielsen L, Houe L. Muscle pain modulates mastication: An experimental study in humans. J Orofac Pain 1998;12:7–16.
121. Svensson P, Houe L, Arendt-Nielsen L. Bilateral experimental muscle pain changes electromyographic activity of human jaw-closing muscles during mastication. Exp Brain Res 1997;116:182–185.
122. Thelen DG, Schultz AB, Ashton-Miller JA. Quantitative interpretation of lumbar muscle myoelectric signals during rapid cyclic attempted trunk flexions and extensions. J Biomech 1994;27:157–167.
123. Travell J, Rinzler SH. The myofascial genesis of pain. Postgrad Med 1952;11:425–434.
124. Triano JJ, Schultz AB. Correlation of objective measure of trunk motion and muscle function with low-back disability ratings. Spine 1987;12:561–565.
125. Vecciet L, Giamberardino MA, Dragani L, Galletti R, Albe-Fessard D. Referred muscular hyperalgesia from viscera: clinical approach. In: Lipton S, et al, eds. Advances in Pain Research and Therapy, vol. 13. New York: Raven Press, 1990:175–182.
126. Vogt L, Pfeifer K, Banzer W. Neuromuscular control of walking with chronic low-back pain. Manual Ther 2003;8:21–28.
127. Vojta V, Peters A. Das Vojta princip. Heidelberg:

Springer-Verlag, 1992.

128. Waddell G. The Back Pain Revolution. Edinburgh: Churchill Livingstone, 1998.

129. Wilder DG, Aleksiev AR, Magnusson ML, Pope MH, Spratt KF, Goel VK. Muscular response to sudden load. A tool to evaluate fatigue and rehabilitation. Spine 1996;21:2628–2639.

130. Willis WD. Mechanical allodynia A role for sensitized nociceptive tract cells with convergent input from mechanoreceptors and nociceptors? APS J 1993;1:23–33.

131. Winter DA. Human balance and posture control during standing and walking. Clin Biomech 1995;3:193–214.

132. Yingling VR, McGill SM. Mechanical properties and failure mechanics of the spine under posterior shear load: Observations from a porcine model. J Spinal Dis 1999;12:501–508.

133. Yoshihara K, Shirai Y, Nakayama Y, Uesaka S. Histochemical changes in the multifidus muscle in patients with lumbar intervertebral disc herniation. Spine 2001;26:622–626.

134. Zhao WP, Kawaguchi Y, Matsui H, Kanamori M, Kimura T. Histochemistry and morphology of the multifidus muscle in lumbar disc herniation. Comparative study between diseased and normal sides. Spine 2000;25:2191–2199.

3

질적 확신 : 척추 질환과 척추 질환 관리에 대한 현대적 접근
(Quality Assurance: The Scope of the Spine Problem and Modern Attempts to Manage It)

학습목표

이 장을 읽고나면 이해할 수 있을 것이다:

- 척추질환의 경과를 이해할 수 있다.
- 급성, 만성 허리 통증에 대한 위험인자를 이해할 수 있다.
- 허리 통증과 편타증후군(whiplash-associated disorders)에 대한 치료 중재 가이드라인의 장점과 한계를 이해할 수 있을 것이다.

"나는 단지 지식이 조약돌처럼 깔려있는 해변에서 조약돌들을 집는 중이다."

Sir Isaac Mewton

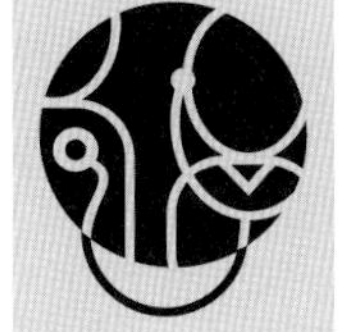

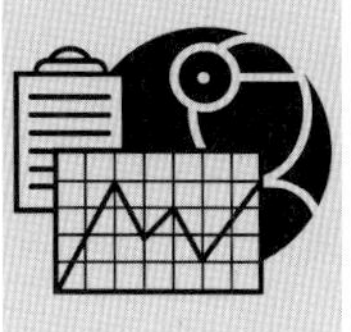
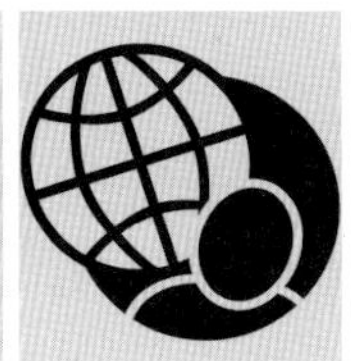
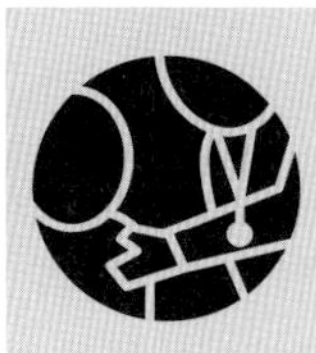
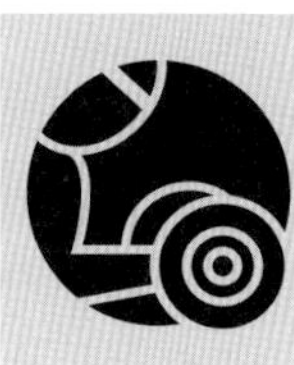
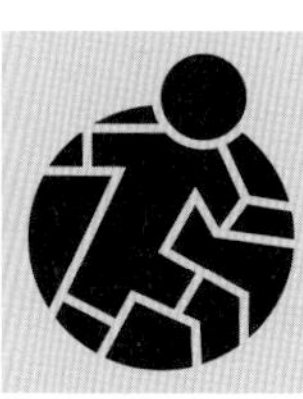
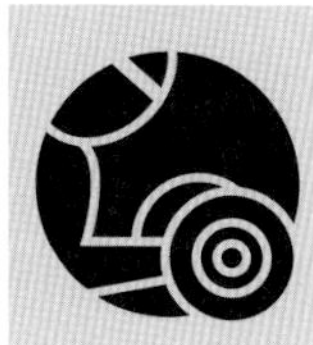

개요 (Introduction)

척수 질환 관리의 전문 인력들은 지난 수십년 동안 많은 변화가 있음을 보아왔다. 반면, 하부 요추 통증 문제는 더 만연해졌고 이 문제가 왜 일어나는지 그리고 어떻게 해야 하는지에 대해 의문이 제기되었다.[2,31,39,76,129,130,142] 통증의 구조적인 원인을 찾기 위한 접근이 강조되면서 진단검사, 침상안정, 진통제 그리고 수술이 과도하게 이루어지게 되었다.[29,52,65,167] 한편, 질환의 기능적 측면이 덜 강조되어 기능적 접근과 인지 행동적 접근이 잘 이루어지지 않았다. 훈련 습관의 다양한 변화는 치료 지침의 중요한 부분으로 생각되어져 왔다.[2,29]

급성으로 척추에 문제가 생긴 환자들은 빠르게 나아지는 경향이 있으나, 재발이 흔하고 불만족한 경우가 많다.[30,165] 만성적이고 지속적인 통증이 있는 환자들은 빠른 시일에 정상적인 활동들과 기능을 회복하도록 하기보다는 구조적인 원인을 강조하여 건강관리에 실패하게 된다. 불행히도, 이런 건강 관리에 대해 요약한 사항들의 수행이 부족하다. 한 가지 이유는 건강 관리 안내가 너무 적극적인 사항을 요구하기 때문이다. 다른 이유는 허리 통증은 심장 내과와 같이 교육받고 조직화된 전문 그룹이 부족하기 때문이다. 마지막으로, 세 번째는 치료사를 교육하는 것보다 치료에 영향을 줄 수 있는 환자를 교육하는 것이 더 쉽기 때문일 것이다.[18,21,134]

급성 하부 허리 통증은 건강 관리 서비스를 원하는 사람들의 주요 증상이다. 재활을 위한 환자의 분류로부터 현대 환자 관리의 목표는 정상적인 기능적 활동을 유지하거나 재개하는 것이다.[2,23,167] 진단적인 분류를 바꾸는 기준은 심각한 질환이 없다면 약 처방이나 척추 수기 치료 같은 통증 완화 방법을 선택할 수 있다.

아급성 환자는 다른 관점에서 결정된다. 4주째 확연한 호전이 없는 환자는 만성화 가능성이 있으며 다른 관리 체계가 필요하며 구조적, 기능적, 그리고 심리사회적 재평가가 필요하다. 이 단계에서는 재활 전문가에 의한 운동 치료가 적절하다. 이것은 지금까지의 치료방법인 인지 행동 교육 및 운동〔맥킨지(Makenzie), 고정요법, 등장성 운동 등〕을 포함한다. 새로운 연구는 직업과 관련되어 작업 현장에서의 환자의 활동과 일치한다면 어떤 치료가 제공되었는지는 중요한 사항이 아니라고 강조한다. 확실히, 적절한 지시가 있는 한 진행적인 신경학적 결함이나 중요한 무반응성 하지 증후군과 확실한 영상학적 관찰이 있을 때 이 단계에서는 척추 수술이 필요하다.[85]

이 기준을 언제, 누구에게 적용해야하는가에 대한 중요한 의문점이 여전히 남아있다. 일차 예방의 효과가 제한적이기 때문에 일상적인 예방적 관리는 적절하지 않다. 일반적으로, 비용이 너무 많이 들고 효과가 낮으며 환자가 만성적인 통증 증후군을 나타낼 때는 너무 많은 치료들이 보류된다. 그러나 모든 환자들에게 조기에 적극적인 전략을 제공하거나 가장 필요로 하는 사람들을 구별해 내는 것이 가능한가?[25,26,52,53,57,76,89,90,93,94,95,97,104,109,136,155] 회복이 감소하는 심리사회적 징후의 확인은 진단이 명확하지 않은 환자들을 적절히 관리하고 조기에 확인할 수 있는 방법으로 제안되었다.[76,92,93,129,130,151]

문제로의 접근 (Scope of the Problem)

역학과 진행 과정 (Epidemiology and natural history)

임상에 기초한 문제

흔히 전형적인 하부 허리 통증은 시작된지 4~6주 안에 제거되는 것으로 알려져 있다. 빠르게 호전이 있기는 하지만 통증과 활동 제한은 지속되는 경향이 있으며 재발하기도 한다. 이번 사례는 환자의 통증으로부터의 회복과 일상생활로의 복귀 및 재발에 대한 것이다.

발병률 (Incidence)

급성 하부 허리 통증은 거의 대부분이 경험한다. 30대가 되면 인구의 절반 정도가 하부 허리 통증을 경험한다.[118]

허리 통증을 언젠가 한번 느꼈던 사람의 15~30%에서 발병가능성이 있다.[107,111] Nuprin 통증 연구에 따르면, 하부 허리 통증은 미국 성인에서 발견되는 통증으로 두통 다음으로 많다. 이 연구는 지난해 하부 허리 통증을 가진 경우 1년 발병률이 56%였고, 일생에 한번 하부 허리 통증이 있은 경우, 평생 발병률이 70%였다.[64,149] 유사하게, 유럽 연구에서는 1년 유병률이 35~40%,[7,71,79,107,119,169] 평생 유병률이 60~80%로 나타났다.[107,119,111,141,169]

급성 하부 허리 통증이 있는 대부분의 환자들은 이전에

증상을 가지고 있었다.[165] 전형적으로 후일에 다시 재발하는 경향이 있는 것이다. Carey는 급성 하부 허리 통증의 5%만이 만성이 된다고 보고하였다.[23] 스웨덴과 영국에서도 유사한 결론의 연구가 나왔다.[132,157] 불행히도, 만성화되는 문제가 소수에 일어나지만, 허리 통증 관리에 드는 비용의 대부분을 소비하게 된다.[68,142]

하부 허리 통증의 진행 과정 (Course of low back pain)

일반적으로 급성 하부 허리 통증을 경험한 사람의 75~90%가 4~6주 안에 완화되는 것으로 알려져 있다(그림 3.1).[65,142] 이것은 장애로 진행되는 자료에 기초를 두었다. 이렇게 빠르게 호전된다는 생각은 급성 하부 허리 통증을 침상 안정과 약 처방으로 관리하면 된다는 잘못된 생각을 가지게 하였다. 그러나, 여기에는 두 가지 문제점이 있다. 첫 번째, 대부분의 급성 증상이 빠르게 완화된다는 관점은 일차 발병 환자의 많은 연구에서 논쟁거리로 남았다.[36,165] 두 번째, 확실한 진단이 내려진 환자들만 치료하기 위해 기다리기 보다는 만성화의 위험 요인들을 막기 위한 처치들이 더 비용 절감에 효과적이라는 증거가 있다는 것이다.[97,106,122,136,151,167]

일반적인 하부 허리 통증의 진행 과정에 의문을 제기했던 Lloyd와 Troup는 하부 허리 통증을 경험한 70%의 환자들이 직장으로 돌아갔을 때에도 여전히 통증이 있었음을 나타내는 증거를 제시했다. Berquist Ullman과 Larsson은 급성 통증 환자의 62%가 1년간 적어도 한번은 재발한다는 것을 발견했다.[6] 유사하게, Butler는 하부 허리 통증이 있었던 환자들이 한달안에 직장으로 돌아가지만 그들 중 50%가 1년내에 재발한다는 것을 알게 되었

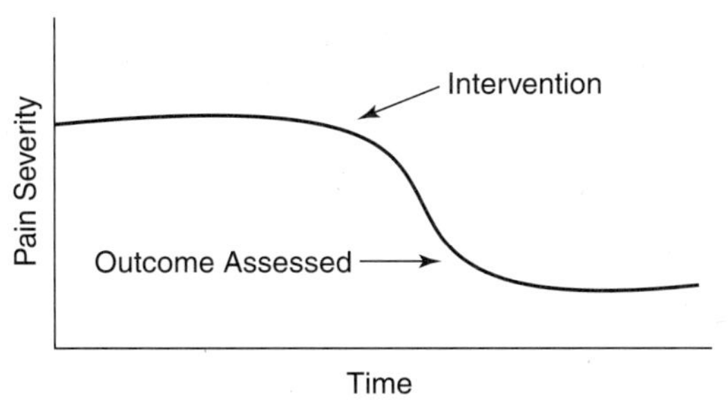

그림 3.1 하부 허리 통증의 일반적인 진행 과정. (출처 : Deyo RA. Practice variations, treatment fads, rising disability. Do we need a new clinical research paradigm? Spine 1993;18: 2153-2162

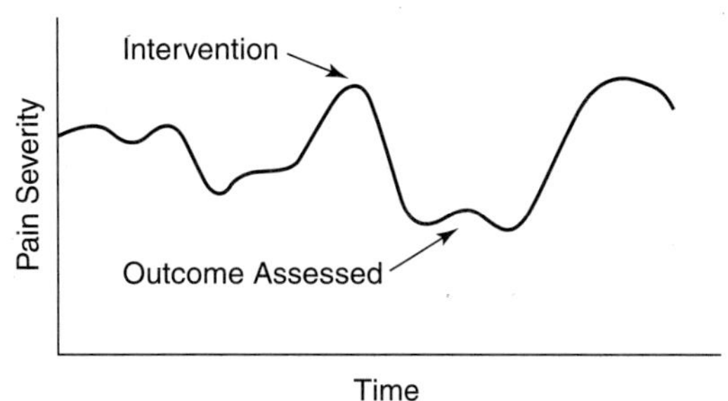

그림 3.2 하부 허리 통증의 실제 진행 과정.

다.[20] Von Korff는 하부 허리 통증이 있었던 환자들 중 한 달 후 단지 30%만이 통증 완화가 있었고, 나머지는 1년 후에도 지속적이고 재발적인 통증을 호소하였다. 비록 이 연구가 급성 하부 허리 통증을 처음으로 경험한 환자들을 완전히 배제하지는 않았지만, 일반적인 하부 허리 통증의 진행 과정에 대해 이의를 제기하는 연구 결과였다. 사실, Von Korff의 연구가 허리 통증의 진행 과정을 더 현실적으로 보기는 하였으나, 대부분의 급성 허리 통증 환자들이 증상을 나타내고 있었으므로 임상가들은 실제적으로 확인하고 있었을 것이다.

지난 몇 년동안 수 많은 양질의 연구들이 직업이 없는 환자들에서 처음으로 겪는 급성 하부 허리 통증의 진행 과정을 조사하였다. 이 연구들은 대부분의 급성 증상들이 빠르게 호전되는 경향이 있으며 간헐적으로 만성화됨을 보이고 있다(그림 3.2). 처음 나타난 증상은 4~6주가 아닌 3개월간 지속된다.[30,36] 예측가능한 악화 인자는 경도에서 중도 정도의 활동 제한과 통증이 있고 일반적인 불만족감을 나타낸다.[30,36,165]

하부 허리 통증의 일반적인 진행과정에 대한 문헌을 살펴보면, 두 가지의 잘못된 점이 발견된다. 하나는 각각의 연구에서 연구 집단이 비교하기에 충분한가이고, 다른 하나는 어떤 진단 기준이 회복되었다고 결론내리는데 사용되었는가이다.

연구 집단이 유사한지를 평가하는 것은 사과를 사과와 비교하고 있는지를 보는 것처럼 비교할 가치가 있는 유사한 연구 집단을 비교하고 있는지 확인하는 것이다. 회복의 기준에 대한 어떤 연구들은 전에 있었던 사례에 새로운 사례의 그룹을 첨가하여 연구 집단에 포함시켰다. Von Korff의 연구는 두 가지를 혼합하였고, 그 이유로 일반적

인 진행 과정이 잘 나타나지 않았다.[165] Carey의 연구는 단지 한번만 허리 통증을 경험한 환자만을 대상으로 하여 다른 연구와 상당히 다른 점을 나타냈다.[23]

많은 연구들에서 다른 중요한 다른 점은 회복을 정의하기 위해 종종 다른 결과들을 사용하는 것이다. 증상, 관리 체계, 활동 제한, 만족, 장애 정도가 모두 사용되었고, 각각은 상당히 다르게 구성되었다.

Cherkin은 처음으로 하부 허리 통증이 있는 환자들을 관리하는 워싱턴 주 소재 클리닉에 있는 219명의 연구 집단을 대상으로 전향적 연구를 수행하였다. 회복에 대한 진단 기준은 현재의 증상이 지속되었는지와 얼마나 통증 관리에 대해 만족하는지에 대한 새로운 평가가 포함되었다. 1주 후에 1/3이 만족하였고, 3주 후에는 1/2이 만족하였으며 7주 후에는 2/3가 만족하였고, 1년 후에는 85%가 만족하였다. 이것은 확실히 급성 하부 허리 통증이 있는 환자들이 4~6주 내에 회복된다는 전통적인 생각에 일치하지 않았다. 사실, 7주 후에 단지 46%의 환자에서 증상이 없어졌고, 38%환자에서 기능 회복이 있었으며 단지 31%만이 증상 완화와 기능 회복이 있었다. 1년 후 조차도 단지 39%만이 증상 완화와 기능 회복이 있었고 29%는 확실히 좋지 않은 결과를 나타내었다.

관련된 연구에서, Croft는 영국에서 463명의 연구 집단을 대상으로 전향적 연구를 수행하였다. 이 환자들은 처음으로 상담한 환자들이며 하부 허리 통증이 있었으나 지난 1년간 어떤 상담도 받지 않은 환자들이었다. 회복에 대한 진단 기준은 통증과 장애의 감소였다. 3달째, 91%가 상담을 중단하였고, 단지 21%만이 완전히 회복되었다. 1년 후에는 단지 25%만이 완전히 회복되었다.

Jacob은 이스라엘의 한 도시에서 3,350명의 환자를 대상으로 연구를 진행하였다. 이들 중 555명은 지난달 동안 통증의 진단 기준을 만족했다. 78.7%는 기준적인 건강 관리를 받았다. 연구된 회복 관련 결과는 두 달 혹은 열 두달 후에 통증의 지속이었다. 통증 그룹의 3/4 이상이 두 달 그리고 열 두달 후에도 통증이 있었다.

대부분의 하부 허리 통증 환자들이 4~6주에 회복된다는 전통적인 관점은 현재의 연구들에서 지지받지 못했다(표 3.1). Croft는 "우리 연구의 결과는 처음 치료로 하부 허리 통증 환자의 90%가 한달 안에 통증이 완화된다는 가정에 완전히 반대되는 것이다"라고 요약하였다.[36]

Cherkin, Croft, 그리고 Jacob의 연구들은 1년간의 자료가 주요하게 인지하지 못한 문제를 나타낸다고 제안했다.[30,36,75] Croft는 "우리는 하부 허리 통증을 자주 재발하는 만성적인 문제로 다루기 보다는 회복 가능한 급성 문제로 특징짓는 것을 중단해야 한다."고 하였다. Croft는 결론적으로 대부분의 상담자들이 장기간의 하부 허리 통증과 장애를 가지므로 적극적인 초기 치료는 증상을 줄이고 사회적, 경제적, 의학적 비용의 부담을 줄일 수 있다고 결론내리고 있다.

Deyo와 Wein stein은 Croft의 주장에 동의하면서 치료할 수 있는 급성 질환보다는 간헐적으로 악화되는 만성적인 문제가 나타난다고 하였다.[44] Dutch는 연구를 통해 처음 상담 후 열 두달이 되었을 때 환자의 단지 10%만이 여전히 같은 증상을 가지고 있었고, 75%는 적어도 한번 재발하였다고 보고하였다.[160]

Carey의 연구는 어떤 치료를 하는 것이 적절한가에 대한 것으로 급성 하부 허리 통증의 8% 미만에서 만성화되므로 치료의 초점은 증상 관리보다는 장애 예방과 기능적인 회복에 맞춰져야 한다고 하였다. 임상가들은 치료로

표 3.1 하부 허리 통증의 일반적인 경과에 대한 요약

좋은점

- 대부분의 경우에 호전이 빠르게 시작된다.
- 만성적인 경과는 소수의 환자에서 나타난다.
- 장애는 만성적인 경과를 가지는 환자에서도 상대적으로 적게 나타난다.
- 대부분의 환자들이 치료를 잘 받지 않으며 치료를 받아도 오래 지속하지 않는다.
- 카이로프랙틱 치료에 대한 만족도가 좋다.
- 대부분의 하부 허리 통증을 관리하는 경제적인 비용은 그렇게 많지 않다.

나쁜점

- 증상과 활동 제한의 완전한 해결이 빠르게 일어나지 않는다.
- 재발율이 높다.
- 의학적 치료에 대한 만족도가 높지 않다.
- 지속적인 하부 허리 통증이 있는 환자의 소수에서 드는 비용이 사회적으로 큰 문제가 된다.

쉽게 해결되지 않는 지속적인 증상에 대해 환자의 기능이 유지되도록 하는 것이 중요하다고 하였다. 증상의 완화보다는 신체 기능의 보존이 만성 허리 통증 환자에 대한 치료의 목표가 되어야 한다.

체계적이고 세밀한 검토를 통해 허리 통증의 경과에 대한 역학적 자료를 평가한다.

- 허리 통증을 경험한 사람들 중 90%가 한 달 안에 자연적으로 회복된다는 일반적인 주장이 증거가 없음을 확인한다.
- 만성 환자들은 취직되기도 하고 나가기도 하며 능력을 덜 필요로 하는 일로 복귀되므로 직장으로의 복귀는 회복을 의미하지 않는다.
- 환자들이 상담을 그만둔다고 하는 것이 질환으로부터의 회복을 의미하지 않는다.
- 허리 통증같이 재발이 있는 질환에 대한 가치 있는 결과에 대해 단기간의 회복이 가치있는지에 대해 의문이 제기된다.
- 저자들은 치료의 성공에 대한 평가로 재발을 얼마나 오랫동안 막았느냐를 제안한다.

(Hestback L, Leboeuf-Yde C, Manniche C. Low back pain: what is the long-term course? A review of studies of general patient populations. Eur Spine J 2003;12:149-165)

비용 (Costs)

하부 허리 통증은 상부 호흡기 질환이 있은 후 의사를 찾는 두 번째 이유이다.[40] 하부 허리 통증 관리에 드는 비용은 그 질환에 대한 치료가 적절히 이루어지고 있는지를 대변한다고 할 수 있다. 미국에서는 매년 250억불의 비용이 소요되고 있다. 이 비용의 모든 암의 치료에 드는 비용에 세 배에 해당하는 금액이다.

허리 통증과 관련된 비용의 대부분은 직업적인 허리 통증과 관련이 있고 장애에 의해 야기된다(표 3.2). Williams은 물리치료, 수술, 그리고 진단적인 검사가 건강 관리에 가장 많은 공헌을 하고 있으며 정신 건강과 카이로프랙틱은 각각 0.5%와 3.4%에 해당한다는 것을 확인하였다. 가장 비용이 많이 드는 환자는 수술을 받은 1%의 환자들이다. Freidlieb는 컴퓨터 단층 촬영과 자기

표 3.2 하부 허리 통증의 일반적인 경과에 대한 요약

허리 통증치료 비율	비율	비율
의학적 비용		33
의사진료비	11	
병원비	11	
진단 검사비	4	
물리치료	3	
약품	2	
보조기기	2	
장애		67
일시적	22	
영구적	45	
전체 비용		100

출처: Pope MH, Frymoyer JW, Andersson G, eds. Occupational Low Back Pain. New York: Praeger, 1984:107.

공명영상 촬영은 44%에서 불필요하다고 결론지었다. 의학적으로 남용되고 있는 여러 가지들이 이전에 생각했던 것보다 비용적인 측면에서 더 많은 문제를 야기하고 있다는 것이 알려졌다.[158] Ursiny는 마취성 진정제의 사용이 치료 비용의 증가에 가장 많이 작용함을 보였다.[158]

무작위로 추출된 98명의 능력이 저하된 노동자를 대상으로 한 연구에서 Mahmud[102]는 장애 정도가 7일간 아편제제의 사용, 자기공명영상촬영의 사용과 관련이 있으며 급성 하부 허리 통증 환자의 27%가 첫달에 자기공명영상 촬영을 하였고, 33%가 컴퓨터단층촬영을 하였으며 38%가 아편성 진정제를 처방받았다고 결론지었다.

급성 하부 허리 통증이 있는 환자의 7%만이 만성으로 발전하지만, 이런 그룹에 주의를 기울여야 한다. 이 환자들은 허리 통증과 관련된 비용의 75%를 차지하고 있으며 장애를 가지는 일수의 85%를 차지하고 있다(그림 3.3).[68,142] 만성화로 진행되는 급성 통증의 잠재적인 위험 요인을 확인하는 것이 하부 허리 통증 연구의 주요한 영역이 되는 것은 이 때문이다(9장 참조).

하부 허리 통증에 대한 치료는 나라마다 다르다. 미국에서는 급성 환자의 39%만이 치료를 받는다.[23] 영국은 48%,[174] 벨기에는 63%,[146] 이스라엘은 78%[75]가 치료를 받는다.

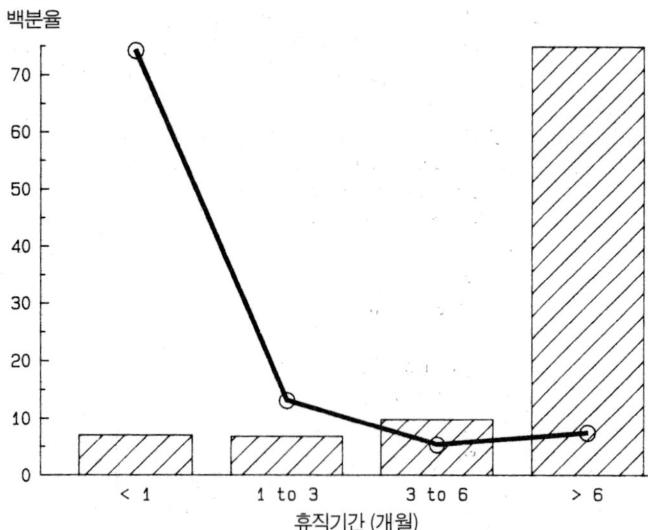

그림 3.3 직장에 나가지 않은 기간 동안 허리뼈 손상에 대한 보상 비용.

허리 통증 이외 척추 질환의 자연 경과 (Natral history for spinal disorders other than low back pain)

좌골신경통은 일반적으로 허리 통증보다 오래 지속되는 흔한 상태이다.[44,156] 하지 통증이 있을 경우, 요추 문제의 위험도가 적어도 두 배 이상 증가한다. 평생 유병율은 14%와 40% 사이로 추정된다. 좌골신경통 수술은 환자의 1.3~3.1%에서 필요한 것으로 추정된다.[41,86,156] 반대로, 척추 협착은 예후가 좋지 않다. 환자의 약 15%에서 호전되고, 15%에서 악화되며 반대로 나머지는 상당히 안정적으로 남아있다.

목과 어깨 문제는 허리 통증만큼 많이 발생하며 평생 발병률은 50~71%이다. 일년 유병율은 캐나다 서부의 새스캐처원(Saskatchewan)에서 14.6%, 영국에서는 17.9%이며 목통증이 있는 경우 48%에서 1년간 지속되었다. Makela는 남성에서는 9.5%, 여성은 13.5%에서 만성적인 문제가 생긴다고 하였다. 허리 통증처럼 목통증도 일반적으로 지속되며 단지 1/3에서만 증상의 완해를 경험한다. 두통은 16~20% 정도의 높은 유병률이 있고 평생 유병률은 90% 이상이다. 편타성 손상이 흔하지만, 기간은 논쟁의 여지가 있다. 많은 저자들이 약 2~3개월 지속하며 20~70%에서 6개월이후까지 증상이 지속되는 것으로 추정하였다.[13,14]

위험 요소들 : 원인과 예후 (Risk factors: etiology and prognosis)

허리 통증과 관련하여 위험 요소는 크게 두 분류로 나눌 수 있다. 첫 번째는 급성 허리 통증이 있을 것으로 생각되는 그룹이다. 이들은 실제 원인적인 요소로 생각할 수 있다. 두 번째는 급성 허리 통증 환자가 만성 통증을 가질 것으로 생각되는 그룹이다. 이들은 지속적이고 예후와 관련된 그룹으로 생각할 수 있다. 적절히 발병을 예방하기 위해서는 정확히 위험 요소를 파악하는 것이 중요하다. 예방적 접근에 대한 비용을 고려해야 하므로 고 위험군을 대상으로 하는 것이 효율적이다. 급성 허리 통증의 예방은 일차적인 예방으로 생각되지만, 이미 급성 하부 허리 통증이 있는 경우 만성화에 대한 예방은 이차적인 예방으로 불린다. 일차적인 예방은 그리 성공적이지 못하나, 이차적인 예방은 최근 치료 지침의 초점이 되고 있다.[2,39,76,129,130]

위험 요인에 대한 최고의 연구는 전향적 연구인데 원인을 더 정확하게 추론할 수 있기 때문이다. 반대로 교차적 또는 회귀적 연구는 단지 원인보다는 결과를 나타내거나 관련성만을 나타낼 수 있다. 허리 통증의 위험 요인에 대한 문헌은 증가하고 있으나, 좌골신경통이나 목통증에 관한 문헌은 적다.

급성 허리 통증의 발병과 관련된 위험 요소들 (Risk factors associated with the onset of acute LBP)

임상에 기초한 문제

척추 통증의 발생과 활동성 제한과 관련된 요소들이 더 나은 일차적 예방을 위해 조사되고 고안될 수 있는가?

급성 허리 통증 발병의 위험 인자는 두 가지 그룹으로 나뉘어진다 — 개별적인 요인과 외부적인 요인. 급성 하부 허리 통증에 대한 위험 요소를 확인할 수 있다면 적절한 직업을 선택할 수 있고, 비용적인면에서도 감소를 가져올 수 있다. 또한 유효한 위험 요인을 정확히 평가하여 일차적인 예방에 대한 평가를 적절히 할 수 있다.

개별적인 요인. 허리 통증의 발병에 대한 중요한 개별적 위험 요인은 나이, 사회경제계층, 교육 정도, 장기간

표 3.3 급성 하부 허리 통증 발병에 대한 개별적인 위험 요소들의 주 분류

- 심리 사회적 (개인적 건강 상태)
- 신체 기능적 (활동 기간 정도 – 단기간, 장기간, 유연성, 근력, 지구력, 균형감, 심혈관계 상태, 들어올릴 수 있는 능력)
- 신체 구조적 (선천성 기형, 퇴행성 질환)
- 직업 관련 (어떤 것은 심리사회적 또는 신체적) – 직업 만족도, 직장에서의 나쁜 작업 환경
- 사회 인구학적 (나이, 사회경제계층, 교육정도, 성별, 유전성, 흡연, 키, 몸무게)

활동 정도 그리고 본인의 건강이다. 성별, 유전적 요인, 선천성 기형, 퇴행성 질환, 근력, 그리고 심혈관계는 허리 통증의 발병과 크게 관련이 없다. 흡연은 관련이 있으나 원인적인 측면에서의 관련도는 적다. 장기간의 신체 활동 정도와 적응 정도가 허리 통증의 발병 감소와 관련이 있으나 단기간인 경우는 반대이다. 근력은 허리 통증과 관련이 없는 것으로 보여지며 지구력도 관련이 적은 것으로 생각되나 논란의 여지는 남아 있다. 허리 통증과 유연성과의 관계는 논란의 여지가 있다. 키와 몸무게는 종종 허리 통증의 발병과 관련이 있다. 표 3.3은 급성 허리 통증의 발병에 대한 개별적인 위험 요인에 대한 분류를 요약하였다.

심리 사회적. 무서움을 피하려는 성향은 통증과 기능이상의 발생과 관련이 있으며,[96] 상대 위험도는 2.0~2.5이다.[96] 상대 위험도는 두 개의 구별된 집단에서의 발생 정도의 비율이다. 잠재적으로 무서움을 피하려는 성향이 있는 경우, 그렇지 않은 개체에 비해 2~2.5배 더 허리 통증 발병이 증가한다. 오랜 고민은 허리 통증이 만성화되는 것을 강하게 시사한다.[151] 23세의 증상이 없는 그룹을 평가하였고, 10년 후에 다시 평가하였을 때 심리사회적 고민은 허리 통증의 발병에 대한 위험도를 2배 증가시켰다.[123] 우울증은 목과 허리의 문제를 야기할 수 있는 예측 인자이다.[24]

개인 건강 상태는 허리 통증의 발병의 강력한 예측 인자이다. 남성에서의 상대 위험도는 1.5이고, 여성에서는 2.2이다. 개인 건강 상태가 나쁜 경우, 허리 통증이 만성화될 것으로 예측할 수 있다.[151]

신체 기능적

활동 정도. 전체적인 건강상태와 하부 허리 통증 발병의 관계는 흥미있는 잠재적 위험 요인 중 하나이다. Cady는 1,652명의 소방관을 대상으로 한 전향적 연구에서 신체가 건강할 경우, 허리 통증의 발병을 예방함을 보였다.[22] Leino는 신체 활동이 기준 이하인 남성의 경우, 10년 후 허리 통증의 발병 위험도가 상당히 증가함을 발견하였다.[87] 여성에서는 이런 경우에서 발병 위험도가 증가함을 발견하지 못했다. Harreby는 활동적이지 않은 십대들은 활동적인 십대들보다 25년 후 허리 통증을 일으킬 가능성이 더 많음을 발견하였다. 유사하게, Videman은 운동선수와 비교하여 일반인인 대조군에서 더 허리 통증이 많이 발생함을 알았다.[163] Croft[37]는 활동정도가 단기간인 경우에는 허리 통증 발생과 크게 관련성을 갖지 않는다는 것을 알았으며 다음 경우는 예외였다.

- 규칙적인 스포츠 활동을 하는 여성은 허리 통증과 관련있다(상대위험도 1.3).
- 혼자하는 활동을 하는 남성은 허리 통증과 관련있다 (상대위험도 1.8).

관련있는 연구에서 신체 활동이 적은 경우 증상이 없는 개인에서 만성 허리 통증으로 진행되는 것이 알려졌다.[151]

심혈관계 상태. 허리 통증 발생과 관련이 없는 것으로 보여진다.

근력과 지구력. 등 근육이 등축성 지구력이 약한 경우 허리 통증 발병이 있을 수 있다는 증거가 있다. 그러나 Takala에 의해 반박을 받았다. Stevenson은 척추세움근(척추기립근, erector spinae)과 넙다리네갈래근(대퇴사두근, quadriceps femoris)이 수축하고 있는 동안 근전도에서 기준 이상의 빈도 이동 시 (감소 증가) 수작업을 하는 노동자에서 허리 통증을 일으킬 수 있음을 보고하였다.

들어올릴 수 있는 능력. 등축성으로 들어올릴 수 있는 능력은 베티의 연구에서는 관련이 없는 것으로 확인되었고 Chaffin, Liles, 그리고 Takala의 연구에서는 관련이 있는 것으로 확인되었다.

균형감. 균형감이 나쁜 경우 허리 통증 발생과 관련이

있는 것으로 Takala에 의해 확인되었다.

유연성. 유연성의 감소는 허리 통증 발생과 관련이 있는 것으로 Battie에 의해 확인되었다. 그러나, 운동 범위가 증가한 경우는 여성에서 위험 인자로 감소한 경우는 남성에서 위험 인자로 Biering-Sorensen과 Takala에 의해 확인되었다. 운동 범위의 새로운 척도는 검사 동안 환자의 자연적인 속도 또는 가속 정도이다. 운동 범위 검사동안 흉부 가속이 감소한 경우 허리 통증 발생의 예측인자로 생각할 수 있다.

신체 구조적(선천성 기형, 퇴행성 질환). 어떤 예측 인자도 없는 잠재적 위험요소를 가진 고위험군 직업에서 일하는 노동자를 위해 척추 방사선 촬영이 오랫동안 사용되어 왔다. 영국의 직업 건강 지침서에서 이 주제에 대해 간결하게 요약하였는데 "다양한 구조적 이상 소견과 척추 질환 사이의 관계에 대한 오해를 해결하는 것이 중요하다. 지금까지 척추 이분증, 추간판의 퇴행성 변화, 추간판 탈출증, 척추전방전위증 같은 선천적 변형이 향후 허리 통증, 좌골신경통, 목통증의 발생과 관련이 있는 것으로 생각하였다. 그러나 관련성은 많지 않으며 구조적 이상으로 나중에 임상적 문제를 야기하는 경우보다 그렇지 않은 경우가 더 많다."

직업 관련 : 직업 만족도, 직장에서의 나쁜 작업 환경

직업 만족도. 허리 통증에 대한 위험 요인으로써 낮은 직업 만족도에 대한 증거는 많다. 상대 위험도는 1.7~3.0이며 위험 요인은 만성으로 될 가능성이 많다.

직장에서의 작업 환경. 직장에서의 나쁜 작업 환경이 허리 통증의 발생과 관련 있다. 상대 위험도는 1.3~1.9로 추정된다.

사회 인구학적(나이, 사회경제계층, 교육정도, 성별, 유전성, 흡연, 키, 몸무게)

나이. 허리 통증은 청년기 후기와 40대 초반사이에 가장 흔하다. 60세 이후에는 발생이 감소하기 시작한다. 허리 통증이 좀 더 젊은 연령에 발생한다는 증거가 있다.

사회경제계층. 낮은 사회경제계층은 과도한 근육 운동을 포함한 외부 요인과 관련이 있다. 사실, 실제 발생보다는 장애의 기간 정도가 더 많은 관련성이 있다.

교육 정도. 낮은 교육 정도가 허리 통증의 실제 발생보다 장애의 기간과 더 많은 관련이 있다.

흡연. 흡연은 요추의 해부학적 구조에 확실한 영향을 미친다. 추간판으로의 혈류 감소, 영양 공급 감소, 추간판의 산성화, 척추의 탈미네랄현상, 섬유성 활동의 변형, 퇴행성 변화의 증가가 관련있다. 그러나, 역학적 연구에서 흡연과 허리 통증의 관련성이 적은 것으로 알려졌고 좌골신경통과는 관련성이 없는 것으로 알려졌다. Croft의 최근 연구는 예외적이며 현 흡연자는 이전 흡연자나 미흡연자보다 허리 통증 발생이 증가함을 보였다.

키와 몸무게. 키와 몸무게 같은 신체적 측정은 Nachemson의 많은 연구에서 보여진다. 미국 징집 신체 검사의 초기 연구에서 허리 통증으로 입원한 경력이 있는 사람의 경우 더 키가 크고 몸무게가 많이 나가는 것으로 밝혀졌다. Croft는 키가 적은 여성일수록 위험이 감소한다는 것을 발견하였다. Kopec 등은 남성에서 키가 허리 통증 발생과 관련이 있나 여성에서는 관련이 없고, 반면 몸무게는 남성과 여성에서 모두 관련 요인이 아닌 것으로 확인하였다. Deyo와 Bass는 몸무게가 적게 나가는 사람들과 비교하여 몸무게가 많이 나가는 사람들에서 허리 통증 발생이 증가하는 것을 발견하였다. Shekelle는 3,000명의 성인에서 신체 비만 지수와 허리 통증 사이에 관련성이 없다는 것을 확인하였다. Croft는 발병 가능성이 있는 개체에서 다음 12개월 동안 몸무게와 신체비만지수 모두 허리 통증과 관령이 있음을 확인하였으며 여성에서 몸무게가 증가하면 허리 통증의 위험성도 증가함을 확인하였다. 몸무게가 많이 나가는 여성의 상위 20%의 상대 위험도는 하위 20%와 비교하여 1.8이었다. 남성에서는 유사한 관련이 없었다. 이 연구에서 신체비만지수와 관련된 위험 요인은 몸무게와 관련된 위험 요인과 같았다.

외부적인 요인. 직장에서의 신체 활동은 허리 통증의 발생과 관련하여 광범위하게 연구되어왔다. 자주 허리를 굽히고 뒤틀고 하는 동작들은 허리 통증과 좌골신경통 모두와 관련이 있다. 반복적인 나르기, 들기, 밀기 그리고 당기기 같은 반복적인 손의 움직임과 목의 움직임은 허리 통증의 발생과 관련이 있다.

영국의 직업 건강 지침서에 따르면 "반복적인 나르기,

들기, 밀기 그리고 당기기 같은 반복적인 손의 움직임과 목의 움직임이 허리 통증의 발생과 관련이 있으나 직업이 없는 사람들보다는 관련성이 적다"고 하였다.

목 상태에 따른 위험 요인. 정적인 부하가 목통증과 관련 있는 것으로 보여진다. 또한, 격렬한 손의 움직임이 필요한 일이 목통증과 다소 관련있다는 증거가 있다. 피로, 수면 문제, 적은 스포츠 활동, 15~18세 사이에 높은 심리 요인이 7년 후 목과 허리 통증을 야기할 가능성이 있다. 다산, 심리적 문제, 이전 허리 통증 경력, 그리고 이전 목 손상이 있었던 여성의 경우, 목통증이 발생할 가능성이 높다. 우울증은 앞으로의 목통증과 관련이 있는 것으로 여겨진다. 여성에서의 목통증은 30~45세에 가장 많으며 목 손상의 50%는 교통 사고와 관련있다. 다른 원인으로는 사고적 넘어짐(25%), 스포츠 손상(24%), 자전거 사고 등이 있다.[162]

허리 통증의 회복을 느리게 하는 지속적 요인들 : 예후적 요인들 (Perpetuating factors for poor recovery of LBP: prognostic factors)

임상에 기초한 문제

많은 급성 허리 통증 환자들이 별 치료없이 회복되므로 만성적인 문제를 감소시키기 위해 모든 급성 환자에게 시도하는 적극적인 치료는 효율성이 떨어진다. 그러나 급성 허리 통증 환자에서 만성화 가능성이 높은 환자를 선별하여 만성적인 통증이 발생하기 전에 적절한 조치를 취할 수 있지 않을까?

적은 환자에서 장기간의 장애가 있지만, 전체 비용에서는 많은 비중을 차지한다. 한번 만성 통증과 장애가 발생하면 치료하기가 힘들어진다. 그러므로, 회복의 속도가 느릴 것같은 환자를 선별하여 적극적인 치료를 통해 만성화를 예방하는 것이 중요하다.

Frymoyer는 고 위험군 환자를 선별하는 것에 관심을 가진 첫 번째 사람이였다. 그는 "환자가 장애에 대한 고위험군에 속하는 허리 통증 환자인 경우, 초기의 적극적인 치료를 하는 경우, 경제적, 사회적, 의학적 결과에 있어서 더 성공적이며 비용 절감적이다".[11,53,54,89,90,92,93,151]

더 적극적인 치료가 필요한 지를 결정하기 위해 Frank는 '치료 필요 수치'의 개념을 제시했는데 이것은 더 적극적인 치료를 할 경우, 더 효과적이고 비용 절감적인가를 결정하기 위한 것이다. 급성 허리 통증에 의해 신체 활동에 제한이 있는 대부분의 환자들이 만성적인 장애에 대해 낮은 위험도를 가지므로, 환자의 대부분을 직업 현장으로 돌려보내기 위한 치료가 필요하다. Frank는 결과에 있어서 유의한 차이가 나는 '치료 필요 수치'는 한달 후 빠르게 감소한다고 설명한다. 이것은 다음 사실 때문이다: (가) 고통받고 있는 집단은 훨씬 적다. (나) 자발적인 회복이 이루어지는 개체는 훨씬 적다.

Frank는 급성에서 만성으로 가는 3가지 단계를 다음과 같이 구분하였다(그림 3.4).[52]

급성 — 처음 4주 : 만성화의 위험성 낮음.
아급성 — 4주에서 12주 : 만성화 위험성이 높으며 적극적인 치료가 비용 절감적 효과가 있음.
만성 — 12주 후 : 회복이 중단됨.

Frank는 만성화 되는 위험 요인은 과도하게 적극적인 급성 관리라고 경고한다.[52,102] 그러므로, 그는 "허리 통증이 있는 대부분의 환자들의 예후가 단순한 처치만 했을 경우라도 상당히 좋다는 많은 증거가 있다"고 하였다.[53] 단계화 과정에서 환자들에서 4주 후 단순 장애가 있을 경우, 만성화에 대한 위험성이 있다.

만성화 되는 급성 통증에 대한 개별적인 위험 요인들은 '황색 경보'라 불린다(표 3.4). 이것들은 증상, 검사, 심리사회적, 기능적 그리고 직업관련 인자들과 관련되어 구분된다. 대부분 주관적이며 심리사회적이 대부분이다. 긴급한 관리가 필요한 '적색 경보'와 대조적으로 '황색 경보'는 단지 치료를 바꾸는 것이 필요하다. 이런 위험 요인들은 급성 허리 통증 환자에서 만성화와 장애를 예측할 수 있게 한다. 형식화된 질문 목록을 사용할 경우 단순한 과거력을 묻는 경우보다 위험 요인을 확인하는데 유의하다.[63]

허리 통증의 배경이 있는 경우 개별적인 위험 요인은 건강 관리의 제공, 직장, 그리고 보상적 위험 요인들이 더불어 존재한다. William은 사회심리적인 요인들이 직장으로 돌아가지 않는 개체에 포함되는 반면, 6달 동안 장

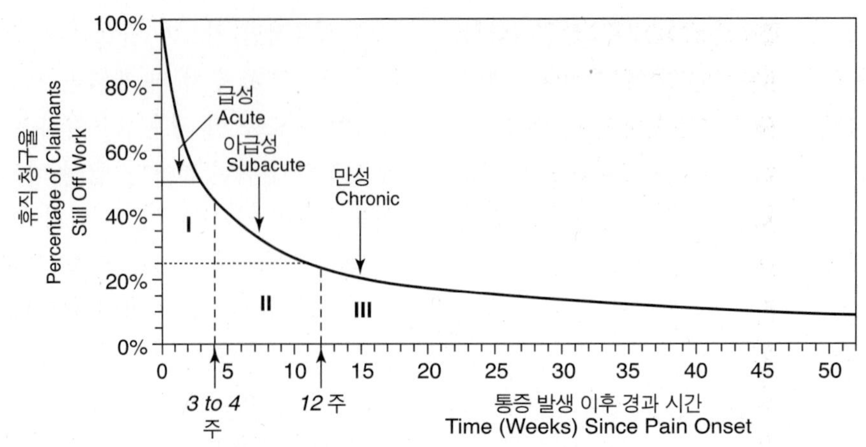

그림 3.4 하부 허리 통증의 자연 경과의 세 단계.

표 3.4 만성화 위험 요인들 '황색 경보'

증상[19,30,45,48,52,53,60,83,109,135,151,159]

- 증상의 기간
- 좌골신경통
- 통증 강도 정도
- 넓게 퍼지 통증

신체 검사[19,33,66,77,84,148,149,170]

- 양성 하지 거상 검사
- 양성 신경학적 검사 (운동, 감각, 반사)
- 두 개나 그 이상의 척추 움직임 제한

심리사회적 요인들[30,43,45,66,77,92,93,109,151]

- 3개 또는 그 이상의 질환적 행동의 Waddell 증후들
- 자신의 낮은 건강 상태
- 두려움 회피 성향
- 걱정
- 격변적인 성향
- 자체 효율
- 조절 중심

직업 관련 요인들[25,26,30,33,66,69,72,92,93,109,151,173]

- 보상 또는 논쟁에 관여
- 신체 의존적 직업
- 직업 불만족
- 이전 12달 동안 신체 활동 저하

기능적 요인들[92,93,109]

- 가벼운 활동 또는 활동에 대한 인내력
- 통증에 의한 부정적 수면 상태

애가 있는 직장인의 0.5%가 치료를 하였다고 하였다.[173] 직장 불만족은 장애가 있는 사람들에게 주요한 요인이다.[10,151,116] 보상적인 시스템 자체가 반대적이며 문제 발생을 야기한다.[116]

지속적인 목 상태에 영향을 주는 요인들. 지속적인 목통증은 허리 통증, 규칙적인 활동의 정도, 나이, 직장에서 일하는 시간에 의해 예측가능하다.[70] 신경적 심리 이상이 있는 환자들은 3년간 추적조사 했을 때 더 좋지 않은 예후를 가지고 있다.[150]

증거 지향적 건강 관리의 발전 (Evolution of Evidence-Based Healthcare)

임상에 기초한 문제

치료사들은 척추 이상을 위한 치료와 다양한 검사의 효율성에 대한 정확도를 판단해야 하는 과제에 직면하게 된다. 무엇이 적절한 치료인지를 결정하기 위해 광범위한 문헌들과 다양한 경험적 지식을 어떻게 사용해야 하는가?

증거 지향적 건강관리란 무엇인가? (What is evidence-based healthcare?)

개요 (Introduction)

증거 지향적 건강 관리(evidence-based health care)는 많은 양의 의학 문헌을 평가하고 효과적이고 중요한 점을 확인하기 위해 고안되었다. 증거 지향적 건강 관리는 임상가가 질병에 대해 어떤 접근이 가장 효과적이며 어떤

접근이 효과적이지 않은지를 판단하는 것을 도와준다. 효과의 증거가 있는 사람들은 연구의 질에 기초하여 가장 약한 것부터 강한 것으로 순서를 나눈다. 효과의 증거가 입증되지 않은 사람들은 보통 실험적이라 불리워지며 비싸거나 위험한 경우 회의적으로 보여진다. 효과가 입증되지 않은 사람들은 희망이 적어지게 된다.

증거 지향적 건강 관리를 도입하면서 다양한 상태에 대한 다른 접근의 효율성에 대한 임상적인 지침이 나오게 되었다. 미국 의사협회는 "특별한 임상적 환경에 대한 적절한 건강 관리를 위해 임상가와 환자 결정를 돕기 위해 체계적으로 개발된 것"으로 지침서를 정의하였다. 허리 통증 지침서는 캐나다, 미국, 영국, 스웨덴, 뉴질랜드, 네덜란드 그리고 덴마크를 포함하여 세계적으로 유포되었다.

Chapman-Smith에 따르면, "지침서의 첫 번째 목적은 사용하기 쉬운 형태로 임상적인 지침을 최근 지식으로 변환하는 건강 관리의 표준을 개선하기 위한 것이다"하고 하였다.[28] Wiesel은 과학적으로 유의한 증거라기 보다는 전문가의 협의된 의견에 바탕을 둔 건강 관리로부터 지침서를 구별할 것을 권장하였다. 지침서의 주요한 목표는 과학적으로 결정할 수 있는 요점을 바탕으로 진단적이고 치료적인 프로토콜을 만드는 것이다. Eddy는 결정하기 위한 강한 증거가 있다면 진단과 치료는 특별한 질환이 있는 환자의 95%이상에서 적절히 이루어 질것으로 추측하였다.[47] Wiesel은 오직 의견 동의적인 의사 결정이 있을 때, 이 특징은 60%까지 감소한다 라고 했다. 그는 치료 결정에 영향을 주는 지침서를 사용하기 위해 의사는 특별한 임상적 세트가 준비되는 것처럼 추천된 건강 관리를 수정하기 위해 준비해야 한다고 하였다. Sackett[131]는 임상적 전문성이 증거에 의해 도움이 되어야 하지만, 대체되지는 말아야 한다고 하였다.

건강 관리 정책 및 조사 연구소는 다음과 같은 이유로 허리 통증 지침서를 제안했다:[2]

- 사회적으로 만연해 있는 허리 통증 문제
- 사회적으로 허리 통증 문제의 고비용
- 허리 통증 관리가 부적절하다는 증거의 증가
  - 실제적인 습관의 광범위한 차이
- 흔하게 사용되고 있는 진단과 치료 접근의 비효율성에 대한 과학적 문헌의 증가

Cherkin은 허리 통증에 대한 다른 치료의 효율성에 대한 신념이 있는 1,200명의 의사를 조사하였다.[29] 대부분의 의사가 추천하는 유일한 치료는 물리치료였다. 의사의 절반 이하에서 척추 수기 치료가 효과가 있다고 믿으며 소수에서 침상 안정과 진경제가 효과있다고 믿고 있었다. 연구는 의사들이 무엇이 허리 통증의 적절한 치료인지에 대한 의견 일치가 부족함을 지적하였다. 더불어, 의사들 대부분이 효과적이라고 동의하는 치료는 지침서에서 가장 적은 지지를 받고 있는 물리치료였다. 가장 놀라운 것은 적지 않은 소수에서 효과가 적은 침상 안정과 진경제 치료가 효과가 있다고 믿고 있으며 허리 통증의 치료에 효과적인 척추 수기 치료에 대해서 절반이상이 배제하고 있었다.

성공적인 지침서로부터 중요한 새 결론의 요약 (Summary of major new conclusions from successive guidelines)

많은 국제적인 조사 연구팀, 임상 전문가, 그리고 건강 관리 제공자들이 허리 통증과 목통증의 관리를 위한 최고의 증거를 검토하기 위해 계속 모여왔다. 그들의 의견 일치는 통증 관리의 새로운 표준을 제시하고 있지 않으나, 지침서는 척추 질환을 관리하는 새로운 지침을 담고 있다. 다음은 국제적인 지침서의 중요한 요약이다.

1987 : Quebec Task Force[142]

- 급성 허리 통증의 특별 진단이 20%에서만 가능
- 급성기에 치료 관리 변화 : 7주까지
- 진단적 영상 검사 제한하며 일반적으로 추천하지 않음
- 침상 안정 처방의 효과에 대한 토론
- 통증이 있더라도 일상 생활로의 조기 복구 추천

1994 : 건강 관리 정책 및 연구 기관[2](Agency for health care policy and research, AHCPR)

- 긴급한 치료가 필요한 '적색 경보'에 초점을 둔 진단적 분류 완성
- 수술을 결정하는데 적용되는 엄격한 기준 추천
- 급성 허리 통증의 추가적인 증상 완화를 위해 주 치료 선택의 하나로 척추 수기 치료 추천

1994: Clinical Standards Advisory Group (CSAG)[31]

- 6주에 심리사회적 평가 추천
- 약품 사용의 적절성과 부적절성 기술

1995, 1999: Royal College of General Practitioners (RCGP)[129,130]

- 처음 치료가 실패했을 때 (4-6주) 전문가에게 의뢰 고려 추천
- 만성화의 심리사회적 위험 요인의 조기 확인 추천
- 6주내 정상 활동으로 복귀하지 못할 경우에 운동 요법 추천

1997: New Zealand[76]

- 통증의 심리사회적 측면과 병력으로부터 그것들을 이끌어내는 방법 설명
- 만성화의 심리사회적 '황색 경보'를 확인하기 위한 질문지 제공

1999: Denmark–Danish Institute for Heath Technology Assessment[39]

- 도덕적 문제, 건강 관리 조직, 경제력을 고려한 건강 관리 기술 평가에 대한 지침서
- 신중한 충고라기보다는 해가 없고 두려움 회피 행동을 극복하도록 강조하는 충고 추천
- 수기 치료 권장
  - 2-3일 이상 급성 통증이 지속된 환자
  - 만성 통증의 급성 재발시
  - 만성 허리 통증을 관리하는 전반적인 접근의 한 부분으로서
  - 신경근 문제에 대한 접근의 한 부분으로서
- GP와 DC가 시스템에 대한 입구 역할로 추천
- 의사가 평가 기술이 부족하기 때문에 외상환자를 제외하고 응급실에서 평가가 이루어지지 않아야 함.

1995: Quebec Whiplash Associated Disorders(WAD) Guidelines 1995[143]

- 증상과 증후에 기초한 분류 체계 추천
- 초기 적극적 기기 치료 추천 (수기치료포함)

2002: Dutch Royal Physical Therapy Association and the Dutch Society of General Practitioners[133]

- WAD 등급 1과 2에 대한 지침
- 교육, 운동 치료, 기능 훈련, 그리고 여러 활동들 같은 적극적인 치료가 사고이후의 시간 정도와 회복 정도에 따라 추천됨

2003: Dutch Physiotherapy Guidelines for Low Back Pain[5]

- 국제 인간 가능, 장애, 건강 분류에 기초한 손상, 장애 사이의 구분
- 통증에 대한 접근보다는 시간적 접근에 따른 행동 치료

2005: European Guidelines for the Management of Acute Nonspecific Low Back Pain in Primary Care–Preliminary Draft[50]

허리 통증 예방을 위해

- 허리 통증 예방을 위한 제한된 증거
- 신체 활동, 운동 그리고 심리사회적 교육을 위해 존재
- 허리 통증의 결과의 예방에 초점 — 장애, 재발, 직업 소실

급성 허리 통증을 위해

- 심리사회적 요인 주의, 호전이 없다면 상세히 심리사회적 요인 검토
- 직업적 배경에서 다원칙적 치료 프로그램이 아급성 허리 통증 환자와 4~8주 이상 여전히 아픈 경우 선택될 수 있음

만성 허리 통증을 위해

- 심리사회적 걱정, 우울한 심정, 통증의 심한 정도 그리고 기능적 영향, 이전 병력 그리고 환자의 기대를 포함한 예후적 인자를 평가하는 것이 필요함
- 인지 행동, 운동, 교육적 그리고 다원칙적 치료가 추천될 수 있음 ; 또한 단기 수기 치료 및 재교육 추천 가능
- 물리치료 기기 추천
- 침술, 주사, 추간판내 전기온열 치료, 척수 자극, 후근 신경절의 방사치료는 추천되지 않음
- 수술은 2년간 다른 모든 보존적 치료가 실패한 경우

가 아니면 추천하지 않음

새로운 증거의 수행 (Implementation of new evidence)

임상에 기초한 문제

임상적 통증 관리의 최근 변화에 대한 과학적 증거와 다원칙적 전문가 의견 동의를 요약한 지침서가 전세계적으로 보급되었다. 지침서의 보급이 실제 척추 질환에 대한 건강 관리의 질을 향상시켰는가 아니면 그렇지 않은가, 그렇지 않다면 왜 그렇지 않은가?

지침서가 넘쳐나는 상황이지만, 실제적인 변화는 일어나지 않고 있다. 2000년 3월, 이스라엘에서 있었던 허리 통증의 일차적 치료에 대한 네 번째 국제 포럼에서는 이 문제를 인정하고 "수행과 보급 : 실행을 위한 연구"로 표제를 정하였다. 이 모임의 요점은 건강 관리 제공자들의 행동을 어떻게 바꾸느냐 였다. Rainville은 만성 허리 통증 환자에서의 활동 제한과 장애에 대한 의사의 권유는 너무 다양하고 지침서에 추천된 것보다 더 제한적인 경우가 많다고 하였다.[124] 파리 특별 조사단은 지침서[1]를 활용하는데 대한 다음의 장애물들을 확인하였다.

- 허리 통증의 일차적 치료를 하는 의사들은 연구적 접근이 어려운 다양한 그룹이다.
- 지침서는 활동의 형태를 구분하지 않거나 활동을 정의하지 않고 있으나 모두를 추천하고 있다.
- 기능적 수행 능력을 평가하는 토론의 결여.
- 지침서는 의사들이 행동을 바꾸고 실패를 인정하라는 공격적인 태도를 취하고 있다.
- 필요한 전문가에 대한 묘사 결여.

심장 질환 환자의 초기 관리에 혁명적인 변화가 있었으며 이는 심장 환자의 경우 의사의 전문성으로 쉽게 확인이 가능하기 때문이었다. 대조적으로, 허리 통증 환자의 1/3 이하에서 치료를 원하며 치료를 받는 경우에도 여러 다양한 치료 제공자에게 치료를 받는다. 사실, 많은 그룹이 허리 통증의 적절한 관리에 대해 다양한 다른 관점들을 가진 일반 제공자들이고 심장 영역만큼 교육이 수월하지 않다.[124]

Rossignol에 따르면, 교육은 의사에게 있어 관리의 새로운 시스템의 한 부분이 되어야만 한다고 하였다.[128] 가장 가치있는 것은 환자에게 더 잘 설명하고 의사 결정에 참여하도록 하는 것이다. 그들 스스로에 의한 지침서는 질을 향상시키지 않을 것이다. 그러나, 그것들이 필요하지 않기 때문은 아니다. 오히려, 그것들은 필요하며 단지 충분하지 않을 뿐이다.

덴마크의 지침서는 바뀌어야 할 것은 제공자의 행동뿐만 아니라, 전체 건강 관리 지침이 바뀌어야 한다고 강조한다. 특히, 다른 관리 제공자들 사이에 협력을 강조하고 있으며 건강 관리 방법이 제공자들 사이에서 차이가 없어야 한다고 주장한다. 이런 것들을 격려하기 위해 허리 통증과 관련된 건강 관리 제공자들에게 교육 후 과정으로 제공되어야 한다.

Goldberg는 수술 비율을 줄이기 위한 교육에 대한 새로운 접근을 가지고 있다.[61] 높은 수술율을 나타내는 영역에 대해 강압적이지 않은 접근으로 9%의 수술율 감소를 이루어냈다. 외과 의사 연구 모임은 수술 지침에 과학적 증거와 수술의 다른 비율을 검토하였다. 외과 의사와 환자들이 수술을 결과를 평가하는 모임에 같이 참석하였다. 6달간의 추적 조사를 통해 그 환자들이 다른 동료 환자들과 비교하여 어떤 결과를 나타내는지에 대한 보고를 하였다. 일차 통증 관리 제공자를 위한 모임에서 무엇이 증거 지향적 척추 관리인지 설명되었다. 최소 침상 안정, 정상 활동으로의 조기 복귀, 조기 영상 촬영의 자제 그리고 수술의 적절한 기준에 대해 토론이 이루어졌다. 지역 의사가 '학문적 세부사항'이라 불리는 새로운 접근의 필수적인 면을 발표하였다. 시청각 자료가 수술 대기 환자의 교육에 사용되었다. 수술의 전체적인 결과가 수술한 경우와 수술하지 않은 경우에 만족한 환자와 만족하지 않은 환자와의 면담을 통해 제시되었다. 마지막으로, 건강 관리 경제학자에 의해 비용 효율적인 면에 대한 방향제시가 있었다.

최근 호주에서의 연구는 의사 행동에 중요한 변화들이 대중 매체를 통해 이루어질 수 있다는 것을 나타냈다. 의사들은 그들의 환자들이 잘 교육되었을 때 더 동기부여가 되는 것처럼 보인다. 그들은 대중 매체에 노출되지 않은 그들의 동료들보다 침상 안정을 덜 처방하고 재활성화 교육을 더 하는 것으로 알려졌다.

Frank와 Loissil의 연구에 따르면, 매우 복잡하고 고비용의 작업공정하에서 근무환경과 관련된 만큼의 건강에 대한 다른 전략적 선택에 대해서 문제 삼지 않을지도 모른다는 것을 보여주었다. 작업 환경과의 연관성이 분명하다면, 재활전문가에 의한 현장 방문과 개별 작업 수정에 대해 협의하는 내용도 포함된다고 하였다.

의사 결정 분배는 허리 통증이 있는 다양한 환자들의 필요를 만족하기 위해 제안된 해결책이다. 의사 결정 분배에서 환자들은 다른 선택 사항들 중에서 선택하는 임상가에 포함된다. 이것은 환자로 하여금 의사 결정 과정에 약간의 통제권을 부여하므로 환자에게 어느 정도 힘을 실어준다. 이 과정에 환자를 포함시키므로 결과에 관계없이 그들의 만족을 증진시킬 수 있는 잠재성을 갖도록 한다. 심장 질환이 있는 환자들에 관한 연구들은 의사결정 분배를 통해 환자들이 더 지식적이고 확신적이 되었다는 것을 증명하였다. 그런 접근은 요추 추간판 수술의 후보자들에게 최근에 사용되었다. 상호적인 시청각 프로그램이 그들의 치료에 대한 의사결정을 촉진한 것으로 보여졌다.

Von Korff는 치료사들이 역할, 책임, 기대에 대해 환자들과 협상해야한다고 제안했다. 치료사는 훈련시키는 사람이고 환자는 활동적인 참가자이다. 그런 활동적인 참여의 성공에 중요한 점은 상호적으로 목표에 도달하는 것이다. 재발의 경험이 있는 허리 통증 문제는 천식이나 당뇨와 비슷하다. 이런 만성적인 질환처럼 치료가 자기 관리적인 노력없이 성공할 것 같지 않다.[166]

증거에 기반을 둔 건강 관리(EBHC)가 전통적인 관리보다 실제 더 나은가?

증거에 기반을 둔 건강 관리는 최고의 증거에 기반을 두지만, 그 자체가 증거에 기반을 두고 있는가? 최근 호주에서의 실험은 증거 기반적 관리와 전통적인 관리를 비교하였다. 환자들은 3, 6, 12개월에 평가되었다. X선 촬영은 전통적인 관리 그룹에서 30%, 실험 그룹에서 7%였다. 침상안정은 전통적인 관리 그룹에서 40%, 실험 그룹에서 단지 2%였다. 전통적인 관리 그룹은 25%에서 마취제를 추천했다. 12달째, 증거 기반적 환자들의 71%가 완전히 회복되었고, 전통적인 관리 그룹은 56%에서 회복을 보였다. 가장 인상적인 것은 비용이 절감되었다. 전통적인 관리는 증거 기반적 관리에 비해 71% 증가된 비용이 소비되었다.

증거 기반적 건강관리의 한계 (Limitations of evidence-based healthcare)

지침서가 임상가와 소비자들에게 도움을 주고 있지만 완전하지는 않다. 허리 통증 지침서의 특별한 한계가 있는가? 지침서가 활동 지구력의 증가를 추천하는 반면, 어떻게 할 것인가에 대한 내용은 거의 없다. 질을 향상시키거나 관리 비용을 줄인다는 증거도 충분하지 않다. 그런 경우에 증거에 너무 많은 비중을 두는 위험이 있을 수 있고 실제 알고 있는 것에 대해 과소평가할 수 있다.[152]

퀘벡 공동 연구팀(Quebec Task Force)는 허리 통증의 정확한 진단이 20% 이하라는 것을 인정했다.[142] 그러나, 허리 통증의 진단이 어렵다는 것이 허리 통증이 존재하지 않는다는 것을 의미하지는 않는다. Laboenf-Yde는 어떻게 비특정 허리 통증이 확인되지 않는 여러 가지 특별한 아형으로 관찰되는지 기술하였다. 1장에서 이야기한 대로 새로운 분류 체계는 증진된 관리가 비특정 허리 통증 환자의 아분류를 확인하고 있다는 것을 보여주고 있다.[46,49,26]

증거 기반적 지침서의 질 향상 (Improving the quality of evidence-based guidelines)

증거 기반적 건강 관리에서 전반적인 질 향상을 위한 과정이 필요하다. 물론, 질은 적절한 비용으로 얻어져야 한다. Frymoyer는 가치를 질에 대한 비용의 비로 정의했다.[58] 성공은 융통성, 미래적 관점, 모든 환자들의 참여에 달려 있다. 지침서는 명확하고 특별하며 애매하지 않아야 한다.[161]

의학 협회(Institute of Medicine)[51]와 영국 국가 보건성(U.K. National Health Service)[114]에 따르면, 좋은 지침서는 기준에 만족해야 한다고 하였다.

- 목표 질환에 대한 정의
- 과학적으로 확실한 표준 제시
- 사용자가 알기 쉽게 표시

- 스스로 결과 확인 가능
- 분배 계획 포함
- 실행 계획 포함
- 규칙적이고 미래지향적 관점 포함

지침서의 유용성을 결정하는데 중요한 결과들:[161]

a) 통증 감소, 기능, 직장으로의 복귀, 만족 같은 환자 중심적 결과들
b) 건강 관리 비용
c) 지침서를 개발하고 실행하고 보완하는 비용

Cochrane 공동 연구는 새 증거에 대한 최신 지견을 제공한다. 지침서의 주기적인 보완이 필요하다. Shekelle은 다음의 경우에 개정되야 한다고 제안한다.[138]

- 과학적 문헌에서 중요한 변화가 있을 때
- 새로운 방법이 나왔을 때
- 새로운 결과가 적절하다고 생각될 때
- 건강 관리 자원의 유용성에 변화가 있을 때

1990년에서 1996년 사이에 출간된 17개의 다른 지침서들을 검토하여 Shekelle은 지침서의 절반이 5.8년 후에 시대에 뒤지게 된다고 예측하였다.[139] 저자들은 지침서가 3년마다 재평가 되어야 한다고 제안한다.

근골격계 연구와 임상적 실행 모임(IMRCI)은 허리 통증이 있는 첫 6주에서 가장 좋은 관리를 제공하도록 지침서를 개발하였다. 이 지침서는 건강 관리의 특별한 측면에 대한 증거 기반적 추천을 제공하고 있다.

■ 결론 (Conclusion)

허리 통증은 어떤 진보가 알려져 있으나 일반적으로 사용되지 않는 유행적인 문제이다. 자연 경과는 대부분의 환자들이 급성 발생 이후 긴 기간 증상을 호소하므로 그리 간단하지 않다. 왜 대부분의 개인들이 급성 허리 통증을 경험하는가는 명확하지 않지만, 급성 통증이 심리사회적 요인에 의해 만성화 된다는 것을 알고 있다.

건강 관리의 초점은 두 개의 대조적인 방향에 맞춰진다. 하나는 급성과 아급성 환자들에 대한 제한된 관리에 의해 특징지어진다. 다른 하나는 만성 환자들에 대한 최대의 관리를 포함한다.

증거는 다른 방향을 제시한다. 즉, 이차적 예방 노력은 아급성 상태에서 만성으로 이완되는 고 위험도를 가진 환자들에게 적용되어야 한다. 이 관리는 적극적인 영상 촬영이나 수술이 필요하지 않다. 그러나 두려움–회피 믿음과 고민/우울증 같은 심리사회적 문제들을 해결하고 기능을 해결하는 방법으로 진행된다.

어떻게 이 새로운 증거의 실행을 증진할 것인가가 주요 질문이다. 전문가가 관리를 주도하는 심혈관 질환과 달리 척추 질환 환자들은 많은 관리자들이 치료를 주도한다. 환자, 건강 관리자, 보험회사, 정부 등의 의견을 하나로 모으는 것이 유행성적 질환을 해결하는 주요 도전 과제이다.

확인 과정
본 장의 학습목표 자가 점검

- 당신의 환자가 3주 그리고 7주에 만족스런 회복을 할만한 가능성은 얼마인가?
- 만성화의 특별한 황색 경보 위험 요소는 어떤 것이 있는가?
- 환자 관리에서 국제 허리 통증 관리 지침서는 어떤 새로운 정보를 제시하고 있는가?
- 다양한 지침서에서 추천되고 있지 않는 검사 방법이나 치료에 대해 알고 있는가?
  예 – 적색 경보가 없는 급성 허리 통증 환자에서 X선 촬영
- 다양한 지침서에서 추천되고 있지만 이전에는 사용되지 않았던 검사 방법이나 치료에 대해 알고 있는가?
  예 – 적색 경보가 없는 급성 허리 통증 환자에 대한 수기 치료

■ 참고문헌 (References)

1. Abenheim L, Rossignol M, Valat JP, et al. The role of activity in the therapeutic management of back pain: Report of the International Paris Task Force on Back Pain. Spine 2000;25(4):1S–33S.
2. Agency for Health Care Policy and Research (AHCPR). Acute low-back problems in adults. Clinical Practice Guideline Number 14. Washington D.C.: U.S. Government Printing Office, 1994.
3. Battie MC, Bigos SJ, Fisher LD, et al. A prospective study of the role of cardiovascular risk factors and fitness in industrial back pain complaints. Spine 1989;14(2):141–147.
4. Battie MC, Bigos SJ, Fisher LD, et al. The role of spinal flexibility in back pain complaints within industry: A prospective study. Spine 1990;15: 768–773.
5. Bekkering GE, Hendrriks HJM, Koes BW, et al. Dutch physiotherapy guidelines for low back pain.

Physiotherapy 2003;89:82–96.

6. Berquist-Ullman M, Larsson U. Acute low back pain in industry. Acta Orthop Scand Suppl 1977;170:1.
7. Biering-Sorensen F. A prospective study of low back pain in a general population. I. Occurrence, recurrence, and etiology. Scand J Rehabil Med 1983;15:71.
8. Biering-Sorensen F. Physical measurements as risk indicators for low-back trouble over a 1-year period. Spine 1984;9:106–119.
9. Biering-Sorensen F, Thomsen CE, Hilden J. Risk indicators for low back trouble. Scan J Rehabil Med 1989;21:151–157.
10. Bigos SJ, Battie MC, Spengler DM, et al. A prospective study of work perceptions and psychological factors affecting the report of back injury. Spine 1991;15:1–6.
11. Bolton JE. Evaluation and treatment of back pain patients. Eur J Chir 1994:42;29–40.
12. Boos N, Semmer N, Elfering A, et al. Natural history of individuals with asymptomatic disc abnormalities in magnetic resonance imaging predictors of low back pain-related medical consultation and work incapacity Spine 2000;25:1484–1492.
13. Borchgrevink GE, Leriem I. Symptoms in patients with neck injury after a car crash: A retrospective study. Tidsskr Nor Laegeforen 1992;112:884–886.
14. Borchgrevink GE, Kaasa A, McDonoagh D, et al. Acute treatment of whiplash neck sprain injuries. Spine 1998;23:25–31.
15. Borenstein G, et al. A 7-year follow-up study of the value of lumbar spine MR to predict the development of low back pain in asymptomatic individuals. Presented to International Society for the Study of the Lumbar Spine, Brussels, June 9–13, 1998.
16. Borkan J, Van Tulder M, Reis S, Schoene ML, Croft P, Hermoni D. Advances in the field of low back pain in primary care: A Report from the Fourth International Forum. Spine 2002;27:E128–E132.
17. Breen AC, Langworthy J, Vogel S, et al. Primary Care Audit Toolkit: Acute Back Pain. Bournemouth: Institute for Musculoskeletal Research and Clinical Implementation, (www.imrci.ac.uk) 2000.
18. Buchbinder R, Jolley D, Wyatt M. 2001 Volvo Award Winner in Clinical Studies: Effects of a media campaign on back pain beliefs and its potential influence on management of low back pain in general practice. Spine 2001;26:2535–2542.
19. Burton AK, Tillotson K, Main C, Hollis M. Psychosocial predictors of outcome in acute and subacute low back trouble. Spine 1995;20:722–728.
20. Butler RJ, Johnson WG, Baldwin ML. Managing work disability: Why first return to work is not a measure of success. Industrial and Labor Relations Review. 1995;48(3):452–469.
21. Burton AK, Waddell G. Educational and informational approaches. In: Linton SL, ed. New avenues for the prevention of chronic musculoskeletal pain and disability. Amsterdam: Elsevier, 2002.
22. Cady LD, Bischoff LP, O'Connel ER, et al. Strength and fitness and subsequent back injuries in firefighters. J Occup Med 1979;21:269.
23. Carey TS, Mills Garret J, Jackman AM. Beyond the good prognosis. Spine 2000:25:115–120.
24. Carroll LJ, Cassidy JD, Cote P. Depression as a risk factor for onset of an episode of troublesome neck and low back pain. Pain 2004;107:134–139.
25. Cats-Baril WL, Frymoyer JW. Demographic factors associated with the prevalence of disability in the general population: Analysis of the NHANES I database. Spine 1991;16:671–674.
26. Cats-Baril WL, Frymoyer JW. Identifying patients at risk of becoming disabled because of low-back pain. The Vermont Rehabilitation Engineering Center predictive model. Spine 1991;16:605–607.
27. Chaffin DB, Herrin GD, Keyserling WM. Preemployment strength testing: An updated position. J Occup Med 1978;20(6):403–408.
28. Chapman-Smith D. Back pain guidelines from Denmark. The Chiropractic Report 2000;14(5):3.
29. Cherkin DC, Deyo RA, Wheeler K, Ciol MA. Physician views about treating low back pain: The results of a national survey. Spine 1995;20(1):1–10.
30. Cherkin DC, Deyo RA, Street JH, Barlow W. Predicting poor outcomes for back pain seen in primary care using patients' own criteria. Spine 1996;21:2900–2907.
31. Clinical Standards Advisory Group (CSAG). Back Pain. Report of a CSAG committee on back pain. London: HMSO, 1994.
32. Cochrane library http://www.cochranelibrary.net (Health Communication Network).
33. Coste J, Delecoeuillerie G, Cohen De Lara A, Le Parc JM, Paolaggi J. Clinical course and prognositc factors in acute low back pain: An inception cohort study in primary care practice. BMJ 1994;308:577–580.
34. Cote P, Cassidy JD, Carroll L. The factors associated with neck pain and its related disability in the Saskatchewan population. Spine 2000;25(9):1109–1117.
35. Cote P, Cassidy JD, Carroll L, Kirstman V. The annual incidence and course of neck pain in the general population: A population-based cohort study. Pain 2004;112:267–273.
36. Croft PR, Macfarlane GJ, Papageorgiou AC, Thomas E, Silman AJ. Outcome of low back pain in general practice: A prospective study. BMJ 1998;316:1356–1359.
37. Croft PR, Papageorgiou AC, Thomas E, Macfarlane GJ, Silman AJ. Short-term physical risk factors for new episodes of low back pain: Prospective evidence from the South Manchester Back Pain Study. Spine 1999;24(15):1556–1561.
38. Croft PR, Lewis M, Papageorgiou AC, et al. Risk factors for neck pain: A longitudinal study in the general population. Pain 2001;93:317–325.
39. Danish Health Technology Assessment (DIHTA). Manniche C, et al. Low back pain: Frequency Management and Prevention from an HAD Perspective, 1999.
40. Deyo RA. Low back pain—A primary care challenge. Spine 1996;21:2826–2832.
41. Deyo RA, Rainville J, Kent DL. What can history and physical examination tell us about low back pain? J Am Med Assoc 1992;268:760–765.
42. Deyo RA, Bass JE. Lifestyle and low back pain. The

influence of smoking and obesity. Spine 1989;14:501–506.

43. Deyo RA, Battie M, Beurskens AJ, et al. Outcome measures for low back pain research. Spine 1998;23:2003–2013.

44. Deyo RA, Weinstein JN. Low back pain. N Engl J Med 2001;344:363–370.

45. Dionne CE, Koepsell TD, Von Korff M, et al. Predicting long-term functional limitations amount back pain patients in primary care settings. J Clin Epidemiol 1997;30:31–43.

46. Dreyfuss P, Michaelsen M, Pauza K, McLarty J, Bogduk N. The value of medical history and physical examination in diagnosing sacroiliac joint pain. Spine 1996;21:2594–2602.

47. Eddy DM. A Manual for Assessing Health Practices and Designing Practice Policies: The Explicit Approach. Philadelphia: American College of Physicians, 1991.

48. Epping-Jordan JE, Wahlgren DR, Williams RA, et al. Transition to chronic pain in men with low-back pain: Predictive relationships among pain intensity, disability, and depressive symptoms. Health Psychol 1998;17:421–427.

49. Erhard RE, Delitto A. Relative effectiveness of an extension program and a combined program of manipulation and flexion and extension exercises in patients with acute low back syndrome. Phys Ther 1994;74:1093–1100.

50. European Guidelines for the management of acute nonspecific low back pain in primary care—preliminary draft—http://www.backpaineurope.org.

51. Field MJ, Lohr KN, eds. Guidelines for Clinical Practice: From Development to Youth. Institute of Medicine. Washington, DC: National Academy Press, 1992.

52. Frank J, Sinclair S, Hogg-Johnson S, et al. Preventing disability from work-related low-back pain. New evidence gives new hope—if we can just get all the players onside. Can Med Assoc J 1998;158:1625–1631.

53. Frank JW, Kerr MS, Brooker AS, et al. Disability resulting from occupational low back pain. Part 2: What do we know about secondary prevention? Spine 1996;21:2918–2929.

54. Fransen M, Woodward M, Norton R, Coggan C, Dawe M, Sheridan N. Risk factors associated with the transition from acute to chronic occupational back pain. Spine 2002;27:92–98.

55. Friedlieb OP. The impact of managed care on the diagnosis and treatment of low back pain. Am J Medi Qual 1994;9(1):24–29.

56. Fritz JM, George S. The use of a classification approach to identify subgroups of patients with acute low back pain. Spine 2000;1:106–114.

57. Frymoyer JW. Predicting disability from low back pain. Clin Orth 1992;279:107.

58. Frymoyer JW. Quality: An international challenge to the diagnosis and treatment of disorders of the lumbar spine. Spine 1993;18:2147–2152.

59. Gargan MR, Bannister GC. Long-term prognosis of soft-tissue injuries of the neck. J Bone Joint Surg (Br) 1990;72:901–903.

60. Gatchel R, Polatin PB, Kinney RK. Predicting outcome of chronic back pain using clinical predictors of psychopathology: A prospective analysis. Health Psychol 1995;14:415–420.

61. Goldberg HI, et al. Can evidence change the rate of back surgery? A randomized controlled trial of community-based education. Effect Clin Pract 2001:95–104.

62. Gonzalez-Urzelai V, Palacio-Elua L, Jopez de Munain J. Routine primary care management of acute low back pain: adherence to clinical guidelines. Eur Spine J 2003;12:589–594.

63. Grevitt M, Pande K, O'dowd J, Webb J. Do first impressions count? A comparison of subjective and psychologic assessment of spinal patients. Eur Spine J 1998;7:218–223.

64. Gyntelberg F. One year incidence of low back pain among male residents of Copenhagen age 40–59. Danish Medical Bulletin 1974;21:30–36.

65. Hadler NM. Regional back pain. N Engl J Med 1986;315:1090–2.

66. Haldorsen EMH, Inhalhl A, Ursin H. Patients with low-back pain not returning to work. A 12-month follow-up study. Spine 1998;23:1202–1208.

67. Harreby M, Hesselsoe G, Kjer J, Neergaard K. Low back pain and physical exercise in leisure-time in 38 year old men and women: A 25 year prospective cohort study of 640 school children. Eur Spine J 1997;6:181–186.

68. Hashemi L, Webster BS, Clancy EA, Volinn E. Length of disability and cost of workers' compensation low back pain claims. J Occup Environ Med 1998;40:261–269.

69. Hazard RG, Haugh LD, Reid S, Preble JB, MacDonald L. Early prediction of chronic disability after occupational low back injury. Spine 1996;21:945–951.

70. Hill J, Lewis M, Papageorgiou AC, Dziedzic K, Croft P. Predicting persistent neck pain. A 1-year follow-up of a population cohort. Spine 2004;29:1648–1654.

71. Hillman M, Wright A, Raujaratnam G, et al. Prevalence of low back pain in the community: Implications for service provision in Bradford, UK. J Epidemilol Commun Health 1996;50:347–352.

72. Hoogendoorn WE, van Poppel MNM, Bongers PM, Koes BW, Bouter LM. Systematic review of psychosocial factors at work and private life as risk factors for back pain. Spine 2000;25(16):2114–2125.

73. Hrubec A, Nashbold BS Jr. Epidemiology of lumbar disc lesions in the military in World War II. Am J Epidemiol 1975;102:366–376.

74. Indahl A, Haldorsen EH, Holm S, Reikeras O, Hursin H. Five-year follow-up study of a controlled clinical trial using light mobilization and an informative approach to low back pain. Spine 1998;23:2625–2630.

75. Jacob T, Baras M, Zeev A, Epstein L. A longitudinal, community-based study of low back pain outcomes. Spine 2004;29:1810–1817.

76. Kendall NAS, Linton SJ, Main CJ. Guide to assessing psychological yellow flags in acute low back pain: Risk factors for long-term disability and work

loss. Wellington, New Zealand: Accident Rehabilitation & Compensation Insurance Corporation of New Zealand and the National Health Committee, 1997.

77. Klenerman L, Slade P, Stanley I, et al. The prediction of chronicity in patients with an acute attack of low back pain in a general practice setting. Spine 1995;20:478–484.
78. Kopec JA, Sayre EC, Esdaile J. Predictors of back pain in the general population. Spine 2003;29:70–78.
79. Leboef-Yde C, Lauritsen JM. The prevalence of low back pain in the literature: A structured review of 26 Nordic studies from 1954 to 1993. Spine 1995;20:2112–2118.
80. Laboeuf-Yde C. Smoking and low back pain: A systematic literature review of 41 journal articles reporting 47 epidemiologic studies. Spine 1999;24:1463–1470.
81. Laboeuf-Yde C, Manniche C. Low back pain: Time to get off the treadmill. JMPT 2001;24:63–65.
82. Laboeuf-Yde C, Lauritsen JM, Lauritzen T. Why has the search for causes of low back pain largely been nonconclusive? Spine 1997;22:877–881.
83. Lancourt J, Ketteljut M. Predicting return to work for lower back pain patients receiving worker's compensation. Spine 1992;17:629–640.
84. Lanier DC, Stockton P. Clinical predictors of outcome of actue episodes of low-back pain. J Fam Pract 1988;27:483–489.
85. Larequi-Lauber T, Vader JP, Burnand B, et al. Appropriateness of indications for surgery of lumbar disc hernia and spinal stenosis. Spine 1997;22(2):203–209.
86. Lawrence JS. Rheumatism in populations. London: Heinemann, 1977.
87. Leino P. Does lesiure time physical activity prevent low back disorders? A prospective study of metal industry employees. Spine 1993;18:863–871.
88. Liao L, et al. Impact of an interactive video on decision making of patients with ischemic heart disease. J Gen Intern Med 1996;11:373–376.
89. Liebenson C, Yeomans S. Identification of the patient at risk for persistent or recurrent low back trouble. In: Yeomans S, ed. The clinical application of outcomes assessment. Stamford, CT: Appleton & Lange, 1999.
90. Liebenson CS, Yeomans SG. Yellow Flags: Early identification of risk factors of chronicity in acute patients. J Rehabil Outcomes Meas 2000;4(2):31–40.
91. Liles DH, Deivanayagam S, Ayoub MM, Mahajan P. A job severity index for the evaluation and control of lifting injury. Hum Factors 1984;26:683–693.
92. Linton SJ, Hallden K. Risk factors and the natural course of acute and recurrent musculoskeletal pain: Developing a screening instrument. In: Jensen TS, Turner JA, Wiesenfeld-Hallin Z, eds. Proceedings of the 8th World Congress on Pain, Progress in Pain Research and Management, vol 8. ed. Seattle: IASP Press, 1997.
93. Linton SJ, Hallden BH. Can we screen for problematic back pain? A screening questionnaire for predicting outcome in acute and subacute back pain. Clin J Pain 1998;14:1–7.
94. Linton SJ. Psychological risk factors for neck and back pain. In: Nachemson A, Jonsson E, eds. Swedish SBU report. Evidence-based treatment for back pain. Stockholm/Philadelphia, Swedish Council on Technology Assessment in Health Care (SBU)/Lippincott (English translation), 2000:75.
95. Linton SJ. A review of psychological risk factors in back and neck pain. Spine 2000;9:1148–1156.
96. Linton SJ, Buer N, Vlaeyen J, Hellsing AL. Are fear-avoidance beliefs related to a new episode of back pain? A prospective study. Psychol Health 2000;14;1051–1059.
97. Linton SJ. Cognitive-behavioral therapy in the prevention of musculoskeletal pain: Description of a program. In: Linton SL, ed. New avenues for the prevention of chronic musculoskeletal pain and disability. Amsterdam: Elsevier, 2002.
98. Lloyd DCEF, Troup JDG. Recurrent back pain and its prediction. J Soc Occup Med 1983;33:66–74.
99. Loisel P, Abenhaim L, Durand P, et al. A population-based, randomized clinical trial on back pain management. Spine 1997;22:2911–2918.
100. Loisel P, Gosselin L, Durand P, Lemaire J, Poitras S, Abenhaim L. Implementation of a participatory ergonomics program in the rehabilitation of workers suffering from subacute back pain. Appl Ergon 2001;32(1):53–60.
101. Luoto S, Heliovaara M, Hurri H, Alaranta H. Static back endurance and the risk of low-back pain. Clin Biomech 1995;10:323–324.
102. Mahmoud MA, et al. Clinical management and the duration of disability for work-related low back pain. J Occup Environ Med 2000;42:1178–1187.
103. Maimaris C, Barnes MR, Allen MJ. 'Whiplash injuries' of the neck: A retrospective study. Injury 1988;19:393–396.
104. Malmivaara A, Hakkinen U, Aro T, et al. The treatment of acute low back pain—bed rest, exercises, or ordinary activity? N Engl J Med 1995;332:351–355.
105. Makela M, Heliovaara M, Sievers K, Impivaara O, Knekt P, Araomaa A. Prevalence, determinants, and consequences of chronic neck pain in Finland. Am J Epidemiol 1991;134:1356–1367.
106. Marhold C, Linton SJ, Melin L. Cognitive-behavioral return-to-work program: Effects on pain patients with a history of long-term versus short-term sick leave. Pain 2001;91:155–163.
107. Mason V. The prevalence of back pain in Great Britain. Office of Population C Censuses and Surverys, Social Survey Division (now Office of National Statistics). London: Her Majesty's Stationery Office, 1994:1–2.
108. McGuirk B, King W, Govind J, Lowry J, Bogduk N. Safety, efficacy, and cost-effectiveness of evidence-based guidelines for the management of acute low back pain in primary care. Spine 2001;26:2615–2622.
109. McIntosh G, Frank J, Hogg-Johnson S, Bombardier C, Hall H. Prognostic factors for time receiving workers' compensation benefits in a cohort of patients with low back pain. Spine 2000;25:147–157.
110. Morgan MW, Deber HA, Llewellyn-Thomas H, et al. A randomized trial of the ischemic heart disease shared decision making program: An evaluation of a

decision aid (abstract). J Gen Intern Med 1997;12(Suppl):62.

111. Nachemson A, Waddell G, Norlund AI. Epidemiology of neck and low back pain. In: Nachemson A, Jonsson E, eds. Swedish SBU report. Evidence-based treatment for back pain. Stockholm/Philadelphia, Swedish Council on Technology Assessment in Health Care (SBU)/Lippincott (English translation), 2000b.

112. Nachemson A, Vingard E. Influences of individual factors and smoking on neck and low back pain. In: Nachemson A, Jonsson E, eds. Swedish SBU report. Evidence-based treatment for back pain. Stockholm/Philadelphia, Swedish Council on Technology Assessment in Health Care (SBU)/Lippincott (English translation), 2000c.

113. Nachemson A, Jonsson E, eds. Swedish SBU report. Evidence-based treatment for back pain. Stockholm/Philadelphia, Swedish Council on Technology Assessment in Health Care (SBU)/ Lippincott (English translation), 2000.

114. National Health Service Executive. Effective Health Care: Implementing Clinical Guidelines, N Report No. 8: Can guidelines be used to improve clinical practice? 1994:1–12, Leeds.

115. National Institute for Clinical Excellence. Referral Advice: A guide to appropriate referral from general to specialist services London, December 2001. www.nice.nhs.uk.

116. Nicholas MK. Reducing disability in injured workers: The importance of collaborative management. In: Linton SL, ed. New avenues for the prevention of chronic musculoskeletal pain and disability. Amsterdam: Elsevier, 2002.

117. Olsson I, Bunketorp O, Carlsson G, et al. An in-depth study of neck injuries in rear end collisions. IRCOBI 1990:269–280.

118. Papegeorgiu AC, Croft PR, Ferry S, et al. Estimating the prevalence of low back pain in the general population: Evidence from the South Manchester back pain survey. Spine 1995;20:1889–1894.

119. Papegeorgiu AC, Croft PR, Thomas E, et al. Influence of previous pain experience on the episode incidence of low back pain: Results from the South Manchester back pain survey. Pain 1996;66:181–185.

120. Papegeorgiu AC, Macfarlane GJ, Thomas E, et al. Psychosocial factors in the workplace: Do they predict new episodes of low back pain? Evidence from the South Manchester back pain survey. Spine 1997;22:1137–1142.

121. Phelan EA, Deyo RA, Cherkin DC, et al. Helping patients decide about back surgery: A randomized trial of an interactive video program. Spine 2001;26(2):206–212.

122. Pincus T, Vlaeyen JWS, Kendall NAS, Von Korff MR, KAlauokalani DA, Reis S. Cognitive-behavioral therapy and psychosocial factors in low back pain. Spine 2002;27:E133–E138.

123. Power C, Frank J, Hertzman C, Shierhout G, Li L. Predictors of low back pain onset in a prospective British study. Am J Public Health 2001;91:1671–1678.

124. Rainville J, Carlson N, Polatin P, Gatchel R, Indahl A. Exploration of physician's recommendations for activities in chronic low back pain. Spine 2000;25(17):2210–2220.

125. Ready AE. Boreskie SL, Law SA, Russell R. Fitness and lifestyle parameters fail to predict back injuries in nurses. Can J Appl Physiol 1993;18(1):80–90.

126. Riihimaki H, Viikari-Juntura E, Moeta G, Kuha J, Videman T, Tola S. Incidence of sciatic pain among men in machine operating, dynamic physical work, and sedentary work: A 3-year follow-up. Spine 1994;19(2):138–142.

127. Rossignol M, Lortie M, Ledoux E. Comparison of spinal health indicators in predicting spinal status in a 1-year longitudinal study. Spine 1993;18(1):54–60.

128. Rossignol M. Coordination of Primary Health Care for Back Pain. Spine 2000;25: 251–259.

129. Royal College of General Practitioners (RCGP). The development and implementation of clinical guidelines. Report of the Clinical Guidelines Working Group. London, Royal College of General Practitioners, 1995:1–30.

130. Royal College of General Practitioners (RCGP). Clinical Guidelines for the Management of Acute Low Back Pain. London, Royal College of General Practitioners (www.rcgp.org.uk), 1999.

131. Sackett DL, Rosenberg WMC, Muir Gray JA, Haynes BA, Richardson W. Evidence-based medicine: What it is and what it isn't. Br Med J 1996;312:71–72.

132. SCB. Undersokningar av levnadsforhalleanden, ULF [National household surveys]. Stockholm, 1996.

133. Scholten-Peeters GGM, Bekkering GE, Verhagen AP, et al. Clinical Practice Guideline for the Physiotherapy of Patients With Whiplash-Associated Disorders. Spine 2002;27:412–422.

134. Scotland's Work Backs Partnership. Working Backs Scotland 2000, www.workingbacksscotland.com.

135. Selim AJ, Xinhua SR, Graeme F, et al. The importance of radiating leg pain in assessing health outcomes among patients with low back pain. Spine 1998:23:470–474.

136. Shaw WS, Feuerstein M, Huang GD. Secondary prevention in the workplace. In: Linton SL, ed. New avenues for the prevention of chronic musculoskeletal pain and disability. Amsterdam: Elsevier, 2002.

137. Shekelle PG, Markovich M, Louie R. An epidemiologic study of episodes of back pain care. Spine 1995;20:1668–1673.

138. Shekelle PG, Eccles MP, Grimshaw HM, Woolf SH. When should guidelines be updated? Br Med J 2001;323:155–157.

139. Shekelle PG, et al. Validity of the Agency for Health Care Policy and Research clinical practice guidelines: How quickly do guidelines become outdated? JAMA 2001;286:1461–1471.

140. Siivola SM, Levoska S, Latvala K, Horkio E, Vanharanta H, Keinanen-Kiukaanniemi S. Predictive factors for neck and shoulder pain: A longitudinal study in young adults. Spine 2004;29:1662–1669.

141. Skovron ML, Szpalski M, Nordin M, et al. Sociocultural factors and back pain: A population-based study in Belgian adults. Spine 1994;19:129–137.

142. Spitzer WO, Le Blanc FE, Dupuis M, et al. Scientific approach to the assessment and management of

activity-related spinal disorders: A monograph for clinicians. Report of the Quebec Task Force on Spinal Disorders. Spine 1987;12(suppl 7):S1–S59.

143. Spitzer WO, Skovron ML, Salmi LIR, et al. Scientific monograph of the Quebec Task Force on Whiplash-Associated Disorders: Redefining "Whiplash" and its management. Spine 1995;20(Supp):S1–S73.

144. Stevenson JM, Weber CL, Smith JT, Dumas GA, Albert WJ. A longitudinal study of the development of low back pain in an industrial population. Spine 2001;26:1370–1377.

145. Svenssson HO, Andersson GBJ. A retrospective study of low back pain in 38 to 64 year old women: Frequency and occurrence and impact on medical services. Spine;1988;13:548–552.

146. Symmons DPM, van Hemert AM, Vandenbrouke JP, Valkenburg HA. A longitudinal study of back pain and radiological changes in the lumbar spines of middle-aged women.II. Radiographic findings. Annals of the Rheumatic Diseases 1991;50:162–166.

147. Szpalski M, Nordin M, Skovron ML, et al. Health care utilization for low back pain in Belgium. Influence of sociocultural factors and health beliefs. Spine 1995;20:431–442.

148. Takala EP, Vikari-Juntura E. Do functional tests predict low back pain. Spine 2000;25(16):2126–2132.

149. Taylor H, Curran NM. The Nuprin Pain Report. New York: Louis Harris and Associates, 1985:1–233.

150. Tenenbaum A, Rivano-Fischer M, Tjell C, Edblom M, Sunnerhagen KS. The Quebec Classification and a new Swedish classification for whiplash-associated disorders in relation to life satisfaction in patients at high risk of chronic functional impairment and disability. J Rehabil Med 2002;34:114–118.

151. Thomas E, Silman AJ, Croft PR, Papageorgiou AC, Jayson MIV, Macfarlane GJ. Predicting who develops chronic low back pain in primary care: a prospective study. BMJ 1999;318:1662–1667.

152. Tonelli MR. In defense of expert opinion. Academic Medicine 1999:74;1187–1192.

153. Trial and error. Economist 1998;93.

154. Troup JDG, Foreman TK, Baxter CE, Brown D. The perception of back pain and the role of psychophysical tests of lifting capacity. Spine 1987;12:645–657.

155. Truchon M, Fillion L. Biopsychosocial determinants of chronic disability and low-back pain: A review.
J Occup Rehab 2000;10:117–142.

156. Tuback F, Leclerc A. Natural history of sciatica, presented at the annual meeting of the American College of Rheumatology, Philadelphia, 2000.

157. UK General Household Surveys. London: Office of National Statistics.

158. Ursiny J, et al. Managing the costs of care for low back pain: Experience within a large health care delivery system, presented at the annual meeting of the American College of Rheumatology, Philadelphia, 2000.

159. van den Hoogen HJM, Koes BW, Deville W, van Eijk JTM, Bouter LM. The prognosis of low back pain in general practice. Spine 1997;22:1515–1521.

160. van den Hoogen HJM, Koes BW, van Eijk JTM, Bouter LM, Deville W. On the course of low back pain in general practice: A 1-year follow-up study. Ann Rheum Dis 1998;57:13–19.

161. Van Tulder WE, Croft PR, van Splunteren P, et al. Disseminating and implementing the results of back pain research in primary care. Spine 2002;27:E121–E127.

162. Versteegen GJ, Kingma J, Miejler WJ, ten Duis HJ. Neck sprain not arising from car accidents: A retrospective study covering 25 years. Eur Spine J 1998;7:201–205.

163. Videman T, Sarna S, Battie MC, et al. The long-term effects of physical loading and exercise lifestyles on back-related symptoms, disability and spinal pathology among men. Spine 1995;20:699–709.

164. Vingard E, Nachemson A. Work related influences on neck and low back pain. In: Nachemson A, Jonsson E, eds. Swedish SBU report. Evidence-based treatment for back pain. Stockholm/Philadelphia, Swedish Council on Technology Assessment in Health Care (SBU)/Lippincott (English translation), 2000.

165. Von Korff M, Deyo RA, Cherkin D, Barlow W. Back pain in primary care: Outcomes at 1 year. Spine 1993;18:855–862.

166. Von Korff M. Collaberative care. Ann Intern Med 1997;127:187–195.

167. Waddell G. The Back Pain Revolution, 2nd ed. Edinburgh: Churchill Livingstone, 2004.

168. Waddell G, Burton AK. Occupational health guidelines for the management of low back pain at work—evidence review. London: Faculty of Occupational Medicine, 2000.

169. Walsh K, Crudda M, Coggon D. Low back pain in eight areas of Britain. J Epidemiol Commun Health 1992;46:227–230.

170. Werneke M, Hart DL. Centralization phenomenon as a prognostic factor for chronic low back pain and disability. Spine 2001;26:758–765.

171. World Health Organization. International Classification of Human Functioning, Disability and Health: IC, WHO, Geneva 2001.

172. Wiesel SW. 1999 International society for the study of the lumbar spine presidential address: Let the froth settle education and quality care: Our other missions. Spine 2000;25(12): 1468–1470.

173. Williams DA, Feuerstein M, Durbin D, Pezzulo J. Healthcare and indemnity costs across the natural history of disability in occupational low back pain. Spine 1998;23(21):2329–2336.

174. Williams RA, Pruitt SD, Doctor JN, et al. The contribution of job satisfaction to the transition from acute to chronic low back pain. Arch Phys Med Rehabil 1998;79:366–373.

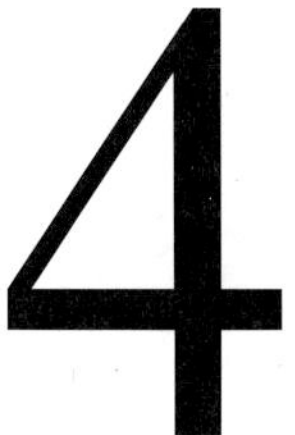

4

생체심리사회적 모델의 실제 적용
(Putting the Biopsychosocial Model into Practice)

학습목표

이 장을 읽고나면 이해할 수 있을 것이다:

- 척추 통증 환자의 관리에 있어 생의학적 접근의 한계를 이해한다.
- 척추 환자 관리에서 주 원칙으로 기능적 회복의 중요성을 이해한다.
- 만족한 결과를 얻지 못했을 때 환자에서 나타나는 두려움 회피 행동 같은 심리사회적 요소들의 중요성을 이해한다.
- 생체심리사회적 모델을 실제 임상에 적용할 때 관리의 결정 지점을 이해한다.

"다가올 통증 또는 건강에 해로움을 근심만 하게 되면 통증 또는 장애가 생긴다."

Aristotle

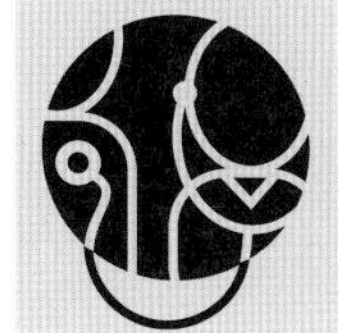  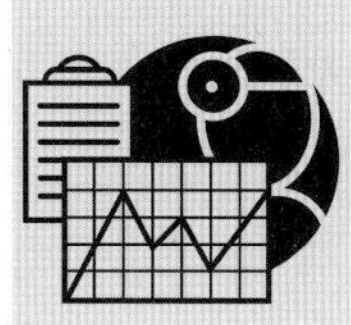 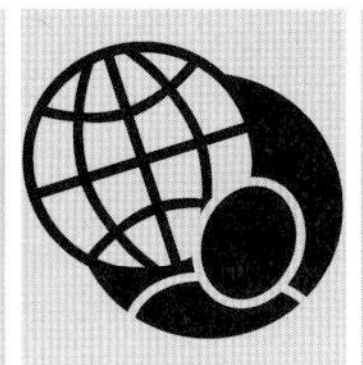 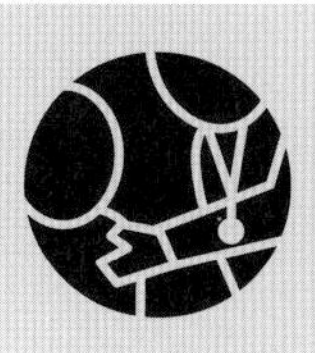 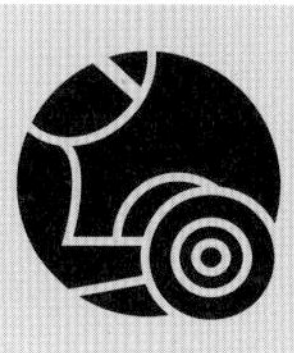 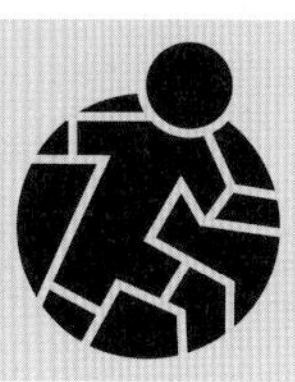 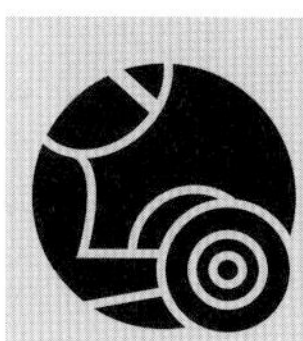

개요 (Introduction)

지속적으로 활동에 제한을 가져오는 허리 통증(요통, low back pain)이 있는 경우, 구조적인 이상이 통증과 장애에 중요한 요인으로 작용하고 있음을 생각해 볼 수 있다. 그러나, 대부분의 구조적 이상이 증상이 있는 사람들에서 뿐 아니라, 증상을 나타내지 않는 사람들에서도 있음이 알려져 있다. 허리 통증의 전통적인 치료의 불만족스러운 결과와 함께 생체의학적 모델의 중요한 평가가 이루어졌다.[49,66,97] 통증 국제 연구 모임에 따르면, 통증은 단순히 구조적 손상이나 병리의 결과가 아니라, 실제적 또는 잠재적 조직 손상과 관련된 감각과 정서적 경험이다라고 하였다.[63]

통증은 신체적으로는 말초로부터의 활성에서 기원한다. 그러나, 또한 등쪽뿔(후근, dorsal horn)에서 조절되며 심리적 요인에 크게 영향을 받는다. 통증의 원인과 두려움으로 활동을 피하는 심리사회적 측면에 대한 평가를 통해 회복을 야기할 수 있다.[39,53,94]

이와같이, 근골격계 통증 환자들과 허리 통증 환자들은 신체적 그리고 심리사회적 차원에서 원인을 찾는 접근이 필요하다. 이 현대적 접근은 모든 환자에 적용되며 생체심리사회적(biopsychosocial, BPS)라 불리워진다. 구조적인 원인과 치료에 초점을 맞추기보다는 이 새로운 접근은 기능을 유지하거나 회복하는데 목표를 두고 있다. 이런 접근은 병리해부학적 진단에 상관없이 가치있다. 이 생체심리사회적 접근은 이번 장의 주제일 뿐만 아니라, 다음에 이어지는 책 내용 전체의 주제이다.

생체심리사회적 모델 (The Biopsychosocial Model)

임상에 기초한 문제

허리 통증의 20% 이하에서 구조적 요인에 의해서 야기된다. 이것이 대부분의 통증이 심리사회적 요인에 의한 것이라는 것을 의미하는가?

통증은 데카르트 시대 이후 조직 손상의 신호로 해석되어 왔다(그림 4.1). 구조적 원인과 그것을 치료하기 위한 생체의학적 모델은 오히려 통증에 대한 좁은 견해에 기초하고 있다. 통증의 구조적 원인 보통 존재하지 않으며 구조적 치료가 종종 성공적이지 못하다고 알려졌다. 데카르트 모델은 치료가 좋은 결과를 내지 못한다면, 심리적 요인이 원인이라고 생각하도록 이끌었다. 통증의 초기 르네상스 개념에서 통증은 신체적이거나 심리적이지만, 둘 다에서 오지는 않는다고 제안했다. 통증의 새로운 통증 국제 연구회(IASP) 정의에 따르면, 통증이 불유쾌한 신체감각과 감정적 경험과 모두 관련되어 있다고 하였다.[58,59] 이와같이, 통증은 감각적이고 정서적이며 신체적 아니면 심리적 요인이라는 이분법적 구분은 하지 말아야 한다.

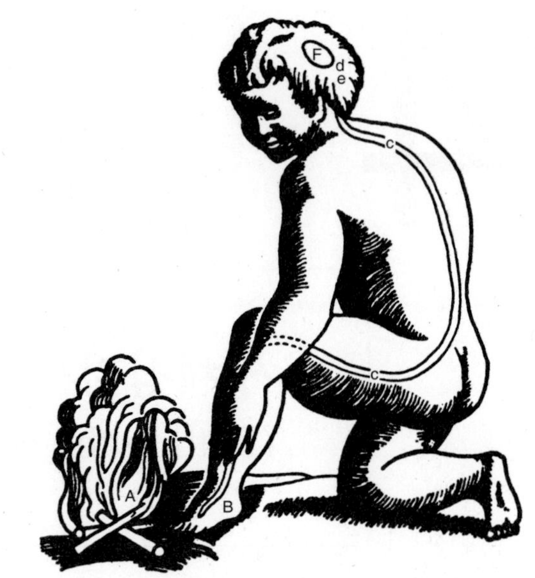

그림 4.1 통증 경로의 말초적 활성화의 데카르트 모델.

생체심리사회적 모델은 통증을 말초로부터의 통각, 통각을 저해하거나 활성화하는 조절, 그리고 신경학적, 정서적, 인지적 차원에서의 중추적 과정으로 본다(그림 4.2-4.5).[57] 그러므로, 통증의 인지는 통각과 그 사람의 태도, 신념 그리고 사회적 환경에 의해 영향을 받는다(그림 4.5).

대부분의 환자들이 허리 통증 발생 후 빠른 회복을 보이지만 재발율과 의학적 치료에 대한 불만족이 높다. 더불어, 지속적인 만성 통증이 있는 소수에서 드는 비용이 85%를 차지한다. 그러므로, 전통적인 생체의학적 모델은 허리 통증 문제 해결의 실패에 대한 재평가가 필요하다.

회복되지 않은 환자들에서, 생체의학적 접근의 제한이

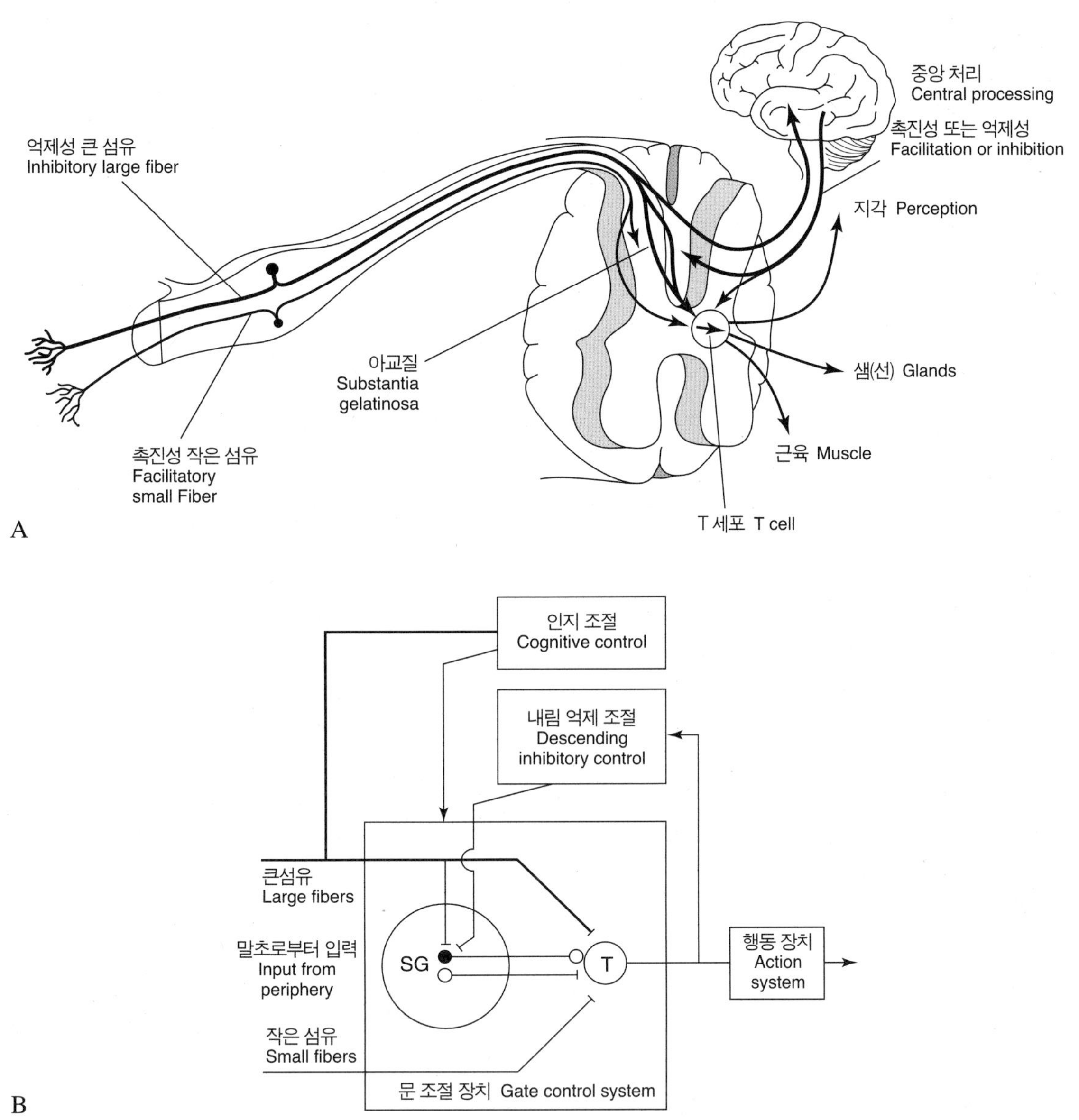

그림 4.2 통증의 문조절이론(gate control theory). **(A)** 작고 큰 신경 섬유로부터 척수의 후근과 고위 중추로의 상행 경로, **(B)** 뇌줄기로부터의 하행 억제 조절, 아교질에서 전달 세로로의 흥분성(흰원)과 억제성(검은원) 연결. 억제서 연결에서 매듭 모양은 그 활동이 시냅스전, 시냅스 후 또는 둘 다 일 가능성이 있음을 의미한다. 아교질로부터 전달 세포로의 억제성 연결을 제외하고 모든 연결들이 흥분성이다.

더 명확하다. 허리 통증(요통)의 구조적 원인을 찾기 위한 시도에서, 극도로 민감한 검사들이 연속적으로 이루어졌고 높은 위양성율을 보였다. 이상이 없다고 또는 안정을 취하라고 처방받는 환자들은 약을 복용하고 그것과 함께 살아가는 것을 배운다. 환자들이 더 이상 이것을 견디지 못한다면 다음에는 수술을 해야한다는 것을 알려주는 것이다.

발생율, 만성화와 장애에 대한 비용, 일반적인 불만족, 그리고 높은 재발율은 역학적 문제를 제기했다. Waddell은 볼보상(Volvo award) 수상 논문에서 "허리 통증(요통,

표 4.1 허리 통증의 의학적 이유들

A) 구조적 진단에 대한 지나친 강조
B) 침상 안정에 대한 지나친 처방
C) 수술의 과용

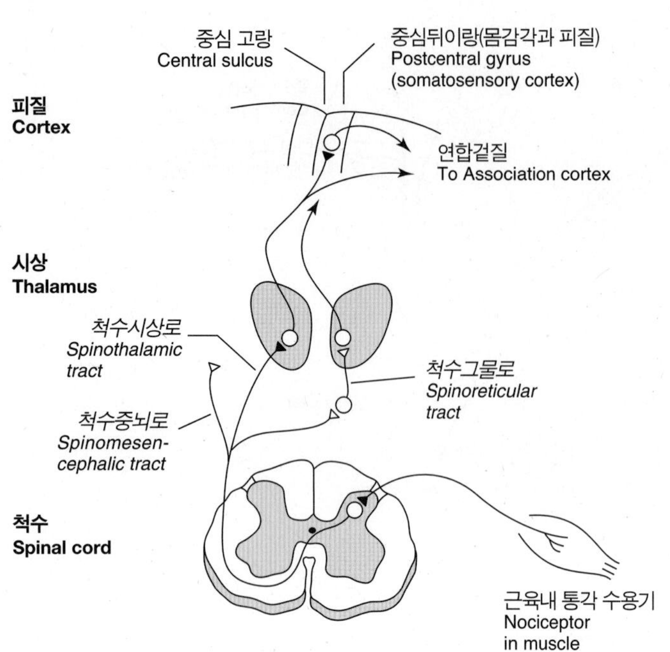

그림 4.3 상행 통각 경로.

사회 환경
Social Environment
질병 행동
Illness Behavior
심리적 고통
Psychologic Distress
태도 & 믿음
Attitudes & Beliefs
통증
Pain

그림 4.5 생체심리사회 모델.

low back pain)의 전통적인 치료는 실패해 왔고, 현재 의학의 역할이 정밀하게 검토되어야 한다"라고 언급하였다.

허리 통증은 많은 요인에 의해 야기된다. 표 4.1에서 허리 통증의 의학적 이유들에 대해 요약하였다.

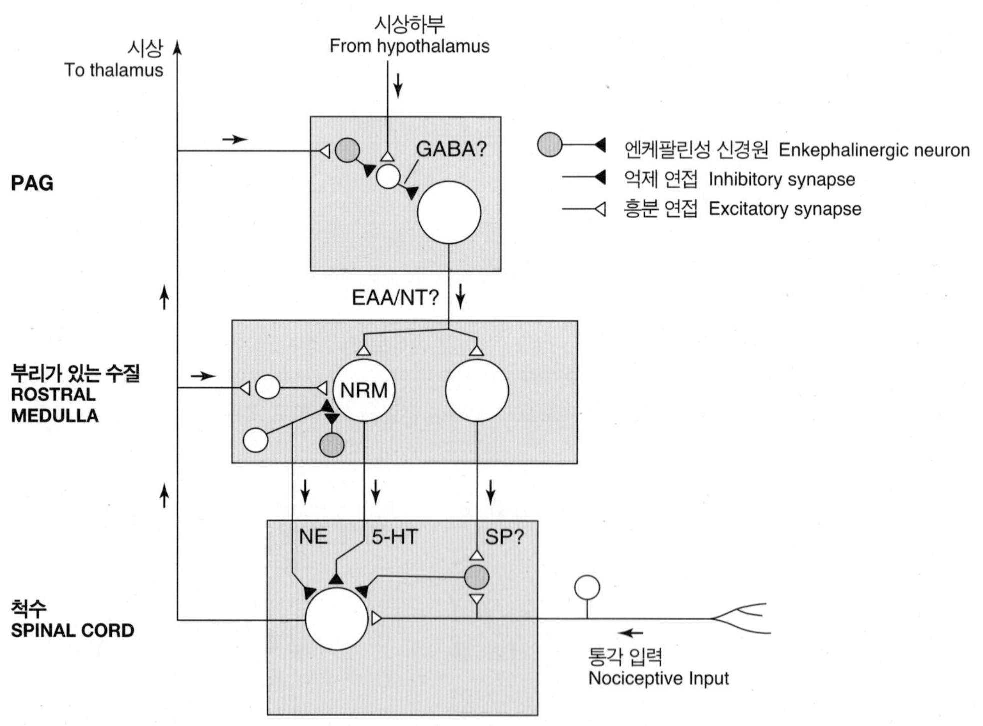

그림 4.4 하행 통각 억제 조절.

구조적 진단에 대한 지나친 강조 (Overemphasis on a structural diagnosis)

많은 의사들이 허리 통증 환자의 처음 진단의 한 부분으로 영상 촬영을 너무 많이 사용하고 있다. 이것은 두가지 실수적인 이유 때문이다. 하나는 심각한 질환(종양, 감염 등)이 병력 청취와 신체 검사에서 발견되지 않을 수도 있다는 생각이고 다른 하나는 영상 촬영으로만 확인가능한 구조적 병리(추간판탈출증, 관절염 등)이 증상과 상당히 관련되어 있을 것이라는 생각이다. 병력 청취와 신체 검사는 심각한 질환의 '적색 경보'를 확인하는 99%의 민감도를 나타낸다.[21,56,97,98]

일반적인 영상 촬영을 하지 않은 급성 환자에서 종양, 감염, 골절의 적색 경보를 놓치지 않은 경우

- 437명의 환자를 장기간 추적 조사한 결과 급성 환자에서 일반적인 영상 촬영을 하지 않은 경우에 심각한 질환을 놓치지 않았다.
- 병력 청취로부터의 적색 경보 목록이 만들어졌다.
- 환자의 1.4%에서 골절, 신장 악성종양, 전립선 악성종양이 발견 되었다. 그러나, 처음 검사에서 의심이 되었고, 다른 추가 검사가 의뢰되었다.

(McGuirk B, King W, Govind J, Lowry J, Bogduk N. Safety, efficacy and cost-effectiveness of evidence-based guidelines for the management of acute low back pain in primary care, Spine 2001;26:2615-2622)

영상 촬영(X촬영, 자기공명영상촬영)으로 추간판탈출증이나 퇴행성 상태를 확인하는 위양성율은 검사 절차로 부적절한 검사를 할 만큼 높다(그림 4.6). 문제는 구조적인 이상과 관련이 없는 통증이 있는 많은 사람들이 잠정적으로 불필요한 치료를 받는다는 것이다. 환자들은 이런 변화의 대부분이 증상보다는 나이와 관련되어 있을 때 스스로 아프다고 생각한다.

추간판 탈출에 의한 신경근 압박이 좌골신경통을 야기할 수 있다는 Mixter와 Barr의 연구가 있은 후, 허리와 하지 통증에 대한 해부학적 원인에 대한 생각이 근본적인 교리로 여겨졌다.[1,64] 적절한 증상이 있는 환자에서 허리뼈(요추, lumbar) 추간판 탈출의 구조적 이상의 증거는 90% 이상에서 나타난다.[4,38,74,104] 불행히도, 척수조영술(myelography), 컴퓨터 엑스선 체축 단층 사진(CAT scan), 자기공명영상(MRI) 같은 진보된 장비를 사용해도 증상이 없는 경우에서 28~50%발견된다.[4,9,38,43,74,104] 유사하게, 경부에서도 영상 촬영의 위양성율은 증상이 없는 경우에 75%로 높게 보고되었다.[5,81] 이와 같이, 영상 촬영 검사는 증상이 있는 추간판 이상 환자의 경우에 높은 민감도(낮은 위음성율)를 나타내지만, 낮은 특이도(높은 위양성율)를 나타낸다.

더불어, 증상이 없는 개체에서 구조적 병리의 존재는 이후 문제 발생을 예견하지 않는다. Borenstein은 증상이 없는 67명의 자기공명영상촬영에서 추간판과 척주관의 비정상이 있음을 확인했다. 자기공명영상촬영은 앞으로 허리 통증이 발생할지를 예측하지 못한다. 허리 통증(요통)이 오랫동안 지속되었던 경우, 해부학적 비정상이 그리 많지 않았다. Carrage는 추간판조영상(discogram)을 연구하였고, 통증이 있는 추간판 돌출이 다음 4년간의 허리 통증을 예측하지 않는다고 보고하였다. 추간판조영상이 증상이 없는 환자에서 이상 소견을 확인하는데 높은 민감도를 나타내지만, 앞으로의 허리 통증 발생을 확인하는데는 크게 효과를 나타내지 못한다.

추간판 탈출의 진단이 적절하더라도, 수술적 치료없이 해결되는 경향이 있다. Bush는 "추간판 탈출의 높은 비율에서 저절로 해결되는 잠재성이 있다. 환자가 현저한 하지 거상에 대한 음성 소견, 신경학적 증상 음성, 추간판 탈출이 있더라도 자연적 회복의 잠재성이 있다.

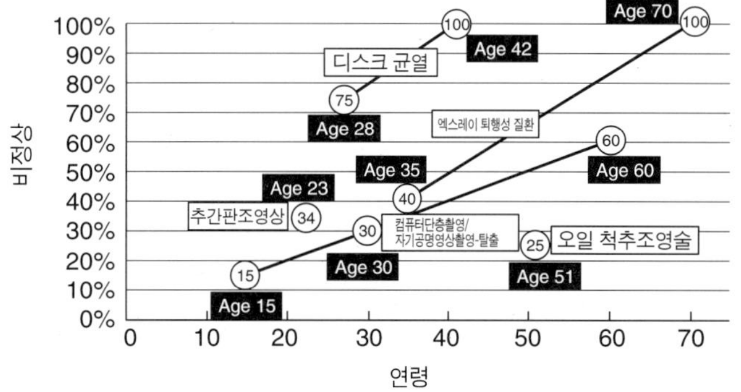

그림 4.6 다양한 영상 촬영 방법에서 추간판 탈출의 위양성율. 추간판 이상의 영상적 발견은 증상이 없는 환자에서 나이에 비례해 증가한다(컴퓨터단층촬영, 퇴행성 질환, 자기공명영상촬영).

대부분의 경추 추간판 탈출이 수술없이 시간이 경과하면서 완화된다는 결과를 발견하였다. 유카와는 보존적으로 치료된 엉덩뼈 신경통(좌골 신경통, sciatica) 환자를 3년간 추적 조사하였으며 57%에서는 추간판 탈출의 크기가 감소하였고, 단지 3%만이 크기가 증가하였다.[107]

다른 구조적인 이상 소견이 허리 통증의 원인으로 과장되어 왔다. 변성의 방사선학적 징후와 임상적 증상 사이의 관계는 거의 없다.[19,30,32,47,52,78,82,87] Nachemson[67]은 "엄격한 방사선학적 기준을 고집하더라도, 추간판 변성은 통증이 있거나 없는 경우에 동일하게 일어난다"라고 하였다. Javik과 Deyo에 의한 최근 평론에 따르면, 증상이 없는 경우 추간판 변성의 발생은 46~93%였다. 그들은 추간판 높이의 상실, 탈수, 팽창같은 이상 소견은 나이와 밀접하게 관련되므로 이상소견으로 볼 수 없다고 하였다. 그러나, 추간판 돌출, 중간이나 심한 정도의 척수관 협착, 그리고 신경근 압박은 증상과 관련이 있으므로 예외이다. Van Tulder는 척추증(spondylosis), 척추전방전위증(spondylolisthesis), 척추 이분증(spina bifida), 융추(transitional verterae), 그리고 슈얼만병(Scheuermann disease)은 허리 통증(요통)과 관련이 없다고 결론지었다. Videman은 해부학 인체 표본 연구에서 허리 통증의 구조적인 병리와 병력사이에 관련성이 없음을 확인하였다.[91-93] 구획별 불안정과 독립된 추간판 흡수는 다시 유효화될 수 없는 진단이다.[67]

Kendrick은 X선 촬영을 받은 환자들은 증상이 더 오래 지속되고 통증이 더 심하며 기능이 감소하고 더 좋지 않은 건강 상태를 나타내는 것으로 보고했다. 그들은 "방사선촬영술은 환자로 하여금 스스로 이상이 있다는 생각을 가지도록 하며 이로 인해 통증이 더 야기되고, 활동이 제한되도록 한다고 결론지었다. X선 촬영을 한 환자의 거의 1/3에서 구조적 이상이 발견되었고, 비정상 X선에 비해 정상 X선을 나타내는 환자 사이에 유의한 차이점은 없었다. 환자만족은 X선 촬영을 했을 경우, 더 높게 나타났으므로 저자들은 치료, 의사결정, 또는 결과에 방사선촬영술이 크게 작용하지 않음을 환자에게 교육하는 것이 중요하다는 결론을 내렸다.

대부분의 허리 통증 환자들은 그들 증상의 원인으로 명확히 진단될 수 있는 구조적 병리를 가지고 있지 않다. 이런 이유로, 대부분의 환자들은 불특정 요통으로 분류된다. Frymoyer에 따르면, "흔히, 진단은 객관적인 검사로 확실히 할 수 없다"고 하였다. 이것에 대한 예외로 만성 통증이 있는 환자의 경우, 통증 유발이 이중 마취 차단 기술로 대부분 확인가능하다고 Bogduk이 이야기하였다.

침상 안정에 대한 지나친 강조 (Overemphasis on bed rest)

허리 통증의 통증 유발지점을 찾지 못하는 경우, 침상안정과 진통제는 흔한 치료로 사용된다. 일반적인 허리 통증의 과정이 이런 치료 방법을 정당화한다. 시간이 지나면서 긴 침상 안정의 처방이 근골격계 치료에서 가장 비용 손해적인 치료 중의 하나로 보여진다. Allen과 Waddell[1]은 "안타깝게도, 통증을 완화하려는 의도에도 불구하고, 허리 통증에 대한 전체적 접근은 허리뼈(요추, lumbar) 장애를 증가시켰다. 다양한 치료에도 불구하고, 지속적인 치료를 받지 않았으므로 전체적인 관리가 잘 이루어지지 않은 것이며 오직 안정에 기반을 둔다. 우리는 실제적으로는 허리 통증 장애를 처방한 것이다"라고 말했다.

Deyo는 2주와 2일간의 침상 안정을 비교한 결과 더 짧은 침상 안정이 더 효과적이라는 결론을 내렸다. 오랜 기간 동안의 고정과 관련된 부정적 효과는 단순한 침상 안정에서는 나타나지 않는다. 최근 연구에서는 4일간의 침상 안정이 정상적인 활동을 하는 것보다 더 아픈 상태로 남아있도록 한다는 결론을 내렸다.[73]

덴마크의 지침서에서는 침상 안정이 오직 심한 통증이 있을 경우와 오직 1~2일간만 지속되어야 한다고 결론내리고 있다.[20] 긍정적인 효과를 가져온다는 증거도 충분하

활동 유지와 비교하여 침상 안정에 대한 논평

- "활동 유지가 급성 허리 통증이나 좌골신경통에 유해하다는 증거가 없다"
- "긴 침상 안정의 잠재적으로 유해한 효과가 있다"
- "허리 통증과 좌골신경통이 있는 사람에게 활동을 유지하도록 충고하는 것은 일리가 있다."

(Hagen KB, Hilde G, Jamtvedt G, Winnem MF. The Cochrane Review of advice as a single treatment for low back pain and sciatica. Spine 2002;27:1736-1741)

무작위추출, 대조군 연구는 침상 안정 처방의 제한을 제시한다.

- 281명의 급성 허리 통증 환자 (72시간 이내)
- 4일간의 침상 안정과 정상 활동 지속시 비교
- 7일째, 한달째, 그리고 세달째, 통증 정도, 기능적 이상 그리고 척추 움직임이 양쪽 그룹에서 비슷하였다.
- 재발율이 양쪽 그룹에서 비슷하였다.
- 침상안정 그룹에서 통증이 더 오래 지속되었다.

(Rozenberg S, Delval C, Rezani Y, et al. Bed rest or normal activity for patients with acute low back pain: A randomized cotrolled trial. Spine 2002;27:1487-1493)

지 않다. Van Tulder는 급성 허리 통증에서 침상 안정이 효과가 있다는 증거가 없다고 하였다.[88] Vroomen은 좌골 신경통에서 침상 안정이 효과가 있다는 증거가 없다고 하였다.[96]

수술의 지나친 사용 (Overuse of surgery)

수술의 과도한 사용은 허리 통증에서 가장 문제가 되는 해결 방법 중의 하나였다. Bigos와 Battie[3]는 "수술은 허리 통증이 있는 환자의 2%에서 도움이 되는 것으로 보이며 부적절하게 사용되었을 때 만성화 될 가능성이 높다"라고 하였다. Saal[75]은 수술을 위해 신경과 전문의에게 의뢰된 환자의 보호를 감독하였다. 이 환자들을 위해 재활을 시도했고 "수술은 재활 프로그램에 실패한 경우에 이루어져야 하며, 수동적인 비수술적 치료의 실패로 인해 수술을 결정하지 말아야 한다"고 하였다.

1970년, Hakelius는 좌골신경통 환자의 대부분이 보존적 치료에 반응을 나타낸다는 연구를 완성하였다.[37] 1992년에 Bush[13]는 "좌골신경통과 신경근 압박의 방사선학 증거가 있는 환자의 86%가 적극적인 보존 치료에 의해 성공적으로 치료되었다."라고 하였다. 덴마크 지침서는 적절한 지시가 있는 한에서 추간판 탈출증, 말총 증후군, 척추 협착증에 대해 척추 수술을 권장하였다.[20] 표 4.2는 척추 수술에 대한 지침을 나타낸다.

보존적 치료로 해결되지 않는 허리뼈 추간판 탈출에 의해 야기된 좌골 신경통 환자에서 추간판절제술이 효과가 있다는 증거가 있다. 6~24개월간 증상이 지속된 65~90%의 좌골신경통 환자에서 좋은 결과가 있었다는 것을 확인하였다. 대조적으로, 보존적 치료를 한 환자의 36%는 좋은 결과를 나타내었다. 비록 이것이 수술을 권장하는 자료로 활용되지만, 이것은 꼭 필요한 경우는 아니다. 척주관협착증 환자의 연구에서 보존적 치료를 하면서 수술을 연기했을 경우와 수술을 한 경우에서 차이점이 없었다. 1983년에, Weber는 적절히 선택된 환자들에서 10년간 보존적 치료와 수술적 치료사이의 차이점이 없다고 보고하였다.[33] 그러나, Gogon과 Fraser에 의한 연구에서 수술의 장기적 결과는 보존적 치료보다 좋다고 제시되었다.[35]

Gibson[33]은 "퇴행성 허리뼈 척추증에 대한 수술적 치료를 권하는 증거가 부족하다"라고 결론지었다. 퇴행성 허리뼈 척추증과 척주관협착증에서 압박 감소의 어떤 증거도 없다는 것을 발견하였다. 또한, 퇴행성 허리뼈 척추증, 허리 통증, 또는 불안정에 대한 효율도 받아들여질 만한 증거가 없었다.

척추 수술의 실패율은 10~30%로 추정된다. 25세 이상에서만 방사선화학치료가 시행되며,[103] 최근 방법적인 면에서 논쟁이 되고 있다.[85] 환자의 부적절한 선택은 가장

표 4.2 덴마크 지침서에 따른 추간판 탈출에 대한 수술적 지도

- 보존적 치료의 4~6주 후
- 임상적 증상과 영상 촬영에서 긍정적인 관련성이 보일 때
- 하지의 점진적인 약화가 있을 때
- 약 처방에도 불구하고 심한 하지 증상이 있을 때

임상에 기초한 문제

수술 대기자에서 수술 결정이 의학적 질문인가?

- 주요한 신경학적 손실없이 좌골신경통은 시간이 지나면서 좋은 예후를 가진다.
- 자유 분절이 2달 후에 보통 흡수된다.
- 수술 결정은 의학적 면보다는 환자의 지지 시스템과 경제력에 더 의존한다.

(Caragee E. Point of view. Spine 2001;26:648-651)

중요한 요소의다. 가장 확실한 수술기준은:

- 말총 증후군 (cauda equina syndrome)
- 적절한 치료(4주에서 3달간의 보존적 치료 시도)에도 불구하고, 빠르게 진행되는 부전 마비(paresis)

랜드(RAND) 협회는 적절한, 애매한, 부적절한 단계로 척추 수술에 대한 기준을 협의하에 이끌어 내었다(표 4.3).[86] 두 개 대학의 신경외과에서 이루어진 수술의 38%는 이 기준에 맞추어 수술을 평가하였고 부적절하다는 판단을 내렸다. 이 기준에 대한 동의는 스위스에서 독립적으로 이루어졌다.[85]

심한 추간판 돌출이 있을 때 수술이 필요하다는 개념은 문헌에서 지지되지 않는다. Bush[13]는 "수술적 절제가 적절할 것으로 보이는 추간판의 형태가 사실은 자연적 완해를 보인다. 이런 결과들은 통증이 적절히 조절된다면, 기계적인 요소를 부분적이거나 완전히 해결할 수 있다는 것을 나타낸다. 허리뼈 추간판 탈출은 비수술적으로 높은 성공률을 보인다."라고 보고하였다.

Carragee는 최근 수술전 자기공명영상촬영이 추간판 수술결과의 믿을만한 예측 인자는 아니라고 반복하여 말하였다. 그러나 추간판 탈출의 정도가 심할수록 수술 성공도 좋다는 것을 결론내릴 수 있다. 사실, 6 mm보다 적은 전후 추간판 탈출이 있는 환자의 57%는 좋지 않은 결과를 보이며 반면 9 mm 이상인 2%는 실패로 생각되고 높은 재발율을 가진다.

수술은 확실히 허리뼈 질환에 필요하지만 적절한 기준이 적용될때에만 이루어져야 한다. Allan과 Waddell[1]은 불필요한 수술이 주 문제가 될 수 있다고 지적하고 "추간판 수술의 빠른 확대는 곧 그 한계에 도달할 것이다. 다른 어떤 수술보다 인간을 파괴시킬 것이다"라고 하였다. Schneider와 Kahanovitz는 좌골신경통에 대한 성공적인 수술이 이루어진 경우에서도 문제가 보상적이라면, 재발과 자애에 대한 중요한 위험 요인이다 라고 하였다.[76]

표 4.3 랜드(RAND) 협회에 따른 추간판 탈출과 척수관 협착증에 대한 수술 지침

적절함:

- 하지에 통증, 추간판 탈출이나 척주관 협착에 대한 영상 촬영 소견 양성, 중요한 또는 부가적인 신경학적 발견, 6주이상의 활동 제한

애매함:

- 하지에 통증, 추간판 탈출이나 척주관 협착에 대한 영상 촬영 소견 양성, 중요한 또는 부가적인 신경학적 발견, 4주 이하의 활동 제한
- 하지에 통증, 추간판 탈출이나 척주관 협착에 대한 영상 촬영 소견이 애매한 경우, 중요한 또는 부가적인 신경학적 발견, 6주 이상의 활동 제한

부적절함:

- 하지에 통증, 추간판 탈출이나 척주관 협착에 대한 영상 촬영 소견 양성, 중요한 또는 부가적인 신경학적 발견, 4주 이하의 활동 제한

부가적인 신경학적 발견(2개에서 그 이상)

- 비대칭성 발목 반사
- 피부 감각 결핍
- 같은쪽 뻗은 다리올림검사(동측 하지 거상 검사, SLR) 양성
- 좌골 신경통

중요한 신경학적 발견

- 점진적인 한쪽 하지 약화, 또는
- 반대측 하지 거상 검사 양성

비정상 질환적 양상 (Abnormal illness behavior)

Dworkin[24]은 "통증은 종종 신체병리가 없거나 어떤 말초적 변화가 없을 때에도 나타날 수 있다. 이런 상황에서 그런 통증이 심리적원인이라고 결론내리기보다는 통증에 대한 재검토를 시도해 보는 것이 필요하다"고 하였다. 1991년 10월에 있었던 경추 연구 학회의 연설에서 LaRocca는 의사가 증상의 원인을 병리적으로 추측하고 있고 환자가 치료로 회복되지 않는다면, 문제가 심리적이라는 것을 생각해 보아야 한다고 설명하였다.[48] Merskey[60]는 "Slater와 Glithero[77]는 신경과 의사들에 의해 진단된 환자의 60%에서 증상을 설명할 수 있는 신체적인 질환를 경험하고 있다는 것을 보였다"고 설명하였다. 그는 대부분의 국소적 통증이 심리적인 원인에서 오지 않으며 종종 그런 것으로 오인된다고 결론지었다.[60,61,62]

이것은 통증 작용이 통증 감각을 동반하지 않는다고 말하는 것이 아니다. Dworkin[24]은 "마침내, 만성 통증 환자들이 우울, 걱정, 불특정한 신체적 증상에서 고통을 받고

있다는 모순이 없다."고 말했다. 통증 작용은 흔히 겪으며 인지되고 치료되어야 한다. 급성 통증이 통증 자극, 통각, 그리고 조직 손상과 직접적으로 관련이 있는 반면, 만성 통증은 신체적 이상에 의해서만 나타난다. 만성 질환 작용과 장애는 통각적인 영향과 부분적으로만 관련이 있다.[26,50,68,71] 우울, 비활동적인 것 그리고 통증 회피 같은 심리사회적인 측면은 만성 통증 환자에서 흔하다.[8,25,69,80,100]

환자의 대다수가 증상에 따른 진단 가능한 구조적 원인이 없으므로 기능적인 이상을 생각해 보아야 한다. 움직임에 관여하는 시스템에서의 통증은 기능 손상의 신호로 생각해 볼 수 있다. 불특정 허리 통증은 연부 조직 이상과 통증 발생과 관련하여 근육이나 관절 이상과 대부분 관련있다. 손상 상태나 추간판 손상에 대한 치료는 필수불가결하게 실패할 것이고, 우울감과 절망을 야기할 것이다.[27,28,79,102,105]

비정상 질환적 양상은 Pilowsky에 의해 신체 증상에 대한 환자의 부적절한 반응으로 정의되었다(표 4.4).[72] 이것은 전형적으로 증상에 대한 신체적 원인이 없을 때 허리 통증에서 발생한다. 통증을 손상에 대한 경고 신호로 본 Descarte의 관점은 통증이 당신을 유도하도록 하라는 충고를 만들어냈다. 이것은 통각적인 요인이 지배적일 때 급성 상황에서 도움이 된다. 그러나, 만성적인 경우에는 통증 회피가 아닌 기능적 회복에 초점을 두어야 한다. 사실, 만성 통증 환자들은 통증에도 불구하고 활동을 증가시키는 것이 필요하다.

비정상 질환적 양상은 회복을 더디게 하거나 부적절하게 한다. 예를 들어, 두려움 회피적 행동은 상태를 나쁘게 만든다. 손상으로 다친 환자들은 사고 과정에서도 좋지

표 4.4 비정상 질환적 양상

감정적
- 걱정
- 우울감

인지적
- 두려움 회피적 행동
- 하지 말아야 하는 것을 무시함
- 허리 통증 문제를 악화시킴
  - 파열된 추간판
  - 퇴행성 관절염

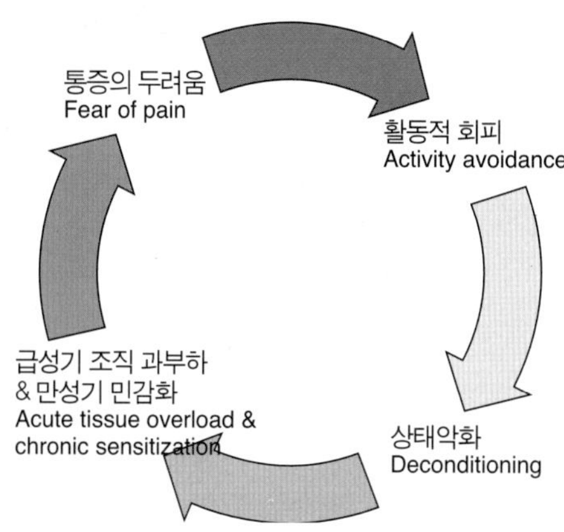

그림 4.7 어떻게 두려움 회피적 행동이 만성적 통증을 야기하는지에 대한 설명.

않은 결과를 가진다. 그들은 두려움 회피적 행동을 시작하고 이로 인해 상태가 악화되며 안정이 감소한다(그림 4.7). 두려움을 느끼는 환자를 확인하고 환자로 하여금 아픈 상태에서 고민하지 않도록 해야 한다.[83] Troup에 따르면 "통증에 대한 두려움이 인식되지 않는다면, 계속 통증 회피를 야기할 것이다"라고 하였다.

재활을 위한 진단적 분류—기준 (Diagnostic Triage to Rehabilitation — The Benchmark)

신경근골격계에 대한 현대적 치료의 목표는 호주에 있는 빅토리안 협회로부터의 최근 임상적 지침에서 간결히 묘사되고 있다.[90] 치료의 목표와 원칙이 다음에 언급되어 있다.

1. 최대한 증거에 기초한 치료
2. 치료 효과는 결과 측정으로 확인되어야 함.
3. 생체심리사회적 접근이 필수적임.
4. 치료는 자기 관리에 초점이 맞춰져야 함.
5. 치료는 기능적이어야 하며 직장과 활동으로의 복귀에 초점이 맞춰져야 함.

스코틀랜드 직장 복귀 협회(Working Backs Scotland)는 허리 통증을 어떻게 관리하는지에 대해 대중에서 명확한 메시지를 전달하는데 초점을 맞추었다.[106]

1. 활동성을 유지하라.
2. 간단한 통증 완화를 시도하라.

3. 필요하다면, 충고를 받아들여라.

적극적인 매체 광고; 의사, 고용주, 노동 조합; 웹 사이트; 책자와 포스터 배급은 1~2달 내에 건강 관리에 대한 반향을 일으켰다.[99] 계속적인 광고로 2년 이상 지속되었다.

임상에 기초한 문제

80%에서 허리 통증의 정확한 원인을 확인하는데 실패하는 것이 환자들의 치료를 결정하는 과정에서의 부족을 의미하는가?

관리의 첫 단계는 진단적 분류이다. 통증 관리에 대한 중요한 방향성을 제시한다(그림 4.8). 환자들은 두 가지 기본적인 목표가 있다.[84] 하나는 그들의 허리 통증에 관리

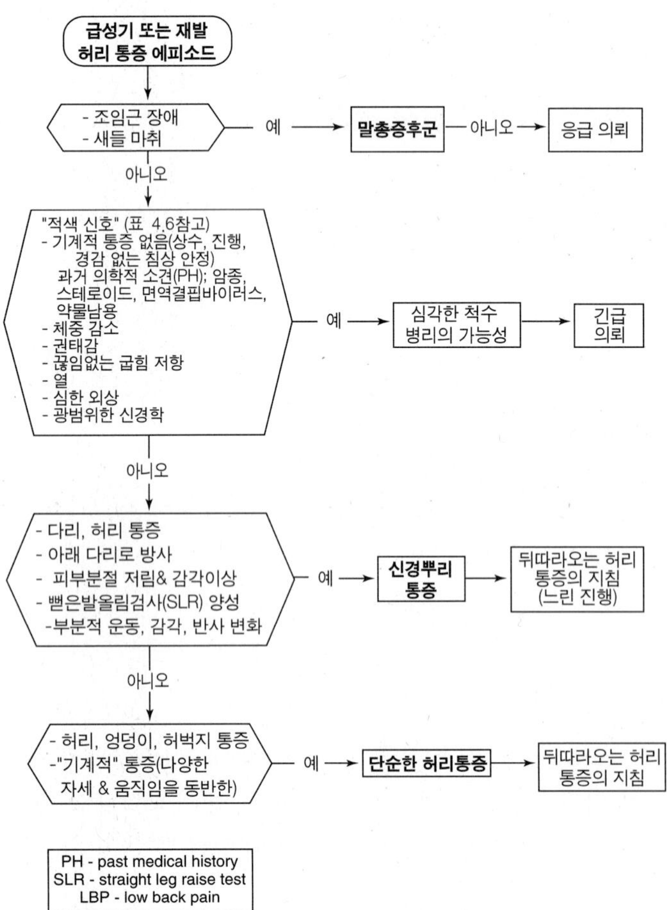

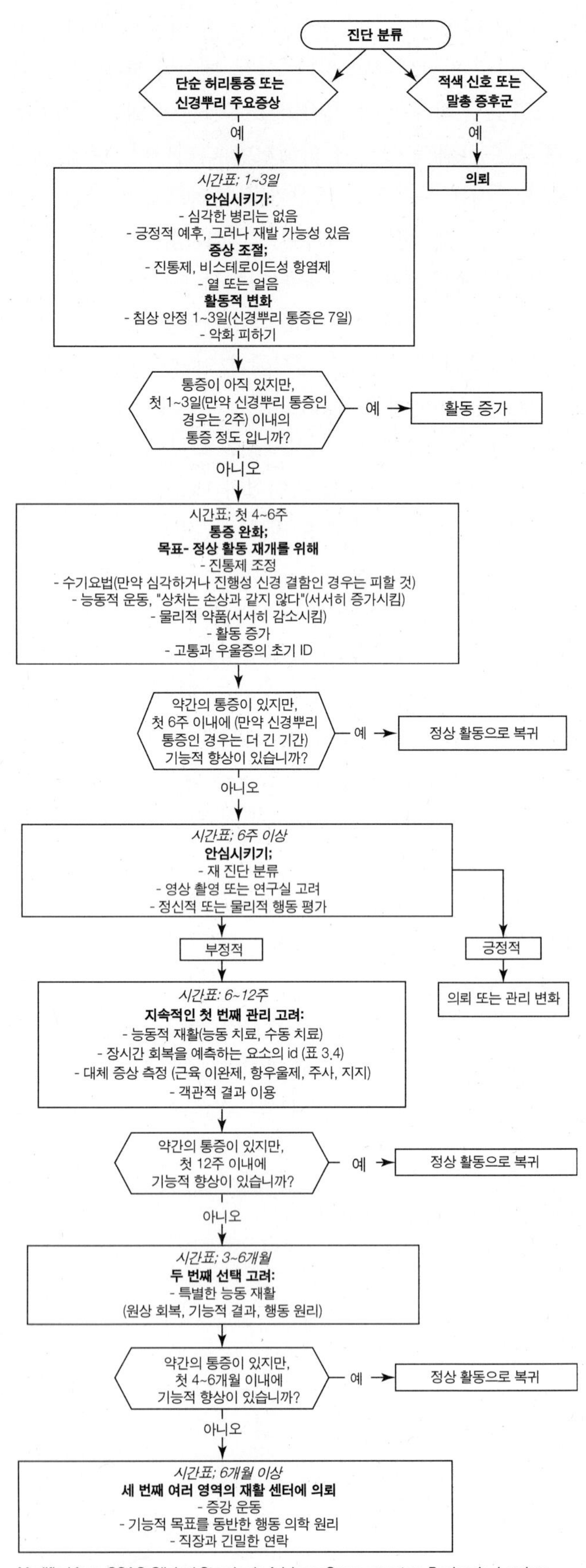

Modified from CSAG Clinical Standards Advisory Group report on Back pain. London: HMSO. 1994; 1-89.

그림 4.8 **(A)** 진단적 분류 체계, **(B)** 치료 지침 체계.

표 4.5 회복을 위한 최고의 실행 프로그램 - 7 Rs

1. **제외시켜라**(rule out) — 심각한 질환의 적색 경보를 제외시켜라.
2. **재확인**(reassurance) — 심각한 질환이 없으며 호전이 빨리 이루어지고 있음을 재확인
3. **활성화**(reactivation) — 정상 활동을 재개하고 간단한 활동에 대한 교육을 활성화
4. **완화**(relieve) — 약처방이나 수기요법으로 통증을 완화
5. **재평가**(re-evaluation) — 구조적, 기능적, 또는 심리사회적 병인에 대해 아급성기로 이행되는지 재평가
6. **재활**(rehabilitation)/**회복**(recondition)/**재교육**(reeducate) — 맥킨지, 안정화, 점진적 근력 강화, 또는 인지-행동적 접근으로 근육을 재활, 회복, 재교육
7. **의뢰**(refer) — 특별한 검사나 치료를 위해 의뢰

하는 방법에 대한 정보를 받는 것이고, 다른 하나는 정상 활동으로 복귀할 수 있는지에 대한 지도를 받는 것이다. 환자 중심적 보기는 단지 증상의 완화가 아닌 목표 지향적이고 기능에 초점을 맞추고 있다. 통증 관리의 다음 목표를 확립하는 것이 중요한데 그것은 통증 감소, 기능 회복, 환자의 독립성 유지이다. 이것은 확신, 통증 완화, 활성화를 최대화하는 전략적인 프로그램을 필요로 한다(표 4.5).

환자중심적 접근이 목표지향적인 반면, 전통적인 접근은 기술적이고 전문적(수기요법, 주사, 수술)이다. 이런 전통적인 접근은 혼란스럽고 환자로 하여금 좌절하게 한다.

급성 통증의 좋은 자연적 경과는 최소한의 접근이 필요하다. 적색 경보가 없다면, 환자로 하여금 확신을 갖게 하고, 다시 활동하도록 하는 것이 필요하다. 필요하다면 통증 완화 치료를 제공하라. 불필요한 수술, 과도한 약처방, 그리고 과도한 검사를 피하고 특히 진단적 영상 촬영을 피하라. 대조적으로, 아급성기는 만성기보다 적극적인 치료를 하기에 좋은 시기이다. 왜냐하면, 만성 통증을 치료하는 것보다 막는 것이 더 쉽기 때문이다. 적절한 시기는 4~12주 사이이다.

황색 경보가 있는 경우에는 3주째일지라도 6주까지 적극적으로 관리를 해야한다. 이것은 모든 환자에게 자기공명영상촬영을 해야한다는 것을 의미하지 않으며 특별한 재활 활동을 해야한다는 것을 의미한다. 가장 중요한 점은 모든 진단적 검사가 추천되었을 때, 그것이 자기공명영상촬영이나 다른 구조적 평가에 제한되지 말아야한다. 또한 기능적 능력 평가와 심리사회적 검사 같은 기능적이거나 생리적인 검사를 포함해야만 한다.

모든 환자들이 빨리 호전된다는 사실에도 불구하고 환자의 20~25%는 허리 통증이나 경부 통증에 대한 치료에 불만족을 나타낸다. Cherkin은 허리 통증이 빠르게 호전된다는 사실에도 불구하고, 환자의 삼분의 일이 7주 후 회복에 불만족을 나타내고, 1년 후에는 절반에서 불만족을 보인다는 것을 확인하였다. Carey는 손상이전의 기능적 상태로 회복된 환자들 조차도 그들의 치료에 일반적으로 불만족을 나타낸다고 보고하였다. 이와 같이, 환자들의 만족을 위해 개선해야할 사항이 많이 있다. 환자들은 그들의 상황을 표현하는 것이 필요하며 이것이 왜 다시 확인하는 것과 통증 완화를 유지하는 것이 중요한지에 대

표 4.6 심각한 질환(종양, 감염, 골절, 심각한 의학적 질환)의 적색 경보(7장 참조)

- 20세보다 젊거나 50세보다 나이 많은 경우
- 외상
- 암의 과거력
- 야간 통증
- 열
- 체중 감소
- 휴식시 통증
- 면역 억제 (심각한 스테로이드 사용 등)
- 최근 감염
- 일반적인 신체 질환 (당뇨)
- 4주 보존적 치료의 실패
- 말총 증후군
- 새들 마취(saddle anesthesia)
- 조임근(괄약근, sphincter) 장애
- 하지 운동성 약화

한 이유이다.

확신/진단적 분류 (Reassurance/diagnostic triage)

- **어떻게** — 진단적 분류
- **무엇을** — 심각한 질환이 없고 호전이 빨리 시작될 것 같은 경우(몇 주내)
- **언제** — 1일째
- **왜** — 영상 촬영이 필요하거나 척추가 손상되었다는 믿음을 없애기 위해

진단적 분류는 나쁘게 진행되는 것을 확인하는 것이 아니다. Klassen은 의사를 방문하는 통증 환자의 43%의 주 목적은 심각한 질환이 없다는 것에 대한 확인이 필요해서라고 하였다. 심각한 질환의 적색 경보가 있는 환자들은 다른 단계가 필요하다(그림 4.9). 설명은 피해야 할 것과 회복을 증진시키기 위해 해야 할 것뿐만 아니라, 통증 경감에 대한 의견이 포함되어 있다. 환자로 하여금 비활동 상태로 있도록 돕는 것이 목표이다. 이것은 두려움을 경감시키고 과거 잘못된 개념을 바꾸는 접근이 필요하다. 건강관리자는 환자의 건강에 대한 동정과 관심을 보여야 한다. 지침서와 "허리 통증에 대한 저서(The Back Book)"같은 책자가 도움이 될 수 있다.[12]

환자들은 통증의 원인을 정확히 알 수는 없으나 나쁜 요소들을 제거할 수 있다는 좋은 소식을 듣게 된다. 그들의 통증은 흔한 감기처럼 여겨지게 된다. 정원 가꾸기 같은 새로운 활동을 하므로 통증을 야기할 수도 있으나, 이런 통증은 걱정의 대상이 아니다.

통증의 자연 경과가 상대적으로 좋다는 것을 확신하고 있을 수도 있다. 어떤 경우에는 호전이 빨라 1주 안에 정

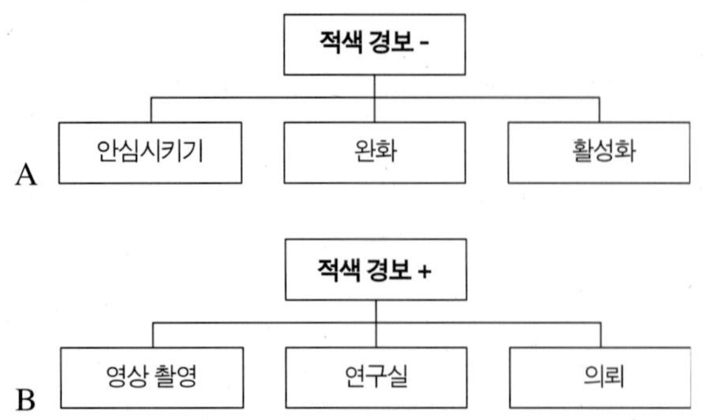

그림 4.9 적색 경보 행동 단계. **(A)** 적색 경보 음성, **(B)** 적색 경보 양성.

호주의 빅토리아주(province of victoria)에서 "허리 통증에 대한 저서"가 사회 행동에 변화를 가져올 수 있다는 것을 증명할 수 있다.

- 1997년, 호주 빅토리아 주에서 대중 매체 교육을 통해 허리 통증 환자들이 활동적인 상태를 유지하고 운동을 하도록 권장하였고, 오랜 기간 쉬는 상태로 있지 않도록 함.
- 방송 매체는 다음으로 구성됨 :
  - 첫 3주간 텔레비전 주방송시간대에 광고
  - 국제적 전문가
  - 허리 통증이 있었던 호주 운동 선수나 연예인
  - 라디오나 신문 광고를 포함하는 광고
  - 16개 국어로 번역된 허리 통증에 관한 저서
  - 빅토리아에 있는 모든 의사들이 허리 통증을 관리하는 증거 기반적 지침서를 받음
  - 1999년 9월, 3달 동안 다른 집중적 텔레비전 광고
- 일반 연구 집단에서 4,730명의 환자와 2,556명의 일반 건강관리자 연구
- 허리 통증에 관한 책자가 빅토리아주에는 전달되었으나, 뉴사우스웨일즈(new south wales)주에는 보급되지 않았음.
- 대중 매체 교육동안 빅토리아에서는 허리 통증에 관한 생각에 변화가 있었음. 뉴사우스웨일은 그렇지 않음.
- 빅토리아주에서 지난해 허리 통증이 있었던 환자중에 신체 활동에 대한 생각이 상당히 증진됨. 뉴사우스웨일즈는 그렇지 않음.
- 빅토리아주의 건강 관리자들은 허리 통증 관리에 대한 개념이 변화함. 뉴사우스웨일즈는 그렇지 않음.
- 이전 연구들은 계속적인 교육에도 불구하고, 의사의 1/3만이 행동의 변화를 가져온 것으로 확인.
- 대중 매체 같은 외부 영향에 의해 의사들의 동기부여가 이루어짐

Bubbinder R, Jolley, D, Wyatt M. 2001 Volvo Adward Winner in Clinical Studies: Effects of a media campion on back pain beliefs and its potential influene managemen of low back pain in general practice. Spine 2001;26:2535-2542

상의 50%, 한 달 내에 90%까지 돌아오기도 한다. 좌골 신경통 환자에서도 한 달 내 정상의 50%, 세 달 내 90%까지 회복되기도 한다. 그러나, 이것이 당신의 환자가 좋은 결과를 가지는 그룹에 속한다고 보장하지는 못한다.

급성 환자들의 초기 재확신의 대부분은 그들이 자기공명영상촬영이나 적극적인 조기 치료가 필요하다고 느끼지 않는다는 것이다.[29,55] 대부분의 최근 문헌들은 전통적인 허리 통증 교육이 어떻게 상태 악화를 보호할 지를 배우는데 초첨이 맞춰진다고 제안하고 있다.

Deyo와 Weinstein[23]에 따르면, 정확한 해부학적 진단에 대한 연구가 환자나 의사를 좌절하게 만들기도 하며 다음 세 가지 질문을 사용하도록 하고 있다.

1. 전신적인 질환이 통증을 야기하고 있는가?
2. 심리사회적 고민이 통증을 강화하고 연장하고 있는가?
3. 신경학적 요소가 수술적 평가를 필요로 하는가?

이것은 주의 깊은 병력 청취와 검사가 필요하다. 급성 환자의 1/2에서 2/3가 활동의 안전에 대해 걱정하고 있으나 아급성 환자의 1/4과 1/2 사이는 집안 일, 성적 활동, 걷기를 줄이고 있다는 보고가 있다.[65,95] 그런 불필요한 믿음은 생체의학적 행동이나 비활동으로 종종 증진된다. 이와같이, 조기 재확신이 환자 접근의 한 부분이다 표 4.7은 전통적인 생체의학적 접근과 생체심리사회적 접근의 비교이다.

재활성화에 대한 조언(14장 참고) (Reactivation advice)

- **어떻게** — 회복 목적과 목표 도달 방법에 대한 교육적 토론
- **무엇을** — 정상 활동들이 재개되고 생체역학적 긴장을 감소하기 위한 간단한 활동 수정에 대한 교육
- **언제** — 1일째
- **왜** — 안정이 필요하다거나 척추가 손상받기 쉽다는 관념을 제거하기 위해

재활성화 조언은 정상 활동들이 재개되고 생체역학적 긴장을 감소하기 위한 간단한 활동 수정에 대한 교육이 필요하다. 그것은 걷기, 수영하기, 그리고 자전거타기 같은 정상 활동을 다시 시작하므로 안전에 대한 재확신을 가질 수 있다. 정상 활동은 비활동의 영향을 막기위해 필요하다. 이런 활동들이 편하지 않다는 것을 인정하는 것이 중요하다. 대부분의 정상 활동들은 오랜 기간 앉아 있는 것보다 스트레스가 덜하다. 활동을 재개했을 때 통증은 해로운 활동에 의해 야기되지 않고 쇠약의 결과로 나타난다.

생체역학적 긴장을 줄이기 위한 활동 수정에 대한 교육을 다시 시작하기 위한 조언이 필요하다. 심한 통증에 대한 기본 활동 수정에 관한 조언은 20분 이상 앉아 있는 것을 제한하고, 20파운드 이상 도움을 받지 않고 드는 것을 제한한다. 건강한 생체역학이 회복을 증진하고 재발을 막지만 환자의 상태를 악화시키는 반대 효과를 가져올 수 있다.

해로운 생체역학적 스트레스와 긴장을 줄이기 위해 활동을 수정한다면, 중요한 근육들의 상태를 유지하기 위한 치료적 운동을 처방해야 한다. 예를 들어, 환자에게 완전히 굴곡된 상태에서 드는 동작을 피하도록 환자에게 조언하는 것이다. 이런 경우에 완전한 운동 범위를 유지하기 위한 운동을 처방하는 것이 중요하다.

직업 건강 지침서(OHG)에 따르면, 처음 치료는 활동

표 4.7 생체의학적 vs 생체심리사회적 접근

생체의학적	생체심리사회적
• 해부, 상해 & 손상 강조	• 재확신 - 심각한 질환이 없다는 것에 대한
• 통증이 이끌도록 유도	• 허리 통증은 허리뼈가 생체역학적으로 불안하다는 증상
• 더 많은 검사 강조	• 심리적 치료가 도움이 될 수 있지만, 장기간 결과는 생활방식에 달려 있음
• 활동보다 통증에 초점	• 회복은 기능의 회복에 달려 있음 — 빠를수록 더 좋음
• 수동성 & 의존성 격려	
• 긍정적인 태도가 회복을 증진	

적인 상태를 유지하라고 조언하는 것이라고 하였다.

통증 완화(21장, 38장 참조) (Relief of pain)

- **어떻게** — 약 처방이나 숙련된 수기 요법 추천
- **언제** — 불편감이 있을 경우 며칠내에
- **왜** — 회복이 시작될 때까지 편안함을 제공하기 위해

통증이 완화된다면, 환자로 하여금 활동을 재개하도록 격려하기가 쉬워진다. 주 목적은 휴식을 피하고 안전한 상태를 통해 활동 지구력을 키우는 것이다. 덴마크의 지침서에 따르면, 급성 통증 완화 치료를 위해 다음이 추천된다.[20]

추천됨

- 아세트아미노펜, 아스피린, 이부프로펜
- NSAIDS 처방
- 수기 요법
- 수술 — 말총 증후군

적절함

- 수동적 치료 기구
- 근 이완제
- 맥킨지 운동
- 침
- 경질막외 마취 — 좌골신경통

추천되지 않음

- 진정제, 수면제, 스테로이드
- 경질막외 마취 — 허리 통증에서 추천되지 않음
- 수술 — 좌골 신경통에서 추천되지 않음(급성기)
- 수술 — 허리 통증에서 추천되지 않음

Nicholas는 활동 전에 통증 완화에 초점이 맞춰진다면, 이것은 행동 회피를 강화할 수도 있다고 지적한다. Main에 따르면, 통증이 안내하도록 하라는 문구가 불필요한 두려움을 증진하고, 기능적 제한을 야기한다고 하였다. 통증은 과정을 따라가고 오기도 하고 가기도 한다. 회복을 결정하는 요소들은 사람이 어떻게 통증에 대처하는가와 관련이 깊다. 모든 관리가 통증 완화에 초점을 맞춘다면, 회피적 행동이 결과적으로 증진될 것이다. 환자들은 가벼운 활동들이 해가 없다는 것을 알아야 한다. 환자들이 통증과 활동에 대해 지나치게 걱정한다면 운동에 포함되는 단계적 접근이 필요하다.[65,95]

계속적인 통증 또는 장애에 영향을 주는 구조적, 기능적 그리고 심리사회적 요소들의 재평가 (Re-evaluation of structural, functional and psychosocial contributors to continued pain or disability)

- **어떻게** — 전반적인 신체적 그리고 심리사회적 재검사
- **누구에게** — 아급성기에 들어간 사람들
- **언제** — 아급성기
- **왜** — 환자로 하여금 통증을 야기하는 심각한 질환이 없다는 것과 통증 평가에 대해 빠진 것이 없다는 것을 재확인하기 위해. 또한, 치료에 실제 목표가 될 수 있는 기능적 결함, 회복을 방해할지 모르는 인지적 행동을 확인하기 위해

재평가는 전반적인 구조적, 기능적, 그리고 심리사회적 재평가가 필요하다. 4주간 회복에 대해 만족하지 못하는 환자에게 다시한번 심각한 질환이 없다는 것을 확신시키는 것이 중요하다. 간단한 접근보다는 적극적인 관리 전략을 통해 구조적 병리, 기능적 결함, 심리사회적 황색 경보를 제거하는 것이 필요하다. 단지 한가지의 영상 촬영이 이루어지고, 이 한가지에 모든 초점이 맞춰진다. 그러나 동시에 자기공명영상이 반응이 없는 환자에서 수행된다면 황색 경보 설문지가 적용되고, 의사는 기능적 결함을 확인할 수 있다.

상태 회복 (26, 27, 31장 참조) (Reconditioning)

- **어떻게** — 환자의 숙련된 평가와 훈련
- **무엇을** — Mckenzie, 안정화, 점진적 근력 강화 또는 인지 행동적 접근
- **언제** — 아급성기나 만성화 위험 초기
- **왜** — 증상에 대한 좀 더 적극적인 치료가 필요하다는 관념을 제거하기 위해; 대신, 구조/병리가 아닌 기능/생리에 초점을 맞춤.

상태 회복 운동은 환자의 숙련된 평가와 훈련이 필요하다. 운동은 맥킨지, 안정화, 점진적 근력 강화 또는 인지 행동적 접근이 포함된다. 환자들은 활동이 회복을 증진한다는 것에 대해 교육을 받아야 한다. 20∼50세 사이에 근

육 보호가 잘 이루어지지 않으므로 나이의 증가는 중요한 요소이다.

재평가 후 소견 보고에서 활동 지구력을 다시 만들어내는 것이 중요하다는 것에 초점이 맞춰졌다. 수기 요법 치료, 약 처방, 주사 또는 수술이 수행이나 안정을 증진하기 위해 필요한 근육들은 일정 상태로 만들지는 않는다. 유명한 그로우코 막스 이야기를 실어 보면,

그로우코 막스: "의사선생님, 수술 받으면 바이올린 다시 할 수 있나요?"

의사 : "그렇겠지"

그로우코 막스: "좋아요! 전에는 절대 그것을 할 수 없었거든요"

허리뼈는 무릎과 같다. 원인이나 치료에도 불구하고 회복의 방법은 재활성화와 상태 회복이다. 이것은 환자로 하여금 쇠약해지는 것을 막고 변화나 결함과 관련된 정상 나이에 대한 인체의 보상적 능력을 증진시킨다.

직업적 건강 지침서(OHG)에 따르면, 재활 전문가는 표 4.8에 제시된 서비스를 제공할 수 있는 팀과 함께 일하게 될 것이다.[101]

전문 상담 (7장 참조) (Referral)

전문 상담은 평가와 치료 양식에 대한 지식이 필요하다.

- **언제** — 급성기에 실험적, 영상 검사를 위해, 적색 경보가 있을 때 전문가에게, 아급성기에 황색 경보가 있을 때 재활을 위해
- **목적** — 현재 관리 지침서에 기초해 최고 치료 관리를 제공하기 위해

표 4.8 적극적인 재활 프로그램을 위한 직업적 건강 지침서 추천[101]

- **교육**—통증관리와 장애극복을 위한 방향으로
- **재확신과 충고**—활동적인 상태를 유지하도록
- **운동**—활동적이고 점진적인 신체 적응 프로그램
- **통증관리**—행동적 원칙 사용
- **직장**—직업적 세트와 직장으로의 복귀 방향으로
- **재활**—증상적 완화 측정이 지지되어야하고 재활을 방해하지 말아야 함.

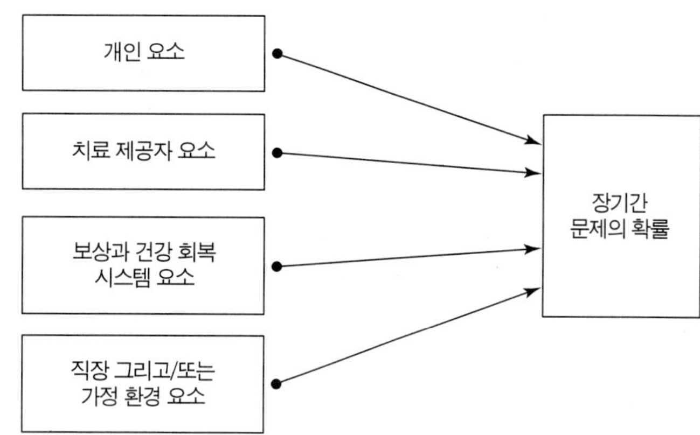

그림 4.10 적색 경보 행동 단계. (A) 적색 경보 음성, (B) 적색 경보 양성.

임상적 건강 관리자 학습 확인 (39장 참조) (Practitioner audit)

여기 제시된 임상 기초적 모델은 임상 과정을 확인하므로 이루어질 수 있다. 척추 상태를 관리하는데 있어 건강 관리자가 가장 중요하다. 함께 일하는 것이 필요한 사람들은 그림 4.10에서 나타내었다. 챠트 검토는 진단적 분류가 완성되었다는 것을 반영해야 한다; 황색 경보가 평가되고(설문지); 통증 완화가 제공되고(수기 요법이나 약처방); 활동적인 상태를 유지하도록 조언; 자가 치료가 추천되고 지도됨(활동적 보호); 상담은 심각한 질환, 말총 증후군,해결되지 않는 신경학적 상태가 있다면 이루어짐; 6주 내에 허리 통증의 반응이 없다면 치료와 검사 재조절.

많은 결정들이 허리 통증 환자의 현대적 관리에 중요하다. 지침서는 프로토콜을 만들도록 하고, 관리 방법이나 치료 결정에 대한 형식을 제공한다. 10가지 결정 사항이 급성 허리 통증 환자의 관리를 위해 확인되었다.

1. 진단적 분류 — 환자는 3가지 주 카테고리 중 하나로 하루 내에 분류되어야 함. 이것은 특별한 검사없이 병력 청취와 신체 검사로 이루어지며 일반적인 관리자와 카이로트랙틱 전문가 같은 일차 관리 담당자에 의해 이루어짐.
   - 가능한 심각한 질환의 적색 경보
   - 신경근 통증
   - 기계적인 허리 통증
2. 적색 경보가 없다면, 환자는 예후가 좋다는 확신이

있어야 함.

3. 적색 경보가 있다면, 환자는 다른 검사와 치료가 추천됨.
4. 증상, 손상, 장애의 기본적인 결과 측정이 처음 방문시 이루어져야 하고, 규칙적인 기간에 걸쳐 환자 상태와 치료 효과를 확인해야 함.
5. 환자는 가능한 활동적인 상태를 유지하고, 신체 활동을 점차적으로 증진시켜야 함. 통증이 말초 부위에 있지 않다면, 그렇게 하는 것이 안전하다는 것을 알려줌.
6. 침상 안정은 환자가 심한 통증이 있지 않다면, 처방되지 않아야 하며 2~3일 이상 지속되지 말아야 함.
7. 환자가 1~2주 내에 정상활동으로 돌아가지 못하거나 통증 완화가 필요하다면, 수기 요법이나 약처방이 추천됨
8. 황색 경보 평가—4~6주까지 기다리지 말고 처음 방문시 확인.
9. 보존적 치료에도 4~6주 후 상태 호전이 없다면, 환자는 다른 검사에 의뢰되어야 함. 영상 촬영이나 실험실 검사 같은 구조적 검사. 신체적 수행능력이나 기능적 수행 능력 평가 같은 기능적 검사.
10. 6주까지 정상 활동으로의 회복이 실패한다면, 재활 전문가에 의한 재활을 시작해야 함.

허리 통증의 일차적 관리에 대한 국제 포럼에서 새 지침서를 수행하는 것이 강조되었다.[7,89] 어떻게 의사의 행동과 생각을 변화시킬 것인지에 대한 토론이 있었다. 최근 호주 연구는 환자의 변화로 자극이 필요하지만, 의사의 생각이 바뀔 수 있다는 것을 보였다.[11] Goldberg는 의사교육이 척추 수술율을 낮춘다는 것을 확인하였다.[36] 외과 의사 연구 모임, 결과 연구, 일차 관리에 대한 회의 등의 다변적 접근이 이루어졌고, 건강 관리 회계사에 의해 비용 효율에 대한 논의가 있었다.

확인 과정
본 장의 학습목표 자가 점검

- 퇴행성 관절염이나 추간판 탈출 같은 진단을 받은 환자들에게 안전하게 재활동하고 이것이 회복의 최선의 길임을 편하게 확신시킬 수 있는가?
- 두려움-회피 행동 같은 부정적인 대처 전략이 환자로 하여금 활동을 피하게 하고, 상태를 악화시킨다는 것을 확인할 수 있는가?
- 황색 경보가 있을 때 관리를 어떻게 바꿀 것인가?
- 적색 경보가 있을 때 관리를 어떻게 바꿀 것인가?
- 환자가 6주 후에도 적절한 회복이 이루어지지 않는다면, 구조적이고 심리사회적인 재평가가 필요한가?

■ 참고문헌 (References)

1. Allan DB, Waddell G. An historical perspective on low back pain and disability. Acta Orthop Scand Suppl 1989;60:1.
2. Amundsen T, Weber H, Nordal HJ, Magnaes B, Abdelnoor M, Lilleas F. Lumbar spinal stenosis: Conservative or surgical management? A prospective 10-year study. Spine 2000;25:1424–1436.
3. Bigos, S, Battie MC. Back disability prevention. Clin Orthop 1987;221:121.
4. Boden SD, Davis DO, Dina TS, et al. Abnormal magnetic-resonance scans of the lumbar spine in asymptomatic subjects. J Bone Joint Surg [Am] 1990a;72:403.
5. Boden SD. McCowin PR, Davis Do, Dina TS, Mark AS, Wiesel S. Abnormal magnetic-resonance scans of the cervical spine in asymptomatic subjects. J Bone Joint Surg 1990b;72A:1178–1184.
6. Borenstein DG, O'Mara JW, Boden SD, et al. The value of magnetic resonance imaging of the lumbar spine to predict low-back pain in asymptomatic subjects. J Bone and Joint Surg 2001;83-A:1306–1311.
7. Borkan J, Van Tulder M, Reis S, Schoene ML, Croft P, Hermoni D. Advances in the field of low back pain in primary care: A Report from the Fourth International Forum. Spine 2002;27:E128–E132.
8. Bortz WM. The disuse syndrome. West J Med 1984;141:691.
9. Brandt-Zawadzki MN, Jensen MC, Obuchowski N, et al. Interobserver and intraobserver variability in interpretation of lumbar disc abnormalities: A comparison of two nomenclatures. Spine 1995;20:1257–1263.
10. Breen AC, Langworthy J, Vogel S, et al. Primary Care Audit Toolkit: Acute Back Pain. Bournemouth: Institute for Musculoskeletal Research and Clinical Implementation. www.imrci.ac.uk, 2000.
11. Buchbinder R, Jolley D, Wyatt M. 2001 Volvo Award Winner in Clinical Studies: Effects of a media campaign on back pain beliefs and its potential influence on management of low back pain in

general practice. Spine 2001;26:2535–2542.

12. Burton K, Waddell G. Information and advice to patients w/ back pain can have a positive effect. Spine 1999:24;2484–2491.
13. Bush K, Cowan N, Katz DE, et al. The natural history of sciatica associated with disc pathology: A prospective study with clinical and independent radiologic follow-up. Spine 1992;17:1205.
14. Bush K, Chaudhuri R, Hillier S, Penny J. The pathomorphologic changes that accompany the resolution of cervical radiculopathy. Spine 1997;22(2):183–187.
15. Caragee E, Alamin T, et al. Can MR scanning in patients with sciatica predict failure of open limited discectomy? Presented at the annual meeting of the International Society for the Study of the Lumbar Spine, Edinburgh, 2001.
16. Carragee EJ, Barcohana B, Alamin T, van den Haak E. Prospective controlled study of the development of lower back pain in previously asymptomatic subjects undergoing experimental discography. Spine 2004;29:1112–1117.
17. Carey TS, Mills Garret J, Jackman AM. Beyond the good prognosis. Spine 2000:25:115–120
18. Cherkin DC, Deyo RA, Street JH, Barlow W. Predicting poor outcomes for back pain seen in primary care using patients' own criteria. Spine 1996;21:2900–2907.
19. Dabbs VM, Dabbs LG. Correlation between disk height narrowing and low-back pain. Spine 1990;15:1366.
20. Manniche C, et al. Danish Health Technology Assessment (DIHTA). Low back pain: Frequency Management and Prevention from an HAD Perspective, 1999.
21. Deyo RA. Low back pain—A primary care challenge. Spine 1996;21:2826–2832.
22. Deyo RA, Diehl AK, Rosenthal M. How many days of bed rest for acute low back pain? N Engl J Med 1986;315:1064.
23. Deyo RA, Weinstein JN. Low back pain. N Engl J Med 2001;344:363–370.
24. Dworkin SF. Perspectives on psychogenic versus biogenic factors in orofacial and other pain states. APS J 1992;3:172.
25. Engel GL. Psychogenic pain and the pain prone patient. Am J Med 1959;26:899.
26. Fordyce WE, McMahon R, Rainwater G, et al. Pain complaint-exercise performance relationship in chronic pain. Pain 1981;10:311.
27. Fordyce WE, Fowler RS, Lehmann JF, et al. Operant conditioning in the treatment of chronic pain. Arch Phys Med Rehabil 1973;54:399.
28. Fordyce WE, Brochway JA, Bergman JA, et al. Acute back pain: A control-group comparison of behavioral vs. traditional management methods. J Behav Med 1986;9:127.
29. Frank J, Sinclair S, Hogg-Johnson S, et al. Preventing disability from work-related low-back pain. New evidence gives new hope—if we can just get all the players onside. Can Med Assoc J 1998;158:
30. Frymoyer JW, Newberg A, Pope MH, et al. Spine radiographs in patients with low-back pain: An epidemiological study in men. J Bone Joint Surg [Am] 1984;66:1048.
31. Frymoyer JW. Predicting disability from low back pain. Clin Orth 1992;279:103.
32. Fullenlove TM, Williams AJ: Comparative roentgen findings in symptomatic and asymptomatic backs. JAMA 1957;168:572.
33. Gibson JNA, Grant IC, Waddell G. The Cochrane Review of Surgery for Lumbar Disc Prolapse and Degenerative Lumbar Spondylosis. Spine 1999;24(17):1820–1832.
34. Gibson JNA, Grant IC, Waddell G. Surgery for Lumbar Disc Prolapse (Cochrane Review). The Cochrane Library 2004;3.
35. Gogan WH, Fraser RD. Chymopapain: A 10-year, double-blind study. Spine 1992;17:388–394.
36. Goldberg HI, et al. Can evidence change the rate of back surgery? A randomized controlled trial of community-based education. Effective Clinical Practice May/June, 2001:95–104.
37. Hakelius A. Prognosis in sciatica. Acta Orthop Scand Suppl 1970;129:1.
38. Hitselberger WE, Witten RM. Abnormal myelograms in asymptomatic patients. J Neurosurg 1968;28:204.
39. Indahl A, Haldorsen EH, Holm S, Reikeras O, Hursin H. Five-year follow-up study of a controlled clinical trial using light mobilization and an informative approach to low back pain. Spine 1998;23:2625–2630.
40. International Association for the Study of Pain. Pain terms: A list with definitions and notes on usage. Pain 1979;6:249.
41. Jarvik JG, Deyo RA. Imaging of lumbar intervertebral disc degeneration and aging, excluding disc herniations. Radiology Clinics of North America 2000;38:1255–1266.
42. Jarvik JG, Hollingworth W, Heagerty P, Haynor DR, Deyo RA. The longitudinal assessment of imaging and disability of the back (LAIDBack) study. Spine 2001;26:1158–1166.
43. Jensel MC, Brant-Zawadzki MN, Obuchowki N, et al. Magnetic resonance imaging of the lumbar spine in people without back pain. N Engl J Med 1994;2:69.
44. Kendrick D, Fielding K, Bentler E, Kerslake R, Miller P, Pringle M. Radiography of the lumbar spine in primary care patients with low back pain: Randomized controlled trial. BMJ 2001;322: 400–405.
45. Klassen AC, Berman ME. Medical care for headaches. A consumer survey. Cephalgia 1991;11(suppl 11):85–86.
46. Larequi-Lauber T, Vader JP, Burnand B, et al. Appropriateness of indications for surgery of lumbar disc hernia and spinal stenosis. Spine 1997; 22(2):203–209.
47. LaRocca H, Macnab IA. Value of pre-employment radiographic assessment of the lumbar spine. Can Med Assoc J 1969;101:383.

48. LaRocca H. A taxonomy of chronic pain syndromes. 1991 Presidential Address, Cervical Spine Research Society Annual Meeting, December 5, 1991. Spine 1992;10:S344.
49. Linton SJ. The socioeconomic impact of chronic back pain: Is anyone benefiting? Editorial. Pain 1998;75:163–168.
50. Linton SJ. The relationship between activity and chronic pain. Pain 1985;21:289.
51. Loeser JD, Fordyce WE. Chronic pain. In: Carr JE, Dendgerink HA, eds. Behavioral Science in the Practice of Medicine. New York: Elsevier, 1983.
52. Magora A, Schwartz A. Relation between the low back pain syndrome and x-ray findings. Scand J Rehabil Med 1976;8:115.
53. Main CJ, Watson PJ. Psychological aspects of pain. Man Ther 1999;4:203–215.
54. Main CJ. Concepts of treatment and prevention in musculoskeletal disorders. In: Linton SL, ed. New avenues for the prevention of chronic musculoskeletal pain and disability. Amsterdam: Elsevier 2002.
55. Malmivaara A, Hakkinen U, Aro T, et al. The treatment of acute low back pain—bed rest, exercises, or ordinary activity? N Engl J Med 1995;332:351–355.
56. McGuirk B, King W, Govind J, Lowry J, Bogduk N. Safety, efficacy and cost-effectiveness of evidence-based guidelines for the management of acute low back pain in primary care. Spine 2001;26:2615–2622.
57. Melzack R, Wall PD. Pain mechanisms: A new theory. Science 1965;150:978.
58. Melzack R. In: Gatchel RJ, Turk DC, ed. Psychological factors in pain. Critical perspectives. New York: The Guilford Press, 1999:3–17.
59. Merskey H. The definition of pain. Eur J Psychiatry 1991;6:153–159.
60. Merskey H. Limitations of pain behavior. APS Journal 1992;2:101.
61. Merskey H. The importance of hysteria. Br J Psychiatry 1986;149:23.
62. Merskey H. Regional pain is rarely hysterical. Arch Neurol 1988;45:915.
63. Merskey H, Bogduk N, eds. Classification of chronic pain: Description of chronic pain syndromes and definitions of pain terms, 2nd ed. Seattle, WA: IASP Press, 1994.
64. Mixter WJ, Barr JS. Rupture of the intervertebral disc with involvement of the spinal canal. N Engl J Med 1934;211:210.
65. Moore JE, Von Korff M, Cherkin D, Saunders K, Lorig K. A randomized trial of a cognitive-behavioral program for enhancing back pain self-care in a primary care setting. Pain 2000;88:145–153.
66. Nachemson A. Introduction. In: Nachemson A, Jonsson E, eds. Swedish SBU report. Evidence based treatment for back pain. Stockholm/Philadelphia: Swedish Council on Technology Assessment in Health Care (SBU)/Lippincott Williams & Wilkins (English translation), 2000.
67. Nachemson AL. Newest knowledge of low back pain. Clin Orthop 1992;279:8.
68. Nachemson A. Work for all, for those with low back pain as well. Clin Orthop 1983;179:77.
69. Naliboff BD, Cohen MJ, Swanson GA, et al. Comprehensive assessment of chronic low back pain patients and controls: Physical abilities, level of activities, psychological adjustment and pain perception. Pain 1985;23:121.
70. Nicholas MK. Reducing disability in injured workers: The importance of collaborative management. In: Linton SL, ed. New avenues for the prevention of chronic musculoskeletal pain and disability. Amsterdam: Elsevier, 2002.
71. Philips HC, Jahanshahi M. The components of pain behavior report. Behav Res Ther 1986;24:117.
72. Pilowsky I. A general classification of abnormal illness behavior. Br J Med Psychol 1979;51:131.
73. Rozenberg S, et al. French multicenter prospective, randomized, open study comparing advice to stay active and bed rest in acute low back pain, presented at the annual meeting of the International Society for the Study of the Lumbar Spine. Edinburgh, 2001.
74. Rothman RH, et al. A study of computer-assisted tomography. Spine 1984;9:548.
75. Saal JA, Saal JS. Nonoperative treatment of herniated lumbar intervertebral disc with radiculopathy. Spine 1989;14:431.
76. Schneider PL, Kahanovitz N. Clinical testing in chronic low back pain. Surg Rounds Orthop 1990;4:19.
77. Slater E, Glithero E. A follow-up of patients diagnosed as suffering from "hysteria." J Psychosom Res 1965;9:9.
78. Splithoff CA. Lumbosacral junction: Roentographic comparison of patients with and without back ache. JAMA 1953;152:1610.
79. Sternbach RA, Timmermans G. Personality changes associated with reduction of pain. Pain 1975;1:177.
80. Szasz TS. The painful person. Lancet 1968;88:18.
81. Teresi LM, Lufkin RB, Reicher MA, et al. Asymptomatic degenerative disk disease and spondylosis of the cervical spine: MR Imaging. Radiology 1987;164:83–88.
82. Torgeson WR, Dotler WE. Comparative roentgenographic study of the asymptomatic and symptomatic lumbar spine. J Bone Joint Surg [Am] 1976;58:850.
83. Troup JDG. The perception of pain and incapacity for work: Prevention and early treatment. Physiotherapy 1988;74:435.
84. Turner JA. Educational and behavorial interventions for back pain in primary care. Spine 1996;21:2851–2859.
85. Vader JP, Forchet F, Larequi-Lauber T, Dubois RW, Burnand B. Appropriateness of surgery for sciatica: Reliability of guidelines from expert panels. Spine 2000;25(14):1831–1836.
86. Value Health Science: Indications for Laminectomy–Physician Expert Panel. Santa Monica, California (Unpublished data), 1989.
87. van Tulder MW, Assendelft JJ, Koes BW, Bouter LM. Spinal radiographic findings and nonspecific

low back pain: A systematic review of observational studies. Spine 1997;22:427–434.

88. van Tulder MW, Koes BW, Bouter LM. Conservative treatment of acute and chronic nonspecific low back pain: A systematic review of randomized controlled trials of the most common interventions. Spine 1997;22(18):2128–2156.

89. van Tulder WE, Croft PR, van Splunteren P, et al. Disseminating and implementing the results of back pain research in primary care. Spine 2002;27:E121–E127.

90. Victorian Workcover Authority. Clinical framework for the delivery of health services to injured workers. www.workcover.gov.au, 2004.

91. Videman T, Nurminen M, Troup JDG. Lumbar spinal pathology in cadaveric material in relation to history of back pain, occupation, and physical loading. Spine 1990;15:728.

92. Videman T, Sarna S, Battie MC, et al. The long-term effects of physical loading and exercise lifestyles on back-related symptoms, disability and spinal pathology among men. Spine 1995;20:699–709.

93. Videman T, Battié MC. The influence of occupation on lumbar degeneration. Spine 1999;24:1164–1168.

94. Vlaeyen JWS, Crombex G. Fear of movement/(re)injury, avoidance and pain disability in chronic low back pain patients. Manual Therapy 1999:4: 187–195.

95. Von Korff M, Moore JE, Lorig K, et al. A randomized trial of layperson-led self-management group intervention for back pain patients in primary care. Spine 1998;23:2608–2615.

96. Vroomen PCAJ, de Krom MCTFM, Wilmink JT, Kester ADM, Knottnerus JA. Lack of effectiveness of bed rest for sciatica. N Engl J Med 1999;340: 418–423.

97. Waddell G. A new clinical model for the treatment of low-back pain. Spine 1987;12:634.

98. Waddell G. A new clinical model for the treatment of low back pain. In: Weinstein JN, Wiesel SW, eds. The Lumbar Spine: The International Society for the Study of the Lumbar Spine. Philadelphia: WB Saunders, 1990:38–56.

99. Waddell G. The Back Pain Revolution, 2nd ed. Edinburgh: Churchill Livingstone, 2004.

100. Waddell G, Main CJ, Morris EW, et al. Chronic low back pain, psychological distress and illness behavior. Spine 1984;9:209.

101. Waddell G, Burton AK. Occupational health guidelines for the management of low back pain at work—evidence review. Faculty of Occupational Medicine. London, 2000.

102. Waddell G, Morris EW, DiPaoloa M, et al. A concept of illness tested as an improved basis for surgical decisions in low back disorders. Spine 1986;11:712.

103. Weber H. Lumbar disc herniation: A controlled, prospective study with 10 years of observation. Spine 1983;8:131–140.

104. Wiesel SE, Tsourmans N, Feffer HL, et al. A study of computer-assisted tomography. I. The incidence of positive CAT scans in an asymptomatic group of patients. Spine 1984;9:549.

105. Wiltse LL, Rocchio PF. Preoperative psychological tests as predictors of success of chemonucleolysis in the treatment of the low back syndrome. J Bone Joint Surg [Am] 1975;57:478.

106. Scotland's Working Backs Partnership 2000. Working Backs Scotland, www.workingbacksscotland.com

107. Yukawa U, Kato Fumihiko, Matsubara Y, Kajino G, Nakamura S, Nitta H. Serial magnetic resonance imaging follow-up study of lumbar disc herniation conservatively treated for average 30 months: Relation between reduction of herniation and degeneration of disc. J Spinal Disord 1996;9:251–256.

108. Zarkowska E, Philips HC. Recent onset vs. persistent pain: Evidence for a distinction. Pain 1987; 25:365.

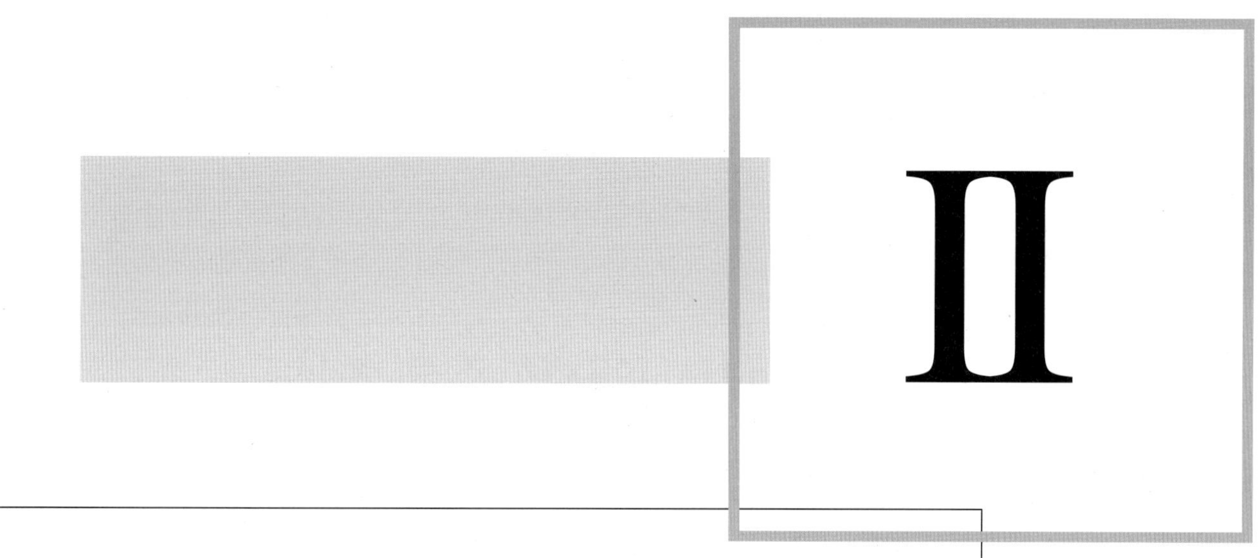

II

기초 과학(Basic Science)

편집자글

활성화 자기 관리 모델의 기초는 생역학과 신경생리에 기반을 둔다. 이번 영역에서는 가장 가능성 있는 통증의 근원뿐만 아니라, 척수 손상의 흔한 메카니즘에 대해 알아본다. 안정화 형태와 운동 과학을 증진시키는 방법은 이번 영역에서 이야기 할 주요 영역들이다.

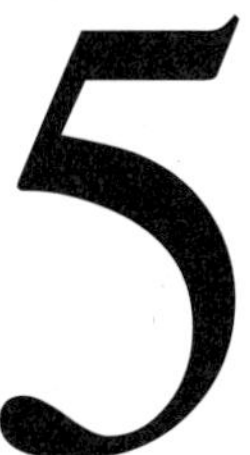

허리뼈 안정 : 손상과 재활의 메카니즘
(Lumbar Spine Stability: Mechanism of Injury and Restabilization)

학습목표

이 장을 읽고나면 이해할 수 있을 것이다:

- 임상적 불안정화에 대한 안정화와 기반을 설명한다.
- 손상을 악화시키는 수기 치료가 운동치료 처방과정에서 포함되며 이때의 손상 메카니즘을 이해한다.
- 척추 관절을 보호하며 근육과 운동계에 모두 작용하는 근 수축을 유도하는 기본적인 안정화 운동을 처방할 수 있다.

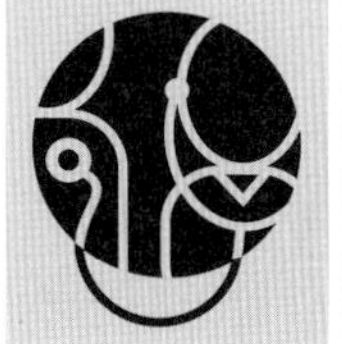  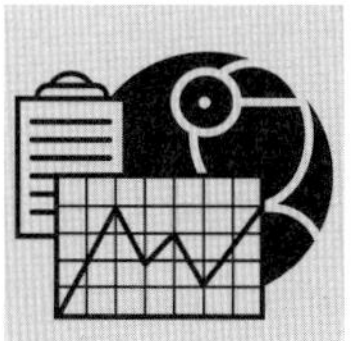 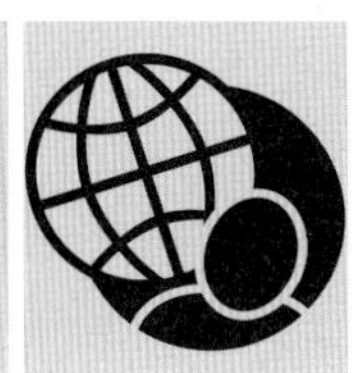 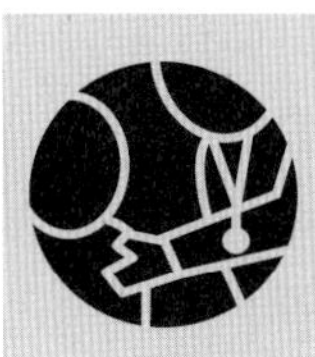 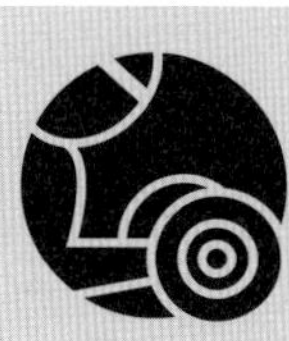  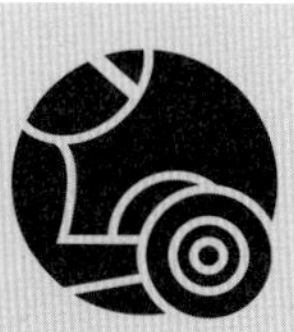

개요 (Introduction)

재활동안 근력과 척추 운동범위의 증진에 대한 전통적인 강조는 허리뼈(요추, lumbar) 문제를 감소시키지 못했다. 사실, 어떤 증거들은 많은 수의 환자들에서 부정적인 결과를 나타내었다. 손상과 안정의 메카니즘을 정량화하기 위한 과학적 노력은 부적절한 근육 활동과 척추 관절 위치로부터 조직 손상의 위험을 최소화하기 위해 척추를 안정화해야 한다고 제안한다. 안정화 운동의 고안과 적용의 개념과 함께 안정의 개념은 간략하게 종합되어야한다. 목적은 근육계가 충분한 기능적 안정을 갖도록 하는 것이다.

허리뼈 안정, 중심 안정, 그리고 하부 허리뼈 안정화 운동은 적절한 직업적 완성과 통증이 있는 허리뼈의 재활과 관련된 인기있는 주제이다. 이런 운동의 목적은 손상으로부터 근육을 보호하는 힘을 강화하는 것이다. 이번 장의 의도는 과학적인 토대와 안정화의 개념을 형성하여 척추 재활을 증진하기 위한 것이다. 비록 많은 책들이 만성 허리 통증 환자, 노인, 운동선수를 위해 이상적인 운동 프로그램에 대해 기술하였지만, 여기서는 시작하는 단계의 프로그램에 초점을 맞추었다 — 허리뼈의 건강 상태를 유지하고 안정을 증진시키는 안전한 운동의 개발. 관심을 많이 가지고 있는 독자에게 더 많은 참고자료가 저자 논평이 실린 장과 원본 논문이 실려 있는 또는 *허리뼈 질환(low back disorders)이*라는 책에서 더 많은 자료를 참고할 수 있다.[58]

허리뼈 운동을 고안하기 위한 전통적인 접근에서는 척추의 운동범위와 근력의 즉각적인 회복, 증진에 초점을 두고 있다.[51] 일반적으로 이런 접근은 척추 문제를 감소시키는데 효과적이지 않다. 사실, 증상을 호전시켰다는 증거는 약하며 어떤 연구는 상당히 많은 사람들에서 부정적인 결과를 가져왔다고 하였다. 척추 운동범위의 조기회복에 대한 강조는 운동범위의 손실에 의해 야기되었다. 이와같이, 치료적 성공은 종종 운동 회복에 의해 판단된다. 대부분의 최근 연구는 운동 범위와 운동 능력 정도와 거의 관련이 없다고 하였다. 이번 장의 주제는 손상과 안정의 메카니즘에 기초한 개념을 발전시키는 것이다.

척추 안정의 의미는 개인의 배경에 따라 달아진다. 생체역학자에게 있어 척추 안정은 안정화 될 수 있는 기계적 구조에 속한다. 외과의사는 비정상적인 관절 움직임을 보고 해부적인 변화를 주어 교정가능하다. 수기 치료사는 근육의 협동 작용과 자세의 형태를 해석하고 바꾸기 위한 시도를 한다. 몇몇 그룹들은 안정화에 기여하는 요소를 정리하였으나 실제 안정화와 관절 움직임을 정량화하려는 시도는 많지 않았다. 이번 장은 안정화를 정량화하고 안정화 지수의 생역학적 증거, 관절과 척추 주위 조직에 미치는 부하, 근육 활동의 측정, 관절 움직임에 바탕을 둔 임상적 개념을 개발하기 위한 노력으로 이루어졌다. 이런 이유로, 독자는 손상된 조직에 불필요하게 과부하를 주는 일상적인 것의 위험을 최소화하기 위해 손상 메카니즘에 익숙해진다.

손상 과정-조직 손상 (The Injury Process — Tissues Damage)

박스 들기와 뒤틀기 같은 손상의 원인으로서 일어나는 사건을 확인하기 위해 허리뼈 손상을 묘사하는 경향이 있다. 허리뼈 손상의 이런 묘사는 흔하며 특히 손상의 원인을 작성해야 하는 상황에서 한 가지 사건을 확인하는 것이 필요한 의학적 집단에서는 특히 흔하다. 그러나, 상대적으로 한 가지 사건으로 허리뼈 손상이 일어나는 경우는 거의 없다. 오히려, 조직 손상을 야기할 만한 과도한 부하를 겪은 과거가 있었던 경우가 흔하다. 이와 같이, 손상을 일으킬 수 있는 상당한 부하를 겪은 경험이 더 중요하다. 예를 들어, 조직의 궁극적인 손상은 부하의 반복적인 적용이나 오랜 기간 부하가 지속된 경우, 누적된 상태의 결과로 나타난다. 이와 같이, 손상 과정은 과 부하에 의해 단순히 일어나지 않는다. 마지막으로, 척추의 조직이 부하를 이겨내는 기계적 통합을 상실했을 때, 불안정의 위험이 증가하게 된다. 이와 같이, 손상 과정을 기술하는 것은 척추 안정과 불안정의 개념을 이해하고 활용하는데 필요한 기초이다.

동물 실험에서 굴곡-신전, 측면 굽힘, 그리고 회전에서의 불안정을 기술한 훌륭한 과정이 이루어진 반면, 인간에서의 손상 과정은 급성 허리뼈 압박에 노출된 경우에 초점이 맞추어져 방해가 되었다. 몇몇 연구에서 압박이 심할 경우, 허리 통증의 위험도가 증가한다고 하였으나, 상관성은 적다. 어떤 연구에서는 허리뼈 압박이 적을 때 요통이 더 많이 발생함을 보였다. 허리 통증의 위험도를 조절하는 다른 기계적 변수가 있는가?

허리뼈에는 많은 조직이 있고 운동을 수행할 때 발생하는 다른 형태의 부하가 있다. 관절 압박과 별도로 관절 비틀림은 손상 위험도 측정에 매우 중요하다. 대부분의 연구들이 비틀림 반응(손에 주어진 부하에 의해 허리뼈를 거쳐 골반까지 비틀림)에 대해 보고하고 있지만, 허리뼈 관절에서 일어나는 비틀림 부하의 형태가 아니기 때문에 비틀림은 흥미있는 변수이다. 여러 실험에서 워터루그룹은 척추가 중립적 굴곡〔엉덩관절(고관절, hip joint)이 앞쪽으로 굴곡, 척추 자체는 굴곡이나 신전이 없는 상태〕을 유지한다면, 중요한 허리뼈 신전근들은 굴곡시 나타나는 비틀림을 지지하며 결과적으로 관절이 겪는 비틀림을 감소시키게 된다. 이런 힘들은 추간판이나 후관절(facet joint)에 의해 정상적으로 지탱되게 된다. 그러나, 앞으로 몸을 숙이면서 척추 자체를 굴곡하려면 후측 인대들을 완전히 굴곡된 상태가 되며 척추 사이 인대들은 전측 뒤틀림이 중력에 대항해 반응하도록 한다. 인대들은 압박축에 더 평행하기 방향을 잡을 때 비틀림 반응을 지지하면서 허리뼈 근육들을 무능하게 한다(그림 5.1).[54] 완전 척추 굴곡과 적절한 중력 반응과 함께 척추의 비틀림 부하를 이겨내는 것은 어렵지 않다. 이것은 개인적 일 수행 기술, 즉 척추 움직임이 척추 손상의 위험도에 영향을 미친다는 것을 제시한다. Yingling[77]의 돼지 척추 연구에서 부하가 넘어질 때 발생하는 것처럼 매우 충격적이지 않다면, 부하율은 비틀림 견딤의 중요한 조절 요소가 아니라는 것을 주장했다. 허리뼈의 움직임과 비틀림을 요약하면서 조직 손상 연구는 허리뼈 손상을 최소화하기 위해 허리뼈의 완전 굴곡을 피하는 것을 적극 지지하고 있다. 드는 동작 동안 골반을 기울이기 위한 의식적인 노력을 지지하는 증거는 없다.

비틀기가 허리뼈 손상의 위험 요인으로 여러 연구에서 언급되었지만, 문헌들은 비틀기와 비트는 힘을 야기하는 운동적 변수사이에 구별을 두지 않아 혼란을 가져오고 있다. 비틀기와 관련된 허리 통증의 높은 위험도에 대한 연구가 있는 반면, 적은 비틀기 힘은 결과적으로 낮은 근육 활동과 낮은 척추 부하를 가져온다.[45,46] 게다가, 수동적인 조직 부하는 비트는 동작의 운동 범위의 끝까지 실제적이지 않다.[22] 그러나, 증가하는 비틀기는 척추 근육들이 모두 협동 작용을 하므로 척추에 매우 큰 압박을 가한다. 이것은 척추가 뒤틀리지 않을 때 발생할 수 있지만 중립적 자세에서 부하를 견디는 능력이 더 좋다. 하나의 변수가 역학적 조사에서 제시된 것처럼 덜 위험한 것 같다. 그러나, 큰 조직 부하로부터의 증가된 위험은 척추가 동시에 완전히 뒤틀릴 때 일어난다.[46]

척추 조직 견딤에 영향을 주는 많은 개별적인 인자들, 예를 들어, 나이, 성별 등이 있다. Jager[35]는 압박하는 부하를 견디는 허리뼈 움직임의 견딤에 대한 기준을 문헌에 포함시켰다. 그들의 결과는 남성과 여성이 나이가 같을 때, 여성은 남성에 비해 압박 부하의 2/3를 견뎌낼 수 있다고 하였다. 더불어, 제이거의 자료는 60세의 척추는 20세가 견디는 능력의 2/3 정도라는 것을 나타냈다. 운동계의 수행 실수가 바닥에서 볼펜을 드는 것 같은 작은 일을 수행하는 동안 허리뼈 손상을 야기할 수 있듯이 운동 조절계 같은 다른 개별적인 요인들이 있을 수 있다.

많은 요소들이 부하 정도와 부하 형태보다 허리뼈 조직 손상의 위험을 조절하는 것 같다. 비록 추간판 탈출이 조절된 상태에서 발생했지만, Callaghan과 McGill[14]은 척추 운동과 부하 형태를 만들어 내어 추간판 탈출을 지속적으로 만들어 낼 수 있었다. 특별히, 단지 적당한 양의 척추 압박(800–1000뉴톤)이 필요하였으나, 척추 표본을 반복해서 굴곡해야 했다. 이 실험에서 추간판이 뒤쪽으로 나오도록 하는데는 약 18,000에서 25,000회의 굴곡이 있어야 했다. 이 연구는 돼지를 손상시키는 모델을 사용하였다. 사람에서 얻은 척추와 추간판은은 보통 더 오래되었고, 충분한 디스크 수화 상태가 아니다. 그러나 중요한 점은 추간판 탈출이 부하보다는 반복적인 굴곡과 더 많은 관련성이 있다는 것이다.

조직 손상을 유도하는 다른 것은 실제 척추의 굴곡선에 의한 관절의 자세이다. 예를 들어, Adams[3]는 완전히 굴곡된 척추가 적당히 굴곡된 척추보다 더 약하다는 것을 보였다. 최근 연구에서 Gunning과 McGill[29]은 완전히 굴곡된 척추가 중립적인 자세에서 보다 20~40% 더 약하며 수화(hydration)가 일하는 동안 조절됨을 보였다. 예를 들어, 추간판은 완전히 수화된 상태인 아침에 일어났

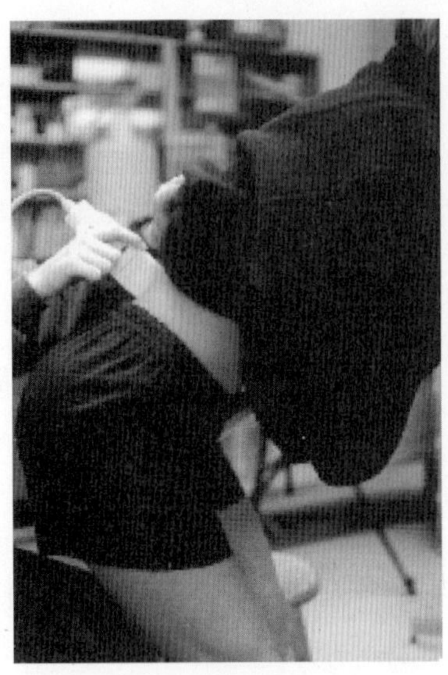

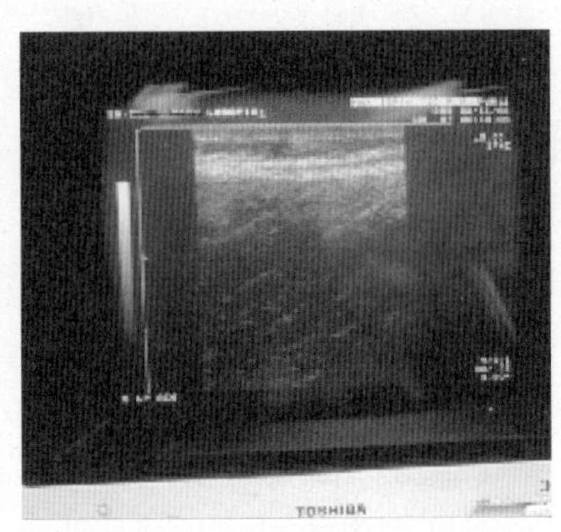

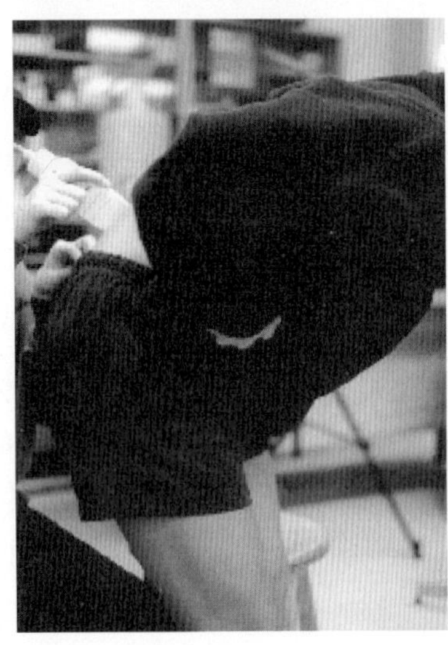

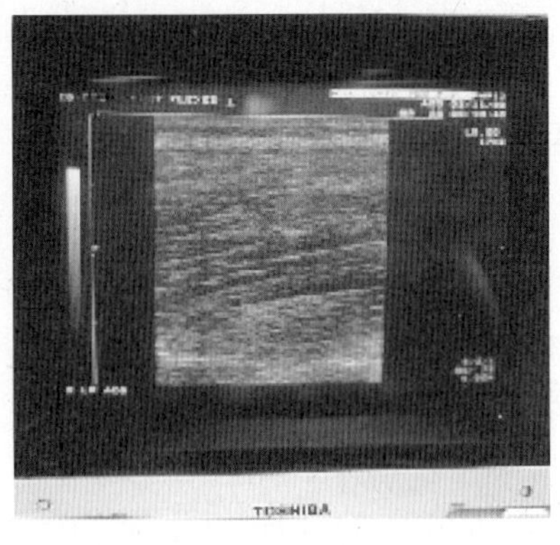

그림 5.1 검사자는 가장긴근(최장근, longissimus)/엉덩갈비근(장늑근, iliocostalis) 복합체를 활성화하기 위해 중립적인 자세를 유지하면서 엉덩이를 돌린다. 초음파에서 사선으로 보이는 섬유는 근육의 힘이 크게 작용할 때 보인다. 이 각도는 척추가 굴곡할 때 보호하려는 힘과 함께 사라진다.

을 때, 가장 쉽게 손상받는다. Snook과 동료들의 연구에서 85명의 환자들에서 아침 일찍 허리뼈 굴곡을 조절한 결과 대조군에 비해 통증 강도가 감소함을 확인하였다.

척추 조직 손상의 위험도는 부하 정도, 부하의 방향, 움직임 반복, 척추 자세, 수화정도 그리고 하루 중 시간, 운동 조절, 안정 정도, 그리고 개별적인 나이와 성별에 따라 달라진다. 손상 병력과 조직 손상은 조절에 참고할 만한 사항이다. 이 자료들은 움직임과 적절한 조직 건강의 개념을 지지한다. 조직이 부하에 잘 적응하고 재활 프로그램의 중심이라는 것이 잘 알려져 있다. 그러나, 생물학적 변수가 조직이 잘 적응하고 적절한 기간 잘 유지하도록 하는 부하의 적정 수준을 확인하는 것을 막는다. 이와 같이, 일상 생활동안이나 재활 동안 현명한 접근을 하는 것이 문제해결에 중요하다. 환자가 치료에 적절히 반응하지 않는다면 재활 프로그램은 충분한 효과를 거두지 못한다.

특별한 조직 손상 메카니즘의 요약 (Summary of Specific Tissue Injury Mechanisms)

과도한 부하로부터의 조직 손상을 간단히 묘사하였고 알려진 모든 손상들은 반복적인 부하로 악화된다.

종판(end plate). 쉬모를 결절(Schmorls node)이 종판 골절을 치료하며,[75] 손상과 관련이 있는 것으로 생각된

다.[5] 사실, 손상적 쉬모를 결절 형성은 강제적인 허리뼈 굴곡이후 손상을 입은 환자에서 보고되었다. 사람들은 보통 쉬모를 결절이 없으며 이것이 존재하는 것은 좀 더 적극적인 생활을 하고 있음을 나타낸다. 실험적으로 척추에 과도한 부하가 있게되면 종판은 제일 먼저 손상받는다.[11,14] Gunning과 McGill[29]은 아침에 일어났을 때 수화된 추간판이 하루 중 이후 시간에서보다 적은 부하에도 손상 받는 것을 보였다. 종판 분열이 과도한 전후방 부하가 있을 때 관찰되었다.

척추. 척추는 과도한 부하가 있을 때 손상받고,[26] 추간판 탈출과 섬유륜 판분리를 동반한다.[29]

추간판 섬유륜. 여러 형태의 손상이 일어난다. 일반적인 추간판 탈출은 적절한 부하가 있을 때 반복적인 굴곡동작, 옆으로 숙이기와 비틀기를 할 때 반복적인 굴곡과 관련이 있는 것으로 보인다.[1,28] 외측 섬유테(lateral annulus)의 파열은 전후 부하에서 발생했다.[78] 비틀기 동안 섬유테의 손상은 동물 척추에서 확인되었지만, 사람에서는 아직 논쟁중이다. Farfan 등[23]은 비틀기 동작이 섬유테 손상의 시작에 가장 중요한 요소라고 결론지었고, Adams와 Hutton[2]은 건강한 후관절(facet joint)이 이런 발생을 방지한다고 제한했다.

추간판 핵. Buckwalter[12]가 "근골격계 연부 조직만큼 나이에 따라 역동적인 변화를 보이는 구조물은 없다"라고 하였지만 부하 정도, 추간판 영양, 세포 농도의 감소, 불량 물질의 축적 사이의 관계는 모호한 채로 남아있다. 그러나, 최근에 Lotz[41]는 과도한 부하가 증가할 때 추간판 핵 내 세포의 괴사(apoptosis)가 증가한다는 것을 보고하였다. 이런 변화들은 실제 환자에서 발견되거나 진단되지 않는다.

신경고리(신경궁, neural arch, posterior bony elements). 척추염성(spondylitic) 골절은 반복적인 완전 굴곡과 신전과 관련된 반복적인 스트레스로부터 발생하는 것으로 생각된다.[30,13] 과도한 비틀기 힘이 궁의 일부분을 골절시키는 것으로 보고되었다.[20,75]

인대. 인대는 낮은 부하율에도 파열되지만, 중간 단계에서도 파열이 일어난다.[61] McGill[49]은 떨어질 때 엉덩이가 부딪치면, 척추내 구조물들이 파열된다는 가정을 세웠다. 뒤로 떨어지는 것은 긴 장애의 위험 요소이며 구조적인 조합을 이루는데 많은 시간이 소요된다.[76]

손상 경로의 요약 (Summary of injury pathways)

재활운동과 일상생활동작 동안 더 많은 조직 손상을 피하는 것이 중요한 목적이다. 특별한 조직 손상에서의 감소에 대한 증거가 제시된다.

1. 종판 손상의 위험을 줄이기 위해 최고 척추 압박 부하 감소
2. 추간판 탈출의 위험을 감소하기 위해 척추의 완전 굴곡 동작의 반복 감소; 아침에 척추 굴곡 동작을 줄이면 증상을 줄일 수 있음.
3. 척추 부분(pars)의 위험을 줄이기 위해 완전 굴곡에서 완전 신전을 반복하는 동작 감소
4. 후관절과 신경고리(신경궁, neural arch) 손상을 줄이기 위해 최고의 비틀기 힘 감소
5. 인대 같은 수동적인 콜라겐 조직의 위험을 줄이기 위해 미끄러지거나 넘어지는 동작 감소
6. 추간판 탈출이나 변성 악화의 위험을 줄이기 위해 앉아 있을 때 진동의 노출이나 앉아 있는 시간 감소

손상 과정 — 운동 변화 (The injury process — motor changes)

허리 통증이 있는 사람들은 운동 조절 시스템에 변화가 있다. 이런 변화를 인지하는 것은 그들이 안정화 시스템에 영향을 주기 때문에 중요하다. Richardson[67]은 재활 동안 특별한 근육 그룹을 목표로 하는 전반적인 관점을 내놓았다. 주 목적은 손상 후 잘못된 운동 조절 형태를 재교육하는 것이다. 지속적인 활동동안 안정화 시스템을 교육하고 빠른 수의적 움직임동안 안정화하며 갑작스런 부하에 저항하는 훈련이 도전 과제이다.

다양한 운동 변화들은 뭇갈래근(다열근, multifidus)과 가로배근에 특별히 초점이 맞추어져 기록되었다. 예를 들어, 갑작스런 어깨 굴곡 움직임 같이 예상할 수 있는 움직임동안 가로배근의 활동 시작은 허리뼈(요추, lumbar)에 문제가 있을 때 지연된다.[34,67,62] 가로배근을 포함시킨 운동 조절 시스템을 재교육하려는 시도로 재활 프로토콜을

개발하였다.

어떤 환자들에서 뭇갈래근에서의 변화가 많이 관찰되었다. 예를 들어, Sihvonen[69]은 수축동안 불안정한 관절주위로 근전도 활동이 감소함을 보고하였다. Jorgensen과 Nicoliasen[37]은 허리뼈에 문제가 있는 많은 환자들에서 일반적으로 척추 폄근이 낮은 지구력을 나타냄을 보고하였고, Roy[68]는 뭇갈래근에서 피로가 쉽게 옴을 보고하였다. 더불어, 근육의 구조 자체가 손상이나 통증이 있은 후 변화가 있다는 증거가 있으나, 장기간의 결과는 복합적인 특징들과 관련이 있다. 특히, 좋은 결과는 정상적인 섬유 형태와 관련이 있는 반면, 좋지 않은 결과는 2형 섬유에서 위축을 보이고,[24,25,28,42,79] 1형 섬유에서 좀먹은 모양을 보인다. 증상이 완화된 후에도 Hides는 작아진 뭇갈래근을 확인하였고, 반사 반응이 손상됨을 보고하였다. 이 이론은 다른 관절, 특히 무릎관절(슬관절, knee joint)에서 증거가 관찰되었다.[36,71,72] 적합한 척추에서 관찰되는 근육 협력 수축의 형태를 증진하는 안정화 운동을 지지하는 증거들이 있다.

손상의 원인으로서의 불안정성 (Instability as a Cause of Injury)

생체역학자들이 어떻게 외부 요인이 허리뼈 조직 손상을 가져오는지 설명하고 있지만, 바닥에서 연필을 주울 때 같은 상황에서 손상이 일어나는지에 대한 설명은 도전 과제이다. 최근 증거는 이런 손상들이 실제적이며 척추에 불안정한 행동이 가해질 때 나타난다고 제안한다.

수 년 전에 우리는 무거운 물건을 들어 올릴 때, 척추의 움직임을 확인하기 위해 시상면에서 척추 관찰이 가능하도록 투시 검사(fluoroscopy)로 조사하였다. 들어 올리는 동안 들어올리는 사람이 척추를 완전히 굴곡한 것처럼 보였지만, 사실 척추는 완전 굴곡에 2/3 정도였고, 이것은 손상없이 물건을 들 수 있는 것을 설명한다. 투시 검사 필름에서 한가지 손상을 우연히 발견하였다. 손상이 발생하는 동안 반쯤 쭈구린 자세롤 바닥에서 10 cm를 들어올렸을 때, 단지 L2/L3 관절이 간단한 굴곡 각도로 회전했고 다른 허리뼈 관절들은 정적인 자세를 유지하였다. 척추가 고정된 것이다. 정교한 모델 분석은 척추 고정이 운동 조절 실패로부터 발생할 수 있다는 것을 나타내었다. 이것은 분절 근육들이 하나나 그 이상에서 짧고 일시적인 감소를 보여 하나의 관절의 회전만 야기하고, 이로써 수동적인 조직들이 손상받게 된다.[18]

Adams와 Dolan[4]은 수동적인 조직이 구부리는 움직임에서 손상이 있다는 것을 보고하였다. 이것은 구부리거나 근육 지지의 일시적인 소실이 있을 때 발생한다. 이 시나리오는 과도한 일이 아니지만, 임상가들이 손상을 야기하는 사건으로 보고하는 일이다. 그러나 이런 사건의 보고는 과학적인 문헌에서는 볼 수 없다.

허리뼈 불안정을 더 악화시키는 위험 요소로 좋지 않은 운동 조절과 관련된 다른 증거가 있다. Cholewichi와 McGill[18]은 모델 분석, 결절 점(nodal point), 또는 특별한 척추 관절을 통해 확인하였다. 근육은 충분한 척추 안정을 위해 함께 수축해야 하지만, 숨쉬기 실험은 복벽의 리듬있는 수축과 이완을 특징으로 한다. 이와 같이, 운동 시스템은 근육들이 척추 안정을 유지하는 동안 활동성을 유지해야하거나, 활동적인 호흡을 유지하기 위해 주기적으로 이완과 수축을 유지해야 한다. 적절한 운동 시스템은 호흡과 척추 안정을 동시에 만족하는 것으로 보인다. 운동 조절 메카니즘의 결핍으로 손상이나 재손상의 가능성이 높아진다.[18,19]

실험상으로 척추 인대는 고정 작용에 대해 척추를 강화하는 근육의 중요한 역할과 함께 약 20파운드의 압박부하에서 고정이 된다. 척추 주위 근육의 해부학적 정돈은 척추로 하여금 부하를 견딜 때 더 많은 부하를 견딜 수 있도록 한다. 활동의 벗어난 형태는 일시적인 척추 불안정과 급성 조직의 과부하의 결과라 할 수 있다. 그러나 긴 기간에 걸쳐 몇몇 그룹들은 만성적으로 운동 조절이 잘 되지 않아 조직 손상을 가져오는 모델을 개발하였다. 손상은 운동 형태에서 더 악화된 변화를 야기하고 만성화는 근-운동 조절 시스템을 재교육하는 특별한 기술을 파괴한다. 급성과 만성 불안정 조직 모델이 제안 되었다. 그러나 무엇이 안정, 움직임 강화에 관여해 적절한 균형을 유지시키는지는 의문으로 제기되고 있다. 안정이 근육 협력 수축을 통해 이루어지기 위해 어떻게, 어떤 방식으로 이루어져야 하는가?

안정화 : 근원 (On Stability: The Foundation)

여기서는 척추로부터의 안정화의 개념을 완성할 것이

다. 1980년대 동안 스웨덴의 Anders Bergmark 교수는 40개의 근육이 있고, 관절이 있는 척추 모델에서 안정화를 완성하였다.[9] 이 고전적인 일에서 에너지, 강직, 안정, 그리고 불안정의 개념을 수학적으로 형성할 수 있었다. 대부분에서 이 일은 인정되지 않았는데 이는 역학을 배운 기술자가 생체적이고 임상적인 관점이 없었고 임상가는 기술적 역학에 대한 해석이 부족했다. 계속적인 노력으로 수학적인 개념이 완성되었다.[9,18]

안정화의 개념은 잠재적 에너지에서 시작하며 두 가지 기본적인 형태가 있다. 한가지는 물체는 기준선 위의 높이에 있을 때 잠재적인 에너지(potential energy, PE)를 가진다.

잠재적 에너지(PE)=비중 * 중력 * 높이

안정화 측정의 중요한 것은 에너지와 최소 잠재적 에너지의 개념이다. 볼이 구내에 위치하면 안정하다. 왜냐하면, 힘이 볼에 적용될 때 볼은 구면을 따라 이동할 수 있고, 다시 안정된 위치로 돌아올 수 있기 때문이다. 안정된 균형은 잠재적 에너지가 최소일 때 지배적이다. 시스템은 구내가 깊고 옆면이 가파를 때 더 안정된다(그림 5.2). 이와 같이, 안정의 개념은 안정된 에너지 상태가 필요하다. 역학적 시스템은 적용된 부하가 중요한 수치를 초과할 때 붕괴된다.

이전의 볼 사례는 이차원적 예이다. 이것은 단지 굴곡과 신전만 가능한 경첩관절에서의 일이다. 척추 관절들은 3차원으로 회전할 수 있고, 세 축으로 이동시 6차원적 움직임이 가능하며 6개의 허리뼈 관절이 6차원의 자유도를 가질 때 36차원의 구내(bowl)를 가질 수 있다. 구내의 높이는 36차원 중 하나에서 감소한다면, 볼은 밖으로 나갈 수 있다. 임상적인 관점에서 부적절한 힘을 가진 하나의 근육 또는 손상받은 수동적 조직은 팽팽함을 잃고 불안정을 야기할 수 있다.

높이에 따른 잠재적 에너지가 개념을 설명하는데 유용한 반면, 팽팽함의 기능과 탄성 에너지의 저장으로서의 잠재적 에너지는 실제 근골격계에 적용된다. 탄성적 잠재에너지는 탄성적 요소에서 뻣뻣함(stiffness, k)과 변형(deformation, x)으로부터 계산할 수 있다.

잠재적 에너지(PE)=1/2 * k * x ^2

다른 말로, 뻣뻣함이 증가할 수록 구내의 측면이 더 강화되고 구조가 더 안정화된다. 이와 같이, 뻣뻣함은 안정을 야기한다(그림 5.3). 활동적인 근육은 뻣뻣함을 만들어 낼 수 있고, 근육의 활동이 많을 수록 뻣뻣함은 더해진다. 관절의 뻣뻣함은 빠르게 증가하고 근육의 적절한 조절이 적절한 뻣뻣함과 관절 안정을 이룬다. 더불어, 관절들은 수동적인 인대들이 운동 범위의 마지막에 뻣뻣함에 관여할 때, 관절의 잠재적 뻣뻣함에 관여한다. 운동 조절 시스템은 근육의 협동 작용을 통해 관절의 안정을 조절할 수 있다. 그러나, 운동 조절이 잘 이루어지지 않으면 볼이 밖으로 흘러나갈 수 있다. 그러나, 역학 시스템은 에너지를 함유하고 있는 구가 실제 깊지 않으므로 안정화 분석에 제한이 된다. 척추 안정화는 관절 움직임의 자유도에 대한 전체 고절 에너지를 수(에이젠 수치, eigen value)로 나타내며 수는 구의 높이를 나타낸다. 에이젠 수치는 0이하에서 불안정의 잠재성을 나타낸다. 에이젠벡터는 불안정이 발생할 때 모드로 나타낼 수 있고, 반면 민감도 분석은 불안정한 행동을 야기하는 인자들을 알수 있게 한다. Gardner Mose는 손상된 근육 분절 조절

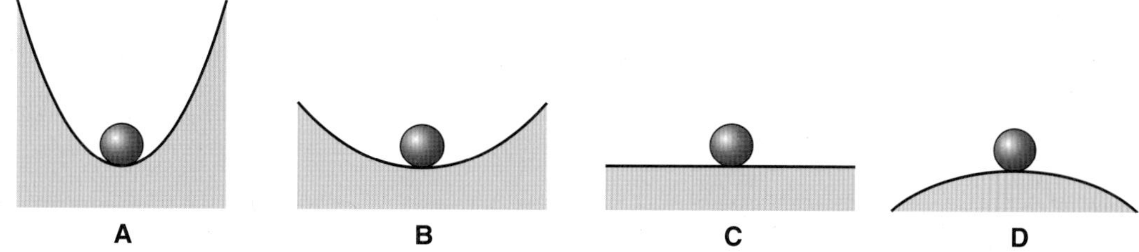

그림 5.2 안정화 모형. A는 가장 안정하고 D는 가장 불안정하다. 볼은 최소한의 잠재적 에너지 위치에 있으려 한다. 구의 깊이가 증가하고 옆면이 가파르게 증가하는 것은 방해에 대해 살아남는 능력을 증가시킨다. 이것이 안정화를 증가시킨다.

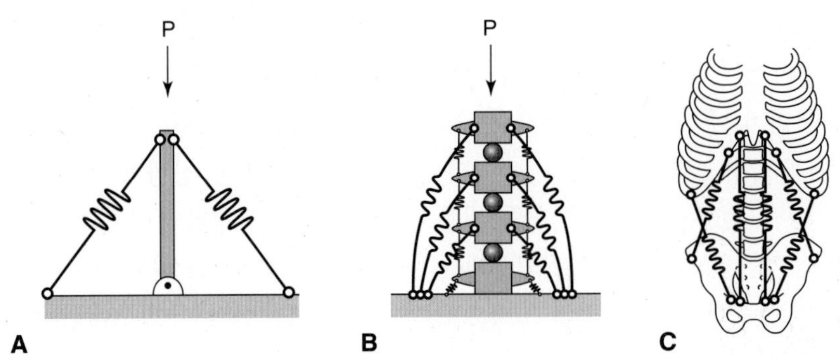

그림 5.3 **(A)** 케이블(근육) 고정이 증가하면 안정화도 증가하고 부하에 대해 지지하는 능력도 증가한다. **(B)** 척추 고정(안정)은 척추를 따라 존재하는 구조물들의 상호작용에 의해 이루어진다. **(C)** 몸통 벽을 구성하는 것들.

에 의해 야기된 척추 변형의 형태를 예측하는 에이젠벡터를 연구하기 시작하였다. 어떤 근육 형태가 불안정화를 예방하는가?

적절한 방법으로 근육 협력근과 맞버팀근(길항근, antagonist) 그룹을 활성화시켰고, 중요한 토론의 주제가 되었다. 임상적인 관점에서 근육은 안정화의 완전한 실행은 적절한 관절 움직임을 만들어내기 위해 질서있게 일한다. 단지 하나의 근육에서의 비적절한 활성이 불안정을 야기한다.

얼마의 안정이 필요한가? 불충분한 고정이 관절을 불안하게 하고 움직임을 방해한다. 충분한 안정은 얼마나 근육의 고정이 잘 되느냐에 달려있다.[15,56] 적절한 근력은 관절고정이 적절하도록 하며 많은 근력이 필요한 경우는 드물다(표 26.1 참조).[47]

척추에서 개별적인 조직의 부하를 정량화하는 것은 복잡한 과정이다. Cholewicki의 연구[19]는 척추 주위 근육과 복벽 근육의 적절한 조화를 통해 대부분의 경우 척추의 충분한 안정이 이루어진다는 것을 증명하였다. 이것은 환자로부터 운동선수에 이르기까지 모든 활동에서 적절한 안정을 유지할 수 있다는 것을 의미한다. 일을 수행할 때의 안정화는 근력이 아닌 근 지구력에 의해 이루어진다. 연구를 통해 척추를 안정화하기 위해 근육의 지구력을 훈련하는 것이 효율적임을 알게 되었다. 강한 복근을 가지는 것이 예방을 제공하는 것은 아니지만, 지구력있는 근육은 앞으로 발생할 수 있는 허리뼈 문제의 위험을 감소시킨다.[10]

하부 허리뼈 운동 처방의 철학 (A Philosophy of Low Back Exercise Prescription)

운동 전문가가 운동 처방을 해야 한다는 원칙에 대한 전통적인 개념들이 일반적으로 생각하는 만큼 자료에 의해 지지되고 있지 않다. 전통적인 운동에 비해 안정화 프로그램의 효율에 관한 관점은 전통적인 생각에 대한 재평가를 생각하도록 한다.[51] 예를 들어, 앉았다 일어나기가 무릎을 구부리는 상태로 이루어져야 한다는 통상적인 관점이 있지만 앉았다 일어나기가 대부분의 사람들에서 전혀 적절하지 않다는 것이 명백해지고 있다. 다른 배(복부, abdominal) 도전들이 더 효과적이고 안전하다. 다른 예는 많은 사람들이 생각하는 것과 반대로 많은 형태의 허리뼈 운동을 수행할 때 뒤쪽으로 골반을 기울이는 것은 허리뼈 손상의 위험을 증가시킨다.

강한 허리뼈와 복부 근육을 가지는 것은 허리 통증 발생을 예방하는데 가치가 있다고 보이지 않는다. 그러나 근 지구력은 보호되는 것으로 생각된다. 허리뼈 움직임이 많으면 허리뼈 문제를 더 많이 야기할 것 같지만, 그렇지 않다. 사실 운동범위는 장애 상태와 관계가 거의 없는 것으로 보여진다. 또한 실험실에서 훈련과 치료를 위해 허리뼈 신전근 기기를 사용하는 동안 움직임을 반복하여 추간판 탈출을 야기하는데 어려움이 있었다.

운동을 통한 허리뼈 안정화를 강화하기 위한 가장 안전하고 역학적인 접근은 근력이 아닌 지구력을 일정하게 하는 접근이다.

허리뼈의 안정화에 관여하는 인자들
(What are the Stabilizers of the Lumbar Torso?)

많은 근육들이 일차적으로 척추를 안정화하는 근육으로 여겨지고 있으나, 그들의 역할을 확인하기 위해 2단계의 분석이 필요하다. 처음은 안정화 분석으로 각각의 구성 요소의 능력을 알기위해 척추 모델에서 작업을 수행해야 한다. 두 번째는 모든 근육의 근전도 검사가 필요하며 이는 운동 조절 시스템이 충분한 안정화를 이루는지 확인하기 위해 필요하다. 제한적인 근전도와 모델링 검사에서 모든 몸통벽의 근육들이 안정화에 기여한다. 그러나 뭇갈래근, 다른 신전근들, 그리고 복벽은 이전에 주목을 받았으나, 허리네모근(요방형근, quadratus lumborum, QL)이 안정화 근육이 될 수 있다고 제안한다. 이 개념은 중요한 안정화 근육이 요구가 없을 때, 이 근육이 복벽과 함께 작용하는 것을 관찰하므로 더 강화되었다. 허리네모근은 척추를 가로지른다. 이 근육은 가로돌기에서부터 갈비뼈(늑골, rib)과 엉덩뼈능선(장골릉, iliac crest)에 이르기까지 큰 축을 형성한다. 이와 같이, 허리네모근은 모양의 특징에 따라 모든 부하를 견디는데 효과적이다. 전형적으로, 고정의 처음 단계는 외측이며 허리네모근이 중요한 역할을 한다.

활성화가 허리네모근의 안정화 개념을 지지한다. 이 근육은 굴곡근이 지배적일 때, 신전근이 지배적일 때, 외측으로 구부릴 때 계속 활동한다. 특히, Andersson은 허리네모근이 굴곡-이완 현상동안 신전근과 함께 이완되지 않는다. 굴곡 이완 현상은 잠재적인 비틀기 힘이 존재하지 않으므로 흥미로운 일이며 신전근은 수동적으로 지지를 받는 것으로 보인다. 배벽(복벽, abdominal wall)의 세층은 또한 척추에 직접적으로 부착하여 근육의 안정화에 중요한 역할을 한다 — 다분절 가장긴근(최장근, longissimus), 엉덩갈비근(iliocostalis), 단일분절 뭇갈래근(다열근, multifidus). Cholewichi[18]는 가시돌기사이근육(횡돌간근, intertransversarii)의 역할이 많지 않다고 하였으나 안정화에 중요한 역할을 하는 것으로 보여진다. 그러나, 허리근(요근, psoas) 활성은 허리뼈에서 크게 관련이 없는 것으로 보인다 — 운동 조절 시스템은 엉덩관절 굽힘근의 힘이 필요할 때 그것을 활성화한다.[6,39]

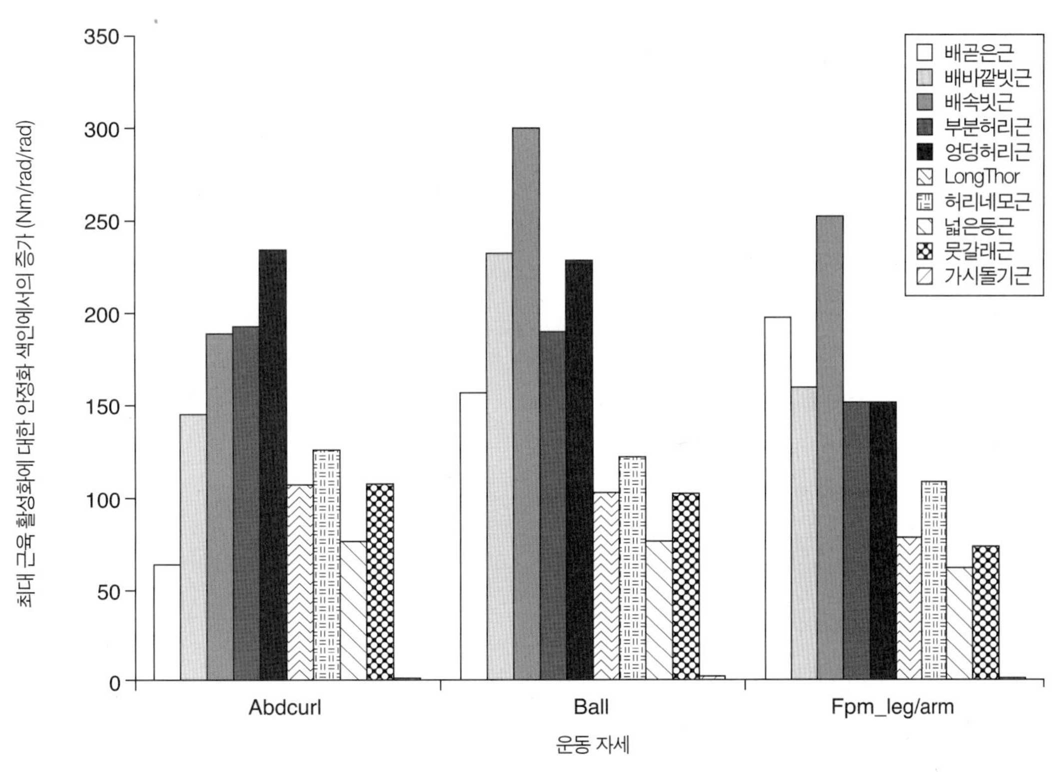

그림 5.4 척추 안정화에서 각각의 근육들의 공헌도를 이해하기 위한 시도에서 안정화 수치에서의 증가는 각 근육의 기능을 보여준다. 이런 방법으로 상대적인 공헌도가 평가되었다.

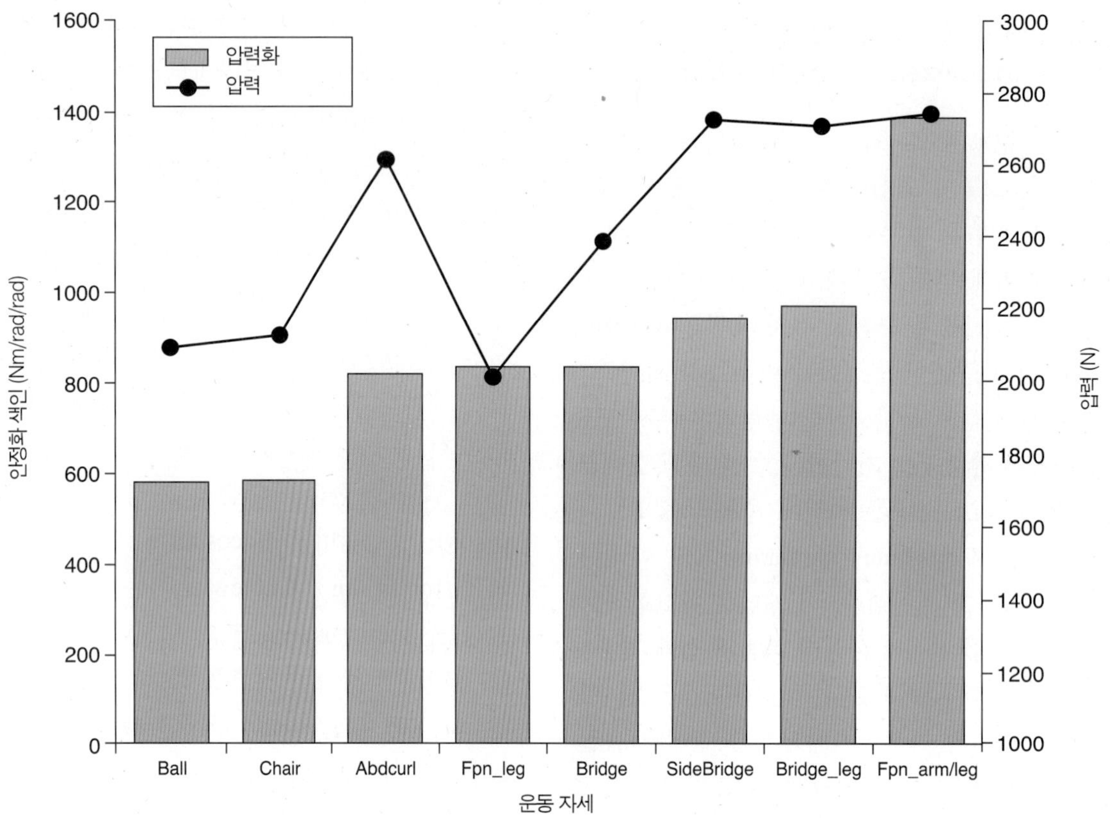

그림 5.5 8개의 다른 안정성 운동(평균적으로 건강한 8명의 남자 그룹)에 대한 안정성 대 허리뼈 4, 5번 압박. 모든 운동은 배 벽 활동이 수행되며 다음과 같다: 공, 운동 공(gym ball)에 앉기, 의자. 의자에 앉기; 배 감기(abcurl), 바닥에서 말아 올리기; fpn leg 무릎 꿇고 한 쪽 다리로 엉덩이 펴기; 다리, 등쪽 다리(back bridge), 바닥에서 등 쪽 다리; 측면다리, 바닥에서 팔꿈치와 발을 이용한 측면 다리; 다리(bridge) 다리(leg), 등 쪽 다리지만 중력에 대해서 한 쪽 다리를 유지하면서 무릎 펴기; 그리고 fpn arm/leg, 무릎을 꿇고 한 쪽 다리와 반대 쪽 팔 펴기. 운동은 허리 뼈 안정성 향상에 중점을 둔 순위이다.

최근에 우리는 안정화에 기여하는 개별적인 근육들의 역할을 정량화하기 위해 모델을 발전시켰다. 결론은 먼저 모든 근육이 중요하며 가장 중요한 근육은 일시적으로 변화하며 상대적으로 공헌도가 바뀐다. 한 개체의 예(그림 5.4)는 각각의 일에서 변화를 안정화하는 근육들 사이에서 중요한 순서를 보인다. 좌굴요절(buckling)을 방지하는데 공헌하는 근육을 정량화하였다. 굴곡에서 네모근(lumborum)이 배곧은근(복직근, rectus abdominis)보다 안정화에 더 기여하였다. 신전할 때는 반대로 작용하였다. 다른 예에서 8명의 건강한 남자가 안정화 운동을 시행할 때 안정화 수치를 기록하였다(그림 5.5). 더 나은 안정이 더 많은 압력과 일반적으로 관련이 있었다. 그러면, 이런 이상적인 안정화 근육을 훈련하는 가장 현명한 방법은 어떤 것인가?

허리네모근 훈련 (Training Quadratus Lumborum)

척추 안정화에 기여하는 허리네모근(요방형근, quadratus lumborum)에 대한 구조적이고 근전도 적인 증가가 주어졌고, 활동을 최대로 강화하기 위한 적절한 기술과 척추 부하를 최소로 하는 기술이 **측방 교각자세**(side bridge)이다(그림 5.6). 초보자는 무릎에서부터 다리 형태를 만들고, 더 나아지면 발에서부터 다리 형태를 만든다. 발과 팔꿈치로 지탱할 때 2500 N이 적절하지만, 바닥에 근접한 허리네모근은 최대 능력의 50%까지 활동을 보이는 것 같다. 운동을 강화하기 위한 진보된 기술은 한쪽 팔꿈치에서 다른 팔꿈치로 구르는 것이다(그림 5.7).[71]

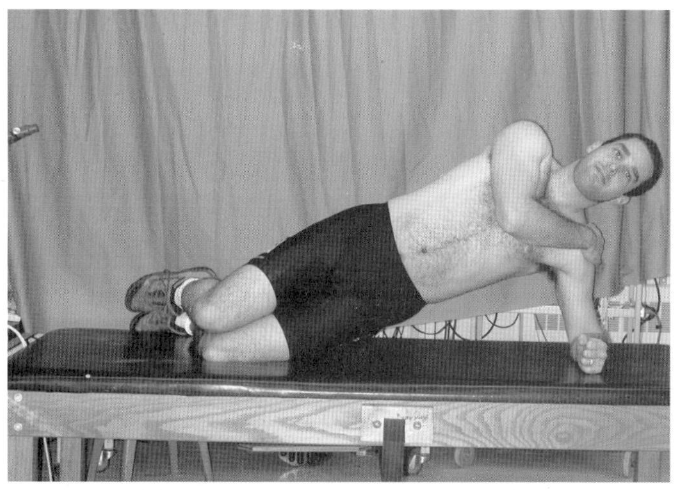
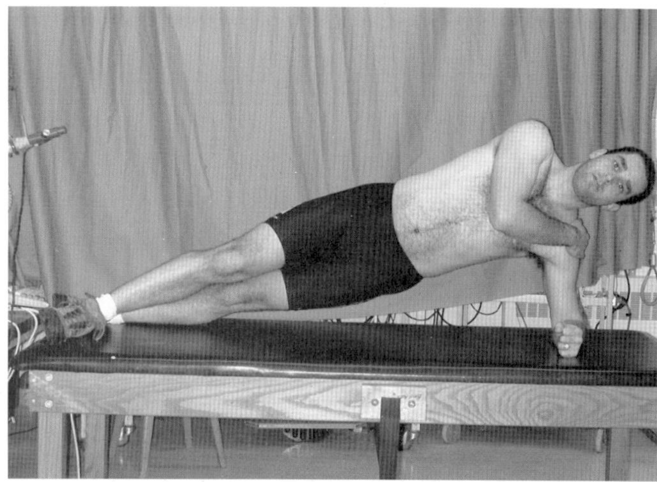

그림 5.6 수평 등척성 측방 교각 자세. 척추 하중뿐만 아니라, 근육 부하가 증가하는 발과 함께 몸을 지탱하는 동안 안정성에 좀 더 영향을 미치는 것들에 대한 요구가 감소하는 바닥에서 무릎을 이용한 하체지지.

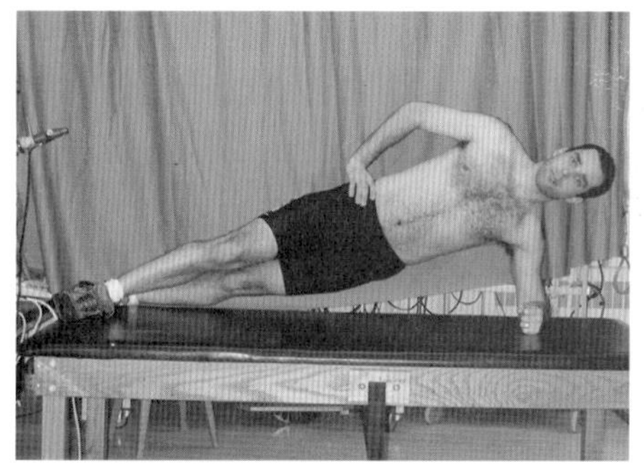
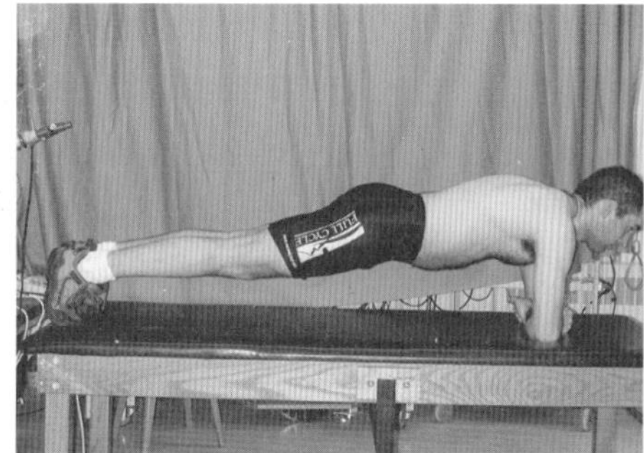
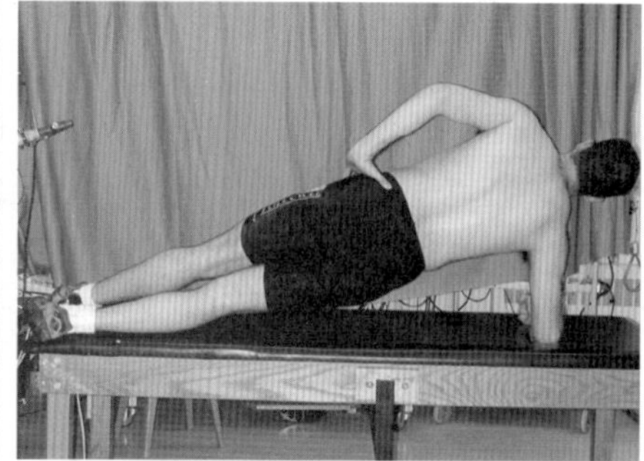

그림 5.7 향상된 측방 교각 자세 – 그 다음은 각각 측방 교각 자세 유지, 배 버팀이 골반과 흉곽을 잡고 있는 동안 하나의 롤(roll)이 한 쪽 팔꿈치에서 다른 쪽 팔꿈치로 가기.

배곧은근, 배빗근, 가로배근 훈련 (Traing Rectus Abdominis, the Obliques, and Transverse Abdominis)

배빗근과 가로배근(복횡근, transverse abdominis)이 안정화에 기여한다는 증거와 함께 정량적인 자료들은 하나의 운동으로 모든 복부 근육이 강화되는 것은 없다는 것을 확인해 준다. 근전도 검사는 다양한 형태의 머리들기 동작(curl up)에서 허리근(요근, psoas)과 복벽〔배속빗근(내복사근, internal oblique abdominis), 배바깥빗근(외복사근, internal oblique abdominis), 가로배근〕 활동이 상대적으로 낮으므로 배곧은근을 교육한다. 앉아서 일어나기는 허리근의 활동이 많고, 더 많은 허리 통증 압박 부하가 특징이다. 반면 다리 들기는 더 많은 활동과 척추 압박을 야기한다. 근전도에서 대부분의 사람들은 상부와 하부 배곧은근 기능의 구분이 없지만 복사근은 내측과 외측의 구성 요소에 따라 상부와 하부에서 활성화되는 영역이 있다. 가로배근은 배를 비울 때 활성화되지만, 등장성 복벽 고정 장치는 내 · 외복사근과 함께 가로배근을 같이 활성화한다. 여러 가지 적절한 관찰이 복부 운동에서 이루어졌다. 허리근은 머리를 드는 동작에서 가장 낮게 활동했고, 수평적 측면 다리 동작에서는 상당히 많이 작용했고, 다리를 펴고 드는 동작보다 무릎을 구부리고 드는 동작에서 더 많이 작용했다.[18]

앞발로 지탱하고 들기 동작이 뒤넙다리근(슬괵근, hamstring)을 활성화시키고 허리근은 방해한다는 가설이 있으나, 실제는 허리근 활동을 증가시킨다. 수평으로 지지하기 동작은 외복사근과 가로배근을 강화한다.

머리들기 동작은 배곧은근을 활성화하지만, 복사근의

활동은 상대적으로 낮다. 복부 운동의 현명한 선택은 조기에 훈련과 재활을 하는 것이며 여러 가지 선택은 여러 방법을 참고하면 된다.

등쪽 폄근 (그리고 안정근) 훈련 [Training the Back Extensors(and Stabilizers)]

가장 전통적인 폄근 운동은 외부에서 적용된 압박과 비틀림 힘의 결과로 매우 큰 척추 부하를 특징으로 한다. 신전근[가장긴근(최장근, longissimus), 엉덩갈비근(iliocostalis), 뭇갈래근(다열근, multifidus)]을 활성화하는 방법에 관한 연구에서 한쪽 다리를 신전한 채로 유지하기는 척추 부하를 최소화하고(< 2500 N) 한쪽 폄근들의 최고치의 18%를 활성화한다. 동시에 다리를 신전하고 반대편 팔을 드는 동작은 한쪽 폄근을 강화한다(한쪽 허리뼈 신전근 최고치의 27%, 한쪽 흉추 신전근 최고치의 45%). 그러나, 허리뼈 압박을 3000N까지 증가시킨다. 이 운동은 복부 보조기로 강화될 수 있고 신전근의 활성을 야기할 수 있다. 바닥에 엎드려 몸을 드는 동작은 허리뼈 손상이 있는 경우 금기이다. 이 경우 허리뼈는 과도한 압박을 (보통 4000N 이상) 받으며 부하가 주위 인대와 관절에 전해진다.

임상적 문제

A note on abdominal hollowing an bracing

이 저자의 의견에서 복부 비우기와 보조기에 대한 문헌의 다양한 해석이 있어 약간의 혼란이 있다. 퀸슬랜드 그룹은 복부 비우기를 평가하였다 — 가로배근 관찰. 손상 후에 가로배근이 잘 활동하지 못하는 것을 알고 있으므로 퀸슬랜드 그룹은 허리 통증 환자에서 정상적인 방법으로 가로배근을 활성하기 위한 운동 시스템을 재교육하기 위해 치료 프로그램을 개발하였다. 복부 비우기가 재교육 운동으로 개발되었으나 일상 생활 동작 수행을 위해 안정화의 강화가 필요한 환자들에게 추천되는 기술로 필요한 것은 아니다. 오히로 복부의 세층을 활성화하는 복부 보조기는 척추 안정화에 더 효과적이다. 특히, 요추벽(lumbar torso)은 지속적인 부하를 지탱하기 위해 준비되어야 하며 예상되는 동작과 함께 갑작스런 부하를 지탱하기 위해 준비되어야 한다. 복부 보조기는 비록 높은 강도의 협력 수축이 필요하지 않지만 충분한 안정화를 위해 필요하다 — 활발한 활동동안 최대의 10%까지, 일상생활동작을 수행하는 동안 복벽 수축의 협동 수축의 약 5%까지.

안정화를 위한 초보자 프로그램 (The Beginner's Program for Stabilization)

특별히 추천되는 몇몇 허리뼈 운동이 있다.[50] 우리는 프로그램을 굴곡과 신전 **고양이-낙타자세 운동**(cat-camel)으로 시작할 것을 권한다(그림 5.8). 이 운동은 스트레칭이 아닌 움직임 운동으로 의도되었고, 굴곡과 신전의 마지막 범위에서 밀기보다는 움직이는 것을 강조한다. 5~6번의 반복이 스트레스를 줄이기 위해 충분하다는 것을 알게 되었다. 다음에는 다른 복부 운동인 **컬-업 운동**(curl-up) 이다(그림 5.9). 중립적인 척추 자세를 유지하기 위해 손을 허리뼈아래에 위치시키고 한쪽 무릎을 굴곡하고, 다른 다리는 펴서 골반과 허리뼈를 고정한다. 그런 다음, 측방 교각 자세(side bridge)라 불리는 운동을 시작한다. 이것은 허리네모근과 복부 근육의 안정화를 위해서이다(그림 5.6). 좀 더 나아가 전면과 후면의 복벽을 활성화하기 위해 하부 다리-발을 다른 쪽 상부 다리-발에 위치시키며 회전한다. 신전근 프로그램은 다리 신전과 **새사냥개 자세**(birddog)로 구성된다(그림 5.10). 일반적으로, 우리는 이 근육들에서 산소가 빨리 소비되므로 7~8초 이상 고정 동작을 유지하지 않는다.

진보된 기술들 (Advanced Techniques)

초보자 프로그램은 매일의 척추 건강에 충분해야만 한다. 운동 선수들은 허리뼈 운동을 더 많이 해야 하지만 과부하에 대한 조직 손상의 위험이 높다. 더불어, 특별한 목적이 있는 운동선수들은 특별한 훈련 기술이 필요하다. 관심있는 독자는 운동 선수를 위한 운동 과정인 *"Ultimate Back Fitness and Performance"*를 참고하기 바란다.[58] 훈련시 비틀기 동작이 필요하지만, 훈련동안 어떻게 안정화를 이루며 손상을 최적화하는 방법으로 훈련을 할 것인가가 필요하다. 비틀기 동작은 굴곡-신전 동작보다 약 4배의 압박이 가해진다는 것을 잊으면 안된다. 최소의 부하를 느끼게 하는 동작은 한 손으로 운동을 할 때, 다른 손은 지지를 하는 것이다(그림 5.11). 마지막으로, 일상

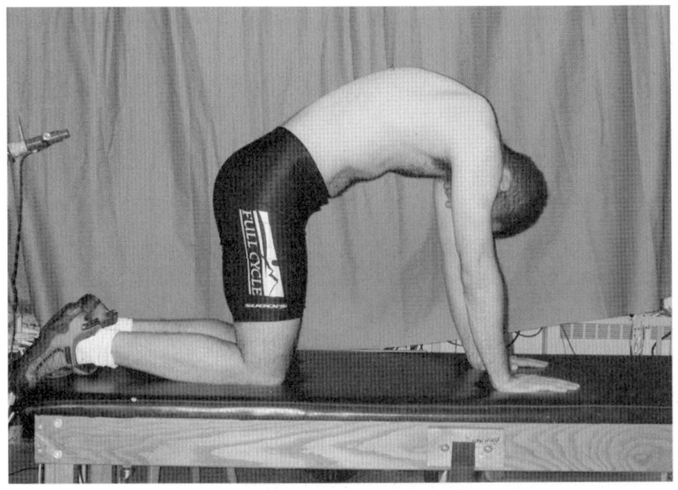
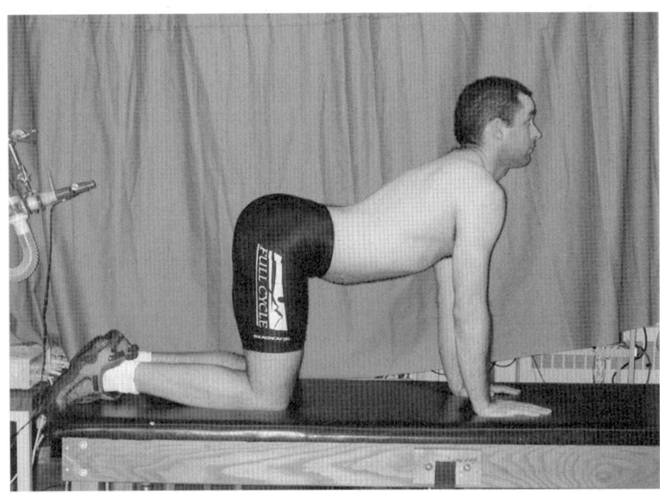

그림 5.8 굽힘-폄(고양이-낙타) 늘리기는 최대한의 척추 굽힘과 폄이 천천히 순환되면서 수행된다. 척추 움직임은 끝 범위에서 누르는 것보다 더 강조된다. 척추 사이 관절에 매우 작은 부하가 있는 척추에 대한 이런 운동 촉진 움직임은 운동 후 스트레스와 각 척추 관절의 척추 사이 구멍을 통해 나오는 신경 뿌리의 치실 섬유를 줄여준다.(따라서 최대한의 목뼈, 등뼈, 허리뼈의 굽힘-폄의 협동이다.)

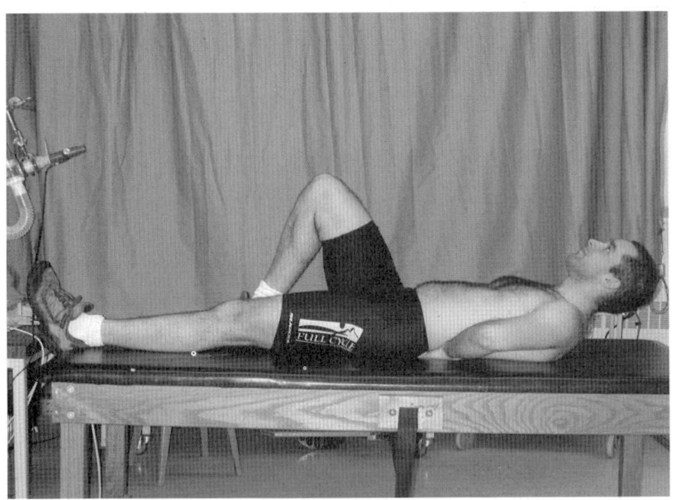
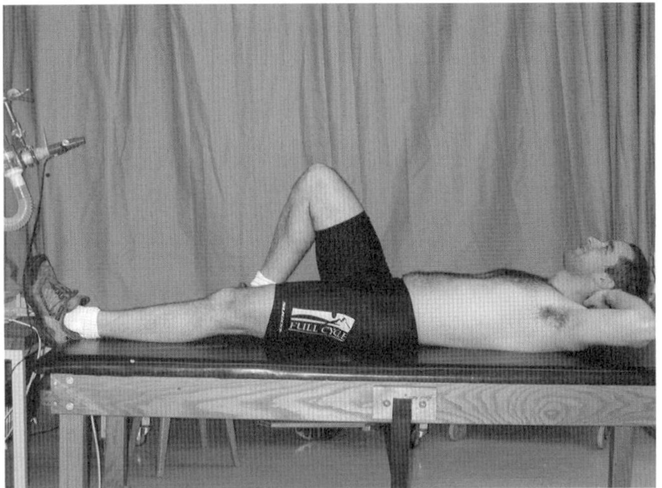

그림 5.9 골반 안정성과 척추 중립을 도와주기 위해 허리 부위 아래에 손을 놓고 지면에서 머리와 어깨를 들어 올리면서 감아올리기(curl-up). 오직 한 쪽 다리는 골반 안정화와 허리 곡선의 중립을 보호하는데 도움을 주기 위해 구부린다. 부가적인 부하는 바닥에서 팔꿈치를 들어 올리거나 배 버팀 또는 동시 수축을 발생시킴으로써 만들어 진다.

활동 동안 척추에 대하여 안정한 상태에서 안정화 유지, 지속적인 자세 유지, 그리고 예상치 못한 부하가 있을 때 안정 유지가 필요하다. 이것은 운동 볼(gym ball)같은 유연한 표면을 활용하는 것이 좋으며 도움이 많이 된다. 그러나, 이런 운동 형태가 몇몇 환자들에게 걱정을 야기하지 않을까? 유연한 표면에서 머리들기 동작을 할 때 척추 부하와 근협력작용에 대한 연구는 재활 프로그램을 시작할 때 안정된 표면에서 시작할 것을 제안한다. 유연한 표면은 척추 부하에 대한 수용 능력이 생겼을 때 시도되어야 한다.

기능을 회복하기 위한 재활에서 3단계 절차에 대한 요약:

1. 이번 장에 앞에 나왔던 손상 메카니즘을 피하는 움직임과 운동 형태를 확립하라. 통증 움직임/운동 형태는 다른 장에서 언급된 혁신적인 검사를 통해 확인되어야 하고 이 단계에서는 피해야 한다(15장, 26장 참고).
2. 허리뼈 안정을 증진하라(26장 참고).
3. 척추에 증가한 부하에 대해 충분한 안정화와 균형잡

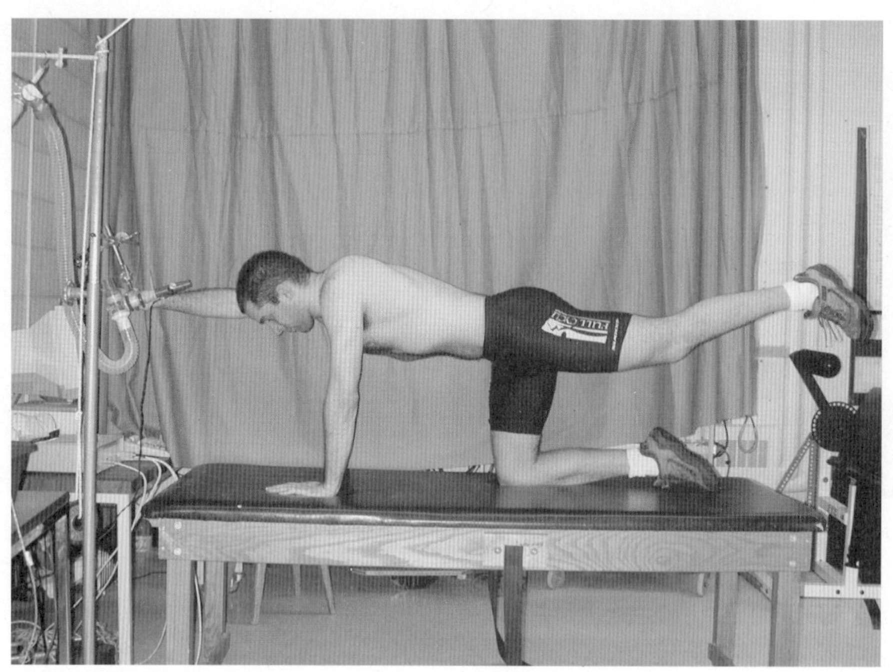

그림 5.10 손, 무릎과 동시에 가벼운 폄 근육의 활동과 아래 척추의 압박 (< 2500 N)을 만들어내는 단독의 다리 폄 유지. 폄 근육의 활동을 증가시키고, 또한 척추 압박이 3000 N 이상에서의 반대쪽 팔(새사냥꾼, birddog) 들어올리기. 충분한 안정성은 가벼운 배 버팀과 함께 유지된다.

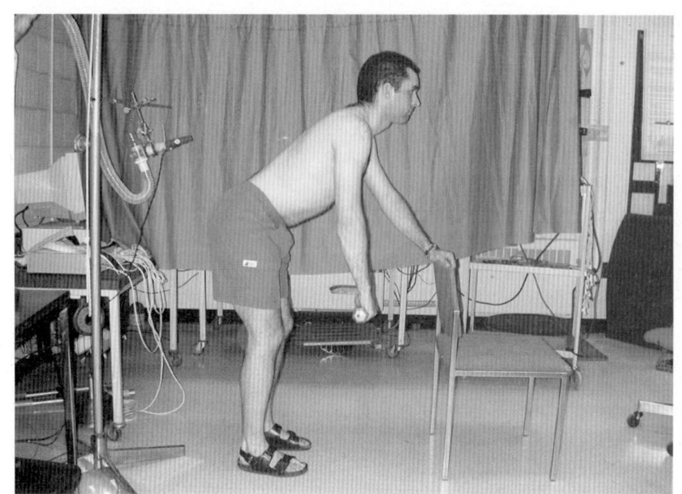

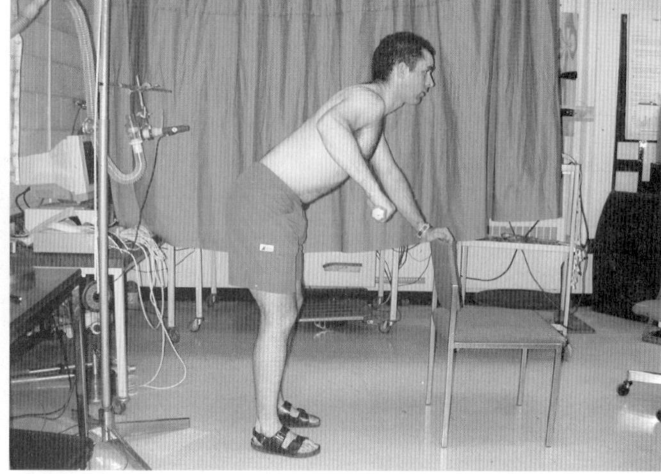

그림 5.11 아래 척추의 하중을 발생시키는 비틀림 요소에 대한 부하는 다른 한 손이 약간의 무게를 들어 올리는 동안 한 쪽 손과 함께 굽혀진 몸통의 순각적인 폄 근육의 지탱이다. 무게에 의해 발생되는 순간적인 비틀림에 저항하는 중립자세에서 허리는 지지된다 (모든 배 벽의 층을 포함하는).

힌 지구력을 위해 기능적인 일을 진행하라(26장, 29장 참고).

■ 결론 (Conclusion)

재활 노력들이 낮은 비틀림이나 중심 안정화의 개념을 고려한 기술들을 수용하기 시작하고 있다. 신체적인 훈련, 허리뼈 건강 증진,어려움 회피에 직면하기 전에 시스템이 안정되어야 한다는 것에는 질문이 없지만 안정화의 역학에 대한 과학적 연구가 동기화되고 있다. 많은 그룹들이 해부학적 다양한 요소들의 안정화를 이해하기 위해, 그들의 공헌을 증진하는 이상적인 방법을 찾기위해 연구하기 시작하고 있다. 어떤 근육의 활동이 충분한 안정화를 이루기 위해 필요한지 이해하기 위해. 충분한 안정화를 얻고 미래에 부적절한 운동 형태의 위험을 줄이기 위해 잘못된 운동 조절 시스템을 재교육하는 최선의 방법을 확인하기 위해 연구가 시작되고 있다. 안정화를 이루는 운동 형태는 활동이 정적이냐 역동적이냐에 따라 다르며 빠른 수의적 움직이나 예상하지 못한 반응을 포함한다. 이런 특이한 상태에서 안정화를 이해하는 것은 전체의 목표이다. 마지막으로, 효율적인 연구들은 이전 자료를 제공하기 위해서만 고려될 수 있다. 활발한 효율성 연구는 병리적인 그룹으로 분류되어 충분히 검사를 받은 환자들 집단과 수행 목표를 위해 분류된 운동선수들에게 필요하다. 해야 할 일이 많이 남아 있다.

■ 감사한 분들 (Acknowledgments)

저자는 연구 보고서 수집에 도움을 준 Daniel Juker, Crage axler, Sylvain Grenier 그리고 Jack Callaghan 그리고 특별 전문가인 Jacek Cholewicki 등 몇몇 동료들의 공헌에 감사한다. 이들은 이 세상에서 척추 안정성의 기술 분석에 관해서는 최고의 과학자라고 생각한다. 또한 지속적인 재정 지원을 해 준 Natural Science와 Engineering Research Council, Canada는 이 연속물을 가능케 해줬다.

확인 과정

본 장의 학습목표 자가 점검

- 손상 예방에서 운동 조절 시스템의 역할은 무엇인가?
- 추간판 조직과 후관절 손상의 메카니즘은 무엇인가?
- 위험이 있는 손상된 조직에 관여하지 않는 운동이 허리뼈 훈련을 위해 처방될 수 있는가?
- 동시에 척추 관절들을 보호하면서 근육과 운동 시스템 모두에 적용되는 근 협력 수축을 조절하기 위해 고안된 기본적인 안정화 운동의 예들을 제시하라.

■ 참고문헌 (References)

1. Adams MA, Hutton WC. Gradual disc prolapse. Spine 1985;10:524–531.
2. Adams MA, Hutton WC. The relevance of torsion to the mechanical derangement of the lumbar spine. Spine 1981;6:241–248.
3. Adams MA, McNally DS, Chinn H, Dolan P. Posture and the compressive strength of the lumbar spine. Clin Biomech 1994;9:5–14.
4. Adams MA, Dolan P. Recent advances in lumbar spine mechanics and their clinical significance. Clin Biomech 1995;10:3–19.
5. Aggrawall ND, Karr R, Kumar S, Mathur DN. A study of changes in the spine in weight lifters and other athletes. Br J Sports Med 1979;13:58–61.
6. Andersson E, Oddsson L, Grundstrom H, Thorstensson A. The role of the psoas and iliacus muscles for stability and movement of the lumbar spine, pelvis and hip. Scand J Med Sci Sports 1995;5:10–16.
7. Andersson EA, Oddsson LIE, Grundström H, Nilsson J. EMG activities of the quadratus lumborum and erector spinae muscles during flexion-relaxation and other motor tasks. Clin Biomech 1996;11(7): 392–400.
8. Axler CT, McGill SM. Low back loads over a variety of abdominal exercises: Searching for the safest abdominal challenge. Med Sci Sports Exercise 1997;29:804–811.
9. Bergmark A. Mechanical stability of the human lumbar spine. Doctoral Dissertation, Department of Solid Mechanics. Sweden: Lund University, 1987.
10. Biering-Sorensen F. Physical measurements as risk indicators for low back trouble over a one year period Spine 1984;9:106–119.
11. Brinckmann P, Biggemann M, Hilweg D. Prediction of the compressive strength of human lumbar vertebrae. Clin Biomech 1989;4(Suppl 2):s1–s27.
12. Buckwalter JA. Spine update: Aging and degeneration of the human intervertebral disc. Spine 1995;20: 1307–1314.
13. Burnett AF, Elliot BC, Foster DH, Marshall RN, Hardcastle P. Thoracolumabar disc degeneration in young fast bowlers in cricket: A follow-up study. Clin Biomech 1996;11:305–310.
14. Callaghan J, McGill SM. Intervertebral disc herniation: Studies on a porcine spine exposed to highly repetitive flexion/extension motion with compressive force. Clin Biomech 2001;16(1):28–37.
15. Callaghan JP, Gunning JL, McGill SM. Relationship between lumbar spine load and muscle activity during extensor exercises. Physical Ther 1998;78:8–18.
16. Carter DR. Biomechanics of bone. In: Nahum HM, Melvin J, eds. Biomechanics of trauma. Norwalk, CT Appleton Century Crofts, 1985:135–165.
17. Cholewicki J, McGill SM. Lumbar posterior ligament involvement during extremely heavy lifts estimated from fluoroscopic measurements. J Biomech 1992; 25(1):17–28.
18. Cholewicki J, McGill SM. Mechanical stability of the in vivo lumbar spine: Implications for injury and chronic low back pain. Clin Biomech 1996;11(1): 1–15.
19. Cholewicki J, Simons APD, Radebold A. Effects of external trunk loads on lumbar spine stability. J Biomech 2000;33(11):1377–1385.
20. Cripton P, Berleman U, Visarino H, et al. Response of the lumbar spine due to shear loading. Injury Prevention Through Biomechanics. Symposium proceedings, May 4–5, Wayne State University, 1995.
21. Crisco JJ, Panjabi MM. Euler stability of the human ligamentous lumbar spine, Part I Theory and Part II Experiment. Clin Biomech 1992;7:19–26,27–32.

22. Duncan NA, Ahmed AM. The role of axial rotation in the etiology of unilateral disc prolapse: An experimental and finite-element analysis. Spine 1991;16: 1089–1098.
23. Farfan HF, Cossette JW, Robertson GH, Wells RV, Kracs H. The effects of torsion on the lumbar intervertebral joints: The role of torsion in production of disc degeneration. J Bone Joint Surg 1970;52A: 468–497.
24. Fidler MW, Jowett RL, Troup JDG. Myosin ATPase activity in multifidus muscle from cases of lumbar spinal derangement. J Bone Joint Surg 1975;57B: 220–227.
25. Ford D, Bagnall KM, McFadden HD, Greenhill B, Raso J. Analysis of vertebral muscle obtained during surgery for correction of a lumbar disc disorder. Acta Anatomica 1983;116:152–157.
26. Fyhrie DP, Schaffler MB. Failure mechanisms in human vertebral cancellous bone. Bone 1994;15: 105–109.
27. Gardner-Morse M, Stokes IAF, Laible JP. Role of the muscles in lumbar spine stability in maximum extension efforts. J Orthop Res 1995;13:802–808.
28. Gordon SJ, Yang KH, Mayer PJ, et al. Mechanism of disc rupture-a preliminary report. Spine 1991;16:450–456.
29. Gunning J, Callaghan JP, McGill SM. The role of prior loading history and spinal posture on the compressive tolerance and type of failure in the spine using a porcine trauma model. Clin Biomech 2001;16(6):471–480.
30. Hardcastle P, Annear P, Foster DH, et al. Spinal abnormalities in young fast bowlers. J Bone Joint Surg (B) 1992;74:421–425.
31. Herrin GA, Jaraiedi M, Anderson CK. Prediction of overexertion injuries using biomechanical and psychophysical models. Am Ind Hyg Assoc J 1986;47:322–330.
32. Heylings DJ. Supraspinous and interspinous ligaments of the human lumbar spine. J Anat 1978;123:127–131.
33. Hides JA, Richardson CA, Jull GA. Multifidus muscle recovery is not automatic following resolution of acute first episode low back pain. Spine 1996;21:2763–2769.
34. Hodges PW, Richardson CA. Inefficient muscular stabilization of the lumbar spine associated with low back pain: a motor control evaluation of transversus abdominis. Spine 1996;21:2640–2650.
35. Jäger M, Luttmann A. The load on the lumbar spine during asymmetrical bi-manual materials handling. Ergonomics 1992;35:783–805.
36. Jayson M, Dixon A. Intra-articular pressure in rheumatoid arthritis of the knee. III. Pressure changes during joint use. Ann Rheum Dis 1970;29:401–408.
37. Jorgensen K, Nicolaisen T. Trunk extensor endurance. Determination and relation to low back trouble. Ergonomics 1987;30:259–267.
38. Jowett R, Fidler MW, Troup JDG. Histochemical changes in the multifidus in mechanical derangement of the spine. Orthop Clin North Am
39. Juker D, McGill SM, Kropf P, Steffen T. Quantitative intramuscular myoelectric activity of lumbar portions of psoas and the abdominal wall during a wide variety of tasks. Med Sci Sports Ex 1998;30(2):301–310.
40. Kornberg M. MRI diagnosis of traumatic Schmorl's node. Spine 1988;13:934–935.
41. Lotz JC, Colliou OK, Chin JR, Duncan NA, Liebenberg E. Compression-induced degeneration of the intervertebral disc: An in vivo mouse model and finite-element study. Spine 1998;23(23):2493–2506.
42. Mattila M, Hurme M, Alaranta H, et al. The multifidus muscle in patients with lumbar disc herniation. A histochemical and morphometric analysis of intraoperative biopsies. Spine 1986;11:732–738.
43. McGill SM, Norman RW. Effects of an anatomically detailed erector spinae model on L4/L5 disc compression and shear. J Biomech 1987a;20:591–600.
44. McGill SM, Sharratt MT, Seguin JP. Loads on the spinal tissues during simultaneous lifting and ventilatory challenge. Ergonomics 1995;38(9):1772–1792.
45. McGill SM. Kinetic potential of the lumbar trunk musculature about three orthogonal orthopaedic axes in extreme postures. Spine 1991a;16:809–815.
46. McGill SM. Electromyographic activity of the abdominal and low back musculature during the generation of isometric and dynamic axial trunk torque: Implications for lumbar mechanics. J Orthop Res 1991b;0:91–103.
47. McGill SM. A myoelectrically based dynamic three-dimensional model to predict loads on lumbar spine tissues during lateral bending. J Biomech 1992;25:395–414.
48. McGill SM, Kippers V. Transfer of loads between lumbar tissues during the flexion-relaxation phenomenon. Spine 1994;19:2190–2196.
49. McGill SM. ISB Keynote Lecture—The biomechanics of low back injury: Implications on current practice in industry and the clinic. J Biomech 1997;30:465–475.
50. McGill SM. Low back exercises: Prescription for the healthy back and when recovering from injury. Resource manual for guidelines for exercise testing and prescription, American College of Sports Medicine, 3rd ed. Baltimore: Williams and Wilkins, 1998.
51. McGill SM. Low Back Exercises: Evidence for improving exercise regimens. Physical Ther 1998;78:754–765.
52. McGill SM, Callaghan JP. On the risk of injury from falling as a result of an unexpected removal of a chair while sitting. Accident Anal Prevent 1998;31:85–89.
53. McGill SM, Childs A, Liebenson C. Endurance times for stabilization exercises: Clinical targets for testing and training from a normal database. Arch Phys Med Rehab 1999;80:941–944.
54. McGill SM, Parks K, Hughson R. Changes in lumbar lordosis modify the role of the extensor muscles. Clin Biomech 2000;15(10):777–780.
55. McGill SM, Highson R, Parks K. Erector spinae oxygenation during prolonged contractions: Implications for prolonged work. Ergonomics 2000;43:486–493.
56. McGill SM. Low back disorders: Evidence based pre-

vention and rehabilitation. Champaign, IL: Human Kinetics Publishers, 2002.

57. McGill SM, Grenier S, Bluhm M, Preuss R, Brown S, Russell C. Previous history of LBP with work loss is related to lingering effects in biomechanical, physiological, personal and psychosocial characteristics. Ergonomics 2003;46(7):731–746.
58. McGill SM. Ultimate Back Fitness and Performance. Wabuno Publishers, 2004. Available at: www.backfitpro.com
59. Nicolaisen T, Jorgensen K. Trunk strength, back muscle endurance and low back trouble. Scand J Rehabil Med 1985;17:121–127.
60. Norman RW, Wells R, Neumann P, Frank J, Shannon H, Kerr M. A comparison of peak vs. cumulative physical work exposure risk factors for the reporting of low back pain in the automotive industry. Clin Biomech 1998;13:561–573.
61. Noyes FR, De Lucas JL, Torvik PJ. Biomechanics of ligament failure: An analysis of strain-rate sensitivity and mechanisms of failure in primates. J Bone Joint Surg 1974;56A:236–253.
62. O'Sullivan P, Twomey LT, Allison GT. Altered pattern of abdominal muscle activation in chronic back pain patients. Aust J Physiother 1997;43:91–98.
63. Oxland TR, Panjabi MM, Southern EP, Duranceau JS. An anatomic basis for spinal instability: A porcine trauma model. J Orthop Res 1991;9:452–462.
64. Parks KA, Crichton KS, Goldford RJ, McGill SM. On the validity of ratings of impairment for low back disorders. Spine 2003;28(4):380–384.
65. Porter RW. Is hard work good for the back? The relationship between hard work and low back pain-related disorders. Int J Ind Ergonomics 1992;9: 157–160.
66. Potvin J, McGill SM, Norman RW. Trunk muscle and lumbar ligament contributions to dynamic lifts with varying degrees of trunk flexion. Spine 1991;16(9): 1099–1107.
67. Richardson C, Jull G, Hodges P, Hides J. Therapeutic exercise for spinal segmental stabilization in low back pain. Edinburgh: Churchill-Livingston, 1999.
68. Roy SH, DeLuca CJ, Casavant DA. Lumbar muscle fatigue and chronic low back pain. Spine 1989;14: 992–1001.
69. Sihvonen T, Partanen J, Hanninen O, Soimakallio S. Electric behavior of low back muscles during lumbar pelvic rhythm in low back pain patients and healthy controls. Arch Physi Med Rehabil 1991;72: 1080–1087.
70. Snook SH, Webster BS, McGorry RW, Fogleman MT, McCann KB. The reduction of chronic nonspecific low back pain through the control of early morning lumbar flexion. Spine 1998;23:2601–2607.
71. Stokes M, Young A. The contribution of reflex inhibition to arthrogenous muscle weakness. Clin Sci 1984;67:7–14.
72. Stratford P. EMG of the quadriceps femoris muscles in subjects with normal knees and acutely effused knees. Physical Ther 1981;62:279–283.
73. Troup JDG, Martin JW, Lloyd DCEF. Back pain in industry—A prospective study. Spine 1981;6:65–69.
74. Vera Garcia FJ, Grenier SG, McGill SM. Abdominal response during curl-ups on both stable and labile surfaces. Phys Ther 2000;80(6):564–569.
75. Vernon-Roberts B, Pirie CJ. Healing trabecular microfractures in the bodies of lumbar vertebrae. Ann Rheum Dis 1973;32:406–412.
76. Woo SL-Y, Gomez MA, Akeson WH. Mechanical behaviors of soft tissues: Measurements, modifications, injuries, and treatment. In: Nahum HM, Melvin J, eds. Biomechanics of trauma. Norwalk, CT: Appleton Century Crofts, 1985:109–133.
77. Yingling VR, Callaghan JP, McGill SM. Dynamic loading affects the mechanical properties and failure site of porcine spines. Clin Biomech 1997;12: 301–305.
78. Yingling VR, McGill SM. Mechanical properties and failure mechanics of the spine under posterior shear load: Observations from a porcine model. J Spinal Disord 1999;12(6):501–508.
79. Zhu XZ, Parnianpour M, Nordin M, Kahanovitz N. Histochemistry and morphology of erector spinae muscles in lumbar disc herniation. Spine 1989;14:391–397.

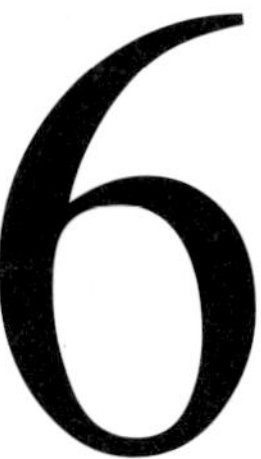

6 허리 통증의 원인 (The Sources of Back Pain)

개요
전통적 요인
원칙들
진단적 차단
자극 유도적 추간판조영술
실패자
성공자
미래에 활동할 사람

학습목표

이 장을 읽고나면 이해할 수 있을 것이다:

- 어떤 상태가 허리 통증의 원인에 대해 확실한 상태인지를 평가한다.
- 어떤 상태가 허리 통증의 원인으로 생각된다면, 판단하기 위해 진단 기준 목록을 제공한다.
- 이런 기준을 만족하는데 실패한 경우의 상태의 목록을 확인한다.
- 기준을 만족하는 상태에 대한 증거를 요약한다.
- 허리 통증의 원인에 대한 과거 내용과 미래적 제안을 평가할 수단을 활용한다.

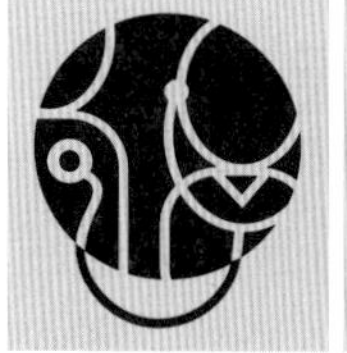  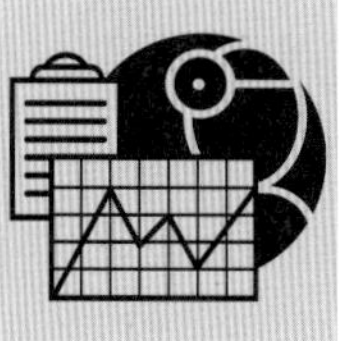 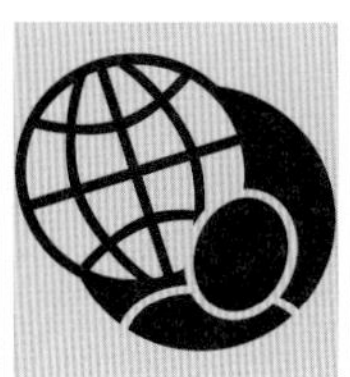 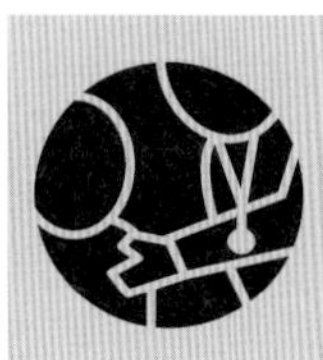 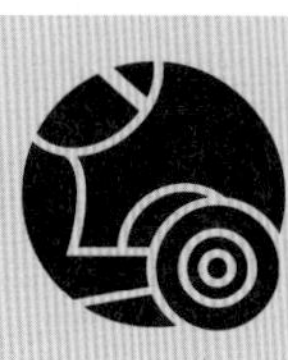 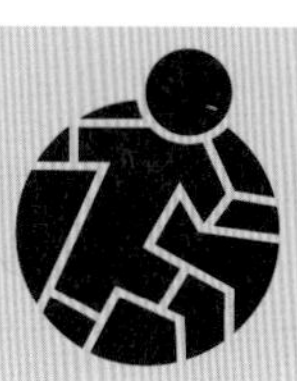 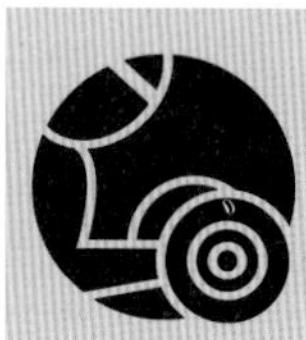

개요 (Introduction)

무엇이 허리 통증을 야기하는가? 이것은 실제 임상에서 일하는 사람들이 거의 고민하고 있지 않는 철학적 질문이다. 체계적으로 편견없는 방법으로 이 질문을 고려해 본 척추 연구가들은 거의 없다. 학회는 원로 임상가와 무엇이 통증의 원인인지에 의해 가르침을 받는 임상가를 위해 열렸다. 학생들이 질문하도록 하는 전통이 이어져 오고 있지 않으며 왜 허리 통증의 원인에 대해 생각하지 않는가? 이번 장에서는 이 주제를 다루고 이 질문에 대한 대답을 제공한다.

전통적 요인 (Tradition)

허리 통증에 대한 어느 책에서 허리 통증의 가능한 원인의 목록들을 접하게 될지 모른다. 이 목록들은 보통 척추증, 퇴행성 질환, 추간판 탈출 같이 흔한 상태나 대사 질환, 강직 척추염, 연골석회화증 같은 드문 상태를 포함한다. 어떤 목록에는 근육근막기능장애, 통증유발점, 자세 이상, 또는 분절 기능이상 등이 있을 수 있다.

이런 목록들은 아주 예외적이지 않다면 가능한 질환들이다. 저자들은 경험과 교육으로부터 목록을 만들거나, 다른 참고 서적에서 발췌한다. 학생들은 목록을 공부하고 시험을 위해 그것을 다시 기억한다.

이 목록들을 자세히 살펴보면 임상 과학과 중요한 논리에 대한 현대적 표준을 만족하는 것이 거의 없다. 목록을 만들고, 목록에 대해 공부하고 시험에서 이 목록들을 옳은 대답으로 채택한 사람들은 질문에 대한 대답을 하지 못하고 있다.

원칙들 (Principles)

임상에 기초한 문제

환자들은 그들의 통증의 원인이 무엇인지 알기를 원한다. 통증의 원인에 대한 실제적인 지식을 기반으로 환자들에게 가장 적합한 진단을 줄 수 있는가? 그것들이 확실한 근거가 없지는 않은가? 환자들에게 주는 정보의 질을 높이기 위해 무엇을 할 수 있는가?

허리 통증의 원인으로 간주되기 전에 만족되어야 할 다양한 기준들이 있다. 기준에 부합될수록 더 허리 통증의 원인으로 생각할 수 있다. 반대로 기준에 덜 부합되면, 허리 통증의 원인으로 생각하기 힘들다. 어떤 중요한 기준에 만족되지 않거나 어떤 증거가 기준에 반대된다면, 허리 통증의 원인으로 받아들여질 수 없다. 기준들은 다음 질문들로 요약될 수 있다.

1. 그것이 통증의 근원일 수 있는가?
2. 그것이 통증의 근원이 될 수 있는가?
3. 그것이 통증의 원인이 된 적이 있는가?
4. 그것이 통증의 근원이 된 적이 있는가?

첫 번째 기준은 만족되기 쉽다. 허리뼈(요추, lumbar)가 통각 신경 경로를 가지고 있다면 잠재적으로 허리 통증의 근원이 될 수 있다. 이 기준의 가치는 무엇이 통증의 근원인가가 아니라, 무엇이 통증의 근원이 될 수 없는가이다. 예를 들어, 1980년까지는 추간판의 신경 공급이 부족하기 때문에 허리 통증의 근원일 수 없었다.[2,39,70] 그러나, 신경 공급이 확인되면서 추간판이 허리 통증의 가능한 근원이 되었다. 해부학적 연구에서 허리뼈의 근막,[65] 근육,[8] 인대,[8,34,35,56,71,72] 척추,[3,17,25,32] 윤활관절[8,17] 그리고 추간판[4,8,16,32,33,44,55,57,73]이 모두 신경지배를 받고 있음이 알려졌다. 그러므로, 이 모든 구조물이 허리 통증의 근원이 될 수 있다. 유일하게 추간판 핵에는 신경 공급이 없으며 통증의 근원이 될 수 없다. 그러나, 최근 연구에서 손상받은 추간판은 새로운 신경 지배를 형성한다는 것이 확인되었다.[29] 손상받은 추간판에서는 추간판 핵이 감각을 느낄 수 있다.

이 첫 번째 기준은 근육, 인대, 관절, 그리고 근막이 허리 통증의 근원이 될수있다는 다양한 제안들, 모델들, 이론들을 이끌어 냈다. 그러나, 첫 번째 기준은 단지 구조물이 통증의 근원일 수 있다는 것만 만족하며 구조물이 통증의 근원이며 통증의 근원이었다는 것을 만족시키지는 못한다.

두 번째 기준은 다음 기준이 만족될 때 부가적으로 만족되는 기준이다. 이 기준은 다른 기준을 더 강화하며 허리 통증의 근원으로 생각하는 점에 대한 의심이 있을 때 의심을 다소 감소시킬 수 있는 기준이다. 두 번째 기준은 구조적으로 유해한 자극이 통증을 야기한다는 것이 보여야 한다. 통증의 근원이 아니라고 생각되는 구조물이 정상 실험 자원자를 대상으로 자극이 계속되었을 때 환자와 유사한 통증이 발생하면, 통증의 근원으로 고려해 볼 수 있다. 구조물이 통증의 근원이 될 수 있다는 것을 확인하는 것이 환자에서 통증을 야기한다는 것을 증명하지 않지만, 가능성은 있을 수 있다. 이 기준의 가치는 만족되었을 때보다 만족되지 않았을 때 더 가치가 있다. 특별한 구조물이 통증의 근원이 될 수 있다는 확신은 정상 실험 자원자에서 통증을 야기하지 않는다면 약화될 수 있다. 이 부분은 정상 실험 자원자에서 일단 확인이 되면 해결될 수 있다. 허리의 돌기사이관절(zygapophysial joints)과 엉치엉덩관절(천장관절, sacroiliac joint)을 예로 들 수 있다. 전통적으로 정상 실험 자원자들에서 통증이 야기될 때까지 구조물이 허리 통증의 근원이 아니라는 관점이 있었다. 연속적인 연구들이 다른 기준을 만족하기 위해 수행되었다.

세 번째 기준은 가장 전통적이다. 이것은 통증과 관련된 독특한 병리적 원인이 필요하다. 또한 가장 많이 남용되는 기준이다. 과거에는 의학적 영상 촬영이 가장 확실하게 원인을 찾을 수 있는 방법이었다. 결과적으로, 퇴행성 관절 질환, 척추증, 척추분리증, 척추전방전위증, 척추이분증, 융추 등이 허리 통증의 원인이 되었다. 이것은 점차 개념의 축소를 가져왔고 환자들에게 잘못된 서비스를 제공하는 결과를 낳았다. 통증의 원인으로 병리적으로 만족된 결과가 없다면 불만족스러울 수 있다.

상태는 통증이 있는 환자에서 나타나고 통증이 없는 환자에서는 나타나지 말아야 한다. 이것은 가능성을 나타내는 표를 완성하는 자료를 모은 인구 조사가 필요하다(그림 6.1).

병리 Pathology	통증 Pain	
	있음 Present	없음 Absent
있음 Present	A	B
없음 Absent	C	D

그림 6.1 통증의 원인으로의 가능성을 확인하기 위한 표. 관련성은 A와 B, D와 C 비율에 의해 결정됨.

상태가 정말로 통증의 원인이라면 A와 D의 수가 커야만 한다. 그것은 상태가 있다면 통증이 있고, 상태가 없다면 통증이 없다는 것을 의미한다. 그것은 통증 없이 상태가 있는 경우가 거의 없으며 상태가 없을 때 통증이 거의 없다는 것을 의미한다. 통계적으로, A와 B 그리고 D와 C의 비율은 커야만 한다.

이 방법으로 조사할 때 많은 경우 기준에 만족하지 못한다. 상태가 통증이 있는 환자와 통증이 없는 환자에서 동일하게 존재한다면, 논리적으로 통증의 원인이 될 수 없다. 증상이 있는 환자들만 연구하고 증상이 없는 환자들을 대상으로 결코 연구하지 않았거나 증거를 정밀히 조사하지 않고 잘못된 진단을 내렸으므로 이 부분에 대해 적절한 판단을 내리지 못했다.

네 번째 기준은 가장 새로운 것이다. 이것은 일반적인 병리가 확실하지 않을 때 주위 요소들을 고려하기 위해 고안되었다. 허리 통증은 죽을 만한 질환이 아니므로 부검을 하는 경우가 거의 없어 통증의 분자적이고 미세한 원인을 확인하지 못한다. 현대 영상 의학은 해상도가 부족하다. 병리를 확인하지 못하는 것이 병리의 부재를 의미하는 것은 아니며 특히 잘못한 검사 기구가 사용되었을 경우에는 더욱 그렇다. X선 촬영은 골절이나 이상소견을 보여주지만 추간판은 보여주지 못한다. 그러므로, 정상적인 X선 촬영은 비정상 추간판을 배제시키지 못한다.

통증은 보여지지 않으며 구조물이 아니다. 사진으로 찍을 수도 없다. 통증은 감각적인 경험이다. 결과적으로, 통증을 확인하기 위해 생리적 검사가 필요하다. 네 번째 기준은 통증의 원인으로 생각되는 구조물을 찾아내기 위해 조사와 실습이 필요하다.

검사가 환자의 통증을 악화시키면 통증의 원인으로 생각되는 구조물이 검사 과정에서 압박받는 다는 것을 나타낸다. 검사가 다른 구조물을 압박한다면, 정밀도가 부족하게 된다. 정확도 있는 검사를 통해 통증의 원인이 특정 지역이라는 것을 확인할 수 있다. 그러나, 많은 검사들, 특히 임상적 검사들은 통증의 원인에 대한 확신이 있을 때 이루어진다. 임상가들은 증거가 나타났다는 것보다 그들이 발견했다는 표현을 더 좋아한다.

통증의 완화는 목표 지향적이어야 한다. 몇몇 사람들은 한 이론이 특정한 상황에서 통증의 원인이라고 주장하면, 그 치료가 적절하다는 것을 믿는다. 그리고 그 치료가 잘 작용한다면, 이론이 옳다는 것의 증거가 된다. 이것은 잘못이다. 궤변은 그 이론에서 드러난 것보다 치료가 더 잘 이루어질 때 생긴다. 이와 같이, 돌기사이 관절로부터 통증이 야기된다면, 비정상적인 관절이 통증의 원인이라 이야기할 수 있다. 통증 완화는 통증있는 추간판의 수기 치료에 의해 야기되기도 한다. 치료로부터 이끌어낸 추론은 이런 혼란스런 효과에 대한 조절, 진단과 치료의 결과 사이의 일괄적인 관계를 보이는 연구가 필요하다.

허리 통증에 대한 검사로 가장 연구가 많이 이루어진 검사는 진단적 차단과 추간판 조영술이다. 진단적 차단은 목표 구조물이나 그것의 신경 공급을 마비시키는 것을 포함한다. 추간판 조영술은 목표 추간판을 야기시키는 것을 포함한다. 이 모든 절차는 X선 형광 투시 조절아래 바늘침의 사용이 요구된다. 바늘침의 이점은 여러 가지가 있다.

- 그것들은 목표 지향적이다. 형광 투시법은 바늘침이 목표 구조물을 선택적으로 자극하거나 마비시키는데 사용될 때 이용된다. 방사선촬영술은 어디에 바늘침이 위치하는지 보여준다.
- 그것들은 조절될 수 있다. 조절은 진단적 과정에서 중요하다. 그것들은 위양성과 위음성에 저항하여 작용한다. 그러므로 올바른 추론이 가능하다. 사용되는 조절의 특성은 검사에 따라 다르다.
- 그것들은 수기적인 검사보다 관찰자로 하여금 덜 편견을 가지게 한다. 주사되는 약품은 작용한다. 수년간의 훈련이 필요한 특별한 기술이 필요하지 않다. 필요한 기술은 단지 바늘 침을 안전하게 운반하는 능력이다. 그러므로, 검사는 주사된 약에 의해 완성되고 환자는 반응을 나타낸다.

진단적 차단 (Diagnostic Blocks)

진단적 차단은 치료가 아니고 진단적 가설을 검사하기 위한 수단들이다. 검사자는 어디서 통증이 오는지에 대한 의심을 제기한다. 검사자는 의심되는 구조물이나 신경 전달을 선택적으로 마비시키기 위해 검사를 실시한다. 이런 의미에서, 차단은 환자 또는 증상의 정확도를 검사하지 않는다. 차단은 검사자의 예민성 검사이거나 통증의 근원을 어떻게 추측하느냐에 대한 검사이다. 검사자들은 잘못된 결과를 낼 수도 있다. 결과가 음성일 수 있다. 그러나 모든 차단이 음성일 때 검사자의 검사 시행에 대해 의문을 제기할 수 있다. 아마도 그들은 너무 자주 잘못 생각할 수 있으며 그들의 환자에서 통증의 원인이 무엇인지에 대한 그들의 개념을 바꾸어야 한다.

허리 통증의 추적에서 진단적 차단은 돌기사이 관절과 엉치엉덩관절(천장관절, sacroiliac joint)에서 수행될 수 있다.[10,15] 근육과 인대 같은 다른 구조물들이 같은 방법으로 검사될 수 있다.

돌기사이 관절은 관절사이 주사를 통해 직접적으로 또는 신경 전달을 마비시켜 간접적으로 마비시킬 수 있다.[10,15] 엉치엉덩관절은 관절사이 주사를 통해서만 마취시킬 수 있다.[15]

정당성은 해부학적으로 검사가 이루어지려는 검사 목표 구조물과 다른 것에 영향을 미치는 지를 의미한다. 관절 사이 주사의 정당성은 목표 관절의 관절 조영상을 수행하므로 안전하게 된다. 관절조영상을 통해 주사된 것이 목표물로 정확히 가고 있는지를 확인해야만 한다. 이것은 허리뼈(요추, lumbar) 돌기사이 관절이 약 1 ml, 엉치엉덩관절이 약 3 ml일 때 가능하다. 주사된 것이 관절밖으로 나가면, 검사의 목표 정확도는 떨어지고 적절한 추론이 양성 반응에서 누락된다. 허리뼈의 내측 가지 차단의 목표 정확도는 착실히 연구되었고 완성되었다. 주사물의 적은 양이 목표 신경에 정확히 주사되었을 때, 거기에 머무르고 다른 구조물로 퍼지지 않는다. 내측 가지 차단은 돌기사이 관절 통증으로부터 그것들을 보호한다.

대조군은 진단적 차단의 수행동안 아주 중요하다. 환자들은 주사된 마비 약제의 활성 외에 이유들로 통증의 완화에 대해 이야기할 지 모른다. 연구들은 돌기사이 관절의 진단적 차단을 경험하기 기대하는 환자들이 피하 주사 후에 통증의 완화를 이룰 수 있다는 것을 보였다.[22] 대조군을 통해 위양성 반응을 완전히 제거할 수 없지만, 그것들을 보호하고 통증의 근원에 대한 위 양성의 추론을 감소시킬 수 있다.[36]

연구 목적으로 적절한 대조군은 위약 주사이다. 이중

눈가림 상태에서 환자들은 생리적 효과가 없는 약제를 투여받는다. 양성 반응은 진단적 가설에 반박한다. 환자는 차단의 의도된 효과보다는 이유 때문에 통증 완화를 얻었다. 그러나, 위약 대조군은 전통적인 실행에서는 실용적이지 않다. 그것들은 반응의 해석 가능한 형태를 제공하기 위해 적어도 세 가지 절차가 필요하다.[10,13]

더 실용적인 것이 더 경쟁력 있는 차단이다.[6] 이중 눈가림 상태에서 목표 관절은 다른 작용 시간을 가진 국소 마취제에 의해 마취된다. 이중 눈가림 상태는 조사자로 하여금 환자에게 기대하는 대로 유도되도록 하는 것을 막는다. 양성 반응을 확신하는 것은 장시간 작용 약제가 사용되었을 때 장시간 통증 완화가 있고, 단시간 작용 약제가 사용되었을 때 단시간 통증 완화가 있을 경우이다.

비교 평가적 차단은 완벽하지 않다. 그것은 한계가 있으나 적은 위양성율(14%)을 가진다.[41] 실행적 목적을 위해 이것은 더 받아들여질만하다. 그것은 한 가지 진단적 차단에 의존하는 것보다 더 선호된다.[58]

자극 유도적 추간판조영술 (Provocation discography)

자극 유도적 추간판조영술은 통증을 완화하기보다는 통증을 유발하는 것에 의존하므로 더 힘든 과정이다. 결과적으로, 다른 약제나 위약을 사용하여 조절될 수 없다. 그것은 안으로부터 추간판을 팽창시키기 위해 바늘을 사용하고 통증의 근원으로 의심되는 추간판에 바늘 침을 주입한다.[14] 추간판에서 통증이 야기되었다면 검사는 양성이다. 그러나 자극 유도적 추간판조영술은 위 양성 반응을 나타내기도 한다.

자극 유도는 환자가 목표 추간판이 실제 통증의 근원일 때 같은 신경에 의해 신경지배를 받는 통각 과민이 있는 경우 양성의 결과를 얻을지 모른다. 통각 과민에 대항하여 보호할 안전한 측정 방법이 없다. 환자를 평가하면서 검사자는 통증의 근원을 찾을 가능성이 없다는 것을 확신해야만 한다. 돌기사이 관절이나 엉치엉덩관절의 진단적 차단은 이런 다른 통증의 원인을 배제하기 위해 추간판조영술이전에 이루어질 필요가 있다. 또는 추간판조영술은 이런 다른 구조물들이 마취되는 동안 이루어질 수 있다. 나중 과정은 아직 평가되지 않았다.

자극 유도는 행동적 이유로 양성을 나타낼지 모른다. 환자는 허리뼈의 어떤 것에 이상이 있을 때 추간판 자극 유도에 양성 반응을 보인다. 국제 통증 연구 학회는 자극 유도 추간판 조영술을 위해 해부학적 대조군이 필요했다.[48] 추간판적 통증의 진단을 위해 목표 추간판의 자극 유도는 환자의 통증을 다시 유발해야 하지만, 압박받는 주위의 추간판은 그렇지 않다. 그런 반응은 어떤 원인이 환자의 허리뼈(요추, lumbar)를 아프게 한다는 경쟁적인 가설을 반박한다.

몇몇 연구들은 자극 유도 추간판조영술에 대한 위 양성 반응을 주의하도록 하였다. 허리뼈에 통증은 없으나 엉덩뼈능선(장골릉, iliac crest) 통증이 있는 환자는 추간판조영술에 양성 반응을 보일 수 있다.[18] 몇 명의 정상적인 지원자들은 추간판 자극 유도에 양성 반응을 나타낸다.[19] 위 양성 반응은 만성 환자에서 더 많고 신체화 장애를 진단 받은 경우에 더 많다.[19] 그러나, 양성 반응에 대한 국제 통증 연구 학회 기준이 더 정확히 적용된다면, 수치는 줄어든다. 만성 통증이 있는 환자와 정상 자원자에서 위 양성율은 단지 10%이다. 신체화 장애가 있는 환자는 25%이다. 이 자료는 의사들이 자극 유도 추간판 조영술에 대해 과도하게 해석하는 것에 대해 주의를 갖게 한다. 반비례적으로, 대부분의 환자에서 90%의 양성율과 신체화 환자에서 75%의 양성율을 보인다.

추간판성 통증의 진단에서의 확신은 병리적인 것이 추간판에서 발견되면 증진된다. 중요한 병리는 내부 추간판 분열이다. 이 상태는 섬유륜의 삼분의 일에서 분열이 있고 추간판의 주위는 온전한 상태이다. 이런 분열은 비교 매개물을 주사한 뒤에 곧 추간판의 컴퓨터단층촬영으로 확인할 수 있다. 많은 연구들은 근본적인 분열이 통증이 있는 추간판과 관련이 있으며 척추사이원반(추간판, intervertebral disc)의 변성과 나이에 의한 변화와는 관련이 없다고 했다.[49] 더불어, 내부 척추사이원반 분열은 수핵과 섬유테(섬유륜, annulus fibrosus)에 비정상적 스트레스와 관련이 있다고 보여진다. 그리고 이런 비정상적인 면은 통증이 있는 척추사이원반과의 관련성이 크다.[47]

실패자 (Losers)

전통적인 경험에 의해 제안된 허리 통증의 많은 근원과

원인들 중 철학적인 신중성을 취하는 것은 거의 없다. 그들은 기준을 만족하지 않는다.

등 근육들은 정상적인 자원자들에서 손상이 가도록 되어 있었지만,[7,37] 진단적 차단을 사용한 조절되지 않은 연구들은 어떻게 등 근육들이 통증을 야기하는지를 보여준다. 또한 병리가 만족을 주는 연구는 어떤 것도 없다. 근긴장은 급성 허리통증의 원인으로 생각되지만, 근육의 병리는 만성 허리통증을 야기하지 않는 것으로 알려졌다.

의심할바 없이 환자들은 그들의 등 근육에 부드러운 영역을 보이지만, 통증유발점의 개념은 이용되지 않는다. 통증유발점이 병리적 지점이라는 증거는 없다. 임상적으로 허리뼈에서 통증유발점의 진단은 신뢰성이 부족한 것으로 보여진다.[52,53]

인대 긴장은 인지하기 쉽지만, 증명하기는 어렵다. 정상 자원자들에서 가시돌기간 인대의 자극은 허리 통증과 방사통을 일으킨다.[7,38] 그러나 이 인대들을 마취시켰을 때에는 허리 통증이 완화되었다. 한 연구는 가시 돌기간 인대가 허리 통증의 근원이라면, 그것은 일차 관리에서 10% 이하이다.[68] 엉덩허리 인대 같은 다른 인대들이 허리 통증의 근원이라는 연구는 없다. 이런 인대들은 통증의 원인이 될 수 없으며 증거가 없다.

척추증이나 퇴행성 관절 질환은 단순히 나이에 따라 변화한다.[31,40,42,64,66,69] 그 질환들은 나이가 들면서 발생이 증가하고, 통증이 없는 환자보다 통증이 있는 환자에서 더 흔하지는 않다.

척추증의 발병율은 무증상 인구집단에서 7%이다. 방사선조영에서나타나는 결함은 통증의 근원이 아니다.[51] 이런 결함은 통증을 야기할 지 모르지만, 방사선적 결과 외에 다른 증거가 필요하다. 결함이 통증을 야기하는지를 검사하기 위해 환자의 통증을 완화하려는 시도가 차단될 수 있다. 척추전방전위증은 남성에서 8%, 여성에서 5%의 유병율을 보이며 완전히 증상이 없다.[67] 척추전방전위증이 있는 남성에서 허리 통증은 일반 인구 집단보다 흔하지 않지만 여성에 경우 척추전방전위증이 있을 때 허리 통증이 더 심하다.[67] 척추전방전위증을 발견하는 것이 자동으로 통증의 원인에 대한 정보를 주는 것이 아니다. 방사선조영술 검사는 통증의 실제적 근원을 나타내지 못한다. 손상받은 부분의 후측 요소나 추간판에 근원이 있을 수 있고 허리뼈의 다른 부위에 있을 수 있으며 척추전방전위증과는 관련이 없다. 비정상을 단순한 관점으로 보는 것은 이런 가능성들을 구분하지 못한다.

불안정성은 남용되는 용어이다.[12] 그것은 허리뼈에서 어떤 것이 잘못되었다는 것을 전달하지만, 진단에 대한 객관적인 기준은 확인할 수 없다. 검사자는 환자의 등이 불안정하고 그 믿음을 객관화할 어떤 수단도 없다고 믿는다.[54] 척추전방전위증이 있는 환자의 움직임 형태는 퇴행성 추간판 질환이 있는 사람의 그것과 구분이 되지 않는다.[5]

분절 이상과 허리뼈 불안정 같은 진단은 은유적 표현도 아니다. 그것은 통증의 근원과 원인에 대해 아무것도 이야기하지 않고 있다. 이 말은 등 부위에 무언가 틀림없이 잘못되었다는 것 밖에 더 이상 의미하는 것이 없다.

성공자 (Winners)

급성 허리 통증의 흔한 원인에 대한 절대적인 자료가 없다. 급성 허리 통증이 있으면서 일차 처방을 받는 환자는 통증의 근원을 확인할 수 있는 기술에 대해 단순히 연구하지 않았다. 종양과 감염 같은 적색 경보 상태에서 증거는 드물다.[20,21] 더욱이, 적색 경보 상태는 보통 암의 병력, 전신적 불편, 위험 요인들, 또는 특징적이지 않은 심한 통증같은 상태에 대한 정보를 제공한다.

그러나, 만성 허리 통증의 가능한 근원에 대한 정보는 있다. 이 정보는 진단적 차단이나 자극 유도 추간판조영술을 사용한 연구에서 얻을 수 있다. 이 과정들은 일반적인 인구 집단에는 적용되지 않았다. 그래서 이 환율은 역학적 관점에서 정확하지 않다. 그러나 자료들은 호주나 미국에 있는 전문 척추 센터에서의 인구 집단으로부터 유추되었으며 그런 실험에서 보여진 것을 반영한다.

정상적인 자원자들에서 엉치엉덩관절의 자극은 허리 통증을 야기한다.[28] 만성 허리 통증이 있는 환자의 20%에서 통증의 원인은 엉치엉덩관절로 생각해 볼 수 있다. 두 가지 연구가 이것을 증명한다. 하나는 이전 돌기사이관절 차단에 음성 반응을 보인 모든 환자에서 해부학적 대조군을 사용하였다. 다른 연구는 비교학적 국소 마취 차단을 사용하였다.[43] 이전에, 엉치엉덩관절 통증에 대한 믿음은 단순히 기대적인 생각에 기초하였다. 지금은 기준

1, 2, 그리고 4를 만족하는 자료가 있다. 엉치엉덩관절 통증의 병리는 아직 모른 채 남아 있다.

정상적인 자원자들에서 허리뼈 돌기사이관절(lumbar zygapophysial joints)의 자극은 허리 통증과 하지 연관통을 만들었다.[30,46,50] 진단적 차단을 사용하여 만성 허리 통증이 있는 젊은 환자에서 허리뼈 돌기사이관절 통증의 발병율은 15%±5%였다.[59] 손상의 병력이 없는 나이든 환자에서 허리뼈 돌기사이관절 통증의 발병율은 40%±13%로 높다.[63] 이종 인구 집단에서는 36%로 나타났다.[45] 허리뼈 돌기사이관절은 허리 통증의 가능한 근원으로서 기준 1, 2 그리고 4를 만족한다. 원인적 병리는 아직 모른다.

만성 허리 통증의 가장 흔한 원인 중 하나는 내부 추간판 파열이다. 엄격한 기준을 적용한 연구에서 내부 추간판 파열은 39%±10%이었다.[59] 이 발병율은 진단적 기준이 엄격히 적용되었으므로 적게 나온 수치이다. 환자들은 한 부분에서 자극 유도 추간판조영술에 대한 양성 반응을 보이고 적어도 다른 부분에서 음성 반응을 보이며 컴퓨터단층촬영에서 기본적인 특징이 보여져야 한다. 사용된 기준은 여러 기준에서 내부 추간판 파열을 허락하지 않았고 이것은 발병율이 왜 내부 추간판 파열의 발병율보다 낮은지에 대한 이유이다.

이 다양한 발병 수치는 약 70%까지 올라가며 만성 허리 통증의 근원이 80%이상에서 진단되지 않는다는 믿음에 반박하는 것이다. 이런 믿음은 부적절한 진단적 검사가 사용될 때 얻어진다. X선은 엉치엉덩관절 통증, 내부 추간판 파열을 보여주지 않으며 컴퓨터단층촬영이나 자기공명영상도 그렇다. 이런 연구에 의존하는 것은 자기 만족적이며 만족되는 허리 통증의 원인이 없다. 진단적 차단과 자극 유도 추간판조영술이 사용된다면 반대로 적용된다.

더불어, 만성 허리 통증의 중요한 근원사이에 겹치는 연구가 거의 없다. 엉치엉덩관절 차단과 돌기사이 관절 차단, 자극 유도 추간판조영술에 의해 연구된 바에 의하면 대조군 상태에서 하나의 검사 이상 양성이 나온 환자가 거의 없다.[60,61] 지배적인 개념에도 불구하고 돌기사이관절 통증, 엉치엉덩관절 통증 그리고 추간판적 통증은 분리되어 있으며 한 환자에서 동시에 존재하는 경우가 드물다.

자신이 원하는 상태가 이번 장에서 언급되지 않았다고 느끼는 독자들은 네 가지 기준을 만족하는 상태에 대한 증거를 스스로 평가하기를 권한다.

미래에 활동할 사람 (Future players)

근육, 인대 또는 다른 구조물들이 급성이나 만성 허리 통증의 근원이 될 수 있다는 증거를 이끌어 낼 수 있는 기회가 사람들에게 주어진다. 특별한 생각을 확실히 하기 위해서 기준을 만족하는 것이 필요하다. 그러나, 그것은 아직 이루어지지 않았다.

흥미를 자아내는 주제는 추간판의 비틀림 손상이다.[9,11] 이 상태에서 수핵은 정상이고 내부의 파열은 없다. 이것은 내부 추간판 파열이 아니다. 상태는 외부 섬유륜에서의 파열이 특징이다. 은유적 표현으로 이것은 발등에서 접질림이 일어난 것이다. 해부용 시체에서 실험적으로 이루어졌다. 사례 연구 보고는 있었지만, 어떤 인구 집단 연구는 없었다. 그것의 진단은 파열을 확인하기 위해 섬유륜으로 대조 매개물을 주입해야 하고, 연속적으로 국소마취제를 적은 양을 투여하여 파열을 마취시키는 것이 필요하다. 이 상태의 발생율은 현재 몇몇 연구 센터에서 연구되었다. 가치가 인정되면 이 상태는 추간판적 통증의 발생에 추가될 것이다.

■ 결론 (Conclusion)

- 과거에는, 허리 통증의 원인과 근원에 대한 선언이 타당성 개념에 기반을 두었다.
- 허리 통증의 원인으로 확인되려면 다음 기준을 만족해야 한다.
  1. 그것이 통증의 근원일 수 있는가?
  2. 그것이 통증의 근원이 될 수 있는가?
  3. 그것이 통증의 원인이 된 적이 있는가?
  4. 그것이 통증의 근원이 된 적이 있는가?
- 이런 기준을 만족하지 못하는 상태는 근막 통증, 인대 통증, 척추증, 척추분리증, 척추전방전위증을 포함한다.
- 적어도 기준 1, 2, 그리고 4를 만족하는 상태는 돌기

사이 관절 통증 그리고 엉치엉덩관절 통증이다. 내부 추간판 파열은 네 가지 기준을 모두 만족한다.

- 이런 상태들은 만성 허리 통증의 70% 이상을 설명한다.
- 과거에 이런 상태를 확인하기 위한 방법으로는 영상 촬영 연구와 진단적 차단 그리고 자극 유도 추간판 조영술이 있었다.

임상에 기초한 문제

독자들은 허리 통증에 대한 이번 장에서 대략적인 접근에 대해 알게 되었고, 믿고 있는 원칙을 적용하고 목통증과 흉부 통증에 대해 알게 되었다.

목과 흉부 근육들, 윤활관절, 추간판이 손상받을 수 있다는 것을 정상 실험 자원자로부터 실험적 증거를 얻었지만, 어떻게 이런 구조물들이 환자에 있어 통증의 근원이 되는지는 정확한 정보가 부족했다.

목돌기사이 관절 통증의 발병율만이 알려졌다.

수집된 증거로는 목통증의 원인으로 척추증을 논박한다.

근막 통증, 경부 불안정, 그리고 분절 기능 이상 같은 상태들은 기준 2, 3, 또는 4를 만족시키지 못한다.

확인 과정
본 장의 학습목표 자가 점검

- 어떤 기준이 통증의 원인으로 판단되어질 수 있는가?
- 어떤 진단이 이런 기준을 만족시키지 못하는가?
- 어떤 진단이 이런 기준을 만족시키는가?
- 어떤 상태가 적절한 기준에 기초하여 환자에게 적용되는가?

■ 참고문헌 (References)

1. Adams MA, McNally DS, Wagstaff J, Goodship AE. Abnormal stress concentrations in lumbar intervertebral discs following damage to the vertebral bodies: Cause of disc failure? Eur Spine J 1993;1:214–221.
2. Anderson J. Pathogenesis of back pain. In: Grahame R, Anderson JAD, eds. Low Back Pain. volume 2. Westmount: Eden Press, 1980:23–32.
3. Antonacci MD, Mody DR, Heggeness MH. Innervation of the human vertebral body: A histologic study. J Spinal Dis 1998;11:536–531.
4. Ashton IK, Roberts S, Jaffray DC, Polak JM, Eisentstein SM. Neuropeptides in the human intervertebral disc. J Orthop Res 1994;12:186–192.
5. Axelsson P, Johnsson R, Stromqvist B. Is there increased intervertebral mobility in isthmic adult spondylolisthesis? A matched comparative study using roentgen stereophotogrammetry. Spine 2000;25:1701–1703.
6. Barnsley L, Lord S, Bogduk N. Comparative local anaesthetic blocks in the diagnosis of cervical zygapophysial joints pain. Pain 1993;55:99–106.
7. Bogduk N. Lumbar dorsal ramus syndrome. Med J Aust 1980;2:537–541.
8. Bogduk N. The innervation of the lumbar spine. Spine 1983;8:286–293.
9. Bogduk N. The lumbar disc and low back pain. Neurosurg Clin North Am 1991;2:791–806.
10. Bogduk N. International Spinal Injection Society guidelines for the performance of spinal injection procedures. Part 1: Zygapophysial joint blocks. Clin J Pain 1997;13:285–302.
11. Bogduk N. Clinical Anatomy of the Lumbar Spine and Sacrum. 3rd ed. Edinburgh: Churchill Livingston, 1997:205–212.
12. Bogduk N. Clinical Anatomy of the Lumbar Spine and Sacrum. 3rd ed. Edinburgh: Churchill Livingston, 1997:215–225.
13. Bogduk N, Lord SM. Cervical zygapophysial joint pain. Neurosurg Q 1998;8:107–117.
14. Bogduk N, Aprill C, Derby R. Discography. In: White AH, ed. Spine Care, Volume One: Diagnosis and Conservative Treatment. St Louis: Mosby, 1995:219–238.
15. Bogduk N, Aprill C, Derby R. Diagnostic blocks of synovial joints. In: White AH, ed. Spine Care, Volume One: Diagnosis and Conservative Treatment. St Louis: Mosby, 1995:298–321.
16. Bogduk N, Tynan W, Wilson AS. The nerve supply to the human lumbar intervertebral discs. J Anat 1981;132:39–56.
17. Brown MF, Hukkanen MVJ, McCarthy ID, et al. Sensory and sympathetic innervation of the vertebral endplate in patients with degenerative disc disease. J Bone Joint Surg 1997;79B:147–153.
18. Carragee EJ, Tanner CM, Yang B, Brito JL, Truong T. False-positive findings on lumbar discography. Reliability of subjective concordance during provocative disc injection. Spine 1999;24:2542–2547.
19. Carragee EJ, Tanner CM, Khurana S, et al. The rates of false-positive lumbar discography in select patients without low back symptoms. Spine 2000;25:1373–1381.
20. Deyo RA, Diehl AK. Cancer as a cause of back pain: frequency, clinical presentation and diagnostic strategies. J Gen Intern Med 1988;3:230–238.
21. Deyo RA, Rainville J, Kent DL. What can the history and physical examination tell us about low back pain? JAMA 1992;268:760–765.
22. Dreyfuss P, Schwarzer AC, Lau P, Bogduk N. Specificity of lumbar medial branch and L5 dorsal ramus blocks: a computed tomographic study. Spine 1997;22:895–902.
23. Farfan HF, Cossette JW, Robertson GH, Wells RV, Kraus H. The effects of torsion on the lumbar

intervertebral joints: The role of torsion in the production of disc degeneration. J Bone Joint Surg 1970;52A:468–497.

24. Farfan HF, Huberdeau RM, Dubow HI. Lumbar intervertebral disc degeneration. The influence of geometrical features on the pattern of disc degeneration-a post mortem study. J Bone Joint Surg 1972; 54A:492–510.
25. Feinstein B, Langton JNK, Jameson RM, Schiller F. Experiments on pain referred from deep somatic tissues. J Bone Joint Surg 1954;35A:981–987.
26. Finch P M, Khangure MS. Analgesic discography anc magnetic resonance imaging (MRI). Pain 1990; Suppl 5:S285.
27. Finch P. Analgesic discography in the diagnosis of spinal pain. Paper presented at "Spinal Pain": Precision diagnosis and treatment, Official Satellite Meeting of the VIth World Congress on Pain, Perth, 1990, April 8–10. Meeting Abstracts p 8.
28. Fortin JD, Dwyer AP, West S, Pier J. Sacroiliac joint: Pain referral maps upon applying a new injection/arthrography technique: Part I: Asymptomatic volunteers. Spine 1994;19:1475–1482.
29. Freemont AJ, Peacock TE, Goupille P, Hoyland JA, O'Brien J, Jayson MIV. Nervē ingrowth into diseased intervertebral disc in chronic back pain. Lancet 1997;350:178–181.
30. Fukui S, Ohseto K, Shiotani M, Ohno K, Karasawa H, Nagaauma Y. Distribution of referred pain from the lumbar zygapophyseal joints and dorsal rami. Clin J Pain 1997;13: 303–307.
31. Fullenlove TM, Williams AJ. Comparative roentgen findings in symptomatic and asymptomatic backs. Radiology 1957;68:572–574.
32. Groen G, Baljet B, Drukker J. The nerves and nerve plexuses of the human vertebral column. Am J Anat 1990;188:282–296.
33. Hirsch C, Ingelmark BE, Miller M. The anatomical basis for low back pain. Acta Orthop Scandinav 1963;33:1–17.
34. Jackson HC, Winkelmann RK, Bickel WH. Nerve endings in the human lumbar spinal column and related structures. J Bone Joint Surg 1966;48A: 1272–1281.
35. Jiang H, Russell G, Raso J, Moreau MJ, Hill DL, Bagnall KM. The nature and distribution of the innervation of human supraspinal and interspinal ligaments. Spine 1995;20:869–876.
36. Kaplan M, Dreyfuss P, Halbrook B, Bogduk N. The ability of lumbar medial branch blocks to anesthetize the zygapophysial joint. Spine 1998;23: 1847–1852.
37. Kellgren JH. Observations on referred pain arising form muscle. Clin Sci 1938;3:175–190.
38. Kellgren JH. On the distribution of pain arising from deep somatic structures with charts of segmental pain areas. Clin Sci 1939;4:35–46.
39. Lamb DW. The neurology of spinal pain. Phys Ther 1979;59:971–973.
40. Lawrence JS, Bremner JM, Bier F. Osteo-arthrosis. Prevalence in the population and relationship between symptoms and x-ray changes. Ann Rheum Dis 1966;25:1–24.
41. Lord SM, Barnsley L, Bogduk N. The utility of comparative local anaesthetic blocks versus placebo–controlled blocks for the diagnosis of cervical zygapophysial joint pain. Clin J Pain 1995;11:208–213.
42. Magora A, Schwartz A. Relation between the low back pain syndrome and x-ray findings. Scand J Rehabil Med 1976;8:115–126.
43. Maigne JY, Aivaliklis A, Pfefer F. Results of sacroiliac joint double block and value of sacroiliac pain provocation tests in 54 patients with low-back pain. Spine 1996;21:1889–1892.
44. Malinsky J. The ontogenetic development of nerve terminations in the intervertebral discs of man. Acta Anat 1959;38:96–113.
45. Manchikanti L, Pampati V, Fellows B, Bakhit CE. The diagnostic validity and therapeutic value of lumbar facet joint nerve blocks with or without adjuvant agents. Curr Rev Pain 2000;4:337–344.
46. McCall IW, Park WM, O'Brien JP. Induced pain referred from posterior lumbar elements in normal subjects. Spine 1979;4:441–446.
47. McNally DS, Shackleford IM, Goodship AE, Mulholland RC. In vivo Stress measurement can predict pain on discography. Spine 1996;21:2500–2587.
48. Merskey H, Bogduk N. Classification of Chronic Pain. Descriptions of Chronic Pain Syndromes and Definitions of Pain Terms, 2nd ed. Seattle: IASP Press, 1994.
49. Moneta GB, Videman T, Kaivanto K, et al. Reported pain during lumbar discography as a function of annular ruptures and disc degeneration. A re-analysis of 833 diskograms. Spine 1994;17:1968–1974.
50. Mooney V, Robertson J. The facet syndrome. Clin Orthop 1976;115:149–156.
51. Moreton RD. Spondylolysis. JAMA 1996;195:671–674.
52. Nice DA, Riddle DL, Lamb RL, Mayhew TP, Ruckler K. Intertester reliability of judgements of the presence of trigger points in patients with low back pain. Arch Phys Med Rehabil 1992;73:893–898.
53. Njoo KH, Van der Does E. The occurrence and interrater reliability of myofascial trigger points in the quadratus lumborum and gluteus medius: A prospective study in non-specific low back pain patients and controls in general practice. Pain 1994;58:317–323.
54. Pearcy M, Shepherd J. Is there instability in spondylolisthesis? Spine 1985;10:175–177.
55. Rabischong P, Louis R, Vignaud J, Massare C. The intervertebral disc. Anat Clin 1978;1:55–64.
56. Rhalmi S, Yahia L, Newman N, Isler M. Immunohistochemical study of nerves in lumbar spine ligaments. Spine 1993;18:264–267.
57. Roberts S, Eisenstein SM, Menage J, Evans EH, Ashton IK. Mechanoreceptors in intervertebral discs: morphology, distribution, and neuropeptides. Spine 1995;20:2645–2651.
58. Schwarzer AC, Aprill CN, Derby R, Fortin J, Kine G, Bogduk N. The false–positive rate of uncontrolled diagnostic blocks of the lumbar zygapophysial joints. Pain 1994;58:195–200.
59. Schwarzer AC, Aprill CN, Derby R, Fortin J, Kine G, Bogduk N. Clinical features of patients with pain stemming from the lumbar zygapophysial joints. Is

the lumbar facet syndrome a clinical entity? Spine 1994;19:1132–1137.

60. Schwarzer AC, Aprill CN, Derby R, Fortin J, Kine G, Bogduk N. The relative contributions of the disc and zygapophyseal joint in chronic low back pain. Spine 1994;19:801–806.
61. Schwarzer AC, Aprill CN, Bogduk N. The sacroiliac joint in chronic low back pain. Spine 1995;20:31–37.
62. Schwarzer AC, Aprill CN, Derby R, Fortin J, Kine G, Bogduk N. The prevalence and clinical features of internal disc disruption in patients with chronic low back pain. Spine 1995;20:1878–1883.
63. Schwarzer AC, Wang S, Bogduk N, McNaught PJ, Laurent R. Prevalence and clinical features of lumbar zygapophysial joint pain: A study in an Australian population with chronic low back pain. Ann Rheum Dis 1995;54:100–106.
64. Splithoff CA. Lumbosacral junction: Roentgenographic comparison of patients with and without backaches. JAMA 1953;152:1610–1613.
65. Stillwell DL. Regional variations in the innervation of deep fasciae and aponeuroses. Anat Rec 1957;127: 635–653.
66. Torgerson WR, Dotter WE. Comparative roentgenographic study of the asymptomatic and symptomatic lumbar spine. J Bone Joint Surg 1976;58A:850–853.
67. Virta L, Ronnemaa T. The association of mild-moderate isthmic lumbar spondylolisthesis and low back pain in middle-aged patients is weak and it only occurs in women. Spine 1993;18: 1496–1503.
68. Wilk V. Pain arising from the interspinous and supraspinous ligaments. Austral Musculoskel Med 1995;1:21–31.
69. Witt I, Vestergaard A, Rosenklint A. A comparative analysis of x-ray findings of the lumbar spine in patients with and without lumbar pain. Spine 1984;9:298–300.
70. Wyke B. The neurology of low back pain. In: Jayson MIV, ed. The lumbar spine and back pain, 2nd ed. Tunbridge Wells, Pitman, 1980:265–339.
71. Yahia LH, Newman N, Rivard CH. Neurohistology of lumbar spine ligaments. Acta Orthop Scandinav 1988;59:508–512.
72. Yahia LH, Newman NA. A light and electron microscopic study of spinal ligament innervation. Z mikroskop anat Forsch Leipzig 1989;103: 664–674.
73. Yoshizawa H, O'Brien JP, Thomas-Smith W, Trumper M. The neuropathology of intervertebral discs removed for low-back pain. J Path 1980;132: 95–104.

평 가 (Assessment)

편집자글

통증은 주관적이며, 불행히도 임상의로서 환자를 평가하는데 있어서 처음 우리에게 주어지는 것은 이것이 전부이다. 환자의 증상의 객관화는 매우 난해한 과정이다. 이 과정에서 많은 사람들은 허리의 문제가 대부분 정신 신체적 장애라고 결론지었다! 하지만 이는 반대로 환자의 통증의 원인을 밝히기 위한 생리의학적인 모델의 한계를 보여주는 것으로 볼 수 있다.

높은 위양성율을 보이는 최신 진단적 영상 장비를 사용하여 심한 통증을 호소하는 모든 환자들을 검사하는 것은, 우연히 발견되는 구조적 이상으로 인해 환자와 의사 모두의 판단을 방해하고 치료 결과에 대해 실망을 안겨주었다. 환자 분류는 환자로 하여금 과도한 공포-회피 행동을 하도록 하는 잠재적인 영향력을 나타냈다.

세계 보건기구는 증상, 장애(활동 정도), 결함 등이 어떻게 서로 연관되어 있는지 설명하였다. 실제적으로 결함을 가지고 있는 많은 사람들은 높은 수준의 활동을 하는 일에 참여하고 있다(예, 인공 다리를 가지고 있는 사람이 마라톤에 참여한다!). 실제적인 기술이나 활동적 측면에서 본 장애, 활동이나 근력의 손상측면의 기능이상, 활동이 느려지거나 회복 실패로 인해 환자가 느끼는 심리적 중압감 모두 현대 생리정신사회적 패러다임의 측면에서 모두 중요한 평가 대상이 된다.

본래 임상의로서 가장 처음 해야 하는 역할은 환자를 진단하는 것이다. 하지만 불행히도 매우 소수의 척추 환자에서만 확신을 가지고 진단을 내릴 수 있다. 다음 문제는, 그렇다면 환자들을 특정한 치료에 반응하거나, 특정한 치료를 필요로 할 의미 있는 그룹으로 나눌 수 있느냐는 것이다. 최근 진단적 분류, 결과 관리, "황색 경보" 예후 인자의 평가, 그리고 기능적 평가의 발전은 임상의로 하여금 환자들에게 그들이 가지고 있는 통증의 원인이 무엇이며, 어떤 치료를 할 수 있고, 환자들 자신이 무엇을 할 수 있으며, 치료에 얼마나 걸릴지에 대해 더 나은 설명을 해줄 수 있게 하였다.

7

척추 통증 환자의 진단적 분류
(Diagnostic Triage in Patients with Spinal Pain)

학습목표

이 장을 읽고나면 이해할 수 있을 것이다:

- 척추통증을 가진 환자의 진단적 분류에 적용하는 것은 "적색 경보"라 정의한다.
- 척추통증을 가진 환자의 진단적 분류에 적용하는 것을 "황색 경보"라 정의한다.
- 척추통증 환자에게 있어서 암의 존재 여부를 위해 5가지 적색 경보를 적용한다.
- 척추통증 환자에게 있어서 감염의 존재 여부를 위해 2가지 적색 경보를 적용한다.
- 척추통증 환자를 위해 진단적 분류연산방식에 있어서 단순 X선 진단법의 역할을 설명한다.
- C5-T1과 L4-S1으로부터 신경뿌리병증과 관련된 특정한 심부건반사, 근절, 피절과 경막 신장 사인을 작성한다.
- 노동력 상실과 장애와 관련된 만성척추통증의 "위기의 환자"를 설명한다.
- 급성척추통증을 가진 환자들에 관한 노동력 상실과 장애를 위한 열가지 황색 경보를 작성한다.
- 양성 허리 통증 환자를 위한 특정한 조직 표시의 임상적 동일함과 관련된 제한을 설명한다.
- 척추통증의 진단에서 MRI의 민감성과 특이성을 설명한다.

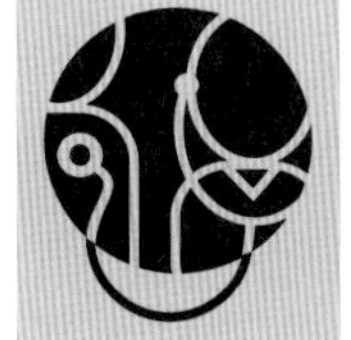

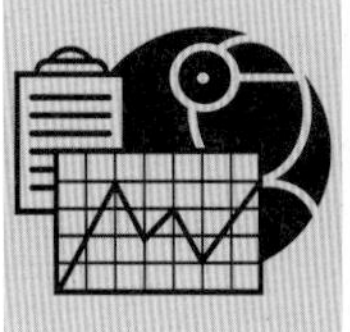
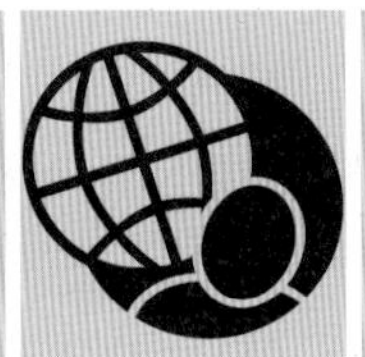
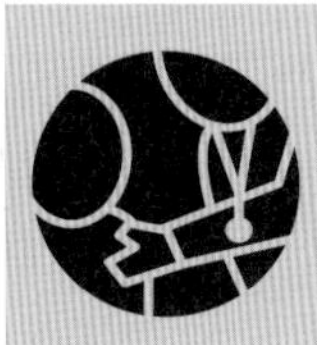
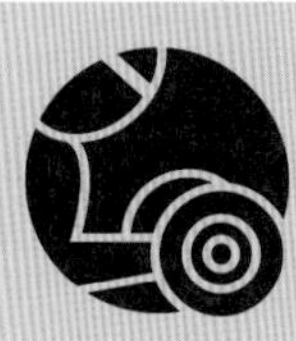
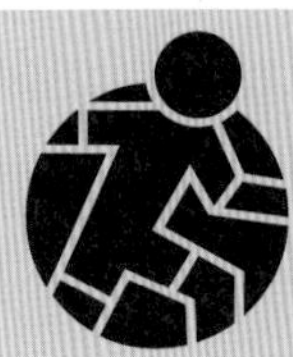
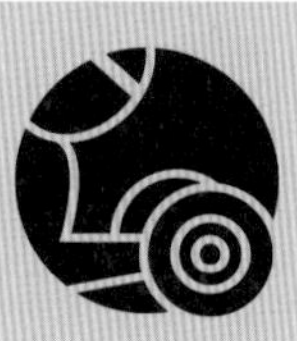

척추 통증 환자의 진단적 분류 (Diagnostic Triage in Patients with Spinal Pain)

척추통증의 진단과 치료는 논쟁의 여지가 많고 어려운 주제다. 많은 다른 패러다임들이 허리 통증이 발생하는 부위와 그것을 치료하는 방법을 설명하기 위해 발달되어 왔다. 환자에게 제공되는 치료는 조직–특성, 패러다임–특별한 진단적 라벨들에 기초를 두고 있다. 불행하게도, 동일한 환자는 허리 통증에 대해 동일한 병력을 설명하지만, 각각의 치료사들은 확연히 다른 치료방법을 제시할 수 있다. 다른 진단적 라벨들의 사용에도 불구하고, 모든 패러다임으로부터 임상의는 환자의 허리 통증을 초래할 수 있는 심각한 잠재적 상태를 가지고 있는 환자를 구별하는 것이 요구된다. 이 장은 아래의 범주 중의 하나에 포함시키므로써 환자를 특성화시키는데 사용되어질 수 있는 진단분류 과정에 대해 논의한다.

1. 일어남직한 심각한 병리 상태
2. 신경학적 결손을 가지고 있지 않은 양호한 척추 문제(단순 노동)
3. 신경학적 결손을 동반한 척추 원인
4. 비척추 문제들

만성 허리 통증을 가지고 있는 환자를 위한 조직–특정한 진단 만들기 과정은 또한 정밀하게 살펴진다. 대부분의 임상의들은 척추통증을 가지고 있는 환자의 포괄적인 육체 평가를 끌어내는 능력에 있어서 본인 자신을 자랑스러워한다. 통증 발생원, 생체역학적 이형들과 다른 범죄자들(culprits)의 동일시 함은 대부분의 치료사들의 진단적 과정의 커다란 부분을 형성한다. 그러나 급성 척추통증을 가지고 있는 환자들의 평가는 조직 특성 진단을 만들기 위해 임상의가 필요하진 않다. 진단이 기품있는 임상적 평가나 침해적 기술을 사용할 수 있게 할진 모르나, 이것은 단지 학구적 관심일 뿐이다. 많은 일반적 척추 상태가 확실하거나 확인된 육체적 징후를 가지고 있지 않다는 사실과 연결된 이것은 척추 통증환자의 분류에서 조직 특성 진단의 효용성을 제한한다.[6,12,21,23,27,36,39] 그러므로 척추 통증을 가지고 있는 환자에 관한 진단적 연산은 초기에 심각한 병리의 배제에 초첨을 맞춘다(그림 7.1). 악성 종양, 감염, 골절 또는 마미총증후군이 원인일 수 있는 척추 통증 환자는 명확한 조사와 관리를 위해 3차 보험협회의 긴급 분류가 요구된다. 진단적 분류 과정은 반드시 신장, 복부 또는 부인과적 질병과 같은 것을 제외해야 한다. 심각하거나 비척추병리문제를 제외한 후, 임상의는 병리적 문제를 제외하기 위해 근골격계 평가를 이끌어 낼 수 있고, 단순 허리 통증으로부터 신경근 문제를 구별해야 한다.[33]

진단적 분류 과정은 환자의 통증 원인이 무엇인가를 단순히 결정하는 것으로 끝나지 않는다. 척추 관리의 생체심리사회적 모델은 통증과 고통은 다른 실체라는 것과 감정적이고 사회적 인자가 어떤 사람이 특별한 척추 문제와 그 문제의 결과에 대한 주의를 요하든 아니든 강하게 영향을 줄 수 있다는 것을 강조한다. 장애나 노동력 상실과 관련된 척추통증의 유행성은 척추통증을 가지고 있는 사람에게서 만성화 예방의 중요성을 분명하고 강하게 영향을 준다. 척추통증을 가지고 있는 환자의 평가 과정은 본질적 학문의 주제였다.

지침들은 허리와 목의 통증을 가지고있는 인구를 다루기 위한 증거적–근거가 있는 비용 효율적인 결정을 하는 임상의들을 돕기 위해 세계 도처에서 발표되었다.[1,4,24,33,41,44] 연구자들의 일치된 의견으로 윤곽이 그려진 여러 분야에 걸친 진단적 연산 반응은 통증을 가지고 있는 환자의 조사와 임상적 치료를 위해 권장되어 발표되었다.[1,4,24,33,41,44]

적색 경보 (The red flag)

적색 경보는 환자의 척추 통증의 근원이 되는 불길한 병리적 상태를 나타내는 임상적 증상이거나 신호로 정의 내려질 수 있다.[1,4] 적색 경보의 확인은 각각의 환자에게 개별적 취급을 요하는 활동 단계를 일으킬 수 있다. 적색 경보는 진보된 영상, 혈청학적 조사, 환자 후송, 추적관찰을 이끌 수 있다(표 4.6 참조).

척추통증과 같은 현존하는 심각한 근본적인 상태를 가지고 있을 수 있는 환자를 결정하는데 사용되는 수단은 환자의 병력과 건강진단이다. 자세한 병력으로부터의 "적색 경보"의 확인은 진단적 분류 과정의 가장 중요한 부분이다. 적색 경보의 대부분 증상이고 건강 진단없이 이끌어내어 질 수 있다. 단순한 병력적 적색 경보는 종양, 감염 그리고 골절을 위한 민감한 진단도구로써 역할을 한

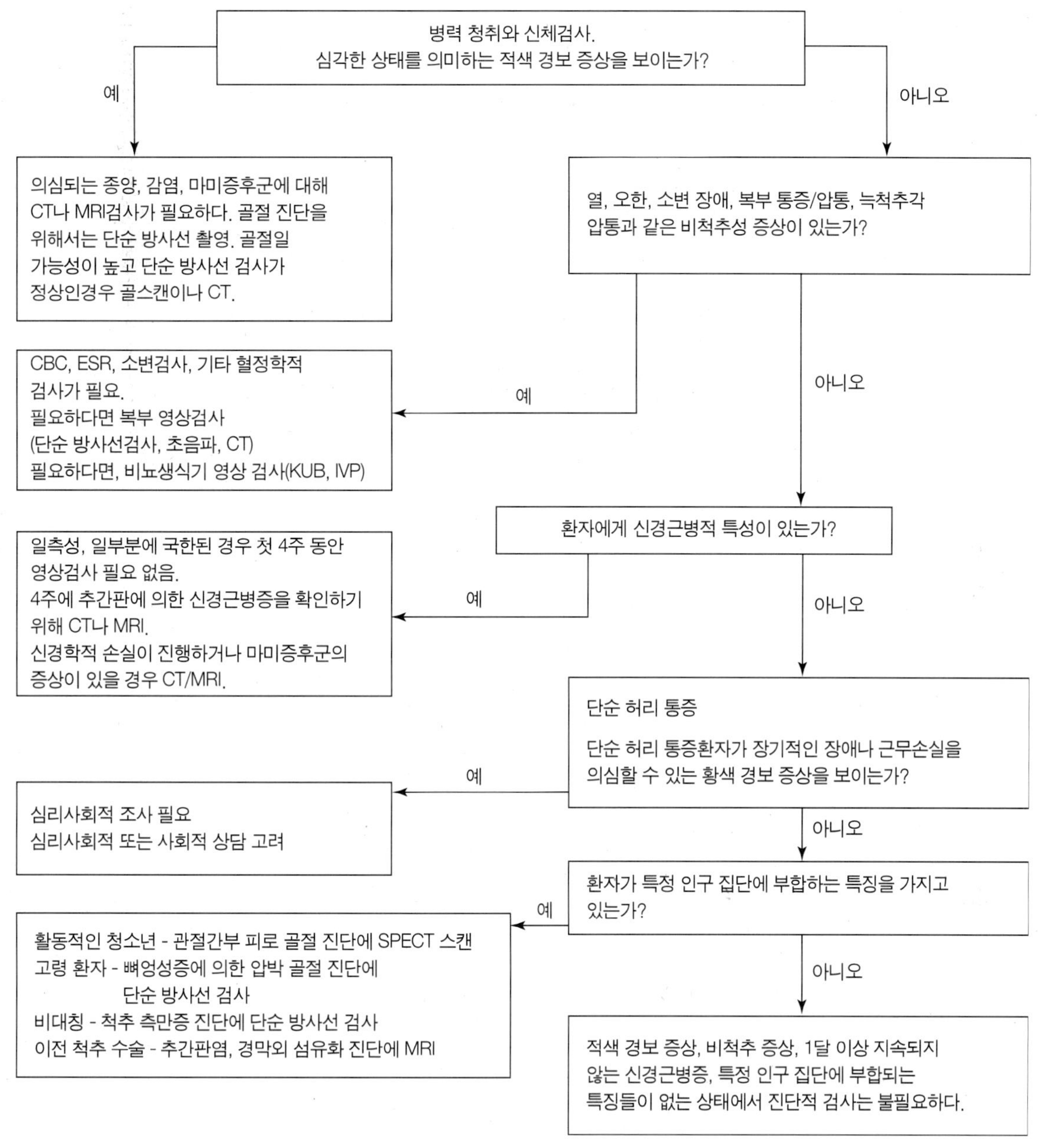

그림 7.1 급성 척추 통증 진단 분류 알고리즘.

다.[11] 건강검진은 일반적으로 암과 같은 심각한 문제를 가지고 있는 어떤 환자를 결정하는데 중요한 가치를 하지 않는다.[1,4] 비특정한 임상배열이 해부학적이거나 병리학적 용어로 만들어진 효과적이거나 신뢰할 수 있는 진단이라는 것을 보여준다.[4] 척추통증을 가지고 있는 대부분의 환자는 척추통증의 원인으로 심각한 병리를 가지고 있지 않을 것이다.[1,4] 척추통증 환자들을 많이 보는 건강관리 의사들은 보통 단순허리 통증으로 불리우는 양호한 기계적 허리 통증을 볼 것이다.

황색 경보 (The yellow flag)

황색 경보는 척추 통증 환자의 만성화를 의심할 수 있는 증상이나 징후이다.[24] 적색 경보가 환자의 예후를 악화시키는 신체적인 문제들로 생각될 수 있다면, 황색 경보는 예후를 악화시키는 심리사회적 요인이라고 생각할 수 있다. 황색 경보는 환자가 만성 척추 통증과 장애를 가질 '위기' 에 있다는 것을 알려주는 위험인자로 생각될 수 있다. 황색 경보는 환자의 심리사회적, 심리역학적, 또는 사회 경제적 배경에서 별견된다(10장 참고).[1,24] 척추 통증 환자의 진단적 분류의 절차는 이러한 황색 경보를 발견하는 과정을 포함해야 한다. 환자의 면담을 통해 찾아낼 수 있는 만성화 진행의 위험인자들에 대한 논문이 많이 있다.[1,24,43] 척추 통증을 호소하는 모든 환자에게서 만성화의 예방이 분류나 치료의 목적이 되어야 한다.

심각한 상황 (Sinister conditions)

척추 통증을 유발할 수 있는 가장 심각한 상황은 암, 감염, 불안전 척추 골절, 복강 내 혈관문제, 내장 파열 등이다. 이러한 상황에 대한 분류는 심각한 병리를 의심할 만한 증상에 초점을 맞춘 환자와의 면담에서부터 시작되어야 한다(표 7.1).

악성 종양 (Malignancy)

허리 통증을 주소로 일차 의료인을 찾는 환자들 중에서 암을 발견할 확률은 1%가 되지 않는다.[4,11] 이러한 환자의 대부분은 고령이다. 척추 종양 환자의 가장 흔한 주호소는 허리 통증이다.[13] 이러한 내용은 진단적 분류 과정에서 거의 쓸모가 없다. 척추 종양을 가진 환자들은 종종 척추 통증이 시작되기 전 외상을 입은 경우가 있으며, 이는 임상의들에게 또 다른 과제가 된다. 척추 종양을 의심할 만한 증상은 지속적이고 진행성이며 야간에 심해지는 통증이다. 허리를 구부림으로도 해소되지 않는 통증은 양성 하부 허리 통증에서는 비전형적이다. 허리 통증과 함께 하지의 위약감을 호소하는 환자는 척추 종양이 있을 위험이 높다는 것을 생각해야 한다. 원발성 척추 종양을 가진 환자의 40에서는 하지의 위약감을 주호소로 내원하는 반면, 전이성 병변을 가진 환자의 30%만이 신경 압박 증상을 주호소로 내원한다.[28] Deyo와 Diehl은 50세 이상의 고령, 종양의 과거력, 설명할 수 없는 체중 감소, 1개월 이상 지속되는 통증, 초기 치료로 호전되지 않는 통증 등이 종양으로 인한 허리 통증에 부합되는 증상이라고 밝혔다.[11] 종양을 의심할만한 다른 증상들은 식욕부진, 발역, 오한, 강직, 야간 발한 등이 있다. 이러한 적색 경보가 발견되면, 의사는 종양의 유무를 판별하기 위한 진단적 검사를 해야 한다.

요추 부위를 침범하는 대부분의 종양은 전이성이다. 전이성 질환은 다른 모든 형태의 골 종양을 모두 합친 것 보다 40배 많이 발생한다.[13] 따라서 다른 악성종양의 다른 위험 요인들을 확인하는 것 역시 분류과정에 도움을 줄 수 있다. 여성에서는 뼈로 전이가 가장 흔한 종양은 유방암과 폐암이다.[28] 유방암의 과거력이나 흡연력이 중요한 위험 요인으로 작용한다. 남성에서는 척추로의 전이가 가장 흔한 종양은 전립선암과 폐암이다. 고령의 환자가 소변주저, 야간뇨, 가는 소변줄기 등의 전립선 비대증의 증상을 보인다면 전립선 질환을 고려해야 한다. 전립선의 크기와 단단함 등을 평가하는 직장 검사를 통해 어떤 환자가 비뇨기과의 추가적인 검사를 필요로 하는지 알 수 있다. 전이성 전립선암이 의심된다면, 혈청 칼슘, 알칼리성 인산효소, 산성 인산효소 등을 포함하는 혈청 검사를 시행한다. 전립선 종양 선별검사를 위해 전립선 특이항원(PSA)도 사용할 수 있다.

환자의 척추 통증이 감염이나 종양에 그 원인이 있다고 생각된다면, 영상학적 검사 이외에도 온혈구계산(CBC), 적혈구침강속도(ESR)을 포함한 간단한 검사가 진단 과정에 도움을 줄 수 있다.[1] ESR과 백혈구 수치가 높을수록, 환자의 통증의 원인이 종양, 감염, 또는 염증성 질환일 가능성이 높아진다.

척추의 감염 (Infections of the spine)

허리의 통증으로 일차 의료인을 찾는 환자들 중 감염이 그 원인인 경우는 0.01% 미만으로 알려져 있다.[4,10] 하지만 지난 10년 동안 AIDS의 유형으로 인해 중추신경계의 감염이 크게 늘어났다.[32] 그 결과 척추의 감염 역시 증가했다. 따라서 진단 분류 과정은 HIV감염의 위험 요인에 대한 적절한 질문이 포함되어야 한다. 정맥주사 사용, 항문 성교, 다수의 성적 상대, 혈우병 등이 중요한 HIV 감염 위험요인이다.

척추감염의 가장 흔한 증상은 무력감과 허리 통증이다. 허리 통증을 호소하는 환자에게서 척추 골수염을 의심할 만한 중요한 과거력은 정맥주사 사용, 이전 요로계 감염, 피부 감염이다. 척추 감염에 더 특징적인 증상, 또는 척추 통증의 원인이 되는 감염에서는 발열, 오한, 경직, 야간 발한 등의 증상이 나타난다. 이러한 증상을 나타내는 환자들은 골수염, 추간판염, 경막외 농양에 대한 평가가 이루어져야 한다. 당뇨환자, 정맥주사 사용자, 만성질환을

표 7.1 하부 요통을 유발하는 척추 질환을 진단하는데 있어서 의학적 병력의 정확성 평가

참고자료	진단할 질환	의학적 병력, 적색 경보	민감도	특이도
Deyo and Diehl	종양	나이 > 50	0.77	0.71
		종양의 과거력	0.31	0.98
		설명할 수 없는 체중 감소	0.15	0.94
		1개월의 치료로 호전되지 않음	0.31	0.90
		침상 휴식이 통증 완화에 도움이 되지 않음	> 0.90	0.46
		통증의 기간 > 1개월	0.50	0.81
		나이 > 50, 종양의 과거력, 체중감소, 보존적 치료에 무반응	1.00	0.60
Waldvogel and Vasey	척추 골수염	정맥주사 사용, 요로계 감염, 피부감염	0.40	NA
	압박 골절	나이 > 50	0.84	0.61
		나이 > 70	0.22	0.96
		외상	0.30	0.85
		스테로이드 사용	0.06	0.995
Deyo	추간판 탈출	엉치신경통	0.95	0.88
Turner, Ersek, Herron 등	척추관 협착증	가성 파행	0.60	NA
		나이 > 50	0.90	0.70
Gran	강직성 척추염	5개 중 4개의 양성 반응	0.23	0.82
		40세 이전 발병	1.00	0.07
		누운 자세에서 완화되지 않는 통증	0.80	0.49
		조조 허리 강직	0.64	0.59
		통증 기간 > 3개월		

출처: Bigos S, Bowyer O, Braen G. et al. Acute Low Back Problems in Adults. Clinical Practice Guidelines. No. 14. Rockville MD, Agency for Health Care Policy and Research, 1994, AHCPR publication 95-0642.

앓고 있는 사람들 같이 면역체계에 문제가 있는 사람들은 특히 척추 감염에 감수성이 높다. 이전 척추 수술 역시 감염의 위험을 증가시킨다. 항암요법, 방사선치료, 스테로이드나 다른 면역 억제제를 사용한 환자들이 허리 통증을 호소한다면, 척추감염의 위험이 높다는 것을 고려해야 한다. 배뇨통, 빈뇨, 급박뇨, 골반으로 방사되는 통증은 요로계 감염의 가능성을 시사한다.

척추 감염을 확인할 수 있는 민감하고 특이적인 검사는 거의 없다. 열, 척추 압통, 척추 운동 범위의 심한 제한은 척추 감염의 가능성을 시사하지만, 다른 척추 통증의 원인에서도 나타날 수 있다.[1,32] 요로계 질환이 있는 경우, 혈뇨나 농뇨를 검사하기 위해 시행하는 뇨검사는 간단하고 비침습적인 검사이다. 중간뇨 검사는 세균감염의 유무를 확인하고 적절한 항생제 치료에 도움을 준다.

척추 통증의 원인으로 감염이 의심되는 환자에게는 온혈구검사(CBC)와 적혈구침강속도(ESR)를 검사에 포함시켜야 한다. ESR를 척추관절병증이나 류마티스 질환에서도 상승할 수 있어 특이적이지는 않지만 감염을 선별하는데 매우 민감하다.[4] 어떠한 영상학적 검사를 하기 이전에 절절한 체액의 배양검사를 시행해야 한다.[4]

척추 골절 (Spinal fractures)

급성 척추 통증을 호소하는 환자에게서 유의한 외상의 과거력은 골절을 의심할 수 있는 가장 중요한 요인이다. 환자의 나이는 환자에게서 골절을 일으킬 수 있는 외상의 정도를 결정하는데 영향을 주며 척추 골절을 평가하는데 있어서 두 번째로 중요한 요인이다. 일반적으로 허리 통증으로 나타나는 골절은 주요 외상을 당한 환자에게서만 나타난다. 상당한 높이에서의 추락 또는 고속의 자동차 사고와 연관된 급성 하부 허리 통증을 호소하는 환자가 있다면, 최소한 단순 방사선촬영을 통해 골절을 찾으려는 노력을 해야 한다. 고령의 환자나 다른 구조적 문제가 있는 환자들의 경우, 간단히 무거운 문제를 들거나 가벼운 낙상도 척추 골절의 위험을 높인다.[1] 나이의 증가와 골엉성증은 가벼운 외상으로 인해 척추 골절이 발생할 수 있는 결정적 위험인자이다.

외상 이후 척추 통증을 호소하는 환자는 아니라고 증명되기 전까지 불안전 척추 손상을 가지고 있다고 간주되어야 한다. 신경학적 증상이나 의식수준의 변화가 나타나면 환자를 고정시키고, 응급 척추 영상 검사를 시행해야 한다. 경추손상의 경우 단단한 칼라를 사용하고, 골반과 경부 고정을 위해 척추 교정판을 사용하여야 한다. 미식축구, 하키와 같이 척추 손상의 위험이 높은 운동 경기를 책임지는 의료인은 척추 골절이 의심되는 운동선수를 처치하는 방법을 연습해야 한다. 뼈의 압통, 운동 범위 감소, 일시적인 신경학적 증상을 보인 운동선수는 주의를 가지고 돌봐야 한다.

외상과 통증을 호소하는 환자의 분류는 초기 검사로 단순 방사선 검사를 포함한다. 불안전성이 의심되는 척추 손상의 경우, 측면 단순 방사선 검사가 시행된다. 연부조직의 부종, 정렬 상태 등을 평가한다. 불안전 척추 골절이 의심되는 환자의 경우, 적절한 고정이 이루어진 상태에서 측면 방사선 촬영을 할 수 있다. 부분적 척추 후만증이나 국소적 정렬이상은 손상의 중요한 증후가 될 수 있다. 측면 방사선 촬영은 위험할 수 있는 척추의 모든 구성 요소를 포함시켜 촬영해야 한다. 하부경추와 경부–흉부 연결부위는 여러 뼈들이 겹치는 해부학적 특징으로 인해 자주 문제가 되는 부위이다. 측면 방사선 촬영은 골절을 배제하기에는 불충분하며 잠재적인 척추 골절환자 분류의 시작점이다. 측면 영상이 정상으로 보인다면 다른 관점에서의 촬영을 시도할 수 있다.

단순 방사선촬영이 정상임에도 불구하고 척추 골절의 가능성이 아직도 높다고 생각되면, 골스캔이나 CT를 사용할 수 있다. 외상 후 정상적인 x-ray소견을 보이면서 지속적인 통증을 호소하는 환자는 10~14일 이후에 검사를 반복한다.

단순 영상에서 골절이 확인된 경우, 골편과 척주관과의 관계를 보여주는데 CT가 유용할 수 있다.[18] CT는 또한 후방 척추 구조물을 영상화하는데 좋은 기구이다.

다른 적색 경보 (Other red flags)

마미 증후군. 대변이나 소변의 실금을 보이는 환자는 아니라고 증명되기 전까지 마미 증후군이 있는 것으로 간주되어야 한다. 동반 증상은 양측성 하지 통증, 급뇨, 소변 저류, 성기능 장애 등이다. 이에 동반되는 신체적 증상은 안장 마비라고 불리는 회음부 감각장애와 항문 긴장도의 감소 등이다. 이러한 환자에서는 마미의 응급 감압이 신경장애를 예방하고, 영구적인 신경학적 결손으로의 진행을 막는데 도움을 준다고 알려져 있다. 따라서 이러한 환자들에게는 응급으로 CT나 MRI같은 영상학적 검사가 필요하다.

진행성 신경학적 결손. 진행하는 신경학적 결손은 심각한 병리를 암시하는 또 다른 증상이다.[13] 척추를 다루는 대부분의 의사들은 환자가 일측성, 일부분의 하부 운동신경 장애를 보일 경우 안심한다. 이러한 증상은 종종 압박성 추간판 질환이나 추간판 질환에 의해 2차적으로 발생한 신경근염과 관련이 있다. 현재까지의 치료방침은 이러한 환자들이 초기 치료와 시간이 지남에 따라 증상이 개선된다면 추가적인 영상검사나 의뢰가 필요 없다고 지시한다.[1,34] 하지만 환자의 근력, 감각, 반사 저하가 진행한다면, 공간을 점유하면서 크기가 증가하는 병변에 대한 긴급 영상 검사가 필요하다. 이러한 환자를 검사하는데 MRI가 가장 유용하다. 반사 이상항진, 근육 긴장도 증가, 발가락의 신전, 간헐성경련 등의 상위 운동 신경 세포 증상을 보이는 환자 역시 척수병증이나 다른 중추신경계 이상을 발견하기 위한 긴급 영상 검사가 필요하다. 이러한 증상을 나타내는 환자는 최대한 빨리 정확한 진단을 내리는 것이 필요하다.

비척추성 허리 통증. 척추 통증으로 나타나는 가장 흔한 전신성 질환은 척추관절병증이다. 척추관절병증 환자는 종종 특별한 검사와 약물적 치료, 운동 기본 치료를 필요로 하기 때문에 진단 과정 중 최대한 빨리 진단할 필요가 있다. 건선형 발진은 건선 척추관절병증의 단서가 된다. 설사와 염증성 장질환은 라이터 증후군과 강직성 척추염을 의심하게 한다. 강직성 척추염은 조조강직, 운동에 의한 증상 완화, 40세 이전에 발병, 3개월 이상의 유병 기간을 특징으로 한다. 재발하는 건염 역시 이 질환을 의심하게 한다. 류마티스 질환이나 척추관절병증이 의심되는 환자의 초기 검사는 온혈구검사, 적혈구침강속도, 류마티스 인자, 항핵항체, 요산 검사를 포함한다. 강직성 척추염을 고려한다면 HLA B27 조직적합성 검사를 할 수 있다.

진단적 분류는 척추에 원인이 없으면서도 그 부위에서 통증을 느끼는 환자들을 구별하여야 한다. 복강내나 후복강의 구조에서 유래하는 통증은 보통 일차 의료에서의 검사와 관리가 필요 없다.

여러 가지 복강내 문제가 척추의 통증으로 나타날 수 있다. 가장 심각한 것은 복부 대동맥 파열이다. 통증 발생 전 환자는 어떤 증상도 보이지 않을 수 있다. 혈관 질환의 과거력이나 심혈관 위험요인이 있다면 이 문제에 대한 검사를 해야 한다. 조심스러운 복부 촉진으로 압통이 있을 수 있는 박동성 종괴를 만질 수 있다. 복부 방호(guarding), 반발 압통, 또는 활력 징후의 이상이 있는 경우, 3차 의료기관으로의 즉각적인 이송이 필요하다. 병원으로 가는 도중에 굵은 정맥로의 확보가 이루어져야 한다. 병원에서 CT, MRI 또는 초음파를 이용한 진단이 이루어져야 한다.

등으로 통증이 방사되는 다른 많은 복강내 문제가 있다. 소화 궤양(천공 유무에 관계 없이), 췌장염, 담도 산통, 자궁내막증, 골반내 염증성 질환, 자궁외 임신, 난소 낭종 역시 허리 통증을 유발할 수 있다. 의사가 환자의 복부를 검사하지 않거나 여성 환자에서 산부인과적 질환을 고려하지 않는다면, 이들 중 많은 질환을 놓치기 십상이다.

단순한 허리 통증 vs 신경근 문제 (Simple backache versus nerve root problems)

"단순한 허리 통증"이란 근골격계의 문제로 인해 발생한 기계적인 허리의 통증으로 설명될 수 있다. 통증 수용체는 뼈, z-관절, 근육, 결체조직, 골막, 추간판의 외부 1/3, 혈관주위 조직에 분포하고 있다. 통증 수용체는 기계적인 자극이나 기능이상, 대사물, 염증에 의해 활성화될 수 있다. 단순한 허리 통증은 매우 심해 다리, 엉덩이, 넙다리로 방사될 수 있으나 일반적으로 무릎 아래로는 방사되지 않는다.[33] 단순 허리 통증이란 말은 신경근이나 척수의 손상이 없으며 심각하거나 비척추적인 병인이 없다는 것을 의미한다. 이 그룹의 환자들은 어떤 의사를 방문하는가에 따라 다양한 진단명을 받을 수 있다. 적색 경보 증상을 보이지 않는 단순 허리 통증 환자들은 증상 발생 첫 1달 동안 어떠한 진단적 검사가 필요가 없다.

진단적 분류의 과정에서 단순한 허리 통증을 다른 관점에서 생각해 볼 수 있다. 기존의 의학적 진단은 병리해부학적인 구조적 변화에 중심을 두었다. 그러한 구조적 변화는 방사선학적인 증거에 그 근거를 두었다. 하지만 단순 방사선 검사나 다른 영상학적 검사에서 나타나는 추간판 변성이나 골극과 같은 변화들은 환자의 척추 통증의 원인 진단에 예민하거나 특이하지도 않다. 또 다른 의사들은 종종 직접 촉진을 통해 진단하는 기능적 모델을 사용한다. 부분탈구, 고정, 신체 장애, 근막 통증 유발점, 등의 진단명이 종종 척추 통증을 설명하기 위해 사용된다. 이러한 진단의 대부분이 척추 통증에 대하여 과학적 정확성, 치료자간의 신뢰도, 민감도, 특이도의 어려움이 있었다. 다른 모델들은 운동 양상과 환자의 통증과 관련된 신체적 검사 중 발견된 장애를 척추 통증 환자를 분류하는데 사용하였다. McKenzie 프로토콜은 이러한 모델들 중 가장 잘 알려진 것이다. 이 방법은 특정 치료에 반응을 하는 그룹으로 환자들을 분류하는데 매우 유용하다고 알려졌다.[29] 병리해부학적인 연관성은 없더라도 치료적 관점에서는 매우 유용하다.

과학적인 방법으로 멕켄지 방법에 대한 변경이 이루어졌다.[14] 일명 치료기반 분류 시스템은 신체검사, 통증에 대한 환자의 개별 소견, Oswestry 통증 설문 등을 토대로 하여 급성 척추 통증을 호소하는 환자들을 특정 치료를 위해 분류하였다. 이 분류는 조직적 진단이나 병리해부학적인 자료에 근거를 두지 않고 특정 환자에게 필요한 치료에 그 근거를 두고 있다(표 7.2). 이러한 분류법은 중등

표 7.2 치료 기반 분류체계

- 고정
- 요추부 가동
- 천골 장골 가동
- 신전 증후군
- 굴곡 증후군
- 측면 이동
- 견인

출처: Fritz, JM, George S, The use of a classification approach to identify subgroups of patients with acute low back pain. Interrater reliability and short term outcomes. Spine 2000;25(1):106-114.

도의 검사자간 신뢰도를 가지고 있는 것으로 알려졌지만, 그 정확성을 검증하기 위해 추가적인 연구가 필요하다.[14] 이러한 분류에 사용된 몇몇 논리는 과학적 관점에서 적절하지 않다(6장 참고).

신경근 통증은 일반적으로 하나의 신경근에서 나타나며 대략 피부 분절을 따라 편측의 하지로 방사되는 통증을 보인다. 통증은 발로 방사될 수도 있다. 다리의 통증은 환자에게 있어서 더 불편할 수 있다. 통증은 종종 무감각이나 감각이상을 동반할 수 있다. 보통 근육 분절 근력 약화, 심부 건반사 약화, 피부분절 감각 손실, 경막 신전 증상 등 신경근 증상들이 동반된다(표 7.3-7.5). 하지 직거상검사에서 반대쪽 다리의 통증은 허리 추간판 탈출에 의한 신경학적 징후로 매우 특징적이다.[1] 하지에 대한 간략화한 신경학적 검사는 허리 부위 신경근병증의 90%를 차지하여 임상적으로 가장 중요한 신경근 문제를 찾을 수 있게 도와준다. 진단적 검사에서 이와 같은 선별 검사는 더 위쪽의 추간판질환이나 신경근병증을 놓칠 수 있다.[25]

경추의 경우, 75%의 경우에서 신경근 침범에 대한 정확한 진단을 환자의 병력을 통해 얻을 수 있다.[47] 통증은 경부에서보다 상지에서 더 심하다. 통증은 종종 감각이상이나 위약감을 동반한다. 찌르는 듯한 양상의 통증이 동반되기도 한다. 통증의 범위는 관련된 신경근에 따라 달라진다. C1, C2 신경근병증은 드물며 각각 후두부와 후안와부위에 연관통이 나타날 수 있다. C3 신경근은 귀와 턱 부위로 연관통이 나타난다. C4 신경근병증은 목의 기저부로 연관통이 나타난다. C5～T1 신경근병증은 표 7.4에 나와 있다. 경부 신경근병증에서는 피부분절의 심한 감각 손실은 드물다. 손의 정밀함 감소, 보행 불안, 전신 위약, 소변 증상들은 경부 척수병증의 적색 경보로 CT나 MRI의 응급 검사가 필요하다.

국소적인 근골격계나 신경학적 검사 이외에도 경부 신경근병이 의심되는 환자에서 몇몇 유발검사가 도움이 되

표 7.3 가장 흔한 요추부 신경근병증의 전형적인 신체검사 소견

신경근	근육 위약	감각 손실	영향받는 반사
L4	대퇴사두근, 앞정강근	내측 복사뼈	무릎 반사
L5	장무지신근	발의 첫 지간	안쪽 뒷다리근
S1	장딴지근, 가자미근	외측 복사뼈	발목 반사

표 7.4 가장 흔한 경추부 신경근병증의 전형적인 신체검사 소견

신경근	근육 위약	감각 손실	영향받는 반사
C5	이두근, 삼각근	위팔 가쪽	이두근
C6	이두근, 손목 신전근	아래팔 가쪽	위팔노근
C7	삼두근, 손목 신전근	삼두근	중지
C8	손근육	아래팔 내측	
T1	손근육	위팔 내측	

표 7.5 엉치신경통을 호소하는 환자에서 요추 추간판 탈출증에 대한 신체검사의 정확도

신체 검사	민감도	특이도	참고
동측 SLR	0.80	0.40	양성 결과 : 60° 이하에서 다리 통증
반대쪽 SLR	0.25	0.90	양성 결과 : 반대쪽 통증의 재현
발등굽힘 위약	0.35	0.70	L4~L5의 HNP(80%)
엄지 신전근 위약	0.50	0.70	L5~S1(60%)나 L4~L5(30%)의 HNP
발목 반사 이상	0.50	0.60	L5~S1의 HNP : 반사의 부재는 특이도를 향상시킴
감각 소실	0.50	0.50	소실범위와 HNP 위치와는 관계 약함
무릎 반사	0.50	NA	상위 요추 HNP에서만 나타남
발목 발바닥쪽 굽힘 반사	0.06	0.95	-
대퇴사두근 위약	< 0.01	0.99	-

출처 : Bigos S, Bowyer O, Braen G. et al. Acute Low Back Problems in Adults. Clinical Practice Guidelines. No. 14. Rockville MD, Agency for Health Care Policy and Research, 1994, AHCPR publication 95-0642.
HNP, herniated nucleus pulposis; D

는 것으로 알려져 있다. Spurling 검사는 높은 민감도를 보이지만 특이도가 낮다. 경부를 신전시키고 회전시킨 상태에서 축 방향으로 압력을 가하면, 상지와 견갑골 부위에 통증이 유발된다. 경부를 당기거나 상완와관절의 외전으로 인해 통증이 경감되는 것 역시 신경근 이상을 의심하게 한다.

신경근문제가 있을것으로 의심되는 환자에게서 신경학적 이상이 진행하거나 마미증후군이 일어나지 않는지 자세히 관찰하는 것이 중요하다. 적색 경보 증상이 없다면, 임상적 치료와 시간이 지남에 따라 통증이 호전되는 일측성, 국소적인 신경근 증상을 보이는 환자의 경우 첫 1개월 동안은 영상학적 검사나 다른 진단 검사를 할 필요가 없다. 치료에 반응을 하지 않는 신경근 이상을 보이는 환자는 종양이나 다른 공간 점유 병소와 같이 추간판과 관련 없는 원인을 배제하기 위해 진단적 영상 검사가 필요하다. 이러한 평가를 위해 척수 조영술, CT, CT 척수조영술, MRI 등을 사용할 수 있다. 대부분의 연구들은 요추부 추간판 탈출을 진단하는데 CT, CT 척수 조영술, MRI를 통한 진단의 양성율과 음성율이 큰 차이가 없다고 밝혔다.[1,22] 이 세 가지 방법에 비해 단순 척수 조영술은 좋지 않은 결과를 보였다. 척수 조영술은 척추 천자 이후 두통, 조영제에 대한 반응, 수막감염 등의 위험이 있기 때문에 비 침습적인 CT와 MRI가 신경근 압박을 초래하는 수핵 탈출증이 의심되는 환자에게 사용할 수 있는 가장 적절한 진단법일 것이다.

위기의 환자들 (The patient in jeopardy)

만성 척추 통증과 연관된 장애는 심각한 공중 보건의 문제이다.[40] 만성 하부 허리 통증은 다른 어떤 건경문제보다 많은 장애를 남긴다. 채찍 손상 이후 발생한 경부 척추의 만성 통증 역시 장애의 흔한 원인이다. 이러한 장애에 의사들이 여러 가지 방법으로 책임이 있다는 것을 증명하는 많은 연구가 있다. 일차 의사들은 보통 척추통증을 진단하고 치료하는 것이 그들의 임상 능력을 평가하는 주요 분야가 아니기 때문에 척추통증의 관리에 대해 많은 교육을 받지 않는다. 과도한 기간의 휴식 처방, 근무 정지, 마약류나 진정제의 과도한 사용, 수동적 치료에 의존하게 하는 것 등은 모두 만성화를 진행시키는 위험 요인이다. 위험도가 높은 환자를 평가하는 과정에서 의도적이지 않게 장애 요인을 강화시키는 결과가 초래되기도 한다.[24] 예를 들면, 의사가 운동을 하는 것이 해롭다고 믿는 환자를 이해하지 못하는 것은, 환자들로 하여금 사회적, 직업적, 휴식 활동을 하지 않는 것에 대해 불필요한 부담을 느끼게 한다. 인지적, 행동적 요인이 이환 부위를 사용

하지 않음으로 인해 근육 위축과 관절 경직과 같은 생리적인 결과를 보일 수 있다는 것 역시 중요하다. 평가 과정 중 계속해서 놓친 황색 경보는 만성화를 일으키는데 중요하고 위험한 요인으로 작용할 수 있다.[24]

만성화 위험을 최소화하기 위해, 분류 과정은 만성 척추 통증 진행의 위험인자를 발견하는데 노력을 기울여야 한다(10장 참조).[24] 대부분의 위험인자는 과거력에 바탕을 두고 있으며 환자와의 철저한 면담을 통해 확인할 수 있다. 황색 경보 증상이 있다면, 인지 행동 치료와 같이 적절한 심리 사회적 중재를 고려해야 한다.[24] 이러한 치료는 결과적으로 환자의 신체적 상태 완화에 도움을 준다.

뉴질랜드의 보건부는 장기 장애와 근무 손실에 관련된 황색 경보 평가 지침을 마련하였다.[24] 이들은 심리 사회적 요인으로 인해 장기 장애와 근무손실이 발생할 위험이 높은 사람을 어떻게 구분하는지에 대한 모델을 만들었다. 또한 척추 통증 환자의 좋지 않은 예후와 관련된 심리사회적 위험 요인에 대한 광범위한 목록을 작성하였다. 이들은 황색 경보를 정확히 확인하기 위해서는 평가를 위한 충분한 시간이 필요하다는 사실을 강조하였다. 통증 표현이나 통증에 특이적인 다른 정신측정 방법들이 환자의 분류 과정에 도움을 줄 수 있다고 주장하였다. 위험도 평가를 하는 과정에서 항상 염두에 두어야 할 질문은, "환자의 장애는 스트레스를 경감시키기 위해 무엇을 도와줄 수 있는가?"이다.[24] 척추 통증을 호소하는 모든 환자에게서 위험 요인들을 모두 생각해야 한다. 이들 위험요인을 과대평가하는 것보다 과소평가하는 것이 환자에게 더 큰 위험이 있다. 환자는 또 다른 시술을 받는 것보다 조기의 인지 행동 치료를 통해 도움을 받을 수 있다(15장 참조).

만성화의 위험이 가장 높은 사람들은 "위기의 환자들"이라고 할 수 있다.[43] 만성 통증으로 진행할 위기의 환자들은 기존 방법을 근거로 한 신체검사를 통해 찾아낼 수 없다. 활동 범위 평가, 촉진, 정렬 등의 신체적 소견들보다 심리 사회적 요인이 더 중요한 예후적 가치를 지닌다. 1980년 Gordon Waddell은 더 자세한 심리 사회적 평가를 필요로 하는 환자를 찾아내기 위한 비기질적 신체적 증상을 제시하였다.[46] Waddell은 더 자세한 평가가 필요한 환자를 구분하는데 비기질적 신체적 증상이 간단하고 빠른 선별 검사로 활용될 수 있다고 하였다(표 7.6).

Waddell이 제시한 비기질적 증상은 명확한 원인을 찾을 수 없는 환자들에게서 흔하게 나타났으며 일반 환자들에게서는 발견되지 않았다. 비기질적 증상은 의료법률 문제, 보상문제, 제3자가 없는 경우에도 많이 발견되었다. Waddell은 비기질적 증상에 대한 검사가 수술 전 선별검사의 한 단계로 포함되어야 한다고 주장하였다. 이 증상은 환자가 꾀병을 부리거나 치료가능한 병변을 가지고 있지 않다는 것을 말하는 것이 아니라, 수술 전 정식으로 심리사회적 평가를 필요로 하는 환자를 찾아내는데 목적이 있다. 이러한 증상을 파악하는데 큰 어려움이 없기 때문에 수술을 계획하는 만성 척추 통증 환자의 진단을 위한 한 과정에 이들을 포함시켜야 한다(10장 참고).

특정 집단과 진단 (Special populations and diagnostic labels)

고령과 뼈엉성증 (The elderly and osteoporosis)

고령의 환자에서 척추 뼈엉성증으로 인한 압박골절은 허리 통증의 흔한 원인이다. 척추 뼈 질량의 감소 일상생활에서도 쐐기 골절을 일으킬 위험을 높인다. 65세 이상의 여성이나 위험 요인이 있는 남성이나 여성 모두에서 척추 압박골절을 의심해야 한다. 병력상 발견할 수 있는 위험 요인은 흡연, 스테로이드 사용, 조기 혹은 수술적 폐경, 저신장, 뼈엉성증의 과거력이다. 척추 압박 골절을 의

표 7.6 와델 비기질적 증상

- 가벼운 꼬집기에 대한 표재성 통증
- 한 곳에 국한되지 않고, 요추 부위에서 흉부나 골반 부위까지 포함하는 비해부학적 압통
- 환자의 머리에 축방향의 압력을 가했을 때 나타나는 하부 요통
- 전신 회전에 의해 발생하는 통증 - 어깨와 골반이 같은 방향으로 회전했을 때
- 앉은 상태와 누운 상태에서 SLR 차이
- 신경학적으로 설명할 수 없는 위약감이나 톱니바퀴모양 위약
- 피부 분절보다는 스타킹형태의 감각 이상
- 검사 중 적절하지 않은 표현을 하거나 표정을 보임

출처: Waddell G, McCulloch MD, Kummel E, Venner RM. Nonorganic physical signs in low back pain. Spine 1980;5(2): 117-125.

심할 수 있는 신체적 소견은 흉추부 후만증의 증가, 요추부 전만증의 증가, 융기된 복부 등이다. 이러한 환자를 진단하는데 있어서 뼈엉성증에 동반된 압박 골절을 확인하기 위해 단순 방사선 촬영이면 충분하다.[35] 방사선 이상 소견이 최근에 발생한 것인지 확인하기 위해 뼈의 섬광조영술의 도움을 받을 수 있다.[37]

고령의 경우, 일반적으로 신경근을 압박하는 급성 수핵탈출증이 나타날 위험이 낮다. 따라서 노인에게서 급성으로 발생한 신경근 증상은 종양과 같은 압박성 병변을 의심해야 한다. 노인에게 흔한 또 다른 질환은 척주관 협착증이다. 환자는 보행시 증가하고 휴식시 이완되는 척추 통증을 호소한다. 이러한 환자는 서있는데 어려움을 느끼며 앉으면 통증이 이완된다.

활동적인 청소년 : 관절간부 피로 골절
(The active adolescent: Pars interarticularis stress fractures)

젊은 운동선수들에게서 발생하는 척추 통증의 대분은 심각하지 않다. 하지만 젊은 환자에서 발견되는 신경학적 이상은 악성 종양을 의심하게 하는 적색 경보다. Davids는 젊은 사람의 신경근병증이 노인에서보다 악성 종양과의 관련이 높다는 것을 밝혔다.[9]

활동이 많은 젊은 사람의 진단 분류과정에서 고려해야 한 상황은 관절 간부 피로골절이나 급성 척추 분리증이다. 이는 반복되는 굴곡 신전으로 인해 척추에 무리를 주는 활동과 관련이 있다. 통증은 척추 신전시 특히 한쪽 다리에 검사를 시행할 때 악화된다.[20] 이러한 환자는 과장된 요추부 전만, 짧아진 뒤넙다리근, 골반 걸음(pelvic waddle)이라고 불리는 특징적인 보행을 보인다.[20] 이러한 증상은 더 일반적인 기계적 척추 통증과의 감별이 필요한데, 이는 그 치료가 통증과 관련된 활동을 정지하는 것을 포함하기 때문이다. 몇몇 저자는 흉 · 요추부 보조기구를 사용한 척추 보호가 필요하다고 주장하기도 한다.[16,45]

관절간부 피로 골절이 의심되는 환자를 검사하는데, 단순 방사선 검사의 유용성은 낮다.[2,35] 비스듬촬영을 한다고 하더라고, 급성 피로 골절 환자의 50%에서는 정상 소견을 보인다. 또다른 문제는 동반된 척추분리증이나 척추 전방전위증이 환자가 호소하는 통증의 원인이 아닐 수 있다는 것이다. 이러한 소견은 오래된 병변으로 현재 환자의 문제와 관련이 없을 수 있다. 따라서 테크네슘 99 M을 사용한 뼈 섬광조영술이 더 민감한 검사로 사용되었다. 컴퓨터 증강을 사용한 뼈 섬광조영술이나 단일포톤방출 단층촬영은 단순 뼈 섬광촬영술보다 더 민감하다.[31]

수술 후 요추 : 추간판염, 지주막염, 경막외 섬유화
(The postoperative lumbar spine: discitis, arachnoiditis, and epidural fibrosis)

척추 수술을 받은 환자의 분류는 매우 어렵다. 이 그룹의 환자는 추간판 탈출의 재발, 경막외 섬유화, 척수관협착증, 지주막염, 추간판염 등이 원인일 수 있다. 골수염, 신경근 손상, 연부조직 감염, 기계적 결함, 가관절, 주변의 퇴행성 변화 등과 같은 상태가 있을수 있기 때문에 이러한 환자들의 임상적 진단은 매우 어렵다. 진단적 과정은 환자의 통증 증후군의 발생과 지속에 관여된 잠재적 심리 사회적 문제(앞 부분에서 참고)들에 의해 더 어려워질 수 있다.

척추 고정술을 받은 환자의 경우 시술 잘되었는지 판단하기 위해 굴곡, 신전 시킨 상태에서의 단순 방사선 검사의 도움을 받을 수 있다.[16] MRI는 척추에 삽입된 기구가 없는 모든 수술 후 환자들에게 진단의 방법으로 사용된다. MR는 연부조직 구조 평가에 가장 큰 도움을 준다. MR는 재발성 추간판 탈출증과 섬유화 감별에 유용한 방법이다.

대부분의 수술후 감염은 추간판 공간과 주변 척추체와 관련이 있다. 이러한 환자들은 대부분 수술 후 지속적인 허리 통증을 호소한다. ESR 상승 소견이 흔히 관찰된다. 이러한 환자들의 경우 MRI가 진단의 방법이다. MRI는 이러한 환자들에게 있어서 테크네슘 골스캔이나 갈륨 스캔보다 더 민감한 진단법이다.[16]

특정 지역에서 척추 융합술이 흔히 이루어진다. 이 시술을 위해 수술기구와 최근 기술들이 사용된다.[16] 융합술의 부작용은 기구의 잘못된 배치, 기구의 손상, 가관절 형성, 주변 추간판의 퇴행, 감염이다. 이러한 환자 진단에 있어서 단순 방사선 촬영을 초기 검사로 시행할 수 있다. 나사 주변의 방사선 음영의 감소는 기구가 풀어졌음을 의미한다.

척추 분리증/추간판 변성/척추관절병증
(Spondylosis/disc degeneration/spondyloarthrosis)

이러한 진단은 영상학적 검사에서 발견된 퇴행성 변화

가 환자의 통증에 병리해부학적 연관이 있다는 판단에 의해 내려진다. 추간판 공간 협착, 후관절 병증, 골극, 연골하 경화 등의 변화를 관찰할 수 있다. 대부분의 척추 통증 환자들이 회복되는 것에 반해 퇴행성 변화는 그렇지 않다. 많은 사람들이 앞에서 언급한 변화를 보이지만, 허리 통증이나 기능 이상을 보이지는 않는다. 이러한 변화는 단순히 연령 관련 변화일 뿐이다. 연령에 따라 변화가 증가하며 척추 통증을 호소하는 사람들에게서 그렇지 않은 사람들보다 더 흔히 발견되는 것도 아니다.

노화된 척추 : 척주관 협착증
(The old spine: spinal stenosis)

대부분의 사람들에서 노화에 의해 척주관 부피의 감소가 나타난다. 개인의 척주관 크기는 어떤 사람이 척주관의 문제를 일으킬지 결정한다. 척주관의 문제는 척주관 협착증으로 불린다. 척추관 협착증 환자는 보통 오래된 척추 통증을 호소한다. 연령이 증가하면서 이들은 보통 보행과 관련된 다리 통증을 호소한다. 중심 척주관 협착을 가진 환자들은 거리에 관계 없이 다리의 통증을 호소하는데, 이는 신경인성 파행으로 불린다. 이는 혈관성 파행환자는 통증을 경감시키기 위해 걸음 멈춘다는 점에서 차이가 있다. 신경인성 파행 환자는 통증을 줄이기 위해 주저앉거나 앞으로 구부리는 자세를 취한다. 척주관 협착증 환자의 경우 경사를 오르는 일이 허리를 앞으로 구부려야 하기 때문에 더 쉽고, 경사를 내려올 경우 상대적으로 허리를 펴야 하기 때문에 더 힘들다.

가쪽 척주관 협착증은 전형적으로 신경인성 파행보다 심한 신경근 통증으로 나타난다. 이 통증은 자세와 관련이 없어 밤에 수면시에도 계속될 수 있다. 신체검사에서는 특이소견이 보이지 않을 수 있다. 이들은 경막 긴장 징후가 없기 때문에 추간판 탈출증으로 인한 신경근병증과 감별이 가능하다.

척주관 협착증의 진단은 자세한 병력청취, 신체검사와 함께 CT, CT 척수영술, MRI로 확진할 수 있다. 탈신경을 확인하기 위한 근전도도 시행할 수 있다.

아치형 척추: Scheuermann 후만증
(The arching spine: Scheuermann kyphosis)

Scheuermann 후만증은 최대 8%의 사람들에게서 발견되는 흔한 현상이다. 보통 12~13세의 청소년에서 관찰되며 하부 흉추와 상부 요추를 침범한다. 환자들은 보통 통증과 흉 · 요추부 후만증을 보인다. 요추부 전만의 증가와 어깨 굽음 등과 같은 자세 이상이 동반될 수 있다. 이러한 상황은 관절간부 피로 골절이나 척추분리증의 높은 위험 요인이기도 하다. 진단은 적절한 병력청취, 신체검사, 그리고 단순 방사선 검사로 내릴 수 있다. x-ray검사는 불규칙한 척추 끝판, 이환된 척추의 전방으로의 쐐기형 변화, 슈몰(Schmorl) 결절 등이 확인된다. 슈몰 결절은 척추체 쪽으로 튀어나온 척추 끝판에 의해 나타난다고 생각된다.

휘어진 척추 : 척추 측만증
(The curving spine: scoliosis)

척추 측만증은 관상면에서 보았을 때 척추 기둥의 가쪽 변형을 가리킨다. 관상면에서의 변위는 종종 척추체의 회전을 동반한다. 원발성 변형에 흔히 반대쪽 방향으로의 변형이 일어난다. 어린이들의 성장기 전에 척추 측만증을 진단하는 것이 중요한데, 이는 성장기에 척추의 변형이 악화될 수 있기 때문이다. 척추 측만증의 진단은 철저한 병력과 신체 검사를 통해 할 수 있다. 척추 측만증을 유발시킬만한 생리 기계적인 요인을 찾기 위해 주의를 기울일 필요가 있다. 대부분의 척추 증만증은 특발성이다. 단순 방사선 검사가 진단을 확진한다.

진단적 분류과정에 필요한 검사
(Investigations in the Diagnostic Triage Process)

하부 허리 통증을 호소하는 환자들의 진단과정은 개별화되어야 한다. 적색 경보 증상을 보이지 않고 치료와 시간이 지남에 따라 호전되는 대부분의 환자들은 특별한 검사 없이 관리할 수 있다.[1] 임상 의사의 의심 수준, 환자의 특징, 특별한 증상은 어떠한 검사를 시행할지에 영향을 준다. 여러 상황에서 어떠한 검사가 유용한지 제시해주는 많은 지침들이 있지만, 이것들이 치료자의 직감을 대신할 수는 없다.[1,41] 검사는 일반적으로 진단적 영상과 혈청학적 검사를 포함한다. 근전도, 신경전도 검사와 같은 신경생리학적 검사들은 잠재적으로 신경학적 이상을 가지고 있을 수 있는 허리 통증 환자들의 진단에 도움을 줄 수 있다.

단순 방사선 검사 (Plain radiography)

급성 척추 통증을 호소하는 환자들에게 일반적으로 첫 몇 주일에는 방사선검사나 다른 척추 영상화 검사가 필요 없다.[1,34,35,41] 단순 방사선검사는 전통적으로 요추부 통증을 호소하는 환자들에게 초기 검사로 시행되었다. 단순 x-ray의 목적은 허리 통증과 관련이 있을 수 있는 뼈나 구조적 문제를 확인하기 위함이다(표 7.7). 하지만 척추 방사선 하부 허리 통증을 호소하는 환자들을 진단하고 분류하는데 그 유용성이 제한적이다. 단순 방사선 검사는 외상후 골절을 배제하는데 유용하나, CT나 MRI에 비해 연부 조직을 표현에 한계가 있다. 기존의 방사선 촬영은 척추 감염이 의심되는 상황에서 초기 검사로 시행할 수 있다. 하지만 단순 방사선 검사가 척추 감염을 배제시킬 수 없기 때문에, 뼈 섬광조영술이 이러한 환자에게 더 절절한 방법이다. 외상후 인대의 불안정성을 보는데 굴곡-신전 방사선 검사가 유용한다.[18] 경부에서 한 구획이 다른 부위에 비해 3 mm 이상 전위된 경우, 인대 파열로 의심하고 환자는 불안전한 경추 손상을 가지고 있다고 간주하고 치료하여야 한다.

고전적인 방사선검사에서 급성 통증을 유발할 것으로 예상되는 많은 소견들이 발견되고 기술되어있다. 이러한 예 중 하나는, 요추부와 경추부위 전만증의 감소는 급성 허리 통증을 유발하는 근육 과긴장을 의미한다고 생각되어졌다. 하지만 Hansson은 급성 하부 허리 통증환자, 만성 하부 허리 통증 환자, 무증상 환자에서 척추 요추부 전만증에 차이가 없음을 밝혔다.[17]

몇몇 의사는 척추의 퇴행성 변화가 통증을 일으키는 병인으로 작용한다고 생각하였다. 하지만 퇴행성 추간판 협착증과 골극은 하부 허리 통증과 상관관계가 미미하였다. 이러한 소견은 단순한 노화와 연관되었을 가능성이 높다.[1,33] 하부 허리 통증을 호소하는 환자들은 단순 방사선 검사에서 퇴행성 변화를 보이더라도, 대부분 회복된다. 따라서 단순 방사선 검사에서의 퇴행적 소견이 발견되었다 해서 진단과정이 끝나는 것이 아니다.

단순 방사선 검사에서 보이는 다른 많은 소견들의 진단적 가치는 알려지지 않았다. Bigos 등은 척추 분리증, 융추(transitional vertebrae), 잠재이분척추, 요추부 전만증, 중등도의 척추 측만증, 퇴행성관절이 급성 하부 허리 통증이나 만성화의 예측 인자가 아님을 보였다.[2]

진단 과정에서 단순 요추부 방사선 촬영의 유용성은 제한적이다. 환자의 하부 허리 통증과 관련이 없는 많은 구조적 이상을 발견할 수 있다. 적색 경보 증상을 보이는 환자에게서 종양이나 감염을 배제하기에는 불충분한 검사이다.[2] 많은 의사들은 x-ray에서 발견된 퇴행성 변화나 이상으로 인해 필요이상의 걱정을 하는 환자들을 봐왔다.[1] 이러한 소견들이 별로 중요하지 않다는 것을 환자에게 인식시키는 것이 쉽지 않은 경우가 흔히 있다.

표 7.7 단순 방사선 촬영의 적응증

- 주요 외상을 당한 환자에서 골절을 배제하기 위해
- 위험 요인을 가지고 있는 환자가 가벼운 외상을 당한 경우 골절을 배제하기 위해
- 외상후 환자에서 굴곡-신전 촬영을 통해 척추 불안정성을 배제하기 위해
- 융합술을 시행한 환자에서 기계적 결함을 평가하기 위해

CT 스캔 (CT scans)

척추 통증을 호소하는 환자에게 CT 스캔을 하는 목적은 환자의 문제를 설명할 수 있는 해부학적 원인을 찾기 위함이다(표 7.8). 하지만 CT 스캔에서 보이는 대부분의 소견들은 무증상의 환자에게서도 관찰된다.[50] 추간판 탈출, 후관절(facet) 비대, 그리고 일부에서는 척추관 협착증 등은 허리나 다리 통증이 없는 환자에서도 발견된다. 결과적으로 CT 스캔은 적색 경보가 명확하지 않는 이상 척추 통증만을 호소하는 환자에게서 진단적 과정에 포함되지 않는다. CT 스캔은 신경근병증을 호소하는 환자에서 추간판 탈출증을 확인하는데 유용할 수 있다. 이러한 그룹의 환자들을 척추 통증만을 호소하는 환자들과 구별하는 것은 상대적으로 쉽다. 따라서 CT스캔은 선별 검사로 유용성은 가지지는 못한다.[4] 적색 경보 증상이 있는 경우 CT 스캔은 종양을 배제하기 위해 사용될 수 있다.[1] CT는 뼈의 문제를 확인하는데 최선의 방법이며, 특정 지역의 의사들에게는 더 쉽게 사용할 수 있는 검사일 것이다.

MRI

척추 통증을 호소하는 환자에서 진단적 목적으로 MRI

표 7.8 CT스캔의 적응증

- 치료에 반응하지 않는 신경근병증 환자에서 종양이나 공간 점유병소를 배제하기 위해(4~6주의 치료에도 증상 개선을 보이지 않는 경우)
- 배뇨이상, 변이나 소변 실금, 양측성 다리 통증, 안장 마비, 항문 긴장도가 감소한 환자에서 마미증후군을 배제하기 위해
- 수술을 고려하고 있는 신경근병증 환자에게서 문제가 되는 신경근 압박과 추간판 탈출 부위의 관계를 확실히 하기 위해
- 단순 방사선 검사 상 정상으로 보이더라도, 임상적으로 척추 골절이 매우 의심되는 때
- 외상 후 신경학적 증상을 보이는 환자에서 척수 이상을 평가하기 위해
- 적색 경보 증상이나 이상 골스캔 소견을 보이는 환자에서 명확한 골 병변에 대한 영상을 얻기 위해
- 비정상적인 골스캔 또는 적색 경보 증상인 환자에게서 최상의 뼈 병변 상을 얻기 위해

표 7.9 MRI의 적응증

- 치료에 반응하지 않는 신경근병증 환자에서 종양이나 공간 점유병소를 배제하기 위해(4~6주의 치료에도 증상 개선을 보이지 않는 경우)
- 배뇨이상, 변이나 소변 실금, 양측성 다리 통증, 안장 마비, 항문 긴장도가 감소한 환자에서 마미증후군을 배제하기 위해
- 수술을 고려하고 있는 신경근병증 환자에게서 문제가 되는 신경근 압박과 추간판 탈출 부위의 관계를 확실히 하기 위해
- 추간판염이나 신경주위 섬유화와 같은 수술 후 합병증을 평가하기 위해
- 잠재적인 척추 감염 환자 평가를 위해
- CT에서 애매한 소견을 보이는 환자에서 척수 압박을 평가하기 위해

를 사용하는 이유는 환자의 척추 통증 증후군의 원인이 되는 해부학적 또는 생리학적 병인을 찾기 위함이다(표 7.9). 다른 영상학적 검사와 같이, 척추 통증이 없는 환자에게서 비정상 소견을 찾아낼 수도 있다. 추간판 탈출, 추간판 팽창, 척추관 협착, 추간판 퇴행 등은 모두 증상이 없는 환자에게서도 흔히 발견된다. 이러한 소견은 나이가 증가하면서 흔히 발견된다(그림 7.2).[3] MRI에서 60세 이상일 경우, 추간판 퇴행은 항상 관찰된다.[4] 그 결과 척추 통증만을 호소하는 환자에서 적색 경보 증상을 보이지 않는 이상 MRI는 진단적 과정의 일부가 아니다. 몇몇은 MRI의 가격과 이 검사를 통해 확진할 수 있는 적색 경보 증상이 많지 않기 때문에 환자가 적색 경보 증상을 보인다 하더라도 급성 하부 허리 통증환자에게 MRI를 사용하는 것은 적절하지 않다고 주장한다. MRI는 이전에 척추 수술을 받은 환자에게서 추천되는 영상 검사방법이다. 조영증강 MRI는 이전 수술로 인한 섬유화와 추간판 탈출증을 구별하기 위해 적절한 검사방법이다. MRI는 신경조직, 골수, 종양이나 감염을 진단하는데 최고의 방법이다.

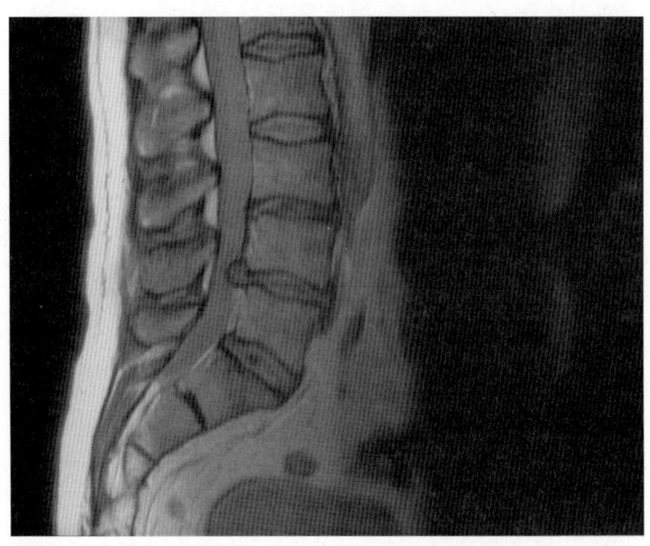

그림 7.2 무증상 환자에서 발견되는 MRI 이상 소견.

골스캔 (Bone scan)

척추 통증환자를 평가하는데 골스캔을 사용하는 목적은 충혈이나 대사율이 증가한 부분을 확인하는 것이다(표 7.10). 골스캔은 뼈의 대사활동을 평가하는데 훌륭한 도구이다. 테크네슘 99M을 사용한 뼈 섬광조영술은 잠재적인 척추 감염을 선별하는데 좋은 도구이다.[48] 골수염, 추간판염, 다른 척추 감염증에서 골수모세포의 활동이 증가한다. 척추 감염이 의심되는 환자에서 골스캔은 위음성을 거의 나타내지 않는다. 골스캔은 잠재적인 골 종양이나

표 7.10 골스캔의 적응증

- 잠재적인 척추 감염 환자 평가를 위해
- 관절간부 피로 골절과 같은 척추 피로 골절 평가를 위해(매우 의심이 된다면 민감도가 높은 SPECT 사용을 고려한다)
- 단순 방사선 검사 상 정상으로 보이더라도, 임상적으로 척추 골절이 매우 의심되는 때
- 알려진 종양이 있을 때 골전이를 확인하기 위해
- 천골장골 관절염을 확인하기 위해

골절이 의심되는 환자의 평가에 추천되고 있다. 이 시술은 이러한 질환을 평가하는데 찾아내는데 중등도의 민감도를 보이지만, 진단을 확진하지는 못한다. 골스캔은 압박 골절과 같이 단순 방사선 사진에서 발견된 골절이 언제 발생한 것인지 확인하는데 도움을 준다. 또한 골스캔은 척추 이외의 부위에 악성 종양이 있는 것으로 밝혀진 환자가 척추의 통증을 호소할 때 사용할 수 있는 유용한 선별검사이다. 골스캔은 관절간부 피로 골절이나 요추부나 골반부의 다른 피로 골절이 의심되는 환자의 평가에 추천된다. 염증성 천장관절염 환자의 평가에 사용될 수 있다. 하지만 가장 흔한 원발성 골종양인 다발성 골수종에서는 골스캔이 유용하지 않다.

전기생리학적 검사 (Electrophysiologic testing)

전기진단학적 검사는 척추 통증과 신경학적 문제를 가지고 있는 환자의 진단과 관리에 도움을 줄 수 있다. 근전도는 요천골 신경근병증에 가장 높은 진단적 가치를 가진다(표 7.11).[15] 근전도는 대부분의 영상학적 검사에서 관찰되는 구조적 이상과는 반대로 신경생리학적 이상에 관한 정보를 제공한다. 모든 신경학적 이상이 신경근 압박에의해 발생하지 않으며, 신경근, 신경 얼기, 말초신경, 또는 전체적인 신경학적 이상에 의해 발생할 수 있다.

근전도는 영상학적 검사보다 환자의 증상과 더 잘 연관된 정보를 제공할 수 있다. 하지만 근전도는 운동 신경근에 대한 정보만을 제공하며, 경추부위와 같이 운동과 감각 신경근의 공간적 다양성이 많은 곳에서는 감각 신경의 이상을 진단하지 못한다.[15]

근전도는 척추통증만을 호소하거나 단순한 허리 통증을 호소하는 경우 진단적 방법으로 추천되지 않는다.

결론적으로 전기 진단적 검사는 자세한 신경생리학적 정보가 필요한 신경근병증을 호소하는 환자를 평가하는데 유용하다. 또한 근전도의 객관적인 이상 소견은 제3자가 관여된 상황에서 유용할 수 있다.

진단을 위한 침습적 바늘삽입술 (Invasive diagnostic needling techniques)

조직적 진단 (The tissue-specific diagnosis)

척추 문제가 있는 환자에게서 통증의 정확한 원인을 알아내는 것은 85%에서 불가능하다고 생각되어왔다.[30] 최근 연구들은 침습적인 바늘 삽입 기술을 이용하여 훨씬 많은 경우에서 통증의 원인이 되는 부분을 알아낼 수 있음을 보였다(6장 참조). 이러한 시술은 실용적이지도, 비용-효과적이지도, 필요하지도 않기 때문에 급성 척추 통증환자의 진단 과정에서 필수적인 요건은 아니다. 하지만 장애를 가진 만성 통증 환자들의 분류에 유용하게 사용될 수 있다.

추간판 내부 손상과 추간판 조영술 (Internal disc disruption and discography)

추간판 조영술은 추간판 자체가 통증을 유발하는지 알아내기 위한 침습적인 진단 과정이다(그림 7.3). 추간판

표 7.11 근전도의 적응증

- 신경 병변의 성질, 위치, 분포, 심각도를 확인하기 위해; 하지의 모든 통증이 신경근 손상에 의한 것은 아니기 때문에 신경근 증상이 없거나 애매할 때 진단적 분류에 도움을 줄 수 있다.
- 말초 신경병증과 같은 병리적 현상을 확인하기 위해
- 신경 병변의 위치를 찾기 위해
- 적절한 시기에 시행한 근전도는 생리적 신경차단과 진행성 축삭 손상을 감별할 수 있다; 또한 문제의 심각도도 확인할 수 있다.
- 영상검사에서 확인된 병리해부학적 소견이 신경근증상을 나타내는지 확인하기 위해; 수술적 치료를 고려하는 상황에서 가치가 있다.
- 근육 분절의 위약감을 호소하는 신경근병증 환자가 정상 근력을 회복할 수 있을지에 대한 예후를 결정하는데 도움을 주기 위해
- 생리학적으로 환자의 문제가 호전되고 있는 지 확인하기 위해

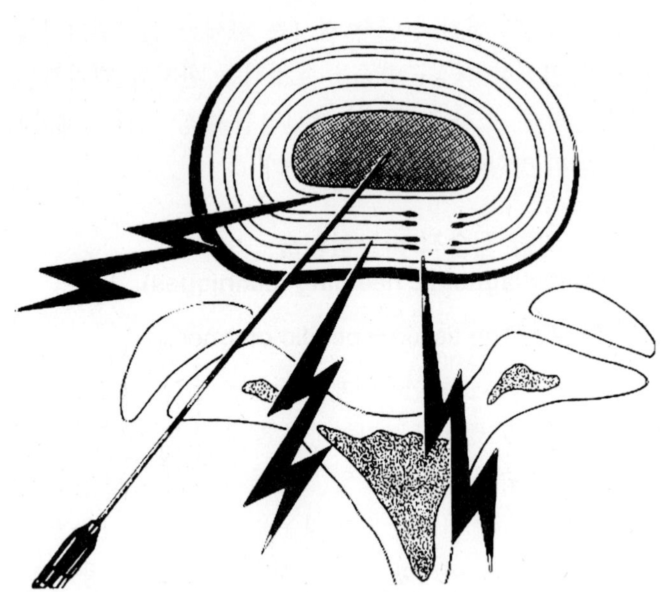

그림 7.3 추간판 조영술에 의한 통증 유발.

조영술은 추간판의 수질핵에 조영제나 식염수를 주사한 후 주입된 조영제의 양, 조영제를 주입하기 위해 필요한 압력, 조영제가 들어가서 나타내는 모양, 환자의 통증 재현 등에 대한 정보를 수집한다. 추간판조영술 이후 CT촬영은 추간판 손상의 정도를 확인할 수 있으며, 이는 만성 척추 문제를 가진 환자 중 추간판에 의해 발생하는 가장 흔한 문제이다.[5]

추간판 조영술의 진단적 목표는 추판의 해부학적 구조를 확인하고, 주사로 인해 발생하는 통증을 확인하고, 이를 환자의 전형적인 통증과 비교하는 것이다. 추간판 조영술의 위양성을 감소시키기 위해서, 추간판에 의한 통증이라는 진단은 이환된 추간판을 자극했을 때만 환자의 증상이 유발되고, 주변의 다른 추간판을 자극했을 때는 증상이 나타나지 않을 경우에만 내릴 수 있다.[5] 하나의 추간판에만 행한 추간판 조영술은 검사의 대조군이 없기 때문에 다른 원인이 아닌 추간판에 의해 통증이 유발된다고 볼 수 없어 임상적으로 유용하지 않다. 비슷한 논리로 3개의 추간판 자극에서 양성 증상이 나온경우는 실제 양성으로 간주하지 않는다.[5]

Holt는 정상인에게도 추간판 조영술은 통증을 일으킨다고 보고하였다.[19] 하지만 그의 주장은 다른 연구에서 부정되었다.[5,42] 추간판 조영술에서 발생하는 통증은 섬유테의 실질적인 손상과 연관이 있다고 생각된다(그림 7.4). 추간판에 의한 통증은 추간판 퇴행과는 관련이 없다.[5] 엄격한 기준을 가지고 시행한 추간판 조영술을 시행한 결과 만성 하부 허리 통증을 호소하는 환자의 39%에서 내부 추간판 손상으로 인한 통증이 있다는 것을 알 수 있었다.[38]

침습적이며, 합병증의 잠재적인 위험이 있고, 비용이 많이 들고, 특별한 지역에서는 기술적으로 가능하지 않다는 이유로 인해 추간판 조용술은 급성 척추 환자의 진단적 분류 과정에 포함되지 않는다. 추간판 조영술을 시행해야하는 적색 경보 증상은 없다. 추간판 조영술은 추간판 탈출증이 의심되는 환자에서 진단적 과정으로 추천되지 않는다. 추간판 조영술은 어떤 추간판에 의해 통증이 발생하는지 확인하고, 추간판 조영술 양성 소견에 의해 수술을 계획할 경우 더 나은 결과를 낼 수 있도록 도움을 준다. 이 검사를 통해 만성 척추 통증을 호소하는 환자의 해부학적 진단을 내릴 수 있으며, 환자의 통증이 가상적인 것이 아니라는 결론을 내릴 수 있다. 이러한 특징은 제3자나 법적인 소송이 연간되어 있거나, CT나 MRI가 만족할만한 결과를 보여주지 못할 때 특히 중요하다.

경추 부위에서도 추간판이 통증의 원인이 될 수 있다.

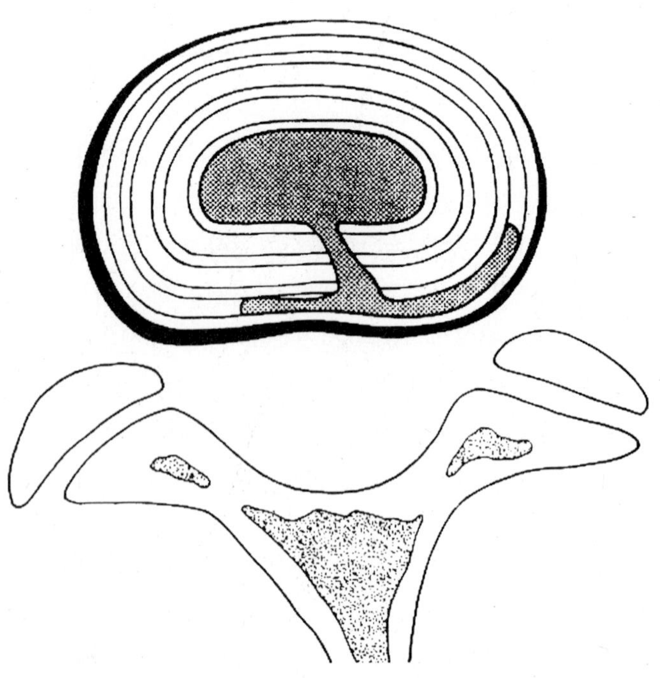

그림 7.4 섬유테 파열을 보여주는 추간판 조영술의 모식도. CT와 MRI에서는 정상으로 나타날 수 있다.

경부에서 추간판성 통증의 특징을 MRI를 이용하여 찾으려는 노력은 실패하였다. 보존적인 치료에 효과가 없는 만성 경부 척추 통증의 경우, 수술을 고려하고 있다면 경추 추간판 조영술을 시행할 필요가 있다.[32a] 환자들은 종종 형태상 문제없어 보이는 추간판에 추간판 조영술을 시행할 경우 통증이 유발되는 것을 느끼며, 때로는 형태적으로 이상한 추간판을 수술한 후에 통증이 재발한다.[36] 환자는 정상적인 CT나 MRI소견을 보이면서도 추간판성 통증을 호소할 수 있으며 섬유테 손상이 있으면서도 무증상일 수 있다.

천장관절 (The sacroiliac joint)

천장 관절이 척추 통증의 원인이 될 수 있다고 알려져 있다.[12,26] 천장관절에 주사를 하면 관절 부분과 엉덩이, 대퇴부로 방사하는 통증이 유발된다. 천장관절은 척추관절병증, 골반 골절, 출산, 결절 유발형이나 화농성 관절염에 침범될 수 있다. 천장관절 기능이상, 고정, 탈구에 관한 개념들은 논란이 있다. 이러한 용어들은 형태학적으로 정상이지만 생리공학적으로 통증을 일으키는 장애가 있다고 가정될 때 사용된다. 몇몇 의사들은 임상적 검사만을 통해서 생리공학적 문제를 확인할 수 있다고 주장한다. 하지만 이런 신체검사 기술에 대한 정확도는 현재까지 공인되지 않았다.

천장관절부위에 진단적 주사를 시행할 수 있다. 투시경 아래서 관절에 주사바늘을 삽입하고 조영제를 넣어 관절 조영술을 시행한다. 환자가 전골장골 관절부위의 통증을 호소한다면, 국소 마취제의 주입을 통해 통증을 제거할 수 있다는 것이 논리에 맞다. 이를 진단 기준으로 삼아, 외부 정확성을 위해 12개의 신체적 소견들이 평가되었다. 진단적 검사에는 관절 운동, 천골 고랑 압통, 넙다리 밀기(thigh thrust), 길레 검사(gillet test), 패트릭 검사(patrick test), 갠스렌 검사(gaenslen test), 천공 중앙선 밀기(midline sacral thrust), 천장관절 통증이 주로 방사되는 부위에 통증 부위를 그리는 것 등을 포함하였다. 길레 검사, 패트릭 검사, 갠스렌 검사와 같이 일반적으로 행하는 신체검사는 천장관절 통증이 의심되는 환자의 진단적 분류에 도움이 되지 않았다. 길레 검사는 또한 검사자간 신뢰도가 낮았다.[6,12] 과거력에서 통증을 악화시키거나 경감시키는 요인들 중 천장관절 통증 진단에 도움을 되는 사항은 없었다.

척추후관절 (The zygapophyseal joint)

많은 의사들은 척추후관절〔zygapophyseal 관절(z-관절)〕이 경추와 요추부위의 척추 통증의 중요한 원인이라고 생각한다.[27,39] 원발성 병인은 골관절염, 연골연화증, 또는 골절이다. 고정, 아탈구와 같은 기계적 이상 역시 통증 발생의 잠재적 요인으로 생각된다. 진단 분류과정에서 z-관절 통증을 확인하는 것은 쉽지 않다. z-관절 통증에 특직적인 임상적 소견은 없다.[21,39] 요추부 z-관절 통증을 진단하는데 있어서 기본은 진단적 차단술이다.[39] 투시경 아래서 방사선학적으로 조절된 차단술은 z-관절 통증을 진단하는데 유일한 평가 기준이다. 위양성율을 낮추기 위해 관절 외나 다양한 범위의 국소 마취를 사용하여 다발성 차단술을 시행한다. 만성적으로 요추부 통증을 호소하는 환자들에게 다발절 차단술을 시행한 결과 15%에서 z-관절이 통증의 원인으로 나타났다. 이러한 그룹에서, z-관절에 문제가 있는 환자들과 그렇지 않은 환자들을 구분할 수 있는 임상적 소견은 전혀 없었다.[21,39]

z-관절은 채찍손상 이후 경부 통증의 중요한 원인이다.[27] z-관절에 의해 통증이 발생한 환자의 경우, 신체검사에서 유의한 소견을 찾을 수 없다. 이 환자들은 x-ray, CT 또는 MRI에서 또한 이상소견이 발견되지 않는다.[23] 따라서 진단적 과정은 투시경을 이용한 바늘 삽입과, 확진을 위한 중간 가지 차단술 시행을 필요로 한다. 이러한 침습적 검사 방법을 사용하여, 채찍 손상 이후 z-관절 통증의 유병률은 64%에 달한다는 것이 나타났다(그림 7.5).[27] 상위 경부 z-관절은 종종 머리 통증을 유발하고, 하부 경부 z-관절은 어깨부위의 통증을 유발한다. 이러한 검사는 채찍손상이후 만성 경부 통증을 호소하는 환자들에게 시행되었으며, 급성의 경우에 대해서는 아직 그 효용이 증명되지 않았다. 따라서 채찍 손상을 받은 대부분의 환자들이 첫 2달 이내에 정상적 활동으로 돌아갈 수 있다는 점을 감안할 때, 급성 채찍 손상에서 z-관절 진단적 차단술 진단 분류 과정에 포함되지 않는다.[44] 이 과정은 보통 만성통증의 평가와 치료를 위해 남겨두고, 문제가 제3자나 법정 소송과 관련되어있을 때 유용할 수 있다.

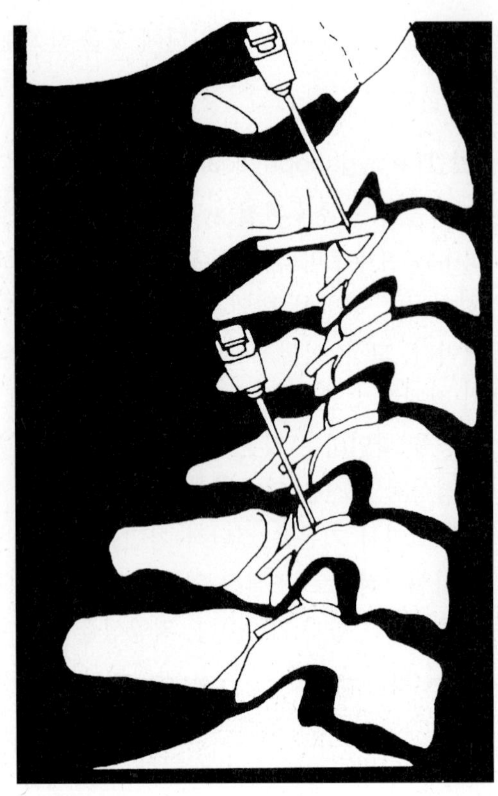

그림 7.5 경추 안쪽 가지 차단술의 모식도.

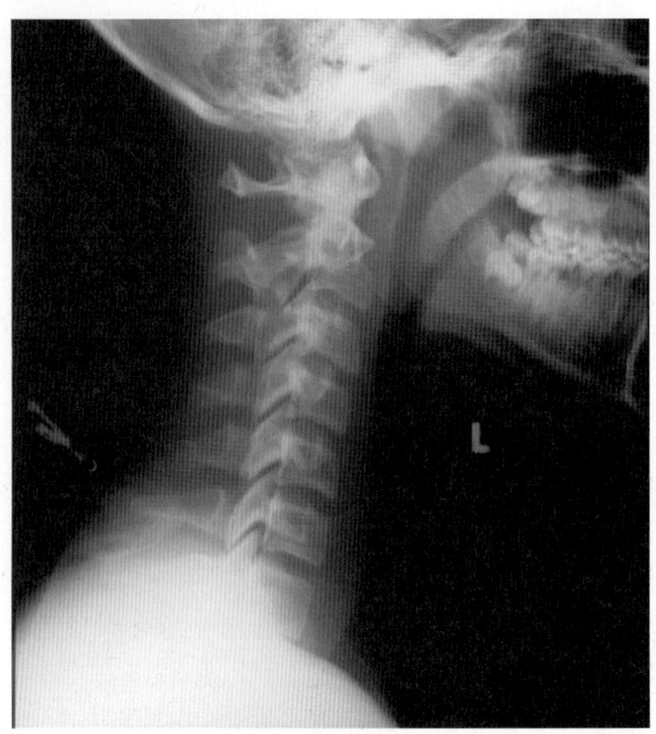

그림 7.6 초기 단순 경부 방사선 촬영.

임상 적용 (Clinical Vignettes)

17세 뛰어난 운동선수가 하루 종일 산악 자전거를 탔다. 집에 돌아와 밤에 휴식을 취하였고 수면 도중 소변을 보기 위해 잠에서 깨었다. 소변을 보러가는 도중 넘어져 머리와 목을 욕조에 부딪쳐 정신을 잃었고 앰뷸런스를 통해 응급실로 이송되었다. 응급실에서 경부 척추 x-ray를 찍었고 정상 소견을 보여 퇴원하였다(그림 7.6). 다음날, 그의 어머니가 전화를 하여 그의 상황을 설명하였다. 그 날 오후, 환자는 모든 방향으로의 경추 운동이 제한되어 있었으며, 척추주위근육의 과긴장상태가 관찰되었다. 환자는 필라델피아 칼라를 채운 후 응급 CT검사를 받았다. CT에서 불안전한 C2~3 골절 소견이 관찰되었다(그림 7.7). 환자는 신경외과의에 의해 12주 동안 경추 보조기를 사용한 치료를 받았다. C2~3부위에 3~4 mm 정도의 미끄럼선이 남았으나, 신경학적 특이 소견은 관찰되지 않았고 자전거를 다시 타게 되었다. C2~3부위의 추간판 손상을 평가하기 위해 MRI를 시행하였다(그림 7.8). 추간판 손상이 유의하다면, 척추 융합을 고려할 필요가 있다.

임상적 문제

이 케이스의 외상은 심각한 정도였으며, 단순 방사선 감사 이외의 검사를 통해 진단과정에서 더 큰 도움을 받을 수 있었다. 환자가 응급실에 있는 동안 굴곡-신전 촬영, CT, 또는 MRI를 시행했어야 했다. 환자는 심각한 외상, 의식 손실 등 2가지의 적색 경보 증상을 가지고 있었다. 이 케이스는 특히 적색 경보 증상이 있는 경우, 단순 방사선 검사 하나만으로는 외상으로 인한 손상을 검사하기에는 충분하지 못하다는 것을 보여준다. 또한 CT가 골절을 확인하는데 유용하다는 것과 추적관찰에서 MRI가 유용하게 사용될 수 있다는 것을 알려준다.

18세의 여성이 가족 주치의에 의해 악화되는 '척추 측만증'으로 의뢰되었다. 운동시 통증이 나타났으며, 카이로프랙터로부터 치료를 받아왔으나 호전을 보이지 않았다. 다른 증상이나 황색 또는 적색 경보 증상도 보이지 않았다. 그녀의 가족 주치의는 통증유발점주사(trigger point injection)가 도움이 될 수 있을지 궁금해 하였다. 임상적 검사로 척추 근육의 비대칭성을 볼 수 있었으나

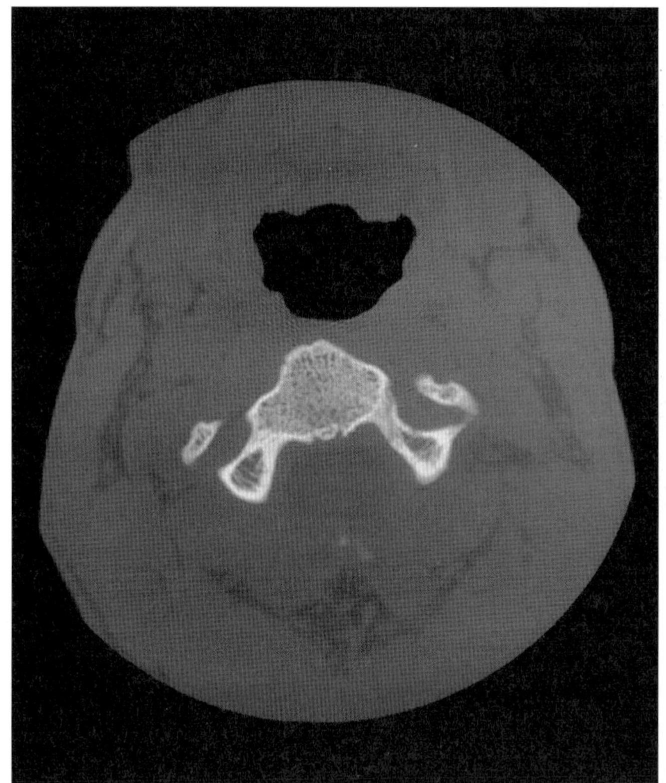

그림 7.7 골절을 보여주는 CT.

척추 측만증은 없었다. 촉진시 척추 주위 근육의 과긴장 상태로 생각된 곳이 부드럽게 만져졌다. 응급 MRI에서 척추, 척추관, 피하부위까지 침범하는 광범위한 동정맥기형이 관찰되었다(그림 7.9). 여러 신경외과의사에게 의뢰되었지만, 현재까지 근치적 치료를 받지 못하였다. 현재

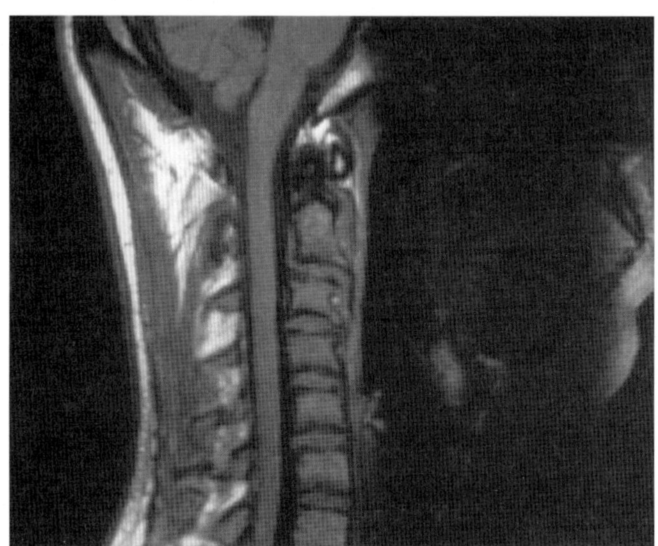

그림 7.8 C2~3부위에 작은 척추전방전위증을 보여주는 MRI.

24세이며 문제없이 지내고 있으나 주의를 기울여야 한다.

임상적 문제

과거력만으로는 문제를 찾아낼 수 없었다. 진정한 적색 경보 증상을 보이지 않았으며, 유일한 단서는 만성 통증이었다. 이는 여러 가지 지침과 알고리즘이 척추 통증을 가진 환자의 관리에 도움을 줄 수 있으나, 그것들이 임상적 평가와 직감을 대체할 수 없음을 보여준다.

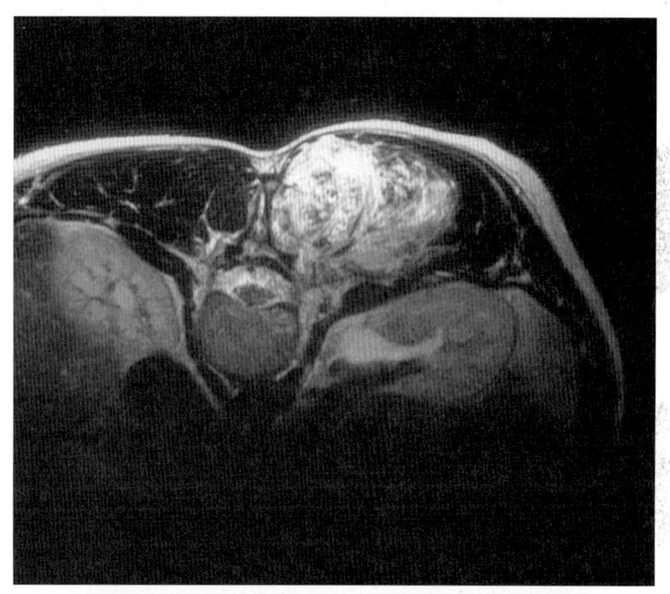

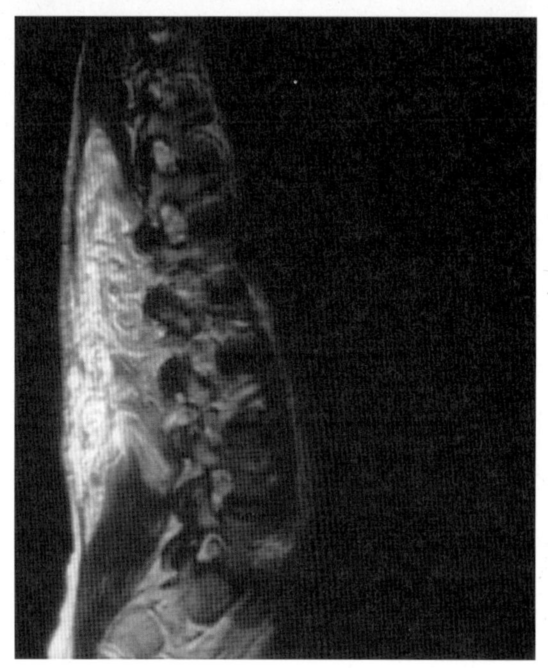

그림 7.9 피하, 척추내의 광범위한 동정맥 기형을 보여주는 MRI.

■ 결론 (Conclusion)

척추 통증 환자를 임상적으로 관리하기 위해서는 건강 관리의 의술과 과학이 모두 필요하다. 척추 문제를 진단하고 치료하는데 관여하는 패러다임에는 의술과 전통의 특징이 많이 있다. 의술의 관점에 있어서, 진단과 치료의 기술은 종종 환자로 하여금 고통에서 벗어나는 것에 대한 기쁨을 느끼게 해준다. 하지만 증거 중심, 적절한 치료 환경을 표방하는 새로운 세기의 환경에서는 의술 자체로 충분하지 않다. 하지만 의술의 정확도와 신뢰도를 향상시키기 위해 과학의 힘을 빌리는 동안에도 항상 통증에 괴로워하는 환자를 생각해야 한다. 우리는 치료적 비관주의와 과도하게 침습적인 또는 증명되지 않은 치료법 사이의 긴장에서 살아남기 위해 최선을 다해야한다. 이러한 긴장감 속에서도, 척추 통증을 호소하는 환자에게서 얻을 수 있는 가장 중요한 정보는 간단한 대화를 통해서 찾아낼 수 있다는 것은 우리에게 안도감을 준다.

확인 과정
이 장의 학습 목표에 대한 자가 점검

- 척추 통증을 주소로 찾아온 환자에게서 악성 종양이나 감염을 의심할만한 적색 경보 증상을 확인하기 위해 질문을 하는가?
- 수동적 치료나 황색 경보 증상을 무시함으로 환자의 장애나 근무손실을 조장하고 있는가?
- 퇴행성 추간판 질환이나 후관절 병증같이 조직-특이적인 진단을 내리기 위해 단순 방사선 검사에 의존하는가?
- 척추 통증환자의 일차 진단이나 선별검사로 MRI를 사용하는가?
- 다리 통증을 호소하는 환자에서 기본적으로 심부 건반사, 위약감, 감각 변화, 경막 자극 징후를 검사하는가?
- 환자가 심리사회적 요인으로 인해 만성화될 위험이 높은경우 정신 건강 전문가에게 환자를 의뢰하는가? 아니면 가장 마지막에 하는가?
- 임상적 평가를 바탕으로 모든 하부 요통환자에게 조직-특이적인 진단을 하는가?
- x-ray나 MRI를 보고 환자에게 무엇이 잘못되었는지 알고있다고 말해주는가?
- 병력청취 후 환자들 중 어떤 사람이 만성통증과 장애의 위험이 높은지 아는가?

■ 참고문헌 (References)

1. Bigos S, Bowyer O, Braen G, et al. Acute Low Back Problems in Adults. Clinical Practice Guidelines. No. 14. Rockville MD, Agency for Health Care Policy and Research, 1994, AHCPR publication 95-0642.
2. Bigos SJ, Hansson T, Castillo RN, Beecher PJ, Wortley MD. The value of preemployment roentgenographs for predicting acute back injury claims and chronic back pain and disability. Clin Orthop Rel Res 1992;283:124–129.
3. Boden SD, Davis DO, Dina TS, Patronas NJ, Wisesel SW. Abnormal magnetic resonance scans of the lumbar spine in asymptomatic subjects. J Bone Joint Surg 1990;72A: 403–408.
4. Bogduk N. Evidence-based clinical guidelines for the management of acute low back pain. Draft. Submitted for endorsement by the NH&MRC, November 1999.
5. Bogduk N. The argument for discography. Neurosurg Q 1996;6(2):152–153.
6. Carmichael JP. Inter-and intra-tester reliability of palpation for sacro-iliac joint dysfunction. J Manipulative Physiol Ther 1987;10:164–171.
7. Cherkin DC, Deyo RA, Street JH, Barlow W. Predicting poor outcomes for back pain seen in primary care using patient's own criteria. Spine 1996;21: 2900–2907.
8. Craton N, Matheson GO. Training and clinical competency in musculoskeletal medicine: Identifying the problem. Sports Med 1993;15(5):328–337.
9. Davids JR, Fulp T. Tumors and tumorlike conditions of the cervical spine and neck in children. Spine: State of the art reviews. 1996;10(1):144–166.
10. Deyo RA, Rainville J, Kent DL. What can the history and physical examination tell us about low back pain? JAMA 1992;268(6):760–765.
11. Deyo RA, Diehl AK. Cancer as a cause of back pain: Frequency, clinical presentation, and diagnostic strategies. J Gen Intern Med 1988;3(3):230–238.
12. Dreyfuss P, Michaelsen M, Pauza K, McLarty J, Bogduk N. The value of medical history and physical examination in diagnosing sacroiliac joint pain. Spine 1996;21(22):2594–2602.
13. Frank CJ, Brantigan JW, McGuire MH. Evaluation o patients with spinal column tumors. Spine: State of the art reviews. 1996;10(1):13–23.
14. Fritz, JM, George S. The use of a classification approach to identify subgroups of patients with acute low back pain. Interrater reliability and short-term outcomes. Spine 2000;25(1):106–114.
15. Grant PA. Electrodiagnostic medical consultation in lumbar spine problems. Occup Med: State of the art reviews 1998;13(1):97–120.
16. Gundry CR, Heithoff KB, Pollei SR. Imaging of the postoperative lumbar spine. Spine: State of the art reviews 1995;9(1):211–244.
17. Hansson T, Bigos S, Beecher P, Wortley M. The lumbar lordosis in acute and chronic low back pain Spine 1985;10(2):154–155.
18. Hart BL, Orrison WW, Benzel EC. Imaging spinal trauma Spine: State of the art review 1995;9(1):93–118

trauma Spine: State of the art review 1995;9(1):93–118.

19. Holt EP. The question of lumbar diskography. J Bone Joint Surg 1968;50A:720–725.
20. Jackson DW, Wiltse LL, Dingeman RD. Stress reactions involving the pars interarticularis in young athletes. Am J Sports Med 1981;9:304–312.
21. Jackson RP. The facet syndrome myth or reality? Clin Orthop Rel Res 1992;279:110–120.
22. Jackson RP, Cain JE, Jacobs RR, Cooper BR, McManus GE. The neuroradiographic diagnosis of lumbar herniated nucleus pulposus: II. A comparison of computed tomography, (CT), myelography, CT-myelography, and magnetic resonance imaging. Spine 1989;14(12):1362–1367.
23. Kelroser DB. Whiplash, chronic neck pain and zygapophyseal joint disorders. A selective review. Minnesota Med 2000;83:51–54.
24. Kendall NAS, Linton SJ, Main CJ. Guide to assessing psychosocial yellow flags in acute low back pain: Risk factors for long-term disability and work loss. Accident Rehabilitation and Compensation Insurance Corporation of New Zealand and the National Health Committee. Wellington NZ.
25. Kortelainen P, Puranen, J, Koivisto E, Lahde S. Symptoms and signs of sciatica and their relation to the localization of the lumbar disc herniation. Spine 1985;10(1):88–92.
26. Laslett M, Williams M. The reliability of selected pain provocation tests for sacroiliac joint pathology. Spine 1994;19(11):1243–1249.
27. Lord SM, Barnsley L, Wallis BJ, Bogduk N. Chronic cervical zygapophyseal joint pain after whiplash. A placebo-controlled prevalence study. Spine 1996; 21(15):1737–1745.
28. Mardjetko SM., DeWald CJ. Management of metastatic spinal disease. Spine: State of the art reviews 1996;10(1):89–105.
29. McKenzie RA. The lumbar spine. Mechanical diagnosis and therapy. Waikanae, New Zealand: Spinal Publications Limited, 1989.
30. Nachemson AL. Low back pain. Its etiology and treatment. Clin Med 1971;78:18–22
31. Read MT. Single photon emission computed tomography (SPECT) scanning for adolescent back pain. A sine qua non? Br J Sports Med 1994;28(1):56–57.
32. Reddy S, Leite CC, Jinkins JR. Imaging of infectious disease of the spine. Spine: State of the art reviews 1995;9(1):119–140.

32a. Rogers C, Joshi J, Dreyfuss P. Cervical intrinsic disc pain and radiculopathy. Spine: State of the art reviews 1998;12(2):323–356.

33. Rosen M. Chair. Back Pain. Report of a Clinical Standards Advisory Group on Back Pain. May 1994.
34. Russo R, Cook P. Diagnosis of low back pain: Role of imaging studies. Occup Med: State of the art reviews 1998;13(1):P83–P96.
35. Scavone JC, Latshaw RF, Rohrar GV. Use of lumbar spine films: Statistical evaluation at a university teaching hospital. JAMA 1981;246:1105–1108.
36. Schellhas KP, Smith MD, Gundry CR, Pollei SR. Cervical discogenic pain. Prospective correlation of magnetic resonance imaging and discography in asymptomatic subjects and pain sufferers. Spine 1996;21(3):300–311.
37. Schutte HE, Park WM. The diagnostic value of bone scintigraphy in patients with low back pain. Skeletal Radiol 1983;10(1):1–4.
38. Schwarzer AC, Aprill CN, Derby R, Fortin J, Kine G, Bogduk N. The relative contributions of the disc and zygoapophyseal joint in chronic low back pain. Spine 1994;19:801–806.
39. Schwarzer AC, Aprill CN, Derby R, Fortin J, Kine G, Bogduk N. Clinical features of patients with pain stemming from the lumbar zygapophyseal joints: Is the lumbar facet syndrome a clinical entity. Spine 1994;19(10):1132–1137.
40. Shelerud R. Epidemiology of occupational low back pain. Occupational Medicine: State of the art reviews. 1998;13:1–22.
41. Simmons JW, Aprill CN, Dwyer AP, Brodsky AE. A reassessment of Holt's data on "the question of lumbar discography." Clin Orthop 1988;237:120–124.
42. Simmons ED Jr., Guyer RD, Graham-Smith A, Herzog R. X-ray assessment for patients with low back pain. Contemporary Concepts in Spine Care. Rosemont IL, North American Spine Society, 1993.
43. Sommer HM. The patient in jeopardy: how the low back pain patient becomes disabled. Occup Med: State of the art reviews. 1998;13:23–31.
44. Spitzer WO, Skovron ML, Salmi LR, et al. Scientific monograph of the Quebec Task Force on Whiplash-Associated Disorders: Redefining "whiplash" and its management. Spine 1995;20 (8 Suppl):1S–73S.
45. Steiner ME, Micheli LJ. Treatment of symptomatic spondylolysis and spondylolisthesis with the modified Boston Brace. Spine 1985;10:937–943.
46. Waddell G, McCulloch MD, Kummel E, Venner RM. Nonorganic physical signs in low back pain. Spine 1980;5(2):117–125.
47. Wainner RS, Gill H. Diagnosis and nonoperative management of cervical radiculopathy. J. Orthop Sports Phys Ther 2000;30(12):728–744.
48. Waldvogel FA, Vasesy H. Osteomyelitis: The pase decade. N Engl J Med 1980;303(7):360–370.
49. Weinstein JN, McLain RF. Primary tumors of the spine. Spine 1987;12:843–851.
50. Wiesel SW, Tsourmas N, Feffer HL, Citrin CM, Patronas N. A study of computer assisted tomography. I. The incidence of positive CAT scans in an asymptomatic group of patients. Spine 1984;9:549–551.

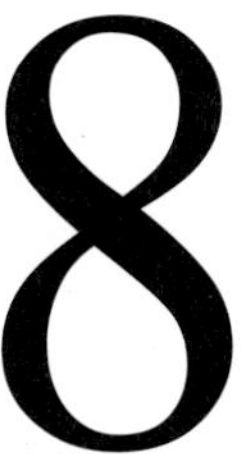

8 결과 평가
(Outcome Assessment)

학습목표

이 장을 읽고나면 이해할 수 있을 것이다.

- 결과 평가 도구가 타당성, 신뢰성, 반응성, 유용성의 측면에서 효율적인 평가 도구로서의 기준을 만족할 때, 이를 어떻게 사용할 것인가.
- 필요에 따라 어떠한 결과 요소를 평가할지 어떻게 선택할 것인가.
- 결과 평가의 주요 영역에 대해 간단한 설문을 어떻게 사용하고 점수를 평가할 것인가.

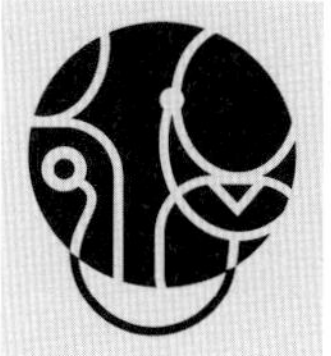  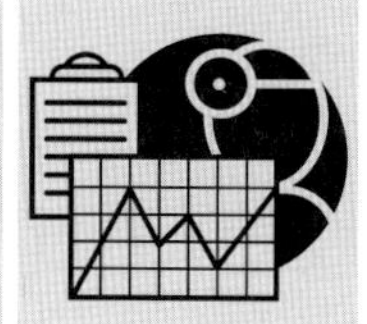 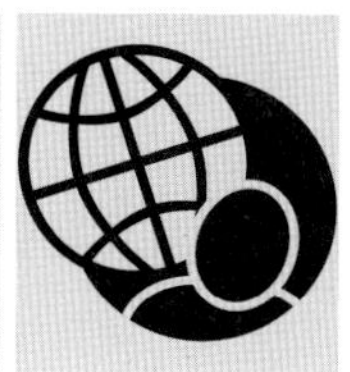 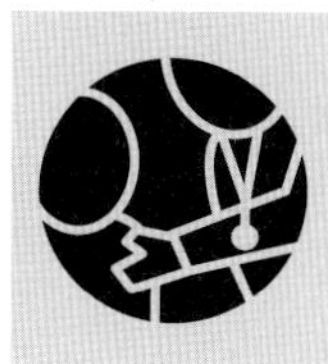 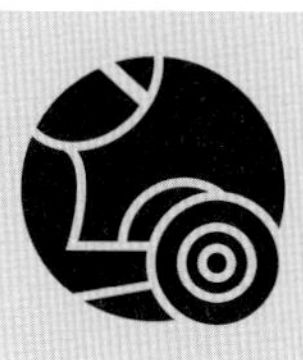 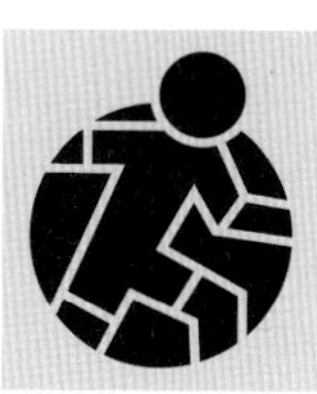 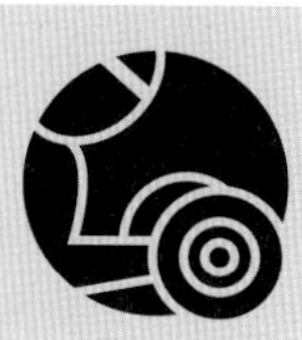

개요 (Introduction)

결과 평가(outcome assessment ; OA)는 현대 의료에서 질과 가격을 보증하기 위한 필수적인 요소이다. 결과 평가는 기준점을 설정하는 첫 방문에서부터 시작하기 때문에 환자의 치료 목표를 설정하는데 도움을 줄 수 있다. 결과 평가 도구는 사용하기 간단하고 비싸지 않으면서 신뢰성, 타당성, 반응성을 반영하여야 한다. 이러한 도구들은 건강 관리자들(Health care providers ; HCPs)이 환자의 상태와 경과를 파악할 수 있게 도움을 주고, 환자의 건강 상태에 대해 가장 정확한 정보를 제공하여 환자 치료의 질을 높일 수 있게 한다.

OA는 가격적 희생 없이 질을 향상시킬 수 있는 부분이다. Freymoyer는 가치를 질과 가격의 비로 정의하였다.[53] 현대 건강 관리에서 가격 상승 억제는 주요 관심사이긴 하지만, 이는 동반되는 질적 향상이 없다면 의료 소비자의 불만족으로 이어질 수밖에 없다. 환자 중심적 관점에서 본다면, 주요 관심사는 통증 감소, 기능적 회복(예: 장애의 예방), 사회 심리적 압박감의 감소이다.

이러한 목표들을 어떻게 성취할 수 있을까? 먼저, 걷기, 앉기, 서기 등의 활동의 장애나 운동 제한에 치료의 초점을 맞춘다.[79] 둘째, 회복을 가로막는 '황색 경보'를 판정한다.[26,44,72,123] 셋째, 수치화 할 수 있는 OA 도구를 사용하여 기저 상태 확인, 경과 기록, 목표 설정, 환자에게 동기 부여를 한다. OA를 통해 건강관리에 관여하는 여러 요인들의 심사가 가능해진다. 따라서 OA는 건강관리체계의 모든 구성원들 — 환자, 건강 관리자, 고용인/정부, 비용 지불자 에게 도움이 된다.

현 시점에서 건강관리는 소비자 중심 시장으로 변화되었다.[185] 건강관리 '소비자'에는 환자, 고용인, 조합, 정부, 단체, 보험 회사 등이 포함된다. 소비자들은 그들의 선택에 영향을 줄수 있는 여러 가지 자료들을 요구한다. 미래 건강관리자들의 경쟁력은 이러한 새로운 정보 체계에서 일할 수 있는 그들의 능력에 의해 결정될 것이다. Hansen은 '아직 완벽하지는 않지만 결과 평가의 방법들은 환자의 건강관리에 있어 중요한 부분에 초점을 맞추고 효율성, 질, 환자의 만족도 향상에 도움을 줄 수 있는 유용한 도구로 사용될 수 있다'고 설명한다.[64]

결과란? (What Outcomes?)

전통적인 의료 관리는 영상이나 실험실 결과와 같은 '객관적'인 자료를 중요시하였다. 하지만 하부 요통과 같은 다인자적 질환은 질병에 대한 생리적 설명보다는 생리정신사회적 모델로 더 적절하게 설명할 수 있다. 이러한 이유로 통증, 심리적 중압감, 기능적 요인에 능력에 대한 지각(예: 장애)과 같은 '주관적'인 사항들에 대한 평가가 필요하다.[11,12,17,86]

치료에 대한 환자의 불만족도가 높은 척추 관련 질환에서는, 환자 자신들이 느끼기에 가장 불편하다고 생각되는 사항에 대한 평가가 가장 중요한 가치를 지닌다. 환자 중심적 결과 평가에는 통증 강도, 심리적 중압감, 일상 생활을 할 수 있는 능력(장애) 들이 포함된다. 흥미롭게도, 영상, 검사실 검사, 신체적 장애(근력과 운동 영역)과 같은 '객관적' 검사들은 환자가 호소하는 증상과 기능적 상태(장애)와 연관이 매우 낮게 나타났다. 따라서, 환자가 직접 작성한 설문지에 기초한 환자 중심적 결과 평가는 매우 중요한 사항으로 평가된다.[73,103,135,158]

생리정신사회적 모델의 다각적인 측면으로 인해 많은 종류의 결과들이 평가될 수 있다 Deyo와 Bombardier는 다음 영역들–통증, 장애, 복지,업무 상태, 만족도, 심리사회적 상태–에 대한 평가가 환자의 임상적 상태와 관련이 높다고 기술하였다. 특히 공포-회피 믿음 역시 중요한 영역 중 하나이다.[92,101,102,123]

결과 평가에 사용되는 기준 (Criteria Regarding Outcomes Assessment)

효과적인 결과 측정은 타당성, 신뢰성, 임상적 변화에 따른 반응성, 실용성이 확보되어야 한다.[18-20,60,93] 소위 주관적 척도라고 판단되는 사항들이 객관적 척도라고 생각되는 사항들보다 환자의 평가에 더 유용하다고 나타났다. 후자에 해당하는 많은 사항들 — 근력, 가동성 — 등은 환자의 협조 부족과 장애 과장에 의해 적절하게 평가되지 않기 쉽다(11장, 12장 참조).[50,51,131]

통계적 측정

피어슨 상관계수: 두 개의 다른 검사 결과가 서로 연관이 있는 정도를 나타내며 피어슨 r값으로 나타낸다. 범위는 +1.0(완전 양성 상관관계 또는 직접적 상관관계)에서 -1.0(완전 음성 상관관계 또는 역 상관관계)이다. 0.5에서 -0.5 사이의 값은 신뢰성이 떨어진다.

급내 상관계수(ICC): ICC는 두 명 이상의 검사자나 척도에 의한 검사의 일관성을 평가하는데 사용된다. 반복된 검사의 분산값을 분석하여 계산하게 된다(ANOVA). ICC는 0에서 1까지의 범위를 갖는데, 1은 가장 높은 일치율을 의미한다. 0.75 이상의 값은 양호 또는 우수한 값으로 판단하며, 0.5 이하의 값은 일치율이 좋지 않음을 의미한다.

크론바 알파(Cronbach's alpha): 이 값은 동일한 설문 내에 있는 서로 다른 항목들끼리의 상관 관계를 파악하는데 사용되며, 내적 상관관계를 평가한다. 특정 설문의 모든 항목들끼리의 상관관계가 매우 높다면, 하나의 항목으로 다른 항목의 결과를 예측할 수 있다는 의미이며, 따라서 몇몇 항목은 중복되어 있다는 의미로 받아드릴 수 있다. 연구자들은 일반적으로 크론바 알파값이 최소한 0.5 이상이 되도록 하며 0.8은 양호, 0.9는 우수한 것으로 인정된다. 계수값이 높을수록 설문의 모든 항목들이 연관되어 있으며 설문을 통해 파악하고자 하는 사항이 동일하다는 것을 의미한다.

p 값: 통계적 결과가 우연에 의해 발생하였는지를 평가하는 표준적 자료이다. 일반적으로 0.05, 0.01을 나타내는 p값은 각각 95%, 99%의 확률로 통계적 결과가 우연이 아님을 의미한다. 따라서 p값이 낮을수록 우연에 의한 가능성은 감소하며 실제 결과가 무엇인가를 의미한다고 받아들일 수 있다.

신뢰구간(CIs): 신뢰구간은 일반적으로 90%신뢰구간, 95% 신뢰구간으로 주어진다. 90% 신뢰구간으로 A에서 B라는 말은 A와 B 사이에 실제의 평균값(예를 들면)이 있을 확률이 90%라는 의미이다. 95% 신뢰구간이라는 의미는 20회중 19회는 검사에 의한 실제값이 그 구간 안에 있다는 의미이다.

타당성 (Validity)

타당성이란 결과 측정이 원하고자 하는 바를 얼마나 정확히 측정하는 지를 의미한다.

표면적 타당성 : 측정하고자 하는 내용을 제대로 평가하는 것처럼 보이는 정도

내용 타당성 : 측정하고자 하는 내용의 모든 중요한 부분을 제대로 표집한 정도

기준 타당성 : 기준이 될 만한 검사와 비교하여 어떠한 검사가 얼마만큼 타당한지 평가. 건강 상태는 잠재적(관찰되지 않는)인 사항이기 때문에 건강 상태 측정에 대해 기준이 될 만한 검사는 없다. 이러한 경우 구성 평가를 통해 타당성을 측정한다.

개념 타당성 : 연구하고자 하는 현상이 나타날 것으로 예상되는 이론적 값과 실제의 측정값이 어느 정도 일치하는지 측정[151]

동시 타당성 : 동시에 이루어진 2개의 측정의 비교. 두 가지의 아유형이 존재한다: (i) 수렴성 : 연관된 두 개 변수의 측정값이 연관되어 있을것이라는 예측. 즉, 두 검사의 측정치는 같이 증가(혹은 감소)할 것이다; (ii) 발산성 혹은 차별성: 전혀 연관이 없는 2개나 그 이상의 변수를 측정할 때 사용한다. 두 개의 독립적인 측정 결과가 서로 연관이 없으면 차별성이 우수하다고 판단한다. 예를 들면, 불안감이 지능과 독립적이라고 한다면, 이 둘 사이에 상관관계가 나타나지 않을 것이다.

예측 타당성 : 미래의 상황이나 상태를 예측하는 능력(예: 병원의 재입원율)

신뢰성 (Reliability)

신뢰성이란 측정과 관련된 오류의 양을 의미하며 '동일한 조건에서 반복되는 측정을 하였을 때 측정값의 재현성"으로 정의한다.[37] 따라서 신뢰성이 높은 검사를 사용한다면, 시간 경과에 따른 환자 상태의 변화는 측정값의 변화로 나타나게 된다.

반복측정 신뢰성 : 건강 상태의 변화가 없는 대상에게 반복되는 검사를 시행하였을 때 동일한 결과를 보여줄 때. 측정 표준 오차(SEM)를 측정하는 방법이다.[61]

상호 관찰자 신뢰성 : 동일 현상을 각기 다른 관찰자가

측정하였을 때의 일치성을 반영한다.

관찰자내 신뢰성 : 동일한 검사자에 의한 검사의 일관성을 평가하는 반복측정 신뢰성 중 하나

반응성 (Responsiveness)

반응성은 "변화가 있을 때 정확하게 변화를 탐지하는 것"으로 정의된다.[37] 사용하는 도구가 반응성이 좋다면, 대상의 건강 상태가 호전될수록 설문의 점수 역시 호전되어야 한다. 이러한 변화는 무작위적으로 발생하지 않는 임상적으로 중요한 변화를 의미한다. 반응성은 건강 관리자가 일정 시간에 걸친 치료 이후 임상적으로 건강 상태 향상을 평가하기 위해 매우 중요한 부분이다.

타당도 (validity)

타당도 : 측정하고자 하는 참값에 측정치가 얼마나 가까운가의 정도

장기적 타당도 : 시간 경과에 따라 실제 일어난 변화를 탐지하는 능력

최소 임상적 유효 차이(minimal clinically important difference: MCID) : 임상적으로 중요한 변화(호전)가 있는 환자와 그렇지 않은 환자의 정확한 분류를 최대화할 수 있는 점수 변화.

결과 평가에서 최소 임상적 중요 변화를 어떻게 결정하는가?

반응성 판단의 가장 중요한 부분은 특정 환자 그룹의 결과평가에서 최소 임상적 중요 변화를 결정하는 것이다.[48,81] 이는 환자가 증상이 좋아졌다고 느낄 때 결과 평가에 나타나는 최소한의 점수 변화를 의미한다. 환자 자신이 자신의 상태가 변했다(호전/악화)는 감각(PGIC)은 가장 흔히 결과 평가와 비교되는 외적 기준이다(부록 1 참조).[48,61]

PGIC 점수는 치료에 따라 환자가 주관적으로 느끼는 변화에 의해 결정된다. PGIC는 환자가 느끼기에 환자 자신이 치료로 인해 매우 호전되었는지, 상당히 호전되었는지, 약간 호전되었는지, 변화가 없는지, 악화되었는지 묻는다.[48,61] 환자가 호전되었다고 했을 때 PGIC 평가는 결과 평가 점수 중 '매우 호전됨', 또는 '상당히 호전됨'에 해당하는 점수에서 '변화 없음'에

(계속)

해당하는 평균점수를 빼 계산한다.[48,61] 악화되었을 때의 PGIC 점수는 '악화됨'에 해당하는 점수에서 '변화 없음'에 해당하는 평균 점수를 빼 계산한다.[61]

반응성을 결정하는데 흔히 사용되는 또 다른 방법은 효과크기(effect size)를 이용하는 것이다. 즉, 치료를 통해 얻게 된 효과의 정도를 사용하는 것이다.[156] 이러한 과정은 동일한 현상에 대한 여러 측정 방법들을 비교하여 이루어진다. 효과크기가 크다는 것은 표본 집단에서 치료에 의한 효과가 좋다는 것을 의미한다. 효과크기 0.2는 '작음', 0.5는 '보통', 0.8은 '높음'으로 해석된다.

효과크기 계산에는 여러 다른 방법들이 사용된다. 이들 각각은 비(ratio)를 사용하여 계산을 하는데, 이들 모두 연구 집단에서 치료 전 평균 점수와 치료 후 평균 점수와의 차를 동일한 분자로 사용한다. 분모는 일반적으로 점수의 범위나 전체 그룹의 표준 편차를 사용한다.

반응성이 있는 평가방법을 사용한다면, 치료로 인해 상태가 크게 개선되었다고 하는 대상에서 효과크기는 높게 나타날 것이다. 반면, 상태가 개선되지 않았다고 생각하는 집단에서의 효과크기는 낮게 나타나게 될 것이다. 따라서 만성환자(호전될 가능성이 낮은 환자)에서는 급성환자(호전될 가능성이 높은 환자)에서 보다 효과크기가 낮게 나타나게 된다.

결과에 의미있는 변화가 나타났음을 확인하는 또 다른 방법은 최소 측정가능 변화(MDC)를 이용하는 것이다. 이는 안정 상태의 환자에게 여러 번의 검사를 통해 발생하는 오류의 정도이다(측정값과 같은 단위를 갖는다). 변화가 의미있다고 여겨지기 위해서는 그 크기가 MDC와 같거나 MDC보다 큰 값을 나타내야 한다.

천장 효과와 바닥 효과 (Ceiling and floor effects)

천장 효과는 환자의 초기 기능상태가 좋아 효과의 개선이 있다 하더라도 측정을 통해 그 개선의 정도를 정확히 판단할 수 없을 때 나타난다. 운동선수가 그 적절한 예이다. 바닥 효과는 환자의 초기 기능상태가 낮은 상태에서 출발하여 측정 방법을 통해 환자의 악화를 절절히 판단하지 못할 때 나타난다. 몸이 약한 환자나 수술 후 환자가

표 8.1 하부 요통환자를 평가하는데 추천되는 결과 평가 도구들

평가 영역	도구	항목 수	점수	필요시간
통증	NRS	1	0~10; 임상적으로 의미있는 변화 = 30%	〈1분
전반적 건강	환자 자신 건강 평가	1	0~10	〈1분
기능/장애	PSFS 또는 오스웨스트리	3 10(6단계)	0~30 0~100	1분 3~5분
업무 상태	업무 손실 시간	1	날 수	〈1분
만족도	치료에 대한 만족도	10	1~5	2~3분

적절한 예이다. 천장이나 바닥효과는 측정 도구가 측정 범위의 양 끝부분을 적절히 평가하지 못해 발생하는 것이다. 천장 또는 바닥효과로 인해 임상적으로 중요한 변화가 측정되거나 감지되지 않을 수 있다.

실용성 (Practicality)

결과 평가의 도구는 사용하기 간단하고 이해하기 쉬우며, 시간이 많이 들지 않고, 수치화하고 해석하기 쉬워야 한다. 장애 설문지는 간단하고 명확한 단어들을 사용하여 환자들이 쉽게 설문지를 완성할 수 있어야 한다. 점수화는 시간 경과에 따라 증상의 변화를 보여주는 간단한 컴퓨터 프로그램으로 실행 가능하여야 한다. “예”, “아니오”로 이루어진 설문은 전화를 통한 경과 추적에 유리하기 때문에 연구적 목적의 설문에 많이 사용된다. 하지만 건강 관리자들은 0에서 10까지의 시각척도(Visual Analogue Scale; VAS)를 사용하여 환자들이 더 세부적인 대답을 가능하도록 한다. 실용적인 도구는 시간, 가격적으로 효율이 높으면서 타당도, 신뢰도, 반응도가 높은 검사이다.

평가 영역 (Domains)

결과 평가 도구를 주관적, 객관적 2개의 큰 범주로 분류할 수 있다.[184] 주관적 결과 평가는 환자에 의해 이루어지는 반면, 객관적 결과 평가는 건강 관리자에 의해 시행된다. 이 장은 주관적 결과 평가 도구들에 대해 다루고 있으며, 객관적 평가도구는 11장에서 13장에 걸쳐 다루어진다. 이 장 뒷부분에 부록으로 몇 개의 결과 평가 도구가 첨부되어 있다.

결과 평가 도구들의 다양한 영역이나 그룹에 관해 여러가지 분류가 사용되어 왔다.[184] Bombardier는 척추 장애를 호소하는 환자를 관리할 때에 필요한 핵심 영역들을 기술하였다 — 통증, 일반적 건강 상태, 장애 또는 기능적 상태, 작업 능력, 환자의 만족도(표 8.1).[23] 심리적 중압감 역시 6번째 영역으로 중요하게 다루어져 한다.

통증 (Pain)

통증을 평가하는데 있어서 고려해야 할 부분들이 있다. 통증 강도, 통증 감정, 통증의 위치, 통증의 지속성(만성화) 등이 그렇다. 통증 강도는 환자가 느끼기에 얼마나 아픈지를 의미하는 반면, 통증 감정은 통증으로 인한 심리적, 정신적 효과를 의미한다. 만성 재발성 통증의 중증도를 평가하는데 있어서, 어느 특정한 시간의 통증의 세기를 평가하는 것보다 1주일, 1개월, 6개월 같이 특정 기간 동안의 통증 정도를 평가하는 것이 더 중요한다. Von Korff는 후향적으로 볼 때 통증 상태에 관여하는 중요 인자들은, (a) 특정 기간동안 통증을 느끼는 날의 수 (b) 통증을 느낄 때의 평균적 통증의 강도 (c) 일상 활동에 방해를 주는 정도 (d) 통증으로 인해 활동 장애를 받은 날의 수 등이 있다고 보고하였다.[168]

통증 강도/세기 (Pain Severity/Intensity)

통증의 강도 측정을 위해 언어 비율척도(verbal rating scale), 시각척도(visual analogue scale), 숫자 비율척도(nemeric rating scale) 등을 사용할 수 있다. Von Korff

는 '0~10의 숫자 비율 척도를 사용하는 것이 다른 방법들에 비해 임상적으로는 물론 환자를 대상으로 한 연구에서도 유용하게 사용될 수 있다' 고 밝혔다.[169] 따라서 '통증 없음' 을 의미하는 0과 '극심한 통증' 을 의미하는 10(또는 그 반대)을 양 끝으로 하는 0~10까지의 숫자 비율 척도가 임상적으로 가장 많이 사용된다.

현재 통증에 대한 VAS는 지난 24시간, 1주, 또는 2주의 통증을 측정하는 것에 비해 반응성이 더 낮게 나타났다.[20,54,85,139] 따라서, 통증의 정도를 파악하기 위한 환자와의 면담에서 일반적 또는 평균적인 통증의 정도를 물어보는 것이 질문의 수를 줄일 수 있는 좋은 방법이다. 여러 연구에서 환자가 보고하는 평균적인 통증 강도는 실제로 3개월 동안의 통증 기록과 상관관계를 나타낸다는 것이 밝혀졌다. 환자가 기억하여 보고하는 평균적 또는 일반적인 통증의 강도는 최대 3개월 기간 내에서는 충분한 타당도를 보인다. 간단한 0~10까지의 숫자 비율척도의 예가 그림 8.1에 나타나 있다.

Hagg와 그 동료들은 만성 하부 요통환자에서 VAS 수치가 총점 100점 중 18~19 정도 변화하는 경우 임상적으로 가치가 있는 변화라고 밝혔다.[61] Turner는 통증과 장애의 상관관계를 연구하였다.[160] 초기 VAS가 5 이상인 경우, 장애 점수를 의미있게 변화시키기 위해서는 최소 2점의 점수 변화가 필요하였다. 초기 VAS가 5 이하인 경우 최소 1점의 변화가 임상적 기능 평가의 결과에 차이를 나타내었다.

임상적으로 의미있는 최소한의 통증 강도/세기의 변화란?

Farra와 그 동료들은 10점 중 최소한 4점 이상의 통증 강도를 나타낸 환자들에게서 2점 또는 30%의 통증 세기 변화가 임상적으로 의미있는 호전을 의미한다고 밝혔다.[48] 이는 환자가 개별적으로 느끼는 변화(PGIC)에서 '상당히 호전됨' (much improved)에 해당하는 정도이다. 50%의 호전은 PGIC에서 '매우 호전됨' (very much improved)와 상관이 있었다. 초기에 10점 중 4점 이하의 점수를 나타낸 그룹에서는 0.5점의 차이도 임상적으로 의미있는 호전을 나타냈다. 따라서, 단순한 숫자의 변화보다는 퍼센트를 이용하여 변화를 나타내는 것이 임상적으로 더 유용하다. 기저의 통증 강도의 변이성이 큰 경우에는 단순한 변화의 정도는 PGIC와 상관관계를 보이지 않지만 퍼센트 변화는 PGIC와 상관관계를 보이게 된다.

VAS 또는 NRS에서 임상적으로 의미있는 변화

- 30% 호전 = PGIC '상당히 호전됨' (much improved)
- 50% 호전 = PGIC '매우 호전됨' (very much improved)

통증 정도 (Pain affect)

통증의 강도는 환자가 경험하는 통증의 크기에 의해 정의되지만, 통증 정도는 환자가 통증을 경험하면서 발생하는 감정적인 측면에 의해 정의된다.[49,56,117,127,169] 멕길 통증 설문(McGill Pain Questionnaire)[113,114]은 심각한 정도의 순서대로 정리된 20개의 통증 설명 요소들을 포함하고 있으며 4개의 소척도로 나뉘어져 있다.

- 감각 식별
- 감정적 측면
- 평가적 측면
- 기타

이 평가 도구 사용에 관한 자세한 설명은 다른 부분에 설명되어 있다.[184]

통증 모식도 (Pain diagrams)

통증 모식도는 환자가 느끼는 증상의 위치에 대한 정보를 얻는게 가장 좋은 방법일 것이다.[94,128,184] 현재와 과거의 통증 모식도를 비교하여 호전이나 악화의 변화를 간단하게 알아볼 수 있다. 통증 모식도는 건강 관리자가 기계적인 하부 요통, 신경근 통증, 심리적 문제들을 구별하는데 도움을 준다(그림 8.2).

통증 모식도에서 여러 가지 양상의 통증(쑤시는 듯한 통증, 칼로 찌르는 듯한 통증, 타는 듯한 통증, 저린 듯한 통증, 바늘로 찌르는 듯한 통증 등)이 사지와 몸통에 있거나 번개를 맞은 것같은 자극이 몸에 있다면, 비정상적 질병 행태 또는 신체화장애를 의심할 수 있다. 이런 경우 불안정한 대처기술, 우울, 불안 등과 같은 주관적인 '황색 경보' 들에 관한 정보와 Waddell Non-Organic 하부 요통 증상과 같은 객관적인 자료들을 사용하여 추가적인 정보를 얻은 후 통증과의 상관관계를 알아 볼 수 있다(9장 일반적인 또는 평균적인 통증의 정도는?

0	1	2	3	4	5	6	7	8	9	10
no pain										Worst pain possible

그림 8.1 평소에, 일반적인 또는 평균적인 통증의 정도를 측정하는데 사용되는 NRS.

참고).

일반적으로 통증 모식도는 정성적인 검사로 사용되지만 통증 모식도를 점수화하는 방법들도 존재한다.[119,120,155,161] 점수화는 환자가 작성한 통증 모식도 위에 똑같은 그림이 그려져 있고, 각 부분에 점수가 표시되어 있는 투명한 종이를 겹쳐놓아, 환자가 증상을 호소한 부분의 점수들을 더해 총점을 내는 방법으로 이루어진다.

요약 (Summary)

NRS와 통증 모식도는 의료인에게 큰 도움을 준다.

일반적인 건강 상태 (General health)

환자 중심 일반적 건강 상태 평가는 2개의 범주로 나뉘어질 수 있다; 포괄적 또는 질병 특이적인 평가.[95,98] 포괄적 평가는 총체적 건강상태의 점수화와 건강 관련 삶의 질 평가(Sickness Impact Profile: SIP, SF-36 Health Survey, Nottingham Health Profile: NHP, Dartmouth COOP Health Charts 등)를 포함한다.[118] 포괄적 평가는 어떤 특이한 질병이나 상태에 특이적이지 않기 때문에 특정 질환을 가진 사람이 아닌 일반인에게 모두 적용할 수 있다는 장점이 있다. 하지만 이러한 점은 상태 특이적인 평가에 비해 시간 변화에 따른 반응성이 낮다는 점에서 약점이 있다. SIP 일반 건강 평가의 상태 특이적이고 높은 반응성을 보이는 검사 버전의 예가 Roland-Morris 검사이다.

SF-36는 여러 연구에 사용된 포괄적 평가 도구이며 국제 삶의 질 평가의 일환으로 40개 이상의 언어로 번역되었고 실제 임상에서도 자주 사용되는 유명한 검사이다. SF-36의 강점의 건강한 사람과 그렇지 못한 사람들의 기준 자료가 있다는 점이다. 버전 1.0과 2.0 모두 일반적 건강 상태의 다른 측면을 나타내는 8개의 부분으로 나뉘어

PAIN DIAGRAM

INSTRUCTIONS

다음 모식도에 다음 부위들을 표시하시오.

통증 - XXXX
뻐근함 - ////
저린감 - OOOO
기타 - ______
(구체적으로 표기하시오)

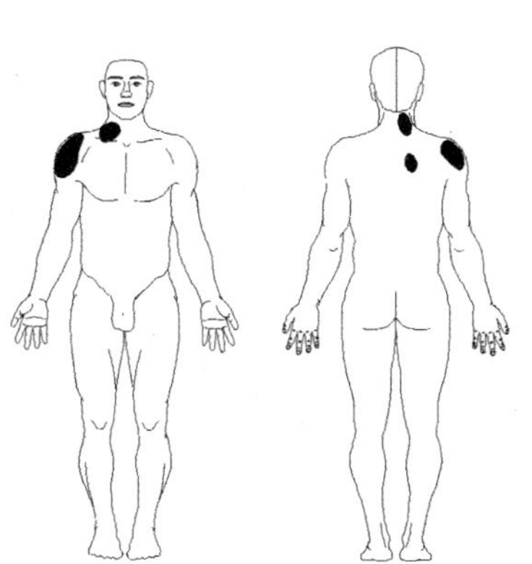

PAIN DIAGRAM

INSTRUCTIONS

다음 모식도에 다음 부위들을 표시하시오.

통증 - XXXX
뻐근함 - ////
저린감 - OOOO
기타 - ______
(구체적으로 표기하시오)

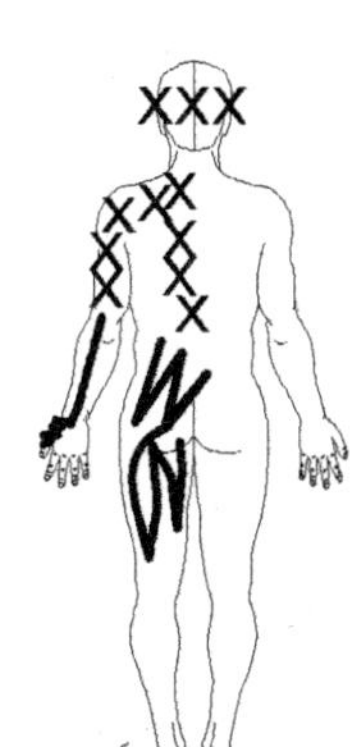

그림 8.2 통증 모식도. (A) 해부학적으로 명확한 관계를 나타내는 모식도, (B) 해부학적으로 불분명하고 과장되게 묘사된 모식도.

표 8.2 SF-36 소척도

척도(괄호 안은 SF-36에 표시된 항목 이름)	항목 수	척도 항목	점수 계산을 위해 필요한 최소 항목의 수
건강 지각(전반적 건강)*	5	1, 33, 34, 35, 36	3
신체적 기능*	10	3, 4, 5, 6, 7, 8, 9, 10, 11, 12	5
신체적 건강문제로 인한 제약*	4	13, 14, 15, 16	2
정신적 문제로 인한 제약**	3	17, 18, 19	2
사회적 기능**	2	20, 32	1
정신 건강**	5	24, 25, 26, 28, 30	3
신체 통증*	2	21, 22	1
활력/피로**	4	23, 27, 29, 31	2

** 신체적 요소를 계산하기 위해 사용되는 4가지 척도.
** 정신적 요소를 계산하기 위해 사용되는 4가지 척도.
Yeomans에 의해 수정됨. The Clinical Application of Outcomes Assessment. McGrow-Hill, 2000.

져 있다. 8개의 개별적인 척도를 이용하여 버전 2.0에서는 정신건강과 신체건강 점수를 계산해 낼 수 있다.[172-174] 표 8.2는 8개의 척도, 점수 계산에 사용되는 항목이나 질문의 수, 각 척도에 특이적인 항목, 점수 계산을 위해 필요한 최소한의 항목 수를 나타내었다.

PCS(Physical Component Summary)는 다음 4가지 척도로 구성되어 있다; 신체적 기능, 신첵적 역할, 신체 통증, 전반적인 건강상태. 정신 건강 요소(Mental Health Component; MHC)는 정신 건강, 감정 역할, 사회적 기능, 활동성으로 이루어져 있다. 전체 36개의 질문을 8개의 척도보다는 2개로 분류하여 사용함으로 신뢰성을 높일 수 있다. 두 개의 척도에서 건강한 성인들의 평균 점수는 50±10점이며, PCS와 MHC에서 각각 신뢰도 0.92, 0.88을 나타낸다.

SF-36은 하부 요통과 좌골 신경통 환자에서 임상적으로 의미 있는 변화를 측정하는데 유용한 반응성 있는 검사로 알려져 있으나 몇몇 연구는 이를 부정한다. 반응성이 있다고 결론을 내릴 테일러(Taylor) 등에 의한 연구[121,156]에서도 오스웨스트리 장애 지수(Oswestry Disability Index)에 비해 좋은 결과를 보이지 않았다.[156] 가장 반응성이 높게 나타난 척도는 실체적 기능, 신체 통증, 사회적 기능이었다.[156] 신체적 기능 척도는 오스웨스트리 장애 지수보다 민감도가 높게 나타났다.[156]

SF-12는 실용성과 사용성을 높이기 위해 SF-36에서 유래된 간략화 버전이다.[175] SF-36은 신체 기능, 정신 건강 척도 이렇게 2가지의 서로 다른 척도를 구성하기 위해 사용될 수 있다. SF-12가 SF-36에 비해 가지는 장점은 검사 완료를 위해 2~5분이면 충분하다는 것이다. SF-12나 SF-36의 표준 또는 응급 버전이 여러 가지 언어로 번역되어있다.[176]

요약(Summary)

결과 평과 과정에서 다른 영역에 해당하는 부분들 역시 평가하고자 한다면 SF-36대신 SF-12를 사용하는 것이 더 실용적이다. 그럼에도 불구하고 시간이 부족하다면, '황색 경보' 설문처럼 환자 자신이 느끼는 전반적인 건강 상태에 관한 한가지 질문을 사용하여 평가를 대신할 수도 있다(9장 참조).[157]

부위 특이적 기능 장애 평가 (Region-specific funtional disability outcomes)

장애란 환자가 일상적인 생활에 필요한 활동에 얼마나

지장이 있는지에 의해 정의된다.[13] 따라서 치료를 받고 있는 환자에게 있어서 장애 정도는 환자의 상태 변화를 대표하는 가장 중요한 지표이다. 국제 장애 건강 분류(The International Classification of Disabilities and Health)는 장애(disability)와 불구(impairment)를 구별하였다.[79,182] 활동 범위, 근력과 같이 객관적인 환자가 호소하는 기능적 제약(장애)와 상관관계가 뚜렷하지 않다. 일반적으로 특정 기능 이상이나 불구에 대한 검사 결과에 의해 임상적 결정이 내려지지만, 치료의 근본적인 목적은 환자의 전반적인 기능 이상, 기능적 제약, 장애를 완화시키는 것이라는 사실을 항상 기억해야 한다.

하부 요통 (Low back pain)

오스웨스트리 장애 지수. 오스웨스트리 장애 지수(ODI)는 병원 외래를 방문하는 환자들에 대한 연구에서 개발되었다. Fairbank가 처음 제안한 1980년 이래로 원저자가 개정한 버전 2.0 이외에 많은 사람들에 의해 여러 가지 개정이 이루어졌다.[47,52,133]

그 중 하나, 개정 ODI는 입원 치료를 필요로 하지 않을 정도의 환자들을 대상으로 하여 민감도를 높이기 위해 Hudson-Cook 등에 의해 제안되었다.[77] Fritz 등 역시 동일한 목적으로 그들만의 개정 ODI를 개발하였다. 반복측정 신뢰성, 반응성, 개념 타당성에 대한 연구를 시행한 결과, 퀘백 요통 장애 척도(Quebec Back Pain Disability Scale)보다 더 나은 결과를 보여주었다.

ODI는 다양한 언어로 번역되어 있어 쉽게 사용할 수 있다.[47,133] 또한 임상적으로 의미있는 변화에 따라 반응도가 높게 나타났다.[11,88,105,110,133,156] 각기 다른 인구 집단에 대한 평균 측정값이 표 8.3에 나타나 있다.

표 8.3 각각 다른 통증을 호소하는 환자와 증상이 없는 환자에서 초기 ODI 평균점[19,46,47,77]

- 무증상 집단 — 10%(SD±2~12)
- 외래 환자 — 22%
- 카이로프랙틱 환자 — 27%(개정 ODI 36~47%)
- 혼재성 하부 요통 — 27%(SD±6~24)
- 만성 하부 요통 — 43%(SD±10~21)
- 좌골 신경통 환자 — 45%(SD±10~30)
- 정형외과 환자 — 47%

개정 ODI에서 임상적으로 의미있는 최소한의 변화는 어느 정도인가?

- 8%[110]
- 10%[61]
- 12%[52]
- 16.3%[156]

개정 ODI 검사 채점 방법

각각 다른 일상 활동에 해당하는 10개의 부분(예를 들면, 자기 관리, 물건 들기, 걷기, 사회 생활 등)으로 나뉘어져 있으며, 각 부분마다 환자 자신이 점수를 매길 수 있는 6단계(0~5점)의 점수체계를 가지고 있다(부록 2). 각 부분의 점수를 더하여 장애 점수를 계산하고(최고 50점) 보통 퍼센트로 환산한다. 검사 중 한 부분이 생략되었다면, 그 부분을 제외하고 획득 가능한 총점(예, 45)에 대한 획득 점수의 퍼센트로 점수를 계산한다(부록 2).

로랜드-모리스 (Roland Morris) 장애 설문. 로랜드-모리스 장애 설문(RDQ)는 SIP의 변형으로 하부 요통 환자에게 특이적인 24개의 항목을 포함하고 있다. 24개 질문은 통증으로 인해 특정 일상 생활이 영향을 받는지를 평가하며 간단하게 예 또는 아니오로 대답한다. ODI처럼 RDQ 역시 환자의 심리적 영향 평가가 가능한 신뢰도있고 타당도 높은 검사로 인정되어 왔다. 18개 또는 11개 항목의 RDQ 축약판 역시 신뢰도와 타당도가 높은 결과를 보여준다.[145,152] SIP의 신체 소척도(physical subscale)와의 반응도를 비교하여 본 결과 비슷하게 나타났으며 다른 부분들의 반응도 역시 높게 나타났다.[12,96,121,130,144,146,149,153]

RDQ에서 임상적으로 의미있는 최소한의 변화는 어느 정도인가?

- 2.5 ~ 5점[12]
- 2 ~ 4점[24,121,133]
- 장애 정도가 낮은 환자에서 1 ~ 2점[114]
- 장애 정도가 높은 환자에서 7 ~ 8점[146]

- 혼성 인구에서 5점[146]
- 외래에 방문하는 아급성 하부요통환자에서 4~5점[144]

RDQ를 채점하는 방법

'예' 로 대답한 문항의 수를 단순히 더하면 된다(최대 24점). 질문을 건너뛰었다면, 응답을 한 질문들 중 긍정적인 대답의 퍼센트를 계산한다(부록 3).

오스웨스트리 장애 지수와 롤란드-모리스 장애 설문의 비교. 여러 연구에서 ODI와 RDQ를 직접적으로 비교하였다.[5,75,100,133,142] 일반적으로 ODI가 RDQ에 비해 높은 점수를 나타내는 것으로 드러났다. 이러한 이유로 ODI는 장애의 정도가 심한 환자에서, RDQ는 장애의 정도가 약한 환자에서 더 민감하게 변화를 나타낼 수 있다. 또한 개정 ODI는 원본 ODI에 비해 민감도가 높게 나타났다.[75,77]

각 설문은 여러 가지 일상생활에 필요한 기능들에 대해 평가하며 개정 ODI는 RDQ가 평가하는 기능의 수의 반 정도만을 포함하고 있다. Stratford 등의 연구에 의하면 ODI의 경우, 질문에 응답하지 않거나 복수의 응답을 하는 경우가 많다는 점이다. 이는 RDQ는 단순한 예/아니오 형태의 답을 요구하는 반면, ODI는 다지선다 형태의 질문 방식을 취하고 있기 때문이다. 두 검사중 어떤 검사를 사용할지에 영향을 주는 또 다른 요인들은 번역판의 유무, 장기 추적 조사가 필요한 경우 전화로 설문 작성이 가능한가(RDQ에 유리), 천장 효과(ODI에 유리), 바닥효과(RDQ에 유리)등이다. Fairbank와 Roland는 지속적이고 심한 장애를 가진 환자에서는 ODI를, 상대적으로 심하지 않은 장애를 가진 환자에서는 RDQ를 사용할 것을 추천한다.[133] 두 검사의 반복측정 신뢰성과 내적 일관성에 관한 연구 결과 높은 상관관계를 보였다.[5,33,96]

ODI설문의 구성은 10개로 명확히 구별된 일상 활동 기능을 평가하기 때문에 치료 목표 설정에 RDQ에 비해 더 유용하게 사용될 수 있다. 치료 목표에 도달한 환자와 그렇지 못한 환자를 비교하였을 때, ODI와 RDQ에서 점수 변화양상이 표 8.4에 나타나 있다.[12,100,142]

RDQ와 ODI(또는 개정 ODI) 하부 요통 환자의 기능 측정에 '황금 기준' 이라고 하더라고 표 8.5처럼 다른 도구들 역시 사용할 수 있다.

척추 기능 평가. Leonard N. Matheson 박사와 Mary L. Matheson에 의해 1991년 개발된 척추 기능에 의한 활동 능력 검사 및 활동 평가(Performance Assessment and Capacity Testing Spinal Function Sort)는 그림에서 보여주는 50개의 다른 일상 활동에 환자 자신이 얼마나 장애를 느끼는지를 검사한다.[108,116] 이 그림들은 직업 사전(dictionary of occupational tiltes)에 수록된 여러 가지 자세나 활동들을 대표한다. 총점은 환자가 느끼는 활동 능력 점수(Rationg of perceived capacity; RPS)로 나타내며 내적 일관성과 환자의 노력 여부를 확인하기 위한 검사를 거친다. 이 점수는 미국 노동국에서 개발한 각 직업에 대한 신체적 필요/요구 사항과 비교된다. 업무에 필요한 활동들을 확인하고 업무와 관련하여 물건을 들거나 옮기는 일을 얼마나 해야하는지 확인한다.

이러한 평가를 통해 얻을 수 있는 중요한 정보는 다음과 같다.

- RPC 점수
- RPC점수에 따라 신체적 필요/요구 수준을 기준으로 작성한 5단계 중 하나로 환자를 분류
- 환자 자신이 들어올리거나 옮길 수 있다고 생각하는 최대의 무게
- 비슷한 업무에 해당하는 점수를 비교하여 내적 타당도를 검사
- RPC 점수를 현재 일하고 있는 사람들, 장애/비고용 인구들의 표준 점수와 비교한다.
- RPC 점수에 의해 분류된 환자의 신체적 필요/요구 수준을 업무에 필요한 기능들을 평가하는 설문과 비교 평가. 이러한 비교를 통해 환자가 추후에 현재의 '정상적' 인 업무나 직업으로의 복귀가 가능한지, 또는 현재보다 신체적인 부담이 적은 업무로 복귀해야 할지를 평가할 수 있다.
- 업무에 필요한 신체적 활동을 표시하여 특정 업무와 관련하여 얼마만큼의 일을 해낼 수 있는지 확인한다. 이러한 방법은 업무 특이적인 운동 요법이나 재활 훈련 중 모의 업무 수행 단계에서도 사용할 수 있다.

SFS는 환자가 검사를 완료하는데 5~7분이 걸리며, 점수 계산, 최대로 들거나 옮길 수 있는 하중 계산, 현재의

표 8.4 각기 다른 환자군에서 ODI, RDQ 평균 점수

연구	RDQ	ODI
10개 통증 중 3개 미만의 통증, 척추 신경근병증이 없음[100] (평균, 범위, 표준편차)	10.9, 0~22, 4.7	33.0, 4~70, 14.7
EMG상 척추 신경근병증 소견[100] (캐나다)(평균, 범위, 표준편차)	14.2, 0~24, 5.2	49.1, 6~86, 17.1
물리 치료사에게 의뢰된 환자[142]	치료 전 11.8±6.2 4주 후 7.1±5.7	치료 전 40.5±17.8 4주 후 24.4±15.5
6주 이상 비특이적 하부 허리 통증을 호소한 환자[12]	초기 12.1 5주후 7.5 호전됨 12.1~4.3 호전되지 않음 11.8~10.6	초기 27.6 5주후 21.9 호전됨 26.2~14.3 호전되지 않음 29.1~29.5

Modified from Table 3 of Roland M and Fairbank J. Roland-Morris Disability Questionnaire and Oswestry Disability Questionnaire. Spine 2000;25:3115-3124.

업무에 필요한 신체적 활동들과 비교, 표준 점수와 비교하는데 5~10분이면 충분하기 때문에 실제적으로 사용하기 매우 편리하다. FSF가 결과 평가를 목적으로 개발되지는 않았으나 환자의 장애가 감소하수록 RPC 점수는 호전(증가)된다.

목통증 (Neck pain)

목 장애 지수. 목 장애지수(NDI)는 ODI를 모체로 개발되었다.[162] 이 도구는 처음에 17명의 채찍 손상 환자를 대상으로 연구되었으며 통계적으로 의미있는 결과를 보여주었다(피어슨 r= 0.89, ρ±0.05). 52명을 대상으로 완료한 검사에 각 항목에 대한 알파 계수를 계산한 결과 모든 항목에서 0.75 이상의 값을 보였으며 전체 검사의 알파값은 0.80이었다. 2개의 다른 방법으로 검사를 시행하였을 때 중등도의 상관관계를 가진 동시 타당성을 나타냈다(0.60, 0.69~0.70). 이러한 연구는 직업성 목통증을 호소하는 사람들을 대상으로도 시행되었다.[164]

최근, Hains 등[62]은 초기의 NDI와 7가지 종류의 개정 NDI를 비교 연구하여 초기 NDI의 타당도를 확인하였다. 검사의 각 항목들은 강한 내적 일관성을 나타내며 0.92(크론바 알파)를 나타냈다.

NDI는 채찍 손상 관련 장애(WAD) 환자의 치료 경과를 추적하는데 사용되었다.[165] 또한 NDI는 WAD 환자에서 목통증이나 장애를 측정하는 검사와 자주 비교 연구되어왔다.[166,167] 이 연구들에서 NDI, 목통증 설문, 코펜하겐 목 기능 장애 지수를 사용하여 통증, 장애, 기능 이상을

표 8.5 유용성이 인정되는 요추부 평가 도구

퀘백 허리 통증 장애 척도(QBPDS)[96,97]	척추관 협착 설문(SSQ)[153,154]
북미 척추 협회 요추 설문(NASS-LSQ)[36]	100만 시각 척도(MVAS)[115]
Curtin 허리 선별 설문(CBSQ)[65]	Waddell 장애 지수(WDI)[170]
활동 곤란 척도(ADS)[159]	일상 생활 활동 회복 척도(RADL)[181]
하부 허리 평가 점수(LBOS)[58]	임상적 허리 통증 설문(CBPQ)[138]

비교 평가하였다. 그 결과 내용이나 형태, 효율성 측면에서 많은 비슷한 점들이 발견되었다. 이중 NDI는 현재까지 가장 많이 연구되었으며, 연구적 목적으로 가장 추천되는 도구이다.

Vernon 등[163]은 3개 이상의 Waddell 비기질적 증상(non-organic signs; NOS)을 보이는 WAD 환자와 그렇지 않은 환자를 비교한 결과 높은 NOS를 보이는 환자의 평균 NDI 점수가 2배 이상으로 나타났다.(17.6±9.1 vs 36±3.7)

Stratford 등[147]은 각 환자의 평가에 NDI를 사용하는 것에 대한 연구를 시행하였다. 49명의 초진환자와 48명의 추적 관찰 환자를 대상으로 측정 표준 오차(SEM)를 사용하여 연구를 진행하였으며, 15명의 안정 상태 환자에게도 같은 연구를 시행하였다. 연구를 통해 다음 3가지 사항에 대한 분석을 시행하였다.

1) 측정값의 변이도는 얼마인가?
2) 감지 가능한 최소한의 변화(minamal detectable change)는?
3) 임상적으로 의미있는 변화의 크기는?

분석 결과 내적 일관성 0.87, 반복측정 신뢰도 0.94로 임상적으로 의미있는 변화의 크기는 5점이라고 밝혔다. SEM은 2.7점이었다.(95% 신뢰구간=2.7×95%=±4.5점)(부록 3) NDI에서 전형적인 환자의 점수는 35~39% 정도였다.[147,162]

NDI에서 임상적으로 의미있는 최소한의 변화는 어느 정도인가?

- 10% 또는 50점중 5점[115,129]

NDI를 채점하는 법

ODI처럼 10개의 부분으로 나뉘어져 있으며, 각 부분은 각기 다른 종류의 일상생활 활동(운전, 앉기 등)에 대한 평가와 관련이 있다. 각 부분은 환자 자신이 느끼는 기능 정도에 따라 6단계(0~5점)로 평가한다. 각 부분의 점수를 합하여 장애 점수를 계산하며(최대 50점), 보통 퍼센트로 환산한다(부록 4).

다른 검사들. 코펜하겐 목 기능 장애 척도는 신뢰성, 반응성, 타당성, 실용성이 좋은 것으로 알려져 있다.[90] 내적 일관성의 크론바 알파값은 전체 검사는 0.9, 각 항목당 0.88로 나타났다. 장애 척도(disability scale)는 통증 점수나 의사와 환자의 전반적 평가와 상관 관계가 높게 나타나, 좋은 개념 타당성을 나타낸다. 장애 점수의 상대적 변화는 치료 후 통증 점수와의 상관관계가 매우 높에 나타났다. 목통증 및 장애 척도(Neck pain and disability scale)역시 사용할 수 있는 도구이다.[179]

채찍손상 특이적 장애 척도가 최근 개발되었다.[124] 천장 또는 바닥효과가 크지 않으며, 높은 내적 일관성을 보인다(크론바 알파=0.96). 이 검사는 NDI에서는 포함되지 않았지만, 채찍손상 환자와 관련된 정신적 건강, 사회적 활동, 피로도 등이 포함되어 있다(부록 4).

상지 (Upper extremity)

어깨

크로프트 지수. 이 설문은 의료적 처치를 필요할 정도의 심각한 어깨 통증을 호소하는 환자와 그렇지 않은 환자를 구별하는데 뛰어나 개념 타당성이 높은 검사이다.[35] 또한 어깨 통증으로 장애를 나타내는 환자와 그렇지 않은 환자를 구분하는데도 유용하다.[125] 이 검사는 SPADI와 중등도의 상관관계를 나타내 개념 타당도가 높다(r=0.79).[57] 반복측정 신뢰도 역시 높다(ICC 0.95).[57] 95%의 경우에서 점의 변화는 오류가 아닌 실제 임상적으로 의미있는 변화를 의미한다.[57] 또한 높은 내적 일관성을 보인다(약 0.91).[57] 하지만 이 도구의 반응도는 아직 확인되지 않았다.

어깨 통증과 장애 지수. 어깨 통증과 장애 지수(SPADI)는 다음 항목들을 포함한다; 통증, 운동성, 자기 관리. SPADI의 반복측정 신뢰도는 외과적 치료를 필요로 하는 대상에서는 매우 좋으며(ICC=0.91) 1차 진료를 찾는 환자에서는 그리 높지 않다(ICC=65, 95% 신뢰구간).[132,180] 전체 검사의 내적 일관성은 매우 높으며(크론바 알파=0.91) 장애 척도의 내적 일관성이 통증 척도보다 높다. 이 검사의 개념 타당도는 여러 가지 방법으로 연구되었는데, SIP와 SF-36과의 상관관계 분석을 통해서도 이루어졌다. 또한 SPADI 검사의 반응도 역시 알려져있으며, 임

상적으로 의미있는 최소한의 변화는 10%이다.[57,74,180] SPADI나 크로프트 모두 ROM과의 상관관계는 낮다(r=0.24, 0.56).[57]

이 부위 검사에서 많이 쓰이고 있는 또 다른 검사는 어깨 평가지(SEF)이다. SEF는 미국 어깨, 팔꿈치 수술 전문 외과의(American Shoulder and Elbow Surgeons)들에 의해 개발된 15개의 일상 생활 활동들에 관한 질문을 포함하고 있다. SEF는 회전근 파열 치료의 비수술적 접근에 단독으로 연구되었다.[68] 이 검사는 지금까지 설명한 다른 검사들에 비해 많은 연구가 이루어지지 않았다.

손목

수근관 증후군 설문. 수근관 증후군 설문(CTSQ)는 수근관 증후군 환자에서 사용되며 타당성, 신뢰성이 높고 환자가 혼자서 사용할 수 있는 도구이다.[4] SF-36과 비교를 통해 타당성를 검사했으며, 반복측정 신뢰도 검사를 위해 1, 3주에 검사를 시행하였다. 그 결과 높은 내적 일관성을 보였으며(크론파 알파=0.8~0.95) 반응성은 0.94~1.7로 나타났다.

수부 기능 평가. 수근 기능 평가(Hand function sort; HFS)는 일상 생활을 포함한 여러 가지 신체 활동에 필요한 62개의 손 운동에 대한 자가 보고 형상이다. HFS는 주로 사용하는 쪽의 손(우성 손)에 장애가 발생한 경우 HFS 점수가 장애의 정도와 높은 상관관계를 나타내, 높은 개념 타당도를 보이지만, 열성 손의 경우 타당도는 높지 않다.[107]

전반적 상지 기능

상지 기능 척도. 상지 기능 척도(UEFS)는 환자의 자가보고를 바탕으로, 8항목으로 이루어진 상지 장애(UEDs)의 기능적 손상를 측정하는 도구이다. 여기에는 어깨, 팔꿈치 건염이나 수근관 증후군(CTS)이 포함된다. 108명의 업무 관련 UEDs 환자와 165명의 TS환자를 대상으로 전형적인 추적 관찰 연구가 시행되었다. 그 결과 증상의 심각성과 임상적 자료들과 비교하였을 때, 내적 일관성이 높으며(크론파 알파 >0.83), 바닥 효과가 상대적으로 없고, 높은 타당도를 가지는 것으로 나타났다. UEFS는 쥐는 힘이나 꼬집는 힘과 같은 임상적인 척도들과 비교하여 보았을때, CTS 환자에서 반응성이 더 높은 것으로 드러났다.

UEFS에서 임상적으로 의미있는 최소한의 변화는 어느 정도인가?

- 15% 이상[96]

UEFS를 채점하는 법

간단히 전체 응답의 총 점수를 더한다. 하나의 질문에 응답하지 않는 것이 허용되며, 그 경우 그 질문에는 평균 점수를 적용한다(부록 5).

상지 기능 지수(UEFI). UEFI는 하나의 검사로 어깨, 팔꿈치, 손목, 손의 증상을 호소하는 환자를 모두 평가하기 위한 목적으로 개발되었다. 반복검사 신뢰성이 높고(0.94) 표준 측정 오류는 3.9이다. UEFS와 비교할 때, UEFI는 비슷한 반복 측정 신뢰도와 비교 타당도를 보이지만 장기적 타당도는 더 높게 나타났다. 장기적 타당도는 자가 평가하는 환자의 호전 정도에 의해 결정되었다.

UEFI에서 임상적으로 의미있는 최소한의 변화는 어느 정도인가?

- 9점

UEFI를 채점하는 법

환자는 자신의 상태를 가장 잘 설명한 부분에 체크한다. 20개의 질문에 점수는 각각 0~4점으로 매기며, 점수가 높을수록 기능적 장애는 덜하다. 전체 설문의 점수는 0~80이며, 0은 가장 심한 장애를 80은 최소의 장애를 의미한다(부록 6).

하지(The lower extremity)

엉덩관절. 엉덩관절(고관절, hip joint) 평가에 사용할 수 있는 도구들은 많이 있다. 이중 몇은 엉덩관절 성형술 이전과 이후 기능 평가를 목적으로 개발되었다. 미국에서 흔히 사용되는 고관절 관련 평가 도구는 해리스 엉덩관절 점수(Harris hip score)이다.[32] 활동에 지장을 줄 만큼의 통증을 호소하는 많은 젊은 환자들에는 비관절염성 고관절 점수와 같은 개정된 결과 도구를 사용할 수 있다. 이 검사는 총 5분 이내에 완료할 수 있다. 재현성, 내적 일관성, 타당성 등은 이미 알려져 있다.[32] 이 검사는 일반적인 관절

염 평가에 사용되는 Western Ontario 그리고 McMaster 대학 관절염 지수의 변형이다.[8]

무릎

기능 지수 설문(FIQ). 슬개-대퇴 통증 증후군(PFPS)을 평가하는데 사용되는 5개 방법의 심리측정학적 특징을 알아보기 위한 연구가 진행되었다. 5개의 도구는 기능 지수 설문(FIQ), 통증이 심할 때와 약할 때의 VAS와 평균점수, 슬개-대퇴 기능 척도(PFS), 계단 검사, 환자가 호소하는 기능 제약 보고서이다. 56명의 PFPS환자가 무작위 임상 실험에 참가하였다. 그 결과 FIQ가 다른 검사들에 비해 선호되었으며, 사용하기 쉽고 무릎 손상 환자의 추적 치료에 매우 유용한 것으로 나타났다.[67]

FIQ는 중등도의 반복검사 신뢰성을 보이며 치료 전과 치료 후 높은 내적 일관성을 보이는 것으로 나타났다(크론바 알파=0.85, 0.88).[31] FIQ는 임상적 변화를 측정하는데 뛰어난 것으로 드러났다.

다른 설문. 노이스 리스홈 무릎 점수(Noyes and Lysholm Knee scoring questionnaires)는 운동선수의 무릎 수술 결과를 평가하는데 흔히 사용된다. 이 설문은 무릎 기능의 일상 활동들로 이루어져 있다. 무릎 장애를 보이지만, 비수술적인 치료를 받은 426명의 환자에게 리스홈 무릎 척도(Lysholm Knee Rating Scale)와 SF-36을 사용한 비교 연구가 시행되었다.[87] 물리치료를 받은 후 두 척도 모두에서 점수가 호전되었다.

International Knee documentation committee Subjective Knee Form은 상대적으로 오래되지 않은 도구이지만, 무릎 질환 환자들의 건강 관련 삶의 질을 평가하는데 뛰어난 결과를 보인다.[80] 반복검사 신뢰성, 내적 일관성, 타당성, FIQ에 비해 검사에 많은 시간이 든다.

발. 발목 관절 기능 평가 도구(AJFAT)는 12개로 이루어져 사용하기 쉬우며, 발목 염좌 환자의 장애를 평가하는데 사용되어졌다.[137] 이 검사는 무릎 기능 평가에 사용되는 여러 가지 검증된 도구들을 기반으로 만들어졌다.[38,87] 발목 염좌 환자의 장애 점수는 평형 감각의 장애 점수가 호전되면서 동시에 좋아진다.[137]

전반적 하지 기능

기능적 평가 척도(FAS). FAS는 고연령층에서 무릎의 골관절염에 의한 기능적 평가를 위해 개발되었다. 이 도구는 신뢰도와 타당도가 높은 관절염 장애 지수(Arthritis Impact Measurement Scale)[111]의 운동성 및 신체 활동 영역 평가에서 유래되었다.[112]

FAS는 고령의 골관절염 환자와 골관절염이 없는 환자를 구별함으로 내적 일관성을 나타냈다(크론바 알파=0.83). 관절염 환자의 평균 점수는 13.0(SD=2.68)이었던 반면, 대조군의 평균값은 총점 25점 중 6.4(SD=1.35)였다. 표본의 연령 범위는 54~79세였으며, 연령은 기능 점수와 관련이 없었다.

이 도구는 서기, 걷기, 계단 오르기 등에 제약을 보이거나, 지팡이나 목발같은 도구를 필요로 하는 하지 장애 환자들의 기능적 상태를 평가하는데 사용될 수 있다.

FAS를 채점하는 법

환자는 자신의 상태를 가장 잘 설명한 부분에 동그라미로 표시한다. 5개의 질문이 있으며 점수는 5~25점의 범위에 분포한다.(각 척도당 a=1, b=2 ... f=6). 점수가 높을수록 장애의 정도가 크다(부록 7).

하지 기능 척도(LEFS). LEFS는 관절 탈구, 슬개-대퇴 장애, 관절염, 발목 염좌, 관절 불안정성 등의 모든 하지 기능 이상을 평가하기 위한 평가 도구로 개발되었다. SF-36과 같은 전반적인 평가에 비해 하지 환자의 상태변화에 더 민감하게 반응한다.[16] 90% 신뢰구간, 측정 오류는 6점이다.[16] 각기 다른 상황에서 측정하더라도, 90%의 안정된 환자에서는 9점 이하의 분산을 나타낸다.[16] 따라서 감지 가능한 최소한의 변화 또는 임상적으로 의미 있는 최소한의 변화는 9점이다.[16] 이 도구는 사용하고 평가하기에 쉽다. 초기 연구는 낮은 기능 수준을 보이는 환자—전체 엉덩관절 또는 무릎 관절 치환술을 받은 환자—를 대상으로 타당성을 확인하였다.[149] 두 번째 추적 관찰은 최근 14일 내에 발목 염좌를 경험한 활동적인 환자를 대상으로 LEFS의 반복검사 신뢰성, 교차 타당성, 장기적 타당성을 확인하였다. LEFS는 심한 장애나, 활동이 많은

환자들에게서도 타당성이 증명되었기 때문에, 이 평가도구의 '천장' '바닥' 효과가 뛰어남을 의미한다.

> **LEFS에서 임상적으로 의미있는 최소한의 변화는 어느 정도인가?**
>
> - 9점[16]
>
> **LEFS를 채점하는 법**
>
> 환자는 자신의 상태를 가장 잘 설명한 부분에 체크한다. 20개의 질문에 점수는 각각 0~4점으로 매기며, 점수가 높을수록 기능적 장애는 덜하다. 전체 설문의 점수는 0~80이며, 0은 가장 심한 장애를 80은 최소의 장애를 의미한다(부록 8).

요약 (Summary)

환자의 주증상과 관련되어 환자의 활동 제약을 평가하는데 사용할 수 있는 부위 특이적인 많은 검사들이 존재한다. 표 8.6에 특정 신체 부위 평가에 어떤 검사가 유용할지에 대한 저자의 추천이 요약되어 있다.

환자 특이적 기능 장애 평가 (Patient-Specific functional disability Outcome)

환자 특이적 기능 척도(PSFS) (Patient-Speccific functional scale(PSFS))]

PSFS는 통증으로 인해 수행할 수 없거나 수행하기 가장 어려운 3가지 활동을 환자가 직접 고르도록 하는 혁신적인 평가 도구이다.[27,143,148,178] PSFS는 다른 평가 도구들에 비해 뛰어난 반응도를 나타내는 것으로 나타났다.[122]

- PSFS 효과크기 = 1.6
- 숫자 통증 척도의 효과크기 = 1.3
- RDQ 효과크기 = 0.8

표 8.6 추천되는 평가 도구

모든 부위 – PSFS
하부 허리 통증 – 개정 ODI, RDQ, 허리 BQ
목 – NDI, 목 BQ
상지 – UEFI
하지 – LEFS

- 장애 평가(ROM) 효과크기 = 0.1~0.6

> **PSFS에서 임상적으로 의미있는 최소한의 변화는 어느 정도인가?**
>
> - 3점[178]
>
> **PSFS를 채점하는 법**
>
> 환자는 자신이 느끼기에 가장 문제가 된다고 생각되는 3가지 활동을 선택한다. 각 활동에 대해 0~10까지의 점수를 부여하며, 0은 '활동을 하지 못함' 10은 '정상적으로 업무를 수행할 수 있음'을 의미한다(부록 9).

PSFS는 환자의 경과와 치료 결과를 측정하기 위해 매주 시행할 목적으로 개발되었다. 환자의 증상이 느리게 회복될 것이라고 생각되는 경우 덜 자주 수행할 수 있다.

환자가 선택한 3가지 항목에 대한 MDC는 각각의 항목별로 계산한다. 환자가 언급한 활동들은 모두 각기 다른 수준의 강도를 가지고 있을 수 있어 3가지 항목 점수를 평균화시키면 의미있는 변화도 차폐될 수 있다.

예를 들면, 유방암환자가 어깨 기능 장애를 가지고 있다면, PSFS의 첫 번째 항목이 배구 경기를 하는 것이며(대부분의 검사 도구에는 이런 항목이 없다!), 머리를 빗고 바닥을 닦는 것이 두 번째와 세 번째 항목일 수 있다. 두 번째와 세 번째 항목은 빠르게 호전될 수 있으나 첫 번째 항목을 9점이나 10점으로 회복될 즈음에는 은퇴를 생각해야 할 것이다. 따라서 치료자는 '쉬운' 항목을 이용하여 단기 목표를 설정하고 '배구 경기 능력을 10점 만점 중 8점 이상으로 올리는' 것과 같은 항목은 장기 목표로 따로 설정할 필요가 있다.

요약 (Summary)

PSFS는 이미 잘 알려진 부위 특이적 기능 장애 척도를 대신할 수 있는 뛰어난 대체 도구이다.

업무 상태 (Work status)

업무 상태를 평가하는데에는 많은 이유가 있다.[71,109] 5개의 주요 목적은:[3]

- 임상 시험을 통해 생산성 손실을 평가하기 위해
- 건강 서비스의 효율성 평가를 위해

표 8.7 WL-26 척도

척도	항목 수	크론바 알파	측정 성공률
근무 계획	6	0.88	100%
신체적 요구 사항	8	0.88	91%
정신적 요구 사항	4	0.92	94%
사회적 요구 사항	3	0.08	92%
치료 결과 요구 사항	5	0.90	95%

** 측정 성공률은 상관관계가 있다고 예상되는 다른 척도와 비교하였을 때 결과의 일치율을 나타낸다. 90%이상일 경우 성공적이라고 간주한다.
출처: Amick BC, et al. Spine 2000;25(24);3152-3160

- 손상과 재손상 방지 프로그램에 필요한 정보를 얻기 위해
- 인간공학적 변화와 같이 업무 재조직화의 효율성을 평가하기 위해
- 공급자 — 근무자, 공급자 — 안전관리자의 관계 증진을 위해

업무손실-26 (The work loss-26)

WL-26은 전반적인 역할 특이적인 척도의 예이다. 원래, 직업질환을 가진 사람이나 다친 사람을 대상으로 사용할 목적이었으나, 다양한 근골격계 장애를 호소하는 많은 사람들에게 임상적에서 사용되고 있다.

WL-26척도로 손-손목 증상이나 상지 기능 장애가 낮거나 높은 사람들을 구별할 수 있다. 또한, 업무 제약과 생산성을 비교하여 개념 타당성을 증명하였다. 일반적으로, 특정 상황으로 인해 근무자의 업무 능력이 감소하면, 업무 결과에 영향을 미치게 된다. Amick 등은 상지 근골격계 장애로 인한 메사추세츠 근로자의 업무 제약은, 20점의 점수변화에 2.7주의 생산력 손실로 나타난다고 보고하였다.[3]

요약 (Summary)

현재까지 업무 상태에 대한 가장 간단한 평가 방법은 근무를 하지 못한 날의 수이다. 이는 대부분의 경우 임상에 얻을 수 있는 가장 실용적인 정보이다.

환자 만족도 평가 도구 (Patient satisfaction outcomes assessment tools)

Deyo 등과 Bombardier가 제시한 5번째 영역은 환자 만족도이다.[23,43] 이 부분은 질적 평가에 있어서 중요한 부분이다. 현재 사용할 수 있는 환자 만족도 설문 중 일부가 표 8.8에 제시되어 있다.[15,29,34]

치료에 만족하지 못하는 환자를 조기에 발견하여, 현실적인 조언을 해줄 수 있으며, 치료에 반응이 없는 환자의 분노, 실망, 절망 등을 예방할 수 있다. Deyo는 고혈압, 암, 다른 심각한 의학적 질병에 대한 치료를 받는 대부분의 환자들은 그들의 치료에 만족감을 느낀다고 보고하였다. 하지만 허리나 목통증으로 의학적 치료를 받은 환자의 20~25%는 자신들의 치료에 만족하지 않는다.[42]

증상 만족도 (Symptom satisfaction)

Cherkin 등[30]은 21명의 환자들에게 '현재 상태 그대로 남은 삶을 살아야 한다면, 어떠할 것 같습니까?' 라는 질문을 던졌다. 그 결과 치료 1주일에는 1/3, 3주에 1/2, 7주에는 2/3, 1년 후에는 85%가 만족할 것이라고 대답하였다.

표 8.8 다양한 환자 만족도 평가 설문의 예

검사	검사 내용
1. 의뢰자 경험 조사	환자 만족도
2. 외뢰자 만족도 조사	환자 만족도
3. 환자 경험 조사(PES)	환자 만족도
4. 카이로프랙틱 만족도 설문	환자 만족도
5. 근무 APGAR	직업 만족도
6. 환자 만족도 소척도	환자 만족도

이 표본에서, 재발성 하부 요통으로 병원을 찾은 환자의 82%는 첫 증상이 발생한 후 3주 이내에 해당하는 사람들이었다.

증상 만족도는 가상적이면서 환자의 회복에 높은 예측도를 나타낸다.

Cherkin은 현재 증상에 대한 환자의 만족도는 환자 자신의 건강 평가, 좌골신경통, 잦은 하부 요통의 재발 함께 환자의 기능적, 증상적 회복에 대한 예측도가 높다고 밝혀냈다. 증상 만족도는 간단한 질문으로 알아낼 수 있다.

'현재 상태 그대로 남은 삶을 살아야 한다면, 어떠할 것 같습니까?'

0 1 2 3 4 5 6 7 8 9 10

기쁘다 끔찍하다

직업 만족도 (Job satisfaction)

Bigos와 동료들은 3,020명의 항공사 직원을 대상으로 근무 중 발생하는 급성 요통의 위험인자를 규명하기 위해, 근로 APGAR를 이용하여 장기적, 전향적 연구를 시행하였다.[15] 4년 추적관찰시점에서 279명이 허리 통증을 호소했다. 업무를 '전혀' 즐기지 못하는 사람들은 '거의 항상' 즐기는 사람들에 비해 허리 통증이 발생할 위험이 2.5 더 높았다(P=0. 001). 저자는 "근로 현장에서 발생하는 허리 통증에 대해 다각적인 접근 방법은 현재까지 신체적인 요인에만 초점을 주었던 예방 노력이 왜 실패했는지는 알게해 준다."고 결론내렸다.

개정 근로 APGAR은 7개 항목으로 구성되어있으며, 가족 APGAR — 6개 항목의 가정 기능 설문 — 에서 유래되었다.[55,140] 보잉 근로자를 대상으로 한 연구의 후향적 분석을 바탕으로 추가적인 수정이 이루어졌으며, 2개의 추가적인 질문이 더해져 총 7개의 질문 문항이 되었다. 채점방법은 다음 공식을 이용한다; 환자 점수/최대 점수 ×100 = % 위험도. 응답은 '거의 항상, '때때로', '전혀' 로 이루어지며 각각 0, 1, 2점으로 환산된다. '0' 은 위험도 없음을 의미하며 최고 14점(7×2=14)을 최대 점수 14점으로 나누어 100을 곱한 100%는 가장 높은 위험도를 의미한다.

환자 만족도 소척도 (The patient satisfaction subscales, PSS)

PSS는 요추부 문제를 호소하는 환자들을 대상으로 개발되었다.[28,29,76] PSS는 17개 항목으로 구성되어 있으며, 10개는 환자 관리의 3가지 분야를 반영한다; 정보(3 항목), 간호(4 항목), 효율성(3 항목). 표 8.9에는 각 소척도의 평균, 표준 편차, 크론바 알파값이 표시되어 있다. 이 도구는 짧고 평가하기 쉽기 때문에 외래에서 쉽게 사용되도록 추천된다.[76]

PSS를 채점하는 방법

각 소척도에 포함된 항목의 평균을 계산하여 3가지 척도의 값을 계산한다. 10개의 소척도의 값을 모두 더해 전체 점수를 얻는다(최고 점수는 5×10=50점이다).

심리적 부담감 (Psychological distress)

허리 통증을 호소하는 환자의 정신적 측면을 평가하기 위해 여러 가지 도구들이 개발되었다.[92,101,102] 통증과 장애를 평가하기 위한 많은 증상-특이적인 설문들이 많이 있지만, 통증 체험의 정신적, 인지적 측면에 관심을 두지는 않는다(9장 참고). 환자의 초기 문진보다 심리적 스트레스를 평가하기 위한 설문을 이용하는 것이 환자의 정신적 측면을 평가하는데 더 유용하다고 밝혀졌다.[59]

허리 보네머스 설문(Back Bournemouth Questionnaire; BQ). 허리 BQ는 통증 강도, 일상 생활의 장애, 사회 생활, 불안 초조, 우울, 공포-회피 행동, 자신의 신체에 대

표 8.9 305명의 표본 환자를 대상으로 한 PSS의 3가지 소척도와 각각의 평균값, 표준 편차, 크론바 알파값을 표시하였다.

PSS 소척도	평균권±표준편차	크론바 알파
정보	2.72±0.92	0.75
간호	2.09±0.67	0.84
효율성	2.59±0.76	0.71
총점	NA	0.87

한 제어권 등을 반영하는 7가지 척도로 구성된 혼합 검사 도구이다.[21] 허리 BQ는 타당성, 신뢰성, 반응성 있는 검사로, 내적 일관성(크로바 알파=0.9), 반복검사 신뢰도 ICC=0.95)가 뛰어나다. 이러한 결과는 안정 상태 환자들(n=61)에게 2번의 검사를 통해 계산되었다.

허리 BQ는 개정 ODI와 같은 다른 평가 도구들과 비교를 통해 높은 개념 타당성을 보인다고 밝혀졌다(피어슨 r= 0.78).[21] 허리 BQ는 효과 크기가 커서 환자의 임상적 변화에 대한 반응성이 크다. LBP 환자를 대상으로 하였을 때 효과크기는 1.29로 비슷한 환자군을 대상으로 시행한 개정 ODI의 결과와 비슷한 수준이다.[21] 목통증 환자에서의 효과크기는 1.43이었다.[22]

허리 BQ에서 임상적으로 의미있는 최소한의 변화는 어느 정도인가?

안정 상태의 환자는 시간에 따라 2.6~4.5점(3.7%~6.4%)의 변화를 보이는 것으로 나타났다. 따라서 안정 상태 환자에서 나타나는 변동보다 큰 최소 4.5점(6.4%)의 변화는 임상적으로 의미있는 변화라고 받아들일 수 있다. 하부 요통환자의 치료전 평균값은 50.3±18.8%였다.[21]

허리 BQ를 채점하는 법

각 항목의 점수를 더해 총점을 구한다. 7개의 영역의 최고점은 각각 10점이기 때문에 허리 BQ 점수는 퍼센트로 나타내는 것이 유리하다(부록 11).

목 보네머스 설문(Neck Bournemouth Questionnaire; BQ). 허리 BQ에 사용되었던 7개의 핵심 목록이 목 BQ에 사용된다. 허리 BQ의 '걷기', '계단 오르기', '침대/의자에 앉거나 일어나기' 등과 같은 사항이 '물건 들어올리기', '읽기', '운전하기' 등으로 교체하였다. 3번 시행에서 높은 내적 일관성을 보였으며(크론바 알파=0.98, 0.91, 0.92),[22] 안정상태 환자에서 뛰어난 반복측정 신뢰도를 나타냈다(ICC=0.65).[22] 효과크기가 매우 뛰어나(1.43~1.67) 반응성이 높으며,[22] NDI나 코펜하겐 척도보다 높은 수준이었다.[22]

목 BQ의 채점방법은 허리 BQ와 동일하다(부록 12).

■ 결론 (Conclusion)

결과 평가 도구의 임상적 이용

결과 평가 도구는 상호간 동의할 수 있는 목표를 설정하는데 유용하다. NDI에서 운전시 목통증이 가장 심하다고 나타난다면, 이 활동의 제한을 해소하는 것이 일차적 목표가 될 수 있다. 결과 평가 도구를 사용하여 치료의 초점이 증상 감소가 아닌 활동 제약의 감소와 같은 기능적 측면에 있음을 환자에게 주지시킬 수 있다.

결과 평가 도구는 설정해 둔 목표에 환자가 얼마만큼 진전되었는지 판단하기 위해 매주 또는 매달 시행할 수 있다. ODI에서 앉거나 걷는 기능에 장애가 심하다는 것이 나타난다면, 이 기능들의 변화를 추적관찰하고, 토론하고, 계속적인 문제 해결과정을 통해 환자에게 도움을 줄 수 있다. 이러한 기능적 결과를 바탕으로 한 상담은 치료의 필수적인 요소이다. 이러한 과정을 통해 환자가 다른 치료 방법을 선택하거나, 추가적인 진단적 평가를 필요로 하거나, 추가적인 의뢰를 필요로 하는 등 중요한 '결정 단계'에서 의사와 환자가 함께 토론할 수 있는 기회를 제공한다. 이러한 토론은 치료에 대한 부적절한 기대로 인해 발생하는 환자의 불만족을 방지하기 위해 필요한 과정이다.

결과 평가를 바탕으로 한 면담은 설정된 목표를 재확인하고 환자의 예후와 회복에 대한 예측을 해 볼 수 있는 기회를 제공한다. 기능적 평가를 사용하여 기대와 성취에 초점을 둔 토론을 할 수 있게 된다.[61]

결과 평가는 환자의 임상적 상태, 호전, 또는 필요한 부분에 대한 정량적 가치를 제공하는 귀중한 자료이다. 이 자료는 또한 의학-법적 문제, 보험회사 보고, 또는 다른 건강 관리 제공자에게의 의뢰에 중요하게 사용된다. 시간에 따른 환자의 변화를 신뢰도, 타당도, 반응도가 높은 결과를 사용하여 측정함으로 환자의 상태에 대한 정확한 정보를 제공할 수 있다.

평가에 사용되는 결과, 값, 수치들은 타당도 의도하는 바를 측정함), 신뢰도(재현성이 높음), 반응도(환자 상태에서 임상적으로 의미 있는 변화를 감지함)를 갖추어야 한다. 많은 결과 평가 도구들은 초기에는 귀찮게 느껴지지만 사용하기 매우 쉽다. 이 도구들은 환자-의사의 대화

질을 높이고, 목표 설정, 결정과정에 도움을 준다.

결과평가는 치료 효과가 없으나 치료 효과가 있는 것으로 알려져 있는 치료들을 밝혀내는데 꼭 필요하다. 측정하는 결과가 상호 합의된 목표를 반영한다면, 치료가 성공적인 경우 결과값의 호전이 동반되어야 한다. 결과 평가 도구를 이용한 규칙적인 재평가를 통해 결과를 호전시키지 못하는 치료를 중단할 수 있다. 비슷하게, 효과는 있으나 그 효과를 비용 지불자인 제3자에게 설명하기 어려웠던 부분에 도움을 받을 수 있다.

확인 과정
본 장의 학습목표 자가 점검

- 다음 결과 검사 도구에서 임상적으로 의미있는 변화있는 최소 변화의 크기는 얼마인가? — ODI, VAS or N S, NDI, UEFS, L FS, PSFS, 허리/목 BQ
- 실제 사용하고자하는 결과 평가 설문을 특정 대상에게 사용하였을 때의 평균값을 알고 있는가?
- ODI와 같이 활동 제약 측정이 환자의 실제적인 치료 목표를 세우는데 어떻게 도움을 주는가?

■ 참고문헌 (References)

1. Alaranta H, Hurri H, Heliovaara M, Soukka A, Harju R. Non-dynametric trunk performance tests: Reliability and normative data base. Scand J Rehab Med 1994;26:211–215.
2. Alcock GK, Stratford PW. Validation of the lower extremity functional scale on athletic subjects with ankle sprains. Physiotherapy Canada 2002;Fall: 233–240.
3. Amick III BC, Lerner D, Rogers WH, Rooney T, Katz JN. A review of health-related work outcome measures and their uses, and recommended measures. Spine 2000;25:3152–3160.
4. Atroshi I, Johnsson R, Sprinchorn A. Self-administered outcome instrument in carpal tunnel syndrome. Acta Orthop Scand 1998;69:82–88.
5. Baker D, Pynsent P, Fairbank J. The Oswestry Disability Index revisited. In: Roland M, Jenner J, eds. Back pain: New approaches to rehabilitation and education. Manchester, UK: Manchester University Press, 1989:174–186.
6. Barrett NWP, Franklin JL, Jackins SE, Wyss CR, Matsen FA. Total shoulder arthroplasty. J Bone Joint Surg 1987;69A:865–872.
7. Beaton DE, Richards RR. Measuring function of the shoulder. A cross-sectional comparison of five questionnaires. J Bone Joint Surg (Am) 1996;78(6): 882–890.
8. Bellamy N, Buchanoan WW, Goldsmith CH, Campbell J, Stitt LW. Validation study of WOMAC: A health status instrument for measuring clinically important patient relevant outcomes to antirheumatic drug therapy in patients with osteoarthritis of the hip or knee. J Rheumatol 1988;15:1833–1840.
9. Bergner M, Bobbitt RA, Kressel A, Pollard WE, Gilson BS, Morris JR. The Sickness Impact Profile: Conceptual formulation and methodology for the development of a health status measure. International J Health Services 1976;6:393–415.
10. Bergner M, Bobbitt RA, Carter WB, et al. The Sickness Impact Profile: Development and final revision of a health status measure. Med Care 1981;19: 787–805.
11. Beurskens AJ, de Vet HCW, Koke AJA, van der Heijden GJ, Knipschild PG. Measuring functional status of patients with low back pain: Assessment of the quality of four disease specific questionnaires. Spine 1995;20:1017–1028.
12. Beurskens AJ, de Vet HCW, Koke AJA. Responsiveness of functional status in low back pain: a comparison of different instruments. Pain 1996;65: 71–76.
13. Beurskens AJ, de Vet HC, Koke AJ, et al. A patient-specific approach for measuring functional status in low back pain. J Manipulative Physiol Ther 1999;22: 144–148.
14. Bigos SJ, Spengler DM, Martin NA, et al. Back injuries in industry: A retrospective study. II. Employee-related factors. Spine 1986;11:252–256.
15. Bigos S, Battie MC, Spengler DM, et al. A prospective study of work perceptions and psychosocial factors affecting the report of back injury. Spine 1991;16:1–6.
16. Binkley JM, Stratford POW, Lott SA, Riddle DL. The lower extremity functional scale (LEFS): Scale development, measurement properties, and clinical application. Phys Ther 1999;79:371–383.
17. Bolton JE. Future directions for outcomes research in back pain. Eur J Chiropractic 1997;45:57–64.
18. Bolton JE. On the responsiveness of evaluative measures. Eur J Chiropractic 1997;45:5–8.
19. Bolton JE, Fish RG. Responsiveness of the revised Oswestry Disability Questionnaire. Eur J Chiropractic 1997;45:9–14.
20. Bolton JE, Wilkinson RC. Responsiveness of pain scales: Comparison of three pain intensity measures in chiropractic patients. J Manipula Physiol Ther 1998;21:1–7.
21. Bolton JE, Breen AC. The Bournemouth Questionnaire: A short-form, comprehensive outcome measure. I Psychometric properties in back pain patients. J Manipula Physiol Ther 1999;22:503–510.
22. Bolton JE, Humphreys BK. The Bournemouth Questionnaire: A short-form comprehensive outcome measure. II. Psychometric properties in neck pain patients. J Manipula Physiol Ther 2002;25: 141–148.
23. Bombardier C. Outcome assessments in the evaluation of treatment of spinal disorders: Summary and general recommendations. Spine 2000;25:3100–3103.
24. Bombardier C, Hayden J, Beaton DE. Minimally clinically important difference. Low back pain: Outcome measures. J Rheumatol 2001;28:431–438.

25. Brazier JE, Harper R, Jones NM, et al. Validating the SF-36 health survey questionnaire: New outcome measure for primary care. BMJ 1992;305: 160–164.
26. Burton AK, Tillotson K, Main C, Hollis M. Psychosocial predictors of outcome in acute and sub-acute low back trouble. Spine 1995;20:722–728.
27. Chatman AB, Hyams SP, Neel JM, et al. The patient-specific functional scale: Measurement properties in patients with knee dysfunction. Phys Ther 1997;77: 820–829.
28. Cherkin D, MacCormack F. Patient evaluations of low-back pain are from family physicians and chiropractors. Western J Med 1989;150:351–355.
29. Cherkin D, Deyo RA, Berg AO. Evaluation of a physician education intervention to improve primary care for low-back pain: II. Impact on patients. Spine 1991;16:1173–1178.
30. Cherkin DC, Deyo RA, Street JH, Barlow W. Predicting poor outcomes for back pain seen in primary care using patients' own criteria. Spine 1996;21: 2900–2907.
31. Chesworth BM, Culham EG, Tata GE, Peat M. Validation of outcome measures in patients with patellofemoral syndrome. JOSPT 1989;11:302–308.
32. Christensen CP, Allthausen PL, Mittleman MA, Lee J, McCarthy JC. The nonarthritic hip score: Reliable and validated. Clinical orthopedics and related research. 2003;406:75–83.
33. Co Y, Eaton S, Maxwell M. The relationship between the St. Thomas and Oswestry disability scores and the severity of low back pain. J Manipula Physiol Ther 1993;16:14–18.
34. Coulter ID, Hays RD, Danielson CD. The chiropractic satisfaction questionnaire. Top Clin Chiro 1994;1(4):40–43.
35. Croft P, Pope D, Zonca M, O'Neill T, Silman A. Measurement of shoulder related disability: Results of a validation study. Ann Rheum Dis 1994;53:525–528.
36. Daltroy LH, Cats-Baril WL, Katz JN, et al. The North American Spine Society lumbar spine outcome assessment instrument: Reliability and validity tests. Spine 1996;21:741–749.
37. De Bruin AF, Diederiks JP, de Witte LP, et al. Assessing the responsiveness of a functional status measure: The Sickness Impact Profile versus the SIP68. J Clin Epidemiol 1997;50:529–540.
38. Demirdjian AM, Petrie SG, Guanche CA, Thomas KA. The outcomes of two knee scoring questionnaires in a normal population. Am J Sports Med 1998;26:46–51.
39. Deyo RA. Comparative validity of the Sickness Impact Profile. Spine 1986;11:951–954.
40. Deyo R, Centor R. Assessing the responsiveness of functional scales to clinical change: An analogy to diagnostic test performance. J Chronic Dis 1986;39: 897–906.
41. Deyo RA, Diehl AK. Patient satisfaction with medical care for low back pain. Spine 1986B;11:28–30.
42. Deyo RA. Low back pain—A primary care challenge. Spine 1996;21:2826–2832.
43. Deyo RA, Battie M, Beurskens AJ, et al. Outcome measures for low back pain research. A proposal for standardized use. Spine 1998;23:2003–2013.
44. Dionne CE, Koepsell TD, Von Korff M, et al. Predicting long-term functional limitations among back pain patients in primary care settings. J Clin Epidemiol 1997;30:31–43.
45. Enzmann, DR. Surviving in Health Care. St. Louis, MO: Mosby-Year Book, 1997.
46. Fairbank J, Davies J, Couper J, O'Brien. The Oswestry Low Back Pain Disability Questionnaire. Physiother 1980;66(18):271–273.
47. Fairbank JCT, Pynsent PB. The Oswestry Disability Index. Spine 2000;25:2940–2953.
48. Farra JT, Young JP, LaMoureauz L, Werth JL, Poole RM. Clinical importance of changes in chronic pain intensity measured on an 11-point numerical pain rating scale. Pain 2001;94:149–158.
49. Fernandez E, Turk DC. Demand characteristics underlying differential ratings of sensory versus affective components of pain. J Behav Med 1994;17: 375–390.
50. Fishbain DA, Khalil TM, Abdel-Moty A, et al. Physician limitation when assessing work capacity: A review. J Back Musculoskel Rehabil 1995;5:107–113.
51. Fishbain DA, Cutler R, Rosomoff HL, Rosomoff RS. Review: Chronic pain disability exaggeration/ malingering and sub maximal effort research. Clin J Pain 1999;15:244–274.
52. Fritz JM, Irrgang JJ. A comparison of a modified Oswestry Low Back Pain Disability Questionnaire and the Quebec Back Pain Disability Scale. Physical Therapy 2001;81:776–788.
53. Frymoyer JW. Quality: An international challenge to the diagnosis and treatment of disorders of the lumbar spine. Spine 1993;18:2147–2152.
54. Gaston-Johansson F. Measurement of pain: The psychometric properties of the Pain-O-Meter, a simple, inexpensive pain assessment tool that could change health care practices. J Pain Symptom Manage 1996;12:172–181.
55. Good MD, Smilkstein G, Good BJ, Shaffer T, Aarons T. The family APGAR index: A study of construct validity. J Fam Pract 1979;8:577–582.
56. Gracely RH, McGrath P, Dubner R. Ratio scales of sensory and affective verbal pain descriptors. Pain 1978;5:5–18.
57. Green S. Classification, treatment, and outcome assessment of shoulder disorders. Thesis. Monash University, Melbourne, 2000.
58. Greenough CG, Fraser RD. Assessment of outcome in patients with low back pain. Spine 1992;17:36–41.
59. Grevitt M, Pande K, O'Dowd J, Webb J. Do first impressions count? A comparison of subjective and psychologic assessment of spinal patients. Eur Spine J 1998;7:218–223.
60. Guyatt G, Walter S, Norman G. Measuring change over time: Assessing the usefulness of evaluative instruments. J Chron Dis 1987;40:171–178.
61. Hagg O, Fritzell P, Nordwall A. The clinical importance of changes in outcome scores after treatment for chronic low back pain. Eur Spine J 2003;12: 12–20.
62. Hains F, Waalen J, Mior S. Psychometric properties of the Neck Disability Index. J Manipulative Physiol Ther 1998;21:75–80.

63. Hansen DT, Vernon H. Applications of Quality Improvement to the Chiropractic Profession. In: Lawrence D, ed. Advances in Chiropractic, Vol 4. St. Louis, MO: Mosby-Year Book, 1997.
64. Hansen DT, Mior S, Mootz RD. Why Outcomes? Why Now? In: Yeomans S, ed. The Clinical Application of Outcomes Assessment. Stanford, CT: Appleton & Lange, 2000.
65. Harper AC, Harper DA, Lambert LJ, et al. Development and validation of the Curtin Back Screening Questionnaire (CBSQ). Pain 1995;6:73–81.
66. Harris WH. Traumatic arthritis of the hip after dislocation and acetabular fractures: Treatment by mold arthroplasty: An end-result study using a new method of result evaluation. J Bone Joint Surg 1969;51A:737–755.
67. Harrison E, Quinney AH, Magee D, Sheppard MS, McQuarrie A. Analysis of outcome measures used in the study of patellofemoral pain syndrome. Physiother Can 1995;47:264–272.
68. Hawkins RH, Dunlop R. Non-operative treatment of rotator cuff tears. Clin Ortho Rel Res 1995;321: 178–188.
69. Hays RD, Hayashi T, Carson S, et al. Users Guide for the Multitrait Analysis Program (MAP). A Rand Note: N-2786-RC. Santa Monica, CA: Rand, 1988.
70. Hays RD. Revised Multitrait Analysis Program Software (MAP-R). Memorandum. Boston, MA: Health Institute, New England Medical Center, 1991.
71. Hazard RG. Spine Update: Functional restoration. Spine 1995;21:2345–2348.
72. Hazard RG, Haugh LD, Reid S, Preble JB, MacDonald L. Early prediction of chronic disability after occupational low back injury. Spine 1996;21: 945–951.
73. Hazard RG, et al. Chronic spinal pain: The relationship between patient satisfaction, symptom and physical capacity outcomes, and achievement of personal goals following functional restoration. Presented at the annual meeting of the International Society for the Study of the Lumbar Spine, Edinburgh, 2001.
74. Heald SL, Riddle DL, Lamb RL. The shoulder pain and disability index: the construct validity and responsiveness of a region-specific disability measure. Phys Ther 1997;77:1079–1089.
75. Hsieh CJ, Phillips RB, Adams AH, Pope MH. Functional outcomes of low back pain: Comparison of four treatment groups in a randomized controlled trial. J Manipula Physiol Ther 1992;15:4–9.
76. Hudak PL. Wright JG. The characteristics of patient satisfaction measures. Spine 2000;25:3167–3177.
77. Hudson-Cook N, Tomes-Nicholson K, Breen AC. A revised Oswestry disability questionnaire. In: Roland M, Jenner J, eds. Back Pain: New Approaches to Rehabilitation and Education. Manchester, UK: University Press, 1989:187–204.
78. Hunt SM, McEwen J, McKenna SP. Measuring health status: A new tool for clinicians and epidemiologists. J R Coll Gen Pract 1985;35:185–188.
79. ICDH-2. International Classification of Functioning and Disability. Beta-2 Draft. Full Version. Geneva: World Health Organization, 1999.
80. Irrgang JJ, Anderson AF, Boland AL, et al. Development and validation of the International Knee Documentation Committee Subjective Knee Form. Am J Sports Med 2001;29:600–613.
81. Jaeschke R, Singer J, Guyatt GH. Measurement of health status. Ascertaining the minimally clinically important difference. Controlled Clinical Trials 1989;10:407–415.
82. Jensen MP, Karoly P, O'Riordan EF, et al. The subjective experience of acute pain: An assessment of the utility of 10 indices. Clin J Pain 1989:153–159.
83. Jensen MP, Strom SE, Turner JA, et al. Validity of the Sickness Impact Profile Roland Scale as a measure of dysfunction in chronic pain patients. Pain 1992;50:157.
84. Jensen MP, Turner JA, Romano JM. What is the maximum number of levels needed in pain intensity measurement? Pain 1994;58:387–392.
85. Jensen MP, Turner JA, Romano JM, Fisher L. Comparative reliability and validity of chronic pain intensity measures. Pain 1999;83:157–162.
86. Jette AM. Outcomes research: shifting the dominant research paradigm in physical therapy. Phys Ther 1995;75:965–970.
87. Jette DU, Jette AM. Physical therapy and health outcomes in patients with knee impairments. Phys Ther 1996;76:1178–1187.
88. Jette DU, Jette AM. Physical therapy and health outcomes in patients with spinal impairments. Phys Ther 1996;76:930–941.
89. Johanson NA, Charlson ME, Szatrowski TP, Ranawat CS. A self-administered hip-rating questionnaire for the assessment of outcome after total hip replacement. J Bone Joint Surg (Am) 1992;74: 587–597.
90. Jordan A, Manniche C, Mosdal C, Hindsberger C. The Copenhagen Neck Functional Disability Scale: A study of reliability and validity. J Manipula Physiol Ther 1998;21:520–527.
91. Katz JN, Phillips CB, Poss R, et al. The validity and reliability of a Total Hip Arthroplasty Outcome Evaluation Questionnaire. J Bone Joint Surg (Am) 1995;77:1528–1534.
92. Kendall NAS, Linton SJ, Main CJ. Guide to assessing psychosocial yellow flags in acute low back pain: Risk factors for long-term disability and work loss. Wellington, NZ: Accident Rehabilitation & Compensation Insurance Corporation of New Zealand and the National Health Committee, 1997. Available from http://www.nhc.govt.nz.
93. Kirshner B, Guyatt G. A methodological framework for assessing health indices. J Chron Dis 1985;38:27–36.
94. Kirkaldy-Willis WH. Managing low back pain. New York: Churchill Livingstone, 1983:635.
95. Kopec JA, Esdaile JM. Spine update: Functional disability scales for back pain. Spine 1995;20:1943–1949.
96. Kopec JA, Esdaile JM, Abrahamowicz M, et al. The Quebec Back Disability Scale. Spine 1995;20: 341–352.
97. Kopec JA, Esdaile JM, Abrahamowicz M, et al. The Quebec Back Pain Disability Scale: Conceptualization and development. J Clin Epidemiol 1996;49: 151–161.

98. Kopec JA. Measuring functional outcomes in persons with back pain: A review of back-specific questionnaires. Spine 2000;25:3110–3114.
99. Last JM. A dictionary of epidemiology, 3rd ed. New York: Oxford University Press, 1995.
100. Leclaire R, Blier F, Fortin L, Proulx R. A cross-sectional study comparing the Oswestry and Roland-Morris functional disability scales in two populations of patients with low back pain with different levels of severity. Spine 1997;22:68–71.
101. Linton SJ, Hallden K. Risk factors and the natural course of acute and recurrent musculoskeletal pain: Developing a screening instrument. In: Jensen TS, Turner JA, Wiesenfeld-Hallin Z, eds. Proceedings of the 8th World Congress on Pain, Progress in Pain Research and Management, Vol 8. Seattle: IASP Press, 1997.
102. Linton SJ, Hallden BH. Can we screen for problematic back pain? A screening questionnaire for predicting outcome in acute and subacute back pain. Clin J Pain 1998;14:1–7.
103. Long AF, Dixon P. Monitoring outcomes in routine practice: Defining appropriate measuring criteria. J Eval Clin Prac 1996;2:71–78.
104. Magnusson P, Hammonds K. Health care: The quest for quality. Business Week 1996;April 8:108.
105. Manniche, Asmussen K, Lauritsen B, et al. Low Back Pain Rating Scale: Validation of a tool for assessment of low back pain. Pain 1994;57:317–326.
106. Mannion AF, Junge A, Taimela S, Muntener M, Lorenzo K, Dvorak J. Active therapy for chronic low back pain. Part 3. Factors influencing self-rated disability and its change following therapy. Spine 2001;26:920–929.
107. Matheson LN, Kaskutas VK, Mada D. Development and construct validation of the hand function sort. J Occup Rehabil 2001;11:75–86.
108. Matheson LN. History, design characteristics, and uses of the pictorial activity and task sorts. J Occup Rehabil 2004;14:175–195.
109. Mayer TG, Polatin P, Smith B, et al. Contemporary concepts in spine care: Spine rehabilitation—secondary and tertiary non-operative care. Spine 1995;20:2060–2066.
110. Meade T, Browne W, Mellows S, et al. Comparison of chiropractic and outpatient management of low back pain: A feasibility study. J Epidemiol Commun Health 1986;40:12–17.
111. Meenan RF, Gertman PM, Mason JH. Measuring health status in arthritis: The arthritis impact measurement scales. Arthritis Rheum 1980;23:146–151.
112. Meenan RF, Gertman PM, Mason JH, Dunaif R. The arthritis impact measurement scales: Further investigations of a health status measure. Arthritis Rheum 1982;25:1048–1053.
113. Melzack R. The McGill Pain Questionnaire. In: Melzack R, ed. Pain Measurement and Assessment. New York: Raven, 1975:41–47.
114. Melzack R. The McGill Pain Questionnaire. Major properties and scoring methods. Pain 1975;1:277–299.
115. Million R, Hall W, Nilsen KH, Baker RD, Jayson MIV. Assessment of the progress of the back pain patient. Spine 1982;7:204–212.
116. Mooney V, Matheson LN. Objective measurement of soft tissue injury: Feasibility study examiner's manual. Industrial Medical Council, State of California, 1994.
117. Morley S, Pallin V. Scaling the affective domain of pain: A study of the dimensionality of verbal descriptors. Pain 1995;63:39–49.
118. Nelson EC, Landgraf JM, Hays RD, et al. The COOP function charts: A system to measure patient function in physicians' offices. In: Lipkin M Jr, ed. Functional Status Measurement in Primary Care: Frontiers of Primary Care. New York: Springer-Verlag, 1990:97–131.
119. Ohlund C, Eek C, Palmblad S, Areskoug B, Nachemson A. Quantified pain drawing in subacute low back pain: Validation in a non-selected outpatient industrial sample. Spine 1996;21:1021–1031.
120. Parker H, Wood PLR, Main CJ. The uses of the pain drawing as a screening measure to predict psychological distress in chronic low back pain. Spine 1995;20:236–243.
121. Patrick D, Deyo R, Atlas S, et al. Assessing health-related quality of life in patients with sciatica. Spine 1995;20:1899–1909.
122. Pengel LHM, Refshauge KM, Maher CG. Responsiveness of pain, disability, and physical impairment outcomes in patients with low back pain. Spine 2004;29:879–883.
123. Pincus T, Vlaeyen JWS, Kendall NAS, Von Korff MR, Kalauokalani DA, Reis S. Cognitive-behavioral therapy and psychosocial factors in low back pain. Spine 2002;27:E133–E138.
124. Pinfold M, Nierre KR, O'Leary EF, Hoving JL, Green S, Buchbinder R. Validity and internal consistency of a whiplash-specific disability measure. Spine 2004;29:263–268.
125. Pope DP, Croft PR, Pritchard CM, Silman AJ. Prevalence of shoulder pain in the community: The influence of case definition. Ann Rheum Dis 1997;56:308–312.
126. Pransky G, Feuerstein M, Himmelstein J, Katz JN, Vickers-Lahti M. Measuring functional outcomes in work-related upper extremity disorders: Development and validation of the Upper Extremity Function Scales. J Occup Environ Med 1997;39:1195–1202.
127. Price DD, Harkins SW, Baker C. Sensory-affective relationships among different types of clinical and experimental pain. Pain 1987;28:297–307.
128. Ransford HV, Cairns D, Mooney V. The pain drawing as an aid to psychological evaluation of patients with low back pain. Spine 1976;1:127.
129. Reid DC. Sports injury assessment and rehabilitation. New York: Churchill Livingstone, 1992.
130. Riddle DL, Stratford PW, Binkley JM. Sensitivity to change of the Roland-Morris back pain questionnaire: Part 2. Phys Ther 1998;78:1197–1207.
131. Rissanen A, Alarant H, Sainio P, Harkonen H. Isokinetic and non-dynametric tests in low back pain patients related to pain and disability index. Spine 1994;19:1963–1967.
132. Roach KE, Budiman-Mak E, Songsirdej N, Lertratanakul Y. Development of a shoulder pain and disability index. Arthritis Care Res 1991;4:143–149.

133. Roland M, Fairbank J. The Roland-Morris Disability Questionnaire and the Oswestry Disability Questionnaire. Spine 2000;25:3115–3124.
134. Roland M, Morris R. A study of the natural history of back pain: Part I: Development of a reliable and sensitive measure of disability in low back pain. Spine 1983;8:141–144.
135. Rosenfeld RM. Meaningful outcomes research. In: Isenberg SF, ed. Managed Care: Outcomes and Quality. A practical guide. New York: Thieme, 1998:99–115.
136. Rowe CR. Evaluation of the shoulder. In: Rowe CR, ed. The Shoulder. New York, NY: Churchill Livingstone, 1987:633.
137. Rozzi SL, Lephart SM, Sterner R, Kuligowski L. Balance training for persons with functionally unstable ankles. J Orthop Sp Phys Ther 1999;29: 478–486.
138. Ruta DA, Garratt AM, Wardlaw D, Russell IT. Developing a valid and reliable measure of health outcome for patients with low back pain. Spine 1994; 19:1887–1896.
139. Scrimshaw SV, Maher C. Responsiveness of visual analog and McGill pain scale measures. J Manipulative Physiol Ther 2001;24:501–504.
140. Smilkstein G. The family APGAR: A proposal for family function test and its use by physicians. J Fam Pract 1978;6:1231–1235.
141. Stewart WF, Lipton RB, Simon D, et al. Validity of an illness severity measure for headache in a population sample of migraine sufferers. Pain 1999;79:291–301.
142. Stratford PW, Binkley J, Solomon P, Gill C, Finch E. Assessing change over time in patients with low back pain. Physical Ther 1994;74:528–533.
143. Stratford P, Gill C, Westaway M and Binkley J. Assessing disability and change on individual patients: A report of a patient specific measure. Physiother Can 1995;47:258–263.
144. Stratford PW, Binkley J, Solomon P, et al. Defining the minimum level of detectable change for the Roland-Morris questionnaire. Phys Ther 1996;76:359–365.
145. Stratford PW, Binkley J. Measurement properties of the RM18: A modified version of the Roland-Morris disability scale. Spine 1997;22:2416–2421.
146. Stratford PW, Binkely JM, Riddle DL, Guyatt GH. Sensitivity to change of the Roland-Morris Back Pain Questionnaire: Part 1. Phys Ther 1998;78: 1186–1196.
147. Stratford PW, Riddle DL, Binkely JM, Spadoni G, Westaway MD, Padfield B. Using the Neck Disability Index to make decisions concerning individual patients. Physiother Can 1999;50:107–119.
148. Stratford PW, Binkley J. Applying the results of self-report measures to individual patients: An example using the Roland-Morris Questionnaire. J Orthop Sports Phys Ther 1999;29:232–239.
149. Stratford PW, Binkley JM, Watson J, Heath-Jones T. Validation of the LEFS on patients with total joint arthroplasty. Physiother Can 2000;52:97–105.
150. Stratford PW, Binkley JM, Stratford DM. Development and initial validation of the upper extremity functional index. Physiother Can 2001;53:259–266.
151. Streiner DL, Norman GR. Health measurement scales: A practical guide to their development and use, 2nd ed. New York: Oxford University Press, 1995.
152. Stroud MW, McKnight PE, Jensen MP. Assessment of self-reported physical activity in patients with chronic pain: Development of an abbreviated Roland-Morris Disability Scale. J Pain 2004;5: 257–263.
153. Stucki G, Lian M, Fossel A, et al. Relative responsiveness of condition-specific and generic health status measures in degenerative lumbar spine stenosis. J Clin Epidemiol 1995;48:1369–1378.
154. Stucki G, Daltroy L, Liang MH, Lipson SJ, Fossel AH, Katz JN. Measurement properties of a self-administered outcome measure in lumbar spinal stenosis. Spine 1996;21:796–803.
155. Tait RC, Chibnall JT, Margolis RB. Pain extent: Relations with psychological state, pain severity, pain history and disability. Pain 1990;41:295–301.
156. Taylor SJ, Taylor AE, Foy MA, Fogg AJB. Responsiveness of common outcome measures for patients with low back pain. Spine 1999;24:1805–1812.
157. Thomas E, Silman AJ, Croft PR, Papageorgiou AC, Jayson MIV, Macfarlane GJ. Predicting who develops chronic low back pain in primary care: A prospective study. BMJ 1999;318:1662–1667.
158. Turk DC. Editorial: Here we go again: Outcomes, outcomes, outcomes. Clin J Pain 1999;15:241–243.
159. Turner JA, Robinson J, McCreary CP. Chronic low back pain: Predicting response to non-surgical treatment. Arch Phys Med Rehabil 1983;64: 560–563.
160. Turner JA, Franklin G, Haegerty PJ, et al. The association between pain and disability. Pain 2004;112:307–314.
161. Uden A, Astrom M, Bergenudd H. Pain drawings in chronic low back pain. Spine 1988;13:389–392.
162. Vernon HT, Mior S. The Neck Disability Index: A study of reliability and validity. J Manipula Physiol Ther 1991;14:409–415.
163. Vernon HT, Aker P, Aramenko M, Battershill D, Alepin A, Penner T. Evaluation of neck muscle strength with a modified sphygmomanometer dynamometer: Reliability and validity. J Manipula Physiol Ther 1992;15:343–349.
164. Vernon HT, Piccininni J, Kopansky-Giles D, Hagino C, Fuligni S. Chiropractic rehabilitation of spinal pain patients: Principles, practices and outcome data. J Can Chiropr Assoc 1995;39:147–153.
165. Vernon H. The Neck Disability Index: Patient assessment and outcome monitoring in whiplash. In: Allen ME, ed. Musculoskeletal Pain Emanating from the Head and Neck: Current Concepts in Diagnosis, Management and Cost Containment. Binghamton, NY: The Haworth Medical Press, an imprint of The Haworth Press, Inc, 1996:905–104.
166. Vernon H. Correlations among ratings of pain, disability and impairment in chronic whiplash-associated disorder. Pain Res Manage 1997;4: 207–213.
167. Vernon H. Assessment of self-rated disability, impairment, and sincerity of effort in whiplash-associated disorder. J Musculoskel Pain 2000;8: 155–167.

168. Von Korff M, Ormel J, Keefe F, et al. Grading the severity of chronic pain. Pain 1992;50:133–149.
169. Von Korff M, Jensen MP, Karoly P. Assessing global pain severity by self-report in clinical and health services research. Spine 2000;25:3140–3151.
170. Waddell G, Main CJ. Assessment of severity in low back disorders. Spine 1984;9:204–208.
171. Waddell G, Somerville D, Henderson I, Newton M. Objective clinical evaluation of physical impairment in chronic low back pain. Spine 1992;17: 617–628.
172. Ware JE, Sherbourne CD. The MOS 36-item Short Form Health Survey (SF-36). Med Care 1992;30: 473–483.
173. Ware Jr. JE, Snow K, Kosinski M, et al. SF36 physical and mental health summary scales: A user's manual. Boston, MA: The Health Institute, New England Medical Center, 1993a.
174. Ware JE. SF-36 Health Survey: Manual and Interpretation Guide. Boston, MA: The Health Institute, New England Medical Center, 1993b.
175. Ware Jr. JE, Kosinski M, Keller SD. SF-12: How to Score the SF-12 Physical the Mental Health Summary Scales. second ed. Boston, MA: The Health Institute, New England Medical Center, 1995.
176. Ware Jr. JE. SF-36 Health survey update. Spine 2000;23:3130–3139.
177. Wegener L, Kisner C, Nichols D. Static and dynamic balance responses in persons with bilateral knee osteoarthritis. J Orthop Sports Phys Ther 1997;25: 13–18.
178. Westaway M, Stratford PW, Binkley J. The Patient Specific Functional Scale: Validation of its use in persons with neck dysfunction. J Orthop Sports Phys Ther 1998;27:331–338.
179. Wheeler AH, Goolkasian P, Baird AC, Darden BV. Development of the neck pain and disability scale. Spine 1999;24:1290–1294.
180. Williams JW Jr, Holleman DR Jr, Simel DL. Measuring shoulder function with the Shoulder Pain and Disability Index. J Rheumatol 1995;22:727–732.
181. Williams RM, Myers AM. A new approach to measuring recovery in injured workers with acute low back pain: Resumption of activities of daily living scale. Phys Ther 1998;78:613–623.
182. World Health Organization. International Classification of Human Functioning, Disability and Health: ICF. Geneva: WHO, 2001.
183. Wright JG, Young NL. The patient-specific index: Asking patients what they want. J Bone Joint Surg (Am) 1997;79:974–983.
184. Yeomans SG. The Clinical Application of Outcomes Assessment. Stamford, CT: Appleton & Lange, 2000.
185. Yeomans SG. Chiropractic and Managed Care. ACA/FYI, June/July 1992:29–31.

부록 8A

전반적인 변화(global impression of change)

치료 시작 이후, 전반적인 상태가

1. □ 매우 호전되었다.
2. □ 꽤 호전되었다.
3. □ 약간 호전되었다.
4. □ 변화 없다.
5. □ 약간 악화되었다.
6. □ 꽤 악화되었다.
7. □ 매우 악화되었다.

Farra JT, Young JP, LaMoureauz L, Werth JL, Poole R.M. 11포인트 수적통증률 척도로 측정된 만성 통증 강도에서 변화의 임상적 중요성. Pain 2001;94:149-158

Hagg O, Frizell P, Nordwall A. 만성 요통 환자의 치료 후 결과 점수에서 변화의 임상적 중요성. EuR spine J 2003; 12:12-20.

이름 ____________________ 서명____________________

날짜 ________

양식 1 [48,61]

Global Impression of Change

개정 오스웨스트리 장애 설문

이름 ______________________ 날짜 ______________________

이 설문은 환자의 허리나 다리 통증이 일상생활에 얼마나 영향을 주는지 알아보기 위해 개발되었습니다. 각 영역에서 자신에게 가장 적절하다고 생각되는 하나에 체크를 하십시오. 한 영역에서 2개 이상의 설명이 자신에게 적용된다고 생각될 수 있으나, 그 중 자신의 문제를 가장 잘 표현한 부분에 체크하십시오.

영역 1 : 통증 강도 A. 현재 통증이 없습니다. B. 현재 아주 약간 통증이 있습니다. C. 현재 중등도의 통증이 있습니다. D. 현재 꽤 심한 통증이 있습니다. E. 현재 통증이 매우 심각합니다. F. 현재 상상할 수 있는 가장 심한 통증을 겪고 있습니다.	**영역 4 : 걷기** A. 통증으로 인해 걷지 못하는 경우는 없습니다. B. 통증으로 인해 2 km 이상 걷지 못합니다. C. 통증으로 인해 1 km 이상 걷지 못합니다. D. 통증으로 인해 500 m 이상 걷지 못합니다. E. 목발이나 막대기가 있어야지 걸을 수 있습니다. F. 대부분 침대에서 생활합니다.
영역 2 : 자기 관리(씻기, 옷입기, 등) A. 추가적인 통증 없이 나 자신을 돌볼 수 있습니다. B. 혼자서 자신을 돌볼 수 있으나 추가적인 통증이 수반됩니다. C. 자신을 돌볼 때 통증이 있으며, 그로 인해 느리고 조심스럽게 행동합니다. D. 약간의 도움이 필요하지만, 대부분의 경우 혼자서 자신을 관리할 수 있습니다. E. 매일 자기 관리에 도움이 필요합니다. F. 옷을 갈아입거나 씻지 못하고 침대에서 지냅니다.	**영역 5 : 앉기** A. 내가 원하는 만큼 어떤 의자에도 앉아있을 수 있습니다. B. 내가 편해 하는 의자에 원하는 만큼 앉아있을 수 있습니다. C. 통증으로 인해 1시간 이상 앉아있지 못합니다. D. 통증으로 인해 30분 이상 앉아있지 못합니다. E. 통증으로 인해 10분 이상 앉아있지 못합니다. F. 통증으로 인해 전혀 앉아있지 못합니다.
영역 3 : 물건 들기 A. 추가적인 통증 없이 무거운 물건을 들 수 있습니다. B. 무거운 물건을 들 수 있으나 추가적인 통증이 수반됩니다. C. 통증으로 인해 바닥에서 무거운 물체를 들지 못하지만, 탁자와 같이 들기 편한 위치에 있으면 들 수 있습니다. D. 통증으로 인해 바닥에서 무거운 물체를 들지 못하지만 들기 편한 위치에 있으면 가벼운 물건을 들 수 있습니다. E. 매우 가벼운 물건만 들 수 있습니다. F. 어떤 물건도 들거나 옮기지 못합니다.	**영역 6 : 서기** A. 추가적인 통증 없이 원하는 만큼 서 있을 수 있습니다. B. 원하는 만큼 서 있을 수 있으나 추가적인 통증이 수반됩니다. C. 통증으로 인해 1시간 이상 서있지 못합니다. D. 통증으로 인해 3 분 이상 서있지 못합니다. E. 통증으로 인해 1 분 이상 서있지 못합니다. F. 통증으로 인해 전혀 서있지 못합니다.

영역 7 : 수면	영역 9 : 여행
A. 통증 때문에 잠을 방해 받지 않습니다. B. 종종 통증 때문에 잠을 방해받습니다. C. 통증 때문에 6시간 미만 수면을 취합니다. D. 통증 때문에 4시간 미만 수면을 취합니다. E. 통증 때문에 2시간 미만 수면을 취합니다. F. 통증 때문에 잠을 잘 수 없습니다.	A. 통증 없이 어느 곳이든 여행할 수 있습니다. B. 어느 곳이든 여행할 수 있지만, 추가적인 통증이 수반됩니다. C. 통증이 심하지만 2시간 이상 여행할 수 있습니다. D. 통증 때문에 1시간 미만의 여행만 할 수 있습니다. E. 통증 때문에 30분 미만의 꼭 필요한 여행만 할 수 있습니다. F. 통증 때문에 치료를 받기 위한 방문 이외에는 여행을 하지 않습니다.
영역 8 : 사회 생활	**영역 10 : 고용/가사**
A. 사회생활은 정상적이며, 추가적인 통증을 유발하지 않습니다. B. 사회생활은 정상적이나, 추가적인 통증을 유발합니다. C. 통증 때문에 스포츠와 같은 활발한 활동 외에는 일상생활에 의미있는 제약을 받지 않습니다. D. 통증 때문에 사회생활에 제약을 받고 자주 밖에 나가지 않습니다. E. 통증 때문에 집에서만 사회생활을 합니다. F. 통증 때문에 사회생활을 전혀 하지 못합니다.	A. 일상적인 가사/직업 활동은 통증을 유발하지 않습니다. B. 일상적인 가사/직업 활동은 통증을 증가시키지만, 해야할 일을 처리할 수 있습니다. C. 대부분의 가사/직업 활동을 할 수 있지만 통증 때문에 물건 들기, 청소하기 등과 같이 신체적 강도가 높은 활동은 할 수 없습니다. D. 통증 때문에 가벼운 일 외에는 할 수 없습니다. E. 통증 때문에 가벼운 업무조차 할 수 없습니다. F. 통증 때문에 어떤 직업 활동이나 집안 허드렛일도 할 수 없습니다.

최고 감지 변화(90% 신뢰도) : 15점

임상적으로 충요한 최소한의 차이(90% 신뢰도) : 6점

양식 2[52]

Oswestry Low Back Pain Disability Index. From reproduced with permission from Friz JM, Irrgang JI. A comparison of a modalifid Oswestry Low Back Pain Disability Questionmaire and the Queeeck Back Pain Disability Scale. Physical Ther 2001;81:776-788.

롤란드-모리스 하부 허리 통증 및 장애 설문

허리 통증이 있을 때, 일상적인 활동을 하기 힘들 때가 있습니다. 현재 당신에 상황에 맞는 문장에 체크하십시오.

1. □ 허리 통증으로 인해 대부분의 시간을 집에서 보냅니다.
2. □ 허리를 편하게 하기 위해 자주 자세를 바꿉니다.
3. □ 허리 때문에 평소보다 천천히 걷습니다.
4. □ 허리 때문에 집에서 일상적으로 하는 일들을 하지 못합니다.
5. □ 허리 때문에, 윗층으로 올라갈 때 손잡이를 사용합니다.
6. □ 허리 때문에, 더 자주 쉬기 위해 눕습니다.
7. □ 허리 때문에, 의자에서 일어나기 위해 무언가를 잡아야 합니다.
8. □ 허리 때문에, 다른 사람의 도움을 받습니다.
9. □ 허리 때문에, 평소보다 천천히 옷을 입습니다.
10. □ 허리 때문에 짧은 시간 동안만 서 있습니다.
11. □ 허리 때문에, 허리를 구부리거나 무릎꿇어 앉지 않습니다.
12. □ 허리 때문에 의자에서 일어나기 어렵습니다.
13. □ 허리가 거의 항상 아픕니다.
14. □ 허리 때문에 침대에서 돌리기 어렵습니다.
15. □ 허리 통증 때문에 식욕이 좋지 않습니다.
16. □ 허리 통증 때문에 양말(또는 스타킹)을 신는데 어려움이 있습니다.
17. □ 허리 통증 때문에 짧은 거리만 걷습니다.
18. □ 허리 때문에 잠을 잘 자지 못합니다.
19. □ 허리 통증 때문에, 옷을 입는데 다른 사람의 도움이 필요합니다.
20. □ 허리 때문에 하루중 대부분 앉아있습니다.
21. □ 허리 때문에 집안의 힘든 일을 하지 않으려 합니다.
22. □ 허리 통증 때문에, 평소보다 사람들에게 짜증을 잘내고 화를 잘 냅니다.
23. □ 허리 때문에, 평소보다 천천히 윗층으로 올라갑니다.
24. □ 허리 때문에 대부분의 시간을 침대에서 보냅니다.

환자 이름 ________________________ 서명 ________________ 날짜 __________

양식 3[134]

Roland–Morris Low Back Pain and Disability Form reprinted with permission from Roland M, Morris R. A study of the natural history of back pain: Part I: Development of a reliable and sensitive measre of disability in low-back pain. Spine 1983;8:141-144.

목통증 장애 지수 설문

이 설문은 환자의 목통증이 일상생활에 얼마나 영향을 주는지 알아보기 위해 개발되었습니다. 각 영역에서 자신에게 가장 적절하다고 생각되는 하나에 체크를 하십시오. 한 영역에서 2개 이상의 설명이 자신에게 적용된다고 생각될 수 있으나 그 중 자신의 문제를 가장 잘 표현한 부분에 체크하십시오.

영역 1 : 통증 강도 A. 현재 통증이 없습니다. B. 현재 아주 약간 통증이 있습니다. C. 현재 중등도의 통증이 있습니다. D. 현재 꽤 심한 통증이 있습니다. E. 현재 통증이 매우 심각합니다. F. 현재 상상할 수 있는 가장 심한 통증을 겪고 있습니다.	**영역 4 : 읽기** A. 목통증 없이 원하는 만큼 독서를 할 수 있습니다. B. 원하는 만큼 독서를 할 수 있으나 약간의 통증이 수반됩니다. C. 원하는 만큼 독서를 할 수 있으나 중등도의 통증이 수반됩니다. D. 목의 중등도 통증에 의해 원하는 만큼 독서를 할 수 없습니다. E. 목의 심한 통증에 의해 원하는 만큼 독서를 할 수 없습니다. F. 독서를 전혀 할 수 없습니다.
영역 2 : 자기 관리(씻기, 옷입기, 등) A. 추가적인 통증 없이 나 자신을 돌볼 수 있습니다. B. 혼자서 자신을 돌볼 수 있으나 추가적인 통증이 수반됩니다. C. 자신을 돌볼 때 통증이 있으며, 그로 인해 느리고 조심스럽게 행동합니다. D. 약간의 도움이 필요하지만, 대부분의 경우 혼자서 자신을 관리할 수 있습니다. E. 매일 자기 관리에 도움이 필요합니다. F. 옷을 갈아입거나 씻지 못하고 침대에서 지냅니다.	**영역 5 : 두통** A. 두통이 전혀 없습니다. B. 흔하지 않게 약간의 두통이 있습니다. C. 흔하지 않게 중등도의 두통이 있습니다. D. 종종 중등도의 두통이 있습니다. E. 종종 심한 두통이 있습니다. F. 거의 항상 두통이 있습니다.
영역 3 : 물건 들기 A. 추가적인 통증 없이 무거운 물건을 들 수 있습니다. B. 무거운 물건을 들 수 있으나 추가적인 통증이 수반됩니다. C. 통증으로 인해 바닥에서 무거운 물체를 들지 못하지만 탁자와 같이 들기 편한 위치에 있으면 들 수 있습니다. D. 통증으로 인해 바닥에서 무거운 물체를 들지 못하지만 들기 편한 위치에 있으면 가벼운 물건을 들 수 있습니다. E. 매우 가벼운 물건만 들 수 있습니다. F. 어떤 물건도 들거나 옮기지 못합니다.	**영역 6 : 집중** A. 어려움 없이 원할 때 완전한 집중을 할 수 있습니다. B. 약간 어려움이 있지만, 원할 때 완전한 집중을 할 수 있습니다. C. 원할 때 집중하는데 어느 정도의 어려움이 있습니다. D. 원할 때 집중하는데 꽤 어려움이 있습니다. E. 원할 때 집중하는데 상당한 어려움이 있습니다. F. 전혀 집중할 수 없습니다.

영역 7 : 업무	영역 9 : 수면
A. 원하는 만큼의 일을 할 수 있습니다. B. 일상적인 업무는 할 수 있지만 그 이상은 하지 못합니다. C. 대부분의 일상적인 업무는 할 수 있지만 그 이상은 하지 못합니다. D. 일상적인 업무를 할 수 없습니다. E. 간신히 몇몇 업무를 할 수 없습니다. F. 어떤 일도 전혀 할 수 없습니다.	A. 수면에 문제가 없습니다. B. 수면에 약간의 방해를 받습니다(1시간 미만의 불면) C. 수면에 경도의 방해를 받습니다(1~2시간 불면) D. 수면에 중등도의 방해를 받습니다(2~3시간 불면) E. 수면에 심한 방해를 받습니다.(3~5시간 불면) F. 수면이 완전히 방해 받습니다(5~7시간)
영역 8 : 운전	**영역 10 : 오락 활동**
A. 목통증 없이 운전을 할 수 있습니다. B. 원하는 만큼 운전을 할 수 있지만, 약간의 목통증이 있습니다. C. 원하는 만큼 운전을 할 수 있지만, 중등도의 목통증이 있습니다. D. 중등도의 목통증으로 인해 원하는 만큼 운전을 할 수 없습니다. E. 심한 목통증으로 인해 거의 운전을 할 수 없습니다. F. 전혀 운전을 할 수 없습니다.	A. 목통증 없이 모든 오락 활동에 참여할 수 있습니다. B. 목통증 없이 모든 오락 활동에 참여할 수 있지만 약간의 목통증이 동반됩니다. C. 목통증으로 인해 전부는 아니지만 대부분의 오락 활동에 참여할 수 있습니다. D. 목통증으로 인해 일부의 오락 활동에만 참여할 수 있습니다. E. 목통증으로 인해 오락 활동을 거의 하지 못합니다. F. 오락 활동을 전혀 하지 못합니다.

환자 이름 ______________________ 서명 ________________ 날짜 ____________

양식 4 [162]

Neck Disability Index reprinted with permission form Vernon H. Mior S. The Neck Disability Index: A study of reliability and validity. J Manipulative Physiol Ther 1991;14:409-415.

장지 기능 척도 설문

현재 증상으로 인해 다음 중 어떤 작업을 하는데 어려움이 있는지 표시하시오. 각각 활동에 어느 정도의 어려움이 있는지를 숫자에 동그라미를 그리시오.

	문제 없음									심각한 문제 (전혀 할 수 없음)
1. 수면	0	1	2	3	4	5	6	7	8	9	10
2. 글쓰기	0	1	2	3	4	5	6	7	8	9	10
3. 병 열기	0	1	2	3	4	5	6	7	8	9	10
4. 손가락으로 작은 물건 집기	0	1	2	3	4	5	6	7	8	9	10
5. 30분 이상 운전하기	0	1	2	3	4	5	6	7	8	9	10
6. 문 열기	0	1	2	3	4	5	6	7	8	9	10
7. 냉장고에서 우유병 가져오기	0	1	2	3	4	5	6	7	8	9	10
8. 설거지	0	1	2	3	4	5	6	7	8	9	10

논평 ____

____

____

____

____

____

____

____

____

환자 이름 ____________________ 서명 ____________________ 날짜 ____________________

양식 5[126]

Upper Extremity Function Scale reprinted with permissoin from Pransky G, Feuerstein M, Himmelstein J, Katz JN, Vickers-Lahti M. Measuring functional outcomes in work-related upper extremity disorders: Development and validation of the Upper Extremity Function Scales. J Occup Environ Med 1997;39:1195-1202.

상지 기능 지수

현재 가지고 있는 상지 문제로 인해 아래 활동들에 어떤 장애가 있는지 알아보려고 합니다. 현재 각 활동이 문제되는 정도에 체크하시오.

오늘, 다음 활동에 어느 정도의 어려움이 있었나요?

활동	매우 어려움 또는 활동을 할 수 없음	상당히 어려움	보통 어려움	약간 어려움	어렵지 않음
일상 업무, 가사, 또는 학교 활동					
일상 취미, 오락, 스포츠 활동					
허리까지 야채 바구니 들어올리기					
머리위로 야채 바구니 들어올리기					
머리 빗기					
손 밀어올리기(욕조나 의자에서)					
음식 준비(껍질 벗기기, 자르기 등)					
운전					
진공 청소, 쓸기, 갈퀴 사용					
옷입기					
단추 고치기					
도구나 장비 사용					
문열기					
청소					
신말 끈 묶기					
수면					
의류 손질(세탁, 다림질, 접기 등)					
병뚜껑 열기					
공 던지기					
아픈 팔로 작은 서류 가방 들기					

환자 이름 ______________________ 서명 ______________ 날짜 __________

점수 ____________ / 80　　MDC(측정 가능한 최소 변화) = 9점,　　오류 +/- 5점

양식 6[16]

Upper Extremity Functional Index reprinted with permission from Stratford PW, Binkley JM, Stratford DM. Development and initial validation of the upper extremity functional index. Physiother Can 2001;53:259-266.

기능 평가 척도(FAS)

현재 자신의 능력을 가장 잘 표현한 한 곳에 동그라미로 표시하시오.

1. 통증 : 통증이 어느 정도입니까?
   a. 걷는 중 통증 없음
   b. 때때로 아프지만, 걷는 것을 방해하지는 않음
   c. 오래 걸은 후 경한 통증, 아스피린을 먹기도 함
   d. 정상적인 보행에도 중등도의 통증. 상당한 통증을 유발시키는 과도한 활동 이후에는 아스피린이나 타이레놀보다 강한 약을 필요로 함
   e. 심한 통증이 있으나 걸을 수 있음. 아스피린보다 강한 규칙적인 약물 복용이 필요함
   f. 통증으로 인해 전혀 걷지 못함

2. 보행 거리 : 얼마나 멀리 걸어갈 수 있습니까?
   a. 제한 없음
   b. 6 블록
   c. 2~3 블록
   d. 실내. 집 주변
   e. 침대에서 의자로. 걸을 수 없음

3. 보행 도구 : 보행 시 어떤 도움을 필요로 합니까?
   a. 어떤 도움 없이 잘 걸을 수 있음
   b. 오래 걷는데 1개의 지팡이가 필요함
   c. 대부분 1개의 목발이 필요함
   d. 대부분 2개의 지팡이가 필요함
   e. 대부분 2개의 목발이나 워커가 필요함

4. 서있기 : 얼마나 오래 서 있을 수 있습니까?
   a. 45분 동안 도움 없이 서 있을 수 있음
   b. 30분 동안 도움 없이 서 있을 수 있음
   c. 15분 동안 도움 없이 서 있을 수 있음
   d. 15분 동안 도움 없이 서 있을 수 없음

5. 계단 : 계단을 어떻게 오릅니까?
   a. 난간도움 없이 한 걸음 한 걸음
   b. 난간잡고 한 걸음 한 걸음
   c. 난간과 다른 보조 도구(예: 지팡이)를 사용하여 오름
   d. 계단을 오를 수 없음

환자 이름 ______________________ 서명 ______________ 날짜 __________

양식 7[177]

Functional Assessment Score reprinted with permission from Wegener L, Kisner C, Nichols D. Static and dynamic balance responses in persons with bilateral knee osteoarthritis. J Orthop Sports Phys Ther 1997;25:13-18.

하지 기능 척도

현재 가지고 있는 상지 문제로 인해 아래 활동들에 어떤 장애가 있는지 알아보려고 합니다. 현재 각 활동이 문제되는 정도에 체크하시오

오늘, 다음 활동에 어느 정도의 어려움이 있었나요?

활동	매우 어려움 또는 활동을 할 수 없음	상당히 어려움	보통 어려움	약간 어려움	어렵지 않음
일상 업무, 가사, 또는 학교 활동					
일상 취미, 오락, 스포츠 활동					
목욕탕에 들어가고 나오기					
방 사이 옮겨다니기					
신발 또는 양말 신기					
쭈그려 앉기					
야채 바구니 같은 물건을 바닥에서 들어올리기					
집에서 가벼운 활동 하기					
집에서 힘든 일 하기					
차에 타거나 내리기					
2블록 걷기					
1마일 걷기					
10계단을 오르거나 내려가기					
(1층 정도의 계단)					
1시간 동안 서있기					
1시간 동안 앉아있기					
평평한 땅에서 달리기					
울퉁불퉁한 땅에서 달리기					
빨리 달리다가 갑자기 방향 틀기					
제자리 뛰기					
침대에서 구르기					

환자 이름 ______________________ 서명 ______________________ 날짜 ______________

점수 ______________ / 80 MDC(측정 가능한 최소 변화) = 9점, 오류 +/- 5점

양식 8[16]

Lower Extremity Functional Scale reprinted with permission from Binkley JM, Stratford POW, Lott SA, Riddle DL, The lower extremity functional scale (LEFS): Scale development, measurement properties, and clinical application. Phys Ther 1999;79:371-383.

환자 특이적 기능 및 통증 척도(PSFS)

이름_______ **날짜**________

치료자 : 문진 후 신체 검사 이전에 시행하시오.

초기 평가 :
주호소로 인해 일상생활을 할 수 없거나 하기 힘든 활동 3가지에 대한 정보가 필요합니다. 주호소로 인해 시행하기 어렵거나 할 수 없는지 활동 3가지 이상을 나열하시오.

추적 평가 :
_______ 일에 평가한 경과 다음 활동에 어려움이 있다고 보고하였습니다. 이전에 하기 어렵거나 할 수 없다고 보고한 활동에 대한 평가를 하십시오.

환자 특이적 활동 점수화 방법(하나의 숫자 지정)

0 1 2 3 4 5 6 7 8 9 10

활동할 수 없음 — 다치기 전이나 문제가 발생하기 전과 동일하게 활동할 수 있음

날짜, 점수

활동					
1.					
2.					
3.					
4.					
5.					

총점 = 활동 점수의 총 합을 나열한 활동의 수로 나눈 값
평균 점수의 MDC = 2점
단일 활동의 MDC = 3점

양식 9
Patient Specific Functional Scale reprinted with permission from Stratford P, Gill C, Westaway M, Binkley J, Assessing disability and change on individual patients: A report of a patient specific measure. Physiother Can 1995;47:258-263.

환자 만족 척도

현재 받고 있는 치료에 관한 설문입니다. 만족도에 따라 다음 사항들을 평가하십시오. 각 줄에서 하나를 선택하십시오.

	매우 긍정	긍정	긍정도 부정도 아님	부정	매우 부정
1. 의사가 허리 통증의 원인에 대한 충분한 설명을 해 주었다.					
2. 통증 원인에 대한 명확한 설명을 주지 않았다.					
3. 추가적인 통증 문제를 예방하기 위해 어떻게 해야 할지에 대해 말해주었다.					
4. 의사는 통증이 실제로 있다는 것은 믿어주었다.					
5. 의사는 허리 통증에 대한 내 걱정을 이해해주지 못했다.					
6. 의사는 내 허리 통증 문제를 다루는데 불편해 보였다.					
7. 의사는 처음 치료가 끝난 후 통증이 어떻게 변화하였는지 관심이 없어보였다.					
8. 의사가 내 통증에 처방한 치료는 효과가 있었다.					
9. 의사는 자신이 추천한 치료가 효과가 있을 것이라는 확신이 있었다.					
10. 의사는 허리 통증이 호전되기에 얼마나 시간이 걸릴지에 대해 명확한 설명을 주었다.					

환자 이름 ______________________ 서명 ______________ 날짜 __________

양식 10[29]

Patient Satisfaction Scale reprinted with permission from Cherkin D, Deyo RA, Berg AO. Evaluation of a physician education intervention to improve primary care for low-back pain: II. Impact on patients. Spine 1991;16:1173-1178.

허리에 대한 Bournemouth 설문

다음 설문은 환자의 허리 통증과, 통증이 미치는 영향에 대해 알아보기 위해 개발되었습니다. 모든 질문에 현재 상태를 적절히 설명하고 있다고 생각되는 한 숫자에 동그라미로 표시하시오.

1. 지난 1주, 평균적으로, 허리 통증이 어느 정도였습니까?

   통증 없음 최고의 통증

   0 1 2 3 4 5 6 7 8 9 10

2. 지난 한 주 허리 통증으로 인해 일상 생활에 얼마나 영향을 받았습니까?(가사, 세탁, 옷입기, 걷기, 계단 오르기, 의자나 침대에 앉거나 일어나기 등)

   전혀 영향 없음 활동을 할 수 없음

   0 1 2 3 4 5 6 7 8 9 10

3. 지난 한 주 허리 통증으로 인해 오락 활동, 사회 활동, 가족 활동에 얼마나 영향을 받았습니까?

   전혀 영향 없음 활동을 할 수 없음

   0 1 2 3 4 5 6 7 8 9 10

4. 지난 한 주 얼마나 초조했습니까?(긴장, 불안, 초조, 집중/이완하기 힘듬)

   전혀 초조하지 않음 매우 초조함

   0 1 2 3 4 5 6 7 8 9 10

5. 지난 한 주, 얼마나 우울했습니까?(기운없음, 슬픔, 무력감, 회의감, 불행감)

   전혀 우울하지 않음 매우 우울함

   0 1 2 3 4 5 6 7 8 9 10

6. 지난 한 주, 당신의 업무(집 안팎)가 허리통증에 얼마나 영향을 주었다고 생각합니까?

   악화시키지 않음 매우 악화시킴

   0 1 2 3 4 5 6 7 8 9 10

7. 지난 한 주, 혼자서 허리 통증을 얼마나 조절할 수 있었습니까?

   완전히 조절함 어떻게든 조절할 수 없음

   0 1 2 3 4 5 6 7 8 9 10

환자 이름 ________________________ 서명 ________________ 날짜 __________

양식 11[21]

Bournemouth Neck Questionnaire reprinted with permission from Bolton JE, Breen AC. The Bournemouth Questionnaire. A short-form comprehensive outcome measure. I. Psychometric properties in back pain patients. J Manipula Physiol Ther 1999;22:503-510.

목에 대한 Bournemouth 설문

다음 설문은 환자의 허리 통증과, 통증이 미치는 영향에 대해 알아보기 위해 개발되었습니다. 모든 질문에 현재 상태를 적절히 설명하고 있다고 생각되는 한 숫자에 동그라미로 표시하시오.

1. 지난 한 주, 평균적으로, 목통증이 어느 정도였습니까?

   통증 없음 — 최고의 통증

   0 1 2 3 4 5 6 7 8 9 10

2. 지난 한 주 목통증으로 인해 일상 생활에 얼마나 영향을 받았습니까?(가사, 세탁, 옷입기, 걷기, 계단 오르기, 의자나 침대에 앉거나 일어나기 등)

   전혀 영향 없음 — 활동을 할 수 없음

   0 1 2 3 4 5 6 7 8 9 10

3. 지난 한 주 목통증으로 인해 오락 활동, 사회 활동, 가족 활동에 얼마나 영향을 받았습니까?

   전혀 영향 없음 — 활동을 할 수 없음

   0 1 2 3 4 5 6 7 8 9 10

4. 지난 한 주 얼마나 초조했습니까?(긴장, 불안, 초조, 집중/이완하기 힘듬)

   전혀 초조하지 않음 — 매우 초조함

   0 1 2 3 4 5 6 7 8 9 10

5. 지난 한 주, 얼마나 우울했습니까?(기운없음, 슬픔, 무력감, 회의감, 불행감)

   전혀 우울하지 않음 — 매우 우울함

   0 1 2 3 4 5 6 7 8 9 10

6. 지난 한 주, 당신의 업무(집 안팎)가 목통증에 얼마나 영향을 주었다고 생각합니까?

   악화시키지 않음 — 매우 악화시킴

   0 1 2 3 4 5 6 7 8 9 10

7. 지난 한 주, 혼자서 목통증을 얼마나 조절할 수 있었습니까?

   완전히 조절함 — 어떻게든 조절할 수 없음

   0 1 2 3 4 5 6 7 8 9 10

환자 이름 ______________________ 서명 ______________ 날짜 __________

양식 12[22]

Bournemouth Neck Questionnaire reprinted with permission from Bolton JE, Humphreys BK. The Bournemouth Questionnaire. A short-form comprehensive outcome measure. II. Psychometric properties in neck pain patients. J Manipula Physiol Ther 2002;25:141-148.

9

만성화에 대한 심리사회적 위험 인자 평가 - "황색 경보"

(Assessment of Psychosocial Risk Factors of Chronicity — "Yellow Flags")

학습목표

이 장을 읽고나면 이해할 수 있을 것이다:

- 급성 하부 허리 통증의 만성화 예후
- 급성 하부 허리 통증이 만성화되는데 어떤 예후 인자가 밝혀져 있는가
- "황색 경보" 점수를 신뢰도 있고 효율적으로 획득하는 방법
- 어떤 위험 인자를 교정할 수 있으며, 어떠한 교정 방법이 적절한가

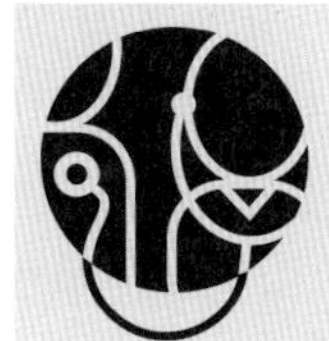

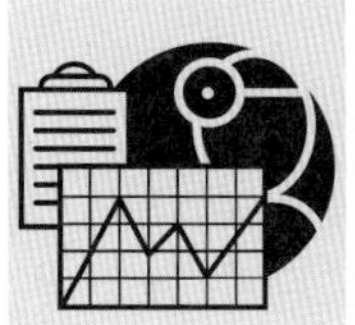
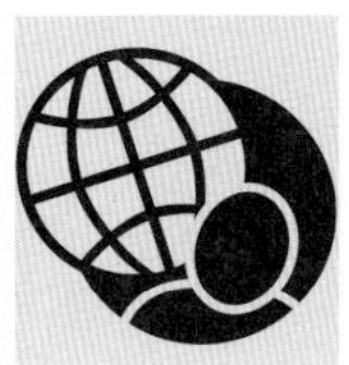
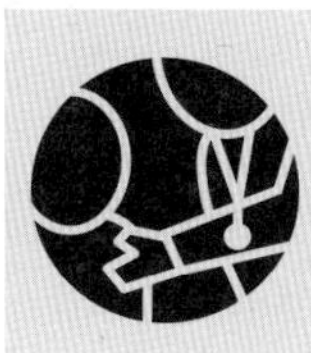
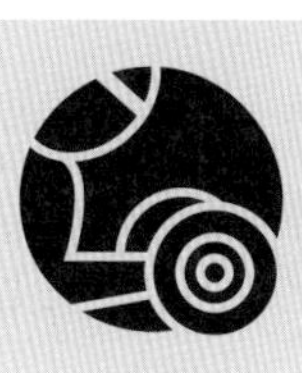
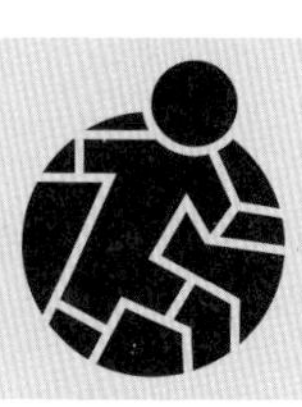
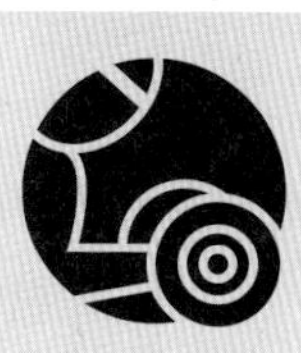

개요 (Introduction)

임상에 기초한 문제

급성 또는 아급성의 환자를 회복할 가능성이 높은 환자와 그렇지 않은 환자로 구분하고, 그에 따라 치료의 강도에 차이를 두어 치료의 질과 효율을 향상시키는게 가능한가?

대부분의 경우(75~90%), 급성 하부 허리 통증은 4~6주 이내에 해결된다는 것으로 알려져 있다.[45,107] 이 자료는 장애를 고려한 보험회사의 조사 결과를 근거로 하고 있다. 이러한 긍정적인 결과는 대증요법을 위주로 한 치료나 증상이 자연히 소실될 때까지 경과를 관찰하는 등의 수동적인 치료의 근거가 되었다. 하지만, 이러한 관점에는 2가지 문제점이 있다. 첫째, 대부분의 급성기 환자가 빠르고 완전하게 회복된다는 관점은 여러 연구에서 논점이 되어 왔다.[13,22,117] 둘째, 자연적인 회복이 명백하지 않는 이상, 위험이 있는 경우 만성화의 예방을 위해 적절한 중재를 하는 것이 비용 효과적으로 유리하다는 증거가 늘어가고 있다.

Von Korff 등은 비 직접적 환경에서 목과 하부 통증을 호소한 환자의 30%만이 1개월 후에 통증이 없는 상태에 도달했으며, 1년 후에도 50%의 환자가 반복적이거나 지속적인 통증을 호소한다고 발표하였다.[117] 최근의 연구에 의하면, 대부분의 급성 에피소드는 완전하지는 않으나 빨리 회복하는 경향을 보인 후, 증상이 덜 중한 간헐적인 재발로 만성화 경로를 밟게 된다. 첫 에피소드는 증상이 완화되었다고 하기까지 대부분 3주의 경과 — 4~6주가 아니라 — 를 보였다.[13,22] 많은 경우, 예측이 가능한 1년 후의 재발은 경도 또는 중등도의 활동 제약이 있으며 통증을 비롯한 증상들은 일반적으로 환자의 불만족으로 이어졌다.[13,21,22,117] 허리의 문제는 전형적으로 종종 자연적으로 회복되는 에피소드가 있는 반복적이거나 만성적 재발의 경과를 밟는다.

급성 하부 허리 통증을 호소하는 소수의 환자들(7%)만이 만성적이고 지속적인 통증과 장애를 가지고 있지만, 이 그룹의 환자들이 대부분의 비용을 차지한다.[11,107] 특히, 7.4%의 환자가 75%의 비용과 85%의 장애로 인한 손실된 근무의 원인이다. 따라서, 급성 하부 허리 통증이 만성화 되는 잠재적인 위험 요인을 밝혀내는 것이 하부 허리 통증 연구의 성배(holy grail)가 되었다.[1]

만성화의 위험 인자 (Risk Factors of Chronicity)

척추 환자의 평가는 전통적으로 통증의 물리적 요인을 찾아내는데 그 초점을 맞추었다. 이러한 노력으로 인해 영상화 기술에 사용되는 비용이 사용된다. 불행하게도, 이러한 선별검사는 비싸면서 특이도가 낮아 자원의 비효율적 사용이 되어버렸다.[4,5,7,54,57,58,64,111,124] 임상 연구자들은 다음의 척도들이 환자의 회복을 예측할 수 있는 대표적인 기준이라고 요약하였다;[6,25] 통증, 기능(장애), 복지(well-being), 근무 상황, 만족도. Pinchus 등에 의하면, 하부 허리 통증에 의해 유발되는 활동 제약(장애)과 근무 손실은 서로 상호작용하는 4가지의 요인에 의해 발생한다. 각각의 요인은 심리 사회적 "황색 경보"로 일컬어진다.[63] "황색 경보"는 "적색 경보"와 비슷하게 환자의 관리과 예후에 영향을 미친다. "적색 경보"는 생의학적 검사 결과나 영상검사, 또는 전문가의 의뢰를 필요로 할 수 있으나, "황색 경보"는 하부허리 통증에 의한 인지, 감성 그리고 행동적 측면에 대한 평가이다.

대부분의 "황색 경보"는 개인이나 근무 관련 요인들에 적합하나, 치료 결과에 미치는 치료자의 영향 역시 중요하다.[23,99] Reis 등은 환자와 치료자 모두의 근심, 대처, 제약, 통증 완화에 대한 기대, 통증 중재 등을 평가하였다. 개별적인 평가를 진행할 때, 2, 4, 8, 12개월의 치료 결과에 대한 환자와 치료자의 견해를 조사하였다. 환자의 특징들 중 많은 부분은 변화에 반응이 없기 때문에(기존 질환, 심한 우울증 등) 환자나 치료자의 견해나 기대와 같은 변화 가능한 요인들에 더 큰 초점을 맞춰야 하기 때문이다.

135명의 만성 하부 허리 통증 환자를 대상으로 하여 무작위적으로 마사지나 침술을 받도록 배정하고, 그 결과를 연구한 Kalauokalani 등의 연구 결과에서 환자나 치료자의 견해가 결과에 미치는 영향이 강조되었다.[61] 이후 10주 동안 수정된 롤란드 점수(modified Roland Score)로 평가한 결과, 각각 치료의 효과에 대한 기대는 다른 어떤 변수보다도 환자의 치료 성과와 연관이 많게 나타났다.

표 9.1 만성 장애를 유발시키는 4가지 주요 요인

- 개인
- 치료자
- 보상 또는 건강 관리 체계
- 근무 또는 가정환경

관리 단계 (Phase of care)

대부분의 급성환자는 좋은 예후를 보이기 때문에, 과도하게 공격적인 조기 치료는 부족한 의료자원의 비효율적 소비가 된다. 하지만, 아급성기에 아직도 통증을 호소하는 환자의 경우 상황이 다르다. 따라서, 증상이 발생한지 1달 이후부터인 아급성기는 적극적인 치료가 만성 통증과 장애를 예방하고 관련 비용을 감소시키는데 큰 영향을 미칠 수 있는 중요한 시기로 인식되고 있다.[32]

Frank는 언제 적극적인 치료를 시작하는 것이 효율적이고 비용–효과 측면에서 유리한지를 설명하기 위해 "치료가 필요한 사람 수"에 대한 개념을 제시하였다. 그는 "치료를 필요로 하는 사람의 수"가 첫 1달 동안 급격히 줄어들고, 그 이후로는 안정적으로 유지된다는 것을 보여주었다.[32]

Frank에 따르면, 급성 에피소드가 만성으로 진행하는 위험에는 3단계가 있다(그림 9.1).[32] 급성기에는(첫 4주), 만성화의 위험은 낮다. 아급성기에는(4～12주) 위험이 사실적으로 높으며 생존률 곡선은 적극적인 치료가 비용–효과 측면에서 유리하다는 것을 보여준다. 만성기에는(12주 이후) 회복은 멈춘다.

이 결과는 근로자 보상에 관한 최근 연구에서 나타났으며, 이 연구는 미래 상태(재발 가능성)에 대해 가장 신뢰할 만한 예측인자는, 입원 전 진료를 위한 방문과 허리 통증과 관련하여 병원에 방문한 횟수였다.[43]

심리사회적, 그 외의 요인 (Psycho-social and other factors)

심리사회적 변수들이 환자가 호소하는 통증의 26%, 환자가 호소하는 장애의 36%의 원인이 된다는 것이 밝혀졌다(로란드–모리스 척도).[87] 각각 다른 연구 방법을 사용한 6개의 연구 논문은 대처방법, 자신감, 공포–회피 행동, 심리적 중압감 등의 환자에게 영향을 미치는 심리 사회적 요인들 중의 하나라고 발표하였다.[31,55,73,76,94,114] 따라서, 회복할 가능성이 낮을 것이라고 예상되는 사람들을 선별하고 예후가 좋지 않을 것으로 예상되는 환자들에게 적절한 치료를 하기 위하여 심리사회적 "황색 경보"를 이용하는 것이 제안되었다.[63,77,79,81,100,118]

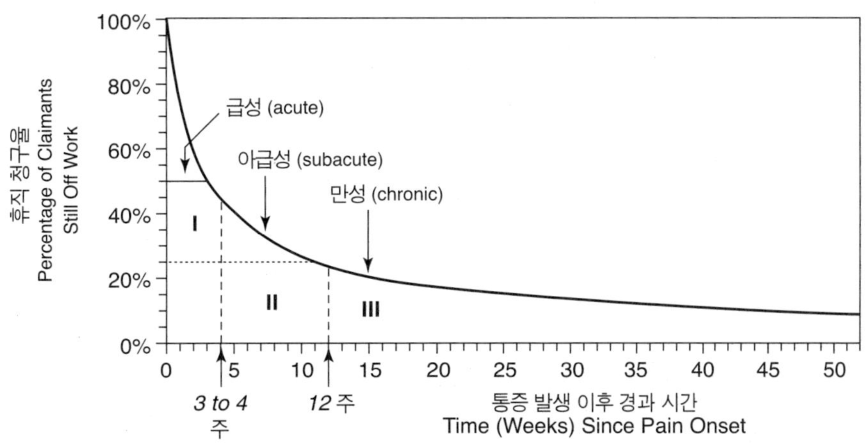

그림 9.1 하부 허리 통증의 자연 경과의 3단계 모델.[32] (출처 : Frank JW, Kerr MS, Brooker As, et al. Disability resulting from occupational low back pain. Part 2: What do we know about secondary prevention? Spine 1996;21:2918-2929.

구조적, 심리사회적 요인들이 하부 허리 통증으로 인한 장애를 예측할 수 있는가?

경증 지속성 하부 허리 통증 환자와 디스크 퇴행 질환을 가진 100명의 환자에 대해 전향적, 장기적인 연구가 행해졌다. 장애를 가진 하부 허리 통증이 발생은 기저 심리 사회적 변수들과 강력한 연관관계를 보였다 (p<0.0001~0.004). MRI와 추간판조영술로 밝혀진 구조적 변수는 하부 허리 통증과 약한 상관관계를 보였으며, 추후 장애나 의학적 치료와는 관련이 없었다. 중등도나 중증의 척추 종판(vertebral end plate)의 변화만이 부정적인 결과와 약한 상관관계를 보였다.

6달 간격으로 다음 사항을 측정하였다.

- 심한 허리 통증 에피소드(VAS 6점)
- 1주 미만의 직업적 장애 에피소드
- 1주 의 직업적 장애 에피소드
- 최소한 6주의 등 전체 통증 에피소드
- 하부 허리 통증 평가 및 치료를 목적으로 한 의료 방문

(Carragee EJ. Alamin TF, Miller JL, Carragee JM, Discographic, MRI and psychosocial determinants of low back pain disability and remission: A prospective study in subjects with benign persistent back pain. Spine 2005;5:24-35)

Gatchel 등은 급성 환자가 만성 통증/장애로 진행할 위험을 판별하는 통계학적인 알고리즘을 개발하였다.[40] 성, 환자가 호소하는 통증, 장애 점수, MMPI에서 척도 3(히스테리아)의 점수, 근로자의 보상과 개인적 상해 정도 등의 요인을 포함시켜, 90.7%의 환자를 만성 통증/장애에 대해 고위험군, 또는 저위험군으로 분류할 수 있었다. MMPI의 히스테리아 척도는 근무 복귀를 예측하는데, 교차비 1.5를 보였다. 따라서 MMPI에서 히스테리아의 점수가 높은 환자는 그렇지 않은 환자와 비교할 때, 만성적 하부 허리 통증이 발생할 위험이 1.5배 높다는 것이다. Boeing 전향연구에서도 이 척도가 향후 업무관련 상해를 예측하는데 도움을 준다는 것을 밝혀냈다. 하지만 이는 변화가 용이하지 않는 개인적인 습성을 반영하기 때문에 그 유용성은 크지 않다.[94]

이 모델에 대한 추가적인 확인 결과, 몇몇 다른 요인들 역시 고위험군과 연관이 있다는 것이 밝혀졌다.[98] SNAP로 확인된 긍적적이지 않은 성격, 업무 중독(SNAP), 회피적인 대처 방식, axis I(정신적) 장애는 80.8%의 정확도로 고위험군과 저위험군을 예측하였다(80% 민감도, 81.5% 특이도).[98]

Fransen 등은 위험 요인의 초기 발견은 허리 통증으로 인한 업무 장애 일수를 예측할 수 있다고 하였다.[33] 이는 이론적으로 향후 장애의 위험이 높은 환자에 대한 중재로 이어지게 된다. 노동자들이 보상을 요구할 때, 다음의 사항 중 하나라도 포함되는 것이 있으면 3개월 이후에도 보상을 받고 있을 확률이 유의하게 높다는 것을 밝혔다:

- 하지의 심한 방사통
- 최소한 중등도의 신체적 장애(Oswestry)
- 정신적 고통
- 최소한 하루 중 3/4동안 lift가 필요한 경우
- 일에 복귀했을 때 가벼운 일을 제공할 수 없는 작업 환경

저자는 "이 사항들은 나이, 성별, 다른 개인적, 정신사회적, 근무환경의 위험 요인을 조정하더라도, 만성 직업적 허리 통증과 유의한 연관관계를 유지했다"고 결론을 내렸다.[33]

Schultz 등은 인지적 요인이 3개월 이상 하부 허리 통증으로 인해 업무를 하지 못하는 것을 예측하는데 유용하다고 밝혔다.[102] 현재의 건강에 대한 지각, 신체적 상태, 회복에 대한 기대 등과 연관된 인지적 신념이 가장 연관성이 높았다. 또 다른 중요한 예측 인자는 엉덩뼈신경통(sciatica)였다. 예측률은 77.6%였다.

Thomas 등은 무증상의 5,000명의 사람들을 18개월 동안 관찰하여, 기저질환, 임상적 요인과 만성 하부 허리 통증과의 관련성을 전향적으로 연구하였다.[112] 이들 중 10%에서 하부 허리 통증이 발생하였으며, 이 중 34%가 발생 1주, 3개월 그리고 12개월에 지속적이고 장애를 유발하는 하부 허리 통증을 호소하였다. 지속적이고 장애를 유발하는 하부 허리 통증의 기저 요인은: 성별(여성), 나이(고령), 높은 심리 사회적 스트레스, 평균 이하의 자기 건강 평가, 낮은 신체적 활동, 하부 허리 통증의 과거력, 직업에 대한 불만족이었다. 이들 각각은 지속적인 통증으

급석 하부 허리 통증 환자의 심리사회적 특징으로 향후 통증, 장애를 예측할 수 있다.

대상: 76 급성 하부 허리 통증 환자

방법: 통증 불안 증상 척도(pain anxiety symptoms scale) 사용

결과:

- 척도의 인지적 측면이 향후 감정적 스트레스, 자신에 대한 조절의 상태(locus of control), 통증 강도를 예측하였다.
- 탈출, 회피의 측면이 일상생활의 장애를 예측하였다.

로 진행하는데 교차비에 2~5배의 효과를 나타냈다.

지속적이고 장애를 유발하는 하부 허리 통증과 상관이 있는 에피소드에 특징적인 요인은, 광범위한 통증, 상담 전 긴 기간 동안의 증상, 다리 통증, 척추 운동의 유의한 제한이다. 광범위한 통증이 교차비 6.4로 가장 상관관계가 높은 항목으로 나타났다. 다른 요인들은 부정적인 결과와 2~5배의 차이로 연관이 있었다. 위험 평가를 위해 이들 중 3가지 이상을 사용한다면, 놓친 환자는 6%에 불과했다!!!

Shaw 등은 하부 허리 장애는 다음 문제해결 접근과 연관이 있다고 알아냈다: 문제 회피, 긍정적인 문제 해결 경향, 충동적인 결정.[104]

공포-회피 믿음 (Fear-avoidance beliefs)

치료의 주요 목표중 하나는 통증으로 인한 행동 제약을 최소화하는 것이다.[2,81] 따라서, 통증이 있는 상태에서의 활동 또는 예상되는 통증에 대한 인식은 심리적으로 중요하다.[14,24,95,101] 사실, 실체적 활동이 통증을 동반할 것이라는 믿음은 통증 자체에 보다 환자의 활동에 영향을 더 미치는 것으로 알려졌다.[68,69] 통증에 대해 불안해하는 환자는 운동반경 측정, 수직 직거상 검사 등과 같은 검사에서 통증을 더 빨리 호소한다. Council 등은 통증에 대한 기대정도와 간단한 운동에 대해 자가 측정한 장애정도와 연관성이 높다는 것을 보고하였다.[22]

만성 통증과 직접적으로 연관된 요인들과 만성 통증을 예견하는 요인들을 구별하는 것은 중요하다. 예를 들면, Ciccione는 만성화 그룹에서 우울증, 신체화, 현재 통증의 정도가 작업 장애의 34%의 원인임을 알아냈다. 하지만, 이러한 요인들은 급성의 8%정도만이 설명 가능하다. 더 유의해야 할 것은 급성 환자에서 통증에 대한 기대도가 증상의 33%의 원인으로 작용한다는 것이다($P<0.001$).[15] Fritz 등 역시 통증의 정도, 신체적 장애, 받은 치료와는 독립적으로 초기 공포-회피 믿음이 발병 후 4주의 아급성 환자 상태의 예측 인자로 유의하다는 것을 확인하였다.[34,35]

따라서, 통증에 대한 기대도와 같은 공포-회피 믿음은 급성 통증이 만성화되면서 나타나는 다른 심리사회적 문제들에 선행해서 나타난다.

Linton과 동료들은 공포-회피 믿음이 나아가 무증상 환자에서 급성 통증의 발병과 기능장애와도 전향적으로 연관이 있다는 것을 발견했다.[75] 중앙값 이상의 점수를 보인 환자들에서 급성 하부 허리 통증을 일으킬 가능성이 2배나 높았다(교차비 2.4). 파국화 역시 평가하였으나, 그 예측값은 그리 크지 않았다(교차비 1.5).

많은 연구들이 인지-행동 요법의 효율성을 증명하였으나, 간단한 재활성화 접근으로 필요한 효과를 걷을 수 있다. Mannion은 3개의 다른 적극적인 접근을 보고하였으나, 그들 중 어느 것도 심리적, 인지-행동적 접근을 포함하지 않고 있다. 하지만 이들 모두 환자가 보고한 통증과 장애의 정도 평가의 양상을 향상시켰다.

비정상적인 질병행동은 느리고 불충분한 회복의 원인이된다. 위험을 직접적인 상처와 동일시하는 환자는 신체적 장애를 유발하는 사고를 하게 된다. 이들은 탈조건화를 촉진시키는 공포-회피 행동을 하게 된다. 두려워하고 도움받기를 거절하는 환자들을 찾아내어 "환자 역할"을 하도록 하는 것은 중요하다. Troup에 따르면, "통증에 대한 공포가 지속되면, 이를 인식하고 그에 대한 정확한 치료가 이루어지지 않는 이상, 결국 통증 회피반응을 일으켜 신체의 사용을 제한하게 된다."

목과 상위 사분위의 위험 인자 (Cervical and upper quarter risk factors)

Tenenbaum 등은 신경정신적 문제를 가지고 있는 편타

관련 장애 분류 II(whiplash-associated disorder classification II) 환자들이 3년의 추적 관찰 기관동안 더욱 나쁜 예후를 보인다는 것을 보였다.[110] 2년 후 자신의 업무 능력에 대한 확신이 편타 손상을 입은 환자의 3년 추적 관찰 결과와 연관이 있었다. Carroll 등은 높은 수준의 수동적 대응이 목과 허리부위 척추 장애와 연관되어 있다는 것은 증명하였다. 이 환자들은 보통에 비해 통증이 있는 상태에서 기능을 더 하지 못하였으며, 치료에 대하 책임감이 낮으며, 자신의 건강에 대해 낮게 평가하고 있었다.

Macfarlane 등은 심리적, 업무관련 요인이 전완부 통증 발생에 미치는 기여도를 확인하기 위한 전향적인 연구를 하였다. 1,953명을 1년 동안 추적 관찰하였으며 그 중 105명에서 전완부의 통증이 발생하였다. 전완부 통증 발생의 위험은 여러 요인들과 연관이 있었다. 정신적인 스트레스는 비교위험도 2.4를 나타냈다(95% 신뢰구간 1.5~3.8). 여러 부위의 통증의 비교위험도는 1.7(95% 신뢰구간 0.95~3.0), 반복적인 팔의 운동 4.1(95% 신뢰구간 1.7~10), 반복적인 손목의 운동 3.4(95% 신뢰구간 1.3~8.7)로 나타났다. 동료나 상관에 대한 불만족의 비교위험도는 4.7이었다(95% 신뢰구간 2.2~10).

Hill 등은 지속적인 목통증과 연관된 중요한 위험 인자들은 나이(51~68), 동반된 하부 허리 통증, 그리고 규칙적인 주기이다. 연령이 그 중 가장 유의한 요인이었다. 연령과 동반된 하부 허리 통증은 Hoving 등에 의해서도 정확한 예측인자로 확인되었다. 다른 연구자들은 동반된 하부 허리 통증이 만성 목통증의 유의한 예후 인자라고 보고하였다.[20,72,86,93]

Feuerstein[29]은 목, 상위 사분위의 급성통증을 호소하는 환자들을(발병 후 6주 미만) 1년 동안 추적하여 1달, 3달, 12달 예후에 영향을 주는 요인을 찾아내었다. 결과는 표 9.2와 9.3에 요약되어 있다.

평가 (Assessment)

Linton은 심리학적 요인이 허리와 목통증에 미치는 영향에 대한 현재의 지식들을 정리하기 위해 허리와 목통증의 심리적 위험 요인들에 관해 검토하였다. 913개의 연구 결과가 있었으며, 그중 37개에서 연구의 질을 위한 전향적 연구 설계가 행해졌다. 검토의 결과는 예측변수와 결과 판단 기준을 보고하는 방식으로 행해졌다. 통계적으로 유의한 연관이 있다면, 양 또는 음의 상관관계를 나타내기 위해 (+)또는 (-)의 표시를 사용하였다. 통계적으로 관련이 없다면 (0)을 사용하여 나타냈다.[78] 결론은 메타 분석이나 지침과 같이 등급화하였다.

A 등급 : 2개 이상의 양질의 전향적 연구에서 그 증거가 지지됨

B 등급 : 1개 이상의 양질의 전향적 연구에서 그 증거가 지지됨

C 등급 : 확정적이지 않은 증거

D 등급 : 이 기준에 맞는 연구가 없음.

표 9.4는 전향적 연구들을 검토한 결과를 요약하여 보여준다.

표 9.2 지속적인 목과 상위 사분위 통증의 위험 인자[29]

1개월
- 상지의 동반 질환(RR 1.58)
- 통증 강도(RR 1.45)
- 인체공학적 위험 인자(RR 1.07)
- 낮은 근무 지원(RR 1.03)
- 통증 대처 방법의 파국화(RR 1.54)

3개월
- 통증 강도(RR 10.46)
- 업무 부담(RR 1.20)
- 통증 대처 방법의 파국화(RR 1.98)

12개월
- 통증 치료의 횟수(RR 1.77)
- 수술 권유(RR 6.43)
- 통증 대처 방법의 파국화(RR 1.87)

표 9.3 목과 상위 사분위 통증 예측인자의 민감도와 특이도[29]

기간	민감도	특이도
1개월	77.4%	71.8%
3개월	80.6%	82.4%
12개월	80.6%	83.3%

표 9.4 목과 하부 허리 통증 만성화의 정신적 위험요인 평가 점수 체계

위험요인	증거 레벨
1. 정신 사회적 변수는 급성통증이 만성 장애로 이행하는데 명백한 연관이 있다.	레벨 A
2. 정신 사회적 요인은 허리와 목의 통증의 시작과 연관이 있다.	레벨 A
3. 허리 통증으로 인한 장애에 있어서 정신사회적 변수는 의학적, 공학적 요인들보다 더 큰 영향이 있다.	레벨 A
4. "통증에 약한" 인격적 성향에 대한 증거는 없다.	레벨 D
5. 개인적 성격이나 특성이 위험요인으로 작용하는지에 대한 결과는 다양하다.	레벨 C
6. 인지적 요인(태도, 인지 방식, 공포-회피 믿음)등은 통증과 장애의 발생과 연관이 있다. a. 수동적인 대처는 통증, 장애와 연관이 있다. b. 통증 인지(예, 파국화)는 통증, 장애와 연관이 있다. c. 공포-회피 믿음은 통증, 장애와 연관이 있다.	레벨 A
7. 우울, 불안, 걱정, 그와 관련된 감정들은 통증, 장애와 연관이 있다.	레벨 A
8. 성적 또는 신체적 학대는 만성 통증, 장애와 연관이 있을 수 있다.	레벨 D
9. 자신의 건강이 좋지 않다는 인식은 만성 통증, 장애와 연관이 있다.	레벨 A
10. 정신사회적요인은 장기적으로 통증과 장애의 발생을 예측하는데 사용될 수 있다.	레벨 A

(출처: Linton SJ. A review of psychological risk factors in back and neck pain. Spine 2000;9:1148-1156)

이들 위험 요인으로부터 급성 하부 허리 통증의 만성화에 관여하는 "황색 경보"의 목록이 작성되었다. 이 목록은 주로 전향적 장기간의 연구들을 정리하여 얻어낸 것이며, "황색 경보"를 찾기 위해 단면 연구는 거의 사용되지 않았다. 이들은 증상, 검사, 심리사회적, 기능적, 그리고 업무 관련 요인들로 나뉘어졌다. "황색 경보"는 주로 주관적이며 심리사회적 경향이 크다. 마미 증후군, 암, 골절, 감염과 같이 긴급한 의학적 관심이 요구되는 추가 검사와 의뢰가 필요한 "적색 경보"와는 달리 "황색 경보"는 치료의 초점의 변화만이 요구된다. 이 위험 요인들은 향후 만성 통증이나 장애를 예측하는데 미국,[13,51,83,84] 뉴질랜드,[63,77,79] 영국에서 사용되고 있다.[8]

병력청취를 통한 주관적인 심리적 선별검사는 민감도가 낮고 예측적 가치가 낮아 형식적인 설문지와 같은 방법이 추천된다. PRIME-MD(Primary Care Evaluation of Mental Disorders Procedure)에서 시행한 우울증에 대해 2개의 항목으로 구성된 선별 검사는 치료자의 주관적인 평가보다 정확하게 우울증의 증상들을 선별해 내었으며, 이는 중증의 우울증 환자에서도 마찬가지였다.[46] 이 위험 요인들의 많은 부분들이 쉽게 시행할 수 있는 설문지를 이용하여 확인할 수 있다(부록을 보시오).

Linton은 위험도를 판정하기 위한 하한선은 50% 이상, 또는 130문항 중 65문항 이상이라고 제시하였다.[77,79,81]

- 이 수준에서 특이도는 75%(낮은 점수를 보인 환자가 만성화 장애를 보이지 않을 것으로 옳게 예측된 경우), 민감도 86~88%(높은 점수를 보인 환자가 만성화 장애를 보일 것으로 옳게 예측된 경우)이다.
- 한계치를 높게 잡을 경우 특이도는 88%가지 증가할 수 있으나, 민감도가 34%까지 낮아질 수 있다.
- 한계치를 낮게 잡을 경우, 민감도는 90%까지 증가할 수 있으나, 특이도는 50% 이하로 낮아질 수 있다.
- 따라서 YF 선별검사는 위험도 판정을 필요로 하는 환자와 환자를 고위험군으로 잘못 분류하는 것을 피하는 것 사이에 달려있다.

임상적 문제

모든 척추 통증 환자에서 첫 방분에서 "황색 경보"에 대한 선별검사를 행하는 것이 추천된다.

표 9.5 급성 하부 허리 통증의 만성화에 대한 "황색 경보"위험 요인

병력과 증상
- 증상의 기간 4~12주[112]
- 좌골 신경통[8,13,33,70,90,103,112]
- 치료를 필요로 했던 허리 통증의 과거력[8,13]
- 3주,[8] 4주,[26] 6주,[41] 8주간[28]의 심한 통증
- 7일 이상 치료 지연[90,115]
- 광범위 통증[112]

검사
- 양성 하지 직거상 검사[8,1966,71]
- 양성 신경학적 검사(운동, 감각, 반사)[47,66,52]
- 양성 운동 범위 제한 또는 정형외과적 소견[47,52,68,109,112]
- 반복적인 운동 범위 검사에 의해 말초 증상의 중앙화(centralization)되지 않음[123]

심리사회적
- 3개나 그 이상의 Waddell 증상[70,90,122]
- 자기 건강에 대한 낮은 평가[10,112]
- 증상 만족도[13]
- 공포-회피 믿음(3가지 질문)[34,49,66,77-79]
  - 신체적 활동이 통증을 악화시킨다는 믿음
  - 활동이 통증이 있으면 그 활동을 중지해야 한다는 믿음
  - 통증이 있다면 통증을 느끼면서 정상적인 활동을 하면 안된다는 믿음
- 불안[14,79,80,94]
- 대처(기도, 희망, 파국화)[8,70]
- 근심/우울[22,24,77-79]
- 자기 자신을 조절하기 어려움[47,70,77-79]
- 회복에 대한 낮은 기대[51,77-79]
- 다른 사람을 탓함[90]
- 부정적인 가족이나 근무 환경[90]
- 돌보아야 할 자식의 수[47]
- 향후 장애나 업무로의 복귀에 대한 기대[51,77,78]

업무 관련
- 보상[90]
- 소송[90]
- 육체적 활동을 필요로 하는 직업[47,51,33]
- 직업 불만족[3,12,3,19,112,125]
- 주관적인 업무 관련 능력[47]
- 전 12개월 내에 장애를 경험한 과거력[77-79]
- 업무 복귀시 가벼운 업무를 제공할 수 없는 업무 환경[33]
- 업무에 대한 개별적 조절이 어렵고 지원이 부족함[60]

기능적
- 가벼운 일을 수행할 수 있는 능력[77-79]
- 수면[77-79,90]
- 중등도 이상의 신체적 장애(오스웨스트리(Oswestry)에서 20/100이나 그 이상)[33]

"황색 경보" 선별검사가 지연되었다면, 4~6주의 기간 동안에 환자가 만족할 만한 차도를 보이지 않는다면, 정신 사회적 재평가의 일환으로 행해져야 한다. 이 변수들 중 많은 부분은 치료의 결과로 고려될 수 있으며, Oswestry나 목 장애 지수(Neck Disability Index) 설문지 같이 규칙적으로(4~6주) 재평가에 사용될 수 있다.

Kinesiophobia 측정을 위한 탐파 척도(tampa scale)(17항목), 공포-회피 믿음(16항목) 두 가지의 간단한 설문지는 내부적 일관성, 검사-재검사 신뢰도, 통증과 관련된 급성 하부 허리 통증에 대한 두려움에 대해 평가하는데 좋은 결과를 가지고 있다.[108] 모든 환자는 발명이후 4주 미만의 기간에 있었다. 이 연구는 환자들의 통증에 정신 사회적 요인이 있음을 일찍 평가하고 분류할 수 있다는 것을 보여주었다. 이러한 환자들은 인지-행동적 치료프로그램과 함께 활동 제한을 감소시키고, 신체적 장애를 최소화하기 위한 기능적 재활 치료에 더 적합한 경우가 된다.

Waddell 비기질적 하부 허리 통증 증상 (The Waddell Nonorganic Low Back Pain Signs)

개요 (Introduction)

Waddell 비기질적 증상은 하부 허리 통증을 가진 환자의 비정상적인 심리사회적 문제를 객관적으로 평가하기 위해 사용된다.[118] 정형외과에서 행하는 유발시험과 달리 비기질적 검사의 목표는 의도적으로 통증을 유발시키지 않는 것이다. 환자의 반응을 해석하는데 있어서 그 원인이 생리적인 현상인지 또는 기질적 문제에 그 원인이 있는지를 구별하는 것은 때때로 어려울 수 있다. 따라서 검사자로 하여금 검사의 신뢰성을 높이기 위해 같은 검사를 여러 회 반복하는 것이 추천된다. 검사를 너무 심하게 할 경우 위음성 결과를 얻을 수 있기 때문에 이 검사는 주의 깊게 시행하고 해석되어야 한다.

Waddell 증상의 예후적 가치 (The prognostic value of the Waddell signs)

하부 허리 통증에 대한 Waddell 증상은 기저에 유의한 심리적 요인을 가지고 있는 환자를 선별하는데 도움을 주는 것으로 알려져 널리 사용되어 왔다.[118,122] 많은 연구들은 Waddell 증상을 외과적, 재활 치료의 성과를 예측하는데 차선책으로 사용하여 비기질적 행태를 찾아냈다.[16-18,27,62,118,119] Gaines와 Hegmann은 하부 허리 통증 환자들을 대상으로 한 연구에서 하나의 증상만이 나타나더라도, 업무로의 복귀에 걸리는 시간의 중앙값이 거의 4배로 길어지며, 더 많은 물리치료와 CT검사를 받게 된다는 것을 보고하였다.

Fritz와 동료들은 비기질적 증상들을 선별검사로 사용하여, 급성 하부 허리 통증 환자를 언제 업무로 복귀시키는 것이 안전한지 결정하는데 사용하였다. 최선의 분리점은 2개나 그 이상의 증상(음석 예측도=0.75), 3개나 그 이상의 징후(symptom)(0.62), index 점수상 3점 이상일 경우(0.59)이다. 저자는 가장 최적의 기준을 사용한다 하더라도, 비기질적 검사 중 어느 것도 업무로의 복귀가 지연될 위험이 높은 급성 하부 허리 통증 환자를 조기에 선별하는데 적절하지 않았다고 보고하였다. 비슷하게, Polatin과 동료들은 Waddell 총점이나 점수의 변화가 만성적, 장기적인 하부 허리 통증을 가지고 있는 환자 집단에서 업무로 복귀하는 것과 같이 행동의 변화를 기준으로 측정한 치료적 성공과의 연관성은 없었다.[96]

Waddell 증상과 MMPI의 관계 역시 보고되었다.[89] Waddell은 그 연구에서 비기질적 신체적 증상이 MMPI 척도의 첫 3개 사항(건강염려, 우울, 히스테리아)과 적지만 분명한 연관관계가 있다고 보고하였다.[118] Maruta 등은 남자 환자들 중 MMPI 척도 1(건강 염려), 3(히스테리아), 8(정신분열)과 Waddell 증상의 수가 통계적으로 유의하게 연관이 있다고 밝혔으나, 여성의 경우 첫 3가지 척도와는 관련이 없고, MMPI 척도 8만이 관련이 있게 나타났다.

업무-장애 인구에서, 업무 복귀의 예측 인자로서 비기질적 증상과 McKenzie의 중심화 현상(centralization phenomenon)이 비교되었다.[62] 저자는 Waddell 점수가 중심화 증상과 비교하였을 때, 업무복귀와의 연관성이 더 높게 나타났다.

1998년에 Main과 Waddell[85]은 비기질적 증상을 해석하는 방법에 대한 "재평가"를 발행하였다. 이들은 개별적인 증상이 과평가되어서는 안되며, 다수의 증상은 환자가 신체적 문제만을 가지고 있지 않음을 나타낸다고 주장하였다. 신체적 문제와 동반되어있는 정신적 요인들로 인해 구조적 병리에 따른 신체적 치료와 함께 그들의 질환에 대한 정신사회적, 행동적 치료 역시 행해져야한다. 그들은 또한 증상 그 자체가 신뢰할 만한 검사나 꾸며낸 결과가 아님을 강조하였다.

평가 (Evaluation)

5개의 증상을 평가한다. 5개중 3개의 증상이 관찰되는 경우는 장애와 연관성이 높게 나타났다.[118] 증상은:

1) 표재성 또는 비해부학적인 압통 — 허리 — 부위에 가벼운 접촉에 대해 민감함. 흉부, 천골, 골반 부위로의 연관통.

2) 모의 시험(simulation) — 축 방향으로 가하는 힘(머리에 가벼운 압력을 가하는 것)은 하부 허리 통증을 증가시키면 안된다. 선 환자에서 수동적인 어깨와 골반의 회전은 하부 허리 통증을 일으키면 안된다.

3) Distraction — 앉아있는 자세와 누워있는 자세에서 하지를 편 채로 들어올려 바닥으로부터의 각도가 40~45°의 차이

4) 국소적 장애 — 신경학적으로 연관이 없는 감각 또는 운동 장애

5) 과반응 — 저항, 다리 절음, 관련부위를 문지름, 찡그림, 한숨 쉬는 것 등 부적절한 과반응은 질병 행태(illness behavior)의 증상이다.

5개 중 3개의 증상은 2개의 별개의 검사를 포함하고 있기 때문에, 5개의 Waddell 증상에는 총 8개의 검사가 포함되어 있다. 2개의 검사를 포함하고 있는 증상에서는 2개 중 하나의 검사라도 양성이라면, 그 증상이 양성으로 판단된다. 다른 말로, 양성 증상으로 판단하기 위해 2가지 검사 모두 양성으로 나타나야 할 필요는 없다는 것이다. 최종 점수는 5개 중 양성 증상의 개수로 표시된다(예, 2/5). 비기질적 하부 허리 통증도 고려되어야 하며, 5개 중 3개 이상의 증상이 양성일 경우, 정신사회적 문제들이 임상적으로 다루어져야 한다. Wernecke 등은 이 행동 증상들이 신체적 재활 프로그램을 통해 향상될 수 있다는 것을 발견하였다.[122]

Waddell 증상은 만성 하부 허리 통증 환자가 업무에 복귀하지 못하는 위험도에 대한 여러 평가들의 통합적인 요소로 보여진다. 전체 평가는 통증 강도의 측정, 계단 검사, 가성 근력 검사 등을 포함한다.[67] 4가지 검사 중 2개의 검사가 양성일 경우, 위험에 대한 예측이 양성예측도 0.97, 민감도 0.45의 수준으로 가능했다. 통증 강도의 측정은 수치화 한 결과(0~10)가 9점이나 10점일 경우 양성으로 판정한다. 계단 검사는 3분 동안 시행하며, 환자가 3분 이전에 멈출 경우, 양성으로 판정한다(12장 참고). 가성 근력검사는 환자가 팔을 똑바로 뻗은 채로 2분 동안 2개의 3kg 무게를 들고 있는 것으로 측정한다. 2분을 채우지 못하면 양성으로 간주한다.

Waddell에 의하면, 이 검사는 이 검사는 급성 환자에서는 시행해서는 안된다.[118]

1) 압통
   - a) 표재성 : 표재성 압통은 요추 부위의 피부에 가벼운 접촉에 대한 광범위한 민감도 증가로 정의된다. 이는 요추 부위의 피부에 정상적으로 통증을 일으키지 않는 가벼운 접촉을 하여 그 반응을 봄으로 평가한다(그림 9.2).
   - b) 비해부학적 : 비해부학적이란 말은 때때로 흉부, 천골, 골반 부위에서까지 나타나는 뼈의 압통을 의미한다. 이는 비해부학적, 광범위한 통증이며, 하나의 구조물이나 해부학적 위치에 국한되어 있지 않다.

2) 모의 시험
   - a) 축 방향의 압축 : 머리에 바닥쪽으로 아래로 향하는 가벼운 압력을 가한다(그림 9.3). 경추 증상이 나타나는 것을 예방하기 위해 어깨에 압력을 가하는 변형을 시행할 수 있다.
   - b) 체간 회전 : 체간 회전을 할 때 어깨를 골반보다 더 회전시켜서는 안된다(그림 9.4).

3) Distraction : 앉는 자세와 누운상태에서 하지 직거상
   - 앉은 상태에서 제약을 받은 하지 직거상(발바닥 반사를 동시에 검사함)과 누운 자세에서의 제약 없는 하지 직거상(그림 9.5A와 B).
   - 40° 이상의 차이가 있을 경우 유의하다고 판단한다.

   이 검사는 "뒤집기"검사 양성으로 불려지기도 하는데, 이는 환자가 누운 자세에서 앉은 자세로 자세를 뒤집기 때문이다.

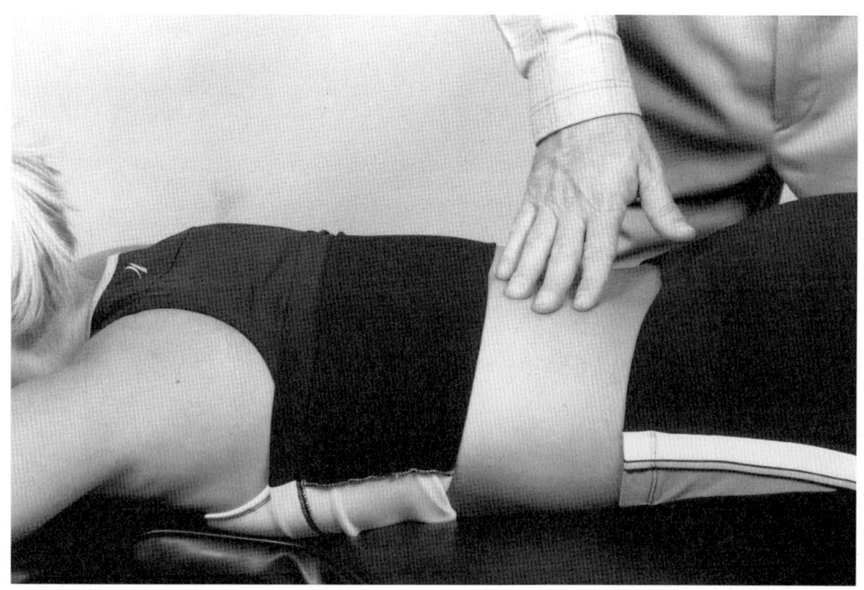

그림 9.2 Waddell 증상—표재성 압통.

4) 국소적 장애
   a) 운동(그림 9.6A)
   b) 감각(그림 9.6B)
      - 양성 검사 : 비해부학적 신경학적 결손 또는 반복 검사에서 일치하지 않는 검사 결과
      - 검사결과는 다음 사항을 포함할 수 있다(다음 사항에 국한된 것만은 아니다). 사라지는 위약감, 사지의 다발 위약감(유발된 통증과 두려움으로 인해 유발된 위약감 배제), 전체적인 또는 부분적인 감각 이상

5) 과장/과반응

이 증상은 신체검사의 어느 부분에서든지 과장, 과반응, 또는 진전, 고함, 실신 등의 부적절한 반응을 나타낼 경우, 양성으로 판단한다. 이는 다음의 사항들을 포함한다.

- 보조가 필요한 운동(지팡이, 워커, 가구)

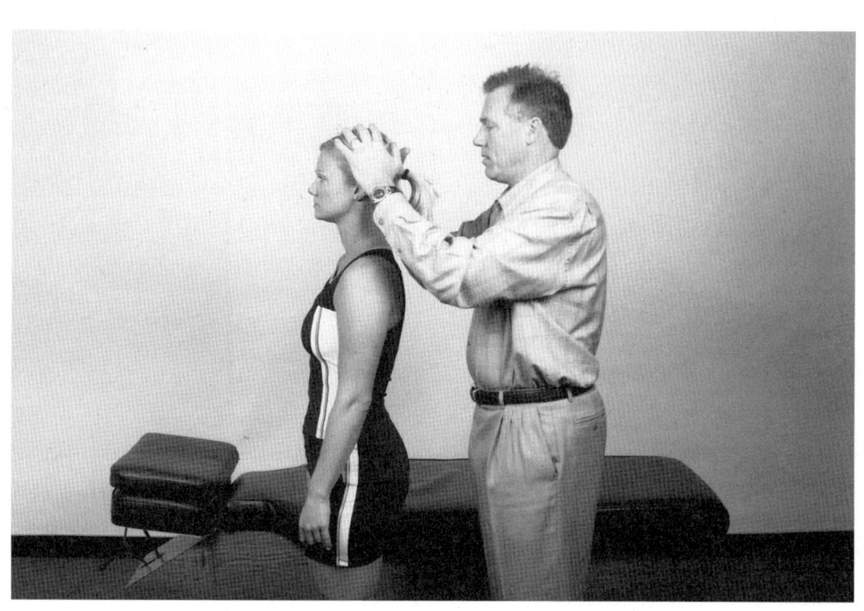

그림 9.3 Waddell 증상—모의 시험, 축 방향으로 압력을 가함.

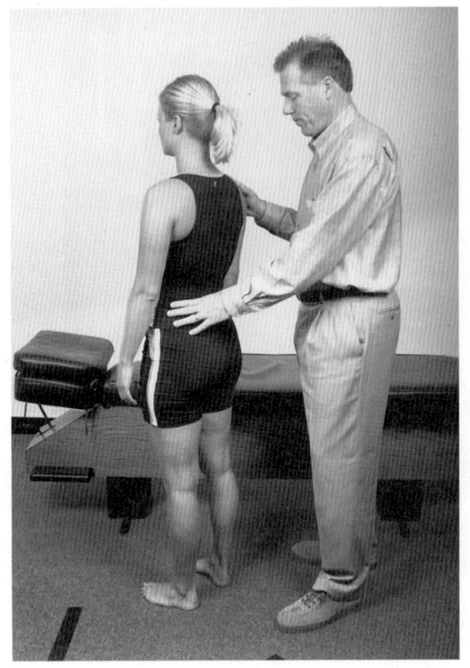
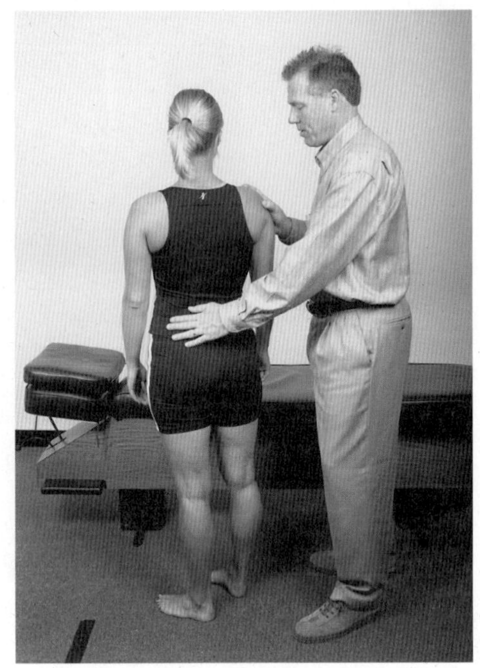

그림 9.4 **(A), (B)** Waddell 증상—모의 시험, 체간 회전.

- 경직되거나 느린 운동
- 지지 : 앉은 상태에서 양팔로 무게 지탱을 도와주는 행위
- 3초 이상 해당부위를 문지르는 행위
- 3초 이상 해당부위를 꼭 잡는 행위
- 얼굴 찡그림
- 어깨를 들썩이며 한숨을 쉬는 행위

비기질적 목통증 증상 (Nonorganic neck pain signs)

Sobel과 동료들은 목통증 환자들에게 적용할 수 있는 비기질적 증상들을 찾아내고, 그 신뢰도를 평가하였다.[106] 4개

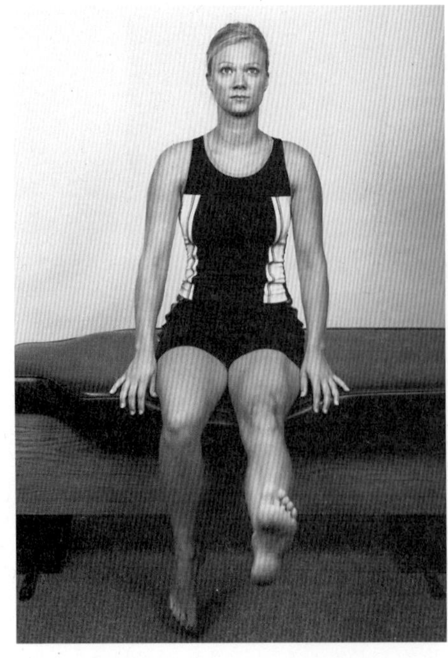
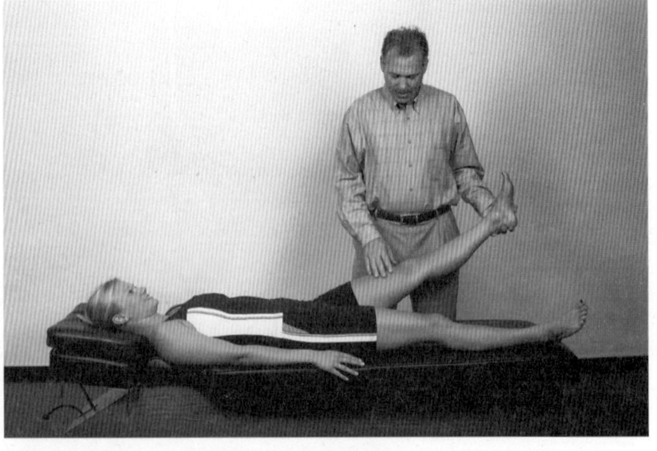

그림 9.5 **(A), (B)** Waddell 증상— distraction: 앉은 자세와 누운 자세에서 하지 직거상.

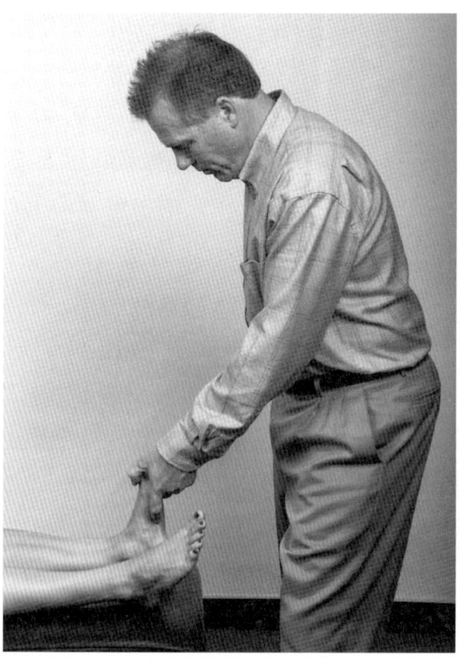

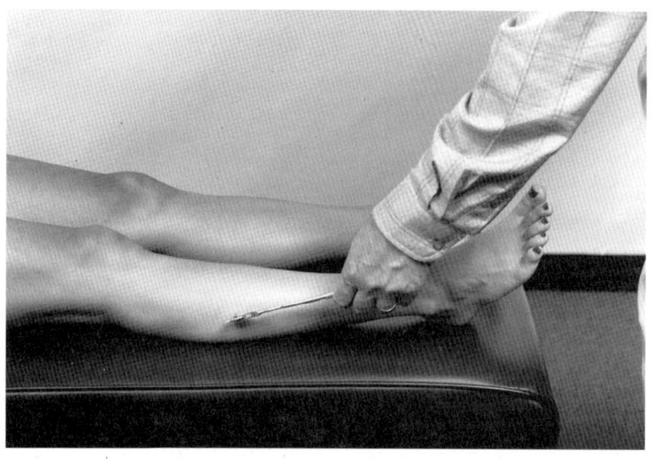

그림 9.6 **(A)** Waddell 증상–국소적 장애, 운동, **(B)** Waddell 증상–국소적 장애, 감각.

월 이상의 목통증을 호소하는 환자들 26명이 2명의 의료 제공자에 의해 목 비기질적 증상을 파악하기 위해 평가되었다. Waddell의 하부 허리 통증의 증상과 비슷한 형태로 7개의 검사로 구성된 5개의 증상은 다음과 같다.

1. 압통
   a. 표재성 : 가벼운 접촉이나 꼬집음(pinching)에 통증을 호소한다.
   b. 비해부학적 : 목/상흉부를 벗어난 광범위한 부위에 심부 촉진에 의해 유발되는 통증
2. 모의 실험
   선 자세에서 머리/어깨/체간/골반을 회전시킴
3. 운동의 범위
   환자는 목을 오른쪽과 왼쪽으로 가능한 한 많이 돌려본다(어느 방향이든 50% 이상 제한이 있으면 양성).
4. 국소적 장애
   a. 감각 실조 : 비해부학적으로 가벼운 접촉이나 꼬집음에 대한 감각 감소
   b. 운동 실조 : 비해부학적인 근력 약화 또는 정상적인 근력이 관찰되나 정식 검사를 행하려 하면 위약감 발생
5. 과반응
   검사 중 어느 때에든지 다음의 사항이 관찰됨:

- 중등도에서 중증의 경직 또는 느린 운동
- 3초 이상 해당부위를 문지르는 행위

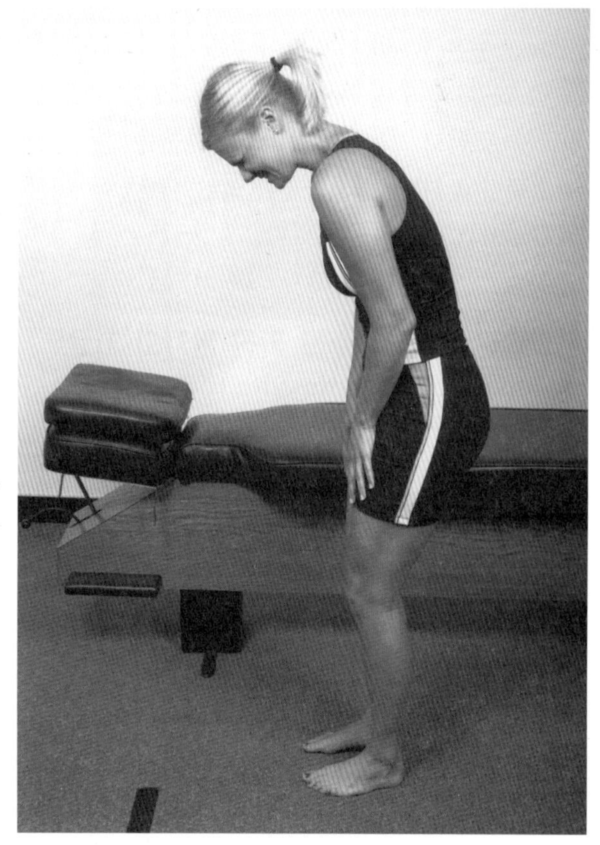

그림 9.7 Waddell 증상–과장/과반응으로 압력을 가함.

- 3초 이상 해당부위를 꼭 잡는 행위
- 통증으로 인해 얼굴을 찡그림
- 한숨
- 부적절한 언어화
- 근육 긴장

2명의 평가에서의 일치율을 68～100%를 나타냈으며, 모의 실험이 가장 낮고(68%), 국소적 감각 장애에서 가장 높게(100%)나타났다. 평균 일치율은 84.6%로 카파값은 1.00에서 0.16으로 나타났다. 양성 증상의 수가 증가할수록, 일치율은 높아졌다. 하나의 증상이 양성일 경우 일치율은 77%에 카파값은 0.44였으며, 5개의 증상이 양성일 경우 92의 일치율을 보였다(카파값 0.76). 5개의 증상 중 3개가 관찰될 경우 양성으로 판정하였다.[106]

Waddell이 하부 허리 통증 검사에서 기술한 바와 비슷하게, 저자는 과반응을 평가할 때 주의를 기울여야 함을 강조하였다. 이는 과반응은 통증을 유발하는 조작에 대한 반응의 문화적 차이, 환자에 대한 치료자 자체의 감정 등에 의해 영향을 받을 수 있는 매우 주관적인 척도이기 때문이다.

Weaver 등은 Waddell 증상이 우울증이나 불안을 가지고 있는 하부 허리 통증 환자를 확인하는데 효율적으로 사용될 수 있다고 보고하였다.[121] 이 연구는 2개의 증상만이 관찰된다고 하더라도, 우울과 불안에 관련된 증상들과의 연관성이 있다고 주장하였다.

높은 "황색 경보" 점수를 가진 환자의 치료 (Treatment for Patients with High "Yellow Flags" Scores)

"황색 경보" 점수는 다음의 3가지 목적으로 사용된다: 첫째, 예후에 관한 정보를 알려주기 위해; 둘째, 가장 적절한 치료에 집중하기 위해; 셋째, 신뢰할만한 결과를 가지고 환자의 경과를 기록하기 위해.

높은 "황색 경보" 점수를 가진 환자는 비정상적인 질병 행태를 가지고 있거나 앞으로 그럴 가능성이 높다. 이에 대한 관리는 약이나 다른 수동적인 치료에의 의존을 줄이고, 자가 치료의 방법을 개발하는 것이다. 이러한 환자는 행동학적 접근을 하지 않는다면, 약물, 운동, 수술 등의 치료를 받더라도 실패의 위험이 높다. 특정한 경우, 감정과 인식의 문제들을 다루기 위해 행동의학 분야의 특별한 의뢰를 필요로 할 수도 있다. "황색 경보"가 환자의 잘못으로 인해 나타난 것이 아니라 환자의 회복을 위해 어떠한 접근방법이 가장 적절한지 결정할 수 있게 도움을 준다는 것을 아는 것이 중요하다(14장, 31장 참고).

인지-행동 접근을 사용한 치료가 급성, 아급성, 그리고 만성 환자에서 효과가 있다고 밝혀졌다(1장 참고).[44,81] 만성적으로 장애를 가진 사람들은 운동, 행동 변화, 공포-회피 믿음에 관한 상담 등을 포함하는 가볍고 다양한 접근법에 의해 도움을 받을 수 있었다.[37,38,48,105] 잠재적인 심리사회적 "황색 경보"로 인해 좋지 않은 예후를 가진 사람들은 구조화된 인지 행동 접근법을 사용하는 다방면의 적극적인 치료에 반응하였다. 이러한 접근의 주된 관점은 일상 활동으로의 복귀는 우연히 증상이 사라지는 것이 아니라, 치료의 양에 의해 나타난다는 것이다. "단계화된 노출"은 증상에 따라서 특정한 기간과 주기로 시행된다.

성공적인 치료 프로그램의 또 다른 중요한 점은 허리와 관련된 우려를 감소시키는 것이다. 환자에게 단계적으로 활동을 시작하는 것이 안전하다는 것을 알려주는 것이 치료에 포함된다. 이러한 접근법은 통증의 원인으로 추간판 탈출, 관절염, 손상에 의해서만 나타난다고 말하는 것을 지양한다.

인지 행동치료를 통해 통증에 대한 자연 경과와 치료에 대한 환자의 생각이 바뀔수 있다.

만성 하부 허리 통증 환자들 중 통증의 원인이 구조적인 문제에 있다고 생각한 환자들이 더한 장애를 가지고 있었으며, 인지-행동 치료를 통해 장애 감소의 정도가 더 크게 나타났다. 모든 환자에서 그들의 질환이 생리적/병리적 원인에 있다는 믿음이 감소할수록 장애가 감소하는 것이 보고되었다.

(Walsh DA, Radcliffe JC, Pain beliefs and perceived physical disability of patients with chronic low back pain. Pain 2002;97:23-31).

■ 결론 (Conclusion)

급성기 환자에 대한 치료는 가능한 한 최소한의 방법으로 이루어진다. 과도한 진단적 검사나 치료는 의인성 질환을 일으킬 수 있다.[32] 하지만 만성 통증을 치료하는 것보다 예방하는 것이 더 쉽기 때문에, 적극적인 치료를 하기 전에 통증이 만성화되는 것을 기다리는 것 또한 효과적이지 않다. 더 적극적인 치료를 위해 중요한 시기는 4~12주 사이이다. 특히, "황색 경보" 증상을 보이는 환자는 최대한 일찍 적극적인 치료를 필요로 한다. 이러한 평가를 위해 1달이라는 기준점은 적절해보인다.

"황색 경보" 선별 검사는 예상했던 대로 환자가 회복되지 않을 때 재평가를 위해 사용할 수 있는 이상적인 도구이다. 재평가의 비용에는 별 영향을 주지 않으면서 치료에 도움을 줄 수 있는 임상적으로 유용한 정보를 제공해준다.[9]

"황색 경보" 선별검사의 양성이라고 해서 인지-행동 치료를 해야 하는 것은 아니다.[87] 하지만 최소한 환자에 대한 치료가 수동적이기 보다는 적극적인 접근으로 바뀌어야 한다. 실패할 경우, 인지-행동 치료와 같은 심리사회적 상담이 필요하다. 이는 심리 사회적 문제가 급성 통증을 유발시켰기 때문이라기보다는 정상적인 회복 단계를 방해하고 있기 때문이다.[78] 이렇게 함으로써 환자의 심리사회적 문제가 임상적으로 유용하다는 것을 알 수 있다.

통증은 항상 '마음과 몸'의 문제이다. 현 상태에 신체적인 요인이 작용했더라도, 통증이 지속화되면, 절망과 분노가 정상적으로 나타난다. "황색 경보"에 대한 평가는 활동을 제한하는 척추 장애에 대한 생리심리사회적 접근이다. 이를 사용하여 환자 각각에 맞는 적절한 치료 방법과 접근방법을 선택하는데 도움을 받을 수 있다.

확인 과정
본 장의 학습 목표 자가 점검

- 급성 하부 허리 통증이 만성화 되는 예후는 무엇인가?
- 급성 하부 허리 통증이 만성화되는 것을 예측할 수 있는 예후 인자들은 무엇이 있는가?
  - 증상 요인
  - 신체검사 요인
  - 심리 사회적 요인
  - 업무 관련 요인
  - 기능적 요인
- 환자에게 "황색 경보" 설문지를 작성하게 하고 점수를 매겨라.
  - 시행하는데 어려움이 있는가?
  - 설문지에서 두드러지는 항목이 있는가?
- 높은 공포-회피 믿음을 가지고 있는 환자에 대한 평가가 그렇지 않은 환자에 대한 평가와 비교하였을 때 다른 점이 있는가?

■ 참고문헌 (References)

1. Beurskens AJ, Bombardier C, Croft P, et al. Outcome measures for low back pain research. Spine 1998;23:2003–2013.
2. Bigos S. Agency for Health Care Policy and Research (AHCPR). Acute low-back problems in adults. Clinical Practice Guideline Number 14. Washington, DC: US Government Printing, 1994.
3. Bigos SJ, Battie MC, Spengler DM, et al. A prospective study of work perceptions: Psychosocial factors affecting the report of back injury. Spine 1991;16:1–6.
4. Boden SD, Davis DO, Dina TS, et al. Abnormal magnetic-resonance scans of the lumbar spine in asymptomatic subjects. J Bone Joint Surg [Am] 1990;72:403.
5. Boden SD, McCowin PR, Davis Do, Dina TS, Mark AS, Wiesel S. Abnormal magnetic-resonance scans of the cervical spine in asymptomatic subjects. J Bone Joint Surg 1990;72A:1178–1184.
6. Bombardier C. Outcome assessments in the evaluation of treatment of spinal disorders: Summary and general recommendations. Spine 2000;25: 3100–3103.
7. Brandt-Zawadzki MN, Jensen MC, Obuchowski N, et al. Interobserver and intraobserver variability in interpretation of lumbar disc abnormalities: A comparison of two nomenclatures. Spine 1995;20: 1257–1263.
8. Burton AK, Tillotson K, Main C, Hollis M. Psychosocial predictors of outcome in acute and sub-acute low back trouble. Spine 1995;20:722–728.
9. Carragee EJ, Alamin TF, Miller JL, Carragee JM. Discographic, MRI and psychosocial determinants of low back pain disability and remission: A prospective study in subjects with benign persistent back pain. Spine J 2005;5:24–35.
10. Carroll L, Mercado AC, Cassidy JD, Cote P. A population-based study of factors associated with combinations of active and passive coping with neck and low back pain. J Rehabil Med 2002;34: 67–72.
11. Cats-Baril WL, Frymoyer JW. Demographic factors associated with the prevalence of disability in the general population: Analysis of the NHANES I database. Spine 1991;16:671–674.
12. Cats-Baril WL, Frymoyer JW. Identifying patients at risk of becoming disabled because of low-back pain. The Vermont Rehabilitation Engineering Center predictive model. Spine 1991;16:605–607.

13. Cherkin DC, Deyo RA, Street JH, Barlow W. Predicting poor outcomes for back pain seen in primary care using patients' own criteria. Spine 1996; 21:2900–2907.
14. Ciccione DS, Just N. Pain expectancy and work disability in patients with acute and chronic pain: A test of the fear avoidance hypothesis. J Pain 2001;2: 181–194.
15. Ciccone DS, Just N, Bandilla EB. Non-organic symptom reporting in patients with chronic nonmalignant pain. Pain 1996;68:329–341.
16. Connally GH, Sanders SH. Predicting low back pain patients' response to lumbar sympathetic nerve blocks and interdisciplinary rehabilitation: The role of pretreatment overt pain behavior and cognitive coping strategies. Pain 1991;44:139–146.
17. Cooke C, Menard MR, Beach GN, Locke SR, Hirsch GH. Serial lumbar dynamometry in low back pain. Spine 1992;17:653–662.
18. Cooke C, Dusik LA, Menard MR, Fairburn SM, Feach GN. Relationship of performance on the ERGOS work simulator to illness behavior in a workers' compensation population with low back versus limb injury. J Occup Med 1994;36:757–762.
19. Coste J, Delecoeuillerie G, Cohen DE, Lara A, Le Parc JM, Paolaggi J. Clinical course and prognostic factors in acute low back pain: An inception cohort study in primary care practice. BMJ 1994;308: 577–580.
20. Coté P, Cassidy JD, Carroll L. The factors associated with neck pain and its related disability in the Saskatchewan population. Spine 2000;25: 1109–1117.
21. Council JR, Ahern DK, Follick MJ, Kline CL. Expectancies and functional impairment in chronic low back pain. Pain 1988;33:323–331.
22. Croft PR, Macfarlane GJ, Papageorgiou AC, Thomas E, Silman AJ. Outcome of low back pain in general practice: A prospective study. BMJ 1998;316: 1356–1359.
23. Croft PR, Papageorgiou AC, Ferry S, et al. Psychologic distress and low back pain. Evidence from a prospective study in the general population. Spine 1995;20:2731–2737.
24. Crombez G, Vlaeyen JW, Heuts PH, et al. Pain-related fear is more disabling than pain itself: Evidence on the role of pain-related fear in chronic back pain disability. Pain 1999;80:329–339.
25. Deyo RA, Battie M, Beurskens AJ, et al. Outcome measures for low back pain research. Spine 1998;23:2003–2013.
26. Dionne CE, Koepsell TD, Von Korff M et al. Predicting long-term functional limitations amount back pain patients in primary care settings. J Clin Epidemiol 1997;30:31–43.
27. Dzioba RB, Doxey NC. A prospective investigation into the orthopedic and psychologic predictors of outcome of first lumbar surgery following industrial injury. Spine 1984;9:614–623.
28. Epping-Jordan JE, Wahlgren DR, Williams RA, et al. Transition to chronic pain in men with low-back pain: Predictive relationships among pain intensity, disability, and depressive symptoms. Health Psychol 1998;17:421–427.
29. Feuerstein M, Huang GD, Miller J, Haufler AJ. Development of a screen for predicting clinical outcomes in patients with work-related upper extremity disorders. J Occup Environ Med 2000;42:749–761.
30. Fordyce WE, Brochway JA, Bergman JA, et al. Acute back pain: A control-group comparison of behavioral vs. traditional management methods. J Behav Med 1986;9:127.
31. Frank J, Sinclair S, Hogg-Johnson S, et al. Preventing disability from work-related low-back pain. New evidence gives new hope—if we can just get all the players onside. Can Med Assoc J 1998;158: 1625–1631.
32. Frank JW, Kerr MS, Brooker AS, et al. Disability resulting from occupational low back pain. Part 2: What do we know about secondary prevention? Spine 1996;21:2918–2929.
33. Fransen M, Woodward M, Norton R, Coggan C, Dawe M, Sheridan N. Risk factors associated with the transition from acute to chronic occupational back pain. Spine 2002;27:92–98.
34. Fritz JM, Wainner RS, Hicks GE. The use of nonorganic signs and symptoms as a screening tool for return-to-work in patients with acute low back pain. Spine 2000;25:1925–1931.
35. Fritz JM, George SZ, Delitto A. The role of fear-avoidance beliefs in acute low back pain: Relationships with current and future disability and work status. Pain 2001;94:7–15.
36. Frost H, Lamb SE, Shackleton CH. A functional restoration program for chronic low back pain: A prospective outcome study. Physiother 2000;86: 285–293.
37. Frost H, Lamb S, Klaber Moffett JA, Faribank JCT, Moser JS. A fitness program for patients with chronic low back pain: Two-year follow-up of a randomized controlled trial. Pain 1998;75:273–279.
38. Frost H, Klaber Moffett JA, Moser JS, Faribank JCT. Randomized controlled trial for evaluation of fitness programmed for patients with chronic low back pain. Br Med J 1995;310:151–154.
39. Gaines WG, Hegmann KT. Effectiveness of Waddell's nonorganic signs in predicting a delayed return to regular work in patients experiencing acute occupational low back pain. Spine 1999;24: 396–401.
40. Gatchel RJ, Polatin PB, Mayer TG. The dominant role of psychosocial risk factors in the development of chronic low back pain disability. Spine 1995;20: 2702–2709.
41. Gatchel R. Polatin PB, Kinney RK. Predicting outcome of chronic back pain using clinical predictors of psychopathology: A prospective analysis. Health Psychol 1995;14:415–420.
42. Grevitt M, Pande K, O'Dowd J, Webb J. Do first impressions count? A comparison of subjective and psychologic assessment of spinal patients. Eur Spine J 1998;7:218–223.
43. Gross DP, Battie MC. Predicting timely recovery and recurrence following multidisciplinary rehabilitation in patients with compensated low back pain. Spine 2005;30:235–240.

44. Guzman J, Esmail R, Karjalainen K, Malmivaara A, Irvin E, Bombardier C. Multidisciplinary bio-psycho-social rehabilitation for chronic low back pain (Cochrane Review). In: Cochrane Library, Issue 2. Oxford: Update Software, 2003.
45. Hadler NM. Regional back pain. N Engl J Med 1986;315:1090–1092.
46. Haggman S, Maher CG, Refshauge KM. Screening for symptoms of depression by physical therapists managing low back pain. Phys Ther 2004;84:1157–1166.
47. Haldorsen EMH, Inhalhl A, Ursin H. Patients with low-back pain not returning to work. A 12-month follow-up study. Spine 1998;23:1202–1208.
48. Haldorsen EMH, Grasada AL, Skouen JS, et al. Is there a right treatment for a particular patient group? Comparison of ordinary treatment, light multidisciplinary treatment, and extensive multi-disciplinary treatment for long-term sick-listed employees with musculoskeletal pain. Pain 2002:95:49–63.
49. Hasenbring M, Marienfeld G, Kuhlendahl D, Soyka D. Risk Factors of chronicity in lumbar disc patients: A prospective investigation of biologic, psychologic, and social predictors of therapy outcome. Spine 1994;19:2759–2765.
50. Hashemi L, Webster BS, Clancy EA, Volinn E. Length of disability and cost of workers' compensation low back pain claims. J Occup Environ Med 1998;40:261–269.
51. Hazard RG, Haugh LD, Reid S, Preble JB, MacDonald L. Early prediction of chronic disability after occupational low back injury. Spine 1996;21: 945–951.
52. Hellsing AL, Linton SJ, Kalvemark M. A prospective study of patients with acute back and neck pain in Sweden. Phys Ther 1994;74:116–128.
53. Hill J, Lewis M, Papageorgiou AC, Dziedzic K, Croft P. Predicting persistent neck pain. Spine 2004;29: 1648–1654.
54. Hitselberger WE, Witten RM. Abnormal myelograms in asymptomatic patients. J Neurosurg 1968;28:204.
55. Hoogendoorn WE, van Poppel MN, Bongers PM, et al. Systematic review of psychosocial factors at work and private life as risk factors for back pain. Spine 2000;25:2114–2125.
56. Hoving JL, de Vet HCW, Twisk JWR, et al. Prognostic factors for neck pain in general practice. Pain 2004;110:639–645.
57. Jarvik JG, Deyo RA. Imaging of lumbar intervertebral disc degeneration and aging, excluding disc herniations. Radiol Clin North Am 2000;38: 1255–1266.
58. Jensel MC, Brant-Zawadzki MN, Obuchowki N, et al. Magnetic resonance imaging of the lumbar spine in people without back pain. N Engl J Med 1994;2:69.
59. Junge A, Dvorak J, Ahern S. Predictors of bad and good outcomes of lumbar disc surgery: A prospective clinical study with recommendations for screening to avoid bad outcomes. Spine 1995;20: 4600–4608.
60. Kaila-Kangas L, Kivimaki M, Riihimaki H, Luukkonen R, Kirjonen J, Leino-Arjas P. Psychosocial factors at work as predictors of hospitalization for back disorders. A 28-year follow-up of industrial employees. Spine 2004;29:1823–1830.
61. Kalauokalani D, Cherkin DC, Sherman KJ, et al. Patient expectations and treatment effects: Lessons from a trial of acupuncture and massage for low back pain. Spine 2001;26:1418–1424.
62. Karas R, McIntosh G, Hall H, Wilson L, Melles T. The relationship between nonorganic signs and centralization of symptoms in the prediction of return to work for patients with low back pain. Phys Ther 1997;77:354–368.
63. Kendall, NAS, Linton, SJ, Main, CJ. Guide to assessing psychosocial yellow flags in acute low back pain: Risk factors for long-term disability and work loss. Wellington, NZ: Accident Rehabilitation & Compensation Insurance Corporation of New Zealand and the National Health Committee, 1997:1–22.
64. Kendrick D, Fielding K, Bentler E, Kerslake R, Miller P, Pringle M. Radiography of the lumbar spine in primary care patients with low back pain: Randomized controlled trial. BMJ 2001;322:400–405.
65. Klaber Moffet J, Torgerson D, Bell-Syer S, et al. A randomized trial of exercise for primary care back pain patients: Clinical outcomes, costs, and preferences. Br Med J 1999;319:279–283.
66. Klenerman L, Slade P, Stanley I, et al. The prediction of chronicity in patients with an acute attack of low back pain in a general practice setting. Spine 1995;20:478–484.
67. Kook JP, Oesch PR, De Bie RA. Predictive tests for non-return to work in patients with chronic low back pain. Eur Spine J 2002;11:258–266.
68. Lackner JM, Carosella AM. The relative influence of perceived pain control, anxiety, and functional self-efficacy on spinal function among patients with chronic low back pain. Spine 1999;24:2254–2261.
69. Lackner JM, Carosella AM, Feuerstein M. Pain expectancies, pain, and functional self-efficacy expectancies as determinants of disability in patients with chronic low back disorders. J Consult Clin Psych 1996;64:212–220.
70. Lancourt J, Ketteljut M. Predicting return to work for lower back pain patients receiving worker's compensation. Spine 1992;17:629–640.
71. Lanier DC, Stockton P. Clinical predictors of outcome of acute episodes of low-back pain. J Fam Pract 1988;27:483–489.
72. Leino P, Magni G. Depressive and distress symptoms as predictors of low back pain, neck-shoulder pain, and other musculoskeletal morbidity: A 10-year follow-up of metal industry employees. Pain 1993;53:89–94.
73. Liebenson CS, Yeomans SG. Yellow Flags: Early identification of risk factors of chronicity in acute patients. J Rehabil Outcomes Meas 2000;4:31–40.
74. Lindstrom A, Ohlund C, Eek C, et al. Activation of subacute low back patients. Phys Ther 1992;4: 279–293.

75. Linton SJ, Buer N, Vlaeyen J, Hellsing AL. Are fear-avoidance beliefs related to a new episode of back pain? A prospective study. Psychol Health 2000;14: 1051–1059.
76. Linton SJ. A review of psychological risk factors in back and neck pain. Spine 2000;9:1148–1156.
77. Linton SJ, Hallden BH. Can we screen for problematic back pain? A screening questionnaire for predicting outcome in acute and subacute back pain. Clin J Pain 1998;14:1–7.
78. Linton SJ, Andersson T. Can chronic disability be prevented? A randomized trial of a cognitive-behavioral intervention for spinal pain patients. Spine 2000;25:2825–2831.
79. Linton SJ, Hallden K. Risk factors and the natural course of acute and recurrent musculoskeletal pain: Developing a screening instrument. In: Jensen TS, Turner JA, Wiesenfeld-Hallin Z, eds. Proceedings of the 8th World Congress on Pain, Progress in Pain Research and Management, Vol 8. Seattle: IASP Press, 1997.
80. Linton SL, Hellsing AL, Andersson D. A controlled study of the effects of an early active intervention on acute musculoskeletal pain problems. Pain 1993;54:353–359.
81. Linton SL. New avenues for the prevention of chronic musculoskeletal pain and disability. Amsterdam: Elsevier, 2002.
82. Macfarlane GJ, Hunt IM, Silman AJ. Role of mechanical and psychosocial factors in the onset of forearm pain: prospective population based study. BMJ 2000;321:676—679.
83. Magni G, Moreschi C, Rigatti-Luchini S, Merskey H. Prospective study on the relationship between depressive symptoms and chronic musculoskeletal pain. Pain 1994;56:289–297.
84. Magni G, Marchitti M, Moreschi C, Merskey H, Luchini SR. Chronic musculoskeletal pain and depressive symptoms in the National Health and Nutrition Examination: I. Epidemiological follow-up study. Pain 1993;53:161–168.
85. Main CJ, Waddell G. Behavioral responses to examination: a reappraisal of the interpretation of "nonorganic signs." Spine 1998;23:2367–2371.
86. Mäkelä M, Heliövaara M, Sievers K, Impivaara O, Knekt P, Aromaa A. Prevalence, determinants, and consequences of chronic neck pain in Finland. Am J Epidemiol 1991;134:1356–1367.
87. Mannion AF, Junge A, Taimela S, Muntener M, Lorenzo K, Dvorak J. Active therapy for chronic low back pain. Part 3. Factors influencing self-rated disability and its change following therapy. Spine 2001;26:920–929.
88. Mannion AF, Dolan P, Adams MA. Psychological questionnaires: Do "abnormal" scores precede or follow first-time low back pain? Spine 1996;21: 2603–2611.
89. Maruta T, Goldman S, Chan CW, Ilstrup DM, Kunselman AR, Colligan RC. Waddell's nonorganic signs and Minnesota Multiphasic Personality Inventory profiles in patients with chronic low back pain. Spine 1997;22:72–75.
90. McIntosh G, Frank J, Hogg-Johnson S, Bombardier C, Hall H. Prognostic factors for time receiving workers' compensation benefits in a cohort of patients with low back pain. Spine 2000;25:147–157.
91. Miettinen T, Leino E, Airaksinen O, Lindgren KA. The possibility to use simple validated questionnaires to predict long-term health problems after whiplash injury. Spine 2004;29:E47–E51.
92. Philips HC, Grant L. The evolution of chronic back pain problems. Behav Res Ther 1991;29:435–441.
93. Pietri-Taleb F, Riihimaki H, Viikari-Juntura E, Lindstrom K. Longitudinal study o the role of personality characteristics and psychological distress in neck trouble among working men. Pain 1994;58:261–267.
94. Pincus T, Burton A, Vogel S, Field AP. A systematic review of psychological factors as predictors of chronicity/disability in prospective cohorts of low back pain. Spine 2002;27:E109–E120.
95. Pincus T, Vlaeyen JWS, Kendall NAS, Von Korff MR, Kalauokalani DA, Reis S. Cognitive-behavioral therapy and psychosocial factors in low back pain: Directions for the future. Spine 2002;27:E133–E138.
96. Polatin PB, Cox B, Gatchel RJ, Mayer TG. A prospective study of Waddell Signs in patients with chronic low back pain: When they may not be predictive. Spine 1997;22:1618–1621.
97. Potter R, Jones JM. The evolution of chronic pain among patients with musculoskeletal problems: A pillow study in primary care. Br J Gen Pract 1992;42:462–464.
98. Pulliam CB, Gatchel RJ, Gardea MA. Psychosocial differences in high risk versus low risk acute low-back pain patients. J Occupat Rehab 2001;11:43–52.
99. Reis S, Hermoni D, Borkan J, et al. The RAMBAM–Israeli Sentinel Practice Network The LBP Patient Perception Scale. A new predictor of chronicity and other episode outcomes among primary care patients. (In Preparation).
100. Royal College of General Practitioners (RCGP). The development and implementation of clinical guidelines. Report of the Clinical Guidelines Working Group. London: Royal College of General Practitioners, 1995:1–31.
101. Royal College of General Practitioners (RCGP). Clinical Guidelines for the Management of Acute Low Back Pain. London, Royal College of General Practitioners (www.rcgp.org.uk), 1999.
102. Schultz IZ, Crook JM, Berkowitz J, et al. Biopsychosocial multivariate model of occupational low back disability. Spine 2002;27:2720–2725.
103. Selim AJ, Xinhua SR, Graeme F, et al. The importance of radiating leg pain in assessing health outcomes among patients with low back pain. Spine 1998;23:470–474.
104. Shaw WS, Feuerstein M, Haufler AJ, Berkowitz SM, Lopez MS. Working with low back pain: Problem-solving orientation and function. Pain 2001;93:129–137.
105. Skouen JS, Grasdal AL, Haldorsen EMH, et al. Relative cost-effectiveness of extensive and light multidisciplinary treatment programs versus treatment

as usual for patients with chronic low back pain on long-term sick leave. Spine 2002;27:901–910.

106. Sobel JB, Sollenberger P, Robinson R, Polatin PB, Gatchel RJ. Cervical nonorganic signs: A new clinical tool to assess abnormal illness behavior in neck pain patients: A plot study. Arch Phys Med Rehabil 2000;81:170–175.

107. Spitzer WO, Le Blanc FE, Dupuis M, et al. Scientific approach to the assessment and management of activity-related spinal disorders: A monograph for clinicians. Report of the Quebec Task Force on Spinal Disorders. Spine 1987;12(suppl 7):S1–S59.

108. Swinkels-Meewisse EJCM, Swinkesl RAHM, Verbeek ALM, Vlaeyen JWS, Oostendorp RAB. Psychometric properties of the Tampa Scale for kinesiophobia and the fear-avoidance beliefs questionnaire for acute low back pain. Man Ther 2003;8:29–36.

109. Takala EP, Vikari-Juntura E. Do functional tests predict low back pain. Spine 2000;25(16):2126–2132.

110. Tenenbaum A, Rivano-Fischer M, Tjell C, Edblom M, Sunnerhagen KS. The Quebec Classification and a new Swedish classification for whiplash-associated disorders in relation to life satisfaction in patients at high risk of chronic functional impairment and disability. J Rehabil Med 2002;34:114–118.

111. Teresi LM, Lufkin RB, Reicher MA, et al. Asymptomatic degenerative disk disease and spondylosis of the cervical spine: MR Imaging. Radiol 1987;164: 83–88.

112. Thomas E, Silman AJ, Croft PR, Papageorgiou AC, Jayson MIV, Macfarlane GJ. Predicting who develops chronic low back pain in primary care: A prospective study. BMJ 1999;318:1662–1667.

113. Troup JDG. The perception of pain and incapacity for work: Prevention and early treatment. Physiother 1988;74:435.

114. Truchon M, Fillion L. Biopsychosocial determinants of chronic disability and low-back pain: A review. J Occup Rehabil 2000;10:117–142.

115. van den Hoogen HJM, Koes BW, Deville W, van Eijk JTM, Bouter LM. The prognosis of low back pain in general practice. Spine 1997;22:1515–1521.

116. Vlaeyen JWS, Linton S. Fear-avoidance and its consequences in chronic musculoskeletal pain. A state of the art. Pain 2000;85:317–332.

117. Von Korff M, Deyo RA, Cherkin D, Barlow W. Back pain in primary care: Outcomes at 1 year. Spine 1993;18:855–862.

118. Waddell G, McCulloch JA, Kimmel E, Venner RM. Nonorganic physical signs in low back pain. Spine 1980;5:117–125.

119. Waddell G, Morris EW, Di Paola MP, Bicher M, Finlayson DA. Concept of illness tested as an improved basis for surgical decisions in low back disorders. Spine 1986;11:712–719.

120. Walsh DA, Radcliffe JC. Pain beliefs and perceived physical disability of patients with chronic low back pain. Pain 2002;97:23–31.

121. Weaver CS, Kvaal SA, McCracken L. Waddell signs as behavioral indicators of depression and anxiety in chronic pain. J Back Musculoskel Rehabil 2003/2004;17:21–26.

122. Werneke MW, Harris EX, Di Paloa MP, Bicher M, Finlayson D. Clinical effectiveness of behavioral signs for screening chronic low-back pain patients in a work-oriented physical rehabilitation program. Spine 1993;18:2412–2418.

123. Werneke M, Hart DL. Centralization phenomenon as a prognostic factor for chronic low back pain and disability. Spine 2001;26:758–765.

124. Wiesel SE, Tsourmans N, Feffer HL, et al. A study of computer-assisted tomography. I. The incidence of positive CAT scans in an asymptomatic group of patients. Spine 1984;9:549.

125. Williams DA, Feuerstein M, Durbin D, Pezzulo J. Healthcare and indemnity costs across the natural history of disability in occupational low back pain. Spine 1998;23:2329–2336.

부록 9A

황색 경보 설문지

이름 ______________________ 주소 ______________________

1. **지난 1주 동안** 일상적으로 느끼는 통증의 정도를 표시하세요.
   통증 없음 **최악의 통증**
   0 1 2 3 4 5 6 7 8 9 10

2. 통증, 무감각함, 따끔거림, 위약감이 다리(허리에서 부터)나 팔(목에서 부터)로 뻗칩니까?
   그런적 없음 **항상**
   0 1 2 3 4 5 6 7 8 9 10

3. 당신이 생각하기에 당신의 **건강은 어느 정도 수준인 것 같습니까**?
   좋지 않다 **매우 좋다**
   0 1 2 3 4 5 6 7 8 9 10

4. 현재 상황과 같은 상태로 여생을 살아야 한다면, 어떻습니까?
   좋다 **끔찍하다**
   0 1 2 3 4 5 6 7 8 9 10

5. **지난 1주 동안** 얼마나 불안(긴장, 초조, 과민, 두려움, 주의 집중/긴장 완화의 어려움)은 어느 정도였습니까?
   전혀 없다 **매우 불안하다**
   0 1 2 3 4 5 6 7 8 9 10

6. **지난 1주 동안** 당신의 통증을 얼마나 조절(감소)할 수 있었습니까?
   감소시킬 수 있다. **전혀 감소시킬 수 없다**
   0 1 2 3 4 5 6 7 8 9 10

7. **지난 1주 동안** 얼마나 우울(침울, 슬픔, 낙담, 의욕상실, 비관적, 희망 상실)했는지 표시하세요.
   전혀 우울하지 않다 **매우 우울하다**
   0 1 2 3 4 5 6 7 8 9 10

8. **6개월 이내**에 정상적인 업무로 복귀할 수 있다고 얼마나 확신하십니까?
   매우 확신한다 **전혀 확신하지 않는다.**
   0 1 2 3 4 5 6 7 8 9 10

9. 한 시간 동안 가벼운 일을 할 수 있습니까?

동의한다										**동의하지 않는다**
0	**1**	**2**	**3**	**4**	**5**	**6**	**7**	**8**	**9**	**10**

10. 밤에 잠을 잘 수 있습니까?

동의한다										**동의하지 않는다**
0	**1**	**2**	**3**	**4**	**5**	**6**	**7**	**8**	**9**	**10**

11. 통증의 증가는 통증이 감소할 때까지 지금 하고 있는 일을 멈추어야 한다는 신호라고 생각하십니까?

동의하지 않는다										**동의한다**
0	**1**	**2**	**3**	**4**	**5**	**6**	**7**	**8**	**9**	**10**

12. 신체적 활동이 통증을 악화시킵니까?

동의하지 않는다										**동의한다**
0	**1**	**2**	**3**	**4**	**5**	**6**	**7**	**8**	**9**	**10**

13. 현재 상태의 통증으로는 일을 비롯하여 정상적인 활동을 하지 않아야 한다고 생각하십니까?

동의하지 않는다										**동의한다**
0	**1**	**2**	**3**	**4**	**5**	**6**	**7**	**8**	**9**	**10**

서명 ______________________ 날짜 ______________________

점수와 위험

만성 장애의 저위험 – 55점 미만

만성 장애의 중등도 위험 – 55~65점

만성 장애의 고위험 – 65점 초과

10

근육 불균형의 평가
(Evaluation of Muscular Imbalance)

학습목표

이 장을 읽고나면 이해할 수 있을 것이다:

- 근육 불균형의 병인
- 긴장되거나 억제된 근육에 대한 평가 방법
- 기본적인 움직임 패턴동안 협동근과 맞버팀근의 서로 다른 상호 작용
- 근육 불균형의 신호에 대한 자세 평가 방법
- 보행 분석의 기본적인 구성 요소

이 장은 2002년 11월 25일에 세상을 떠난 Pr. Vladimir Janda (1928~2002)에게 헌정합니다.

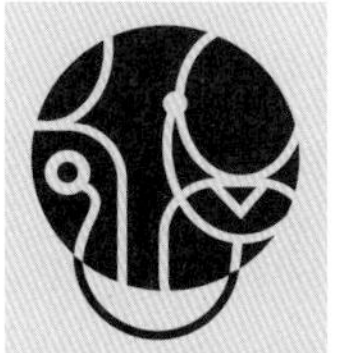  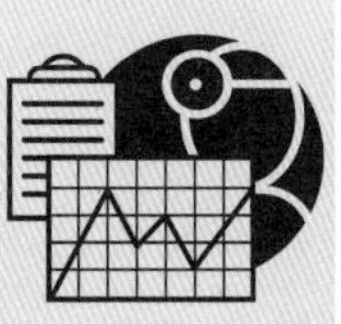 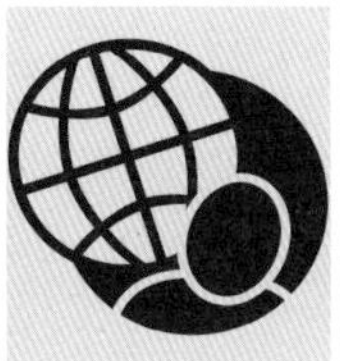 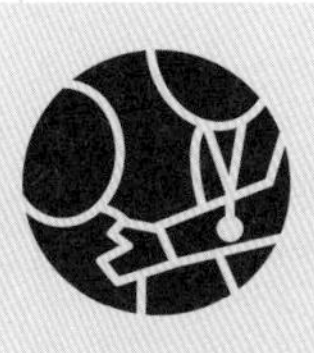 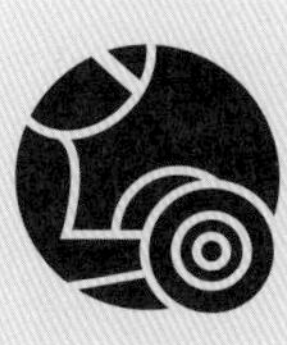 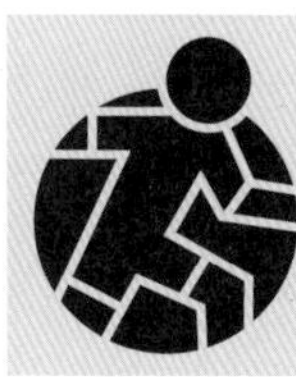 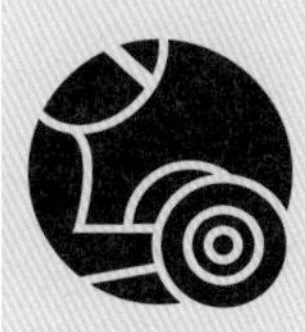

개요 (Introduction)

근골격계 통증 증후군에 대한 기능적 접근의 기본은 움직임의 생산과 통제에서 중추 신경계와 근골격계의 모든 구조물들의 상호의존이다. 비수축과 수축 요소의 움직임은 근육 활동에 의하여 만들어지고 통제된다. 결국 이것은 근육 활동을 통제하는 다양한 자극들에 대한 반응에서의 중추 신경계이다. 따라서 개개인의 근골격계에서의 움직임의 패턴이다. 근육계는 기능적 교차로(기로)에 놓여 있다. 왜냐하면 이것은 중추 신경계와 근골격계 양쪽의 자극들에 의해 영향을 받았기 때문이다. 이러한 시스템의 어떤 구성 요소에서의 기능부전은 변경된 근육 긴장, 근육 균형, 근육 수축, 협조 그리고 수행 형태에서 결국 나타나게 된다. 그러므로 정확하게 국소화된 병변은 존재하지 않는다. 근육 불균형은 통증, 기능부전, 그리고 나중에는 퇴행을 가져오는 변경된 관절 역학의 결과인 근육 기능부전의 특성에서의 조직 변화이다. 근육 불균형은 억제 또는 약화 경향이 있거나, 긴장 또는 짧아지는 경향이 있는 근육들 사이에서의 변경된 관계와 균형이다. 적당히 긴장한 근육들은 일반적으로 정상인 것보다 강하다. 그러나 뚜렷한 긴장의 존재는 약간의 근육 강도의 감소를 발생시킨다. 이러한 약화를,[1] 근 약화와 근육의 변경된 점탄성 사이의 밀집된 제휴를 표현한 "긴장 약화"라고 한다. 그러므로 근 약화를 진달할 때 신중히 구별하여 진단해야 한다. 긴장 약화의 치료는 긴장을 증가시키고 좀 더 뚜렷한 약화의 가능한 결과를 가져오는 강화가 아니다. 그러나 신장에서는 근육 고유의 점탄성에 영향을 받으며 익숙하게 된다. 다시 말하면, 비수축성이 아니라 수축성 결합조직이다. 긴장된 근육의 신장은 또한 억제된 맞버팀근(길항근, antagonist)의 강도가 향상되는 결과를 가져오는데 아마도 Sherrinton 법칙의 상호 신경 분포를 통해 중재되는 것 같다.

근 긴장의 병인과 용어는 부분적으로 많은 논쟁이 있다. 왜냐하면 다양한 저자들의 근 긴장에 대한 정의가 다르기 때문이다. 그러므로 여럿 가운데서 세부적으로 다른 진단을 내려야만 한다. 왜냐하면 각각의 상태는 다른 유형의 치료를 요구하기 때문이다.[2] 유감스럽게도 정확하고 알맞은 진단은 종종 무시된다. 부정확한 진단은 실망스러운 치료 결과를 가져온다. 공교롭게도 근 긴장의 세부적인 생리학은 잘 알려져 있지 않으며 변경되거나 손상된 기능에 대한 연구가 연구실이나 임상에서 충분히 이루어지지 않은 이유로 근 긴장의 연구들은 변해왔다.

원칙적으로 이것은 근육의 결합 조직(점탄성의 특성) 또는 근육의 수축성 구성요소의 과활성화(수축성의 특성)에서 발생하는 중요한 변화인지 아닌지 구별하는 게 필요하다. Mense와 Simons에 따르면, "근 긴장은 생리학적으로 2가지 요소에 의존한다.: 연부조직의 기본적인 점탄성의 특성은 근육 그리고/또는 근육의 수축 기관의 활성화 정도와 관련된다."[9] 이전에 우리는 근육 긴장, 경직, 유연성 소실, 또는 신장성(늘림)에 대하여 말했었고 나중에는 이것은 연축 기운 목(사경, torticollis) 또는 입 벌림 장애와 같은 능동적 수축의 실질적 증가라고 말했다. 원칙적으로 점탄성 변화에 관한 휴식 시(신장성이 감소) 근육은 근 섬유들의 수축이 짧아지거나 근육과 인접 섬유 내에서의 결합 조직의 저항 때문에 짧아지게 된다. 수축 변화의 관점에서 증가된 근육의 긴장은 근육의 대부분의 근 섬유들 또는 통증유발점의 단단한 띠에서 오직 제한된 수만큼만 포함한다.

임상학적으로, 휴식 시 근 긴장은 양쪽 상황(수축성과 점탄성)의 결합을 나타내며 이것은 적절한 진단을 수립하기 위한 임상의의 역할이다.[9] 그러나 측정되고 있는 근육 긴장은 객관적으로 딜레마를 나타낸다. 점탄성 시험은 부하가 차츰 적용되었을 때, 움직임의 속도, 점성, 틱소트로피(thixotropy) 그리고 공명 주파수의 측정을 포함한다.[9] 수축성 활동의 시험은 EMG를 사용하면 쉽다. 그러나 이것은 증가된 전기적 활동을 보여주는 근육 안에서 단지 좁은 장소에 있는 통증유발점처럼 고유한 방해 없이는 안된다.[9]

근육 긴장의 세부적인 다른 진단은 적절한 치료 접근을 위해 필요하다. 그리고 이것은 검사와 촉진 조합에 의해 완성될 수 있다(표 10.1). 피부, 피하 조직, 근막, 지방 그리고 관계있는 범위 내에서의 다른 어떤 조직의 층 촉진은 비록 단순히 주관적일지라도, 실제적인 임상 도구이며 많은 연습과 경험 그리고 연관된 범위 내에 존재하는 근육 긴장 유형의 발견은 능력향상에 많은 도움을 준다. 자세, 움직임 패턴, 그리고 보행의 검사는 또한 증가된 근육 긴장의 근본 원인에 대한 개인적 임상 정보를 가져온다.

근육 불균형은 가로무늬근(횡문근, striate muscle)의

표 10.1 근육 과긴장의 기능적 유형[2]

유형	해부학적 분포*	자발적인 통증**	다른 신호
변연계	없음	없음	스트레스 즉, 긴장성 두통
분절	있음	있음	맞버팀근 약화, 신장시 통증
연축 "반사"	항상 있지는 않음	있음 휴식시 EMG ↑	: 방어 근육. 즉, 기운 목
통증유발점 (부분적인 "근 경련")		능동적인 통증유발점-있음 잠재된 통증유발점-없음	과과민성 근육 부분, 억제된 인접한 근 섬유들
긴장된 근육	있음	없음	과민성 ↑ 탄력성 ↓

* Anatomically distributed = hypertonicity is present in specific anatomically defined muscles and not in parts of different muscles in the same area.
** Spontaneously painful = a muscle is a source of pain at rest and not merely painful on palpation.
출처: Liebenson CS. Active Muscular Relaxation Techniques, Part One: Basic Principles and Methods. J Manipulative Physiol Ther 1989;12:6(Table 2)

전신 반응과 관계되어 있다. 이것은 모든 근육 계통의 일반적인 반응의 결과이며 단지 개별적 근육의 단독 반응은 아니다.[4] 이 관점은 그들의 운동계가 미엘린(myelinized)으로 가득 차 있는 어렸을 때(6~7세) 또는 성인에서 발견된 발달상의 움직임 패턴을 보여주는 신경 발달 운동학의 최근 연구 결과에 의해 강력한 지지를 받는다.[7,8,12] 신경 발달 견해의 원리는 신생아 그리고 유아기 자세는 "긴장" 근육계에 의해 유지된다는 것이다.

그 후의 직립 자세의 신경 발달은 "긴장" 근육계를 동반한 "위상" 근육계의 동시 활성화와 함께 발생한다. 긴장과 위상 근육계 사이에서의 동시 활성화의 실패는 근육 불균형에서의 결과이고, "긴장" 근육계가 우세한 뇌성 마비를 앓고 있는 아이에서 명백해진다. 만성 허리 통증환자에서 볼 수 있는 전형적인 근육 반응은 중추 신경계의 약간의 구조적 손상에서 보여지는 것과 일치하거나 비슷하게 관찰된다. 예를 들어, 뇌혈관 사고 또는 뇌성 마비에서 볼 수 있는 근 강직에서의 근육은 강직을 증가시키거나, 심지어 강직성 구축은 근골격계 상태의 긴장에 의해서 일반적으로 반응한다. 이것은 전형적인 편마비 자세에서 목격된 전형적인 근육 반응들은 정상 생리학 상태 아래서 적은 범위로 존재하는 근육 사슬 사이의 불균형의 극단적인 표현일지 모른다. 이와 같이 약화 또는 긴장을 발생시키는 몇몇 근육들의 경향은 임의로 발생하는 게 아니고, 오히려 전형적인 "근육 불균형 패턴"에서 발생한다.[3] 게다가 이러한 패턴들의 발달은 임상적으로 예언될 수 있고 예방적인 수단을 강구할 수 있다. 왜냐하면 근육 불균형은 몸의 어떤 부분에 제한을 계속 유지하게 하지는 않지만, 차차 전체의 가로무늬 근육계를 포함시킨다.[6] 면밀한 평가는 예방적 수단을 소개하기 위해 필요하다. 왜냐하면 근육 불균형은 보통 통증 증후군의 출연보다 우선하기 때문이다.

근육 불균형은 주로 "긴장성" 근육들이 우세한 즉, 엎드린 자세에서 긴장을 발달시키는 근육들과 "위상성" 근육들이 우세한 즉, 엎드림에서 억제를 발달시키는 근육들 사이에서 발병한다(표 10.2). 근육 불균형은 모든 몸의 근육들을 포함하지만, 불균형이 골반 부위에서 좀 더 명백해지거나 조금씩 또는 예상대로 발병이 시작된다면, 우리는 이것을 골반 또는 원위 교차 증후군이라고 말할 것이고, 이것이 어깨띠(견갑대, should girdle) /목 부위에서 좀 더 명백해지기 시작한다면, 우리는 이것을 근위 또는 어깨 띠 교차 증후군이라고 할 것이다.[5]

근위(상부, 어깨–목) 교차 증후군은 위쪽 등세모근(상부 승모근, upper trapezius), 어깨 올림근(견갑거근, levator scapulae), 큰 가슴근(대흉근, pectoralis major)의 긴장 발달과 깊은 목 굽힘근(심부 경부 굴곡근, deep neck flexors), 날개뼈(견갑골, scapula)의 하부 안정화 근육들의 억제에 의해 특징지어진다. 국소적으로 근육이 억제되고 긴장되었을 때 그것들은 교차 형태로 연결된다(그림

표 10.2 근육 불균형

긴장/단축 를 가져올 수 있는 근육들	약화/억제
장딴지근(비복근, gastrocsoleus)	앞정강근(전경골근, tibialis anterior)
엉덩이 굽힘근들(고관절 굴곡근, hip flexors)	
넙다리 곧은근(대퇴직근, rectus femori)	넓은 [개별적으로, 넓은안쪽빗근(내사광근, vastus medialis obliquus)]
엉덩이 허리근(장요근, iliopsoas)	
넙다리근막긴장근(대퇴근막장근, tensor fascia lata)	큰볼기근(대둔근, gluteus maximus)
모음근(내전근, adductors)	중간, 작은볼기근(중・소둔근, gluteus medius and minimus)
뒤넙다리근(슬괵근, hamstrings)	배벽(복벽, abdominal wall)
척추세움근(척추 기립근, erector spinae)	아래, 중간등세모근(하・중부승모근, lower and middle trapezius)
허리네모근(요방형근, quadratus lumborum)	앞톱니근(전거근, serratus anterior)
엉덩이 구멍근(이상근, piriformis)	깊은 목굽힘근(심부 경부 굴곡근, deep neck flexors)[긴목근과 긴머리근(경, 두장근, longus colli and capitis)]
위쪽 등세모근/어깨 올림근(상부 승목근/견갑거근, upper trapezius/levator scapulae)	목갈비근(사각근, scalenes)
가슴근(흉근, pectorals)	위쪽 팔다리 폄근(상지 신전근, upper extremity extensors)
목빗근(흉쇄유돌근, sternocleidomastoid)	
짧은 깊은 목 폄근(단 심부 경추 신전근, short deep cervical extensors)	
위쪽 팔다리 굽힘근(상지 굴곡근, upper extremity flexors)	

10.1). 이 근육 불균형의 패턴은 자세와 움직임에서 전형적인 변화를 야기시킨다. 선 자세에서 어깨 올리기(어깨거상, shoulder elevation)와 날개뼈 내밈(전인, protraction)

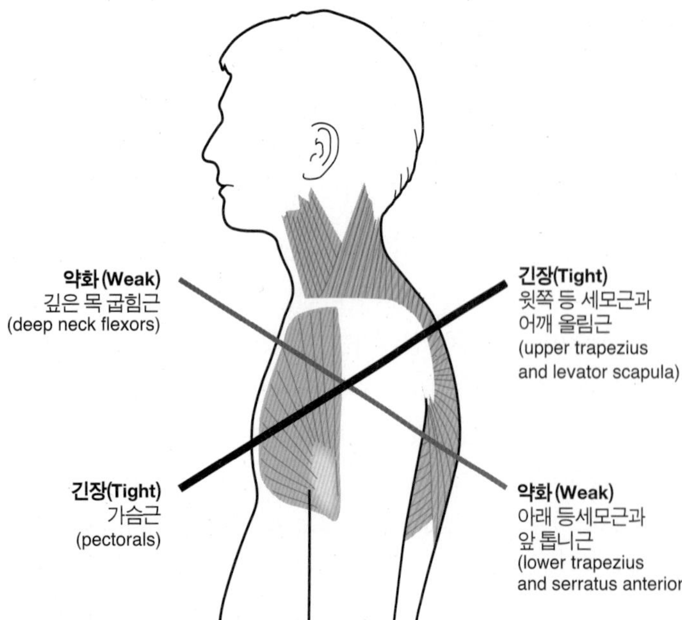

그림 10.1 상부 교차 증후군.

은 명백해지고, 또한 날개뼈의 변수 등급인 날개뼈의 돌림과 벌림 그리고 머리를 앞으로 내미는 자세가 된다. 이 변경된 자세는 목뼈–머리 그리고 목등뼈 경계부에서 스트레스를 받을 것이다. 게다가, 관절 와(fossa)의 변경된 각도와 변경된 상지의 모든 움직임 때문에 어깨 관절의 안정성이 감소된다.

원위(하부, 엉덩이–골반) 교차 증후군은 엉덩이 관절 굽힘근과 척추세움근의 긴장 그리고 엉덩이와 배 근육의 억제에 의해서 특징지어진다. 상부 교차 증후군처럼 단축과 억제된 근육 형태가 서로 이어져 교차된다(그림 10.2). 이 불균형은 골반의 앞 기울어짐, 증가된 엉덩이 관절의 굽힘 그리고 허리뼈의 보상적인 과다 앞 굽힘증(hyperlordosis)의 결과이다. 이러한 불균형은 양쪽 엉덩이 관절뿐만 아니라, 허리에도 과도한 긴장을 주는 경향이 있다.

이 두 개의 증후군은 층(층화)증후군에서 표현된다(그림 10.3). 층 증후군이 환자에게서 유지될 때 이것은 목 신경계 단계에서 고정된 근육 불균형 패턴때문에 오는 재활 기간에서의 좋지 않은 예측의 신호이다. 관절 검사는 어떤 해부학적 정병을 제외시키기 위해 평가된 근육을 먼저 해

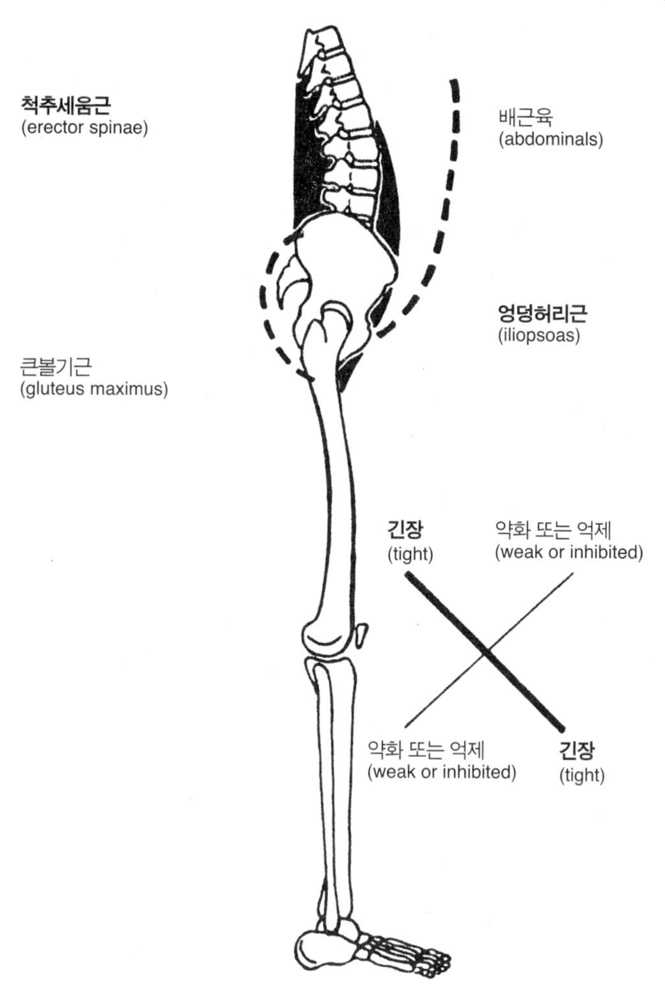

그림 10.2 하부 교차 증후군.

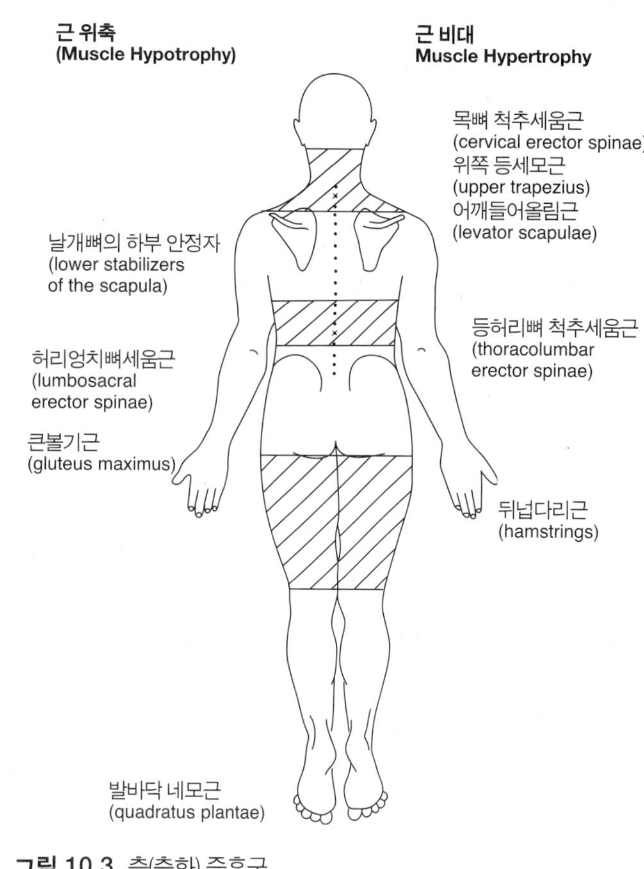

그림 10.3 층(층화) 증후군.

야 한다. 임상 실습에서 이것은 똑바로 서 있는 자세와 보행을 분석함으로써 근육 평가를 시작하기에 적당하다.

이 분석은 경험과 예리한 관찰기술이 필요하다. 게다가 이것은 자세한 실행이 필요하거나 빠뜨릴 수 있는 시험을 임상의에게 직접적으로 빠르고 믿을 만한 정보를 제공함으로써 선별적인 도구로써 도움이 된다. 임상의들은 자세와 보행 분석을 통해 환자의 근육 기능의 종합적인 검증이 주어지며 환자의 전체적인 운동 시스템을 포괄적으로 관찰하지만, 국소 수준의 병변에 제한되어 집중적으로 검사를 하지 않는다. 그러나 급성 통증 증후군이 있는 환자의 근육 불균형의 평가는 신뢰할 수 없으며 예방 조치가 보증되어야만 한다. 긴장된 근육의 세심한 평가와 움직임 패턴은 만약에 환자가 통증에 자유롭거나 거의 없다면, 수행될 것이다. 이것은 만성기 또는 급성기 반응이 없어진 후에 통증이 재발하는 환자들에게 가장 유용하다.

긴장된 근육의 평가 (Evaluation of Tight Muscles)

위쪽 등세모근(그림 10.4)은 바로 누워서 머리가 수동적으로 굽혀지고 반대쪽으로 기울인 상태에서 검사한다. 한번 느슨하게 들어 올리면, 어깨띠는 멀리 밀린다. 보통

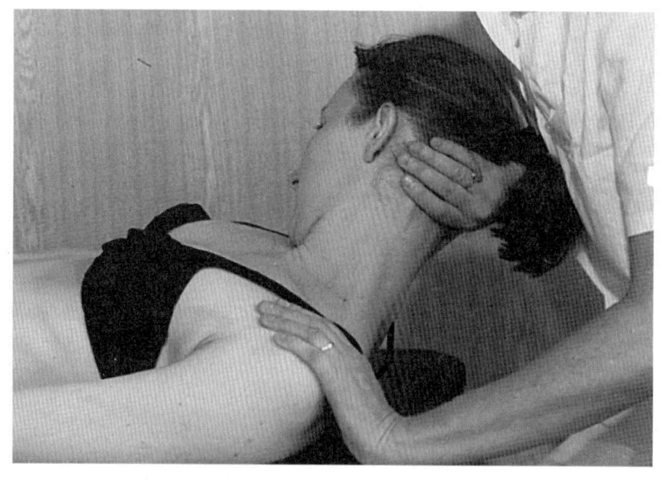

그림 10.4 위쪽 등세모근.

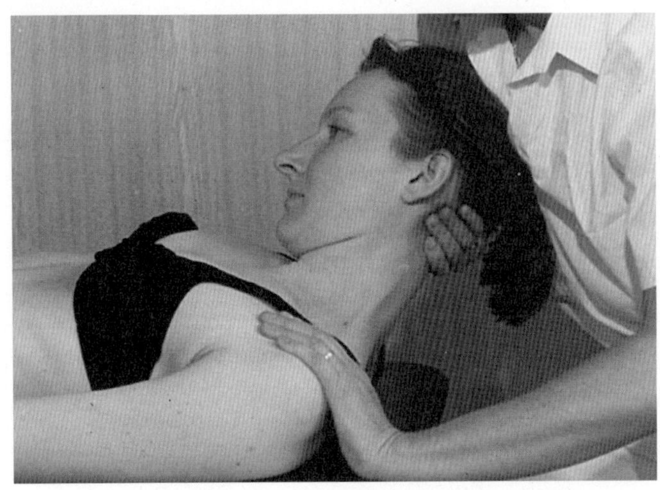

그림 10.5 어깨올림근.

은 부드러운 장벽은 미는 끝 지점에서 느껴지지만, 제한된 움직임이 일어날 때 장벽은 딱딱한 끝 느낌에 갑작스러운 단단함을 가져온다.

어깨올림근(견갑거근, levator scapulae)(그림 10.5)은 머리가 반대로 돌아가는 것을 제외하고는 유사한 방법으로 검사한다.

큰가슴근(대흉근, pectoralis major)(그림 10.6)은 바로 누운 자세에서 검사한다. 몸통은 팔이 벌림이 되기 전에 안정되어 있어야 한다. 왜냐하면 몸통의 비틀림이 정상적인 운동 범위를 최소로 할지 모르기 때문이다. 팔은 수평으로 뻗어야 한다. 빗장뼈(쇄골, clavicle) 부분은 평가하기 위해서 팔은 느슨하게 아래로 늘어트리고, 검사는 어깨 쪽으로 뒤쪽 미끄러짐을 적용한다. 보통은 살짝 부드러운 장벽이 느껴진다.

깊은 뒤쪽 목 근육들은 오직 숙련된 촉진에 의해서만 시험 받을 수 있다. 목 빗근의 평가는 신뢰할 수가 없다. 왜냐하면 이 근육들은 너무나 많은 분절을 가로지르기 때문이다(그림 10.7).

엉덩이 굽힘근〔엉덩이 허리근(그림 10.8)과 넙다리곧은근(대퇴직근, rectus femoris)(그림 10.9)〕은 환자를 변형된 Thomas 자세에서 시험한다. 변형된 자세로 짧아진 허벅지 모음근과 넙다리근막긴장근(대퇴근막장근, tensor fascia lata)을 평가할 수 있다. 환자는 침대 위에 몸통을 대고 바로 누워서 평가 받을 다리를 느슨하게 떨어뜨린다. 반대편 다리는 골반과 허리뼈를 편평하게 유지시키기 위해 최대한으로 굽힌다. 엉덩이 관절의 굽혀진 자세는 엉덩이 허리근의 긴장을 나타내는 반면에 아랫다리의 비스듬 자세는 넓적다리 곧은근의 긴장을 가리킨다. 엉덩이 관절의 간접적인 과다 젖힘과 무릎의 간접적인 최대 굽힘을 할 수 없다는 것은 엉덩이 허리근과 넙적다리 곧은근이 긴장되어 있다는 것을 각각 확인 시켜준다. 엉덩이 모음의 간접적인 제한이 15° 정도이거나, 그 이하이면 넙다리근막긴장근(대퇴근막장근, tensor fascia lata)의 긴장을 의미한다(그림 10.10). 벌림의 범위가 25° 이하면, 이것

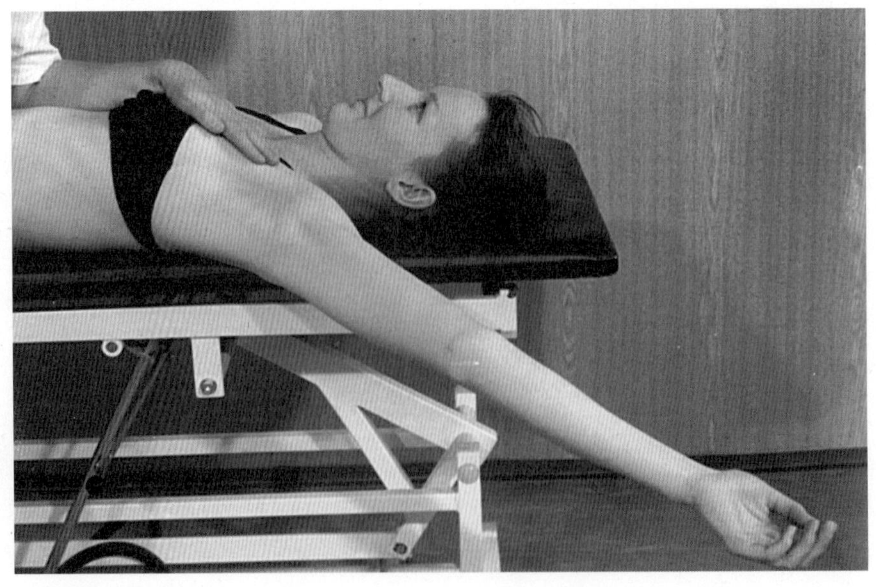

그림 10.6 큰가슴근.

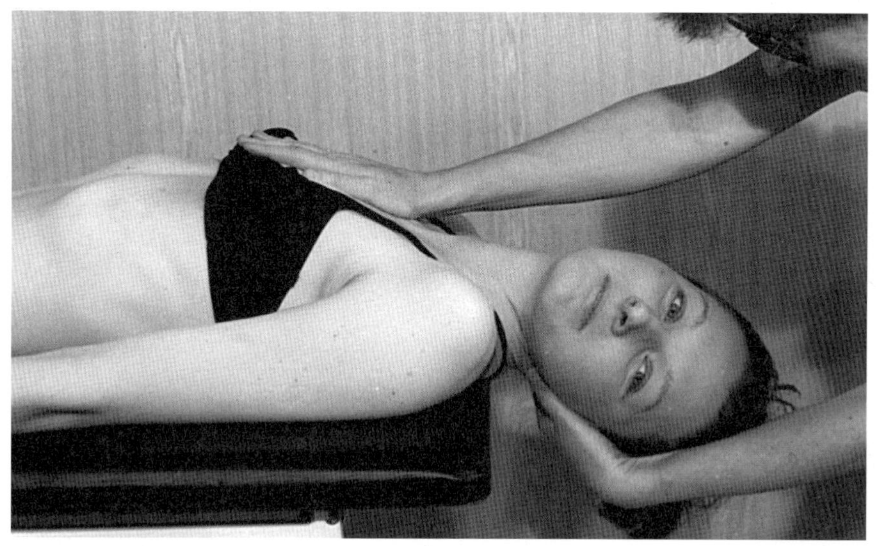

그림 10.7 목빗근의 긴장성 평가.

은 한 쪽 관절의 허벅지 모음근이 짧아져 있음을 가리킨다. 이러한 테스트는 관절 주머니의 늘어짐에 영향을 받을 수 있다. 따라서 좀 더 특별한 테스트는 모음근의 긴장을 확인하는데 실행될 수 있다(그림 10.11).

긴장의 증거는 부드러운 조직의 저항이 지나치거나 감소된 관절 가동 범위가 뒤따르는 방향의 압력과 충돌했을 때 명백해진다;

- 엉덩이허리근은 엉덩이 폄을 10~15° 이하로 만든다. 동시에 일어나는 무릎 관절의 폄은 넙다리 곧은근의 단축에서의 관점이다.
- 넙다리 곧은근은 무릎 폄을 100~105° 이하로 만든다. 테스트 하는 동안 엉덩이 굽힘이 보상작용으로 나타날 수 있다.
- 넙다리근막긴장근과 엉덩 정강이 띠는 엉덩이 모음을 15~20° 이하로 만든다. 허벅지의 바깥쪽 고랑과 관련된 깊어짐은 또한 긴장이 존재하는 곳에서 주목할 만하다.
- 엉덩이 모음근의 단축은 엉덩이 폄을 15~20° 이하로 만든다. 검사하는 동안 보상작용 성향이 있는 엉덩이 굽힘은 조절되어져야 한다.

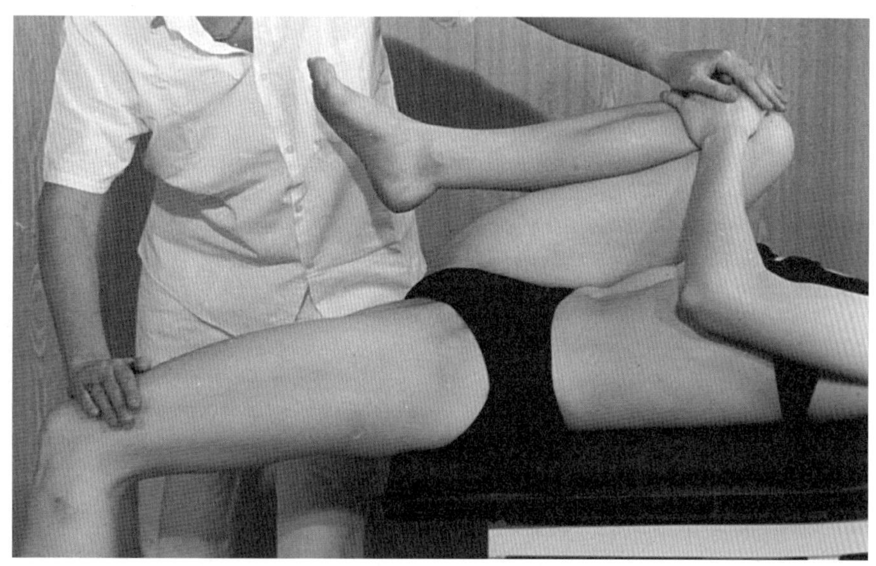

그림 10.8 엉덩이허리근.

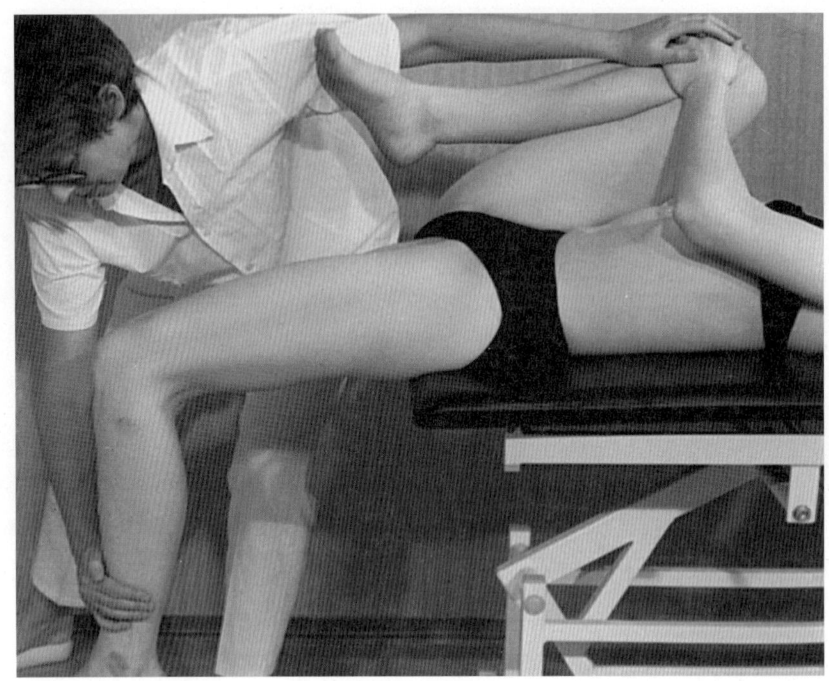

그림 10.9 넙다리 곧은근.

뒤넙다리근(슬괵근, hamstring)(그림 10.12)의 긴장은 SLR 테스트로 평가된다. 골반 자세에서 긴장된 엉덩이 허리근과 그 결과 엉덩이 굽힘의 범위에 영향을 미칠 수 있는 것을 피하기 위해 다른 쪽 다리는 굽힘으로 있어야 한다. 이러한 상황에서 정상 가동 범위는 90°이다. 허벅지 모음근 검사는 환자를 침대 가장 자리에 바로 눕혀서 한다(그림 10.13). 엉덩이 관절에서 간접적인 벌림은 최소 45°는 되어야 한다. 긴장된 뒤넙다리근은 범위 제한에 기여할지 모른다. 만약 이 상황이 발생한다면, 무릎의 굽힘은 가동 범위가 증가 할 것이다.

엉덩이 구멍근은 환자를 바로 누운 상태에서 검사한다. 검사 측 다리는 엉덩이 관절 굽힘을 60° 이하로 하고, 모

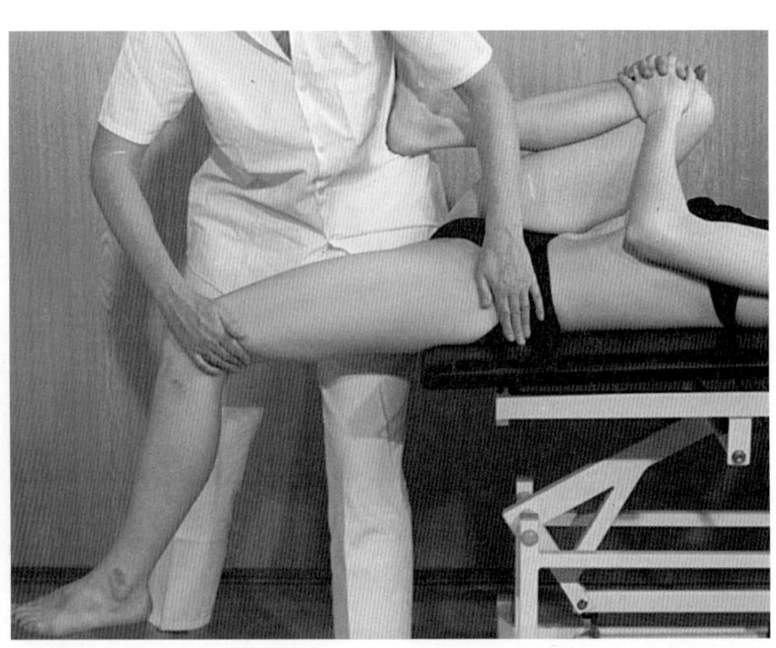

그림 10.10 넓다리 근막 긴장근의 긴장성 평가.

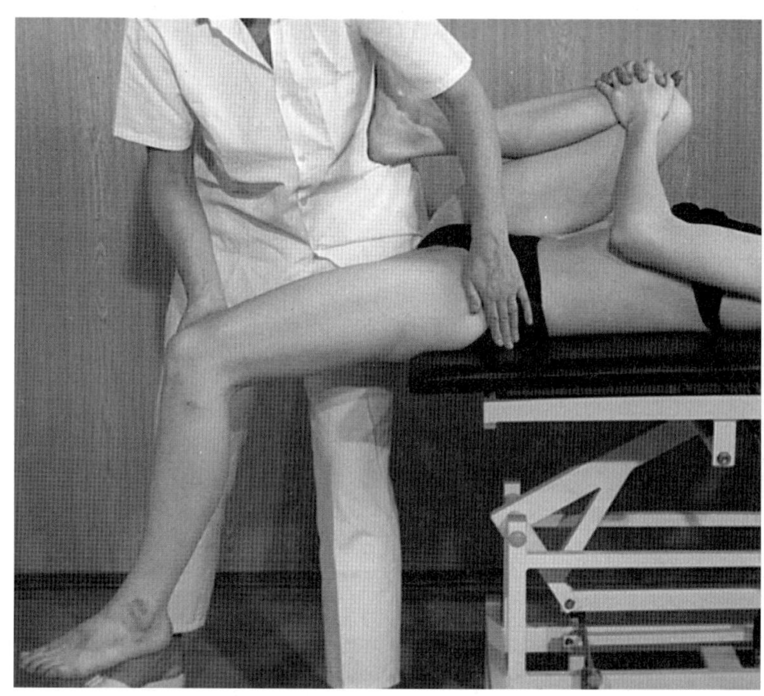

그림 10.11 짧은 엉덩이 모음근의 긴장성 평가.

음은 최대로 한다. 골반은 넙다리 뼈의 긴축을 통한 엉덩이의 힘을 적용함으로써 안정된다(그림 10.14). 그리고 나서 엉덩이의 모음과 안쪽 돌림은 수행된다. 보통 부드럽고 차츰 증가하는 저항을 관절 가동 범위의 끝에서 알아차리기란 쉽지 않다. 근육이 긴장하면, 끝 느낌은 단단하고, 엉덩이에서의 깊은 통증과 관련이 있을지도 모른다.

허리네모근(요방형근, quadratus lumborum)은 많은 척추 분절과 연결되어있기 때문에 시험하기가 쉽지 않다.

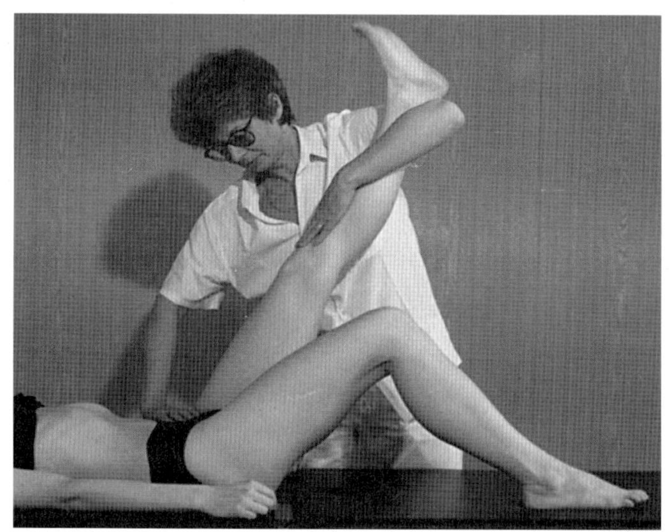

그림 10.12 뒤넙다리근.

이러한 이유로 환자가 옆으로 누운 자세를 취하는 동안 간접적인 몸통 옆 굽힘을 시험한다(그림 10.15). 기준점은 날개 뼈의 아래 각 바닥에서 대략 2인치 정도 떨어지는 것이다. 단순한 선별 검사는 몸통의 직접적인 바깥쪽 옆 굽힘이 일어나는 동안 척추의 꺽어짐이 관찰된다.

척추세움근(척추기립근, erector spinae)은 허리네모근과 같은 이유로 시험하기가 어렵다. 대충 걸터앉은 채로 앞쪽 숙임은 척추를 서서히 굽어지게 한다. 그러나 좀 더 확실한 시험은 12장에서 보여주었다. 허리 굽힘 움직임에 대하여 이중 경사측정기로 시험하는 것이다.

종아리 세갈래근(하퇴삼두근, triceps surae)은 발을 간접적으로 발등 굽힘(배측굴곡, dorsiflexion)을 함으로써 시험한다. 보통 치료사는 간접적으로 90° 발등 굽힘에 도달할 수 있다(그림 10.17 그리고 10.18). 이 시험의 좀 더 자세한 설명은 다른 곳에서 알 수가 있다.[3]

억제된 근육의 평가
(Evaluation of Inhibited Muscles)

전형적인 근육 세기 시험은 특별한 근육에 대한 방향 특징 또는 시험받는 근육 집단에서의 움직임의 저항을 포함한다. 현실적으로 움직임의 생산은 움직임을 만들기 위해 함께 연합하는 제1의 동력자, 협력자, 안정자와 같은

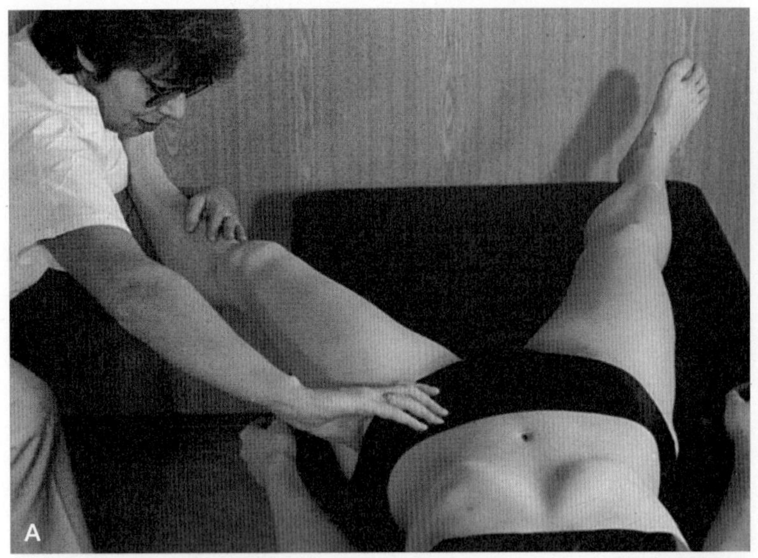

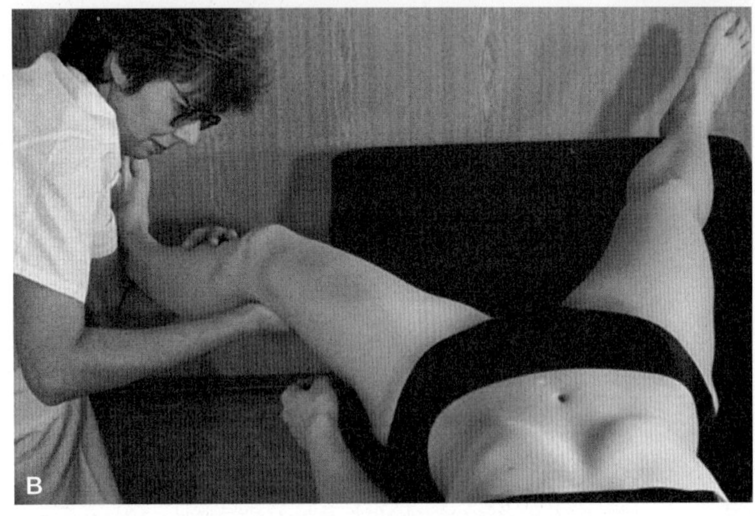

그림 10.13 허벅지 모음근 (A), 뒤넙다리근이 긴장된 상태일 때 검사법 (B).

근육 작용의 연속이다.[3] 따라서, 전형적인 근육 세기 시험은 충분하거나 신뢰성 높은 정보를 제공하지 않는다. 움직임 동작의 질은 세기 시험보다 훨씬 중요하다. 이 평가의 유형은 개개의 움직임의 세기에서는 초점을 덜 맞추지만, 연속적이며 제1의 동력자 그리고 협력자의 활성도에 좀 더 초점을 맞춘다. 적절하지 않은 질과 움직임의 조절은 관절과 근육 기전에 유해한 스트레스를 영구화시킬 수 있다. 움직임 패턴은 개별적이기는 하지만, 전형적인 정상 또는 비정상 패턴은 알아볼 수 있다.

이러한 원리에서 6개의 기본적인 움직임 패턴은 각 대상의 움직임의 질에 대한 포괄적인 정보를 제공한다; 엉덩이 (과다)폄, 엉덩이 모음, 둥글게 감기(curl-up) 팔굽혀 펴기, 목 굽힘, 그리고 어깨 벌림. 움직임 패턴을 검사하는 동안 최소한의 말로 하는 신호는 개인의 습관적인 방법으로 움직임을 수행한다면 사용될 수 있다. 신호를 너무 많이 하면 검사는 피검사자의 습관적인 수행이기 보다는 오히려 정확한 움직임을 수행하는 법을 배우는 피검사자의 능력일 것이다.

엉덩이 (과도)폄 움직임 시험은(그림 10.19) 보행 주기의 가장 중요한 한 시기를 분석하기 위해 연구된다 — 즉, 보행의 마지막 디딤기에서의 엉덩이 폄.[10,11] 이 시험은 환자가 엎드려 누운 자세에서 실시한다. 폄쪽으로 다리를 똑바로 들어올리는 동안 뒤넙다리근(슬괵근, hamstring), 큰볼기근(대둔근, gluteus maximus), 척추세움근(척추기립근, erector spinae) 그리고 어깨 띠의 연속성과 활성 정도는 관찰된다. 변경된 패턴의 첫 번째 신호는 움직이는

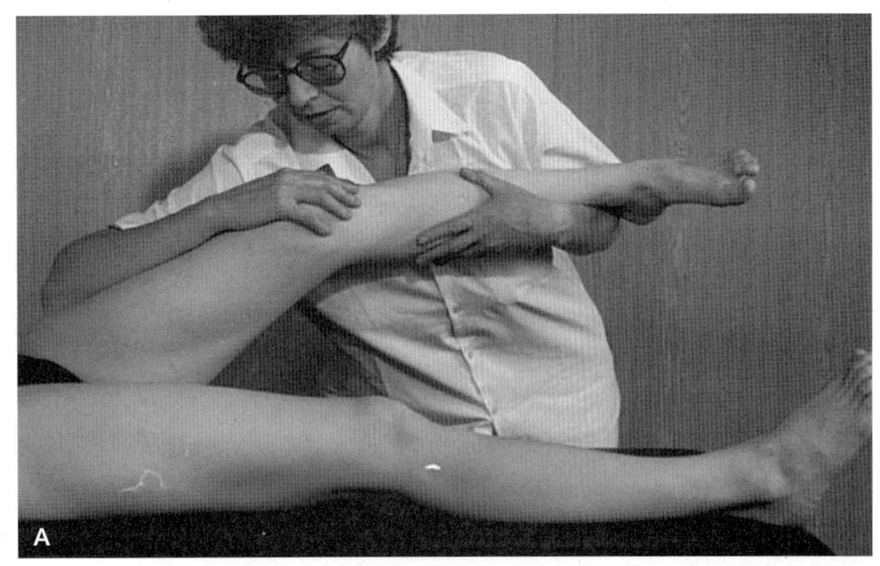

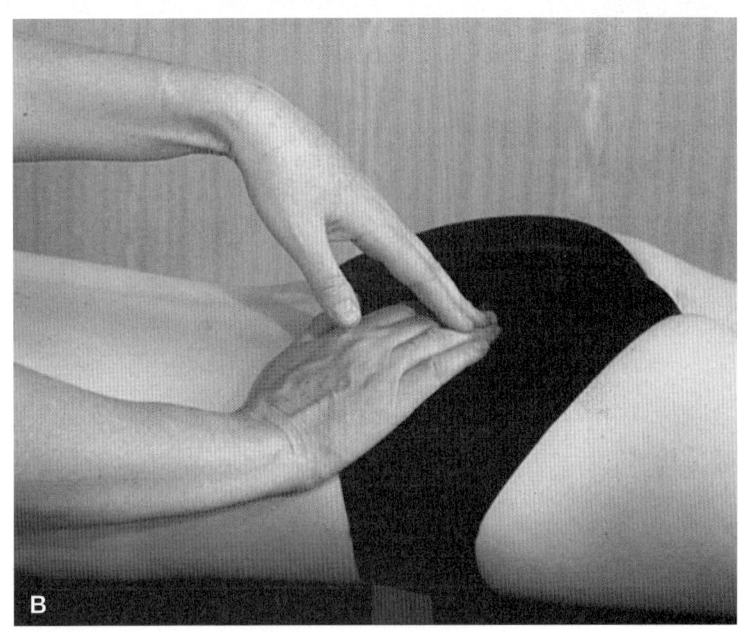

그림 10.14 엉덩이 구멍근의 긴장성 선별검사. (A); 엉덩이 구멍근의 긴장 또는 흥분상태에 대한 촉진검사 (B).

동안 뒤넙다리근, 척추세움근이 활성화될 때이다. 그에 반하여 큰볼기근(대둔근, gluteus maximus)의 수축은 지연되고, 감소되거나 결여된다. 가장 안좋은 패턴은 같은 쪽 척추세움근 또는 어깨 띠 근육의 움직임을 일으키고, 큰볼기근의 활성화가 약화되고, 실질적으로 지연될 때 발생한다. 이러한 상황에서 완전한 운동(motor) 수행은 변하게 된다. 엉덩이 관절에서 어떤 작은 폄이 발생한다면, 알아차리게 되며 다리 들어 올림은 그 부위의 확실한 과부하인 허리뼈의 과도한 척추 앞 굽힘의 결과로 인한 골반 앞쪽 기울임(전방 경사, anterior tilt)을 통해 이루어진다. 무릎 굽힘은 뒤넙다리근이 큰볼기근보다 우세하기 때문에 알아차릴 수 있다.

엉덩이 벌림(그림 10.20)은 골반 바깥쪽 근육 고정기의 품질과 걸을 때 골반의 안정화에 대해서 간접적인 정보를 제공한다. 이 검사는 옆으로 누운 자세에서 시행한다. 중간과 작은볼기근은 허리네모근이 골반의 안정자로 행동하는 동안 제1의 주력자인 넙다리근막긴장근(대퇴근막장근, tensor fascia lata)과 함께 행동한다. 변경된 벌림 패턴의 첫 번째 신호는 순수한 벌림 때문에 엉덩이 굽힘의 보상이 관찰될 때 발생하는 엉덩이 벌림의 근막 긴장근 기전이다. 엉덩이 벌림의 가장 않 좋은 패턴은 부가적으로 골반을 안정화시키는 허리네모근이 골반의 올림을

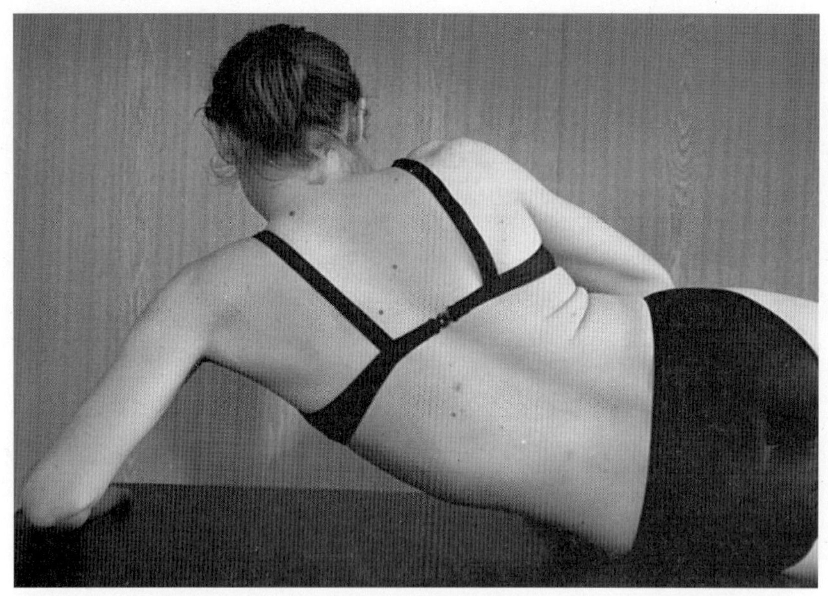

그림 10.15 허리네모근의 긴장성 선별검사.

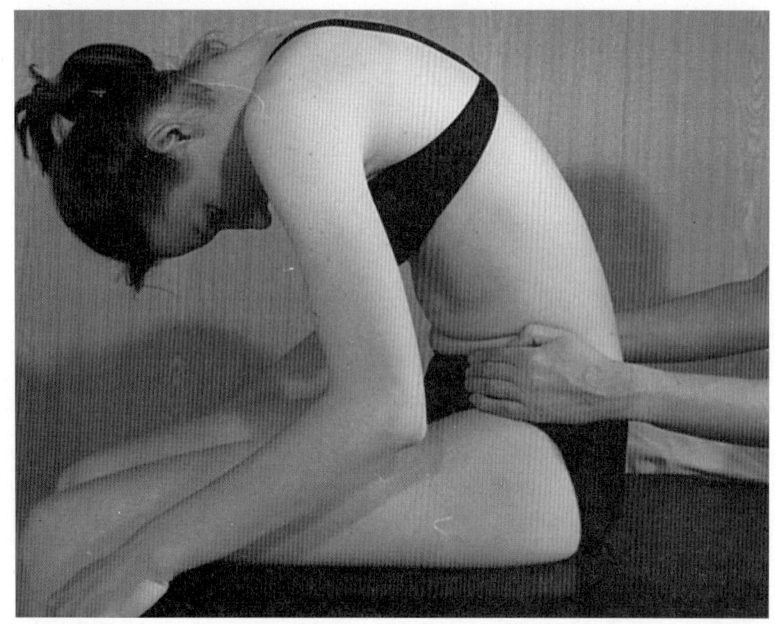

그림 10.16 척추세움근의 긴장성 선별검사.

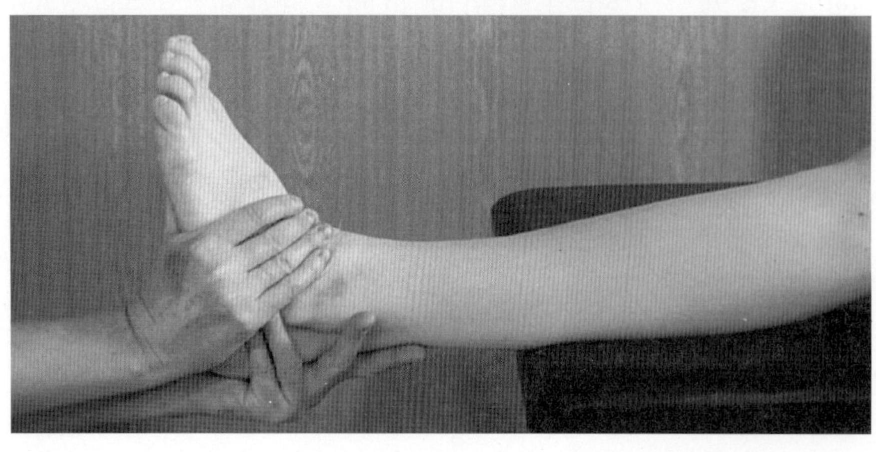

그림 10.17 장딴지근.

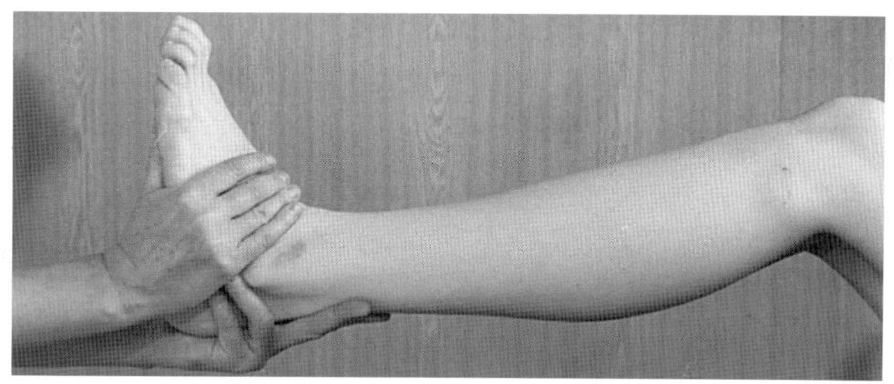

그림 10.18 가자미근.

통해 움직임을 일으킬 때 발생한다. 이 변경된 패턴은 걷는 동안 허리와 허리엉치뼈 분절에 과도한 부하를 일으킬 수 있다.

몸통 둥글게 말기(curl-up)(그림 10.21)는 일반적으로 강한 엉덩이 허리근과 배 근육사이에서의 상호 작용을 평가하기 위해 시험한다. 먼저, 연구자는 환자의 윗몸일으키기의 자발적인 패턴을 관찰한다. 배 근육이 약하고 엉덩이 허리근이 강하면, 몸통의 감는 움직임이 최소화되며 그 움직임은 곧은 허리와 골반의 전방 기울기가 함께 수행될 것이다. 이 움직임은 몸통의 척추 뒤 굽힘증(척추후만증, kyphosis)에 의한 것보다는 엉덩이 관절에서 대부분 수행된다. 몸통 둥글게 감기를 하는 동안 주요 움직임이 엉덩이 허리근인지 아닌지 인지하는 또 다른 방법은 임상의가 자신의 손을 환자의 뒤꿈치 아래에 위치하는 것이다. 엉덩이 허리근은 임상의의 손 위에서 환자의 뒤꿈치 압력이 없어질 때 배 위쪽에서 두드러진다.

엎드린 자세(복와위, prone)에서의 팔굽혀펴기는(그림 10.22) 날개뼈의 안정화의 질에 대한 정보를 제공한다. 팔굽혀펴기를 하는 동안 특히 최대 팔굽혀펴기부터 체력이 약해지기 시작하는 시기에서의 날개 뼈 돌림, 올리기, 모음, 또는 벌림을 인지할 수 있다. 움직임의 유형은 어떤 근육이 우세한지에 의해 달려있다. 어깨올림근(견갑거근, levator scapulae)이 우세하다면, 날개 뼈의 올리기와 내려가는 돌림을 볼 수 있을 것이다. 앞톱니근(전거근, serratus anterior)이 적절히 기능하지 못하면, 날개 뼈 들뜸(winging scapula)을 관찰할 수 있을 것이다.

머리 굽힘은(그림 10.23) 목빗근과 깊은 목 근육들 사이의 상호 작용에 대한 정보를 제공한다. 이 정보는 목뼈가시의 기능적 평가에 가장 중요하며 환자는 바로 누운 자세에서 평가한다. 대상자는 평소 하던 데로 머리를 천천히 들어올린다. 깊은 목 근육이 억제되고 목 빗근이 지나치게 활성화 될 때, 목뼈 머리 이음부의 과도한 폄과 함께 움직임이 시작되면서 턱이 앞으로 나온다. 이 패턴이 안 나오면, 한 두 개의 손가락 무게를 이마에 대고 살짝

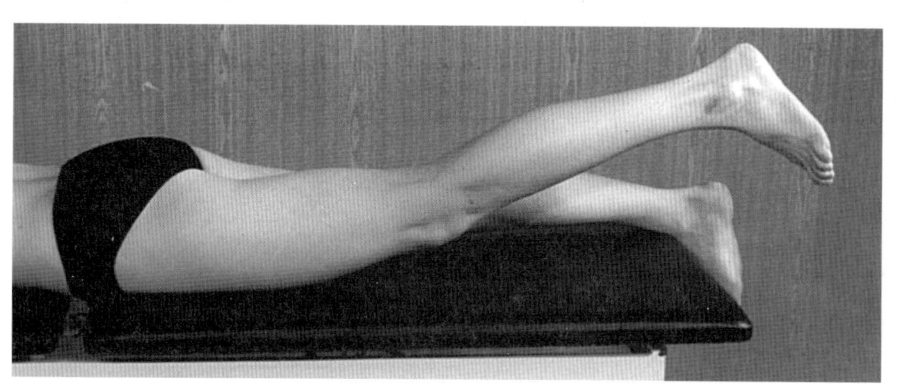

그림 10.19 엉덩이 폄.

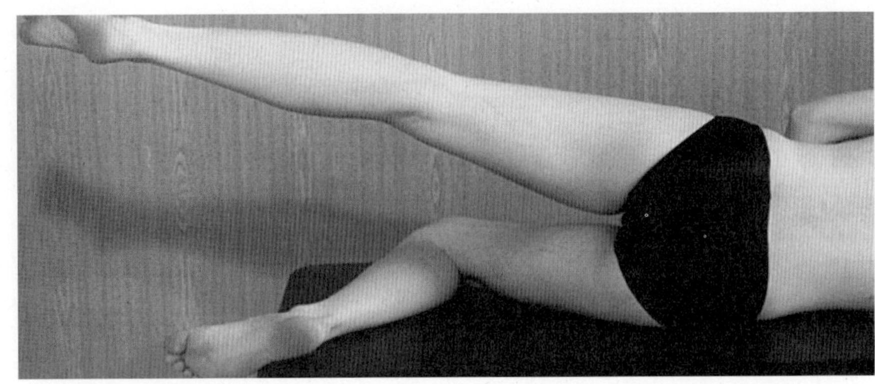

그림 10.20 엉덩이 벌림.

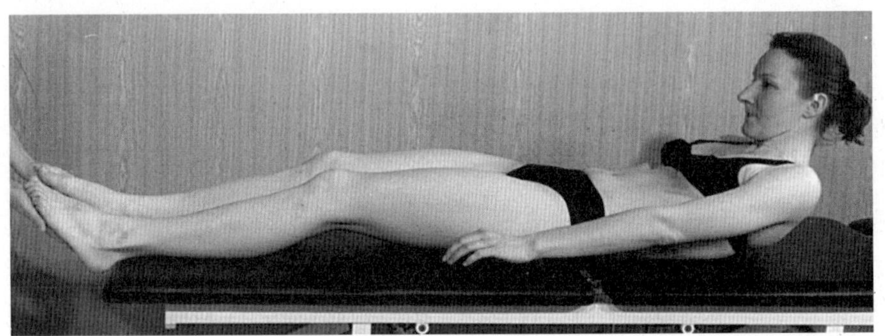

그림 10.21 몸통 둥글게 말기.

저항을 주면 될 것이다.

어깨 벌림은(그림 10.24) 어깨 띠 근육의 공동 작용에 대한 정보를 제공한다. 이 평가는 불필요한 돌림을 조절하기 위해 팔꿈치를 굽힌 상태의 앉은 자세에서 실시한다. 어깨 벌림은 3가지 구성요소: 위팔어깨 관절(상완와관절, glenohumeral jt.)에서의 벌림, 날개 뼈의 돌림, 그리고 어깨 띠 올리기의 결과이다. 이 움직임은 어깨 띠의 올리기가 시작되는 자세에서 멈춰진다. 이것은 일반적으로 위팔어깨 관절이서 벌림이 약 60° 정도일 때 발생한다. 개개인의 어깨 기능에서 어깨 띠의 올리기는 초기에 시작되거나, 심지어 맨 처음에 움직일지 모른다.

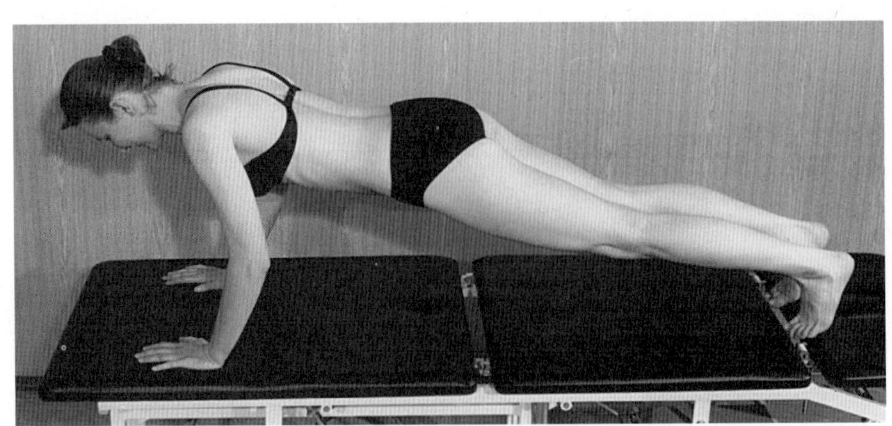

그림 10.22 팔굽혀펴기.

임상적 문제
강화전 늘림(신장)

움직임 패턴이 불완전하다면, 일반적인 제1의 규칙은 불완전한 패턴과 관계되어있는 긴장된 근육을 치료함으로써 초기 재활을 하는 것이다. 한번 긴장한 근육들이 수신된 다음 "약화 결합(weak link)"의 촉진과 훈련을 시작할 수 있다. 그 이유는 긴장한 근육이 존재한다면, 그 다음에 "교묘한" 움직임에 대해 재강화를 시킬 것이다. 그러므로 지속적인 근육 불균형이 발생한다. 예를 들어, 몸통 둥글게 감기 평가가 양성이라면, 치료는 첫 번째로 엉덩이 허리근을 해야 하며, 그 다음 배 근육 훈련 프로그램을 시작한다. 이완되고 길어지고 긴장된 엉덩이 굽힘근과 배 근육의 훈련은 관절 부하가 줄어들고 목표한 근육이 쉽게 분리되면, 시작할 수 있을 것이다.

길이 시험에서 엉덩이 허리근이 실제로 긴장하지 않았음을 보여준다면, "약화"된 근육을 강화하기 전 먼저 긴장된 근육을 늘리는 일반적인 규칙에서는 예외이다. 이러한 경우에는 억제된 근육의 촉진은 바로 시작할 수 있다. 그러나 움직임 패턴이 불완전하기 때문에 훈련자세와 범위는 협력근 또는 맞버팀근의 지나친 보상 작용 없이 작용근이 분리되어야 한다는 것을 인지해야 한다.

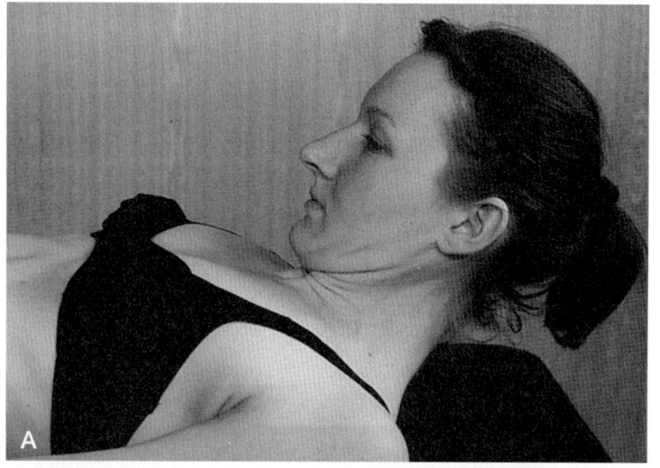

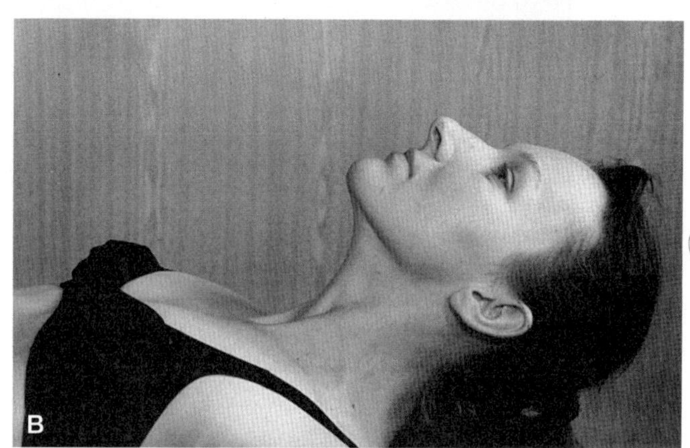

그림 10.23 머리 굽힘 "정확한" (A), "부정확한" (B).

서 있는 자세에서의 근육 불균형 분석 (Analysis of Muscular Imbalance in Standing)

서 있는 자세에서의 분석에서 시도는 적절한 자극 원인, 구조적 변화를 포함하고, 나이, 변경된 관절 역학, 그리고 병리적 진행의 잔여 결과들 사이에서 다른 점을 만든다. 이번 장에서는 단지 근육 변화만 설명될 것이다. 척추 옆 굽힘증(측만증, scoliosis)과 같은 생체 역학적 치우침, 다리길이 차이, 그리고 모든 다른 정형 외과적 치우침 일지라도, 고려될 것이다. 근육 분석에서 중요 관심사는 크기, 모양과 함께 과활동과 긴장감 또는 약화와 억제에 대한 반응이라고 알려진 얕은 근육의 긴장이다. 깊은 근육의 임무는 그 후의 근육 길이 시험에서 확인되거나 부정되는 것이 필요할지 모른다.

환자는 행동으로 제일 먼저 관찰되고 자세의 전체적인 인상이 결정된다. 주의력은 골반 위치 쪽으로 유도된다. 왜냐하면 허리뼈 가시, 엉치엉덩 관절 그리고 다리와 같은 비정상적인 다른 구조는 규칙처럼 골반에 영향을 미치게 된다. 세로(sagittal) 기울기(앞쪽 또는 뒤쪽 골반 기울기), 바깥쪽으로 이동하기, 비스듬한 위치(골반 불-일치), 돌림(가로면, transverse plane)그리고 비틀림(여러면 비틀림)에서의 증가와 감소를 알아차리게 된다. 골반 교차 증후군은 증가된 골반의 앞 기울임을 초래한다. 이러한 상태는 일반적으로 증가된 허리 척추 앞 굽힘증(전만증, lordosis)과 연관되어 있다. 골반 돌림은 보통 엉덩이 구멍근, 그리고/또는 엉덩이 허리근의 단축과 관련되어 있다; 골반의 비스듬한 위치는 대게 비대칭적인 다리길이와 연관되어 있다. 허벅지 모음근, 허리네모근, 그리고 엉덩이 허리근의 긴장은 다리를 짧게 하지만 그에 반해 엉덩이 구멍근의 긴장은 다리를 길어지게 하는 경향이 있다.

다음으로는 엉덩이의 모양, 크기, 그리고 긴장을 관찰

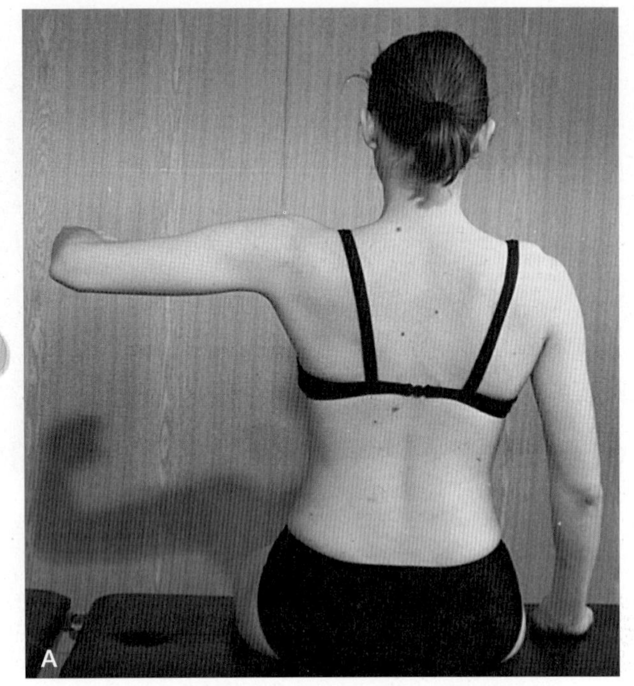

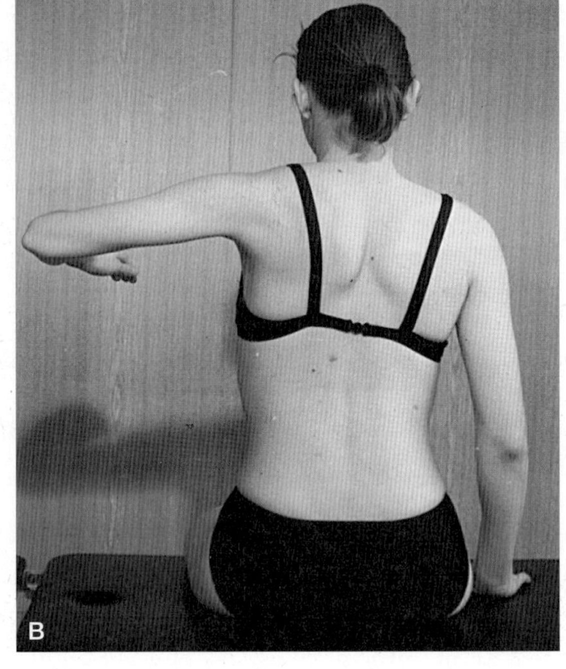

그림 10.24 어깨 올림 "정확한"(A), "부정확한"(B).

한다. 큰볼기근의 관찰은 윤곽과 긴장이 있는 근육의 위쪽 절반을 가리킨다는 걸 알게 된다. 볼기근의 일반적인 겉모습은 부피가 너무 크거나 축 늘어졌던 간에 임상의에게 근육의 운동 기능에 대한 실마리를 제공한다. 일반적으로 볼기근은 차단된 엉치엉덩 관절이 있는 곳에서 긴장 저하와 억제가 발생된다. 뒤넙다리근은 보통 잘 발달되지만 이것의 부피가 볼기근과 관계되어 있다는 데에 주목하는 것이 좋다. 왜냐하면 나중에 억제되었을 때 뒤넙다리근은 종종 현저하게 나타나게 된다. 손상이 한 쪽만 있다면, 이 변화는 바로 명백해진다. 허벅지의 안쪽 면의 선의 형태는 허벅지 모음근에 대한 중요한 정보를 제공한다. 개개의 긴장된 모음근과 함께 허벅지 위쪽 1/3에서 전혀 다른 크기의 한 관절(one-jt) 모음근 형태가 있다. 하나의 규칙으로써 한 관절 모음근들은 짧아지고 엉덩이 관절에 통증으로 고통이 있는 환자를 촉진하면 누름통이 있다. 장딴지(calf)에서는 종아리근(gastrocnemius)과 가자미근을 구별해야 한다. 모든 종아리 세갈래근이 짧다면, 아킬레스 건은 더 커 보일 것이며 게다가 가자미근이 긴장됐다면, 아래 다리는 원통 모양이 될 것이다(그림 10.25).

등 근육의 조심스러운 시험은 보증되어야 한다. 척추세움근의 부피는 허리에서부터 등 허리 부위까지다. 마찬가지로 측면에서부터 측면까지 비교해야 한다. 거기에는 측면과 부위 사이에 명백한 차이점은 없을 것이다. 등허리 척추세움근이 널리 퍼지거나 비대해지는 것은 허리 엉치 부위에서 근육의 안정성이 나빠지는 것을 암시할지 모른다(그림 10.26).

날개 뼈 사이 공간과 어깨뼈의 위치는 날개 뼈의 아래 부분의 안정성에 대한 질의 정보를 제공한다. 이 곳의 근육들이 약하거나/그리고 억제된다면, 어깨뼈의 약간의 벌어짐, 올리기 그리고 들뜸(winging)이 발견될 것이다(그림 10.27). 위쪽 등세모근과 어깨 올림근의 긴장은 목 어깨선에서 볼 수 있다(그림 10.28). 어깨 올림근의 긴장이 우세하다면, 목선의 윤곽이 날개 뼈의 근육 부착 부위에 두 개의 줄이 있는 것처럼 나타날 것이다. 목 어깨선을 똑바르게 하는 것은 가끔 고딕 교회의 창문 형태를 연상시키는 "고딕 어깨"로 묘사된다.

환자를 정면에서 바라보게 되면, 배 근육의 질을 첫 번째로 알 수 있다. 원칙적으로 배 벽은 평편하다. 처지고 튀어나온 배는 배 근육의 일반화된 약화를 나타낸다. 빗근이 우세할 때, 뚜렷한 고랑이 배 곧은근의 바깥쪽 측면에 나타난다. 이것은 척추의 안정화를 위해 중요한 요소인 앞 뒤쪽 방향에 있는 배 벽의 안정화 기능을 감소시키는 것이 가능하다는 것을 가리킨다(그림 10.29).

허리 골반 자세에 영향을 미칠 수 있는 두 개의 허벅지 안쪽 근육은 넙다리근막긴장근(대퇴근막장근, tensor fascia lata)과 넙다리곧은근이다. 보통 넙다리근막긴장근의 부피는 뚜렷하지 않다. 이것이 허벅지의 바깥쪽 측면에 고랑의 모양으로 겹쳐져 보이면, 일반적으로 이 근육이 과사용되고 짧아져 있다는 것을 가리킨다. 넙다리곧은근이 긴장될 때, 무릎 뼈의 위치는 엉덩 정강근막띠(장경인대, iliotibial tract)의 동시 긴장의 경우에 약간 위쪽과 바깥쪽으로 이동한다.

큰 가슴근의 긴장은 좀 더 현저한 근육 힘살(belly)과 앞쪽 겨드랑 주름의 굵기에 의해 특징지어진다. 전형적인 불균형은 둥글고 내 뻗는 어깨를 가지고 갈 것이다. 많은 정보는 목과 목구멍의 앞 쪽 부분의 관찰로 얻을 수 있다. 보통, 목빗근은 단지 조금 볼 수 있다. 근육 부착 부위의 두드러짐은 특히 빗장뼈(몸쪽)부위의 긴장의 신호이다. 이 근육을 지나는 고랑은 깊은 목 근육 약화의 초기 신호이다. 목구멍 선의 정렬은(이것은 턱과 목구멍선 사이에서 만들어진 각도인데 정상이면 보통 약 90°이다) 일반적으로 턱 관절 기능의 기초를 이룰지 모르는 목뿔위 근육

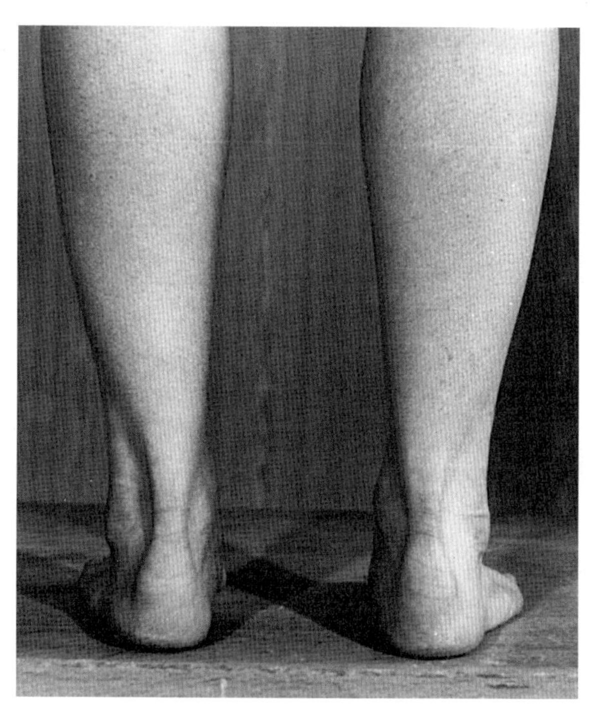

그림 10.25 우측 가자미근의 긴장.

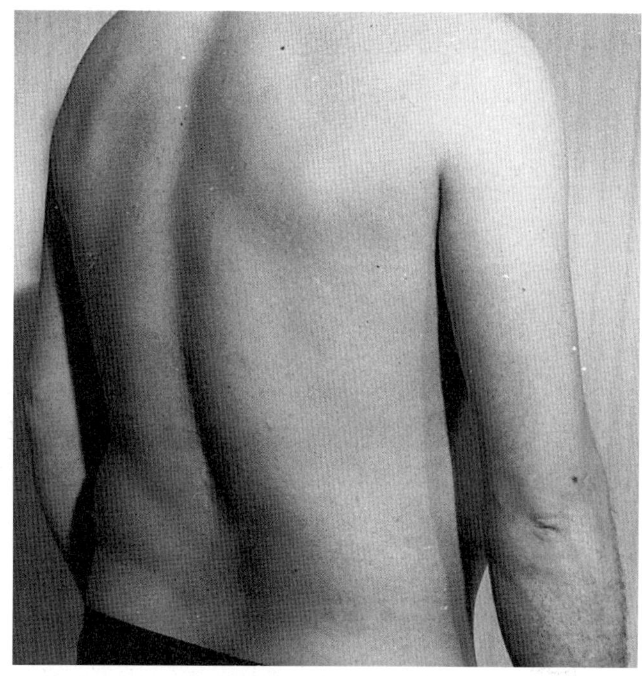

그림 10.26 우측 등 · 허리 세움근의 비대.

(설공상근, suprahyoid)의 긴장 증가를 나타내는 신호이다. 목뿔위 근의 접촉은 종종 통증유발점을 나타낸다. 게다가, 목의 자세도 관찰된다. 근육의 관점에서 앞쪽 머리 자세는 깊은 목 굽힘근의 약화와 우세 또는 목 빗근의 긴장과 연계되어 있다.

이것은 간단히 묘사 한 것으로부터, 상당한 양의 정보 손실을 가져오는 서 있는 자세에서의 근육 계통의 분석을 간과했다는 것은 명백하다. 중요한 변화 또는 대개의 빈번한 발견은 이 장에서 언급되었다. 그러나 다른 보다 적은 공통점 또는 미묘한 징후는 부가적인 유익한 정보를 제공할 것이다.

보행 분석 (Gait Assessment)

보행은 거의 자동화된 움직임이다. 기본적인 보행 반사는 척수 단계에서 조절된다. 그러나 대부분의 복합 반사는 피질 하 또는 피질 단계에서 조절된다. 다양한 보행 패턴은 주목할 만하다. 실제로 같은 걸음걸이를 가진 사람은 세상에 없다. 이러한 사실은 범죄학에서 개개인이 동일시되는 보행 패턴을 사용하자는 제안을 이끌고 나간다. 보행 패턴은 정말로 깊이 굳어져 있어서 이것을 만약 조금이라도 바꾸고 싶다면, 상당한 어려움이 뒤따를 것이

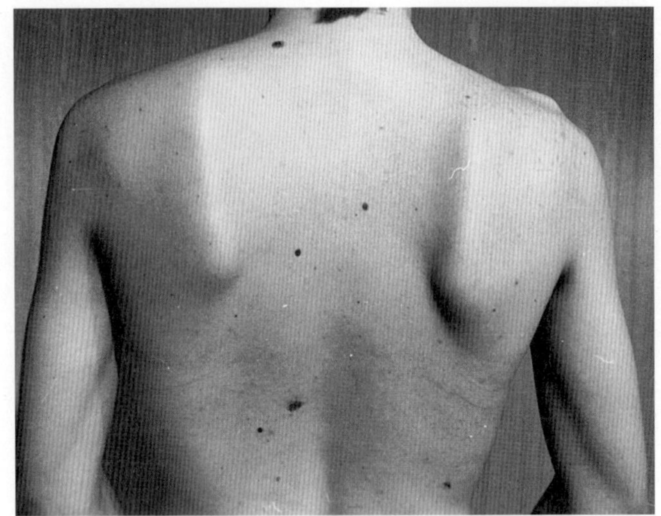

그림 10.27 우측 날개뼈의 벌림과 들뜸.

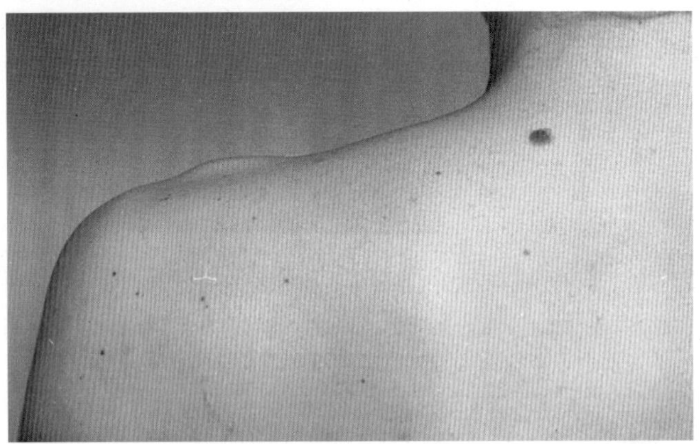

그림 10.28 어깨 돌림근의 긴장.

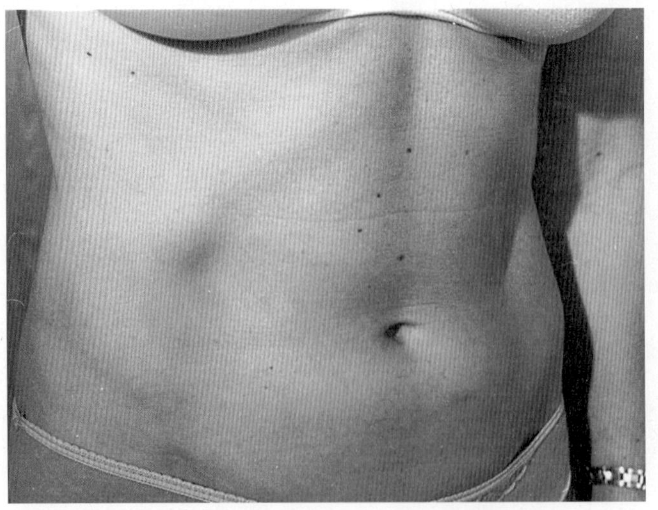

그림 10.29 배빗근의 우성.

다. 따라서 개개인의 당면 과제는 사는 일생 동안 그/그녀의 보행 패턴을 유지하는 것이다. 단지, 전체 운동(motor)계의 적응 형태를 같게 만드는 심각한 손상이 보행 패턴 변화에서의 결과이다. 비록, 이러한 경우조차도 약간의 기본적인 질들은 변하지 않고 유지 될 것이다.

어쩌면 이러한 이유로 표준을 평가하기가 매우 어려울 수 있다. 따라서 보행에 관한 통계 자료는 임상의에 있어서 그리고 환자 각자에게도 매우 제한적인 가치를 가진다. 이런 모든 어려움과 진단상의 한계에도 불구하고 시각적인 보행 분석은 환자 개개인에 있어서 인체에 중요한 분절에 과도한 부하가 가능하다는 것에 대한 중요한 정보를 제공함으로써 훌륭한 가치가 있다. 게다가 보행의 숙련된 관찰은 좀 더 자세한 분석과 합리적인 치료를 추구하는 임상의들에게 도움을 준다.

기본적으로 일반적인 두 개 유형의 보행은 인정될 수 있다.

몸쪽(근위부, proximal) 유형: 몸은 확실한 엉덩이 그리고 무릎의 굽힘과 가운데를 넘어선 펴짐이 뒤따르면서 주로 앞으로 나가게 된다. 중력의 중앙은 발목 관절(족관절, ankle joint)에서의 최소한의 부하와 엉덩이 관절에서 가능한 한 최대의 부하가 상대적으로 같은 수준으로 잔존한다.

원위부 유형: 몸은 엉덩이와 무릎 관절의 움직임을 최소화하면서 발의 바닥 쪽 굽힘에 의해 실제적으로 앞으로 나가게 된다. 중력의 중앙은 각 발걸음과 함께 높아지게 된다. 이런 유형의 보행은 "생기 있는" 것처럼 보이거나 발가락으로 걷는 근육 퇴행 위축의 어린이에게서 볼 수 있는 걸음걸이와 비슷하다.

보행 유형, 길이, 그리고 발걸음의 길이(보폭)의 대칭성 평가 후에 골반의 움직임은 관찰된다. 거기에는 우리가 볼 수 있는 5가지의 기본적인 움직임이 있다; 앞뒤(세로)면에서의 1.) 앞쪽 그리고 2.) 뒤쪽 골반 기울기 3.) 바깥쪽 그리고 비스듬한 이동 4.) 골반 돌리기 그리고 5.) 엉치엉덩 관절에서의 움직임의 결과로 발생하는 골반의 "열림"과 "닫힘"이 있는 나비 같은 움직임이다.

골반 앞쪽 기울기는 척추 앞 굽음증과 서로 관련됨에 따라 몸 전체의 안정성과도 관련된다. 임상 실습을 평가하기 가장 쉬운 방법은 골반과 어깨의 위치를 비교하는 것이다. 몸통의 안정성이 좋다면, 몸 전체 — 특히 그곳의 중요한 부위인 골반가 어깨 — 는 한 개의 선 안에서 앞으로 이동할 것이다. 몸통의 안정성이 부족하다면, 어깨 움직임은 뒤쳐질 것이다. 골반 움직임은 한 걸음 동안 중요한 역할을 하는 엉덩이 폄의 범위 그리고 측면 근육 골반띠와 연합된다. 보행 주기의 약 85%는 다리 하나로 서 있을 때라는 것을 알아야 한다. 측면 보조기를 확인하기 위한 빠른 시험은 환자가 두 눈을 뜬 채 다리 하나로 서 있는 것이다(그림 10.30). 임상의는 선 자세와 골반 또는 /그리고 어깨의 불일치로 미리 움직이는 정도에 대하여 관찰한다. 정상적인 선 자세의 선행 움직임은 1인치 이상이면 안되며 환자는 어떤 보상적 움직임 없이 약 15초 동안 다리 하나로 서 있을 수 있어야 한다.

보행 동안 팔의 움직임은 가치 있는 정보의 또 다른 출처이다. 팔의 움직임의 대칭성은 우세하게 시작되는 것이 어깨에서의 움직임(전형적인)인지 또는 확실한 팔꿈치 관절에 의해서 인지 알 수 있다. 팔 움직임이 관찰되는 세 번째 유형은 몸통 돌림에 의해 우세하게 시작되는 움직임이다. 마지막은 종종 척추 전체에서 증가하는 부하의 결과이다.

임상적 문제

큰볼기근에 대한 억제로부터의 근육 약화의 차이점.

근육 강화 프로그램은 종종 시간 낭비이다. 근육 약화라고 추측된 많은 사례에서 자세한 분석은 근육은 실제로 약화되지 않았을 뿐만 아니라, 억제되지도 않았다는 것을 보여준다. 그런 경우 정확한 관리는 강화 시키는 것이 아니라 촉진 시키는 것이다. 근육의 기능장애의 정확한 원인을 알아낸다는 것이 임상에서 "시간 절약"하는 것이다.

엉덩이 폄/ 큰볼기근

큰볼기근은 엉덩이의 과도한 폄에 중요하다. 엉덩이(과도) 폄 시험은 큰볼기근, 뒤넙다리근, 척추세움근, 그리고 엉덩이 굽힘근의 상호 작용으로 간단히 선별해서 볼 수가 있다. 이 움직임의 중요성은 이것이 보행 주기에서 필수적인 시기라는 것이다. 큰볼기근이 "약화"되거나 "억제"되어 있다면, "발끝 떼기" 동안 잘못된 것도 아니고, 엉덩이 폄 움직임 패턴도 잘못된 게 아니다. 그러나 뒤로의 걸음을 수반

(계속)

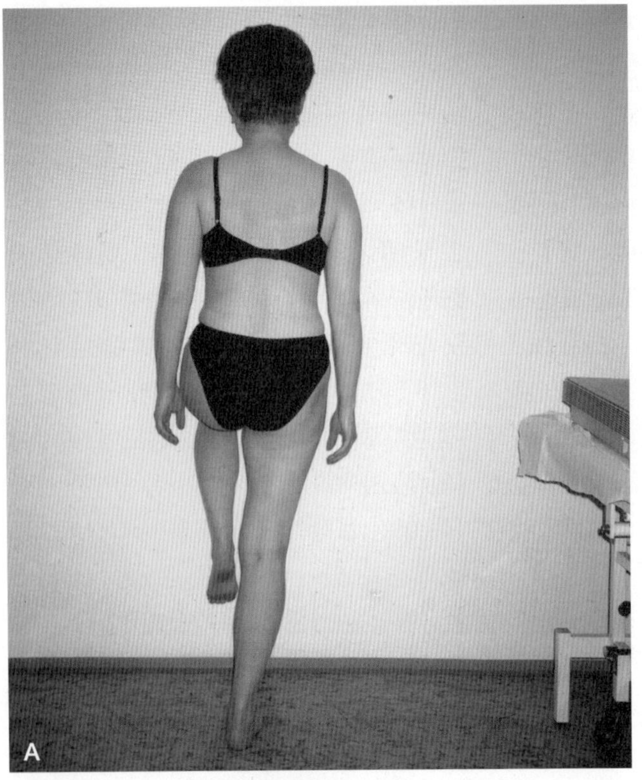

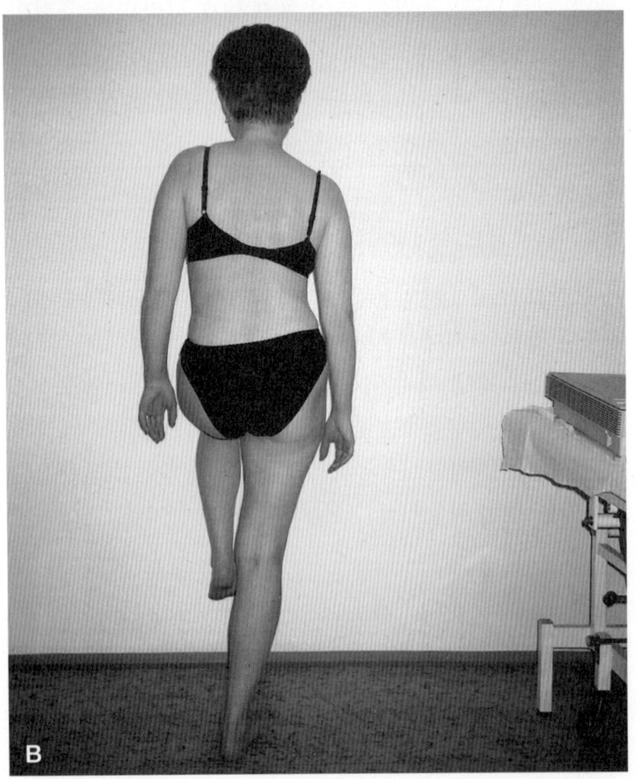

그림 10.30 한쪽 다리로 서기 검사. **(A)**, 정상적인 한쪽 다리정상적인, 골반과 어깨가 수평. **(B)** 양성 트렌버그 증상, 골반의 측면 이동과 비스듬한 위치, 올라가 있는 반대쪽 어깨.

임상적 문제
큰볼기근에 대한 억제로부터의 근육 약화의 차이점 *(계속)*

엉덩이 폄/ 큰볼기근 *(계속)*

하는 간단한 검사는 차별점을 만들 것이다.

거꾸로 걷는 동안, 큰볼기근은 정상적으로 촉진된다. 예를 들면, 불일치된 거꾸로 걸음은 증가된 허리 척추 옆 굽음증 또는 큰볼기근이 약화만 되고, 단지 억제는 되지 않는 것을 가리키는 골반 앞쪽 기울기에 의한 증거이다. 한쪽에만 기능 장애가 있다면, 이것은 확실하게 두드러진다. 이것은 장시간 동안의 훈련은 향상된 기능을 요구한다는 것을 암시한다. 그에 반해서, 서 있는 자세, 앞으로 걷기, 또는 엎드려 엉덩이(과도한)폄 시험을 하는 동안에 비교되는 거꾸로 걷는 동안 향상된 허리-골반 자세는 큰볼기근이 단지 억제되고, 대개 쉽게 훈련될 수 있다는 것을 암시한다.

억제가 있다면, 치료는 postisometric relaxation (PIR), 촉진(PNF diagonals, Sister Kenny 방법) 또는 관절 다루기가 포함 될지 모른다. 약화가 있다면, 진행성 저항 훈련(예컨대, bridges, squats, lunges, and single leg reaches)은 또한 필요할 것이다. 관리의 계속적인 목표는 이것일지 모른다.

지속적 관리

- 억제 — 엉덩이 굽힘근
- 촉진 — 큰볼기근
- 가동성 — 아래쪽 1/4과 허리-골반 관절한 근육이 쉽게 분리되면 시작할 수 있을 것이다.

과가동성 (Hypermobility)

근육은 많은 다른 고민거리들이 포함될 수 있다. 가장 일반적인 상황 중의 하나가 선천적인 과가동성이다. 시작이 알려져 있지 않은 이 애매한 비진행성 임상 증후군은 사실은 질병이 아니다. 이것은 개개의 결합조직, 근육 그리고 인대의 일반적인 이완에 의하여 특징 지어 진다. 보통 개별적으로 영향을 받은 근육 세기는 낮고, 거기다 강력한 강화 운동은 확실한 비대를 가져오지는 않는다. 근육 긴장은 촉진에 의해 평가될 때 감소되며 관절 가동 범위는 상대적으로 증가한다. 불안정한 관절에도 불구하고 이것은 "과가동성"이라고 확신되지는 않지만, 환자는 좀

임상적 문제
중간볼기근에 대한 억제로부터의 근육 약화의 차이점

중간볼기근은 엉덩이와 골반 측면 안정성에 매우 중요하다. 걷는 동안 다리 하나로 서 있는 자세에서 불완전한 측면 고정기는 골반 불일치(즉, 트렌버그 증상)를 가져올 수 있으며 반대쪽의 흔드는 다리의 바닥으로부터 발가락을 정리하는데 어려울 수 있다. 사람들은 여행은 안하겠지만 비경제적인 걸음이란 결과를 가져올 수 있다. 엉덩이 벌림 시험은 중간볼기근, 넙다리근막긴장근(대퇴근막장근, tensor fascia lata), 허리네모근, 그리고 엉덩이 모음근의 상호 작용으로 간단히 선별해서 볼 수가 있다. 공교롭게도 만약 중간볼기근이 "약화"되거나 단지 억제되어 있다면 보행하는 동안 골반의 불일치가 잘못된 것도 아니고, 엉덩이 벌림 움직임의 패턴도 잘못된 게 아니다. 그러나 머리 위로 손을 올리고 가볍게 잡은 상태에서 걷는 간단한 실험은 차별점을 만들 것이다.

이 시험을 하는 동안 중간볼기근은 정상적으로 촉진된다. 이와 같이 불균형은 증가된 외측 굽음 또는 근육이 약화는 되었지만 억제되는 되지 않았다는 것을 가리키는 골반 불일치에 의해서 밝혀진다. 기능 부전이 한 쪽에만 있다면 이것은 가장 중요하다. 그에 반해서 정상적인 보행 또는 서 있는 자세에서 비교했을 때, 측면 골반의 안정성 또는 골반 비스듬의 개선은 중간볼기근이 억제는 되었지만, 약화는 되지 않았다는 것을 암시한다.

약화가 있다면, 그때는 진행성 저항 훈련(clam shell, single leg bridge, wall ball, and single leg reaches) 또한 필요할 것이다. 관리의 지속적인 목표는 이것일지 모른다.

지속적 관리

- 억제 — 모음근, 엉덩이 구멍근, 넙다리근막긴장근, 허리네모근, 허리근
- 촉진 — 중간볼기근
- 가동성—아래쪽 1/4과 허리-골반 관절

더 근골격계 통증 증후군이 되기가 쉽다.

체질상의 과가동성은 몸 전체를 포함한다. 모든 부위에서 같은 정도의 영향을 받지 않더라고, 약간의 비대칭성은 발견될 수 있다. 이 증후군은 여성에게서 좀 더 빈번히 언급되어 진다. 그리고 이것은 전형적으로 몸의 위쪽 부분을 포함한다. 나이가 들어가면서 과가동성은 줄어든다. 이것이 아무리 확실할지라도, 체질적으로 과가동성을 가지고 있는 환자들은 근육 긴장이 좀 더 잘 나타날지 모른다. 대부분 근육 긴장은 안정화를 위한 보상 기전으로 여겨지는데 특히 체중 부하 관절에서 그렇다. 그러므로 만약 필요하다면, 늘어짐(신장)은 단지 특별한 증후군에서 중요하게 생각되어지는 실마리(key) 근육을 부드럽게 실행하여야 한다. 왜냐하면 일반적으로 근육이 약해지면 과사용 될지도 모르기 때문이다. 따라서 근육과 인대에 통증유발점이 있으면 쉽게 발생한다. 거기에는 체질상의 과가동성 증후군에 대한 효과적인 치료법은 없다. 무리 없이 강화는 연장되며 감각운동 프로그램이 일반적으로 도움을 준다.

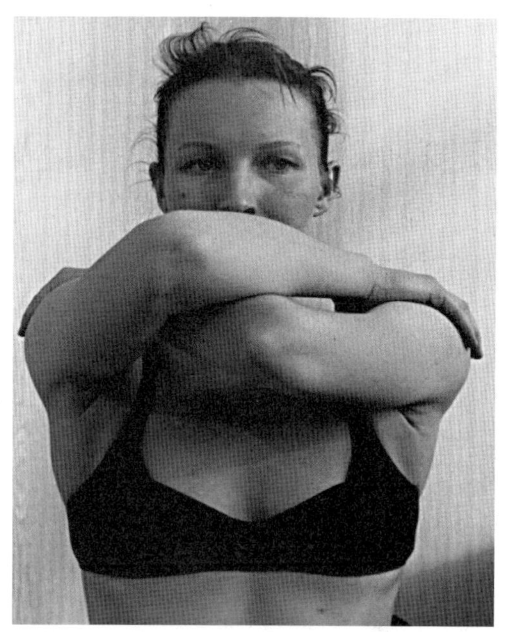

그림 10.31 높게 팔검사.

과가동성 분석은 원칙적으로 촉진과 관절 가동범위에 의한 근육 긴장의 평가에 근거를 둔다. 임상 실습에서 보통 적응(오리엔테이션) 시험은 충분하다. 몸의 위쪽 부분에서 사용하는 대부분의 시험은 머리 돌림, 높게 팔 교차(그림 10.31) 목 뒤로 손 닿기(그림 10.32), 팔꿈치 폄(그림 10.33), 그리고 엄지 손가락의 과도한 폄이다(그림 10-34). 몸의 아래쪽 부분에서 가장 좋은 선택은 앞으로 굽히기 시험(그림 10.35), 옆으로 기울기 시험, 다리 들

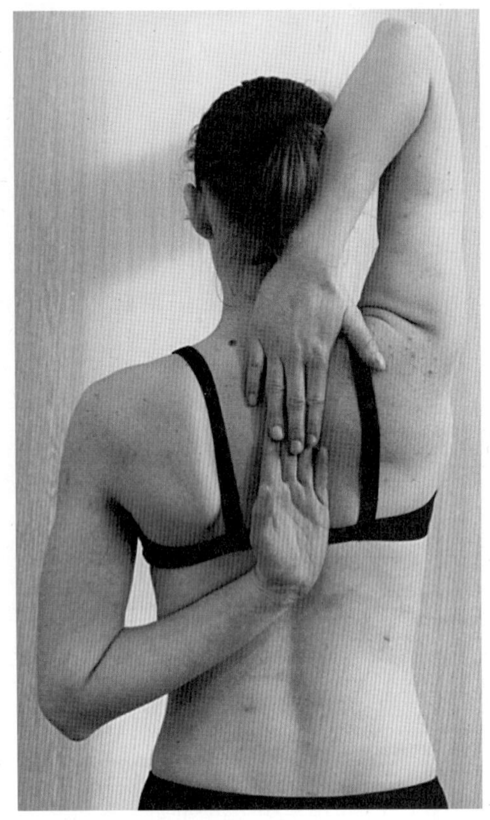

그림 10.32 목뒤로 손 닿기.

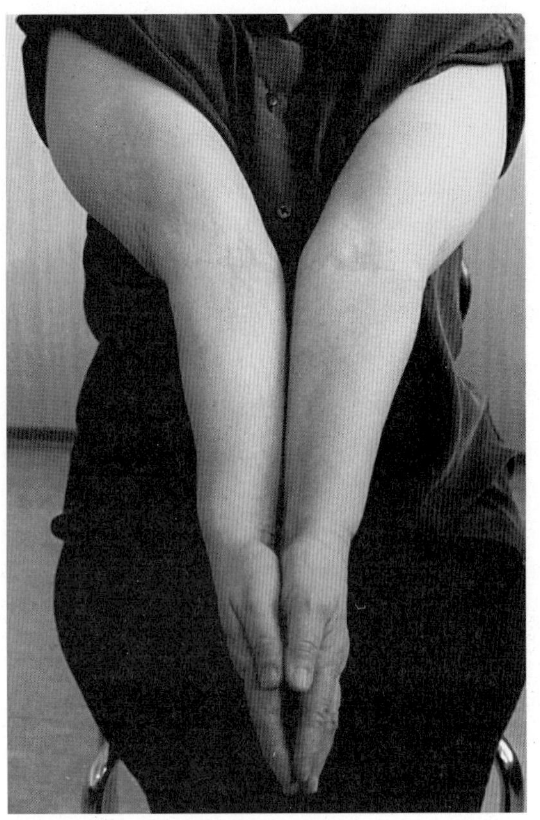

그림 10.33 팔꿈치 폄.

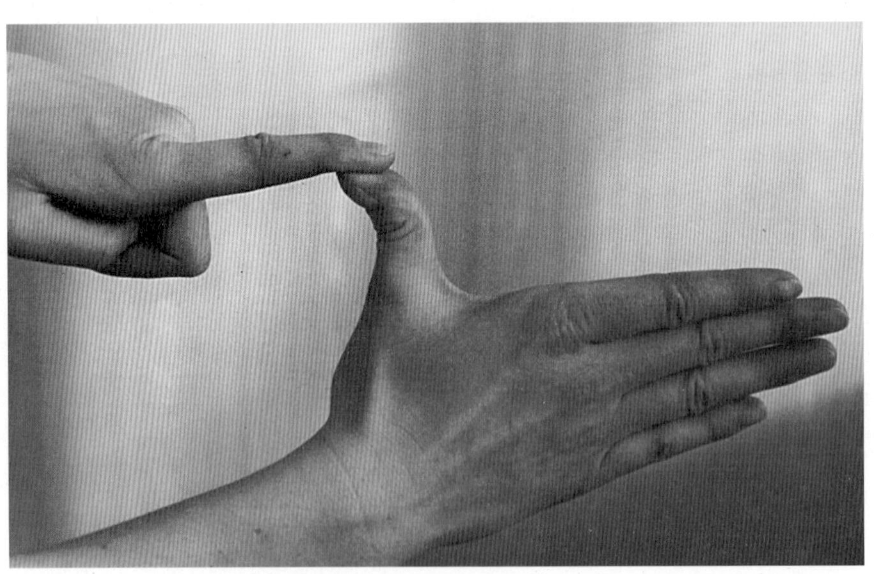

그림 10.34 엄지손가락의 과도한 폄.

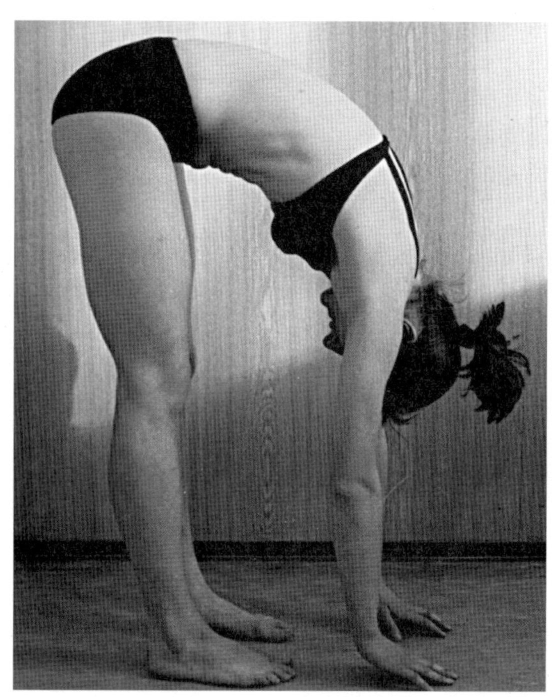

그림 10.35 앞으로 굽히기 시험.

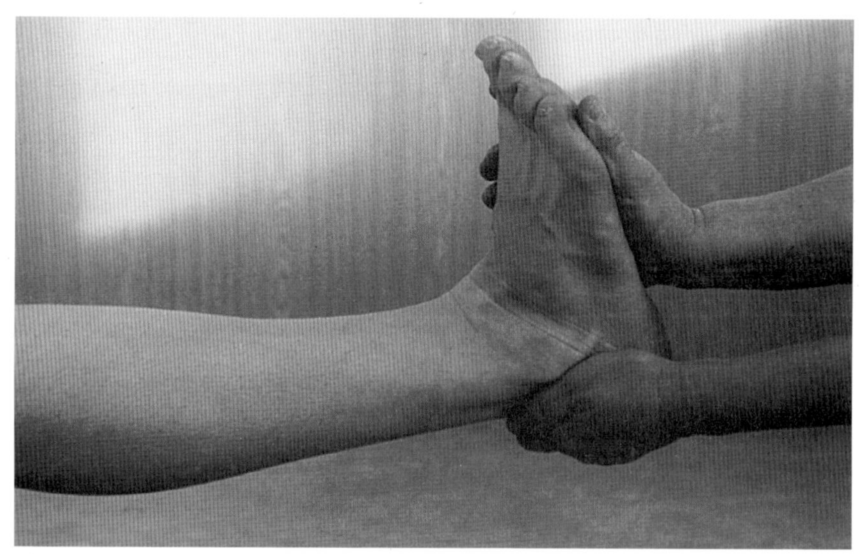

그림 10.36 발의 발등 굽힘.

어올리기 시험 그리고 발등 굽힘(그림 10.36)이다.

■ 결론 (Conclusion)

근육 불균형은 근골격계 기능 부전 증후군의 가장 중요한 구성 요소이다. 종합적인 치료 프로그램에서 중요한 접근법은 기능 부전과 정상화를 영속시키는 요소를 인지하느냐에 달려있다. 이러한 사실은 실제로 근육 불균형이든 아니든 상관없이 관절 기능 부전을 일으키기거나 유사한 것을 발생시킨다는 것을 생각해야 한다.

확인 과정
본 장의 학습목표 자가 점검

- 긴장 성향을 가지고 있는 각 근육의 길이를 평가 할 수 있는가?
- 이 장에서 기술된 6가지의 기본적인 움직임을 실행하고 설명할 수 있는가?
- 자세 또는 보행 분석으로부터 온 징후를 식별할 수 있는가?

■ 참고문헌 (References)

1. Janda V. Muscle strength in relation to muscle length, pain and muscle imbalance. In: Harms-Rindahl K, ed. Muscle Strength. New York: Churchill Livingstone, 1993.
2. Janda V. Muscle spasm—a proposed procedure for differential diagnosis. J Manual Med 1991;6:136.
3. Janda V. Muscle Function Testing. London: Butterworths, 1983.
4. Janda V. On the concept of postural muscles and posture. Austr J Physiother 1983;29:S83–S84.
5. Janda V. Die Muskulären Hauptsyndrome bei vertebragenen Beschwerden. In: Neumann HD, Wolff HD, eds. Theoretische Fortschritte und praktische Erfahrungen der Manuellen Medizin. Konkordia, Bühl 1978:61–65.
6. Janda V. Muscles, central nervous regulation and back problems. In: Korr I, ed. Neurobiologic mechanisms in Manipulative Therapy. New York: Plenum Press, 1978:27–41.
7. Kolář P. Systematization of muscle imbalances from the viewpoint of developmental kinesiology. Rehabilitace Fys Lék 2001;8:152–164.
8. Kolář P. The sensomotor nature of postural functions. Its fundamental role in rehabilitation. J Orthop Med 1999;21:40–45.
9. Mense S, Simons DG. Muscle pain: Understanding its nature, diagnosis, and treatment. Pain associated with increased muscle tension. Baltimore: Lippincott Williams & Wilkins, 2001: 99–130.
10. Vogt L, Banzer W. Dynamic testing of the motorial stereotype in prone hip extension from the neutral position. Clin Biomechan 1997;12:122–127.
11. Vogt L, Pfeifer K, Banzer W. Neuromuscular control of walking with chronic low-back pain. Man Ther 2003;8:21–28.
12. Vojta V, Peters A. Das Vojta-Prinzip. Berlin: Springer Verlag, 1992.

11

신체수행능력의 수치화
(Quantification of Physical Performance Ability)

학습목표

이 장을 읽고나면 이해할 수 있을 것이다:

- 신빙성과 타당성 그리고 실용성을 토대로 신체수행능력을 평가하는 방법
- 척추질환과 연관된 신체적 결함을 수치화하는 검사방법

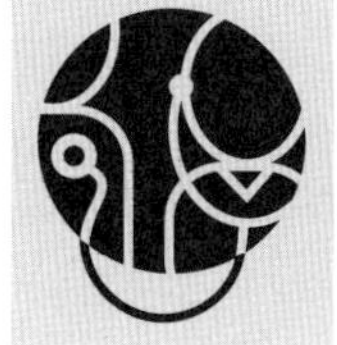  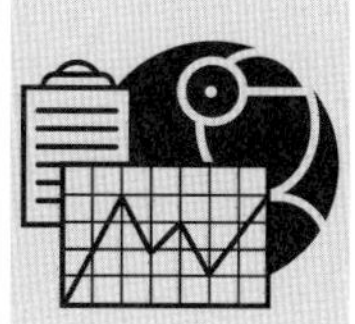 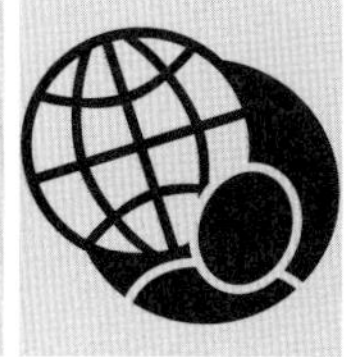 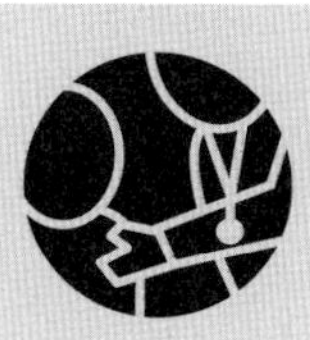 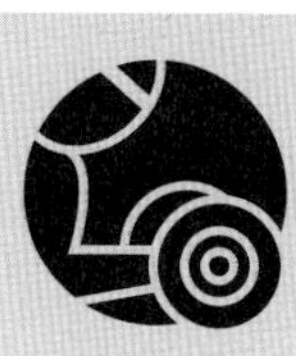  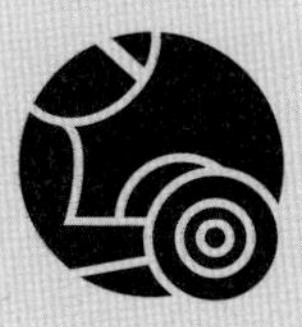

개요 (Introduction)

기능능력평가와 신체수행능력평가는 작업손상 환자와 만성통증 환자들에게 실시하는 이학적 검사 중에서 매우 중요한 부분이다.[96,100] 정형외과적 검사, 신경학적 검사, 영상검사 같은 전통적인 검사방법으로는 환자의 10% 정도만 통증의 원인을 정확하게 진단할 수 있기 때문에 기능능력평가와 신체수행능력평가는 반드시 필요하고 탁월한 평가방법이다.[148] 보다 진보된 영상검사방식을 이용하면, 환자의 상태나 예후와는 상관없는 동일한 소견(높은 거짓-양성 비율)이 불필요하게 많이 나타난다.[12,24,59,60,61,66] 그리고 놀랍게도 근골격계 환자에게 실시하는 이학적 검사의 대부분은 신뢰할 수 없는 실정이다. 예를 들어, Kemp 검사 또는 Patrick Fabere 검사 같은 정형외과 검사는 신뢰도나 예상되는 타당성을 보이지 않았다.[102,140,141] 따라서 종종 오판하기 쉬운 영상검사나 신뢰도가 떨어지는 정형외과 검사 또는 지극히 주관적인 환자의 증상들에 기초한 치료결정을 하지 않기 위해, 평가의 초점은 점차적으로 기능적인 또는 신체수행능력의 결손을 증명하는 방향으로 변화해 왔다.[93-101]

한 가지 예외가 있다면, 전문 진단센터에서 만성적인 척추통증환자에게 진단용 주사를 이용하는 것은 적어도 50% 정도는 성공적으로 통증유발인자를 찾을 수 있다는 것이다(참조 6장).[8,140,141] 그러나 조직 민감성의 원인은 나타나지 않을 수 있으며, 바로 그 점에서 신체수행능력평가와 기능능력평가의 또 다른 가치가 있는 것이다.

정신사회적인 요소들 역시 만성통증환자를 치료하고 급성기 환자들이 만성적인 통증을 갖게 될 것을 예상하는데 매우 중요하다(참조 9장). 그러나 신체수행능력평가는 최소한 부분적이라도, 최초 통증부위의 원인이 되는 손상을 확실하게 나타나도록 할 수 있다.[87] 이 사실은 환자가 재활동과 기능적 회복을 주된 목표로 집중할 수 있도록 도와준다.

신체검진은 진단과 처방 그리고 목표설정을 하는데 사용할 수 있다. 신체수행능력(PPA)의 검사는 신체검진에서 가장 중요한 부분이다. 그 이유는 다양한 통증유발인자에서 생체역학적인 과부하가 실리도록 하는 원인손상부위를 구체적으로 밝힐 수 있기 때문이다.[67] 게다가 환자들의 구체적인 기능적 제한의 원인이 되는 손상도 밝혀낼 수 가 있는데, 이러한 기능적 제한은 집이나 직장 또는 스포츠와 같은 일상생활을 수행하는데 영향을 주게 된다.[41,91] 이번 장에서는 PPA평가 수행에 대한 이론적 설명(why), 적응증(when), 방법(what), 실행(how)에 대해서 논의한다.

이론적 설명 — Why (Rationale — Why)

세계보건기구(WHO)는 장애(impairments), 무능력(disabilities), 불구(handicaps)의 국제분류(ICDH)에 관한 문서에서 기능을 다시 정의하였다.[57] 가장 핵심내용은 ICDH 문서에서 일반적인 기능적 능력과 구체적인 기능적 결손을 구분한 점이다. 일반적인 기능적 능력은 활동 수준이나 무능력과 관련된 것이고, 반면에 구체적인 기능적 능력은 신체기능의 장애와 관련된 것이다. 일반적인 기능적 능력이나 무능력은 환자가 일상생활을 할 수 있는지 없는지를 말한다. 이것은 활동 과민성 질문표(예, Oswestry, Matheson's activity sorts)(참조 8장) 또는 걷기, 손 뻗기, 운반하기 등과 같은 실제 환자의 일반적인 기능적 능력을 검사하여 평가하는 것이다(참조 12장). 이와는 대조적으로 구체적인 기능적 결손은 오직 임상검진을 통해 발견되고, 환자의 증상이나 기능적 능력과는 관련이 있거나, 무관할 수도 있다.[18,34] 이런 경우 임상가의 견해가 검사소견의 의미에 영향을 주게 된다. 이번 장에서 소개할 PPA 검사는 어떤 장애나 구체적인 기능적 결손을 평가하는 중요한 검사법이다. 하지만 구체적 기능적 장애와 무능력과의 관련성은 직접적이지 않기 때문에 PPA 검사는 환자를 평가하는 하나의 도구일 뿐이다.

PPA 평가는 전통적인 환자의 과거력, 정형외과검진, 신경학적검진, 생체징후검진 등을 대신 할 순 없다. 영상검사나 검사실 조사에서 "위험신호(red flags)"가 나타났을 때, 심각한 질환의 "위험신호"를 보인 환자를 확인하기 위한 진단상의 분류와 신경근 압박 증후군은 평가에 있어서 최우선 단계이면서 집중적인 접근(참조 8장)이 필요하다.[6] 영상검사에서 "위험신호"가 없을 경우에는, 임상적으로 무의미한 나이와 관련된 퇴행적 소견으로 나타나는 높은 거짓 양성 비율 때문에 판단을 그르칠 수 있다.[9,12,59,60,66]

급성기 환자의 10% 미만에서 정확하고 구체적인 진단

을 받을 수 있기 때문에, 가장 최근 지침서에는 나머지 90%의 환자를 "불특정(non-specific)" 요통(LBP)으로 분류하고 있다.[6,138,142,148] LBP의 90%를 보다 정확하게 진단하거나 분류하지 못하는 것을 한계라고 생각하지는 않았다. 왜냐하면 질병에 유리하면서 당연한 과거력을 강요해왔기 때문이다. 최근 역학연구에서는 "불특정" 요통(LBP)환자의 진행이 아주 길고 오래가며 이전보다 더욱 재발이 잘 되는 것으로 나타났다.[23] "불특정"으로 분류하는 것은 환자의 대부분이 동일한 임상적 상태와 예후를 가지고 있는 유사한 동질적인 그룹임을 의미하는 것이었다. 그러나 하위분류의 별 의미 없는 잡다한 그룹 속에서 동질적인 징후를 보이는 의미 있는 그룹을 분별하기 위해서는 개별적인 관리가 필요하다.[70,71] 현재 LBP환자에게 보다 나은 치료를 제공하기 위한 시도로서 의심되는 하위그룹에서 환자를 진단하거나 분류하는 능력을 향상시키는 것을 강조하였다(참조 34장).[36,38,88,109,150,160-162,169]

PPA 평가를 하는 가장 중요한 이유는 치료목표–처방–를 확인하고, 치료결과로부터 진행정도를 판단하기 위한 기능적 장애의 기준점 수준을 확립하는데 있다. "기능적인 진단"을 내리는 것은 치료결정에 영향을 주고 치료의 종료시점에 따라 치료방향을 조종할 수 있는 매우 귀중한 임상적 지침이 된다. PPA 평가는 관련된 기능이 안전하고 신뢰도 있게 측정될 수 있도록 주의를 기울여야 한다. 표준 데이터베이스가 존재하는 이 검사법은 가장 유용하게 사용되며, 언제든지 이용가능하고 수치화할 수 있기 때문에 결과를 토대로 한 연구에 이상적이다. 가장 효과적인 검사는 실제 우리가 일상생활(ADLs)에서 수행하는 활동 중에서 우리의 몸을 사용하는 방법과 매우 유사하다. 기능적 측정에서 가장 가치가 있는 특성은 이 검사방법의 실용성에 있다. 검사과정의 실용성 또는 유용성은 환자, 의뢰인, 지불인의 요구를 충족시켜주기에 충분하다. 검사의 유용성에 관한 다섯 가지 내용을 계층적 순서로 설명하였다(표 11.1).[50,92]

허리에 대한 첨단장비 평가방법과 동적인 평가방법은 허리뼈 기능적 평가의 "신뢰할 수 있는 표준"으로 간주되었다. 이것은 평가의 신뢰도와 재연성 때문에 폭넓게 이용된다. 그러나 첨단장비 평가방법의 부족한 타당도는 논쟁의 원인이 된다.[45,120,135] Matheson은 "검사점수의 해석

표 11.1 기능적/수행검사 유용성의 중요특징[50,90]

1. 안전성 : 환자의 특성을 잘 알고 있다면, 진행과정에서 손상이 일어나는 것을 예상하지 않아도 된다.
2. 신뢰도 : 검사 점수는 평가자, 환자, 날짜 또는 실행시간의 전반에 걸쳐 신뢰도가 있다.
3. 반응성 : 검사는 무작위적 증가와 더불어 조건과 전반적인 특성 안에서 임상적으로 의미있는 변화를 발견한다.
4. 타당성 : 검사점수의 해석은 예상할 수 있거나 또는 목표과제 지정에서 환자의 수행정도가 나타난다.
5. 실용성 : 검사를 적용하고 결과를 해석하기 용이하다. 검사과정의 비용도 적당할 것이다. 비용은 검사과정의 직접적인 지출과 환자에게 요구되는 시간의 양 그리고 검사과정과 의뢰 자료로부터 도출된 정보를 준비하는데 지체되는 시간을 합산하여 조정된다.

을 예상하거나 피검사자의 목표과제 수행정도에 반영될 수 있을 것이다."라고 하였다.[90] 노력인자가 측정된다면, 꾀병을 부리는 사람을 찾는데 도움이 될 것이다. 그러나 Dvir가 지적한 것처럼, 이것은 매우 어려운 일이며, 특히 근력검사에서는 더욱 힘들다.[29]

Grabiner 등은 첨단기술 방법을 이용한 정상적인 근력 측정은 정상적인 인간의 기능과 관련하여 필요하지 않음을 설명하였다.[45] 이 연구에서 등척성 수축으로 몸통을 폄 움직임하는 동안 근전도검사법을 이용하였다. 결과가 분리되거나 허리뼈 척주옆근육의 비대칭적인 수축으로 나타나는 것이 첨단기술의 동력계 검사에서 정상으로 판정되었던 요통환자에게서 나타났다. 이 분리현상은 통증이 있는 환자와 없는 환자사이를 구분할 수 있다. 이 연구에서는 근골격계 기능은 구체적인 과제를 수행할 때 근력뿐만 아니라, 협조 능력도 포함한다는 점을 설명하였다. 척추 움직임과 협조에는 복잡한 신경근 기능이 이용되기 때문에, 척추기능 평가와 관련하여 첨단기술 근력계를 이용한 단순 근력 평가는 필요하지 않다.

Lewit은 "... 의학의 여러 분야에서 기능적 변화의 중요성이 현재는 잘 인식되고 있지만, 운동계통(motor system)의 경우에는 기능을 가장 중요시하는 기초적인 관점은 좀처럼 고려하지 않는다. 그러나 운동계통(locomotor system)의 기능은 매우 복잡하고, ... 그리고 저해된 기능의 진단이 상당히 복잡한 과정으로 실행되는, 임상적으로도 미개척 분야이다."라고 설명한다.[78]

1991년 12월 목뼈연구학회 연차회의(Cervical Spine Research Society Annual Meeting) 대표연설에서 LaRocca는 환자의 끊임없는 통증의 구조적인 원인을 발견할 수 없을 때 심리적인 진단으로 단정해버리는 그의 동료들을 비판하였다. "... 오류는 심리적으로 자동적인 비약이 있다는 점이다. 실제로 종종 심각하게 제한된 어떤 요인의 복잡성에 대한 임상의의 평가가 있을 때, 모든 유기적인 요소들이 고려되어 왔다고 추정한다"[73] Newton과 Waddell은 "등속성 또는 어떤 이외의 유사측정치가 신체적 장애, 등척성 근력, 단순 등관성(isoinertial) 들어올리기 또는 정신물리학적 검사의 임상적 평가보다 요통환자에게 보다 큰 임상적 유용성을 가지고 있다는 확실한 증거는 존재하지 않는다."라고 말했다.[56,120]

오늘날에는, 첨단기술검사의 우수성이 낮은 기술수준의 적합한 척추기능 검사를 포기하게 될 만큼 충분하게 증명되지 않았다. 많은 신뢰성 있는 낮은 기술수준의 방법들이 기능적 병리를 밝힌다는 것은 이미 확인되었다. 경사계가 타당하면서 신뢰도가 있는 많은 양의 정보를 안전하게 제공할 수 있는 검사도구의 가장 간단한 예이다. 종종 환자의 근골격계 기능은 수치화할 수 없게 된다. 그러나 적합한 검사들은 임상적으로 관련된 근육불균형, 관절경직, 자세성기능장애, 운동협조불능에 대한 통찰력을 줄 수 있다.[38,109,110,160]

많은 카이로프랙터, 정골요법사, 수기치료사들은 관절의 부속움직임을 검사하는 움직임 촉진과 같은 낮은 신뢰도의 검사 도구를 사용하며-흔히 "끝 느낌(end feel)"이라고 불린다. 신뢰도의 부족은 다양한 요인들에 의해 일어날 수 있다.[79] 그리고 보다 정밀하거나 복잡한 방법으로 검사할 수 없는 부분을 이론적으로 검사할 수 있고, 간단하면서 효율적인 이 검사방법을 포기하기에는 신뢰도의 부족이 충분한 이유가 되지 못한다. 그러나 이와 같은 검사법들은 신뢰도와 타당도가 적어도 연구를 목적으로 할 수 있어야 하며 검사법 이용자들이 위험을 무릅쓰고 "예찬론자(cultists)"가 되기를 고려해야 한다.[125]

Rissanen과 몇몇 학자들은 등속성검사보다 통증과 무능력에 더 관련 있는 비힘측정계(non-dynamometer) 검사법을 발견하였다.[88,135] 그들은 "비힘측정계 검사법이 보다 정확한 근력 평가방법들의 발전에도 불구하고 임상적 실행에서 아직 유용하다."라고 결론지었다.

신뢰도는 숫자로 수치화된 결과를 제공하지 못하는 여러 가지 낮은 기술수준의 검사법으로 보고되어 왔다. 예를 들어, NIOSH Low Back Atlas는 19가지 검사법이 의미 있는 신뢰도가 있는 것으로 확인하였다〔<0.74 Cohen's Kappa and>0.79 계급간의 상관계수, 계수(ICC)〕.[117,118] Moffroid와 몇몇 학자들은 요통환자와 통증이 없는 환자들을 구별하는 53개 NIOSH 검사들의 능력을 연구하였다.[90,109] 53개 검사들 중 23개는 두 그룹을 적절하게 구별할 수 없었고, 7개의 가장 효과적인 검사들을 조화시켰을 때, 87%의 민감도와 93%의 명확성을 얻을 수 있었다. 흥미롭게도, 가장 중요한 측정법들은 수동적 가동성, 동적 가동성, 근력, 대칭을 평가하는 방법들이었다. Harding과 몇몇 학자들도 다른 이들과 마찬가지로 낮은 기술수준의 검사법들이 만성통증환자의 신체기능부전을 평가하기 위한 안전성, 신뢰성, 타당도를 결정한다고 보고하였다.[49,93] 일련의 간단한 몸통과 다리의 지구력 검사들은 신뢰도가 있는 것으로 나타났다.[1,103,106] 연령, 성별, 직업(노동직 근로자 대 사무직 근로자)으로 분리된 표준 데이터베이스는 500명 이상 환자들의 검사결과로 구축되었다.[1]

적응증 — When (Indications — When)

Mooney에 따르면, PPA 평가는 "약화된 기능적 연결고리(weak functional link)"를 확인하기 위해 손상 2주 후에 시행할 것을 권장한다.[112] Triano는 검사를 시작하는 적절한 시기로 4주를 제안한다.[159] 사실상 기능검사는 급성기에는 아무런 도움이 되지 못하며, 금기일 수도 있다. 그러나 환자가 급성 "방호(guarding)" 기간에서 벗어나는 즉시, PPA 평가를 하는 것은 이상적인 결과를 제공할 수 있을 뿐만 아니라 재활동 치료에 중점을 두어야 하는 주요 기능적 병리를 확인하는데 도움이 된다. Mooney는 기능적 능력 평가가 6~7주 이후에도 여전히 통증을 경험하는 모든 환자에게 필수적이라고 보고하였다.[112]

기능검사가 단기간의 결과를 예언하는가?

- Fritz와 몇몇 학자들은 급성기 환자(<3주 기간)에게 실행되는 신체장애지표는 4주 후 결과를 예언한다고 보고하였다.[39]
- 검사들이 신뢰도가 있고 변화에 반응하는 것을 발견하였다(Oswestry 장애지표 보다 적게 반응함에도 불구하고).
  - 굽힘 ROM (T12/L1에 단일 경사계)
  - 폄 ROM (T12/L1에 단일 경사계)
  - 외측 굽힘 ROM (T9-T12에 단일 경사계-각각의 평균)
  - 뻗은다리올림 ROM(무릎관절을 폄 상태로 위쪽 정강뼈 능선에 경사계-각각의 평균)
  - 척추 압통(얕은 또는 깊은 압통에 주목한다)
  - 양측 능동적 뻗은다리올림(6인치 들어올리고 5초간 유지)
  - 능동적으로 윗몸 일으키기(무릎관절을 90° 굽힘하고, 발은 검사자에 의해 바닥에 고정된다. 환자는 손가락이 무릎관절에 닿을 때까지 몸을 일으키고 5초간 유지시킨다.)

기능검사가 장기간의 결과를 예견하는가?

- Enthoven 등은 기능검사가 초기 급성기에 이루어졌다면, 12개월 후 결과를 예언하지 못한다고 보고하였다.[35]
- 그러나 만약 4주에 검사가 이루어졌다면, 미래의 통증과 무능력에 대한 중요한 예언자가 된다.
- 가장 좋은 예견자들로는 등허리뼈 ROM과 등척성 몸통폄근육 지구력 그리고 손가락 끝과 바닥사이의 거리이다.

Hart와 몇몇 학자들은 기능검사의 적응증으로 다음의 내용들을 보고하였다:[50]

1. 치료과정의 안정
2. 주관적인 소견과 객관적인 소견의 불일치
3. 환자가 다시 복직하는 것의 어려움
4. 직업적인 계획이나 의료법상의 문제 해결

PPA 평가는 증상에 대한 주관적인 자가 보고를 보완하기 위해 환자 상태가 객관적으로 확인되도록 해줄 것이다. 또한 건강관리제공자가 시간이 지남에 따라 환자의 경과를 증명할 수 있도록 해준다. 이것은 환자가 손상 후 재활동을 하도록 동기를 부여하는데 도움이 된다. 직접적으로 증상을 완화시켜주는 지속적인 수동적 치료(예를 들면, 온습포, 마사지, 초음파)는 단기간의 성과만을 달성시켜 줄 수 있다. 기능적 성과가 아닌 오직 증상에 관한 성과가 환자의 목표일 때, 재활동에 대한 권고보다 오히려 증상완화적인 치료에 의존할 수 있다.[86,138]

손상된 조직을 재활시키기 위해 기능적 장애를 측정하고 재활동 권고와 능동적 운동을 이용하는 "스포츠 의학" 접근방법은 연부조직 손상을 위한 "치료의 정석"으로서 인정된다.[21,47,86,138,146,164] 이 능동적 접근방법은 통증 완화, 연부조직 치료의 완성, 재발 방지를 위해 가장 적합하다.

신체수행능력 검사방법 — What
(Physical Performance Ability Test Methods — What)

복잡한 첨단기술 측정 장비의 수는 환자 평가의 질을 높이기 위해 계속 증가되어 왔다(MedX, Cybex, Iso B-200, IsoTrack, EMG). 연구는 이런 장비들을 이용하여 이루어진다.[19,82-101,124,126,129,130,137,143,158] 그러나 PPA 평가는 비록 특수한 장비나 높은 비용이 있다하더라도, 최소한으로 실행할 수 있다. 첨단 기술의 검사장비는 항상 선택사항이지만, 그것이 꼭 필요치 않으며 많은 실례에서 단순하고 낮은 기술수준의 방법들보다 실제 기능적 무능력과의 상호관련성이 더 떨어진다.[120,135] 단순하고 낮은 기술수준의 검사들은 대부분이 신뢰도를 중점으로 진보되었다.[1,5,103,117,118,135,152]

가장 좋은 검사는 수치화가 가능하고 성별, 연령, 직업, 요통의 병력으로 비교가 가능한 표준 데이터베이스가 확립되어 있는 것이다.[1,49,103,106,145] 이상적으로 가장 효과적인 검사수행(노력의 진실성)은 보통 근력검사로서 적합하지 않음에도 불구하고, 진실하지 않은 검사수행과의 차이를 구별할 수 있다.[30,48]

유연성/움직임 (Flexibility/Mobility)

개요 (Introduction)

움직임과 유연성의 평가는 대부분의 근골격계 개업 의사들에게 가장 일반적인 업무이다. 운동범위(ROM)검사는 일반적으로 급성기에는 제한되어야 하고, 전반적인 진행상황을 보기위해 추적할 수 있는 중요한 객관적 결과중의 하나이다. 그러나 만성기 환자들의 ROM 검사는 가치가 떨어질 수 있다.

ROM 검사 시 노력의 진실성이 중요한 고려사항이다. 지속적인 장애에 대한 평가지침서(Guides to the Evaluation of Permanent Impairment)에서 환자 노력의 타당도는 연속적인 측정으로 얻어진 점수의 반복성에 기초한다.[25] 지침서에 있는 예를 보면, 각각의 측정에서 50° 보다 작은 측정치의 최소 3회 평균이 5° 이내이어야 한다. 평균이 50° 보다 크다면, 각 측정은 평균의 10%이내가 되어야 한다. 결과적으로 각 측정은 평균으로부터 일정한 표준편차(SD)가 있어야 한다. 변화의 계수(CV)라고 알려진 또 다른 타당도의 측정은 더욱 유용함을 보여 왔다. CV는 점수의 평균에 의한 SD를 분할함으로써 얻어진다. 팔다리관절의 관측 내 각도측정법에서의 CV 범위는 4%와 10% 사이를 보여 왔다.[11,33,146,147] 증상이 없는 환자들보다 더 큰 범위를 가지고 있는 환자들에서 허리뼈움직임의 CVs는 6%에서 14%[101,102]의 범위에 있다.[107] 목뼈범위의 CVs는 5% 이상으로 보고되었다.[29,30,72]

Dvir는 건강한 사람의 경우 목뼈ROM에 대한 노력의 진실성을 CV를 통해 판단할 수 있다는 것을 증명하였다.[29] 허리뼈 ROM 평가에서 불성실한 노력의 결정을 위해 AMA 지침서 프로토콜을 이용하는 것은 수용하기 힘든 수준의 거짓 양성 비율로 보고되었다. 장애를 결정하기 위해 ROM을 이용하는 AMA지침서의 제안은 그 타당도가 고려되었다.[173]

Gilford는 24시간 주기의 리듬이 유연성에 영향을 미치고, 근육길이나 관절ROM 측정은 오후에 더 신뢰도가 있다는 것을 증명하였다.[42] 다른 연구자들도 허리뼈ROM에서 주간에 변동되는 것을 입증하였다.[36,170] 유사하게 Porter는 뻗은다리올림(SLR)같은 정형외과적 검사에서 유사한 변화를 보고하였다. SLR은 아침에 더 단축되는 것을 볼 수 있었다.[127]

ROM 검사를 실행할 때, 가능한 한 각각의 측정을 정밀하게 실행하는 것이 중요하다. 예를 들면, Ekstrand와 몇몇 학자들은 2개월간 검사를 이용한 후, CV가 7.5±2.9에서 1.9±-0.7로 향상되는 것을 관찰하였다. 다음은 세부적인 주의사항이다.[33]

1. 표준화 된 경사계 위치하고 중력에 자유롭게 회전하는 진자를 확인한다
2. 검사 테이블 위에 고정하기(벨크로 밴드가 있는 합판)
3. 해부학적 뼈 표시점 확인한다(피부에 표시)
4. 검사대 높이는 각 방문자에 따라 규격에 맞춘다

움직임의 양은 아마도 움직임의 질보다 중요성이 떨어진다.[85,88,105,108] 움직임의 속도와 균형은 B Tracker (Isotechnologies, Hillsborough, NC)라고 불리는 간단하면서 비용이 들지 않는 3축 측각도계 시스템으로 신뢰도 있게 측정할 수 있다.[85] 산업노동업무를 하는 동안 허리뼈의 3차원적 운동학을 관찰하기 위해 허리뼈움직임을 보다 정교하고 소비적인 Marras'[88]의 시스템을 이용하여 관찰하는 것은 미래의 산업노동자의 허리손상 배상청구를 예상하기 위해 제시되었다. C7-T1 그리고 T1-T2 분절의 상호적인 움직임을 평가하기 위한 새로운 기술은 상위 분절에서 일어나는 큰 움직임의 동시적인 양상이 정상이라는 사실을 발견하였고, 하위 분절에서 일어나는 비동시적이거나 반대인 양상은 2년간의 전향추적연구(prospective follow-up study)에서 목-어깨 통증의 전조가 된다는 점도 발견하였다.[122] 이 낮은 기술 수준의 방법은 피부 표시하기와 유연성 줄자를 활용한다.

표 11.2는 구체적으로 설명되어질 ROM 검사들을 제시한다.

발목관절 발등굽힘 움직임/장딴지근 길이 (Ankle dorsiflexion Mobility/gastrocnemius length)

장딴지가자미근의 긴장은 대학에서 남성운동선수의 무릎관절 손상 위험도 증가와 상호연관이 있음을 보여주었다.[33,68] 이 검사는 장딴지근의 길이나 긴장도 그리고 발목관절의 관절을 평가한다(그림 11.1).

환자 자세

- 환자는 발을 평행하게 하고 무릎관절을 편 상태로

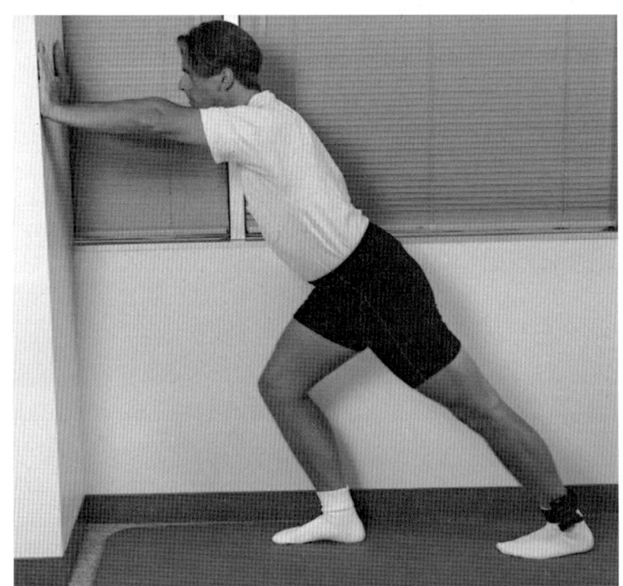

그림 11.1 발목관절 발등굽힘 움직임/장딴지근 길이.

선다.

검사

- 경사계는 외측 복사뼈 위에 부착시키고 바로 선 자세에서 "0점 설정".
- 환자는 앞쪽으로 기울이고 양손으로 벽을 짚는다.
- 검사측 다리는 런지 자세가 되면서 뒤꿈치가 바닥에서 떨어지기 시작할 때까지 뒤쪽으로 이동한다; 앞쪽에 위치한 무릎관절은 굽힘 위치가 될 것이다.
- 환자는 뒤꿈치를 아래로 누르거나 뒤꿈치가 바닥에 내려놓아질 때까지 약간 앞쪽으로 미끄러져 이동한다; 발목관절의 최대 발등굽힘이 이루어지면, 각도를 기록한다.

수치화

- 표준 데이터는 22.5°로 나타난다.
- 표준편차(SD) 0.7
- 내부-분석 CV 2.2%
- 내부-분석 CV 2.5%[33]

가자미근 길이/발목관절 발등굽힘 검사 (Soleus length/ankle dorsiflexion test)

이 가자미근 길이/발목관절 발등굽힘 검사[33]는 가자미근의 길이나 긴장도 그리고 발목관절의 관절을 평가한다(그림 11.2).

표 11.2 움직임 검사

1. 발목관절 발등굽힘 움직임/장딴지근과 가자미근 길이
2. 무릎관절 굽힘 움직임/넙다리네갈래근 길이(Nachlas 검사)
3. 엉덩관절 굽힘 움직임/뒤넙다리근 길이(뻗은다리올림 검사)
4. 엉덩관절 폄 움직임(수정된 Thomas 검사/허리근-넙다리곧은근 길이)
5. 엉덩관절 회전 움직임(안쪽과 가쪽)
6. 허리뼈 움직임
7. 목뼈 움직임

환자 자세

- 이 검사의 환자 자세는 엎드린 자세이다.

검사

- 무릎관절을 굽히고 발뒤꿈치와 바닥의 접촉이 유지되는 최대 각도로 발목관절을 발등굽힘시킨다.
- 다른 방법으로는, 환자가 비검사측 다리로 선 상태에서 검사측 발을 의자 위에 위치하고, 발목관절을 뒤꿈치와 의자의 접촉이 유지되는 최대 각도로 발등굽힘시킨다.
- 경사계 위치는 첫 검사와 같다(참고 그림 11.1).

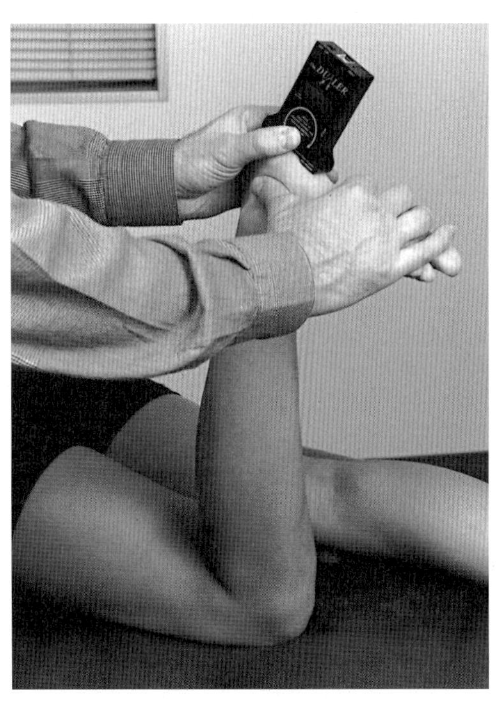

그림 11.2 가자미근 길이/발목관절 발등굽힘 검사.

수치화

- 표준 데이터는 24.9°로 나타난다.
- SD 0.8
- 내부-분석 CV 2.2%
- 내부-분석 CV 2.6%(33)

무릎관절 굽힘 움직임/넙다리네갈래근 길이
[Knee flexion mobility/quadriceps length (Nachlas Test)]

무릎관절 굽힘 움직임/넙다리네가래근 길이(Nachlas test)[33]는 넙다리네갈래근의 길이나 긴장도 그리고 무릎관절의 관절을 평가한다(그림 11.3).

환자 자세

- 환자는 검사대에 엎드린 자세를 취한다.
- 경사계는 장딴지근 중간의 뒤쪽에 위치시키고 0점을 맞춘다(다른 배치방법으로는 검사대 바닥에서 0점을 맞춘 후 정강뼈 앞면에 위치시키는 방법이다).
- 골반은 고정시킨다.

검사

- 환자의 무릎관절을 수동적으로 굽혀준다(거의 뒤꿈치가 둔부에 닿을 정도).
- 각도는 허리뼈가 폄되거나 엉덩관절이 올라가기 시작하기 직전에 측정한다.

수치화

- 정상 각도는 147.9°에 가깝다.
- SD 1.6
- 내부-분석 CV(%) 0.5%
- 내부-분석 CV(%) 1.1[33]

엉덩관절 굽힘 움직임/뒤넙다리근 길이-뻗은다리올림 검사
[Hip flexion mobility/Hamstring length-straight leg raise test (SLR)]

엉덩관절 굽힘 움직임/뒤넙다리근 길이-뻗은다리올림 검사(SLR)[33,40,165]는 뒤넙다리근의 길이나 긴장도 그리고 엉덩관절의 관절을 평가한다(그림11.4).

환자 자세

- 환자는 단단한 검사대 위에 바로 누운 자세로 눕고 경사계는 무릎뼈 바로 위쪽에 위치시키고 난 다음 (또는 다른 방법으로 정강뼈 중간에 벨크로를 이용하여 아래다리에 고정시킨다) 0점을 설정한다.

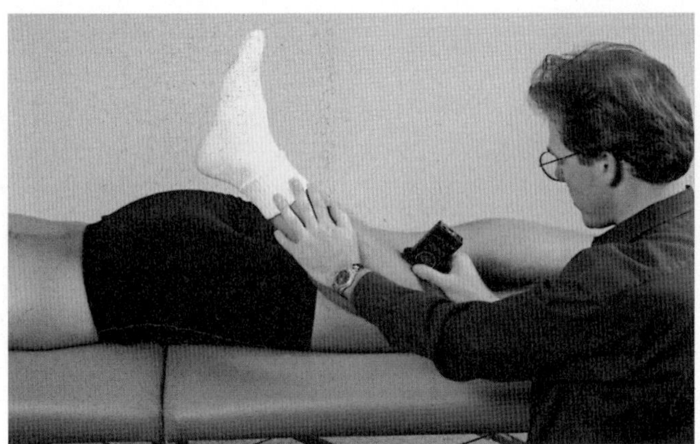

그림 11.3 무릎관절 굽힘 움직임/넙다리네갈래근 길이(Nachlas 검사)

검사

- 환자의 장딴지근은 의사의 팔굽관절의 굽혀지는 부분에 위치시키거나 의사의 손에 올려놓는다.
- 환자의 엉덩관절은 무릎관절의 굽힘을 허용하지 않은 채 굽힌다.
- 각도는 골반이 움직이거나 무릎관절이 굽혀지기 직전에 기록한다.

수치화

- 정상 ROM은 70에서 90°이다(환자비교를 위해 평균으로 80°를 이용한다).

엉덩관절 폄 움직임/허리근-넙다리곧은근 길이 (수정된 Thomas 검사)
[Hip extension mobility/psoas-rectus femoris length(modified thomas test)]

이 검사는 대학에서 남자선수들의 무릎관절 손상 위험도를 증가시키는 것과 상호관련이 있는 것으로 나타난 허리근[33,165]의 긴장을 검사한다.[68] 감소된 엉덩관절 폄 ROM은 LBP환자에게서 빈번하게 보고되어 왔다.[69,161,165] McGill의 임시 데이터는 감소된 엉덩관절 폄 움직임이 무능력하게 만드는 LBP를 예측할 수 있다고 제시하였다.[104] Van Dillon은 만성 LBP환자들이 증상이 없는 환자들보다 수동적인 엉덩관절 폄 ROM이 떨어진다고 보고하였다.[161] 청소년을 대상으로 한 연구에서 LBP의 미래

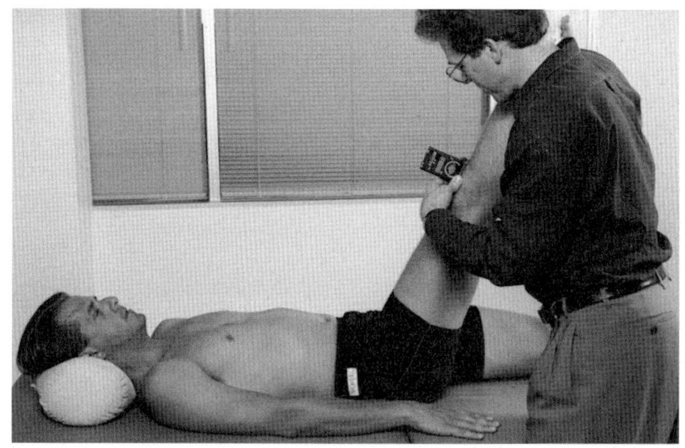

그림 11.4 엉덩관절 굽힘 움직임/뒤넙다리근 길이. 뻗은다리올림 검사(SLR)

증상발현이 엉덩관절 폄 ROM의 감소와 상호관련이 있는 것을 증명하였다.[69,161] 그러나 Nadler가 다리의 과다움직임도 대학선수의 미래 LBP와 상호관련이 있다고 보고하였기 때문에 일부 논쟁의 여지가 남아있다.[113,114]

수정된 Thomas 검사는 엉덩관절의 운동범위 또는 엉덩관절 굽힘근 그룹(허리근)의 길이나 긴장도를 평가한다(그림 11.5).

환자 자세

- 환자는 검사대의 끝단에 궁둥뼈결절을 지지하는 방식으로 검사대의 끝에 앉는다.
- 무릎관절과 엉덩관절을 굽히고 허리뼈 앞굽음이 사라질 때까지 무릎관절을 가슴으로 견고하게 끌어당긴다. 그리고 환자는 무릎관절을 가슴에 밀착시킨 상태로 바로 누운 자세를 취한다.

검사

- 경사계는 검사대 끝과 수평으로 0점을 설정한다.
- 검사할 다리는 바닥을 향해 뻗고 완전히 이완시켜 늘어뜨린다.
- 허리뼈 앞굽음의 느슨함이 완전히 제거되고, 검사대에 견고하게 펴져있도록 하기위해 무릎관절을 가슴에 끌어놓아야 한다.
- 경사계는 ASIS의 바로 아래 넙적다리 앞면에 위치한다. 검사할 다리가 완전히 이완되고, 엉덩관절이 폄상태가 되고, 허리뼈 앞굽음이 제거되었을 때 각도를 기록한다.

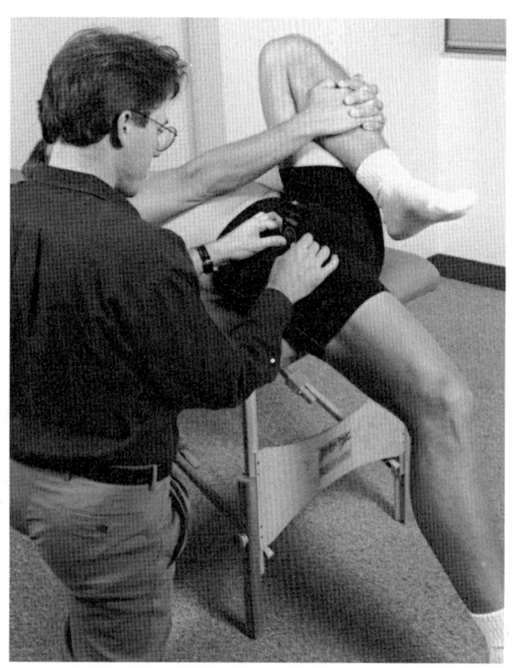

그림 11.5 엉덩관절 폄 움직임/허리근-넙다리곧은근 길이(수정된 Thomas 검사)

수치화

- 표준 데이터는 6.5°이다.
- SD 1.1
- 내부-분석 CV 0.7%
- 내부-분석 CV 1.2%[165]

다른 방법으로는 Ekstrand가 다음과 같은 방법을 발표하였다.[33]

환자 자세

- 환자는 무릎관절 곧게 펴고 검사대 위에 바로 눕는다.

검사

- 경사계는 넙적다리 가쪽 무릎뼈 위 5 cm에 위치하고, 0점을 설정한다.
- 검사할 다리는 처음 0°로 나타난 경사계를 이용하여 수동적으로 90°로 굽히고, 경사계를 0점으로 재설정한다.
- 검사의 정지는 이전에 설명된 마지막 3단계와 동일하다.

수치화

- 표준 데이터는 83.5°이다.
- SD 1.1
- 내부-분석 CV 0.7%
- 내부-분석 CV 1.2%[33]

주의

엉덩관절 굽힘근의 질적인 심사는 또한 넙적다리곧은근(RF)으로부터 허리근의 근긴장을 구분하기 위해 수행될 수 있다(참고 11장).[14]

- 펴진 다리가 수평(엉덩관절 폄 ROM이 0° 이하)에 도달하지 못한다면, 엉덩관절 굽힘근 그룹 긴장이 존재하는 것이다.
- 무릎관절이 수동적으로 90°보다 적게 굽혀지거나, 엉덩관절이 0° 폄 상태로 유지된 상태에서 압력을 가해 110°보다 적게 굽혀지면, RF는 긴장된 것이다.
- 무릎관절을 펴서 RF를 느슨하게 한 상태로 검사했을 때, 엉덩관절이 0° 폄 상태에 도달하지 못한다면 허리근이 긴장된 것이다.
- 검사가 이루어질 때 중립위치로부터 넓적다리가 벌려졌다면, 넙다리근막긴장근(TFL)이 긴장된 것이다.

엉덩관절 회전(안쪽과 가쪽) 움직임 [(Hip rotation (internal and external) mobility]

엉덩관절 안쪽회전의 감소는 LBP와 상호관련성이 있는 것으로 나타났다.[20,32,33,117,118,132] Cibulka는 엉덩관절 안쪽회전의 양쪽 감소는 LBP와 관련되어 있으며, 반면에 한쪽 제한은 엉치엉덩관절 관련 징후와 연관되어 있다고 보고하였다(그림 11.6).[20]

환자 자세

- 환자는 엎드린 자세로 누워 비검사측 다리는 30° 벌리고, 검사측 다리는 0° 벌린다.
- 골반은 단단히 고정한다.
- 환자의 무릎관절은 90° 굽혀서 발바닥이 천정을 향하도록 한다.

검사

- 경사계는 정강뼈 먼쪽 관상면에 위치시키고 0점을 설정한다.
- 엉덩관절은 반대편 골반이 움직여지기(보통 위로 들어올려짐) 시작할 때까지 수동적으로 안쪽/가쪽으로 회전시킨다.
- 측정은 반대편 골반이 들어 올려 지기 직전에 이루어지고 각도가 기록된다.

수치화

- 정상 각도는 38°에서 45° 안쪽회전이다.
- 정상 각도는 35°에서 45° 가쪽회전이다.

주의

- AMA 지속적인 장애에 대한 평가지침서(AMA Guides to the Evaluation of Permanent Impairment)는 에서 골반의 고정 없이 무릎관절을 편 상태로 엉덩관절 회전을 검사한다.[25]
- 엉덩관절 ROM은 앉은 자세에서도 검사할 수가 있다.
- 엉덩관절과 무릎관절을 90° 굽히는 바로누운자세 검사는 움직임을 판단하기 위해 이용될 수 있다.
  - 이것은 또한 엉덩관절 관절주머니의 상태를 검사하기 위해 고려될 수 있을 것이다(관절주머니 기능장애는 이 자세에서 안쪽 회전시 통증으로 나타난다).

허리뼈 움직임 (Lumbar spine mobility)

허리뼈 움직임의 경우,[93,98,101] 내·외재적인 검사자의 오류 때문에 척추 관절 움직임범위의 정확성에 대한 논쟁이 있다.[100,101] 지금까지 척추 움직임범위를 측정하기 위해 대부분이 수용한 "낮은 기술수준(low-tech)" 평가 방법은 두개의 경사계를 이용한 ROM 평가방법이다.[100] 움직임이 감소된 비급성의 환자에게서 임상적 중요성은 논쟁의 여지가 있다. Gronblad는 활동내성이나 통증강도에 대한 자가보고(Oswestry)와 척추움직임 사이에는 중요한 상호관련성의 소실이 있다는 점을 발견하였다.[46] 이것은 몸통 굽힘과 같은 시상면 움직임에서 두드러지게 나타난다. 그러나 가쪽 굽힘의 비대칭은 서로 관련이 있을 지도 모른다.[46] Biering-Sorenson은 증가된 체간 굴곡 가동성이 아닌 저가동성이 사람의 미래 LBP를 예측한다는 것을 발견하였다.[5] 또 척추앞전위증이 있는 환자들이 과다움직임의 경향이 있는 반면, 척추관협착증이나 디스크탈출 또는

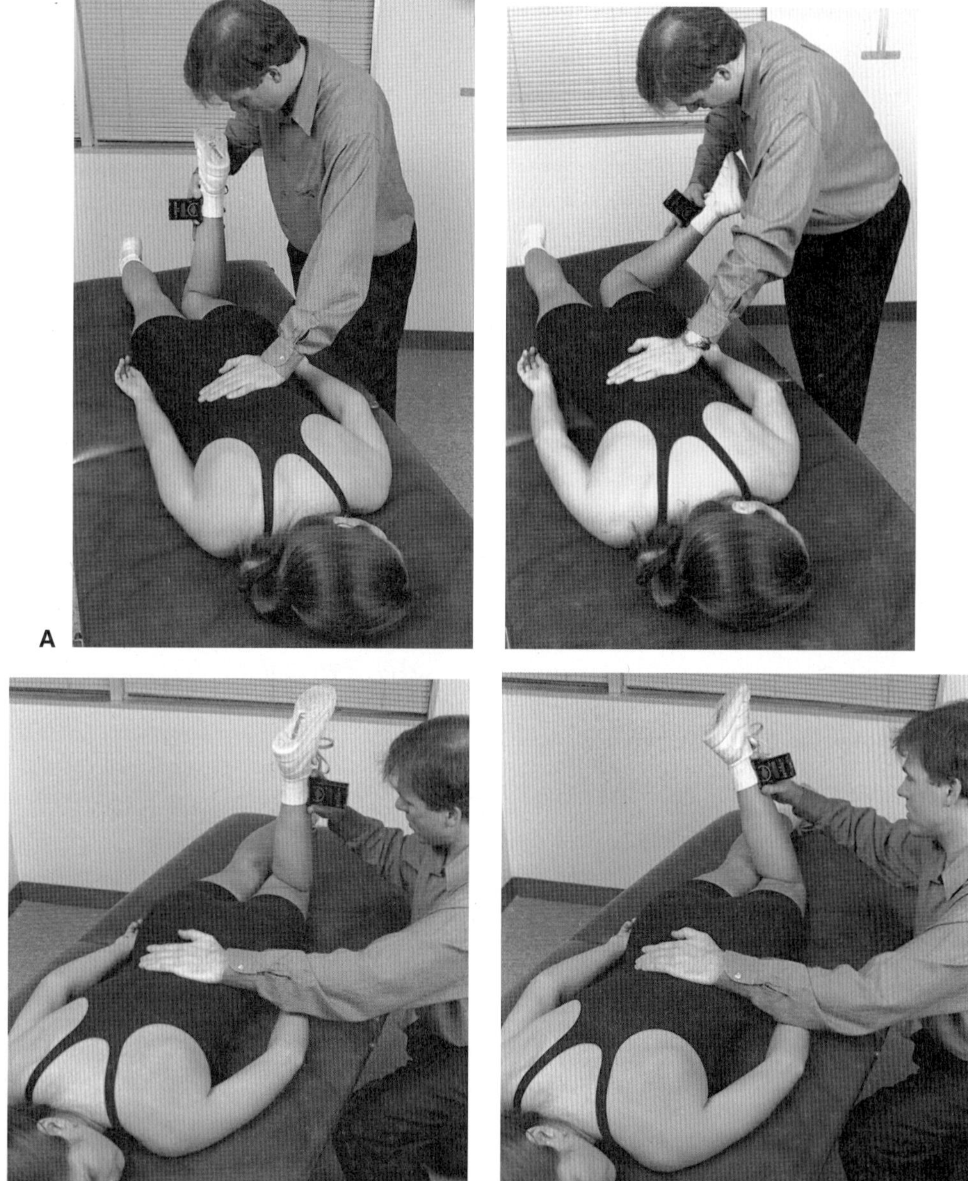

그림 11.6 엉덩관절 회전[(A) 안쪽 그리고 (B) 가쪽] 움직임.

퇴행성 디스크질환이 있는 환자들은 적은 움직임의 경향을 나타낸다는 것이 최근에 보고되었다.[105]

허리뼈 ROM과 기능적 능력은 LBP 환자의 경우 상호관련이 없다

대상: 만성 LBP 환자

방법: 3차원 허리뼈 움직임 측정 그리고 등척성과 동적 당기기/당기기, 옮기기, 들어올리기 평가가 포함된 4시간 기능적 종합검사

결과: ROM과 기능적 능력간의 상호관련성은 존재하지 않거나 미약하다.

Parks KA, Crichton KS, Goldford RF, McGill SM, 요통 환자에서 허리뼈 움직임범위와 기능적 능력 점수의 비교. Spine 2003; 28:380-384.

Moffroid는 만약 환자들이 하위집단에서 집단발생하였다면, 비유연성 집단이 확인될 수 있다고 설명하였다.[109] 많은 과학적 연구가 가진 문제점은 비특정 요통 환자들이 하나의 큰 균일한 집단으로 고려되었다는 점이다. 이것은 움직임이 관련되지 않은 변수의 통계적 증거를 바탕으로 한 부정확한 결과를 야기한다. 그러나 이와 같은 큰 집단들이 많은 작은 하위집단들로 비균일하게 고려되어야 한다는 점이 지적되어 왔다.[70] 하위집단들이 독립적으로 연구되지 못한다면, 감소된 움직임과 같은 임상적 변수가 잘못된 결과로 나타나는 것은 중요치 않게 된다.

굽힘(척주세움근 유연성)(그림 11.7A)

환자 자세

- 환자는 무릎관절을 펴고 발을 약간 벌린 상태로 선다.

검사

- 각각의 방향으로 수차례 반복하는 "준비운동(warm-up)"은 측정이 적절하게 이뤄진 이후에 하는 것이 좋다.
- 경사계는 엉치뼈 꼭지와 T12 가시돌기(피부 표시용 펜을 이용)에 위치시키고, 수직위치에서 시작한다.
- 경사계를 0점 설정하고 환자에게 최대한 굽히도록 요청하고 새로운 각도를 기록한다.
- 뒤넙다리근이 긴장된 환자는 무릎관절을 굽혀도 좋다.

*주의: 가장 많이 긴장된 SLR의 경우, 굽힘과 폄움직임에서 측정된 엉치뼈 엉덩관절 움직임의 합이 15° 보다 많게 측정되었다면, 허리엉치뼈 굽힘 검사는 타당하다.[25]

신전(그림 11.7B)

환자 자세

- 시작 자세는 굽힘검사와 동일하다.

검사

- 환자가 최대한 폄움직임을 하도록 요청하고 각도를 기록한다.

가쪽 굽힘(그림 11.7C)

환자 자세

- 시작 자세는 굽힘검사와 동일하다.
- 경사계는 수평에서 시작한다.

검사

- 환자에게 최대한 왼쪽/오른쪽 가쪽 굽힘하도록 요청

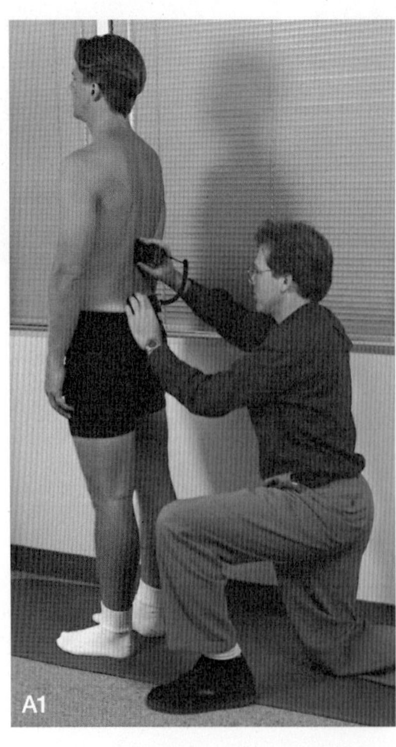

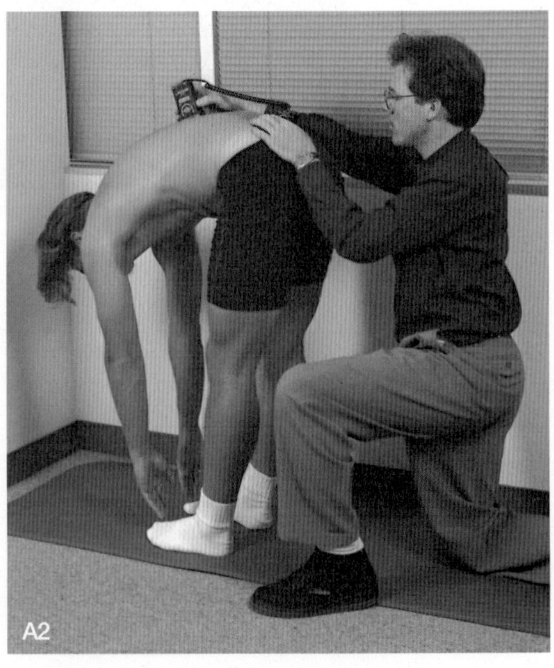

그림 11.7 허리뼈 움직임.
(A) 굽힘(척주세움근 유연성). **(B)** 폄. **(C)** 가쪽 굽힘.

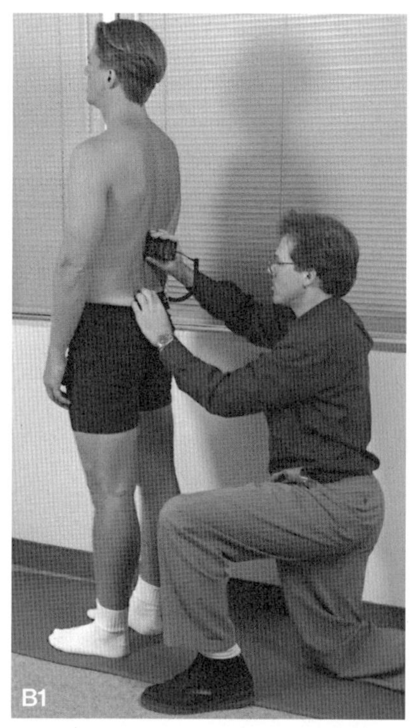

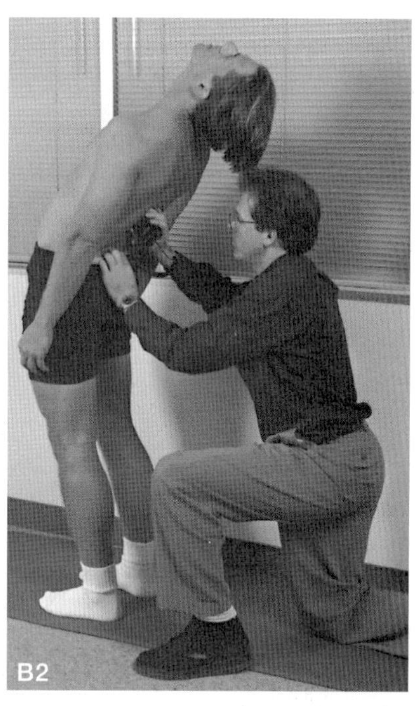

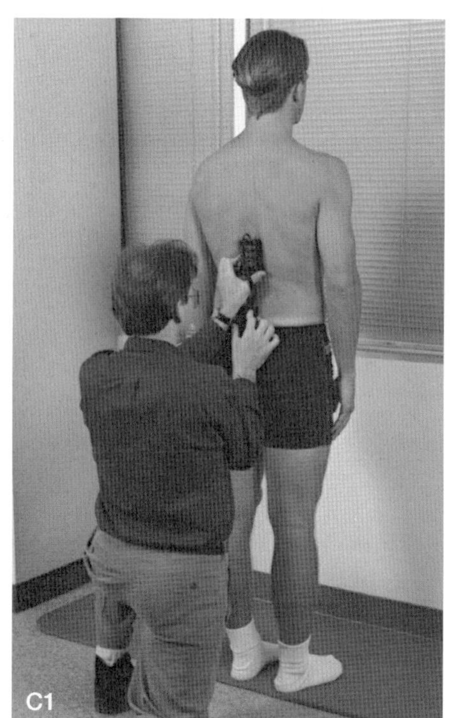

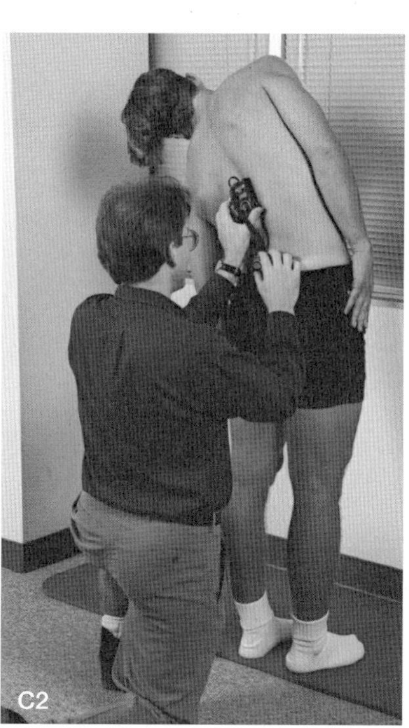

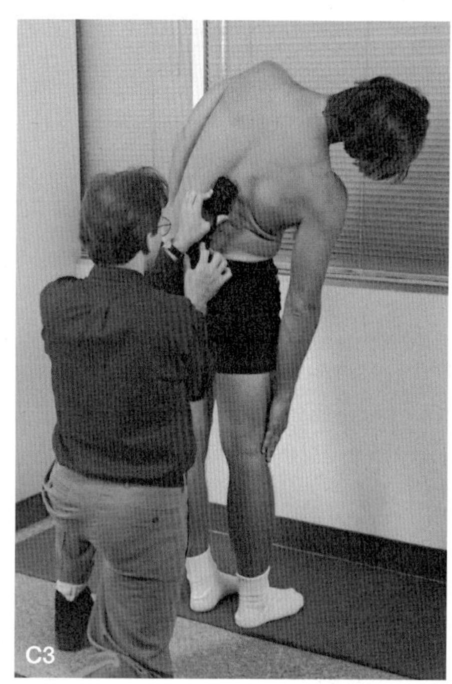

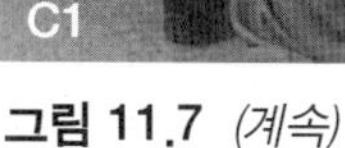
그림 11.7 *(계속)*

한다.

- 회전을 최소화하기 위해 환자에게 다리 옆을 따라 손가락을 미끄러져 움직이도록 지시한다.
- 각도를 기록한다.

수치화[93,98]

정상 각도는 다음과 같다:

- 몸통 굽힘 65°
- 몸통 폄 30°
- 몸통 가쪽 굽힘 25°

목뼈 움직임(Cervical spine mobility)[97,171]

굽힘/폄(그림 11.8A)

환자 자세

- 환자는 의자 뒤쪽에 똑바로 앉는다.
- 경사계는 T1과 뒤통수의 다른 부위에 위치시킨다(또는 벨크로 밴드로 머리에 묶는다).

검사

- 환자에게 목을 최대한 굽히도록 요청하고 각도를 기록한다.
- 환자에게 목을 최대한 폄움직임을 하도록 요청하고 각도를 기록한다.

가쪽 굽힘(그림 11.8B)

환자 자세

- 환자 자세는 굽힘/폄 검사와 동일하고 경사계는 같은 뼈 표시점, 뒤통수, T1에 관상면으로 위치시킨다.

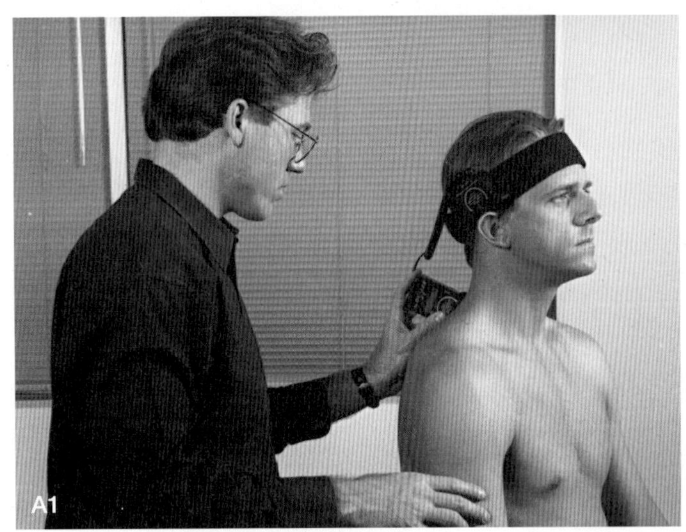

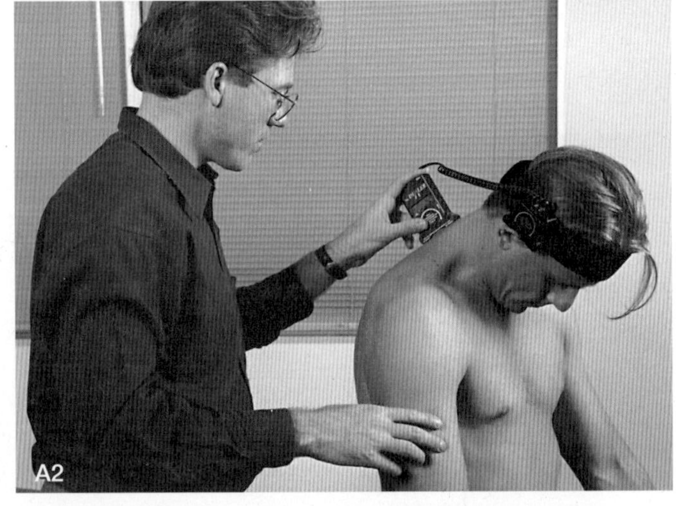

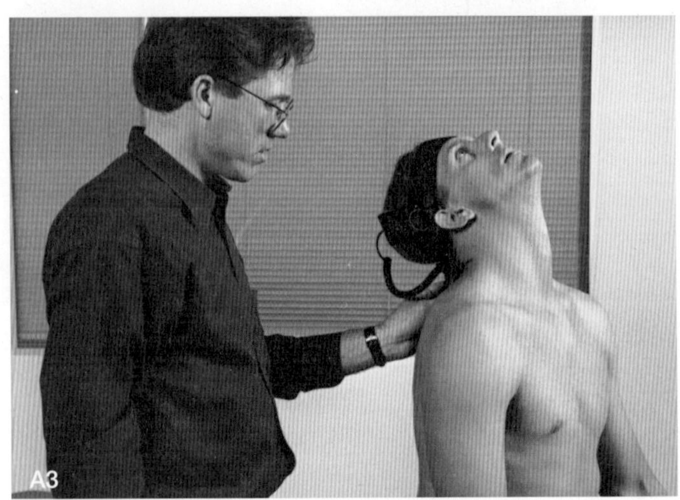

그림 11.8 목뼈 움직임. **(A)** 굽힘/폄, **(B)** 가쪽 굽힘, **(C)** 회전

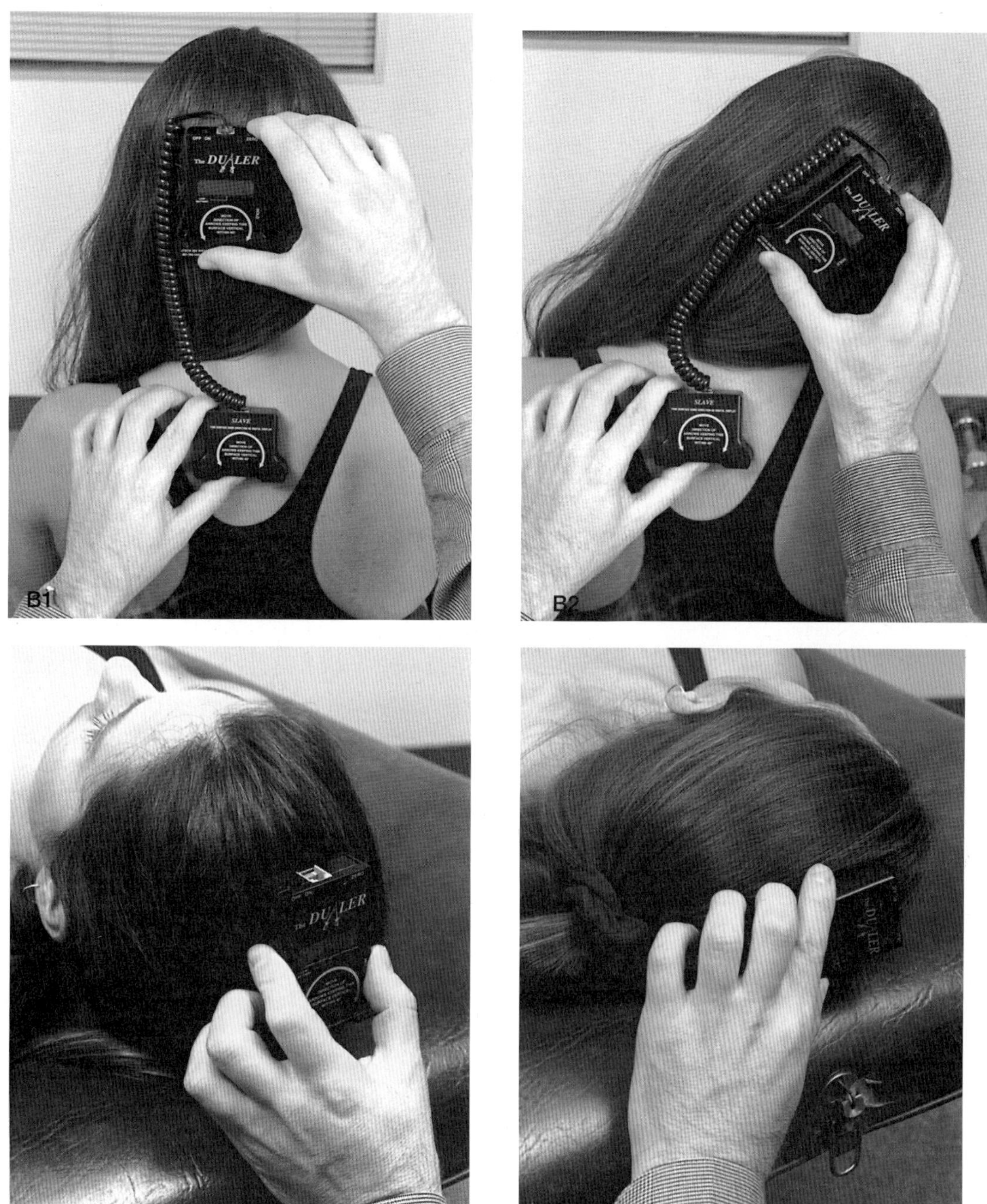

그림 11.8 *(계속)*

회전(그림 11.8C)[61]

자세

- AMA 프로토콜에 따르면, 이것은 오직 하나의 중력 경사계로 바로누운자세에서 검사한다.

검사

- 바로누운자세의 환자는 머리를 완전히 회전하고, 각도를 기록한다.

수치화[98]

정상각도는 다음과 같다:

- 목뼈 굽힘 50°
- 목뼈 폄 63°
- 목뼈 가쪽 굽힘 45°
- 목뼈 회전 85°

어깨 움직임 (Shoulder mobility)

상반신 ROM 검사의 신뢰도는 척추 또는 하반신에서 연구된 것처럼 광범위하게 연구되지 않았다. 그러나 비대칭의 ROM, 명확한 제한, 기계적 감수성을 확인하기 위한 임상적 검진에 필요한 부분이다. 특히 팔 벌림, 굽힘, 안쪽회전, 가쪽회전 ROM은 관찰하는데 중요하다. 어깨 굽힘과 벌림의 각도측정 평가는 똑바로 앉은 자세나 바로 누운자세에서 실시하는 수동적/능동적 ROM 검사 모두 신뢰도가 있음을 보여 주었다.[139]

근력/지구력 (Strength/Endurance)

개요 (Introduction)

Gronblad는 근력/지구력 검사와 활동못견딤 또는 통증 강도 사이의 상호관련성이 움직임 검사보다 높다고 보고하였다.[46] 특히 지구력 검사는 가장 믿을만한 것으로 나타났다. 몸통 폄근의 감소된 지구력은 통증[5,74,121]과 관련이 있을 뿐만 아니라, 재발[5]과 만성화[35]를 예측할 수 있으며, 동시에 건강한 사람에게서 증상발현의 첫 발병을 예측할 수 있다는 것을 보여주었다.[81] 한 연구는 이 검사가 허리 문제점과 관련이 있다는 점에 문제점를 제기하였다.[156] Biering-Sorensen이 설명한 방법으로 수행한다면, 검사는 다양한 모집단에서 신뢰도가 있음을 보여줄 것이다 — 증상이 없는,[74] 증상이 있는,[110] LBP의 병력이 있는.[74] 한 연구는 검사가 비신뢰성임을 주장하였으나, 적은 표본(12명)과 로마식 의자를 이용한 다른 과정은 활용되었다.[99]

목 깊은 굽힘근의 감소된 지구력이 채찍질손상 또는 진탕 이후 목통증과 관련이 있다는 사실이 발견되었다.[4,63,144,157,167]

몸통 굽힘근, 폄근, 옆지지근육들의 정상 비율이 확립되었다.[103] 몸통 폄근과 굽힘근의 근력/지구력이 감소된 비율은 LBP환자들과 통제된 환자를 구별해준다. 정상 비율은 폄근이 더 강하여 대략 1.3:1 정도가 된다.[94,95]

Nadler과 몇몇 학자들은 여성운동선수에게서 엉덩관절 근육의 불균형이 후향 요통과 전향 요통 두 가지 모두와 관련이 있다고 설명하였다.[114,115] 특히 비대칭의 엉덩관절 폄근 근력은 LBP 발병률과 많은 관련이 있다. LBP가 없는 사람들의 5.3%만이 근력 불균형을 가지고 있는 것에 비해 LBP가 있는 사람은 15%가 근육 불균형을 가지고 있었다. 이 같은 비대칭이 남자 운동선수들에게 발견되지는 않았지만, 1997년에서 1998년까지의 전국 대학생 선수연합 손상감시 데이터(National Collegiate Athletic Association Injury Surveillance Data)에서 여성 운동선수들이 남성들보다 거의 2배 정도 더 LBP가 발생한다는 사실로 나타난 것은 매우 흥미로운 일이다(National Collegiate 1997-1998). 또 다른 흥미로운 결과로는 만성 LBP가 있는 사람의 경우 큰볼기근(대둔근, gluteus maximus)의 피로도가 증가되었다는 사실이다.[65,75]

몸통 근력이 노력 정도와 관련이 있다는 것은 이미 알려져 있는 사실이다. 검사방법으로는 준최대의(submaximal) 선택적 움직임이 선호되는 방법으로 제시되었다.[7] 근력측정에서 거짓실행과 최대(거짓 없는)실행을 구별할 수 있는 범위가 광범위하게 연구되어왔다. CV에 의해 결정되는 노력의 일관성은 최대실행과 반대로 거짓약화에서 상당히 높았다; 그러나 측정의 감수성과 특이성은 법의학적인 타당도를 고려할 만큼 충분히 높게 나타났다.[26-28,48,77,146]

두 가지 연구로 비기질성(nonorganic) 징후와 신체 능력 검사의 실행을 비교하였다.[22,52] 근력측정을 위해 허리뼈 동력계를 사용, Cooke과 동료들은 3가지 또는 그 이상의 Waddell 징후를 가지고 있는 환자들이 2가지 또는 보다 적게 가지고 있는 환자들보다 수행 평가가 낮았음을 증명하였다. 유사하게, Hirsch와 몇몇 학자들은 5주 동안 최대 18세에서 60세 사이 85명의 LBP환자 표본을 대상으로, Waddell 징후가 3가지 또는 그 이상으로 나타났을 때 신체 수행이 현저하게 떨어진다고 보고하였다.

표 11.3은 자세하게 설명된 근력/지구력 검사를 보여준다.

웅크림 지구력 검사 (Squat endurance tests)

반복적인 웅크림 검사(그림 11.9)[1]

환자 자세

- 발을 15 cm로 벌리고 선다.

표 11.3 근력/지구력 검사

1. 웅크림 지구력 검사
   a. 반복적
   b. 정적
2. 몸통 굽힘근 지구력 검사
   a. 반복적 상체 일으키기 검사
   b. 정적 1/4 상체 일으키기
   c. 등척성 몸통 굽힘근 지구력
3. 측방 교각 자세 검사
4. 정적 몸통 폄근 지구력 검사
   a) Sorensen 검사
   b) 다각도 로마식 의자(Back Strong) 검사
   c) Ito 변형 검사
5. 꽉쥐기 근력

검사

- 환자는 넙적다리가 수평이 될 때까지 웅크리고 바로 선 자세로 돌아온다.
- 속도는 대략 2초에서 3초 간격으로 반복한다.

종료 기준

- 환자는 할 수 있을 때까지, 또는 무릎관절이나 허리의 통증이 나타날 때까지, 또는 50회 반복이 달성될 때까지 반복한다.

수치화[1]

반복의 횟수를 계산한다.

정상: 다음의 챠트는 평가된 환자의 상태를 결정하는데 이용된다(표 11.4).

정적 웅크림 검사[106]

환자 자세

- 머리, 어깨, 엉덩이는 벽에 90°로 기대어서
- 무릎관절이 발끝을 지나지 않으면서 엉덩관절, 무릎관절, 발목관절을 90°까지 굽힐 수 있도록 발을 벽으로부터 충분히 멀리 떨어뜨린다.

검사

- 환자가 엉덩관절, 무릎관절, 발목관절을 90°로 굽혀질 때까지 벽에 미끄러져 내려가도록 지시한다.
- 환자가 가능한 길게 이 자세를 유지하도록 지시한다.
- 환자가 검사 동안에 정상적인 호흡을 하도록 지시한다.
- 환자가 벽 웅크림 자세를 유지할 수 있는 시간을

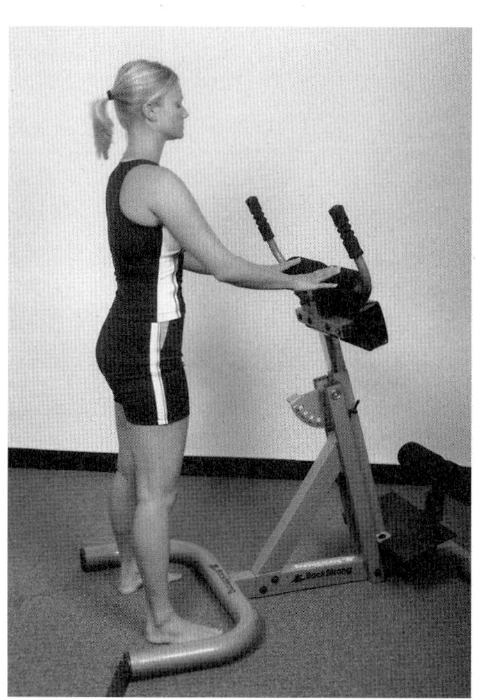

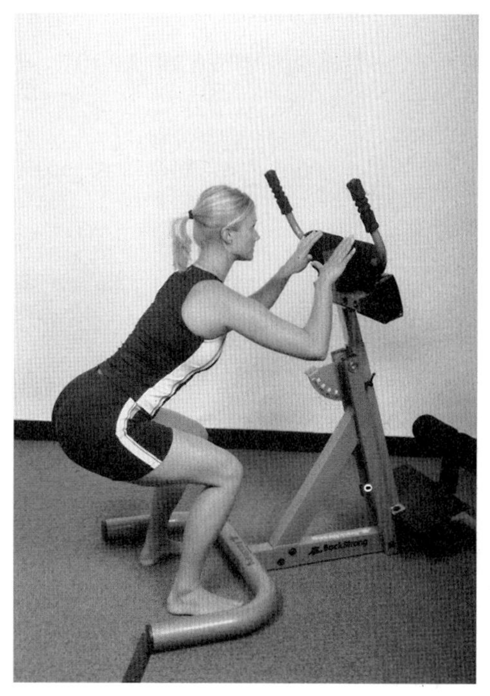

그림 11.9 반복적인 웅크림 지구력 검사

표 11.4 반복적인 웅크림 검사 표준 데이터[1]

나이	남성(242명)						여성(233명)					
	노동직		사무직		전체		노동직		사무직		전체	
	X	SD	X	SD	X	SD	X	SD	X	SD	X	SD
35~39	39	13	46	8	42	12	24	11	27	12	26	12
40~44	34	14	45	9	38	13	22	13	18	8	20	12
45~49	30	12	40	11	33	13	19	12	26	13	22	13
50~54	28	14	41	11	33	14	13	10	18	14	14	11
35~54	33	14	43	10	37	13	20	12	23	12	21	12

X＝평균
SD＝표준 편차
주의: 마지막 줄은 모든 연령대(35～54)의 평균을 나타낸다.

초단위로 기록한다.

- 표준 데이터는 표 11.5에 정리하였다.

종료 기준

- 환자가 시작 자세를 취하지 못한다.
- 환자가 더이상 벽에 기댄 웅크림을 유지하지 못한다.
- 환자가 검사를 종결한다.
- 환자가 검사시도를 거부한다.

몸통 굽힘근 검사 (Trunk flexor tests)

반복적인 상체 일으키기(sit-up) 검사(그림 11.10)[1]

환자 자세

- 바로누운자세, 무릎관절 90° 굽힘, 발목관절 고정시킨다.

검사

- 환자는 손의 엄지두덩이 무릎뼈의 상부 끝에 닿을 때까지 상체를 일으키고, 그다음 2초에서 3초에 바로누운자세로 돌아온다/반복

종료 기준

- 반복의 총 회수를 계산하여 최대 50회까지 달성한다.

몸통 근력에 대한 표준 데이터는 표 11.6에 나이, 성별, 직업으로 분리하였다.[1]

표 11.5 정적 웅크림 표준 데이터[106]

나이	남성	여성
19-29	평균 99.454 인원=98 표준편차 45.201	평균 92.607 인원=97 표준편차 64.202
30-39	평균 103.51 인원=75 표준편차 72.179	평균 87.646 인원=69 표준편차 63.621
40-49	평균 94.855 인원=42 표준편차 64.071	평균 55.653 인원=43 표준편차 44.891
50-59	평균 96.226 인원=34 표준편차 104.30	평균 47.392 인원=38 표준편차 47.261
60+	평균 45.204 인원=23 표준편차 27.081	평균 39.059 인원=29 표준편차 35.830

정적 1/4 상체 일으키기(quarter sit-up)[106]

환자 자세

- 운동 매트에 바로 눕고, 무릎관절은 90° 가까이 굽히고, 뒤꿈치는 바닥에 접촉시킨다.
- 팔은 척추와 나란하게 펴고, 손의 바닥면을 매트에

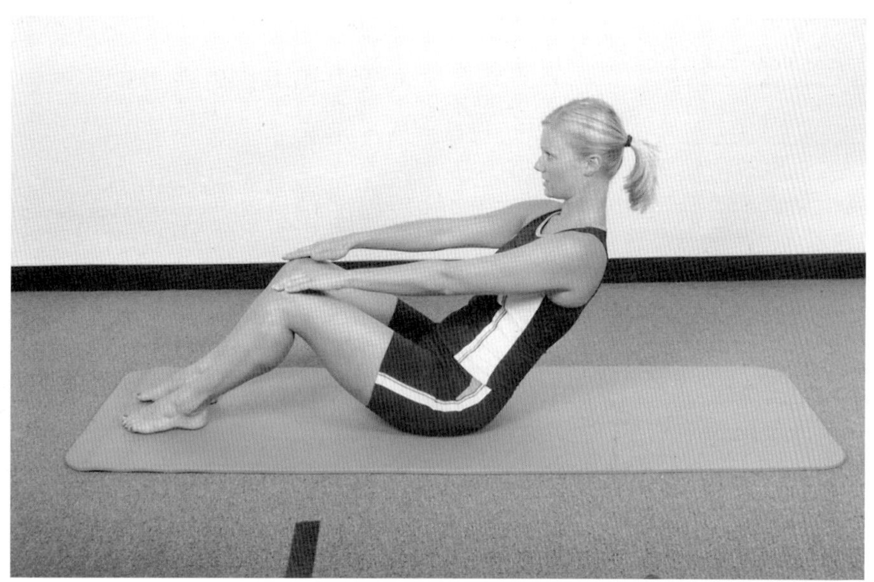

그림 11.10 반복적인 상체 일으키기 지구력 검사.

접촉시킨다.

- 머리도 매트에 접촉시킨다.

검사

- 매트의 하단 끝으로부터 12 cm의 거리(환자가 40세 이상인 경우에는 8 cm)를 측정한다. 환자의 손가락 끝에, 매트에 몸통의 적절한 각도까지 두개의 테이프 조각을 붙인다.
- 환자에게 손가락 끝이 매트의 끝에 닿을 때까지 손바닥을 테이프로부터 전방으로 미끄러져 머리와 어깨를 들어 올리도록 지시한다.
- 환자에게 부분적인 상체 일으키기 자세를 가능한 길게 유지하도록 지시한다.
- 환자에게 검사 동안 정상적으로 호흡을 하도록 지시한다.
- 환자가 부분적인 상체 일으키기 자세를 할 수 있는 시간을 초단위로 측정한다.
- 표준 데이터는 표 11.7에 정리하였다.

종료 기준

표 11.6 반복적인 상체 일으키기 검사 표준 데이터[1]

	남성(242명)						여성(233명)					
나이	노동직		사무직		전체		노동직		사무직		전체	
	X	SD	X	SD	X	SD	X	SD	X	SD	X	SD
35-39	29	13	35	13	32	13	24	12	30	16	27	14
40-44	22	11	34	12	27	13	18	12	19	13	19	12
45-49	19	11	33	15	24	14	17	14	22	15	19	14
50-54	17	13	36	16	23	16	9	10	20	13	11	11
35-54	23	13	35	13	27	14	17	13	24	15	19	14

X = 평균
SD = 표준 편차

표 11.7 정적 1/4 상체 일으키기 표준 데이터(단위: 초)[106]

나이	남성	여성
19-29	평균 72.6 인원=98 표준편차 67.3	평균 66.9 인원=97 표준편차 54.7
30-39	평균 73.2 인원=75 표준편차 73.1	평균 68.9 인원=69 표준편차 66.0
40-49	평균 77.8 인원=42 표준편차 89.3	평균 70.0 인원=43 표준편차 86.3
50-59	평균 94.1 인원=34 표준편차 129.4	평균 55.0 인원=38 표준편차 57.1
60+	평균 54.9 인원=23 표준편차 75.6	평균 55.0 인원=29 표준편차 97.9

- 환자가 매트의 끝에 닿을 수 없다.
- 환자가 부분적인 상체 일으키기 자세를 유지 할 수 없다.
- 환자의 발이 바닥에 접촉을 유지하지 못한다.
- 환자가 검사를 종료한다.

등척성 몸통 굽힘근 지구력 검사[103]

McGill과 동료들은 간단한 굽힘 검사를 위해 건강하고 젊은 남성과 여성 그룹에 대한 표준 데이터를 확립하였다(표 11.8). 이 검사는 50° 각도로 고정되도록 환자를 지지해주는 쐐기형태의 나무 조각이나 두터운 스펀지 고무가 요구된다(그림 32.17 참고).

환자 자세

- 양 무릎관절과 엉덩관절은 90°로 굽힌다.
- 팔은 가슴을 가로질러 포개어 놓는다.
- 발은 검사자에 의해서 또는 가죽끈으로 고정시킨다.

검사

- 지지대를 10 cm(4 inch) 뒤로 끌어당긴다.
- 환자는 가능한 길게 등척성으로 자세를 유지한다.

종료 기준

- 환자의 등 일부분이 지지대에 닿았을 때

젊은 건강한 남성과 여성의 평균 지구력은 134초이고, 표준편차(SD)는 76이다(표 11.8). 몸통 굽힘근과 폄근 지구력의 비율은 0.77이 정상이다(젊은 남성의 경우, 0.84 그리고 젊은 여성의 경우 0.72).

측방 교각 자세(Side bridge)[103]

측방 교각 자세 지구력 검사는 그림 11.11에 사진을 넣었다.

환자 자세

- 환자는 골반, 다리, 아래팔(손은 앞쪽을 향한 상태로 팔굽관절을 굽힘)으로 지지하여 한쪽 옆으로 눕는다.
- 위쪽 다리는 양발을 바닥에 놓은 채 아래쪽 다리의 앞쪽에 위치시킨다.
- 위쪽 팔은 손을 아래쪽 어깨 앞쪽과 접한 상태로 가슴에 기대어서 위치시킨다.

표 11.8 McGill의 측방 교각 자세, 몸통 굽힘근, 몸통 폄근 지구력 표준 데이터[103]

	남성			여성			전체		
Task	평균	SD	비율	평균	SD	비율	평균	SD	비율
폄근	146	51	1.0	189	60	1.0	177	60	1.0
굽힘근	144	76	0.99	149	99	0.79	147	90	0.86
측방 교각 자세, 오른쪽	94	34	0.64	72	31	0.38	81	34	0.47
측방 교각 자세, 왼쪽	97	35	0.66	77	35	0.40	85	36	0.5

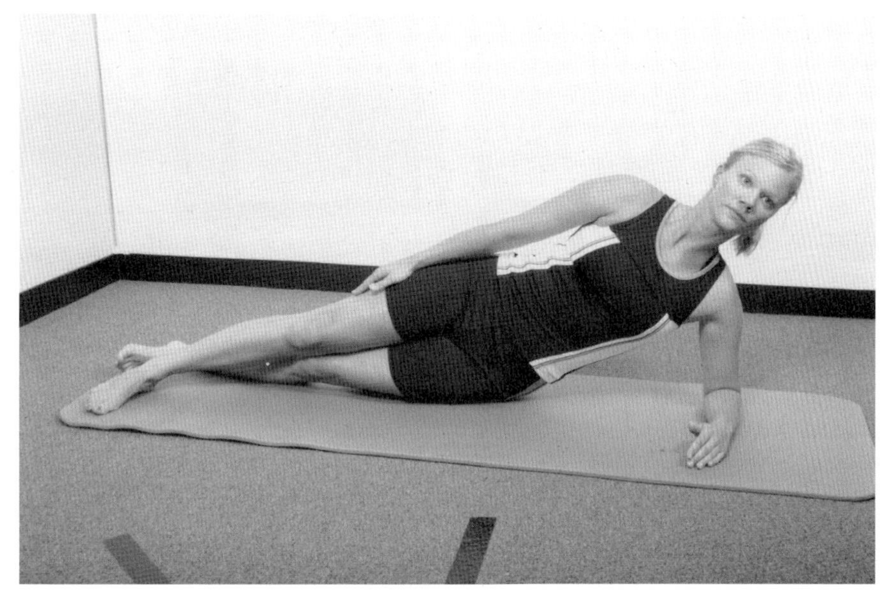

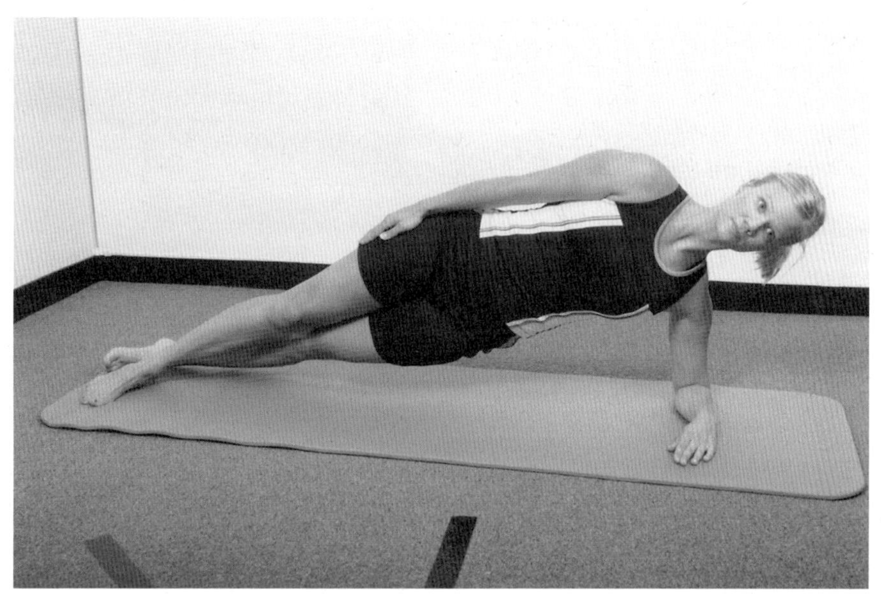

그림 11.11 측방 교각 자세 지구력 검사.

검사

- 골반을 척추의 가쪽 굽힘없이 가능한 길고 높게 테이블에서 들어올린다. 발과 팔굽관절 사이에 체중을 지지하는 긴 축으로 직선을 유지해야 한다.
- 환자는 정적으로 이 올린 자세를 유지한다.
- 환자가 피로해지거나 일부 떨어뜨리면, 척추를 다시 들어 올리도록 추가적인 지시를 전달한다.

종료 기준

- 환자는 바닥으로부터 몸을 들어 올릴 수 없다.
- 환자 넙적다리가 바닥에 닿는다.
- 환자가 골반이나 넙적다리 일부분을 시작 높이에서 두 번 떨어뜨린다.
- 의미 있는 LBP가 나타나면 검사를 중단한다.

수치화

젊은 건강한 남성과 여성의 평균 지구력은 84.5초이고, 표준편차는 34.5이다.[103] 오른쪽 교각 자세와 왼쪽 교각 자세 지구력의 비율은 정상이 0.96이다.[103] McGill에 따르면, 좌우의 차이가 0.05보다 높은 것은 불균형한 지구

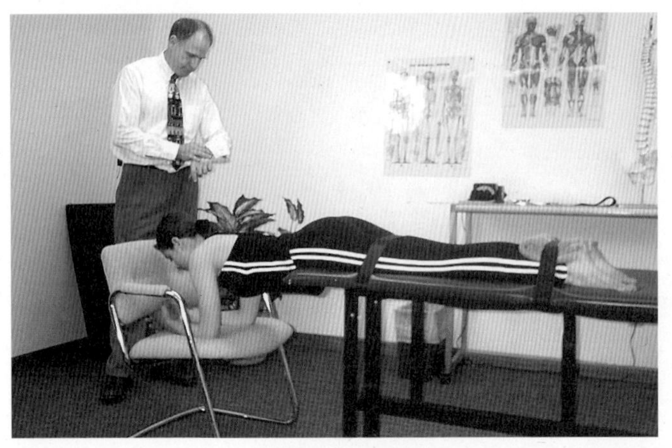
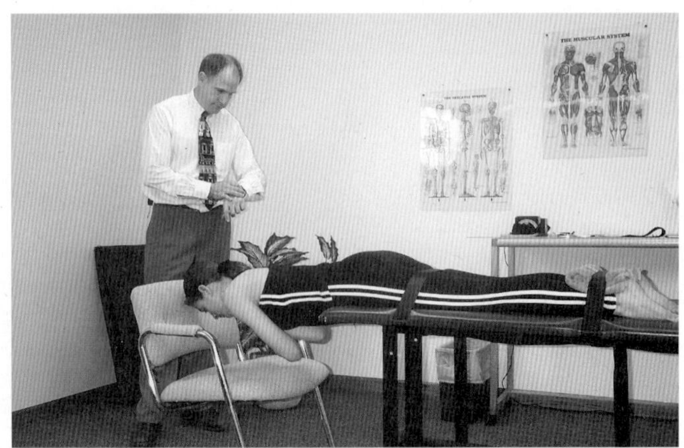

그림 11.12 정적 몸통 폄근 지구력. Sorensen 검사. (Yeomans S로부터의 허가로 재현되었다. Clinical Application of Outcomes Assessment. In: Yeomans S, ed. Stamford, CT: Appleton and Lange, 1999.)

력을 암시한다.[104] 측방 교각 자세와 폄근 지구력 비율은 정상이 0.49이다.[103] 이 비교상의 데이터는 표 11.8을 보라.

정적 몸통 폄근 지구력 검사 (Static trunk extensor endurance test)

Sorensen 검사(그림 11.12)[1,5]

환자 자세

- 테이블의 끝에 샅굴부위/위앞엉덩뼈가시(ASIS)로 엎드린 자세를 취한다.
- 팔은 옆으로, 발목관절은 고정(손이나 가죽끈으로), 수평자세를 유지한다.
  - 수평자세를 안전하게 하기 위해서 부드럽고 도톰한 줄을 이용할 수 있다.

기법

- 환자는 수평자세를 가능한 오래 유지한다.
- 수평이면서 지지가 없을 때 시간측정을 시작한다.
- 환자들이 가능한 이 자세를 길게 유지하기 위해 구두로 격려한다.

종료 기준

- 자세를 유지할 수 있는 시간이 최대 240초 이상
- 환자가 수평자세에서 떨어진다면, 재시도하도록 추가기회를 준다. 그러나 두 번째에도 수평 아래로 떨어지면, 시간을 기록한다.
- 환자가 허리 통증이나 다리의 경련을 호소한다면, 검사를 중단하고 시간을 기록한다.

표 11.9 정적 몸통 폄근 지구력-Sorensen 검사 표준 데이터[1]

	남성(242명)						여성(233명)					
나이	노동직		사무직		전체		노동직		사무직		전체	
	X	SD	X	SD	X	SD	X	SD	X	SD	X	SD
35-39	87	38	113	47	97	43	91	61	95	48	93	55
40-44	83	51	129	57	101	57	89	57	67	51	80	55
45-49	81	45	131	64	99	58	90	55	122	73	102	64
50-54	73	47	121	56	89	55	62	55	99	78	69	60
35-54	82	45	123	55	97	53	82	58	94	62	87	59

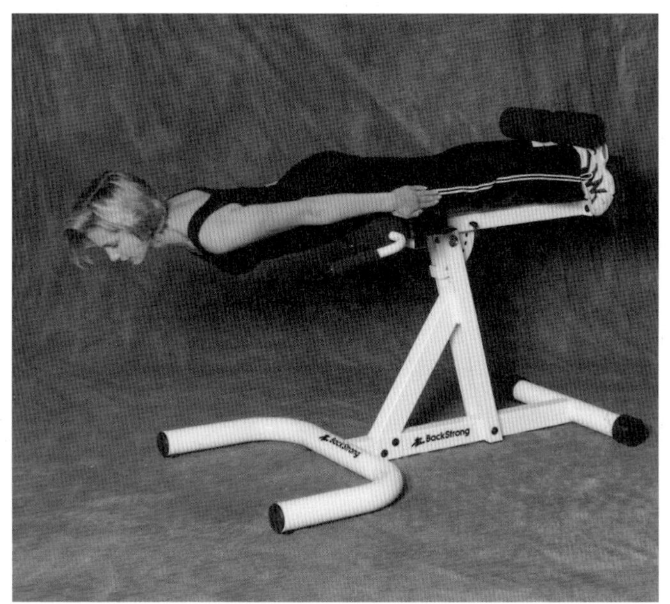

그림 11.13 Stack 몸통 폄근 지구력. Back Strong Sorensen 적용 사진. Back Strong International의 허가.

수치화

표 11.9를 보라. 이 검사에서 동적인 변화는 반복적인 활모양 만들기(arch-up) 검사이다.[1] 30세에서 65세 사이의 핀란드 노동자의 전향연구에서, 반복적 몸통 폄근 지구력의 감소는 12년 이상 만성 허리 질환으로 인해 업무 무능력의 위험이 증가된 것과 깊은 관련성이 있다.[136]

다각도 로마식 의자(variable angle Roman chair) 등척성 몸통 폄근 지구력 검사(그림 11.13)[163]

환자 자세

- 다각도 로마식 의자(Back Strong) 장치의 각도를 0°로 설정한다(수평)
- 환자는 옆을 손으로 잡아 유지한다.
- 골반 억제 받침의 상부 끝단에 ASIS를 맞추어 자세를 취한다.
- 환자의 발목은 발목받침 아래쪽에 위치시킨다.
- 다리는 가능한 곧게 편 상태를 유지한다.

검사

- 자세가 바닥에 수평이 되도록 몸통을 들어 올리라고 지시한다.
- 시간측정은 지지 없이 수평이 되면 시작된다.
- 가능한 길게 이 자세를 유지하도록 환자에게 구두로 격려한다.

종료 기준

- 체간이 수평 이하로 10° 떨어지면, 시간을 두 번에 걸쳐 기록한다.

Ito의 몸통 폄근 지구력 검사[58]:

Ito와 몇몇 학자들은 정적인 허리 지구력 검사에서 변형시켜 이용할 수 있는 허리 폄근 지구력 근력의 신뢰도 있는 평가방법을 보고하였다.[58] Ito 검사는 목뼈를 완전하게 굽히기 위해 골반 베개에 환자를 엎드린 자세를 취하도록 지시하고, 척추를 지지하기 위해 볼기근을 수축시킨다, 그리고 골반과 같은 선상에 있도록 하기 위해서 몸통을 폄으로서 수행되는 시한 검사(timed test)이다. Sorenson 검사와 유사하게, Ito 검사는 요통이 있는 환자와 없는 환자 사이를 구별할 수 있는 것으로 보고되었다.[58,109] Ito 검사의 표준 데이터는 표 11.10에 제시하였다.

표 11.10 Ito의 엎드린 자세 몸통 폄근 지구력 검사 표준 데이터[58]

	정상		CLBP	
	남성	여성	남성	여성
폄근 지구력	208.2 66.2 (.97)*	128.4 53.0 (.94)*	85.1 55.6 (.93)*	70.1 51.8 (.95)*

***검사-재검사 상호관련성(The test-retest correlation)(r).**
CLBP = 만성 허리 통증
몸통 굽힘근과 폄근의 평균 지구력은 검사-재검사 상호관련성 가치와 일치한다고 보고되었다. 일치하는 지구력 측정을 위한 두 그룹의 모든 검사-재검사 상호관련성은 의미 있게 높다 (p<0.01).

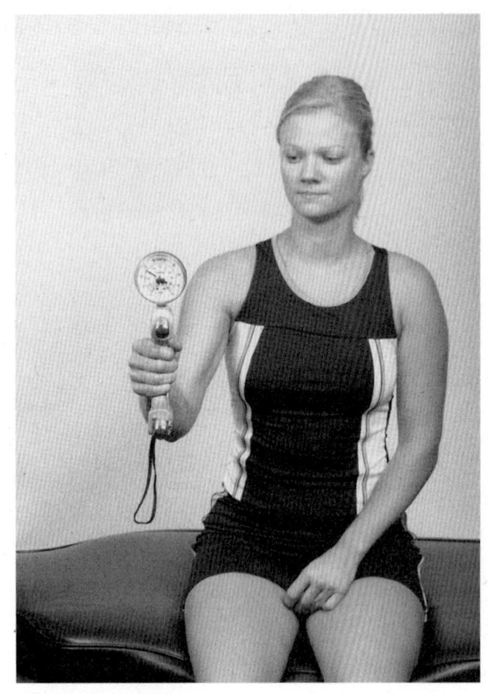

그림 11.14 꽉쥐기 세기.

꽉쥐기 세기 (Grip strength)

꽉쥐기 세기[153] 동력측정법은 주로 상지 근력을 평가하는데 이용된다(그림 11.14). 이것은 목뼈 신경뿌리 압박이나 손목굴증후군 또는 일반적인 근력검사에서 운동기능을 평가하는데 이용될 수 있다. 호놀룰루 심장프로그램(Honolulu heart program)에서 45~68세 건강한 남성을 대상으로 연구한 결과, 25년간의 추적검사를 통해서 꽉쥐기 세기가 미래의 기능적 독립을 독자적으로 예측한다는 것을 발견하였다.[131] 고전적으로 이 검사는 앉은 자세 또는 선 자세에서 팔굽관절을 90° 굽힌 상태로 실행되었다. 그러나 90° 팔굽관절 굽힘 자세에서 통증이 있다면 환자에게 통증이 없는 위치로 자세를 취하도록 하는 것이 통증유발성 약화로 일어나는 "거짓-양성" 검사를 피할 수 있다. Jamar 손 동력측정계가 표준 데이터 연구에 이용되었다.[153] 그러므로 표준 데이터 표가 필요하다면 Jamar 표준으로 non-Jamar 동력측정계를 조정하고 평가하는 것이 중요하다.

환자 자세

- 앉는다.
- Jamar 꽉쥐기 동력측정계를 다섯 손가락으로 잡는다. 두 번째(4 cm) 또는 세 번째(6 cm)는 가장 강하기 때문에 대부분 손 크기에 맞게 이용한다.

검사

- 환자에게 가능한 강하게 쥐도록 지시한다.
- 이 동작을 최대한의 노력으로 발휘하도록 구두로 격려하면서 2회 추가로 반복한다.

수치화[153]

- 3회 측정의 평균이 이용되고, 점수가 서로 20% 이내로 나왔다면 정상으로 간주한다.
- 3회 측정에서 전체 결과와 구별되는 20% 혹은 그 이상의 변화가 있다면, 통증 유발성 약화에 대비해야만 한다.
- 일반적으로 정상적인 상지와 비정상적인 상지를 비교해서 대칭적인 문제가 존재하지 않는다면, 표준 데이터에 사용될 수 없다.

균형/운동조절 (Balance/motor control)

개요 (Introduction)

운동조절은 척추 안정성에 있어서 필수적으로 고려되어야 한다. 이것은 근력보다 더 중요하다고 생각된다. Mannion은 신체 기능과 관련해 운동조절이 심리적, 구조적 혹은 자발적 수행측정으로 설명되지 않는 통증을 50% 가까이 무력화 시킬 수 있다는 새로운 견해를 제시했다.[87] 이는 자세감각, 반응시간의 지연 그리고 균형 검사와 같은 움직임의 비자발적 반사조절도 포함한다.[87,104]

자세감각을 인식하는 운동감각은[13,43,119,155] LBP환자나 목통증을 가진 환자[51,80,133]에게서 관찰된다. 이것은 공간 속에서 자세를 재현하는 능력을 말하며, 재배치 능력 또는 오차라고 불린다. 근육의 교대 반응시간은 LBP와 상관관계가 있다.[53,54,82,84,129,130,154,168] 예일 대학교의 연구는 예기치 않은 동요 이후 느린 반작용 시간과 증가된 활성화 그리고 느린 이완에 대해 증명하였다.[129,130] 핀란드의 연구자는 건강한 조절지배능력을 갖지 못한 만성 엉덩뼈신경통 환자가 지지대 없이 서 있을 때, 팔에 예상된 부하를 주면 반응시간이 지연되는 결과를 보고하였다.[76] 오스트레일리아 연구자는 LBP환자가 정상인과 구별되어 팔이나 다리를 움직이는 동안 배가로근의 수축이 지연됨을 보고하였다.[53,54] 핀란드의 과학자는 시각자극에 의한 반

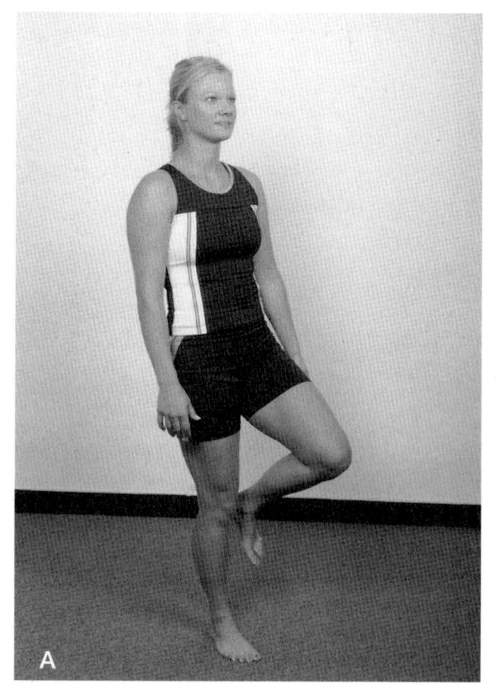

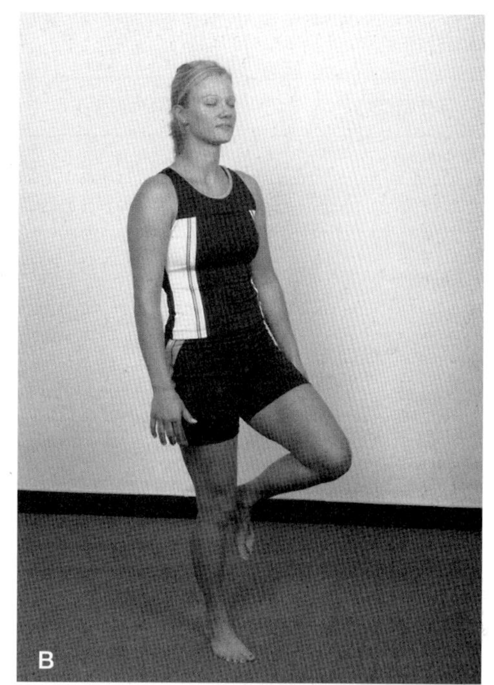

그림 11.15 한쪽다리 서기 균형 검사. **(A)** 눈을 뜬 채—준비 단계. **(B)** 눈을 감고—검사.

응시간은 증상이 없는 사람보다 만성 LBP환자가 더 느린 것으로 보인다고 보고하였다.[83,84]

협조운동실조는 LBP[2,55,56,45,124] 그리고 목통증[31,62,63,116]과 관련이 있다. O'Sullivan은 배가로근과 배빗근(복사근, oblique abdominal)에 대한 배곧은근(복직근, rectus abdominis)의 비율의 증가가 LBP와 상호 관련이 있음을 발견했다.[123] 조절지배는 배곧은근의 수축을 제외시키면서 배속빗근과 가로배근을 우선적으로 수축시킬 수 있는데, LBP 환자는 이를 수행할 수 없다. Nedherhand는 채찍질손상 관련 장애(WAD) Ⅱ등급 환자들은 조절지배가 정상인 사람과 비교해서, 정적인 작업 중이나 운동 후에 위쪽 등세모근(승모근, trapezius)을 이완하는 능력이 떨어짐을 발견하였다.[116]

Sterling 등은 WAD Ⅱ등급 혹은 Ⅲ등급 환자들을 손상 1개월 내에 평가해보면, 목뼈-머리뼈 굽힘 검사를 수행하는 동안 얕은 목 굽힘근(SCM)의 EMG활동성이 정상인에 비해 증가됨을 알 수 있다고 보고하였다.[151] Jull 등은 WAD와 잠행적으로 발생하는 목통증 환자 모두에게서 비슷한 결과를 얻었다고 보고하였다.[64]

균형결손은 LBP와 관련해 설명되어진다.[15,83,111,156] Byl은 불안정한 표면위에서 몸이 앞뒤로 과도하게 흔들리거나, 한발로 서서 균형을 잡는 능력이 떨어지는 것은 LBP와 관련이 있음을 보여주었다.[15] Mok와 몇몇 학자들은 LBP환자들의 나이와 성별이 같다면, 눈을 가리거나 바닥의 지지면을 더 작게 했을 때 균형잡기가 더 힘들다는 것을 증명하였다.[111] Takala는 균형감이 떨어지는 것은 미래의 LBP와도 관련이 있다고 하였다.[156]

표 11.11은 자세하게 설명된 운동조절 검사를 보여준다.

표 11.11 균형/운동 조절 검사

1. 한쪽다리 서기 균형
2. 엎드린 자세 배 비우기(hollowing) 가압대 검사(cuff test)
3. Jull의 목뼈-머리뼈 굽힘 검사

한쪽다리 서기 균형 검사 (One-leg standing balance test)

한쪽다리 서기 균형 검사는[3,10,15,16,17] 그림 11.15에 사진으로 설명하였다.

환자 자세

- 바로 선 자세

표 11.12 눈감은 상태로 한쪽다리 서기 표준 데이터[10]

나이(세)	눈뜬 상태(초)	눈감은 상태(초)
20~59	29~30	21~28.8
60~69	22.5	10
70~79	14.2	4.3

검사

- 환자는 한쪽 다리로 서고 반대쪽 다리의 엉덩관절과 무릎관절을 굽힌다.
- 환자에게 시선을 정면에 있는 벽의 한 점에 고정하도록 지시해야 한다.
- 환자는 눈을 뜬 상태로 10초 이상 연습을 해야한다.
- 그리고 난 후, 30초 이상 눈을 감은 상태로 한쪽 다리로 가능한 길게 균형잡기를 시도한다.
- 환자는 30초 목표에 성공적으로 도달하도록 시도하여 5회 이상 검사를 반복한다. 환자가 눈을 감고 첫 번째 시도에서 30초 동안 서 있을 수 있다면, 검사를 중지한다.

종료 기준

- 도달하지 못함.
- 깡총 깡총 뛰기.
- 발을 내려놓기.
- 체중을 지지한 다리에 발을 접촉하기.

수치화

- 각 다리마다 눈감은 상태의 가장 좋은 점수를 기록해야 한다.
- 표준 데이터는 표 11.12에 제시하였다.

배 비우기(가압대 검사) [abdominal hollowing (cuff test)]

엎드린 자세에서 배 끌어내리기 검사 또는 배 공동화 검사(134)는 그림 11.16에 설명되었다.

환자 자세

- 엎드린 자세
- 되먹임 장치는 복부 중앙의 배꼽 밑에 그리고 오른쪽과 왼쪽 위앞엉덩뼈가시 선상에 패드의 원위 끝단이 오도록 배치한다.
- 패드를 70 mmHg로 부풀린다.

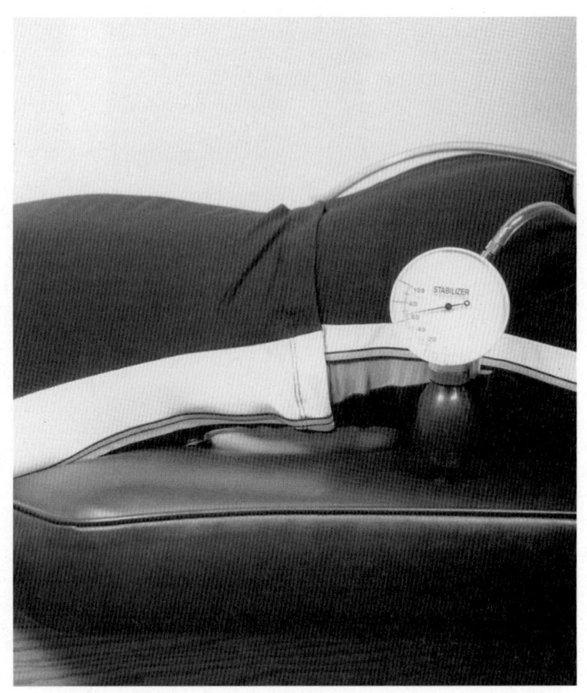

그림 11.16 엎드린 자세 배 끌어내리기 검사. 70 mmHg에서 66 mmHg까지 끌어내리기.

검사

- 숨을 들이쉬고 내뱉고 난 다음 호흡 없이 천천히 복부를 끌어내려 패드가 내려가도록 한다(복부를 바지의 허리띠로부터 멀리 끌어내린다).
- 척추의 위치는 변화가 없어야 한다.
- 그리고 난후 끌어내리기의 느슨함 없이 정상적으로 호흡한다.
- 환자가 가장 좋은 시도를 확실하게 보일 수 있도록 최소 5회 반복한다.
- 10회 실행한다.

수치화

- 10초 유지하는 동안 가압대 압력이 10 mmHg보다 더 내려가거나 4 mmHg보다 적게 하강한다면, 실패한 것이다(4~10 mmHg 범위가 허용된다).
- 등허리뼈 과긴장, 허리뼈 폄, 골반 뒤쪽기울임, 호흡정지가 일어난다면, 실패한 것이다.

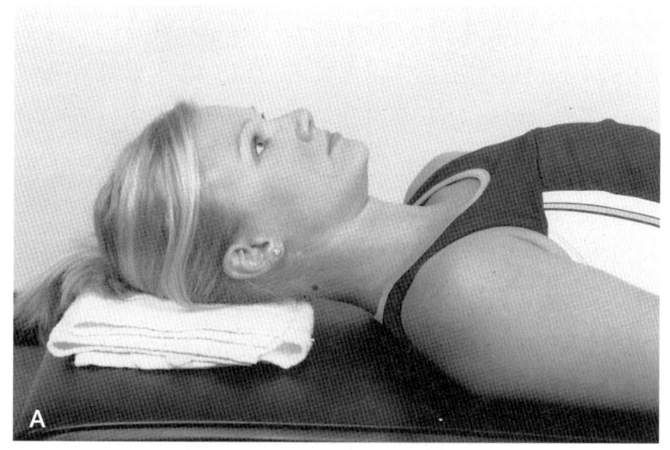
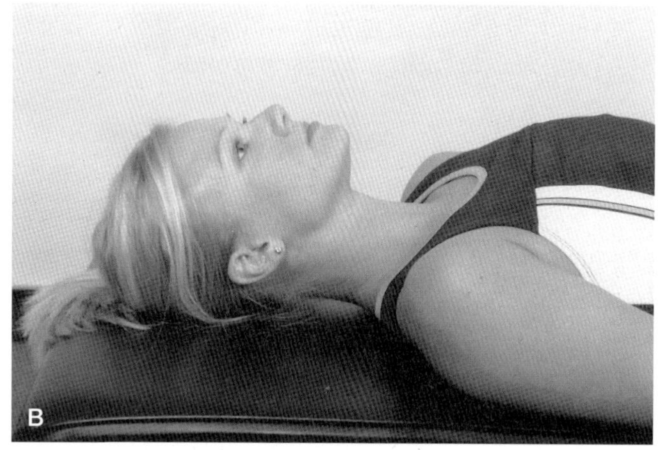
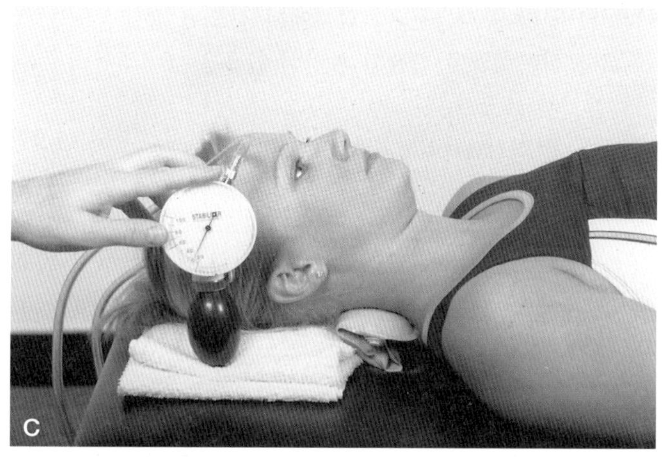
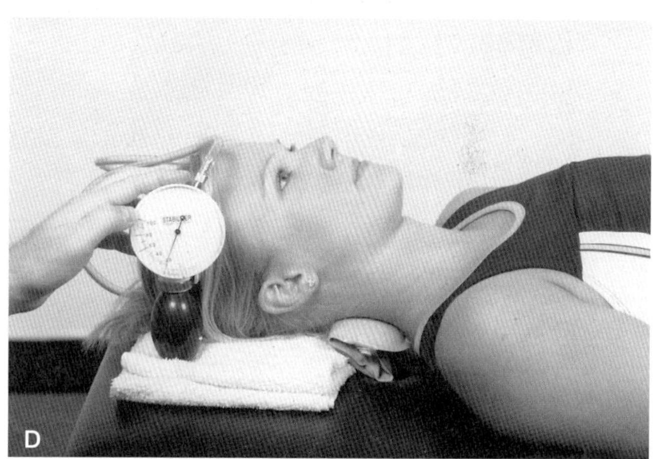

그림 11.17 Jull의 목뼈-머리뼈 굽힘 검사. **(A)** 머리/목의 직선정렬이 적절하지 않다. **(B)** 머리/목의 직선정렬이 적절하다. **(C)** 20 mmHg로 지지 가압대를 부풀린 상태 만들기. **(D)** 28 mmHg로 성공적인 끄덕임 움직임.

Jull의 목뼈-머리뼈 굽힘 검사 (Cervico-cranial flexion test of Jull)

이 검사[62,63]는 그림 11.17에 사진으로 설명하였다.

사전검사 과정

- 환자는 바로누운자세에서 무릎관절을 굽히고 발은 바닥에 내려놓는다(갈고리 모양 눕기).
- 환자가 고개를 "그래" 끄덕이듯이 움직이라고 요청한다(목뼈-머리뼈 굽힘).
- 머리 뒷당김이나 머리를 들어올리는 움직임이 일어난다면, 수동적으로 적절한 움직임의 모양을 만든다. 능동 보조, 큰 폭의 움직임, 눈동자 움직임 또한 이용할 수 있다. 형태가 불충분하다면, 정식 검사를 연기한다.

환자 자세

- 목을 뒤로 젖히거나 턱을 전방으로 내미는 것이 없도록 하기 위해서 "중립"위치에 머리를 두어 바로 눕는다.

  필요하다면, 머리를 직선으로 맞추기 위해 작게 접은 수건을 이용한다.

  수건은 목뼈를 자유롭게 남겨두고 뒤통수 밑에 위치시켜야한다.
- 목을 밀어 올리지 않을 정도로만 지지하게끔 납작하지 않은 쿠션(stabilizer™, chattanooga south pacific)을 뒤통수밑 부위로 목 밑에 배치한다.
- 주머니를 20 mmHg로 부풀린다.
- 공기가 분산되도록 주머니의 옆을 가볍게 쥐여 짠다 — 압력은 감소되어야 한다.

- 다시 부풀리고 20 mmHg로 압력이 안정될 때까지 가볍게 쥐여 짜기를 수차례 반복한다.

검사

1단계

- 가압대 눈금판이 환자를 향하도록 회전시키고 환자는 눈금판이 20 mmHg로 설정되는 것을 볼 수 있도록 확인해야 한다.
- 환자가 입천장에 혀를 위치시키고(앞 치아의 바로 뒤), 입술은 모으나 치아는 약간 벌어져있도록(이것은 턱 내림근이나 목뿔근 또는 넓은목근을 억제한다) 지시한다.
- 환자가 22 mmHg를 목표로 부드럽게 끄덕이고 호흡을 정상적으로 유지하면서 5초 동안 바늘을 고정하도록 지시한다.
- 성공적이라면, 환자가 20 mmHg로 다시 돌아오도록 이완한 다음 24 mmHg까지 턱을 끄덕이도록 지시한다.
    - 환자가 20 mmHg로 돌아오지 못한다면, 임상가는 20 mmHg 시작점이 만들어지도록 머리를 재위치시킬 수 있다.
- 검사는 최대 30 mmHg가 달성될 때까지 반복한다.

수치화

- 목표하고 자세를 일정하게 유지시키는 능력(압력기록에 기초한다)은 표층의 목 굽힘근(목빗근, 앞목갈비근)의 활동이 관찰되는 동안 측정된다.
- 다음 중에서 무엇이든 일어난다면 실패이다.
    - 목표 압력에 도달하지 못함.
    - 5초 동안 목표 압력을 유지하지 못함(예를 들어, 지지대 압력 눈금이 요동한다).
    - 표층 근육 대체가 관찰됨.

2단계

- 환자가 얕은 근육활동 없이 일정하게 유지할 수 있는 최대 압력은 지구력으로 검사된다(그것은 10회 반복동안 10초간 압력을 유지하는 능력이다).

평균적으로 통증이 없는 환자는 얕은 근육활동 없이 26 mmHg로 일정하게 압력을 유지하면서 목표에 도달할 수 있다.[62,63] 만성 두통이나 목통증 WAD 환자들은 보통 22～24 mmHg 정도로만 유지할 수 있고, 다른 압력 수준에서는 일정하게 눈금을 유지할 수 없다.[62,63] 이상적인 실행정도는 28 또는 30 mmHg로 10초 동안 일정하게 유지할 수 있는 것이다. 또 머리/목 위치의 운동감각 인식은 반복하는 사이에 20 mmHg로 다시 되돌아오는 능력으로서 평가된다. 잠행성 발병 목통증환자와 채찍질손상 환자 두 가지 모두 상당히 높은 목빗근(흉쇄유돌근, SCM)의 활동(근전도)이 나타났다. 이것은 통증이 급성이거나 만성인 환자들에 관계없이 실시한 검사수준($P<0.05$)보다 높은 결과이다.[64] Falla와 몇몇 학자들은 이 검사에서 감소된 실행정도는 깊은 목 굽힘근의 기능장애와 관련이 있음을 보여주었다.[37]

유산소 건강 (Aerobic Fitness)

개요 (Introduction)

심혈관 또는 유산소 건강은 건강기준을 확립하기 위해 측정하는 것으로 매우 중요하다. 건강한 노화 그리고 좋은 유산소 건강은 밀접한 관련이 있다. 심장병, 우울병, 만성통증, 만성 피로증후군, 섬유근육통이 있는 환자들은 근력, 지구력, 운동조절, 유연성 훈련들 보다 유산소 건강이 더욱 필요하다. 준최대의 자전거 근육힘기록기 검사로 유산소 능력을 검사하는 것은 미래의 결과를 예측하여 보여 줄 수 없다.[128] 그러나 검사 결과는 업무와 관련된 허리 문제점이 여러전문분야적 재활 프로그램으로 향상되는 것을 증명해왔다.[128]

이상적으로는, 최대산소섭취량을 직접적으로 측정하는 것이 좋을 것이다. 그러나 이것은 비용과 특수 장비가 요구되고 노년층과 심장환자들에게 확실히 위험할 수 있다. 결과적으로, 다른 간접적인 측정이 심혈관 건강의 대규모 선별검사와 최대산소섭취의 예측을 위해 발전되어 왔다. 최대 그리고 준최대 운동계획 두 가지 모두 이용된다. 최대의 운동방법은 VO_2의 우수한 평가를 제공하고 심장질환의 위험요소가 없는 젊은 집단이나 개인에게 특별한 가치가 있다. 준최대의 운동방법은 노년층, 징후가 있는 사람, 심장 위험요인을 가지고 있는 사람에게 안전한 방법이다.

대부분의 준최대 검사들은 심장박동(HR)의 측정을 기본으로 한다. 이 방법에는 조금의 제한점이 있다. HR은 흥분의 정도 또는 감정적인 상태로 인해 VO_2에 매우 독

표 11.13 유산소 건강 검사

1. 스텝 검사
   a. YMCA 3분 벤치 스텝 검사
   b. 하버드(Harvard) 스텝 검사
2. 자전거 검사
3. 트레드밀(Treadmill) 검사

립적일 수 있다는 점이다. 이 부분은 준최대 검사의 몇 가지 예에서 나타날 것이다. HR은 준최대 작업부하에서 최대 부하에 이르기까지 VO_2와 1차 함수관계가 아니다. 표 11.13에서는 유산소 건강검사를 구체적으로 설명하였다.

스텝 검사 (Step tests)

하버드 방법166

이 5분 스텝검사는 심혈관 건강을 평가하기 위한 방법으로 단순하고, 저비용이면서, 신뢰도가 있다. 이것은 비교적 건강한 사람들을 위한 훌륭한 검사방법이다. 그러나 노년이거나 건강이 좋지 않은 사람에게는 너무 격렬할 수도 있다. 또 키가 작거나 체중이 많이 나가는 사람의 경우에는 20인치 발판 높이가 유산소피로 이전에 하지피로를 먼저 일으킬 수 있다. 다음 장비들이 필요하다:

- 20인치 발판
- 메트로놈
- 타이머

환자 자세

- 발판 앞에 선다

검사

- 분당 30걸음의 스텝속도를 유도하기 위해 메트로놈을 분당 120비트로 설정한다.
- 스텝 주기
  - 44박자로 맞춤
  - 41박자 - 발판 위에 한쪽 발
  - 42박자 - 다른 쪽 발을 발판 위로 올리고 환자는 허리와 다리를 모두 편다.
  - 43박자 - 첫 번째 발을 뒤로 내려놓는다.
  - 4박자 - 두 번째 발을 뒤로 내려놓는다.

종료 기준

- 최대 5분 또는 기진맥진할 때까지
- 환자가 15초간 스텝속도를 유지하지 못할 때 기진맥진한 것으로 간주한다.

수치화

- 검사가 완료되면 환자는 앉은 상태에서 회복될 때까지 맥박을 1~1.5, 2~2.5, 3~3.5분까지 센다. 이렇게 30초 동안 3회 심장박동수를 기록한다.
- 계산

$$지수 = 100 \times 시간(초) \div 2 \times 박동수의 합$$

예: 환자가 3분10초(190초) 동안 스텝을 밟았고, 3번의 회복기간 동안 82, 80, 70회의 맥박이 뛰었다.

$$100 \times 190 \div (2 \times 232) = 41.$$

이 환자는 따라서 "허약한"이다.

지수	등급분류
> 90	훌륭한(excellent)
80 - 89	좋은(good)

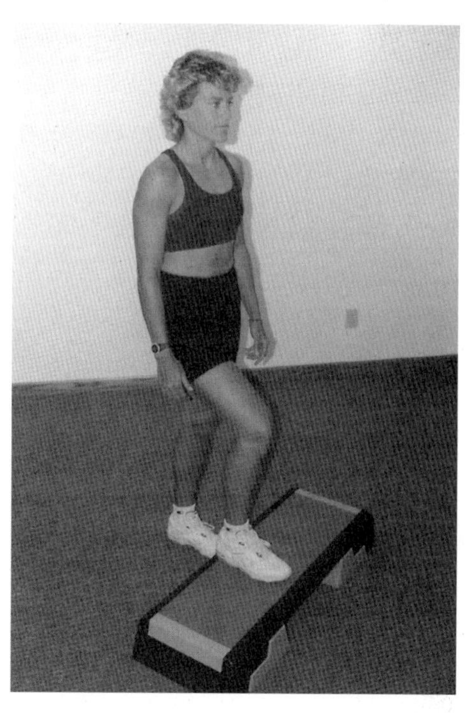

그림 11.18 YMCA 3분 벤치 스텝 검사. (Yeomans S.의 허가로 재연하였다. Clinical Application of Outcomes Assessment. Stamford, CT: Appleton and Lange, 1999.)

65 – 79	높은 평균(high average)
55 – 64	낮은 평균(low average)
< 55	허약한(poor)

YMCA 3분 벤치 스텝 검사[44]

하버드 방법에서 변형된 이 방법은 그림 11.18에 제시하였다. 이 검사는 짧은 12인치 벤치와 분당 96비트(분당 24스텝)로 설정한 메트로놈이 이용된다. 검사시간 또한 3분으로 짧다. 스텝 밟기 3분이 끝나면, 환자는 즉시 앉아서 회복되는 심박동수를 측정한다. 3분 운동이 종료된 다음 측정되는 5초간의 회복 심박동수가 중요하다. 최대 VO_2의 추정치는 3분 스텝 검사로 판단할 수 있다.[44,172]

2~3분 정도 자전거로 측정하는 것도 스텝 검사와 매우 유사하게 이용될 수 있다.[44,172] 그것이 자전거 근육힘 기록기 검사이다. 이 검사의 단점은 모든 성인이 자전거 타기와 친숙하지 않다는 점이다.

유산소 건강 평가를 위한 세 번째 선택은 트레드밀을 이용하는 것이다.[172] 트레드밀 검사의 장점은 대부분의 사람들이 편하게 걸을 수 있다는 점이다. 단점은 장비가 더 고가라는 점이다. 시작하기 전, 환자는 검사에 대한 교육을 받아야 한다. 걷기 또는 달리기용 운동화를 꼭 착용해야 한다. 될 수 있으면(특히, 시작할 때) 트레드밀은 환자가 이용하기 위한 난간이 있어야하고 응급 정지 버튼 또는 스위치 장치가 있어야 한다. 환자는 처음에 벨트에 두 다리를 벌리고 서고 벨트를 움직이려고 시작하는 것처럼 한쪽 발로 벨트에 "앞발로 차기" 또는 "페달 밟기"를 시작하는 것이 좋다. 환자들은 가끔씩 벨트를 내려다보고, 매우 짧은 보폭으로 걷고, 벨트의 뒷부분으로 밀려날 것이다. 환자들이 전방을 주시하고, 정상 보폭으로 보다 길게 걷고, 벨트의 중앙으로 걷도록 지도해 주어야 한다.

환자의 심장박동은 운동하는 동안에 측정되는 것이 필요할 것이다. 관련된 저가형의 정확한 심박동 기록장치는 Polar(1-800-227-1314 또는 http://www.polar.fi/sam-pola/)같은 회사에서 만들어진 장치가 추천된다.

이행 – How (Implementation — How)

기능적 평가는 치료 위한 적절한 목표가 생기게 하고 그 결과는 처방이 된다. 이것은 특별한 가치가 있는데, 그 이유는 대부분의 진단 절차가 오직 병리해부학이나 통증 유발 인자를 규명하고, 환자의 "불안정성"이나 역학적 과부하의 원인에 대한 생리학적 정보는 확인할 수 없기 때문이다. 또한 장애 평가, 기능적 능력, PPA는 진행과정과 후속치료를 위해 필요한 증거자료 가 되고 치료의 적절한 종료시점 결정을 객관적으로 보여주기 위한 결과로써 매우 중요하다. 기능의 수치적 평가는 활동내성의 자가-보고를 확인하는 주관적인 질문과 같은 또 다른 결과평가도구를 이용함으로서 보충된다(참고 9장).

PPA는 실제 활동수행(참고 13장과 14장), 움직임 민감도(16장), 근육 불균형(11장), 관절 놀이(22장)와 같이 환자의 임상적 상태를 완성하는데 도움이 되는 기능적 평가들과 결합시켜 활용되는 것이 좋다. 이와 같은 기능적 평가는 "기능적 진단"을 만들어내는데, 이것은 급성통증으로부터 회복을 더디게 하는 요인 또는 만성통증의 요인을 찾아내는 임상적 관리로서 가치가 있다.

많은 기능의 양적인 검사들은 정상반응의 범위에서 매우 넓은 표준편차를 경험한다. 예를 들면, 반복적인 윗몸일으키기 검사[1]로 복근 근력을 평가할 때, 46세 남성 노동직 근로자를 위한 표준 데이터는 평균 19회 반복과 표준편차 11이다. 이 넓은 범위로 처리하려면, 평균 19회에서 윗몸일으키기 16회 정도인 표준평균 85%로 차단하여 보다 민감한 방법으로 결과를 측정한다(LBP 집단에서 실재 양성반응의 수가 증가됨으로서). 95% 신뢰구간을 이용하면, 46세 노동직 남성근로자 95%검사에서 예상되는 정상범위는 19±10.45 또는 8.55에서 29.45 반복구간이 된다. 95% 신뢰격차는 생체변이성(biovariability)(그것은 외배엽형, 중배엽형, 내배엽형을 말한다)으로 인해 기대되었던 점수들의 변화를 예증한다.

이 방법은 검사의 특이성(정상 집단에서 실재 음성반응의 수)을 감소시키지만 유용성과 실용성은 더해진다. 민감도, 특이성, 실용성, 유용성사이의 균형은 평균 표준데이터를 조정하는 방법의 이용을 허용하여 임상에 적용할 수 있다. 다른 방법들은 평균[106]의 백분위수를 이용하거나 또는 극도로 허약에서 극도로 좋은 상태까지 5가지 종류로 정리하여 표준데이터를 나누는 방법으로 보고되었다.[172]

진료를 할 때, 손상되거나 통증이 있는 조직에 최소한으로 자극을 주는 검사들은 급성기 치료를 시작할 때 기능장애의 양적 측정에 이용될 수 있다. 이것은 ROM/근길이 검사와 균형검사를 포함한다. 지구력 검사와 같은 다른 검사들은 중등도의 생체역학적 부하가 포함되고, 따라서 급성기에는 사용할 수 없다.

여러 가지 상황에서 환자의 프로필을 만들기 위해 광범위한 PPA 평가를 수행하는 것이 일반적이긴 하지만, 개별적인 검사들이나 검사의 작은 집단들도 이용될 수 있다. 예를 들면, 허리뼈환자의 하반신 기능에 대한 관계는 쪼그려 앉기와 균형 검사를 실시하여 이끌어낼 수 있을 것이다. 또 다른 예로, 건설 노동자의 경우, 몸통굽힘근, 폄근, 측방 교각 자세 검사와 함께 쪼그려 앉기 검사가 포함된 검사의 조합이 "허약한 연결고리(weak link)"을 찾아내는데 이점이 있을 것이다. 매우 강한 운동선수의 경우에는 운동조절의 문제를 눈치 채지 못할 수도 있기 때문에 균형과 배 협조검사(배 비우기)가 검사후보로 적합할 수 있다. 아급성기 LBP 환자는 근력검사의 대상후보가 될 수 없지만, 복부 비우기 검사는 특별하게 이용될 수 있을 것이다.

증상이 없는 환자들이 예방법에 대한 조언을 얻기 위해 근골격계 건강관리 클리닉을 방문하기 시작하고 있다. 이 같은 경우에, PPA를 이용한 평가가 위험성 평가 또는 예방적 운동처방의 조언을 할 수 있도록 안정성에 대한 정보를 줄 수 있다.

검사들은 기능적 손실을 규명하기에 적합한 구체적인 운동처방을 이끌어 내야한다. 일정기간(4~6주)의 재평가는 목표수립을 위한 재평가 과정으로 수행되어야한다. 결국 기능적 결손을 확인하는 것은 치료를 하거나 치료의 종료를 판단하기 위한 목표설정에 가장 이상적인 방법이다.

■ 결론 (Conclusion)

PPA 검사는 LBP환자들의 치료에서 기능적 제한확인과 실재적인 목표수립을 위한 가치 있는 도구임이 증명되고 있다. PPA 검사는 정형외과적/신경학적 소견, 영상검사 결과, 활동 내성의 자가보고, 진단용 마취차단과 같은 다른 평가기준들을 보충할 수 있다. 이 검사의 유일한 가치는 임상적으로 신뢰도가 있는 기능적 능력을 측정한다는 점이다. 그 이유는 치료의 목적이 기능의 회복에 있기 때문이다!

확인 과정
본 장의 학습목표 자가 점검

- 몸통 폄근과 측방 교각 자세 검사에서 각 집단의 지구력 정상범위는 몇 초인가?
- 각 연령대 집단과 성별에 따른 한쪽다리 서기 균형검사의 정상범위는 몇 초인가?
- 목뼈-머리뼈 굽힘과 엎드린 자세 배근비우기 검사에서 되먹임 가압대 압력의 정상범위는?
- 환자치료의 어떤 단계에서 근력/지구력 검사가 수행되어야 하는가? 그리고 그 이유는?
- 환자치료의 어떤 단계에서 운동조절 검사가 수행되어야 하는가? 그리고 그 이유는?

■ 참고문헌 (References)

1. Alaranta H, Hurri H, Heliovaara M, et al. Non-dynamometric trunk performance tests: Reliability and normative data. Scand J Rehab Med 1994;26:211–215.
2. Arendt-Nielson L, Graven-Nielson T, Svarrer H, Svensson P. The influence of low back pain on muscle activity and coordination during gait. Pain 1995;64:231–240.
3. Atwater SW, Crowe TR, Deitz JC, et al. Interrater and test retest reliability of two pediatric balance tests. Phys Ther 1990;20:79–87.
4. Barton PM, Hayes KC. Neck flexor muscle strength, and relaxation times in normal subjects and subjects with unilateral neck pain and headache. Arch Phys Med Rehabil 1996;77:680–687.
5. Biering-Sorensen F. Physical measurements as risk indicators for low-back trouble over a one-year period. Spine 1984;9:106–119.
6. Bigos S, Bowyer O, Braen G, et al. Acute low-back problems in adults. Clinical Practice Guideline. Rockville, Md: U.S. Department of Health and Human Services, Public Health Service, Agency for Health Care Policy and Research, 1994.
7. Bishop JB, Szpalaski M, Ananthraman SK, McIntyre DR, Pope MH. Classification of low back pain from dynamic motion characteristics using an artificial neural network. Spine 1997;22:2991–2998.
8. Bogduk N, Lord SM. Cervical zygapophysial joint pain. Neurosurg Q 1998;8:107–117.
9. Bogduk N. What's in a name? The labeling of back pain. Med J Aust 2000;173:400–401.
10. Bohannon RW, Larkin PA, Cook AC, Gear J, Singer J. Decrease in timed balance test scores with aging. Phys Ther 1984;64:1067–1070.

11. Boone DC, Azen SP, Lin CM, et al. Reliability of goniometric measurements. Phys Ther 1978;58: 1355–1360.
12. Brandt-Zawadzki MN, Jensen MC, Obuchowski N, et al. Interobserver and intraobserver variability in interpretation of lumbar disc abnormalities: A comparison of two nomenclatures. Spine 1995;20: 1257–1263.
13. Brumagne S, Cordo P, Lysens R, Verschueren S, Swinnen S. The role of paraspinal muscle spindles in lumbosacral position sense in individuals with and without low back pain. Spine 2000;25:989–994.
14. Bullock-Saxton JE, Bullock MI. Repeatability of muscle length measures around the hip. Physiother Can 1994;46:105–109.
15. Byl N, Sinnot PL. Variations in balance and body sway in middle-aged adults: Subjects with healthy backs compared with subjects with low-back dysfunction. Spine 1991;16:325–330.
16. Byl N. Spatial orientation to gravity and implication for balance training. Orthop Phys Ther Clin North Am 1992;1:207–236.
17. Chandler JM, Duncan PW, Studenski SA. Balance performance on the postural stress test: Comparison of young adults, healthy elderly and fallers. Phys Ther 1990;70:410–415.
18. Cholewicki J, McGill SM. Mechanical stability of the in vivo lumbar spine: Implications for injury and chronic low back pain. Clin Biomech 1996; 11(1):1–15.
19. Cholewicki J, Simons APD, Radebold A. Effects of external loads on lumbar spine stability. J Biomechan 2000;33:1377–1385.
20. Cibulka MT, Sinacore DR, Cromer GS, Delitto A. Unilateral hip rotation range of motion asymmetry in patients with sacroiliac joint regional pain. Spine 1998;23:1009–1015.
21. Colledge AL, Hunter SJ. Using functional improvements to promote active therapy and determine the length of treatment of workers' compensation patients, a 3-year analyzes of 63,000 claims. J Occip Med Submitted.
22. Cooke C, Menard MR, Beach GN, Locke SR, Hirsch GH. Serial lumbar dynamometry in low back pain. Spine 1992;17:653–662.
23. Croft PR, Macfarlane GJ, Papageorgiou AC, Thomas E, Silman AJ. Outcome of low back pain in general practice: A prospective study. BMJ 1998;316:1356–1359.
24. Deyo RA. Imaging of lumbar intervertebral disc degeneration and aging, excluding disc herniations. Radiol Clin North Am 2000;38:1255–1266.
25. Doege TC, ed. Guides to the Evaluation of Permanent Impairment, 4th ed. Chicago: AMA, 1993:3–112.
26. Dvir Z, David G. Suboptimal muscle performance: Measuring isokinetic strength with a new testing protocol. Arch Phys Med Rehabil 1996;77:578–581.
27. Dvir Z. Differentiation of submaximal from maximal trunk extension effort: An isokinetic study using a new testing protocol. Spine 1997;22:2672–2676.
28. Dvir Z. Coefficient of variation in maximal and feigned static and dynamic grip effort. Am J Phys Med Rehabil 1999;78:216–221.
29. Dvir Z, Keating J. Identifying Feigned Isokinetic Trunk Extension Effort in Normal Subjects: An Efficiency Study of the DEC. Spine 2001;26: 1046–1051.
30. Dvorak J, Antinnes JA, Panjabi M, et al. Age- and gender-related normal motion of the cervical spine. Spine 1992;17:S393–S398.
31. Edgerton VR, Wolf SL, Levendowski DJ, Roy RR. Theoretical basis for patterning EMG amplitudes to assess muscle dysfunction. Med Sci Sp Exer 1996;28:744–751.
32. Ellison JB, Rose SJ, Sahrmann SA. Patterns of rotation range of motion: A comparison between healthy subjects and patients with low back pain. Phys Ther 1990;70:537–541.
33. Ekstrand J, Wiktorsson M, Oberg B, Gillquist J. Lower extremity goniometric measurements: A study to determine their reliability. Arch Phys Med Rehab 1982;63:171–175.
34. Ensink F-BM, Saur PMM, Frese K, Seeger D, Hildebrandt J. Lumbar range of motion: Influence of time of day and individual factors on measurements. Spine 1996;21:1339–1343.
35. Enthoven P, Skargren E, Kjellman G, Oberg B. Course of back pain in primary care: A prospective study of physical measures. J Rehabil Med 2003;35:168–173.
36. Erhard RE, Delitto A. Relative effectiveness of an extension program and a combined program of manipulation and flexion and extension exercises in patients with acute low back syndrome. Phys Ther 1994;74:1093–1100.
37. Falla DL, Jull GA, Hodges PW. Patients with neck pain demonstrated reduced electromyographic activity of the deep cervical flexor muscles during performance of the craniocervical flexion test. Spine 2004;29:2108–2114.
38. Fritz JM, George S. The use of a classification approach to identify subgroups of patients with acute low back pain. Spine 2000;1:106–114.
39. Fritz JM, Piva SR. Physical impairment index: Reliability, validity, and responsiveness in patients with acute low back pain. Spine 2003;28:1189–1194.
40. Gajdosik RL, Rieck MA, Sullivan DK, et al. Comparison of four clinical tests for assessing hamstring muscle length. J Orthop Sports Phys Ther 1993;18: 614–618.
41. Gaudino WA, Matheson LM, Mael F. Development of the functional assessment taxonomy. J Occup Rehab 2001;11:155–175.
42. Gilford LS. Circadian variability in human flexibility and grip strength. Aust J Physiol 1987;33:3–9.
43. Gill KP, Callaghan MJ. The measurement of lumbar proprioception in individuals with and without low back pain. Spine 1998;23(3):371–377.
44. Golding LA, Myers CR, Sinning WE, eds. Y's Way to Physical Fitness, Third Edition. Champaign, IL: Human Kinetics, 1989.
45. Grabiner MD, Koh TJ, Ghazawi AE. Decoupling of bilateral paraspinal excitation in subjects with low back pain. Spine 1992;17:1219–1223.

46. Gronblad M, Hurri H, Jouri JP. Relationships between spinal mobility, physical performance tests, pain intensity and disability assessments in chronic low back pain patients. Scand J Rehab Med 1997;29:17–24.
47. Hagins M, Adler K, Cash M, Daugherty J, Mitrani G. Effects of practice on the ability to perform lumbar stabilization exercises. J Orthop Sports Phys Ther 1999;(9):546–555.
48. Hamilton-Fairfax A, Balnave R, Adams RD. Review of sincerity of effort testing. Safety Sci 1997;25: 237–245.
49. Harding VR, Williams AC de C, Richardson PH, et al. The development of a battery of measures for assessing physical functioning of chromic pain patients. Pain 1994;58:367–375.
50. Hart DL, Isernhagen SJ, Matheson LN. Guidelines for functional capacity evaluation of people with medical conditions. J Orthop Sports Phys Ther 1993;18:682–686.
51. Heikkila H, Astrom PG. Cervicocephalic kinesthetic sensibility in patients with whiplash injury. Scand J Rehab Med 1996;28:133–138.
52. Hirsch G, Beach GN, Cooke C, Menard MR, Locke S. Relationship between performance on lumbar dynamometry and Waddell score in a population with low back pain. Spine 1991;16:1039–1043.
53. Hodges PW, Richardson CA. Delayed postural contraction of transversus abdominis in low back pain associated with movement of the lower limb. J Spinal Disord 1998;11(1):46–56.
54. Hodges PW, Richardson CA. Altered trunk muscle recruitment in people with low back pain with upper limb movement at different speeds. Arch Phys Med Rehabil 1999;80(9):1005–1012.
55. Hussein TM, Simmonds MJ, Olson SL, et al. Kinematics of gait in normal and low back pain subjects. Boston, MA: American Congress of Sports Medicine 45th Annual Meeting, 1998.
56. Hussein TM, Simmonds MJ, Etnyre B, et al. Kinematics of gait in subjects with low back pain with and without leg pain. Washington, DC: Scientific Meeting & Exposition of the American Physical Therapy Association, 1999.
57. ICDH-2. International Classification of Functioning and Disability. Beta-2 Draft. Full Version, World Health Organization, Geneva, 1999.
58. Ito T, Shirado O, Suzuki H, Takahashi M, Kaneda K, Strax TE. Lumbar trunk muscle endurance testing: An inexpensive alternative to a machine for evaluation. Arch Phys Med Rehabil 1996;77:75–79.
59. Jarvik JG, Hollingworth W, Heagerty P, Haynor DR, Deyo RA. The longitudinal assessment of imaging and disability of the back (LAIDBack) study. Spine 2001;26:1158–1166.
60. Jarvik JG. Editorial. Don't duck the evidence. Spine 2001;26:1306–1307.
61. Jensel MC, Brant-Zawadzki MN, Obuchowki N, et al. Magnetic resonance imaging of the lumbar spine in people without back pain. N Engl J Med 1994;2:69.
62. Jull G, Barret C, Magee R, Ho P. Further clinical clarification of the muscle dysfunction in cervical headache. Cephalgia 1999;19:179–185.
63. Jull GA. Deep cervical flexor muscle dysfunction in whiplash. J Musculoskel Pain 2000;8:143–154.
64. Jull G, Kristjansson E, Dalll'Alba P. Impairment in the cervical flexors: A comparison of whiplash and insidious onset neck pain patients. Man Ther 2004;9:89–94.
65. Kankaapaa M, Taimela S, Laaksonen D, et al. Back and hip extensor fatigability in chronic low back pain patients and controls. Arch Phys Med Rehabil 1998;79:412–417.
66. Kendrick D, Fielding K, Bentler E, Kerslake R, Miller P, Pringle M. Radiography of the lumbar spine in primary care patients with low back pain: Randomized controlled trial. BMJ 2001;322:400–405.
67. Kibler WB, Herring SA, Press JM. Functional Rehabilitation of Sports and Musculoskeletal Injuries. Aspen, 1998.
68. Krivickas LS, Feinberg JH. Lower extremity injuries in college athletes: Relation between ligamentous laxity and lower extremity muscle tightness. Arch Phys Med Rehabil 1996;77:1139–1143.
69. Kujala UM, Taimela S, Salminen JJ, Oksanen A. Baseline anthropometry, flexibility and strength characteristics and future low-back-pain in adolescent athletes and nonathletes. A prospective, one-year, follow-up study. Scand J Med Sci Sports 1994;4:200–205.
70. Laboeuf-Yde C, Lauritsen JM, Lauritzen T. Why has the search for causes of low back pain largely been nonconclusive? Spine 1997;22:877–881.
71. Laboeuf-Yde C, Manniche C. Low back pain: Time to get off the treadmill. J Manipulative Physiol Ther 2001;24:63–65.
72. Lantz CA, Chen J, Buch D. Clinical validity and stability of active and passive cervical range of motion with regard to total and unilateral uniplanar motion. Spine 1999;24:1082–1089.
73. LaRocca H. A taxonomy of chronic pain syndromes. 1991 Presidential Address, Cervical Spine Research Society Annual Meeting, December 5, 1991. Spine 1992;10S:S344–S355.
74. Latimer J, Maher CG, Refshauge K, Colaco I. The reliability and validity of the Biering-Sorensen test in asymptomatic subjection and subjects reporting current or previous non-specific low back pain. Spine 1999;24:2085–2090.
75. Leinonen V, Kankaanpaa M, Airaksinen O, et al. Back and hip flexion/extension: Effects of low back pain and rehabilitation. Arch Phys Med Rehabil 2000;81:32–37.
76. Leinonen V, Kankaanpää M, Luukkonen M, Hänninen O, Airaksinen O, Taimela S. Disc herniation-related back pain impairs feed-forward control of paraspinal muscles. Spine 2001;26:E367–E372.
77. Lemastra M, Olszynsi WP, Enright W. The sensitivity and specificity of functional capacity evaluations in determining maximal effort. Spine 2004;29:953–959.
78. Lewit K. Manipulative therapy in rehabilitation of the motor system, 2nd Edition. London: Butterworths, 1991.

79. Lewit K, Liebenson C. Palpation—problems and implications. J Manipulative Physiol Ther 1993;16: 586–590.
80. Loudon JK, Ruhl M, Field E. Ability to reproduce head position after whiplash injury. Spine 1997;22: 865–868.
81. Luoto S, Heliovaara M, Hurri H, Alaranta H. Static back endurance and the risk of low-back pain. Clin Biomech 1995;10:323–324.
82. Luoto S, Taimela S, Hurri H, et al. Psychomotor speed and postural control in chronic low-back pain patients: A controlled follow-up study. Spine 1996;21:2621–2627.
83. Luoto S, Aalto H, Taimela S, et al. One-footed and externally disturbed two-footed postural control in chronic low-back pain patients and healthy controls: A controlled study with follow-up. Spine 1998;23:2081–2090.
84. Luoto S, Taimela S, Hurri H, et al. Mechanisms explaining the association between low back trouble and deficits in information processing. A controlled study with follow-up. Spine 1999;24(3):255–261.
85. Magnusson ML, Bishop JB, Hasselquist L, Spratt KF, Szpalski M, Pope MH. Range of motion and motion patterns in patients with low back pain before and after rehabilitation. Spine 1998;23:1631–2639.
86. Manniche C, et al. Danish Health Technology Assessment (DIHTA). Low back pain: Frequency Management and Prevention from an HAD Perspective, 1999.
87. Mannion AF, Junge A, Taimela S, Muntener M, Lorenzo K, Dvorak J. Active therapy for chronic low back pain. Part 3. Factors influencing self-rated disability and its change following therapy. Spine 2001;26:920–929.
88. Marras WS, Ferguson SA, Gupta P, et al. The quantification of low back disorder using motion measures. Methodology and validation. Spine 1999;24(20):2091–2100.
89. Matheson L. An introduction to lift capacity testing as a component of functional capacity evaluation. IRG, 1991.
90. Matheson L. Basic requirements for utility in the assessment of physical disability. American Pain Society 1994;3:195.
91. Matheson LM, Gaudino WA, Mael F, Hesse BW. Improving the validity of the impairment evaluation process: A proposed theoretical framework. J Occup Rehabil 2000;10:311–320.
92. Matheson L, Kaskuta VK, Mada D. Development and construct validation of the hand function sort. J Occup Rehabil 2001;11:75–86.
93. Mayer TG, Tencer AF, Kristoferson S, Mooney V. Use of noninvasive techniques for quantification of spinal range-of-motion in normal subjects and chronic low-back dysfunction patients. Spine 1984;9:588–595.
94. Mayer T, Gatchel R, Kishino N, et al. Objective assessment of spine function following industrial injury: A prospective study with comparison group and one-year follow-up. Spine 1985;10:482–493.
95. Mayer TG, Smith S, Keeley J, Mooney V. Quantification of lumbar function part 2: Sagittal plane trunk strength in chronic low back patients. Spine 1985;10:765–772.
96. Mayer TG, Gatchel RJ, Mayer H, et al. A prospective two-year study of functional restoration in industrial low back injury. JAMA 1987;258:1763–1767.
97. Mayer T, Brady S, Bovasso E, et al. Noninvasive measurement of cervical tri-planar motion in normal subjects. Spine 1994;18:2191–2195.
98. Mayer TG, Gatchel RJ, Keeley J, Mayer H, Richling D. A male incumbent worker industrial database. Spine 1994;19:755–761.
99. Mayer TG, Gatchel R, Betancur J, Bovasso E. Trunk muscle endurance measurement: Isometric contrasted to isokinetic testing in normal subjects. Spine 1995;20:920–927.
100. Mayer RS, Chen I-H, Lavender SA, Trafimow JH, Andersson GBJ. Variance in the measurement of sagittal lumbar spine range of motion among examiners, subjects, and instruments. Spine 1995;20: 1489–1493.
101. Mayer T, Kondraske G, Beals S, Gatchel R. Spinal Range of Motion. Accuracy and sources of error with inclinometric measurement. Spine 1997;22: 1976–1984.
102. McCombe PF, Fairbank JCT, Cockersole BC, Pynsent PB. Reproducibility of physical signs in low back pain. Spine 1989;14:908–918.
103. McGill SM, Childs A, Liebenson C. Endurance times for stabilization exercises: Clinical targets for testing and training from a normal database. Arch Phys Med Rehabil 1999;80:941–944.
104. McGill SM. Low Back Disorders: Evidence-based Prevention and Rehabilitation. Champaign, IL: Human Kinetics, 2002.
105. McGregor AH, McCarthy ID, Dore CJ, et al. Quantitative assessment of the motion of the lumbar spine in the low back pain population and the effect of different spinal pathologies of this motion. Eur Spine J 1997;6(5):308–315.
106. McIntosh G, Wilson L, Affleck M, Hall H. Trunk and lower extremity muscle endurance: Normative data for adults. J Rehabil Outcomes Measure 1998;2: 20–39.
107. McIntyre DR, Glover LH, Seeds RH, et al. The characteristics of preferred low back motion. J Spinal Disord 1990;3:147–155.
108. McIntyre DR, Glover LH, Candance-Conino M, et al. A comparison of the characteristics of preferred low back motion of normal subjects and low back pain patients. J Spinal Disord 1991;4:90–95.
109. Moffroid MT. Distinguishable groups of musculoskeletal low back pain patients and asymptomatic control subjects based on physical measures of the NIOSH low back atlas. Spine 1994;19:1350–1358.
110. Moffroid MT, Reid S, Henry S, Haugh LD, Ricamato A. Some endurance measures in persons with chronic low back pain. J Orthop Sports Phys Ther 1994;20:81–87.
111. Mok NW, Brauer S, Hodges PW. Hip strategy for balance control in quiet standing is reduced in people with low back pain. Spine 2004;29:E107–E112.

112. Mooney V. The place of active care in disability prevention. In: Liebenson CL, ed. Rehabilitation of the Spine: A practitioner's manual. Baltimore: Williams & Wilkins, 1996.
113. Nadler SF, Wu KD, Galsi T, Feinberg JH. Low back pain in college athletes: A prospective study correlating lower extremity overuse or acquired ligamentous laxity with low back pain. Spine 1998;23: 828–833.
114. Nadler SF, Malanga GA, DePrince ML, Stitik TP, Feinberg JH. The relationship between lower extremity injury, low back pain, and hip muscle strength in male and female collegiate athletes. Clin J Sports Med 2000;10:89–97.
115. Nadler SF, Malanga GA, Feinberg JH, Prybicien M, Stitik TP, DeFrince M. Relationship between hip muscle imbalance and occurrence of low back pain in collegiate athletes: A prospective study. Am J Phys Med Rehabil 2001;80:572–577.
116. Nederhand MJ, Ijzerman MJ, Hermens HK, Baten CTM, Zilvold G. Cervical muscle dysfunction in the chronic whiplash associated disorder Grade II (WAD-II). Spine 2000;15:1938–1943.
117. Nelson RM, Nestor DE. Standardized assessment of industrial low-back injuries: Development of the NIOSH low-back atlas. Top Trauma Acute Care Rehabil 1988;2:16–30.
118. Nelson RM. NIOSH low back atlas of standardized tests/measures. U.S. Department of Health and Human Services, National Institute for Occupational Safety and Health, December 1988.
119. Newcomer KL, Laskowski ER, Yu B, Johnson JC, An KN. Differences in repositioning error among patients with low back pain compared with control subjects. Spine 2000;25:2488–2493.
120. Newton M, Thow M, Somerville D, et al. Trunk strength testing with iso-machines: Part 2: Experimental evaluation of the Cybex II Back Testing System in normal subjects and patients with chronic low back pain. Spine 1993;18(7):812–824.
121. Nicolaisen T, Joregnesen K. Trunk strength, back muscle endurance and low back trouble. Scand J Rehabil Med 1985;17:121–127.
122. Norlander S, Gustavsson BA, Lindell J, Nordgren B. Reduced mobility in the cervico-thoracic motion segment—a risk factor for musculoskeletal neck-shoulder pain: A two-year prospective follow-up study. Scand J Rehab Med 1997;29:167–174.
123. O'Sullivan P, Twomey L, Allison G. Evaluation of specific stabilizing exercise in the treatment of chronic low back pain with radiologic diagnosis of spondylolysis or spondylolisthesis. Spine 1997;24: 2959–2967.
124. Paarnianpour M, Nordin M, Kahanovitz N, Frank V. The triaxial coupling of torque generation of trunk muscles during isometric exertions and the effect of fatiguing isoinertial movements on the motor output and movement patterns. Spine 1998;13:982–992.
125. Patajin J, Ellis R. Low back pain: Reproducibility of diagnostic procedures in manual/musculoskeletal medicine. J Orthop Med 2001;23:36–42.
126. Peach JP, McGill SM. Classification of low back pain with the use of spectral electromyogram parameters. Spine 1998;23:1117–1123.
127. Porter RW, Trailescu IF. Diurnal changes in straight leg raising. Spine 1990;15:103–106.
128. Protas EJ, Mayer TJ, Dersh J, Keeley J, Gatchel RJ, McGeary D. Relevance of aerobic capacity measurements in the treatment of chronic work-related spinal disorders. Spine 2004;29:2158–2166.
129. Radebold A, Cholewicki J, Panjabi MM, Patel TC. Muscle response pattern to sudden trunk loading in healthy individuals and in patients with chronic low back pain. Spine 2000;25:947–954.
130. Radebold A, Cholewicki J, Polzhofer BA, Greene HS. Impaired postural control of the lumbar spine is associated with delayed muscle response times in patients with chronic idiopathic low back pain. Spine 2001;26:724–730.
131. Rantanan T, Guralink JM, Foley D, et al. Midlife grip strength as a predictor of old age disability. JAMA 1999;281:558–560.
132. Reid DC, Burnham RS, Saboe LA, Kushner SF. Lower extremity flexibility patterns in classical ballet dancers and their correlation to lateral hip and knee injuries. Am J Sports Med 1987;15:347–352.
133. Revel M, Minguet M, Gergoy P, VAillant J, Manuel JL. Changes in cervicocephalic kinesthesia after a proprioceptive rehabilitation program in neck pain: A randomized controlled study. Arch Phys Med Rehabil 1994;75:895–899.
134. Richardson C, Jull G, Hodges P, Hide J. Therapeutic Exercise for Spinal Segmental Stabilization in Low Back Pain. Edinburgh: Churchill Livingstone, 1999.
135. Rissanen A, Alaranta H, Sainio P, Harkonen H. Isokinetic and non-dynamometric tests in low back pain patients related to pain and disability index. Spine 1994;19:1963–1967.
136. Rissanen A, Heliovaara M, Alaranta H, et al. Does good trunk extensor performance protect against back-related work disability. J Rehabil Med 2002;34:62–66.
137. Roy SH, DeLuca CJ, Emley M, et al. Spectral electromyographic assessment of back muscles in patients with low back pain undergoing rehabilitation. Spine 1995;20:38–48.
138. Royal College of General Practitioners (RCGP). Clinical Guidelines for the Management of Acute Low Back Pain. London: Royal College of General Practitioners (www.rcgp.org.uk), 1999.
139. Sabari JS, Matzev I, Lubarsky D, Liskay E, Homel P. Goniometric assessment of shoulder range of motion: Comparison of testing in supine and sitting positions. Arch Phys Med Rehabil 1998;79: 647–651.
140. Schwarzer AC, Aprill CN, Derby R, Fortin J, Kine G, Bogduk N. The relative contributions of the disc and zygapophyseal joint in chronic low back pain. Spine 1994;19:801–806.
141. Schwarzer AC, Aprill CN, Derby R, Fortin J, Kine G, Bogduk N. Clinical features of patients with pain stemming from the lumbar zygapophysial joints. Is

the lumbar facet syndrome a clinical entity? Spine 1994;19:1132–1137.

142. Schwarzer AC, Aprill CN, Bogduk N. The sacroiliac joint in chronic low back pain. Spine 1995;20:31–37.

143. Shirado O, Ito T, Kaneda K, et al. Flexion-relaxation phenomenon in the back muscles: A comparative

144. Silverman JL, Rodriguez AA, Agre JC. Quantitative cervical flexor strength in healthy subjects and in subjects with mechanical neck pain. Arch Phys Med Rehabil 1991;72:679–681.

145. Simmonds MJ, Olson SL, Jones S, et al. Psychometric characteristics and clinical usefulness of physical performance tests in patients with low back pain. Spine 1998;23(22):2412–2421.

146. Simonsen JC. Coefficient of variation as a measure of subject effort. Arch Phys Med Rehabil 1995;76:516–520.

147. Solgaard S, Carlsen A, Kramhoft M. Reproducibility of goniometry of the wrist. Scand J Rehabil Med 1986;18:5–7.

148. Spitzer WO, Le Blanc FE, Dupuis M, et al. Scientific approach to the assessment and management of activity-related spinal disorders: A monograph for clinicians. Report of the Quebec Task Force on Spinal Disorders. Spine 1987;12(suppl 7): S1–S59.

149. Spitzer WO, Skovron ML, Salmi LIR, et al. Scientific monograph of the Quebec Task Force on Whiplash-Associated Disorders: Redefining "Whiplash" and its management. Spine 1995;20(Suppl):S1–S73.

150. Stankovic R, Johnell O. Conservative treatment of acute low-back pain. A prospective randomized trial. McKenzie method of treatment versus patient education in "mini back school." Spine 1990;15: 120–123.

151. Sterling M, Jull G, Vicenzino B, Kenardy J. Characterization of acute whiplash-associated disorders. Spine 2004;29:182–188.

152. Strender LE, Sjoblom A, Sundell K, Ludwig R, Taube A. Interexaminer reliability in physical examination of patients with low back pain. Spine 1997;7: 814–820.

153. Swanson AB, Matex IB, de Groot Swanson G. The strength of the hand. Bull Prosthet Res Fall 1970; 145–153.

154. Taimela S, Österman K, Alaranta H, et al. Long psychomotor reaction time in patients with chronic low-back pain—preliminary report. Arch Phys Med Rehab 1993;74:1161–1164.

155. Taimela S, Kankaanpää M, Luoto S. The effect of lumbar fatigue on the ability to sense a change in lumbar position. A controlled study. Spine 1999; 24(13):1322–1327.

156. Takala EP, Vikari-Juntura E. Do functional tests predict low back pain. Spine 2000;25(16):2126–2132.

157. Treleavan J, Jull G, Atkinson L. Cervical musculoskeletal dysfunction in post-concussion headache. Cephalalgia 1994;14:273–279.

158. Triano JJ, Schultz AB. Correlation of objective measure of trunk motion and muscle function with low-back disability ratings. Spine 1987;12:561–565.

159. Triano J. Personal communication. 1994.

160. Van Dillen LR, Sahrmann SA, Norton BJ, et al. Reliability of physical examination items used for classification of patients with low back pain. Phys Ther 1998;78:979–988.

161. Van Dillen LR, McDonnell MK, Fleming DA, Sahrmann SA. The effect of hip and knee position on hip extension range of motion measures in individuals with and without low back pain. J Orthop Sports Physical Ther 2000;30(6):307–316.

162. Van Dillen LR, Sahrmann SA, Norton BJ, et al. The effect of active limb movements on symptoms in patients with low back pain. J Orthop Sports Phys Ther 2001;31(8):402–413.

163. Verna JL, Mayer JM, Mooney V, Pierra EA, Robertson VL, Graves JE. Back extension endurance and strength: The effect of variable-angle roman chair exercise training. Spine 2002;27:1772–1777.

164. Waddell G, Burton AK. Occupational health guidelines for the management of low back pain at work—evidence review. London: Faculty of Occupational Medicine, 2000.

165. Wang S, Whitney SL, Burdett RG, et al. Lower extremity muscular flexibility in long distance runners. J Orthop Sports Phys Ther 1993;2:102–107.

166. Ward, A, Ebbeling C, Ahlquist LE. Indirect methods for estimation of aerobic power. In: Foster C, ed. Physiologic Assessment of Human Fitness. Champaign, IL: Human Kinetics, 1995.

167. Watson DH, Trott PH. Cervical Headache: An investigation of natural head posture and cervical flexor muscle performance. Cephalgia 1993;13:272–284.

168. Wilder DG, Aleksiev AR, Magnusson ML, Pope MH, Spratt KF, Goel VK. Muscular response to sudden load. A tool to evaluate fatigue and rehabilitation. Spine 1996;21:2628–2639.

169. Wilson L, Hall H, McIntosh G, Melles T. Intertester reliability of a low back pain classification system. Spine 1999;24:248–254.

170. Wing P, Tsang I, Gabnon F, Susak L, Gagnon R. Diurnal changes in the profile shape and range of motion of the back. Spine 1992;17:761–766.

171. Youdas J, Carey J, Garret T. Reliability of measurements of cervical spine range of motion—comparison of three methods. Phys Ther 1991;71:98–106.

172. Yeomans SG. The Clinical Correlation of Outcomes Assessment. Stamford, CT: McGraw-Hill, 2000.

173. Zuberbier OA, Hunt DG, Kozlowski AJ, et al. Commentary on the American Medical Association Guides' lumbar impairment validity checks. Spine 2001;26:2735–2737.

12

신체적 수행 평가: 평가와 결과의 확장된 모델
(Physical Performance Tests:
An Expanded Model of Assessment and Outcome)

학습목표

이 장을 읽고나면 이해할 수 있을 것이다:

- 장해(impairment) 평가와 기능적 능력은 동등하지 않다.
- 계량 가능한 기능적 검사의 표준화된 검사를 수행하는 방법
- 보행(gait)을 포함한 수행력에 영향을 주는 허리 통증과 다리증상(leg symptom)

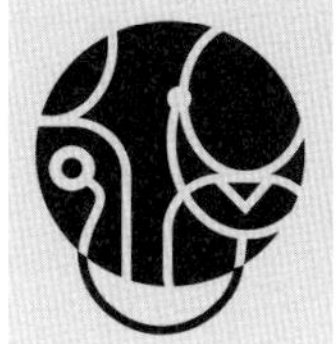

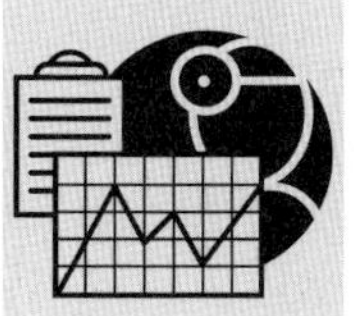
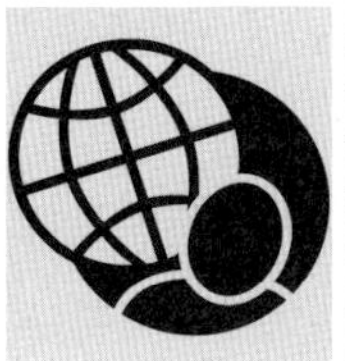
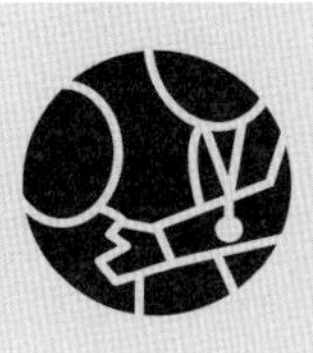
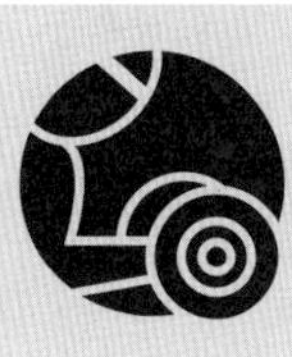
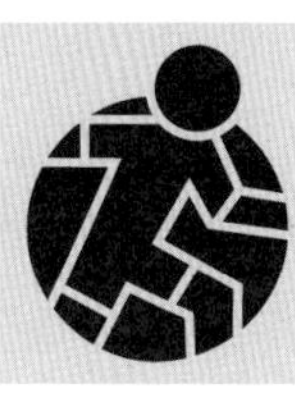
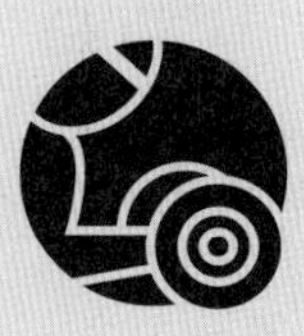

개요 (Introduction)

전통적으로 표준의 임상 평가들은 대부분 좁은 의미의 생물의학 모델에 근거하는 경우가 많았다. 예를 들면, 허리 통증(low back pain)을 가진 환자들에 있어서 그러한 평가는 육체적 손상에 중점을 두었다. 이들 평가(impairment test)들은 주로 척추가동범위, 근력, 특정 관절 움직임 등으로 다루어지는데.[20] 이는 현재 임상까지 이어지며 명백한 임상적 유용성을 또한 갖고 있다. 그러나 아직 많은 부분에서 아주 적은 신뢰도를 보이고 있다. 이러한 제한적인 부분은 실제 고통과 기능장애를 가진 환자들의 경우, 특히 그 문제가 만성이거나 재발할 염려가 있을 경우 문제해결에 부족함을 보인다. 척추 문제의 경우에 재발하는 것이 보통이다. 불행하게도, 허리 통증(LBP)을 가진 환자들의 기능적 능력(functional ability)은 이러한 평가의 결과로부터 이끌어져 왔었다. 손상 평가와 환자의 기능적 능력 사이의 부조화는 임상가와 환자 모두에게 혼란스러울 수 있고 실망을 준다.

치료 계획은 임상 평가에 의해 이루어진다. 좁은 중점의 의학적 사정 틀은 불필요하게 좁은 의미의 치료를 이끈다. 그러므로 만성 허리 통증을 가진 환자의 특별 운동치료 기간 뒤의 결과가 종종 언제 끝날지 모른다는 것도 당연한 일이다.[14] 허리 통증의 문제, 특히 장애를 이끄는 통증은 척추, 근육 그리고 관절가동범위의 문제보다 크다. 그러므로 사정의 타당성과 평가는 확대되어져야만 한다.

기능적 중요성과 제한된 의학적/신체 역학적 모형의 한계에 대한 인식은 사정의 보다 넓은 생리정신사회적 모형으로의 변화를 이끈다. 이러한 개념의 모형은 척추의 해부학적 생체학적 면을 넘어 사람의 기능적 능력에 영향을 줄 수 있는 아주 중요한 요소들을 인지한다. 그것은 육체적 요소 이외에도 사회 심리학적 요소를 고려할 것이다. 이러한 요소들은 궁극적으로 사람의 기능에 영향을 미치는 관계와 뒤얽혀 있다. 예를 들면, 우울한 감정, 부정적, 수동적 대처, 계속적인 활동의 피함을 가진 고통과 부상에 대한 공포, 스트레스, 걱정, 낮은 교육수준, 법의학 보상 주장, 물질남용과 같은 사회심리학적 요소들은 만성적인 신체적 장애를 예측 할 수 있다.

이 사정과 관리모형은 기능적 활동, 신체 병리/장애(impairment) 그리고 사회 심리적 요인의 통합과 고려에 중점을 둔다.[49]

기능적 사정의 방법들 (Functional Assessment Methods)

육체적 기능을 평가하는데 접근하는 2개의 주요한 접근 방법이 있다: 환자 자가 보고서와 임상 계측 평가

환자 자가 보고서 (Patient self-reports)

환자들의 신체기능의 자가보고는 임상에서 흔히 쓰이는데 그 이유는 관리하기 편하고 점수 내기 쉽기 때문이다(8장 참고). 36개 문항으로 구성된 건강조사표[52]가 통상적 설문지의 한 예인데 광범위하게 사용되고 심리적 측정도구이다. 그것은 허리 통증을 포함한 다양한 질병군에 사용되어질 수 있다.

그러나 타당성의 정도는 질병군에 따라 달라진다. 질환에 특화된(disease-specific) 설문지는 대상 질병군에 더 관련되는 경향이 있다. 로란 장애 설문지[38]와 오웨스트리 장애 설문지[15](Roland Morris Disability Questionnaires와 Oswestry Disablity Questionnaires)는 그러한 특화된 질환 설문지의 예이다. 허리 통증과 관련된 직업 활동 중 다양한, 신체활동을 다룬다. 그들은 기준(norms)을 받아들이고 확실성과 타당성을 설립한다. 그러나 환자의 욕구와 정상적 기능 수준은 (idiosyncratic) 다양하다. 그러므로 환자에 특화된 설문지〔patient-specific questionnaire (PSQ)〕도 또한 발전되어져 왔다. PSQ가 한 예이다. 이 질문지는 환자들이 그들의 문제 때문에 할 수 없는 것 혹은 하기 힘든 것 을 인지하는 5가지 중요한 활동을 견본으로 조사한다. 환자들은 각각의 활동을 0에서 10 범위로 점수를 낸다. 변화에 대한 확실성(excellent reliability), 타당성(validity), 민감성(sensitivity)의 중등도(moderate)은 무릎 기능부전[5]과 허리 통증을 가진 환자들에게 나타날 수 있다.[42,48]

비록 육체적 기능의 표준화된 설문을 사용하는 환자 자가 보고가 임상적 유용함을 가진다 할지라도,[17] 그들은 여전히 환자의 실제기능상황에 확실한 반응이 없을 수도 있다. 특히 외부참고자료(external reference)를 이용할 수

표 12.1 Simmonds의 허리 통증을 가진 환자를 위한 신체적 수행평가

과제	과정	척도
앉았다 일어서기 반복(그림.12.1)	환자는 일어서기와 다시 앉기를 반복한다. 가능한 짧게 멈추고 빨리 5번 반복한다.	두 가지 과제시간의 평균을 기록
체간굽히기 반복(그림.12.2)	환자는 제한지점까지 체간을 앞으로 구부리고 다시 기립자세로 돌아오기를 반복한다. 가능한 짧게 멈추고 빨리 5번 반복한다.	두 가지 과제시간의 평균을 기록
부하걸기(그림.12.3)	환자는 벽 옆에 서서 체중의 5% 정도의 중량을 어깨높이만큼 든 채로 팔을 최대한 앞으로 뻗는다.	최대 도달한 거리를(cm) 기록 시간 기록함
50보 빠르게 걷기	환자는 25피트 걷고, 다시 돌아서, 제자리로 돌아온다. 가능한 빨리 5분 동안 한다.	
5분 거리 걷기	환자는 최대한 멀리갈 수 있는 만큼 5분 동안 걷는다.	걸은 거리 기록
360° 구르기	환자는 치료대에 바로 누어서 360°까지 최대한 빨리 구르기를 한다. 잠시 멈춘 뒤다시 제자리로 돌아온다.	양방향에서 롤오버를 완료하기까지의 시간을 합해서 기록
Sorensen 피로도 평가(그림 12.5) (최소한의 기능장애를 가진 환자를 위한 소렌 피로도 검사)	환자는 치료대 위에서 엎드려 하지를 안정시킨 후 상체를 들어 올린 후 가능한 오랫동안 버틴다.	피로에 도달하기까지 걸리는 시간 기록

없을 때 그러하다. 자가보고 수치는 임상가들에 의해 관찰되거나 측정되어진 육체적 능력보다 다른 자가 보고와 더 밀접한 관련을 가지고 있다.

더욱이 임상적 측정치와 환자의 자가보고는 서로 보통 수준의 상관성이 높지 않다. 이것은 환자들, 임상학자들 그리고 정상적인 피실험자가 종종 걷는 거리 혹은 활동하는 시간(extimate of distance walked or the time that an activity takes)의 측정이 잘못 판단한 것 이라는 것을 발견함으로써 부분적으로 설명되어질 수 있다. 이와 마찬가지로 활동적 시간, 혹은 견딜 수 있는 정적 상태(static position)의 추정은 추정의 정확성과 타당성이 심각하게 변화 되어질 수 있다는 많은 요소들에 의해 영향을 받는다. 편견적 보고는 또한 상황적 요구, 기억, 어휘능력에 따라 다양할 수 있다.

그러므로 임상가 계측평가를 가진 환자 자가 보고의 상호 보완적인 기능이 필수적이다. 각각의 측정 방법은 육체적 실행의 다른 면에 영향을 준다.

기능의 자가보고 계측은 기능적 어려움을 확인하는 것을 도와주는 평가로써 사용하는데 중요하고, 중재의 효율성을 결정하는 데에 결과 척도로써 사용하는데 중요하다. 왜 활동이 제한되어있는지에 접근하는 자가보고 측정도 또한 필수적이다. 육체적 기능에 영향을 미치는 다른 구조물, 혹은 육체적 기능장에의 결과인 다른 구조물을 설명하는 것은 이장의 범위를 넘어선다. 그러나 몇 개의 특징은 주목 할만하다. 예를 들어, 고통의 측정〔강도(intensity), 질(quality), 위치(location)〕은 환자의 자가 보고서를 통해 얻어져야만 한다. 환자의 고통의 전문가의 평가는 부정확하고 일반적으로 과소평가되어진다. 통증의 양상은 통증 자체보다 보통 환자의 어려움과 문화적인 부분을 가리키는 경우가 많다. 환자들의 믿음(그리고 거짓 믿음)에 관하여, 그들의 척추 그리고 육체적 활동에 기대되어진 효과에 대하여 발견하는 것은 또한 유용하다.

환자의 믿음과 육체적 기능장애의 충격은 문제를 확인하고 직접적 치료를 주는데 도움이 된다.[50,51]

예를 들어, 부상 혹은 활동의 공포는 Tampa Scale of Kinesphobia[50,51]를 사용하는데 평가되어질 수 있는 재활과 관련 있는 문제이다. 분명히 다른 치료 접근법이 육체적 손상보다 고통과 부상에 대한 공포 때문에 완전한 활동을 할 수 없는 그러한 환자들에게 필수적이다.

임상가의 계측된 기능 평가 (Clinician-Measured Tests of Function)

신체적 기능의 임상가에 의한 계측된 평가는 환자의 육체적 기능을 결정하는 유용하고 빠르고, 간단하고, 많은 방법을 제공한다. 이 방법은 과제범위의 사용 혹은 육체적 기능의 구조물을 본질적으로 견본화 하는 표준화된 검사를 포함한다. 이 검사는 간단하고 매일의 과제는 환자들이 이행하기에 그리고 의사가 측정하고 해석하기 쉽다. 다음 장에서 우리는 허리 통증을 가진 개인의 육체적 기능을 평가 하는 데에 사용 되어질 수 있는 간단한 임상적 수행력 검사를 기술할 것이다. 우리는 그 때 평가검사의 확실성과 타당성을 지지하는 실험적 증거를 요약할 것이다. 두 번째로 육체적 기능을 위한 최적의 관리는 허리 통증 과제수행에 어떻게 영향을 주는가를 이해 하는 것에 기초로 한다. 이러한 전제가 기본에 깔리면 우리는 특정 업무에 관한 특징화된 육체적 수행이 갖는 신체 역학적 실험의 결과를 알 수 있다.

신체의 수행력 검사 (Physical Performance Test Battery)

최근에 Simmonds와 그 동료들은 허리 통증 환자를 위해 포괄적이지만 간단하고 정형화된 수행력 검사를 개발, 검사, 그리고 재정립하였다. 검사는 허리 통증과 함께 생길 수 있는 매일 매일의 활동들에 대한 기본적인 구성 요소가 있는 과제들을 포함한다. 예를 들어, 대부분의 허리 통증을 가진 개인들은 선 자세에서 압력과 척추에 전단부하에 어려움을 가진다. 그리고 통증이 없는 사람보다 일반적으로 더 천천히 움직인다.[28,29,39,43] 그러므로 과제검사에 관한 수행은 주로 얼마나 빨리 과제가 수행되어지는지 혹은 피실험자가 얼마나 멀리 앞으로 도착할 수 있는지에 근거한다. 이처럼 간단한 임상검사를 위해 필요되어지는 유일한 장비는 스톱위치, 줄자나 테이프 그리고 약간의 1/2 kg 무게의 장비이다. 이 업무는 표 12.1와 그림 12.1에서 12.5를 통하여 보여진다.

정신측정학 속성 (Psychometric properties)

신뢰성 (Reliability)

임상측정치 도구와 수행력 평가의 임상적 유용성은 평가-재평가,[47] 평가자간의 신뢰성, 일상의 안정성, 타당성으로 48명의 건강한 피실험자와 44명의 허리 통증환자를 평가하였다. 모든 평가는 평가자간의 신뢰성을 가진다. 계급간 상관관계($ICC_{1,1}$)는 모두 동등하거나 0.95 보다 더 크다. 과제의 단순성과 과제의 방법은(스톱위치 또는 테이프) 아마 평가자간의 신뢰성을 적정 수준까지 맞춰줄 것이다. 평가-재평가와 일상의 안정성은 모든 검사를 위해 적당하다. 신뢰성 결과는 재미있는 현상을 보여준다. 반복되는 운동(repeated flexion and sit-to-stand) 등의 두 과제는 상대적으로 낮은 수준의 안정성을 가지며 이는 과제 수행동안 움직임의 변화를 의미한다. 활동 혹은 생리적인 준비운동의 감소된 두려움이 아마도 가장 가능한 설명일 것이다. 왜냐하면 수행력의 속도가 반복할수록 증가 되고 그 변화는 허리 통증군에 더 많이 나타나기 때문이다.

빠른 활동적 수행을 요구하는 두 업무의 안정성의 낮은 수준은 재미있는 관찰과 중요한 핵심이다.

몇몇 저자들과 많은 임상학자들은 피실험자의 노력의 타당성 안에 있다고 주장한다. 이러한 단순한 견해를 지지하는 증거가 불충분하고 더구나 이에 반박하는 몇몇 증거에도 불구하고 육체적 수행인 "거짓말 탐지기"의 연구는 인기있는 과제이다. 우리 결과는 과제수행에 있어서의 변동성이 거짓말 탐지기가 아닌 것을 제안한다. 반복되는 운동 동안의 수행에 있어서의 변동성은 업무 그 자체의 특징이고 그러므로 의심있는 환자 자극을 암시하는 것은 아니다. 우리의 연구에서 어떤 환자들도 소송에 연관되지 않았으며 근로자들도 어떤 보상을 받지도 않았다. 또한, 환자들이 고의적으로 굽히기와 펴기 과제를 반복하는 동안은 덜 노력하고 다른 과제에는 보다 충실했을 가능성은 없다. 그러므로 수행하는 신뢰성 자체의 범주 안에서 판단되어져야 할 것이다.

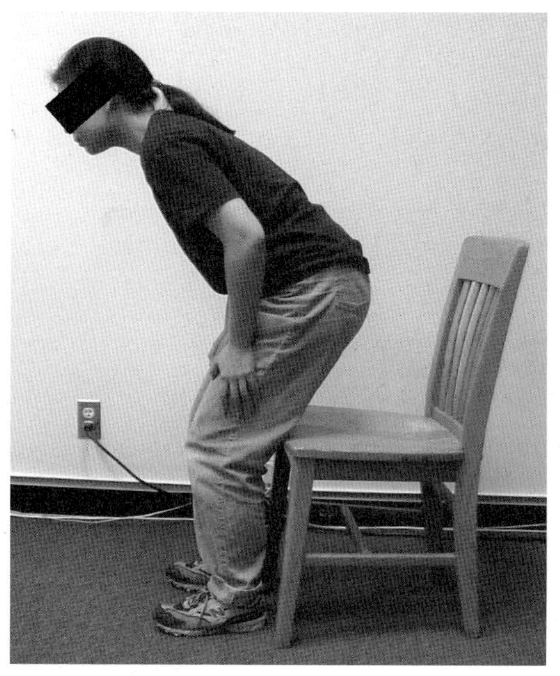

그림 12.1 앉았다 일어서기 반복.

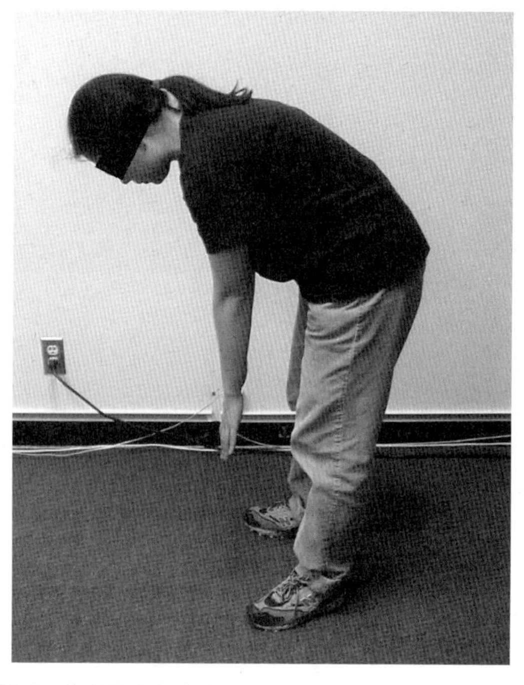

그림 12.2 체간 굽히기 반복.

반응성 (Responsiveness)

과제평가의 반응성은 RMDQ와 PSQ와 함께 비교되어지고 측정되어졌다. 28명의 물리치료 환자들이 4~6주 후에 평가하였다. SRM(Standardized response means)은 환자에 의해 5개의 확인된 활동의 각각에 1.39에서 1.98이었다. 세 가지 수행 업무는 반응성에 관해서 RMDQ에 비교되어졌다. RMDQ의 SRM은 0.81이었다. 5분 거리 걷기, 부하걷기, 그리고 반복되는 굽히기 과제의 SRMs는 각각 0.81, 0.73, 0.73이었다.[42]

타당성 (Validities)

평가의 신뢰도의 중요성은 만약 평가가 타당하지 않으

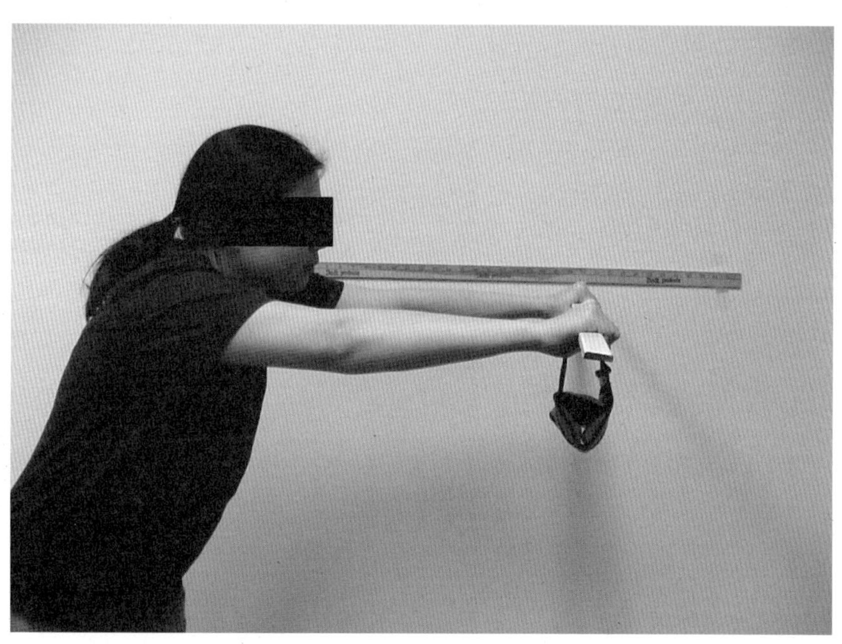

그림 12.3 부하 걷기.

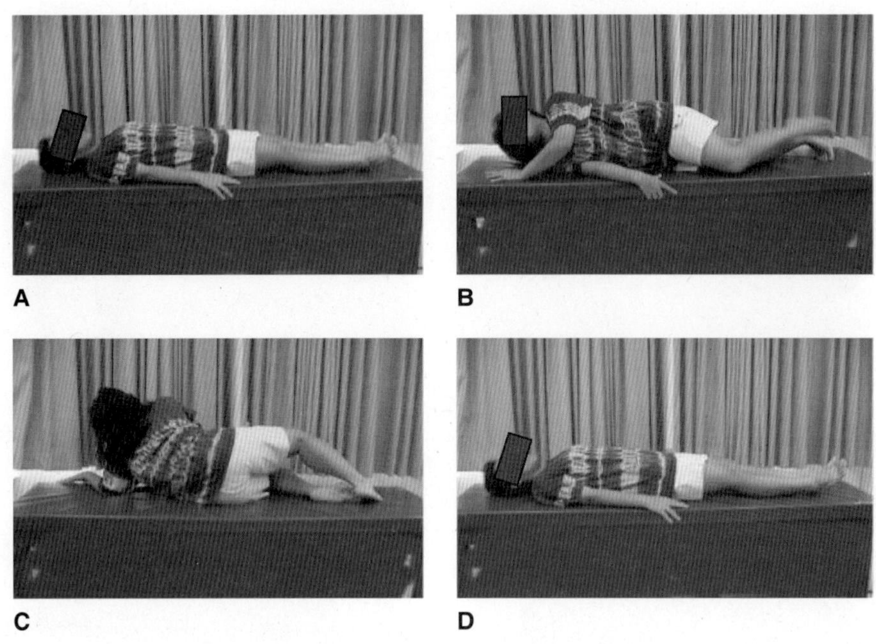

그림 12.4 360° 구르기. **(A)** 시작 자세. **(B)** 우측으로 구르기. **(C)** 좌측으로 구르기. **(D)** 마지막 자세.

면 해결되지 않는다. 그러므로 직면한 과제의 타당성은 그룹들 사이에 차이점을 조사함으로 평가되어졌다. 변화에 관한 다양한 분석은 통증 없는 피실험자들이 이 검사 ($F10,65=3.52$ $p<0.0001$) 의 과제에 관한 허리 통증을 가진 피 실험자들보다 우월하였다. 타당성은 수행자와 외부 (impairment and pain) 평가 사이의 상호관계패턴의 조사를 통해 이루어진다. 과제들 사이의 높은 상호관계는 집중적 타당성의 증거를 제공하며 이는 과제가 유사한 구성개념을 평가한다고 제안한다. 그러나 평가사이의 낮은 상호관계는 판별타당도를 보여주며 이는 또한 업무가 다른 구성개념을 평가함을 말해준다. 과제검사는 수행평가 사이에 강한 상호작용과 수행과 외부 평가 사이의 약한 상호작용을 통하여 좋은 집중성과 차별성을 보여준다. 비슷한 수행특성을 함유하는 업무는 가장 강하게 상호작용을 한다. 예를 들어, 걷기를 포함한 과제는 가장 높게 상호작용을 한다. 대조적으로 유사하지 않은 수행특성을 함

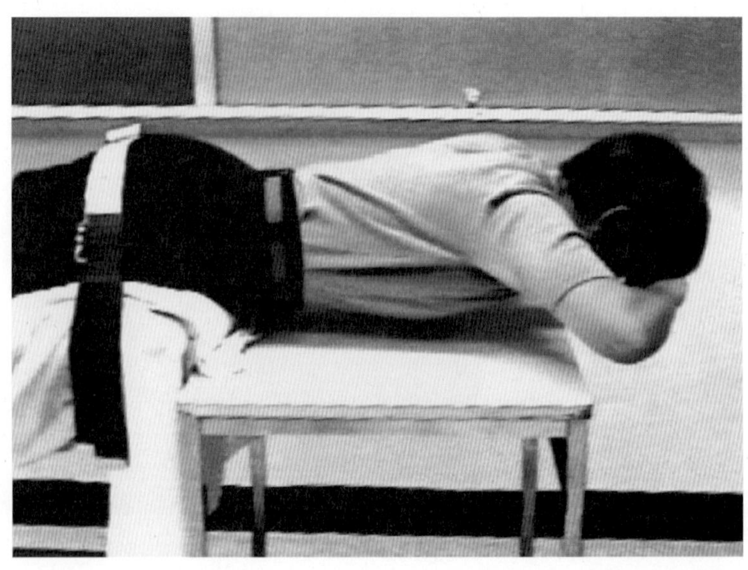

그림 12.5 피로도 평가.

유하는 업무는 덜 강하게 작용한다. 예를 들면, 상대적으로 느리게 수행되어지는 부하걸기 과제와 상대적으로 빠르게 수행되어지는 굽히기 과제의 반복사이에 상호작용은 r=-0.53이다. 두 과제 다 체간에 관한 다른 스트레스를 포함하지만 명백하게 그러한 스트레스의 자세적응 스피드는 다르게 변화하고 있다. 마지막으로 통증과 수행성 평가는 통증과 손상평가보다(r^2=0.61) 장애에 대해 더 나은 검사 방법이다(r^2=0.47).[46]

더 나아가 과제평가의 검증은 요인분석을 통하여 조사되어진다. 이 통계는 과제 검사에 의해 측정되어지는 기본 구성개념의 수를 조사한다. Novy와 동료들[33]은 허리 통증을 가진 103명의 환자들에게 평가검사의 요인을 조사했다. 그들은 두 요소를 이끌었다. 즉 신체수행성 과제의 Simmonds 검사의 기초가 되는 속도/협응력 그리고 지구력/근력을 이끌었다. 속도/협응력 요소는 40보 걷는 속도, 체간굽히기 반복하기, 서기, 구르기에 의해 확인 되어졌다. 구르기 과제는 이 요소에 관해 0.86 부하를 가졌고 속도/협응력의 강한 지시가가 되도록 나타난다. 두 번째 요소, 지구력/근력은 5분 걷기와 부하걸기 과제로 확인 되어졌다. 여기서 다루어진 다른 과제들과 대조적으로 Sorensen 피로도 평가는 어떤 요소에서도 주된 부하와 연관관계가 없고 더 논의가 필요하다.

두 개의 이끌어진 요소들은 의미있을 뿐만 아니라 재활로 이끄는데 도움을 줄 수도 있다. 신체적 수행과제의 점수가 환자가 속도/협응력의 운동에 타협되어진다는 것이 나타났을 때 치료사는 밑줄 친 요소(표 12.2)에 목표를 두고 운동 프로토콜을 디자인할 수 있다. 이와 마찬가지로 지구력/근력의 지시자에 관해 안 좋은 수행을 보이는 환자들은 목표를 정하고 이러한 부족한 점을 향상시키는 훈련된 프로토콜로부터 이익을 얻을 수 있다. DeLooze와 동료들은 감소된 힘이 역학적 부하를 지지하는 척추의 능력과 타협한다는 것을 보여준다.[7] 그러므로 환자들은 훈련 후에 5분 걷기, 부하걸기 과제에 척추의 저항에 견디어 더 나은 참을성을 가질 수 있다.

Sorensen 평가는 몇몇의 이유로 기준 평가로부터 제거되어졌다. 우선, 그것은 최소한의 기능적 검사이다. 두 번째 로 그것은 고통 없는 건강한 조절함에 어려움을 찾는 육체적 도전 평가이다. 세 번째 요소 분석에 관한 통계적 비율에 근거되어져서 Sorensen 평가는 구성요소의 타협 없이 제거되어질 수 있다.

마지막으로 우리는 평가의 타당성에 관해 허리근육지구력의 하나로써 또한 의문을 제기한다. Kankaanpaaetal은 평가 동안에 고통이 없는 개인들에게 등과 엉덩이 피로 사이에 중요하게 load-sharing이 있다는 것을 제안한다.[25] Sorensentest의 짧은 시간에 약한 근육의 지구력과 관련이 있고 정상적으로 허리 통증이 예견된다 할지라도, 이 결과는 이미 허리 통증을 가진 개인들에게 일반화되어질 수 없다.[4,8,24] 우리는 고통 없는 개인의 대다수(80.5%) 가 피로/약화 때문에 평가를 그만둔다 할지라도, 허리 통증을 가진 개인들의 단지 29.6%만이 이러한 이유로 그만둔다. 다소 대부분의 허리 통증을 가진 대부분의 개인들(63%)은 고통 때문에 평가를 그만둔다. 그러므로 우리는 허리근육 지구력이 아니라, 통증 내성 평가의 평가로서 허리 문제를 가진 환자의 경우 Sorensen 평가를 제안이다.[44]

표 12.2 신체적 수행 평가 기준 데이터베이스

평가	평균	표준 편차	최소값	최대값
앉아서 일어서기 반복(초)	7.35	1.42	4.45	11.54
체간 굽히기 반복(초)	7.44	1.04	5.17	9.59
부하걸기(cm)	67.62	6.43	55.50	84.03
50보 빠르게 걷기(초)	8.30	0.85	6.80	10.78
5분 거리 걷기(m)	514.10	70.25	284.68	683.97
360° 구르기(초)	6.33	1.24	4.15	10.08

과제수행에 영향을 끼치는 요인들 (Factors that influence task performance)

요소의 다양성은 우리가 변경할 수 없는 요인, 성별, 변경할 수 있는 요인, 통증의 위치를 조사한 과제수행에 영향을 미친다.

성별 (Gender)

남자가 대부분이 육체적인 과제에서 여자보다 우월할지라도, 허리 통증은 수행 능력을 변화시킨다. 남자와 여자의 육체적 수행에 관한 허리 통증의 잠재적인 다른 영향은 거의 연구되어지지 않았다. Novy와 동료들은 허리 통증이 있고 없는 남자와 여자의 수행차이를 조사했다. 그들은 비특징-역학적 허리 통증을 가진 33명의 남자와 46명의 여자의 과제 검사에 관한 수행 그리고 건강한 피실험자 21명의 남자와 25명을 조사했다. 그들은 집단판별분석을 사용했고, 피실험자들의 4그룹에서 두 가지 주요한 면에서 중요하게 다른 육체적 업무가 수행되었다는 것을 발견했다.

첫 번째 성별과 관계없었던 차이는 건강한 실험군이 허리 통증환자군보다 특정과제(sit-to-stand, repeated trunk flexion, Sorenson fatigue test, 50-footspeed walk)에서 우월하였고, 이는 체간조절, 협응성, 안정성 그리고 척추에 대한 동적 안정성(withstanding geavy or quickly changing loads on the spine)이 포함되었다. 즉, 건강한 남자가 건강한 여자, 남자환자, 그리고 여자 환자보다 순서대로 우월하였다. 환자와 환자가 아닌 것을 고려하지 않은 두 번째 차이는 남자가 여자보다 인체측정 특징 즉, 사지길이(distance walk and loaded reach) 포함된 과제에서 여자 보다 우월했고, 건강한 남자의 경우 환자군의 남자, 건강한 여자 그리고 환자군의 여자보다 차례대로 우월하였다. 따라서 치료 결과는 과제에 대한 특정한 요구 뿐 아니라 성별까지 고려하여야 한다.

통증의 위치 (Location of pain)

육체적 수행은 또한 고통의 위치에 의해서 영향 받는다. 방사통 혹은 다리로 연관통을 가진 환자들은 일반적으로 단지 허리 통증을 가진 환자보다 신체수행이 떨어졌다. 그러나 수행의 차이들은 여전히 과제의 특화성이다.[45] 우리는 신체 수행 검사의 관해 허리 통증을 가진 전체 60명의 환자를 검사했다. 29명의 환자는 허리 통증이고 31명의 환자는 다리통증을 가졌다. 허리 통증을 가진 환자들은 50걸음을 걷는 속도, 체간굽히기 반복, 360° 구르기에 관해 다리통증을 가진 환자보다 우월했다. 5분 걷기, 앉았다 일어서기, 혹은 Sorenson 평가에 관해서는 두 그룹 사이에 차이는 없었다. 그러므로 다리고통을 가진 개인들은 척추에 높은 압력부하 혹은 높은 속력의 움직임을 포함한 업무를 가지는 데에 더 큰 어려움을 가지고 있는 것 같다.

생체역학과 근전도 과제분석 (Biomechanical and electromyographic task analysis)

신체적 수행 업무는 복잡한 운동이다. 모든 수행업무 구성요소의 이해와 그들이 작동하는 방법의 더 나은 이해는 궁극적으로 복잡한 운동 형태를 설명하는 간단한 수리적인 규칙으로 이끌어진다. 현재 이 규칙들은 여전히 알기 어렵다. 과제의 최적의 관리와 생리적인 엄무 수행을 요구하는 것은 자명하다. 걷기, 앉아서 쉬기, 구부리기, 뻗기는 허리 통증을 가진 환자들이 빈번하게 하는 활동적인 업무이다. 그러나 기능적 운동 형태에 관한 체계적 연구는 특히 임상적 재활의 범위 내에서는 이루어지지 못하고 있다. 이장의 마지막 부분에서 특별히 업무소행동안의 운동특징에 관해 중점을 둘 것이다.

정상적 운동과 변형된 운동수행, 그리고 변형된 운동수행의 안정성 및 장 · 단기 의미에 대한 경험적 자료의 부족은 종종 과학적 근거가 없는 치료법을 사용하게 만든다. 예를 들어, 많은 치료 식이요법(특히, 정형도수치료법)은 표준화된 운동 그리고 자세와 수행에 균형을 얻도록 고안되어져있다. 그러나 장애가 있는데 정상적인 운동은 가능하지도 않고 바람직하지도 않다. 그리고 자세와 운동의 균형은 정상적이다. 그래서 자세가 문제라고 추측하는 것은 비합리적이고 그것은 극적인 경우를 제외하고 '정상화' 되었다라고 보증한다.

장애를 가진 환자들에 의해 표현되어지는 많은 변형된 운동 전략들이 실제로 환자들에게 가장 효율적이고 효과적이라는 것은 가능성이 있다. 몇몇의 환자들에게는 그것을 완성할 수 있는 것이 더 중요할지도 모른다. 다른 환자들은 움직임 형태에 있어서 유연성이 부족할 수도 있고 그들의 장애를 조절하기에 충분히 그리고 그 과제를 완성하기에 충분히 움직임 형태를 수정하는 것이 불가능할 수도 있다.

허리 통증을 가진 환자들은 고통 없는 개인들과 비교할 때 더 천천히 그리고 덜 힘을 쓰는 경향이 있다.

수행속도 감소는 만약 그것이 덜 고통을 주는 결과로 수행되어진다면 유용한 전략이 될 수 있다. 그러나 만약 업무가 너무 천천히 수행되어진다면, 그것은 시간적인 면에서 비효율적이다. 그러므로 그것은 덜 유용한 전략이다. 다른 원인을 가진 환자들에게 과제 요구사항들 그리고 정상, 변형된 운동수행 형태의 향상된 지식은 치료사들이 업무를 어렵게 하거나 업무의 요소들을 특정하게 어렵게 하는데 도움을 줄 수 있다. 치료는 그때 업무를 더 적절하게 수행하는데 초점을 둘 수 있다. 환자의 업무수행 수정, 혹은 환자의 장애(disability)를 향한 손상, 자세, 믿음을 수정하는 데에 초점을 둘 수 있다.

운동수행 형태에 관한 연구들이 이제껏 수행되어져 왔다. 그러나 대부분의 연구들이 설명적이고 단면적이었으며, 특정한 업무 수행동안에 허리 통증이 있는 사람과 없는 사람의 움직임과 근수행 특징을 비교하거나 특징화하였었다. 예를 들어, 운동패턴은 업무가 수행되어 질때 허리 통증이 있는 실험자와 없는 실험자 사이에서는 다르다. 예를 들어, 걷기,[1,22,23] wheel turning,[39] 대칭, 비대칭 체간 굽히기,[28] 뻗기,[37] 그리고 앉아서 일어서기,[11-13] 변형된 자세 제한과 근육 반응시간들은 만성적 허리 통증을 가진 환자들에게 이러한 현상은 변형적 운동패턴에 기여하는 몇 가지 요소일수 있다. 변형된 자세조절과 근육반응시간은 앉을 때 예기치 않은 움직임을 하는 만성허리 통증 환자들 중에 운동유형의 변화를 유발하는 요인이다. 그러나 역학적, 운동 형태에 변화에 영향을 미치는 요소 활동적인 운동(예, 걷기, 체간 굽히기, 뻗기, 그리고 앉아서 일어서기) 동안의 변형된 패턴의 안정성의 조직적인 조사는 필수적이다.

Marras와 동료들[28]은 각 위치, 속력, 체간의 가속도를 측정한다. 허리 통증을 가진 171명의 피실험자들과 339명의 건강한 피실험자들이 3축의 각도계를 입고 5개의 다른 면으로 그들의 체간을 구부리고 뻗을 때 평가는 정확하게 허리 통증의 피실험자의 94% 혹은 조절군으로 구분되어진다. 저자는 운동신호를 다른 원인론의 허리 통증을 가진 환자들 사이에서 다르다는 것을 제안한다. 타당성이 분명히 필수적이라 할지라도, 작업은 허리 통증의 진단 수수께끼가 주어질 때 흥미를 일으킨다.

Arendt-Nielsen 등[1]은 일련의 걸음 거리 연구를 수행하고 임상적 실험적으로 불러일으킨 허리 통증을 가진 피실험자들의 척추기립근의 근전도(Electromorphic) 활동을 조사하였다. 그들은 걸음의 모든 단계 동안에 환자와 조절군 사이의 EMG 활동의 시간과 양의 차이점을 발견하였다. 가장 중요하게 그들은 실험적으로 불러일으킨 근육 통증이 EMG 활동을 조절하고 임상적 허리 통증의 그것과 유사한 방법으로 걷는 형태를 조절한다는 것을 보여주였다.

우리 실험에서, 우리는 통합된, EMG, 걷기의 근전도 해석, 육체 실험에 관한 허리 통증의 앉아서 서기 영향을 수행중이다.

보행-시간과 공간의 매개변수 (Walking-temporal and spatial parameters)

우리는 44명의 허리 통증을 가진 피실험자와 47명의 건강한 조절군의 보행의 특징을 빠른 스피드와 선호하는 스피드에서 비교했다.[23] 환자들은 선호하는 속도와 제일 빠른 속도에서 둘 다 상당히 느리게 걸었다. 환자들의 빠른 걷기 속력은 조절군의 선호하는 속도와 비슷하였다. 환자들이 그들의 박자를 증가시킴으로써 그들의 걷는 속도를 증가시켰다는 것은 흥미로운 반면에 건강한 사람들은 그들의 보폭을 증가시킴으로써 스피드를 증가시켰다. 보폭확장과 관련된 어려움은 통증이 없이 걷는 다른 군만큼 빨리 걷기가 힘든 환자의 상태를 설명할 수 있다. 그러나 허리 통증은 한 가지 원인론으로부터 기인하지 않는다. 변화된 보폭 전략은 통증과 연관되어 나타나며 특히, 통증의 위치에 그러하다. 통증의 위치는 물론 진단상 결정에도 기여한다. Hussein 등[22]은 허리 통증을 가진 개인들의 걷는 형태에 관한 통증 위치의 효과를 조사했다. 그는 허리 통증을 가진 60명의 피실험자의 걸음걸이를 측정하고 분석했다. 현재 허리 통증(BP) 혹은 다리통증(LP)을 가진 사람들을 조사했다.[21] 중요한 그룹 차이는 드러났다. LP를 가진 환자는 비대칭 걸음 형태(step length)를

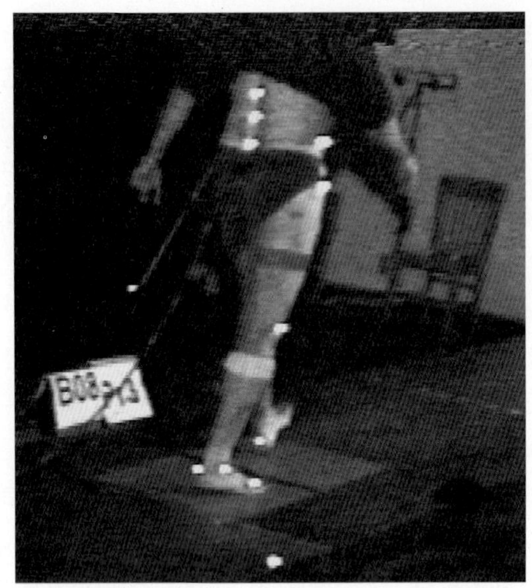

그림 12.6 보행분석

가지고 있었고, 단지 걷는 속도와 보폭에 의하여 BP를 가진 그러한 사람들에게 뒤쳐진다. 그들은 특히 아픈 쪽에 걸음 길이가 제한되어져 있었다. 보 걸이와 걷는 속도의 제한은 물론 연관되어 있다. 그러나 걷는 속도의 제한이 기대되어지는 통증에서 야기된 것인지 실제 고통인지는 분명하지 않다. 요소의 다양성은 이러한 걸음걸이의 어려움들을 설명할 수 있다. 손상수준 문제들은 척추회전, 팽팽한 다리 굴곡근(tight hamstrings), 그리고 뻗을 때 좌골신경의 민감성의 범주를 포함한다.

보행 — 지면반발력, 근조절, 동작 요소 (Walking — Ground reaction force, muscle control, and motion parameters)

BP, LP 그리고 나이와 성별에 관계되는 그룹에 있어서 좀 더 상세하고 포괄적인 보행의 분석이 진행 중이다(그림 12.6). 이 실험에서 피실험자는 그들이 선호하는 속도와 가장 빠른 속도로 걷는다. 지면반력기가 지면반발력(GRF)를 측정하기 위해 쓰여 지고 있다. EMG 활동이 척추주변근, 엉덩이근, 넙다리네갈래근(대퇴사두근, quadriceps), 장딴지근(비복근, gastrocnemius)에 대해 한 보행 사이클 동안 기록되어진다(지면반력기에서 첫 번째 초기 접촉부터 같은 발의 두 번째 초기접촉까지). 또한 APAS(Ariel 성능 분석 시스템)가 움직임 매체변수(각변위, 척추주변근육, 엉덩이근육, 넙다리네갈래근, 장딴지근, 정강뼈 앞쪽근육, 허리뼈 부분의 척추의 변위, 한쪽 엉덩이 무릎 발목)의 양을 측정하기 위해 사용되어진다. 각 그룹에서 한 피실험자의 처음 데이터가 쓰여진다.

최초 GRF 데이터는 정상 피실험자의 경우 가장 높은 이전/이후(그림 12.7) 그리고 수직 GRF를 갖고 다음으로 BP와 LB 피실험자의 순서였다(그림 12.8). 이는 더 빠른 보행속도가 더 많은 GRF를 생산하기 때문에 예측되어졌다.[35] 재미있게도 LP 환자들은 다소 다른 GRF 양상을 보여졌는데(그림 12.7A), LP 환자들은 최대 천천히 걷기(그림 12.9)에서의 BP 환자들보다 부하반응기에서 더 많은 수직 GRF를 보여주고, 그들은 빨리 걷기(그림 12.8A, 12.8B)에서 약간 더 많은(backward force)를 갖는다. 이는 아마도 LP 환자에게 하지에 변화된 감각 입력과 불규칙적인 보 길이가 부분적으로 원인이 되었을지 모른다(step length difference between nontest and test leg at preferred speed: normal =0.97 cm, BP=0.12 cm, LP=2.33 cm; and at fastest speed: normal =1.24 cm, BP=4.34 cm, LP=3.52 cm).

일반적으로 두 환자 모두 좀 더 평균적인 근육활동을 정상군보다 대부분의 속도에서 보여주었다(그림 12.10A, 12.10B). 그러나 환자들 사이에 차이점들 또한 관찰되어졌다. BP 환자의 경우 더 높은 평균 근육활동을 LP보다 보여주었다. 특히, BP 환자는 더 많은 반대측 척추주변근 그리고 검사측의 무릎 굴곡근을 선호하는 속도에서, 그리고 더 많은 동측 척추주변 근육 그리고 정강이 뼈 앞쪽 근육을 가장 빠른 속도의 보행에서 동원하였다.

척추주변근육에서 EMG의 수준이 척추문제를 갖는 피실험자와 비교하였을 때 더 낮았지만, 정상군은 여전히 많은 정도의 척추 움직임을 선호속도 그리고 빠른 속도에서 보여주었다(그림 12.11A, 12.11B). 처음 결과들은 여전히 흥미롭지만, 이들 개인차들이 그룹의 차이를 대표하는지를 결정하는 것이 필요하다.

앉아서 일어서기 (Sit-to-stand)

앉아서 일어서기와 부하도달과제(loaded reach tasks)들은 통증 없는 정상인들과 수술병력 없는 허리 통증환자들 사이에서 평가되어지는 것들이다. 신체역학적 분석에 따른 발견은 몇몇의 흥미로운 시각을 움직임의 차이와 환자의

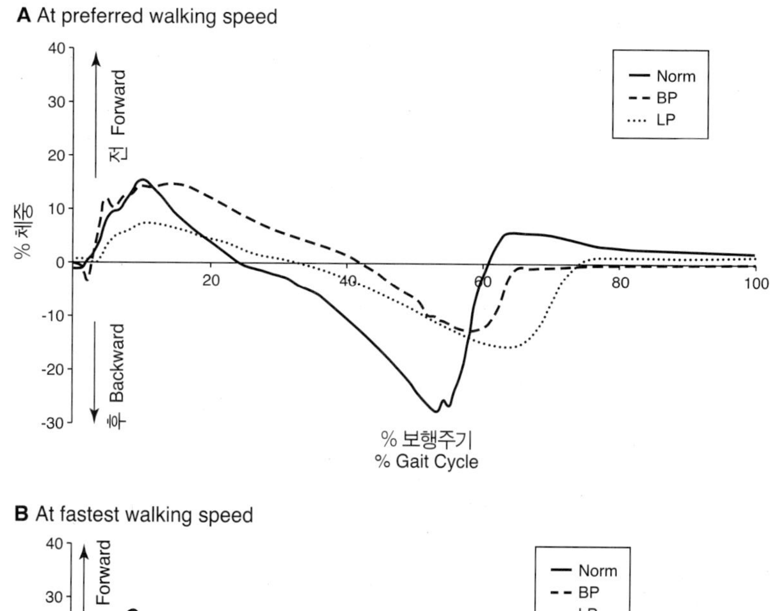

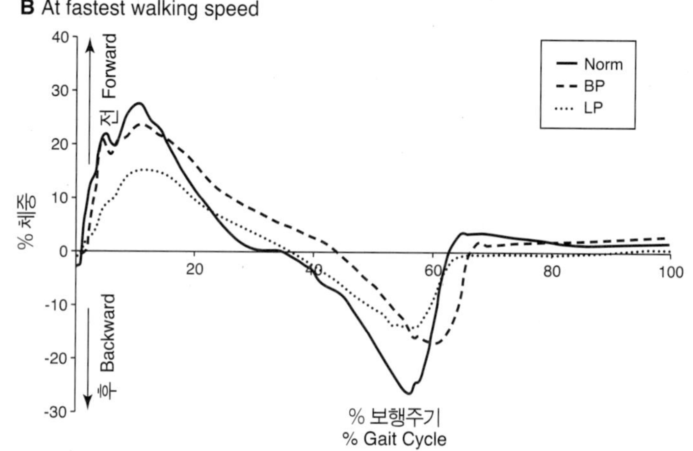

그림 12.7 보행주기 동안의 지면반발력 전/후. **(A)** 초기 보행속도. **(B)** 최고 빠른 보행속도.

보상움직임에서 드러내었다. 예를 들어, 앉은 자세에서 일어나는 동안 허리 통증환자들은 정상군과 비교하였을 때 더 적은 엉덩이 움직임을 사용하고, 이는 무릎의 움직임을 증가하는 것으로 보상한다.[13] 게다가, 척추융합술의 병력이 있는 환자들은 중력중심 이동시 이 과제를 수행하는 동안 어려움을 보인다. 이는 아마도 제한된 체간 운동성 때문일 것이다. 그들은 머리의 전위를 증가하는 것으로 이를 보상하고 서기를 수행하게 된다.[11] 허리 통증이 있던 없던 과제 수행에 있어 불균형을 갖는 다면 이는 좋지 않다.[12]

부하도달과제(loaded reach tasks)에 있어 우리는 통증 없는 군들이 수술 병력과 관계없이 허리 통증군보다 더 많이 뻗기를 할 수 있고, 더 많은 척추에 부하에 견딜수 있음을 발견하였다.[37] 놀랍지 않게도, 척추융합술 환자들은 다른 두 그룹과 비교하였을 때, 척추제한을 골반, 무릎, 발목의 움직임을 늘리면서 보상하였다.

그들은 또한 정상군 또는 비수술 환자들과 비교하였을 때 상대적으로 낮은 EMG 활동을 척추주변근, 넙다리곧은근(대퇴직근, rectus femoris)에서 보여주고, 반면 엉덩이근, 뒤넙다리근(슬괵근, hamstring)에서 더 높은 EMG 활동을 보여준다.

움직임과 EMG간의 상호의존성은 그룹간의 EMG 활동의 차이점들이 원인, 상호관계, 또는 변화된 움직임 형태 인지를 결정하는 것을 어렵게 한다. 좀 더 중요것은, 체간에서 멀어진 적응적 전략(예를 들어, 발목 움직임)이 척추사정보다 오히려 전인사정의 필요성을 강조한다는 것이다.

재미있게도, 허리 통증을 갖고 있지만 수술을 하지 않은 환자들은 눈에 띌 정도로 많은 외측 동요를 앞으로 움

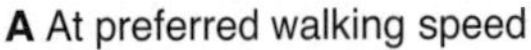

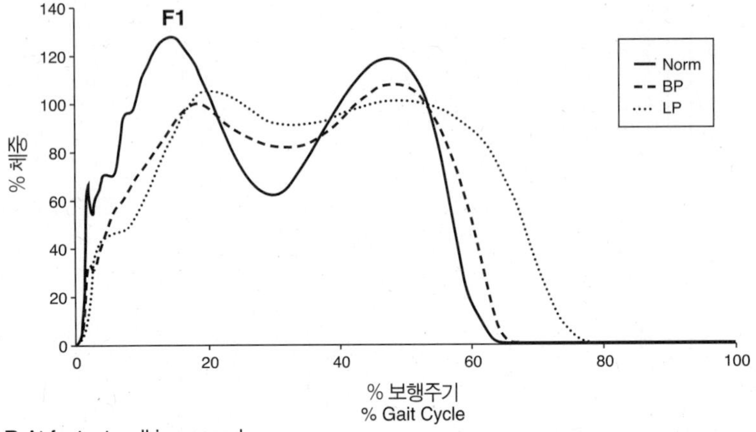

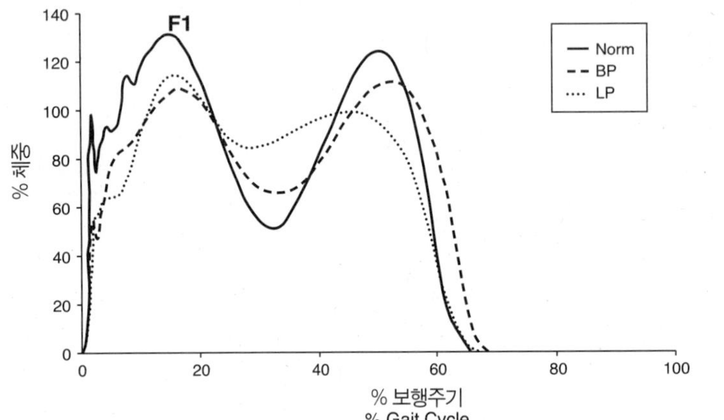

그림 12.8 보행주기 동안의 수직 지면 반발력. **(A)** 초기보행속도, **(B)** 최대 빠른 보행속도.

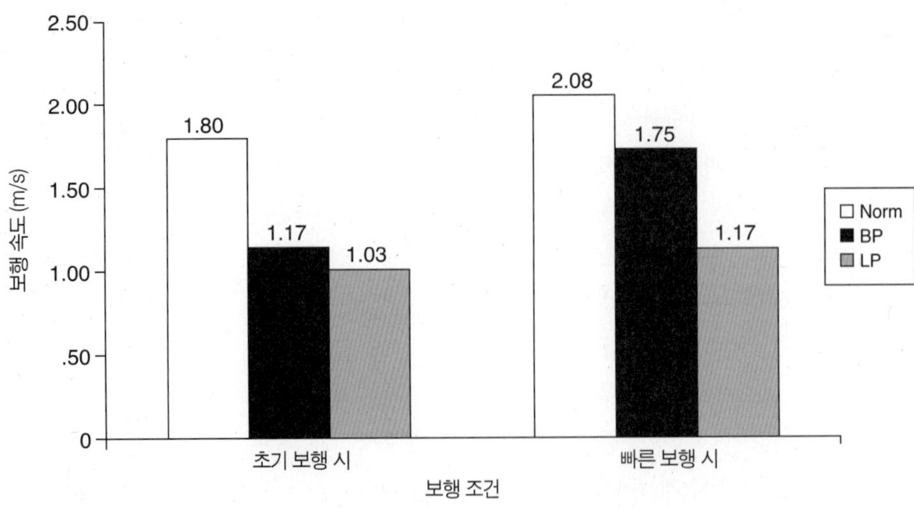

그림 12.9 보행속도.

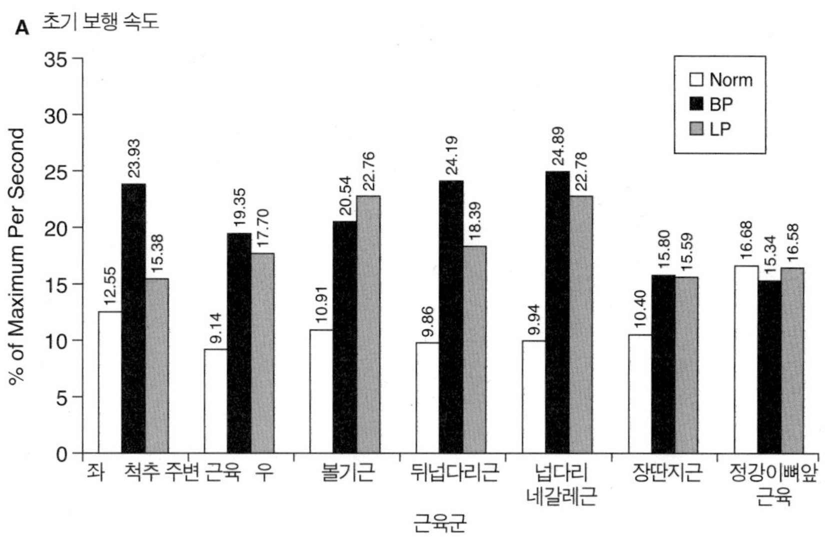

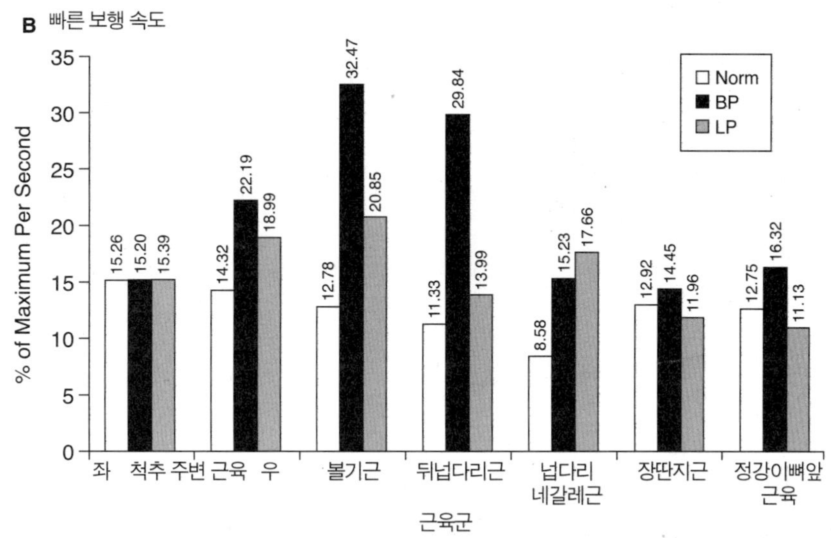

그림 12.10 보행주기 동안의 EMG 평균값. **(A)** 초기 보행 속도. **(B)** 빠른 보행 속도.

직임에 따라 보여준다(22.36 cm, compared to 10.88 cm and 11.11 cm for spinal fusion and control groups). 이 증가된 외측 동요는 아마도 통증과 관계될 것이다. 또한 이는 상대적으로 낮은 비율의 앞으로 움직임에 의할지도 모른다(천천히 자전거를 타고 것과 비슷하다).

이 연구가 단면적 목적임은 결과의 해석에 있어 제한점이다.

■ 결론 (Conclusion)

신체적 수행과 허리 통증은 복잡한 다각적 구조를 갖는다. 이들은 신체적, 인지적, 감정적, 사회적, 과제 그리고 환경적 요소에 영향을 받을 수 있다. 신체적 수행과제 검사는 정신측정학적으로 완전한 그리고 의미 있는 물리치료 평가, 치료, 결과 측정의 기초를 제공하는 것으로 보인다. 또한 신체수행평가가 합리적인 기초를 제공하고 이는 환자들을 동질의 하위집단으로 나눌 수 있도록 해줄 수 있을 가능성도 있다. 따라서 이들 하위집단을 위한 개개의 치료 프로토콜은 발전 될 수 있고, 이는 이론적으로 신뢰 있고 평가 가능한 기초에 근거한다. 일정 기간 동안 신체적 수행을 지켜보는 것은 아마도 최적의 타이밍, 그

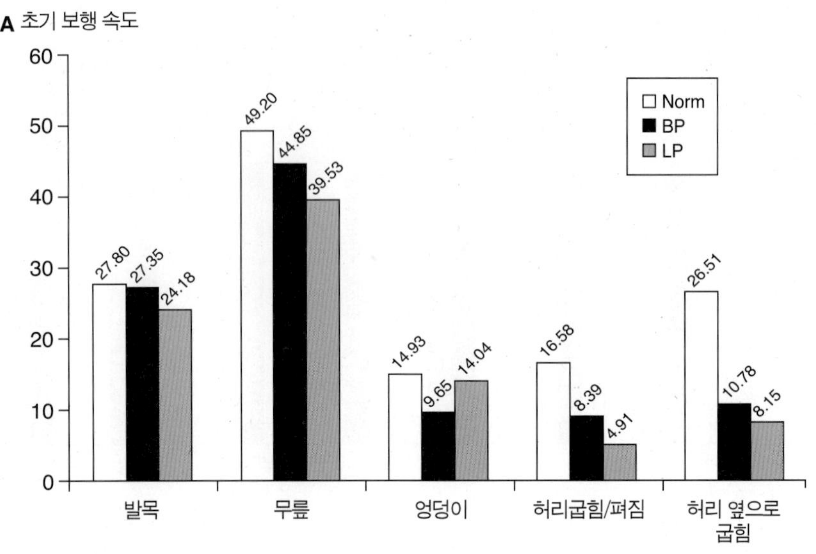

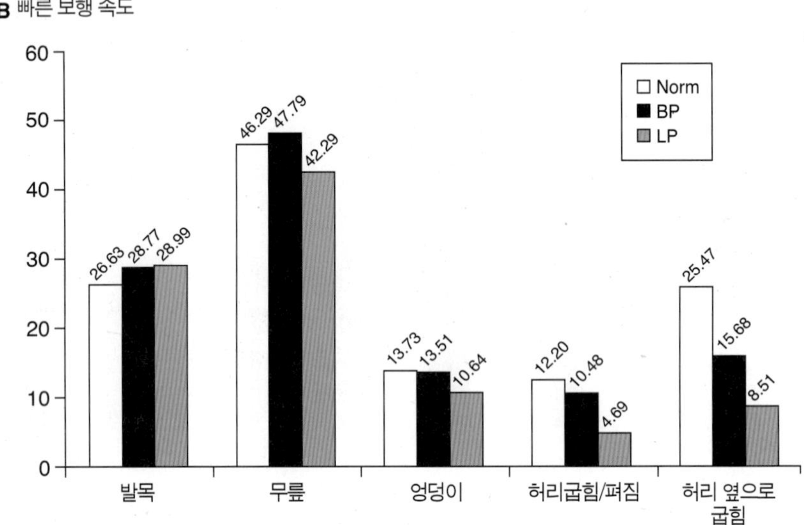

그림 12.11 보행 주기 동안의 총가동범위. **(A)** 초기 보행 속도. **(B)** 빠른 보행 속도.

리고 치료 기간과 관계된 임상적 결정에 아주 좋은 윤활제가 될 것이다. 신체적 수행의 또 다른 장점으로는 임상적 결정이 좀 더 전인적한, 신체적 기능과 활동에 초점을 맞추는, 움직임의 어려움을 확인하는, 그리고 믿을 수 있고 이론적인 기초의 방향으로 이끄는 것이다.

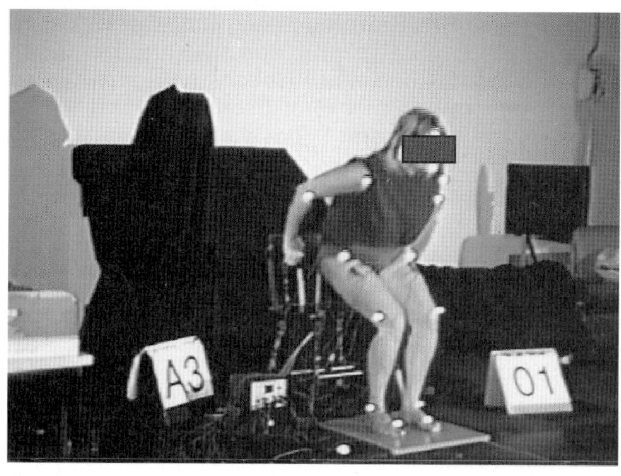

A

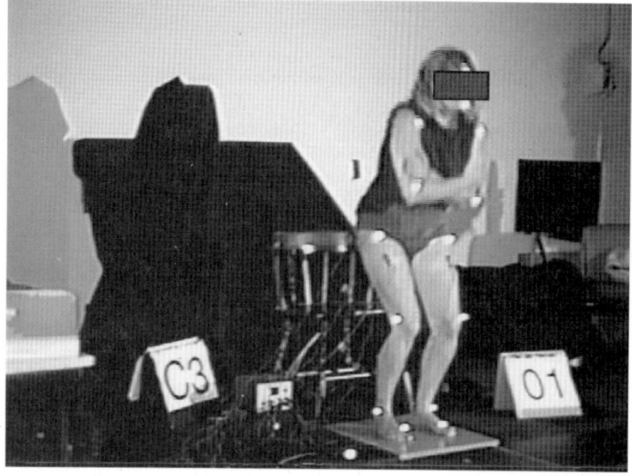

B

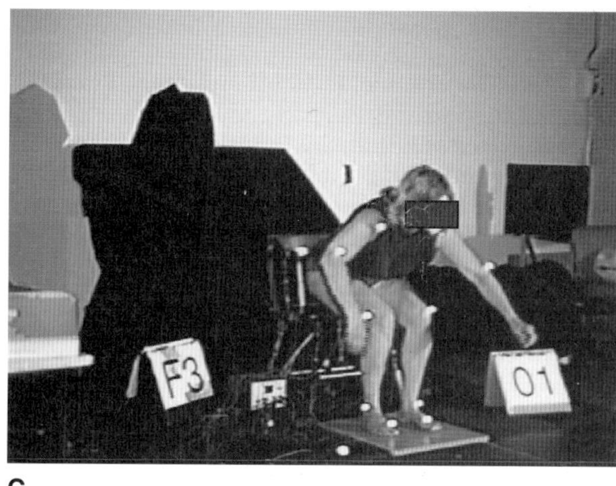

C

D

그림 12.12 앉았다 일어서기의 생명학적 분석.
(A) 조건 1: 의자를 손으로 짚고서. **(B)** 조건 2: 팔짱 낀 채로.
(C) 조건 3: 팔을 옆에 놓고서. **(D)** 조건 4: 손으로 무릎을 짚고서.

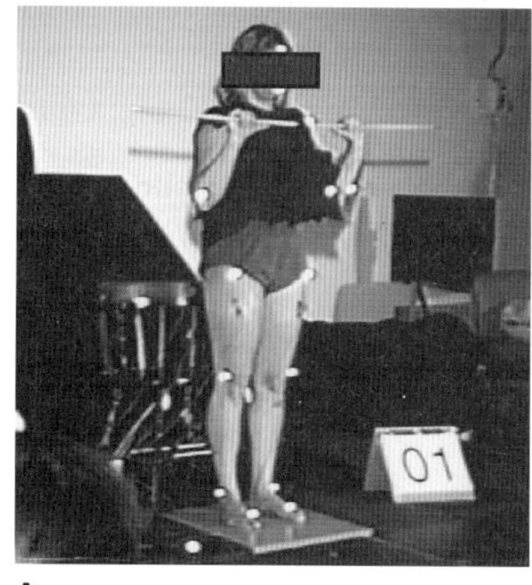

A

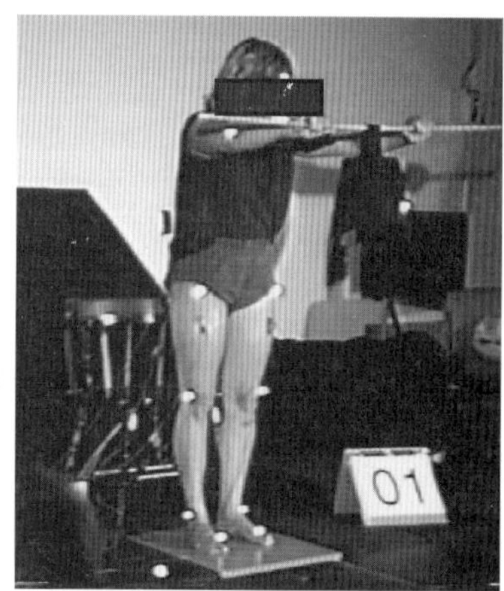

B

그림 12.13 부하걸기의 생역학적 분석. **(A)** 시작 자세. **(B)** 마지막 자세.

확인 과정
본 장의 학습목표 자가 점검

- 왜 손상 평가는 과제의 실제 신체적 수행 두드러지게 관계되지 않았나?
- 어느 평가가 기능적 평가의 표준화된 검사의 부분인가?
- 기능적인 검사법이 신경 전달의 유형에 영향을 미칠 수 있는가?
- 기능적인 평가가 어떻게 허리 통증과 궁둥신경통(sciatica)에 의해 문제를 일으키는가?
- 보행이 어떻게 허리 통증과 궁둥신경통에 문제를 일으키는가?

■ 참고문헌 (References)

1. Arendt-Nielsen L, Graven-Nielsen T, Svarrer H, et al. The influence of low back pain on muscle activity and coordination during gait: a clinical and experimental study. Pain 1996;64:231–240.
2. Beurskens AJ, de Vet HC, Koke AJ. Responsiveness of functional status in low back pain: A comparison of different instruments. Pain 1996;65:71–76.
3. Beurskens AJ, de Vet HC, Koke AJ, et al. Measuring the functional status of patients with low back pain. Assessment of the quality of four disease-specific questionnaires. Spine 1995;20:1017–1028.
4. Biering-Sorensen F, Thomsen CE, Hilden J. Risk indicators for low back trouble. Scand J Rehabil Mec 1989;21:151–157.
5. Chatman AB, Hyams SP, Neel JM, et al. The Patient-Specific Functional Scale: measurement properties in patients with knee dysfunction. Phys Ther 1997;77:820–829.
6. Craig KD, Prkachin KM, Grunau RVE. The facial expression of pain. In: Turk DC, Melzack R, eds. The facial expression of pain. Guilford Press, 1992:257–276.
7. de Looze MP, Zinzen E, Caboor D, et al. Muscle strength, task performance and low back load in nurses. Ergonomics 1998;41:1095–1104.
8. Dedering A, Nemeth G, Harms-Ringdahl K. Correlation between electromyographic spectral changes and subjective assessment of lumbar muscle fatigue in subjects without pain from the lower back. Clin Biomech (Bristol, Avon) 1999;14:103–111.
9. Deyo RA, Centor RM. Assessing the responsiveness of functional scales to clinical change: An analogy to diagnostic test performance. J Chronic Dis 1986;39:897–906.
10. Donahue MS, Riddle DL, Sullivan MS. Intertester reliability of the modified version of McKenzie's lateral shift assessments obtained in patients with low back pain. Phys Ther 1996;76:706–716.
11. Etnyre BR, Simmonds MJ, Lee CE, et al. Head and center of gravity motion during sit-to-stand between back pain patients and a control group. 13th International Congress of World Confederation for Physical Therapy. Yokohama, Japan, 1999.
12. Etnyre BR, Simmonds MJ, Radwan H. Comparison of electromyographic duration and frequency characteristics between low back pain patients and a control group. Third Interdisciplinary World Congress on Low Back and Pelvis Pain. Vienna, Austria, 1998.
13. Etnyre BR, Simmonds MJ, Radwan H, et al. Hip and knee displacements during sit-to-stand movements between low back pain patients and a control group. 13th International Congress of World Confederation for Physical Therapy. Yokohama, Japan, 1999.
14. Faas A. Exercises: Which ones are worth trying, for which patients, and when? Spine 1996;21:2874–287; discussion 288–289.
15. Fairbank JC, Couper J, Davies JB, et al. The Oswestry low back pain disability questionnaire. Physiotherapy. 1980;66:271–273.
16. Fisher K, Johnston M. Validation of the Oswestry Low Back Pain Disability Questionnaire, its sensitivity as a measure of change following treatment and its relationship with other aspects of the chronic pain experience. Physiother Theory Pract 1997;13:67–80.
17. Fordyce WE, Lansky D, Calsyn DA, et al. Pain measurement and pain behavior. Pain 1984;18:53–69.
18. Freburger JK, Riddle DL. Using published evidence to guide the examination of the sacroiliac joint region. Phys Ther 2001;81:1135–1143.
19. Gatchel RJ, Polatin PB, Mayer TG. The dominant role of psychosocial risk factors in the development of chronic low back pain disability. Spine 1995;20:2702–2709.
20. Grieve GP. Mobilization of the Spine, 4th ed. New York, NY: Churchill Livingstone, 1984.
21. Hussein TM. Kinematic gait characteristics: A comparison of patients with chronic low back pain with and without referred leg pain (Dissertation). Houston, TX: Texas Woman's University, 1999.
22. Hussein TM, Simmonds MJ, Etnyre B, et al. Kinematics of gait in subjects with low back pain with and without leg pain. Washington, DC: Scientific Meeting & Exposition of the American Physical Therapy Association, 1999.
23. Hussein TM, Simmonds MJ, Olson SL, et al. Kinematics of gait in normal and low back pain subjects. Boston, MA: American Congress of Sports Medicine 45th Annual Meeting, 1998.
24. Ito T, Shirado O, Suzuki H, et al. Lumbar trunk muscle endurance testing: An inexpensive alternative to a machine for evaluation. Arch Phys Med Rehabil 1996;77:75–79.
25. Kankaanpaa M, Laaksonen D, Taimela S, et al. Age, sex, and body mass index as determinants of back and hip extensor fatigue in the isometric Sorensen back endurance test. Arch Phys Med Rehabil 1998;79:1069–1075.
26. Lee CE, Simmonds MJ, Novy DM, et al. Self-reports and clinician-measured physical performance among patients with low back pain: A comparison. Arch Phys Med Rehabil 2001;82:In press.
27. Main CJ, Watson PJ. Screening for patients at risk of developing chronic incapacity. J Occup Rehabil 1995;5:207–217.
28. Marras WS, Parnianpour M, Ferguson SA, et al. The

classification of anatomic- and symptom-based low back disorders using motion measure models. Spine 1995;20:2531–2546.

29. Marras WS, Wongsam PE. Flexibility and velocity of the normal and impaired lumbar spine. Arch Phys Med Rehabil 1986;67:213–217.
30. McHorney CA, Ware JE Jr, Lu JF, et al. The MOS 36-item Short-Form Health Survey (SF-36): III. Tests of data quality, scaling assumptions, and reliability across diverse patient groups. Med Care 1994;32:40–66.
31. McHorney CA, Ware JE Jr, Raczek AE. The MOS 36-Item Short-Form Health Survey (SF-36): II. Psychometric and clinical tests of validity in measuring physical and mental health constructs. Med Care 1993;31:247–263.
32. Newton M, Thow M, Somerville D, et al. Trunk strength testing with iso-machines. Part 2: Experimental evaluation of the Cybex II Back Testing System in normal subjects and patients with chronic low back pain. Spine 1993;18:812–824.
33. Novy DM Simmonds MJ, Lee CE Physical Performance Tasks: What are the Underlying Constructs? Arch Phys Med Rehabil 2002;83(1):44–47.
34. Novy DM, Simmonds MJ, Olson SL, et al. Physical performance: differences in men and women with and without low back pain. Arch Phys Med Rehabil 1999;80:195–198.
35. Perry J. Gait Analysis: Normal and Pathological Function. Thorofare, NJ: SLACK Inc, 1992.
36. Radebold A, Cholewicki J, Polzhofer GK, et al. Impaired postural control of the lumbar spine is associated with delayed muscle response times in patients with chronic idiopathic low back pain. Spine 2001;26:724–730.
37. Radwan HA. Motion patterns, electromyographic activity, and ground reaction forces during a loaded functional reach task: A comparison among subjects with low back pain, subjects with lumbar spine fusion and a control group (Dissertation). Houston, TX: Texas Woman's University, 1999.
38. Roland M, Morris R. A study of the natural history of back pain. Part I: Development of a reliable and sensitive measure of disability in low-back pain. Spine 1983;8:141–144.
39. Rudy TE, Boston JR, Lieber SJ, et al. Body motion patterns during a novel repetitive wheel-rotation task. A comparative study of healthy subjects and patients with low back pain. Spine 1995;20:2547–2554.
40. Sanders SH. Automated versus self-monitoring of 'up-time' in chronic low-back pain patients: A comparative study. Pain 1983;15:399–405.
41. Sharrack B, Hughes RAC. Reliability of distance estimation by doctors and patients: Cross sectional study. BMJ 1997;315:1652–1654.
42. Simmonds MJ, Campbell A, Wang WT. Assessing functional change in patients with low back pain: A comparison of measures. Yokohama, Japan: 13th International Congress of the World Confederation for Physical Therapy, 1999.
43. Simmonds MJ, Claveau Y. Measures of pain and physical function in patients with low back pain. Physiother Theory Pract 1997;13:53–65.
44. Simmonds MJ, Lee CE. The Sorensen endurance test: a test of fatigue or pain? Phoenix, AZ: American Pain Society, 2001.
45. Simmonds MJ, Lee CE, Jones SC. Pain distribution and physical function in patients with low back pain. Yokohama, Japan: 13th International Congress of the World Confederation for Physical Therapy, 1999.
46. Simmonds MJ, Olson S, Novy DM, et al. Disability prediction in patients with back pain using performance based models. Charleston, SC: North American Spine Society/American Pain Society Meeting, 1998.
47. Simmonds MJ, Olson SL, Jones S, et al. Psychometric characteristics and clinical usefulness of physical performance tests in patients with low back pain. Spine 1998;23:2412–2421.
48. Stratford P, Gill C, Westaway M, et al. Assessing disability and change on individual patients: A report of a patient specific measure. Physiother Can 1995;47:258–263.
49. Turk DC, Rudy TE, Stieg RL. The disability determination dilemma: Toward a multiaxial solution. Pain 1988;34:217–229.
50. Vlaeyen JW, Kole-Snijders AM, Boeren RG, et al. Fear of movement/(re)injury in chronic low back pain and its relation to behavioral performance. Pain 1995;62:363–372.
51. Waddell G, Newton M, Henderson I, et al. A Fear-Avoidance Beliefs Questionnaire (FABQ) and the role of fear-avoidance beliefs in chronic low back pain and disability. Pain 1993;52:157–168.
52. Ware JE Jr, Sherbourne CD. The MOS 36-item short-form health survey (SF-36). I. Conceptual framework and item selection. Med Care 1992;30:473–483.

13

업무복귀를 결정하기 위한 고용선별과 기능적 역량 평가
(Employment Screening and Functional Capacity Evaluation to Determine Safe Return to Work)

학습목표

이 장을 읽고나면 이해할 수 있을 것이다:

- 임용 이전 검사와 배치 이전 검사의 타당성을 평가
- 임무 평가의 적합성을 규정
- 미국 장애인법의 규제와 보호규정을 설명하시오.
- 치료의사와 평가의사의 역할을 규정하시오.
- 기능적 역량평가의 타당성을 사정하고 그것이 직무역량에 대하여 무엇을 얘기해 줄 수 있는지를 알 수 있어야 한다.
- 적절한 물리치료와 물리치료 보고서의 기대요건에 대하여 알아야 한다.

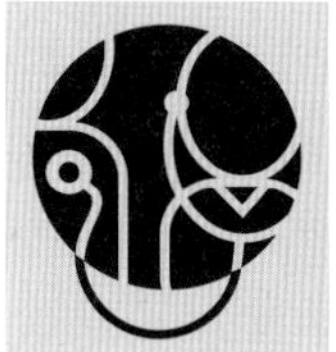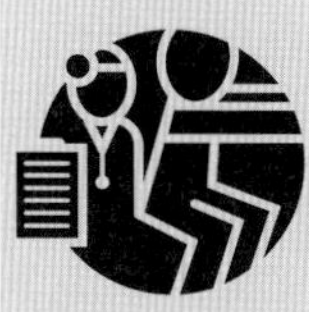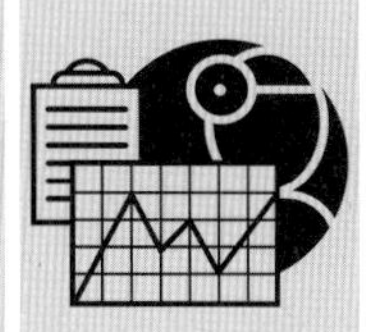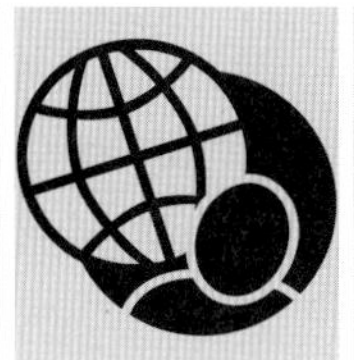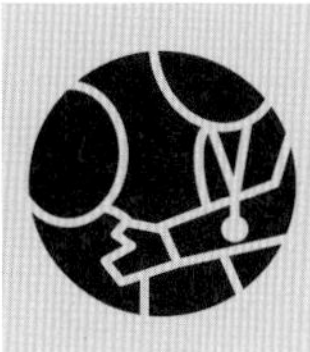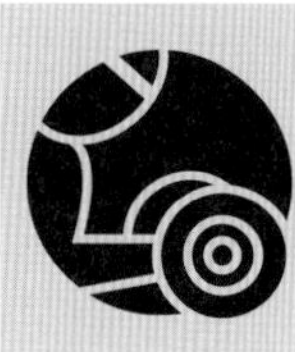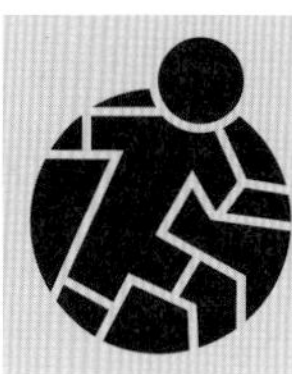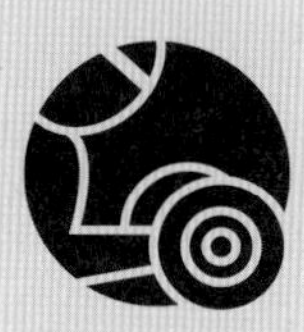

개요 (Introduction)

의학적 검진은 기본적 비교에는 유용하지만, 근로자를 선발로 유용하지도 않고 정당하지도 못하다. 척추 MRI 같은 최신기술을 사용하여 고용이전에 무증상 퇴행성 척추 같은 문제점이 발견되었을 때 (그를 고용하지 않음으로써 회사는) 막대한 불필요한 수술비 지출을 하지 않을 수 있게 된다. 기능적 역량평가를 활용하면 응시자 중에서 누가 가장 생산적일 수 있는 사람인지를 가려낼 수 있고, 또 의사와 공장 책임자가 병가에서 돌아온 근로자의 적절한 작업배체를 도와줄 수도 있다.

임용 전 선별검사의 타당성 (Validity of Pre-Employment Pre-Placement Screening)

고용주들이 정상보다 더 많은 위험성을 갖는 사람을 피하는 것은 자명한 일이다. 미국에서 손상과 질병과 관계된 작업장의 직접적인 최근 손실은 650억 달러이다. 게다가 미국인 노동에 대한 배상금(indemnity costs)은 1,060억 달러이다.[48] 작업장의 사고를 줄이기 위해 할 수 있는 것은 무엇이겠는가? 이 장은 새로운 고용인과 다친 후 작업장으로 복귀하는 이를 위한 고용선별을 다루고 있다.

고용 전 검진에 대한 가장 초기의 형태는 척추 x-ray였다. 초기엔 비정상적인 검진은 작업장에서 상해를 갖는 이를 예측하는 것으로 여겨졌다. 그러나 과학적인 연구가 시작되면서, 증상이 없는 사람 중, 10%는 퇴행성 디스크, 척추분리증, 척추전방전위증이였다.[25] 실제로, 정상의 방사선 사진을 갖는 사람이 비정상 방사선을 갖는 삶보다 더 높은 손상의 비율을 보였다. 무거운 것을 다루는 철제공장에서의 노동자들에 대한 또 다른 연구에서 방사선상 비정상이 LB 손상의 높은 사례를 예견하지는 않았다. 물론 처음엔 그럴 것이다 라고 생각되었었다.[13] 척추분리증의 발생률은 미국에서 거의 5%이다. 그러나 척추분리증에서 심각한 장애를 주는 통증을 일으키는 경우는 단지 약 0.5%이다.[2] 따라서 이들에 대한 타당성의 부족, 그리고 방사선 위험성에 대한 인지에 대한 견지는 고용 전 방사선검사가 효과적이라고 말해주진 않는다.

물론 좀 더 현대적인 영상기술은 MRI이다. 이는 디스크에 있어 물렁조직(연부조직) 변화에 아주 민감하다. 그러나 어떤 연구도 MRI에서 보여진 비정상이 나중 통증과 관련 있다고 밝힌 적은 없다. 그러나 허리뼈 MRI를 적용할만한 한 가지 이유가 있다. 이는 충분히 싸게 쓸 수 있다는 점이다. 척추의 퇴행성 변화는 대체로 나이와 관계되어 증가한다는 것은 잘 인식되어져 있다. 노동자가 손상을 입게 되었을 때, MRI에서 심각한 퇴행성 변화를 보여주며, 그리고 환자가 막연한 물리치료에 나아지지 않는다면, 유합이 필요할 정도로 손상이 있는지에 대한 검사가 수행된다. 만약, 노동자가 고용될 때 MRI가 실제 유합이 필요한 퇴행성 변화를 검진한다고 말할 수 있다면, 불필요한 수술들은 감소될 것이다. 이 전략은 매우 비싼 척추유합의 경우를 줄이는데 도움을 줄 것이다.[39] 미래에 단순한 x-ray보다 비싸지만, 좀 더 안전한 MRI가 유용할지는 아직 모른다.

영상검사가 척추 질환에 효과적이지 못하다면, 체력 검사는 어떠한가? 지금까지 오직 근력평가가 허리부상의 위험성을 예측한다는 것을 말해주는 연구는 한번에 불과하였다. 이 연구에서 노동자들은 아주 힘들고 반복적인 신체적 일을 수행하였다. 무거운 직업은 특수 노동자 그룹들의 양상을 요구한다. 일부러 동일한 검사 방법을 적용했던, 보잉회사의 고용 전 검사에 대한 최근 연구에서 전체몸들기(total body lift funciton)의 등척성 검사는 허리부상을 예측 하지 못한다고 제시하였다.[3]

특별한 요구가 측정되지 않는 한, 들기 평가에 근거를 둔 고용을 위한 검사는 가능하지 않다. 또 다른 최근 연구에서는 등속성 기술이 사용된 근력평가를 한 33명의 경험 있는 큰 상점의 노동자들의 허리근력을 측정하기 위해 사용되었다. 고용 전 인부들은 최소한의 기준에 맞춰져야만 했었다. 그 결과 허리부상에 대한 놀라운 감소가 있었다. 그러나 그런 연구는 고용 전 검사의 또 다른 사실을 만들어냈다. 공용전 특정 검사가 있을 것을 알게 되었을 때, 지원자들은 신체적으로 확신이 없거나 근로자 보상작용 클레임의 내력이 있다고 판단되면 지원을 포기하였다. 사전관리 근력 평가는 나중에 환자의 상해 호소에 대한 타당성에 의문을 던지는 기본을 제시 할 수 있다.

허리근력이 허리부상의 원인이 라는 증거가 있는가? 우리는 이 제안에 대한 연구를 수행했다.[35] 우리는 특정 등척성 평가를 7지점에 걸쳐 적용하며, 152명의 조선소 노동자의 허리펴짐근 근력을 검사하였다. 이들 모두 이 분야의 베테랑 이었고 최소 지난 3년간 어떤 요통도 호소한 적이 없었으며, 2년간 추적연구의 대상이 되었다. 이들 중 9%가 2년의 연구 기간 동안 요통을 호소하였다. 가치 있게 여겨야 할 것은 그중 두 명은 평균보다 강한 근력을 가지고 있었던 점이다. 따라서 허리근력 그 자체는 부상의 원인이 아니었다. 이들 노동자들은 또한 중간, 무거움 그리고 매우 무거움의 PDC 수준으로 분류되었다. 비록 이들은 다양한 신체적 요구가 필요한 여러 가지 일을 수행하였지만, 허리 근력은 이들 3그룹 사이에서 별 차이가 없었다. 따라서 이 직업은 허리근력에 명백한 영향을 주는 것으로는 보이지 않는다.

산업재해와 관련된 요소들이 있는가? Chaffin과 Clark은 허리통증의 내력이 있는 사람들이 상해와 허리문제의 요인에 3배 많다는 것을 발견하였다.[8] 궁둥신경통은 허리통증의 한 소인이다.[38,4] Lloyd와 Troop는 요통의 재발을 예견하는 4가지 병력을 발견하였다. 이는 직장에서의 후유증인 다리통증, 5주 혹은 그 이상의 병가, 허리통증의 원인이 될 만한 낙상, 둘 혹은 그 이상의 허리통증과 관련되어 있다.[27]

따라서 우리는 산업 요통을 예견하는 몇 가지 요소들을 갖고 있다. 이들 요소를 갖고 고용현장에서 구별하는 것이 가능한가? 1984년 미국의학협회는 선별평가의 목표를 다음과 같이 정리 하였다.[15]

- 개개인의 책임량을 위험요소 없이 수행하는가의 의학적 적합성을 평가하기 위해
- 건강증진과 유지를 돕기 위해
- 해로운 근로상태를 발견하고 이를 위한 올바른 측정 방법을 제시하기위해
- 매 평가마다 고용인의 의학적 상태에 대한 기록을 확립하기 위해

그러나, 고용인 또는 고용주의 입장에서 의료평가 프로그램이 정말 유용하지만 한지를 고려해야 한다는 의견이 있다.[16] 사실 이제껏 의료평가의 성공과 실패 수준을 말해주는 어떤 과학적인 연구도 없었다. 실제로 이 평가가 장애를 가진 사람들의 경제적인 능력을 막는데 사용된 경우도 있었다. 따라서 미국장애인법(American with disabilites act, ADA)이 1990년에 통과 되었다. 이것은 어떤 경우의 고용에 있어서도 장애에 대한 차별을 금지하고, 의학적 검진은 오직 고용이 확정 되었을 때 이루어지도록 실시하였다. 고용주들은 결코 지원자들을 불특정 위험요소나 불필요한 작업능력과 관계된 장애 때문에 거절할 수는 없다. 그리고 의학적 정보에 대한 비밀보장을 지켜야 하며 장애를 가진 지원자들에 대한 편의를 제공해야만 한다.

과거에는 의사들이 고용주에게 예상되는 위험요소와 편의시설 확충에 대한 비용 때문에 고용을 거절하도록 제안할 수 있었다. ADA에 따라 올바르지 않은 의학적 충고는 크고 심각한 소송을 가져올 수 있다. 따라서 어떤 의학적 충고도 적절한 증거가 특별하게 뒷받침 되어야 한다.

고용주들은 아마도 지원자들에게 고용이 시작되기 전 신체검사를 요구할 것이다. 그러나 이는 오직 일이 제공된 후에야 가능하다. 이러한 평가가 수행되는 이유는 아마도 일을 할 수 있는 최소 요구나 의학적 기준에 대한 평가가 포함될 것이다. ADA는 고용주들이 오직 엄격한 기준을 맞출 때만 고용거부를 허락하고 있다. 지원자는 아마 작업장에서 직접적인 위험을 본인 또는 동료에게 있다고 판단될 때 고용이 거부될 것이다. 장애가 필수작업 기능의 수행에 방해가 되거나 편의시설이 아주 힘든 어려움 없이는 만들어 질 수 없을 때 또한 이들은 거부 될 수 있다. 법의 이런 양상은 소송이 만들기도 하는데 이는 어떤 편의 시설이 그토록 힘든 어려움을 고용주에게 주는가에 관해서다. 특히 또한 ADA는 고용주들이 일자리를 제공하기 전에는 말하길 꺼려하는 허리부상에 관해 질문하지 못하도록 하고 있다. 평등고용추진위원회(Equal Employment Opportunity Commission; EEOC)는 허리부상 담당 중 46%가 해고된 고용인이라는 것에 반해 고용중인 경우는 15%라는 사실에 주목하였다.[22] 채용심사에서 체력 보호 운동과 관련된 법과 가이드라인을 좀 더 자세히 살펴보자.

배치 전 검사와 임무선별검사의 적합성 (Pre-Placement and Fitness for Duty Screening)

건강관리전문가들에게 임무선별 서비스를 위한 배치

전 검사와 건강함을 제공하도록 하는 요구가 많아지고 있다. 이 서비스들이 고용인 배치와 조정하는 법의 범주 안에서 제공 되어야 함을 인지하는 것이 중요하다. 이 법의 범주는 영국 관습법에 기초를 둔 모든 다른 법들과는 상이하게 다르다. 즉 이 법은 불이익을 받는 개개인에 대한 평등에 관심을 둔다. 미국의 EEO 그리고 이와 비슷한 캐나다와 대부분의 선진국의 법들은 사회 변화 촉진에 초점을 두고 있다. 그리고 이들 법과 관련된 다른 법들도 제정되어 고용인을 보호 하고 있다. 법의 다른 모든 부분에서는 피고가 증거의 사실 여부를 확인해야 하는 책임은 없다. 원고가 사실 여부를 확인해야만 한다. 그리고 만약 원고가 피고의 잘못에 대한 증거를 밝히지 못한다면 피고측이 소송에서 승소한다. EEO에서 차이점은 사실 여부의 확인이 피고측에 있다는 것이다. 피고는 피고의 고용과 배치 또는 프로모션절차에 불평등한 차별이 없음을 밝혀야 한다. EEO 법은 능력을 제외한 다른 요소들이 기본시 되는 사회 안에서 차별이 존재할 것이다 라는 사실을 인지함에 따라 제정되었었다. 이법의 기본 원리는 누구도 불평등하게 차별 받아서는 안된다는 것이다.

일의 선택과 고용 후 배치에 대한 차별은 그 상황에 공평하고 적절하다는 전제하에서만 오직 받아들여질 수 있다. 만약 선정절차가 사용되고 배치에 대한 결정이 선정절차의 결과에 따라 만들어진다면, 선정절차가 그 결정에 관련 있음이 꼭 밝혀져야 한다. 예를 들어, 타이핑이 꼭 필요하고 중요한 작업기능인 장소에 적임자를 선별하기 위하여, 타이핑 속도와 정확도에 대한 검사는 아주 적절한 것이다. 그러나 같은 검사가 큰 상점 노동자로서 일하기를 희망하는 지원자에게는 타이핑이 그 일에 필요한 요소가 아니라면 부적절한 일이 될 것이다. 또 다른 예는, 바닥에서 눈높이 레벨로의 간헐적 들기 검사가 큰 상점 노동자의 일에 안전과 능력을 예상하는데 사용될 수 있다면 적절한 것이다. 비서직을 위해 같은 들기 검사가 적절할 수 있는데 이는 들기가 비서직에게 빈번하고 필수적인 작업기능이라는 것이 요구될 때만 가능하다. 어떤 경우이던, 검사에서 이루어지는 행동이 일과 반드시 관련됨을 보여주어야 한다.

지원자의 일에 대한 능력이 지원자의 안전과는 분리되어 고려되어야 함을 인식하는 것이 중요하다. 비록 대부분의 건강관리 전문가는 이들이 연결 되었다고 믿지만, 능력과 안전은 별개의 문제이며 분리하여 생각되어져야 한다. 여기서 중요한 점은 능력에 대한 평가가 안전을 평가하는 것보다 훨씬 수월하고 효과적이라는 것이다. 모든 검사가 법의 범주 안에서 시행됨을 고려할 때 배치전 평가를 제공하는 건강관리 전문가는 안전 보다는 능력에 대한 검사를 가장 잘 제공할 수 있을 것이다. 또한, 검사자들은 그들의 의견이 몇몇의 EEO법에 부딪히는 가를 변호를 항상 고려하고 준비해야 한다. 이것은 의견이 안전이 아닌 능력에 초점을 맞출 때 효과적이다. 그리고 만약 어떤 이유로 변호가 되지 않고 검사자가 준비가 되어있지 않다면, 능력에 기초를 둔 변호는 재구성될 수 있는 가능성이 있지만, 안전에 기초를 둔 변호는 모아질 가능성이 없다. 고용주들이 사용할 변호는 다음을 고려하여 이루어져야 한다:

1. 개인이 보호된 그룹의 멤버인지 아닌지
2. 선발된 도구의 사용이 불리한 영향을 초래하는지 아닌지
3. 선발된 도구의 사용이 사업 필요성에 근거를 두고 설명될 수 있는지 아닌지

보호군의 멤버가 아니거나 어떤 잘못된 영향도 없고, 검사를 위한 업무상 필요성이 있다면, 고용주들은 승소할 수 있다. 그러나 고용인이 보호군의 멤버이며 업무상 필요성 없이 나쁜 영향을 준 것이 있다면, 원고가 이길 것이다.

고용주들이 적절한 변호를 한다 할지라도, 미국의 장애인 보호군의 멤버인 이들은 고용주가 합리적인 편의를 제공해야 한다는 합법적 요구에 기초를 둔 또 다른 방법을 갖고 있다. 즉, 고용주는 고용할 직원의 핸디캡에 이미 충분한 편의가 제공되며 작업수행에 영향을 주지 않는 작업장과 일의 형태에 변화를 주는 것은 합리적이지 않다는 것을 증명해야 한다.

미국의 각각의 주들이 연방 EEO법의 기본 요구를 넘어서는 법을 제정할 수 있기 때문에, 다양한 정의가 나왔고, 이는 특정 주와 관계가 있다. 예를 들어 '신체장애 근로자' 는 캘리포니아에서는 아주 민감하지만, 이 밖의 다른 주에서는 적용되지 않고, Wisconsin에서는 알콜중독

자가 포함되지만 다른 주에서는 적용되지 않는다. 그리고 녹내장은 North Carlina에서는 적용되지만 다른 주에서는 그렇지 않다. 반대로 특정주들은 용의 정의를 분명히 하고 있다. 주목해야할 중요한 점은 아주 많은 다양성이 있다는 것이다.

간략히 개요 된 법들은 기본이라고 고려해야만 한다. 근로자를 위해 기술된 보호법들은 아마 특정 주와 지방자치정부에 의해 확대되어 왔다.

1964년에 제정된 시민적 권리에 관한 법률(Civil Rights ACt)의 7장은 인종, 피부색, 국적, 성별, 종교에 따른 차별을 금지하고 있다. 이 법은 평등고용추진위원회(Equal employment opportunity commission)에 의해 강화 되었다. 7장은 15명 또는 그이상의 고용인을 갖는 고용주들을 포함하며 이는 "업계 상거래에 영향을 미치는", 모든 주와 지방 정부 그리고 학교, 거의 모든 연합과 직업소개소와 관계되어 있다.

대통령 명령 11357에 의해 정정된 대통령 명령 11246은 연방정부와 일하는 계약자에 의한 인종, 피부색, 종교, 국적에 따른 차별을 금지한다. 이것은 연방계약준수국(Office of Federal Contract complaiance program)을 통해 노동자의 사무관에 의해 집행된다. 10000달러 혹은 그 이상의 계약을 갖는 어떤 고용주 또는 연방정부와 5만 달러 혹은 그 이상의 가치에 해당하는 일을 같이 하는 고용주들이 해당된다.

1967년에 제정된 차별과 고용행위(discrimination and Employment Act)는 1978년 개정되었고 이는 40~70세 사이의 고용인과 고용을 원하는 지원자들을 보호한다. 20명 또는 그이상의 고용인을 연간 20주 이상 쓰는 고용주들이 여기에 포함된다. ADEA의 시행은 EEOC와 함께 적용되었다.

1963년의 임금평등법(The Equal Pay Act)은 1983년 동일노동에 대한 동일임금(Fair Labour Standard)이 개정된 것이고, 공정한 노동기준(Equal Pay for Equal Work) 운동의 기초가 이다. 이는 고용주가 성에 관계없이 임금을 지급해야 함을 요구하고 있다. 이것은 현재 EEOC의 사법권하에 있다.

1973년 의료행위(The Health Care Act)는 대통령 명령 11246과 대통령 명령 11375와 비슷하지만, 핸디캡을 가진 이에 대한 보호의 범위를 넓히고 2500달러 이상으로 연방정부와 사업하는 계약자에 대한 보상의 역치를 확장한다. 핸디캡을 갖는 사람은 만약 신체적 혹은 정신적 손상이 하나이상의 중요한 일상 활동을 제안하거나 그러한 기록을 갖거나 다른 이들에게 그런 손상이 있다고 판단되면, 실제 그런 손상이 없다고 할지라도, 보호를 받을 수 있다. 섹션 504하에 고용주는 지원자가 핸디캡을 갖는지 또는 핸디캡의 정도에 대한 질문을 다음 두 기준을 맞추지 못하면 할 수 없다.

1. 취업 전 신체 검사(pre-employment medical examination)는 모든 지원자에게 요구된다.
2. 발견되는 모든 정보는 직업과 관련된 기능을 수행하는데 있어 필요한 지원자의 능력과 관련 있어야 한다.

알콜 중독 또는 약물남용의 문제를 갖는 이들이 근원적으로 핸디캡을 갖고 있다고 생각될지라도, 의회에 의한 개정은 이를 핸디캡 조건에 포함 시키지 않는다. 의료행위는 연방계약 준수 프로그램(OFCCP)에 의해 실시된다. OFCCP는 행정적으로 핸디캡의 개념을 확장시켰다. 예를 들어, 비만, 간질 등이 여기에 포함된다. 또한, 합리적인 편의라는 개념도 OFCCP에 의해 만들어졌다. 의료행위 자체는 고용주의 합리적인 편의제공을 요구하지 않는다.

1974년 베트남 참전용사는 장애를 갖는 그리고 장애가 없는 베테랑을 포함하며, 이는 연방정부와의 사업규모가 1만 달러 이상 가치가 있는 계약자를 보호하는 점에서 1973년 의료행위와 비슷하다. 이것은 또한 노동부의 사법권하에 있으며 연방계약준수 프로그램을 통해 시행된다.

미국장애인 법(ADA) (Americans with Disabilities Act)

미국장애인법이 법으로 조지 부시대통령에 의해 1990년 7월 26일 승인되었다. 이 법안이 주장하는 것은:

> 직업에 대한 지원 절차, 고용, 승진 또는 고용인의 해고, 직원보상, 직업 훈련과 임기, 조건, 그리고 직업의 기본적 인권에 있어 누구도 장애를 이유로 장애인을 차별해서는 안된다.

ADA의 목적(Purpose of the ADA)

ADA에서, 국회는 1973년의 공포한 의료행위에서 소개되었던 여러 중요한 이슈들과 많이 효율적이지 못하게 얘기했던 부분들의 얘기하려고 시도한다. 그것들은:

1. 장애가 있는 개인에게 차별을 몰아내는 국가의 명령을 명백하고 광범위하게 제공하는 것
2. 장애가 있는 개인의 차별에 있어서 그 기준을 명백하고, 강하게, 일관성 있게, 그리고 실시할 수 있게 제공하는 것
3. 연방 정부가 장애가 있는 개인을 대신해 미국장애인법(ADA)의 기준을 집행을 하는 데에 있어서 중심 역할을 하는 것을 확실히 함
4. 장애가 있는 개인들이 차별당하는 주요 분야에서 교섭을 하면서 14번째 법안수정을 실시하게 하는 권력을 포함해 국회 상위 권위자에게 간원한다.

ADA가 지목하는 차별의 종류

국회가 인정한 것은 장애가 있는 개인에게 가는 차별은 여러 가지 종류가 있고 여러 분야에 존재하고 있다. 차별은 장애가 있는 개인에게 취업, 주택, 공공시설, 교통과 총신에 재한은 받는다. 장애가 있는 개인의 취업에 대해서는 국회가 구체적으로 이러한 것들이 결의서의 해당한다고 구분했다:

1. 장애를 재한, 격리, 또는 분류하는 것
2. 결의서 에서 금한 직원을 차별하는 효과가 있는 계약적인 관계에 참여하는 것
3. 장애를 차별하는 효과가 있는 기준을 적용시키는 것
4. 장애를 가지고 있다는 것을 알고 있는 자격이 있는 개인의 고용 결정을 그 개인의 관계의 의해서 결정하는 것
5. 고용주가 그 편의시설에 의해 사업운영이 어려워진다는 것을 보여줄 때를 재외하고 고용된 개인의 재한을 위한 정당한 편의시설을 만들지 않는 것
6. 고용 기준이 일과 관련되어있고 직장의 필요성과 일관성 있게 유지되는 것을 보여주지 않고 장애가 있는 개인을 배제 시키는 고용 기준을 사용 하는 것
7. 직장에서 요구되는 부분들을 시험 보는 것이 아니라 개인의 장애를 비추게 되는 취업 시험을 사용하는 것.

ADA가 제공한 정의

모든 법에 있어서 필수이긴 하지만, 특정 정의는 국회가 기관들이 법을 집행하기 위해 개발하고 제공해 준다. 결의서의 구체적으로 취업과 관련된 부분들은:

장애 — 신체적이나 정신적인 손상이 주가 되는 한개 또는 그보다 더 많은 일상생활의 활동을 제한하는 것: 그러한 손상의 기록이 있는 것: 또는 그러한 손상이 있다고 간주되는 것

실재 법인 — 고용주, 고용 기관, 노동단체, 또는 노동연합

고용주 — 산업에 연관되어 있는 사람인데 상업에 영향을 주고 15명 이상의 직원을 20주 이상 현재 해 또는 다음해에 가지고 있는 자. 시행 날짜에서 2년 후, "고용주"는 상업에 영향을 주는 산업에 연관되어 있는 25명 이상의 직원을 20주 이상 현재해, 또는 다음해에 가지고 있는 자다. 법안의 시행 날짜는 1990년 7월 26일이다. 따라서 25명이상의 직원을 가지고 있는 고용주는 1992년 7월 26일부터 적용되고 15명 이상의 직원을 가지고 있는 고용주는 1994년 7월 26일부터 적용된다.

장애가 인정된 사람

장애가 있는 개인은 정당한 편의 시설이 있든지 없든지 그가 원하는 또는 가지고 있는 직업의 기초적인 기능을 보여줄 수 있다. 결의서는 구체적으로 정의에서 빠진 조절되지 않는 조건, 또는 질병을 제공하고 있다. 그것이 포함하는 것은, 동성애, 양성애, 복장도착, 소아성애, 성전환자, 노출증, 관음증, 신체손상의 의하지 않는 성별 인식 장애, 다른 성적 행동 장애, 도박 강박증, 절도광, 방화광, 그리고 불법 약의 남용으로 인한 정신 질환이다. 더해서, 1973년의 의료행위의 개정은 "장애가 있는 개인"은 알코올의 남용으로 인해 직장을 다니는 것이 타인 또는 기물에 직접적인 위협이 되는 알코올중독자는 포함시키지 않는다.

직접적인 협박 — 합격 기준의 일부로서, 고용주는

그 개인이 직장에서의 타인의 건강과 안전이 직접적인 위험이 있다면 취업에서 그 자격 있는 개인을 배제 시킬 수 있다. 이것은 뚜렷한 위험성이여야 하고 단순히 과장된 위험이면 안된다. 고용주는 그 개인이 직접적인 위협을 준다는 것을 증명해야만 한다. 원고는 위험이 안 생길 것을 증명할 필요는 없다.

일의 기본적인 기능 — 고용주는 고려해야 할 것은 어떤 기능이 일에서 있어서 무엇이 기본인지를 판단하는 것이다. 필기 면접이 기본적인 기능의 증거라고 간주 된다. 하지만 고용주의 판단에서는 추측이 있어서는 안된다. 일의 설명의 의한 무게는 실제 업무에서의 기본적인 일과 얼마큼 일치하는지에 달려있다.

정당한 편의 시설 — 이것은 구체적으로 정의 되지 않았다. 1973년의 의료행위와의 관습으로는 정당한 편의 시설은 여러 가지 형태가 있고 직원, 업무, 회사의 시설, 그리고 회사 책임자에 의존한다. 정당한 편의시설은 1973년의 의료행위를 사용하기 위해 개발된 단계의 의하고 있다. ADA는 "'정당한 편의시설' 이란 단어는 이것을 포함 할 수 있다"하고 소개가 된다. 이 결의서는 구체적인 예를 주는데 장애가 있는 개인이 바로 접속하고 사용을 할 수 있는 기존에 있는 시설을 만드는 것을 포함한다. 더해서 재구성하는 다른 방법은 업무를 재구성, 파트타임 또는 업무시간의 조절, 공석인 자리로 인사이동, 도구를 취득하거나 응용하고, 시험을 응용하는 것, 훈련하는 물건, 독서자나 해석하는 자를 공급, 또는 비슷한 시설의 사용을 하는 데에 도움을 주는 사람을 공급하는 것을 포함한다.

과도한 어려움 — 확연한 어려움과 비용이 드는 행위를 말한다. 이것은 편의시설에 대해 말하는 것이고 그것들이 어떻게 사용이 되는지, 그 편의시설의 직접적인 비용과 총비용을 포함한다. 더해서 그 시설의 자금, 고용된 사람의 수, 그리고 그 작업이 미치는 영향을 고려해 봐야 한다. 개인 시설을 넘어, 회사의 자금, 고용된 사람의 수, 그리고 그 작업이 회사에 미치는 영향도 교려해야 한다. 마지막으로 회사의 구성, 구조, 그리고 일에 있어서의 기능, 그리고 행정 실에서의 시설의 지리적인 거리와 시설과 대상의 물리적인 관계로 고려한다. 과도한 어려움은 실질적이고 사례 하나하나를 바탕으로 해 만들어 졌으며 이것들을 증명하는 부담은 고용주에게 있다.

업무 평가의 적합함 (Fitness for Duty Evaluation)

장애가 있는 개인이 치료 프로그램을 끝내고 주치의가 퇴원을 시켰을 때, 전과 같이 직장으로 돌아가는 것, 정당한 편의 시설의 필요, 또는 편의 시설의 불구하고 복직 하지 않는 것은 직업 분석의 적합함의 (FFDE)달려 있다. FFDE는 이전에 직업 분석에서 이루었던 신체의 요구사항들을 바탕으로 하여 내용이 유효한 기능적인 용량 평가이다. FFDE는 목표된 업무의 중대한 업무를 처리하는 것에 바탕이 된다. 이들은 직원의 손상을 중점으로 두고 신체적인 부분들을 요구하게 되는 직업 분석을 재검토하면서 확인된다. FFDE는 이 순서들을 따른다:

1. 신체적인 부분들을 요구하게 되는 직업 분석 — 업무분석의 타당성은 재검토와 분석의 중점이 될 상사, 직원, 그리고 주치의와의 상담 후 확정되는 신체적인 부분들을 요구하게 되는 직업 분석으로 중대한 업무 작업을 확인하는 것으로 시작된다.
2. 의료기록 재검토 — 적절한 의료기록의 재검토를 착수하고 분석을 받는 사람이 활동을 하고 있으면 분석을 받는 사람의 주치의와의 연락 후 사용된다. 손상이 안정적이라는 것을 확정 받고 이후에 받을 시험에 영향을 줄 수 있는 업무의 제한을 구분하는 것이 이 행위의 중점이다.
3. 조직화된 면접 — 분석하는 자와 분석을 받는 자 간의 조직화된 면접은 기밀이며 분석을 받는 자의 부상과 의료 기록을 중점으로 두고 있다. 더해서, 분석을 받는 자의 현재 기능의 제한의 인식을 재검토한다. 면접의 목적은 안전하게 시험을 볼 수 없는 개인들을 배제시키기 시작하고 눈에 보이지 않는 업무의 제한을 찾는 것이다.
4. 일반 건강 질문서 — 분석을 받는 자는 필히 일반 건강 질문서와 부상 이력을 다 써야 된다. 코넬 의료색인(Cornell Medical Index)나 EPIC 건강 질문지

(EPIC Helath Questionnaire)[12] 같은 질문서는 건강의 상태를 넓게 볼 수 있게 한다. 질문서는 분석을 하는 사람이 시험을 수행하는 상황에서 생길 가능성 있는 문제들을 찾기 위해 재검토를 한다.

5. 인식된 기능의 제한 시험 — 주치의와 분석하는 자와의 대화로 거의 모든 업무의 중대한 부분을 구분했겠지만 인식된 기능의 제한 시험을 통해 놓친 부분들을 찾기 위해 심사를 할 필요가 있다. 여기서는 척추기능 종류와 손기능 종류가 효과적으로 사용이 된다(그림 13.1과 13.2).
6. 심사시험 — 분석 받는 자, 그 개인의 손상, 그리고 업무에서 요구되는 구체적인 요구에 따라, 분석 전 심사는 능동적이거나 수동적인 움직임의 범위, 감각도, 근육 경련, 국소의 붓기, 인식하는 기능, 평상시의 혈압과 심장 박동수, 또는 다른 적절한 근육과 뼈, 신경 또는 생리학적인 기능을 재검토해야 한다.
7. 진행적인 기능 시험 — 분석 받는 자의 업무를 수행하는 능력의 진행적인 기능 시험을 하는 것을 바탕으로 한 계획안은 업무의 신체적인 요구 분석, 주치의의 제한, 분석 받는 자의 건강, 그의 제한을 스스로 인식하는 것과 심사 시험을 바탕으로 해 계획된다. 이중에서 가장 조심스러운 부분은 수행 목표로 사용이 되고 분석 받는 자의 안전을 가장 우선으로 고려한 상태에서만 능가할 수 있다.
8. 다음날의 후보 — 전화로 또는 직접 후보를 필히 분석을 한 다음날 분석 받는 자의 시험의 행위의 증상이 있는 반응을 유도해 내기 위해 이행해야 된다. 이것은 분석 받는 자의 공식적인 기록이 되면서 분석 받는 자의 자료에 추가가 된다. 이것을 통해 분석을 받는 자가 복직을 할 준비가 된지를 알려준다.
9. 보고 준비 — 분석한 사람은 업무 분석의 타당성을 설명하는 공식적인 보고를 준비한다. 이 보고는 기밀문서에 보관된다. 직원, 고용주 그리고 주치의에게 추천할 것들을 포함한 개요는 인용되어 고용주에게 나눠 줄 수 있게 제공된다. 분석 결과에서 다시 복직을 하는 것을 추천하지 않는다면, 정당한 편의시설의 선택을 항상 기재해야 한다. 실행 가능한 선택 사항이 존재하지 않거나 부족하면, 분석한 사람은 고용하는 것을 추천하지 않는다는 이론적 설명을 주어야 한다.

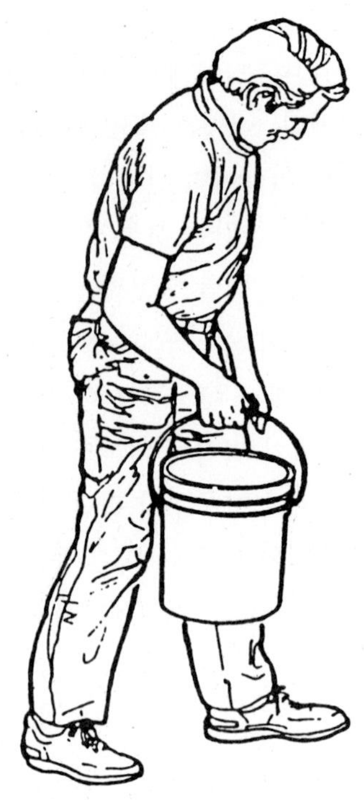

그림 13.1 30파운드의 물동이를 30피트 옮기는 척추기능. (With permission from Metheson L, Matheson, M. Spinal Function Sort. Wildwood, MO: Employment Potential Improvement Corporation, 1989.)

채용 전의 심사 (Pre-Placement Screening)

채용 전 심사는 고용주로 들로부터 실질적인 관심을 최근에 많이 얻었는데 이유는 그것의 비용적인 면에서 많이 효율적으로 이끌 수 있게 도와주고 업무를 안전하고 생산적으로 할 수 있기 때문이다. ADA는 채용 전 심사를 업무와 관련이 있는 한 허용을 한다. 또한 조건적으로도 맞아 떨어지면서 기본적인 기능을 보여주고 사업의 필요한 부분이기도 한다.

채용 전 심사는 업무의 상황이 있을 때의 일을 이행하는 상황을 예측할 수 있는 유효한 시험에서 올바른 많은 훈련을 받는 분석가들로 이행된다.

신체적으로 요구되는 업무 분석에 의한 계획안을 사용해서 채용 전 심사가 이루어진다. 내용이 유효한 시험은 사용이 되거나 시험의 계획안이 개발되고 유효한 연구가

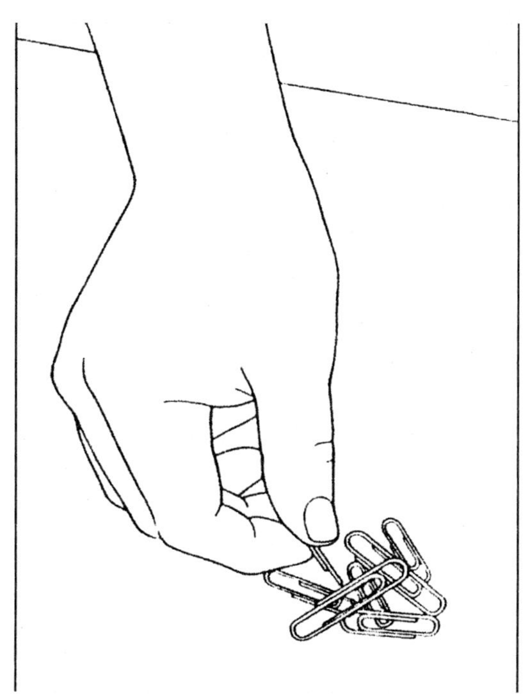

그림 13.2 작은 클립 그룹에서 큰 클립 하나를 골라내는 손기능. (With permission from Metheson L, Matheson, M. Grant J. Hand Function Sort. Wildwood, MO: Employment Potential Improvement Corporation, 1995.)

시행되면서 그 계획안이 기본적인 업무의 요구를 충족시킨다는 것을 증명하게 된다. 더해서 유효한 연구는 특정한 그룹에게 일정하지 않는 영향을 주는 것을 최소화 시키는 기준을 만드는데 장애가 있는 개인, 소수 민족, 여성, 노인 노동자들도 포한되지만 이들에게만 제한되지는 않는다.

유효한 연구는 산업 심리학자, 생리학자, 생화학자, 그리고 직업 분석가들 같은 전문이 들로 구성된 팀이 이끌어 나간다. 더해서 알맞은 훈련을 통해 작업치료사, 직업 분석가들도 유효한 연구를 할 수 있다.

시험의 단계의 개발

직원을 선택하는 순서는 종업원 선발절차에 관한 표준지침(Uniform Guidelines on Employee Selection Procedures)[18]에 의해 항상 개발되어야 한다. 이 안내서는 여러 가지 중요한 정의를 주고 있다. 그것은:

> 선택 순서 — 채용을 결정하는데 바탕이 되는 그 어떤 기준은 선택 순서로 인정이 된다. 표준지침의 정확한 인용은:
>
> 그 어떤 판단, 통합된 판단, 또는 고용을 결정하는데 바탕이 되는 것. 선택 순서는 전통적인 문서를 모든 범위에서 분석하는 것과 필기시험, 그리고 실기 시험을 포함한다. 훈련 프로그램들 또는 자중 기간, 그리고 신체적인, 교육적인, 그리고 비공식적이던 일상적인 면담으로 일의 경력 필요와 채점을 안 한 신청서. (12〔page215〕)

반대 영향 — 가장 못하는 그룹이 가장 잘 하는 그룹과 흑인, 미국 인디언, 아시아인, 히스패닉, 여성, 그리고 남성 그룹도 마찬가지로 80%를 수준을 이룬다면 반대 영향이 없다. 반대 영향은 성공적으로 고용된 직원들의 재검토로 주로 의존을 한다. 그것은, 주로 이거 아니면 저거를 선택하는 과제가 아니다. 하지만 전체적으로 본 선택을 얘기한다.

> 유효한 내용 — 시험이 "일의 일부"라고 개념을 갖는 거와 연관이 있다. 마찬가지로 시험은 내용이 유효하다고 인정될 수 있다. 유효한 내용은 성격이나 지성 같은 이슈에서 사용이 될 수는 없지만, 필요한 지식, 기술, 또는 일을 성공적으로 완성하는 것을 중점으로 두었을 때는 사용될 수 있다. EPIC 들기 역량 평가[30,21]는 유효한 시험으로 사용이 될 수 있고, 표준지침은 유효한 내용의 시험을 사용을 할 때 고려해야 될 9가지의 요소들을 적고 있다:

1. 유효한 내용 연구의 적합성 — 시험이 업무와 업무의 요구를 대표하고 공평한 견본이라고 할 때 적합하다고 인정된다. 일반적으로 말 했을 때, 이것은 시험이 필요한 업무요구에서 관찰하기 쉬운 관계를 가지고 있다고 할 수 있다.
2. 유효한 내용의 업무 분석 — 공식적인 업무 자세를 구분하는 업무 분석을 시행해야 한다. 업무 분석은 직원의 성격이 성공적인 업무수행에 있어서 필요하다는 것을 보여줘야 한다.
3. 선택의 단계의 개발 — 고용주는 기존의 "선반 위에" 선택 단계를 사용하겠지만, 고용주는 특정 사항에서 그 단계의 연관성을 보여줘야 하는 부담이 있다. 보통 고용주의 상황에 달려있다.
4. 유효한 내용을 증명하는 기준 — 검사 사용자는 정

확한 행동을 증명하고 성공적으로 일을 수행하기 위해 대표적으로 구성하는 그 이상의 지식, 기술, 그리고 성공적인 직무 수행에 필요한 최소한의 필요한 공정과 이것을 정확히 측정할 수 있는 능력을 입증해야 한다.

5. 신뢰성 — 유효한 내용을 사용하는 것의 장점은 확연한 통계에 의존한 유효한 시험은 필요하지 않다. 하지만 표준지침은 "가능할 때에, 적절한 통계의 예상 수치를 선택의 신빈성의 의해서 이루어져야한다" 라는 것을 요구하고 있다.
6. 기존의 훈련 또는 경험 — 이것은 간단하게 고용주가 직업의 내용과 경력을 연관하여서 기존의 훈련과 경력을 보려 하는 것이다.
7. 성공적인 훈련의 유효한 내용 — 이것은 훈련 프로그램을 선택하는 도구로 삼고 간단하게 말해서, 훈련 프로그램의 내용은 업무의 내용과 연관이 있어야 한다는 것이다.
8. 조직상의 사용 — 선택하는 도구는 일반적인 그리고 전형적인 정도여야 한다.
9. 유효한 내용의 연구에 의한 순위 — 표준지침은 고용주들이 순위 시스템이 업무 수행과 연관이 있지 않는 한 순위 시스템을 사용하지 않는 것을 요구한다. 그것은, 만약에 순위시스템이 사용된다면, 상위건의 순위를 이룬 직원들은 하위건의 직원들보다 업무를 더 잘 이행해야 된다는 뜻이다.

건강 전문의들의 심사 (Screening by Health Care Professionals)

건강 전문의들이 행하는 채용전의 심사는 유효한 상태에서 조심스럽게 문서화가 잘된 직업 분석을 통해 시험이 사업에 있어서 필요하게 만드는 것이다. 사업의 필요한 방어는 5가지 이슈에 의한다:

1. 직원을 채용하는데 사용되는 시험, 또는 단계는 업무와 연관이 있어야 한다.
2. 진찰, 시험, 또는 단계는 예상할 수 있는 높은 가치를 가지고 있고 가장 손쉽게 사용할 수 있는 정확한 시험이다. 처음부터 이것을 이룩하기는 보통 가능하지는 않지만 고용주가 뒤따라오는 EEO 행위를 방어할 수 있다는 자신감이 있으면 장기적인 연구가 요구 된다. 단면의 연구의 의존은 추천되지 않는데 그것은 만약 반대 영향이 이미 현존한다면, 단면의 연구는 혼란스럽게 된다.
3. 진찰, 시험, 또는 단계는 신청자가 가까운 미래에 심각한 부상 또는 질병에 걸릴 가능성을 제시하고 이 부상 또는 질병의 가능성은 일반적인 직원 인구와 확연한 차이를 보일 것이거나 또는 생산력에서도 개인들 사이에서 효과적으로 차별화시킨다. 전자는, 안전한 업무와 관하여, 이룩하는데 매우 어려움이 있으며, 후자를, 업무의 경쟁력과 관하여, 더 많이 사용한다. 시험이 성공적인 업무 수행 능력을 예측할 때 사용이 될 때, 그 개인이 성공적인지 실패를 했는지를 판단할 수 있는 시간의 길이는 한정되어 있고 예측할 수 있다. 하지만, 그 시험이 이미 현존하는 부상을 심사 하려고 사용이 될 때는 그 개인이 부상이 없다고 판단될 때 까지는 비교적 더 많은 시간이 흘러야 할 것이다. 이 시간의 길이는 넓은 범위와 해석으로부터 열려있다.
4. 불합격 시키는 것 또는 다른 반대되는 관계자의 행위는 그 개인의 타당성을 판단하는 것의 달려있다. 간단한 분기점을 사용하는 것은 허용될 수 없다. 이것은 직원의 여러 방면을 각 관계자들이 재검토하는 것이 포함된다. 전문적인 판단이 이행되어야 한다.
5. 그 어떤 정당한 편의 시설도 장애가 있는 개인이 필요한 업무의 기능을 이행하는 것을 허락하지 않는다. 신청자가 장애가 있는 개인으로 판명되면 고용주는 정당한 편의 시설이 불가능 한다든지 또는 부족하다는 것을 증명할 준비가 되어있어야 한다. 하지만 이것은 신청자가 장애가 있다고 판명되지 않았으면 적용되지 않는다.

치료사의 치료의 역할 (Role of the Treating Physician)

치료를 하는 치료사는 요통(back injury)에 대한 기본지식과 일하는 노동자들의 재발에 대해서 알고 있어야 한다. 허리만 강화시키는 것이 허리부상을 일으킬 가능성이 있다는 근거는 없지만. 허리부상이 재발하는데 있어서, 허리를 강화시키는 것을 감소시키는 것에 대해서는 여러 의문을 가지게 한다. 최근 연구에 있어서, 공업화된 상태(industrial setting) 강화 훈련이 허리 손상을 일으키는 것을 감소시킨다는 것을 나타내었다.[36] strip mining 회사는 9년 동안 평균 일하는 20만 시간동안 2.94의 손상자를 가지고 있다. 이것은 그들의 보험 등급을 떨어뜨린다. 그들은 1주일에 1번 허리강화 훈련을 시작한다. 프로그램 참여자들은 지원자로 요청받는다. 결국 400명의 절반정도가 지원자가 된다. 현재 일하는데 있어서 일에 지장을 줄 만큼 문제는 없지만, 지원한 사람 중 약 90퍼센트가 과거 어느 정도의 허리문제를 가지고 있다.

약 20주간의 허리뼈 신전 강화 훈련 뒤, 그들은 54%의 굽힘의 증가 그리고 104%의 펴짐근이 평균적으로 증가한다.[11] 약 1년이 흐른 뒤 1주일에 5분간의 강화 운동에 참여치 않는 사람은 20만 근로 시간동안 2.55만큼의 손상 빈도를 가지고 있으나, 짧은 기간의 상해를 가지고 있으며 200,000시간 동안 0.52만큼의 손상을 나타낸다. 보험의 신뢰성도 급격히 떨어지게 된다.

Air line공장에서 유사한 허리강화 도구를 사용한 최근의 연구에서는 비슷한 결과를 나타낸다. 이 보고서에서는 622명의 운동을 받은 그룹과 받지 않은 2,937명과의 비교이다. 운동을 받은 집단에서는 허리손상이 1년에 5.7정도이고 받지 않은 그룹은 179이다. 다른 방식으로 표현하면, 운동을 한 그룹에서는 1000당 9번의 손상이 있고 받지 않은 그룹에서는 61이다. 운동을 한 그룹에서의 허리 손상으로 인해 들어간 금액은 1년에 206$이고 받지 않은 그룹에서는 $4,884를 소비했다. 운동은 1주일에 1번 주변근육을 적절히 분리시킨 상태에서 할 수 있는 MedX기구를 통해서 5분을 실행하였다(그림 13.3)

명백하게 강화(strength)와 허리 손상방지 사이에서는 관련이 있다. 그래서 Southern California 지역에서 몇몇 괜찮은 방법을 만든 사람들이 합리적인 치료방법을 개발해 왔다. 치료하는 치료사의 한 가지 역할은 적절한 치료의 시작하는 속도를 빠르게 하는 것이다(표 13.1).

물론 많은 의사들은 어떻게 하면 빠르게 그 사람의 허리문제점을 해결할 수 있는지 그리고 얼마나 오랫동안 장애를 그들이 가지고 있는지, 얼마나 빨리 그들이 환자를 볼 수 있는지를 생각해서 결정을 내린다. 현재 McIntosh에 의한 최근의 신전 연구는 예언적인 이슈가 되어왔다.[34] 이 연구에서 Ontario의 2,007명의 직장인은 사고 뒤에 약 1년간 분석되어졌다. 장기간의 장애 그리고 다시 일로 돌아가기까지의 지연은 몇 가지 요소에서 나타내어 졌다. 세 가지 또는 더 많은 양성의 Waddell 징후 그리고 다리로의 관련통은 신체검사의 실행자로부터 나타내어 졌다. 나이 많은 그룹이나, 생산공장에서 일하는 그룹은 장기간의 장애를 가질거라 또한 생각되어졌다. 그러나 재미있게도, 가장 흥미 있는 예견중 하나는 손상으로부터 치료를 시작할 때까지의 지연되어진 시간이다. 많은 허리문제는 스스로 해결이 된다고 알고 있지만, active 프로그램을 실행하는 것이 확실하게 환자들로 하여금 통증을 조절할 수 있다. 재발되어진 과거에 따르면, 현재 증상에 대한 두려움의 현상은 해결되어지지 못 할 것이다.

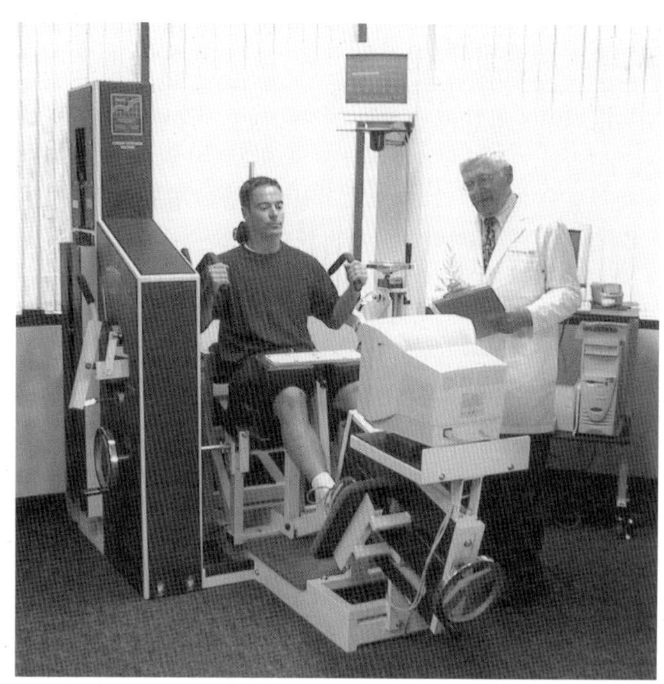

그림 13.3 MedX 허리 신전 기계

현재 연구는 확연하게 정신적 장애를 영향력 있는 능동적인 치료 프로그램에 제공한다.[28] Marras에 의한 정상적인 대상으로 한 흥미로운 연구는 노동자로 하여금 일터로 돌아갈 수 있는 잠재력에 영향을 주는 능동적인 운동 프로그램을 평가할 수 있는 정신적인 장애에 관계에 대해

표 13.1 의학적 허리문제의 치료

- 수동적인 방법 (얼음팩 또는 찜질팩)만이 사용할 수 있으며 다른 기술은 적절하지 않다.
- 객관적인 기능적 평가는 치료를 한 후 2주 이상 지난 후 시행한다.
- 대부분의 환자는 교육적으로 적절한 운동이 필요하지만 전형적인 물리치료는 필요하지 않다. 물리치료가 적용된다면, 기간은 6주를 초과하지 말아야 하고 빈도는 1주일에 3회를 넘지 않도록 한다.
- 진단 방사선은 최초에 거의 사용되지 않으며, 그리고 거의 예외가 없으며 치료도중에는 적절하지 않다.
- 신경적 기능이 약해지거나 진행되는 운동이 실패가 되지 않는다면 특별한 진단 기술(CT, MRI, bone scan, EMG, 신경 활성 연구)은 적절치 않다.
- 의학적으로 허리문제를 가지고 있는 노동자 환자 중 7% 이상이 발병한지 4주 이내에 다시 일터로 돌아간다. 환자가 4주 이내에 특징적으로 좋아지지 않는다면, 치료계획의 조심스러운 재평가는 가능하다.
- 치료가 6주를 넘어간다면, 환자는 적절한 의학적 진단가로부터 평가를 받아야 한다. 평가는 기능적 상태를 나타내고 치료의 목표를 재평가할 수 있는 객관적인 도구를 포함한다. 그리고 적절한 치료였는가를 확인해야 한다.
- 환자가 3개월 내에 일터로 돌아가지 못한다면, 환자는 반드시 전산화된 재평가 및 치료 계획을 받기 위해 특정한 센터로 보내야 한다.

고려할만한 것들을 특별히 가지고 있다. 이러한 특별한 연구에서 학생들은 매우 특별한 평가 내에서 들기 수행의 검사를 치르고 있었다. 그들은 근육 활동범위와 속도가 특성화된 검사에 의해 평가되어졌다. 두 가지의 검사가 행하여졌다. 첫 번째 검사가 학생들이 지지되었고 장려되어졌다. 다른 두 번째 검사는 혹평하였고, 정신적으로 스트레스를 받았다. 모든 학생들이 들기 평가를 하기 전에 정신적으로 불편함을 호소하였다. 초기에 검사를 한 사람들은 특징적으로 더 근육기능의 상호작용이 안으로 향하게 변화시키고, 안으로 한 것에 대해 비평하지 않은 밖으로 향하게 하는 것과 비교하였을 때 척추에 부하가 더 부가적으로 가해지고 들기도 더욱더 효과적이었다.

이러한 발전은 McIntish연구에서 긍정적인 Waddell의 결과물에서 나타내어진 것과 같이 왜 사람들은 정신적인 장애를 가지고 있는지 그리고 일터로의 복귀가 지연되는지 설명할 수 있을 것이다.

치료프로그램은 대부분 숙련된 정신학자 및 그것들과 관계된 정신치료사를 가지고 있지 않다. 비록 확실히 그것이 이점이라 하더라도, 모든 만성기 및 아급성기 환자에게 있어서 치료비의 증가는 적절치 않다. 일반적으로 프로그램은 정신적인뿐만 아니라 전반적으로 물리적이고 만성기의 근골격 문제를 접근하기 위한 제 3의 치료 센터로 알려져 있다. 그들은 정신적인 요인을 조절하는데 도움이 되는 환경을 만들기 위해서 입원환자를 가지고 있을 것이다.

두려움 걱정 불안을 가지고 있는 개개인을 치료하기 위해 단순한 변화는 불안을 치료하는데 이득이 되는 객관적이고 공평한 되먹임의 실행을 제공하는 것의 인식이다. 그래서 치료 계획은 환자 그들이 만성 통증의 문제를 조절할 수 있을 만한 구체적인 도구 및 저항 훈련과 같은 포함된다. 이러한 도구는 적어도 운동범위, 사용되어진 저항의 양 그리고 반복 횟수와 같은 용어를 제공되어 질것이다.

각각의 상황에서 행동을 기록되어짐에 의해서 개개인은 어떠한 외부의 영향 없이도 진행을 알 수 있다. 부가해서 다양한 근육집단과 관절을 고립시키는 도구를 사용함으로써 외부의 근육 활동 Marras 연구에서 다시 나타낼 수 있으며 더 효과적인 운동 프로그램을 실행하기 위해서 다른 것 들을 차단할 수 있다.

그래서 치료하는 의사는 수행 및 향상의 정도를 증진시키기 위한 객관적인 도구에 초점을 맞추어야할 책임이 있다. 치료 프로그램이 정체되었다면, 몇몇 변화가 일어나야 한다. 개개인의 등급에 따라서 치료프로그램이 시작되어야 한다. 이러한 계획은 아마도 주사요법이라든가 수술적 요법의 고려 또는 전체적인 치료 프로그램의 변화를 말하는 것일지도 모른다.

치료하는 의사는 일반적으로 물리치료사에 의해 만들어지는 물리적 치료프로그램을 조절할 수는 없지만, 그들은 적절한 정보를 제공하는 치료계획의 변화라든가 진행하는 것에 있어서 판단을 하는 것을 존중해야만 한다. 연구는 기준이어야 하고 판단을 하는데 있어서 적절한 정보를 제공해야 한다. 기능을 평가하고 판단하는데 있어서 평가하는 물리적 기준 혹은 치료하는 의사에 도움을 주도록 정보를 제공해야만 한다. 또한 방문자수 그리고 치료의 타입 그리고 주관적, 객관적으로 결과물을 포함해야만 한다. 마지막으로 평가한 주요한 기록 그리고 미래의 계획 또한 있어야 한다. 예를 들면, 그림 13.4와 같다.

최근 연구에서는 물리치료를 실행하는 것을 형성하는데 있어서 객관적인 역할을 설명하고 있다. 이 연구는 더 많은 치료가 확립되기 전에 치료사로부터 보고서를 요청받아 물리치료의 변화를 나타낸다. 매번 6명이 반문한 뒤 적어도 세 가지의 근본적인 물리적 기능의 변화 운반해제, 관절가동범위, 앉기 지구력의 변화에 대해 확인하도록 요청되어진다. 만일 발전이 없다면 치료서비스는 더 진행되지 않도록 할 것이다. 새로운 보고서 형식이 시작된 이후 1997년에는 30,000의 청구, 1999년에는 약 3,300의 요구가 있었다. 이러한 것과 관련해서 치료의 빈도는 1997년의 17에서 1999년의 11.4로 34%감소하였다. 찜질팩은 45%, 전기치료는 22% 마사지는 27%가 감소하였다. 1년마다 이동수단 비용은 110만 달러이다. 그러나 치료적 운동은 31%, 관절 가동술은 27% 증가하였다. 국가노동위원회(state labor commission)으로 부터는 물리치료의 실행을 조절 하려고 하지 않았다. 오직 그들의 보고서 양식에서는 객관적인 측정치만 통합된 것이 호칭 되었다. 더 많은 효과적인 치료는 기능적인, 측정에 초점이 맞추어지도록 하였다. 치료하는 의사의 한가지의 마지막 책임은 일터로의 복귀를 명확히 하는 것이다. 확실히 더 빠른 일터로의 복귀는 건강을 관리하는 과정에서 더 성공적으로 완성되는 것으로 기대되어진다. 일 안하는 시간이 길어질수록 일터로 돌아갈 가능성이 줄어든다. 노동자가 일터로 빨리 돌아갈 수 있게 하는 전략 중 한 가지가 그들로 하여금 의무를 완화시키는 것이다. 노동자가 모든 의무(duty)를 할수 있는지 아니면 완화된 의무가 너무 어려운지 고려하여서 판단을 하도록 한다. 항상 환자가 신체활동을 성취하는 능력과 통증사이에서 상관성이 존재하지 않다는 것을 인정해야 한다.[42]

척추 & 스포츠
기능적인 역량 평가
요약본

환자명 John Doe 날짜 05/01/01

이 보고서에 포함된 정보는 환자의 상태가 업무에 복귀를 결정할 때 의사의 평가와 함께 사용할 수 있게 하려는 의도이다. 기능적 역량 평가에 관하여 궁금한 점이나 더 필요한 정보가 있다면 전화하라.

주관적 불만	평소통증의 심각도: 경미하다. 평소통증의 빈도: 일정치 않다. 제일 고통스러운 통증: 심하다. 제일 고통스러운 통증의 빈도: 간헐적이다.
지각능력	중간
Waddell's 사인	2/5
심혈관 평가	매우 좋다
신뢰성	믿을 수 있는 큰 노력
객관적 PDC	중간정도 노동
기능적 직업 의무 시뮬레이션	없는 경우로 제한
%들어올리기의 손실	-37%

**Note: The % Loss of Lift Capacity, Disability Category determinations, and Work Restrictions outlined in this report are based entirely on FCE objective measurements and do not take into consideration subjective factors of disability, other factors of disability or the primary treating physician's clinical opinions.*

Please refer to narrative report pages 1 to 7 for complete explanation and details of the Functional Capacity Test.

그림 13.4 보고서 틀

추가해서 초기에 직업으로 복귀하는 것이 허리에 추가적인 해로운 것을 제공하는 것을 된다는 설명할 만한 근거는 없다. 사실 환자들은 일하는 동안에 통증의 완화되는 고려될만한 기간을 가진다.[49] 또한 치료하는 의사의 일터로의 복귀에 초점을 맞추지 않는다면, 환자 그자신의 관점은 비능력적이고 의존적인 사람으로 되는 것이 시작할 것이다.[7] 무능(disability)은 행동을 배우는 것으로 고려되어진다. 개개인이 배우는 기간이 더 짧아질수록 그들이 무력화(disable)되어지는 것도 줄어들 것이다.[10]

문제는 여전히 고려되어진 형성화된 일과는 일반적인 일 사이에 있다.[17] Hal 등은 그 문제에 초점을 맞춘 연구를 하였다. 이 연구에서 1,438명의 계속된 허리 통증을 가져서 치료를 받은 노동자가 연구 집단이다. 대조군은 능동적인 치료 프로그램 뒤 그들의 통증에 따라 일터로 돌아간 환자들이다. 형성화된 일은 환자가 통증 현상을 가지고 있을 때 주어졌다. 실험 그룹에서 일반적인 일을 제한하도록 허락하지 않았다. 어떠한 객관적인 결과물에서 빠져있는 통증의 지속은 복귀로의 제한시키는 이유로 받아들여지지 않는다. 오직 객관적인 신경자극, 궁둥신경성 척추옆굽음증(sciatica scoliosis) 그리고 직업상 요구되는 가동범위(ROM)의 객관적인 결함 등이 제한의 원인으로써 인정된다. 따라서 실험군에서의 특징적으로 많은 숫자의 환자들과 조절된 그룹의 치료와 비교가 된다. 연구 그룹에서 나이에 따라서 성공적인 결과의 가능성이 줄어들었다. 다른 연구는 나이는 일터로의 빠른 복귀에 추가적으로 방해가 되는 요소라 하였다. 그러나 연구는 일상태에 따라서 통증만으로 설명하고 있다. 그것은 또한 정상적인 활동의 기대는 개인이 제한이 없는 상태로 돌아가는데 긍정적인 요소라고 설명하였다.

그래서 정리하면 치료하는 의사는 가능한 논리적인 치료를 시작해야할 책임이 있다. 환자에게 주어진 치료 프로그램으로부터 진행의 반응을 기대할 책임이 있다. 그는 계속해서 조직 손상 때 기대하는 것만큼 정상적인 생활로 돌아가는데 계속해서 초점을 맞춰야 한다. 정신학자들은 진행의 반응은 걱정하는 환자에게 있어서 이유 있는 "당근"이다.

평가의사의 역할 (Role of the Evaluating Physician)

평가하고 치료하는 의사는 아마도 같은 경우일 것이다. 그러나 사법상에 있어서 특별히 소송에 휘말리게 될 때 치료하는 의사에게 치우치는 것처럼 생각된다. 결국 임상가들은 환자의 관리를 위해서 보수를 받고 있고 계속된 치료의 요청은 셀프서비스로 이해되어진다. 역시 필수적으로 의사는 환자와 좋은 의사소통을 할 수 있다고 보여져왔고 그래서 적대관계에 놓여있다고 보여지지 않는다. 명백히 평가하는 의사는 환자의 대변자이고 중요한 과거력이나 증상의 확대를 예상할 수 있을 것이다.

독립적인 의학적 평가는 의학적 치료로부터 특별히 제지되어진다. 연구서에서 그것은 환자보다 적응증으로 더욱 중요하다. 보통 보고서는 치료하는 의사가 작성한 일반적인 보고서 보다 매우 조금 더 자세하고 비싸고, 또한 가장 큰 의학적 이득의 경우이다. 독립적인 의료평가자(IME)의 직업 기술은 미국의 독립적인 의료검진 보드(ABIME)에 의해서 대략 요점이 기술되었다.[40] 종종 IMEs눈 케이스관리 라든가 청문회에서의 근거 그리고 다른 법률상의 과정을 위한 정보를 제공한다.[6] 그들은 일반적으로 모든 노동자의 보상지위(compensation statues)의 일반적인 구성성분이지만 그들은 상황에서 상황에 따라 매우 다양할 것이다.[47]

평가는 현재 직업에서 육체적으로 요구되는 정도가 충분한지 그리고 환자의 과거에 상태를 통해서 불능(disability)을 위해서 종종 기술되어진다. 특정한 과거력의 정도는 정신적인 문제를 통찰력을 제고하기 위해서 필요하다. 의학적 기록의 재검토는 또한 매우 필요하다. 치료하는 의사는 거의 과거의 의학적 기록을 검토하지 않으며 그것들은 보통 현재 치료계획에 도움을 주지 못한다. 그러나 평가하는 의사는 진단하고 예후를 위해서 명확한 진술을 하기 위한 자료를 모은다. 모든 과거 의학적 정보는 그래서 다양하다. 부가해서 보통 신체검사에 있어서 기능적인 능력 검사는 원칙적으로 필요하다 .

특별히 척추에 있어서 신체검사는 명확하게 손상과 불능에 도움을 주지 못함을 인정해야 한다. 오직 AMA 지침내에서 가동범위(ROM)를 위한 검사로써 지지되어진다. 이 검사의 정확성은 종종 의문시 된다. 현재 광전기 모션분석시스템(OMAS)에서 같은 기술로 실행되고 있는 더 정확한 범위 검사는 예언적인 것은 아니다. 허리통증과 관련되어서 111명의 환자에게 치료의 시작과 결과를 낼 때 시행한 이 검사는 정기적으로 불능의 예언은 아니다. 명확하게 만일 기능의 객관적인 검사가 필요하다면 더 많은 관련된 시스템이 발전해야할 필요가 있다.

평가하는 의사는 절대적으로 결과적으로 발생하는 장애에 대해서 확인을 해야만 한다. 평가자는 또한 기능적인 제한 특히, 직업에 관계되어서 밝혀야 하고 직업의 변화가 가능한지 그리고 휴식을 통해서 건강관리가 필요한지도 알려주어야 한다. 모든 사법권에서 임상학자들은 현재 상황에 유사한 정보를 기대할 수 있는 치료하는 의사보다 평가하는 이에게 더 많은 금액을 지불한다. 그래서 평가하는 의사는 특별히 발전하고 있다. 그러나 이러한 것에 비추어 특별함은 과거력 그리고 일반적인 신체검사에 더 신뢰도를 준다고 강조하는 것은 아니다.

이러한 것은 특별한 문제이다. Washingtone으로부터의 연구에서 그들은 증명할 수 없는 근육과 허리증상을 가진 개인들로부터 보상을 청구한 것은 오직 5%란 것을 발견하였다.[46] 불행하게도 이러한 것은 금액의 84%를 지불했다. 확실히 객관적인 기능의 평가를 위한 장소이다.

기능적 능력 평가(FCE) (Functional Capacity Evaluation)

FCE 정보는 일터에서 할 수 있는 능력과 관계된 손상의 효과에 대해 나타내도록 사용되어져 왔다.[19,31] FCE정보 일의 과제를 수행하는 능력이 불리우는 손상의 효과로써 바뀌어 불리어지곤 한다. FCE는 세밀한 시험 그리고 경쟁적인 근로자에게 요구되는 용어로 더 불리어지는 임상가들이 현재 기능의 단계의 객관적인 평가이다. 이 단락에서 FCE의 주요목적은 일터로 돌아갈지의 결정을 더 쉽게 하기 위해서 의뢰인의 안전한 기능적 능력과 일에서 요구되는 것과의 비교이다.[18,19]

시간 효과에 대해 묘사되면 평균적인 기능적 능력평가의 한 가지 예는 켈리포니아 기능적 역량 프로토콜(Cal-Fcp)이다.[37] Cal-Fcp는 120분이고, 기능적 능력의 11-영역은 일하는 능력 손실되는 불능(disability)의 등급에 의거한 평가로부터 발전되어졌다. Cal-Fcp는 치료하는 의사 또는 다른 건강 관리자에 의해서 노동자의 일 능력 손상의 척도를 허용한다. 그것은 다친 사람이 일터로 돌아가지 못하던가 아니면, 능동적인 치료를 계속한다면 손상 후 30일간을 관리한다. 낮은 가격 때문에 빈번히 주기적으로 3주 동안 치료의 효과의 측정을 관리한다. 사용한 형태는 치료하는 의사의 관심이 사례를 조절하는 것을 유지하도록 서술되어진다. 부가적으로 치료하는 의사의 연관성을 Cal-Fcp의 결과로 해석하는 것은 그들이 다친 노동자의 동기, 두려움, 그리고 목표와 같은 가벼운 문제들의 검사의 결과를 고려함으로써 최고로 전문적이다. Cal-Fcp로부터 온 정보는 검사하는 동안에 모아진 정보로 치료하는 의사의 추천에 따라 보여 진다.

경험 있는 건강관리 임상학자들이 California의 5개의 다양한 센터에서 경험하고 연습함으로써 Cal-Fcp 평가 프로토콜을 발전하였다. 나타내어진 과제는 광범위한 프로토콜을 가로질러 실행할 수 있는 평가로 묘사되어진다. 그것의 발전자들 보다 반대로 Cal-Fcp 프로토콜의 기간, 프로토콜의 내부적 일관성 그리고 일하는 능력의 측정에 있어서 유용성이 설명되어진다. 64명의 대상자(32명 여자, 32명 남자) 가 연구되어졌다. 연구 대상자들은 켈리포니아 노동자 보상 프로그램의 부분으로써 노동과 관련된 여부조직의 근골격 손상 때문에 치료받은 적이 있는 성인들을 포함하였다. 허리 환자가 많았고(n=46), 무릎[5] 목 환자가[4]또한 나타내었다. 남은 대상자들은 다양한 조직 손상을 가지고 있었다. 대상자들은 프로그램에 들어가기 전 1달에서 10년까지의 증상의 시작이 있었고 평균이 1.82년이다. 오직 두 명이 30일 이내에 손상하였고 23명으로 상자는 1년 이내에 검사하였다(그림 13.5).[32] 이 연구는 33명의 새로운 손상이 없거나 현재 증상이 더 심해진 33명을 발견하였다. 평가를 적용한 기간은 84분이었다. 이 표본은 41%의 들기하는 능력을 잃어버렸다는 것을 뜻하고 남여의 차이는 특이한 점이 없었다. 7명의 실험자는(6명 남자 1명 여자) 25%보다 적은 들기 능력을 잃어버렸고 캘리포니아 장애 편향의 모형에서 나타내듯이 잔여의 장애는 없다는 것으로 나타낼 수 있다. 그래서 18명의 실업자들은 불능(disability)의 이득에 대한 질은 찾을 수 없었다. 연구 내에서 보이는 사람의 올바른 지침의 보호 때문에 만들어졌다. 이러한 정보는 그들의 고용주나 보험자 또는 의사에게 보여 지지 않는다. 64명의 대상자중 12명은 평가자에 의해서 등급을 매길려고 노력해

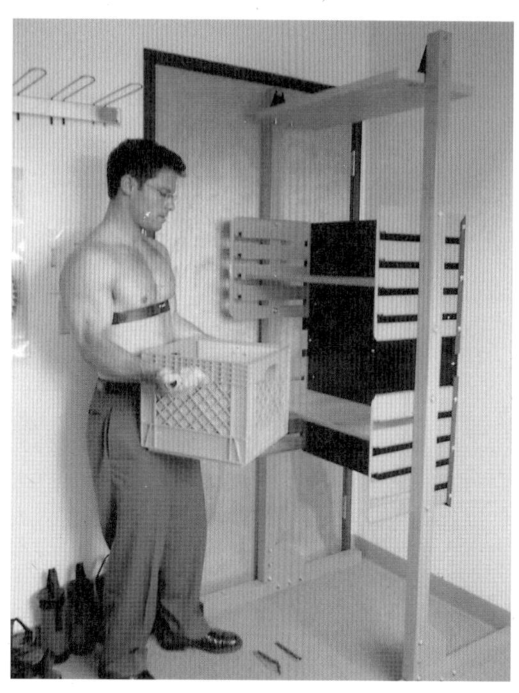

그림 13.5 EPIC 들어올리기 능력.

오고 있으며, 모든 노력(full effort)보다는 적다. 나이, 손상 받은 때로부터의 시간, 검사의 기간, 집기 또는 잡기에 근거하여 그룹 사이에 특이하게 다른점은 없었다. 특이하게 다른 점은 척추기능 정렬(spinal function sort; SFS) 점수에 대해서 모든 노력(effort)이 한 그룹과 그렇지 않은 그룹 그리고 lift능력의 손실 사이에서 있다. 재미있게 SFS점수는 절대적인 들기 능력을 나타내고 능력(capacity)는 ELC 평가 3에 몸의 몸무게 퍼센트를 고려했다. SFS 점수는 또한 일의 능력 손실을 나타내고 이 연구는 다친 노동자를 평가하는데 있어서 Cal-Fcp의 사용을 나타낸다. 몇몇의 다른 기능적 능력을 평가하는 도구(protocol)들도 사용된다.[5,20,23,26]

■ 결론 (Conclusion)

직업의 선택 그리고 위치는 건강관리 전문가들에게 있어서 매우 중요한 서비스 영역이고 점점 복잡해져가고 있다. 이 장에서는 손상의 위험을 알기 위해서 척추 X-ray의 시행을 시작함으로써 건강관리 관점으로부터 직업의 역사적 배경에 대해서 스크린 한 것을 나타내었다. 우리가 기록함으로써 의학적 검사는 쓸모가 줄어들고 기본을 비교하는 것보다 노동자의 선택이 정당하다. Spinal MRI와 같은 기술의 사용은 직업이전에 증상이 없는 퇴행성 척추를 발견한 것을 나타날 때 비싸고 수술적인 요법을 피할 수 있게 한다. 기능적 능력 평가의 사용이 좀 더 정당하다. 직업에 지원한 자를 확인함으로써 가장 생산성 있는 노동자가 되게 하고, 의사를 도와주고 아파서 떠난 사람으로부터 노동자가 돌아오도록 적절한 공간에 대한 관리자를 배치한다. 비록 이러한 방법들이 약속되고 있지만, 동업자의 평가(peer-reviewed) 연구는 좀 더 과학적인 정당화가 필요하다. 그 사이에 생산력에 기초를 둔 노동자를 선택하는 기능적 역량 평가(FCE)의 사용에 초점을 맞춘 개인적으로 유효한 연구가 충족시킬 것이다. 그러한 연구의 지출이 비싼 개인보험 노동자의 보상 시스템과 함께 그들의 큰 회사의 한계와 같을 것이다.

확인 과정
본 장의 학습목표 자가 점검

- 무엇이 고용전과 배치 전 선별 절차를 위한 평가인가?
- 임무평가의 적합성을 설명하라.
- ADA제한과 보호에 대해 설명하라.
- 치료하는 의사와 평가하는 의사를 정의하라.
- 어떤 평가가 이 장에서 기능역량 평가에 표현된 것이며, 어느 것이 직업능력에 적절한가?
- 척추문제관리를 위한 보호적인 접근의 연결과 보고하기 위한 현실적인 기대는 무엇인가?

■ 참고문헌 (References)

1. APTA. Occupational health guidelines: Evaluating functional capacity. Alexandria, VA: American Physical Therapy Association, 1997.
2. Bailey W. Observation on the etiology and frequency of spondylolisthesis and its precursors. Radiology 1947;48:107–112.
3. Battie MC, Bigos SJ, Fischer LD, et al. Isometric lifting strength as a predictor of industrial back pain reports. Spine 1989;14:851–856.
4. Biering-Sorensen F, Thomsen CE, Hilden J. Risk indicators for low back trouble. Scand J Rehabil Med 1989;23:151–157.
5. Blankenship K. The Blankenship system functional capacity evaluation procedure manual. Macon, GA: The Blankenship Corporation, 1994.
6. Brigham CR, Babitsky S, Mangraviti JJ. The Independent Medical Evaluation Report: A Step-by-Step Guide with Models. Falmouth, MA: SEAK, Inc, 1996.
7. Catchlove R, Cohen K. Effects of a directive return to work approach in the treatment of workman's compensation patients with chronic pain. Pain 1982;14:181–191.
8. Chaffin DB, Park KYS. A longitudinal study of low-back pain as associated with occupational weight lifting factors. Am Ind Hyg Assoc J 1973;34:513–525.
9. Colledge AL, Hunter SJ. Using functional improvements to promote active therapy and determine the length of treatment of workers' compensation patients, a 3-year analyzes of 63,000 claims. J Occup Med (Submitted).
10. Derebery VJ, Tullis WH. Delayed recovery in the patient with a work compensable injury. J Occup Med 1983;25:829–835.
11. Driesinger TE. Does prevention work. San Diego, CA: San Diego Comprehensive Care Symposium, July 2000.

12. EEOC. Uniform guidelines on employee selection procedures (1978). Federal Register 1993;July 1: 212–239.
13. Gibson ES, Martin RH, Terry CW. Incidence of low back pain and pre-placement x-ray screening. J Occup Environ Med 1980;22:515–519.
14. The Guides to the Evaluation of Permanent Impairment, 4th ed. Chicago, IL: American Medical Association, 1993.
15. Guiding principles for medical examinations in industry. Chicago, IL: American Medical Association, 1984:1.
16. Hainer BL. Pre-placement evaluations [review]. Prim Care Clin Office Pract 1994;23:237–247.
17. Hall H, McIntosh G, Melles T, Holowachuk B, Wai E. Effect of discharge recommendations on outcome. Spine 1994;19(18):2033–2037.
18. Hart D, Berlin S, Brager P, et al. Standards for performing functional capacity evaluations, work conditioning and work hardening programs state of Maryland. Annapolis, MD: Joint Committee on Industrial Services, 1993.
19. Hart D, Iserhagen S, Matheson L. Guidelines for functional capacity evaluation of people with medical conditions. J Orthop Sports Phys Ther 1993;18(6):682–686.
20. Isernhagen SJ. Functional capacity evaluation. In: Isernhagen SJ, ed. Work injury: Management and prevention. Rockville, MD: Aspen, 1988.
21. Jay M, Lamb J, Watson R, et al. Sensitivity and specificity of the indicators of sincere effort of the EPIC Lift Capacity test on a previously injured population. Spine 2000;25(11):1405–1412.
22. Johns RE, Bloswick DS, Elegante JM, Colledge AL. Chronic, recurrent low back pain: A methodology for analyzing fitness for duty and managing risk under the Americans with Disabilities Act. 1994;36(5):537–547.
23. Key G. Key functional assessment procedures manual. Minneapolis, MN: Key Functional Assessment, Inc, 1986.
24. Keyserling WM, Herrin GD, Chaffin DB. Isometric strength testing as a means of controlling medical incidents on strenuous jobs. J Occup Med 1980;22: 332–336.
25. Lawrence JS. Disc degeneration: Its frequency and relationship to symptoms. Ann Rheum Dis 1969; 28:123–127.
26. Lechner D, Jackson J, Roth D, Straaton K. Reliability and validity of a newly developed test of physical work performance. J Occup Med 1994;36(9): 997–1004.
27. Lloyd DCEF, Troup JDG. Recurrent back pain and its prediction. J Soc Occup Med 1983;33:66–74.
28. Marras WS, Davis KG, Heaney CA, Maronitis AB, Allread GW. The influence of psychosocial stress, gender, and personality on mechanical loading of the lumbar spine. Spine 2000;25(23):3045–3054.
29. Matheson L. Development of a measure of perceived functional ability. J Occup Rehabil 1993;3(1):15–30.
30. Matheson L. EPIC Lift Capacity Test Examiner's Manual. Fort Bragg, CA: Work Evaluation Systems Technology, 1994.
31. Matheson L, Ogden L. Work tolerance screening. Trabuco Canyon, CA: Rehabilitation Institute of Southern California, 1983.
32. Matheson L, Mooney V, Grant J, et al. A test to measure lift capacity of physically impaired adults (part 1): Development and reliability testing. Spine 1995;20(19):2119–2129.
33. Matheson LN, Mooney V, Grant JE, Leggett S, Kenny K. Standardized evaluation of work capacity. J Back Musculoskel Rehabil 1996;6:249–264.
34. McIntosh G, Frank J, Hogg-Johnson S, Bombardier C, Hall H. 1999 Young investigator research award winner: Prognostic factors for time receiving workers' compensation benefits in a cohort of patients with low back pain. Spine 2000;25(2):147–157.
35. Mooney V, Kenney D, Leggett S, Holmes B. Relationship of lumbar strength in shipyard workers to workplace injury claims. Spine 1996;23(17):2001–2005.
36. Mooney V, Kron M, Rummerfield P, Holmes B. The effect of workplace based strengthening on low back injury rates: A case study in the strip mining industry. J Occ Rehab 1995;5(3):157–167.
37. Mooney V, Matheson L. California Functional Capacity Protocol (Cal-FCP) Examiner's Manual. San Diego, CA: OrthoMed Foundation, 1994.
38. Pedersen PA. Prognostic indicators in low back pain. J R Coll Gen Pract 1981;31:209–236.
39. Personal communication. Dr. Lester Sachs, Medical Director.
40. Peterson KW, et al. The American Board of Independent Medical Examiners. J Occup Environ Med 1997;39(6):509–514.
41. Poitras S, Loisel P, Prince F, Lemaire J. Disability measurement in persons with back pain: A validity study of spinal range of motion and velocity. Arch Phys Med Rehabil 2000;81:1394–1400.
42. Rainville J, Ahern DK, Phalen L, Childs LA, Sutherland R. The association of pain with physical activities in chronic low back pain. Spine 1992;17:1060–1064.
43. Redfield JT. The low back x-ray as a pre-employment screening tool in the forest products industry. J Occup Environ Med 1971;13:239–226.
44. Reimer DS, Halbrook BD, Dreyfuss PH, Tibiletti C. A novel approach to pre-employment worker fitness evaluations in a material-handling industry. Spine 1994;19:2026–2032.
45. Spitzer WO, LeBlanc FE, Dupuis M. Scientific approach to the assessment and management of activity-related spinal disorders. Spine 1987; 12(suppl):S1–S59.
46. State of Washington Department of Labor and Industries. Attending Doctor's Handbook. 1996:4.
47. Tompkins N. Independent medical examination: The how, when and why of this useful process. OSHA Compliance Advisor. 1992;235:7–12.
48. Walton M. The Demming Management Method. New York: Putnam, 1986.
49. Wynn Parry CB. Pain in avulsion lesions of the brachial plexus. Pain 1980;9:41–53.

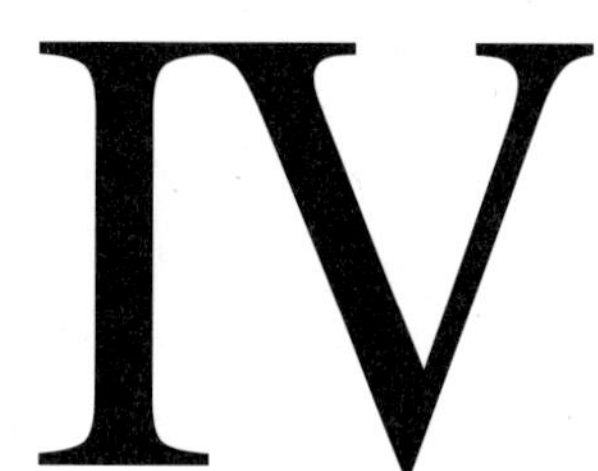

급성기 치료 관리(첫 4주) [Acute Care Management (first 4 weeks)]

편집자글

급성기 환자는 간단한 치료 또는 아무런 처치 없이도 조기에 회복되는 반면, 만성으로 발전하는 소수의 환자들은 치료되기가 어려운 것으로 널리 알려져 있다. 따라서 최신 치료법들은 스스로 호전될 수 있는 대부분의 급성기 환자들이 완전하게 치료되기 이전에 만성화되는 것을 예방하는 방법들이다. 그러므로 현재 척추치료의 "최신식"은 조기에 환자를 회복할 수 있게 해주는 것이다. 이것은 인지행동에 관한 접근법과 신체적인 접근법 두 가지 방법이다. 이 치료방법에는 상처입거나 손상당한 환자를 안심시키고, 경미한 통증을 완화시켜주는 치료, 그리고 점진적인 재활동화와 자기관리의 중요성 및 안전성에 초점을 맞추는 방법들이 포함된다.

이번 단락에서는 환자의 정신과 감정으로부터 시작하는 모형을 소개한다. 임상의는 환자들에게 그들의 허리문제점이 실제 질병진행과정보다 더욱 감기 같은 질병이라는 점을 교육하기 위한 협조적인 노력이 이루어져야 한다. 그다음 단계적인 재활동과정은 McKenzie 모형이 시작되었던 것처럼 증상에 의해 결정된다. 환자가 정상적인 활동으로 복귀하는 첫 번째 단계에는 단순하고 간단한 척추의 움직임 수정작업이 포함된다. 급성기 척추치료의 모형에서 수기치료의 확실한 도움 없이는 완전할 수 없다. 통증완화와 기능적 재활동화에서 수기치료의 역할은 조금이라도 논쟁의 여지가 있을 수 없다. 이번 단락에서 환자의 보존적인 치료로서 관절 수기치료뿐만 아니라, 연조직, 근육, 신경가동기법 모두 통합된다. 그러나 모든 수동적인 적용방법은 자가관리의 보조적인 방법으로서 시간제한적인 방법으로 제공되어야 한다.

14

능동적 자가-돌봄: 척추통증환자의 기능적 재활동화

(Active Self-Care: Functional Reactivation for Spine Pain Patients)

개요

두려움-회피 믿음과 만성적으로 무능하게 만드는 통증

1단계 : 안심시키기와 재활동 권고

- 환자의 목표와 동시에 허리와 관련된 걱정과 두려움을 확인
- 심각한 질환이 없다는 확신-심각한 손상을 의미하는 격심한 통증은 아닌가?
- 만약 통증이 심각한 질환으로 인한 것이 아니라면, 통증의 원인은 무엇인가?(격심한 통증이 심각한 손상을 의미하지 않는가?)
- 구체적인 재활동 권고 - "무엇을 해야 하고 하지 말아야 하는가?"
- 안정 대 활동
- 통증 완화 선택권
- 얼마나 지속될 것인가? - 회복 예상
- 요약

2단계: 인지행동 접근방법

- 사회인지이론과 행동변화
- 단계적인 노출 훈련
- 인지행동치료
- 신경생리학적 측면

3단계: 각 전문분야의 협력을 통한 생물사회심리적 방법

동기부여 유발

능동적인 치료 진행에 대한 순응도

학습목표

이 장을 읽고나면 이해할 수 있을 것이다:

- 척추 상태를 치료하는데 자가-돌봄의 가치를 이해한다.
- 환자의 생활양식을 변화시키기 위해 동기 부여하는 행동심리학적 토대를 이해한다.
- 일상생활의 동작 중에서 잘못된 생체역학을 규명한다.
- 소견의 생체의학적 그리고 생체사회심리학적 보고서간의 차이점을 이해한다.

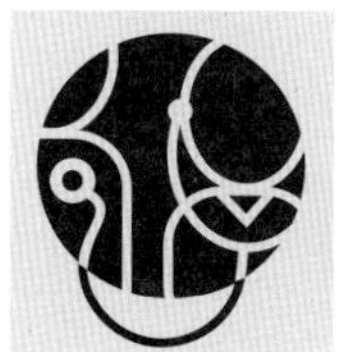
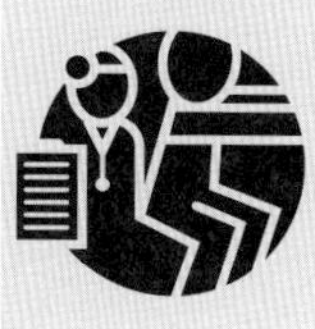
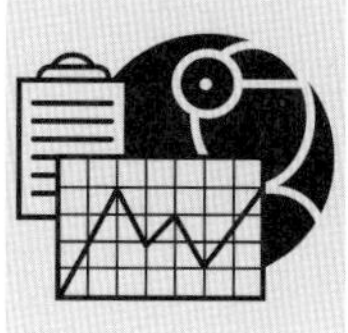
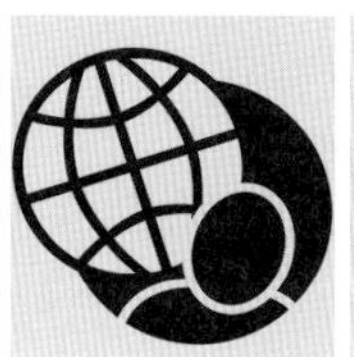
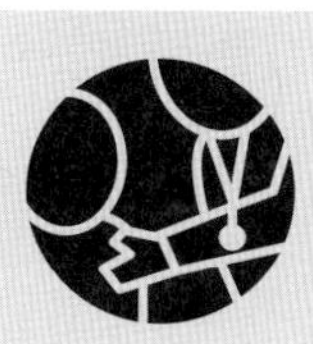
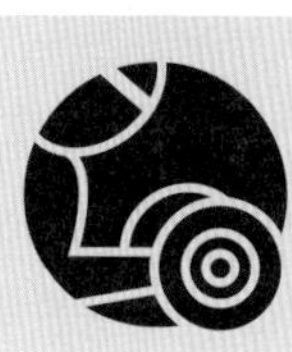
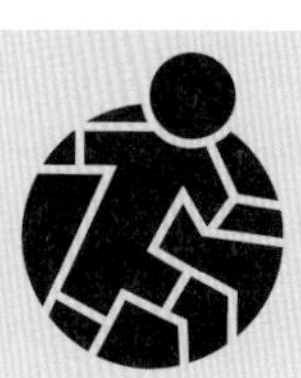
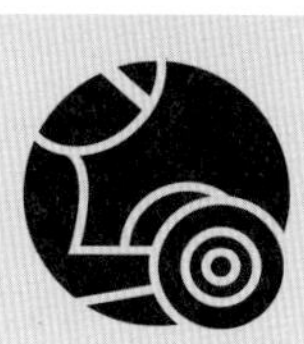

개요 (Introduction)

활동은 폭넓고 다양한 건강관리 상태(예를 들어, 심장병, 관절염, 허리 통증, 뼈다공증, 우울증 등)를 위한 효과적인 치료방법이다.[19,36,40,84,178] 신체적 무활동은 심혈관과 그 밖의 질환들과 관련하여 독립적인 위험요소이다.[124] 환자는 통증을 느꼈을 때, 활동을 하는 것이 호전시키는 것보다 오히려 더 악화시키는 원인이 될 것이란 전형적인 걱정을 하게 된다.[171] 임상의들은 일반적으로 과도한 활동 제한을 처방하는데, 바로 이점이 회복과정을 방해하고 만성통증행동을 만들어내는 원인이 된다.[26,27,80,114] 때때로 "통증이 당신의 길잡이가 되도록 하자"라고 충고하면, 단지 통증회피 행동과 컨디션 저하를 불러일으키는 마음가짐과 확신만이 강화되기도 한다.[83]

반면에 "상처가 반듯이 동일한 해를 입히지 않는다"와 휴식이 조직에 좋지 않다는 생각은 많은 주목을 받지 못했다. 이 같은 재활동화에 대한 권고는 허리 통증(LBP)[26,27,83,114]과 목통증[23,120,143]에 대한 전통적이고 수동적인 권고보다 더 효과적임을 보여주었다. 능동적인 자기관리 대처방식은 허리와 목통증뿐 아니라, 다른 만성통증에도 수동적인 대처방식보다 뛰어남을 증명하였다.[20,35] 한층 체계적이고 포괄적인 환자교육을 포함한 단계적인 치료접근법에는 환자의 믿음체계와 활동에 대한 걱정에 영향을 줄 수 있어야 한다. 임상의의 목표는 환자의 건강 행동을 재활동화 방향으로 수정하는 것이다.

전통적으로 허리 통증은 초기에 급성이면서 자기제한 상태인 것으로 간주하였다. 그러나 현재에는 빈번한 재발 또는 만성으로의 진행이 수반되는 것을 알게 되었다.[44] 생물의학은 만성적인 상태보다 급성상태에 더 적합하다. 연구에서 만성적인 질환의 치료에 대한 자가-돌봄 기술들의 가치가 강조되었다.[20,78,79,112,125,152] 이 자가-돌봄 기술에는 운동, 최소한의 일상생활 동작으로 제한, 질환의 관찰, 흥분조절과 같은 사항들이 포함되어 있다. Holman과 Lorig[28,79,111,112]는 자가-돌봄 접근법이 통증을 감소시키고 의료서비스 이용을 43%로 감소시킨다는 점을 발견하였다. 자가-돌봄은 급성기와 만성기의 허리 통증 모두 똑같이 추천되었다.[127,154]

공교롭게도 허리 문제점에 대한 대부분의 치료접근법은 오직 진단적인 분류와 통증치료에만 관심을 보였다. Borkan은 "환자에게 그들 자신의 문제점을 치료하기 위해 교육하는 것과 능력을 주는 것은 개인과 사회가 소유한 문제점의 의료화라는 부정적인 영향을 없앨 수 있다."라는 사실에 대한 연구를 요구하였다.[25] 오늘날 연구의 확대는 우선적인 환자의 교육이 허리 통증에 효과적이라는 점을 타당하게 한다.[26,27,83,114]

Turner는 정상적인 활동의 회복을 장려하는 수준의 개입은 단지 신체역학을 향상시키는 것과 들어올리기 기술을 가르치는 것보다 더욱 성공적이었다는 점을 지적하였다(예를 들면, 전통적인 허리 통증교실).[163] Von Korff는 환자가 허리 통증에 대해 걱정하고, 자가-돌봄 능력을 향상시키고, 능동적 문제해결 접근방법을 권하는데 중점을 둔 개입이 활동제한을 감소시키는데 성공적이라고 보고하였다.[173] 통증완화 치료적용법은 항상 인기가 있을 것이다. 반면에 점진적 재활동화를 통한 자가-돌봄에 대한 환자 교육은 허리 통증과 관련된 무능력을 예방하기 위한 치료의 표준으로서 과학적인 영향력을 빠르게 획득하고 있다.

두려움-회피 믿음과 만성적으로 무능하게 만드는 통증 (Fear-Avoidance Beliefs and Chronic Disabling Pain)

무능력하게 만드는 통증으로 인해 만성화의 큰 위험에 처해있는 환자는 종종 불완전하게 만들어진 대처기술들을 지니고 있다.[94] 그들은 질병을 악화시키는 경향을 띄고 스스로를 도울 수 없는 무력함을 느낀다. 환자들이 통증을 두려워하거나, 가능한 최악의 결과를 두려워함으로 인해 악화될 때, 그들이 활동을 회복하거나 운동을 수행할 가능성은 낮다.[167] 수기치료, 마사지, 약물투약, 다양한 물리치료 적용법 같은 단기간에 증상을 완화시켜주는 접근법에 의존하기 쉽다. 환자가 그들만의 자가-돌봄 프로그램에 능동적이 되도록 하는 열쇠는 통증을 회피하는 환자에서 통증을 관리하는 환자로 그들이 변화되는 것이다.[100,102,141,162]

두려움-회피 행동은 컨디션 저하를 일으킨다. 급성 허리 통증 환자의 2/3가 잘못된 활동이 심각한 손상의 원인이 될 것이라고 믿는다.[123,173] 활동이 고통스러울 것이라고 인식하는 환자는 신체적 능력이 감소될 것이다.[98] 실제로 통증이 있거나 통증이 예상되는 활동을 인식하고 있는 환자들은 순수한 유해자극의 요소보다 신체적 수행이 더욱 전조가 되는 것으로 나타났다.[4] Council은 환자들에게 10가지 간단한 작업들을 수행할 때 예상되는 통증의 정도가 얼마나 나타나는지 예측하도록 요구했다.[42] 예측하는 정도와 작업수행 간에 실질적인 상관관계가 발견되었다. Cromvez는 표준운동과제를 이용하였고, 만성환자 중 업무 무능력이 있는 상위 16%와 급성환자의 33%가 손상예측을 한다는 사실을 발견하였다.[45]

Heuts와 몇몇 학자들은 환자의 통증강도와 통증관련 두려움이 기능적 제한이 있는 환자의 상위 40%에서 나타났다고 보고하였다.[75] 통증관련 두려움의 두 가지 측면은 가장 관련된 행동회피 — "행동이 (재)손상이나 통증증가를 야기한다는 믿음"과 신체병소 — 근원적인 신체의 의학적 문제점에 대한 믿음이다. 또 Flynn과 몇몇 학자들은 두려움-회피에 대한 믿음은 급성 LBP가 있는 환자가 직장으로 복귀여부를 예측한다고 하였다.[51] 두려움-회피 믿음 질문표(Fear-Avoidance Beliefs Questionnaire)에서 점수가 34보다 높은 경우에는 지속적인 업무제한의 위험성이 29%에서 58%로 증가되었다. 30점보다 낮은 경우에는 지속된 업무제한의 위험성이 29%에서 3%로 감소되었다.

손상과 통증을 동일시하는 것은 무능력하게 만드는 허리 통증 환자들의 전형적인 생각이다.[113,166,167] 이것은 컨디션 저하를 조장하고 결과적으로 안정성 결여의 원인이 된다. 두려움과 회피는 환자들이 "병자 역할(sick role)"의 성향을 띠도록 만드는데, 이렇게 두려워하고 회피하는 환자를 찾아내는 것이 중요하다. Troup에 따르면, "통증에 대한 두려움이 강하면, 구체적인 인지와 치료를 하지 않는 한, 틀림없이 통증 — 회피가 나타나고, 그 때부터 비활동이 일어난다".[162].

두려움이 강한 환자의 경우, 목표는 정상적인 활동 또는 운동에 대한 자신감을 증가시키는 것이다.[51,96] 이른 아침에 굽힘동작과 같은 몇몇 동작들은 반드시 피해야 한다.[153] 그러나 활발한 걷기와 같은 다른 활동들과 McKenzie 중심화 수기 또는 점진적인 안정화 훈련은 안전하고 효과적이다.[54,77,83,110,157] 만성적인 환자의 경우, 급성기동안 환자 스스로의 과보호로 인해 발생되는 경직과 위축이 치료의 목표일 것이다. 급성통증으로 환자가 움직임을 제한하여 발생된 근육과 관절의 움직임 감소는 불편함의 원인으로 예측되어야 한다. 그리고 근육과 관절의 재움직임은 통증을 만들어 낼 수 있으나 확실한 손상을 입히지는 않는다. 이 통증은 기능장애로 인해 나타나는 것이지, 조직손상이나 병리적인 상태(원반탈출증 또는 관절염)가 아님을 설명하여 환자를 안심시키는 것이 좋다.[22,178]

통증에 대한 개개인의 태도(예를 들어, 비극화(catastrophizing): 항상 최악의 상태를 생각하는 것)와 함께 건강관리전문가에 의한 믿음의 변화, 이와 같은 외부적인 영향이 중요하다.[138] Sullivan은 통증이 위험의 징후로서 간주된다면, 더욱 집중하여 인식한다는 점을 제시하였다.[161] Ostelo는 임상의들이 치료방향(생체의학적 vs 생체심리사회적)을 결정하기 위한 선별검사 설문지를 개발하였다.[135] 생체의학적인 방향은 Deyo가 밝혀낸 지속적인 허리 통증의 사회적 통념과 일치한다.[48] 이것은 통증의 구조적인 원인에 대한 정확한 진단, 통증이 사라질 때까지 안정의 필요성, 허리 통증이 만성적인 무능력을 일으킨다는 믿음에 대한 필요성을 포함한다. Houben과 몇몇 학자들은 최근에 이 선별검사 방법을 사용하였고, 임상의의 치료방향이 신체적 활동의 유해정도 평가와 환자에게 추천할 만한 신체적 활동 두 가지를 예측한다는 사실을 발견하였다.[80,170]

1단계 : 안심시키기와 재활동 권고
(Step 1: Reassurance and Reactivation Advice)

What : 단순 교육적 접근방법으로 인지-행동(CB) 측면의 활동을 점차적으로 증가시키도록 권고하는 것이 포함된다.

Who : 고통스러운 사건으로 급성 반응시기에 있는 환자들.

지금까지 환자에게 적절하게 권고하는 것이 얼마나 가치 있는지를 설명하였다.[30] 특히, 권고가 생체심리사회적인 측면으로 주어진다면, 통증-관련 불안감을 줄이고 환자가 점진적으로 정상적인 활동을 회복하도록 격려할 수 있다.[56,95,101,114] 이와 같은 권고는 통증 그 자체보다 활동

표 14.1 초기 소견 보고서의 여섯 가지 요점

1. 환자의 관심/목표는 무엇인가? 허리와 관련된 걱정과 두려움을 확인.
2. 심각한가? 심각한 질환이 없다는 사실을 확신시킴.
3. 원인은 무엇인가? 손상과 퇴행성 과정이 통증을 촉진시킬 수 있지만, 통증은 조절할 수 있는 요소이기 때문에 존속된다.
4. 환자가 피해야 하는 것과 해야 하는 것은 무엇인가? 구체적인 활동수정과 재활동 권고.
5. 환자가 더 편하도록 할 수 있는 것은 무엇인가? 통증완화를 위한 선택사항.
6. 얼마나 오래 지속될 것인가? 회복 예측.

제한과 같은 통증으로 인한 결과에 초점을 맞춘다.

환자들이 안심하기를 원하는 초기 소견보고에서 언급되어야 할 여섯 가지의 기본적인 사항이 있다(표 14.1).

환자의 목표와 동시에 허리와 관련된 걱정과 두려움을 확인
(Identify back-related worries and fears as well as the patient's goals)

허리와 관련된 걱정과 두려움은 아마도 급성기 환자에게서 확인해야 할 가장 중요한 사항일 것이다. 환자들은 전형적으로 그들의 통증이 얼마나 지속될 지와 그들의 활동에 무엇이 영향을 줄 것인지 걱정한다. 대부분의 환자들이 회복되지만, 심각한 걱정거리를 가지고 있는 환자들에게는 무능력하게 만드는 무용성 위축을 예방할 수 있는 단 한가지의 방법이 요구된다. Balderson과 Von Korff에 따르면, 단순하면서도 간단한 교육접근방법은 두려움-회피 믿음을 조절하고 정상적인 활동의 회복을 확신시키기 위해 필요하다고 하였다.

- 환자의 걱정과 자가-돌봄을 지지하는지에 대해 이야기하고 확인한다.[123,173]
- 환자들의 2/3 가량이 잘못된 움직임이 심각한 문제점을 일으킬지 모른다는 걱정을 한다.
- 환자의 절반이 몇 가지의 움직임을 회피하는 것이 허리 통증이 악화되는 것을 예방하는 가장 안전한 방법이라고 믿는다.
- 환자의 걱정을 유도하기 위해, 통증이나 활동우려에 대하여 자유롭게 질문을 한다.
- 조사를 통해서 환자의 걱정과 회피행동의 동기에 대해 잘 이해하고 있어야 한다.
- 그 다음 종합적인 걱정들을 통해 환자를 평가한다.
- 그 다음 환자에게 필요도에 맞춰 개별적으로 고려된 적절한 정보를 제공한다.
- 추가적인 논의를 통해 환자의 개인적인 믿음체계를 통합시키고 이해가 증진되도록 격려한다.
- 환자에게 작성된 정보를 집에 가져갈 수 있도록 제공한다 — 이것은 가족 구성원들과 공유할 수 있다.

목표설정 (Goal setting)

Bandura에 의하면, 반드시 건강증진을 목표로 시작해야 하는 것은 아니라고 하였다. 목표설정은 상호적이고 환자에게 중요하다고 판단되는 활동과 관련되어야 한다.[15] 환자에게 통증이 있을 때 가장 최선의 목표는 통증을 완화시키는 것이다.[62,148,149] Turner와 몇몇 학자들의 연구에 의하면, 허리 통증의 치료법을 찾는 환자들은 명백하게 두 가지 주된 목표를 가지고 있다: 그들의 증상을 어떻게 관리해야 하는지에 대한 정보와 정상적인 활동으로 회복하기 위해 어떻게 해야 하는지에 대한 정보를 얻는 것이다.[163] 통증관리에 대한 1차적인 목표는 어떤 통증이든 환자를 무능력하게 만드는 통증을 완화시키는 것이다.[18,179,180] AHCPR 지침서에는, "허리 통증 치료의 주된 목표는 통증치료로부터 통증과 관련된 활동과민성의 치료로 변경되는 것이다."라고 언급하고 있다.[18] 증상의 정확한 원인을 당시의 오직 15%만 규명할 수 있는 급성 허리 통증 질환의 경우, 치료프로그램에서 환자의 참여가 절대적으로 중요하다.[176,178] 반복적인 긴장에 노출되는 것을 감소시키는 것이 목표인 구체적인 활동수정에 대한 권고는 환자 교육의 한 가지 방향이다.[18,43,116,155,158]

심각한 질환이 없다는 확신 – 심각한 손상을 의미하는 격심한 통증은 아닌가?
(Assurance that there is no serious disease – Doesn't severe pain signify serious damage?)

현대 허리 통증의 추세에서 가장 유력한 가설은 구조적인 병리가 통증의 원인이라는 점이다. 데카르트 추론은 경험하는 통증이 조직손상이나 상해와 직접적인 관련이

있다는 관점을 진전시켰다. 그러나 Melzack과 Wall의 통증의 관문조절이론은 통증인식에 직접적인 영향을 주는 통각수용기의 경로가 있고, 다시 그 경로에 영향을 주는 내림로가 있다는 사실을 밝혀냈다.[121,140] 통증은 오름 통각수용성의 결과일 뿐만 아니라, 해로울 것으로 판단되는 자극 그리고 일부는 그렇지 않은 어떤 고통스런 자극을 인식하는 동적인 과정의 결과이다. 데카르트의 접근방법은 "통증이 당신의 길잡이가 되도록 하자"라는 격언으로 요약할 수 있다. 이것은 현재 불필요한 두려움과 기능적 제한을 촉진시키는 원인으로 생각된다.

대부분의 만성 허리 통증을 가지고 있는 환자들이나 난치성 급성 증상발현을 경험한 환자들은 그들의 척추에 관한 몇 가지의 영상자료를 가지고 있다. 그들은 일반적으로 그 필름을 가지고 우리 진료실로 찾아온다. 그리고 나서 디스크탈출증이나 척추관협착증 또는 퇴행성관절염같은 심각한 문제점을 지니고 있다는 표시를 용기있게 제시한다.[22] 그들은 통증의 원인을 발견하고 현재 우리가 그 원인들을 "고치기"를 원한다.

지금까지 일반적으로 언급하지 않았던 사실은 어떤 구조적인 병리가 이상하게도 증상이 없는 사람들에게서 높은 비율을 차지하고 있다는 점이다(그림 14.1).[34] 또 젊은 사람들에게서 발견되었을 때 미래의 문제점들조차도 예측할 수 없다는 것이다.[24] 그러므로 이것은 우연의 소견일지도 모른다. 통증의 원인이 여전히 미스터리일지 모른다는 것은 나쁜 소식인 반면에, 외과적 수술의 적응증이 아닐 가능성과 그들의 상태가 장기간 무능력상태일 가능성이 많이 줄어든다는 점에서 좋은 소식이 된다.

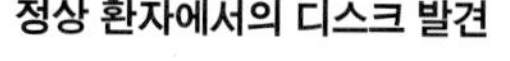

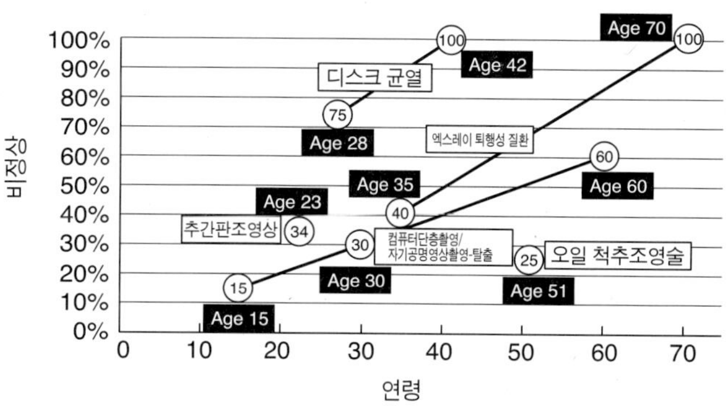

그림 14.1 다양한 영상 검사로 디스크 탈출에 대한 거짓-양성 비율. 증상이 없는 환자들 중 나이가 들어감에 따라 빈도수에서 디스크 기형의 영상소견이 증가한다. (CT, 컴퓨터 단층촬영: DJD, 퇴행성 관절 질환: MRI, 자기공명영상). 출처: Bigos S, Müller G. Primary care approach to acute and chronic back problems: definitionsand care In: Loeser JD, ed. Bonica's Bonica's Management of Pain, third edition. Philadelphia: Lippincott, William & Wilkins, 2001.

만약 통증이 심각한 질환으로 인한 것이 아니라면, 통증의 원인은 무엇인가?(격심한 통증이 심각한 손상을 의미하지 않는가?)
[If pain is not caused by serious disease, then what is causing my pain?(Doesn't severe pain signify serious damage?)]

대부분의 환자들이 구조적인 병리가 증상들보다 오히려 노령화 — 노화된 모발이나 주름진 피부 같은 — 와 관련된다는 사실과, 또는 깨끗한 척추를 가지고 있는 사람들에게 종종 증상이 나타나는 반면, 끔찍한 형태의 척추를 가지고 있는 사람들에게는 통증이 없다는 사실을 설명했을 때 안도하였다! 구조적인 병리가 증상의 원인인 사람들과 변화에 적응하는 능력으로 그렇지 않은 사람들과의 차이점은 안도하는 데에 도움이 된다. 그리고 이 능력은 훈련될 수 있다. 그러므로 그들의 생활양식에서 의심되는 문제점을 가지고 생활하는 방법을 배우거나 수술에 의존하는 방법 중 한 가지가 필요하다는 부정적인 메시지 대신, 환자들은 자신의 움직임을 수정하고 신체능력을 향상시키는 훈련으로 증상을 조절할 수 있는 방법이 있다는 사실을 배우게 된다.

모든 환자들은 통증의 원인을 알고 싶어 한다. 다행히도, 심각한 문제점들은 쉽게 발견된다. 종양과 감염은 극히 드물고, 신경뿌리 질환은 10% 이하에서 발생한다(참고 7장). 대부분의 문제점들이 심각하지 않음에도 불구하고, 통증의 정확한 원인을 찾아내는 것이 항상 가능한 것은 아니다. 그러나 우리는 문제점이 간단하고 복잡하지 않은 역학적 문제점으로 결론지을 수 있고 통증을 지속시키는 요소(걱정, 컨디션저하 등)가 무엇인지를 우리가 알고 있다는 사실과 어떤 치료방법이 문제점을 해결하는데 도움이 되는지를 확신할 수 있다.

대부분의 환자들이 잘못된 일이나 행동을 많이 하는 것에 대해 과도하게 걱정한다. 그러나 너무 적은 움직임은 과한 움직임만큼이나 해로울 수 있다![119] 미래의 허리문제점을 예상하도록 표시해주는 가장 좋은 요소 중에 하나는 허리근육의 지구력 저하이다.[17] 재발성 허리 문제점의 가장 유력한 예상인자 중 한 가지는 급성손상이 일어났던 동일 근육의 위축이다.[77] 점진적인 운동으로 허리근육을 훈련한 사람을 대상으로 한 연구에서 실제로 재발의 가능성이 감소되었다.[77]

마찬가지로 채찍질손상 이후 목통증이 있는 환자들이나 만성두통이 있는 환자들 모두 깊은 앞쪽 목근육의 쇠약이 있는 것을 발견하였다.[90] 이 근육을 훈련했을 때, 증상완화가 나타났다.[91,92]

지속적인 통증의 가장 일반적인 원인은 신체적 능력이나 저항력을 초과하여 반복적으로 외부적인 부하가 실리는 것이다(그림 14.2). 이것은 전형적으로 컨디션저하 또는 건강악화로 인한 것이지 손상이나 구조적인 병리로 인해 발생되는 것이 아니다. 환자에게 만성적인 증상의 예방이나 치료방법을 위해 건강의 가치와 역할에 대해 교육하는 것은 매우 간단하다. 기능장애와 통증사이의 밀접한 관련성 징후는 명백하게 입증된다(참조 1장). 대부분의 병리와 통증사이의 관련성에 대해서는 동일하다고 말할 수 없다(참조 4장).

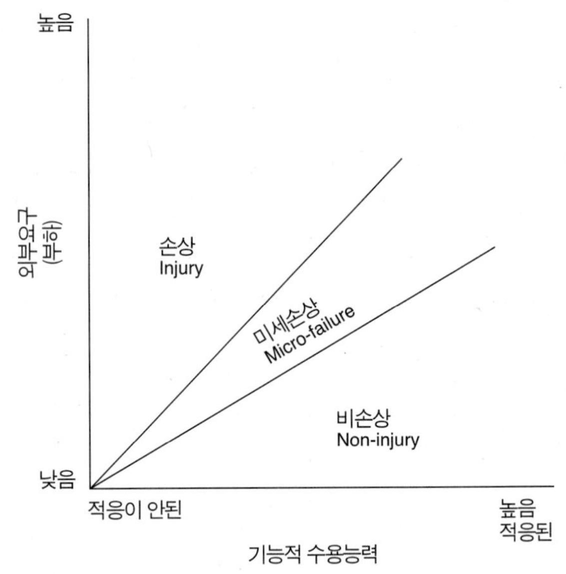

그림 14.2 외부적인 부하와 기능적 수용능력의 관계.

구체적인 재활동 권고 – "무엇을 해야 하고 하지 말아야 하는가?" (Specific reactivation advice – "What should and shouldn't i do?)

구체적인 움직임 수정과 재활동 권고는 환자 교육에 있어서 가장 중요한 부분 중에 하나이다. Karel Lewit에 따르면, "첫 번째 권고는 환자에게 무엇이 해롭고 어떻게 회피하는지 가르치는 것이다." 안정이 최선이 아니며, 지속적으로 앉아있는 것 또는 특히 아침에 일어나 처음으로 하는 일로 부적절한 숙이기, 들기, 비틀기(BLT) 동작을 하는 것 역시 좋지 않다. 간단한 인간공학적 권고나 척추보호전략은 적어도 완화시키거나 안정화시키는 방법의 척추치료에 있어서 중요하다.

재활동은 점진적이어야 한다. 통증은 적절한 활동을 불편하게 할 수도 있기 때문에 좋은 길잡이가 아니다. 길잡이로 통증을 허용하는 것은 움직임 회피와 컨디션 저하를 일으킨다. "고통 없이는 얻는 것도 없다" 역시 부적절하고 과로한 상태를 야기할 것이다. 전체적으로 움직임을 회피하거나 또는 너무 과도하게 활동하는 것 중에 어느 쪽이든 회복에 문제가 있는 많은 환자들은 "호황과 불황" 순환의 가능성이 높다.[31]

일부 사람들은 통증을 비관하고 행동을 회피하는 반면에, 긍정적인 마음가짐을 지닌 그 밖의 사람들은 통증과 과로를 무시하기 위해 노력할 것이다.[71] 사람들은 활동과 함께 서로 다른 "정지 규칙"을 이용한다. "할 수 있는 만큼 많이(as many as can)"(AMAC)는 과제가 끝날 때까지 지속할 수 있도록 유도한다.[171] "중단하고 싶은 느낌(feel like discontinuing)"(FLD)은 과제가 즐겁지 않을 때 종료하게 만든다. 부정적인 마음가짐은 사람들의 정지 규칙에 의존해 서로 다른 효과를 나타낸다. 만약 AMAC라면, 부정적인 마음가짐은 과제를 계속하도록 만들 것이고, 만약 FLD이면, 부정적인 마음가짐은 과제를 멈추게 만들 것이다.

AMAC 또는 FLD 대신 이용하는 접근방법은 조율을 통해 구성하는 것이다.[68,105] 이것은 "할당에 기초한(quota-based)" 또는 "단계적인 노출" 방법이다.[68,69,105] 할당에 기초한 구성은 환자의 활동수준에 맞춰 만들어지는데 그 수준은 통증이 아닌 할당에 의해 제한될 때까지 순차적인 방식으로 점차 증가된다. 단계적인 노출은 환자를 지도감독 하에 안전하고 적은 부하로 설정하여 점진적으로 회피자극에 노출시킨다. 이 방법의 목적은 환자의 확신 또는 자기효능을 향상시키는 것이다.

재활동 권고는 활동의 가치와 안정성에 대해 환자가 확신하도록 계획한다. 움직임을 통해 조직에 영양분이 공급되는 이점과 컨디션 저하의 위험성을 강조하였다.

논의될 구체적인 주제들:

a. 안정 대 활동의 이점과 위험성
b. 최소 휴식(Micro-breaks) 그리고 인체공학적 업무장소 권고
c. 아침 과제와 집안일
d. 들어올리기
e. 걷기 또는 수영과 같은 점진적인 가벼운 활동의 안전성과 이점

안정 대 활동 (Rest versus activity)

Deyo는 2일간의 침상안정과 2주간의 침상안정을 비교하는 통제된 임상시험을 수행하였다. 2일간의 침상안정은 지속적인 고정으로 인한 부정적인 영향을 차단하여 2주간의 침상안정보다 효과적이라는 점을 발견하였다.[47] Cochrane의 공동연구는 다음과 같은 침상안정의 결과를 관찰하였다:[65]

- 허리 통증에 대한 긍정적인 영향이 없다.
- 약간의 해로운 영향을 줄 수도 있다.
- 허리 통증 또는 엉덩뼈신경통의 경우 2, 3일간의 침상안정과 비교하여 7일 동안에는 개선점이 나타나지 않았다.

1일이나 2일간의 침상안정은 급성 허리 통증의 경우 적절할 수 있다. 그러나 안정은 통증 때문이지 통증에 대비하는 것이 아니라는 점이 중요하다.[1] 환자는 아무것도 할 수 없을 정도로 통증이 극심하다면 안정을 취해야 하지만, 안정은 단지 경직시키고 약화시킬 것이기 때문에 가능한 곧바로 부드러운 움직임을 시작해야 한다(그림 14.3).

지속적인 안정은 혈액공급을 감소시키고, 그 결과로 치유와 회복이 느려진다는 사실을 환자들은 알고 있다. 따라서 건강관리제공자(health care provider)의 역할은 환자에게 초기 점진적인 재활동이 안전하고 효과적이라는 점을 확인시키고 어떻게 하는지를 교육하는 것이다. 추가적으로, 매우 "강렬한" 허리 통증에는 환자가 곧바로 정상에 가까운 활동으로 회복할 수 있도록 환자의 선호도(수기치료, 물리치료, 약물치료)에 따른 강한 통증조절방법이 요구될 것이다.

극심한 급성 허리 통증으로 안정을 취한다면, 반-당김 자세로 안정을 취하는 것이 종종 통증을 완화시킨다(그림 14.4).

잠시-휴식 그리고 인체공학적 업무장소 권고 (Micro-breaks and ergonomic workstation advice)

허리에 "나쁜" 활동에 대하여 생각해 봤을 때, BLT 또는 모두 3가지가 합쳐진 운동종목 같은 격렬한 활동을 떠올릴 것이다. 그러나 앉기 같은 지속적인 정적자세가 허리에는 극도로 해로울 수 있다. 너무 작은 긴장 또는 너무 큰 긴장 두 가지 모두 유해하다(그림 14.5). Stauber는 반복적인 긴장 손상예방의 해답은 적절한 휴식시간, 업무순환, 자가-조율(self-pacing)이라고 보고하였다.[158]

지속적으로 앉아 있는 자세는 대부분의 사람들이 하는 가장 해로운 활동 중 한가지이다. 척추가 완전 굽힘상태

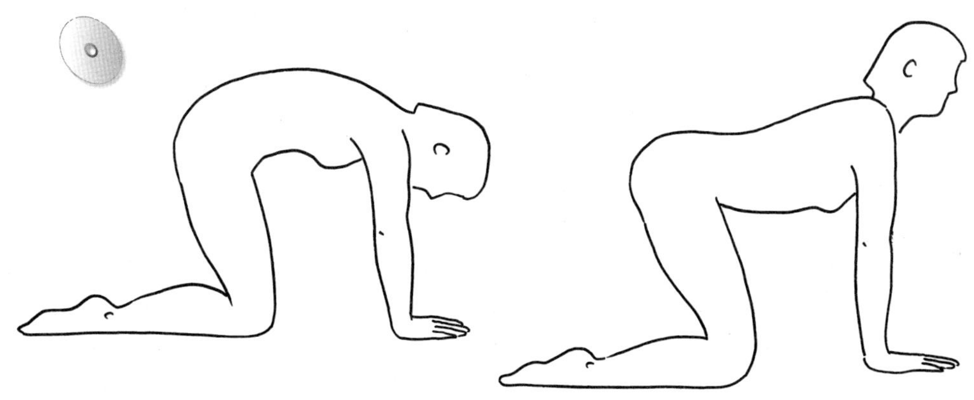

그림 14.3 고양이 낙타운동.

로 3분만 지나면, 인대의 크리프(creep) 또는 느슨함이 나타나고 30분간 휴식 후에도 지속된다![63,116] 정적인 자세가 유해하지 않더라도, 최대 자발적 수축(Maximum Voluntary Contraction; MVC) 능력의 단 4%만 되어도, 부정적인 대사상태가 만들어진다.[11,144] 다른 연구자들은 정적인 업무부하가 목 부위에 피로와 통증을 일으키는 동안 매우 낮은 수준의 근수축력을 발견하였다.[67,85,168] Jensen은 10분 이상 지속되는 정적인 업무부하가 MVC의 2%를 초과하지 말아야 한다고 제시하였다.[85]

Adam과 Hutton은[3] 지속적인 완전 굽힘이 물건을 들어올릴 때, 척추가 굽힘 과부하에 민감하도록 만든다고 믿었다. Bogduk와 Twomney에 따르면,[21] "지속적인 긴장 이후 인대, 관절주머니, 허리뼈 4번 디스크에서 크리프가 일어나고, 예상치 못한 갑작스런 힘이 취약한 회복시기에 적용된다면 손상받기 쉬울 것이다." 일단 조직에 긴장이 일어나면, 본래의 길이로 회복되기 어렵다. 지속적이거나 반복적인 부하 이후의 에너지 손실을 이력현상(hysteresis)이라 하고 스트레스/스트레인 곡선(stress/ strain curve)의 이전과 이후 사이 간격을 의미한다(그림 14.6).

Wilder는 허리 통증과 관련된 운동조절징후로 불규칙한 부하를 다룰 때(지속적인 근육긴장도 상승) 느린 반응시간, 감소된 최대토크 출력(힘), 증가된 방출(discharge)이 나타난다는 사실을 제시하였다.[183] 지속적으로 앉아있는 것은 이런 변수들을 더욱 불안하게 만들고 가벼운 산책은 이들을 다시 개선시키는 것으로 나타났다.

Solomonow와 몇몇 학자들은 크리프 반응이 이전에 여겨지던 것보다 더욱 회복되기 어렵다는 것을 증명하였다.[155] 크리프는 단 10분 동안의 정적인 굽힘자세만으로도 인대에서 발생한다. 정적인 굽힘자세를 할 때와 7시간의 회복단계에서 연축을 동반한 근육활동의 감소가 발견되었다. 여기서 뭇갈래근 연축과 인대의 급성염증에 주목하였다. 그 기능장애는 60회에 걸쳐 긴장이 일어난 기간보다 더 오래 지속된다고 보고되었다. 누적된 외상성 장애에는 중요한 3가지 요소가 있다:

1. 부하의 크기
2. 부하의 기간
3. 각 부하들의 빈도

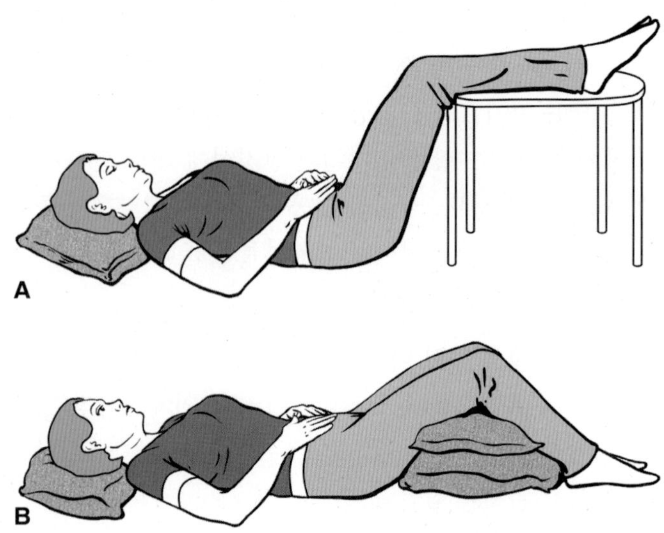

그림 14.4 (A, B) 극심한 급성 허리 통증을 위한 반-당김 자세.

급성 환자는 "잠시-휴식(micro-break)"없이 20분 이상 앉아 있지 말아야 한다. 구부정한 자세는 목, 등, 허리에 과부하를 일으킬 뿐만 아니라, 호흡에도 부정적인 영향을 미친다(그림 14.7). 일정한 "잠시-휴식"은 중력에 잘 저항하기 위한 전반적인 자세의 중심을 맞추는데 도움이 된다. Brügger 이완자세(그림 14.8A, B)는 팔을 양옆에 늘어뜨리고 아래팔은 완전히 뒤침시키면서 손가락을 충분히 벌림시킨 다음, 마치 촛대의 불이 흔들리도록 하지만 꺼지지는 않게끔 하듯이 숨을 내쉬면 된다. 서서 머리 위로 팔 뻗기(그림 14.8C, D)는 양팔을 머리위로 부드럽게

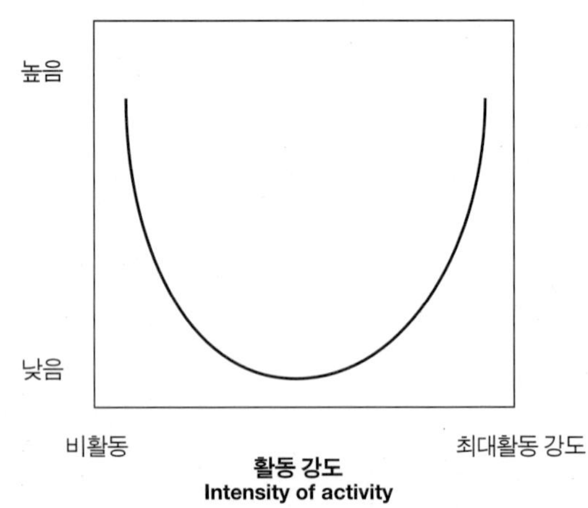

그림 14.5 활동력(activity history)과 손상간의 관계. (출처 : Abenheim L. Rossignol M. Valat JP, et.al, The role of activity in the terapeutic management of back pain: Roport of the International Paris Task Force on Back Pain. Spine 2000;25:1S-33S)

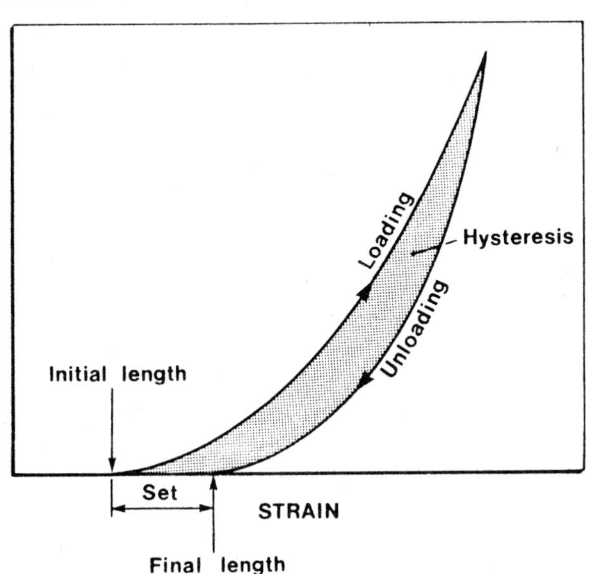

그림 14.6 스트레스/스트레인 곡선으로 이력현상(hysteresis) 설명. 부하가 제거되면, 구조물은 변형된 다른 형태로 회복된다. 초기와 마지막 형태 사이의 간격이 "설정(set)"이다. (출처: Bogduk N, Twomey LT. Clinical Anatomy of the Lumbar Spine. 2nd ed. Melbourne: Churchill Livingstone, 1991.)

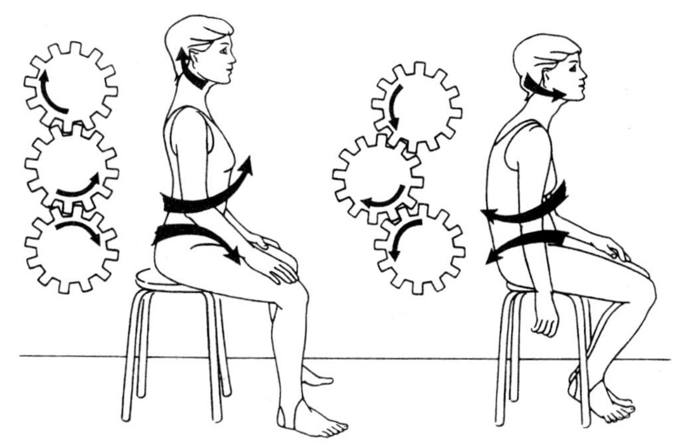

그림 14.7 곧게선자세에서 관절 중심화(centration)의 톱니바퀴 모형. (출처: Brügger A. Lehrbuch der funktionellen Stö rungen des Bewegungssystems. Zollikon/ Benglen: Brügger.)

뻗고, 크게 숨을 들이쉬고 그 상태를 유지한 다음, 팔을 멀리 뻗어 그 상태를 유지하면 된다.

똑바로 앉은 자세에서의 디스크압력은 정상적으로 선 자세의 디스크압력보다 상당히 높아진다. 앞쪽으로 구부정하게 앉은 자세(앞으로 앉기)는 디스크압력을 보다 더 증가시키고, 반면에 뒤쪽으로 구부정한 자세(뒤로 앉기)는 압력이 가장 높다.[8,10] 허리뼈 지지대 또는 허리 받침을 사용하는 것은 디스크의 압력을 감소시켜준다.[145] 좌석-등받이를 95°에서 105° 각도로 기울이면 척추세움근의 EMG와 디스크압력 모두 감소시켜준다.[9,145]

의자의 좌석은 바닥이 안정되어 있으면서 너무 거북하지 않은 분명한 특성을 가지고 있어야 한다.[133] 의자의 높이도 너무 중요하다. 좌석의 높이가 너무 낮은 것은 궁둥

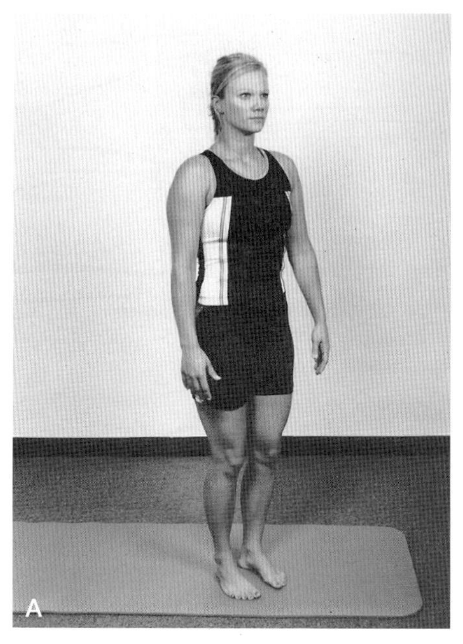

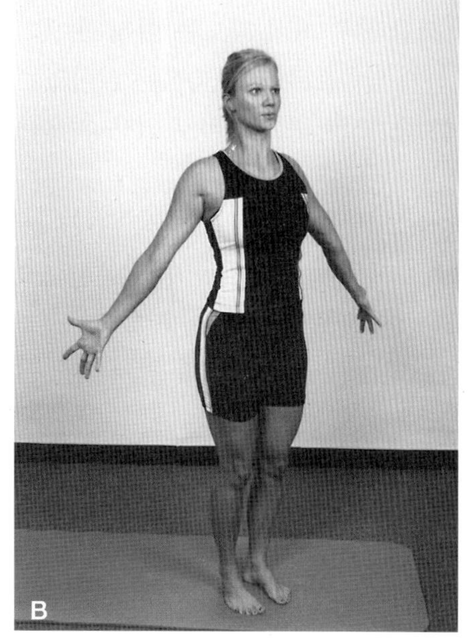

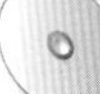

그림 14.8 **(A & B)** Brügger 이완자세

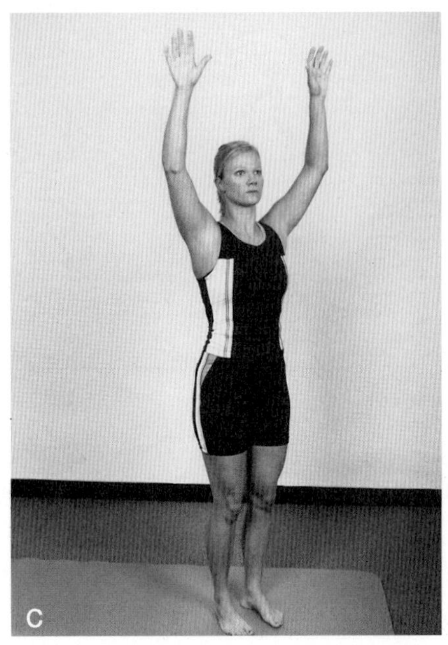

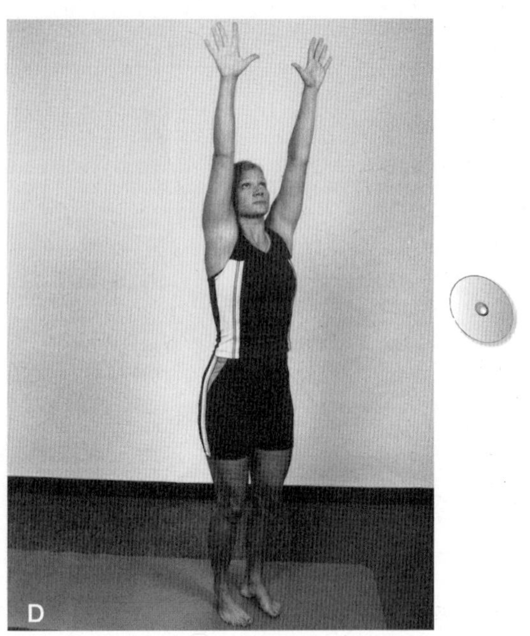

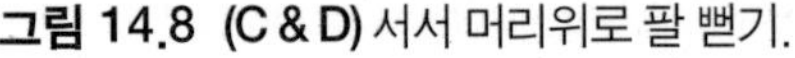

그림 14.8 (C & D) 서서 머리위로 팔 뻗기.

뼈결절에 과도한 긴장이 나타날 것이다. 높이가 너무 높은 좌석은 넓적다리에 압력을 증가시킨다. 의자의 결함은 발판의 다양한 높이 조절로 보완하는 것이 필요할 것이다. 좌석 끝단은 다리오금을 압박하거나 이 압력이 앉은 자세를 너무 경직되게 만들지 말아야 한다. 엉덩이에 맞춘 약간의 함몰형태는 안정감을 높여준다. 오목한 좌석은 큰돌기를 통한 체중지지를 증가시키고, 안쪽 돌림된 넙다리뼈는 다시 다리의 움직임을 제한한다. 결과적으로, 말안장 형태의 좌석이 적합하다. 좌석 각도는 아직 논쟁의 여지가 있지만, 분명하게 앞쪽으로 기운 좌석은 앉아있는 동안 허리뼈 앞굽음을 증가시켜주고 똑바로 앉은 자세를 유지시켜준다.

적절한 책상의 높이는 일반적으로 대략 좌석 위 27 cm에서 30 cm 정도이다.[60] 어깨는 팔꿈치를 90° 굽힘하고 손을 책상 표면에 내려놓음으로서 이완될 수 있다. 기울어진 책상(10～20°)과 또는 팔받침이 목과 팔이음뼈 긴장을 감소시키는데 도움이 될 수 있다. 그림 14.9에서 14.11은 적절한 그리고 부적절한 앉기 자세와 작업환경을 보여준다. 표 14.2는 환자들에게 제공하거나 내력/평가에 이용할 수 있는 인간공학적 점검사항이다.

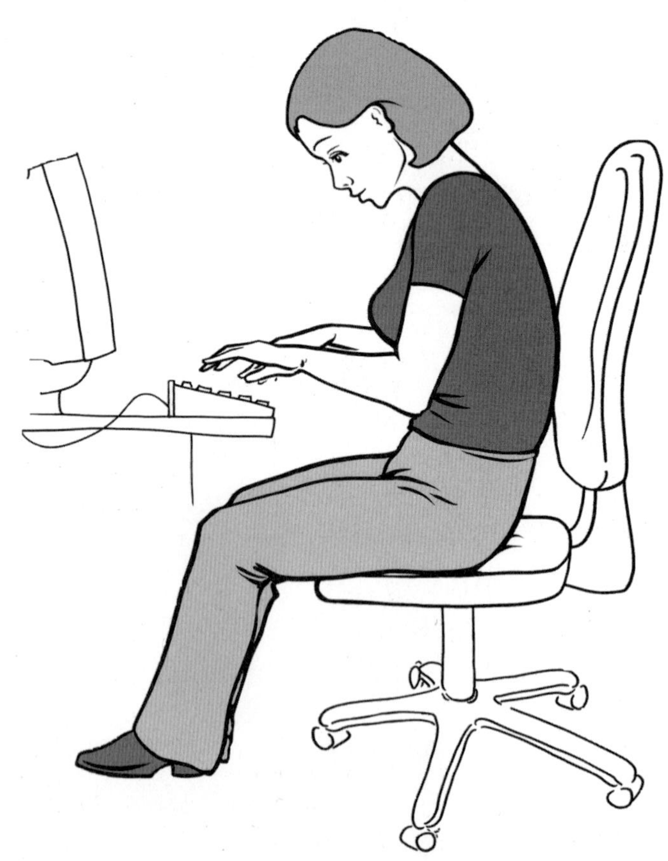

그림 14.9 전형적인 구부정한 책상자세.

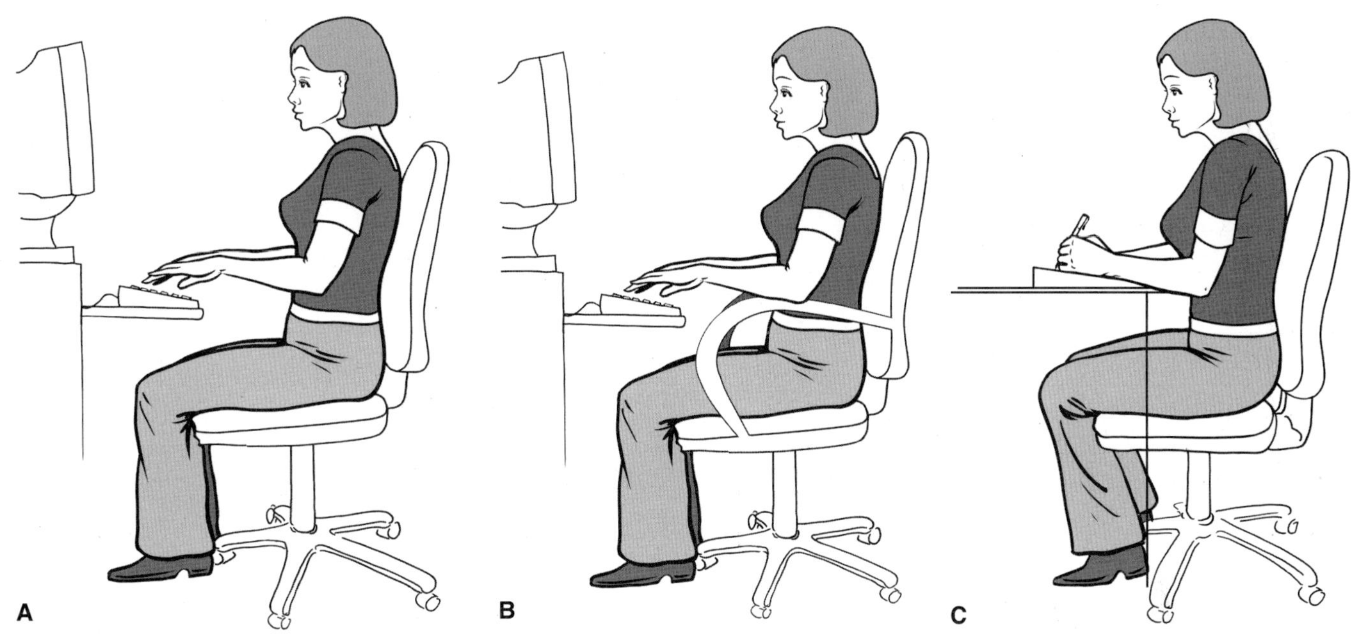

그림 14.10 (A-C) 적절한 책상자세.

잠자기 (Sleep)

휴식하거나 잠잘 때에는 무릎의 아래 또는 사이에 베개를 넣고 자는 것이 권장된다(그림 14.12). 목은 부적절한 잠자기 자세로 쉽게 자극 받을 수 있다. 목뼈 앞굽음을 유지하기 위해서는 베개를 너무 단단하거나 너무 폭신한 것을 사용하지 않는 것이 해결방법이다(그림 14.13).

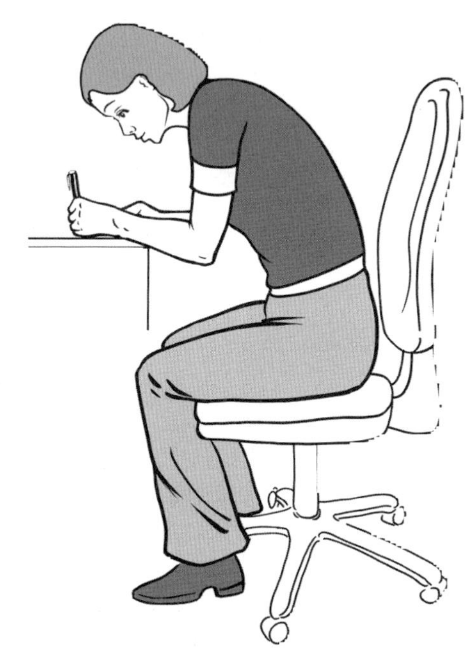

그림 14.11 의자가 너무 낮거나 높을 때 발생되는 부적당한 책상자세.

일상의 동작 (Daily Activities)

지속적인 굽힘의 문제점은 앉은 자세로만 국한되지 않고, 특히 아침에 증대된다. 아침은 척추에 있어서 가장 위험한 시간대로 간주된다. Reilly와 몇몇 학자들은 잠자리에서 일어난 후 디스크 높이(액체 내용물)의 54%가 30분에 걸쳐 감소된다는 사실을 제시하였다.[139] 아침에는 디스크 굽힘 스트레스는 300% 정도 증가되고, 인대는 80%가 증가된다.[3] 이른 아침 굽힘 동작을 피하는 것은 급성기 LBP에서 회복되는 동안에 가장 현명한 전략으로 알려져 왔다.[153] 그러므로 이른 아침 또는 앉고 난 이후 그리고 완전한 굽힘동작에서 위험도가 높은 동작(BLT)을 피하는 것은 손상예방에 결정적이다.

단순한 방법으로 침대에서 내려오는 것은 큰 손상이 일어나길 기다리는 것이 될 수 있다. 대부분의 사람들이 침대에서 내려오려고 일어나 앉지만, 척추가 비틀리거나 구부러지는 움직임을 피하고 옆으로 구르는 것이 바람직하다(그림 14.14).

많은 일상의 동작이 굽히는 동작을 포함하고 결과적으로 올바르지 않게 움직이면 잠재적으로 위험할 수 있다. 예를 들면, 의자나 자동차에 앉고 일어나는 것과 침대에 오르고 내려오는 것이다. 척추대신에 엉덩관절을 굽힘으로써 척추를 보호하는 것이 중요하다. 이것은 의자에서

표 14.2 업무장소 인간공학적 점검사항

의자	예/아니오
높이조절이 가능한 좌석	
발이 바닥에 놓여있고 무릎은 엉덩관절보다 높지 않아야 한다.	
팔걸이	
적절한 허리뼈 지지대	
좌석등받이는 기댈 수 있어야 한다(95~105°).	
기울기 가능한 좌석 팬(seat pan)	
책상 업무를 위해 좌석을 앞쪽으로 기울인다.	
기대기 위해 좌석을 뒤쪽으로 기울인다.	
컴퓨터	
모니터의 중심은 코 높이와 같은 수준으로 한다.	
모니터에 눈부심이 없다.	
손목이 구부러지지 않고, 팔꿈치는 90° 각도, 어깨는 이완되는(으쓱하지 않도록) 키보드 높이	
기타	
서류꽂이	
머리받침	

일어나거나 앉을 때; 들어올리기와 굽히기; 쪼그려 앉기, 숙이기, 무릎 꿇기; 근육늘임(예를 들면, 뒤넙다리근)시에 적절한 허리뼈 앞굽음-"정적인 탄력적 평형"의 자세-을 유지하도록 해준다.

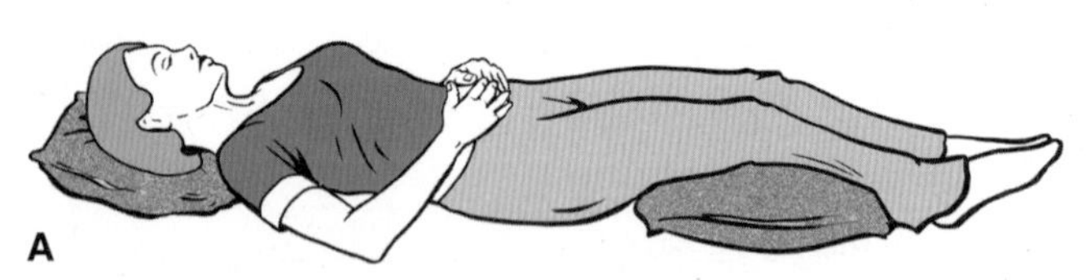

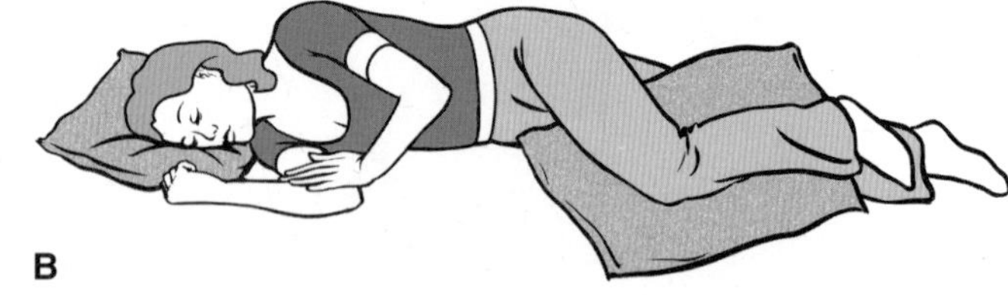

그림 14.12 (A와 B) 척추 보호 잠자기자세.

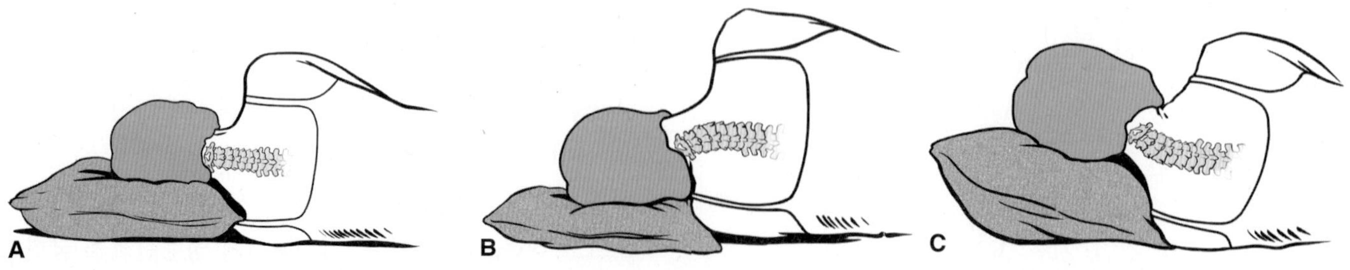

그림 14.13 베개와 목. (A) 이상적인 높이, (B) 너무 얇거나 부드러운, (C) 너무 딱딱하거나 단단한.

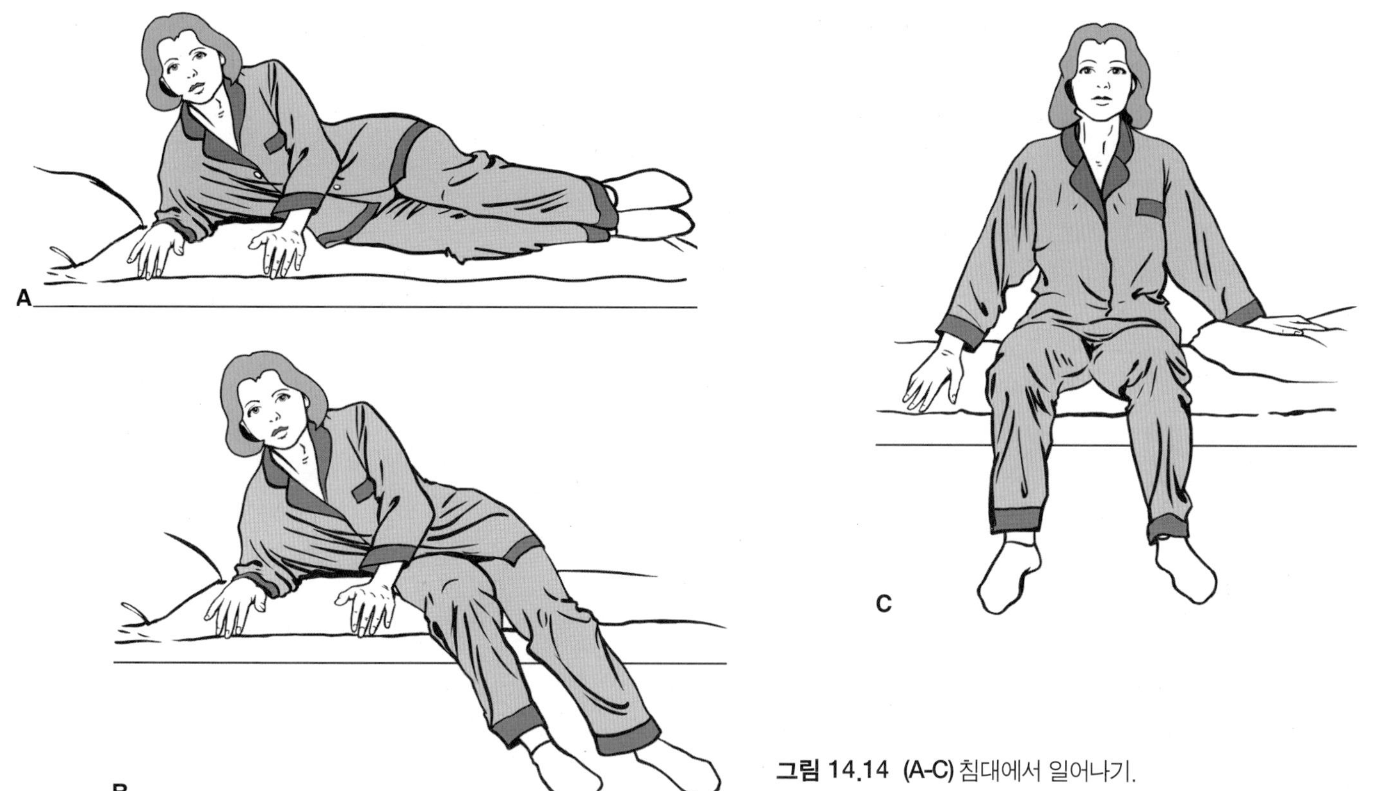

그림 14.14 **(A-C)** 침대에서 일어나기.

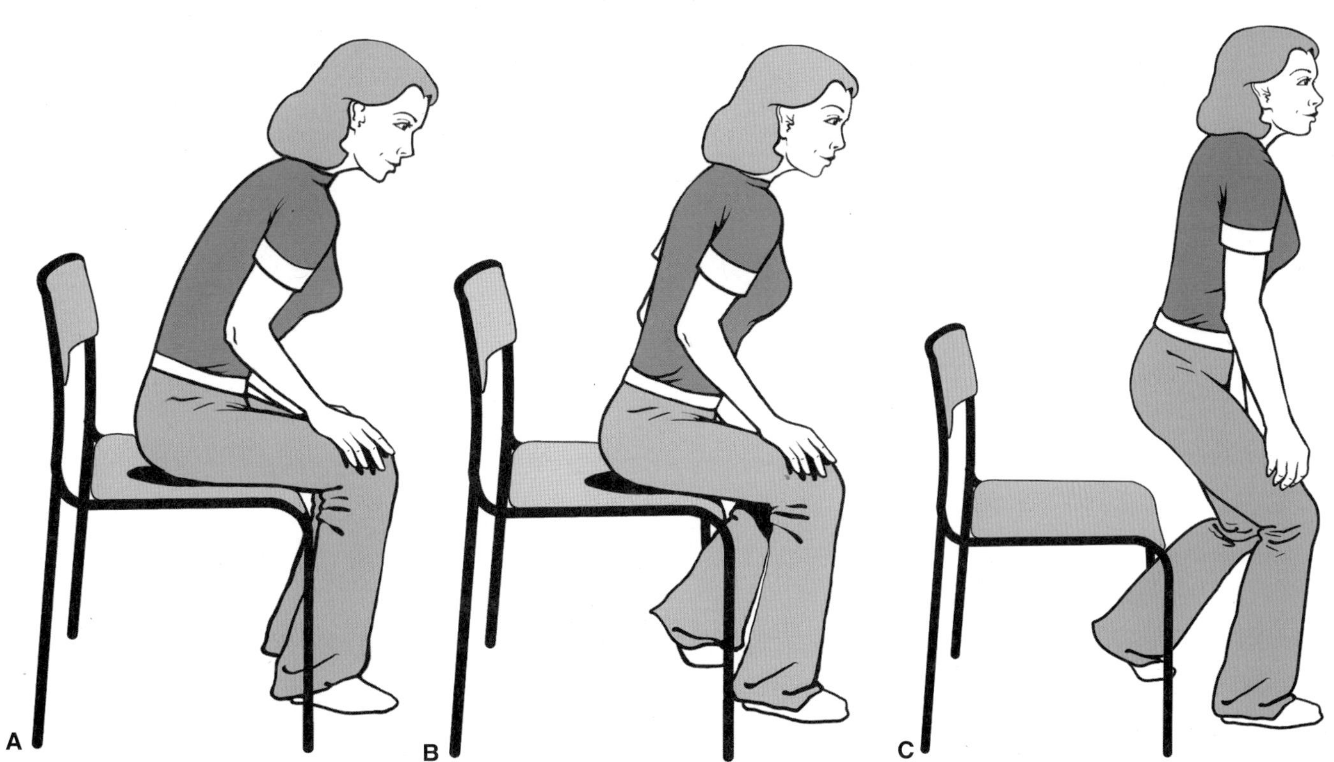

그림 14.15 의자에서 일어나기. **(A)** 부적절한 그리고 **(B와 C)** 적절한 자세.

의자에서 일어나거나 뒤로 앉을 때 엉덩관절-중심점(hip-hinge)을 실행하는 방법(그림 14.15):

- 의자의 끝단에 앉아서 시작한다.
- 앞굽음을 유지한다.
- 일어서고 그 다음 앉은 자세로 돌아온다.
- 이것은 보통 높이의 의자 좌석을 이용하여 숙달시킬 수 있다.

주의해야 하는 주요 실수는:

- 허리뼈-골반뼈의 굽힘(엉덩관절 대신 허리에서 앞쪽 굽힘)(그림 14.15A)
- 등뼈-허리뼈 과다폄

문제점 해결:

- 높은 의자, 높은 둥근 걸상, 의자나 소파의 팔걸이, 등받침의 끝이 후방으로 회전된 의자를 이용한다(그림 14.16).
- 구부린 자세로 쪼그려 앉는 것과 엉덩관절을 중심점으로 쪼그려 앉는 것의 차이점을 환자에게 설명하기 위해 나무막대기를 이용한다(그림 14.17).

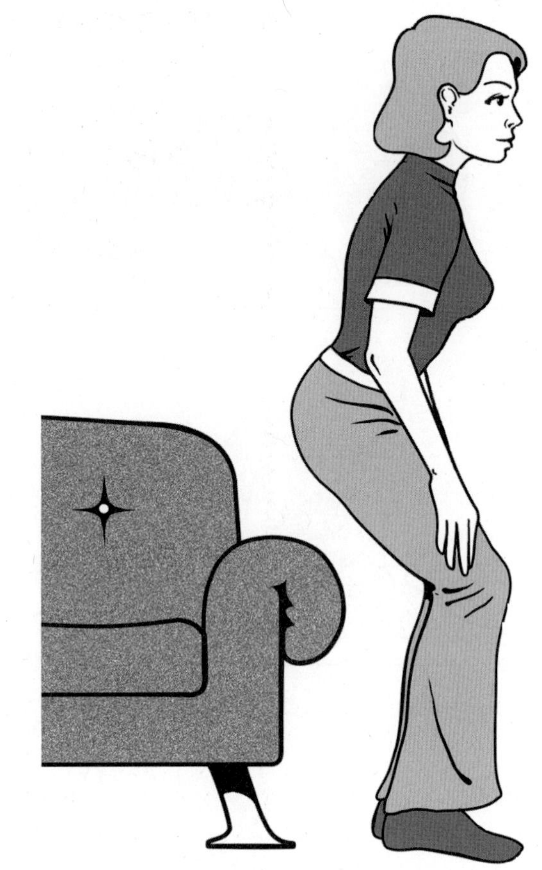

그림 14.16 엉덩관절을 중심점으로 앉기 위한 학습.

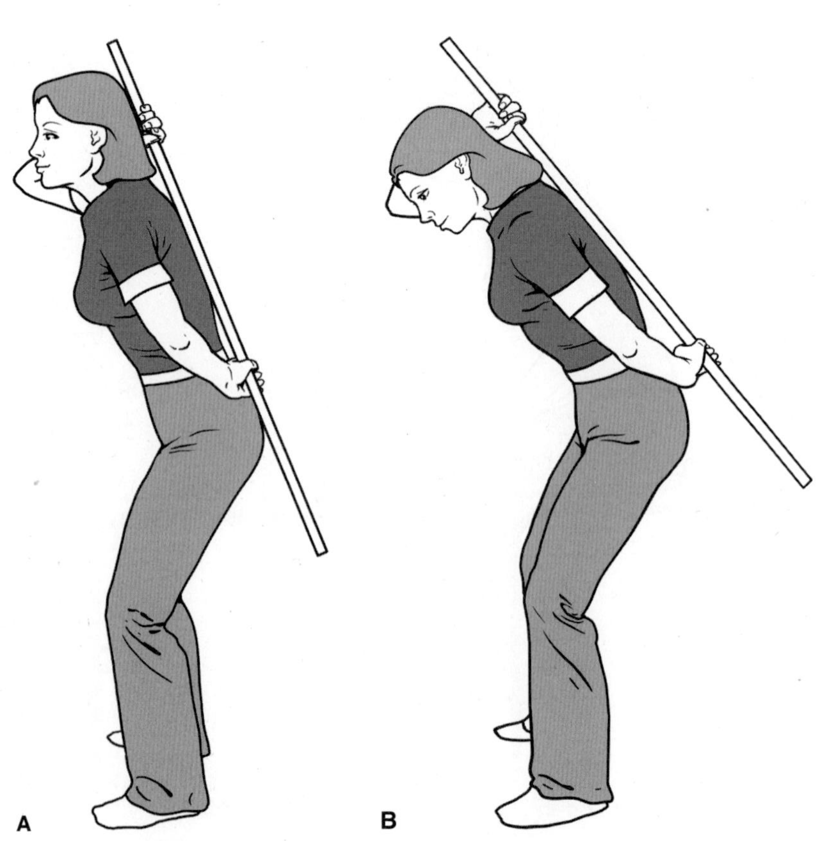

그림 14.17 엉덩관절 중심점. **(A)** 적절한 그리고 **(B)** 부적절한 자세.

일반적인 일상의 동작들은 종종 척추에 과부하와 영구적인 통증증후군을 일으킬 수 있다. 간단한 생체역학적 교정은 척추에 부하를 상당히 감소시킬 수 있다. 양치질을 할 때, 허리의 긴장은 손을 세면대 위에 위치시키거나 발받침을 이용함으로써 감소시킬 수 있다(그림 14.18). 긴장은 허리를 앞쪽으로 구부리면 증가된다.

자신의 얼굴을 세안할 때, 허리를 앞쪽으로 구부리는 대신 엉덩관절을 굽혀서 쪼그려 앉는 것이 중요하다(그림 14.19).

양말을 신거나 신발끈을 묶을 때, 발을 높은 곳으로 올려놓고, 그 다음 엉덩관절을 중심점으로 이용하는 것이 적합하다. 발을 올릴 수 없다면, 걸상이나 의자의 끝단으로 이동함으로써 허리가 구부러지지 않은 상태에서 엉덩관절 중심점이 가능하다(그림 14.20).

아기의 기저귀를 갈 때, 가장 중요한 것은 적절한 높이의 공간에서 갈아주는 것이다. 너무 낮다면, 몸을 구부리는 것이 불가피할 것이다(그림 14.21).

물건을 나를 때, 물건의 부피를 줄이기 위해 가능한 만큼 항상 가슴에 밀착시켜야 한다(그림 14.24). 손잡이로 가방을 들고 갈 때, 어깨 으쓱거림을 피하고 가방을 잡은 손가락의 쥐기 근육을 이용하여 옆으로 기우는 것을 피한다(그림 14.23). 이것은 목, 어깨, 허리에 긴장을 감소시켜 줄 것이다.

유모차나 손수레 밀기는 손잡이가 너무 낮을 경우, 허리나 등 또는 목에 긴장을 일으킬 수 있다(그림 14.24).

손수레처럼 바퀴달린 기구로 물건을 옮길 때, 바람직한 척추자세를 유지하기 쉽고 당길 때보다 밀 때 힘을 발휘하기 쉽다(그림 14.25).

자동차의 뒷좌석에 아동용 차량좌석을 설치하는 것은 잠재적으로 해로운 생체역학적 난제이다. 중요한 것은 척추의 완전굽힘을 피하고 가능한 한 부하를 가깝게 유지하는 것이다(그림 14.26). 자동차 좌석으로 아기를 내려놓기 위해 내미는 것처럼 부하가 가깝게 유지되지 않았을 때조차도, 여전히 앞굽음을 유지시킬 수 있는 가능성은 있다.

자동차에 앉아 있는 것은 목이나 허리에 과부하를 줄 수 있다. 중요한 점은 약간의 앞굽음을 유지시키는 것이다. 양질의 허리뼈지지대 그리고/또는 쐐기형 좌석 두 가지 모두 앞굽음을 만드는데 도움이 된다(그림 14.27).

들어올리기 (Lifting)

들어올리기는 일상생활동작(ADL)과 업무필요에 따라 흔하게 일어난다. 등 위에 많은 양의 부하를 얹고 일을 하는 것은 위험할 수 있다. 그러나 구체적인 동작을 조절하기 위한 권고는 물건을 들어 올릴 때 허리 긴장의 위험을 줄일 수 있다. 다리가 아닌 허리로 물건을 들어올리기 같은 어떤 전통적인 권고는 생체역학 연구의 성장으로 새로워지고 있다.[117] 최근 들어올리기 권고는 두 가지 요소로 집약된다.

1. 물건을 들어 올릴 때 약간의 허리뼈 앞굽음 유지하기.
2. 하루 중에 아침 또는 장시간(예를 들면, 30분) 앉기 후에 일어났을 때와 같이 특정시간대에 물건을 들어 올리는 것은 피하기.[3]

물건들어올리기의 가장 안전한 방법에 대한 논쟁이 지금까지 수없이 많이 있었다. 일반적으로 허리를 굽히는 것보다는 쭈그려 앉기가 추천된다. 불행히도 반복적인 들어올리기가 요구된다면, 대부분의 근로자들이 이와 같은 권고를 따르는데 실패한다. Garg와 Herrin은 쭈그려 앉기 대 허리 굽히기에서 증가된 에너지 소비를 지적하였다.[57] 척추의 증가된 끝 범위 굽힘 부하는 들어올리기와 같은 고된 반복적인 업무의 결과로 일어나는 것으로 보인다.[156]

대부분의 허리손상은 많은 양의 부하에 노출되는 한 가지 원인으로 일어나는 것이 아니라, 그보다도 손상이하 크기의 부하로 누적된 외상의 결과이다. 예를 들면, 반복적인 적은 부하(예로, 굽히기) 또는 지속적인 부하(예로, 앉기)이다. McGill에 따르면, 일반적으로 “점차적인 과도한 부하의 내력, 그러나 점진적인 조직손상 내성의 감소”의 결과라고 하였다.[118]

특히, 허리손상은 반복적인 끝 범위 움직임으로 인해 일어나는 것으로 설명되었다(참조 5장). 디스크 탈출은 반복적인 굽힘 움직임과 연관된 것이며,[33] 특히 가쪽 굽힘과 비틀림이 같이 일어난다면 더욱 확실하다.[2,58]

달성할 수 있을 것으로 생각되는 목표는 허리뼈 앞굽음의 유지 그리고 넓적다리와 몸통사이 각도의 독립이다.[118] Adams와 Hutton은 완전 굽힘된 허리뼈 디스크(그것은

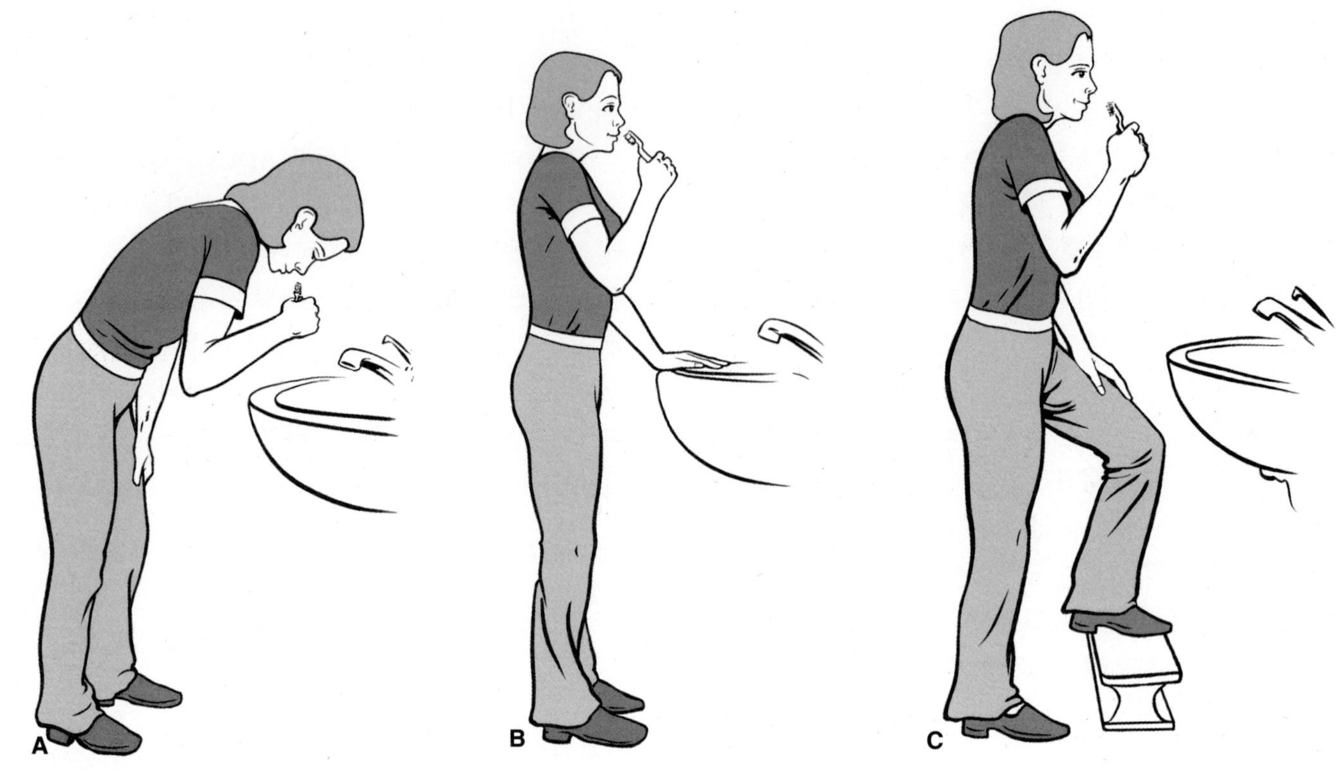

그림 14.18 칫솔질. (A) 부적절한 그리고 (B와 C) 적절한 자세.

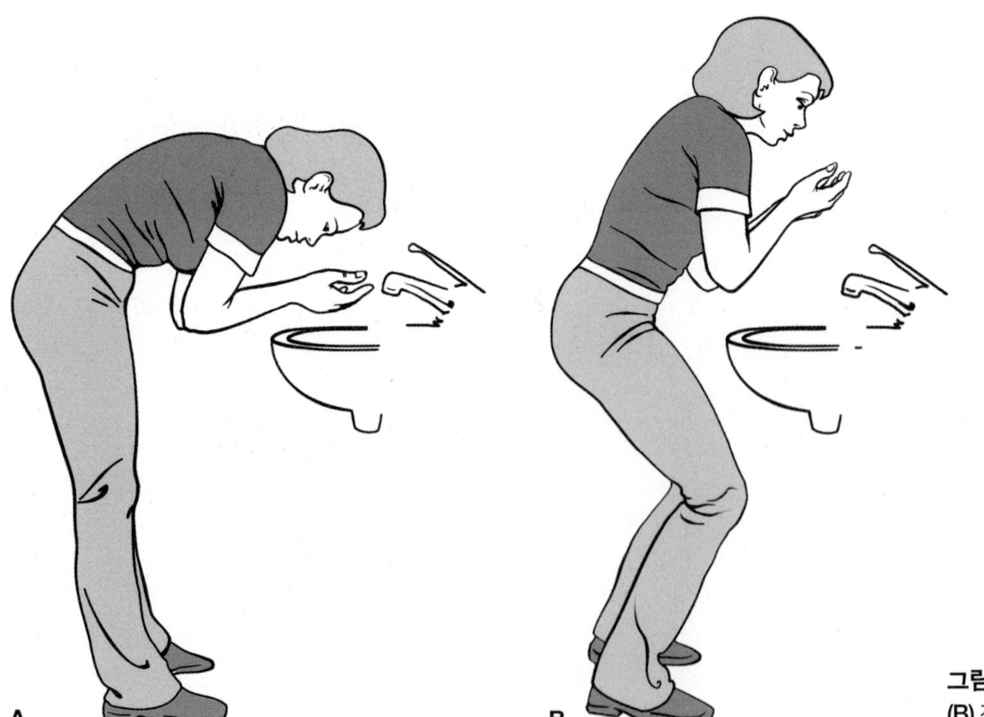

그림 14.19 세안. (A) 부적절한 그리고 (B) 적절한 자세.

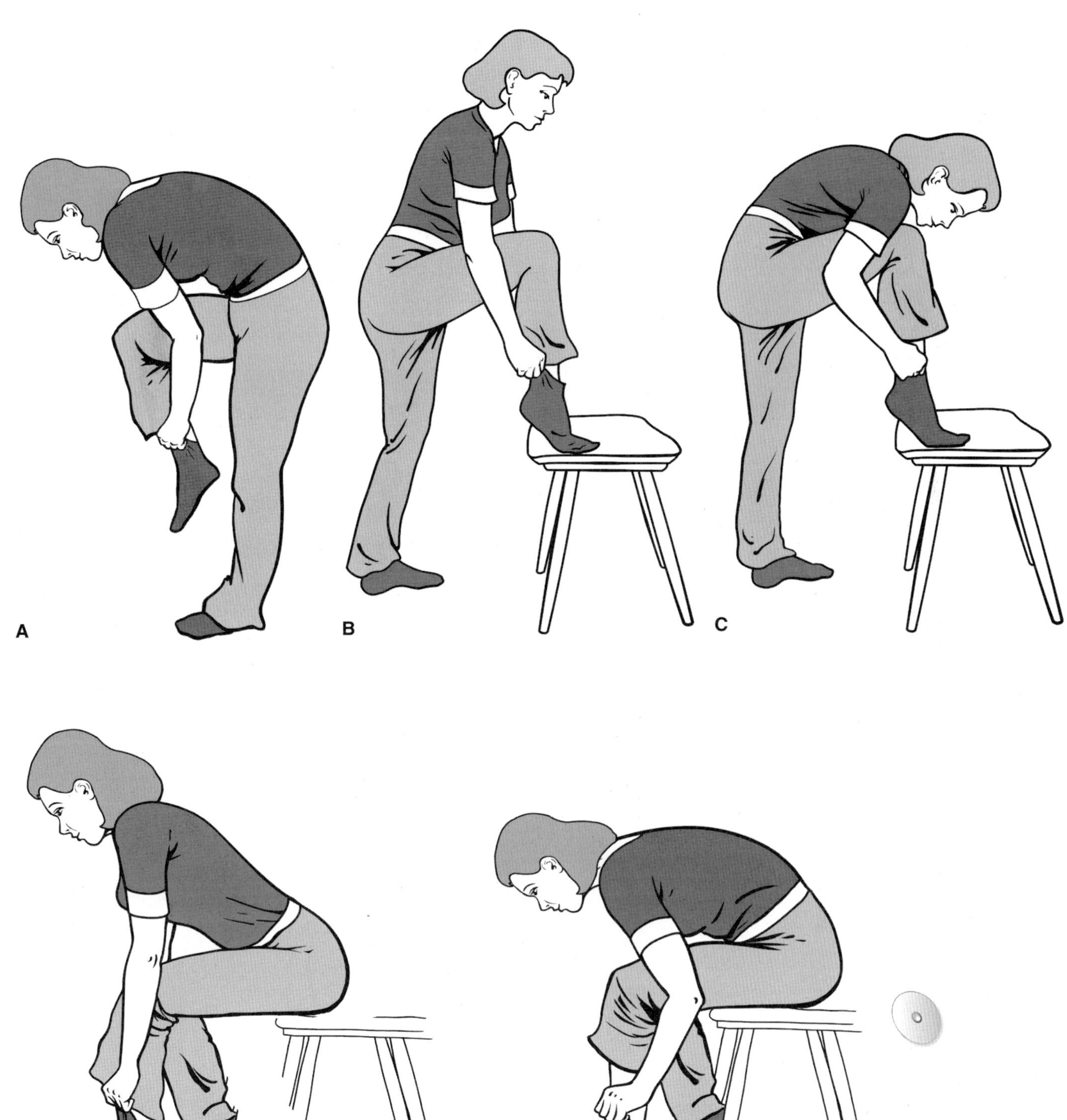

그림 14.20 양말 신기. (A) 부적절한, (B) 적절하게 발 올려놓기, (C) 부적절하게 발 올려놓기, (D) 적절하게 앞쪽으로 기울이기, (E) 부적절하게 앞쪽으로 기울이기.

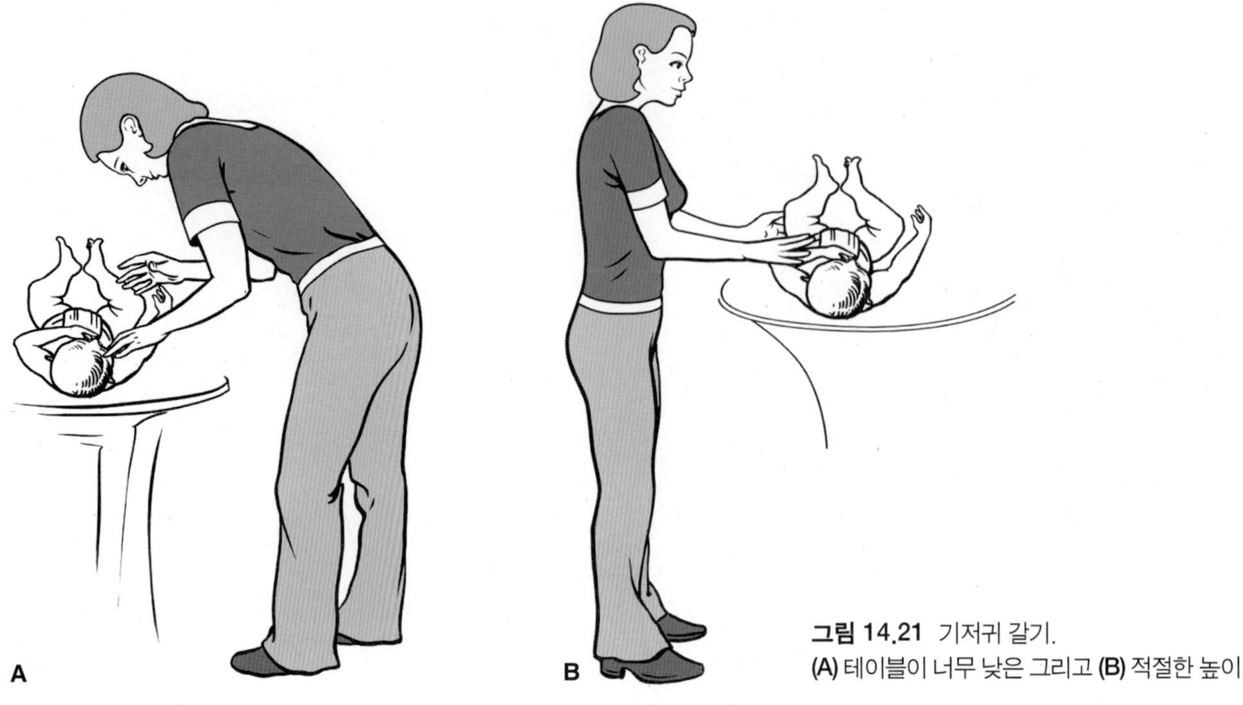

그림 14.21 기저귀 갈기.
(A) 테이블이 너무 낮은 그리고 **(B)** 적절한 높이.

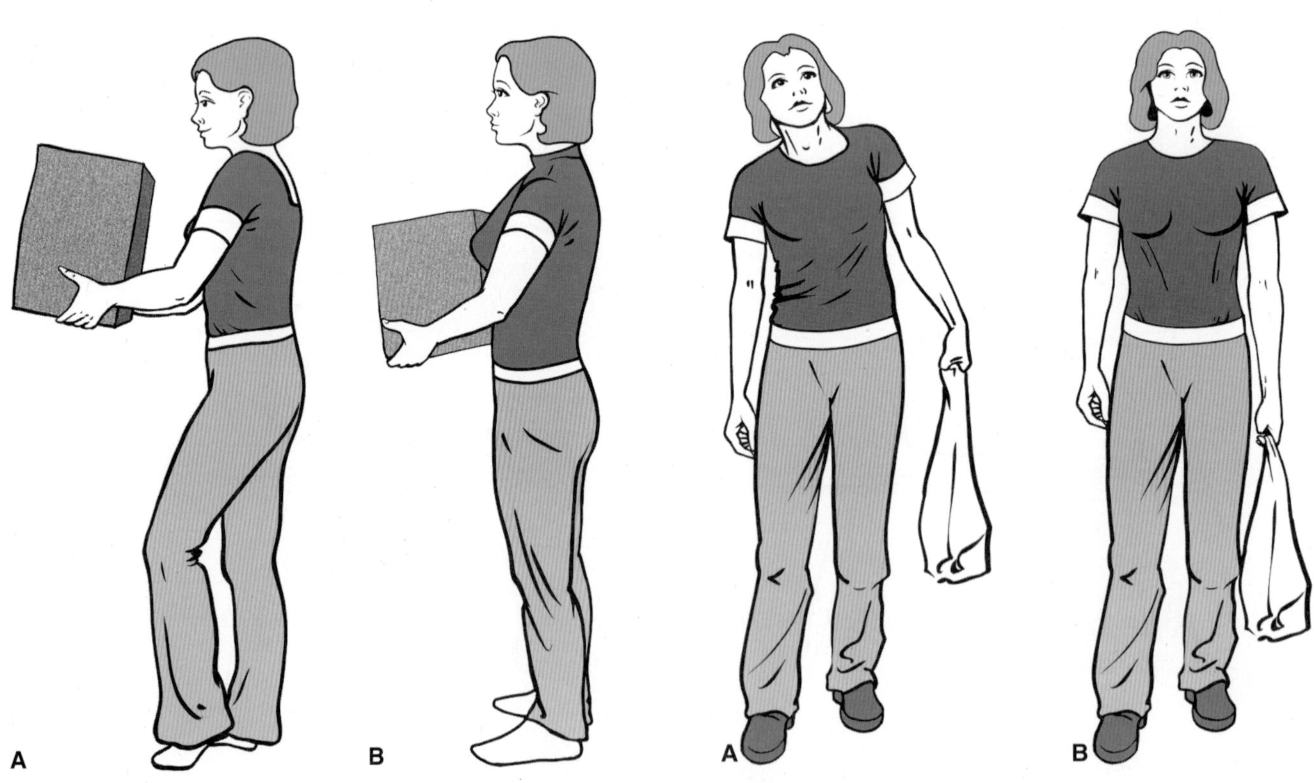

그림 14.22 박스 나르기. **(A)** 부적절한 그리고 **(B)** 적절한 자세.

그림 14.23 가방 나르기. **(A)** 부적절한 그리고 **(B)** 적절한 자세.

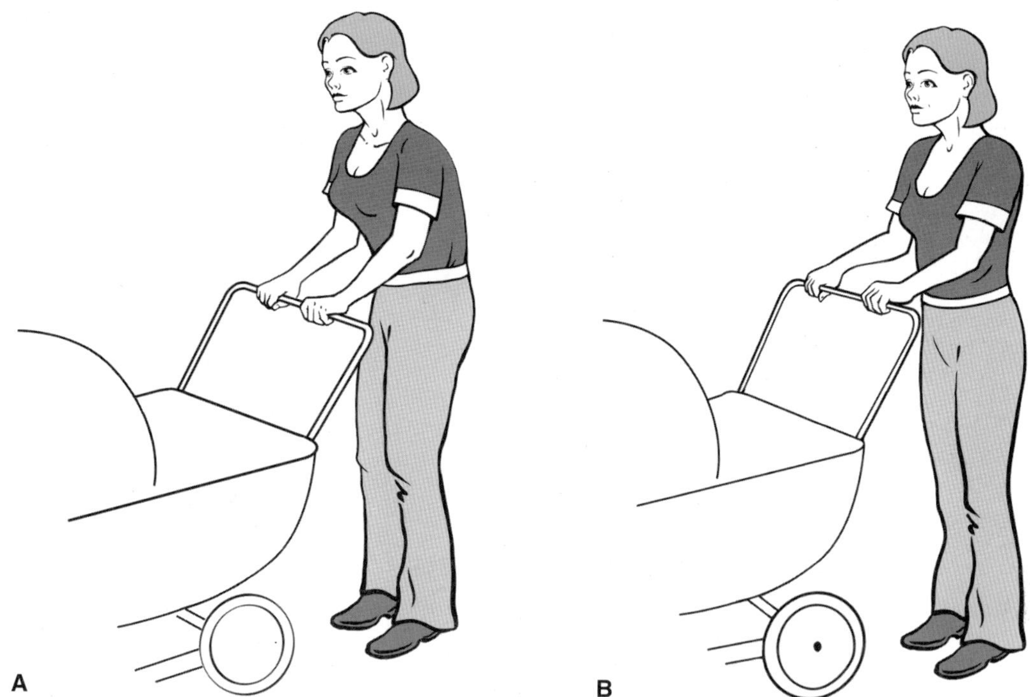

그림 14.24 유모차 밀기. (A) 손잡이가 너무 낮아 부적절한 그리고 (B) 적절한 높이.

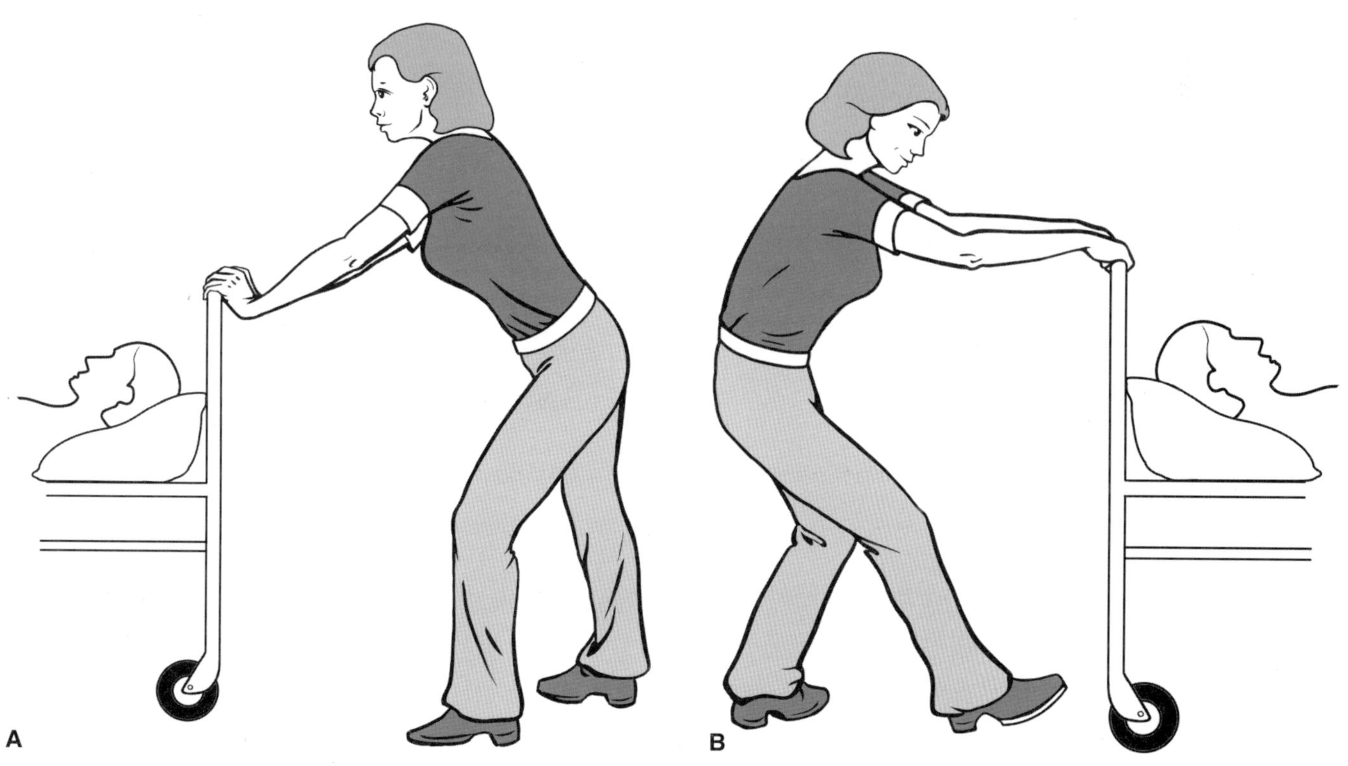

그림 14.25 밀기/끌기. (A) 척추-보호 밀기 그리고 (B) 척추-부하 끌기.

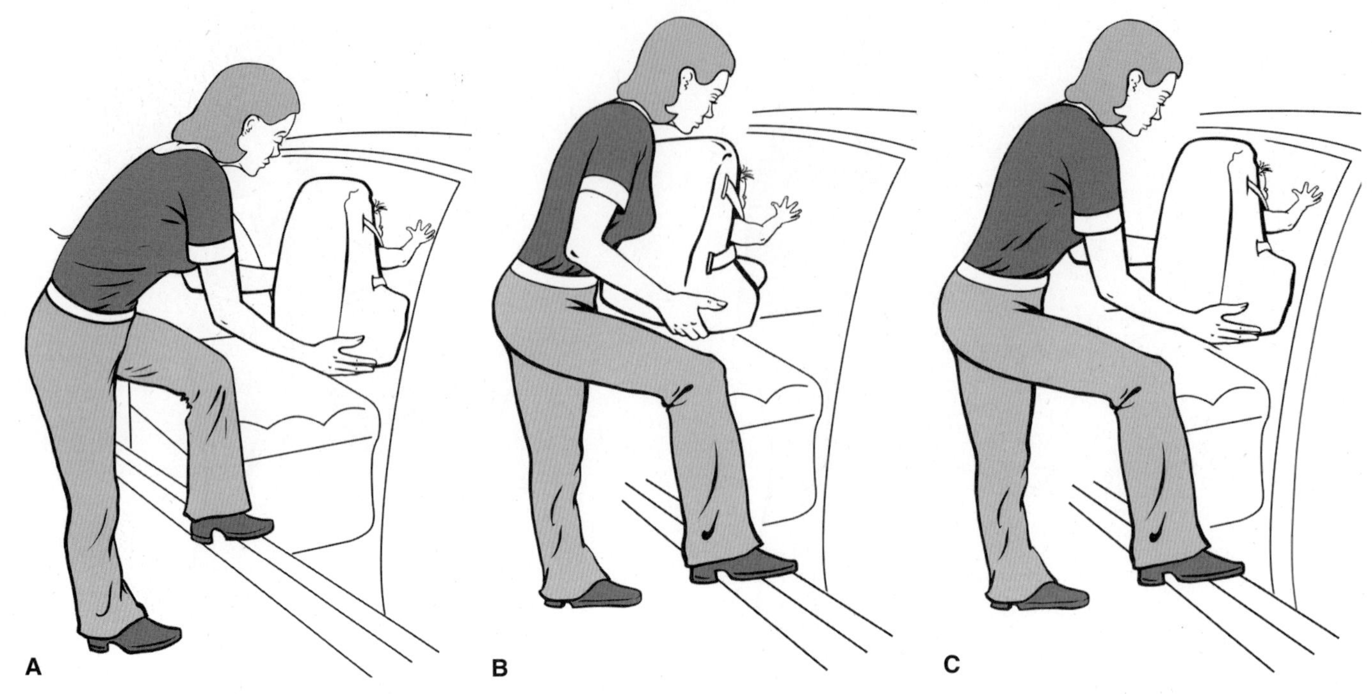

그림 14.26 아기를 차에 태우기. (A) 부적절하게 내미는 자세, (B) 적절한 고정자세, (C) 적절하게 내미는 자세.

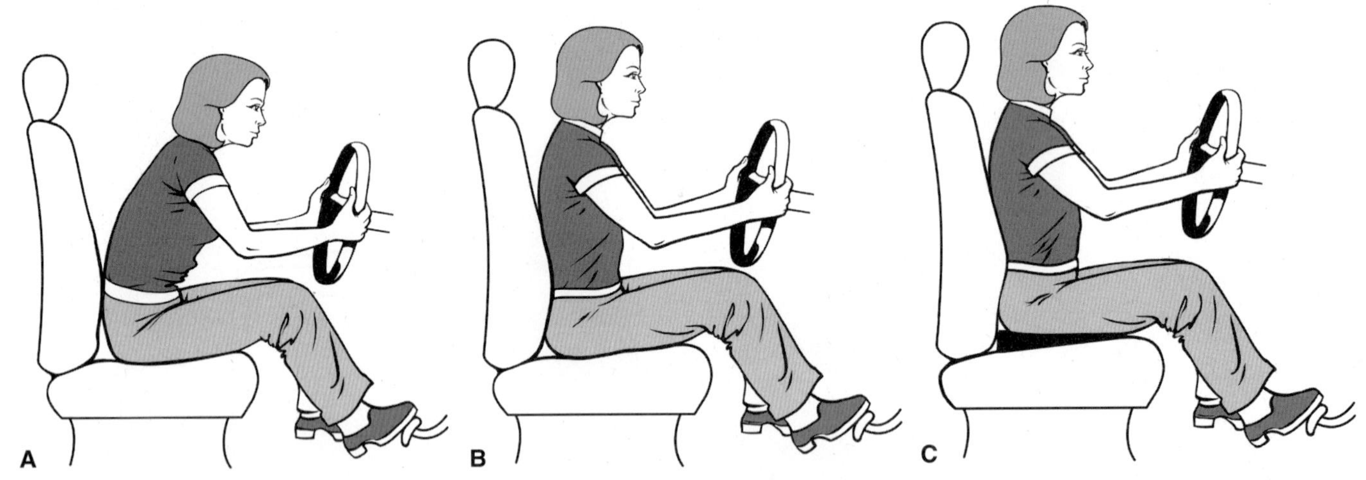

그림 14.27 운전. (A) 부적절하고 구부정한, (B) 적절하고 똑바른, (C) 적절한 쐐기형 지지대.

구부정한 자세이다)에 작용하는 압력부하가 수핵물질의 뒤쪽 탈출을 일으키는데 이 부하의 양은 직립자세에서 종판(end plate) 골절을 일으키는 것보다 작다고 보고하였다.[3] McGill에 따르면 "허리뼈의 앞굽음이 유지될 때뿐만 아니라, 앞굽음으로 디스크가 구부러질 때에도 인대는 동원되지 않기 때문에, 섬유테는 손상에 대한 낮은 위험도를 보인다."라고 언급했다.[118] 이 사실은 Hickey와 Hukins의 연구로서 뒷받침된다.[76] 허리뼈 앞굽음을 유지한 채 물건을 들어 올리는 것은 근육 활성화의 이점이 있고, 결과적으로 인대조직을 보호하기 위한 신경근 조절을 제공한다.

들어 올리는 기술도 중요하지만, 들어 올리는 동작을

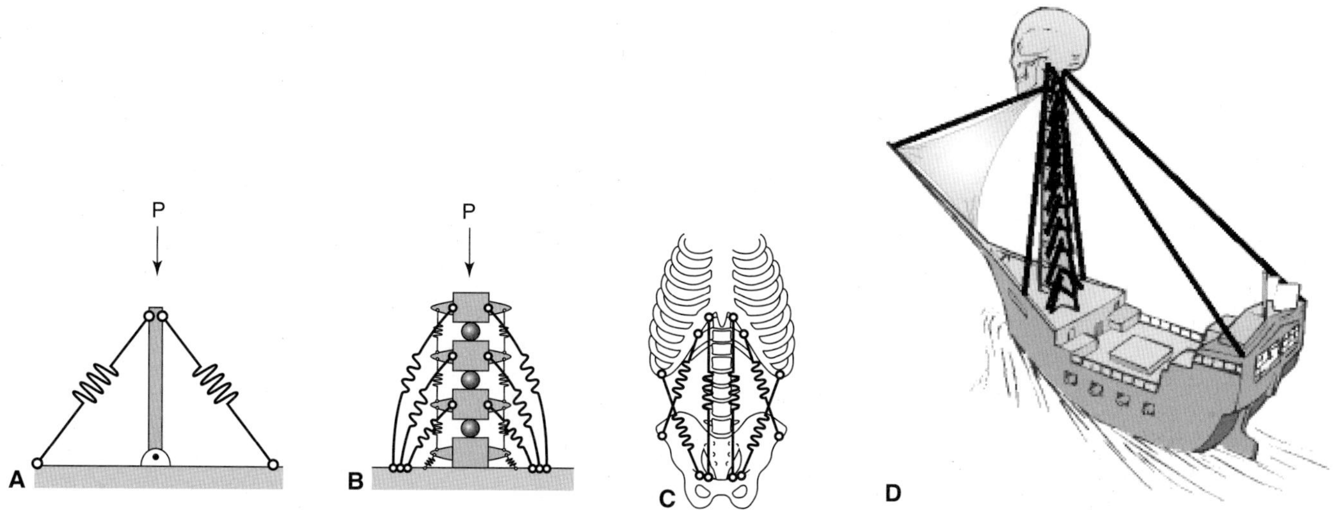

그림 14.28 A-B 근육 동시-수축. **(A)** 케이블(근육)의 경직 증가가 안정성을 증가시킨다. **(B)** 척추 경직(그리고 안정성)은 척추를 따라 경직된 구조들의 복합의 상호작용으로 성취된다. 그리고 **(C)** 그것은 몸통 벽(torso wall)을 형성한다. **(D)** 안정성 체계는 360° 지지가 요구된다. **(D)**는 Liebenson CS.의 허가로 재연하였다. Advice for the clinician and patient: Spinal stabilization-an update. Part 1-biomechanics. J Bodywork Movement Ther 2004;8:81.

언제 하는지가 더욱 중요할 수 있다. 앞쪽 굽힘동작을 할 때의 손상 위험도는 이른 아침에 더욱 증가된다.[153]

앉기 같은 지속적인 굽힘은 들어올리기에 매우 취약한 허리로 만들 수 있다. McGill과 Brown은 완전굽힘 상태에서 3분이 지나면, 안정성이 절반으로 줄어드는 것을 발견하였다(예를 들어, 경직).[116] Adams과 Hutton은 지속적인 완전굽힘이 인대의 크리프를 야기할 수 있고, 물건을 들어 올리는 동안 굽힘 과부하를 받기 쉬운 척추로 만든다고 생각하였다.[2] McGill에 따르면, 물건을 들어올리기 전에 하는 폄 운동 같은 간단한 방법으로 손상을 예방할 수 있다고 하였다.[118]

물건을 들어 올리는 동안 허리뼈 세움근의 동시수축은 배의 돛대를 세우거나, 유연성이 있는 장대의 방향을 잡아주도록 철사를 보강하는 방식처럼 척추에 압축력을 재분배하기 위해 나타난다(참고 5장)(그림 14.28).[118] 실제로 물건을 들어 올리는 동안 요구되는 아주 적은 양의 비틀림이라도 척추에 압축 부하를 증가시킨다.[118] 손상을 방지하기 위해 물건이 불편하게 위치해 있다면 들지 말아야 한다. 폄쪽 모멘트(extensor moment)를 감소시키기 위해서는 짐을 가능한 한 몸에 가깝게 위치해야만 하고, 천천히 들어 올려야 한다(그림 14.29).[117] 갑작스럽게 들어 올리는 것은 오직 가벼운 물건을 불편한 위치에서도 들어 올려야 하는 숙달된 사람에게만 적절하다. 이런 방식으로 들어 올리는 것의 목적은 절대적으로 필요하다기 보다는 이 이상의 굽힘으로 인해 척추에 부하가 실리는 것을 피하기 위해서이다.[117] 표 14.3은 들어올리기 권고에 관한 정보를 요약한 것이다.

일반적인 가벼운 활동 (General light activity)

건강의 가치와 재활동에 대한 안전성을 강조하는 정보와 권고는 과도한 안정, 활동제한, 척추손상이나 질환(관절염, 디스크 탈출)에 관한 생각에 대한 충고로서 높은 성과를 달성했다.[30] 노동자를 안심시키는 것과 일상 활동으로 복귀하도록 격려하는 것은 약물, 침상안정, 관절가

표 14.3 McGill의 들어올리기 규칙[117,119]

1. 정상적인 허리뼈 앞굽음을 유지할 것.
2. 지속적인 굽힘이나 침상에서 일어난 후, 즉시 물건을 들어 올리지 말 것.
3. 물건을 들어올리기 전 그리고 들어 올리는 동안에 허리근육을 가볍게 동시수축 할 것.
4. 허리뼈 앞굽음이 유지될 수 있을 만큼 가능한 한 물건을 가깝게 유지할 것.
5. 비틀림을 피할 것.

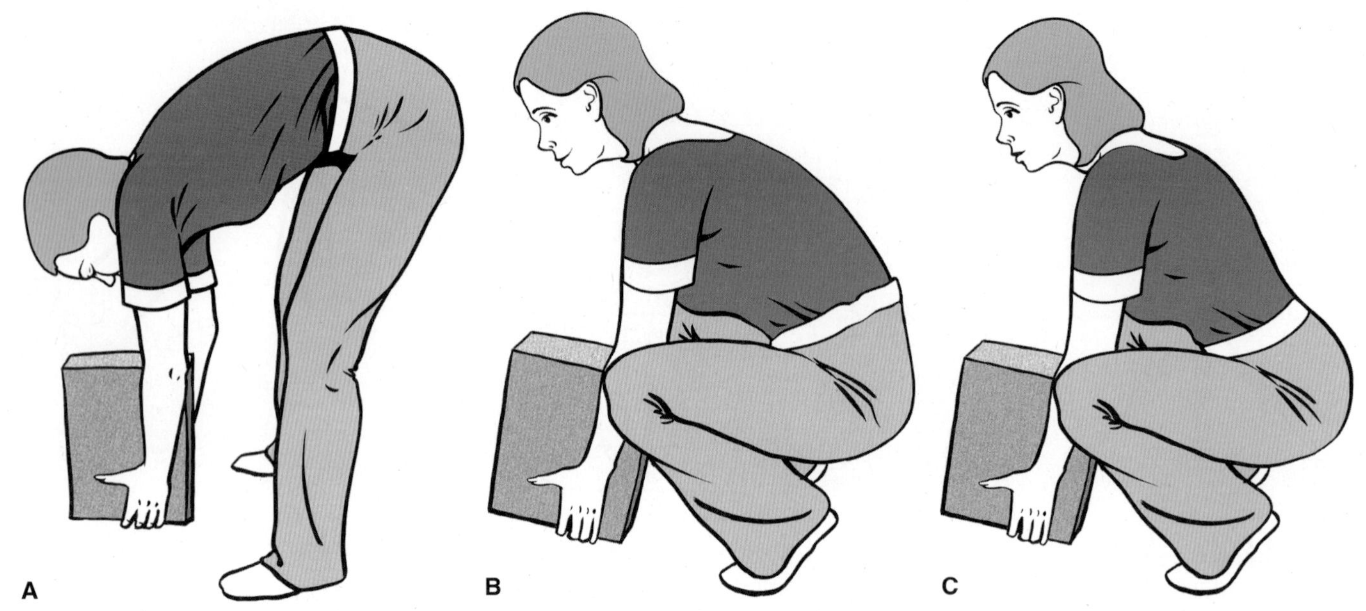

그림 14.29 들어올리기. **(A와 B)** 부적절한 그리고 **(C)** 적절한 자세.

동운동보다 좋은 효과가 있다.[114]

Callaghan과 동료[32]들은 유연성 없는 보행이 척추에 부하를 증가시키는 것을 발견하였다. 구체적으로, 제한된 팔 진동으로 천천히 걷는 것은 "정적인" 척추 부하를 증가시키는 반면, 빠르게 걷는 것은 더한 주기적인 부하 형태를 만들었다. 빠른 보행이 "안전한" 허리 운동으로 이용될 수 있는 지를 결정해준다. 또 다른 연구자들도 허리 통증 환자들이 자각증상이 없는 환자들보다 많은 경직과 "보호된" 보행형태를 가지고 있다고 동일한 결과를 보고하였다. Hussein과 동료들은[81,82] 정상적인 사람과 비교하여 허리 통증 환자의 보행에서 보폭의 길이가 감소되었다고 보고하였다. Lamoth과 동료들은[99] 허리 통증 환자 집단의 골반-흉곽의 협조가 조절된 집단과는 상당히 다르다는 사실을 최근에 발견하였다. 구체적으로, 자각증상이 없는 사람들 보다 허리 통증 환자들의 보행이 더 굳어있고, 골반-흉곽 협조의 유연성이 떨어지고, 보행속도가 느려진다고 보고하였다. 자각증상이 없는 사람이 3.0km/h 이상의 보행속도로 걷는 경우, 골반과 흉곽 부위의 연결된 가로면 회전은 역방향-회전이기 때문에 분리되어 일어난다. 그러나 허리 통증 환자들은 이 분리된 움직임이 일어나지 않는다. Indahl은 비록 손상되었다 하더라도, 어느 정도는 유연한 보행이 허리 통증 환자들에게 안전하고 효과적인 운동이라고 보고하였다.[83]

통증 완화 선택권 (Pain relief options)

통증을 제거하기 위한 마법의 탄환(magic bullet)은 존재하진 않지만, 통증을 완화시키는 선택은 몇 가지가 있다. 통증이 가벼워질 수 있다면, 환자가 활동을 다시 시작하도록 격려하기가 수월해 질 것이다. 주된 목적은 안정으로 허약해지는 것을 피하고 안전한 조절을 통하여 활동 내성을 증가시키는 것이다. 덴마크의 지침서에 따르면, 일반 판매의 통증약물, NSAIDS 처방, 수기치료 모두 통증완화를 위해 권장된다.[46] 물리치료 기기, 근육이완제, McKenzie 운동, 침치료, 경질막외 주사(엉덩뼈신경통의 경우)등은 추가선택이다. 진정제, 허리통증을 위한 경질막외 마취, 급성기 수술(말총증후군을 제외한)은 모두가 추천되는 것은 아니다. 최근 미국직업지침(American Occupational guidelines)에는 환자가 선택하거나 추천된 선택사항들을 권하고, 그들의 선호도가 치료방법의 선택을 안내하도록 하는 것을 권장한다.[70]

가끔, 짧은 기간의 제한된 활동이나 안정도 심각한 급성 허리질환의 경우 필요하다. 안정은 통증을 위해서라기보다 오히려 통증 때문에 처방된 것이라고 설명해야 한다. 바꾸어 말하면, 안정은 치유 때문이 아니라 대부분의 다른 움직임이 통증을 악화시키기 때문에 권장되는 것이다. 사실상 환자는 걷기, 무릎 가슴 닿기, 고양이-낙타(cat-camels)같은 가벼운 활동을 가능한 한 빨리 시작해야 한다. 종종 급성질환에서 경감시켜주는 관련된 안정자세와 간단한 가벼운 운동은 그림 14.3과 14.4에서 보여준다. 일반적으로 환자가 폄-치우침(extension-biased)일 경우라면, 스핑크스 자세가 통증을 중심화(centralizing) 또는 경감되도록 할 것이다(15장)(그림 14.30A). 환자가 굽힘-치우침(flexion-biased)일 경우, 무릎으로 가슴 닿기 운동이 통증을 완화시켜 줄 것이다(그림 14.30B와 14.30C).

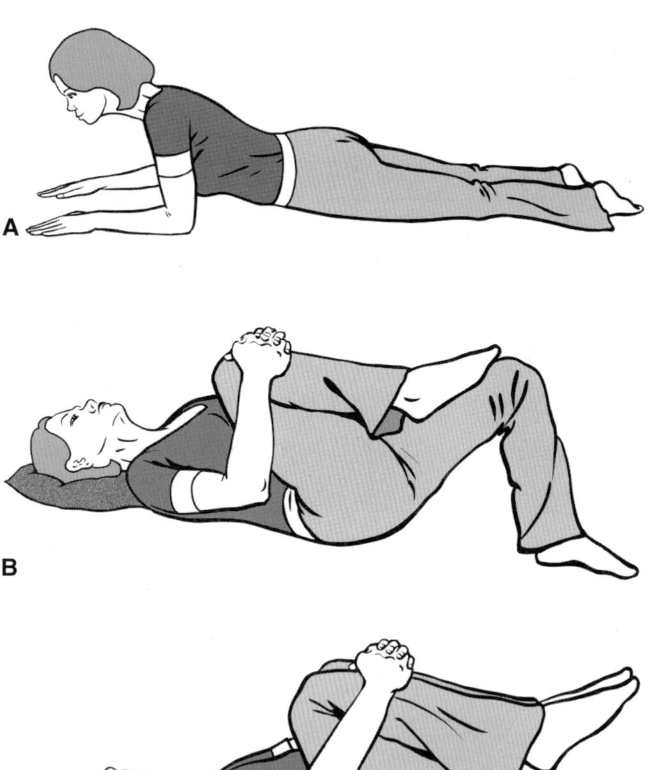

그림 14.30 확실한 급성 허리 통증 환자들을 위한 가벼운 운동. **(A)** 스핑크스자세, **(B)** 한쪽 무릎 가슴 닿기, 그리고 **(C)** 양쪽 무릎 가슴 닿기.

얼마나 지속될 것인가? – 회복 예상
(How long will it last? – recovery expectations)

대부분의 환자들은 통증이 얼마동안 지속될지를 알고 싶어 한다. 환자의 정확한 예후를 제공하는 것은 임상의의 중요한 역할이다(참고 9장). 보통의 병력은 일반적으로 단기간에는 매우 긍정적이지만, 증상들과 활동 못견딤증은 좀처럼 사라지지 않고 재발되는 경향이 있다. 지나치게 낙관적인 예후를 제공한다면, 이것은 신속하게 회복되지 않는 환자를 실망시키는 위험이 따른다.[38] 반면에 지나치게 비관적인 예후는 보다 빠르게 회복되지 않는 환자에게 두려움과 불안을 증가시킬 수 있다.[38]

임상에 기초한 문제

- 환자들은 그들이 회복하는데 얼마나 걸릴 것인지 알기를 원한다.
- 척추 상태에 대한 일반적인 병력은 무엇인가?
- 환자의 병력과 검진을 통해 지속되거나 또는 신속한 회복을 의미하는 예후적인 지표는 무엇인가?

Linton은 자각증상이 없는 사람의 FABs는 1년 후 허리통증의 발병과 관련이 있다는 사실을 발견하였다.[106] Fritz와 George는 FABs가 급성 허리 통증 환자들에게서 주로 나타나고 그것은 1달가량의 무능력상태를 예측해준다는 사실을 발견하였다.[53] Klenerman도 같은 예측 형태를 발견하였다.[97] Waddell은 FABs가 만성 허리 통증 환자 집단에서도 무능력상태를 예측할 수 있게 한다고 하였다.[177] Buer와 Linton은 상당수의 35세~45세 사이 일반인집단(제외기준-만성통증)을 조사하였고, FABs의 가장 높은 4분위수에 분포한 사람들은 ADLs 감소의 가능성이 2배 이상으로 나타나 FABs와 무능력 사이의 단계적 관련성을 발견하였다(교차비 2.5).[28] FABs는 통증보다 무능력의 증가와 보다 밀접한 관련이 있었다(교차비 2.5 대 1.25). 비극화(catastrophizing)의 경우, ADLs과 교차비 1.8 그리고 통증과는 교차비 1.75로 관련성이 있었다.

회복에 대한 비현실적인 기대를 가지고 있는 환자들은 실망하게 될 위험도가 증가된다. 결과적으로 높은 경고신호점수(yellow flags scores) 또는 증가된 FABs를 가지고 있는 환자를 구분하는 것과 함께, 연구의 중요한 부분은 환자가 수기치료, 약물, 운동에 대해서 가장 좋은 반응을 보이는 것을 어떻게 결정하는가이다. Flynn과 몇몇 학자들은(2002) 척추수기치료에 대한 반응이 있을 것이라고 생각되는 환자를 확인하기 위한 "임상적 예측법칙(clinical prediction rule)"을 증명하였다.[51] 놀랍지 않지만, 낮은 FABs는 빠른 회복과 관련 있는 주요 소견들 중 하나이다.

Stig와 몇몇 학자들은 적어도 지난 2주 동안 증상 발현이 있었던 환자들뿐만 아니라, 지난 12개월 동안 최소 4주간의 통증이 있었던 환자들을 조사하였다.[159] 50%에 가까운 환자들이 카이로프랙틱 치료를 시작한지 2주 또는 4회 방문하여 의미있는 회복 정도를 보였으며; 75%가 12회 방문으로 많이 회복되는 것을 볼 수 있었다. 이와 같은 통계들은 환자들이 회복 속도에 관하여 기대하는 것의 분명한 정보를 가질 수 있다는 점에서 공유하는 것이 매우 중요할 수 있다.

Axen과 몇몇 학자들에 따르면, 카이로프랙틱 치료 4회로 84%의 향상 가능성을 가지고 있는 하위집단에서 명확한 기준이 나타난다.[12] 이 기준은:

- 1회 방문 이후 즉시 통증 감소
- 2회 방문에서 통증 감소를 이야기함
- 2회 방문에서 무능력 감소를 이야기함
- 첫 치료에 대한 일반적인 반응(국소 통증 또는 24시간 지속되는 피로) 또는 무반응

이 기준의 전부가 나타나게 된다.

반면에, 다음의 기준 전부가 나타난다면, 4회 방문으로 회복될 수 있는 가능성은 오직 30% 정도이다:

- 1회 방문 이후 즉각적인 차도가 없음
- 2회 방문에서 통증 감소가 없었다고 이야기함
- 2회 방문에서 무능력 감소가 없었다고 이야기함
- 첫 치료에 대한 일반적이지 않은 반응(국소 통증 또는 24시간 이상 지속되는 피로; 새로운 연관통증, 이외의 다른 반응들)

각별히 주의할 것은 척추 수기치료 이후 24시간 지속되는 피로 또는 국소 통증이 일반적인 반응이며 긍정적인 예후와 일치한다는 점이다.

1회 치료의 결과로 환자의 증상이 개선되는 것은 Axen의 예후의 힘에 대한 역설을 그대로 반영하는 것이다. Hahne와 몇몇 학자들은 치료 후 일정기간 내에 증가된 관절가동범위가 앞으로의 결과를 예측해준다는 사실을 증명하였다.[66] 선형회귀 분석에서 일정기간 내의 변화가 가동범위와 통증이 개선되는 기간 사이의 12%에서 64%가 예측됨을 보여주었다. 그러므로 임상의는 치료의 반응을 검사하고 기간 내에 호전시키는 치료(가능하면 자기치료방법으로)를 실험적으로 조사하기를 권하였다.

임상적 문제
첫 방문으로 증상이나 기능의 즉각적인 호전은 환자의 빠른 회복을 예견한다.[12,66]

- 그러므로 항상 환자의 자극적인 수기(가동범위와 정형외과적 검사)에 대한 기계적인 민감도(mechanical sensitivity: MS)를 확인하라.
- 치료 후 환자의 MS를 조사하라.
- 조사를 토대로 빠른 또는 느린 회복의 가능성에 대한 예후의 정보를 환자에게 제공하라.

다행히도 통증은 마치 일반적인 감기나 독감과 유사하게 전형적인 과정으로 진행된다. 그러나 재활동 대신에 통증완화에 과도하게 중점을 둔다면, 이것은 실제로 회피행동을 더욱 강화시키게 된다.[126] 회복을 결정하는 가장 중요한 요소들은 그들의 통증에 대처하는 방법과 관련되어 있다. 모든 치료의 초점이 통증완화에 있다면, 신체적 그리고 심리적 컨디션 저하가 계속해서 일어남에 따라 회피행동이 더욱 강화될 것이다. 환자들에게 가벼운 활동이 불편하지만 해롭지 않다는 사실을 알려 주어야 한다. 환자들이 통증과 활동의 두려움에 대해 과도하게 걱정을 한다면, 운동이 포함된 "단계적인 진행" 방법과 지도하에 두려워하는 활동에 노출시키는 방법이 필요하다.[13]

요약 (Summary)

일단 환자가 적절한 소견보고서(report of findings)를 받았다면, 모든 환자에게서 허리와 관련된 두려움이 감소된다. 이 소견보고서에는 구체적인 논의가 포함된다. 요약하면, 다음 사항들이 포함된다:

- 환자들은 통증이 심각한 질병 과정에서 비롯된 것이 아니라는 것에 안심한다.
- 활동과 회복의 긍정적인 연관성을 설명한다.
- 구체적인 활동수정에 대한 권고와 재활동 동작들을 보여준다.
- "통증재발(flare-ups)"은 일반적인 증상일 뿐 재손상의 징후가 아니라는 사실을 설명한다.
  - 처음 보조적인 방법을 사용한다.
  - 적정한 "연축(spasm)"은 불편하지만 심각하진 않다.
- 스트레스는 긴장도를 높이고 통증역치와 내구성을 감소시킬 수 있다고 설명한다.

환자들은 세 가지 기본적인 사항(완화시키기, 척추보호하기, 척추 안정화)을 포함한 치료방법을 배운다. 완화시키는 치료는 대부분의 사람들이 원하는 방법으로 문제점의 원인이 아닌 오직 증상에만 역점을 둔다. 척추보호단계(spine sparing strategies)를 통해서 환자가 해로운 습관(예를 들어, 지속적으로 앉기 또는 부적절한 물건 들어올리기 방법)에 노출되지 않도록 유도하는 것은 급성기와 만성기 동안 가장 효과적인 자가-치료 방법이다. 척추 안정화 방법은 보통 예방/컨디션을 향상시키는 수단으로 추천되며 대부분의 환자들은 오로지 조심성 있는 안정화 방법만을 선택하려고할 것이다.

두려움과 연관된 움직임으로 정착되었거나 움직이지 않으려는 다수의 장벽을 가지고 있는 환자들과 그리고 안정화시키는 자가-치료 방법에는 보다 체계적인 인지행동(cognitive behavior: CB) 접근방법이 요구된다.

2단계: 인지행동 접근방법 (Step 2: Cognitive Behavioral Approach)

What: 환자의 걱정과 두려움에 대한 인지행동(cognitive behavior: CB)수업시간이 포함된 보다 체계적인 접근방법 그리고 이러한 염려들을 감소시켜주는 단순하면서 안전하고 효과적인 방법 가르치기

Who: 만성통증의 가능성이 높은 아급성기 환자들(예를 들어, 높은 황색 경보 점수: high yellow flags score)이나 이미 만성기인 환자들.[94]

만성의 가능성이 있는 아급성기 환자들은 그들의 약화된 조직에 휴식이 필요하다거나 해로울 수 있는 위험 속에 있다는 믿음 때문에 전형적으로 활동이 감소한다. LBP 환자의 23%에서 45%가 2개월 동안 가사노동을 줄이거나 전혀 하지 않으며 성생활이 감소되고 짧은 시간동안 서있거나 걷는 것에 어려움이 있다고 보고한다.[123]

일반적으로 아급성기 환자들은 그들이 다음과 같은 상태인 것에 대한 걱정을 가지고 있다:

- 심각한 질환에 대한 염려
- 심각한 문제점임을 나타내는 격심한 통증에 관한 두려움
- 장기간의 무능력이나 만성통증에 대한 불안감
- 움직임이나 활동이 문제점을 악화시킬 것이라는 걱정

Balderson과 Von Korff에 따르면, 활동과민성이 남아있는 환자 또는 높은 경고신호점수의 증거인 잠재적인 두려움과 염려를 계속 가지고 있는 환자들에게 "속력을 증가"시킬 수 있는 치료가 필요하다고 하였다.[13] 이와 같은 환자들에게는 각각의 치료시기에 맞게 CB원리로 통합하는 더욱 체계화된 중재방법이 필요하다.

구체적인(업무) 활동에 대한 두려움은 통증이나 일반적인 활동에 대한 두려움과 관계없이 업무 능력과 관련되어 있다.[175]

- 업무관련 활동에 참여하는 것이 잠재적으로 해롭다는 개인적인 믿음은 실제로 업무에 대한 신체능력과 연관되어 있다.
- 업무와 관련된 구체적인 두려움은 일반적인 신체활동이나 통증의 심각함에 대한 두려움보다 업무능력과 더욱 높게 상호관련 되어있다.
- 인지행동과 물리치료가 결합된 만성통증환자를 위한 치료방법은 FABs와 통증심각성을 감소시키고 신체적 업무능력을 증가시킬 수 있다.
- 걱정거리의 변화가 신체적 능력을 향상시킬지 아니면 반대로 될지는 분명하지 않다.

임상적 문제
통증의 본질과 치료에 대한 환자들의 믿음이 인지행동 치료로 변화할 수 있다.[181]

통증이 구조적인 병리에 의한 것이라고 믿는 만성 허리 통증 환자들은 기준보다 더 심한 무능력을 가지고 있었고, 인지행동 중재 이후에는 무능력의 뚜렷한 감소가 나타났다. 대분부의 환자에게서 생체의학/병리적 믿음이 감소되었으며, 무능력 또한 저하되는 것으로 보고되었다.

사회인지이론과 행동변화 (Social cognitive theory and behavioral change)

Bandura는 사회인지이론이 행동의 변화를 이루는데 가장 중요한 핵심 결정요소들을 요약하였다:[15]

- 건강위협에 대한 지식 그리고 건강 훈련/행동의 이점
- 건강습관을 통제하는 운동을 할 수 있다는 자가-효능(self-efficacy) 인식
- 다른 건강습관의 비용/이점에 대한 결과 예상
- 건강의 목적과 그것을 달성하기 위한 실제 계획/전략
- 변화들이 나타나기 위한 촉진요소와 장애물들을 인식

인식된 자가-효능은 개인이 인식된 위협을 건강정보의 탐색으로 이어지게 할 뿐만 아니라, 이 건강정보는 다시 건강한 행동으로 이어지게 할 것이다. Bandura에 따르면, 의외로 자가-변경(self-changer)하는 사람들의 경우 알콜, 흡연, 헤로인 오용이 대부분이라고 한다.[15]

각각의 위험 요소에 대비하여 사람들은 건강 기능을 향상시킬 수 있는 방법에 대해 구체적인 지침을 받는다.

- 건강 습관들을 감시
- 단기간의 목표를 설정
- 발생한 변화들을 보고

Jensen과 몇몇 학자들에 따르면, 만성통증을 가진 환자를 회복시키는 방법은 그들에게 무엇을 해줄 수 있는가 보다는 그들이 무엇을 할 수 있는가에 달려있다고 하였다.[87] 결과적으로 행동의 변화와 유지가 해답이다. 예를 들면,

- 활동 유지
- 정기적인 운동
- 움직임 내성 증가

구체적인 통증에 대처하는 기술에는 움직임 보조, 이완, 인식적 재구성이 포함된다. 이것은 동기부여가 필요하다. 두 가지 요소들이 동기부여에 결정적인데, 번갈아 행동에 영향을 미친다.

- 행동 변화의 중요성 인식
- 행동 변화가 가능하다는 믿음(자기효능)

동기부여 또는 "변화를 위한 준비"는 성향이 지속되는 것보다 오히려 변화할 여지가 있는 상태로 간주된다. 통증 자가-치료를 고수하는 환자를 호전시키기 위해 동기부여 원리를 적용했을 때, 임상의는 환자의 지식, 기술, 믿음에 중요한 영향을 미친다.[128] 동기부여를 위한 면담(motivational interviewing: MI)은 행동 변화에 중점을 두고 주저함을 해결하도록 고안되었다. 세 가지 중요한 요소가 있다: 중요도, 신뢰, 준비. MI의 26개 통제된 연구의 변화분석은 이것의 효과를 보여준다.[29]

Ockene과 Rosal 외 몇몇 학자들에 의해 발전된 환자중심의 상담은 임상의가 5분에서 10분간 다음과 같은 목표를 가지고 환자와 접촉한다:[128,142]

- 문제행동의 위험에 대한 환자의 의식을 높인다.
- 건강 문제점에 대한 환자의 지식을 높인다.
- 건강 행동을 변화시키는 능력에 관하여 자기효능을 높인다.
- 장기간 유지하는 기술을 향상시킨다.

이것은 알콜섭취,[131] 식이요법,[73,132] 흡연[129,130]에 대한 효과가 이미 증명되었다.

모든 행동변화 모델에는 두 가지 중요한 변수가 있다: (1) 자가-치료 행동을 시작하지 않는 것과 대비한 시작의 중요성(결과 예측, 가치, 중요성); 그리고 (2) 자기효능과 신뢰이다. Bandura의 사회인지이론은 자기효능을 유도하는 가장 완전한 방법이다.[14] 이 이론에 영향을 주는 세 가지는 개인의 경험, 모델링(modeling), 말에 의한 설득이다. 개인의 경험은 가장 중요할 수 있다. 많은 환자들이 할당에 기초한 운동(quota-based exercise)을 통한 단계적 노출훈련(graded exposure training: GET)으로 그들 스스로 행동을 한층 더 잘 실행하는 것을 관찰한다. 또한 그룹으로 설정하는 것처럼 다른 상황에서 관찰하는 것

에도 도움이 된다.

임상의들은 자가-치료를 시작하지 않는 것에 대한 손실을 인정하도록 하는 한편 긍정적인 결과예측으로 격려함으로써 자가-치료의 중요성에 대한 환자의 인식을 높일 수 있다.[90] 자가-치료 대처행동(coping behaviors)에 대한 상황(contingencies)이나 강화물(reinforcer)을 통합하고 확인한다. 자가-치료 대처방식(coping styles)를 점진적으로 변화시키기 위해 강화(reinforcement)를 제공한다(단계적인).

변화를 위한 준비성(readiness)의 구성은 행동변화의 범이론적 모델(transtheoretical model)에서 나온다:[137]

- 계획전(precontemplation)단계 — 건강관리 행동이 신뢰적이라는 믿음
- 계획(contemplation)단계 — 자가-치료 방법의 고려
- 행동(action)단계 — 자가-치료 시작
- 유지(maintenance)단계 — 자가-치료 진행에 대한 약속

이 구성을 측정하는 통증변화단계 질문서(The Pain Stages of Change Questionnaire : PSOCQ)는 좋은 내부적 일관성을 가지고 있고 근거가 확실하다.[88] 통증을 자가-치료하기 위한 동기부여는 직접적으로 통증 자가-치료 행동에 영향을 준다. 이것은 뒤이은 요소들에 의해 번갈아 영향을 받는다:[89]

- 자가-치료의 비용/이점에 대한 정보
- 정보를 전달하는 방법
- 대처전략(coping strategies) 이용의 장애
- 자가-치료 행동들을 시작하는 능력에 관한 자기효능

PSOCQ 변화는 통증 자가-치료 대처전략에서의 변화와 관련된다. 우울증은 계획전 점수가 감소하거나 행동유지 점수가 증가됨으로써 감소된다. 계획전 점수의 감소는 근섬유통이 있는 환자의 무능력이 감소되는 것과 관련이 있지만 통증진료 환자와는 무관하다. 통증강도는 계획전 점수가 감소되거나 행동유지 점수가 올라감으로써 감소된다. 치료 전과 치료 후 그리고 6개월 추적검사로 평가되었다.

단계적인 노출 훈련 (Graded Exposure Training; GET)

GET는 행동의 회복과 신체적인 회복의 결합을 포함한다. 조작적 모델(operant models)이 처음으로 이용되었고 통증내성보다는 시간기준의 할당량에 따라 운동을 함으로써 질병행동을 무시하는 보상받기에 충분한 행동들을 강조하였다.[52,101]

GET는 두려운 활동(지각행동 불내성, perceptual activity intolerance)과 통증내성을 확인하기위한 기준검사로 시작한다. 그 다음 환자들은 점차적으로 그들의 회피 자극에 노출되면서 그것이 안전하다는 것을 경험할 수 있다. 두려움-회피 동작에 대한 강의는 직접적인 입증만큼 효과적이지 않다.[14] "단계적인 노출"은 두려운 활동에 대해 구체적이어야 한다.[170] Goubert와 몇몇 학자들은 이것이 하나의 동작에서 또 다른 동작으로 해석될 수 있는 노출의 효과 때문에 필요하였다는 사실을 지적하였다.[59] GET에서 환자들은 두려운 자극에 노출되는 것에 대해서 그들 자신의 목표를 수립해야 한다. 그 다음 약속한 할당량을 목표가 달성될 때까지 체계적으로 증가시킨다. 초기 할당량은 성공이 확실하도록 역치 이하 수준으로 설정해야 한다. 그것은 통증-조건(pain-contingent)보다 시간-조건(time-contingent)이여야 한다. 이것은 동기부여를 향상시키는 확실한 강화(reinforcement)의 형태이다. 환자의 진행과정을 기록하고 각 치료 기간도 검사한다.

운동을 더한 인지적 중재가 만성 허리 통증 환자들의 허리뼈 융합에 비해서 놀라운 기능적 결과를 나타낸다.[93]

환자

- 최소 1년의 허리 통증. 환자의 절반은 이전에 허리뼈 수술을 받았고, 나머지 절반은 이전에 허리뼈가 융합된 환자들이다.

중재

- 안정화 운동을 더한 인지적 중재 또는 허리뼈 융합

1년 후 결과

- Sorensen 몸통 폄근 지구력이 융합그룹에서 평균 68초에서 48초로 감소되었고, 운동그룹에서는 변화가 없었다.
- 등속성 몸통근육의 근력은 융합그룹에서 25% 가까이 감소되었고, 운동그룹에서는 30% 향상되었다.
- 허리근육들의 밀도는 융합그룹에서 의미있는 감소를 보였고, 운동그룹에서는 변화가 없었다.

단계적인 노출 훈련은 허리뼈 디스크 수술환자를 위한 일반적인 치료보다 더 좋은 결과를 보이진 않는다.[134]

환자

- 지속적인 통증이나 엉덩뼈신경통 이후 1회 허리뼈 디스크 수술.

중재

- 단계적인 노출 치료 대 일반적인 치료

1년 후 결과

- Roland Morris 무능력 점수, 관절가동범위, 통증 비극화(pain catastrophizing), 움직임에 대한 두려움으로 평가한 결과 그룹 간에 유의한 임상적 차이점이 없었다.

인지행동치료 (Cognitive Behavioral Therapy)

이 CB 접근법은 환자의 증상, 믿음, 행동의 점착성 연결고리로 두려움 회피 모델을 설명할 때 소개되었다. 그들 자신의 안도(reassurance)만으로는 그들의 두려움을 극복하도록 도움을 주기에는 충분하지 않다.[69] 자가-안도(self-reassurance)는 개별적으로 맞추어져 연습 과제가 만들어지도록 요구된다. 환자들은 그들이 계속 일할 수 있도록 활동을 선택한다. 그들은 활동에 대한 안도와 교육을 받는다. 임상의와 환자 모두 무엇이 활동에 대해 두렵게 하는지를 탐구한다. 건강한 행동들은 강화하는 반면에, 통증행동(탄식, 찡그림)은 하지 않는다.[52] 강화하는 방법에는 친절 또는 칭찬 같은 사항들이 포함된다.[52] 환자가 선택하는데 도움이 되는 구체적인 재활동 목표는 매주 재검토된다. 진행과정을 주목했을 때, 임상의의 중재가 아니라 환자의 노력에서 기인한다는 점이 중요하다.[69] Anderson은 환자 중심의 접근방법을 통한 만성질환의 자가-치료를 지원하는 것은 치료사 중심의 직접적인 치료보다 더 성공적이라고 제시하였다.[7]

재활운동과 심리적 접근의 수업을 포함한 상당히 구체화된 프로그램들은 계속 발전되어 왔다(참조 31장).[105] 그 수업들은 환자 스스로가 두려워하는 동작이나 활동에 따라 "단계적 노출"에 기초하여 할당한 뒤 나타난 통증의 신경생리학과 심리학에 대한 교육을 포함한다. 바람직한 결과는 환자가 개인에 맞춘 대처 프로그램으로 발전시키는 것이다. 프로그램은 재활과 함께 임상 심리학자의 6회 2시간 학습(주당 1회)이 포함된다. 수업규모는 6~10명이고, 표지자료는 표 14.4에 요약하였다. Linton과 Andersson 그리고 Linton과 Ryberg는 반응하지 않던 환자들이 6개월에 걸쳐 이와 같은 프로그램에 반응하고, 그 효과가 1년 뒤 추적검사에서도 여전히 나타나는 것을 발견하였다.[104,107]

표 14.4 인지행동수업 주제/기술[106]

1. 통증의 원인과 만성적 문제점의 예방 – 문제해결, 이완시키기, 학습, 통증
2. 당신의 통증 관리하기 – 활동, 일상생활 유지하기; 활동계획 만들기; 이완훈련
3. 좋은 건강상태에 동기부여하기, 가정에서 그리고 직장에서 스트레스 조절하기 – 경고 신호; 인식적 평가; 믿음
4. 여가시간과 업무에 적응하기 – 의사소통 기술; 자기주장; 위험 상황; 이완시키기
5. 재발을 억제하기 – 재발에 대처하는 계획; 대처기술 재검토; 이완시키기; 개인 프로그램
6. 결과를 유지시키고 향상시키기 – 위험분석; 유지계획; 개인 프로그램 종료

각 CB 수업의 주요 구성요소에는 문제해결이 포함된다. 이 수업은 "수동적인 교육"이 아닌 능동적인 약속을 필요로 한다.[108] Shaw와 몇몇 학자들에 따르면, 그것은 만성적인 환자의 문제점 해결방식을 중점적으로 다루기 위해 중요하며, 증가된 무능력과 상호관련이 되어 있다고 하였다.[147,148] 이것은 다음 사항들에 영향을 끼친다:

- 문제점 회피
- 긍정적인 문제해결 지도의 부족
- 충동적으로 결정하기

Van den Haut와 그 밖의 학자들은 환자의 문제해결 능력을 향상시키기 위해 다음과 같은 전략을 설명하였다 – 대처를 시도하는 도구의 기록, 브레인스토밍(brain-storming) (보다 나은 해결책), 통증 그 자체가 아닌 통증의 결과에 초점을 맞추기.[6,167,168]

Von Korff와 몇몇 학자들은 Linton의 수업과 유사한 방법을 강조하였다.[173] 프로그램은 2시간씩 4회 수업으로 10명에서 15명의 환자를 대상으로 주 1회 실시하였다. 비전문인 지도자로서, 그들 자신이 재발성 또는 만성허리통증 환자인 점을 활용하였고 2일간 정식훈련을 받았다.

다음의 주제들을 바탕으로 표준화한 정보를 플립차트로 만들어 수업에 이용하였다:

- "위험 신호"는 심각한 질환을 표시한다
- 허리통증에서 매우 일반적이고 걱정하지 않아도 되는 원인들
- 통증을 증가 또는 감소시키는 요소들
- 운동과 활동의 적절한 진행속도
- 자세와 인체의 역학
- 긍정적이고 부정적인 태도의 역할
- 재발을 조절하는 방법
- 당신의 건강관리제공자와의 협력치료

비전문인 지도자들은 환자와 협력하기 위해 활동계획 또는 문제해결 기법을 이용하였다. 목적은 다음과 같다:

- 허리통증과 연관된 활동제한을 확인
- 그 제한을 극복하기 위한 개인적인 목표설정
- 그 목표를 달성하기 위해 할 수 있는 브레인스톰(brainstorm) 단계
- 활동의 구체적인 계획수립
- 계획실천

그 다음 수업시간에는 환자들이 그들의 활동계획을 재확인하고, 목표에 맞는 그들의 진행상황을 평가하고, 계획실천에서 일어나는 어려움의 문제해결을 시도한다. 대부분의 활동계획은 운동을 증가시키는 것에 초점을 맞춘다.

최근에 Von Korff와 몇몇 학자들은 간단한 두려움 감소와 활성화 중재(수업 1~4)로 만성 허리통증 환자들에게서 지속적인 효과를 만들어 냈다고 보고하였다.[174]

중재:

- 수업 1: 심리학자에게 90분간 방문
  정상적인 활동으로의 회복과 삶의 질 사이에 관련된 허리통증에 대한 두려움을 확인하고 중점적으로 상담받음
  활동과 운동의 목표를 설정
  진전시키고 활동할 계획을 세움
- 수업 2: 물리치료사에게 60분간 방문(7~10일 후)
  표준화된 신체적 검진
  해결되지 않은 환자 고민을 논의
  활동계획에 적절한 신장/운동을 지도
  환자가 부닥치는 장벽을 극복하는 지침서를 제공
- 수업 3: 물리치료사와 30분간(10일 후)
  활동계획
  활동계획에 맞는 운동
- 수업 4: 심리학자와 30분간(2주 후)
  진행과정 재확인
  이완기법의 사용을 장려
  진행과정을 유지시키고, 재발을 억제시키고, 재발했을 때 활동회복을 위해 계획을 수립.
  중요점: 재발은 흔히 있지만 관리하기 쉽다

통제집단은 일반적인 치료(일차적인 치료방문, 물리치료, 약물처방과 비처방)를 받는다. 2년에 걸친 추적검사는 중재방법이 다음 증상들의 의미 있는 감소를 이끌어 냈다는 것을 증명해주었다:

- 통증관련 두려움
- 일반적 통증
- 통증으로 인한 활동제한

신경생리학적 측면 (Neurophysiologic aspects)

이것은 만성적인 환자의 통증경험을 확인하는 본질적인 요소이다. 구조적인 병리나 손상이 환자의 통증을 설명할 수 없다하더라도, 통증은 여전히 존재한다. 현대 신경생리학은 우리 환자들의 만성적인 통증을 설명하는데 도움을 준다. 컨디션이 저하된 조직에서 나타나는 불편함을 간단히 상징하는 것으로, 겨울이 지난 후 정원 가꾸기를 한다거나, 1년 중 처음으로 도보여행을 할 때처럼 충분히 이용되지 않은 조직에서 일어나는 지속적인 통증과 비교할 수 있다. "기능이 떨어진" 조직은 불편할 것으로 예상이 되지만, 위험하지는 않다; 그러므로 재활동이 비록 불편하다 하더라도 안전하다.

만성통증환자에게 그들의 척추가 손상되지 않는다고 이해시키는 것에 종종 어려움이 있다. 한 가지 매우 간단하게 설명할 수 있는 사실로 환자들에게 중추신경계의 민감화가 나타난다는 점이다. 이것은 환상하지통증의 원인이며 통증기억으로 인해 발생되는 것으로 조직손상은 아니다. 기본적으로 신경계는 통증역치와 내성을 낮추기 위해서 통증을 학습하게 되고, 해롭지 않은 자극도 마치 유해한 것처럼 반응하게 된다. 합리적인 치료방법은 그 경로를 재학습하기 위한 단계적인 노출이다. John F. Kennedy의 백악관 주치의였던 Janet Travell은 "조직은 치료하지만, 근육은 학습한다. 근육들은 통증의 원인보다 오래 지속되는 근방호의 습성을 쉽게 나타낸다."라고 언급하였다. 손상이 치유(뼈 골절은 8주에서 12주)되는 것보다 오래 통증이 지속되면, 통증 역치가 낮아져 해롭지 않은 자극에도 강한 통증지각을 이끌어 낼 수 있다(무해자극통증). 이것을 이해하는 것은 상처입거나 손상된 조직에서 통증이 기인하지 않고, 결과적으로 정신적 고통이 손상과 별개인 통증이 존재할 수 있다는 것을 깨닫는데 필수적이다.

3단계: 각 전문분야의 협력을 통한 생물사회심리적 방법 (Step 3: Multidisciplinary Biopsychosocial Approach)

What: 포괄적인 각 전문분야의 협력을 통한 생물사회심리적 방법은 동시 이환되는 심리학적 질환뿐 아니라 직장 복귀를 방해하는 요소(고용주, 보상체계 등)에 중점을 두는 전략에 따른 CB 모델을 포함한다.

Who: 단계 1과 2를 실패한 만성적인 사례

각 전문분야의 협력치료(심리학자, 통증치료 전문가, 물리치료사)와 직장관련 요소는 가장 복잡한 사례에서 성공할 수 있는 비결이다. 3단계는 포괄적인 각 전문분야의 협력을 통한 생물사회심리적 방법으로 동시 이환되는 심리학적 질환뿐 아니라, 직장 복귀를 방해하는 요소(고용주, 보상체계 등)에 중점을 두는 전략에 따른 CB 모델을 포함한다.[13] 1년 이상의 만성적인 문제점이 있는 환자들은 더욱 소비적이고 광범위한 각 분야의 협력적인 방법에 반응할 수 있다.[64,184]

Marhold와 몇몇 학자들은 이미 질환이 있는 상태에서 직장에 복귀하는 이 CB 치료의 효과를 관찰하였다.[115] 이 프로그램은 6회 CB 수업에 직장복귀를 주제로 한 6회 수업이 추가된다. 1년 추적검사에서 짧은 기간 질환이 남아있는 사람의 경우, 직장 휴무일이 줄어든 반면, 장기간 질환이 남아있는 사람에게서는 개선점이 없는 것으로 나타났다. 따라서 만성적 무능력을 치료하기 보다는 예방하는 것이 보다 효과적이다! 다행히도 오직 환자의 10%만이 업무 무능력으로 진행된다고 보고하였다. 불행한 것은 이 집단이 비용의 대부분을 계산하고, 치료는 아급성기 또는 급성기 환자들처럼 효과적이지 못하다는 사실이다.

동기부여 유발 (Motivation Issues)

의학에 있어서 의사소통은 중요하고 공통적 문제점이다.[149] 환자의 근심, 걱정, 불만은 적절한 설명이나 정보의 부족과 관련이 있다. Deyo에 따르면, 환자의 20~25%가 허리와 목통증 치료에 대해 불만을 나타낸다고 하였다.[47] 카이로프랙터는 폭넓은 척추문제에 대해 유용한 조언을 제공함으로서 상대되는 의학 분야보다 더 성공적이었다. 그 이유는 그들이 통증의 원인이 무엇인지에 대한 정보를 제공하고 그것과 관련되는 간단한 처치들을 제공했기 때문이다.[37]

그러나 환자교육이 항상 확실한 효과를 내지 못한다는 증거가 있다.[37,39,72] 특히, 건강 유지 체계에 있어서 임상환자의 교육은 성공적이지 못하다.[39] 또한, 영국에서 성공적이었던 프로그램과 매우 유사한 환자교육이 버몬트 주의 노동자 보상체계에서는 효과적이지 못했다.[72] 그러므로 문서로 작성된 교육 자료는 그자체로 불충분한 중재방법이다. Little과 몇몇 학자들은 구두로 전달되는 정보와 문서로 작성된 정보가 잘못 연결되었을 때 어느 쪽이든 한가지보다 더 효과가 떨어지는 조합이 된다는 사실을 발견하였다.[109] 그렇게 되면 환자교육이 보다 수월해질 수도 있지만, 그 이후에는 건강관리제공자의 행동이 환자를 변화시키기 보다는 환자가 건강관리제공자의 행동을 변화시키게 된다.[26,27,146]

표 14.5는 활동을 회복하기 위해 환자들에게 동기를 부

표 14.5 활동회복을 위한 환자 동기부여 강화하기

- 협력적인 기능적 목표를 수립
- 척추가 손상되지 않다고 안심시키기
- 점진적인 재활동은 회복을 증진시키는 반면 과도한 안정은 회복을 방해한다는 점을 교육
- 시종일관된 구두와 서면 지시전달
- 운동은 특별한 장비 없이 집에서 수행할 수 있도록 간단하게 처방
- "재발"이 예측되지 않아도 실패를 의미하지 않는 것처럼 실재적인 예측을 확립

여하는 기술을 전체적으로 설명한다.

모든 치료제공자들이 동일한 권고를 해주고 교육적인 요소를 강화하는 통합된 방법은 보다 강력한 효과를 보인다.[61] 활동을 회복 또는 증가시키기 위해 환자에게 동기부여하는 것과 관련된 주요 요소들은 건강관리제공자들이 활동의 조절보다는 오히려 증상치료에 초점이 맞추어졌을 때 주로 놓치게 된다. 급성 허리통증은 환자를 안심시키고 다시 활동하도록 하는 권고에 가장 잘 반응을 보이는 마치 감기와 유사한 병이다. 만성 허리통증은 치료하는 것이 아니라 천식이나 당뇨병처럼 생활양식을 수정하고 증상에 대해 적절한 자기관리를 함으로서 그 목적을 이룰 수 있다.[172]

이와 같은 환자 중심의 방법들은 많은 환자들을 평가하고 치료하는 전통적인 방법에서 극적인 차이를 보인다. 전형적으로, 생물의학적 방법은 질병 치료방법을 강조한다. 환자들은 허리에 문제점(아탈구, 디스크 탈출)이 무엇인지 설명된 다양한 명칭을 이해하고 문제점들을 고치기 위한 적절한 치료(수 개월간의 교정, 척추수술)를 받거나 또는 이 상태로 생활하는 것을 학습하도록(활동 회피 또는 항염증 약물) 교육을 받는다.

임상의와 환자들은 그들의 역할, 의무, 가능성을 협의해야 한다. 목표의 동의 없이, 환자의 참여는 바람직하지 않다. 이런 소견보고서를 이용하는 것은 생체의학적 의사중심의 조정/치료하는 방법에서 생물사회심리적 환자중심의 대처/적응하는 방법의 모델로 이동하는 것이다. 이것을 기반으로 실재적인 예측과 구체적 활동수정 조언 그리고 자가-치료 운동을 "분배된 결정구조" 환경에서 계획을 세울 수 있게 된다.[182]

환자에게 신체적 실행을 통한 재활이 제안된다면, 근골격계를 높은 수준으로 발달시키는 근본적인 이유를 환자에게 설명할 필요가 있다. 환자의 근육들이 많이 경직되거나 약화되었다면, 이것이 불안정성과 자극 그리고 결과적으로 활동 시 통증을 일으킨다고 설명한다. 기능의 회복은 일차적인 부위에 나타나는 통증이나 자극을 예방한다. 이와 같은 재활은 단기간에 어느 정도 더 통증이 있을 수 있지만, 기능향상이 장기간 통증을 완화시키는 예방적 해결방법이라고 설명한다. 만성 통증환자는 항상 일시적인 통증 완화가 재발되는 문제점을 예방할 수 없다는 사실을 학습하게 된다. 오직 생체역학적인 적절한 방법의 기능향상과 수정된 활동만이 계속해서 재발되는 통증을 예방해 줄 것이다. 재발은 통증치료의 실패가 아니라 그들의 허리상태를 효과적으로 자가-치료하는 방법을 배우기 위한 도전이다.[68,69]

일반적인 의료 업무에서 운동에 관한 환자 상담은 1년을 목표로 신체적 활동을 증가시키는데 효과적이다.[50]

활기를 되찾게 하는 처방전(green prescription):

- 일차적인 치료를 하는 의사는 동기부여 기법을 이용한 방법으로 4시간의 훈련을 하였다.
- 선별검사는 "활동저하" 환자를 확인하기 위해 이용하였다.
- 목표는 협력적으로 결정되었고(걷기, 자택운동) 운동처방카드(green card)를 지급하였다.
- 운동 전문가는 환자를 격려하고 지원하기 위해 3개월에 걸쳐 3회의 후속 내원(각 10분에서 20분)하도록 지시하였다.
- 운동 전문가는 신체적 활동에 대하여 연 4회의 회보를 환자에게 발송하였다.
- 이 방법의 결과에서 "활동 저하" 환자의 신체적 활동은 1년 추적검사를 바탕으로 의미 있는 증가를 보였다.

능동적인 치료 진행에 대한 순응도 (Compliance With Ongoing Active Treatment)

자택운동처방에 있어서 가장 주저하게 되는 장애물중 한 가지가 있다. 이것은 환자가 따르지 않을 것이라는 건강관리제공자의 생각이다. 많은 문제들이 환자의 최근 활동내력, 수립된 목표의 종류, 이용의 용이성, 운동의 신뢰성 상실, 통증에 대한 두려움, 처방의 지루함, 환자가 재발방지보다는 오직 통증완화에만 동기부여되는 것과 같은 잘못된 순응도와 연관되어 있다. 자가-치료 기술의 습득도 또한 변화에 대한 준비에 달려있다.[49]

통증환자를 치료의 수동적인 수용자에서 그들 자신의 치료에 능동적인 협력자로 전환시키는 것은 의사를 치료자의 시각에서 조력자의 시각으로 이동하는 패러다임을 필요로 한다.[100,176,178] 건강관리제공자들이 통증문제를 조정하거나 치료할 것을 약속했을 때, 그들은 단지 조정될 수 있는 잘못된 무언가가 있다는 생각을 지속적으로 한다(그것은 허리를 적절한 방향으로 향하게 한다). 통증의학에서는 재발의 가능성이 높기 때문에(70% 이상) 환자들에게 추가적인 완화치료로서 스스로 치료하는 방법을 제시하는 것이 중요하다.[176] 활동에 관한 간단한 권고사항이 가동기법이나 인간공학을 이용한 보존적 치료와 같은 보다 복잡한 방식보다 더욱 효과적일 때가 있다.[43,114] 마음의 긍정적인 상태를 이끌어내는 것과 통증과 동반된 무능력의 태도를 피하는 것은 회복에 결정적이다.[100,178]

만성통증에 대한 높은 위험도를 보이는 환자들은 종종 대처기술들이 불완전하게 발휘된다.[94] 통증을 두려워하거나 피할 수 없는 불행한 결과에 대한 두려움으로 비극화되는 환자들은 운동을 수행할 가능성이 적다.[30,113,169,179] 환자를 자신의 재활 프로그램에 능동적이 되도록 만드는 비결은 그들을 통증회피자에서 통증관리자가 되도록 변화시키는 것이다.[100,102,141,162,176,178]

환자에게 맞춰진 그리고 환자가 동의한 목표를 협력적으로 성취하기 위해 만들어진 적은 수의 운동들이 환자의 순응을 얻기에 가장 큰 가능성을 보인다.[16,96] 기억해야 할 중요한 요지는 복잡성이 순응의 감소를 증가시킨다는 점이다. 환자들은 항상 프로그램이 그들의 필요에 적합하도록 개인에 맞춰져 만들어진 것으로 느껴야 한다.[74] 반면에 두려워하는 환자들에게는 자기효능과 신뢰성을 높이기 위해 운동의 안전성에 대해 확실하게 안심시켜야 되며, 두려움이 덜한 환자들에게는 흥미를 유지하도록 적절하게 도전적인 운동이 필요하다.[96,136] 이것을 운동의 진입수준을 확인하고 결정하는데 이용한다면 환자를 지속적으로 발전하게 만든다. 두려움이 적은 환자로 하여금 "깊은" 안정화 근육만을 조절할 필요가 있어서 필히 그 운동을 수행해야 하는 경우, 그로 인한 단조로운 시간의 지루함을 피할 수 있도록 충분한 도전성을 유지하게끔 하는 것이 중요하다.

기능적 손실의 객관화와 활동의 불내성은 환자들에게 동기를 부여하는 중요한 도구이다.[5,100,122,136,150,151] 간단하고 신뢰도 있는 낮은 기술수준의 근지구력 검사는 쪼그려 앉기, 몸통 굽힘, 몸통 폄 지구력과 같은 다양한 신체 능력의 정상상태를 백분율로 수치화하는데 적합하다. 그 이유는 이 검사들이 상당히 넓은 정상범위를 가지고 있기 때문이며, 이 검사들은 실제로 진행과정을 관찰하는 것보다 환자가 시작하도록 유도하는데 보다 적합하다. 기능적 무능력이나 활동 불내성 질문표(activity intolerance questionnaires)는 신뢰적일 뿐만 아니라, 시간이 지남에 따라 임상적으로 의미 있는 변화에 반응하기 때문에 시간 흐름에 따른 진행과정을 관찰하는데 바람직하다.[160]

환자를 통증보다는 기능에 초점을 맞추는 것은 첫 단계에서 매우 중요하다. 그다음 기능적 장애, 통증구분, 강도의 수준과 무능력의 기초수준이 수치화되어야 한다. 이 수치화하는 기준선은 환자의 진행과정을 객관적으로 추적하기 위해 이용될 수 있다. 치료는 객관적, 기능적 평가의 결과에 따라 유도되어야 한다. 진행과정은 환자들이 얼마나 향상되었는지에 대한 정확한 되먹임(feed-back)을 제공하기 위해 일반적인 간격(보통 2~4주)으로 관찰될 수 있다. 예를 들어, 환자가 몸통 굽힘의 수에 따라 그들의 걷기와 앉기 내성이 증가되는 것을 볼 수 있도록 하는 것은 긍정적인 강화효과를 제공할 것이다. 통증이 심한 방법(Kemp의 검사 또는 허리뼈 굽힘)이나 측정 가능한 기능적 손실(근력, 유연성)의 치료 전과 치료 후 확인은 순응도를 강화하는데 훌륭한 방법이 된다(표 14.6).

Turk는 환자의 25%가 운동프로그램을 유지하는데 실패한다는 점을 제시하였다.[160] 운동의 가치에 대한 신뢰도

표 14.6 순응도를 향상시키는 비결

- 통증을 느끼는 것이 반드시 해로운 것이 아니라는 점을 교육
- 건강함이 예방의 비결이라는 점을 교육
- 운동을 특별한 장비 없이도 자택에서 할 수 있도록 간단하게 처방
- 구체적인 기능적 손실/목표와 연결된 운동
- 환자들이 "다소 힘든" 운동 수준에서 하도록 격려
- "재발"이 예측되진 않아도 실패를 의미하지는 않는 것과 같은 실질적인 예측을 수립

증가, 운동의 도전성 유지, 맞춤 처방, 짧고 단순한 운동 처방, 장기간 목표 강화가 성취되려면 모두 일관성 있게 제공되어야 한다.[41,86] 협력적으로 수립된 간단한 프로그램들은 성공의 가장 좋은 기회를 지니고 있다. 목적들은 기능적이고 할당에 기초한 방향으로 정해져야 한다. 진행 과정의 수치화 되먹임은 반드시 새로운 습관형태로 환자가 동기부여될 수 있도록 활용해야 한다.

■ 결론 (Conclusion)

환자가 운동을 하도록 하는 것이 쉽지 않지만, 심리학적 연구에서 생물행동적인 재교육이 지지(adherence), 순응도(compliance), 동기부여(motivation)를 향상시킬 수 있다고 제시하였다.[86,164,165] 실제로 조절된 임상시험들을 통해서 생물행동적인 전략과 운동프로그램이 결합되었을 때 순응도와 결과가 향상되는 것을 발견하였다.[30,41,52,55,56,83,95,101,103]

적절한 목표수립은 만성통증의 예방과 무능력으로부터 회복하는 비결이 된다. 적절한 목표에는 다음사항들이 포함된다: 통증조절, 수정된 활동방법(앉기 또는 들어올리기방법 권고) 학습, 활동제한 감소(앉기, 서기, 걷기 불내성), 직장으로 복귀, 운동프로그램 시작. 일단 협력적으로 수립된 목표들은 목표도달에 대한 의미를 토론하도록 유도되어야 한다. 이것은 축소된 협상의 형태이며 환자는 목표달성을 위해서 확실한 치료요법을 지지하는 것이 요구된다는 점을 깨달아야 한다. 추가적으로 재발은 무엇인가를 예견하지만, 그 결과는 프로그램의 실패로 볼 수 없으며, 오히려 자가-치료 기술을 학습하는 또 다른 기회가 된다.

환자중심의 소견보고서는 그들이 선택한 활동에 독립적으로 복귀하는데 가장 좋은 방법을 권고해 준다. 만성화 되려는 경향이 있는 대부분의 환자들은 앞으로의 능력에 대해 상당한 두려움과 걱정을 가지고 있다. 이와 같은 환자들의 염려는 조기에 확인하고 재활동 권고로 안심시키는 과정을 통하여 다루어져야 한다. 불행히도 의사 의존상태를 야기하고, 자가-치료 기술을 향상시키지 못하는 치료들은 이러한 목표를 저해한다.

확인 과정
본 장의 학습목표 자가 점검

- 첫 방문에서 환자가 기대하는 것은 무엇인가?
- 척추를 보호하는 활동수정권고를 처방할 수 있습니까?
- 환자를 능동적 자가-치료에 참여시키기 위해 동기부여하는 방법으로 사회인지이론의 핵심 결정요소들을 통합할 수 있습니까?
- 회복을 위해 환자의 역할을 강조하는 소견보고서를 제공할 수 있습니까?

■ 참고문헌 (References)

1. Abenheim L, Rossignol M, Valat JP, et al. The role of activity in the therapeutic management of back pain: Report of the International Paris Task Force on Back Pain. Spine 2000;25:1S–33S.
2. Adams MA, Hutton WC. Gradual disc prolapse. Spine 1985;10:524–531.
3. Adams MA, Dolan P, Hutton WC. Diurnal variations in the stresses on the lumbar spine. Spine 1987; 12:130.
4. Al-Obaidi SM, Nelson RM, Al-Awadhi S, Al-Shuwaie N. The role of anticipation and fear of pain in the persistence of avoidance behavior in patients with chronic low back pain. Spine 2000;25:1126–1131.
5. Alaranta H, Hurri H, Heliovaara M, et al. Non-dynamometric trunk performance tests: Reliability and normative data. Scand J Rehab Med 1994;26: 211–215.
6. Aldrich S, Eccleston C, Crombez G. Worrying about chronic pain: Vigilance to threat and mis-directed problem solving. Behav Res Ther 2000;38: 457–470.
7. Anderson RM. Patient empowerment and the traditional medical model: A case of irreconcilable differences? Diabetes Care 1995;18:412–415.
8. Andersson GB, Jonsson B, Ortengren R. Myoelectric activity in individual lumbar erector spinae muscles in sitting. A study with surface and wire electrodes. Scand J Rehabil Med 1974;3(suppl):19–108.
9. Andersson GB, Ortengren R, Nachemson AL, et al.

The sitting posture: An electromyographic and discometric study. Orthop Clin North Am 1975;6: 105–120.

10. Andersson GB, Murphy RW, Ortengren R, Nachemson AL. The influence of back rest inclination and lumbar support on lumbar lordosis. Spine 1979;4: 52–58.
11. Andersson GBJ. Occupational Biomechanics. In: Wienstein JN, Wiesel SW, eds. The Lumbar Spine: The International Society for The Study of The Lumbar Spine. Philadelphia: WB Saunders, 1990:213.
12. Axen I, Rosenbarum A, Robech R, Wren T, Leboeuf-Yde C. Can patient reactions to the first chiropractic treatment predict early favorable treatment outcome in persistent low back pain? J Manipulative Physiol Ther 2002;25:450–454.
13. Balderson BHK, Von Korff M. The Stepped Care Approach to Chronic Back Pain. In: Linton SL, ed. New Avenues for The Prevention of Chronic Musculoskeletal Pain and Disability. Amsterdam: Elsevier, 2002.
14. Bandura A. The anatomy of stages of change. Am J Health Prom 1997;12:8–10.
15. Bandura A. Health promotion by social cognitive means. Health Education & Behavior 2004;31: 143–164.
16. Bassett SF, Petrir KJ. The effect of treatment goals on patient compliance with physiotherapy exercise programs. Physiother 1999;85:130–137.
17. Biering-Sorensen F. Physical measurements as risk indicators for low-back trouble over a one-year period. Spine 1984;9:106–119.
18. Bigos S, Bowyer O, Braen G, et al. Acute low back problems in adults. Clinical Practice Guideline. Rockville, MD: U.S. Department of Health and Human Services, Public Health Service, Agency for Health Care Policy and Research, 1994.
19. Blair SN, et al. Influences of cardiorespiratory fitness and other precursors on cardiovascular disease and all-cause mortality in men and women. JAMA 1996;276:205–210.
20. Blyth FM, March LM, Nicholas MK, Cousins MJ. Self-management of chronic pain: A population-based study. Pain 2005;113:285–292.
21. Bogduk N, Twomney L. Clinical Anatomy of the Lumbar Spine and Sacrum, 3rd ed. Edinburgh: Churchill Livingston, 1997.
22. Bogduk N. What's in a name? The labeling of back pain. Med J Austral 2000;173:400–401.
23. Borchgrevink GE, Kaasa A, McDonoagh D, et al. Acute treatment of whiplash neck sprain injuries. Spine 1998;23:25–31.
24. Borenstein DG, O'Mara JW, Boden SD, et al. The value of magnetic resonance imaging of the lumbar spine to predict low-back pain in asymptomatic subjects. J Bone and Joint Surg 2001;83-A:1306–1311.
25. Borkan JM, Cherkin DC. An agenda for primary care research on low back pain. Spine 1986;21:2880–2884.
26. Buchbinder R, Jolley D, Wyatt M. 2001 Volvo Award Winner in Clinical Studies: Effects of a media campaign on back pain beliefs and its potential influence on management of low back pain in general practice. Spine 2001;26:2535–2542.
27. Buchbinder R, Jolley D. Population based intervention to change back pain beliefs: Three-year follow-up population survey. Br Med J 2004;328: 321–323.
28. Buer N, Linton SJ. Fear-avoidance beliefs and catastrophizing: Occurrence and risk factor in back pain and ADL in the general population. Pain 2002;99: 485–491.
29. Burke B, Arkowitz H, Dunn C. The Efficacy of Motivational Interviewing and Its Adaptions: What We Know So Far. In: Miller W, Rollnick S, eds. Motivational Interviewing: Preparing People to Change, 2nd ed. New York: Guilford Press, 2002:217–250.
30. Burton K, Waddell G. Information and advice to patients with back pain can have a positive effect. Spine 1999;24:2484–2491.
31. Butler D, Moseley L. Explain Pain. Adelaide, Australia: Noigroup Publications, 2003.
32. Callaghan JP, Patla AE, McGill SM. Low back three-dimensional joint forces, kinematics and kinetics during walking. Clin Biomech 1999;14:203–216.
33. Callaghan J, McGill SM. Intervertebral disc herniation: Studies on a porcine spine exposed to highly repetitive flexion/extension motion with compressive force. Clin Biomech 2001;16:28–37.
34. Carragee EJ, Barcohana B, Alamin T, van den Haak E. Prospective controlled study of the development of lower back pain in previously asymptomatic subjects undergoing experimental discography. Spine 2004;29:1112–1117.
35. Carroll L, Mercado AC, Cassidy JD, Cote P. A population-based study of factors associated with combinations of active and passive coping with neck and low back pain. J Rehabil Med 2002;34:67–72.
36. Casper J, Berg K. Effects of exercise on osteoarthritis: A review. J Strength Condition Res 1998; 12:120–125.
37. Cherkin DC, Deyo RA, Berg AO. Evaluation of a physician education intervention to improve primary care for low back pain: 2 Impact on patients. Spine 1991;16:1173–1178.
38. Cherkin DC, Deyo RA, Street JH, Barlow W. Predicting poor outcomes for back pain seen in primary care using patients' own criteria. Spine 1996;21: 2900–2907.
39. Cherkin DC, Deyo RA, Street JH, Hunt M, Barlow W. Pitfalls of patient education. Limited success of a program for back pain in primary care. Spine 1996;21:345–355.
40. Christmas C, Andersen RA. Exercise and older patients: Guidelines for the clinician. J Am Geriatr Soc 2000;48:318–324.
41. Cook FM, Hassenkamp AM. Active rehabilitation for chronic low back pain: The patient's perspective. Physiother 2000;86:61–68.
42. Council JR, Ahern DK, Follick MJ, Kline CL. Expectancies and functional impairment in chronic low back pain. Pain 1988;33:323–331.
43. Coury HJCG. Self-administered preventive program for sedentary workers: Reducing musculoskeletal symptoms or increasing awareness? Applied

Ergonomics 1998;29:415–421.

44. Croft PR, Macfarlane GJ, Papageorgiou AC, Thomas E, Silman AJ. Outcome of low back pain in general practice: a prospective study. Br Med J 1998;316: 1356–1359.

45. Crombez G, Vlaeyen JW, Heuts PH, et al. Pain-related fear is more disabling than pain itself: Evidence on the role of pain-related fear in chronic back pain disability. Pain 1999;80:329–339.

46. Danish Health Technology Assessment (DIHTA). Manniche C, et al. Low back pain: Frequency Management and Prevention from an HAD Perspective, 1999.

47. Deyo RA, Diehl AK, Rosenthal M: How many days of bed rest for acute low back pain? N Engl J Med 1986;315:1064.

48. Deyo RA. Low-back pain. Sci Am 1998;279:48–53.

49. Djiijkdstra A, Vlaeyen JWS, Rijnen H, Nielson W. Readiness to adopt the self-management approach to cope with chronic pain in fibromyalgic patients. Pain 2001;90:37–46.

50. Elley CR, Kerse N, Arroll B, Robinson E. Effectiveness of counseling patients on physical activity in general practice: Cluster randomized controlled trial. BMJ 2003;326:793.

51. Flynn T, Fritz, J, Whitman J, et al. A clinical prediction rule for classifying patients with low back pain who demonstrate short-term improvement with spinal manipulation [Exercise Physiology and Physical Exam]. Spine 2002;27:2835–2843.

52. Fordyce WE, Brockway JA, Bergman JA, Spengler D. Acute back pain: A control-group comparison of behavioral vs traditional management methods. J Behav Med 1986;9:127–140.

53. Fritz JM, George SZ. Identifying psychosocial variables in patients with acute work-related low back pain: The importance of fear-avoidance beliefs. Phys Ther 2002;82:973–983.

54. Fritz JM, Delitto A, Erhard RE. Comparison of classification-based physical therapy with therapy based on clinical practice guidelines for patients with acute low back pain: A randomized clinical trial. Spine 2003;28:1363–1371.

55. Frost H, Lamb S, Klaber Moffett JA, Faribank JCT, Moser JS. A fitness program for patients with chronic low back pain: Two-year follow-up of a randomized controlled trial. Pain 1998;75:273–279.

56. Frost H, Lamb SE, Shackleton CH. A functional restoration program for chronic low back pain: A prospective outcome study. Physiother 2000;86: 285–293.

57. Garg A, Herrin G. Stoop or squat: A biomechanical and metabolic evaluation. Am Inst Indus Eng Trans 1979;11:293–302.

58. Gordon SJ, Yang KH, Mayer PJ, et al. Mechanism of disc rupture-a preliminary report. Spine 1991;16: 450–456.

59. Goubert L, Francken G, Crombez G, Vansteenwegen D, Lysens R. Exposure to physical movement in chronic back pain patients: No evidence for generalization across different movements. Behav Res Ther 2002;40:415–429.

60. Grandjean E. Fitting The Task to The Man, 4th ed. London: Taylor and Francis, 1988.

61. Grimshaw JM, Russell IT. Effect of clinical guidelines on medical practice: A systematic review of rigorous evaluations. Lancet 1993;342:1317–1322.

62. Groth GN, Wulf MB. Compliance with hand rehabilitation: Health beliefs and strategies. J Hand Ther 1995;8:18–22.

63. Gunning J, Callaghan JP, McGill SM. The role of prior loading history and spinal posture on the compressive tolerance and type of failure in the spine using a porcine trauma model. Clin Biomech 2001;16:471–480.

64. Guzman J, Esmail R, Karjaleinan K, Malmivaara A, Irvin E, Bombardier C. Multidisciplinary rehabilitation for chronic low back pain: A systematic review. Br Med J 2001;322:1511–1515.

65. Hagen KB, Hilde G, Jamtvedt G, Winnem MF. The Cochrane review of bed rest for acute low back pain and sciatica. Spine 2000;25:2932–2939.

66. Hahne A, Keating JL, Wilson S. Do within-session changes in pain intensity and range of motion predict between-session changes in patients with low back pain. Aust J Physiother 2004;50:17–23.

67. Hamilton N. Source document position as it affects head position and neck muscle tension. Ergonomics 1996;39:593–610.

68. Harding V, Williams AC. Extending physiotherapy skills using a psychological approach: Cognitive-Behavioural management of chronic pain. Physiother 1995;81:681–687.

69. Harding VR, Simmonds MJ, Watson PJ. Physical therapy for chronic pain. Pain—Clinical Updates. Int Assoc Study Pain 1998;6:1–4.

70. Harris JS, Glass LS. Occupational Medicine Practice Guidelines: Evaluation and Management of Common Health Problems and Functional Recovery in Workers, 2nd ed. Beverly Farms, MA: OEM Press, 2003.

71. Hasenbring M. Attentional Control of Pain and The Process of Chronification. Progress in Brain Research. Amsterdam: Elsevier, 2000;129:525–534.

72. Hazard RG, Reid S, Haugh LD, McFarlane G. A controlled trial of an educational pamphlet to prevent disability after occupational low back injury. Spine 2000;25:1419–1423.

73. Hebert J, Ebbeling C, Ockene I, et al. A dietitian-delivered group nutrition program leads to reductions in dietary fat, serum cholesterol, and body weight: The Worcester Area Trial for Counseling in Hyperlipidemia (WATCH). J Am Diet Assoc 1999;99: 544–552.

74. Henry KD, Rosemond C, Eckert LB. Effect of number of home exercises on compliance and performance in adults over 65 years of age. Phys Ther 1999;79:270–277.

75. Heuts PHTG, Vlaeyen JWS, Roelofs J, et al. Pain-related fear and daily functioning in patients with osteoarthritis. Pain 2004;110:228–235.

76. Hickey DS, Hukins DWL. Relation between the structure of the annulus fibrosis and the function and failure of the intervertebral disc. Spine 1980;5:

106–116.

77. Hides JA, Jull GA, Richardson CA. Long-term effects of specific stabilizing exercises for first-episode low back pain. Spine 2001;26:e243–e248.
78. Holman H, Lorig K. Patient self-management: A key to effectiveness and efficiency in care of chronic disease. Public Health Rep 2004;119:239–243.
79. Holman H. Chronic disease—the need for a new clinical education. JAMA 2004;292:1057–1059.
80. Houben RMA, Ostelo RWJG, Vlaeyen JWS, Wolters PMJC, Peters M, Stom-van den Berg SGM. Health care providers' orientations towards common low back pain predict perceived harmfulness of physical activities and recommendations regarding return to normal activity. Eur J Pain 2005;9: 175–183.
81. Hussein TM, Simmonds MJ, Olson SL, et al. Kinematics of gait in normal and low back pain subjects. Boston, MA: American Congress of Sports Medicine 45th Annual Meeting, 1998.
82. Hussein TM, Simmonds MJ, Etnyre B, et al. Kinematics of gait in subjects with low back pain with and without leg pain. Washington, DC: Scientific Meeting & Exposition of the American Physical Therapy Association, 1999.
83. Indahl A, Velund L, Eikeraas O. Good prognosis for low back pain when left untampered: A randomized clinical trial. Spine 1995;20:473–477.
84. Itoi E, Sinaki M. Effect of back-strengthening exercise on posture in healthy women 49 to 65 years of age. Mayo Clin Proc 1994;69:1054–1059.
85. Jensen BR, Schibye B, Sogaard K, Simonsen EB, Sjogarrd G. Shoulder muscle load and muscle fatigue among industrial sewing machine operators. Eur J Applied Physiol 1993;6:467–475.
86. Jensen GM, Lorish CD. Promoting patient cooperation with exercise programs: Linking research, theory and practice. Arthritis Care and Research 1994;7:181–189.
87. Jensen MP, Nielson WR, Kerns RD. Toward the development of a motivational model of pain self-management. J Pain 2003;4;477–492.
88. Jensen MP, Nielson WR, Turner JA, Romano JM, Hill ML. Readiness to self-manage pain is associated with coping and with psychological and physical functioning among patients with chronic pain. Pain 2003;104:529–537.
89. Jensen MP, Nielson WR, Kerns RD. Toward the development of a motivational model of pain self-management. J Pain 2003;4:477–492.
90. Jensen MP, Nielson WR, Turner JA, Romano JM, Hill ML. Changes in readiness to self-manage pain are associated with improvement in multidisciplinary pain treatment and pain coping. Pain 2004;111: 84–95.
91. Jull GA. Deep cervical flexor muscle dysfunction in whiplash. J Musculoskel Pain 2000;8:143–154.
92. Jull G, Trott P, Potter H, et al. A randomized control trial of physiotherapy management of cervicogenic headache. Spine 2002;27:1835–1843.
93. Keller A, Brox JI, Gunderson R, Holm I, Friss A, Reikeras O. Trunk muscle strength, cross-sectional area, and density in patients with chronic low back pain randomized to lumbar fusion or cognitive intervention and exercises. Spine 2003;29:3–8.
94. Kendall NAS, Linton SJ, Main CJ. Guide to assessing psychosocial yellow flags in acute low back pain: Risk factors for long-term disability and work loss. Wellington, NZ: Accident Rehabilitation & Compensation Insurance Corporation of New Zealand and the National Health Committee, 1997. Available at http://www.nhc.govt.nz.
95. Klaber Moffet J, Torgerson D, Bell-Syer S, et al. A randomized trial of exercise for primary care back pain patients: Clinical outcomes, costs and preferences. Br Med J 1999;319:279–283.
96. Klaber Moffett J. Pain: Perception and Attitudes in Topical Issues in Pain 2: Biopsychosocial Assessment and Management—Relationships and Pain. In: Gifford L, ed. Cornwall: CNS Press, 2000.
97. Klenerman L, Slade P, Stanley I, et al. The prediction of chronicity in patients with an acute attack of low back pain in a general practice setting. Spine 1995;20:478–484.
98. Lackner JM, Carosella AM, Feuerstein M. Pain expectancies, pain, and functional self-efficacy expectancies as determinants of disability in patients with chronic low back disorders. J Consult Clin Psych 1996;64:212–220.
99. Lamoth CJC, Meijer OG, Wuisman PIJM, van Dieën J H, Levin MF, Beek PJ. Pelvis-thorax coordination in the transverse plane during walking in persons with nonspecific low back pain. Spine 2002;27: E92–E99.
100. Liebenson CS. Improving activity tolerance in pain patients: A cognitive-behavioral approach to reactivation. Top Clin Chiropr 2000;7:6–14.
101. Lindstrom A, Ohlund C, Eek C, et al. Activation of subacute low back patients. Phys Ther 1992;4: 279–293.
102. Linton SJ. The relationship between activity and chronic back pain. Pain 1985;21:289–294.
103. Linton SL, Hellsing AL, Andersson D. A controlled study of the effects of an early active intervention on acute musculoskeletal pain problems. Pain 1993;54:353–359.
104. Linton SJ, Andersson T. Can chronic disability be prevented? A randomized trial of a cognitive-behavioral intervention for spinal pain patients. Spine 2000;25:2825–2831.
105. Linton SJ. Cognitive-behavioral therapy in the early treatment and prevention of chronic pain: A therapist's manual for groups. Örebro: 2000.
106. Linton SJ, Buer N, Vlaeyen J, Hellsing AL. Are fear-avoidance beliefs related to a new episode of back pain? A prospective study. Psychol Health 2000;14: 1051–1059.
107. Linton SJ, Ryberg M. A cognitive-behavioral group intervention as prevention for persistent neck and back pain in a non-patient population: A randomized controlled trial. Pain 2001;90:83–90.

108. Linton SJ. Cognitive Behavioral Therapy in The Prevention of Musculoskeletal Pain: Description of a Program. In: Linton SL, ed. New Avenues for The Prevention of Chronic Musculoskeletal Pain and Disability. Amsterdam: Elsevier, 2002.

109. Little P, Roberts L, Blowers H, et al. Should we give detailed advice and information booklets to patients with back pain? A randomized controlled factorial trial of a self-management booklet and doctor advice to take exercise for back pain. Spine 2001;26: 2065–2072.

110. Long A, Donelson R, Fung T. Does it matter which exercise? Spine 2004;29:2593–2602.

111. Lorig KR, Mazonson PD, Holman HR. Evidence suggesting that health education for self-management in patients with chronic arthritis has sustained health benefits while reducing health care costs. Arthritis and Rheumatism 1993;36:439–446.

112. Lorig KR, Holman H. Self-management education: History, definition, outcomes, and mechanisms. Ann Behav Med. 2003;26:1–7.

113. Main CJ, Watson PJ. Psychological aspects of pain. Man Ther 1999;4:203–215.

114. Malmivaara A, Hakkinen U, Aro T, et al. The treatment of acute low back pain—bed rest, exercises, or ordinary activity? N Engl J Med 1995;332:351–355.

115. Marhold C, Linton SJ, Melin L. Cognitive behavioral return-to-work program: Effects on pain patients with a history of long-term versus short-term sick leave. Pain 2001;91:155–163.

116. McGill SM, Brown. Creep response of the lumbar spine to prolonged full flexion. Clin Biomech 1992;7: 43–46.

117. McGill SM, Norman RW. Low Back Biomechanics in Industry: The Prevention of Injury Through Safer Lifting. In: Grabiner M, ed. Current Issues in Biomechanics. Champaign, IL: Human Kinetics, 1993.

118. McGill SM. Low Back Exercises: Prescription for The Healthy Back and When Recovering From Injury. Resources Manual for Guidelines for Exercise Testing and Prescription, 3rd ed. Lippincott, Williams & Wilkins: Indianapolis, 1998.

119. McGill SM. Low Back Disorders: The Scientific Foundation for Prevention and Rehabilitation. Champaign, IL: Human Kinetics, 2002.

120. McKinney LA. Early mobilization and outcome in acute sprains of the neck. BMJ 1989;299:1006.

121. Melzack R, Wall PD. Pain mechanisms: A new theory. Science 1965;150:978.

122. Moffett JK, Frost H. Back to fitness program: The manual for physiotherapists to set up classes. Physiother 2000;86:295–305.

123. Moore JE, Von Korff M, Cherkin D, et al. A randomized trial of a cognitive-behavioral program for enhancing back pain self-care in a primary care setting. Pain 2000;88:145–153.

124. NIH. Physical activity and cardiovascular health. NIH Consensus Development Panel on Physical Activity and Cardiovascular Health. JAMA. 1996;276:241–246.

125. Newman S, Steed L, Mulligan K. Self-management interventions for chronic illness. Lancet 2004;364: 1523–1537.

126. Nicholas MK. Reducing Disability in Injured Workers: The Importance of Collaborative Management. In: Linton SL, ed. New Avenues for The Prevention of Chronic Musculoskeletal Pain and D. Amsterdam: Elsevier, 2002.

127. Nordin M. Self-care techniques for acute episodes of low back pain. Best Practice & Research. Clin Rheumatol 2002;16:89–104.

128. Ockene J, Quirk M, Goldberg R, et al. A residents' training program for the development of smoking intervention skills. Arch Intern Med 1988;148: 1039–1045.

129. Ockene J, Kristeller J, Goldberg R, et al. Increasing the efficacy of physician-delivered smoking interventions: A randomized clinical trial. J Gen Intern Med 1991;6:1–8.

130. Ockene J, Zapka J. Physician-based smoking intervention: A rededication to a five-step strategy to smoking research. Addict Behav 1997;22:835–848.

131. Ockene J, Adams A, Hurley T, Wheeler E, Hebert J. Brief physician- and nurse practitioner-delivered counseling for high-risk drinkers: Does it work? Arch Intern Med 1999;159:2198–2205.

132. Ockene J, Hebert J, Ockene G, et al. Effect of physician-delivered nutrition counseling training and an office-support program on saturated fat intake, weight, and serum lipid measurements in a hyperlipidemic population: Worcester Area Trial for Counseling in Hyperlipidemia (WATCH). Arch Intern Med 1999;159:725–731.

133. Ortiz D, Smith R. Ergonomic Considerations in Rational Manual Therapies Ed. Basmajian JV, Nyberg R. Baltimore, MD: Williams and Wilkins, 1993:441–450.

134. Ostelo RWJG, de Vet JCW, Vlaeyen JWS, et al. Behavioral graded activity following first-time lumbar disc surgery. Spine 2003;28:1757–1765.

135. Ostelo RWJG, Stomp-van den berg SGM, Vlaeyen JWS, Wolters PMJC, de Vet HCW. Health care providers' attitudes and beliefs towards chronic low back pain: the development of a questionnaire. Man Ther 2003;8:214–222.

136. Paley C. A way forward for determining optimal aerobic exercise intensity? Physiother 1997;83: 620–624.

137. Prochaska J, DiClemente C. The Transtheoretical Approach: Crossing Traditional Boundaries of Therapy. Homewood, IL: Dow Jones Irwin, 1984.

138. Rainville J, Carlson N, Polatin P, Gatchel RJ, Indahl, A. Exploration of physicians' recommendations for activities in chronic low back pain. Spine 2000;25:2210–2220.

139. Reilly T, Tynell A, Troup JDG. Circadian variation in the human stature. Chronobiology It 1984;1:121.

140. Ren K, Dubner R. Descending modulation in persistent pain: An update. Pain 2002;100:1–6.

141. Roland M, Waddell G, Moffett JK, Burton K, Main C, Cantrell T. The Back Book. London: The Stationary Office, 1996.

142. Rosal M, Ebbeling C, Lofgren I, Ockene I, Hebert J. Facilitating dietary change: The patient-centered counseling model. J Am Diet Assoc 2001;101: 332–341.

143. Rosenfeld M, Gunnarsson R, Borenstein P. Early intervention in whiplash-associated disorders: A comparison of two treatment protocols. Spine 2000;25:1782–1787.

144. Sato H, Ohashi J, Owanga K, et al. Endurance time and fatigue in static contractions. J Human Ergol 1984;3:147–154.

145. Schuldt K, Ekholm J, Harms-Ringdahl K, et al. Effects of changes in sitting work posture on static neck and shoulder muscle activity. Ergonomics 1986;29:1525–1537.

146. Scotland's Working Backs Partnership. Working Backs Scotland, www.workingbacksscotland.com, 2000.

147. Shaw WS, Pransky G, Fitzgerald TE. Early prognosis for low back disability: Intervention strategies for health care providers. Disabil Rehabil 2001;23: 815–828.

148. Shaw WS, Feuerstein M, Huang GD. Secondary Prevention in The Workplace. In: Linton SL, ed. New Avenues for The Prevention of Chronic Musculoskeletal Pain and Disability. Amsterdam: Elsevier, 2002.

149. Simpson M, Buckman R, Stewart M, et al. Doctor-patient communication: The Toronto consensus statement. Br Med J 1991;303:1385–1387.

150. Slujis EM, Knibbe JJ. Patient compliance with exercise. Patient Education Counseling 1991;17:191–204.

151. Slujis EM, Kik GJ, van de Zee J. Correlates of exercise compliance in physical therapy. Phys Ther 1993;73:771–782.

152. Smith BH, Elliot AM. Active self-management of chronic pain in the community. Editorial. Pain 2005;113:249–250.

153. Snook SH, Webster BS, McGorry RW, Fogleman MT, McCann KB. The reduction of chronic non-specific low back pain through the control of early morning lumbar flexion. Spine 1998;23: 2601–2607.

154. Snook SH. Self-care guidelines for the management of non-specific low back pain. J Occup Rehab 2004;14:243–253.

155. Solomonow M, Hatipkarasulu S, Zhou B, Baratta RV, Aghazadeh F. Biomechanics and EMG of a common idiopathic low back disorder. Spine 2003:28:1235–1248.

156. Sparto PJ, Paarnianpour M, Reinsel TE, Simon S. The effect of fatigue on multijoing kinematics and load sharing during a repetitive lifting test. Spine 1997;22:2647–2654.

157. Stankovic R, Johnell O. Conservative treatment of acute low-back pain. A prospective randomized trial. McKenzie method of treatment versus patient education in "mini back school." Spine 1990;15: 120–123.

158. Stauber WT. Factors involved in strain-induced injury in skeletal muscles and outcomes of prolonged exposures. J Electromyography 2004;14:61–70.

159. Stig LC, Nilsson O, Lefoeuf-Yde C. Recovery pattern of patients treated with chiropractic spinal manipulative therapy for long lasting or recurrent low back pain. J Manipulative Physiol Ther 2001;24:288–291.

160. Stratford PW, Binkley J. Applying the results of self-report measures to individual patients: An example using the Roland-Morris Questionnaire. J Orthop Sports Phys Ther 1999;29:232–239.

161. Sullivan MD. Finding pain between minds and bodies. Clin J Pain 2001;17:146–156.

162. Troup JDG. The perception of musculoskeletal pain and incapacity for work: Prevention and early treatment. Physiother 1988;74:435–439.

163. Turner JA. Educational and behavioral interventions for back pain in primary care. Spine 1996;21: 2851–2859.

164. Turk DC, Rudy TE. Neglected topics in the treatment of chronic pain patients—relapse, noncompliance, and adherence enhancement. Pain 1991;44:5–28.

165. Turk DC. Commentary on correlates of exercise compliance in physical therapy. 1993;73:783–784.

166. Van den Hout JHC, Vlaeyen JWS, Kole-Snijders AMJ, Heuts PHTG, Willen JEHL, Sillen WJT. Graded activity and problem solving therapy in sub-acute non-specific low back pain. Physiother 1998;84:167.

167. Van den Haut JHC, Vlaeyen JWS. Problem-Solving Therapy and Behavioral Graded Activity in The Prevention of Chronic Pain Disability. In: Linton SL, ed. New Avenues for The Prevention of Chronic Musculoskeletal Pain and Disability. Amsterdam: Elsevier, 2002.

168. Veiersted KB, Westgaard RH, Andersen P. Pattern of muscle activity during stereotyped work and its relation to muscle pain. Internat Arch Occup Environ Health 1990;62:31–41.

169. Vlaeyen JWS, Crombez G. Fear of movement/(re)injury, avoidance and pain disability in chronic low back pain patients. Man Ther 1999;4: 187–195.

170. Vlaeyen JWS, De Jong J, Geilen M, Heuts PHTG, Van Breukelen G. Graded exposure in the treatment of pain-related fear: A replicated single case experimental design in four patients with chronic low back pain. Behav Res Ther 2001;39:151–166.

171. Vlaeyen JWS, Morley S. Active despite pain: The putative role of stop-rules and current mood. Pain 2004;110:512–516.

172. Von Korff M. Collaborative care. Ann Intern Med 1997;127:187–195.

173. Von Korff M, Moore JE, Lorig K, et al. A randomized trial of a lay-led self-management group intervention for back pain patients in primary care. Spine 1998;23:2608–2615.

174. Von Korff, Balderson BHK, Saunders K, et al. A trial of an activating intervention for chronic back pain in primary care and physical therapy settings. Pain 2005;1113:323–330.

175. Vowles KE, Gross RT. Work-related beliefs about injury and physical capability for work in individuals with chronic pain. Pain 2003;101:291–298.

176. Waddell G. A new clinical model for the treatment of low back pain. Spine 1987;12:634.

177. Waddell G, Newton M, Henderson I, et al. A fear-avoidance beliefs questionnaire (FABQ) and the role of fear-avoidance beliefs in chronic low back pain and disability. Pain 1993;52:157–168.

178. Waddell G. The Back Pain Revolution, 2nd ed. Edinburgh: Churchill Livingstone, 2004.
179. Waddell G, McIntosh A, Hutchinson A, Feder G, Lewis M. Low back Pain Evidence Review. London: Royal College of General Practitioners (www.rcgp.org.uk), 1999.
180. Waddell G, Burton AK. Occupational health guidelines for the management of low back pain at work—evidence review. London: Faculty of Occupational Medicine, 2000.
181. Walsh DA, Radcliffe JC. Pain beliefs and perceived physical disability of patients with chronic low back pain. Pain 2002;97:23–31.
182. Weinstein JN. The missing piece: Embracing shared decision making to reform health care. Spine 2000; 25:1–4.
183. Wilder DG, Aleksiev AR, Magnusson ML, Pope MH, Spratt KF, Goel VK. Muscular response to sudden load. A tool to evaluate fatigue and rehabilitation. Spine 1996;21:2628–2639.
184. Williams ACdeC, Nicholas MK, Richardson PH, Pither CE, Fernandes J. Generalizing from a controlled trial: The effects of patient preference versus randomization on the outcome of inpatient versus outpatient chronic pain management. Pain 1999;83:57–65.

15

McKenzie 척추 재활 방법
(McKenzie Spinal Rehabilitation Method)

학습목표

이 장을 읽고나면 이해할 수 있을 것이다:

- 움직임과 자세에 대한 역학적이고, 증상에 따른 반응을 McKenzie 방법으로의 설명
- 세 가지 증후군을 역학적이고 증상에 따른 반응의 패턴을 McKenzie 방법에 의한 분류: 자세, 기능장애 그리고 변위 증후군
- 증후군 패턴의 병리 해부학적인 설명의 McKenzie 방법
- 자세, 기능장애 그리고 변위 증후군의 관리

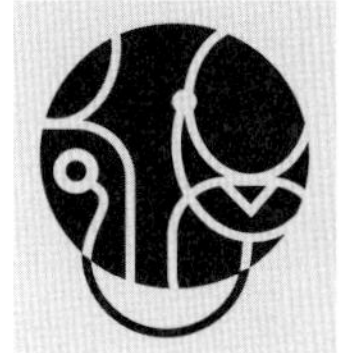

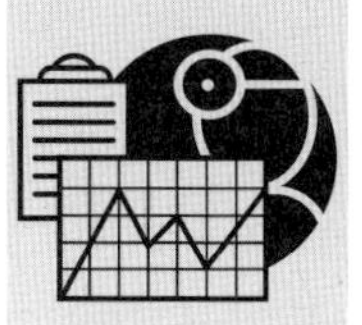
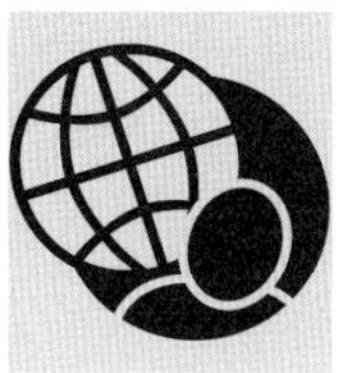
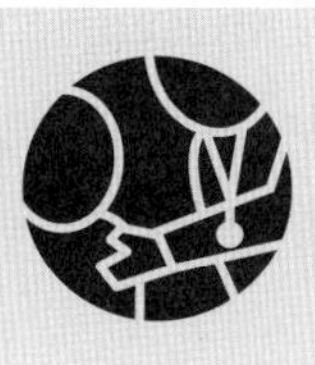
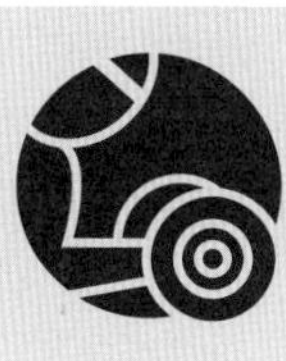
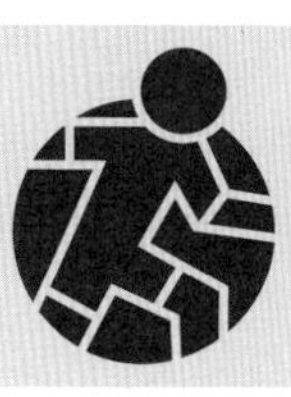
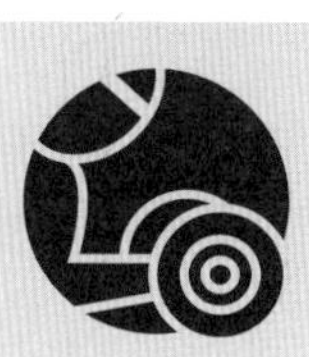

개요 (Introduction)

재활의 목적은 자가-치료로의 자립이다. 그 목적을 달성하기 위해, 척추 재활은 자가-효과를 높이는데 있다. 그러나 "바람직한 운동(재활)"을 배우기 전에 "진정"되기를 기다리면서, 임상에서 일시적인 통증경감치료를 수동적으로 적용하게 되면 이러한 효과도 늦춰진다. 환자와 전문가의 복합적인 우려는 치료 목적으로 환자 스스로 — 만들어낸 움직임으로 검사를 방해할 수 있다. 지나친 의존과 정신과 육체의 탈조건화는 환자가 수동적으로 치료를 받음으로써 발생한다. 환자의 능동적 참여로 인한 어떠한 지연이라도 재활의 궁극적인 목적인, 자가-관리 기법을 통한 환자 능력의 증진으로가는 지연인 것이다.

이 장에서는 일반적인 하부 목뼈(경추, cervical)와 허리뼈(요추, lumbar)의 증상에 따른 McKenzie 관리법을 소개하고, 이것을 급·만성기의 증상으로 환자가 — 만들어낸 동작에 적용해 본다. 급성이든 만성이든, McKenzie 방법의 개념과 기술은 처음부터 자가 치료로의 자립을 증진하는 것이지, 재활 방법이 회복을 위한 수동적인 치료가 아니다. 전문가와 환자 치료의 핵심을 스스로 · 만들어낸 움직임과 자세에 치중했다 하더라도, McKenzie의 방법은 환자에게 고통을 빠르게 완화시킬 수 있는 잠재성이 있는 움직임과 자세적 방법을 가르쳐 준다.

이번 장은 실용적인 적용으로, 쉽게 향상시킬 수 있는 McKenzie 방법의 기본 개념으로 독자의 평가력을 키우고자 한다. 일반적인 하부 목뼈와 하부 허리뼈 증상에 따른 McKenzie 관리 방법에 대한 우리의 견해는 단지 McKenzie 방법의 일부분으로 간주될 뿐이며, 두통, 사지, 신경 뿌리(신경근, nerve root) 유착(경막의 섬유증), 신경 뿌리 포착 그리고 기타 다른 상태는 포함하지 않았다. 한층 더 나아가, 연구는 Robin McKenzie가 저술한 원본[5-7]과 McKenzie Institute International의 대학원 과정에서 심화될 것이다.[1] 우리는 단지 이 장을 학술 논문에 대한 간략한 이해만으로 끝마치지만 독자들이 McKenzie 방법에 관해 방대한 논문을 읽고 싶다면 McKenzie Institute International 웹 사이트에서 McKenzie 방법과 관련된 문헌에서 살펴보면 좋을 것이다.[2]

세 가지 증후군의 패턴과 그에 따른 설명 (The Three Syndrome Patterns and Explanations)

McKenzie 방법에서는 역학적인(움직임과 자세) 치료를 할 수 있는 부하에 대한 역학적이고 증상에 따른 반응을 세 가지 임상적 패턴(증후군)으로 식별하였다. 이 세 가지 증후군의 구성은 2단계로 일어난다. 첫 번째 단계는 척추가 받은 부하를 역학적이고 증상에 따른 반응을 현상학적인(phenomenological) 패턴으로 설명한 것이고, 두 번째 단계는 이러한 현상학적인 패턴을 해부병리학적(pathoanatomical)으로 해석하는 것이다. 이 증후군들은 해부병리학적인 해석에 따라 명명되었지만, 이러한 설명에 바탕을 둔 현상학적인 관찰로써의 가치가 떨어지는 것은 아니다.

우선 우리는 증상의 현상학적인 패턴(무엇)에 대해 생각하고, 그 후에 어떤 일이 일어나는가(왜)를 알 수 있도록 제안된 해부병리학적인 모형을 고려해본다. 현상학은 주관적이고 객관적인 자료에 동일한 중요성을 제공하며 해부병리학적 토대의 짐작을 막아준다. 부하에 대해 역학적이고 증후적인 반응을 설명하는 현상학에는 전문가가 관찰하고 측정한(관절 가동 범위, 진통 자세(antalgic posturing 등) 객관적인 현상과 환자가 기록한(증상의 위치, 빈도, 특성, 기간, 자극/일시적 완화 등) 주관적 현상이 포함된다. 해부병리학 보다 현상학적으로 먼저 고려해보면, 현상에 대한 좀 더 나은 평가를 내릴 수 있고, 어떤 일이 일어났는 가에 대한 이유를 설명하기 위해 독자 자신이 가진 해부병리학적인 해석으로 추측하도록 도와준다. 또 현상을 설명해 주는 McKenzie 방법의 해부병리학적 해설로 어떻게 평가하는 지를 보여준다.

치료적인 운동과 자세 전략으로 부하에 대해 역학적이고 증상에 따른 반응의 3가지 증후군 패턴은 다음과 같다.

1. 자세 증후군
2. 기능장애 증후군
3. 변위 증후군

각 증후군은 McKenzie 방법의 해부병리학적인 해설에 따라 이름이 붙여졌지만, 그 증후군에 대해, 우리는 우선 어떻게 행동하고 이어서 그런 행동에 대해 어떻게 설명할 것인가를 고려해 보아야 한다.

자세 증후군 (Postural syndrome)

자세 증후군: 현상학적 패턴 (Postural syndrome: Phenomenological pattern)

자세 증후군이 있는 환자는 검사에서 통증이 없는 완전 가동 범위가 나타남을 볼 수 있다. 증상은 단지 부하를 견디는 끝 범위에서만 나타나고, "소견"은 대체적으로 과거력이나 평가에서 얻어진다.

증상은 부하를 견디는 끝 범위에서만 간헐적으로 나타나고, 자세도 대체로 간헐적으로만 취하게 된다. 시작이나 중간 범위에서의 반응은 없으며, 전문가가 관찰하거나 환자가 인식할 수 있는 가동범위의 감소 내지 평면 방향에서 고의적인 운동의 변화도 없다. 그와 함께, 부하에 따른 특별한 "치료적" 방향도 없다는 것이다.

부하가 걸린 끝 범위가 자극을 받으려면 시간이 걸리는데, 즉, 끝 범위에서 부하를 오랫동안 정적으로 주어져야 자극이 된다. 역학적으로 자유로운 운동범위에서의 증상은 부하의 비정상적인 양이나 (더욱 흔하게는) 끝 범위에 주어지는 부하의 지속시간에 따라 나타난다.

증상은 끝 범위의 부하가 제거되면 사라진다. 반응은 오직 부하가 시작되는 끝 범위에서만 나타난다. 다른 움직이는 면의 방향으로 부하가 실려도 역학적으로 자유로운 끝 범위의 반응에 아무런 영향을 주지 않을 뿐만 아니라, 역학적으로 자유로운 끝 범위에서의 부하도 다른 움직이는 면의 방향에서 아무런 영향을 끼치지 않는다.

이 치료는 역학적으로 자극적인 방해가 없는 끝 범위에서 부하를 피하는 것이고, 이것은 결국 그 증상에 따른 영향을 제거한다.

자세 증후군에서 어느 동작이 면 방향으로 일어나더라도, 하부 목뼈와 하부 허리뼈의 자세 증후군 증상이 가장 흔히 문제가 있는 평면 방향의 움직임은 굽힘(굴곡, flexion)이다.

자세 증후군: 해부병리학적 설명 (Postural syndrome: Pathoanatomical explanation)

자세 증후군 패턴은 정상 관절이 수용할 수 있거나, 제한하는 요소는 끝 범위 부하의 지속시간이나 과다한 양으로 발생한다. 그 해결책은 과도한 끝 범위의 부하를 피하는 것이다. 즉, 제한 또는 수용할 수 있는 요소에 대항하지 않고 새로운 자세 습관에 적응하는 것이다. 정상조직은 비정상적인 힘에 대해 조직의 다른 이상 없이도 증상이 나타날 수 있다. 조직이 정상이면서 부하가 "적당하지 않다면(비정상적이라면)," 증상이 나타날 수도 있다.

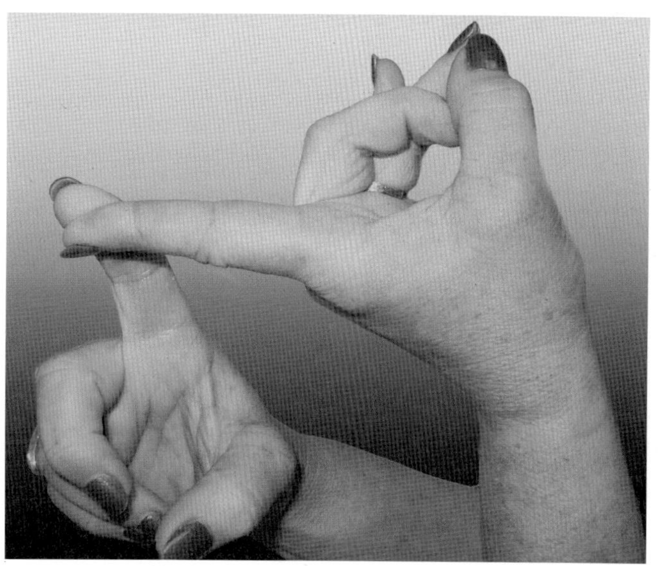

그림 15.1 손가락 구부리기.

McKenzie 방법은 '손가락 구부리기(the bent finger)'를 예로 사용하여 자세 증후군을 설명한다(그림 15.1).

건강한 손가락을 과도하게 폄(과신전, hyperextension)를 하면, 힘의 비정상적인 양으로 인해 정상 구조에 영향을 주어 불편함을 호소하게 된다. 손가락을 통증이 있는 지점까지 과도한 폄을 시켰다가 통증이 없던 첫 지점으로 원상 복귀했지만, 오랫동안 그 동작을 견디는 것이 정상조직에 영향을 미치는 힘의 비정상적인 지속으로 인해 불편함을 초래했을 것이다.

자세 증후군: 임상적 처치 (Postural syndrome: Clinical intervention)

하부 목뼈와 하부 허리뼈의 가장 흔한 자세 증후군의 주요 요인은 굽힘을 지속하는 것이다. 많은 경우에서, 굽힘은 온종일 앉은 자세에서 앞으로 숙여 다른 활동을 하는 것을 가장 많이 볼 수 있는 자세이다(그림 15.2).

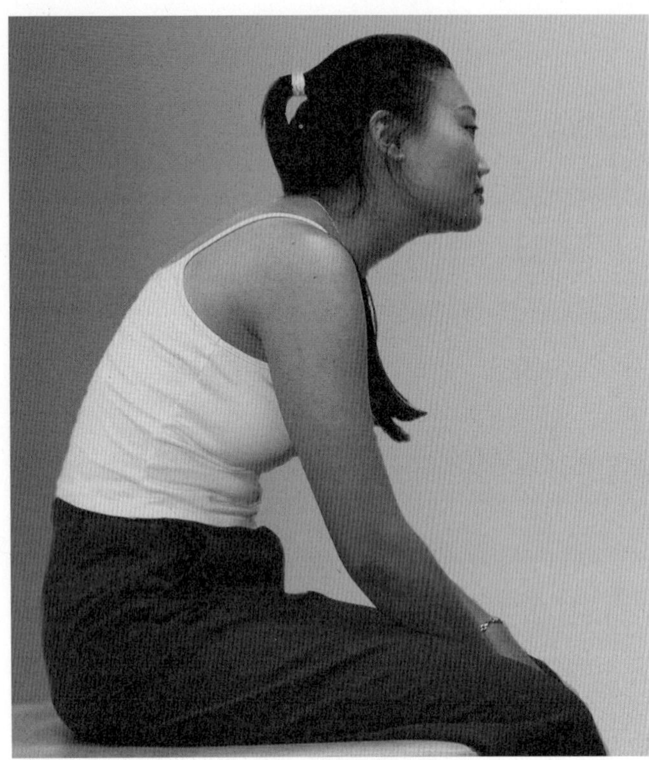

그림 15.2 꾸부정하게 몸을 수그리고 앉기.

임상에 기초한 문제

어떤 환자들은 검사 소견상(예, 가동성과 정골학적 검사)에서 통증이 어떠한 가동 범위의 감소가 없음에도 고통을 호소한다. 심리적이고 전신적 요인을 제외하면, 이것을 어떤 역학적인 설명을 할 수 있을 것인가?

앉은 자세로 하부 목뼈와 하부 요추뼈 증상을 야기하고, 지속하며, 악화시킨다는 것을 환자로부터 빈번하게 듣게 된다. 앉은 자세로 인해 악화된다는 보고는 앉은 자세의 조정과 연관이 있음을 짐작케 한다. 긴장을 풀고 구부정하게 앉은 자세를 보면, 상부 목뼈의 끝 범위는 펴져 있는 반면, 하부 목뼈는(즉, 척추의 안정) 앉은 자세의 위치가 구부려진 정도만큼 많이 굽혀져 있다.

하부 목뼈와 하부 허리뼈에서, 지속적인 굽힘(굴곡, flexion)으로 인한 악화는 하나의 치료방법으로 앞굽음증(전만, lordotic)(시작 범위가 펌 된 자세)를 유지하도록 유도하는 것이다. 사람들이 구부정하게 앉은 자세로 보내는 시간을 고려해보면, 자세를 교정하는 McKenzie 방법의 대부분은 구부정한 앉은 자세의 교정과 연관되어 있다. McKenzie 방법은 환자가 앉은 자세에서 적당한 앞굽음을 취할 수 있도록 앞으로 숙임-과도한 교정-이완(slouch-overcorrect-relax) 방법을 이용한다. 환자가 앉은 자세에서 앞으로 숙이기 시작하여 증상이 나타나면, 그와 동시에 허리뼈를 젖히고(과신전) 목과 머리를 과도한 뒷당기기(hyper-retracting)하여 "과도한 교정"을 하는 것이다. 그 후에 환자는 정상적인 앉은 자세를 인지하고 "10% 풀어" 앉게 된다(그림 15.3).

자세 증후군의 원리는 지나친 끝 범위의 부하를 피하고 중립 범위 내에서 안전을 유지하는 안정화 철학(stabilization philosophies)과 일치한다. 그러므로 자세 증후군의 논지는 견딜 수 없는 끝 범위에서 비롯될 수 있는 것이다.

기능 장애 증후군 (Dysfunction syndrome)

기능 장애 증후군: 현상학적 패턴 (Dysfunction syndrome: Phenomenological pattern)

새롭고, 이르며, 제한된 증상이 있는 끝 범위가 정립되

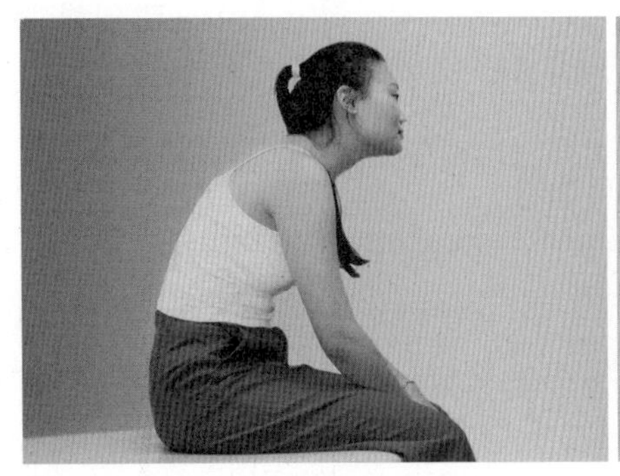

A

B

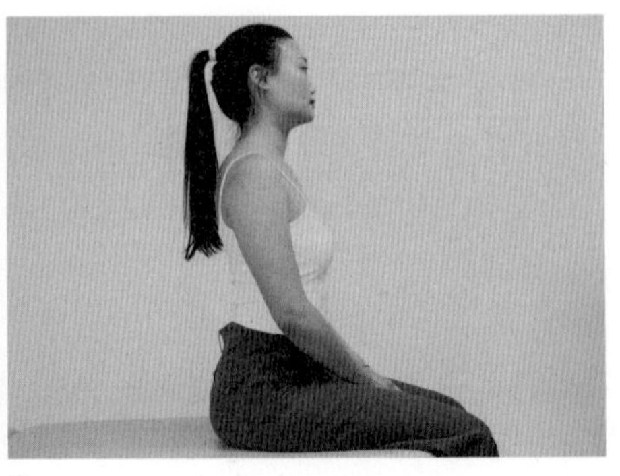

C

그림 15.3 앞으로 수그려짐(A), 과도한 교정(B), 10% 풀어서 정상의 척추앞굽음 앉기로(C).

는 데에는 운동 범위의 감소가 따른다. 너무 빨리 적용된 부하나 끝 범위의 제한적인 증상은 오직 끝 범위에서만 유익한 반응을 일으킨다.

역학적으로 제한적이며 방해받는 끝 범위에서 부하가 느껴질 때마다 일시적인 불편함의 증가를 제외하면, 끝 범위에서의 반복적인 부하로 검진할 때 현저한 변화는 없다. 반복적이고 역학적으로 방해받는 끝 범위의 부하로 유익한 효과를 얻으려면, 몇 일, 몇 주 혹은 몇 달이 걸리기도 한다. 그 효과는 특별히 평면 방향에서 어떤 움직임을 피하는 것으로 나타나는 것은 아니다.

기능 장애 증후군 패턴은 역학적으로 방해를 받는 끝 범위의 부하가 오직 끝 범위에서만 증상이 발현하는 그 곳에 나타나며, 끝 범위의 부하가 제거되면 증상도 일단 사라진다. 역학적으로 저항이 있는 끝 범위의 움직임(증상, 가동범위)이 검사 과정에서 반복적인 부하로 의한 실질적인 변화는 없다. 반응은 부하가 있는 동일한 끝 범위에서만 나타난다. 다른 움직이는 면의 방향으로 역학적으로 방해받는 끝 범위의 부하로 나타나는 반응에 영향을 받지 않으며, 역학적으로 방해받는 끝 범위의 부하 역시 평면 방향에서 다른 움직임의 반응에 영향을 미치지 않는다.

증상은 역학적으로 저항이 있는 끝 범위에 도달할 때마다 나타난다. 통증은 평면 방향에서 같거나 다른 움직임의 시작 또는 중간 범위 내 부하에 대한 반응이 없고, 오로지 끝 범위에서만 나타남으로 간헐적이다. 역학적으로 제한이 있는 끝 범위에 주기적으로 부하를 주어 교정을 한다.

기능장애라는 용어는 역학적으로 저항이 있는 끝 범위에서 발생하는 평면 방향의 움직임이 일어난 후에 명명되었다.

기능 장애 증후군: 해부병리학적 설명 (Dysfunction syndrome: Pathoanatomical explanation)

기능 장애 증후군에 대한 모델은 "단축된" 조직, 다시 말해, 유연성의 요구에 저항하는 조직을 일컫는다. 이것은 비정상조직이 정상적인 부하에 대해 거부 반응을 일으키는 것과 관계가 있다. 조직을 재형성하기 위해서는 끝 범위에 잦은 빈도의 부하를 줌으로써 유연성을 기르는 것이 해결책이다. 유연성의 증가로 개선되며, "신장(stretch)" 내지 단축된 조직을 재형성하는 전략과 일치한다.

임상적 문제

자세 증후군의 방침은 "손상을 주지 않는 것"이다. 그 치료로는 역학적으로 끝 범위에 방해을 주지 않고 증상에 따른 부하를 피하는 것이다. 원칙으로는 견디기 힘든 끝 범위가 그 중 하나이다. 기능장애 증후군의 방침은 "통증이 없으면 개선도 일어나지 않는다."이다. 그 치료는 역학적으로 증상이 나타나는 방해가 되는 끝 범위에 부하를 주는 것이다. 원칙은 끝 범위에 부하를 주는 것이 그 중 하나이다.

기능 장애 증후군; 임상적 처치 (Dysfunction syndrome: Clinical intervention)

기능 장애 증후군의 치료로는 "신장(stretching)"을 사용한다.

McKenzie 방법에서, 단축된 조직이 움직이는 방법에 대한 평가는 단축된 조직이 없으면 치료를 하지 않도록 해주며, 단축된 조직이 있을 때에는 그것을 확인하고 치료에서의 큰 성공을 거두도록 중요한 역할을 한다. 단축된 근조직은 역학적이고 증상이 있는 패턴이 단축된 조직의 요구를 지지하지 못했을 때 치료의 목표가 된다. 근육이 "단축"되지 않았다면, 신장하려는 것은 신중치 못한 것이다.

임상적 문제

단축된 조직을 흔히 증상의 원인으로 오진할 수 있다. 주의 깊은 평가는 예상했던 통증성 동작의 감소를 설명하기에 적합하지 못하다.

단축된 근육을 설명하는데 여러 용어를 사용하지만, 그 중 가장 일반적인 것이 "경련"이다. 의학적 정의에서 보는 경련은 근수축이 지속적으로 강하고 불수의적인 상태를 말하고, 이는 반대 방향의 강한 근활동으로 관절 동작이 일어나는 것을 방해한다. 그러므로 특정 근육에 경련이 있다면, 그 경련은 분명한 통증성 운동 범위의 감소까지도 예상할 수 있다. 특정한 경련의 요구로 예상했던 통증성 저지를 감지하는 것은 그 만큼의 요구(claim)로 확인할 수 있다. 가동범위 패턴이 경련으로 뒷받침되지 못하거나, 예상과는 반대로 나타날 때, 그 요구의 임상적 타당성은 더 이상 받아들여지지 않는다.

척추 antalgia는 경련이 어떻게 부적당한 요구인가를 보여주는 좋은 예이다. 급성기의 허리뼈 뒤굽음증(후만증, kyphosis)이 있는 환자(그림 15.4) 또는 통증이 없는 급성기의 허리뼈 옆굽음증(측만증, scoliosis)의 antalgia를 가진 환자를 생각해 보라(그림 15.5). 이러한 antalgias는 설명하기를 환자 외양의 반대편 antalgia를 예측할 수 있음에도 불구하고, 척추주위 근육의 경련으로 유발되는 것으로 흔히 설명한다.

척추뒤굽음증의 antalgia는, 척추주위 근육의 경련은 척추뒤굽음증 antalgia의 굽힘(굴곡, flexion)의 고정이 아니라 척추의 젖힘(과신전, hyperextension)을 고정시킨다. 척추의 굽힘 자세는 척추를 폄(신전, extension)하는 근육 경련으로 기인하지 않는다. 오른쪽에 통증이 없는 왼쪽 급성 허리뼈 옆굽음증 antalgia를 보면, 오른쪽 척추주위 근육의 경련은 상태에 문제가 있다. 척추의 오른쪽 근육 경련은 왼쪽으로 antalgia를 일으키지 않지만, 오른쪽은 antalgia를 일으킨다. 위의 두 경우에서 본 것처럼, 근육으로 국소화된 고통은 경련을 일으키지 않는다.

임상에 기초한 문제

증상의 위치 또는 촉진의 소견으로 단축된 근조직의 이상이라고 단정하기에 적당한가? 다른 정보로 중요한 것은 무엇인가?

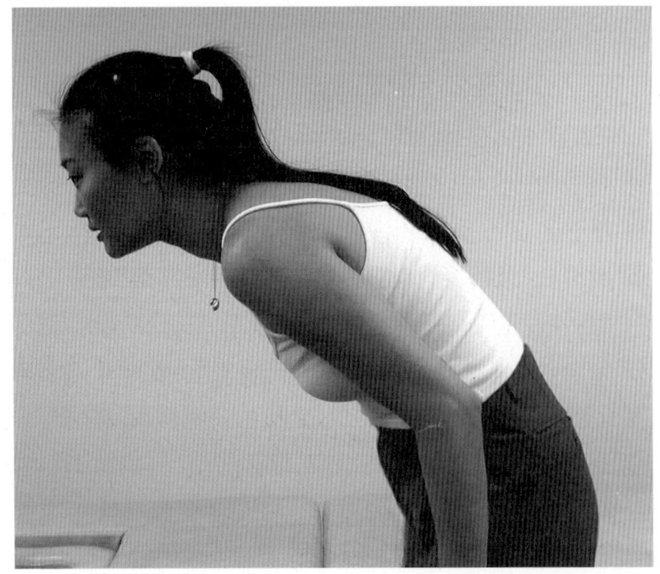

그림 15.4 허리뼈의 뒤굽음증(후만, kyphotic) antalgia.

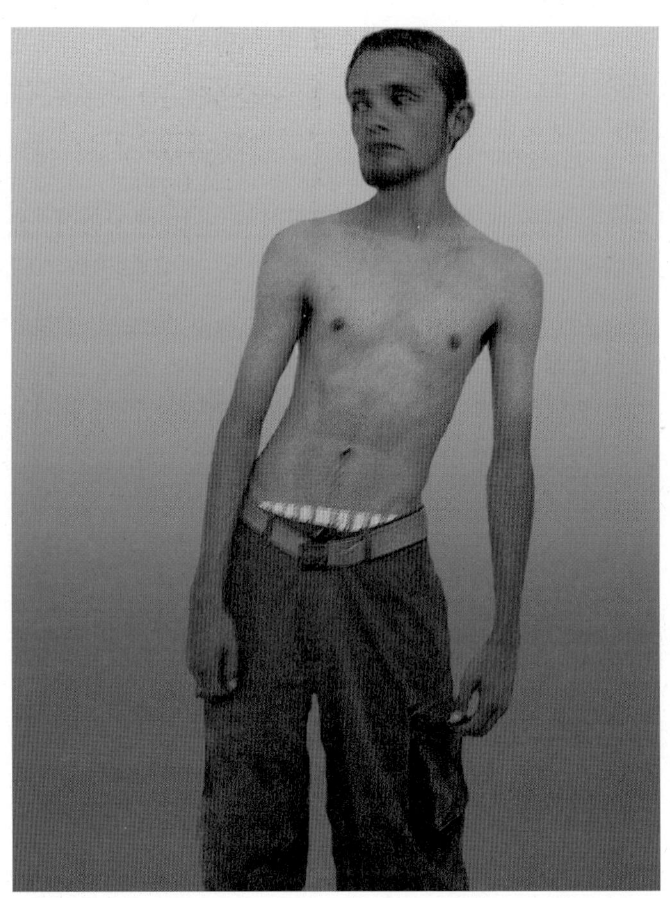

그림 15.5 왼쪽 옆굽음증(측만, scoliotic) antalgia.

과긴장, 과잉활동, 구축, 반흔, 근막염 등과 같은 다른 용어들도 근육의 단축을 설명하는데 사용된다. 이 용어들은 경련보다는 적은 정도의 단축을 일컫는다. 경련과 더불어 동작의 제한이 너무 크면, 척추는 근육 움직이는(당김) 방향으로 "상태가 유지"되고, 그 상태에서 중립자세를 취하게 된다. 그리고 중립 자세는 근육 활동(당김)의 반대쪽 면 방향으로 움직임이 일어나지 않는다. 경련보다 덜 심한 근육의 단축과 함께, 움직임은 중립적인 범위를 넘어, 짧아진 근육이 당기는 반대 방향의 움직임까지 일어날 수 있지만, 통증성 제한은 여전히 반대 방향에 있다는 것을 예상할 수 있다. 요약하면, 짧아진 근육이 증상을 유발하면, 뚜렷한 통증성 가동 범위의 제한도 예견할 수 있다. 조직을 신장하도록 계획한 조치는 단축된 조직을 겨냥해서 적용하면 좋은 결과를 얻을 수 있다.

표 15.1에서는, 특정 근육의 단축으로 예상되는 통증성 가동 범위의 감소를 잘 나타내 준다. 예상된 통증성 동작 제한이 없거나 예상과 반대라면, 아래 기재된 근육 중 어

표 15.1 특정 근육의 단축으로 통증성 동작 제한을 예측

단축 근육	통증으로 제한되는 동작
척추주위근	굽힘
뒤통수밑근 (후두하근, suboccipital)	목 굽힘과 반대반향으로의 옆 굽힘
상등세모근 (상승모근, upper trapezius)	목 굽힘, 반대방향으로의 회전
목빗근(흉쇄유돌근, SCM)	목 폄, 동측으로의 회전
어깨올림근 (견갑거근, levator scapulae)	목 굽힘, 반대방향으로의 회전
마름근(능형근, rhomboids)	동측의 팔 들어올리기
허리네모근 (요방형근, quadratus lumborum)	허리 굽힘, 반대방향으로의 옆 굽힘
허리근(요근, psoas)	등허리와 엉덩이 폄
궁둥구멍근(이상근, piriformis)	엉덩이 모음과 안쪽돌림
큰볼기근 (대둔근, gluteus maximus)	엉덩이 굽힘과 안쪽돌림

느 것도 단축되었다고 결론을 내릴 수 없다.

기능 장애 증후군 패턴으로 확인되면, 진행과정은 유연성의 향상으로 방향을 잡는다. 즉, 정기적인 신장을 가르쳐 주는 것이다. 복잡하게 경직된 척추 관절을 "신장"하는 데에는 수많은 방법이 있으며, 대부분의 보수적인 척추 치료 전문가들은 신장 교육에 관한 전문지식을 습득하고 있다. McKenzie 방법은 "압박"하는 기능장애와 같은, 끝 범위 움직임이 있는 기능 장애에 대하여 "신장 기법"을 사용한다.

변위 증후군 (Derangement syndrome)

변위 증후군; 현상학적 패턴 (Derangement syndrome: Phenomenological pattern)

역학적으로 방해받지 않는 끝 범위는 역학적 요소들로 제한을 받지 않는 동작의 끝 범위를 의미한다.

그 끝 범위 쪽의 가동의 어떤 감소도 역학적 요소 보다는 증상과 다른 요소로부터 초래한다. 역학적으로 방해를 받는 끝 범위는 정상적인 끝 범위보다 이른 초기 범위에서 발생하며, 역학적인 요인 내지 증상을 유발하게 되고, 환자는 통증과는 상관없이 역학적인 제한(강직 또는 폐색)으로 인식할 수 있다.

변위 증후군은, 과도한 부하 쪽에서 내지는 역학적으로 방해받지 않은 끝 범위에서 증상이 증가되고, 또 다른 방향에서는 역학적으로 방해를 주는 끝 범위가 증가할 수 있다. 한쪽 방향에서 불안정이 조장되면 다른 쪽에서는 강직이 조장된다. 반대로 말하면, 강직이 있는 방향의 부하는 그 강직이 감소되고 제한이 없는 그 방향을 자극하는 힘 또한 감소한다. 한 방향에서 강직의 감소는 다른 곳에서의 불안정을 감소시킨다. 이것들은 McKenzie 방법의 관점에서 가중 중요한 일부분이다.

변위 증후군 패턴은 초기 · 중간 및/또는 끝 범위(끝 범위는 역학적인 방해를 받거나 받지 않거나)에서의 부하로 촉진되는 평면 방향의 움직임 사이에서 복잡하게 상호 작용을 한다. 치료 방법은 역학적으로 해롭고 방해받지 않는 끝 범위(끝 범위를 견디기 힘든) 방향을 피하는 반면, 역학적으로 이롭고 방해를 받는 범위(끝 범위의 '부하'를 주는 것)를 따르는 것으로 이어진다. 증상은 간헐적이거나 지속적으로 나타날 수도 있다. 변화는 느리고 일시적이거나 또는 빠르고 지속적이다. 즉, 부하에 대한 반응은 다양하다.

변위의 특이함은 역학적으로 해롭고 방해를 받지 않는 끝 범위 방향으로 동작이 일어나면, 지속적인 증상과 반역학적이고 증상에 따르는 반응들이다. 자세 증후군과 마찬가지로, 역학적으로 방해받지 않는 끝 범위에서 거부반응이 나타나지 않을 뿐만 아니라, 역학적으로 방해받지 않는 끝 범위에서도 평면 방향에서 동일한 동작을 할 때에도, 거부 반응은 일어나지 않는다. 게다가, 증상은 중앙화(인체 중심으로 후퇴)되거나 말초화(중심에서 말초, 흔히 사지로 멀리)된다. 중앙화는 증상이 중심으로 모아지면 낙관적인 예측을 할 수 있고, 말초화는 증상의 강도에서 그 정도가 비교적 감소하면 비관적인 예측을 한다.

변위 증후군은 세 종류의 특수형이 있으며, 각 패턴은 부하에 대한 잠재적으로 역학적이고 증상에 따른 반응을 갖고 있다. 그 세 패턴의 차이점은 반응이 나타나는 평면 방향의 움직임과 관계가 있다. 그 패턴은 공통적으로 최소 하나의 잠재적인 '손상을 주는 방향'과 하나의 '교정을 하는 방향'을 갖고 있으며, 전자는 역학적으로 끝 범위에 방해를 주지 않는 것이며, 후자는 역학적인 방해를

하는 것이다. 잠재적이라는 용어는 각 변위 증후군의 특수형이 부하에 대해 복합적이고 가능성이 있는 역학적이고 증상에 따른 반응과 잠재적인 반응 전체가 있을 수도 혹은 없을 수도 있다는 것을 의미한다. 바꾸어 말하면, 부분적인 패턴도 존재한다고 보면 된다.

임상에 기초한 문제

환자가 급성일 경우, 어떻게 환자에게 움직임과 자세에 대한 치료가 적절하고 그렇지 않은가와, 끝 범위의 부하를 줄 것과 피할 것인지를 결정할 것인가?

손상을 주는 방향과 교정을 하는 방향으로 부하를 줄 때 어떤 현상이 발생하는가에 대한 가능성이 있는 변위 현상을 전반적으로 아래에서 설명하였다. 이는 두 가지로 한정하여 언급하였다. 아래 설명한 것처럼, 그 패턴은 역학적인 치료를 받을 수 있는 케이스를 말한다. 역학적인 치료를 받을 수 없는 케이스는 다른 패턴일 가능성이 있다. 게다가, 그 패턴은 설명한 것처럼, 확정적이고 명확하게 명시된 약간의 움직임의 반복이 필요할 수도 있다.

손상을 주는 방향

- 평면 방향에서 역학적으로 방해를 주지 않는 끝 범위(MUER)
- MUER에서 동작이 일어날 때의 역역학적 그리고/또는 증상에 나타날 때의 반응들
  - 평면 방향에서 동일한 움직임이 일어날 때의 통증이 증가할 때
  - 평면 방향에서 다른 움직임이 역학적인 방해를 주는 끝 범위를 조장할 때

교정을 하는 방향

- 평면 방향에서 역학적인 방해를 받는 끝 범위의 움직임(MIER)
- 움직임이 일어날 때의 역학적 및/또는 증상에 따른 무반응
- 단지 MIER에서 역학적이고 증상에 따른 이로운 반응들
  - 평명 방향에서 동일한 움직임의 MIER의 감소
  - 손상을 주는 방향에서 MUER의 자극적인 힘의 감소

세 가지 변위 특수형은 병리해부학적 작용에 대한 결론에 따라 이름 지어진다. 다시 말해, 다음과 같이 부하에 대한 환자의 역학적인 부분과 징후적인 반응을 가장 잘 설명하는 디스크 내 수핵 변위의 움직임의 방향에 따라 이름 지어진다.

1. 후방 변위
2. 비교적 후외측 변위
3. 전방 변위

변위의 세 가지 특수형으로 고려된 예들은 변위의 훌륭한 예로써 도움이 되는 세 가지 척추 antalgia일 것이다. 왜냐하면 모든 잠재적 변위 특징들은 "지나침" 경우에서 존재한다.

급성기 뒤굽음증(후만증, kyphosis)의 antalgia는 후방 변위의 극단적인 예일 것이다(그림 15.4). 급성기 관상면 [척추 옆굽음증(측만증, scoliosis) 또는 급성기 목뼈 기운목(사경)](그림 15.5, 15.21)는 비교적 후외측 변위의 극단적인 예일 것이다. 급성기 앞굽음증의 antalgia는 전방 변위의 극단적인 예이다.

변위 증후군; 병리해부학적 설명 (Derangement syndrome: Pathoanatomical explanation)

디스크 내 수핵의 변위는 목뼈와 하부 허리뼈의 변위증후군 패턴으로 나타난 자세와 움직임에 대하여 장시간에 걸쳐 불리거나 유리한 반응 그리고 극적인 반응을 설명하기 위해 사용되는 모델이다.

디스크 내 수핵의 변위 모델은 역학적이고 증상에 따른 반응을 설명하기 위한 신장력이라기 보다 오히려 압력으로 생각한다.

평면 방향에서 하나의 움직임으로 인한 습관적인 부하는 디스크 내 수핵 물질이 움직임이 일어나는 평면 방향에서 흔히 반대쪽을 압박하면서 원래의 위치에서 벗어난다.

수핵 물질의 디스크 내 변위를 증가시키는 방향에서의 부하는 움직임이 일어남으로써 변위도 발생하는 동작면 방향의 시작, 중간, 끝 지점에서 역학적이고 증상에 따른

반응들을 불리하게 만들 수 있다.

유해한 방향의 끝 범위는 척추 내 디스크 물질이 빗겨나거나 "바깥으로 밀려남"으로서 역학적으로 방해를 받지 않으므로, 그 방향으로 척추 내 디스크(척추 말단판의 접근) 압력에 보다 작은 저항을 주게 된다.

이동된/변위된 디스크 내 수핵 물질의 축적은 변위된 쪽으로 움직이는 면의 방향의 끝 범위에서의 부하는(역학적으로 방해를 받은 끝 범위) 통증성 장애를 가져온다. 한 예로, 디스크 내 수핵 물질이 후방으로 변위를 일으키는 것은 굽힘(굴곡, flexion)이고, 이는 동시에 폄을 방해한다(방해가 되므로). 축적된 디스크 내 수핵 물질은 압력(척추 말단판의 접근)에 더 큰 저항을 가진다. 축적된 디스크 내 수핵 물질이 변위 내에서의 움직이는 면의 방향으로 역학적이고 증상에 따른 반응을 알 수 없다. 방해가 그 수핵 물질에 닿을 때인 역학적으로 방해를 받는 끝 범위에 도달할 때까지 역학적인 밑/또는 증상적인 반응들은 방해받는 끝 범위의 방향에서 동작이 일어나는 동안에는 나타나지 않는다 — 수핵의 변위를 유발하는 동작은 피하게 되고 축적되고 변위가 일어난 수핵 물질이 아직 직면하지 않는다.

치료는 축적된 변위가 일어난 수핵 물질(움직임에 대한 방해)에 압박하는 것으로 변위된 수핵 물질을 원래의 위치로 되돌려 보내는 것이고 또한 변위를 감소하는 것인데 이는 척추 내 디스크의 위치를 좀 더 "중앙화"하는 것이다.

수핵 물질이 후방, 외측, 또는 전방 고리(윤상)의 열상으로 이동이 되면, 증상들도 그와 비슷한 방향으로 이동한다. 부하를 주는 방법이 수핵 물질을 좀 더 중앙이나 말초쪽으로 보내는 것이라면, 증상의 위치도 물질의 이동을 따를 것이다. 증상의 위치 변화는 각각의 중앙화 그리고 말초화로 관련되어 있다. 말초 증상의 감소(중앙화)와 함께 중심적 증상의 증가와 연관된 부하에 대한 반응은 긍정적 예후를 가지며 좀 더 중심 위치로 변위가 일어난 디스크 내 수핵 물질이 회귀함으로서 올바르게 알 수 있다. 디스크 내 수핵 물질이 좀 더 중심 위치로 돌아옴으로써, 증상 또한 중심으로 향한다. 디스크 내 수핵 물질이 중앙화되고, 더 국소화되며, 더 많은 환경으로 압박받아 중앙쪽 증상(때때로, 압력-패턴의 통증)의 강도가 증가할 수도 있다. 말초 증상(말초화)을 증가시키는 부하에 대한 반응은 그 증상의 강도가 약해진다 하더라도, 부정적 예후를 나타낸다. 디스크 내 수핵 물질과 같이 그것의 정상 위치인 중앙에서 말초로 변위는 것을 올바르게 알 수 있다.

척추 내 디스크의 수핵 변위 모델의 가정은 다음과 같은 현상학적 관찰이 덧붙여진다.

후방 장애의 해부병리학적 설명

유해한 후방 장애가 있는 방향: 굽힘

- 굽힘(굴곡)은 역학적으로 방해를 받지 않는 동작면 방향으로 일어난다. 굽힘의 부하는 굽힘으로 약한 디스크 내 저항이 되어 디스크 내 수핵 물질 후방으로 이동시킨다. 굽힘이 불가능하다면, 그것은 역학적 저항이 아닌 변위된 디스크 내 수핵 물질의 증가된 증상 때문이다.
- 굽힘 부하는 수핵 물질이 점진적으로 후방으로 변위되면서 시작, 중간, 그리고 끝 범위(말초화를 포함)에서 반역학적인 그리고/또는 증상적 반응을 나타낸다.
- 굽힘 부하는 그 방향으로 변위된 디스크 내 수핵 물질의 축적으로 폄(신전, extension)이 방해를 받는다.

교정의 후방 장애가 있는 방향; 폄

- 폄은 압박에 대한 저항과 변위된 디스크 내 수핵 물질의 축적 때문에 역학적인 방해를 받는다.
- 폄 부하는 동작이 일어나는 동안은 반응이 없는데 이는 변위를 촉진시키지 않고 그 때까지 변위로 인한 움직임의 방해를 받지 않았기 때문이다.
- 폄 부하는 오직 역학적으로 방해 받는 끝 범위(중앙화를 포함하여)에서 이로운 역학적이고 그리고/또는 증상적 반응을 보인다. 그 지점은 축적된 디스크 내 수핵 물질이 압박받고 좀 더 중앙 위치로 회귀하는 곳이다.
- 역학적으로 방해받는 끝 범위에서 폄 부하는 굽힘이 좀 덜 자극받는 결과를 낳는다. 수핵의 변위가 더 중심화되어, 더 많은 굽힘이 폄(신전, extension)의 부하를 주기 전에 변위되었던 디스크 내 수핵의 후방 각도에 다다르기 위해 요구될 것이다.

임상적 문제

후방 변위에서, 역학적으로 제한된 폄은 굽힘 부하로 증가된다. 폄 부하는 굽힘의 자극적인 영향을 감소시킨다.

후외측 변위와 연관된 해부병리학적 설명

외측 구성요소는 "관련되거나" 내지 변위를 감소시키기 위해 시상면 외부 부하(즉, 외측에서의 부하)의 필요 여부에 의존하지 않는다. "관련성"은 외측 부하 방법에 대한 적합성에 달려있다. 증상이 "외측"에 있고 변위가 시상면에서의 부하에도 줄어들지 않았다면, 디스크 내 변위에 대한 어떤 외측 구성요소도 적당(부하 방법에 관한)하지 않다고 본다.

좌골 신경통을 포함하여 한쪽에서 나타나는 증상들은 종종 외측 기법에 의존하지 않고 시상에서의 폄 동작과 함께 적당히 다뤄지고 있다. 따라서 관련된 외측 구성 요소는 외측 디스크 내 변위를 증명할 수 있는 MRI가 있음에도 불구하고 이러한 케이스를 보여줄 수 없다. 증상이 중앙에 있고 외측 부하 방법으로 해결 가능하다면, 관련된 외측 구성 요소가 한쪽의 증상이 없다 하더라도 존재한다고 생각된다.

관련된 후외측 변위와 함께, 폄 부하는 초기에는 유해하지만, 관상(coronal)으로 부하의 진행 후에 유익해 진다. 치료의 초기 단계에서는 외측의 부하가 필요하고, 관련된 외측 구성 성분을 대신한다. 외측부하가 성공적으로 사용된 후에 관련된 외측 구성 성분은 더 이상 존재하지 않는다.

관련된 후외측 변위는 후방 변위가 그와 연관된 외측 변위 요소와 마찬가지로 발전되도록 진행된다고 볼 수 있다. 관련된 외측 변위의 발생으로, 폄 방법은 외측 장애를 방지하는 데 실패하고 좀 더 중앙쪽으로 되돌아간다. 그와는 반대로, 종종 변위의 외측 구성요소를 촉진한다. 관련된 후외측 변위의 치료는 2단계로 진행한다. 첫 번째 단계는 관상(시상이 아닌)부하 방법과 함께 외측 장애를 감소시키는 것이다. 두 번째 단계는 이미 고려되었듯이 후방 변위 관리와 함께 진행하는 것이다. 관련된 외측 변위를 우선 외측 기법으로 좀 더 중앙쪽으로 감소시켜야 한다. 그 후에 관련된 외측 변위가 감소된(제거된) 후에 잔존하고 있는 후방 변위를 감소시킴으로서 폄이 유해한 쪽에서 유익한 쪽으로 전환된다.

우리는 이제 척추의 증세가 오른쪽에 있는 개별 환자와 역학적이고 증상적 반응이 오른쪽 후 · 외측과 관련된 변위를 지속적으로 가지고 있는 환자의 케이스를 살펴볼 것이다.

관련된 우측 후외측 변위의 손상 방향; 굽힘, 좌외측, 폄

- 굽힘과 좌 · 외측 동작은 역학적으로 방해받지 않는 움직이는 면의 방향에서 일어난다. 굽힘에서의 부하와 좌 · 외측 동작의 부하는 굽힘과 좌외측 동작에 대한 디스크 내 저항을 더 작게 감소시켜 디스크 내 수핵 물질 후방과 우 · 외측(즉, 우측 후 · 외측)의 변위를 일으킨다. 굽힘 또는 좌 · 외측 동작이 불가능하다면, 이것은 증가된 증상 때문이지 역학적인 저항으로 비롯되거나, 변위 된 디스크 내 수핵 물질 탓이 아니다.
- 굽힘과 좌 · 외측으로의 부하는 수핵 물질이 점진적으로 오른쪽의 후 · 외측으로 변위되어 시작, 중간 그리고 끝 범위(말초화를 포함하여)에서 반 역학적이고 그리고 또는 증상적인 반응을 나타낸다.
- 굽힘과 좌 · 외측 부하는 폄을 방해하고 우 · 외측 움직임이 그 방향으로 변위된 디스크 내 수핵 물질의 축적으로 일어난다.
- 폄은 끝 범위의 부하를 시작부터 불리하게 역학적으로 방해받는 움직임의 방향면이다. 폄이 디스크 내 수핵 물질의 축적으로 역학적인 방해를 받고 있지만, 디스크 내 수핵 물질은 후방 그리고 우 · 외측의 두 곳에서 축적된다. 폄 끝 범위 부하는 관련된 우 · 외측 구성 요소를 붙잡지 못하고 더 중앙 위치로 원상회복시키며 디스크 내 수핵 물질의 우 · 외측 변위를 더 증가시킨다. 관련된 후 · 외측으로 분류된 변위의 이런 유형을 초래하는 변위를 감소시키는 것은 불충분한 폄이 일어난다.

관련된 우 · 후외측 장애의 교정 방향; 우 외측 부하

- 우 · 외측 부하는 압박에 대한 저항과 변위된 디스크 내 수액 물질의 축적으로 역학적인 방해를 받는다.
- 우 · 외측 부하는 동작이 일어나는 동안에는 반응이 나타나지 않는다. 왜냐하면 그것이 변위를 촉진하지

않았고, 아직 변위로부터 움직임이 방해를 받지 않았기 때문이다.

- 우 · 외측 부하는 단지 끝 범위(중앙화를 포함하는)에서 역학적이고 그리고/또는 증상적인 반응은 유익한 것이다. 디스크 내 수핵 물질이 축적되어 변위가 나타난 그 지점은 압박받고 좀 더 중앙 위치로 원상회복된다.
- 우 · 외측 부하는 수핵 물질의 우 · 외측 변위를 감소시키는 것처럼 굽힘, 좌 · 외측, 폄(신전, extension) 부하에서 조금 덜 유발된다. 왜냐하면, 수핵의 변위는 좀 더 중앙 위치에서 감소되며, 큰 정도의 굽힘, 좌 · 외측, 그리고/또는 폄 부하는 우 · 외측 부하가 가해지기 전에 변위의 감소가 있었던 외측 디스크 내 수핵의 변위 정도를 얻기 위해 필요하다.
- 우 · 외측 부하가 회복된 후, 폄이 더 이상 해롭지는 않지만, 관련된 외측 구성 요소가 감소된 후에 유익한 것으로 전환된다. 즉, 일단 "외측" 구성 성분은 후 · 외측 변위를 일으킨다. 폄 부하는 더 이상 외측 장애를 주지 않는데 이는 촉진할 수 있는 외측 변위가 없기 때문이다. 이런 점에서 진행은 후방 변위와 같이 일어나고, 이는 본질적으로 관련된 외측 요소와는 상관없는 좌측에서 일어나는 것이다. 폄은 남아있는 후방 요인이 감소하여 한층 향상된 결과를 가져온다.

전방 변위장애에 대한 해부병리학적 설명

유해한 전방 변위가 있는 방향: 폄

- 폄은 역학적으로 방해 받지 않는 움직이는 면의 방향이다. 폄에서의 부하는 폄으로의 보다 적은 디스크 내 저항을 주어 디스크 내 수핵 물질이 전방으로 변위가 일어난다. 폄이 불가능하다면, 그것은 역학적 저항에서 비롯되거나 변위된 디스크 내 수핵 물질 때문이 아니라 증가된 증상 때문이다.
- 폄 부하는 수핵 물질이 점진적으로 변위가 있는 전방으로 움직일 때, 시작, 중간 그리고 끝지점(말초화를 포함하여)에서 반 역학적이고, 증상적인 반응이 나타난다.
- 폄 부하는 그 방향으로 변위가 일어난 디스크 내 수핵 물질의 축적 때문에 굽힘을 방해한다.

교정의 전방 장애가 있는 방향: 굽힘

- 굽힘은 변위된 디스크 내 수핵 물질로부터 압박의 누적과 그에 대한 저항력으로 역학적인 방해를 받는다.
- 굽힘부하는 변위를 촉진시키지 않고 아직 변위로부터 동작이 방해를 받지 않음으로 동작이 일어나는 동안에는 아무런 반응이 없다.
- 굽힘 부하는 오직 역학적으로 방해 받는 끝 범위(중앙화를 포함하여)에서 유익한 역학적이고, 증상적 반응이 나타나고, 축적된 디스크 내 수핵물질이 그 지점에서 압박받으며 좀 더 중앙 위치로 되돌아온다.
- 역학적으로 방해 받는 끝 범위 굽힘부하는 폄을 덜 자극한다. 수핵의 변위가 더 중심화됨으로써, 더 많은 폄이 굽힘의 부하를 주기 전에 변위되었던 디스크 내 수핵의 전방의 각도에 도달하기 위해 요구될 것이다.

McKenzie 방법의 급성기 척추 antalgia 패러다임 변위 관리 (Acute Spinal Antalgia Paradigms of McKenzie Method Derangement Management)

McKenzie의 방법에서, antalgia는 첫 방문과 동시에 초기의 관리의 핵심에서 시작하여 자가-생성된 움직임을 몇 번의 방문으로 대체로 치유된다. 전략의 적합성을 판단하는 데에 중앙화와 말초화의 현상을 유념하면서 힘의 세심한 증가로 antalgia를 역으로 사용한다.

척추 antalgia에 대한 동작 치료의 지연은 종종 급성기의 척추 antalgia가 해로운 자세를 피하려는 인체의 "현명함"을 나타낸다는 잘못된 생각에서 비롯된다. 상황을 그렇게 인식함으로써 antalgia의 반대적인 동작 검사를 방해하게 된다. Antalgia는 신경 계통 또는 다른 병리학적 과정에 의해서는 드물게 일어나는데 이렇게 표준 병력과 검사의 진행 과정과 같은 드문 기여 인자는 배제한다.

급성 척추 변형을 보이는 환자들은 antalgia 반대쪽의 움직이는 면의 방향에서 중립 척추 자세를 취할 수 없다.

그것은 환자가 마치 "올가미에 걸린 것"과 같이 베제된 움직이는 면의 방향에서 반대쪽 움직임 면 방향으로 "붕괴"된 것이다.

McKenzie 관리 방법은 첫째로 중립적인 척추 자세를 성취하는 것이고, 다음은 불가능했던 움직이는 면의 방향을 "회복"하는 것이며, 항상 중앙화와 말초화 현상에 의해 좌우된다.

우선의 부하 방법에 대한 표준은 중앙화 뿐만 아니라 반 역학적 반응을 해결하기 위한 정도도 마찬가지다. 비록 McKenzie 방법이 증상적 반응과 역학적 반응이 중요하다는 것을 염두해 두는 것이 잘 알려져 있지만, 때때로 부하에 대한 양성 반응이 나타나는 것이 유일한 신호일 수 있다. 어떤 환자들에게는, 발현된 증상으로 동작에 대한 역학적 제한을 인식하고, 강직성 제한과 대비하여 현저한 통증으로 인지된다.

교육 목적의 서론에서는, 척추 antalgia의 McKenzie 방법 관리는 변위 관리의 훌륭한 예를 제시하는데 이것은 변위의 특수형을 antalgia가 존재하지 않을 때 필요한 두드러진 조사의 노력의 성취와는 대립되는 것으로 확인하기 쉽기 때문이다. 3가지 급성기 척추 antalgia에서 외양의 감지와 관리는 antalgia가 없을 때 변위를 발견하고, 평가하며, 관리하는 방법을 배우는 과정을 알려준다. 왜냐하면 대부분 변위가 나타나는 표시는 전체 antalgia 패턴의 일부분으로 해석되기 때문이다.

척추뒤굽음의 antalgia 관리 — 폄 원리 — 후방 변위 (Kyphotic antalgia management – extension principle – posterior derangement)

허리뼈 척추뒤굽음의 Antalgia 관리 — 폄 원리 — 후방 변위 (Lumbar kyphotic antalgia management – extension principle – posterior derangement)

허리뼈 척추뒤굽음의 antalgia(그림 15.6)가 있는 환자는 일반적으로 통증이 중앙에 있거나 대칭적이며 무릎 아래로 방사하지 않으면서. 통증이 중앙과 일치하는 후방 변위는 좀 더 외측의 관절 내지 신경학적 구조에 영향을 미치지 않는다.

역학적으로 방해 받지 않는 굽힘(굴곡, flexion)의 움직이는 면의 방향으로 동작이 일어나는 것과 끝 범위 모두

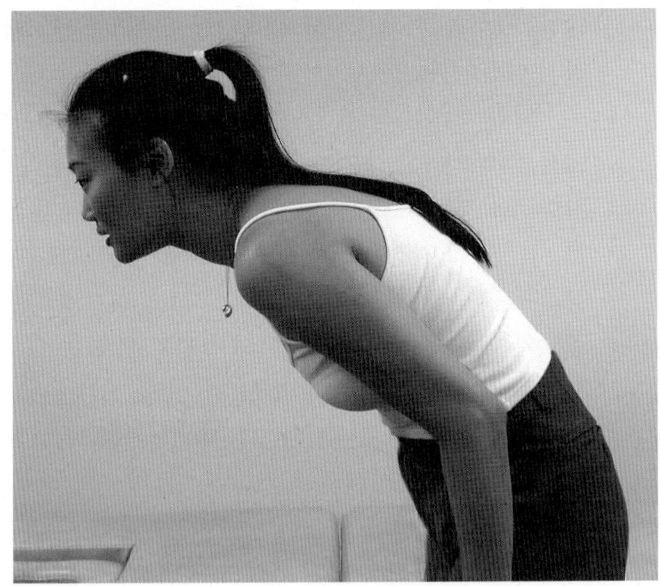

그림 15.6 허리뼈 척추뒤굽음의 Antalgia.

에서 유해한 반응이 나타난다. 폄(신전, extension)에서는 오로지 역학적으로 방해 받는 끝 범위에서만 반응이 있다. 폄에서 "동작이 일어나는 동안"에는 반응이 없는 것은 폄이 불가능 (폄이 일어나지 않으므로) 하기 때문이며 이는 역학적으로 방해 받는 폄의 끝 범위가 고정된 위치에 도달했다는 뜻이다.

환자는 개선되면서, 폄 동작이 가능하지만 여전히 역학적으로 방해받는 폄의 끝 범위에서의 지속적인 반응으로 인해 역학적으로 방해 받는다는 것이 겉으로 나타난다.

환자에게 허리뼈 척추뒤굽음(후만)의 antalgia가 나타나면, 첫 번째 단계는 척추의 중립(0° 굽힘)자세를 성취하는 것으로 이 자세는 곧게 서있는 자세에서 실행하기 어렵다. 환자는 antalgia를 다루기 쉬운 자세에서 이완하기 위해 배 밑에 받침 베개를 두고, 받침대(plinth)위에서 엎드린 자세(복와위, prone)로 눕는다(그림 15.7).

어느 정도의 시간이 경과 후, 베개를 걷어내고, 환자는 편평하게 엎드리게 함으로써(그림 15.8) 불편한 중앙화를 경험할 수 있다.

엎드린 자세 - 0° 굽힘〔굴곡(중립 자세)〕을 취한 후, 다음 단계는 폄으로 원상 복귀한다. 환자는 팔꿈치로 일으켜 세우고(그림 15.9), 잠시 동안 그 자세로 휴식하라고 요청 받는다; 다시, 불편한 중앙화의 증가를 경험하게 될지도 모른다.

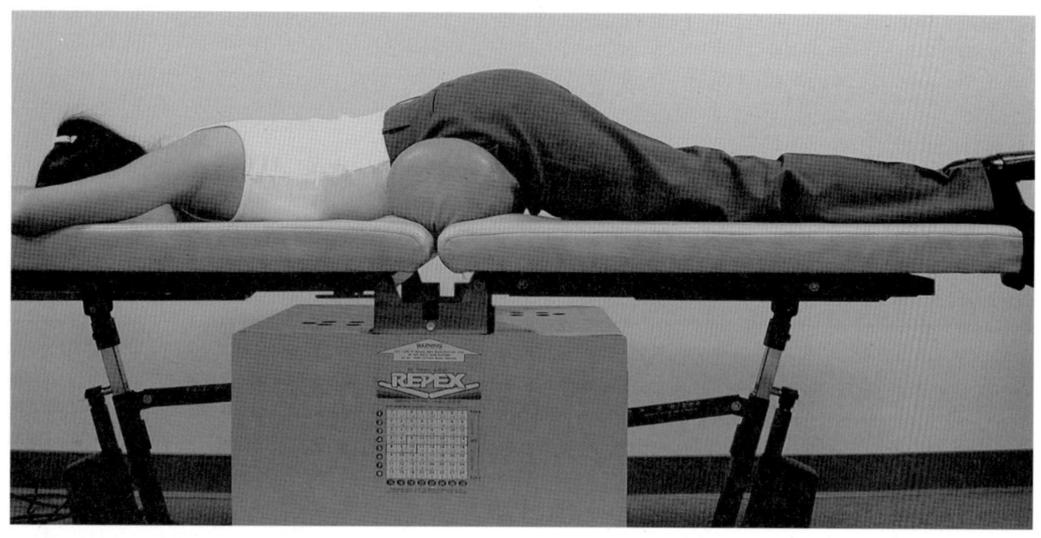

그림 15.7 받침 베개와 함께 받침대(plinth)위에서 엎드린 자세(복와위, prone)의 환자.

그 다음에, 환자에게 엎드린 자세에서 폄을 시행하도록 요구한다(그림 15.10).

팔굽혀 폄으로 설명되는 자세에서, 팔꿈치는 골반을 지나 몸통을 수동적으로 폄을 할 요량으로 내민다. 지시는 엉덩이를 이완하라고 한다. 왜냐하면 허리뼈를 굽힘하는 큰볼기근(대둔근, gluteus maximus)의 수축은, 폄을 방해하기 때문이다. 엉덩이를 이완하기 어려운 환자에게는, 외반슬(knocked-kneed)된 자세와 하지의 안짱다리(pigeon-goed) 자세가 큰볼기근을 신장하고-이완하는데 효과적이다.

환자에게 골반을 테이블로 "힘을 빼도록" 구두 신호를 보낸다. 폄의 끝 범위에서 순간적인 휴식/멈춤이 있은 후에 다시 시작 자세로 돌아간다. 운동은 대략 10번 정도 실행한다.

어떤 끝 범위 부하로 운동 또는 가동화를 수행될 때, 환자에게 불편함이 어떤 방법의 변화에서 느껴지면 이야기하도록 지시한다. 임상의는 그러한 변화가 동작이 일어나는 동안에 발생하는지 아니면, 끝 범위에서 일어나는 지에 대해 주의를 잘 기울여야 한다. 비록 가장 중요한 기준이 운동을 하고 난 후의 환자 상태이지만, 끝 범위의 부하는 주는 순간 무슨 일이 발생하는지 그리고 끝 범위의 부하는 주는 순간에 통증이 중앙화인지 말초화인지에 대한

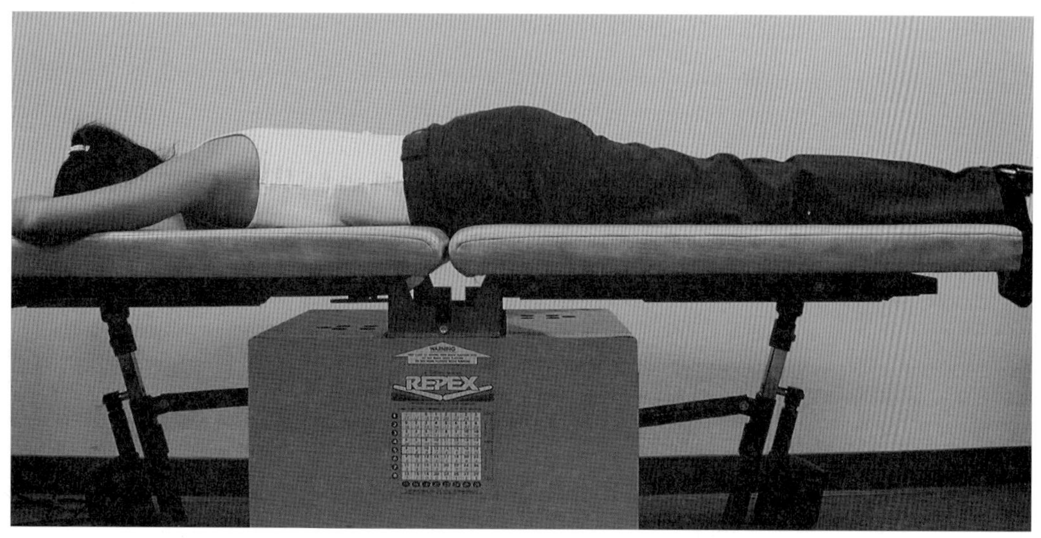

그림 15.8 받침대(plinth)위에서 엎드린 자세의 환자.

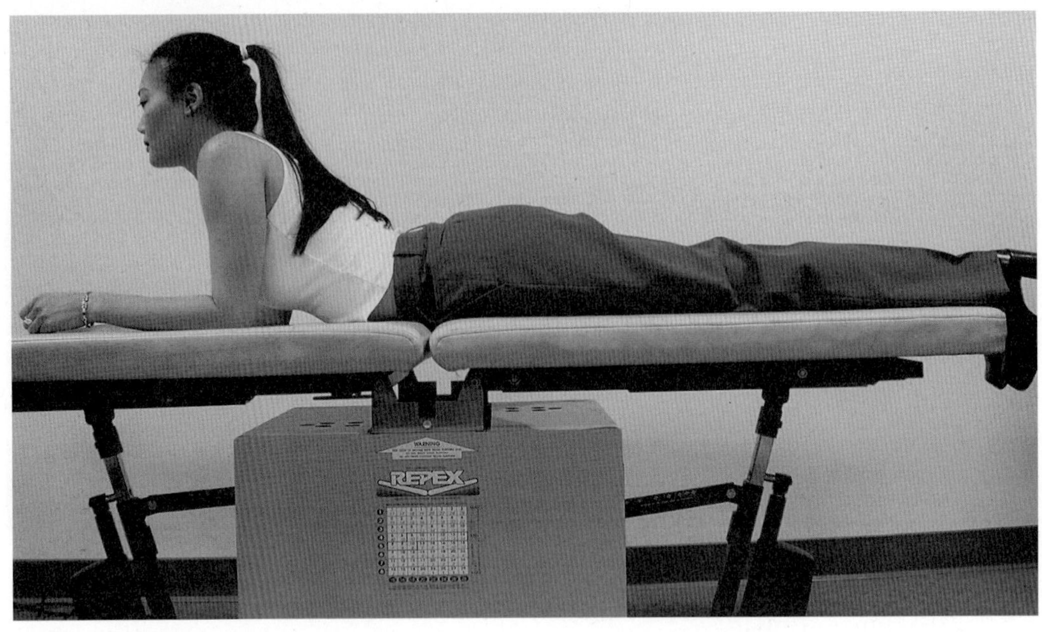

그림 15.9 팔꿈치로 엎드리기.

특별히 관심을 가져야 한다. 전조가 이롭든 해롭든 역학적으로 방해 받는 폄(신전, extension) 끝 범위에서의 중앙화 그리고/또는 말초화 반응은 끝 범위에서의 부하가 멈추면 느껴질 것이다.

증상이 더 중앙으로 모여지고 매번 폄 끝 범위가 부하가 감소하며 낙관적인 예후로 볼 수 있다. 사지로 방사가 매번 끝 범위에 이를 때마다 나타나면, 이것은 끝 범위의 부하가 현명한 전략이 아닐 수도 있음을 제기하는 것이다.

하루 또는 2일 내에, 환자가 엎드린 자세(복와위, prone)로부터 폄을 할 수 있으면, 엎드린 자세에서의 폄 외에도, 그에 대안적인 자가-치료로서 선 자세(그림

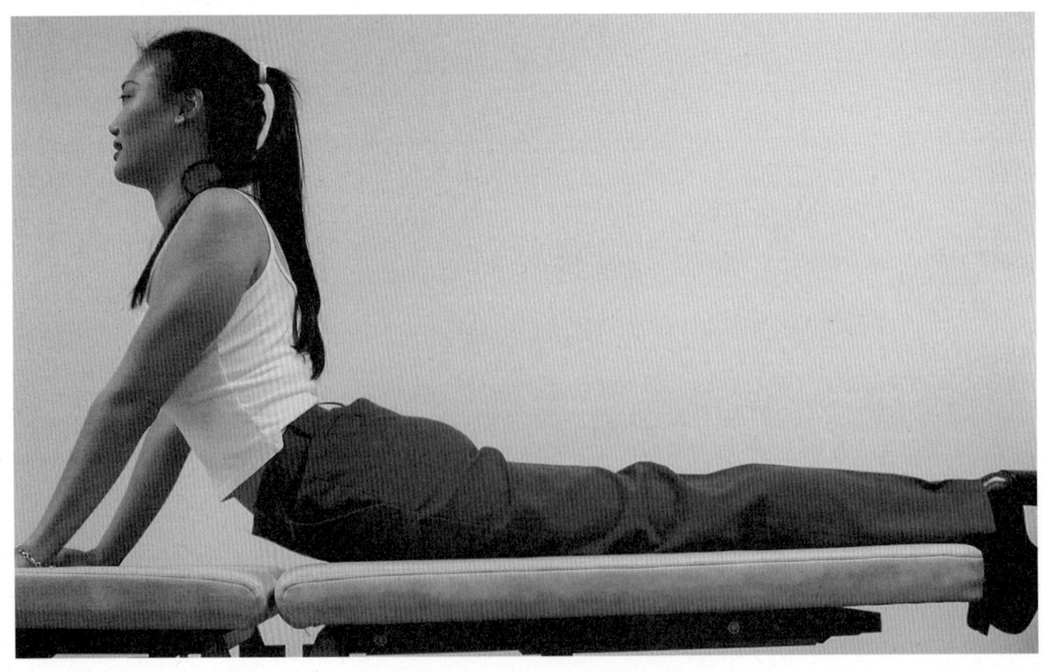

그림 15.10 엎드린 자세에서 폄.

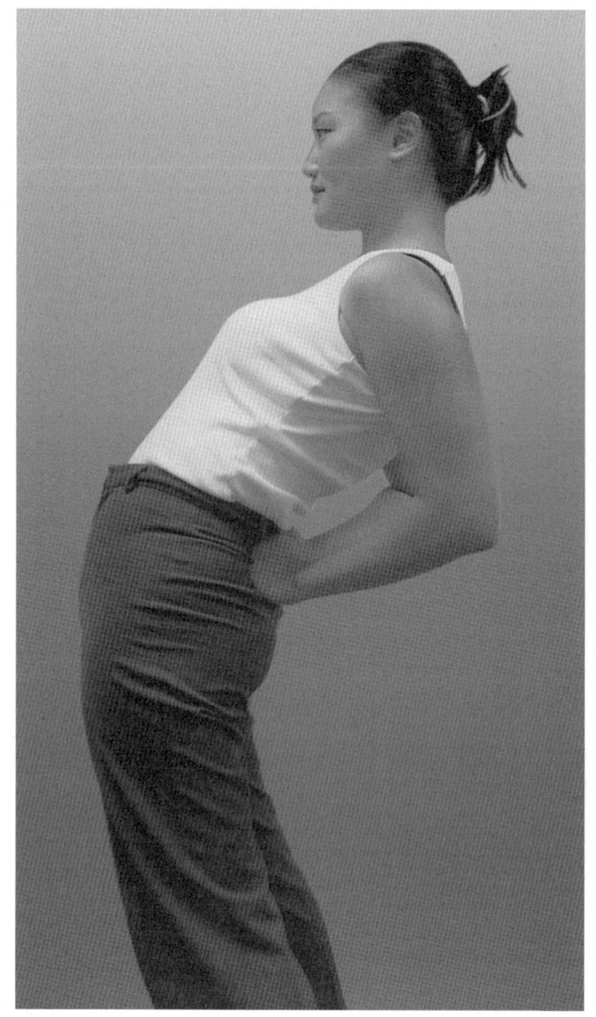

그림 15.11 선 자세에서 폄.

15.11)로 폄을 견뎌내고 이득을 얻게 된다.

유해한 굽힘 끝 범위를 피하고 허리뼈 앞굽음증(전만, lordotic)을 유지하는 자세 증후군 원칙이 이용된다. 후방 변위에 대한 자가-치료는 굽힘을 피하고 앉는 자세에서 허리뼈 앞굽음증을 유지하며(그리고 자세사이에서 변화를 만드는) 그리고 간헐적으로 엎드리든 선 자세(전자가 대개 더 효과적이다)에서건 폄의 끝 범위에 부하를 주는 것이다. 교육은 중앙화와 말초화 현상에 관하여 지도한다.

치료 목포 중 하나는 폄에서 완전범위 무통증을 획득하는 것과 후방 변위의 감소가 나타나는 것을 감지하는 것이다. 이 다음으로, 굽힘은 두 가지 이유로 재방문하게 된다. 그 첫 번째 이유는 굽힘이 더 이상 변위를 유발하지 않는 것이 확인하는 것이다; 두 번째는 치료 과정 중에 굽힘의 기능장애가 반흔 조직의 형성으로 발전할 것인지 굽힘을 회피할 것이지를 조사하는 것이다. 그것이 여전히 후방 변위를 촉진하는 힘이 있다고 결정되면, 계속적으로 굽힘을 피해야 한다. 반응 패턴이 굽힘 기능장애와 일치하였다면, 굽힘을 따를 수 있을 것이다. 기능장애를 바로 잡기 위한 굽힘 부하는 후방 변위의 최근 감소가 그 방법으로 유지되는 것을 확보하기 위하여 예방적 척도로서 폄을 따를 것이다.

목뼈 급성기 척주뒤굽음증의 antalgia 관리 — 폄 원리 — 후방 장애
(Cervical acute kyphotic antalgia management – extension principle – posterior derangement)

목뼈 뒤굽음증성 antalgia(그림 15.12)는, 환자에게 수동적인 축 견인으로 소개되어 추가적인 부하를 주지 않고 바로 누운 자세(앙와위, supine)에서 부하를 제거한다. 이것이 "기민함"이 수반되더라도, 환자는 그와 유사한 기술과 같이 자가-치료로 곧 사용할 수 있을 것이고, 임상 매뉴얼 방법으로 환자가 "진행"하도록 사용 · 대체 가능할 것이다.

환자는 antalgic 자세에서 처음으로 편하게 만들어진다. 바로 누운자세(앙와위, supine)에서 환자의 머리는 굽혀진 antalgic 자세를 받쳐주는 베게 위에서 안정시킨다.

굽힘(굴곡, flexion) 0°를 이루기 위해, 수동적인 축 견

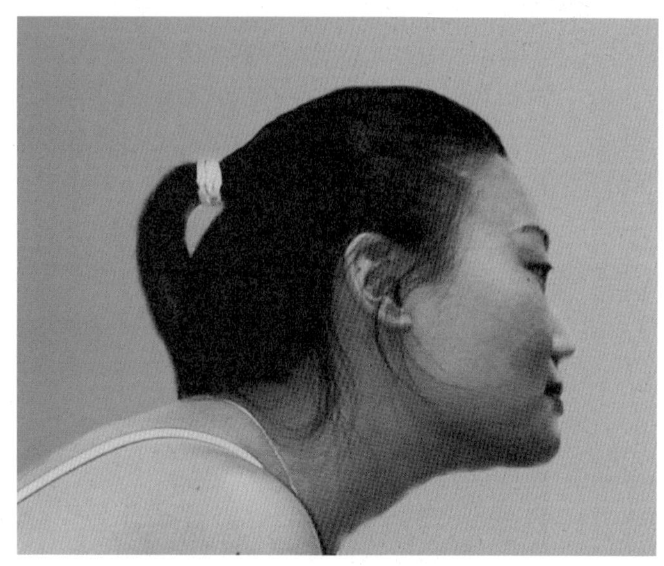

그림 15.12 목뼈 뒤굽음증성 antalgia.

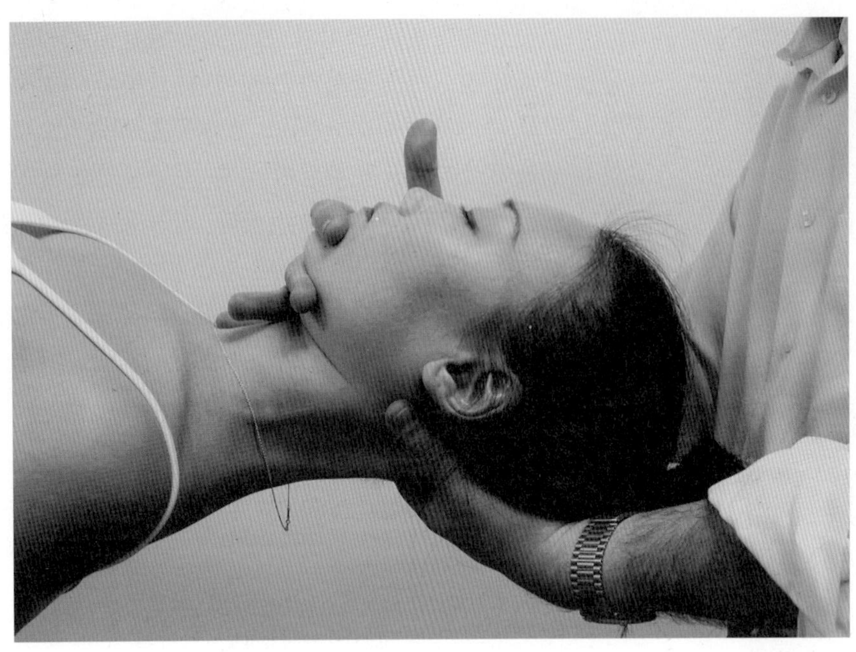

그림 15.13 바로 누운 자리에서 도수 목 견인.

인을 사용한다(그림 15.13).

치료사는 한 손의 검지와 중지를 턱의 앞 쪽과 아래쪽에 각각 둔다. 다른 손은 엄지와 검지를 후두부의 아래쪽에 접근시킨다. 치료사는 입을 가만히 다물도록 말하는데(꽉 다무는 것이 아님) 이것은 이로 혀를 깨무는 것을 막거나 악관절의 불안전성을 막는 것이다. 그리고 나서 축 견인을 antalgia 굽힘의 벡터를 따라 적용한다. 축 견인을 유지하는 동안 하부 목뼈 뒤굽이와 머리의 중립, 목 위치의 시작 범위를 달성하기 위해 목뼈의 재견인을 아주 천천히, 부드럽게 반복적인 방법으로 시행한다(그림 15.14).

각 반복의 시작점과 재견인의 끝 범위에서 잠깐의 휴식이 생긴다. 적당의 정도는 중앙화와 말초화의 의도에 따라 알게 된다.

다음으로 폄(신전, extension)은 뒤로 당겨지게 된 위치에서 가르쳐준다. 폄은 가능한 빨리 시작한다. 재견인

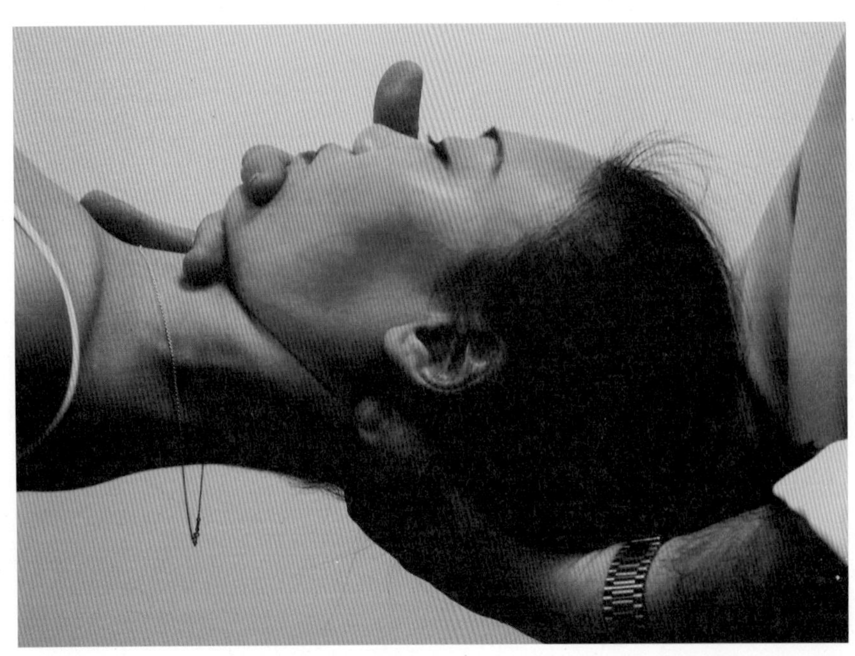

그림 15.14 바로 누운 자세에서 앞굽음을 유도하기 위한 도수 목 견인-재견인.

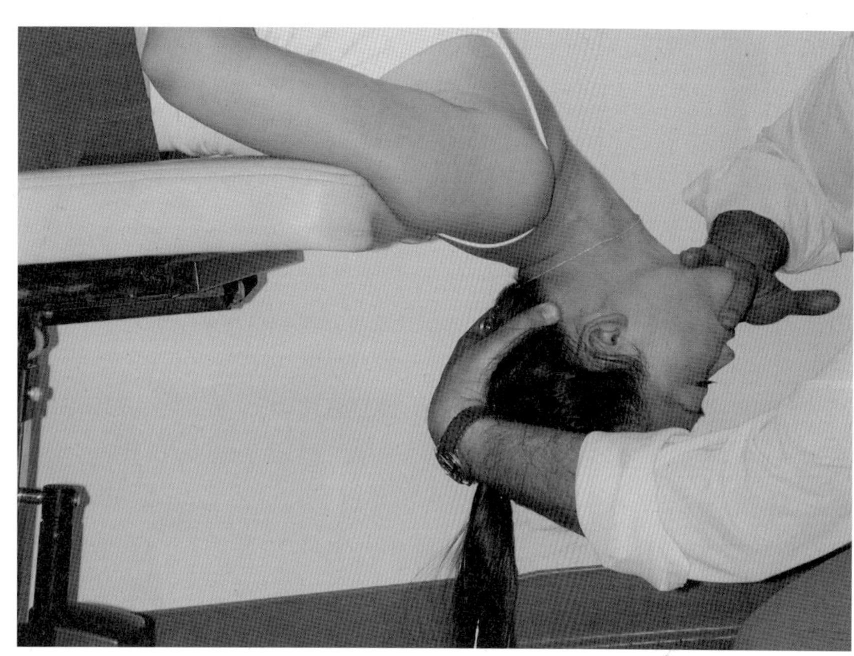

그림 15.15 바로 누운 자세에서 도수 목 견인-재견인-펴기.

의 힘은 빼고, 축 견인 힘은 계속 유지한 채 시작한다.

항상 그렇듯이 중앙화와 말초와 현상은 적당한 정도로 증명된다. 머리와 목은 참을 수 있는 범위 내에서 폄시킨다. 각 반복 때마다 좀 더 폄시킨다. 폄의 가장 끝 범위에서는 폄을 조금 더 시키기 용이하게 하기 위해서 머리를 살짝 부드럽게 회전시킨다.

항상 그렇듯이 환자로부터 끝 범위와 움직임이 일어나는 동안 무엇이 발생했는지 피드백을 얻는 것은 평가를 위해 필수적이다. 끝 범위에서 반응은 특별한 관심을 갖는다.

환자는 자신이 할 수 있는 정도의 자가-치료 운동을 어떻게 수행하는지 보여주고, 추가로 앉은 자세에서 재견인-폄을 통한 견인도 포함한다(그림 15.16).

앉은 자세에서의 목뼈 재견인을 위해 머리 높이를 유지하는 것을 가르쳐 주는 것은 머리 끄덕임을 피하는데 도움이 된다. 허리뼈 앞굽음증(전만, lordotic)을 유지하는 것은 앉은 자세에서 목뼈의 재견인 혹은 폄의 끝 범위 부하를 주는데 있어서 최고의 성취를 이룰 수 있도록 도와주는

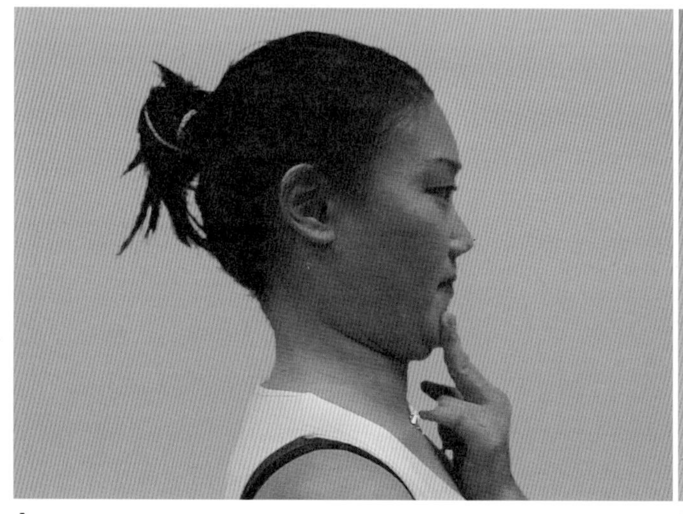

A

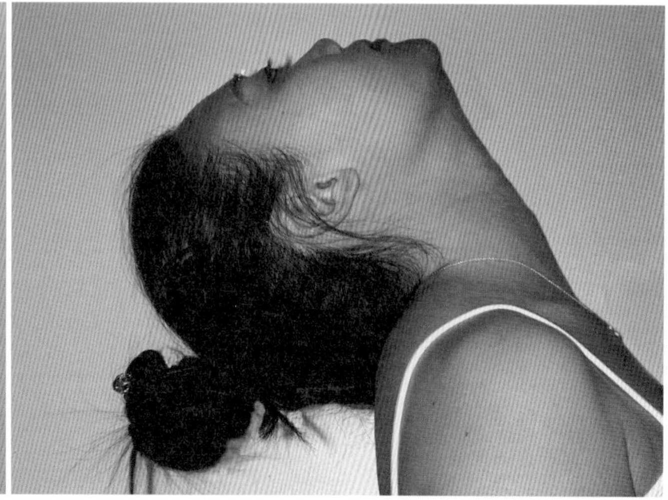

B

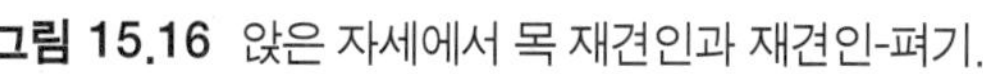

그림 15.16 앉은 자세에서 목 재견인과 재견인-폄기.

필수 요소이다. 앉은 자세에서의 폄은 뒤로 당겨진 자세로 시작되어서 신전 끝 범위에서 최대한 성취를 이룰 때까지 수행되어진다. 폄을 가르쳐주고 재견인은 유지되지 않으므로(재견인이 "사라짐") 끝 범위에서 폄이 조금 더 일어나기 위해서는 부드럽게 약간의 회전을 실행한다.

허리뼈 앞굽임증의 antalgia 때 자가-운동에는 자세 사이에 변화를 주거나 앉아있는 동안 굽힘(굴곡, flexion)을 피하고 허리뼈를 유지하고 목뼈를 앞굽임시키는 원리들이 굽힘 자세 증후군 치료에 포함된다. 하루에 주기적으로 목뼈 재견인 폄이 수행되어야 한다. 교육으로는 중앙화와 말초화를 가르쳐준다.

허리뼈 관련하여, 통증이 완전히 제거된 폄과 굽힘의 성취에 이어서 굽힘이 여전히 변위를 유발하는지 확인하기 위해 또는 굽힘 기능장애가 굽힘 회피 때문에 발생했는지 다시 확인될 수 있다. 후방 변위을 조장했다고 판단되면 굽힘은 지속적으로 회피해야 한다. 반응 패턴이 굽힘 기능장애와 일치했다면 굽힘은 지속될 수 있다. 또 후방 변위의 감소를 확보하기 위한 예방법이 현재 그런 방법에 머물고 있기 때문에 폄이 뒤따를 수 있다.

급성기 관상 Antalgia 관리; 외측-그 다음-폄 원리 — 관련된 후방-외측 변위
(Acute coronal antalgia management: Lateral-then extesion principle - relevant postero-lateral derangement)

한 쪽과 사지 증상들이 점점 시상 antalgia보다 관상 antalgia로 공통화 되고 있다.

허리뼈의 뒤굽이와 목뼈 antalgia에서 부하를 주지 않는 방법들은 목뼈 관상 antalgia(급성 사경) 초기 치료에 사용되곤 한다. 그러나 부하를 주지 않은 방법들은 허리뼈 관상 antalgia를 위해 필수적이다. 급성 허리뼈 옆굽음증(측만증, scoliosis)은 부하가 효과적으로 들어간 선 자세에서 종종 바로 잡혀지는데 이는 부하가 없을 때보다 더 효과적인 해결책이 되기도 한다.

뒤굽음증(후만증, kyphosis)의 antalgia 때 급성기 관상 antalgia는 시진으로 확인된다. 관상 antalgia들[허리뼈 옆굽음증 혹은 목뼈 기운목(사경)]은 뒤굽음증의 antalgia와 연관되든지 안되든지 한다. 뒤굽음증 요소가 보이든 안보이든 관상 antalgia의 치료 진행은 폄 면에서 움직임의 회복에 의해 antalgia (관련된 외측 요인)반대 측 관상면에서 움직임 회복의 두 가지 단계가 포함된다. 진행은 외측-그 다음-폄 원리이다.

관상 antalgia 시 antalagia의 반대 방향(즉, 관련된 외측 요인의 제거)에서 관상 움직임의 회복 전에 폄의 끝 범위에서 부하가 걸린 다면 환자는 고통스러울 것이다. 그러나 antalgia 반대 방향면 관상 움직임의 회복 후 폄 끝 부분의 부하는 고통에서 편안함으로 바뀐다. 사실 참을성 또는 이득으로부터 폄이 진행됨을 알 수 있다.

예를 들어, 허리뼈와 목뼈 관상 antalgia 환자를 생각해 보자. 오른 쪽에 통증이 있고 왼쪽으로 관상 antalagia, 이는 오른쪽 후방 외측 변위로 해석된다. 목표는 첫째로 관상 움직이는 면의 방향으로 움직임의 회복(즉, 변위의 오른쪽 외측 요인의 감소)이고, 그 다음으로 폄의 회복(유지되는 후방 변위 줄이기)이다.

허리뼈 급성기 옆 굽음증의 Antalgia 관리
(Lumbar acute scoliosis antalgia management)

급성 허리뼈 옆굽음증이 있으면, 외측 이동과 옆쪽의 활주가 유용하게 사용된다. 외측 이동이란 용어는 antalgia와 같은 의미이고, 골반 위의 몸통의 관상 변위의 왼쪽, 오른쪽 방향에서 언급되었다. 어떤 사람은 왼쪽 antalgia도 있으면서 왼쪽 외측 이동도 있다(그림 15.17).

외측 이동이 관상면의 위치에서 언급되었다면, 옆쪽의 활주의 위치로부터 가까이 가거나 멀어지는 "움직임"이다. 옆쪽의 활주는 어깨의 높이를 유지한 채 골반에서 몸통의 움직임과 연관된다.

왼쪽 외측 이동인 환자에게, 문제를 찾기 위한 첫 번째 시도는 벽에 기대어 미끄러지듯 측면을 움직이는 것이다. 그것은 주추(받침)가 필요없이 선 자세에서 부하를 줌으로 자가-교정 할 수 있게 한다(그림 15.18).

왼쪽 외측 이동 환자는 몸의 왼쪽 면을 벽으로 향하여 선다. 왼 팔꿈치의 내측 관절융기를 겨드랑이 라인의 왼쪽 갈비뼈에 붙인다. 환자는 팔꿈치의 외측 관절융기를 벽을 향해 기울인다. 발은 벽으로부터 조금 벌린다. 오른손은 오른쪽 엉덩뼈 상위면에 붙이고, 통증이 나타날 때까지 골반을 벽 쪽으로 민다. 이 끝 부분 범위에서 부하를 잠깐 유지한다.

그리고 나서 골반을 다시 불안을 참을 수 있었던 첫 번

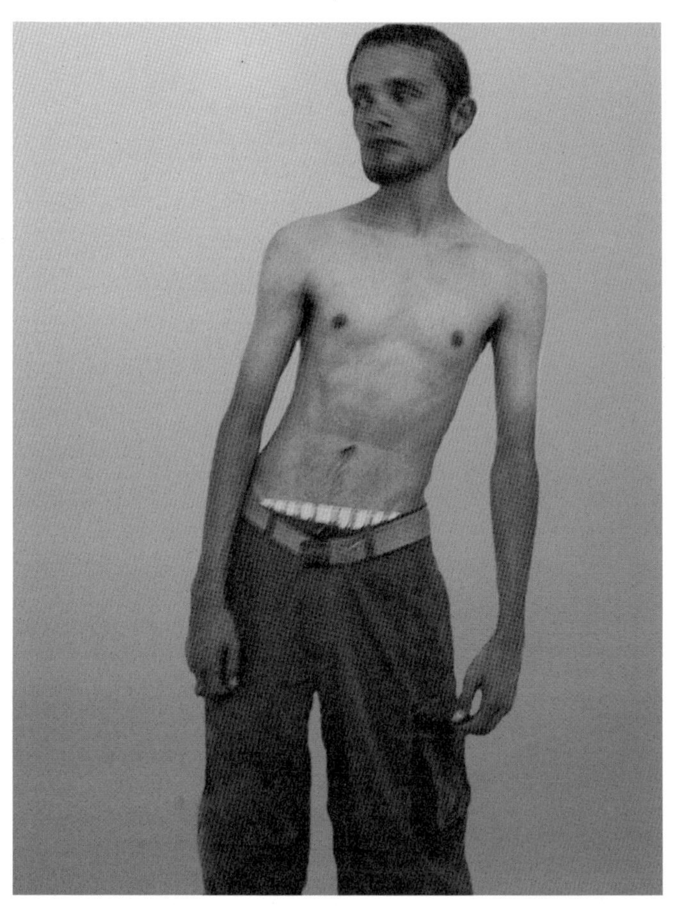

그림 15.17 왼쪽 허리의 외측 이동.

째 포인트까지 뒤로 뺀다. 거기에서 잠깐의 휴식과 순서의 진행이 반복된다. 각 반복마다 벽으로 더 진행된다.

만약 향상되고 있다는 말을 들으면, 폄(신전, extension)은 antalgia 반대 관상 움직임의 끝 범위에서 시행한다. 그러나 몇몇 환자들은 며칠이 지나도 폄에서 이득을 얻지 못할 수도 있는데 옆쪽 활주를 잘 견딜 수 없으면 굴곡을 10° 정도 하여 방법의 변화를 주어 이득을 얻는다. 진행될수록 환자는 폄의 치료와 참음과 이득을 도출하기 위해 굽힘이 필요 할 것이다.

환자가 벽을 이용하여 옆면 활주와 관상면 끝 범위 움직임을 통해 적당한 성과를 이루지 못했다면, 치료사가 성과를 얻기 위해 과도한 요구를 한 것이다. 벽으로부터 이득이 없다고 판명되면, 치료사는 옆면 활주를 수동적으로 주어야 한다. 실제로 치료사의 팔을 벽으로 대용하는 것이다(그림 15.19).

환자는 벽을 어깨 넓이로 벌리고 왼팔을 벽에 대항하여 기울여 선다. 치료사는 환자 왼쪽에 서서 환자의 관상면과 등 뒤와 앞의 삼-점(three-point)자세로 위치한다. 치료사의 목/어깨의 각은 환자의 왼쪽 팔꿈치 위로 접촉시킨다. 환자를 감싸 안고, 손은 오른쪽 엉덩뼈(장골)능선 아래로 깍지를 낀다. 치료사는 관상면에서(깍지 낀 손)골반을 당기고, 몸을 밀면서 움직임을 준다(목과 어깨의 각으로 팔에 대고). 거울의 사용은 외측 굴곡에 반대하여 옆면 활주 교정 시 어깨 높이를 유지하도록 도움을 준다. 벽 옆면 활주 때, 반대쪽 활동은 굽힘의 약간 정도를 위해 필요하다. 벽 옆면 활주시에 큰 효과를 경험했다면 antalgia 반대 방향에서 관상면 끝 범위의 점에서 폄이 더 일어난다. 이렇게 하려면 환자는 오른손을 치료사 오른쪽 손목 위로 놓아 뒤로 기울일 때 받침점으로 쓴다.

선 자세의 옆면 활주 방법이 효과가 없으면, 엎드린 자세에서의 폄은 외측 이동 자세부터 검사한다. 환자는 왼쪽 외측 이동하고, 이것은 오른쪽 외측 이동 위치로부터 엎드려 폄이 된다(그림 15.20).

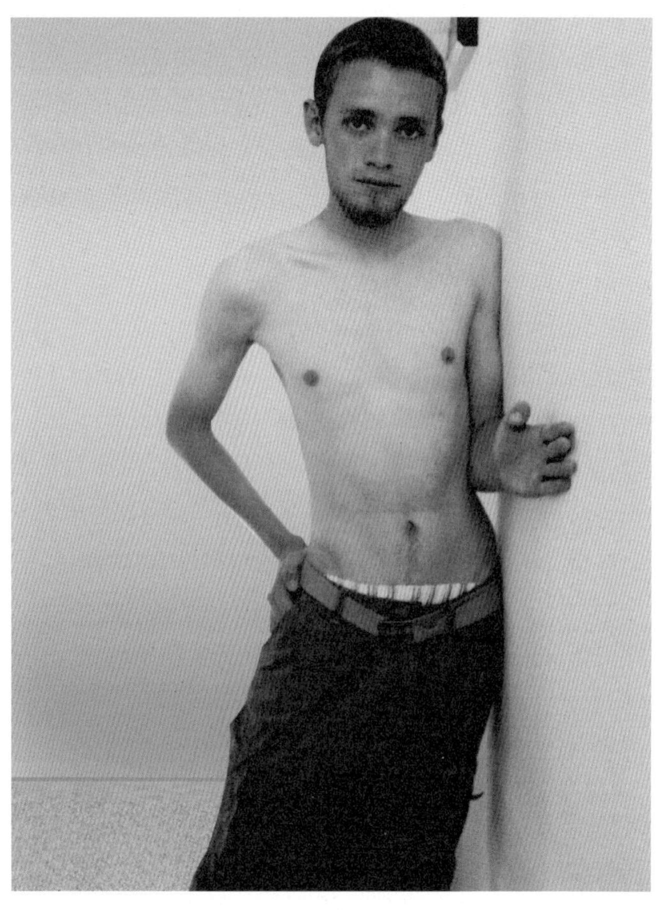

그림 15.18 왼쪽 외측 이동을 교정하기 위해 벽에 대항하여 우측 측면으로 활주하기.

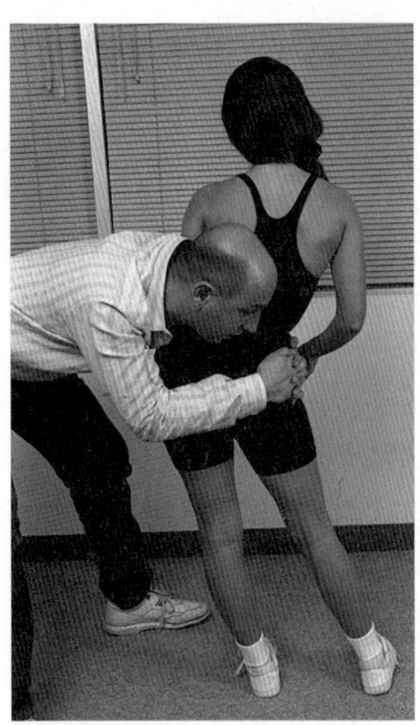

그림 15.19 왼쪽 외측 이동을 교정하기 위해 치료사의 보조로 우측 측면으로 활주하기.

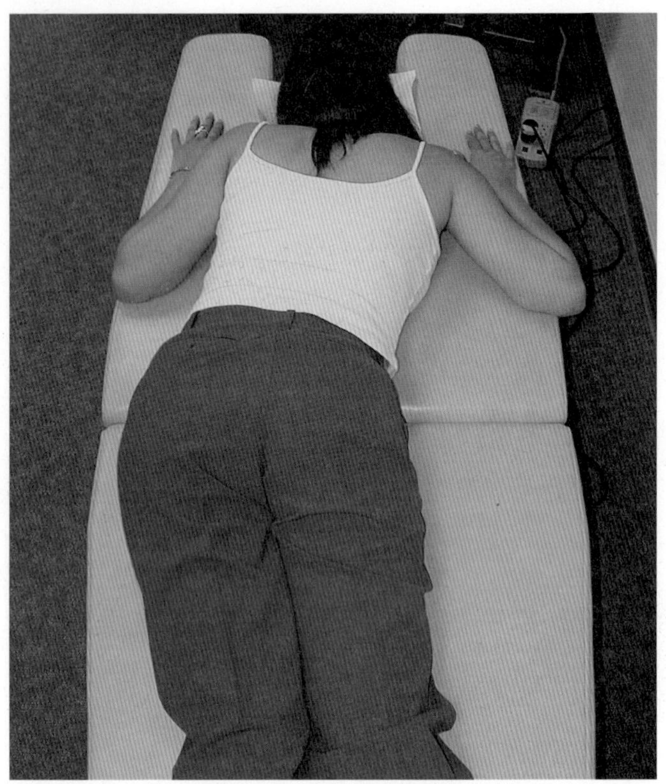

그림 15.20 왼쪽 외측 이동을 교정하기 위해 오른쪽 외측 이동된 자세에서 엎드려 펴기.

엎드린 자세에서의 골반은 관상 antalgia 반대 방향에서 관상 끝 범위에 위치된다. 환자는 골반을 왼쪽으로 두고(몸통에서 오른쪽 외측 이동은 지금 골반의 오른쪽에 있는 것이다), 엎드려서 폄은 오른쪽 외측 이동 위치에서 시작된다. 이득은 한 번 수행한 운동의 능력만큼 antalgia가 줄어든 중앙화로 판명된다.

자가-치료에는 굽힘(굴곡, flexion) 자세 증후군 원리의(자세들 사이에 변화를 바꾸고 앉아있는 동안, 굽힘을 피하고 허리뼈 앞굽음증을 유지함) 사용이 포함되며 주기적으로 관상면 끝 범위의 부하를 주면서 수행한다. 비록 폄 끝 범위 부하에서 이득을 못 얻고 또는 불편하지만, 최소한의 앞굽음증(전만, lordotic)(폄 위치의 시작 범위)은 견뎌내고 해로운 굽힘은 피한다. 중앙화와 말초화의 교육은 계속 이어진다.

관상 antalgia가 나타나는 반대쪽 관상 움직임 면 방향에서 움직임의 회복 후에 자가-치료는 후방-외측 변위의 관련된 외측 요인 흔적이 감소된/제거된 후방 변위에 대한 폄 원리를 사용함으로써 계속된다.

목뼈 급성 기운목 Antalgia 관리 (Cervical acute torticolis antalgia management)

관상면에서 허리뼈 옆굽음증, 목뼈 antalgia(즉, 사경)(그림 15.21)은 뒤굽음증의 antalgia와 연결되있거나 그렇지 않을 수 있다. 허리뼈 옆굽음증 시에 뒤굽음증 요소가 눈에 보이든 그렇지 않든, antalgia의 반대 방향 관상면 움직임은 회복된다. 폄의 원리는 검사되어진다. 목뼈 급성 뒤굽음증 antalgia시에 축 견인은 무엇인가를 얻기 위해서 시행된다. 곧 바로 치료의 중요성은 임상적으

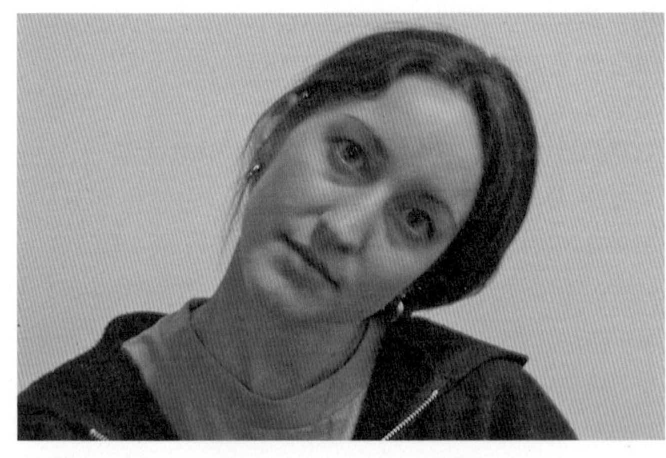

그림 15.21 사경: 왼쪽 관상면 atalgia가 표현되었다.

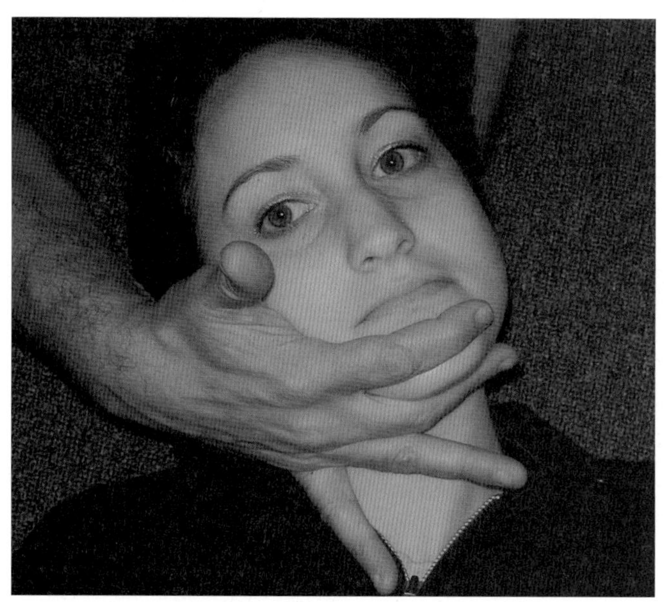

그림 15.22 왼쪽 사경의 교정.

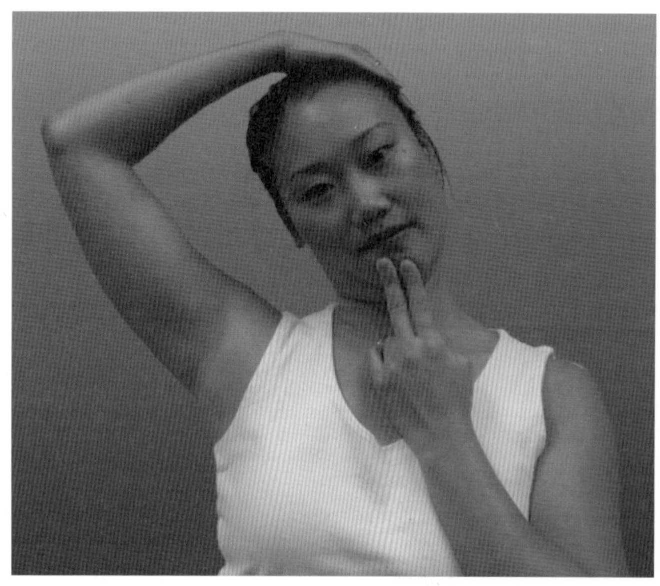

그림 15.23 앉은 자세에서 관상면 동작을 회복하기 위한 목의 재견인/외측 굽힘

로 사용되어지는 기법을 환자를 위해 옮기는 것이다.

환자는 바로 누운 자세에서 머리는 편하게 베게 위에 놓아둔다. antalgia 쪽으로 하지 않는다. 치료사는 목뼈 뒤굽음증의 antalgia 때와 같이 접촉을 한다. 첫 번째로 antalgia 방향으로 축 견인을 적용한다. 축 견인을 유지하는 동안 외측 굽힘 움직임이 행해진다. antalgia 반대 방향으로 통증이 나타나서 방해가 될 때까지 하고, 그 포인트에서 잠깐 멈춘다(그림 15.22). 그리고 나서 치료사는 처음 통증을 견딜 수 없던 지점에서 살짝 뒤로 빼서 움직임을 멈춘다(유지된 견인을 통하여). 그리고 순서를 반복한다. 각 반복마다 antalgia 반대 방향에서 외측 굽힘(굴곡을 얻는다. 외측 굽힘을 실패하면, 회전의 두 종류의 움직임이 같은 방법으로 사용된다.

허리뼈에서, 폄(신전, extension) 회복에 대한 너무 빠른 시도는 방해가 될 수 있다. 허리뼈에서 익숙하지 않는 시도는 폄 회복에 좋지 않다. 허리뼈와 같지 않은 외측과 폄이 합쳐져 있는 움직임에는 사용하지 않는 것이 좋다. 허리뼈의 경우에 때때로 외측 움직임을 회복할 때 목뼈 관상 antalgia의 굽힘 정도가 유지되어야 함을 필요로 한다. 허리뼈에서 antalgia의 반대 방향에서 관상면 움직임의 회복 다음에 폄 끝 부분 부하는 유해함에서 이득으로 전환한다. 항상 부하에 대한 적합성을 중앙화와 말초화에 의해 판명된다.

환자 자가-치료에는 굽힘 자세 증후군 원리를 활용할 뿐만 아니라, 스스로 할 수 있는 관상 antalgia 반대 방향에서의 외측 굽힘 움직임까지도 포함한다. 교육에는 중앙화와 말초화도 가르친다. 첫째로 외측 굽힘은 가능한 바로누운자세에서 베개에 머리를 받친다. 환자는 진행됨에 따라 수행과 이득을 위한 능력을 앉은 자세에서 외측 굽힘 움직임, 머리와 목을 뒤로 당겨진 위치에서 이득을 얻는다(그림 15.23).

관상 antalgia 반대 쪽 관상면 움직임 방향 끝 부분의 성취한 다음에 급성 뒤굽음증의 antalgia 요소가 보이든 보이지 않든 치료의 진행은 펴기의 원리이다.

급성기 척추앞굽음증의 Antalgia 관리 — 굽힘 원리 — 전방 변위

(Acute lordotic antalgic management – Flexion principle – Anterior derangement)

> **임상적 문제**
>
> 일상생활(오래 앉아있거나, 구부리기)에서 목뼈하부와 허리뼈하부 굽힘의 스트레스 요인을 생각해보자. 굽힘과 같은 하부목뼈와 하부허리뼈 증상의 치료는 규칙보다는 예외적이라는 말이 있다. 우리의 경험 속에서 펴기(신전)을 요하는 상태보다 굽힘을 요하는 상태가 더 적다.

뒤굽음증성과 관상 antalgia는 허리와 목 부분에 "기형" 비슷하게 발생한다. 앞굽음증의 antalgia는 허리뼈에서는 발생하지만, 목뼈에서는 발생하지 않는다. 그럼에도 불구하고, 굽힘(굴곡, flexion) 끝 범위 부하 방법이 쉬운 목뼈증상을 호소하는 환자들은, 물론 가시적인 antalgia의 결핍을 제외하고는 급성기 허리뼈 앞굽음증의 antalgia를 호소하는 환자로부터 부하에 역학적이고 증상적 반응과 같은 반응을 많이 보인다.

게다가, 허리뼈 앞굽음증 antalgia는 독특한 특징을 갖고 있다. 그러나 대부분의 하부허리뼈에서 급성 허리뼈 뒤굽음증에 폄(신전, extension) 원리는 효과가 없고, 급성기 뒤굽음증의 antalgia에 굽힘 원리를 보인다(그림 15.24).

도수 물리치료사들은 보통 폄 끝 범위 부하를 증진시키기보다 굴곡(굽힘) 끝 범위를 증진 시키는데 더 숙련돼있다. 전형적으로 이러한 능력은 늘리기(신장)가 필요하거나 증상이 비정상적인 근육들에 사용함으로 얻어져왔다. 전면 척추 내 디스크 공간 안에 축적된 (수핵물질) 후면의 외측-관절 구조의 유연성을 증진시키는 것과는 대조적인 것으로, 더욱 중심부에 그 물질(수핵물질)을 되돌려 놓기 위해 디스크 내 변위된 수핵 물질을 압축시기기 위해서 McKenzie 방법은 굽힘(굴곡, flexion) 부하 방법을 더 자주 사용 한다. 그림 15.25와 15.26은 허리뼈 굽힘과 목뼈 굽힘 전략을 보여준다.

자가-치료에는 중앙화와 말초화 교육도 포함된다. 그러나 굽힘 자세 증후군 치료 원리는 제외한다. 왜냐하면 굽힘은 불이익이 아니다. 환자에게 어떤 폄 끝 범위의 습관적 부하 또는 "McKenzie 엎드린 자세에서의 폄"을 포함하는, 물질에 대한 어떤 폄(신전) 끝 범위 부하는 하지 않도록 권유한다.

■ 결론 (Conclusion)

McKenzie 방법은 임상적으로 굽힘의 최소화와 간헐적인 폄의 추구로부터 척추의 증상이 이득을 얻는 중요함을 말한다. 우리의 삶을 굽혀진 자세로 보내는 시간이 대부분이기 때문이다. McKenzie 방법은 한 움직임 면 방향에서의 부하가 급성기든지 아급성기든지 다른 어떤 움직이는 면의 방향의 부하보다 더 이득이라 한다. 이는 최근 검토된 문헌에서 확인되었다.

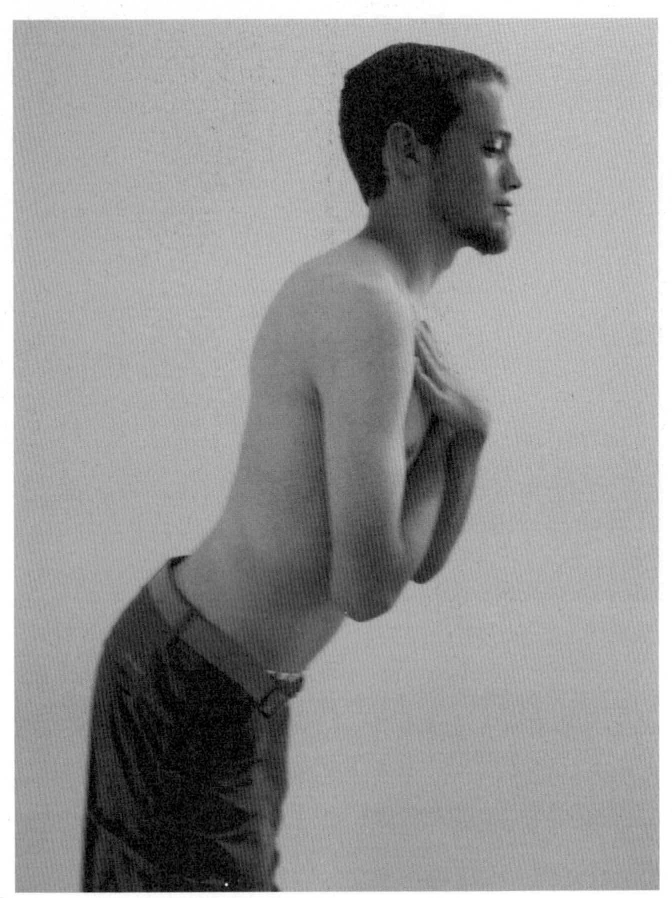

그림 15.24 허리 급성 뒤굽음증 atalgia : 굽힘 경향.

Snook[8]은 이른 아침에 고통을 줄이고 만성적, 특별하지 않은 요통이 있는 허리뼈 굽힘 조절에 대해 시범을 보였다. McKenzie는 대부분 환자의 요통을 줄이기 위해 굽힘을 피하라고 말한다. 새벽에 굽힘은 특별하게 감지된다. 왜냐하면 부하가 없는 밤에 디스크 내 수핵 물질에 의한 액체의 흡수 때문이다. 이론적으로 환자가 수핵 물질의 후방 변위가 있다면 액체의 흡수는 디스크 내 압력을 만들고 더 쇠약하게 만든다.

Larsen, Weidick and Leboeuf-Yde[3]는 McKenzie법 디스크 이론들을 포함해서 back/ergonomic 학파와 관련한 허리뼈의 엎드린 자세의 폄을 이용하여 저렴한 비용으로 군에 복무하는 중에 유행하는 척추문제를 줄이는 것과 건강관리 서비스 활용이 가능할 수 있다.

군인들에게 McKenzie 방법 폄 원리를 가르친 결과 좋은 반응을 얻었다(하루 동안 주기적으로 허리뼈 앞굽음증

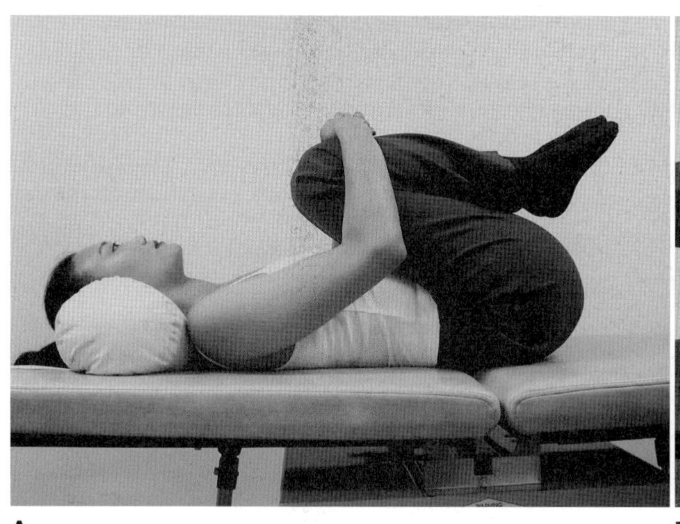

A

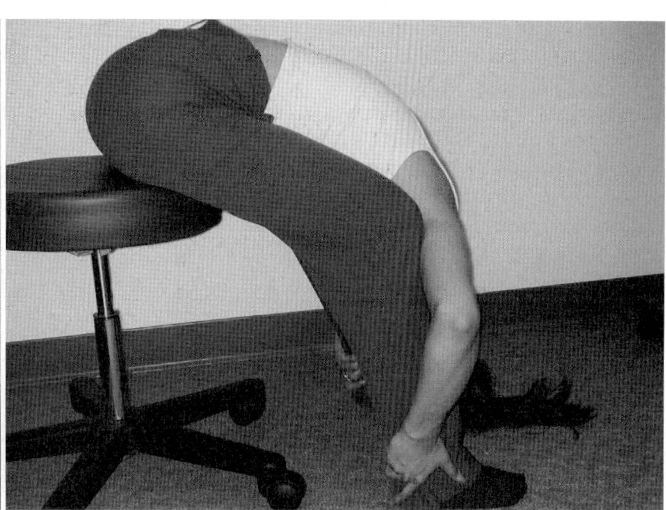

B

그림 15.25 허리굽힘의 증진.

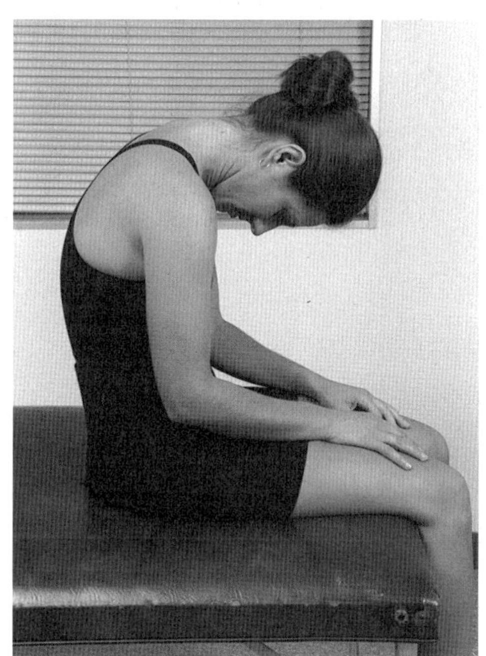

그림 15.26 목굽힘의 증진.

몸통 역학과 엎드린 자세의 폄을 실행했다).

Long, Donelson, and Fung[4]은 McKenzie 평가로 더 선호하는 방향을 가진(요추 굽힘, 폄 또는 옆 구르기/회전 테스트를 반복적으로 실행에 고통에서 즉각적이거나 지속적으로 개량된) 급성, 아급성, 만성 요통환자들의 큰 하부 집단들을 확인 할 수 있음을 보여주었다. 더 선호하는 쪽의 방향에 상관없이, "대조되는 운동 처방의 반응은 크게 다르다". 환자에게 맞고 더 선호하는 방향의 운동은 통증과 약의 사용을 줄이고 장애와 회복의 정도, 낙담, 일을 방해하던 결과에서 개선된다. 평가를 한 312명 중 53.5%가 순수한 시상 폄이 더 선호하는 방향임을 증명했고, 나머지 사람들은 다른 면에서 외측 이동 자세 또는 움직임으로부터 엎드린 자세의 폄이 요구됐다. 그러므로 대부분의 환자들은 그들이 선호하는 부하 방법에 대한 폄 요인들이 필요하다.

확인 과정
본 장의 학습목표 자가 점검

- McKenzie 방법에 의해 3가지 증후군은 무엇으로 정의되는가?
- 움직이는 동안 그리고 끝 범위에서 각 증후군의 반응은 어떠한가?
- 각 증후군에 대한 끝 범위 부하를 피하거나 추구하는 역할은 무엇인가?
- McKenzie 방법에 따라, 앉은 자세와 선자세 또는 반대일 때 불편함이 증가되는 것을 경험한 환자가 가능한 이유는 무엇인가? 각 증후군과 증상을 설명하는 특수형에 대해 생각해라.

■ 참고문헌 (Reference)

1. McKenzie Institute International home page http://www.mckenziemdt.org. Accessed May 9, 2005.
2. Literature Relevant to the McKenzie Method® http://www.mckenziemdt.org/libResearchList.cfm?pSection=int. Accessed May 9, 2005.
3. Larsen K, Weidick F, Leboeuf-Yde C. Can passive prone extensions of the back prevent back problems? A ran-

domized, controlled intervention trial of 314 military conscripts. Spine 2002;27(24):2747–2752.

4. Long A, Donelson R, Fung T. Does it matter which exercise? A randomized control trial of exercise for low back pain. Spine 2004;29(23):2593–2602.
5. McKenzie R. The Cervical and Thoracic Spine Mechanical Diagnosis and Therapy. Waikanae, New Zealand: Spinal Publications, 1990.
6. McKenzie R, May S. The Lumbar Spine Mechanical Diagnosis & Therapy, volume one and volume two. Waikanae, New Zealand: Spinal Publications, 2003.
7. McKenzie R, May S. The Human Extremities Diagnosis & Therapy. Waikanae, New Zealand: Spinal Publications, 2000.
8. Snook SH, Webster BS, McGorry RW. The reduction of chronic, nonspecific low back pain through the control of early morning lumbar flexion: 3-year follow-up. J Occup Rehabil 2002;12(1):13–19.

16

자세 교정을 위한 Brügger 방법들
(Brügger Methods for Postural Correction)

학습목표

이 장을 읽고나면 이해할 수 있을 것이다:

- 잘못된 자세와 손상된 근육의 협응(coordination) 사이의 연관 관계
- 균형 잡힌 맞버팀근(길항근, antagonic muscles)과 올바른 상태를 향상시키기 위한 간단한 임상 기법들
- 균형 잡힌 맞버팀근과 자세를 향상시키기 위한 간단한 자가-치료들

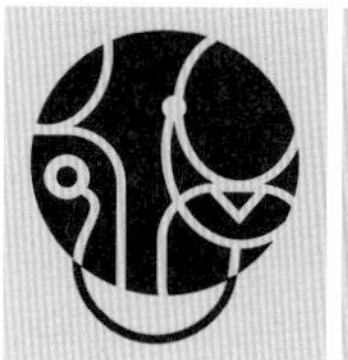

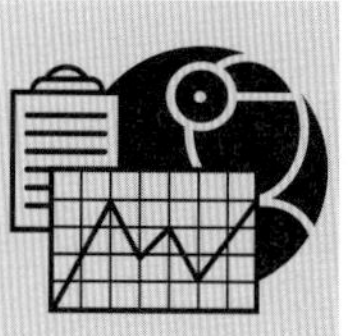
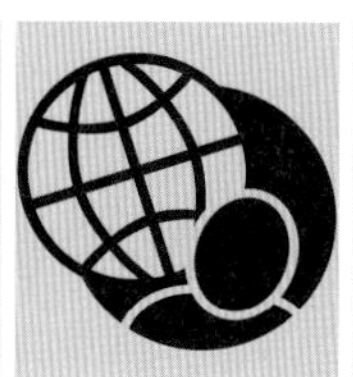
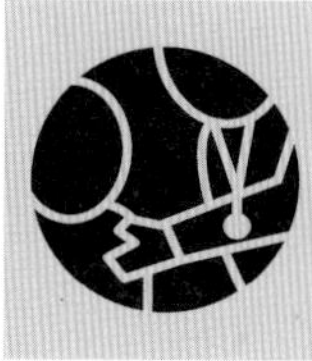
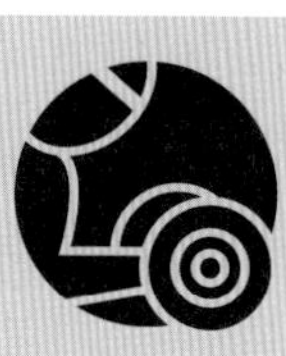
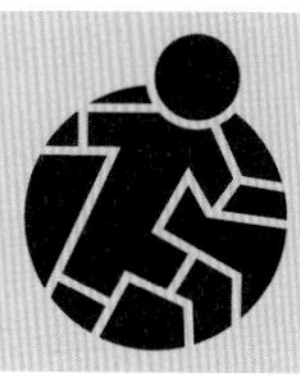
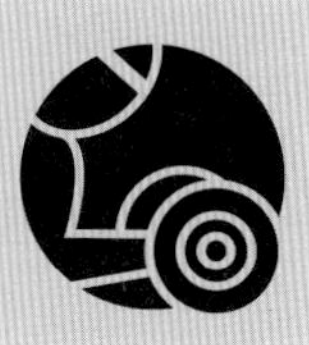

개요 (Introduction)

스위스의 신경학자인 Alois Brügger(1920~2001)는 1950년대 초에 그의 개념(concept)을 발전시켰는데, 거의 동시에 Kabat[5]이 고유수용성 신경근 촉진법에 관한 개념을 발표하였다. 따라서 Brügger는 근골격계 장애의 임상적인 관리를 위한 계통적인 방법과 기능적인 접근을 소개하기 시작했던 선구자 중 한 명이다. 그의 접근법은 유럽, 특히 독일어권 국가에서 널리 사용되었다. 그는 '전문가적인' 임상가로 널리 알려졌는데, 특히 환자의 기능적인 면의 변화를 관찰하는 예리한 능력이 있었다. 현대(mordern)는 근거에 기초한 실습에 중점을 두고 있는데 그의 시진의 중요성의 가치는 줄어들지 않았다. 그러나 분명 그의 가설에 대한 검증은 필요하다.

Brügger의 연구에 대한 많은 원리들은 현대의 "관리의 기준' 부분으로 간주된다.

예를 들어, 환자의 초기 반응과 기능적인 목표의 강조는 현대적(morden) 접근의 특징이다.

Brügger 개념의 주요 특징은 다음과 같이 요약할 수 있다.

1. 그는 근골격계의 기능 손상의 주원인으로 중심운동조절(central motor regulation)이란 개념을 소개했다. 운동조절 이상의 유발인자는 우리 몸 어디에서든지 심지어 내장기에도 존재한다고 말한다. 사실 신경밀도가 높을수록 반응도 그만큼 크다. 말초부터 유해수용 자극은 척수 수준에서 적응성 반응을 나타내고 그 후에는 피질하 수준에서도 나타낸다. Brügger는 피질하에서 적응성 변화는 운동 양식의 변화를 결정한다고 한다. Brügger는 '유해한 체성운동계의 차단 효과' 라는 용어를 사용하는데 이는 기능적인 운동 장애의 발전의 근본적인 원리를 이해한 것이다. 이러한 결과로 움직임과 자세는 변화되고 높은 조절 수준에서 수정될 것이다. 이 시기에 환자는 여전히 통증이 없을 수 있다. Brügger는 운동 프로그램에서의 변화를 보호 기전이라고 생각하고, 이러한 조정기전이 불충분하면 고통으로 감지된다. 이러한 개념은 일반적으로 더욱 대중화되고 운동조절 이론의 일부로서 받아들여지게 되었다.
2. Brügger는 어떤 움직임이든지 복합적인 것 다시 말해, 전신이 반응하도록 자극한다. 그는 전체적인 신체반응에 관해 말하고 있다. 이런 관계에서 그는 회로내의 근육의 협력작용을 이해하고 한정된 근육의 작용은 중요하게 여기지 않는다. 이러한 기능적인 근 회로의 개념은 오늘날 더욱 인정받게 되었다. 사실상, 대각선(diagonals)의 개념 또는 Bennighoff[1]와 Tittels[9] 회로와 같이 동일한 철학에 해당하지만 Brügger의 개념과는 차이가 있다. 한 예로, 큰 대각선 근 회로가 사용되었다(그림 16.1).
3. 전반적인 움직임과 신체 분절 간의 상호작용하는 개념은 톱니바퀴 모델의 예로 볼 수 있다(그림 16.2).
4. 평가의 기본 원리는 유발 요소를 찾아 그것을 차단하기 위한 시도로 볼 수 있다. 치료의 목표는 이러한 유발요소를 인식하고 개선하는데 있다. 평가는 프로그램이나 운동 패턴을 향상하기 위한 어느 단계에서든 기본 출발점이 될 수 있다. 최종 목표는 특히, 일상생활과 관련되어 무의식적인 기본 토대로 하여 향상된 움직임을 수행하는 것이다. 모든 노력이 자세의 개선으로 집중된다. Brügger의 이상적인 자세의 정의에 의하면, 가장 보편적인 유발 요인들의 원인은 과사용과 운동체계의 잘못된 사용이라고 한다. 전형적으로 잘못된 자세 그리고 이상적인 앉은 자세와 선 자세가 그림 16.3에 확연히 나타나 있다.

Brügger는 자세를 분석하고 기술했으며 그것의 향상을 위한 기전도 제안했다. 그는 신경근골격의 장애의 전반적인 개념을 중요시하고, 기능 손상은 항상 전신으로 나타난다고 강하게 역설했다. 통증유발점이라는 개념이 유행하기 전, 그는 통증이 있는 근육지점의 개념을 발전시켜 "tendomyosis' 라는 용어를 사용했다.[2,3,6]

Brügger가 사용한 용어를 좀 더 잘 이해하기 위해 여기 몇 가지 정의가 있다.

일상 생활 활동: 이 개념은 작업치료에서 일컫는 '일상 생활 동작' 과는 약간의 차이가 있다. Brügger는 다른 설명 없이 낮 동안에 행한 모든 활동을 의미한다. 좋은 자세에서 이러한 활동을 수행시기에는 특정한 임무에 적응시켜진 프로그램 목표가 낮 동안의 모든 활동에서 개선된

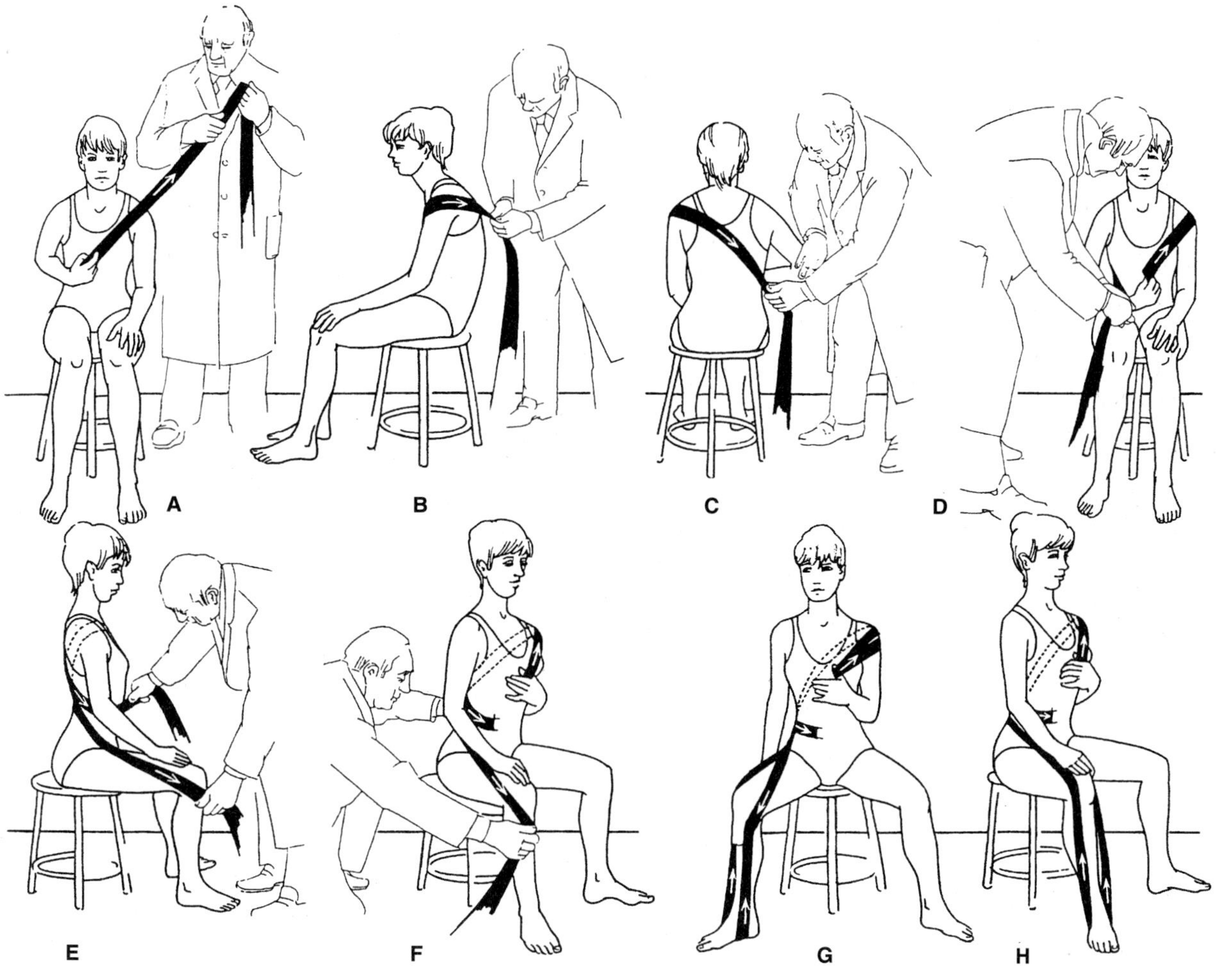

그림 16.1 큰 대각선 근 회로[큰가슴근(대흉근, pectoralis major), 가시아래근(극하근, infraspinatus), 등세모근(승모근, trapezius), 가슴가로근(복횡근, transverse abdominis), 대퇴비스듬근(봉공근, sartorius), 넙다리근막긴장근(대퇴근막장근, tenser tastiae latae), 종아리근(비골근, peroneus), 뒤정강근(후경골근, tibialis posterior), 앞정강근(전경골근, tibialis anterior)] Brügger의 허가를 받음 A. Lehrbuch der funktionellen Störungen des Bewegungssystems. Zollikon/Benglen: Brügger-Varlag, 2000:197.

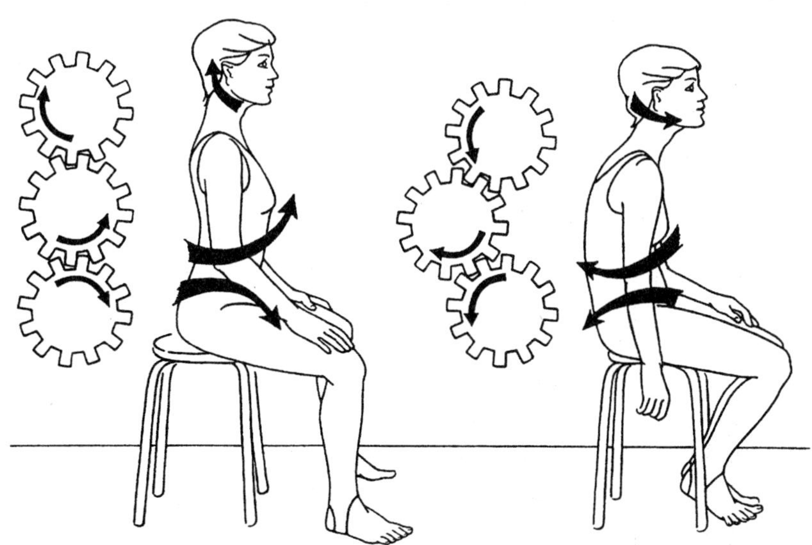

그림 16.2 톱니바퀴 모델. Brügger의 허가를 받음 A. Lehrbuch der funktionellen Störungen des Bewegungssystems. Zollikon/ Benglen: Brügger-Varlag, 2000:150.

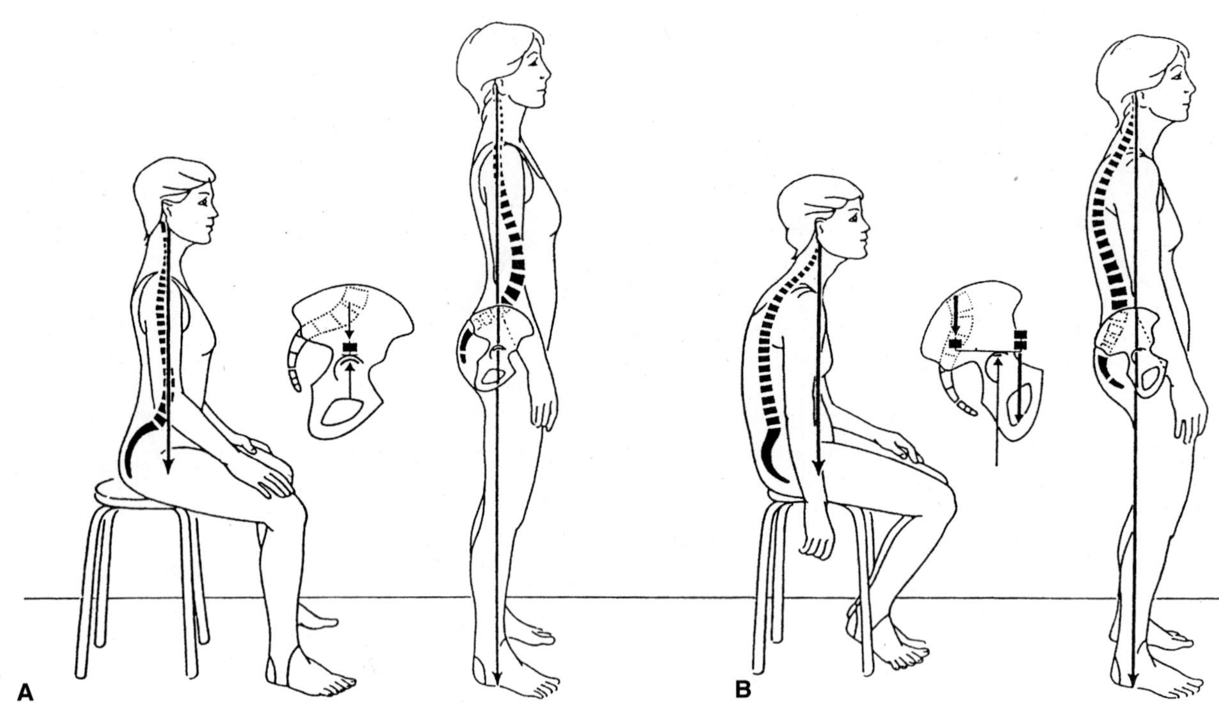

그림 16.3 앉은 자세와 선 자세. **(A)** 이상적인 자세. **(B)** 잘못된 자세. Brügger의 허가를 받음 A. Lehrbuch der funktionellen Störungen des Bewegungssystems. Zollikon/Benglen: Brügger-Varlag, 2000:404.

자세 생체역학을 통합하는 것이다.[4]

Agist From Latin, agree. 이것은 '실행'이란 명령을 받은 근육이 치료사의 저항에 반대되는 신장(원심성, eccentrically) 수축을 하거나 외부 저항없이도 단축(구심성, concentric contraction) 수축이 일어나는 것을 말한다.

구축: Brügger에 따르면 이것은 근육에 단축(구심성)과 신장(원심성) 수축력까지 상실하는 것이다.

방해하는 요소: 발통은 기능을 손상시킨다. 이는 두 가지 형태가 있다.

a. 지속성 : 구축과 같은 OGE(Obolenskaja-Goljanitzki 효과) 효과, 흉터

b. 일시성 : 부적합한 신발, 가구, 조도, 기후변화 등.

유해성 체성 운동 차단효과 : Brügger는 기능적인 운동 손상 발달의 근본적인 원리를 이해했다.

이 효과 때문에 움직임과 자세가 변경되고 고위 조절수준에서 결정될 것이다.

OGE 효과 : 1927년에 기술됐고 반복적으로 오래 지속된 좌상 또는 최대 단기간에 과사용에 의해 간질 조직의 부종의 특성을 기술했다.

주요 운동(primary movement) 세 가지 주요 움직임이 있으며 앞 골반 기울임(전방 골반경사), 가슴의 올리기, 목의 신장(연장)이다.

D5의 스프링 검사 (등쪽 5): 스프링 검사는 치료의 효율을 평가하기 위해 기본적인 테스트로 본다. 이 검사는 국소적인 평가뿐만 아니라, 전신의 동작까지의 전반적 검사로 볼 수 없다. 수동적인 척추의 폄(신전, extension)에 의해 축 시스템의 3가지 주요 움직임이 평가될 뿐만 아니라 팔다리(사지)의 움직임까지 평가된다.

Tendomyosis : 근육의 반사 상태가 근긴장도의 증감과 연관되어 있다. 그것은 전신을 보호하는 기능이 있다.

환자 검진 (Examination of the Patient)

Brügger는 환자 검진의 특별한 연속성을 밝혀냈다.

1. 교정하지 않은 습관적인 자세의 평가. 사람들은 대

부분의 많은 시간을 이 자세로 근무한다. 특히 이 자세분석에서는 이상적인 표준과의 차이뿐만 아니라 특별하게 과사용의 경향이 있는 부위까지 알 수 있다. 다음은 골반의 경사, 가슴우리(흉곽)의 올리기, 목의 신장 같은 '주요' 움직임 검사이다.

2. 교정한 자세의 평가. 임상가는 가능한 주어진 시간 내 환자를 교정한다. 다시 한번, 주요 움직임을 평가하고 이상적인 자세와 비교하여 차이점에 주목한다. 교정된 자세와 습관적인 자세의 비교는 회복의 예측뿐만 아니라, 기능부전의 정도까지도 평가할 수 있다.
3. D5의 스프링검사. 이 방법은 기본적인 표준검사이다(그림 16.4) 이 검사는 진단적 검사로 고려할 수 있고 또한 각각의 치료단계 후에 기준선의 결과와 비교하여 치료의 효과를 관리하기 위해 실행한다.
4. 다른 검사방법. 이 방법들은 뻗은 발올림(하지 직거상, SLR), 어깨뼈(견갑골, scapular) 전인, 골반 회전, 어깨 가쪽돌림(외회전, external rotation) 그리고 머리의 회전을 포함하여 실행한다. 뜻밖에도, Brügger는 근 긴장도의 변화에 따라 2차적으로 나타나는 자세의 변화로 이어지는 만큼 중요한 검사로서 촉진을 고려하지 않았다.
5. 업무의 추측(working hypothesis)의 평가. 환자의 병력, 시진, 개별적으로 방해하는 요인들의 기능 평가와 그들의 가능한 상호작용에 근거하여 평가한다. 방해요소들의 중복은 치료의 순서를 추정한다. 업무 추측(working hypothesis)은 고정된 것이 아니라, 각각 치료단계에서 평가된다.

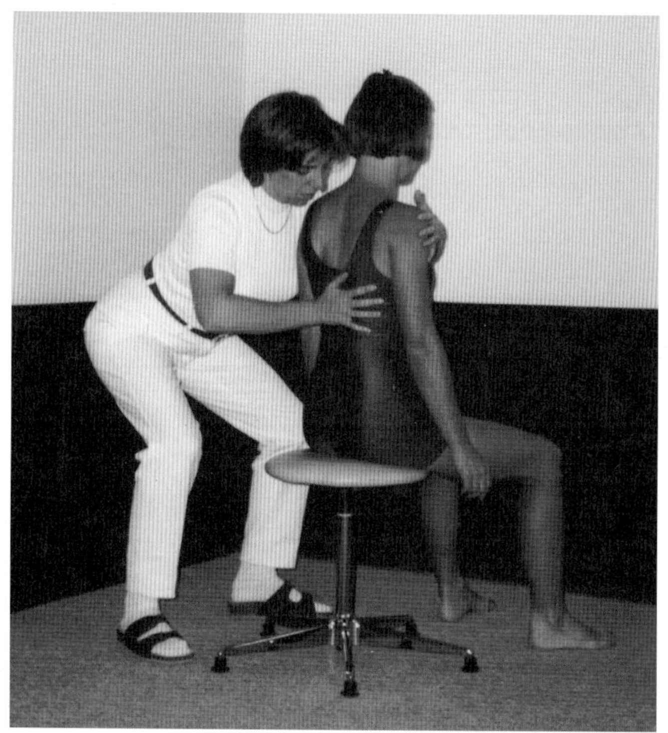

그림 16.4 D5의 스프링 검사.

치료 프로그램 (The Treatment Program)

주된 목표는 적합한 자세와 움직임 패턴이 일어나도록 방해 요소들에 영향을 줄 수 있게 시도하는 것이다.

주된 치료적 접근 아래와 같다.

- 적당한 바른 자세를 유지하기 위한 교육과 동기
- 수평위치로 자세 취하기
- 핫 팩(hot pack)
- Agistic-Eccentric 수축[7]
- 쎄러 밴드를 이용한 운동[8]
- 일상 생활 동작
- Retrocapital support에 의한 적용
- 흔들기
- 기본적인 6가지 운동과 보행

알맞은 바른 자세를 유지하기 위한 교육과 동기 (Insturction and motivation to maintain erect posture)

비뚤어진 자세는 근골격계에서 내장기에 이르기까지 사용하지 않았거나 정확히는 과사용과 연관되어 신체적 상태로 나타난다는 것이 주요 골자이다. 이는 증가된 유해수용성 구심성신경이 한 가지 원인이다. 그러므로 아주 초기의 환자에게 적절히 서있는 방법, 자세를 취하는 방법, 그리고 그 자세를 유지할 수 있는 방법들을 가르쳐야 된다.

교육하는 방법으로는 톱니바퀴 모델을 이용한다(그림 16.2).

자세의 적절한 교정은 두 가지로 시행할 수 있다. 다시 말해:

- 한 가지는 구두로 하거나 그에 가까운 방식으로 하는 교정이다. 앉은 자세에서는 의자의 높이를 적당히 맞추어 앉은 자세를 수정하는 것이다. 서있는 자세에서는 주로 발의 자세 교정과 적절한 바른 자세를 할 수 있도록 하는 것이다.
- 또 한 가지는 세밀하게 접촉으로 하는 교정이다. 치료사는 등허리 앞굽이(흉요추전만, thoracolumbar lordosis)의 최상의 각도를 유지하기 위해서 환자를 교정하며, 이는 천추에서 D5까지 이어져야 한다. 치료사는 교정으로 최대의 향상을 이끌어 낼 수 있는 최적의 부분을 지지해준다. 그 접촉지점은 골반, 가슴우리(흉곽, rib cage), 목부분이다.

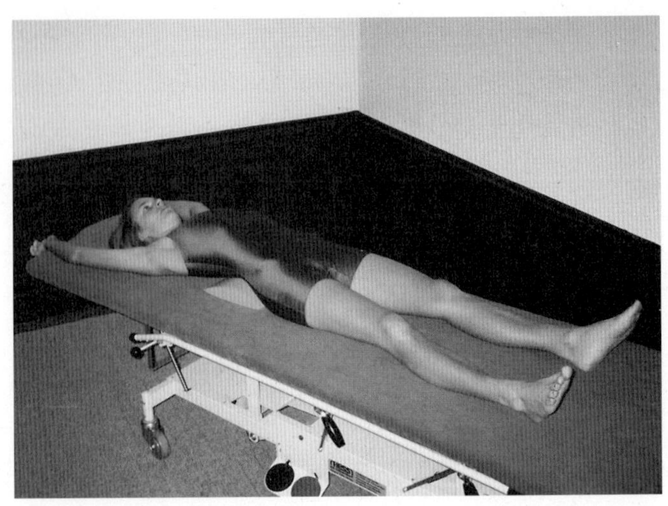

그림 16.5 준비 순서: 바로 눕기 자세 취하기.

바로 누운 자세로 자세 만들기 (Positioning in the supine position)

자세는 준비 과정으로 간주한다. 환자는 항상 바른 자세로 누워 있고, 하지는 약간 벌림(외전, abduction), 가쪽돌림(외회전, external rotation) 되도록 한다. 팔(상지, upper extremites)은 올리며 손과 손가락은 이완시킨다. 허리뼈는 특별한 베개로 받쳐주는데, 이 베개의 크기는 척추의 폄(신전, extension) 정도에 따라 선택한다. 환자는 대략 30분 정도 이 자세를 유지하도록 한다. 이 시작 자세가 불편하다면, 수정되더라도 편한 자세를 취하도록 한다(그림 16.5). 보통 자세를 유지할 때는 팡고(fango)와 같은 열치료를 함께 적용한다. 팡고는 주로 과사용된 부분에 적용하는데 가령, 상부의 목 폄근(경추 신전근, neck extension)과 위등세모근(상승모근, upper trapezius), 두덩뼈(치골, pubis)과 넓적다리 모음근(대퇴 내전근, adductors)부분, 허리뼈와 엉덩뼈능선(장골릉, iliac crest) 부분, 복장뼈(흉골, sternum) 부분, 복장빗장관절(흉늑골, sternocostal) 연접부 등에 적용한다.

이런 유형의 자세는 자가 치료로도 권장한다. 환자는 권장된 자세로 하루 약 30분을 유지하면 된다.

핫 롤 (The Hot Roll)

많이 사용된 수동적인 과정은 핫 롤이다(그림 16.6). 핫 롤은 방해 요소가 더욱 분명해지면 치료 초기에 적용한다. 수동적인 과정들은 가능한 가장 짧은 시간 내 적용하고, 능동적 과정은 가급적 빨리 시작한다. 핫 롤은 심부 횡단면 도수 마사지와 함께 겸해서 적용한다.

핫 롤은 특히 반복적인 움직임으로 발생한 부종과 같은 OGE의 변화에 영향을 주는 상황일 때 적용한다. 핫 롤의 적용 목적은 림프 계통에 영향을 미치고 도수적인 근육의 이완을 주는 것이다. 핫 롤을 만들기 위해서는, 둥글게 말린 타월 — 그 빈 공간으로 따뜻한 물을 붓는다 — 을 사용한다. 타월을 적용하면 타월이 풀리면서 마사지가 시행된다.

Agistic-Eccentric 수축의 접근 (Agistic-Eccentric contraction approach)

Agistic-Eccentric 수축의 접근은 Brügger의 기본적인 접근법 중의 하나로 맞버팀근(길항근, antagonic muscles) 근육군들의 단축(구심성)과 신장(원심성) 수축이 교대로 일어나는 방법이다. 그것의 목적은 기능적인 협력 작용이 일어나게 하거나 기능적인 맞버팀(길항)작용을 감소시키는 것이다. 이에 따라 근육의 길이나 과긴장된 근육이 영향을 받는다.

결과적으로 전체적인 움직임의 패턴이 향상된다. 이 방법은 절대 부분적인 운동이 아니다.

그 기법은 언제나 바른 자세에서 적용 되며 두 가지 면으로 나뉘어 볼 수 있다.

1. 저항이 없는 능동적 움직임을 단축된 맞버팀 근육군(대항적 근육들은 짧아져 있다)에 실시한다. 이 동작

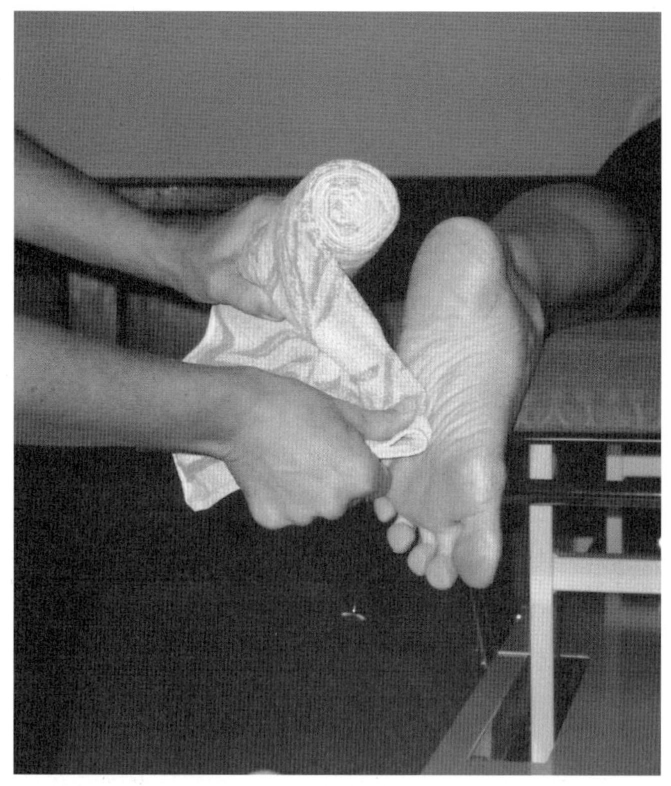

그림 16.6 핫 롤(hot roll).

을 실행하는 동안 단축된 근육은 길어지게 된다.

2. 근육은 자체가 신장됨으로써 저항을 일으키는 신장 수축

Agistic-Eccentric 수축 과정의 적용은 치료사에 의해 조정〔매개변수(parameter)를 조정하고 영향을 줌〕된다. 매개변수는 양성으로는, 즉, 움직임 범위의 증가, 근육 강도의 증가, 떨림의 감소, 또는 조정되지 않는 움직임의 향상 그리고 음성으로는, 다시 말해, 근육 강도의 감소, 떨림 또는 조정되지 않는 움직임의 증가, 어느 쪽이든지 나타난다. Agistic-Eccentric 수축 과정들은 음성 매개변수가 나타나거나 양성 매개변수가 증가하든지 간에 어느 쪽이든 가능한 길게 적용된다.

예시들 (Examples)

서 있는 자세에서 손목 굽힘근(굴곡근, flexor muscle)들의 과긴장되거나, 단축된 근육 길이에 영향을 주기 위한 맞버팀-신장수축 과정(그림 16.7):

시작자세: 환자는 바르게 서 있는 자세. 치료사는 한 손으로 손목을 약간 손등굽힘(배측굴곡, dorsi flexion)시켜 안정시킨다. 그리고 치료사의 다른 손은 환자 손가락의 등쪽면(배측면, dorsal aspect)에 둔다.

상황 1. 환자는 능동적으로 손가락들의 벌림(외전, abduction)과 폄(신전, extension)을 실행한다(그림 16.7A).

상황 2. 치료사는 손가락을 굽히려 하고 환자는 움직이지 않도록 힘을 준다. 그럼으로써 손가락 폄근은 신장(원심성) 수축이 일어난다(그림 16.7B).

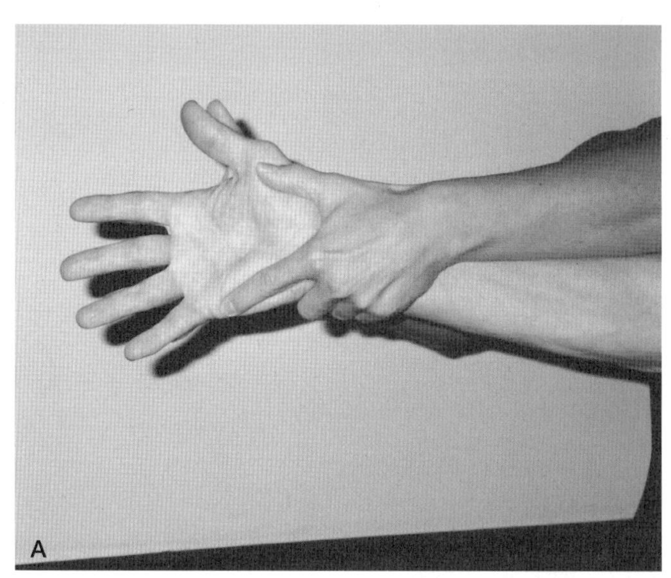

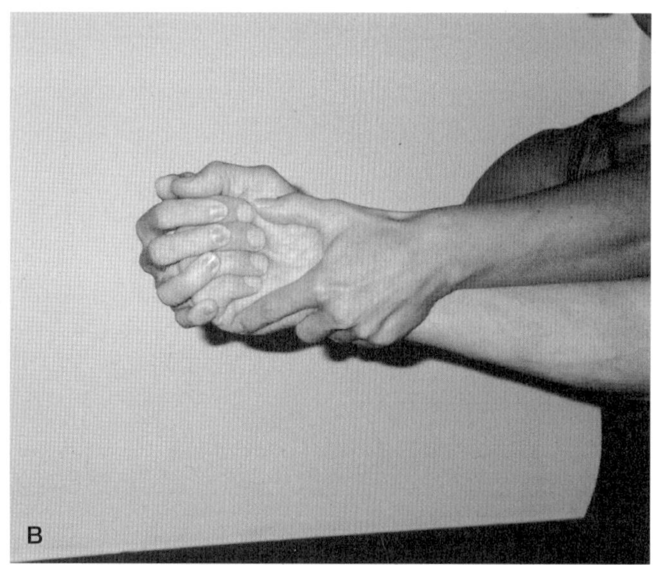

그림 16.7 손가락 폄근(신전근, extensor)들의 과긴장 되거나 단축된 근육 길이에 영향을 주기 위한 Agistic-Eccentric 수축 과정 (서 있는 상태). **(A)** 상황 1. **(B)** 상황 2.

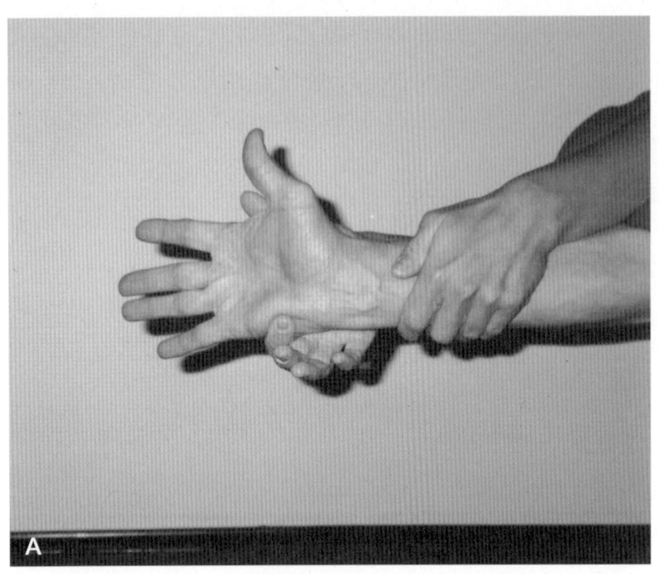

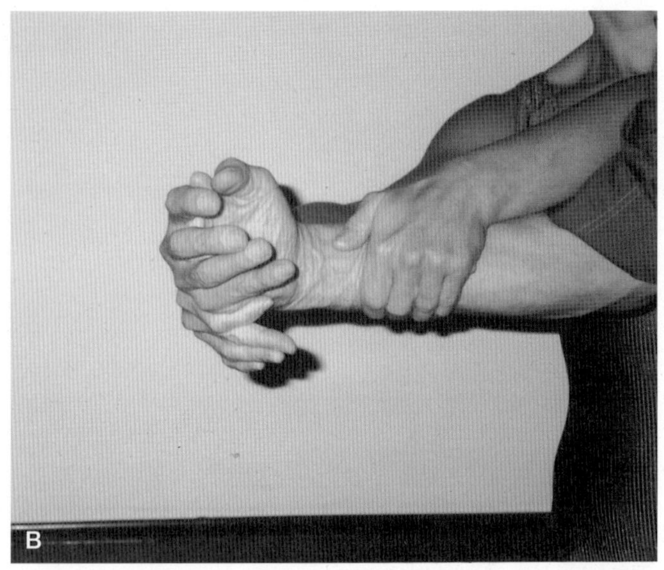

그림 16.8 손목 폄근들의 과긴장 되거나 단축된 근육 길이에 영향을 주기 위한 Agistic-Eccentric 수축 과정 (서 있는 상태) **(A)** 상황 1. **(B)** 상황 2.

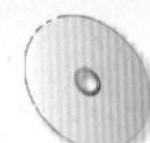

서 있는 자세에서 손목 굽힘근들의 과긴장되거나 단축된 근육 길이에 영향을 주기 위한 Agistic-Eccentric 수축 과정(그림 16.8):

시작자세: 환자는 바르게 서 있는 자세. 치료사는 한손으로 환자의 아래팔(전완, forearm)을 지지하고, 다른 손은 손의 등쪽면(배측면, dorsal aspect)에 둔다.

상황 1. 환자는 능동적(외부 저항없이)으로 손목 펴기를 실행한다(그림 16.8A).

상황 2. 치료사는 손목을 굽히려 하고 환자는 움직이지 않도록 힘을 준다. 그럼으로써 손목 폄근(신전근, extensor muscle)에 신장(원심성) 수축이 일어난다(그림 16.9B).

바로 누운 자세에서 몸통 굽힘근(굴곡근, flexor muscle)들의 과긴장되거나 단축된 근육 길이에 영향을 주기 위한 Agistic-Eccentric 수축 과정(그림 16.9):

시작자세: 바로 누운 자세. 등허리(흉요부) 부위에 베개를 받쳐 이상적인 자세를 만든다.

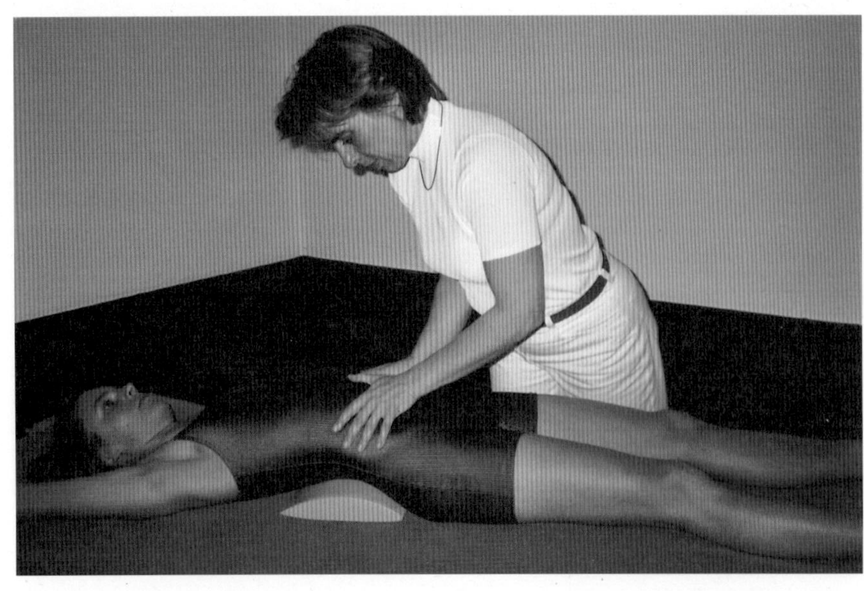

그림 16.9 바로 누운 자세에서 몸통 굽힘근(굴곡근)의 과긴장 되거나 단축된 근육 길이에 영향을 주기 위한 Agistic-Eccentric 수축 과정.

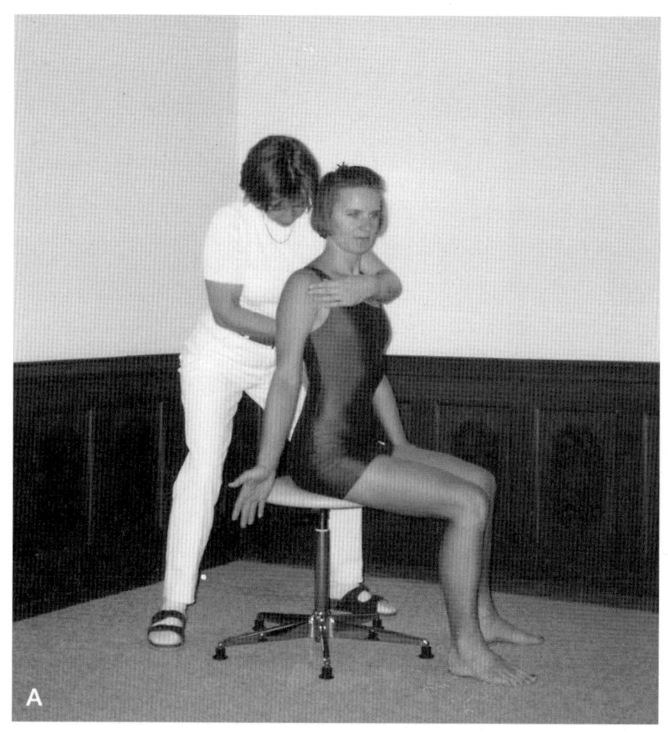
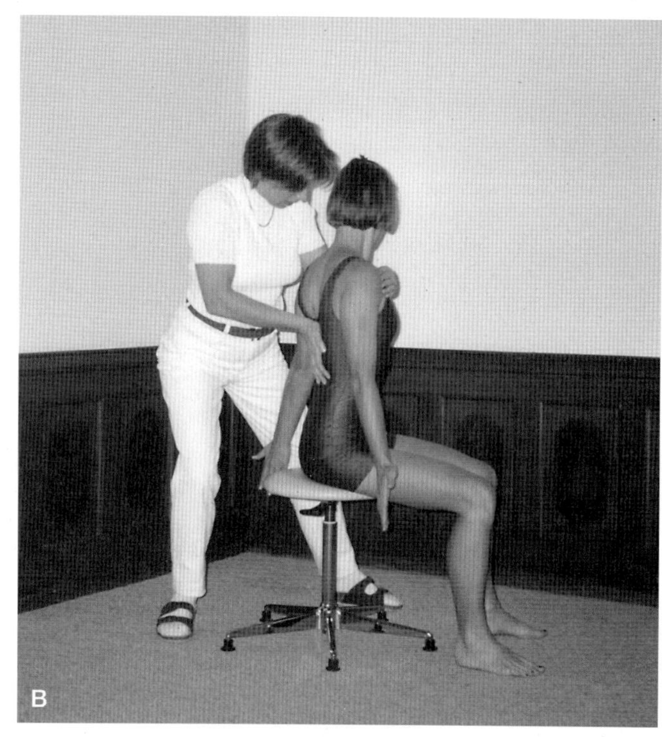

그림 16.10 앉은 자세에서 몸통 굽힘근의 과긴장 되거나 단축된 근육 길이에 영향을 주기 위한 Agistic-Eccentric 수축 과정(이 예에서는 좌측으로 회전되어 있다.) **(A)** 상황 1. **(B)** 상황 2.

상황 1. 치료사는 두 손을 복벽 위에 편평하게 두고, 환자는 복부가 불룩해지도록 "복부 안쪽으로" 숨을 들이쉰다. 환자는 얕게 숨을 내쉰다.

상황 2. 치료사는 복벽 위에 올려놓은 두 손을 근 섬유 방향으로 움직인다. 이때 몸통의 등쪽면(배측면, dorsal aspect)에 복근의 부착부가 있음을 잊지 않도록 한다.

앉은 자세에서 몸통 회전근들의 과긴장 되거나 단축된 근육 길이에 영향을 주기 위한 Agistic-Eccentric 수축 과정. 이 예는 좌측 회전에 대한 것이다(그림 16.10):

시작자세: 바르게 앉은 자세. 가쪽돌림(외회전, external rotation)된 팔(상지)은 몸통을 안정시키도록 돕는다.

치료사의 한쪽 아래팔(전완, forearm)은 상흉부에 두고 다른 아래팔은 양 어깨 사이에 두어 몸통을 안정시킨다.

상황 1. 환자는 외적 저항 없이 능동적으로 오른쪽으로 회전한다.

상황 2. 치료사가 왼쪽으로 환자의 몸을 회전시키려 하면, 환자는 이 동작을 제한하도록 시도한다.

바로 누운 자세에서 넓적다리 모음근(대퇴내전근)의 과긴장되거나 단축된 근육 길이에 영향을 주기 위한 Agistic-Eccentric 수축 과정 (그림 16.11):

시작자세: 이상적인 자세로 바르게 눕는다. 등허리(흉요부) 부분은 베개로 받쳐준다.

치료받을 하지는 엉덩관절(고관절, hip joint)과 무릎을 90°로 굴곡하고, 발뒤꿈치는 치료사의 한손으로 지지해 준다. 환자는 중립자세에서 능동적으로 자신의 발을 유지한다.

치료사의 다른 손은 넙적다리의 원위부를 고정시킨다.

상황 1. 엉덩관절을 저항없이 능동적으로 가쪽돌림을 한다(그림 16.11A).

상황 2. 치료사는 환자의 저항에 반하여 엉덩관절의 안쪽돌림(내회전, medial rotation)을 실행한다(그림 16.11B).

앉은 자세에서 발의 발바닥굽힘근(족저굴곡근, plantar flexors)의 단축된 근육길이나 과긴장에 영향을 주기 위한 Agistic-Eccentric 수축 과정(그림 16.12):

시작자세: 바르게 앉도록 한다. 팔(상지)은 몸통이 안정될 수 있도록 가쪽돌림(외회전, external rotation)한다.

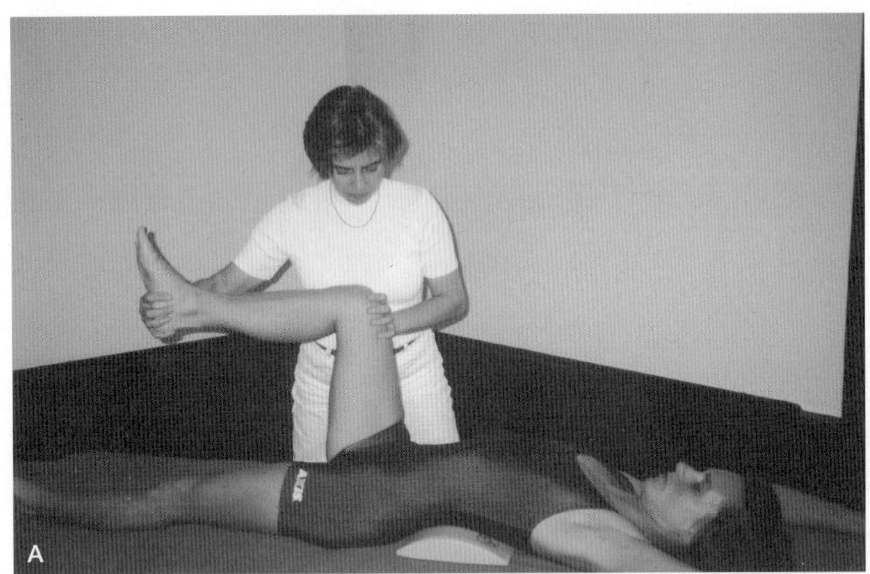

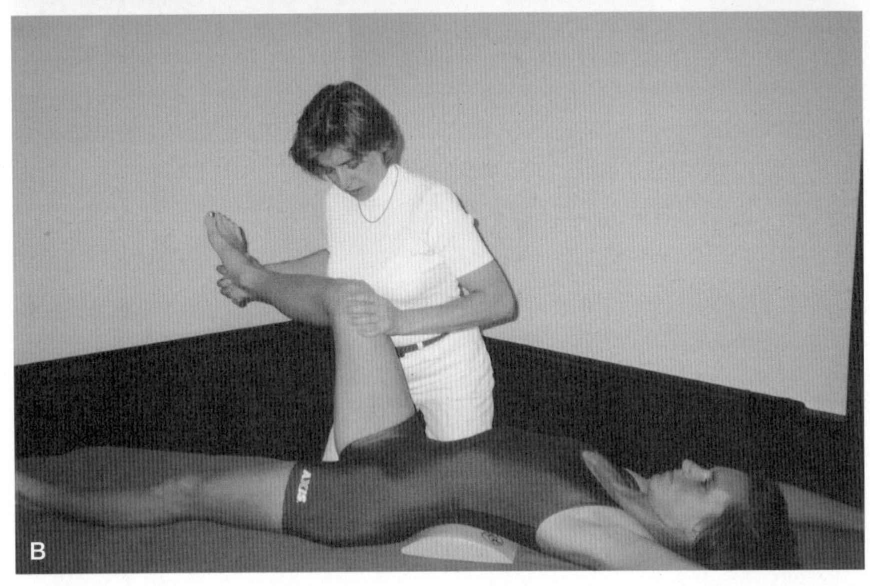

그림 16.11 바로 누운 자세에서 엉덩안쪽돌림근(hip internal rotator)의 과긴장되거나 단축된 근육 길이에 영향을 주기 위한 Agistic-Eccentric 수축 과정. **(A)** 상황 1. **(B)** 상황 2.

발뒤꿈치는 가볍게 전방으로 수평 이동한다. 치료사의 한 손은 발의 등쪽면(배측면, dorsal aspect)에 두고 다른 손은 다리의 무릎 부분에 두어 자세를 조절한다.

상황 1. 발의 능동적인〔가쪽돌림(외회전, external rotation) 저항없이〕 발등굽힘(배측굴곡, plantar flexion)(그림 16.12A).

상황 2. 치료사는 발의 뒤침(회외, supination)과 발바닥굽힘(족저굴곡, plantar flexors)을 시키고, 환자는 이것을 제한하도록 시도한다(그림 16.12B).

고려 사항 (Regarding phases)

Agistic-Eccentric 수축 과정의 시작 자세는 단지 예로 보여 주었다. Agistic-Eccentric 수축 과정들은 어떤 자세에든지 할 수가 있다. 그러나 가능하면 언제든지, 수직 자세에서 시작하는데 이는 이 자세가 가장 자주 할 수 있는(frequent) 자세와 가깝기 때문이다.

쎄러 밴드로 운동하기 (Exercises with thera-Band)

Brügger 개념에서 쎄러 밴드 운동은 포괄적인 프로그램으로, 특히 자가 운동처럼 통합적인 부분으로 볼 수 있다. 쎄러 밴드는 주어진 근육에 단축(구심성) 수축과 신장(원심성) 수축을 교대로 시킬 수 있는 탄력밴드이다. 쎄러 밴드는 여러 종류로 다양한 저항을 주고 다양한 모

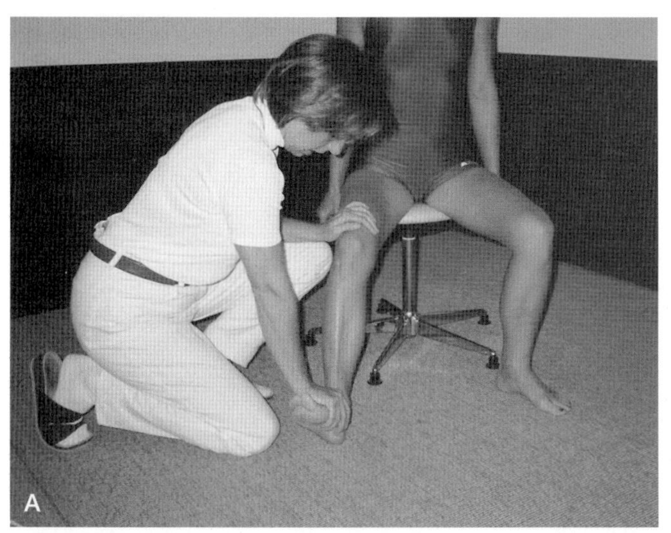

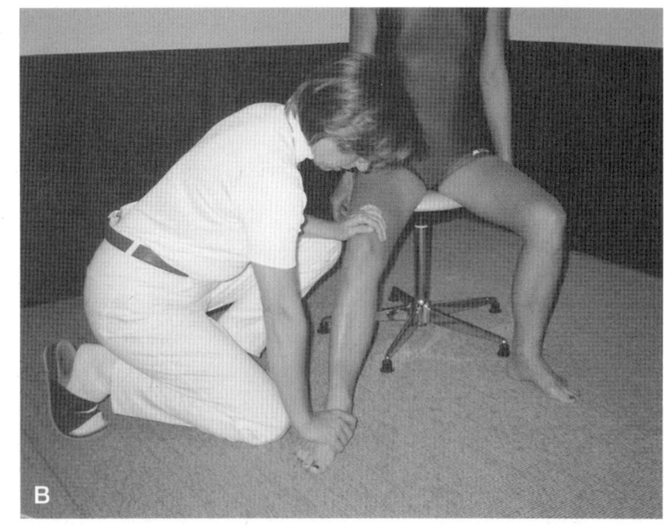

그림 16.12 앉은 자세에서 발의 발바닥굽힘근의 과긴장되거나 짧아진 근육 길이에 영향을 주기 위한 Agistic-Eccentric 수축 과정 **(A)** 상황 1, **(B)** 상황 2.

양이 있다. 실용적인 면(reason)에 따라 쎄러 밴드 다양한 색상으로 나뉘어 있다.

쎄러 밴드 운동의 주된 목표는 다음과 같다.

- 근육의 신장(원심성) 수축과 신장 수축의 변화로 성취되는 협응(coordination)의 향상이 밴드의 다양한 범위의 저항으로 조절된다.
- 과사용된 근육의 기능적인 단축의 감소
- 운동 감각의 향상
- 능동적인 근육 강화
- 조기 치료 프로그램의 시작을 보조

가장 "가벼운 저항의 밴드"(흰색과 노란색)가 사용되었다.

운동을 함에 있어 두 가지로 나뉜다.

1. 단축된 근육에 대한 해부학적 맞버팀근(길항근, antagonic muscles)을 활성화 시키는 것으로 능동적 저항을 주는 움직임을 준다. 이 움직임이 일어나는 동안, 단축된 근육은 신장된다.
2. 단축된 근육의 해부학적 맞버팀근에 쎄러 밴드로 원심성 수축의 저항이 주어진다. 이 움직임이 일어나면 환자는 쎄러 밴드의 긴장이 주어진 방향의 반대인 움직임에 저항을 준다.

쎄러 밴드 운동은 기능적인 실험 결과에 따라 수정되고 개정된다. 예로 본 것처럼, 어깨의 안쪽돌림(내회전, medial rotation) 근육의 기능(그림 16.13), 몸통 굽힘근(굴곡근, flexor muscle)(그림 16.14), 손의 굽힘근(그림 16.15), 엉덩안쪽돌림근(고관절 내회전근, hip internal rotator)(그림 16.16)과 대퇴 넓적다리 모음근(대퇴내전근, thigh adductors)들과 발의 발바닥굽힘근/뒤침근(회외근, supinators)(그림 16.17)들과 "크게"연결된 운동(그림 16.18)이 기능을 향상시키는 적합한 운동으로 본다. 그림에는 각각 설명이 되어 있다.

쎄러 밴드 운동으로의 고려 사항 (Regarding Thera-Band exercises)

쎄러 밴드 운동을 시작하는 자세는 단지 예로 참고 하기 바란다. 쎄러 밴드를 이용한 운동은 어떤 자세든 상관없지만, 가급적이면 수직 자세로 하는 것이 바람직한데 이는 자세가 가장 자주 할 수 있는(frequent) 자세에 가깝기 때문이다.

일상생활 동작 훈련(ADL Training)

일상생활에서 좋은 움직임 패턴의 획득은 Brügger 개념의 본질적인 부분이다. 이는 가장 중요하면서도 동시에 가장 어려운 과정들이다. 그러므로 환자에게 맨 처음 치료 프로그램을 세울 때부터 각 치료 교육이 통합되도록 가르친다. 그 주목적은 다양한 자세의 상황(서기, 앉기, 앞으로 굽히기, 등)에 따라 바르게 익힌 자세로의 자동적

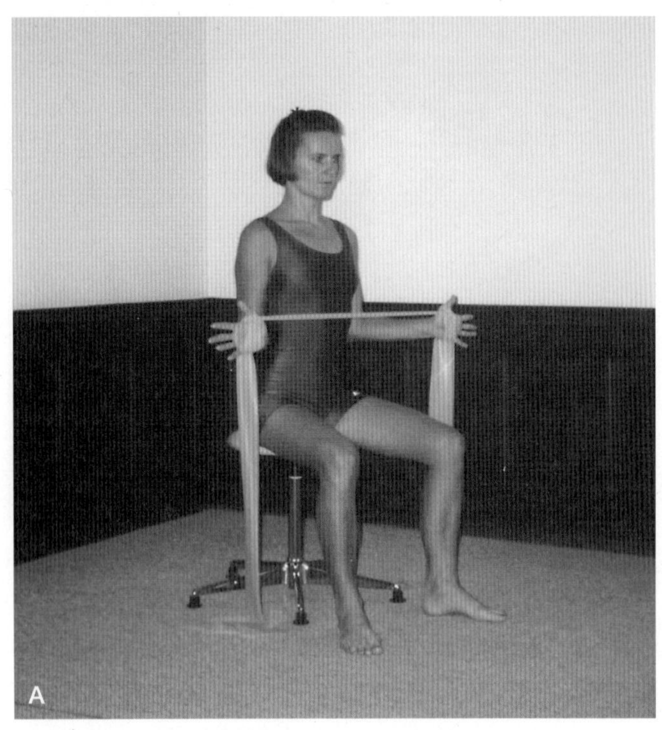

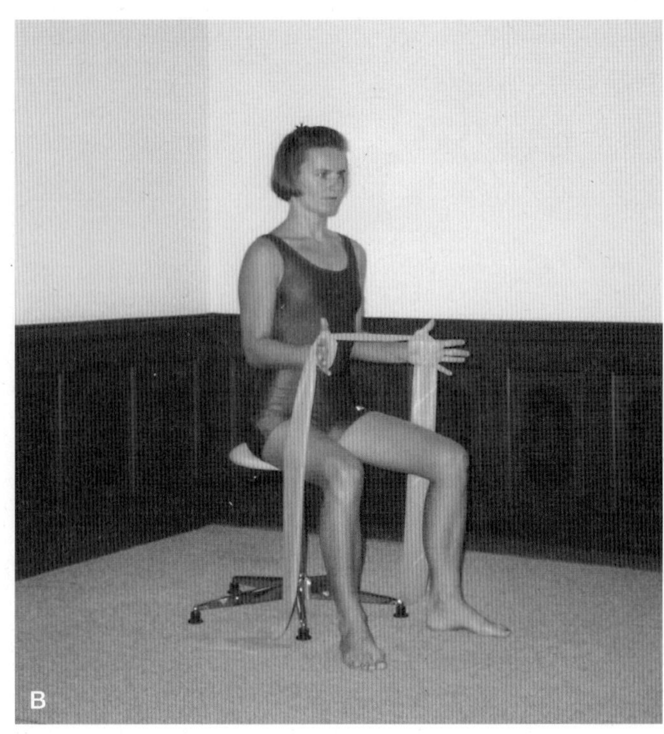

그림 16.13 어깨의 안쪽돌림근의 기능을 향상시키기 위한 쎄러 밴드 운동.
(A) 상황 1. **(B)** 상황 2.

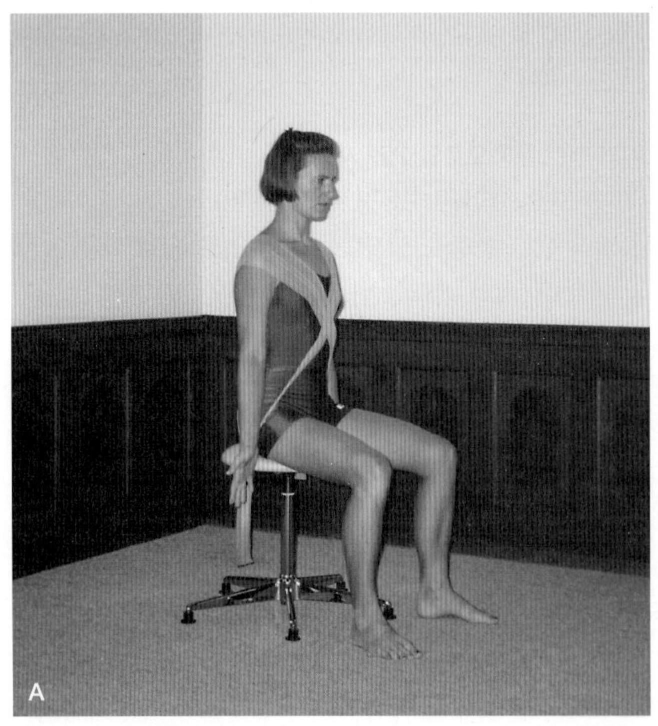

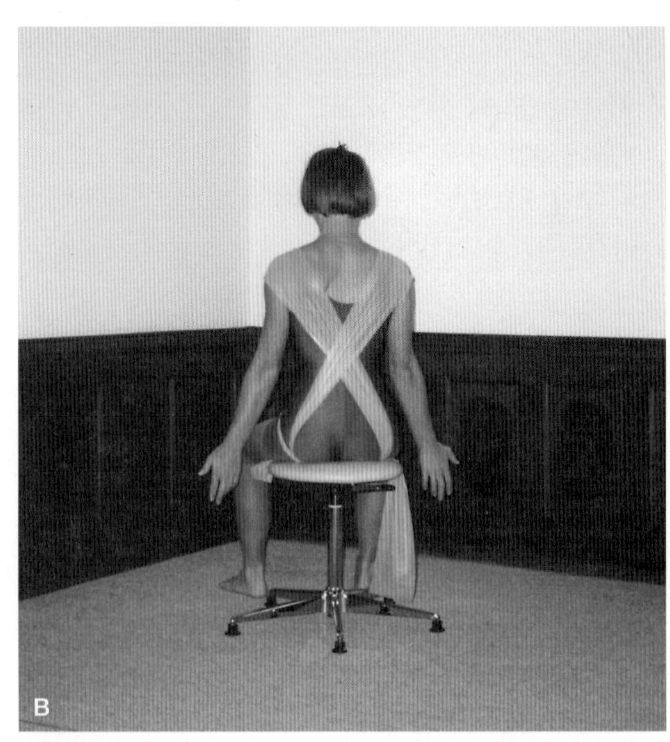

그림 16.14 몸통 굽힘근의 기능을 향상시키기 위한 쎄러 밴드 운동.
(A) 상황 1. **(B)** 뒤에서 본 모습.

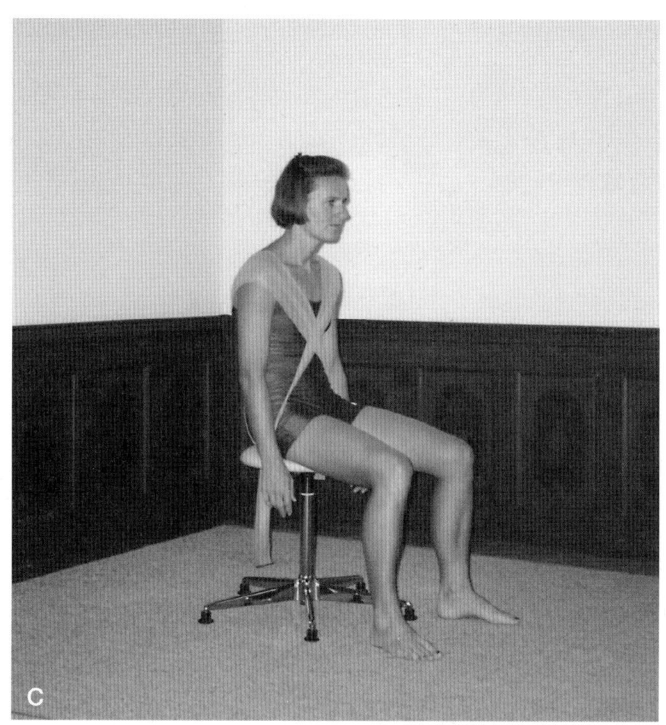

그림 16.14 (계속되어) (C) 상황 2.

인 조절을 이루는 것이다. 따라서 환자에게 연구 모델로서가 아닌 가능한 많은 실제 상황에 맞게 가르쳐야 한다. 일상생활 훈련의 비율을 점진적으로 늘려 나가 최종적으로는 프로그램의 가장 큰 비중이 될 수 있도록 한다.

쎄러 밴드의 활용은 운동의 요구량을 증가시킨다. 예를 들어, 선 자세로 무게를 들어 올리는 것은 상대적으로 중앙에 넓은 기저면을 두고 안정된 자세로 드는 것과는 구별되는데, Brügger는 등허리 앞굽이의 안정성에 중점을 둔다.

"Retrocapital" 발의 지지 ("Retrocapital" Support of the foot)

Retrocapital한 지지(그림 16.20)는 작은 쿠션으로 특별히 발의 기능적인 스터럽(stirrup)을 촉진하기 위해 고안된 것이다. 이 쿠션은 두 번째 발허리뼈(중족골, metatarsal bone) 밑에 깔고 사용하는 것이다. Retrocapital한 지지를 함에 앞서, 발에 부종이나 근육의 단축을 감소하기 위해 핫 롤과 도수치료적인 과정 등으로 미리 치료되어야 한

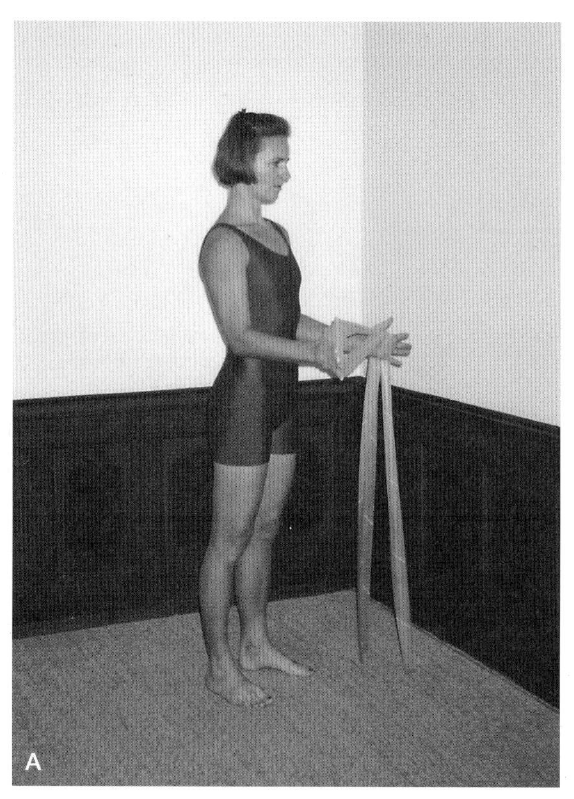

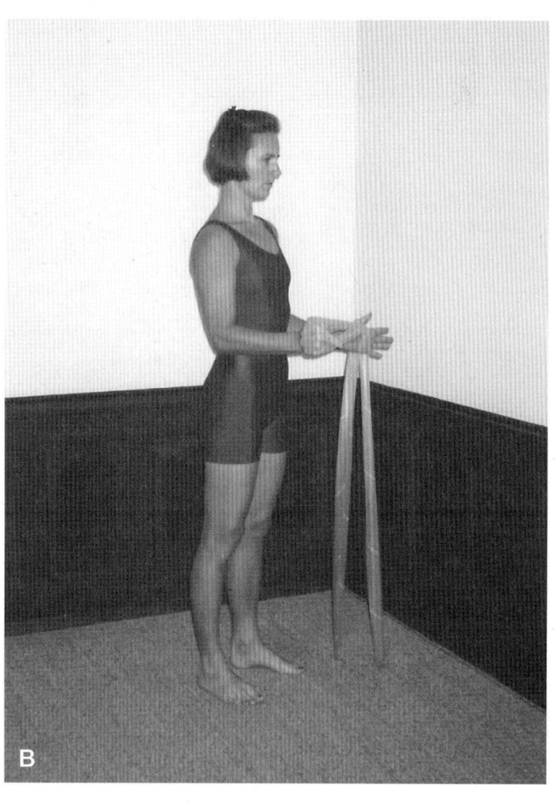

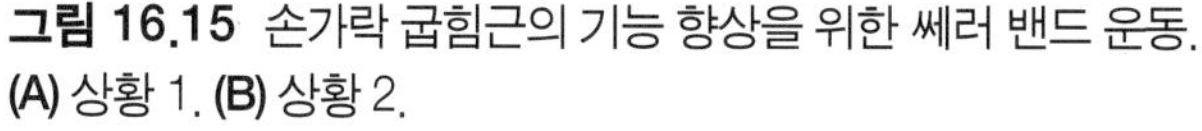

그림 16.15 손가락 굽힘근의 기능 향상을 위한 쎄러 밴드 운동. **(A)** 상황 1. **(B)** 상황 2.

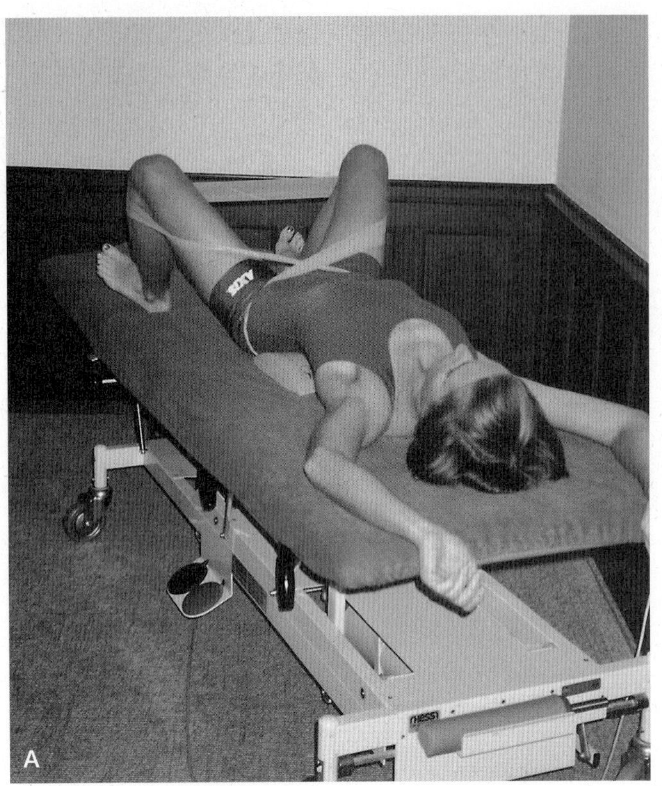

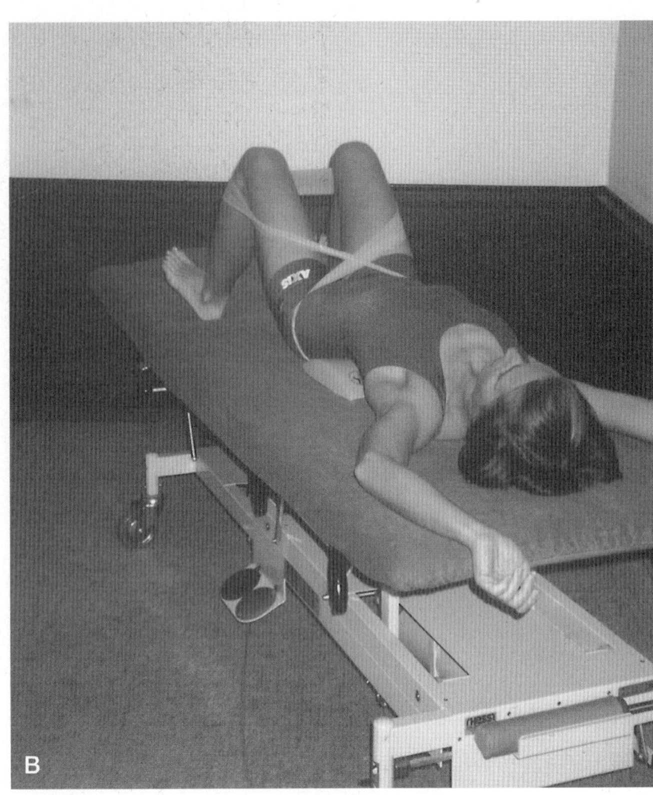

그림 16.16 엉덩안쪽돌림근(고관절 내회전근)의 기능 향상을 위한 쎄러 밴드 운동. **(A)** 상황 1. **(B)** 상황 2.

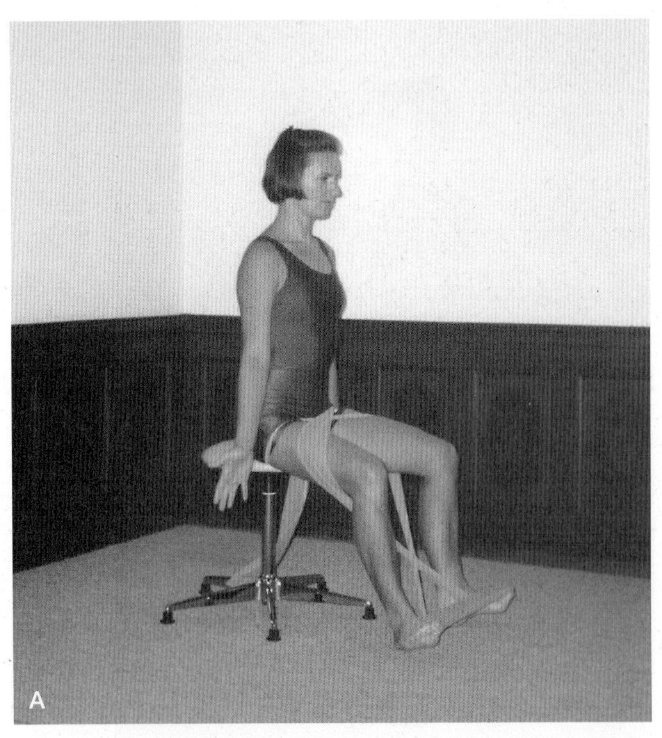

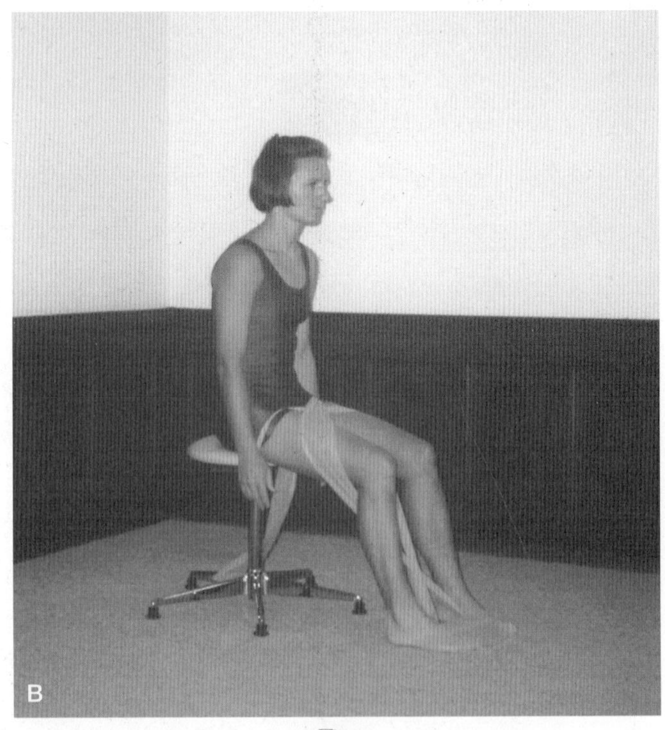

그림 16.17 앉은 자세에서 넓적다리 모음근과 발의 발바닥 굽힘근/발뒤침근의 기능 향상을 위한 쎄러 밴드 운동. **(A)** 상황 1. **(B)** 상황 2.

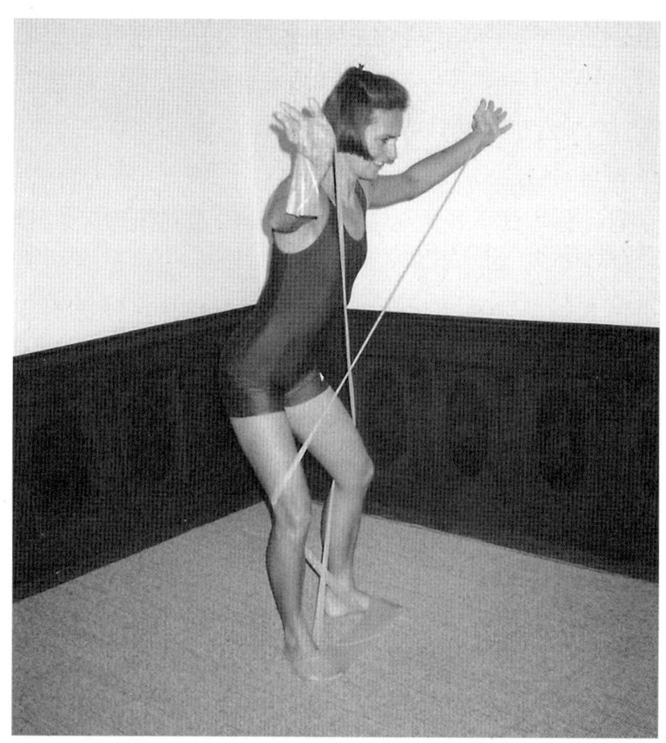

그림 16.18 "쎄러 밴드"를 이용한 "크게" 결합된 운동.

다. 이 쿠션은 역학적인 기능뿐만 아니라, 자세를 반사 조절하는 회로를 자극하는 것으로 생각된다. 이 독창적인 원리는 훗날 입증되었는데 그 이유는 발의 고유수용기를 촉진하는 것이 기립 자세를 조절하는데 가장 중요한 역할을 수행한다고 이해되었기 때문이다. 기능적인 스터럽(stirrup)을 이해하는데 있어 근육의 고리가 긴종아리근(장비골근, peroneus longus)과 뒤정강근(후경골근, tibialis posterior)으로 이루어졌음을 이해해야 한다. 이것의 이차적 회로는 반대편 어깨까지 달하는 큰 대각선 슬링(sling)의 한 부분으로 이어진다(그림 16.1).

지지에 대한 반응은 개인마다 차이가 난다. 그렇지만 일반적으로 스터럽(stirrup)은 움직임을 재프로그래밍하는데 있어 수개월 동안은 유용하게 쓰인다.

기능적인 테이핑 (Functional taping)

언제나 고리 형태의 테이핑은 원하는 부위의 관절을 고정하거나 안정시키기 위해서 사용한다. Brügger 개념의

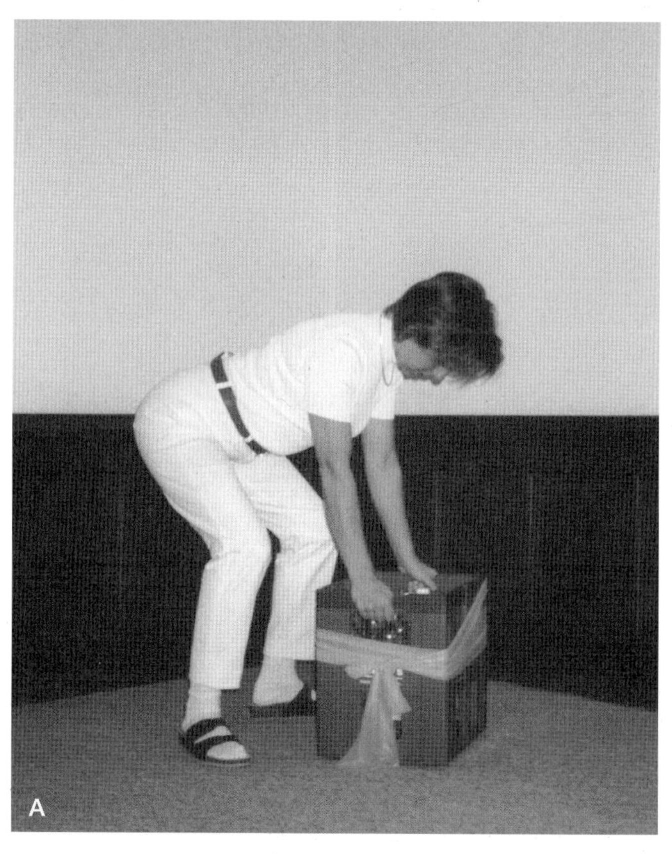

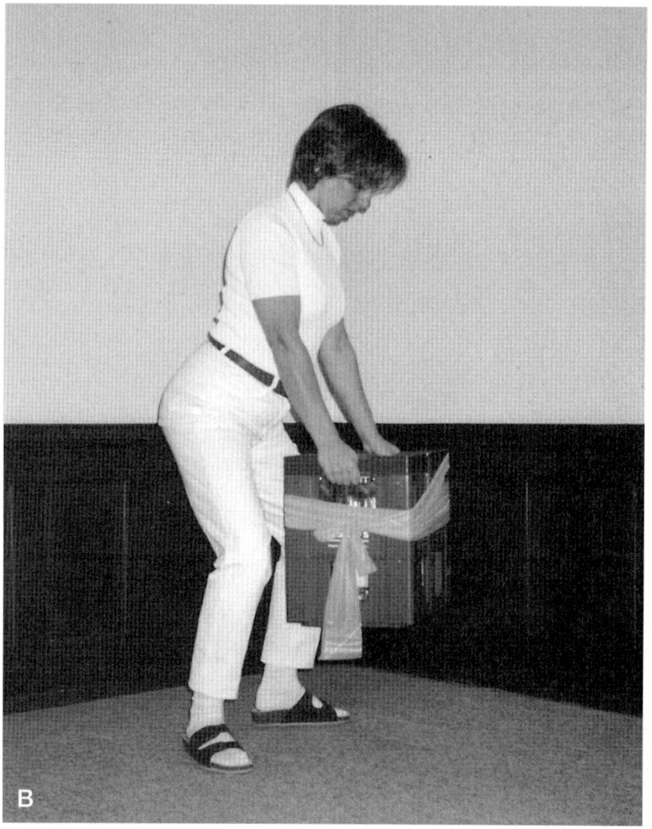

그림 16.19 일상 생활 동작 운동: (등허리 앞굽이(흉요추 전만)의 안전한 상태에서)기립 자세에 무게 들기. (A) 상황 1. (B) 상황 2.

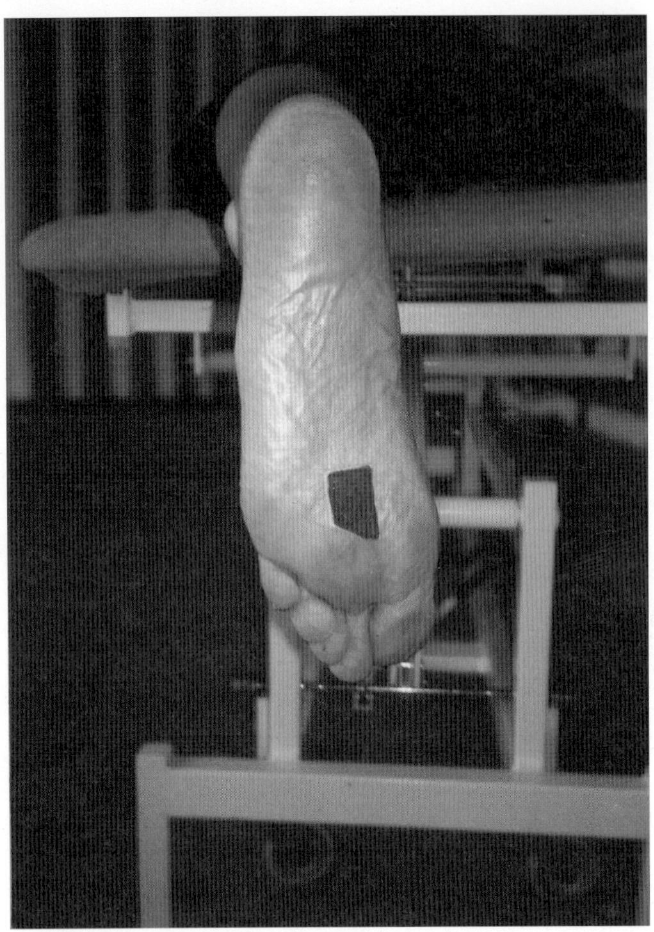

그림 16.20 발의 retrocapital한 지지.

테이핑은 동적인 안정감을 주기 위함이지 관절의 가동성을 제한하거나 반대로 올바른 방향으로만 움직임이 일어나도록 하기 위한 것은 아니다.

예: 근육을 보조하도록 테이핑을 하는 것은 앞정강근(전경골근, tibialis anterior)과 긴종아리근(장비골근, peroneus longus) 방향으로 적용하는 것이고, 이것은 발바닥에서 교차하여 사선방향으로 발목의 뒤부분까지 감겨져 기능적인 스터럽(stirrup)으로서 역할을 한다(그림 16.21)

발에 적용할 수 있는 다른 테이핑의 예는 기능적으로 횡아치를 지지해 주는 것이다. 이와 같은 경우, 테이핑을 엄지모음근(무지내전근, adductor hallucis)의 양쪽 근두를 따라서 붙여준다. 발꿈치뼈(종골, calcaneus)를 중립으로 안정시키려면, 테이핑은 긴엄지굽힘근(장무지굴근, flexor hallucis longus)과 종아리근(비골근, peroneus)에서부터 고리 형태로 붙여준다. 발의 기능적 테이핑은 특히, 발목 염좌와 같은 급성 상황, 습관적으로 불안정한 발목이나, 분명히 불안한 발의 위치를 다소 교정하는데 매우 유용하다.

테이핑의 목적은 운동감각과 피드백 기전의 기능을 증진하기 위해 외부수용성과 고유수용성의 입력을 지원해 주는 것이다. 예를 들어, 테이핑을 척추측면 부위에 적용하면 교정된 바른 기립자세로 유지될 수 있도록 상기시켜 줄 수 있다. Brügger는 이것을 "기억하는 테이핑"이라고 불렀다. 테이프의 적용은 특히 일상 생활 동작을 훈련 프로그램을 시작할 때 유용하다.

다른 치료 과정 (Other Therapeutic Procedures)

전체적인 움직임의 특징을 가지고 있는 다른 과정들은 Brügger가 신체 보행이라고 일컫는 치료적인 보행과 기

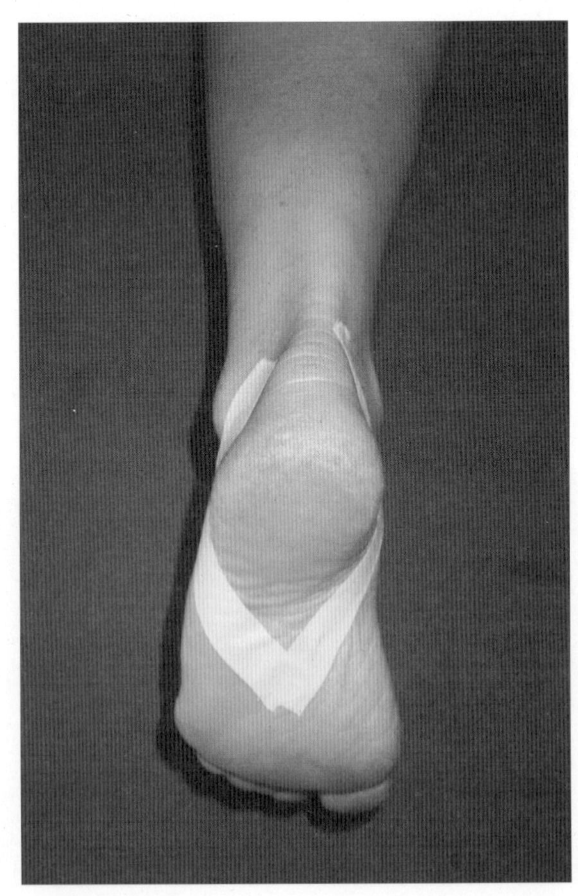

그림 16.21 기능성 테이핑 (기능적인 스터럽: 앞정강근, 긴종아리근).

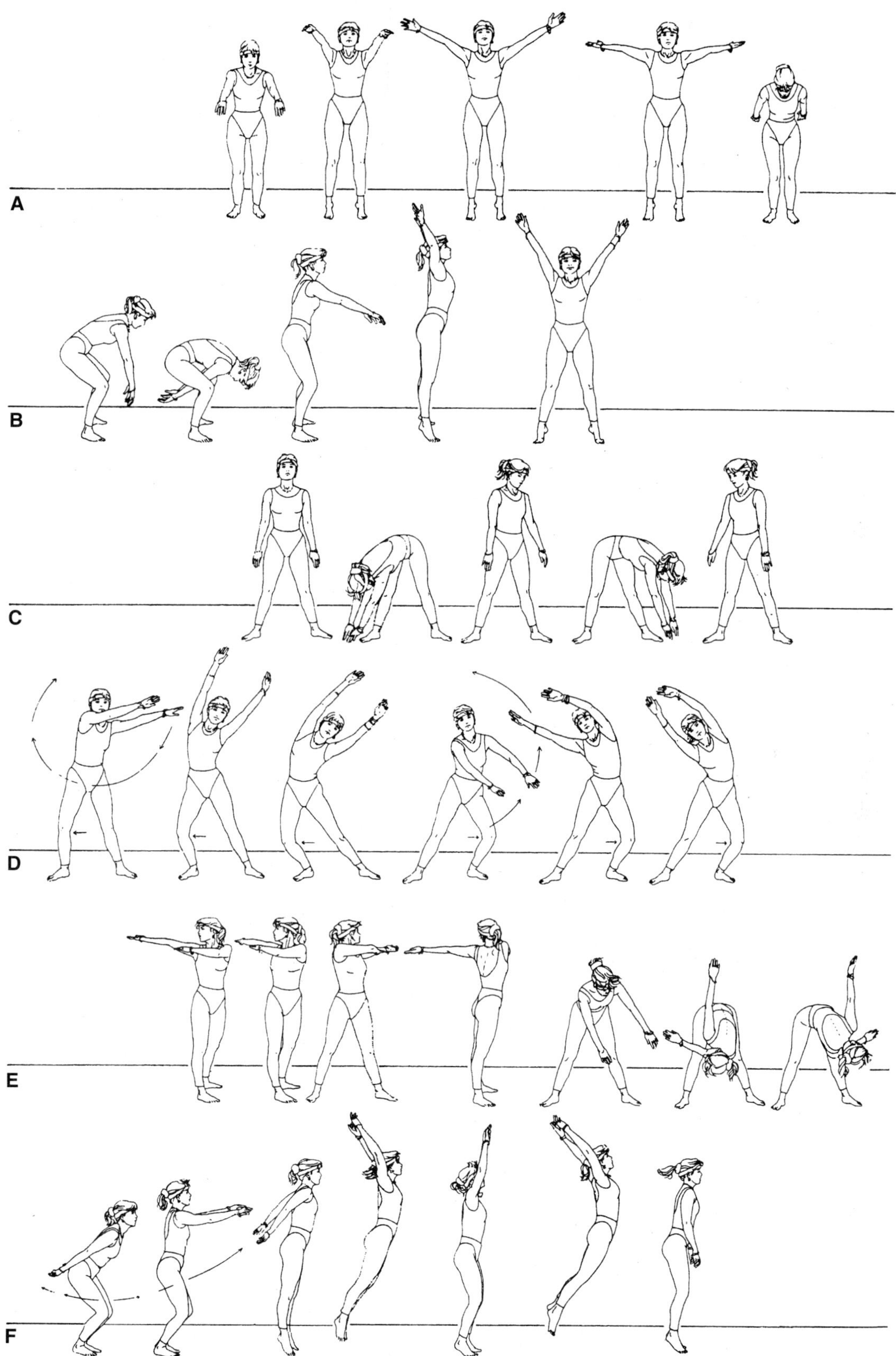

그림 16.22 (A-F) 기본 운동, 1에서 6번까지. Brügger의 허가를 받음 A. Lehrbuch der funktionellen Störungen des Bewegungssystems. Zollikon/Benglen: Brügger-Varlag, 2000:432

본적인 6가지의 Brügger의 운동들이다.

Brügger Body walking

Brügger 바디 워킹(body walking) 또는 치료적인 보행은 전신의 움직임 패턴을 증진시키기 위한 목표를 가진 기능적인 훈련에 적합하다.

보행 속도는 무리 없이 빨라지지만 호흡 리듬에는 영향을 미치지 않는다. 팔의 보상 움직임은 팔꿉관절(주관절, elbow joint)이 아닌 어깨관절(견관절, shoulder joint)에서 시작된다. 보행 훈련 기간은 환자의 노력 여하에 달려 있다. 원칙적으로, 보행 훈련의 기간은 짧게 시작하여 30분까지 점차 늘려갈 것을 권장한다. 짧게 훈련한 단위의 동작을 일상적인 활동(예로, 긴 복도를 걷는 동안에 적용하는 것 등)에 적용하여 통합하는 것이 효과적이다. 치료적인 보행은 쎄러 밴드와 같이 적용할 수 있으나, 부상을 입을 수 있다.

이때의 쎄러 밴드는 원하는 움직임을 유도하기 위한 적절한 저항을 준다.

Brügger의 6가지 기본 운동 (Brügger's six basic exercises)

Brügger의 6가지 기본 운동은 이상적인 신체의 자세와 움직임을 가르치기에 매우 간단한 기본 운동이다. 운동은 모든 면에서 모든 신체 분절에 실시 할 수 있고, 올바른 움직임과 자세에 대한 인식을 강화시켜 줄 수 있도록 만들었다. 대체로, 이 운동은 자주 일상 활동에서 우세하게 취하는 무리한 움직임이나 자세에 대해 저항적인 기능을 하기도 한다.

예: 기립 자세를 향상시키기 위한 운동(그림 16.22A) 약간씩 반복적으로 무릎을 굽히는 자세와 이완시킨 팔을 같이 흔든다. 외전을 통해, 팔은 신전과 외회전의 마지막 지점에 이른다. 발은 전면 닿기(full stnading)에서 발끝 닿기(tip-toe stance)까지 교대로 일어난다.

다른 운동들은 더욱 복잡하며 신체의 모든 부분들이 관여하게 된다(그림 16.22B에서 16.23F).

확인 과정
본 장의 학습목표 자가 점검

- 골반, 가슴(흉곽)의 움직임과 정면으로 목에 영향을 줄 수 있는 자세에 대해 설명하시오.
- 왜 Agistic-Eccentric 수축, 쎄러 밴드 또는 6가지 기본 운동과 같은 치료적인 과정이 기립자세로 하는 것이 이상적인가?
- 5번째 등쪽(배측) 부분의 검사는 어떻게 실행해야 하며, 판단해야 하는가?

■ 참고문헌 (References)

1. Benninghoff A, Goertler K. Lehrbuch der Anatomie des Menschen. München. Vienna, Austria: Urban und Schwarzenberg, 1968.
2. Brügger A. Die Erkrankungen des Bewegungsapparates und seines Nervensystems. Stuttgart, New York: G. Fischer-Verlag, 1980.
3. Brügger A. Lehrbuch der funktionellen Störungen des Bewegungssystems. Zollikon/Benglen: Brügger-Verlag, 2000.
4. Brügger A. Gesunde Körperhaltung im Alltag. Zürich: Brügger-Verlag, 1990.
5. Kabat H. Studies on neuromuscular dysfunktion XII: New concepts and techniques of neuromuscular reeducation for paralysis. Perm Found Med Bull 1950;8: 121–143.
6. Pavlů D. Co je skutečně Brüggerův sed? Rehabil fyz lék 2000;7:166–169.
7. Rock CM, Petak S. Agisticko-excentrické kontrakční postupy. Benglen/Zürich: Brügger-Verlag. 2000.
8. Rock CM, Petak S: Základní cvičení s Thera-Bandem. Zürich: Brügger-Institut, 1999.
9. Tittel K. Funktionelle Anatomie. Leipzig: Ambrosius Barth, 1999.

17

잘못된 호흡 패턴의 재활
(Rehabilitation of Breathing Pattern Disorders)

학습목표

이 장을 읽고나면 이해할 수 있을 것이다:

- 척추 안정성과 전반적인 건강에서 호흡의 중요한 역할
- 호흡의 운동 패턴 평가를 어떻게 하는가.
- 호흡의 잘못된 패턴 교정을 어떻게 하는가.
- 호흡과 배 조이기 사이의 연관성

많은 사례에서, 그 원인이 무엇이든 호흡 패턴의 변화는 가장 나쁘다.

Lum 1994[27]

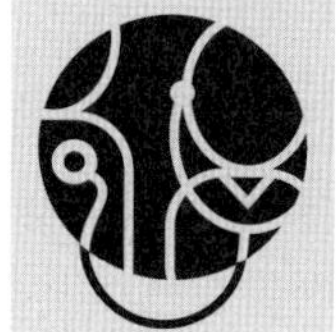

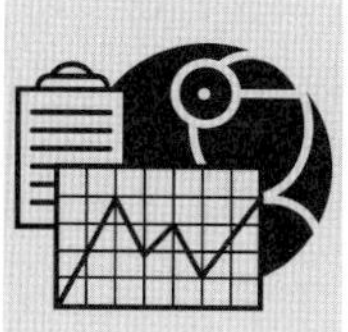
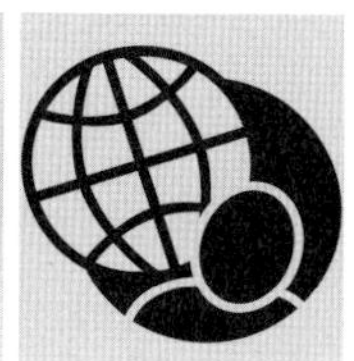
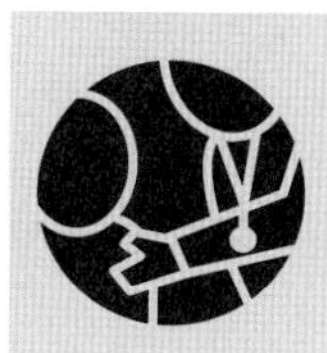
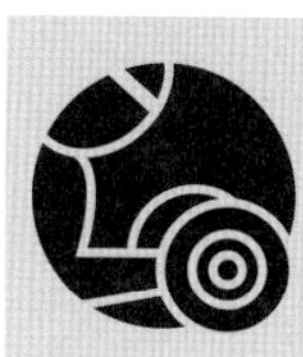
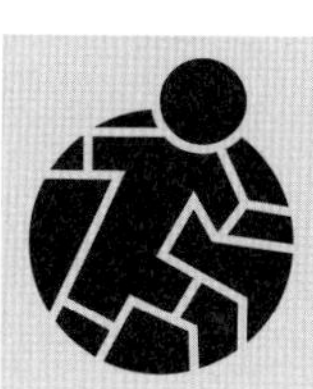
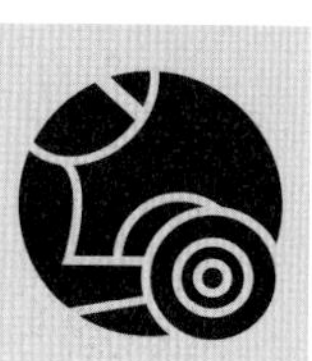

개요 (Introduction)

정상 호흡 역학으로 숨쉬는 것은 신경근골격계 안에서 강한 역활을 가지고 있다. 호흡역학은 자세와 척추의 안정화라는 두 가지의 중심적 역활을 한다. 안정화 운동을 하는 동안 완전하고 정확한 호흡과 더불어, 정상적인 자세와 척추 안정성 둘 다 가능하도록 호흡 기전은 반드시 완벽해야 한다. 본질적으로, 호흡의 주요 근육들 사이의 동적 상호활동은 기능적으로 반드시 정상이어야 하고, 가장 중요한 것은, 호흡에 대한 정상적 운동 프로그램이 신경계 속에서 계속 무의식적 조절로 "설정" 되어 있어야만 한다.

Chaitow, Bradley그리고 Gilbert는 "체내 어느 곳이든 그곳이 호흡에 대한 연관성 보다 확연하게 구조적으로 기능을 조절하는 기전은 없다. 궁극적으로, 기능적 변화가 끝없이 지속 되게 할 수 있는 반복은 — 구조적인 변형 출현 — 기능부전적 경향으로 몰고감으로서 기능부전의 방향이 어느 쪽으로 다다르게 되던지 끝나게 될 것이다"라고 명확하게 제시했다.[7]

호흡 역학은 아래의 것으로부터 직접적인 영향을 받는다:

- 갈비뼈 머리(늑골두, rib head)의 고착과 같은 생체역학적 요인 또는 전형적인 상부/하부의 근육 불균형이 교차된 유형
- 알러지, 감염, 잘못된 식이요법, 내분비성 영향 또는 신장 기능부전을 포함한 신체의 미세한 pH 균형에 영향을 주는 모든 것이 포함된 생체 역학적 요인
- 만성적인 걱정, 분노 또는 우울증과 같은 사회정신적 요인

호흡 기전의 평가는 모든 물리적인 검사 특히 만성 경추증후군, 스트레스와 관련된 상황(고혈압을 포함해서)과 이전의 치료에서 연장된 반응을 가진 환자에게 기본적으로 해야 한다. 이 장의 목표는 실행자에게 호흡을 평가하는 방법, 잘못된 호흡패턴을 확인하고 교정하는 방법을 알려주기 위한 것이다. 여기에는 일반적으로 세 단계가 필요하다:

1. 근본 원인이 되는 요인의 치료
2. 정확한 방법으로 호흡 재훈련을 하는 것
3. 이 새로운 프로그램이 "무의식적 조절"과 기능적으로 통합될 때까지 실행하는 것이다.

잘못된 호흡 기전의 교정은 운동 계통의 어떤 재활 프로그램이라도 성공하기 위해서는 꼭 필요하다.

"정상적인 호흡이어야 — 다른 패턴의 동작을 할 수 있다."

Karel Lewit[25]

호흡 (Respiration)

잘못된 호흡 역학의 교정 (Correcting faulty breathing mechanics)

우리는 정상적인 환경에서 호흡을 의식하는 것이 쉽지 않다. 호흡량과 호흡률은 신체적, 화학적, 또는 감정적인 요구에 영향을 받고 그리고 일단 그 요구가 충족되면 정상적으로 이완된 복식 호흡으로 되돌아간다. 이 모든 것은 무의식중에 모든 것은 호흡에 대한 생각을 늘 가질 필요 없이, 우리의 자율 신경계에 의해 효과적으로 조절되고 통제되며, 정상 기능을 하게 해주는 계통이 자율신경계이다.

대부분의 경우, 잘못된 호흡 패턴들은 자주 상처, 통증에 대한 보상 또는 다른 요소들(스트레스, 고도, 감염, 신장병, 등)이 pH를 변화시켰을 때, 혈액의 pH를 유지하기 위해, 무의식적 조절로 커진다. 특히, 초기의 유발인자가 더 이상 존재하지 않아도 자동 반응으로 익숙한 운동 프로그램으로 될 때, 문제는 커지게 된다. 이것은 만성적인 과환기 증후군에서 자주 나타난다.[11] 사실상, 잘못된 패턴은 끝없이 지속된다. 일단 과호흡의 패턴이 정해지면, 그것은 10%의 더 깊어진 호흡이나 10%의 더 빨라진 호흡이나 한숨의 결합으로 만들어지고 단, 10% 미세량의 증가로 인해 지속될 수 있다.[30]

어떤 호흡 훈련 프로그램의 최종적인 성공속에는 생체역학, 생화학, 사회정신적 요인을 기본으로 다뤄야 하는 중요성을 과장이라 할 수는 없다. 환자에 대한 우리의 평가 그리고 생각의 반드시 변해야 한다. 단지 "본체(hardware)"(다시 말해, 구조적 병리) 검사에서 동작, 조절 그리고 협응작용의 프로그램(다시 말해, software)과 같은 대사성기능부전을 포함한 원인 인자들의 열쇠로 반드시

이동해야 한다. 그리고 가장 중요한 것으로서, 치료는 이 문제와 정상적인 무의식적인 운동 프로그램을 회복하는 일을 반드시 다뤄야 한다. 운동훈련은 대뇌피질이 겉질척수로(피질척수로, corticospinal tract)을 통해 호흡 패턴의 전체를 수의적으로 조절하기 때문에 가능하다. 효과적인 호흡 훈련을 위해서는, 최종적으로 의식적 기억이 순환 고리(loop)를 불러내도록 해야 한다. 새로운 운동 프로그램이 기능적인 활동중에 자동 선택 프로그램으로 사용될 때까지 연습되어야 한다.

호흡 역학의 원리
(The Role of Respiratory Mechanics)

정상적인 호흡(Normal respiration)[1,7,13,21,22,25,26]

제일 기초적 수준에서, 호흡은 우리에게 들이마신 공기로부터 산소(O_2)를 가지게 하고 내쉰 공기로 이산화탄소(CO_2)를 내보내도록 한다. 신장은 pH수준을 오랫동안 조정하는데 반해, CO_2의 변화(신체가 CO_2를 혈액 내 이동을 위해 탄산으로 변하게 한다)는 혈액 흐름 중에 pH 농도를 순간 순간 조절한다. 호흡을 조종하는 것은 혈중 CO_2(산소가 아니라)농도에 의해 조절된다. 운동 중에 신체는 더 많은 O_2를 필요로 함으로써 더 많은 CO_2(높은 산도)를 발생시키고, 즉시 더 많은 호흡을 하도록 촉진한다. 그 반대 또한 확실하며, 격렬한 활동의 감소는 산소의 필요성을 줄이고, CO_2의 발생(낮은 산도)을 감소시키고 호흡성 작동을 줄인다.[35]

호흡에 대한 주동근은 가로막(횡격막, diaphragm), 갈비사이근(늑간근, intercostal muscles), 목갈비근(사각근, scalenes), 배가로근(복횡근, transverse abdominis), 골반 기저근과 척추의 심부 내재근들이다.[1,19] 이 근육들 각각은 호흡근에 포함되며, 자세적 기능에서는 안정자(아래 박스 참조)로서 역할을 이중으로 수행한다.

목갈비근은 들숨(흡기, inspiration)동안 갈비뼈(늑골, rib)를 확장시키고 들어올린다. 매 호흡 작용동안 낮은 정도로 활동하므로 부수적 근육이 아니라, 주동근으로 생각된다.[9,10]

목갈비근의 작은 활동은 가벼운 호흡 중에 조차 일어나지만, 시각적 관찰이상으로 더 잘되고 활동의 촉진은 필

호흡근육들의 자세적 기능

1976년에, Skladal과 그 외. 환자가 발로 서 있을 때 가로막이 수축한다는 것이 관찰된 후 "자세적 기능을 가진 호흡근육"에서 최우선으로 가로막을 기술했다.[32] McCreary 그리고 Provance, Kendall에 따르면, 20개의 이상의 주동근과 보조근이 호흡과 관련이 있고, 그 대부분이 자세적 기능을 가지고 있다.[22]

요성이 증가되었을 때 더 일어난다.[10] 목빗근(흉쇄유돌근, sternocleidomastoid)과 상부등세모근(상승모근, upper trapezius)을 포함한 보조근육과 함께 목갈비근은 환기량이 높은 수준이나 과도한 팽창과 같이 폐 용적이 높을 때에도 정상적인 활동을 하게 된다.[13]

가로막(횡격막, diaphragm)은 호흡의 최우선적인 근육이다. 가슴안(흉강)의 바닥을 형성하며 기본적으로 돔 모양으로 평편한 근육이다. 대부분의 해부학자들은 가로막을 해부학적으로 세부분으로 나눈다: 그 기시점에서 이름을 지은 복장뼈 부분(흉골부, sternal), 빗장뼈 부분(늑골부, costal), 허리부(요추부, lumbar)이고, 모든 부분은 골성 부착점없이 얇고 강한 널힘줄(건막, aponeurosis)인 중심건에서 정지한다. 가로막은 하부의 6개 갈비뼈들과 갈비연골(늑연골, costal cartilages), 칼돌기(검상돌기, xiphoid process) 후면, 허리뼈(요추, lumbar vertebra) 1–4번의 안쪽과 그 허리의 척추사이원반(추간판, intervertebral disc), 그리고 활꼴인대(궁형인대)들에 붙는다. 가로막은 가슴의 내부면 전체를 빙 둘러싼 원형으로 접촉점을 가지고 있다.

들숨 동안 가로막의 수축은 중심건부가 돔 모양으로 편평해지고 아래로 움직임으로서 더욱 고정되게 된다. 그로인해 부피를 증가시키고, 가슴안(흉강, thoracic-cavity) 내 압력을 감소시킨다. 동시에, 부피가 감소하는 동안에는 배안(복강, abdominal-cavity) 압력을 증가시키고 배벽(복벽, abdominal-wall)의 "밖으로 향해" 부풀어 오른다. 배가로근과 골반 기저근은 배의 내부 압력을 올리기 위해 가로막과 협력하여 작용한다. 배곧은근(복직근, rectus abdominis)은 밖을 향해 둥근 천장처럼 되기 위해서 반드시 이완되어야 한다.

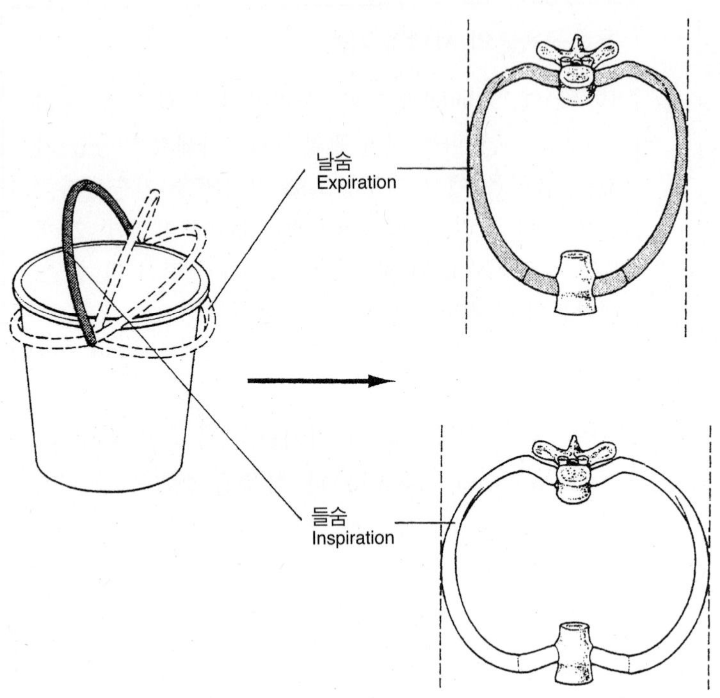

그림 17.1 갈비뼈들의 양동이 손잡이 운동. 요가 호흡 기법인 Pranayam에서 권리를 가진 Iyengar BKS로 허가를 받고 복사했다. New york: crossroading 출판사, 1996: 22.

지속된 수축으로, 하부 갈비뼈(늑골, rib)들로 붙는 수직 섬유들은 흔히 "양동이 손잡이"라고 부르는 수평면 방향으로 "개방"하도록 그들은 팽창시킨다(그림 17.1 그리고 17.2). 가슴의 부피는 풍선이 가득 차오르는 것처럼 모든 방향으로 커진다(아래 박스를 보시요). 각각의 정상 호흡에서, 양동이 손잡이 운동은 모든 갈비뼈의 수평면에서 일어나고, 이 동작은 건강한 척추의 움직임을 유지하는 근골격 구조물로의 순환, 영양 흐름과 함께 부드럽고 미세하게 마사지하는 효과를 가지고 있다.

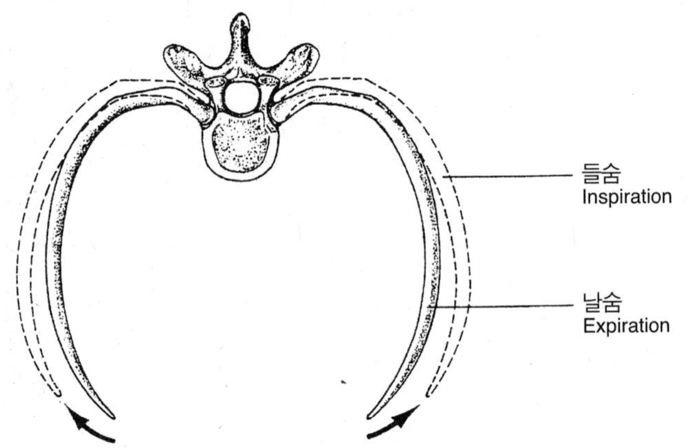

그림 17.2 갈비뼈들의 양동이 손잡이 운동. 요가 호흡 기법인 Pranayam에서 권리를 가진 Iyengar BKS로 허가를 받고 복사했다. New york: crossroading 출판사, 1996: 22.

원형의 호흡

배와 갈비뼈의 운동이 호흡 동안 단지 전-후면이 아니라는 기록이 중요하며, 그 동작은 원형이고, 가득 차게 되는 풍선과 같아서 모든 방향으로 팽창한다.

상부 갈비뼈의 동작은 들숨(흡기, inspiration)의 마지막 단계에서 나타나고 일반적으로 "펌프 손잡이" 운동으로 알려져 있다(그림 17.3). 복장옆(흉골연의, para-sternal)과 목갈비근(사각근, scalenes)들은 상부 갈비뼈에 가로막(횡격막, diaphragm)의 날숨(호기, expiration) 작용을 중화시키기 위해 들숨동안 안정시키는 중요한 역할을 한다. 가로막이 내려감으로서, 그것이 들숨을 위해 필요한 늑막의 압력을 감소시킨다. 늑막 압력의 감소는 폐의 첨부 주변 머리를 향한 부분에서 가장 크다. 복장옆과 목갈비근의 방해를 받지 않는다면, 상부 갈비뼈는 날숨에 반사적인 방향인 안쪽으로 움직인다.[10] 가슴은 통합적 유지 속에서 그들의 기능적인 결과로, 목갈비근은 과거에 그랬었던 보조근이 아니라 현재는 중심적 안정자로 분류된다.

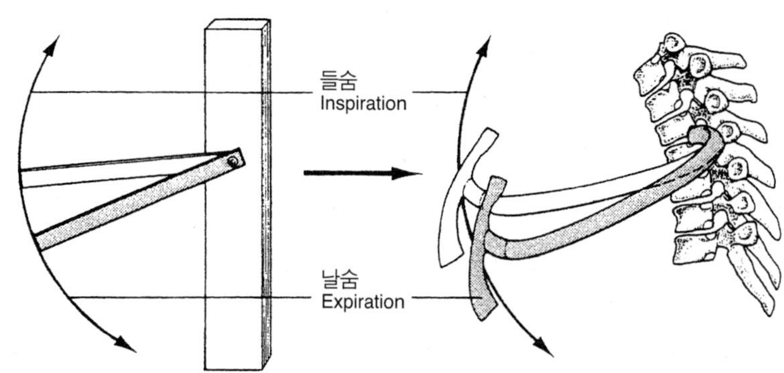

그림 17.3 상부 갈비뼈들의 펌프 손잡이 운동. 요가 호흡 기법인 Pranayam에서 권리를 가진 Iyengar BKS로 허가를 받고 복사했다. New york: crossroading 출판사, 1996: 22.

상부 갈비뼈의 정상 운동은 정상적 호흡에 합쳐진 부분이고 강제적인 신체적 필요성의 강력한 반응으로 변한다. 신체적 필요성이 증가할 때 보조근의 동원은 정상이다. 이완된 호흡동안 상부 등뼈가 올라가는 것은 정상이 아니다. 그것에서는 "환기 개방(fanning open)" 움직임이 반드시 관찰되어야 한다. 들숨(흡기, inspiration)동안 복장뼈(흉골, sternum)가, 수평면에서 넓어지는 대신, 수직으로 "위로" 올라가는 잘못된 패턴은 목갈비근(사각근, scalenes), 등세모근(승모근, trapezius), 어깨올림근(견갑거근, levator scapulae)들의 과도한 활동 때문에 일어난다.

일반적으로 "흉식호흡"(그림 17.4)이라 칭하는 이 불완전한 패턴은 호흡에서 가장 중요한 결점이고, 한 개인의 신체적 건강뿐만 아니라, 감정에도 영향을 줄 수 있다. 만성적인 목의 과도한 긴장, 갈비사이근(늑간근, intercostal muscles)의 활동 감소, 갈비뼈(늑골, rib) 운동의 감소가 보편적으로 나타나며, 깊은 빗장뼈고랑(쇄골구, clavicular grooves)(그림 17.5)은 흉식호흡이 만성 패턴으로 될 때 볼 수 있다.[26]

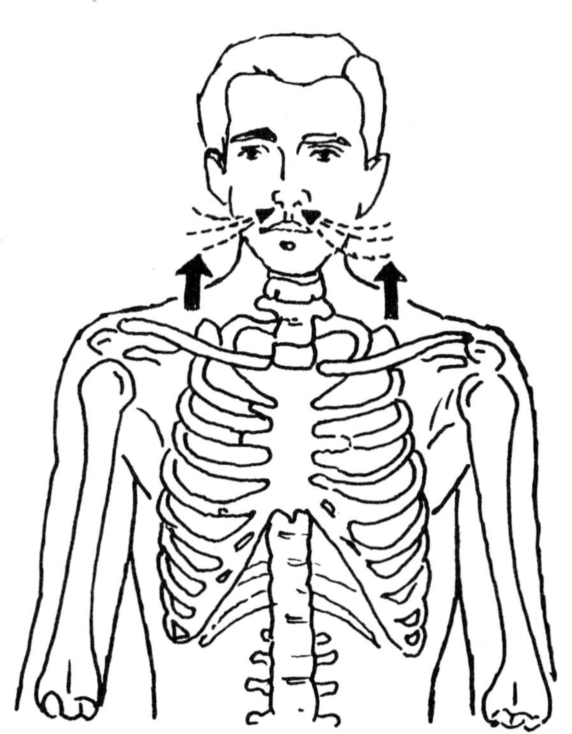

그림 17.4 흉식 호흡의 잘못된 패턴.

날숨(호기, expiration) 동안, 역전 현상이 들숨과 같이 일어난다. 편안한 호흡에서 날숨은 폐와 갈비연골(늑연골, costal cartilages), 배벽으로부터 나온 탄력적인 힘에 의해 수동적으로 일어난다. 가로막은 이완하고 올라간다. 배벽은 척추 쪽을 향해 "빨려 들어감"이 되고, 갈비뼈들과 가슴은 내려가고 "안쪽"으로 움직인다. 호흡이 유지되고 전부 내쉬지 않았을 때 날숨은 불완전하고, 갈비뼈 운동이 감소하거나 역설적인 호흡이 발생하고, 배가 날숨동안 들어가는 것 대신 팽창한다. 강제적이거나 능동적인 날숨은 근육 활동으로부터 발생된다. 속갈비사이근(내늑간근, intercostal muscles)은 수축하고, 갈비뼈들과 복장뼈를 아래와 후방으로 움직이는데 반해, 앞배벽(전복벽)의 근육들은 배안(복강, abdominal-cavity) 압력을 증가시키고, 가로막을 위로 밀어 올린다.[1]

말할 때 저항에 부딪친 호흡 운동은, 배근육(복근)들이 원활하게 움직이도록 한다.

(Lewit)

계속 호흡하는 동안 배 조여서 고정하기를 유지하는 능력은 필요할 때 안정력을 증가시키는 정상적 기전이다. 주먹을 날리거나, 무거운 것을 들거나, 짧게 전력질주를 하거나, 하는 등등의 필요한 활동 중에 안정성 증가는 필요한 반응으로 무의식적으로 일어난다. 그러나 허리에 문제성 병력을 가진 이들에게는 많은 경우에 훈련을 받아야 한다.[28] 이것은 들숨(흡기, inspiration) 후 항상 호흡을 멈추는 것으로 생기는 발살바 조작(Valsalva-maneuver)과는 다르지만, 자동차 사고 등과 같은 안정성이 필요한 응급상황에서 요구될 때 호흡상에 관계없이 일어날 수 있다.[26] 편안한 호흡이나 배를 조이는 동안의 호흡-정지는 병적인 것이다.

편안한 상태에서 호흡을 할 때, 호흡의 두 양상은 반드시 코를 통해 일어나야 하며, 구강 호흡은 운동할 때와 같이 산소량의 증가가 필요로 할 때 발생한다. 정상상태일 때, 구강호흡을 하는 것은 편안한 호흡에서는 병적인 일이다. 호흡의 리듬은 정상 호흡 동안 들숨과 날숨(호기, expiration)이 동일하고, 이완되었을 때 느리게 일어난다(아래 박스 참조). 몸통은 반드시 이완된 상태를 유지해야 한다;

지나친 노력이 배근육 또는 목갈비근(사각근, scalenes)에서 나타나서는 않된다. 과도한 하품이나 긴장이 얼굴, 입술, 또는 혀에서 보여서는 안되며 과도한 소음과 한숨이 들려서는 안된다.

호흡 리듬

호흡의 두 양상에서 호흡의 리듬은 같아야 한다.
가로막 호흡이 우세할 때, 호흡율은 분당 14~15번의 호흡에서 8~12번까지 내려갈 수 있다. 날숨의 양상은 들숨에 가능한 긴 두 배 정도 될 수도 있다.[7]

임상가로서, 우리는 반드시 이차적으로 가스 교환의 자동적 과정뿐만 아니라, 우리가 훈련하고 영향을 줄 수 있는 운동 프로그램에 의해 정확한 운동 순서로 작동되는 것까지를 호흡 운동으로 보기 시작해야 한다.

기능부전과 일반적인 통증 증후군과의 연관성 (The relationship between dysfunction and common pain syndromes)

가로막(횡격막, diaphragm)은 척추안정성에 필수적인 역할을 하며(아래의 박스 참조), 그 기능이 손상되었을 때, 척추는 반드시 영향을 받게 된다. 그리고 그 반대 상황 또한 당연한 사실이다. 목통증과 허리 통증과 같은 근육 기능부전이 있을 때, 역시 비정상적 호흡 패턴들을 발견하는 것은 아주 평범한 일이다. 다음에 설명하는 조사 결과는 척추를 포함하여 기능부전이 일어났을 때 흔하게 발견되는 것이다.

호흡과 척추의 안정성

산소의 변화 동안 자세적 안정성이 필요할 때와 물리적인 산소 요구량 높을 때, 신경계는 척추 안정성 이상으로 자연스럽게 호흡을 유지하는 것을 선택할 것이다.
이런 예로서, 설사 운동 조절 계통이 적절하게 훈련되었다고 할지라도, 적절한 산소의 부족으로 인해 허리가 쉽게 상처받는 반복적인 구부리기나 들어 올리는 활동으로 발생한다.[28]
호흡기를 훈련시키는 간단한 운동과 가로막의 안정적인 기능들은 측방 교각 자세(side-bridge) 운동으로 통합 시킬 수 있다. 심박동율이 유산소 활동으로 충분히 증가하면, 360° 의 브레이스(brace)를 차고 동시에 호흡을 들이쉬고 내쉬는 동안, 측방 교각 자세를 등척성으로(isometrically) 유지한다. 심박동율의 증가와 호흡 없이 측방 교각 자세를 취했을 때보다 더 강한 "화끈거림"이 느껴지는 것이 정상이다.

안정성과 유산소 활동

연구들은 반복적인 지절 운동 같은 중간 정도의 유산소성 변화 동안 가로막과 배가로근의 긴장성 활동이 지속될 수 있다는 것을 보여주었다.[15,16]
배 근육들과 가로막 사이에 적절한 협조 없이도 배의 근력이 아주 강하다면, 유산소 활동의 변화 동안 척추를 불안정하게 만들 것이라는 것을 보여주었다.[17,18]

횡단면에서 큰 근육을 대신하여 호흡 보조근을 사용한 가슴이 올라가는 흉식 호흡에서 가장 큰 오류은 목뼈와 근육들이 과다하게 긴장하는 것으로, 정확히 경추증의 원인이 되는 것이다.[25]

비록 큰가슴근(대흉근, pectoralis major), 작은가슴근(소흉근, pectoralis minor), 넓은등근(광배근, latissimus dorsi), 앞톱니근(전거근, serratus anterior), 등세모근(승

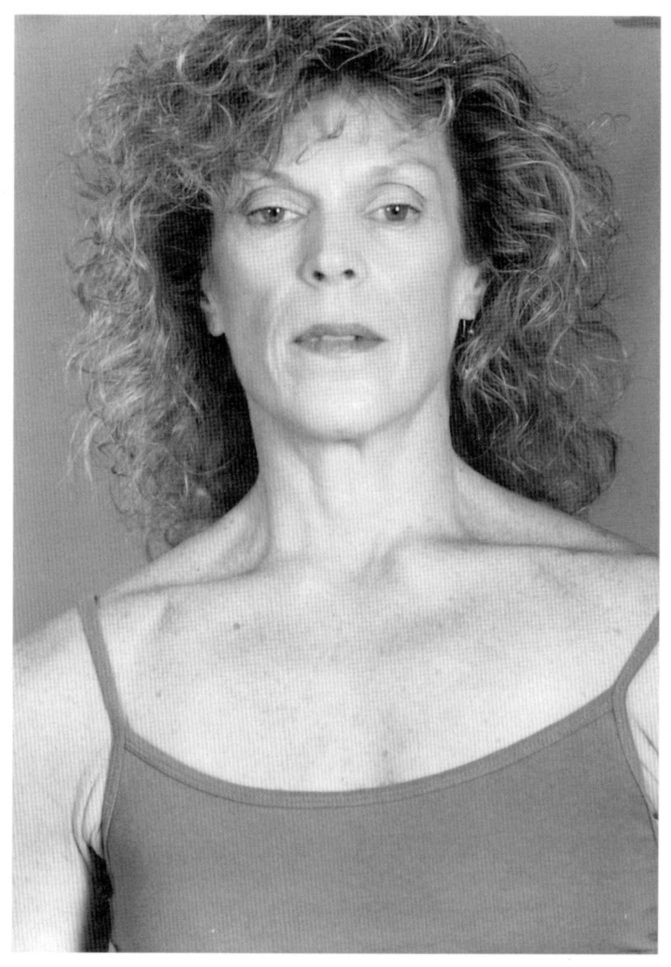

그림 17.5 깊은 빗장뼈고랑.

모근, trapezius)을 일반적인 호흡 보조근으로 생각하지 않으나, 기능부전이나 역설적 호흡에서는 자세적 기능보다 호흡에서 더 많은 역할을 담당하며, 들숨(흡기, inspiration) 동안 가슴이 위로 올라가는 불완전한 패턴의 원인이 되기도 한다. 이로 인해 그 근육들을 과사용 증후근으로 되게 만들 수 있다.[19]

가슴 올리기는 "놀람(startle) 반사"로 생긴 갑작스럽고, 강한 자극의 반사 반응의 일부이다. 환자는 어깨를 굽힘(굴곡, flexion)의 복잡한 패턴으로 들어 올리는 이런 반응과 같이 머리도 앞쪽으로 돌출하는데, 이것은 머리에서 시작하여 전신으로 전달된다.[5,20] 이 패턴은 초기에 긴장성 유발점이 더 이상 존재하지 않더라도 만성화가 되고 운동 프로그램에 견고하게 자리잡게 될 것이다.

가장 심각한 기능부전은 역행 호흡(paradoxical breathing)이다. 이것은 배가 들숨 동안은 안쪽으로, 날숨 동안 바깥쪽으로 당겨지는 것으로 앞선 반응으로 긴장되었을 때 임시적 반응으로 일어나게 될 것이다. 이런 만성적인 패턴은 스트레스, 심각한 만성 폐쇄성 심장질환과 연관되어 있거나 단순하게는 날씬한 복부로 보이고 싶은 노력으로서 복부를 딱딱하게 유지한 습관의 결과이다.

잘못된 호흡은 많은 여러 가지 과정에서 허리의 기능부전에 영향을 줄 수 있다. 가로막, 배가로근(복횡근, transverse abdominis, TrA), 골반저 그리고 심부 척추내재근들은 하나가 다른 하나에 영향을 주는 그런 기능부전으로 인해 동조적으로 움직이고 필연적으로 척추 안정성에 영향을 준다. 가로막이 억제되었을 때 정상적인 갈비뼈(늑골, rib) 운동이 변하거나 감소되며, 허리를 안정시키는 중심 근육들의 능력도 그와 같을 것이다.

특히, 요구량의 증가로 호흡의 협응 부족과 배를 조이는 것은 배벽 근육을 억제할 수 있다. McGill은 약한 심혈관 내구성이 신경계로 하여금 격심한 활동성 변화 동안 척추의 안정성 보다 호흡유지를 선택한다는 것을 발견했다(호흡과 척추 안정성 box). 한 예로, 건강이 안좋은 중년의 남자가 삽으로 눈(snow)을 뜬다고 하자. 이 때, 숨쉬기가 힘겨워지게 되면, 호흡을 유지하기 위해 배근육의 작용이 감소하게 될 것이고, 배를 지탱하는 능력이 감소하게 되어, 척추의 안정성은 약화될 것이다.[28]

목뼈 보조근과 가로막의 긴장성의 증가는 배 근육조직들의 맞버팀(길항적, antagonistic)적 긴장성 활동을 감소시키는 결과에 의해 발생한다는 것이 이론화되었다. Hruska는 특히 머리 위치가 전방이고, 턱 관절 기능부전, 만성적인 굴(동, sinus)의 문제를 가진 환자에게서 이런 것을 발견했다.

임상적으로, 가로막 반쪽의 과긴장은 동측의 배와 배빗근(복사근, abdominal oblique)의 약화를 유발시킨다고 보고되었으며, 이 기능부전 된 근육의 연결은 반대편 목부분의 통증과 관련이 있다.[19]

머리의 전방위치는 만성 호흡기 질환에서 나타나는 짧은 호흡과 재발성 만성 호흡 곤란뿐만 아니라 컴퓨터와 비디오게임의 전자 시대에서 생활로 인한 자세적인 보상으로 발전할 수 있다.

만성 기관지염과 천식, 폐기종에서 나타나는 만성적인 공기흐름의 제한(CAL)을 가진 환자는 종종 구강호흡 방법으로 되돌아간다. “구강호흡”은 목뿔 위(설골상부, suprahyoid)의 긴장을 감소시켜 인두의 공간을 감소시키고, 목뿔뼈(설골, hyoid bone)가 후하방으로 떨어진 채로 두게 된다. 보상적으로 머리가 전방으로 돌출한 자세는 결과적으로 정상적인 공간 부피를 회복하는 것을 돕지만, 역학적인 스트레스를 유발시킨 결과로 인해 근골격계 기능부전을 만들 수 있다.[12]

이런 환자들은 호흡을 증진시키기 위해 흔히 호흡 보조근을 사용하고, 서있는 동안 상체를 전방으로 굽히고, 머리를 들이 내민 상태로 전 하방을 내려 보며 오그라진 갈비뼈(늑골, rib)로 한숨을 쉰다.[24]

그런 자세의 결과로 흉식 호흡이 우세해지면 잘못된 호흡으로 인해 어깨관절 복합체의 역학에 손상이 온다. 과긴장된 상부등세모근(상승모근, upper trapezius)과 어깨올림근(견갑거근, levator scapulae), 오목위팔관절(상완와관절, glenohumeral joint)의 내회전과 전방 이동, 복장빗장관절(흉쇄관절, sterno-clavicular joint)과 봉우리빗장관절(견쇄관절, acromio-clavicular joint)의 압박, 큰가슴근(대흉근, pectoralis major)의 단축이 동반된 누적 요인들은 어깨의 찝힘(impingement)과 신경혈관의 압박 증상들을 유발한다.

잘못된 호흡 역학은 정상적인 갈비뼈운동의 가동효과 부족으로 인한 재발성 중부 등뼈 통증에 영향을 준다. 하부 갈비뼈들의 양동이 손잡이 동작의 감소와 건강한 척추 운동 그리고 순환을 증진시키는 갈비뼈들의 부드럽고 미세한 마사지 효과의 감소는 등허리(흉요부, thoraco-lumbar) 척추 전체에 나쁜 영향을 줄 수 있다.

얕은 호흡은 호기의 감소로 이어지고, 가슴은 확장되어 가동성의 감소가 일어난다. 이런 결과가 나타나면, 확장의 제한은 일반적으로 T4-T6 레벨에서 흔하게 발견된다.

잘못된 패턴이 만성화 되어 그것이 척주 뒤굽음증(후만증, kyphosis)이 증가로 이어지고, 등뼈 뒤굽음증을 고착화시킬 수 있다. 이것은 차례대로, 전방으로 돌출된 머리와 앞으로 밀린 어깨 자세 두 곳에 영향을 준다.

마찬가지로 가로막(횡격막, diaphragm)의 정적인 과도한 수축은 가슴의 용적과 해부학적인 갈비뼈들의 배열을 변화시킬 수 있다. 중부나 하부 갈비뼈들의 외회전이 진행된 결과로 인해, 가로막의 과긴장과 종격막이 이차적으로 늘어나거나 신장되고, 중부 등뼈는 납작하게 된다.

허리뼈 척주 앞굽음증(전만, lordosis)(하부 허리뼈에 기능부전의 결과에 따른)의 보상성 증가와 머리뼈(두개골)의 후방 회전 또한 일어난다.[19]

호흡의 대사 기능
(The metabolic function of respiration)

호흡을 원상 복귀하는 능력은 수 천년 동안 고대의 문화 속에 이해 되어왔다. 호흡 운동은 소화, 순환, 불면증, 그리고 고혈압의 조절, 분노와 정신상태에 강한 치유 효과를 가지고 있는 것으로 알려져 있다.[34] 한 의학연구원에 따르면, 빈약한 호흡으로 75% 이상의 아픈 사람들이 의사를 찾아가도록 하는 역활을 한다고 발표했다.[14] 또 다른 연구원에 의하면, 이것들은 2:1에서 7:1까지 범위로 과환기 증후군/호흡 장애 패턴에서 여성이 우세하다고 했다. 일반적인 내과 수술에서 제 1순위 진단으로 호흡 패턴 장애 발병률이 모든 환자에게서 10% 이상된다고 보고되었다.[7] 그러나 왜일까?

가장 중요한 호흡의 연결고리는 “자율 신경계로 이르는 문”이라는 역할로 건강의 방향을 가지고 있다. 어떤 설명은 CO_2가 신체의 산성도 — 기본 균형을 유지하는 특별한 기능을 가지고 있다는 것이다. “만약 당신이 호흡을 멈춘다면, 당신의 혈액과 몸 전체는 정말로 더욱 산성화 된다. 몸이 요구하는 것보다 더 많은 호흡을 하면, 몸은 알칼리로 돌아가기 시작한다.”[7] 산도/기본적 균형에서의 미세한 변화는 내분비물(호르몬)과 면역기계, 근육 기능, 통증지각, 감성적 경향에 중대한 영향을 주게 될 것이다.

신체는 호흡의 증가와 감소로 인한 pH(수소이온 농도를 나타내는 지수) 변화를 상쇄한다. 예를 들면, 고단백/저 탄수화물 섭취를 장려하는 매우 대중적인 다이어트의 부차적 결과인 케토-산증(keto-acidosis)의 혈중산도가 증가하고, 이것은 더 깊고 더 빠른 호흡을 일으킬 것이다(더 높아진 CO_2 용량은 호흡활동을 자극한다). 교정된 과호흡은 장기간 설사로 생긴 산증(acidosis) 후에 일반적으로 볼 수 있다. 극단적인 구토와 마찬가지로 스테로이드와 이뇨제의 사용은 알카리증을 일으키고, 이것은 호흡으로 pH가 정상 수준으로 돌아가기 위해 억지로 시도되는 것을 억제한다.[7]

전반적인 건강에 대한 호흡기능부전의 영향들 (Influences of respiratory dysfunction on general health)

현대의 스트레스는 정상적인 호흡역학의 광범위한 감소로 이어진다. 정상적인 호흡 패턴이 표준이라기 보다 곧잘 예외가 된다. 최근 교과서에서 Leon Chaitow는 건강에 미치게 되는 결과를 설명했다: "호흡기능부전은 불안한 사람들, 공황증에 영향을 받은 모든 사람들과 공포증을 가진 사람의 반응, 또한 여러 곳의 근골격계 증상이 나타나는 많은 사람들, 적어도 가장 큰 만성 피로에 연관된 요소와 연관되어 있는 것으로 보인다".[6,7]

Chaitow에 따르면, 습관적인 만성 과호흡(과도한 환기)은 이산화탄소(CO_2)배출량을 증가 시키고, 호흡성 알카리증을 초래한다. 알카리증은 걱정과 공포발작을 빈번하게 유발시키는 불안, 말초신경 발화(firing) 역치의 감소 결과로 인한 공포증적 행동과 근육 긴장도의 증가, 근육 경직, 척수 반사들과 빛, 소리, 통증 상당히 과장되게 인식하도록 만든다. 이런 패턴은 만성적인 통증 상태의 시나리오를 되풀이하게 것을 동시발생 하게 할 뿐만 아니라, 정서 불안정으로 끝날 수 있다.

불행하게도, 호흡의 정상적인 패턴은 규칙적이라도 보다 오히려 예외적이다. 2003년, 일반적인 국민들의 잘못된 호흡의 발생률을 평가하기 위해 96명의 사람들에게 선행연구를 실시했다. 이들에 대한 조사에서 단 25%만이 정상 호흡역학으로 나타났다. 정상 호흡을 할 때, 실험된 사람들의 53%가 흉식 호흡을 하였고, 56%는 하부 가슴의 정상적인 운동이 부족했으며, 19%는 깊은 빗장뼈고랑(쇄골구, clavicular grooves)을 가지고 있었다. 심호흡을 부탁했을 때, 흉식 호흡자의 수가 74%로 증가되었다. 이 연구는 목통증과의 중요한 상호관련성을 보여주었고, 특히 호흡 패턴의 질병들과 시각상사척도(visual analogue scale)에서 통증이 높게 평가되었다.[29]

만성적인 상부 흉부호흡과 과호흡은 기능부전을 일으키고, 자세 프로그램, 운동 조절과 척추 안정성의 동반 파괴를 뛰어넘어 전체 기관에 치명적인 영향을 주게 된다. Chaitow는 "반드시 호흡이 정상화되어야 회복이 가능하다"라고 하는 우리의 의견을 지지하며 반복하고 있다.

호흡의 평가 (Assessment of Respiration)

개요 (Introduction)

보통의 임상인들은 측정항목(tools)의 요점을 사용하여 아주 쉽고 정확하게 호흡을 평가 할 수 있다.

호흡에 영향을 줄 수 있는 아래 놓인 요인들을 평가하기 위해 철저한 병력을 얻는 것이 중요하다. 포함사항:

- 심장, 폐, 신장 또는 다른 기관들의 질병력
- 약물들
- 월경 주기(progesterone은 호흡율을 증가시키는 경향이 있다.)
- 호르몬 불균형
- 규정식(치료, 체중감량을 위한)
- 스트레스 정도
- 불안, 또는 공황증의 기록
- 불안, 분노 또는 공포와 같은 만성적인 감정 상태
- 설사나 구토의 최근 기록

호흡성 패턴은 모든 기능적 검사의 없어서는 안될 중요한 부분으로 포함되어야 하지만, 보통 치료를 위해 방문하는 동안 빠르고 쉽게 가치있는 정보를 제공할 수 있어야 한다. 호흡은 피검사자가 호흡이 검사를 인식하지 못하도록 환자의 운동을 관찰하는 것이 최선으로 평가 할 수 있다는 것은 주목하는 것이 중요하다. 일단 의식을 하면 호흡이 바뀐다; 호흡 역학도 즉시 바뀐다. 또한 많은 환자들은 심호흡을 하도록 요구하면, 반대로 잘못된 흉식호흡을 하게 될 것이다. 이런 허위(거짓)양성(false-positive)은 "심호흡으로 들이쉬라" 보다 오히려 "천천히, 이완하시고, 숨이 차도록 들이쉬라"고 하도록 환자에게 요구함으로서 피할 수 있다. 환자가 환자의 일들에 집중할 때 호흡을 평가함으로 전적으로 환자의 의식적 사고가 배제 되었을 때 가장 정확한 정보가 모인다.

호흡 운동의 평가 (Assessing respiratory movement)

정상적으로 호흡하는 환자의 능력이 여러 자세나 위치에 따라 변할 수 있음을 주목해야 한다. 어떤 환자들은 이완 되었을 때와 바로 누운 자세에서 비교적 정상적인 패턴을 보여주었지만 그들이 기능적인 자세나 활동(운전,

컴퓨터에서 일, 또는 골프공을 칠 자세를 취하는 것 같은)을 하면 "흉식호흡자"로 변한다. 여러 자세로, 특히 통증이 증가하거나 일상생활에서 자주하는 자세에서의 호흡은 반드시 평가해야 한다.

호흡 동작들은 아래 나열한 자세로 평가한다:

1. 앉거나 또는 서 있는 것
2. 바로 누운 자세
3. 엎드린 자세
4. 기능적 활동들

호흡을 평가하는 동안 살펴볼 것은 여러 가지 기본적인 것들이다(표 17.1):

1. 호흡이 배 또는 가슴에서 시작되었는가?
2. 들숨(흡기, inspiration) 동안 횡단면에서 가슴이 넓어졌는가?
3. 상부 가슴 운동이 정상 또는 수직인가?

정상적인 호흡 운동은 가슴이 아니라, 배에서 시작되어야 한다(그림 17.6). (복식호흡을 하는 사람에게 심호흡을 유도하거나 대뇌피질이 동작을 지배하게 되면, 가슴 호흡전략으로 되돌아가는 것이 일반적이다.)

들숨이 계속되고 있을 때, 하부 가슴의 정상적 운동에서는 수평면이 넓어진다. 갈비뼈(늑골, rib)의 운동은 앉거나 서있는 자세에서 촉진을 통해 제일 좋은 평가를 할 수 있다. 하부 갈비뼈 운동의 부족은 흔한 결점으로 발견된다(그림 17.7).

들숨의 마지막 단계는 상부갈비뼈의 정상적 환기팬의 개방(fanning open)을 포함한다. 가장 흔하고 주된 호흡의 잘못은 수직면에서 상부 갈비뼈를 위로 들어 올리는 것이다(다음 글상자 그림 17.4 참고).

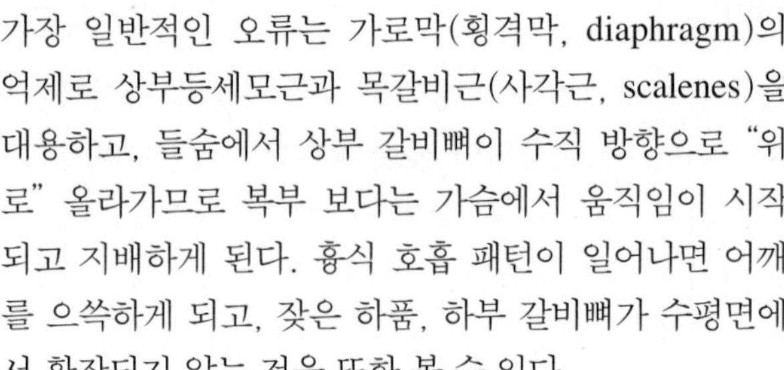
흉식 호흡

가장 일반적인 오류는 가로막(횡격막, diaphragm)의 억제로 상부등세모근과 목갈비근(사각근, scalenes)을 대용하고, 들숨에서 상부 갈비뼈이 수직 방향으로 "위로" 올라가므로 복부 보다는 가슴에서 움직임이 시작되고 지배하게 된다. 흉식 호흡 패턴이 일어나면 어깨를 으쓱하게 되고, 잦은 하품, 하부 갈비뼈가 수평면에서 확장되지 않는 것을 또한 볼 수 있다.

실행자가 호흡평가에 더욱 숙련되면 관찰 중에 "세밀한 구별"을 할 수 있다:

복식 호흡은 움직이는 배 구역에서 그 이상으로도 분류할 수도 있다.

1. 가슴 바로 아래
2. 배꼽 수준
3. 배꼽 아래

깊고 더 이완된 호흡은 배 아래에서 일어난다. 수년 동안 호흡 운동을 훈련한 이들 조차도, 배 제일 아래로부터 호흡한다는 것이 어떤 것인가를 반드시 알고 있는 것은 아니라는 것을 우리는 임상적 경험으로 알게 되었다. 아무런 훈련 없이 원래 자연스럽게 이완된 사람들은 종종 그들의 배 가장 아래에서 자동적으로 숨쉰다. 급성 통증 내지 불안으로 엎드린 환자들은 드물지만, 배꼽 아래로부터 자연스럽게 호흡하는 능력을 갖고 있고, 그 능력은 호흡 운동의 일상적 훈련으로 큰 혜택을 얻을 수 있다(그림 17.11).

동작의 기본적 패턴은 들숨에서 배가 바깥쪽으로 팽창하고, 날숨 동안 척추 쪽을 향해 꺼져 내려가게 하는 것이

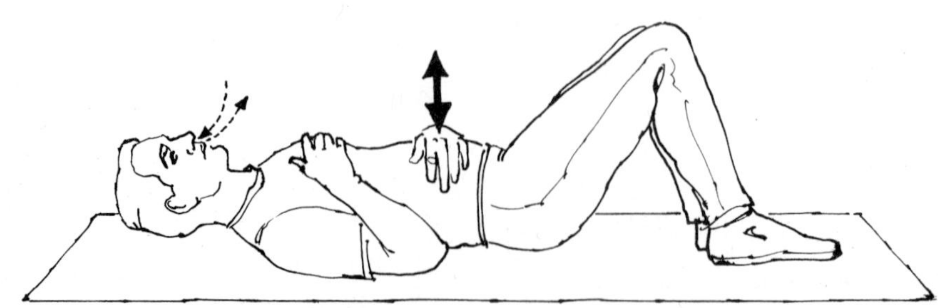

그림 17.6 정상 호흡 동안 배의 동작.

표 17.1 첫째 그리고 두 번째의 호흡 결함들

첫 번째 호흡 결함들
a. 흡기 동안 갈비뼈 전체(상부 가슴에서 대부분 관찰되는)의 운동은 "위로" 올라가는 것이다.
b. 가슴 운동이 복식 호흡에 비하여 우세하다.
c. 하부 갈비뼈들의 외측으로 진폭이 없다.
d. 배의 운동이 역행한다: 배가 들숨 동안 "안으로" 그리고 날숨 동안 "밖으로" 움직인다.
e. 배를 지탱하는 것과 정상적인 호흡이 불안정 하다.
두 번째 호흡 결함들
a. 가슴 또는 배 운동이 없는 것처럼 호흡이 작고 가늘다.
d. 비대칭적인 운동임이 가슴 또는 배에서 보인다.
e. 아랫배로부터 가슴 중앙으로 상부 가슴으로 순서가 변경된다.
f. 리듬이 급해지거나 "과도한 노력"이 보인다.
g. 들숨과 날숨이 빠르거나 또는 기간이 고르지 않다.
h. 과도한 긴장이 안면, 입술, 턱, 혀에서 보인다.
i. 한숨 또는 하품을 자주한다.

다. 역호흡은 정확히 반대 패턴이 나타난다. 배는 들숨 동안 안쪽으로 꺼져 내려가고, 날숨 동안 밖으로 팽창한다(다음 글상자 참조).

역행 호흡(paradoxical breathing) 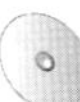

역행 호흡은 배가 들숨 동안 들어가고 날숨동안 나오는 기능부전을 일컫는다. 이 패턴은 스트레스와 놀람(startle) 반사의 만성적인 발화(firing)와 관련되어 있으며, 또는 단지 평편한 배를 갖고 싶어 배를 딱딱하게 유지하는 습관으로 비롯된다. 이 기능부전을 교정하기 위해서는, 환자는 반드시 배곧은근을 이완하는 것과 가로막의 사용 방법을 배워야 한다.

더 진보적인 관찰은 운동의 방향을 보는 것이다. 배가 "위 그리고 아래"로 움직이는 것이 전-후면에 있는 것이 아님을 주목하는 것이 중요하다. 그러나 더 정확히 말하자면 원통형으로 펼쳐져서 움직인다(마치 풍선을 가득채운 것과 많이 비슷한). 호흡을 교육하는 많은 사례들에서 이 핵심을 놓쳤으며, 많은 운동들은 오로지 면에서만 실시했다. 원통형 방향으로 운동을 더 많이 실시하도록 환자를 고무시키는 것이 그 동작으로 인해 자신에게 큰 개선이 일어남을 알게 될 것이다.

오른쪽과 왼쪽의 비대칭적인 동작이 정상은 아니지만 흔하며, 특히 척주옆 굽음증(척추측만증, scoliosis)과 만성 통증에서 잘 발견된다. 만성통증이 있는 쪽은 항상 움직임의 감소가 나타난다.

앉거나 선 자세에서 호흡 동작의 평가 (Assessing respiratory movement seated and standing)

앉거나 선 자세의 호흡 동작의 평가는 임상가에게 더욱 기능적인 관점에서 볼 수 있게 해주고 숙련된 시술자가 선택하는 자세다. 관찰과 더불어 하부 갈비뼈(늑골, rib)의 촉진은 하부 갈비뼈 동작을 평가(그리고 치료)하는데 환자와 치료사 모두를 위해 장려된다.

(그림 17.7 그리고 17.10) 앉거나 선 자세에서 외측 갈비뼈 동작을 평가하는 것은 더욱 이상적이다. 왜냐하면 가슴은 바로 누운 자세나 엎드린 자세 보다 더 자유롭게 움직일 수 있기 때문이다.

곧게 서 있는 자세에서 가슴의 확장이 배의 움직임보다

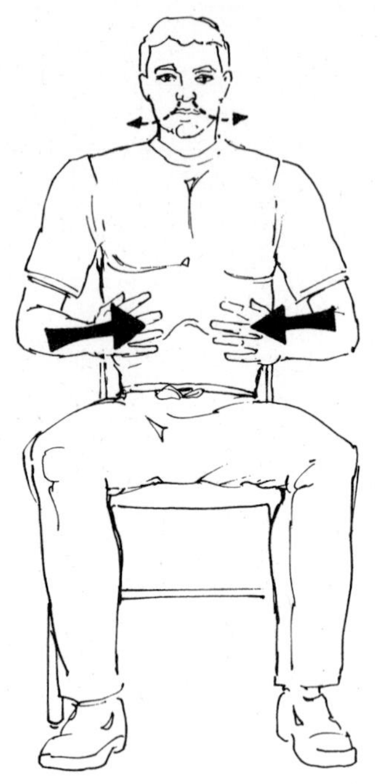
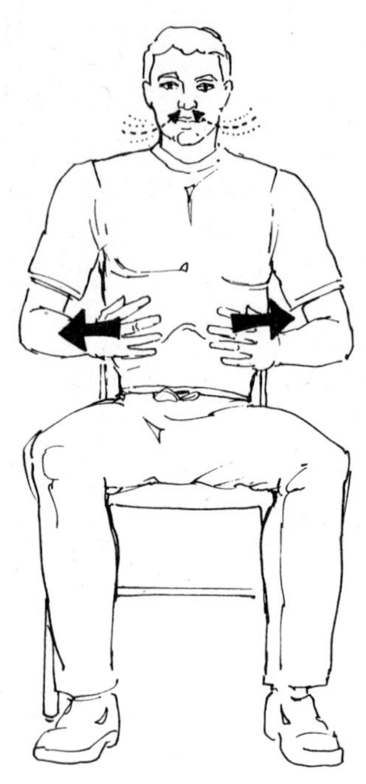

그림 17.7 외측 갈비뼈(rib) 운동의 평가(앉은 자세).

더 우세한 것은 당연하다. 곧게 선 자세에서 배의 자세적인 역할은 스위치를 "올리는 것"이고, 바로 누운 자세 보다 적은 움직임이 일어나는 것을 볼 수 있다. 그럼에도 불구하고, 상부 가슴의 수직 운동은 결여되어 있고, 하부 갈비뼈들은 외측으로 팽창하며. 그 움직임은 가슴이 아닌 배에서 시작하게 될 것이다.

배 조이기를 실시하도록 요구하면, 약간 감소되었지만 정상적인 호흡운동이 계속될 것이다. 배 조이기는 산소 유발(aerobic challenge)에서도 유지되어야 한다.

바로 누운 자세에서 호흡 동작의 평가 (Assessing respiratory movement supine)

바로 누운 자세는 평가를 배우고 치료를 시작하는 실행자에게 가장 쉬운 자세다(그림 17.6). 배와 가슴의 동작은 역행호흡(paradoxical breathing)과 마찬가지로 이 자세에서 가장 쉽게 나타난다. 비록 제한적이지만, 갈비뼈의 외측 동작을 바로 누운 자세에서 평가하는 것이 가장 쉽다(그림 17.8). 이 자세에서, 배의 운동은 외측 늑골 운동보다 우세하고, 상부 늑골갈비뼈가 올라가는 것이 결코 보이지 않아야 한다. 호흡의 정상적인 패턴은 배 조이기를 하였을 때 유지될 수 있다. 심각한 기능부전에서, 가슴을 수직으로 올리는 것이 바로 누운자세에서는 이완된 호흡으로 보일 수 있다.

바로 누운자세는 다른 자세보다 덜 기능적이므로 평가와 훈련과정이 일상 생활 동작과 같은 기능적인 자세로 이어질 수 있도록 권하는 바이다.

엎드린 자세에서 호흡동작의 평가 (Assessing respiratory movement prone)

엎드린 자세의 호흡은 뒤에서 보이는 피부로 평가해야 한다. 가시돌기(극돌기, spinous process)는 들숨(흡기, inspiration)에서는 미세하게 분리되었다가 날숨(호기, expiration)에서는 가까워진다. 호흡의 파동은 허리에서 시작하여 들숨과 날숨이 일어나는 동안 머리쪽으로 향한다. 허리 부분에서, 허리의 둘레는 마치 벨트 크기가 커진 것처럼 보인다. 하부 갈비뼈의 동작은 후방-외측으로 일어난다. 갈비뼈의 벌리고 닫히는 움직임을 상부 등뼈에서도 역시 볼 수 있다.

바로 누운 자세에서 잘못된 호흡은 들숨 동안 갈비뼈의 충분한 확장없이 척추와 가슴이 "위로" 올라갈 때나 호흡 순서가 바뀌었을 때 일어난다.

특정 척추 분절의 고착은 그 분절에서의 호흡 운동이 결여되어 있음을 쉽게 발견할 수 있는 반면, 위와 아래의 움직임은 정상이다. 가시돌기의 결손과 같은 높이의 갈비

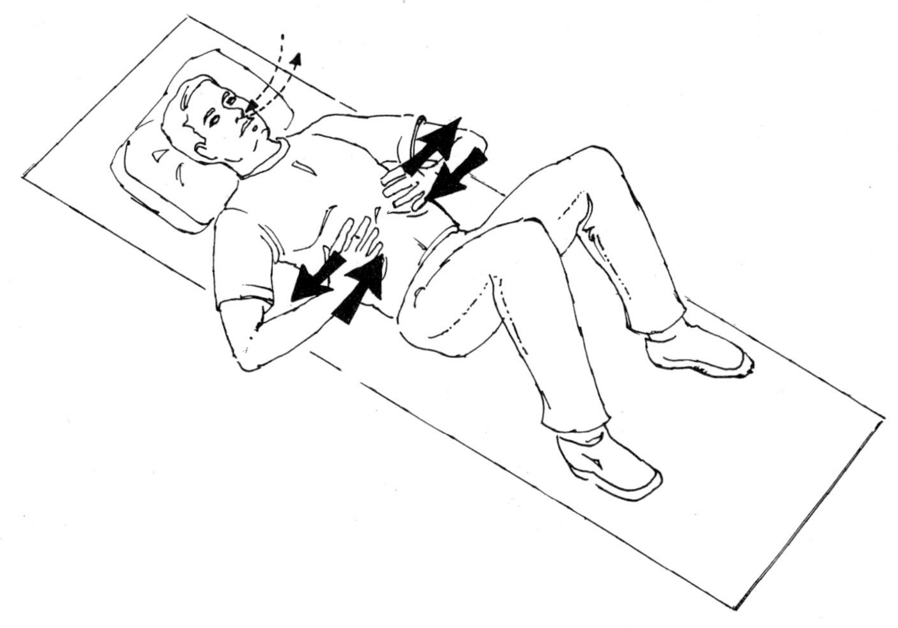

그림 17.8 외측 갈비뼈 운동의 평가(바로 누운 자세).

뼈에 통증이 있는 것을 흔히 볼 수 있다. 호흡을 하는 동안, 갈비뼈 동작을 촉진하고 호흡이 일어나도록 환자를 훈련시키는 것이 통증이 있는 부분의 기능장애를 교정하는데 가장 중요한 부분이다. 종종 호흡의 움직임이 결여된 부분은 환자에게 호흡이 성공적으로 이루어지도록 그 부분을 가동화 시키기보다 교정을 먼저 해줘야 한다. 그 반대 상황도 마찬가지이다. 환자가 호흡시에 그 부분을 가동화하는 방법을 배우지 않았다면, 만성적인 고착 패턴은 교정하기가 어려워진다.

기능적인 활동들에서 호흡 동작의 평가 (Assessing respiratory movement in functional activities)

호흡평가의 최종 목표는 호흡을 기능적으로 만들고, 각 환자의 구체적인 일상 생활에 반영되는 것이다. 환자에게 하루의 시작부터 끝까지 빈번하게 하는 것이나 그들에게 통증을 주는 동작을 해보도록 지시해보라.

쉴 때나 정지해 있을 때, 환자의 호흡이 어떤지를 아는 것으로는 충분치 않다. 기능적인 활동 특히, 배 조이기나 증가된 호흡 기능을 필요로 하는 활동을 하는 동안 정상 역학으로 환자가 호흡을 할 수 있는지의 여부가 가장 중요한 점이다.

호흡역학과 배 조이기 사이의 협응작용은 기능적 활동 중에 평가하는 것이 어렵지만, 가장 중요한 정보를 제공하며 절대로 놓쳐서는 않되는 부분이다.

"호흡을 생각하면서, 당연히 호흡기계도 염두해 두어야 한다. 그럼에도 불구하고, 운동계는 폐가 움직이도록 하고, 다른 운동 활동과 함께 특정 호흡 움직임을 조정한다. 이 일은 너무 복잡해서 장애가 일어나지 않는다면, 기적적인 일이 될 것이다."

Karel Lewit

호흡 훈련 (Respiratory Training)

관리의 연속

주된 권고: 구부린 자세를 피하고, 딱 붙는 옷, 배에 긴장을 유지하는 것 그리고 한숨을 쉬거나 어깨를 올리는 것과 같은 스트레스 징후를 주의한다.

주된 도수기법: 갈비뼈(늑골, rib) 1-4, 그리고 C3, C4, T2-T9(자율 신경 공급/ 폐의 반사)

주된 촉진 자근 운동: 호흡 훈련 / 조이기, 요가, 기공 / 태극권(tai chi)

주된 이완 운동: 목갈비근(사각근, scalenes)들, 상부등세모근(상승모근, upper trapezius) 그리고 어깨올림근(견갑거근, levator scapulae)

재활 방법들 (Rehabilitation Strategies)

잘못된 호흡 패턴의 교정을 위한 방법은 두 단계로 요약할 수 있다.

1. 근본적 원인이 되는 요소들의 교정
2. 운동 조절 훈련

치료 계획을 세울 때, 환자의 목표와 요구되는(카페인 섭취를 줄이거나 감정적인 불화를 해결하기 위해 치료사를 인정하는 것 등) 삶의 변화에 대한 참여하도록 상의하는 것이 중요하다. 영구적인 변화를 위해, 잘못된 호흡을 유발 하는 근본적 요인들은 반드시 해결되어야 한다. 가장 효과적인 치료 계획은 환자가 "성공 성취"를 위해 전진 할 수 있다는 것과 함께 시작하며 환자가 재밌어하는 요소를 가져야 하는 것이다. 실행 시간은 반드시 각 개인에게 현실적이고 환자가 따라하기 좋은 간단한 교육이여야 한다. 환자가 운동 하는 시간을 매일 가질 수 있도록 동기 부여를 받는 것이 본질적으로 가장 중요하다: 환자가 규칙적인 호흡 연습이 신체적으로 그리고 정신 건강을 얻게 할 수 있는 무한한 영향이 있다는 것을 이해한다면 도움이 된다(표 17.2).

잠재적 기능 불균형을 치료하는 것이 필수적이므로 호흡 치료는 영구적인 효과를 얻을 수 있다. 초기 치료는 인간공학적 진단, 자세의 재훈련, 과긴장을 포함한 근육 불균형과 억제된 근육들의 교정, 갈비뼈머리 그리고 고착된 관절의 가동화/도수 가동기법/잘못된 운동 패턴의 교정과 고유수용성 증진(아래 박스 참조)을 반드시 포함해야 한다. 생화학적이고 스트레스 요인들을 처리하는 것이 영구적인 변화를 만들기 위해 필수적이다(아래 박스 참조). 영양학자, 명상이나 요가 수업 또는 스트레스 관리를 전문으로 하는 치료사에게 소개가 포함 되어도 좋다.

표 17.2 호흡 운동 재훈련으로 획득되는 효과들

- 이동하는 기능과 중심부 안정성의 증가
- 근육 이완
- 긴장과 스트레스의 이완
- 통증 관리의 개선
- 신체 활동 강화
- 에너지와 지구력의 증가

가로막의 통증유발점들

가로막은 자세와 호흡의 두가지 기능을 한다. 잘못된 호흡과 가로막 통증유발점이 있다면, 국소적으로 안정시키는 계통에서 결핍의 징후가 생길 것이다[배가로근 또는 골반저 기능부전 등]. 이런 상황에서 잠재적인 기능부전이 반드시 교정되어야 하고 가로막이 바로 치료되기 전에 기능부전된 지역에 대한 안정성이 회복되고 나서 호흡 재훈련이 시작된다. 허리-골반 안정성이 회복될 때까지 짧아진 뒤넙다리근이 치료되지 않는 것과 비슷하다.

호흡 훈련을 시작하기 전 주의사항

모든 기관들, 신진대사 질환은 호흡을 치료를 시작하기 전에 반드시 치료를 해야만 한다. 환자의 MD와 함께 관리하는 것은 환자가 가슴통증, 숨의 헐떡임, 어지러움이 함께 나타날 때 특히 필수적이다. 호흡의 재훈련은 혈액의 pH에 강한 효과를 가질 수 있다. 약을 처방받는 환자는 반드시 훈련 후에 그들이 어떤 "변화"를 겪을 수 있는 지를 전달받도록 교육되어 있어야 한다.

호흡 운동 훈련 (Motor training of respiration)

정상적인 호흡 역학을 회복하기 위해 적용하는 운동훈련에는 3가지 기본적 원리가 있다.

1. 잘못된 호흡 패턴들의 운동감각적(지적) 인식
2. 가로막(횡격막, diaphragm) 호흡 운동 패턴의 재훈련과 배 조이기와 함께 협응조정(신경-근육 조정)
3. 휴식이나 활동하는 동안 두 가지에 있어서 정상적 호흡을 위한 새로운 운동 프로그램을 기능적으로 통합하고 자동화하는 것

호흡 훈련을 시작하기 전에, 환자가 습관적인 호흡 패턴에 대한 정신적 자각을 갖고 정상적인 호흡이 무엇인지 이해하는 것이 필수적이다. 많은 기능적 불균형으로 인해, 환자가 무엇이 예상되는지 정신적으로 이해를 한 다음이라도, 환자는 교정된 동작을 성취하기 위해 그 몸으로는 할 수 있는 운동 조절을 성취할 수 없을 것이다.

첫번째로 과활동성 협력근(목갈비근, 상부등세모근)을 이완하고 들숨(흡기, inspiration)에 집중하는 것을 예방하는 것은 습관적 패턴으로 상부 흉식 호흡을 하는 환자에게 초기에 특히 중요하다. 배로 호흡하고 가슴을 이완하기 위해 "노력"하는 환자가 의식적으로 집중하는 것은 틀림없이 자주 긴장과 잘못된 역학을 강화시킨다. "폐 비우기"를 위해 날숨(호기, expiration)에 집중하면, 자동적으로 가득 차오르는 깊은 들숨을 따라 하게 된다.[7]

그래서, 목표가 들숨 동안 역학을 개선하는 것으로 맞추어지더라도, 초기의 초점은 가로막 활동으로 무의식적으로 편안하게 하는 것과 약간의 교육으로 들숨을 유지하는 것이다. 실제로, 마음은 실질적인 변화가 일어나는 동안 분주하다(아래 글상자 참조).

> **호흡 훈련의 초점**
>
> 환자가 "느리고, 천천히" 안정된 리듬으로 연습하되, 한숨과 깊은 호흡은 회피해야 한다. 의식적으로 날숨 과정을 유지하는 동안 치료사는 들숨 동안 약간의 과압력으로 배와 외측 갈비뼈를 촉진하기 위해 격려해 준다. 훈련동안 환자는 들숨에 비해 날숨 상태가 가능한 두 배 길어지도록 격려한다.

피로와 스트레스를 받았을 때, 환자들은 자주 비능률적인 과거의 호흡 패턴으로 되돌아간다. 매일 반복 실행과 스스로의 각성을 권한다. 만약 어지러움, 긴장, 또는 불편함이 호흡동안 발생한다면, 환자는 반드시 중지하고 몇 분 동안 이완한 후, 깊지 않은 호흡으로 정상적으로 다시 실행을 시작한다. 증상이 계속된다면, 잠재적인 불균형의 평가와 치료 또는 peel-back을 순서대로 한다.

환자가 집이나 작업환경에서 어떤 "신호"를 통해 그들의 호흡이 최소한 한 시간에 한번은 집중할 수 있도록 상기주어야 한다. 즉, 컴퓨터 화면의 작은 빨간점, 타이머나 빨간 불빛이 멈추는 등의 어떤 활동이 일어나는 매 시간의 연습이 의식처럼 이루어져야 한다. 새로운 운동프로그램을 자동화하는데 걸리는 시간은 사람마다 제각각이다. 최근의 운동 프로그램을 새로운 "무의식적" 프로그램으로 자동화하는 데에는 매일 훈련 과정이 몇 주에서 몇 달이 소요된다.

소개된 운동은 단순하고 간단하다. 그 목표는 최소한의 의식적 관여로 운동 패턴을 수정하도록 교육하는 것과 새로운 패턴이 습관화 되도록 하는 것이다.

호흡의 재훈련의 기본 (The basics of respiratory retraining)

호흡 훈련의 주된 목표는 흉식-호흡에서 하부 갈비뼈의 수평면 동작이 가능한 "복식-호흡" 방법으로 움직이는 것이고, 그 후에 배 조이기를 실시하는 동안, 척추를 안정화 할 수 있도록 정상적인 역학과 조율하는 것이다. 호흡 훈련은 무릎을 구부려서 바로 누운 자세에 시작하는 것이 가장 적당하지만, 어느 자세에서도 가능하다. 주위 환경이 이완하기 위한 도움이 되고, 의사와 환자가 서두르지 않는 것이 중요하다. 모든 운동 프로그램에서 그렇듯이, 인내와 peel-back은 운동 기술이 부족한 환자들이 운동을 보다 쉽게 할 수 있도록 도와준다.

1. 운동 감각 인식 (Kinesthetic awareness)

A. 복식호흡 대 흉식호흡. 환자를 편안히 이완 시키고 한 손은 배 위에 두고 다른 한 손은 가슴에 놓아둔 다음 자신의 호흡을 관찰하게 한다(그림 17.6). 그리고 나서 환자들에게 배와 가슴 중 어느 쪽이 더 잘 움직이는지 관찰하도록 지시를 한다.

배의 움직임이 우세하면, 환자에게 정상적인 패턴으로 호흡하는 중이라 말해주고, 1B — 외측 갈비뼈 운동을 진행하게 한다.

가슴의 움직임이 우세하면, 1C — 기초 인식 훈련으로 나아간다.

B. 측면 갈비뼈 운동. 환자가 편히 쉬는 동안 하부 갈비뼈의 측면에 한 손을 올리게 하고, 자신의 호흡을 관찰하게 한다(그림 17.7과 17.8). 이것은 앉거나 반듯이 누운 자세에서 관찰할 수 있다. 들이쉬기와 내쉬기를 하는 동안 측면 갈비뼈가 움직이는지 보게 한다.

측면 갈비뼈가 정상적으로 움직이면, 환자에게 그에 대한 피드백을 주도록 하고, 2C — 기본 리듬 훈련을 진행하게 한다.

하부 갈비뼈의 운동이 없으면, 1C — 기초 인식 훈련으로 진행하게 한다.

C. 기초 인식 훈련의 목적. 이 훈련의 목적은 "정상"과 잘못된 호흡 방식을 구별하기 위함이다.

환자에게 설명과 시범을 통해 정상 호흡 방법을 보여주고 다음 운동을 경험해보도록 한다.

a. 숨을 내쉴 때 배가 안으로 들어가는 모양과 특히 압력을 주고 숨을 내쉴 때, 그리고 들이마실 때 배가 밖으로 나오는 모양을 보라.

b. 숨을 내쉴 때 하부 갈비뼈가 수평면에서 '닫히는' 모양, 그리고 들이마실 때 넓어지는 모양을 보라. 많은 환자들이 하부 갈비뼈이 수평 자세로 움직일 수 있는 것은 뜻밖의 사실이다. 갈비뼈가 어떻게 움직이는지에 대한 참고 지침도 아이디어조차도 없는 환자들에게 갈비뼈의 수평적 운동을 보여주는 것은 중요하다.

c. 갈비뼈를 "들어 올리지 않고" 호흡 시 상부 갈비뼈가 어떻게 닫히거나 열리는지 보라. 숨을 들이 마실 때 환자가 과도한 흉식 호흡을 경험해보는 것이 중요하다(가끔은 환자가 "무엇을 하지 말아야 하는가"에 대한 명확한 인식이 없을 때 상부 흉식 호흡을 교정하는 것이 오히려 더 쉽다.)

치료사는 환자가 그 자신의 호흡 패턴을 평가하도록 부탁하고 나서 그들의 출발점의 현실적 상황을 이해하도록 정확한 피드백을 준다:

- 환자가 배로 호흡하는데 계속 어려움을 겪으면 2A — 심부 가로막(횡격막, diaphragm) 호흡 촉진법을 계속해서 실시하게 한다.
- 환자가 측면 갈비뼈 호흡으로의 변화에 어려움을 겪을 경우, 2B — 측부 갈비뼈 운동 촉진법을 계속하여 실시하게 한다.
- 배, 갈비뼈와 상부 가슴의 움직임이 정상이면, 2C — 기본 리듬 훈련을 실시한다.

2. 호흡운동 프로그램 재훈련 (Respiratory motor program retraining)

2A, 2B와 2C 훈련을 위하여 환자가 긴장을 풀고 "아무것도 하지 않도록" 유도하되 그들의 내쉬는 모습을 관찰하라. 그들이 숨을 들이마실 필요를 최초로 느낄 때까지 입술을 오므려 천천히 폐의 공기를 비우게 한다(이때 부담이 가서는 안된다) 그러고 나서 그 상태에서 잠시 숨을 멈춘 다음에 코를 통해 숨을 쉬게 한다.

A. 심부 가로막 호흡을 촉진하기 위한 훈련자세. 치료사는 T9 위치에서 한 손은 환자의 등에, 한 손은 칼돌기(검상돌기, xiphoid process) 아래에 대고 환자가 정상적으로 이완하고, 호흡하는 법을 가르친다.

말로 지적하지 않고 치료사는 환자가 숨을 내쉴 때 직접 압력을 풀어주고, 들이마실 때 두 손으로 중앙을 향해 약간의 압력을 가해준다(그림 17.9). 치료사는 환자로 하여금 숨을 낮고 천천히 내쉬게 하여 깊은 배로부터 호흡이 이루어지는 것을 느껴보도록 한다. 호흡을 몇 번 해보면 상부 가슴과 배가 이완하기 시작하고 가로막이 호흡을 활성화시켜 호흡이 시작된다(아래 글상자 참조).

> **심부 가로막 호흡**
>
> 이런 유형의 깊은 가로막 호흡과 배 근육이 들이 마실 때 "내밀고" 내쉴 때 "끌어당겨서" 표면적으로 일어나는 호흡 간의 현저한 차이점에 주목해야 한다. 이 편안한 호흡이 용이해지기까지는 수 분 밖에 걸리지 않으며 환자와 치료사가 실제로 가로막 활동을 느껴보고 희망적으로 훈련을 되풀이 해보는 것은 반드시 필요하다.

> **임상적 문제**
>
> 직업 치료사들은 심각한 호흡 장애를 가진 아이들의 가로막 움직임을 촉진시키고, 아이가 의식할 만한 지시사항은 하지 않음으로써 효율적으로 호흡법을 재훈련시킬 수 있다.

B. 측면 갈비뼈 동작을 촉진하기 위한 훈련 자세. 치료사들은 한 손을 갈비뼈 하단 부분에 대고 환자에게 안정을 취할 것과 평소대로 숨을 쉴 것을 지시한다(그림 17. 10).

말로 지시하지 않고 치료사는 환자가 숨을 내쉴 때 압력을 풀어주고, 숨을 들이쉴 때 부드럽게 가벼운 압박을 가해준다. 그 때 양 손은 신체 정중선에 대어 갈비뼈 하단부에서 측면 갈비뼈의 동작을 촉진시켜 준다. 치료사는

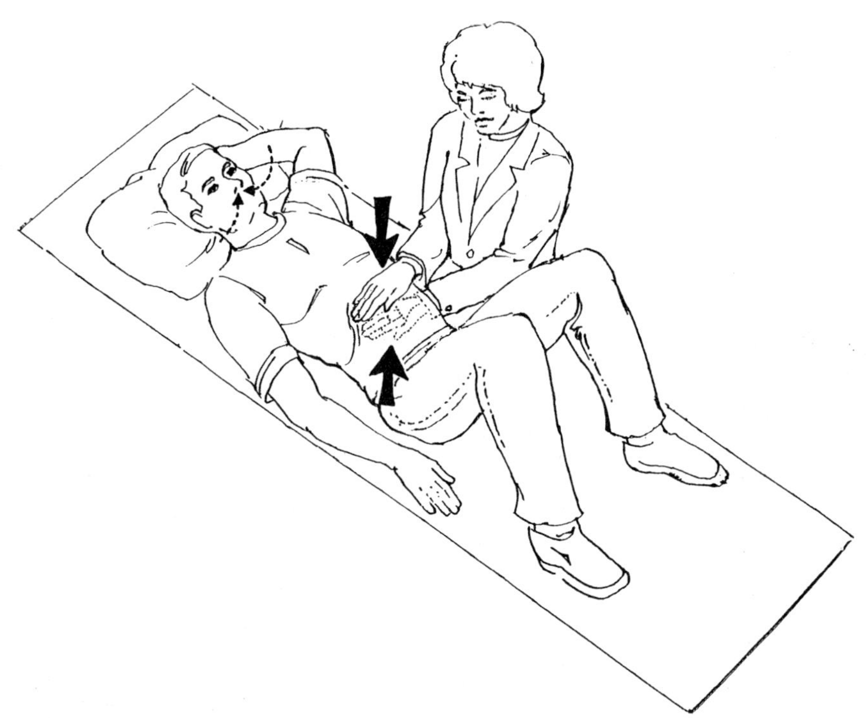

그림 17.9 외측 늑골 운동의 평가(앉은 자세).

환자를 격려하여 계속 낮고 느리게 내쉬는데 집중하게 한다. 그리하여 자신의 갈비뼈가 매번 숨을 쉴 때마다 수축하고 확장하는 것을 느끼도록 한다.

측면 갈비뼈 촉진 방법을 통해 몇 차례의 숨쉬기 연습을 한 후에도 갈비뼈가 움직이지 않는다면, 1C 부분의 기초 의식 트레이닝을 다시 한다.

C. 훈련시 기본 리듬. 배와 측면 갈비뼈, 가슴 상부에서 기본적인 움직임을 반복하는 데 성공했다면, 이제 환자가 주의할 사항은 호흡의 규칙적인 반복 즉, 리듬에 있다. 환자는 내쉬기를 "오래"할 것이 요구되며 시간이 지남에 따라 호흡을 차분히 유지하고 깊이 하면서 내쉬기는 들이쉬기의 약 2배의 시간을 할애해야 할 것이다(아래 글상자 참조).

호흡 훈련의 이상적 목표

"이상적인" 최종 목표는 7~8초의 내쉬기와 2-3초의 들이쉬기를 1분을 한 사이클로 잡고 6-7사이클을 안정되게 호흡하는 것이다.[7] 처음의 목표는 단순히 내쉬기를 길게 하는 것이고 이를 부담 없이 완벽하게 소화해 내는 것이다.

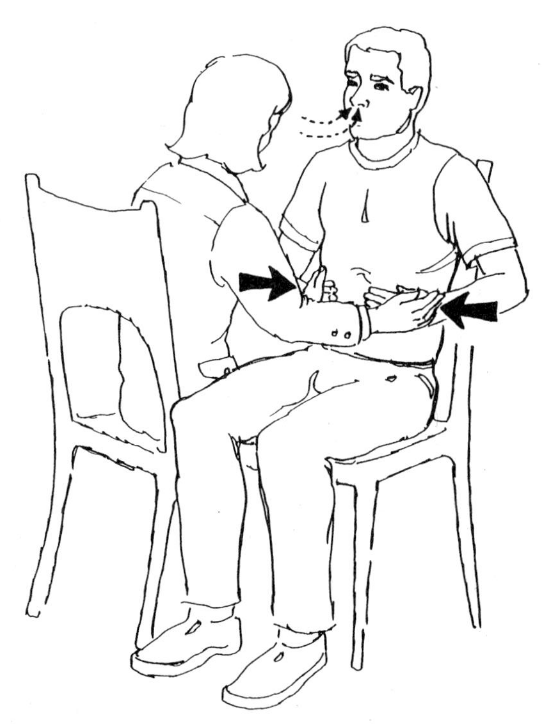

그림 17.10 앉은 자세에서 측면 갈비뼈 촉진법.

내쉬기를 과도한 힘이 들지 않도록 하라. 이는 내쉬기 이후에 매우 헐떡거리며 하는 들이쉬기를 유발할 수가 있다. 내쉬기가 완벽하게 된다면 들이쉬기는 자동적으로 깊어지게 될 것이다.

Leon Chaitow

D. 배 조이기를 통한 균형 잡힌 호흡. 이제 기본적인 반복이 적절하게 이루어지면 환자에게 손을 배빗근(복사근, abdominal oblique)에 놓고, 배를 최대 10%의 힘으로 조이면서 호흡의 기본 패턴을 유지하도록 요청한다(26장을 보면 배 조여서 고정하기에 대한 보다 자세한 지시사항을 볼 수 있다). 이것을 할 수 있게 되면, 유산소운동과 안정성 유지 훈련을 동시에 늘리도록 유도하여 요구사항을 늘려라. 즉, 환자로 하여금 심장박동수를 늘리도록 하고, 〔트레드밀(런닝머신)에서 수분 간 운동하거나 걷는 연습도 좋을 것이다〕, 배 조이기를 유지하면서 측방 교각 자세를 연습을 하는 것이다. 환자가 운동 시 변화 동안에 배를 조여 유지하는 법을 배우는 것이 매우 중요하다.

자동화와 기능적 통합 (Automatization and functional integration)

몇몇의 환자에게는 이 움직임과 리듬을 쉽게 연습을 하는데 며칠이 걸릴 수도 있다. 가슴 상부가 이완되지 않으면, 팔을 머리위로 들어올리고 손을 깍지끼워 이완하는 것이 도움이 된다(해변 자세: 그림 17.12). 가능한 많이 이완시키고 조금 움직이는 것이 중요하다.

호흡 트레이닝은 온종일 가장 빈번하게 연습할 수 있는 운동 방법이다. 환자에게 "낮고 느린 호흡"을 하루에 2번씩 하도록 지시한다.

1. 하루에 두 번씩(아침과 오후 또는 저녁) 10~20회의 호흡
2. 한 시간에 2~3회의 호흡

많은 환자들에게, 반듯이 누워서 정상적인 호흡에 대해 배운 다음 선 자세로 배 조이기와 같이 호흡을 연계해서 배우는 것이 가장 쉬운 방법이다. 일단, 이 효율적인 새로운 패턴을 익혔으면, 환자는 이 방법을 일상 활동 그리고 최종적으로는 운동 시 변화 동안에 주의를 기울이고 사용할 수 있도록 해야 한다. 모든 운동 훈련과 같이, 매일의 훈련을 3개월간 지속해야 비로소 새로운 "습관"이 된다.[23]

호흡 훈련: 엎드린 자세 (Respiratory training: Prone)

복식 호흡이 어려운 몇몇 환자에게는 엎드린 자세가 더 유용하다. 숨을 들이쉴 때 상부 가슴이 "올라가는" 만성적인 패턴을 고치는 데 어려움이 있는 환자들은 엎드린 자세 특히, 짐볼(gym ball) 위에서 운동하는 방법이 유용하고 즉각적인 효과를 얻는다.

환자가 급성, 또는 만성적 고통을 느끼는 부분에서 "숨을 멈추는 것", 심지어 고통이 사라져 더 이상 존재하지 않음에도 숨을 쉬지 못하는 경우가 매우 흔히 일어난다. 환자에게 움직임이 부족한 부분과 회복되어야 할 움직임을 느끼게 해주고, 정상적인 운동 기능을 회복이 필요함을 조언해준다. 치료사가 정상적 동작이 부족한 곳의 등을 부드럽게 만져 환자가 그 자세로 숨을 쉬는데 집중하도록 도와줄 수 있다.

호흡 훈련: 촉진 방법 (Respiratory training: Facilitation techniques)

다음 기법들은 모든 훈련 자세에서 호흡 훈련을 강화할 수 있다:

1. 가장 좋은 자극은 의사나 환자의 손을 원하는 부분 위에서 약하게 내려누르는 압력을 준다.
2. 두덩뼈(치골, pubic bone) 바로 위에 손이 있게 될 때까지 이완을 진행시키면서 복부 위에 더 아래쪽 손을 촉진하도록 움직임으로써 가능한 아래 부분으로부터 복부 호흡을 촉진한다(그림 17.11).
3. 입술을 오므리거나 빨대 밖으로 숨을 불어 내쉬는 것은 천천히 날숨(호기, expiration), 아래를 촉진하는 것을 도와준다.
4. 앞이 바로 뒤에 단단한 면에 혀를 두는 것("혀의 이완자세")은 모든 자세에서 효과적인 방법이다.
5. 상부 가슴을 억제하는 것을 돕고 복식 호흡을 촉진하기 위해 머리 뒤로 손을 깍지 끼고 두손을 머리 위에 놓는다(그림 17.12).
6. 간단하게 들숨(흡기, inspiration)과 배를 팽창할 수 없는 환자를 위해서:

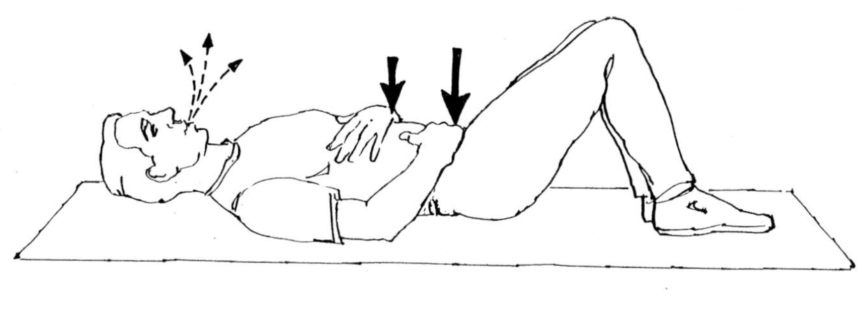

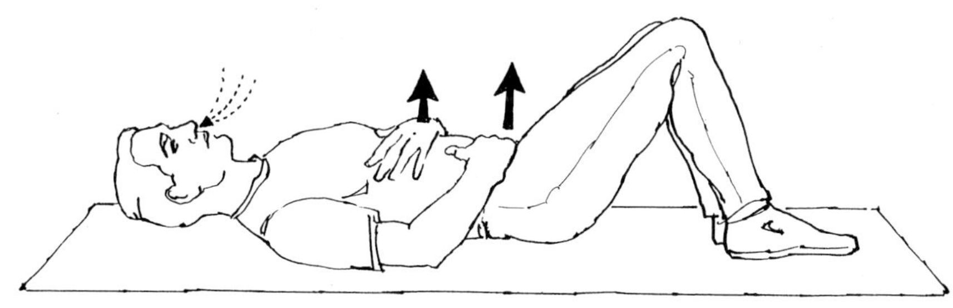

그림 17.11 깊은 복식호흡 운동(3단계).

a. 매일 몇 차례씩 풍선을 불도록 환자에게 가르친다.

b. 환자의 무릎 사이에 공을 놓고 압박하도록 환자에게 요구하거나, 들숨동안 테이블로 양손으로 누른다[골반바닥를 촉진하거나, 배가로근(복횡근, transverse abdominis)이 가로막(횡격막, diaphragm)을 무의식적으로 활동 시킬 것이다].

7. 호흡과 배 조이기의 협응이 어려운 환자를 위해, 우선 호흡 역학과 배 조이기를 따로 훈련한 후에 두 기술을 융합하는 것은 제안해본다. 가장 적당한 자세는 서서 훈련하는 것이다.

호흡 훈련: The Buteyko 조절 휴지기 (Respiratory training: The Buteyko control pause)

Buteyko 조절 휴지기는, 호흡 운동의 느린 날숨과 같이, 사람들을 더 정상적인 CO_2 수준으로 견딜 수 있도록 순응시키는 것이다. 그것은 만성적인 "과-호흡(과다호흡)"으로 인한 알칼리 혈증의 균형을 맞추는데 효과적인 운동이며, 그 양이 현저하게 감소되는 결과와 천식 증상이 제거됨이 발표되었다.[2,4,7,33]

환자에게 이완된 자세로 앉아 20초에서 30초 동안 코를 통해서 부드럽게 호흡하도록 요청한다. 정상적인 들숨 후에 코를 통해 공기의 대부분을 부드럽게 내쉬도록 지시한다. 그리고 그 후에 환자는 불편한 첫 징후가 나타날 때까지 숨을 내쉬는 것을 참는다. 참는 시간을 측정한다.

- 정상적으로 참을 수 있는 시간은 30에서 35초이다.
- 이상적으로 참는 시간은 45에서 60초이다.
- 전형적인 천식 형태는 13에서 20초이다.
- 심각한 천식환자는 10초 미만으로 유지하게 될 것이다.
- 시간이 지날수록 편하게 참을 수 있는 시간은 증가하게 된다.

아무리 책과 비디오를 통해 배울 수 있을지라도, 환자는 숙련된 Buteyko 강사로부터 이 방법을 배우도록 하고, 전문가의 지도하에 Buteyko 조절 휴지기를 연습한다.

호흡 훈련: 일상생활 활동들에서 (Respiratory training: In activities of daily living)

환자의 증상을 증가시키는 자세(운전, 컴퓨터에 앉아 있는 것, 기타 등등)속에서 호흡의 훈련하고 배를 조이기가 중요하며 환자들이 일상생활 활동 동안 유지하는데 필요하다. 정상적인 호흡 역학을 실행하는 것처럼 가장하지 말 것이며, 바로 누운 자세에서 배 조이기는 협응작용의 패턴과 서 있거나 앉은 자세에서 잘못된 호흡을 수정하게

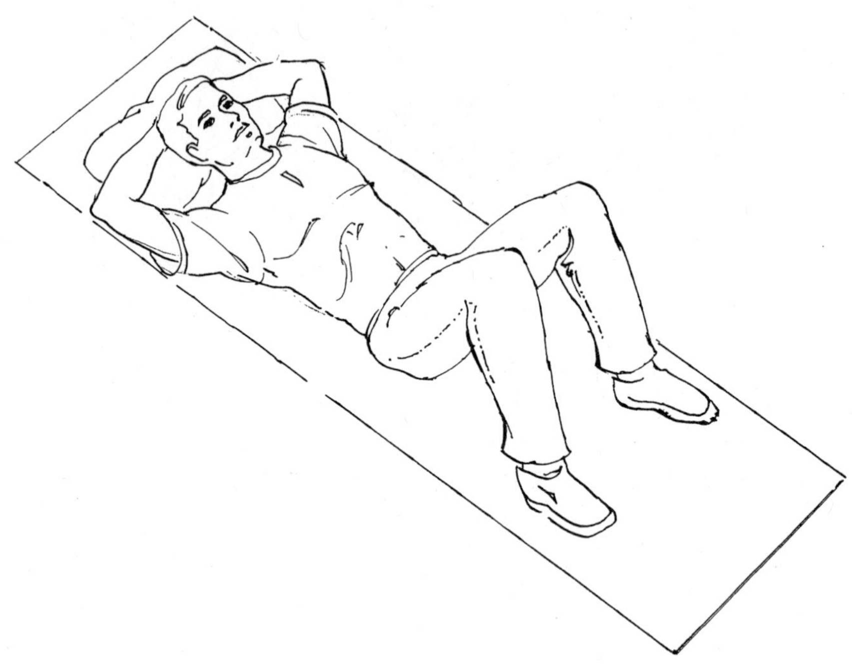

그림 17.12 해변에 누운 듯한 자세.

할 것이다. 자세적 프로그램을 촉진하고 정상적 호흡 방식을 활성화시키는 두 자세는 Brugger의 도움을 주는 자세이며 간단하게 손을 등뒤로 깍지 껴서 곧게 앉는 것이다. 오래 동안 앉아서 그것들이 변화되기 위해서는, 이 "경감" 자세는 매 20분씩 추천된다.

환자가 새롭고 스트레스 받는 환경에서 잘못된 호흡 패턴으로 되돌아가는 것은 흔한 일이다. 호흡하는 것/배 조이기 훈련을 한 많은 골퍼이라도 공을 칠 자세를 취할 때나 어려운 공치기에 도전하게 되었을 때, 호흡을 정지하거나 잘못된 패턴으로 역전한다. 정상적인 호흡 방식을 훈련하는 방법은 새로운 운동기술을 통해 기능적 활동으로 바꾸는 것이다. 이 변환은 반드시 훈련의 부분이어야 하고, 대부분의 환자들은 그들이 가진 것 이상으로 도약하게 만들 수는 없을 것이다.

일상생활 활동에서 훈련은 여기에 약술된 것처럼 비슷한 기본적인 것을 따른다.

운동 처방 (Exercise Prescription)

적합한 호흡을 강화하기 위한 가정 운동 (Home exercises to enhance proper breathing)

A. 협응 작용을 촉진하고 과도한 상부 가슴 동작을 모니터하기 위해 거울 앞에서 바로 누운 자세, 앉은 자세, 선 자세로 배 조이기와는 상관없이 복식 호흡을 실시해 본다.

B. 아래로, 천천히 집중해서 숨쉬기:

- 날숨(호기, expiration)을 길게 하기
- 이완하면, 복부의 가능한 제일 아래로부터 동작이 발생한다(그림 17.11)
- 이완하면, 외측 갈비뼈(늑골, rib)의 동작이 커지게 된다(그림 17.7 그리고 17.8)

C. 조절된 Buteyko는 호흡을 잠시 멈추게 한다.

D. 팔받침이 있는 의자에 앉고, 깊은 들숨동안 팔받침 쪽으로 팔꿈치를 내려 누른다(그림 17.13).[25]

E. 다른 운동들은 또한 24장 요가에서 볼 수 있다.

잘못된 패턴의 조정 (Troubleshooting)

진행 과정이 느리고 정상적인 호흡을 훈련에 어려움이 있다면, 다음이 선행되어야 한다.

- 다음에 포함된 근원적인 생체역학적 기능부전을 교정해야 한다.
  1. 목갈비근(사각근, scalenes), 상부등세모근(상승모근, upper trapezius) 그리고 어깨올림근(견갑

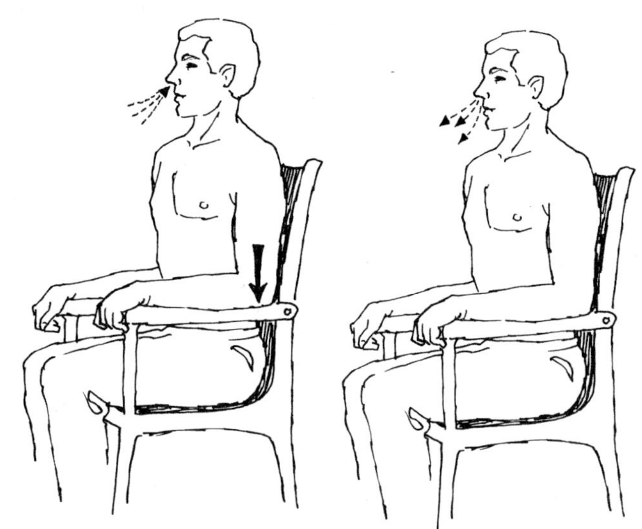

그림 17.13 들숨동안 가슴이 올라오는 것을 억제하기 위한 자가 운동.

거근, levator scapulae) 조직에 과긴장

2. 등허리부분과 갈비뼈 1-4에서 고착
3. 연부조직 제한과 가로막(횡격막, diaphragm)의 통증유발점
4. 타이트(tight)한 옷의 제거
5. 체중감량

- 아래의 근원적인 생체역학적 요인을 반드시 검사해 보아야 한다.
  1. 근원적인 대사성 질병
  2. 좋지 않은 방법의 체중감량, 영양 결핍
  3. 카페인 흡수 감량
- 아래의 근원적인 스트레스 요인을 해결해야 한다:
  1. 요가 프로그램 또는 스트레스 축소
  2. 삶의 형태 변화
  3. 감정적 배출을 해결하도록 치료사로 추천된 사람
  4. 수면 방해를 조절하도록 적합하게 추천된 사람

■ 결론 (Conclusion)

정상적인 호흡 방법은 척추 안정성과 양호한 건강에 대한 근본적인 실마리이다. 호흡을 평가하고 호흡의 잘못된 패턴을 치료하는 것은 정상적인 중심부 안정성에 절대적으로 중요하다. 최종 목표는 환자의 일상생활 활동에서 선택한 동작 패턴이 되고, 무의식적으로 배 조이기 대한 능력을 갖고 균형 잡힌 호흡을 하는 정상적인 운동 프로그램으로 회복하는 것이다.

우리의 호흡은 자율 신경계에 대한 문을 여는 것이다. 모든 생각과 움직임이 쉽고 지속적으로 호흡 역학에 영향을 준다. 진정, 우리의 호흡 상태가 웰빙(well-being)에 반영되는 것이다. 양호한 건강과 성공적인 재활에 위한 정상적인 호흡 역학 회복의 중요성을 말하지 않을 수 없다. 양치질을 하는 것처럼, 숨 쉬는 일은 일상적인 건강법으로 추천된다. 심지어 하루 2분의 실천으로 정상적인 패턴이 운동 프로그램으로 강화될 수 있도록 보장되며, 그것은 환자 삶의 경험과 치료 결과에 지대한 영향을 줄 것이다.

"우리의 평범한 의식에서, 호흡은 오직 우리의 몸을 유지하는데 쓰인다. 그러나 만약 우리가 마음을 넘어 그 이상으로 간다면, 호흡은 우리 삶을 완전히 새롭게 창조하도록 열어 줄 것이다."

Ilsa Meddendor

확인 과정
본 장의 학습목표 자가 점검

- 호흡의 변화가 척추 안정성을 어떻게 방해하는가?
- 정상적인 가로막 기능에 대해 평가를 어떻게 할 수 있는지 설명해 보시오.
- 가로막 호흡이 어떻게 훈련될 수 있는가?

■ 참고문헌 (References)

1. Acland R. The video atlas of human anatomy. Tape 3. The trunk. Baltimore, MD: Williams & Wilkins, 1998.
2. Ameisen P. Every breath you take. New Zealand: Tandem Press, 1997.
3. Bowler S, et al. Buteyko breathing in asthma: a controlled trial. South Brisbane, Queensland: Mater Hospital, 1995.
4. Bradley D. Hyperventilation syndrome/breathing pattern disorders. Auckland, NZ: Tandem Press, 1998
5. Brown D, et al. New observations on the normal auditory startle reflex in man. Brain 1991;114:1891–1902.
6. Chaitow L. Clinical Application of Neuromuscular Techniques, vol 1. The Upper Body. London: Churchill Livingstone, 2000:50–52.
7. Chaitow L, Bradley D, Gilbert C. Multidisciplinary Approaches to Breathing Pattern Disorders. London: Churchhill Livingstone, 2002.
8. Damas-Mora J, Davies L, Taylor W, Jenner F. Menstrual respiratory changes and symptoms. Br J Psych

1980;136:492–497.

9. De Troyer A, Estennne M. Coordination between rib cage muscles and diaphragm during quiet breathing in humans. J Appl Physiol 1984;57:899.
10. De Troyer A, Estenne M. Functional Anatomy of The Respiratory Muscles. In: Belmen M, ed. Respiratory Muscles: Function in Health and Disease. Philadelphia: WB Saunders, 1985:175–195.
11. Gardener WN. The pathophysiology of hyperventilation disorders. Chest 1996;109:516–534.
12. Gonzalez H, et al. Forward head posture: It's structural and functional influence on the stomatognathic system, a conceptual study. J Craniomandib Pract 1996;14:71–80.
13. Williams, P ed. Gray's Anatomy, 38th ed. Edinburgh: Churchill Livingstone, 1995.
14. Hendricks G. Conscious Breathing. New York: Bantam Books, 1995:17–45.
15. Hodges P, Gandevia S. Activation of the human diaphragm during a repetitive postural task. J Physiol London 2000;522:165–175.
16. Hodges P, Gandevia S. Changes in intra-abdominal pressure during postural and respiratory activation of the human diaphragm. J Appl Physiol 2000;89: 967–976.
17. Hodges PW, Butler JE, McKenzie D, Gandevia SC. Contraction of the human diaphragm during postural adjustments. J Physiol London 1997;505: 239–248.
18. Hodges PW, McKenzie DK, Heijnen I, Gandevia SC. Reduced contribution of the diaphragm to postural control in patients with severe chronic airflow limitation. Melbourne, Australia: Proceedings of the Thoracic Society of Australia and New Zealand, 2000.
19. Hruska J. Influences of dysfunctional respiratory mechanics on orofacial pain. J Orofacial Pain Related Dis 1997;41:21–27.
20. Jones F, Kennedy J. An electromyographic technique for recording the startle pattern. J Psychol 1951;32: 63–68.
21. Kapandji LA. The Physiology of the Joints, vol. 3. The Trunk. Edinburgh: Livingston, 1974.
22. Peterson Kendall F, Kendall McCreary E, Geise Provance P. Muscles Testing and Function, 4th ed. Baltimore: Williams & Wilkins, 1993:325–329.
23. Kotke FJ. From reflex to skill: The training of coordination. Arch Phys Med Rehabil 1980;61:551–561.
24. Lareau S, Larson J. Ineffective breathing pattern related to airflow limitation. Nurs Clin North Am 1987;22:179–191.
25. Lewit K. Manipulative Therapy in Rehabilitation of the Locomotor System, 3rd ed. Oxford: Butterworth, 1999:26–29.
26. Lewit K. Relation of Faulty Respiration to Posture, with clinical implications. J Amer Osteopath Assoc 1980;8:525.
27. Lum L. Hyperventilation Syndromes: Physiological Considerations in Clinical Management. In: Timmons B, ed. Behavioral and Psychological Approaches to Breathing Disorders. New York: Plenus Press, 1994.
28. McGill SM, Sharratt MT, Seguin JP. Loads on the spinal tissues during simultaneous lifting and ventilatory challenge. Ergonomics 1995;38:1772–1792.
29. Perri M, Halford L. Pain and faulty breathing: a pilot study. J Bodywork Movement Ther 2004;8:237–312.
30. Saltzman HA, Heyman A, Sieker HO. Correlation of clinical and physiologic manifestations of sustained hyperventilation. N Engl J Med 1963;268:1431–1436.
31. Shumway-Cook A, Woollacott M. Motor control-Theory and practical applications. Baltimore: Lippincott Williams & Wilkins, 1995.
32. Skládal J, et al. Bránice člověka ve světle normalní a klinické fysiologie (The human diaphragm in normal and clinical physiology). Prague: Academia No 14, 1976.
33. Stalmatsky A. Freedom from asthma—Buteyko's revolutionary treatment. Great Britain: Kyle Cathie Ltd, 1997.
34. Weil A. Breathing. Boulder: Sounds True, 1999.
35. West JB. Respiratory physiology: The essentials. Philadelphia: Lippincott Williams & Wilkins, 2000.

18

연부조직 도수치료
(Soft Tissue Manipulation)

학습목표

이 장을 읽고나면 이해할 수 있을 것이다:

- 진단과 치료를 위해서 특히, 촉진에서 알 수 있는 장벽현상
- 신장되고 이동되거나 연부조직에 압력이 가해질 때, 병리학적 장벽으로부터 정상을 구별하는 방법과 치료를 위해 이완을 얻는 방법
- 증가된 저항, 긴장, 통증을 가진 병리학적 장벽의 긴밀한 연관관계와 이완의 중요성; 다시 말해, 긴장 정상화 통증의 기전
- 장벽 원칙은 피부, 결합조직, 근육, 근막 그리고 골막하 조직에 적용되어진다.
- 촉진의 기교는 필수적이다. 숙달된 촉진을 갖기 위해서는 연부조직에서 통증부위를 느낄 수 있어야 한다.

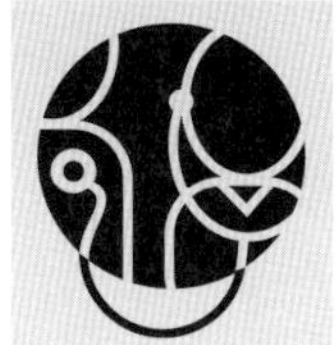  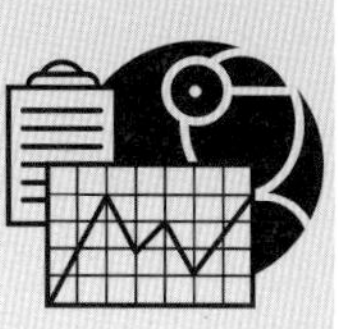 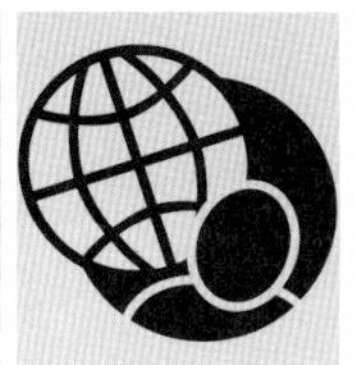 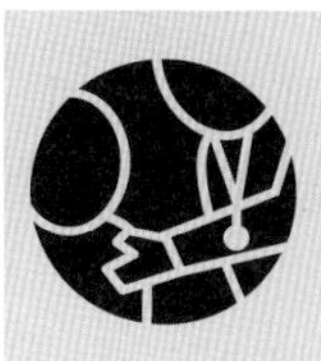 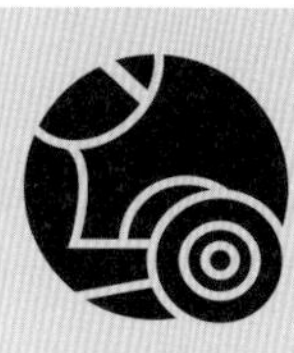 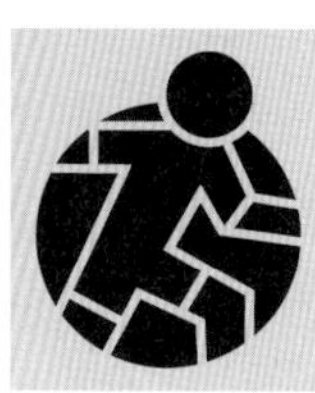 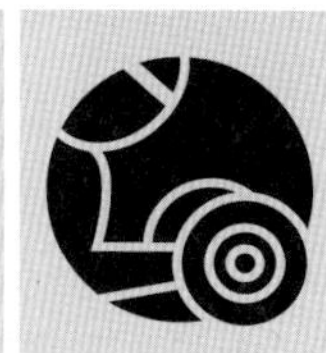

개요 (Introduction)

정의에 의하면, 이것은 운동계와 관련된 뼈와 관절 주위의 모든 구조로 구성된다고 이해되어졌었다. 즉, 피부, 피하연부조직, 천층과 심층의 근막, 그리고 그것들 사이에 있는 근육들이다. 언급한 다른 구조와 달라서 근육은 수축하고 운동계의 추진력을 만들어 낸다. 그럼에도 불구하고, 그들은 연부조직의 한 부분이며 이번 장에서 보여질 연부조직 기법에 의해서 치료되어질 수 있다.

연부조직이 주로 뼈와 관절과 같은 수동 조직이지만, 그들은 근육이 수축할 때마다 움직임을 갖는다. 하지만 상세하게 학습되어온 운동성을 가지는 뼈와 관절과는 달리 연부조직의 운동성은 대부분 등한시되어졌었다. 그럼에도 불구하고, 근육들이 뼈와 관절을 움직이기 위해서 수축하면, 모든 주위의 조직들 또한 움직임을 갖는다. 이러한 움직임들의 범위는 관절운동성을 유지하는데 중요하고 큰 부분을 차지한다.[7]

움직임은 두 가지 형태를 가진다. 하나는 신장이며 피부와 같은 인체 표면에서 가장 두드러진다. 고려될 수 있는 이런 움직임은 우리가 웅크리거나 등을 구부릴 때, 머리와 둔부 사이의 거리를 비교하거나 손바닥과 손등을 굴곡하는 동안 손가락과 손목 사이의 거리를 측정함으로써 쉽게 평가할 수 있다. 그러므로 피부는 가로 방향보다 두측-미측 또는 근위-원위 방향에서 더욱 쉽게 신장되며 두 방향 모두에서 동시에 발생하지 않는다.

움직임의 두 번째 형태는 아래에 연부조직층에 대항해서 한 개의 연부조직층이 이동하는 것이다. 이것은 특히 수축 요소인 근육과 매우 중요한 관련을 가진다. 근육은 수축시 마다 주위의 조직, 특히 뼈와 대항해서 자유롭게 움직임을 가져야 한다. 비록 근육이 그 자체 길이보다 조금 줄어들지라도, 이것은 마찰없이 일어나야 한다. 거기에는 현재까지 매우 등한시되어 왔고 거의 연구가 되지 않았으며 그로 인해 불충분하게 이해되었던 매우 복잡한 움직임이 있다는 것에 의심할 여지가 없다. 그러나 그들은 운동계의 정상적인 기능을 위해서 필수적이다. 단지 연약하기 때문에 사람들은 우리의 강한 근육에 심각한 기계적인 방해물이 되지 않는다고 믿을지도 모른다. 그들은 매우 강한 반사체계에 의해서 주로 방해한다.

연부조직의 이동 및 신장이 거의 연구되지 않았고 우리가 거의 어떤 표준을 알고 있지 못하다고 할지라도, 우리는 연부조직 손상을 먼저 평가해야만하고, 그런 다음 그것들을 치료해야 한다. 진단과 치료를 위한 우리의 주된 도구는 장벽현상이다. 이것은 정확하게 연부조직 도수기법을 마사지와 구별짓게 하는 핵심 현상이다.

장벽현상(개념), 촉진 그리고 통증 [The Barrier Phenomenon (Concept), Palpation, and Pain]

이동 또는 신장 될 때 그곳에는 항상 관절에서와 같이 자유로운 범위가 있지만, 곧 저항과 만난다. 첫 번째 저항은 우리가 장벽이라고 정의 내리는 곳에 있다. 이것은 정상적으로 쉽게 주어지고 발생한다. 병리학적 장벽은 자유로운 범위를 제한하고 갑작스럽게 나타난다. 그러므로 병적인 장벽을 먼저 진단해야만 하고, 연부조직 도수치료 이후에 이완을 얻는다.

이것은 관절에도 설명되어졌다. 검사하는 관절 동작은 저항이 실질적으로는 자유로운 범위를 가지고 있다. 저항은 그런 다음 증가하기 시작하고, 편위운동이 더 이상 정상 상태에서 가능하지 못 할 때까지 증가한다. 최대수동운동의 범위는 능동운동이 더 이상 정상상태에서 가능하지 못할 때까지 증가한다. 최대수동운동의 범위는 능동운동을 초과하며 카이로프랙터는 그 장벽을 수동운동의 끝으로 한정한다.[12] 그러나 Osteopaths는 그 장벽을 능동운동의 끝으로 정의 내린다.[4] 우리의 의견으로는 이러한 정의는 모두 완전하지 못하다.

어떠한 형태의 도수치료(추력 또는 스프링 가동술)를 위한 최대수동 범위에 있는 장벽을 부드럽고 생리적인 기법들에게는 적합하지 않다. 장벽은 최대범위에 저항하는 보호기능을 가진다. 그러므로 신장반사는 환자의 근력이 무기력해지는 지점에서 발생한다.

능동운동의 끝에 있는 장벽은 우리가 관절가동술을 하거나 연부조직을 치료하기 위한 감각을 주지는 못하고, 초기검사와 그 다음에 수동운동을 만들어 낸다(가동술 또는 추력).

그러므로 우리는 관절을 움직이거나 연부조직을 신장하거나 다른 것에 대항해서 연부조직을 이동할 때, 처음으로 만나는 저항을 생리적 장벽이라고 정의 내리며 그

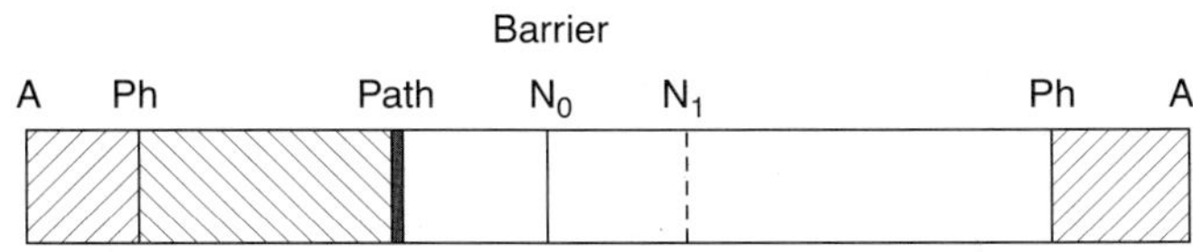

그림 18.1 장벽현상. 해부학적, 생리적 그리고 병리적 장벽과 중립지점.

장벽까지는 항상 자유로운 범위이다(그림 18.1). 도식에서 우리는 해부학적인 장벽(A), 생리적 장벽(Ph), 병리적 장벽(Pat), 그리고 중립지점(N_0)을 구별한다. N_1은 관절기능부전이 있는 병적장벽에 의해서 중립지점이 변화한 위치에 오게 된다. 생리적 장벽은 쉽게 변동되고 움직인다. 병리적 장벽은 운동을 제한하고 갑자기 나타나고 변동성이 적다. 이 정의가 (연부조직) 도수치료 기법에 있어서 중요하더라도 문제가 없는 것은 아니다. 모든 치료사가 최초저항을 정확하게 같은 지점에서 느끼지는 못할 것이다. 주관적인 요소는 배제되어질 수 없다. 이런 이유는 그러한 모든 도수기법은 촉진에 의지하기 때문이다. 촉진은 전문가의 손에서 행해지는 매우 복잡한 과정이다. 시각 또는 청각과는 달리 이것은 어떤 기계에 의해서도 재현되어질 수 없다. 그 이유는 우리의 손은 단지 촉감과 압력 뿐만 아니라, 운동, 위치, 그리고 온도, 습도, 마찰과 같은 질적인 수용기를 가지고 있기 때문이다. 게다가 손은 환자에게 반응을 이끌어내고 반응체계를 확립한다. 단일기계는 뇌에 의해서 처리되는 숙달된 검사자의 손과 같은 동등한 양의 정보를 제공할 수 없다.

기본연부조직 기법의 공통분모는 다음과 같다. 첫째 진단을 위해서 정상적인 생리적 장벽이 있는지 또는 갑작스럽게 제한되는 병리적 장벽이 있는지를 결정하기 위해서 장벽을 정해놓는데 다른 말로 느슨함이 감소하는 것이라고 한다. 우리는 또한 정상 또는 병리적 "끝느낌"에 대해서 말한다.

비정상을 진단한다면, 실질적으로 힘 또는 방향을 바꾸지 않고 장벽에서 기다린다. 그곳이 이완되고 이것을 느껴야만 한다. 이완은 몇 초에서 30초 혹은 그 이상에 걸쳐서 나타날 수도 있으며 그 끝부분에서 더욱 더 잘 느껴질 것이다. 이완이 되는 동안 힘 또는 방향을 매우 약간 바꿀지도 모른다. 심지어 조직긴장의 이완을 얻기 위해서 눈의 움직임과 호흡까지도 포함될 수 있다(19장을 보라).[9] 이것은 호흡 또는 시각적 협응운동이라고 한다. 이 방법의 커다란 이익은 피드백 상태에 있고, 그러한 작업이 수행되어진 것을 아는 것은 그 끝부분에서 이완되는 것을 느끼게 되기 때문이다.

병리적 장벽, 이완, 그리고 통증의 제거 사이에는 밀접한 관계가 있다. 이완이 통증을 멈추는 것을 완성하는 구조는 땅콩껍질이라고 말할 수 있다. 바꾸어 말하면 병리적 장벽은 긴장을 증가시키고, 그곳이 이완하게 되면 우리는 긴장이 줄어드는 것을 느끼며 통증이 사라지는 것을 알게 된다. 어떻게 촉진하는지를 아는 사람은 어디에서 환자가 통증을 느끼는지와 통증이 언제 적어도 국소적으로라도 감소하는 지를 느낄 수 있다. 그러므로 이번 장에서는 주로 장벽현상에 기반을 둔 기법을 기술한다. 우리의 관점에서 이것은 마사지와 연부조직 기법 사이에서 기본적인 차이점이다. 비록 전자가 흔히 그 나름대로 존재했을지라도, 그렇다. 우리의 접근은 장벽현상과 그것을 정확한 진단과 이완에 근거를 두고 있다. 우리는 그것을 연부조직 도수치료라고 부르는 것이 이치에 맞다고 느낀다.

임상에 기초한 문제

임상 패러독스: 촉진은 주관적이지만, 환자의 통증을 객관화하기 위한 도구이다. 모든 연부조직 구조는 통증(유해) 자극에 반응한다. 그것에는 흔히 통증유발점을 동반하는 경축이 발생한 근육, 신장과 접기(피부 말기) 때문에 증가된 저항에 의한 피부 및 피하조직 그리고 특히 뼈와 같은 다른 조직층에 신장과 이동에 저항하는 근막이 있다. 매우 주요한 임상적인 징후학은 실로 단지 촉진에 의해서만 발견되어질 수 있다는 것과 순전히 주관적이라고 생각되어진다는 것을 제외하고 "임상적인 통증의 객관화"라고 불린다. 이 패러독스는 우리가 무엇을 인식하는지와 무엇이 명백한지를 이해하지 못하는 것으로 평가되어진다.[1,8]

피부 (Skin)

통증 부위에서 피부는 통증(유해자극)을 일으키는 분절에서 만지면 아프다. 이것은 "피부통증대"라고 불리며 특히 통증의 기원이 내부장기에 있다면, 우리는 흔히 그것을 통각과민대(HAZ)라고 부른다. 우리는 쉽게 촉진에

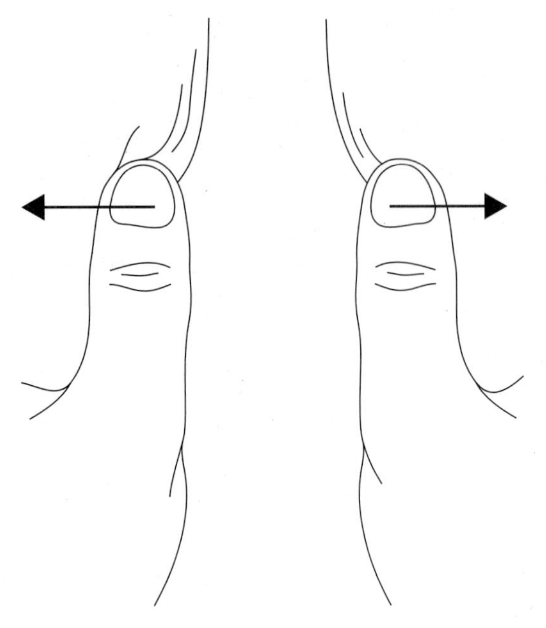

그림 18.2 피부신장.

의해서 그러한 구별을 촉진할 수 있다. 피부는 두꺼워진 채로 접혀져 있다. 즉, 그 피부는 거의 탄력이 없고, 저항이 있는 장벽에 주름과 신장에 저항한다(다른 페이지와 비교하라. 그림 18.2). 치료를 위해서 우리는 장벽을 매우 부드럽게 하고 이완을 위해서 기다릴 것을 약속한다. 이완이 일어날 때 정상장벽에 도달 할 때까지 초기힘을 증가시키는 것 없이 유지된다. 이후에 양쪽면에서 대칭적으로 일어난다.

신장은 피부가 생리적인 상태에서 신장되어진 방향에서 검사되어지며 체간에서 두미측, 사지에서 근위-원위 방향이 있다. 피부 접기와 특히 피부 말기는 확실히 그들이 할 수 있는 매우 인기있는 절차이다. 하지만 매우 불쾌하고 아플 수 있으며 피부 신장에 이점을 가지지 않을 수 있다. 그러나 그곳에는 장벽현상을 사용하지 않고 가장 명확하고 신속하게 통각과민대를 발견하는 선별 검사과정이 있다. 이것이 피부 끌기이고 흔히 진단을 위해 적용하는 첫 번째 기법이다. 부드럽게 하고 피부를 너무 빠르게 쓰다듬지 않으며 두미방향으로 환자의 등을 가장 일반적인 방법으로 하고 마찰을 느낀다. 통각과민대에서 마찰은 다한증 때문에 증가되어진다. 그 영역에서 증가된 피부끌기는 통각과민대에서 조화를 이루는 것이 발견되고 신장되어졌을 것이다. 작은 영역에서는 두 손가락 사이에서, 큰 영역에서는 양 엄지사이에서, 매우 큰 영역에서는 양손을 교차하여 척골 면에서 신장 되어질 수 있다. 일단 정상장벽이 확립되면 피부끌기는 정상이 되어질 것이고, 다른 영향을 받지 않은 측에서도 같아질 것이다.

진단과 치료에 있어서 매우 특이한 통각과민대에는 특별한 관심이 있다. 이것은 손과 발의 지간 주름에서 발견되어진다. 그것은 환자가 통증을 느끼거나 무감각이 손가락 또는 발가락까지 방사된다면, 주로 근본적인 증후군에서 발견되어진다. 정상적인 지간 주름 탄력은 매우 쉽게 이루어지며 느끼는 것 뿐만 아니라, 보여지는 것도 그렇다. 이곳에 탄력이 부족한 것은 근원부의 진성 신경학전 신호이다. 손에서 두 번째와 세 번째 그리고 세 번째와 네 번째 손가락 사이에 있는 지간 주름은 C7에 해당하고, 네 번째와 다섯 번째 사이의 주름은 C8에 해당한다. 첫 번째와 두 번째, 두 번째와 세 번째 발가락 사이에 있는 주름은 L5에 해당하고, 세 번째와 네 번째, 그리고 네 번째와 다섯 번째 발가락 사이에 있는 주름은 S1에 해당한다.

지간주름의 어느 하나에 딱딱함이 있다면, 우리는 매우 천천히 장벽까지 끌고가서 이완을 위해서 단지 기다린다. 이 위치에서 장벽의 정상화는 발가락 또는 손가락으로 방사되는 기본적인 증후군에 놀랄 정도로 좋은 효과를 가질 수 있다.

결합조직 (Connective Tissue)

근육의 피하조직 또는 결합조직에 결함이 있다면, 양손의 손가락 사이에 주름을 만들고 그것을 신장시킨다(그림 18.3). 매우 부드러운 신장으로 우리는 장벽을 얻고 이완을 기다린다. S자 모양의 주름은 이완되는 동안 더 깊어진다. 손가락 사이에서 조직을 꽉 누르지 않는 것이 매우 중요하며 그것을 단지 신장하는 것이며 "S"자 곡선은 깊어지게 된다.

임상연습에서 우리는 결합조직 주름을 활동성 상처를 치료하고 짧아진 근육을 신장시키기 위해서 흔히 사용한다(통증유발점이 아님). 이것은 단축된 근육을 치료할 때 선호하는 기법이며 주름으로 접근하기 쉬운 모든 근육에 적용될 것이다. 이것은 그 기법이 신장반사를 피하기 때문에 반드시 그 자체 길이 내에서 근육을 신장을 발생시킨다. 우리는 아마 우리의 손가락 사이와 양손의 손바닥 사이로 매우 큰 근육들에게서[예를 들어, 오금근(슬와근,

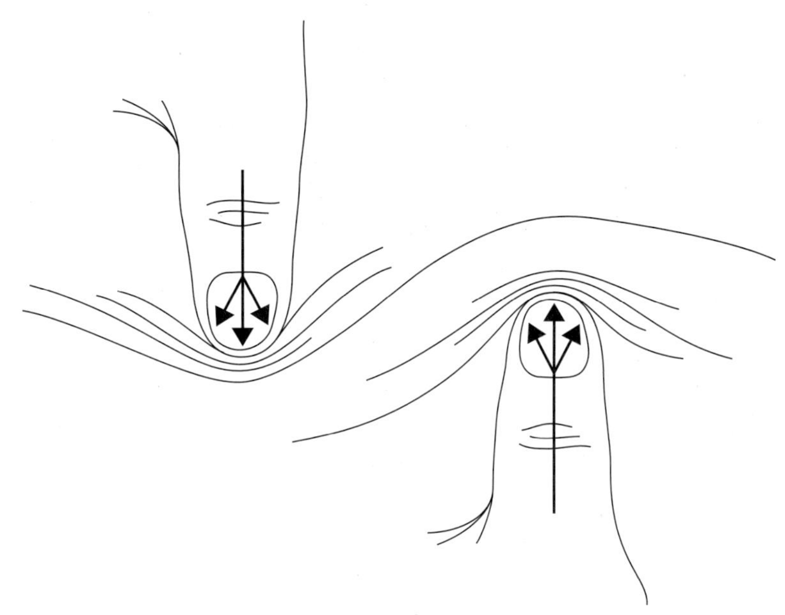

그림 18.3 연부조직주름 신장.

popliteus)] 주름을 만들 것이다. 흔히 이 방법으로 치료되어지는 근육들은 상부 등세모근(승모근, trapezius), 큰가슴근(대흉근, pectoralis major), 위팔두갈래근(상완이두근, biceps brachii), 모음근(내전근, adductor), 그리고 가자미근(soleus)이다.

근육에 대체로 적은 압력을 사용하라. (Using Slight Pressure Mainly on Muscles)

장벽에 도달할 때까지 매우 적은 압력을 사용하고, 그 부위가 이완될 때까지 장벽에서 기다리는 것은 스냅핑 촉진(sanpping palpation)에 의해서 진단한 이후에 우리의 손으로 접근할 수 있는 통증유발점을 치료하기 위한 가장 효과적인 방법이다(그림 18.4).[11] 그러므로 이것은 이완기법의 유용한 대안이다. 이 방법은 환자가 간신히 그것을 느낄 정도의 매우 적은 압력을 사용한다. 치료사는 단지 손가락 아래에서 통증유발점의 저항이 두드러지는 것이 느껴질 때까지 기다린다. 환자는 아무것도 느끼지 못하거나 온기를 체험할 것이다.

통증유발점이 더 이상 바뀌지 않는 꼭 필요한 경우에는 매우 아플 수도 있는 강한 압력이 강조되어질 것이다.[2] 이것은 전형적인 과정의 한 부분으로써가 아니거나, 등척성 후 이완이나 상호억제에 반응하지 않거나, 모든 통증유발점에 반응하는 치료의 휴식을 쓰는 전형적인 과정을 가지는 치료 이후에도 변화없이 남아있는 한 부위에 통증이 오랜 기간 동안 있다면 그 경우이다. 이런 경우 건침(dry needling)은 좋은 대안이다.

척추세움근(척추기립근, erector spinae)과 같은 근육은 네 손가락이나 엄지의 끝부분에 의해서 치료되어진다. 엄지와 네 손가락 사이에 놓이는 것이 가능하다면, 어느 곳이든지 이것은 보다 바람직하다[목빗근(흉쇄유돌근, SCM), 상부 등세모근, 그리고 큰가슴근, 윗팔두갈래근, 윗팔세갈래근 마저도]. 엉덩허리근(장요근, iliopsoas), 어깨밑근(견갑하근, subscapularis), 날개근(익돌근, pterygoid), 골반저부와 같이 최심층 근육에서는 매우 약한 압력이라도 아프다. 그러므로 이완법이 보다 바람직하다. 이완이 끝부분에 이루어졌을 때 통증유발점은 검사자나 환자에게 느껴지지 않는다.

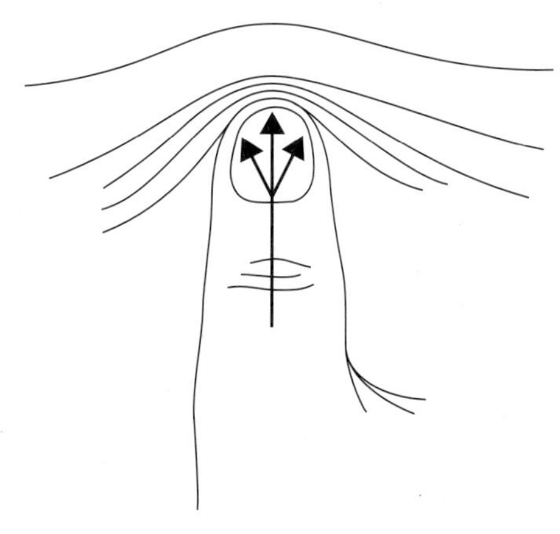

그림 18.4 가해진 압력.

큰볼기근(대둔근, gluteus maximus)과 같은 매우 큰 근육에서 우리는 한 방향의 압력에 의해서 큰 이완을 느낄 수 있지만, 압력 방향을 바꿈으로써 다른 방향에서 아직 병적인 장벽이 있다는 것을 발견한다. 이것은 압력의 방향을 바꿈으로써 치료되어져야 한다. 압력의 정상화는 변화하는 방향에 더 이상 저항이 없는 것이 느껴진다면, 완전히 완성되어진다.

주름을 만드는 것이 기술적으로 불가능한 깊은 곳에 위치한 결합조직 구조물이라면, 단지 압력에 의해서 치료되어질 수 있다. 이것은 상처의 깊은 층에서 매우 흔한 경우이다(자침이나 국소 감소소실 중의 하나이다). 그러나 비침습성 부드러운 압력은 이완을 느낄 때 작업이 끝났다는 것을 알게 하는 피드백 상황의 이점이 있기 때문에 첫 번째 선택이여야 한다.

근막 (The Fascias)[13]

근막의 기능은 일반적으로 모든 인접한 구조물에 대해서 수축하는 근육이 부드럽게 움직이는 것을 가능하게 하는 것이다. 하지만 등허리근막(요배근막, lumbodorsal fascia)과 같이 근육에 끼워져 있는 근막도 있다. 이런 상황에서 근섬유와 근막의 섬유는 긴밀하게 상호연결되어 있다.

이것은 근막이 기능부전이 되는 만성근막 통증의 주요한 경우이다. 이것은 신경학자들이 퇴행위축이라고 말하는 심하게 침범된 근육이다. 근육은 과긴장과 위축을 모두 가지고 있을 수 있다. 검사에서 그 근막은 인접한 구조물과 대부분 명확하게 뼈에 대항해서 이동(활주)하지 않았다.

진단을 위해서 우리는 장벽을 보증할 근막을 이동시킨다. 병리학적 장벽에 대항해서 지속적인 약한 압력에 의해서 대체로 잠재적인 시간 이후에 이완이 오고, 정상 장벽에 도달할 때까지 지속될 것이다. 아픈 쪽의 반대쪽이 반드시 제한된 쪽이 아니라는 것을 아는 것은 중요하다.

독특한 발견은 빽빽하고 느슨한 복합체(tight-look complex)로 불리는 것인데 이곳에는 한쪽 면에 제한이 있고 다른 면에 이완이 있다. 물론 치료는 제한된 쪽에서 하게 된다. 그러나 효과는 제한된 쪽에 더욱 더 가동성이 생기는 것뿐만 아니라, 느슨한 쪽에 견고함이 생기는 것이다. 다른 사례에서 정상화가 반드시 가동성을 증가시키는 것을 포함하는 것은 아니지만 첫째로 대칭으로 회복시키는 것이다.

배부근막 (Fascia on the back)

우리는 만성 배부통에서 가장 흔하며 특히 뿌리증후군에서 흔한 배부근막에서 운동제한을 발견한다. 진단을 위해서 환자는 머리를 중립위로 하고, 팔을 체간 옆에 대고 있는 복와위로 눕는다. 우리는 뼈에 대항하는 연부조직의 가동성을 검사하는데 먼저 두측방향으로 하며 그 다음에 느슨함을 죄고 장벽을 튕겨보며 두면을 비교한다.

치료를 위해서 환자는 제한된 쪽으로 머리를 돌리고 동측 팔을 완전히 신전하며 그 손의 손가락도 폄(신전, extension)시킨다. 동측 발의 발가락은 테이블 끝에 대항해서 누른다. 치료사는 테이블 측에 서고 환자의 머리를 마주보며 한 손으로 흉요부에 한 손을 놓고 연부조직을 고정하고, 다른 손을 두측방향으로 어깨 어깨뼈에 놓고 가동술을 시행하고 장벽을 정한다(그림 18.5).

환자는 숨 들이마실 때 말하고, 호흡을 멈추고 그런 다음 숨을 내뺐는다. 흡기 동안 저항은 증가되고 호기 동안 이완이 얻어지며 치료사의 손은 연부조직을 두측으로 움직이고 약간 그의 손을 내측으로 회전시킨다. 이것을 일반적으로 2~3회 반복한다. 환자에게 1번 또는 2번 기침하라고 말하는 것은 도움이 된다.

미측방향에서 진단은 미측방향에서 둔부 가동성 감사와 매우 유사하다. 치료를 위해서 환자는 묘사되어진 것과 정확하게 똑같은 자세를 취한다. 치료사는 지금 환자의 둔부를 마주 본다. 한손은 흉부에 연부조직을 고정하고, 다른 손은 미측방향으로 둔부를 향해서 약간의 압력으로 느슨함을 조인다(그림 18.6).

두 경우의 주요한 다른 점은 지금은 치료사가 환자에게 서서히 숨을 내뱉으라고 말하는 것이다. 왜냐하면 호기 동안에 이곳의 저항이 증가되기 때문이다. 그는 그런 다음 천천히 숨을 들이마신다. 흡기 동안에 이완이 얻어지고, 치료사의 손은 미측으로 움직이며 약간 내측을 향한다.

이 경우에 우리가 지적해야 하는 저항은 호기 동안에 증가한다는 것이다. 이것은 호흡 연합 운동에 희해서 생긴다. 척추세움근(척추기립근, erector spinae) 줄기는 깊은 호기 동안 척주앞굽이(전만, lordosis) 자세에서 수축한

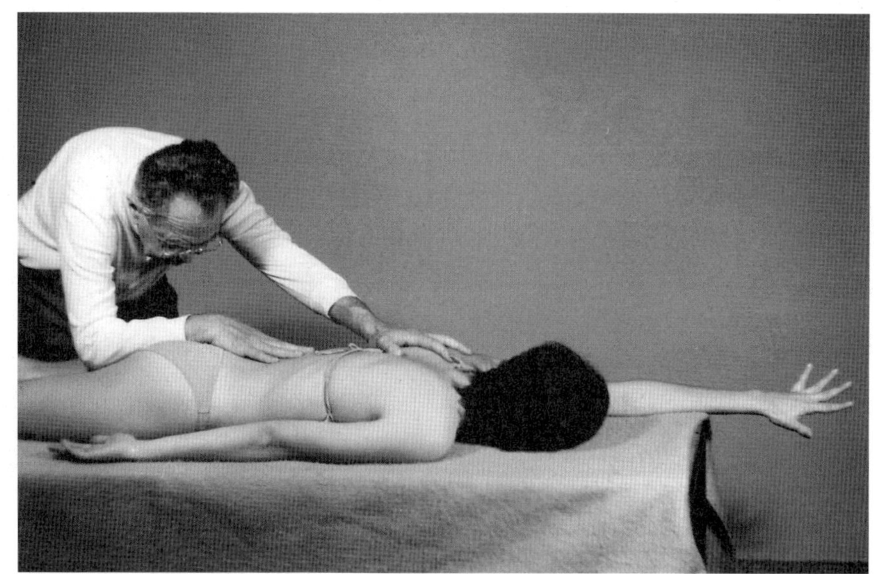

그림 18.5 두측방향으로 이동되고 신장되는 배부의 근막.

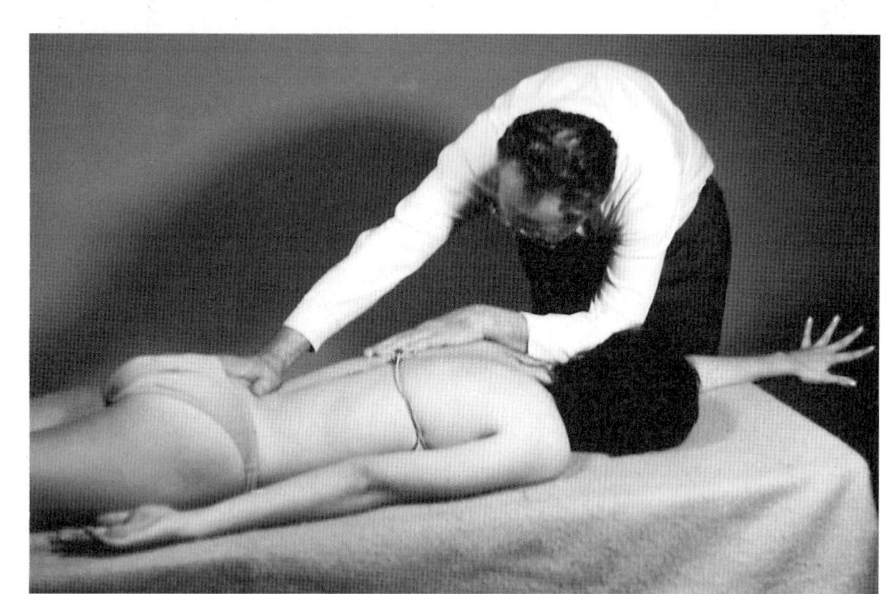

그림 18.6 미측방향으로 이동되고 신장되는 배부의 근막.

다. 치료 후에 우리는 항상 대칭을 위해서 검사한다.

둔부 (The buttocks)

전술된 단락에서 둔부는 미측방향으로 가동술이 시행되어졌다. 매우 흔하게 반대 방향이 제한되어진다. 이런 경우에 둔부에 과긴장이 있으며 흔히 큰볼기근(대둔근, gluteus maximus)의 심부 통증유발점에 의한 것이다. 이것은 우리가 보아온 것처럼 부드러운 압력에 의해서 역시 치료되어질 수 있다. 두측 운동의 제한은 두측면을 비교함으로써 감사되어진다. 제한된 측면(과긴장)에서 우리는 좌골결절 자세를 검사한다면, 대부분 현저한 촉진의 착각을 발견한다. 긴장이 증가된 쪽에서 매우 상당한 차이를 가지는(1~2 cm) 다른 쪽보다 낮게 보여진다(그림 18.7). 연부조직 치료 후에 대칭은 회복되어진다.

치료를 위해서 장벽은 두측방향에서 정해지고, 짧은 잠제된 이완 후에 얻어지며 둔부는 올라간다. 우리는 이 부위에서 배곧은근(복직근, rectus abdominis)의 통증유발점에 의해서 생긴 전방으로 당겨진 자세를 가지는 대부분 흔한 연결을 본다.

흉부 근막 (Thoracic fascia)

원형 방향에서 흉부 주위의 연부조직은 많은 가동성이

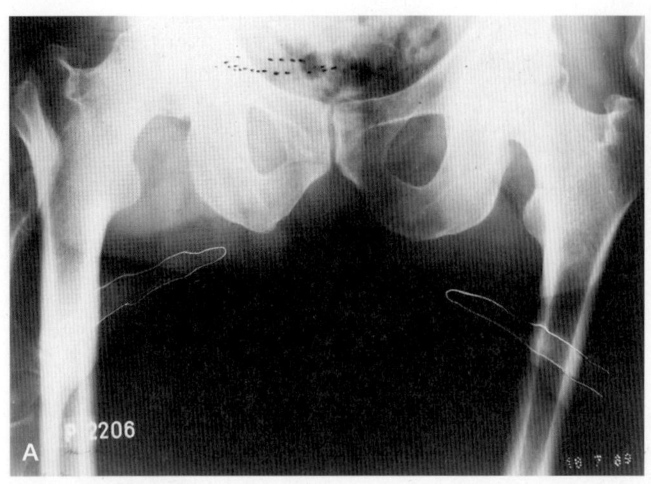

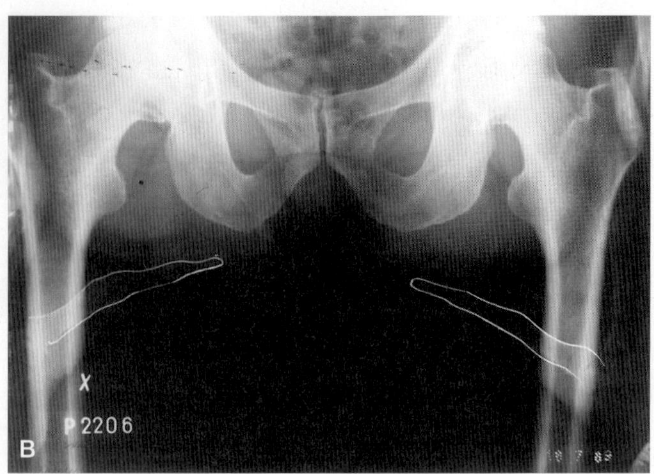

그림 18.7 촉진 착각. **(A)** 좌골결절은 수평이지만 촉진하는 엄지손가락이 그렇지 못하다. **(B)** 치료 후 엄지손가락의 향상된 자세.

있다. 이곳에 정상적인 가동성은 대단히 임상적 중요성을 가지는 것으로 보인다. 우리는 흉부에서 흔히 제한과 가슴 통증을 보는데 특히 어깨밑근(견갑하근, subscapularis)과 횡격막에서 통증유발점으로 그러하다. 이런 경우에 연부조직 운동성 제한은 주요한 중요사항이다.

검사를 위해서 치료사는 환자측에 서거나 앉고 흉추의 축 주위로 복내측방향으로 가슴 높이로 연부조직을 움직인다. 그의 엄지와 네 손가락은 그가 양측으로 가동성을 비교하는 것처럼 개별적으로 신장되어진다(그림 18.8).

치료를 위해서 우리는 같은 자세를 취하고 이완이 얻어질 때까지 장벽에서 기다린다. 또한 테이블 반대편에서 치료할 수도 있으며 손목으로 연부조직을 움직일 수도 있다. 이것은 환자가 자가치료를 하는 기법이다(앙와위)(그림 18.9).

목과 경흉 접합부의 근막 (Fascia on the neck and the cervicothoracic junction)

목에서 모든 연부조직층의 임상적으로 관련된 운동은 목의 장축 주위에 있다. 목의 배측면 주위로 네 손가락과 엄지손가락을 감싸고 손바닥을 놓고 감사한다(그림 18.10). 그리고 목 주위에서 회전 움직임을 만든다. 첫 번째로 엄지 방향에서 장벽까지 끌고간 다음 진단을 위해서 그것을 갑자기 밀어본다. 병리학적 장벽이 발견된다면, 그곳까지 끌고 가서 이완을 위해서 기다린다. 엄지 방향으로 움직이는 것은 네 손가락 방향보다 연부조직의 좁은 부위를 가동하기 때문이다. 그러므로 목의 보다 작은 부

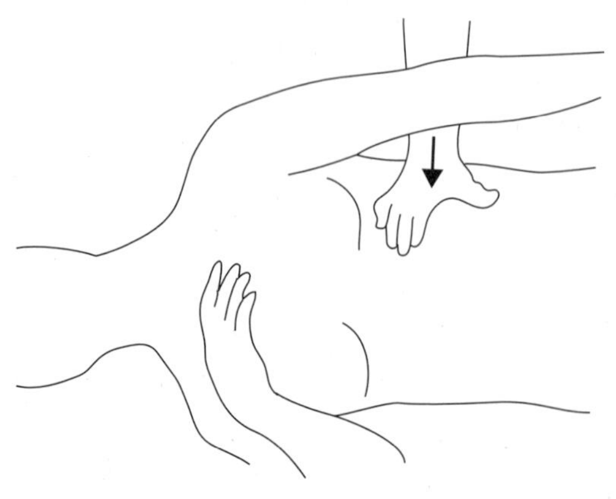

그림 18.8 가슴부위 주위에 근막운동.

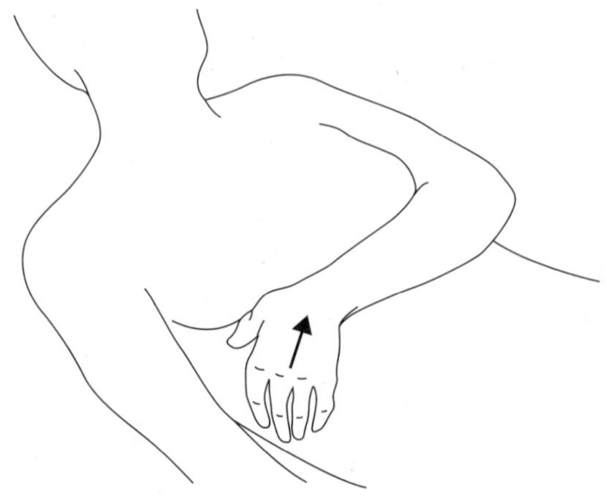

그림 18.9 자가치료.

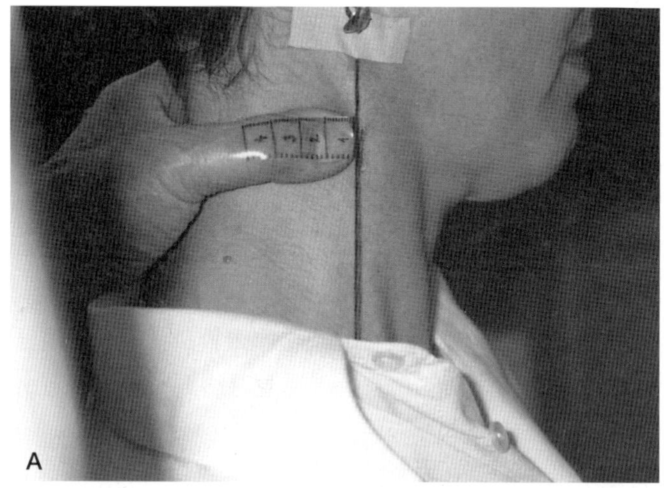
A

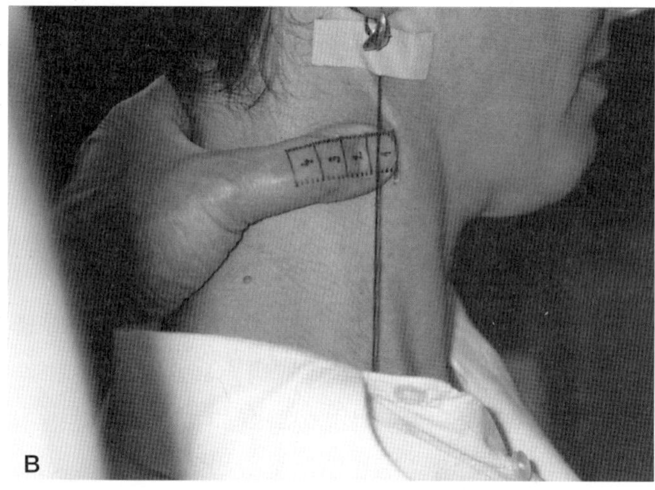
B

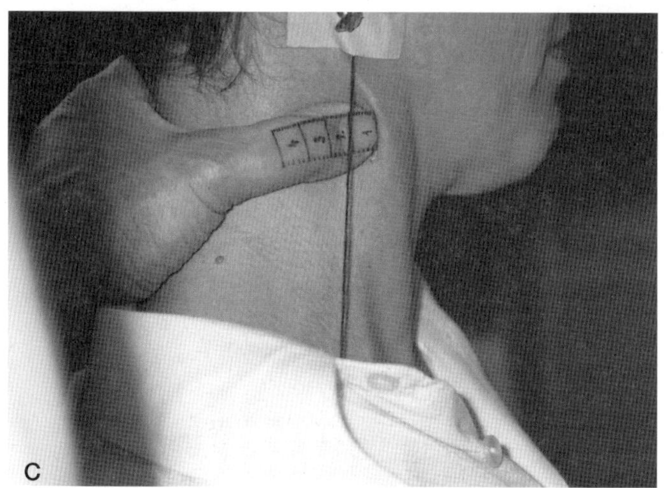
C

그림 18.10 목에서 근막운동. **(A)** 엄지 위치시키기. **(B)** 장벽까지 가기. **(C)** 장벽까지 갑자기 밀기.

위에서 병리학적 장벽을 발견한다면 이 방향으로의 가동술은 더욱 사용되어질 것이다. 그러나 목 전체길이가 포함된다면, 네 손가락을 사용하는 것이 더 나을 것이다.

경흉접합부에서 유사한 기법은 환자가 가냘프거나 치료사가 큰 손을 가지고 있다면 사용할 수 있는 것이다. 그러나 이런 경우가 아니라면, 양손을 가시돌기 위에 두 엄지를 놓은 채로 배부에 놓고, 네 손가락은 환자의 양 어깨에 놓는다.

우리는 지금 한 방향에서 양손의 회전운동에 의해서 장벽에 도달 할 수 있고 그곳에 제한된 장벽이 있다면, 이완을 얻기 위해서 기다린다. 하지만 우리는 한 손으로 꽉 쥐는 운동과 두측방향으로의 엄지 움직임을 통해서 연부조직을 또한 치료할 수 있다. 다른 손은 엄지로 미측방향으로 움직인다.

기능부전된 심층 근막은 대부분 흔히 움직임의 상당한 제한이 있는 나이가 지긋한 만성 환자에서 발견되어진다. 이런 경우에 경추 각 분절의 검사를 통하여 모든 운동분절에서 뻣뻣함을 발견하지만, 분절에 결점이 있다는 결정을 하기에는 어렵다. 여기서 우리는 항상 첫째로 연부조직 치료를 해야만 한다. 이런 경우, 경과는 목 회전 범위에서 즉각적이고 심지어 드라마틱하게 증가시킨다. 그런 다음 그곳에 아직 약간의 운동 제한이 있다면, 우리는 제한된 분절 진단을 쉽게 할 것이다.

두피 (The scalp)

두피는 근막에서의 방법과 비슷한 법칙을 적용한다. 그곳에는 그것에 붙는 근육이 있고 어떤 다른 심층 근막에서와 같은 임상적인 특징을 가지는 두개골에 대한 운동제한이 있다. 임상적으로 이것은 단단하게 연결되어서 있는 것으로 보이는 경추 근막의 연속으로 생각되어질 수 있다. 그곳에는 또한 종종 두통과 어지러움증 같은 비슷한 상황에서 운동제한이 있다. 검사를 위해서 우리는 두피를 뼈 위에서 움직이거나 이동시키는데 양손의 손가락을 사용하는 것이 보다 바람직하며 이것은 여러 방향에서 가동성을 비교하기 위한 것이다. 검사는 이마와 코와 턱을 덮는 연부조직을 포함할 것이다. 가장 흔한 제한 부위는 꼭지돌기 부분이다. 손가락이 환자의 머리카락 위에서 미끄러지지 않도록 주의해야 한다. 때때로 두피를 움직이기 위해서 그리 작지 않은 머리카락의 부분을 잡는 것이 마땅할 수 있겠지만, 이것이 통증의 원인이 되어서는 안된다. 장벽까지 끌고 가는 곳이 어디라도 우리는 진단을 위해서 그것을 밀어보고, 장벽이 밀리지 않았을 때 그 곳까지 끌고 가서 이완을 위해서 기다린다. 두피에서 보이는 이와 같은 효과는 두개 경추 접합부의 친밀한 연결과 측두하악 관절과 같은 구멍 시스템에 있다.

사지에서의 심층 근막
(The deep fascias at the extremities)

목에서와 같이 사지에서 연부조직의 가동성은 그곳의 장축 주위에서 가장 크게 나타난다. 전체 연부조직체를 회전시키고, 뼈에 위에 있는 심층 근막의 가동성을 검사한다. 처음에 장벽까지 끌고 가고 검사를 위해서 밀어보고 병리학적 장벽이 발견되지 않는다면 그것은 끌려가진다. 잠시 후에 이완이 된다. 치료를 위한 대안은 사지를 감싸고 있는 양손 사이에서 꽉 쥐는 운동을 하는 것이다. 한 손은 연부조직을 시계방향으로 움직이고, 그것을 고정하는 다른 손은 반시계방향으로 움직인다. 양 손 사이에서 순간 긴장도가 느껴지고 장벽까지 이끌어지며 짧은 시간이 지난 후에 이완이 온다.

이 과정은 팔꿈치, 전와, 손목, 대퇴부, 무릎, 다리, 발목에 병리학적 장벽이 발견되는 곳이면 어디든지 적용 가능하다.

발꿈치의 연부조직부위
(Soft tissue lesions at the heel)

발뒤꿈치에 흔히 아픈 증세가 있는데 아픈 발뒤꿈치돌기, 발바닥널힘줄(족지건막, plantar aponeurosis)의 부착점, 그리고 아킬레스건이 붙는 발의 배부면에서 발견될 수 있다.

발바닥널힘줄의 긴장도는 발의 짧아진 근육에 있는 심부 통증유발점과 발목뼈(족근골, tarsal bone)과 발허리뼈(중족골, metatarsal bone) 관절 사이의 관절에 운동제한으로 가장 흔하게 발생된다. 이것은 가동기법과 이완기법에 의해서 치료되어진다. 발뒤꿈치 돌기와 관련된 연부조직 부위는 발뒤꿈치의 발바닥 면에 연부조직체에 영향을 준다. 이 연부조직체는 약간의 운동성이 있다. 아래에 놓여진 뼈에 대해서 모든 방향으로 양손의 엄지손가락을 사용해서 이동시킬 수 있다. 이 방향에서 우리는 병리학적 장벽의 이완이 장벽까지 끌고 가는 것과 기다리는 것에 의해서 얻어진다는 것을 발견한다(그림 18.11).

아킬레스건 부착부위의 긴장은 가지미근 통증유발점에 기인한다. 그것들은 등척성 수축 후 이완(PIR)에 의해서 치료되어진다. 그러나 발뒤꿈치의 뒤쪽면에 있는 통증은 아킬레스건과 그 아래에 있는 뼈 사이에 연부조직의 아픈 부위에 의해서 발생하였을지도 모른다. 이것이 그 경우라면 한 손의 엄지손가락과 다른 손의 네 손가락 사이에서 연부조직 주름을 만들고, 이 엄지손가락으로 보강한다. 장벽까지 도달한 후에 이완을 기다린다. 엄지를 사용할 때 주의할 점은 건과 뼈 사이에 좁아진 공간으로 들어갈 수 있도록 위치시킨다(그림 18.12).

손허리뼈과 발허리뼈의 연부조직
(The Soft Tissue Between the Metacarpal and Metatarsal Bones)

손허리뼈(중수골, metacarpal bone)과 발허리뼈(중족골, metatarsal bone)의 운동성은 이들 뼈의 연부조직 운동성에 좌우된다. 손가락과 발가락의 피부주름에 있는 긴장은 발가락까지 내려가는 통증 및 둔한 느낌을 동반하는 신경근 증후군에서 가장 흔하다. 수동운동시의 운동성 또는 저항은 양손의 엄지와 네 손가락의 인접한 두 개의 손허리뼈를 잡은 것으로 시험되어지고, 느슨함을 없애는 반대방향으로 그것들을 움직이며 한쪽 방향으로 빠르게 움직인 다음, 반대(저측 또는 배측) 방향으로 움직인다.

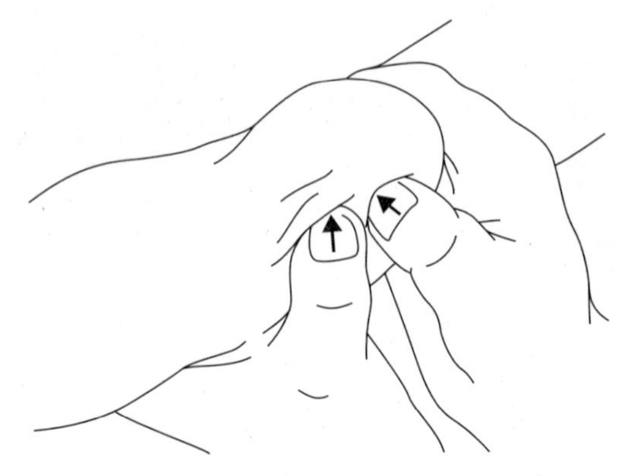

그림 18.11 발뒤꿈치 연부조직 운동.

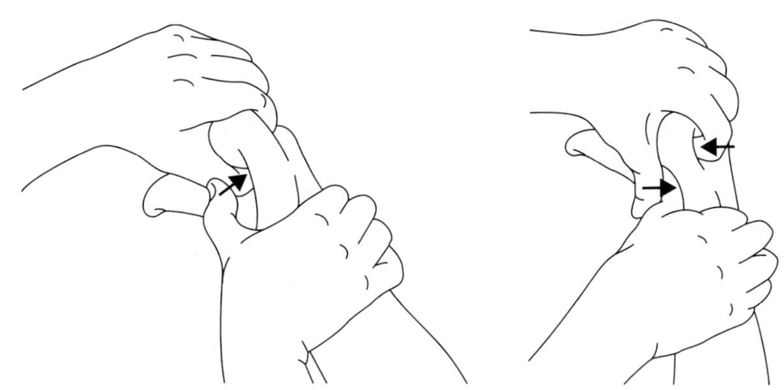

그림 18.12 양 방향에서 아킬레스건 아래 연부조직 주름 신장하기.

증가된 저항이 발견되어진다면, 엄지와 검지를 같이 쓴 운동을 사용한다(그림 18.13). 치료사는 두 엄지 손가락을 손허리뼈(발허리뼈)의 배측면에 놓고, 양손의 네 손가락을 인접한 뼈의 손바닥(저측) 면에 놓는다. 손가락으로 부드러운 전단압력을 가해서 장벽까지 끌고 가서 이완을 위해서 기다린다.

손허리뼈 또는 발허리뼈의 피부주름에의 저항이 증가되는 것은 신경근과 관련된 진성 신경학적 증상이다. 두 번째와 세 번째, 세 번째와 네 번째 손허리뼈 사이의 저항은 C7 신경근과 관련되고 네 번째와 다섯 번째는 C8 신경근과 연관되며 첫 번째와 두 번째, 두 번째와 세 번째 발허리뼈은 L5 신경근의 영향을 받고, 세 번째와 네 번째, 네 번째와 다섯 번째 발허리뼈은 S1 신경근과 관계된다. 이런 경우 첫째로 지간주름에서 치료되어지며 손허리뼈(발허리뼈)의 가동기법에 의해서 이루어진다.

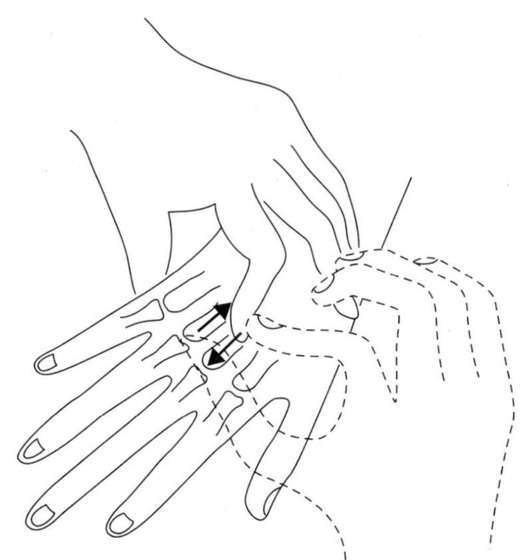

그림 18.13 엄지와 검지 손가락의 협응운동(pincer movement) 한 손허리뼈의 배측에 두 엄지 손가락을 대며 이웃하는 손허리뼈의 손바닥 면에 두 손가락을 놓고 치료사는 한 손허리뼈를 배측으로 움직이고 이웃하는 손허리뼈는 손바닥 방향으로 움직인다. 그런 다음, 엄지와 손가락을 반대로 잡고 반대 방향으로 손허리뼈를 움직인다.

골막의 점들 (Periosteal Points)

압통 또는 통증이 있는 골막의 점은 과부하된 근육이 이들 점에 부착됨으로써 매우 흔히 있는 결과이다. 검사에서 연부조직의 운동성이 이러한 통증점에 의해서 다른 방향과 비교해서 적어도 한 방향에서 제한되는 것이 규칙적으로 발견되어진다. 제한된 방향에서 이런 조직을 이동시키려는 노력으로 병리학적 장벽이 느껴지고, 갑자기 이동되지 않는다. 통증점을 가로지르는 것과 관련이 없는 운동은 무통증이다. 같은 방향에서 장벽까지 끌고 간 다음, 이완을 위해서 기다린다. 마찰 또는 골막 마사지와 다르게 압력이 통증점에 가해지지 않으므로 이 기법은 매우 부드러우며 게다가 매우 효과적이다. 사실 우리는 통증점을 만지며 통증을 어느 정도 느끼는지 물어본다.

상과 통증 (Epicondyiar pain)

팔꿈치의 요골과 척골상과의 통증은 우리가 치료하는 가장 흔한 통증 양상의 하나이다. 근본적으로 이완되어질 필요가 있는 긴장된 근육이 붙는 점에는 통증이 있다. 일반적으로, 이곳에는 팔꿈치에 제한된 조인트플레이(joint play)와 목뼈의 운동제한이 있다. 더해서 상과 주위 그리고 위의 연부조직이 영향을 받지 않은 측과 비교해서 모든 방향에서 쉽게 이동되지 않는 것이 발견되어진다. 그곳에

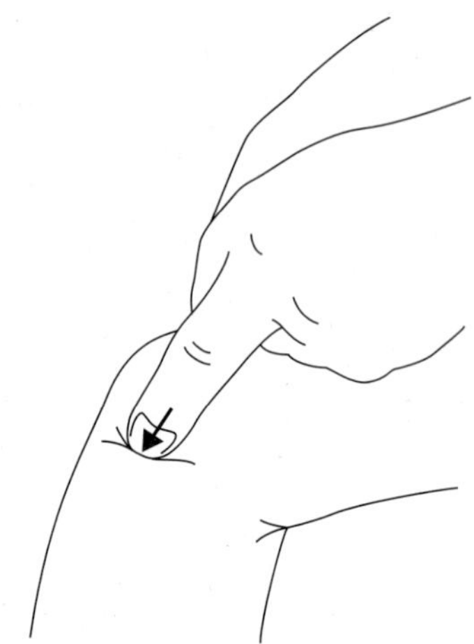

그림 18.14 상과에서 연부조직의 검사(치료).

는 적어도 한 방향에서 병리학적 장벽이 존재한다. 검사는 네 손가락과 엄지의 끝으로 행하여진다. 병리학적 장벽(그림 18.14)이 발견되어진 이후에 느슨함이 죄어지고, 이완이 얻어진다. 치료 이후에 환자는 통증점을 체크하도록 요구되어진다.

특히 하부요추에서의 가시돌기 통증
(Pain at the spinous processes, particularly on the low lumbar spine)

가시돌기 끝에서의 통증은 허리 통증에서 흔한 상황이고 다른 원인들과 구별이 되어야만 한다. 가시돌기는 근육의 부착점이고 배굴에서 과운동성이 있다면 영향을 미치게 될지도 모른다. Baastrup 증후군 즉, 배굴 동안 서로 접하는 인접 가시돌기의 끝부분에서의 과골화증이 있는 노인환자에게서는 통증이 있는 가시돌기를 좀처럼 발견하기 어렵다. 그러나, 젊은 과운동성 환자는 특히 여성에게서 더 흔하게, 배굴 동안 즉, 가시돌기들이 서로 닿을 때 통증을 경험한다.

검사에서 가시돌기의 끝부분에, 배굴시 보통 최대로 전굴이 일어나는 L5가시돌기의 끝부분에서 가장 자주 적당한 압력을 가함으로써 전형적인 통증을 유발하기가 쉽다. 최종 검사에서, 가시돌기가 한쪽 면에서는 매우 압통이 있지만 다른 쪽에서는 훨씬 덜한 것을 발견할 수 있다. 통증이 있는 쪽에서 뼈와 인접한 연부조직의 증가된 긴장을(압력에 대한 저항) 촉진할 수 있다. 복측에서 가시돌기와 평행하게 연부조직에 대한 압력을 줌으로써 장벽에 진입하고 이완을 얻기를 기다린다. 이완하는 동안 손가락은 압력의 증가 없이 연부조직을 뚫고 들어간다. 시지 끝으로 압력을 가하면서, 다른 손의 엄지와 시지 사이에 두 번째와 세 번째 발가락뼈(지골, phalangeal bone) 사이의 관절을 지지해야만 한다. 이러한 절차 후에 압통을 검사한다.

중쇠뼈의 가시돌기 통증
(Pain at the spinous process of the axis)

목뼈영역에서 가장 흔한 통증점은 아마도 중쇠뼈(축추, axis)의 가시돌기(극돌기, spinous process) 외측 끝부분일 것이다. 매우 빈번하게 환자는 머리를 반대쪽으로 굴곡하는 동안 즉, 중쇠뼈를 회전하고, 촉진한 손가락쪽으로 가시돌기의 외측면을 가져옴으로써 손가락으로 이 통증점을 설명할 것이다. 반대쪽에서 측굴한 자세에서 이 통증점을 검사하는 것이 정확하다.

임상적으로, 이 통증점은 C1/2와 C2/3의 움직임 제한에서 주로 발견되고, 어깨올림근(견갑거근, levator scapulae)에 연축이 있다면 오른쪽에서 더 빈번하고, 대부분의 경우 팔이음뼈(견갑대, shoulder girdle) 근육에 염좌를 야기한다. 검사에서, 환자의 머리를 반대쪽으로 측굴하면서 병리적 장벽을 발견하기 위하여 두부에서 미부로 외측에서 외측방향으로 가시돌기의 외측면 위에 놓인 연부조직을 이동시키고 통증이 없는 쪽과 비교한다. 장벽에 진입한 후 이완을 기다린다. 이런 후에, 환자는 그의 통증점을 점검해본다.

위뒤엉덩뼈가시에서의 통증
[(Pain at the posterior superior iliaca spine (PSIS)]

이것은 빈번하지만 허리 통증과 고관절 통증이 있는 환자에 있어서 통증점이 경험상 명확하지 않다. 복와위로 누운 환자에서, 위뒤엉덩뼈가시(후상장골극, posterior superior iliac spine)의 표면은 내측융기로부터 외측방향으로 지붕처럼 경사가 진다. 이 방향으로 위에놓인 연부조직의 가동성을 검사하고 또한 장막을 검사한다; 만약 제한이 발견되면, 양쪽을 비교해본다. 비정상이라고 진단되면, 이완을 얻기위해 외측방향으로 미끄러지면서 장막에 진입한다. 환자는 그리고 나서 압통을 점검한다.

정강뼈의 거위발 (The pes anserinus of the tibia)

이것은 빈번하고 두덩정강근(박근, gracilis), 넙다리빗장근(봉공근, sartorius), 반힘줄모양근(반건상근, semi-tendinosus)의 중요한 부착점이다. 고관절증에서 흔하게 압통이 있고, L3/4분절로부터 연관통이 있다. 정강뼈(경골, tibia)의 내측면에 위치하면서 그것을 덮고 있는 연부조직은 모든 방향으로 쉽게 이동되고, 느슨함을 죄고 탄성을 있게 함으로써 병리적인 장벽은 발견되고, 장벽에 진입하고 이완을 얻음으로써 치료된다. 환자는 그리고 나서 통증점을 점검한다.

여기 자세한 원칙들은 우리가 찾을 수 있는 다른 골막통증점에 적용될 수 있다.

활동성 반흔 (Active Scars)

연부조직 치료의 가장 극적인 효과는 "활동성" 반흔을 치료할 때 얻어진다.

1947년 Huneke[6]는 노보카인(Impletol)침윤으로 치료된 반흔을 다룬 그의 책을 출판했다. 반흔에 주사를 한 후에, 증상들은 통증이 있는 환부에서 자주 사라졌고 겉으로 보기에는 반흔과 전혀 관계가 없어보였다. 그 효과는 신속해서 "초효과(sekunden dffect)"라고 불렸다. 그의 성공은 의사들에게 결코 받아들여지지 않았다: 그러나, "신경치료"[3,5]라는 용어를 사용하는 독일 의사들 사이에서 영향력 있는 움직임이 시작되었다. 그 효과는 처음에 노보카인에 의한 것이라고 여겼다. 그러나 나중에, 다른 물질, 심지어 기체에 의해서도 유사한 효과가 얻어져서 결국은 침 자체만으로 효과가 있다는 것이 증명되었다. 처음 "신경치료"에 관심을 가지게 된 많은 의사들이 나중엔 침술에 열중하게 되었다.

반흔에 침을 찌름으로써 국부마취로 반흔에 주사를 한 것과 같이 매우 유사한 효과를 얻을 수 있었다. 이러한 진전의 가장 불만족스러운 점은 적절한 진단의 부족이다, 즉, 반흔을 치료하기 위해 언제 무엇을 할지를 어떻게 결정할지 그리고 또한 왜 그런지 이유를 발견하고 반흔을 발병시킬 수 있는 방법이 무엇인지를 말이다.

병리기전과 진단 (Pathomechanism and diagnosis)

우리의 의견으로는 그 문제에 대한 답은 여태까지 우리가 보여주었던 것과 같이 연부조직의 역할에 있다. 반흔은 피부로부터 뼈에 이르기까지 혹은 심지어 복강 내까지의 연부조직의 모든 층을 관통한다. 상해(수술) 후에 모든 것이 정상적으로 치료되었다면, 반흔조직은 연부조직 주변의 층에 완전히 적응하고 정상적으로 기능한다. 그러나 만약, 이런 경우가 아니라면, 반흔 주위의 연부조직은 피하부터 심근막까지 정상적으로 기능할 수 없다.

우리가 "활동성" 반흔에서 찾는 것이 바로 이것이다: 반흔이 있는 부위에는 증가된 피부당김이 있고, 피부는 정상적으로 신장되지 않고, 피부주름은 두꺼워진다; 반흔조직은 아래 놓인 구조물에 대해 특히 뼈에 대해 정상적으로 이동되지 않고 만약 반흔이 복강내로 관통하면, 우리는 어떤 방향으로의 재저항을 촉진한다. 이 모든 층에서 통증점을 발견할 수 있다. 이것들은 반흔의 한쪽 끝에서 자주 발견된다. 화상 혹은 골수염 후에, 우리는 편평한 반흔이 주로 뼈를 덮고 있는 것을 발견하는데 이것은 뼈에 부착하고 주로 활동적이다. 그러므로 활동성의 기능장애가 있는 반흔은 그것들이 통과하고 그것들을 둘러싸고 있는 모든 연부조직의 정상적인 기능을 방해한다. 이것들 특히 근막은 통증유발점에 의해 사슬로 매여있고, 국소적으로 관절 기능장애는 반흔부위로부터 매우 먼거리에서 생길 수 있다. 예로, 복부를 통과하는 활동성 반흔이 활동적이라면 전 운동시스템에 걸친 영향으로 복벽은 정상적으로 기능할 수 없을 것이다.

그러나 활동성 반흔으로 진단하기에는 충분치 않다. 환자는 반흔을 보고하러 치료를 위해 오지 않는다; 그가 보고하는 것은 허리 통증 혹은 두통이다. 그러므로 환자의 문제와 관련하여 반흔의 관련성을 결정하는 것이 필수적이다. 병력은 반흔의 위치를 지적할 수 있다: 그의 허리 통증은 활동성 반흔을 발생시키는 상해(수술) 후에 오래지 않아 시작된다. 그러나 그 증거는 연부조직 치료의 효과를 검사하는데 달려있다. 이를 위해 33장에 언급된 것처럼 연쇄반응의 규칙에 정확히 부합해야만 한다. 활동성 반흔의 관련성은 진단에 실패한다면, 어떤 다른 치료의 결과를 상쇄할지도 모르는 것과 같이 흔하다.

임상적 문제
진단 단계와 같이 치료에 대한 환자의 반응을 감사하는 것의 중요성

치료의 첫 번째 단계는 진단을 확증하거나 혹은 거부하는 것이다. 그러므로 검사에서 잇따라 즉각적으로 병변부위를 치료하지 말아야 한다; 치료는 환자를 완전히 충분하게 검사할 때까지 연기되어야만 한다. 그래야만 치료할 병변부위를 결정하고 그 관련성을 결정할 수 있다. 만약, 활동성 반흔이 있다면, 거기서 시작을 해야만 하고 그리고나서 비정상적인 결과가 어디에 있든지 간에 재검사를(즉, 감사) 한다. 대부분의 변화들(통증유발점, 관절운동장애 등)이 제거되었을 때만 활동성 반흔과 관련이 있다는 것을 확신할 수 있다. 물론 이것은 그러한 양성반응이 있다면 그 이상의 치료 그리고/혹은 재활을 위해 매우 중요하고, 재활 또한 반흔을 목표로 해야한다. 그 치료가 환자의 관련 임상적 징후를 개선했다는 것을 치료후 감사가 증명할 때 이것은 "핵심고리"가 발견되었다는 것을 확증한다.

임상적 양상 (Clinical picture)

"활동성" 반흔의 개념은 문헌에는 거의 기술되어 있지 않기 때문에, 개인적인 경험과 특히 1998년부터 치료된 41명의 사례에 의지해야만 한다. 이 기간동안, 이 문제에 많은 주의를 기울였고 진단과 치료 둘 다를 향상시켰다.

가장 중요한 진전은 반흔검사와 심지어 반흔 탐지에 있어서 이루어져왔다. 몸의 표면에 있는 반흔을 발견하고 그것이 유연한지, 긴장되었는지, 혹은 심지어 뼈에(사지에서) 부착되었는지 아는 것은 쉽다. 그러나 심층에서 혹은 표면에서는 표가 나지 않는 곳에서, 찢어진 근육과 같이 활동성 반흔 조직을 발견하는 것은 더 어렵다. 그러나 반흔이 분명할지라도, 우리가 예상한 곳이 반드시 활동성 심층은 아니다. 수술 후 피부의 절개가 수술이 실제로 이뤄진 곳과 정확히 일치하지 않고, 그래서 피부의 병변부위로부터 먼 심부조직에서 통증이 있는 저항을 발견한다면 이것이 그러한 경우이다. 경험의 증가로 이제는 모든 심층의 반흔이 보통 영향을 받는다고 여긴다; 그러나 표층만 치료후에도 좋은 결과가 때로는 얻어질 수 있다. 반흔의 두가지 결말은 보통 거의가 활동성이다.

표면에서 활동성의 징후는 예로, 복강에서만 있다. 이것은 수술이 점점 복강경을 사용하여 이뤄지고, 후에 복강 내의 심층에서만 병리적 장벽을 찾는데 중요한 요인이 되어왔다. 복막염과 함께 화농성 충수염 후에 복강의 고름을 짜내는 것(배액)이 필요하다. 그 "범인"은 충수절제 반흔이 아니라, 고름을 짜낸 후에 반흔이 될지도 모른다. 우리는 골반 바닥을 검사하는 부위에서 직장 암의 수술에 의해 남은 통증이 있는 반흔을 촉진했다. 처음에는 그것을 꼬리근의 통증유발점로 생각하고 실패하도록 이완으로 치료했다(통증이 있는). 국소 압력을 가하고 이어 해제 후 환자는 극적으로 나아졌다. 51개 사례 중 36개에서 활동성 반흔과의 관련성이 매우 높다는 것은 자료로 보여 질 수 있다. 환자는 운동시스템에서 두통에서부터 목, 흉추 그리고 허리 통증에 이르기까지 현기증과 함께 그러나, 반흔이 있는 부위에서는 거의 느껴지지 않는 통증의 어떤 형태를 경험할지도 모른다. 대부분의 활동성 반흔은 충수절제술 후에 형성되지만(환자의 거의 반이), 어떤 형태의 반흔은 수반될 수도 있다.

치료 (Therapy)

반흔은 주로 연부조직에 위치하고 반흔 그 자체는 결합조직으로 이뤄져 있기 때문에, 연부조직기법은 치료의 기본적 접근법이다. 온찜질은 매우 유용한 보조적인 혹은 준비적인 방법이고 외부수용성 자극은(부록 18-A) 특히 자가치료에서 치료의 다른 중요한 원천이다.

연부조직 수기조작으로 돌아가서, 그것은 반흔에 의해 영향을 받는 모든 조직층에 적용되어야만 한다. 표면에서 피부신장을 적용하고, 그리고 나서 이것이 가능한 곳에서 피하조직의 연부조직 주름을 형성하고, 그 주름을 신장한다. 그러나 접기(folding)가 반흔에서는 잡아당겨 늘이고 조직 깊이 손을 찔러넣는 것이 불가능할지도 모른다. 그런 경우에는 침 혹은 주사 둘중의 하나로 오직 압력만이 적용되어야 한다. 복부 수술 후에, 복강 내의 저항을 살펴봐야만 한다. 이것은 매우 주의깊게 검사되어야만 한다. 병리학적 장벽에 대해 거기 잠입하고 이완을 얻도록 압력을 가한다. 이것은 정상적인 장벽이 복구될 때까지 계속 감지되어야만 한다.

마지막으로 언급할 사항은 치료를 위해 손을 사용할 때

마다 우리는 또한 환자와 관련있는 진단적인 피드백 안에 있기 때문에 치료뿐만이 아니라, 진단을 확증하고 수정하는데 커다란 중요성을 가지고 있기 때문에 강조되어야만 한다. 심부 반흔조직의 진단이 정확하다면, 장벽에 잠입한 후에 이완이 일어나야만 한다. 그러나 이완이 얻어지지 않는다면, 이 진단은 수정되어야만 하고 복부내부의 병리학적인 원인은 찾아져야만 한다!

화상, 열상, 골수염 혹은 방사선 조사 후에 남는 반흔과 같이 평평한 활동성 반흔의 경우에, 근막이 그렇듯이 아래에 있는 뼈에 대한 부착을 발견한다. 그러한 경우에, 반흔의 운동성은 근막과 같이 장벽에 잠입하고 이동하는 것이 모든 방향에서 회복되어야만 한다. 예로, 근육파열 후에, 심부손상 후에, 그리고 요즘은 복강경을 사용하거나, 레이저에 의한 수술 후에 신체 표면에서는 반흔이 보이지 않을지도 모른다. 그러한 경우에, 치료를 위해 그리고 진단의 확증을 위해 오로지 복강내에서 저항(병리적 장벽)을 찾고 이완을 기다려야만 한다. 그러나 수술 후에 피부수준에서 반흔이 있을지라도, 심부조직은 피부절개로부터 먼곳에서 잘렸을지도 모른다; 그러한 경우에 반흔조직의 부위를 촉진하고 적절히 병리학적 장벽을 치료해야만 한다.

일부 병력은 임상적 문제를 너무 과소평가하여 이것을 설명한다.

사례 1 환자 P.H., 1951년 출생, 회사의 남자, 전기 담당 과장, 1995년 이래로 오른쪽 하복부에 통증이 보고됨. 그는 반복적으로 검사를 받았지만, 병리적인 것이 아무것도 발견되지 않았다. 1999년 4월 4일에 골프를 친 후, 다음날 극심한 고통을 경험했다. 오른쪽 하복부와 허리에서의 통증은 오른쪽 사타구니, 고환 그리고 오른쪽 허벅지의 전면으로 방사되었다. 그는 완전히 움직일 수가 없었다.

어릴 때 그는 재발하는 편도선염이 있었고 1984년에는 만성충수염으로 수술을 받았다. 1997년에는 위-십이지장 궤양으로 치료를 받았고 헬리코박터 파이로리균에 대항하기 위해 항생제를 주입받았다.

비뇨기과에서 처음 검사받았고 여기서 신산통을 제거했다. 그는 4월 6일에 프라하의 Motol에서 의학 학부의 신경클리닉에 입원했다. 거기에서 신경학적인 검사 뿐만이 아니라, 다음의 실험용 검사가 이뤄졌다: 완벽한 혈액과 소변검사, 뇌척수액 검사, 안과검사, 요추검사(퇴행성 변화를 보이는), 흉추와 요추의 MRI, 복강의 CT, 배설요로조영술 그리고 더욱 비뇨기적이고 외과적인 검사들, 이 모든 것들은 음성반응을 증명한다. 마지막으로, 심리검사는 다음과 같이 그것들을 요약한다: 통증에 의해 유발되고 동반된 피로의 누적에 대한 특징이 없는 급성 스트레스성 반응은 통각수용성 신경-심리적인 그리고 전환 기제에 의해 상당한 범위로 야기된다.

이 모든 과정 후에 환자는 1999년 9월 9일에 재활클리닉으로 보내졌다. 거기서 체간의 전굴과 골반의 왼쪽 이동(오른쪽 체간 편위)의 통증자세를 발견했다. 보행동안 환자는 체중을 오른쪽 다리에서 제거해버렸다. 후굴은 즉각적인 허리 통증과 사타구니 통증을 야기했다. 통증이 있는 운동제한은 L5/S1분절에 있다.

그 이상의 검사는 이상한 증상을 보이는 맹장수술 반흔을 밝혀내었다. 그것은 홍반에 둘러싸여 있었고, 환자는 부드러운 촉진에도 고통스럽게 반응했다. 양성 피부견인과 제한된 피부 신장이 있었다; 병리적 장벽은 또한 피하조직에서, 특히 반흔의 양 끝에서 발견되었고 복강내에서 통증이 있는 저항이 있었다. 치료는 비록 통증이 있더라도 부드러운 피부신장으로 시작되었고. 이완은 몇 초 후에 통증의 제거에 이어 얻어졌다. 이것에 이어 반흔의 심층에서도 이완이 일어났다. 약간의 초기 통증 후에, 약 10분간의 치료 뒤에 고통의 경감이 얻어졌다. 환자는 똑바르게 서서 정상적으로 걸을 수 있었다. L5/S1 사이에서 발견되었던 제한은 없었다. 그 이상의 치료는 10월 29일까지 반흔에 목표를 두었다. 등에 있는 근막을 포함하는 연부조직 기법 외에 또 온찜질이 반흔에 적용되었다. 그는 스트로킹(stroking)에 의한 자가치료와 요추를 어떻게 움직여야 하는지를 배웠다.

주석 이 경우에, 오른쪽 하복부에 통증이 국소적일 뿐만 아니라, 크게 증상이 있는 반흔이 있는데 아무도, 특히 외과의들이 반흔이 얼마나 중요한지를 인정하거나, 의심하지 않았으며 때문에 모든 시간이 오래 걸리고 값비싼 검사들이 음성이었고, 유일한 진단은 정신과적이었고 그래서 약에 의한 치료는 효과가 없었다. 완전한 회복은 반

흔치료 후에 일어났다.

사례 2 환자 P.M., 남자, 1974년생, 운동선수, 왼쪽 배곧은근(복직근, rectus abdominis) 열상, 혈종 야기, 1999년 봄에 축구를 하다가. 그는 그 후로 통증을 경험했다. 통증은 어떠한 신체적 활동과는 관계가 없었다. 그는 전에는 통증을 결코 경험해본 적이 없었다. 그는 2살 때의 맹장수술을 제외하곤 아픈 적이 결코 없었다.

2000년 6월 12일의 검사에서, 왼쪽 배곧은근(복직근, rectus abdominis) 하단의 압통이 유일한 발견이었고, 이것은 등척성수축 후 이완(PIR)에 의해 치료되었다. 그는 초음파 검사를 위해 보내졌고 음성이었다.

통증이 있는 통증유발점(TrPs)이 왼쪽에서 엉덩근(장골근, iliacus), 허리근(요근, psoas), 단모음근, 그리고 횡격막에서 발견된 7월 7일에 개선이 없었다. 횡격막의 PIR 후에, 이 소견들은 즉각 개선되었다. 그에게 자가치료를 가르쳐주었지만, 7월 27일 조절 검사에서 그는 더 나아지지 않았다. 우리는 횡격막 혹은 허리근 혹은 엉덩근에 통증유발점이 없다는 것을 발견했다. 그러나 우리는 환자가 일어나 앉으면서 배곧은근을 수축할 때마다 통증이 재발될 수 있다는 것을 발견했다. 매우 통증이 있는 저항이 거기서 발견되었고 바늘이 찔러졌다(진단상의 이유로). 천자는 통증을 재발시켰고, 혈종이 천자 후 생겼다.

8월 3일에, 그는 많이 개선되었고 단순한 압력 후에 이완하면서 더 많이 경감되었다. 환자는 온찜질과 스트로킹을 병행한 연부조직 치료 후에 완전히 회복되었다.

주해 근육에 증가된 저항이 있는 국소 압통은 추측건대, 다른 통증유발점과 관계가 있고, 등척성 수축 후 이완에 의해 일시적으로 경감이 되는 통증유발점으로 오인되었다. 활동성 반흔으로서 통증점의 정확한 판단만이 효과적인 치료를 경험하도록 돕는다.

사례 3 V.B., 1967년생, 여자, 언어치료사, 경흉추 부위와 어깨뼈에 통증을 보고했다, 특히 밤에 왼쪽이 더함. 그녀는 또한 약간의 두통이 있다. 통증은 1997년 이래로 점차 악화되고있다.

4 kg가 넘는 아기의 두 번째 출산 후 그녀는 진단없이 항생제로 치료되는 반복적인 고열을 경험했다.

2000년 10월 3일 검사에서, 왼쪽에 목빗근(흉쇄유돌근, SCM), 가슴근, 어깨밑근(견갑하근, subscapularis), 횡격막, 골반저부, 제한된 비골 그리고 발허리발가락관절(중족지절관절, metatarsophalangeal joint)에서 통증유발점과 제한이 있는 왼쪽 발부터 통증유발점(연쇄반응)이 있었다.

게다가, 오른쪽 하복부에서 강한 통증이 있는 압통점을 발견했다. 복부에 있는 저항을 정확히 찾은 후에 이완을 얻었다. 발에서 목빗근으로의 전체 통증 사슬이 즉각적으로 사라졌다.

10월 3일에 그녀는 전화를 해서 그녀가 크게 개선되었다고 말했다. 그녀는 11월 말에 조절검사에서 또한 더 많이 개선되었다.

주해 아마도 골반저부 혹은 심지어 발에서(핵심 부위) 비록 연쇄에서의 치료를 시사하는 전형적인 왼쪽 연쇄반응이 있었지만(33장을 보라), 우리는 그녀의 증상이 시작되기 전에 그녀가 시간이 오래 걸린 출산을 했고, 이어서 아이의 출산 동안 약간의 열상을 시사하는 고열이 났다는 것을 또한 알고 있었다. 그러므로 처음에 근의 하복부에 있음직한 활동성 반흔을 찾는 것이 좋은 생각인 것 같다. 이것이 발견되었을 때, 또한 진단상의 이유로 그 조치는 이것을 처음에 치료하는 것이다.

■ 결론 (Conclusion)

이 장은 판단이 적절한 진단과 같은 것을 보여주려고 시도되었고 치료적 방법은 체계적으로 관절의 수기조작법과 통증유발점 치료로 연부조직에 적용될 수 있고, 이 방법들은 마사지와 구별되어야만 한다. 이 분야에서 연부조직기법은 특히 효과적이기 때문에 그리고 이러한 매우 중요한 문제가 보건전문가, 특히 조금도 무시할 수 없는 반흔을 만드는데 역할을 하는 외과의들에 의해 광범위하게 간과되어왔기 때문에 중요한 부분은 진단과 반흔의 치료에 전념해야한다. 게다가, 이러한 치료의 형태는 가장 극적인 결과를 가져오는 것 같다.

확인 과정
본 장의 학습목표 자가 점검

- 당신은 근막, 피부, 근육 그리고 관절과 같은 여러 조직에서 장벽현상을 확인할 수 있나요?
- 당신은 당신의 환자에게서 증가된 긴장과 통증과 함께 장벽현상을 서로 관련시킬 수 있나요?
- 당신은 신장, 등척성 후 이완, 허혈성 압박 등과 같은 다양한 방법으로 장벽을 이완할 수 있나요?

■ 참고문헌 (References)

1. Chaitow L. Palpatory Literacy. Bath, UK: Torston, 1992.
2. Dejung B, Gröbli C, Colla F, Weissmann R. Triggerpunkt-Therapie. Die Behandlung akuter undchronischer Schmerzen im Bewegungsapparat mit manueller Triggerpunkt-Therapie und Dry Needling. Bern, Göttingen, Toronto, Seattle: Verlag H. Huber, 2003.
3. Dosch P. Lehrbuch der Neuraltherapie nach Huneke. Ulm: Haug, 1964.
4. Gatterman MI. Foundation of Chairopracric Subluxation. St. Louis: Mosby, 1995.
5. Gross D. Therapeutische Lokalanästhesie. Stuttgart: Hippokrates, 1972.
6. Huneke F. Krankheit und Heilung anders gesehen. Köln: Staufen, 1947.
7. Lewit K. Manipulative Therapy in Rehabilitation of the Locomotor System, 3rd ed. Oxford: Butterworth-Heinemann, 1999.
8. Lewit K, Liebenson C. Palpation—problems and implication. J Manip Physiol Ther 1993;16:586–590.
9. Lewit K, Janda V, Veverkova M. Respiratory synkinesis—polyelectromyographic investigation. J Orthop Med 1998;20:2–6.
10. Popolyanski YY, Popelyanski AY. Treatment of neurodystrophic changes in the locomotor system. Revmatologia 1984;84:66–70 (in Russian).
11. Travell JG, Simons DG. Myofascial Pain and Dysfunction—The Trigger point Manual, 2nd ed. Vol. 1. Baltimore, MD: Williams & Wilkins, 1999.
12. Ward RC. Foundations for Osteopathic Medicine, Glossary. Baltimore, MD: Williams & Wilkins, 1997.
13. Ward RC. Myofascial release concepts. In: Basmajian JV, Nyberg RP, eds. Rational Manual Therapeutics. Baltimore, MD: Williams & Wilkins, 1993: 223–242.

부록 18A

외수용 치료 (Exteoceptive Therapy)

촉각지각과 이것이 근육긴장도에 미치는 영향 (Tactile Perception and Its Influence on Muscle Tone)

자궁 안의 아이가 움직임으로 엄마 손이 만지는 것에 반응했더라도, 태생순간의 촉각자극을 말할 수 있다. 인생을 시작할 때 온전한 신체는 지지를 할 수 있는 접촉점을 준비한다. 첫째로 아이는 팔을 들어올리고 신체의 접촉면을 줄인다. 그런 다음 후에 아이는 오직 사지에 의해서 자신을 지지하고 기립자세가 완성되었을 때, 지지를 하는 접촉을 양발의 발바닥만 남게 된다. 오늘날 접촉의 주요한 점은 더욱 흔하게 신체의 미부에 있다.

아이는 정상적으로 편안할 때 쓰다듬는 것과 요람을 흔드는 것을 느끼지만, 쓰다듬는 것에 대한 반응이 우는 것으로 반복 되어진다면, 이것은 미래를 위해서 그리고 정상 운동 발달을 위해서 경고 신호일 수 있다. 그것은 증가된 긴장의 신호일 수 있으며 심지어 앞으로 경직으로 발전할 수도 있다. 지지면은 누운 자세에서 아이들 또는 심지어 어른에게서도 근육 긴장도가 증가되어졌는지 충분한지 부족한지를 나타낸다.

접촉면과 지지를 위해서 그것을 사용하는 능력은 공간상에서 움직이고 지지를 위해서 접촉을 하지 않고, 오직 접촉하는 능력으로 결정된다. 바깥 세상과의 피부접촉에 대한 각각의 반응은 충분하든지 그렇지 못하든지 간에 우리에게 받아들이고, 거절하고, 해석하고, 이런 접촉에 반응하는 그의 능력을 말해준다.

피부는 바깥쪽과 안쪽 공간 모두에서 공간의 개념을 형성하는데 필요한 외부세계 정보의 본질적인 안내자이다.

피부와 촉각지각은 우리에서 본인과 외부의 치이점을 말해준다. 나는 얼마나 많은 공간을 차지하는가 손상되고 불충분하게 발달된 촉각자극은 공간에서의 우리의 적응과 공간에서 우리의 위치에 대한 이해를 변화시킨다. 명백하게 이것은 어떻게 우리가 움직이는지 등등 운동계에 영향을 미치는 것이 틀림없다.

우리의 지각은 우리의 심리적인 상태와 긴밀하게 연관되어져 있다. 우리가 지각하는 것은 해석되어져야 하고 우리의 해석은 우리가 어떻게 지각하는지를 보여준다. 예를 들면, 즐겁게, 환영하는, 또는 불쾌하게, 적의를 가지고, 정신적 충격이 크게 받아들이느냐이다. 피부접촉이 즐겁다면 외부세계를 환영하고 그렇지 않다면 환영하지 않는다. 이것은 공간에서 우리 움직임의 확실성 또는 불확실성에 달려있다.

우리는 더 잘 지각하고 더욱 쉽게 확실한 구별을 한다. 확실히 지각할 수 있는 능력은 초기 지각의 신호이다. 촉각지각이라는 개념은 접촉과 이것이 우리에게 말하는 것, 그리고 우리가 어디에 서 있는지를 구별하는 것을 의미한다.

우리의 반응은 형성되어지고 우리의 행동은 지각의 질과 그들의 해석하는 방법에 따라서 발달한다. 행동과 운동은 서로 밀접한 관계에 있다. 그래서 피부촉각지각은 운동계에 영향을 미친다. 그러나 이 관계는 더욱 친밀하다. 그것은 피부, 피하조직, 그리고 근육에서 긴장의 표현이고 그것은 긴장에서 변화를 보여준다. 나의 경험상 근육을 포함하여 증가된 긴장은 증가된 피부 민감도의 신호이다. 줄어든 긴장은 민감도가 줄어들었다는 것을 가르킨다. 각각의 개인이 세상에 대해서 그만의 생각을 가지듯이 이러한 반응들 또한 개인에게 높게 나타나며 우리는 어떤 경우에 반대되는 경우를 발견할지도 모른다. 그 피부는 매우 민감하지 않지만, 그곳에는 큰 긴장이 있다. 이것은 보상되어져야 하는 불충분한 정보입력에 대한 전체 유기체의 반응일지도 모른다.

중요한 것은 치료가 촉각지각을 바꿀 수 있다는 것이다. 피부는 향상되기 위해서 더욱더 또는 적게 지각하는 것을 배울 수 있다. 지각의 변화는 피부, 피하 조직 그리고 근육에서의 긴장이 변화하는 것을 포함한다.

이 현상은 치료를 위해서 사용되어질 수 있다. 미묘하게 다른 지각은 조직에서 적당한 긴장과 적절한 근육 긴장에 존재한다. 근육이 요구되어진 정도의 긴장을 받아들이는 능역은 좋은 조절의 표현이다. 적절한 촉각 자극은 알맞게 조절된 동작을 일으킨다고 말할 수 있다. 과장해서 말하는 것일 수도 있지만, 치료가 완벽하게 조절된 촉각자극으로 이루어진다면 화자는 보다 잘 조절된 방법으로 움직이기 시작하고 공각에서 올바른 정응을 보일 것이다. 이 지식을 충분히 사용하기 위해서 우리는 피부 민감도를 적절히 검사하는 방법을 배워야만 한다.

촉각자극변화의 평가 (Assessment of Changes in Tactile Perception)

촉각자극은 도구로써 차라리 손톱을 사용하는 일방적인 방법의 신경학적 검사에 의해서 검사되어진다.

긁는 것은 부드럽거나 조금 더 세게 할 수 있는데 이것은 신체의 한 부분을 검사할 때 사용되어질 수 있고, 손톱의 배측면을 이용할 수 있다. 이것은 피부를 미끄러져 간다. 긁는 것은 분명한 반응을 이끌어 내기 위해서 갑자기 해야만 한다. 몇 번의 반복이후에 피부는 자극에 적응하며 반응은 점차적으로 변한다. 이곳에 적응이 없다면, 이것은 과긴장의 신호이다.

이 치료의 반응은 국소적인 것과 일반화된 두가지 형태가 있는데 어느 쪽도 아닌 것이 있을 수 있다. 대략 말하면, 더 강할수록 거리가 먼 반응이, 덜할수록 적당하다. 낮은 인식, 적당한 혹은 정상적인 반응을 포함하는 국소반응이 없을지도 모른다; 혹은 과민을 포함하는 과장된 반응. 나중에는 그 자체로 간지러움 혹은 심지어 통증으로 나타난다.

모순적인 반응이 있을지도 모른다; 발바닥이 땅을 칠 때 갑자기 덜컥 움직이는 대신에 예로, 환자는 숨을 참고 가슴근을 경직시킬 지도 모른다. 발바닥이 민감하다는 어떠한 암시는 발한과 소름을 야기할지도 모른다. 가장 중요한 일반적인 반응은 호흡작용과 발한작용에서의 변화이다. 호흡에서의 변화와 반대로 전체 유기체의 두 가지 발현은 체간의 운동기능에 영향을 미친다. 환자의 개성, 문화적 배경 그리고 스트레스의 일시적인 정도는 그의 반응을 평가하는데 고려되어야만 한다. 우리 모두는 과잉반응 하는 순간이 있다.

촉각감각을 어떻게 수정할까. (How to Modify Tactile Perception)

촉각자극에 대한 피부의 감수성은 일정하기 보단 변하며 단기간에 적응한다. 그러나 긁기에 의해 또한 피부가 느끼고 구별하는 것을 배우는 것과 같이 감수성은 장기간 변할지도 모르고 환자는 그 변화를 해석하는 것을 배운다.

마사지의 효과 중 일부는 그것의 촉각 자극 역할에서 나오고, 특히 신체표면에만 부드럽게 사용되는 특정 마사지 기법은 이 때문에 사용될 수 있다. 솔질은 또 다른 잘 알려진 물리치료 기법으로 낮은 촉각감각을 지닌 환자에게서 위험 없이 사용될 수 있다. 변화된 감각 혹은 과민성의 경우에, 선택된 기법은 기분을 좋게 하거나, 적어도 견딜 수 있어야만 한다. 불편함을 야기하는 기법은 보호반응을 일으켜서 정상화를 방해할 수 있다.

변화된 감각의 모든 경우에 내 자신의 첫 번째 선택 방법은 가능한 한 가장 넓은 범위에 걸쳐, 느리게 그리고 부드럽게 환자피부를 접촉하는 긁기이다. 간질이는 것이 아니다! 손은 피부, 피하조직 그리고 근육의 긴장 변화를 감지하는 피드백 기능을 제공한다. 이것이 더 낫게 변하면, 긁기를 계속할 수 있다; 그렇지 않으면, 치료의 주된 목적을 잃어버렸거나 자극이 너무 약한 것이다. 변화가 좋아지지 않는다면, 한 가지는 그만두어야 하고, 진단을 재고하고 촉각 자극이 정확하게 선택되었는지를 결정한다. 긁기는 뛰어난 피드백의 이점을 가지고 있어서 숙련된 치료사에 의해서 탐탁지 않은 반응은 즉시 느껴진다. 긁기는 매우 흔하게 몸의 축을 향하며 예를 들면 둔부에서 그러하고 또한 몸을 가로지르는데, 반면에 복부에서는 사선으로 긁어질 수 있다.

피부가 지나치게 과민감성이라면, 치료사는 2개의 대안을 가진다. 그는 얇은 옷을 통해서 환자를 긁을 수 있거나 환자가 치료사의 손 접촉을 참을 수 있을 때까지 하루에 몇 분씩 스스로 자신을 긁을지도 모른다.

둔감한 피부가 충분히 반응을 하지 않는다면, 긁기를 빠르게 하거나, 압력 또는 방향을 바꾸거나, 거친 재료(터키 타올 등)를 사용하거나, 연한 솔을 사용함으로써 자극을 강하게 할 수 있다. 좋은 자극은 섬세한 자극에 반응하는 능력이고 너무 거친 방법은 이것을 성취하지 못할 것이라는 마음으로 좁혀져야만 한다.

근육들 사이에 좋은 조절이 성취되기 위해서는 긴장도가 한 근육에서 변화하였다면, 근육들은 유능한 상호관계가 있어야만 한다. 그곳에는 어느 쪽도 과긴장도 저긴장도 아닐 것이다. 근육은 어떤 자극에 이완하고 적응할 수 있을 것이다. 어떤 방법이 자극에 포함되더라도, 근육 긴장의 변화에서 성공은 운동이 연습 또는 수정 없이 이상적으로 조절되는 것이다. 내 경험상 근육, 피하, 또는 피부의 긴장이 긁기에 의해서 증가되었다면 근육 조절 또한 증가되었고, 그리하여 그것은 모든 면에서 운동기능을 가진다.

수술 후 조직 감수성의 변화(반흔) [Changes in Tissue Sensitivity After Operation(Scars)]

피부 감각검사를 하면서, 반흔을 조사하는 것은 필수적이다. 감수성이 있는 반흔을 인식하기 위해, 반흔 조직에 얇은 주름을 만든다; 환자가 꼬집는 듯한 혹은 타는 듯한 감각을 느낀다면, 그 반흔은 감수성이 있다. 만약 신장과 / 혹은 이동에 의한 치료 후에 반흔이 아직까지도 감수성이 있다면, 심부 통증점을 찾아야만 한다.

반흔 그 자체만이 아니라, 주변의 피부에서 감수성이 검사되어야만 한다. 수술은 둔감하거나(역설적으로), 과민하게 만드는 피부의 신경 일부를 손상시킬지도 모른다. 두 경우에, 피부감각이 비정상인 동안, 피하근육에 비정상적으로 반응을 야기하는 피하근육의 긴장 또한 변하기 때문에 피부감각은 회복되어져야만 한다. 무감각한 피부는 종종 약간 근육이 과긴장된 신호를 보내고 그 환자는 충분히 조절되지 않는다. 과긴장 피부는 지각착오 또는 통증, 종종 연관통을 나타낼 수도 있다.

과민감은 천이 피부에 닿는 곳에서 심할지도 모르고 환자는 그러한 부위의 어디든 닿게 되는 것을 견딜 수 없을 것이다. 나는 이것을 "금기현상"이라고 부른다: 환자는 또한 매우 감정적으로 반응한다. 긁기는 그리고 나서 그가 다른 사람의 손길을 받아들일 수 있을 때까지는 천을 통하여 시도되거나, 환자 스스로 매일 행해져야만 한다. 일단 감수성이 반흔에서 회복되면, 환자는 때때로 검사를 해야만 하고 피부가 적거나 과하게 민감하게 되면 살펴보기 위해서 다시 긁기를 한다. 통증성 반흔이 있는 근육은 대개 과긴장이며 종종 아프다. 이것은 피부 민감도가 정상으로 될수록 증가될 지도 모른다.

발, 손, 입 (The Foot, the Hand, the Mouth)

접촉에 대한 피부의 민감도는 매우 개개인마다 다르고 전체 신체부위 중 같은 곳이 없으며 나이에 따라서도 다르다. 아기는 접촉에 의해서 사물을 인지하기 시작하는데 첫 번째로 입으로 하며, 다음으로 손을 사용하게 된다. 곧 아기는 사물을 잡는데 서기 위해서 그리고 뒤에 걷기 위해서 필요할 때까지 발을 사용하게 된다.

이것을 위해서 발은 수동적이지 않은 지지를 제공한다. 몸은 설 때, 그리고 일어서려고 노력할 때 땅에 반응한다.

우리는 성인 감각 뇌 피질에서 혀, 입, 손(특히, 엄지손가락), 그리고 발이 많은 공간을 차지한다는 것을 안다. 이것들은 대부분 중요한 촉각 입구 영역이며, 그들 민감도의 변화는 대체적으로 개인의 행동을 변화시킬 것이다.

오직 예외적인 경우에만 혀와 입의 민감도를 검사하지만, 아기는 종종 필수적이다. 비정상적인 행동: 끊임없이 움직이는 혀, 혹은 너무 조금 움직이는 혀, 하부턱 혹은 입술의 끊임 없는 움직임, 혹은 항상 열려 있는 입을 나타낸다. 입안을 검사하기 위해, 물기있는 손가락을 사용한다. 혀가 손가락에 난폭하게 반응하고 조절이 안된다면, 혹은 혀의 끝을 접촉하는 것이 구토를 자극하여 일으킨다면 과민성의 징후이다. 혀가 혀 위에서 움직이는 손가락에 반응하지 않는다면 민감도는 낮다. 치료를 위해, 혀, 잇몸 그리고 입안을 물기가 있는 손가락으로 긁어야만 한다. 성인 환자는 이 치료를 스스로 계속하고, 반면에 아기들과 아이들의 엄마들은 그것을 하도록 가르쳐질 수 있다. 구토반사가 매우 쉽게 일어난다면, 치료는 매우 부드럽게 해야만 한다. 조만간 자극되는 자리는 혀의 뿌리쪽으로 돌아온다.

아마도 우리 손은 물건을 다루거나, 일을 하는데 계속적으로 쓰이고 있기 때문에, 손의 민감도를 결정하는 것은 어렵다. 충분한 이유가 있다면, 그것은 필요하다. 환자는 손바닥을 위로 향한 채로 이완된 자세로 앉는다; 이 자세에서, 손의 굴근의 근육긴장도는 보통 약간 우세하다. 손가락들은 약간 구부러져있다. 나는 그의 손바닥을 두개 혹은 세 개의 손가락으로 약하게 긁으면서 그 환자를 불시에 놀라게 한다. 만약 반응이 없다면, 그 손은 둔감하다. 정상적으로는 매우 잠깐 동안 손을 움츠리고 이완된 자세로 되돌아간다. 그 반응이 손가락을 신장시키면, 그 손은 분명하게 과민하다; 이것은 자극을 반복함으로써 확인될 수 있다. 가장 효과적인 치료는 긁기 혹은 쌀알을 통한 손가락 달리기, 반죽하기 혹은 점토 조형하기와 같은 활동들이다. 과민한 손을 가진 사람들은 종종 손재주가 있고 창조적이지만, 그들은 의식적으로 손을 이완하는 법을 배워야만 한다.

발의 민감도 검사는 관례를 따를 것이다. 그들은 직립위를 위해서 결정적인 중요함을 가지며 그 결과로 척추의 자세와 기능을 위해서도 그렇다.

환자는 앙와위로 눕는다; 예고 없이, 치료사는 그의 엄지발가락의 등쪽 면을 발바닥을 가로지르며, 발뒤꿈치에서 발가락 쪽으로 당긴다. 정상적으로 민감한 발은 발목, 무릎 그리고 고관절을 순간적으로 약간 굴곡하며 자극의 근원으로부터 움츠러들 것이다. 발이 반응하지 않는다면 그것은 둔감한 것이다; 이것은 땅으로부터 충분한 정보가 부족하여, 걷기 혹은 서기동안 알맞게 반응을 하는 것이 불가능하다는 것을 의미한다. 몸의 과도한 반응 혹은 일반적인 반응은 정보의 부적절한 처리 때문에 발이 땅에 적응하지 못하는 것을 보여준다. 이것은 발바닥 긁기로 치료되어야만 한다. 환자는 집에서, 풀 위에서 혹은 바깥의 자갈에서 맨발로 걷기를 연습하는 것과 마찬가지로 그 다음에 이것을 스스로 할 수 있다.

경우에 따라서 민감도의 정도는 한쪽 발과 다른 쪽 발의 차이가 있다. 여기에 몸의 다른 곳에서 민감도를 검사해야할 필요가 있다: 정강이, 대퇴, 복부, 흉부, 팔 그리고 얼굴. 몸의 한쪽 면에서만 변화된 촉각감각을 발견할지도 모른다; 이것은 현저한 오른손잡이 혹은 왼손잡이에서 종종 일어난다. 이 비대칭은 또한 전체로서 운동시스템의 장애를 이끌어서 운동기능에도 영향을 미친다. 환자는 "잊어버린"쪽을 의식하는 것을 배우고 그것을 사용하는 법을 배워야만 한다. 치료는 환자 스스로 계속하면서 몸의 둔감한 쪽을 긁는 것으로 시작한다.

치료사는 대칭이 회복되고 있는지를 알기위해 검사를 해야만 한다. 그리고 나서 환자가 자가치료를 멈추면, 그가 알아야만 하는 위험성이 있는 그 문제는 재발할지도 모른다.

특히 복부와 흉부에서의 간지러움은 과민성의 다른 징후이다. 그것은 그 지역에서 근육긴장도가 증가된 곳에서 가장 자주 일어난다. 이것은 또한 거기에서 근육협응을 방해하고, 호흡이 영향을 받을지도 모르며 척추의 운동기능은 게다가 반드시 방해되어진다. 간지러움은 통증의 사전징후이고 그러한 경우에 체간의 민감도를 치료하는 것은 매우 중요하다.

지각의 개성
(The Individual Character Of Perception)

각 환자의 반응은 전체 개성의 관계에서 고려되어진다. 과도한 반응이 보여질 수 있는 것은 개성이 강한 사람에게서 표준에 속할 수 있다. 이에 반해서 제한된 개인은 정상 반응에 의해서 과민감으로 보여질지도 모른다. 환자에게 듣는 것(그가 스스로 그의 통증에 대해서 어떤지를 말할 것이다)과 그의 일반적인 행동을 관찰하는 것은 매우 중요하다. 그곳에는 우리가 접촉한 피부에서 이상한 반응이 있을 수 있다. 이를테면 환자의 감정적인 배경은 사랑받지 못하는 아이와 같이, 그리고 심지어 그들이 자란 이후에 방해되어진다.

신체 양면에서 다른 정도의 민감도는 환자가 정확하게 신체의 중앙을 정할 수 없고, 그래서 정상적으로 그의 주위를 지각하지 못할 수도 있는 것을 암시한다. 민감도가 부족한 면에서 사물은 실질적으로 부족하고, 그는 그쪽 면에서 더욱 사물이 흔들거리는 것과 같다. 균등하지 않은 민감도의 배열은 감정적인 불안정에 의해서 평행해진다. 하지만 이런 환자는 그들의 전체 신체를 느끼는 것을 배우고 게다가 안전 감각이 향상되었을 때, 민감도가 적은 면이 사용된다.

발의 정확한 민감도는 균형을 위해서 매우 중요하고, 따라서 안전을 위해서도 매우 중요하다. 이것이 부족하다면 다른 근육을 과사용함으로써 환자는 기립자세에서 안정성이 유지되기 위해서 노력해야 한다. 예로, 골반 그리고 요추부 또는 횡격막 그리고 흉요부 또는 어깨 그리고 후경부, 씹는 근육까지 포함된다. 근육기능의 모든 이러한 장애물은 Lewit에 의해서 설명된 사슬 반응을 보인다.[1]

지나치게 민감한 손을 가진 때때로 과도한 청결과 완벽주의를 보인다.

자가-치료 (Self-Treatment)

환자는 피부민감도를 다음과 같이 본인 스스로 치료할 수 있다.

1. 손가락으로 피부 긁기
2. 연한 타올로 피부 긁기
3. 피부 위에 유연한 고무 굴리기, 발 아래에 테니스 공 굴리기
4. 조약돌 또는 나무 구슬 밟기
5. 손을 통해서 쌀, 렌즈콩, 나무열매 등을 활발하게 움직이기
6. 연한 공 또는 부드러운 밤나무가 있는 매트리스에 눕기, 어린 아이들은 연한 공 또는 부드러운 밤나무로 반정도 찬 욕조에서 놀 수 있다.
7. 연한 솔로 자극하기(나는 드물게 이 방법을 사용한다)

치료 목적 중 하나는 신체에서 둔감하거나 과민감한 부위를 재건하는 것이다. 특정한 상황에서 왼손 사용하는 것을 배우는 오른손잡이 환자가 있다. 어떤 환자는 맨발로 걷는 것을 배울 필요가 있다. 다른 사람은 흉부 상태를 반드시 알고 나서 언덕을 반복해서 달린다.

■ 참고문헌 (Refference)

1. Lewit K. Manipulative Therapy in Rehabilitation of the Locomotor System. Oxford: Butterworth-Heinemann, 1999.

19

수기 저항 기법
(Manual Resistance Techniques)

학습목표

이 장을 읽고나면 이해할 수 있을 것이다:

- 근육이완의 다른 방법들
- 근육억제의 생리학
- 저항장벽확인과 이완현상달성의 중요역할
- 몸에서 가장 임상적으로 관련된 근육을 늘리는 방법
- 관절 가동술과 근육촉진을 위한 수기저항 기법

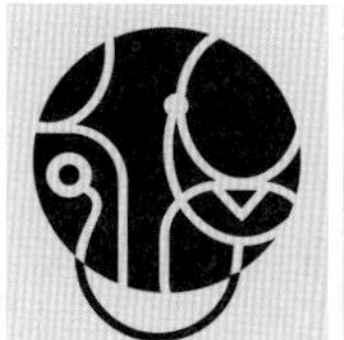

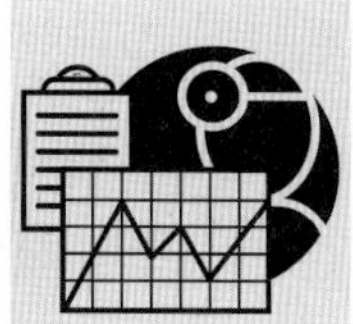
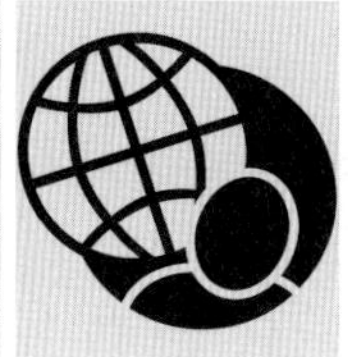
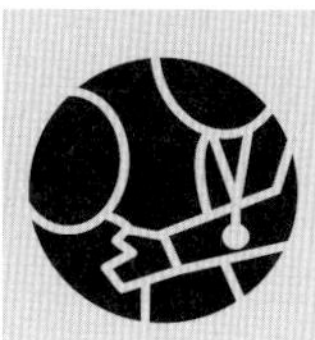
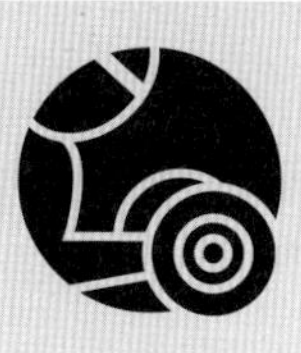
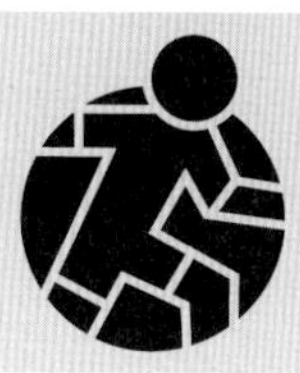
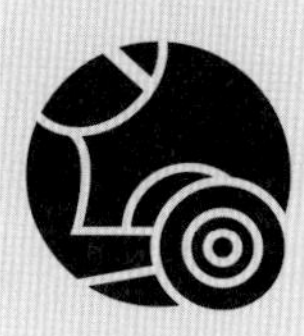

개요 (Introduction)

최초 MRT는 물리치료의 PNF사상과 정골요법계의 MEP에 기원을 두고 있다. 이 기법은 환자의 등척성 또는 등장성 수축 노력에 대한 수기저항을 포함하고 있다. 이 저항 노력은 정형적으로 긴장하고 단단한 근육의 이완과 신장을 가져온다. MRT는 주로 과활동성 근육이나 단축된 근육의 신장과 그와 관련 근막에 사용된다. 많은 방법들이 임상목표에 의존해서 발전되어졌다. 이런 긍정적인 임상적 효과를 달성하기 위해 MRT는 두 가지의 생리학적 현상인 수축후 억제와 상호억제(RI)를 이용한다. MRT는 신경운동계의 재활에 있어서 매우 귀중한 일꾼(workhorses)다.

MRT는 또한 억제되거나 약화된 근육의 촉진이나 훈련에 사용되어 질 수 있다. 수기저항은 의사나 치료사에게 정밀한 환자자세와 기계나 심지어 free weights로 불가능한 움직임의 억제를 달성할 수 있게 해준다. 수기접촉은 또한 능동저항 동안 억제된 근육을 촉진시키기 위해 고유수용성 자극이 변화 할 수 있게 해준다. 과도한 저항 운동을 관리하는 임상의의 가치는 과소평가 될 수 없다. 특히, 향상된 근육 공동동작과 운동 신경관리가 목표일 때는 그것을 강화시키는 것만큼 중요하다. 그것들을 안전하고 유일한 방식으로 집에서 실행하는 방법의 유도된 운동감각 인식을 가능케 함으로서 환자교육과 활성화에서 중요한 역할을 이행한다. 1940년대 말경에, 신경학적으로 약화된 근육들을 촉진시키기 위한 PNF의 사용에 대한 발표가 등장했다.[13] 곧 다른 발표들이 이어졌고, 경련성도 잘 반응한다고 보고되고 있다.

이것은 PNF의 여러형태(즉, 유지-이완, 수축-이완 등)의 발전을 이끌었고, 신경학적 문제만큼이나 정형외과에 사용되어질 수 있었다. 정골요법의는 관절가동화를 위해 초기에 MEP를 사용했다. 그들은 짧아진 근육과 결합조직을 신장시키고 약화된 근육을 강화시키는데 사용될 수 있는 갖가지 변형을 발전시켰다.[27]

유럽에 있는 도수의학 실행자들은 이런 새로운 기법에 편입됨에 있어서 뒤처지지 않았다. Gayman와 Lewit은 절차의 생리적 유효성을 높이기 위해 특정한 안구 움직임과 호흡 공동운동을 이용한 관절가동화 위해 사용하는 이 기법들의 성공에 대해 썼다.[5,21] 후에, Lewit[5]는 그가 PIR이라고 이름 지은 과활동근육의 수축성분에 작용했던 유지와 이완(hold-relax)와 유사한 부드러운 근육 이완기법에 초점을 맞췄다.[20]

신경생리학 (Neurophysiology)

MRT에는 두가지면이 있다. 첫째는 과활동근을 이완시키는 능력이다(증가된 신경근 긴장 "경련" 또는 압통점). 두 번째는 연결조직 또는 점성과 탄성에 변화가 발생했을 때 짧아진 근육 또는 그것과 연합한 근막의 신장성을 증가시키는 능력이다. MRT를 실행할 때, 어떤 강제적 신장조작이라도 시행하기 전에 근육의 신경근육(수축성의)구성 성분을 이완하는 것이 필수적이다. 종종 과도한 신경근 긴장을 이완할 때 "이완현상(release phenomenon)"이 발생한다. 그래서 자발적으로 길이변화가 발생한다(18장 참조). 이런 경우들에선, 치료는 기능부전은 결합조직이 단축되어 있는 것 때문에 생긴 원인이라기 보단 사실상 신경근(수축성의)의 문제라고 확인하는 진단적 검사의 구실을 한다. 심지어 결합조직/비수축성 생리학적 변화가 발생되었더라도, 신장 전에 신경근육기관을 이완시키는 것이 중요하다. 이것은 환자가 잘 참을 수 있어 더 활발한 신장을 할 수 있게 해 신장반사를 억제하고, 비이완성 근육의 신장과 관련될 수 있는 근육 근절에 손상을 주는 것을 피할 수 있게 도와준다.

임상적 문제

감소된 근 길이와 관련된 결합조직과 비교되는 신경근 구별짓기

- 근육에 있어서 길이 변화는 신경근육 또는 결합조직인 자들에 의한 것 일 수 있다.
- 종종 근육은 길이가 감소되지만, 정상휴식 길이를 달성하려고 신장되는 것보다 단지 이완되는 것이 필요하다.
- 근육길이 부족상태의 진찰검사는 만일 요구하는 스트레칭 방법 없이 등척성 수축 후 같은 이완 기법 후에 그것들이 자발적으로 늘어난다면, 주로 신경근계 요소에 의해 야기되는 것이다.
- 등척성 수축 후에도 근육 길이가 늘어나지 않는다면, 그것은 결합조직인자에 의해서이고, 스트레칭이 요구될 것이다.

두 기본적인 신경 생리학적 원리는 이 기법의 성공의 기초를 형성한다. 첫째는 수축 후 억제다. 그것은 짧은 잠복기 동안 자동적으로 느슨하고 또는 억제된 상태인 근육이 수축되어진 후를 말한다. 두 번째는 상호 억제(RI)다. 근육이 수축할 때 그것의 길항근은 자동적으로 억제된다. 예를 들면, 넙다리 네갈래근(대퇴사두근, quadriceps)이 수축되면, 이것은 뒤넙다리근(슬괵근, hamstrings)을 억제시킨다. 그러므로 뒤넙다리의 이완과 신장을 더 쉽게 해준다. 이것은 쉐링턴의 법칙(Sherrington' s law)의 상호억제에 기반을 두고있다. RI' s의 목적은 주동근〔즉, 위팔두갈래근(상완이두근, biceps)〕이 길항근〔즉, 위팔세갈래근(상완삼두근, triceps)〕에 의해 방해받지 않고 그것 고유의 운동(굽힘)을 할 수 있게 해주기 위함이다. 여태까지 어떻게 MRTs의 효과가 이루어지는지 다양한 설명이 제의 되어지고 있다. 단지 수축 후 억제와 RI가 유효하기 때문에 다른 제안된 기전은 자율 신경억제, 골지건기관 자극, 상호신경전달, Ia구심성감각수용체의 presymatic 억제, 감마신경계의 재설정 그리고 post-symatic억제를 포함한다.

이 억제에 원인이 되는 수용기는 근육내에 있는 것이지 피부 또는 관절에 있는 것 아니라고 증명되고 있다.[34] 호프만 반사활동성의 수치는 운동신경세포 pool의 흥분성을 상징한다. 그것은 주동근 또는 길항근의 수축 후에 20~30초 동안 억제되는 것을 보여주는 것이고, 이에 반해 정적 스트레칭 동안 이 억제는 단지 대략 10초 동안 유지된다.[7] 이 효과는 신경학적으로 조절될 수 있음이 발견되고 있고 이 효과는 어떤 기계적 효과의 결과가 아니다.[35]

근 섬유들은 또한 그들이 뻣뻣함에 영향을 미치는 확실한 생체역학적 특성을 가진다. 골격근 섬유들은 강제적 요구에 순응하는 것으로 알려져 있다. 이를테면 성장하는 동안 근육길이는 연속적으로 새로운 근절이 더해지는 것처럼 증가하고 각각의 근 섬유는 그들의 두께가 증가한다.[41] 길어지거나 짧아진 상태에서의 지속적인 사지 관절의 고정은 각각 근절수에서 증가 또는 감소의 결과를 가져온다.[38,42] 근육이 짧아진 상태로 고정되었을 때 근육의 뻣뻣함은 증가한다.[38] 결합조직의 증가는 짧아진 근육 위치에서 고정화를 야기한다고 관찰되고 있다.[43]

고정된 근육이 길어진 상태로 놓여 있거나 그들의 수축성 활동이 전기적 자극을 유지하고 있다면, 결합조직 증식은 최소화 된다.[38,43] 그러므로 고정된 근육에서의 수동 스트레칭이나 수축성 활동의 유지는 근육의 단축율과 연결조직의 증식을 막을 수 있다. 고정되어있던 짧아진 근육은 고정 전의 길이로 회복되기까지는 대략 4주가 걸린다.[38] 스트레칭에 반응하는 뻣뻣함은 근섬유의 본질적 분자 특성의 기초를 바꾼다. 근육은 몇 분동안 여전히 두곱으로 뻣뻣함 증가가 유지된다.[17] 반대로 진동과 등척성과 원심성 근육 수축은 모두 근육의 뻣뻣함을 감소시킨다.[8,17]

수동적 또는 능동적 움직임에 반응하는 근섬유의 성형력은 요변성 특성으로 설명되어진다. 요변성은 흔들림과 활발한 동작의 결과인 근육 섬유의 고유의 분자 구성의 변형을 위한 점성과 저항의 변화와 관련있다. 추내섬유(intrafusal)과 추외섬유(extrafusal) 모두 요변성 특성을 가지고 있다.[9]

요변성 접착물질은 액틴과 마이오신세사 사이에서 발생한다고 생각한다.[9,11] 그런 접착물질 또는 크로스브릿지(cross-bridge)는 근육안에서 형성된다. Hagbarth에 따르면, "스트레칭이나 수동 단축 후에 근육섬유가 그들의 초기 휴식 길이로 자발적으로 늘어나기 위해선 15분에서 그 이상이 걸린다."[9] 그는 말했다. "강한 등척성 수축과 근육 스트레칭 운동은 미리 존재하는 액틴, 마이오신 접착 물질들을 통해 하는 것 같고, 그 때문에 추내섬유 근육섬유의 고유 강직이 감소한다."[9]

스트레칭에 관한 증거 (Evidence About Stretching)

이 장에 설명된 것보다 스트레칭이 더 강한 절차를 의미하더라고, 그것들의 유효성 또는 그것들의 결핍에 관한 증거는 중요하다. 스트레칭을 평가하는 논문 관찰은 임상 적용을 위해 몇 가지 중요한 점을 확인했다:[37]

1. 냉온 치료는 ROM의 증가를 위해 스트레칭의 효과성을 높일 수 있으나 "오직 온열치료만이 손상을 방지하는 것 같다."
2. 각각 근의 건강을 위해, 근육군 등 30초의 스트레칭은 ROM을 증가시킬 것이다: 그러나 임상가는 특정한 손상들이나 근육군을 위해 그리고 개인을 위해

반복회수를 증가시킬 필요가 있다.

3. PNF는 ROM을 증가시키는 가장 효과적인 기법으로 알려져 있다. 그러나 치료 대상들은 스트레칭 동안 종종 원심성 수축을 겪는다. 이것이 가장 주의할 점인데 치료 대상조직에 손상의 위험을 증가시킬 수 있기 때문이다.
4. 환자가 손상예방과 손상 징표와 관계가 깊은 운동선수일 경우, warm-ups은 손상의 위험을 줄이는데 반해 스트레칭은 그러하지 못하다. 그러므로 스트레칭은 활동 전에 적절하지 못할 수도 있다.[32,33,36,37]

Herbert와 Gabriel의 연구 논문에 따르면, 운동 전후의 스트레칭은 운동 후 근육통을 감소시키지 못한다. 운동 전의 스트레칭은 손상위험을 감소 시키지 않는다.[10]

어떤 징표가 폭넓게 음성적으로 존재하나. 질문은 우리는 Herbert와 Gabriel이 쓴 스트레칭은 손상의 예방책으로써 효과가 없다고 증명된다와 같은 몇몇 보통의 질의 연구 논문을 기초로 해서 일반화할 수 있을까?[10] 요즘엔 스트레칭 무용론이 한정된 것 같이 보인다. 확실히, 스트레칭 유효성의 증거 부족이 있긴 하나 스트레칭의 무효성의 강한 증거가 있다고 말하는 것은 너무 성급한 논문이다.

두 번째 논점을 스트레치의 효과가 있다고 하는 환자의 하위집단이 있을 수 있다는 사실이다. 그러나 연구가 실수로 이종집단을 단일 동종 집단으로 세고 대할 때, 이 더 작은 하위집단은 놓칠 수 있다.[16] 적당한 하위 집단에 대해 주제의 계층화를 포함한 미래연구는 필요하다.

조사 보고서는 그런 하위집단이 존재한다고 암시한다.[28] 예를 들어, Biering-Sorenson은 저가동성이 아닌 사람들에게서 예견된 미래 허리 통증에서 증가된 몸통굽힘 움직임을 발견했다.[1] 최근에 과가동성 경향이 있는 환자들에 대해 신고가 되고 있다. 이에반해 저가동성 경향이 있는 척추협착증, 디스크돌출 또는 퇴행성디스크증이 보고되고 있다.[26] 그러므로 이질적인 각각의 큰 집단이 한 단일 집단에 함께 모여 있다면, 각각의 더 작은 하위집단의 특정한 조정의 효용성은 놓칠 것이다.[16]

엉덩이관절 안쪽돌림의 감소는 LBP와 관련된 것처럼 보여진다.[2,3] 허리근과 장딴지근의 팽팽함은 남자 대학 운동선수에게서 손상위험증가와 관련되어 보인다(특히, 무릎과).[14] Mcgill은 최근에 엉덩이 관절 폄 가동화의 감소는 허리를 무능하게 만드는 것을 발견했다.[25] Van Dillen은 만성LBP의 문제는 자각증상이 없는 문제들 보다 수동 엉덩이관절 폄 가동화가 덜하다고 보고했다.[40] 청소년을 대상으로 한 연구에는 LBP의 미래 에피소드는 감소된 엉덩이 관절 폄 가동화와 관련있다고 상세히 보도하고 있다.[15] 그러나 어떤 논쟁은 존재한다. Nadler는 대학 운동선수들에게서 하지의 과가동성은 미래LBP와 관련있었다고 보고했기 때문이다.[30,31]

결국, 비록 스트레칭의 가치의 의문이 명확하더라도, 손상 방지책으로 근육을 나긋나긋하게 하거나 따뜻하게 하는 것을 오히려 더 중요할 가능성이 상당히 있다.[6] 요즘에는, 임상의는 그들 환자의 각각의 요구들을 주의깊게 고려해야 한다. 어떤이들은 가동성 증가를 요구할 수도 있고 이에 반해 다른 사람들을 틀림없이 그렇지 않을 수 있다.

다른 방법들 (Different mothods)

PNF는 MRT의 가장 복잡한 방식이다.[41] PNF에선, 신경근계의 재교육이 목표다. 수기접촉, 환자의 치료전 자세, 저항에 대한 근수축, 방사와 구두명령은 모두 항상 향상된 움직임의 진행을 위해 협조하여 사용된다. 가장 일반적으로 사용되는 억제기법은 유지-이완(HR), 수축-이완(CR)과 리드미컬한 안정화다. HR은 등척성 저항을 포함하고 있고 통증완화를 위해 주로 사용된다. CR은 이완과 근긴장의 신장과 관련된 연부조직에 사용된다. 이 방법은 보통 등장성 저항과 다면의(multi-planar), 대각선의 움직임을 혼합해 사용한다.

역사적으로, 주동근과 길항근 모두를 사용하는 것은 상호억제와 수축 후 억제의 신경생리학적합계(summation)을 창조했다고 생각되었다.논문의 더 최근의 연구 논평은 PNF를 사용하는 동안 근육 전기활동은 주동근과 길항근의 동시수축을 일으키는 것을 증가시킨다고 지적한다.[37] PNF스트레칭은 치료할 근육집단의 원심성 수축을 유발하고, 그것은 또한 진정효과를 나타내고 더 많은 ROM과 이완을 발생시킴을 허락한다.[24,29]

정골요법 의사들이 MRT를 사용할 때 그들은 근육을 강화시키고 이완시키는 것은 물론이고, 관절가동화도 적용한다. 그들은 이 기법을 MEP(muscle energy procedures)라 불렀다.[27] 그들은 병리학적 장벽으로의 제한된 움직임을 느끼는 부위를 묘사할 때 카이로프랙터에게 익숙한 단어를 사용한다(18장과 21장 참조). 관절이나 근육을 생리학적 가동범위 통해서 움직일 때 너무 빨리 또는 저항이 증가됨을 느끼면, 이것은 "병리학적 장벽"으로 고려된다. MEP는 제한된 관절 움직임과 부드러운 힘의 사용이 필요할 때, 추력(thrust)의 대안으로 정골의사들에 의해 발전되었다.

유럽에선 머지않아 도수의학의사들이 이 기법들을 시험하기 시작했다. Lewit와 Graymans[4]는 HR접근법에 초점을 맞췄다. 그는 병리학적 장벽(18장을 보라)에 과활동근을 위치시키고, 그 다음에 매우 부드러운 등척성 수축 저항을 주는 것에 의해 훌륭한 이완과 향상된 휴식기의 근 길이가 달성될 수 있음을 발견했다. Lewit는 이 접근법을 등척성 후 이완(PIR)이라 이름지었다. Lewit와 Graymans[4]는 환자에게 절차 중 등척성 시기동안 수축방향으로 그리고 억제기법은 근연장방향/이완방향으로 쳐다보라고 요구되는 특별한 눈동자 움식임을 혼합하였다. 게다가 대부분의 근육에서 숨을 들여 마셔서 수축을 촉진하고 숨을 내쉬어 과활동근의 이완을 돕는다. 이런 향상들은 감각 시각과 호흡의 동시운동학(synlcinesis)이라 불려졌다.

Lewit는 가장 작은 힘이 요구됨을 느꼈다.[5] 또 다른 유럽인인 Janda는 짧아진 진짜 근육과 결합조직의 치료를 위해 두르러진 더 강한 힘을 사용한 HR을 사용했다.[22,23] 촉진 후 신장 post-facilitation stretch(PFS)으로 불려지는 이 적응은 만성적으로 짧아진 근육에 사용한다. 환자는 중간범위 자세에서 팽팽한 근육에 최대한의 수축을 실행한다. 이완하고나서 곧 의사는 빠르게 근육을 신장시켜 모든 느슨함을 쥔다.

Evjenth와 Hamberg의 연구는 스트레칭 진행의 권위있는 접근법으로써 위치하고 있다. 그들의 연구는 각각 관절과 근육을 위해 HR을 실행하는 동안 정확한 의사와 환자의 자세를 보여준다. 다양한 수기저항기법이 표 19.1에 요약되어 있다.

임상에 기초한 문제

매니플래이션은 움직임제한을 가지고 있는 모든 가동성을 가진 구조에 적용될 수 있을까?

매니플레이션의 목표는 조직을 가동화시키는 것이다.

(계속)

임상에 기초한 문제 *(계속)*

보통 매니플레이션은 움직임 제한이 있는 관절에 고려되어진다. 그렇지만, 피부 연부조직(근막) 근육 또는 관절에 적용될 수 있을까?

가동제한을 가지고 있는 "병리학적 장벽"을 가지고 있다. 다시 말해, 그것은 움직임의 조기상실과 또는 끝느낌의 질이 비정상적이다(예, 나쁜 관절움직임 또는 탄성).

매니플래이션은 향상된 운동성을 위해 예정된다(양적으로 질적으로). "병리학적 장벽"이 감지될 때, 매니플래이션의 목표는 이완 현상(release-phenomenon)을 달성하는 것이다. 보통 이완은 공동화현상을 야기하는 관절에 대한 추력으로 달성된다.

또 다른 임상적 의문이 일어난다—즉, "이완현상"이 추력 없이 달성될 수 있는가?

당연히, 관절들은 끌어당겨지고(견인) 흔들리거나 진동될 수 있다. 근육들은 그들의 장벽쪽으로 신장될 수 있고, PIR 후에 "이완현상"이 발생할 수 있다. 그러므로 장벽이 가동화 된다. 상처, 근막과 근육은 길어지고 유지될 수 있다. 오직 대기시간 동안 버티고 기다리는 것만이 "이완시간"을 가장 쉽게 달성할 수 있다.

표 19.1 수기저항기법(MRT)

고유수용성신경근촉진법(PNF)
- a) 버팀-이완
- b) 수축-이완
- c) 리드미컬한 안정화

근에너지 절차(muscle energy procedures)
등척성 후 이완(post-isometric relaxation)
촉진 후 신장(post-facilitation stretch)

임상에 기초한 문제

정상적 방어장벽을 가지고 있는 관절에 반복적인 공동화를 일으키는 것은 어떤 효과를 나타낼 수 있나? 반복해서 관절에 공동화를 유발시킬 수 있나?

15분과 같은 brieftime-frame 이내에선 관절낭에서 반복적인 들을 수 있는(audible) 이완을 성취할 수 없다. 조직에 있어서 중요시 해야 할 정상적이고 비병리학적 장벽이 있다. 너무 자주 또는 너무 강하게 조직에 대해 매니플래이션을 적용하면, 정상 방어장벽은 제 기능을 잃을 수 있다. 불행하게도, 조직가동화 향상의 목표를 추구함에 있어서 불안정성이 야기될 것이다.

팽팽하고 굳은 근육의 분류 (Classification of tense and tight muscles)

Janda에 따르면, 어떤 근육들은 과긴장하는 경향이 있고(근육 단축 포함), 나머지는 억제되는 경향이 있다(약화)(10장과 표 10-1을 보라). 그는 근육과 긴장을 여러 가지의 다른 치료-특정한 범주로 분리할 수 있다고 강조하고 있다.[12] 근육 기능 부전은 대체로 신경근 또는 결합조직인자에 의해 야기된다. 기능 부전의 여러형태는 반사경련, 관절 기능 부전으로부터의 신경세포간 촉진, 압통점 중추신경계 영향(예, 대뇌변연계 포함)과 점진적 과사용을 포함한다(표 10.2와 19.2 참조).

Janda에 의해 분류된 과긴장성의 형태[12]

1. *대뇌변연계 기능 부전*—심리적 스트레스에 의해 발생한다. 어깨-목 부위, 허리 ,골반저근육들의 넓게 증가된 근육 긴장상태를 볼 수 있다. 이것은 두통, 허리 통증, 월경곤란, 성교통증과 빈뇨를 발생시킨다. 변화가 초래된 근육들은 만지면 민감할 것이고 전역에서 기능부전부위와 정상부위 사이에 뚜렷한 이행의 선(line)이 수반될 것이다. 압통점은 이 근육들에서 발생되기 쉬울 것이다.
2. *중재신경원 기능부전*—중재신경원은 반사궁의 가장 섬세한 부분이다. 그것은 척추 또는 말초관절기능부전에서 보내지는 비정상의 원심성 정보에 의해 혼란이 야기될 수 있다. 이것은 본질적으로 관련된 근육의 과긴장의 원인이 된다. 이 근육들은 TrPs 발생의 근원이 될 것이고, 그들의 "길항근"은 상호적으로 억제되고 저긴장될 것이다. 운동의 불균형은 불완전한 운동패턴을 끌어낼 수 있다. 왜냐면 CNS는 저긴장된 근육과 관련되고 저활동시키는 패턴에서 과긴장된 근육을 과활동시키는 경향이 있을 것이기 때문이다. 움직임은 이런 기능 부전된 상태에서 실행되기 때문에 불완전한 패턴은 증강된다.
3. *근막통증유발점*—이것은 근육섬유의 섬유속의 정체된 단축의 결과로써 발생한 근육내의 국소적인 울혈지역이다. 통증유발점들은 보통 통증발생기이고, 기능을 바꾸는 장애가 아니고 기능부전의 결과로 생각되어져야 한다.
   정의: 압박에 통증이 있고 특징적인 연관통, 압통, 자율신경계 현상을 발생시킬 수 있는 보통 골격근의 단단한 뼈 또는 근육의 근막안에 있는 과민점이다.[39]
4. *반사성경련*—이것은 유해수용에 반응한 근경련이다. 이것은 종종 splinting mechanism으로써 작용한다. 예를 들어, 허리 통증에 의한 antalgia 또는 충수염에 의한 복부의 강직. 한번 근원적인 통증 진행을 해결하면 근육 과긴장은 종종 남아있고, 반드시 치료되어져야 한다. 이것은 TrP나 불완전한 운동패턴 유발을 만들 수 있다. 지속적이고 자동적인 EMG 활동이 보인다.
5. *근육긴장*—이것은 특히 자세적 기능에서 대부분 일반적인 과사용 때문에 과활동과 단축된 근육에서 근병리학적이고 신경병리학적 상태이다. 긴장된 근육의 길항근은 상호적으로 억제될 수 있고, 그 때문에 활동의 불균형을 초래한다. 팽팽한 근육은 CNS에 의해 너무 쉽사리 활성화되고, 관련된 움직임 패턴을 억누르는 경향이 있고, 억제된 근육은 관련된 움직임에서 움직임패턴이 없어지는 경향이 있기 때문에 이 활동의 불균형은 잘못된 운동패턴을 이끈다. 매번 이 움직임 패턴은 실행되고, 과활동과 저활동성이 증강된다. 이것은 관절면에, 야기되는 압력의 변화된 분배 때문에 또한 관절기능부전의 원인이 될 수 있다.

표 19.2 탱탱하고 굳은 근육들의 분류[12]

A) 신경근의
  1) 반사성경련
  2) 중재신경원
  3) 압통점
  4) 변연계의
B) 연결조직
  5) 과사용근육 긴장

연부조직 기능적 병리를 정확히 평가하는 것은 절차를 만드는 필요 결정을 안내하도록 도와준다. 근육의 긴장 또는 팽팽함의 경우, 어떤 특정한 치료가 각각 다른기능부전의 형태에 적용되는지 표 19.3에 보여준다.

표 19.3 근육긴장/팽팽함의 다른 형태를 위한 특정한 치료[12]

형태	치료
1) 반사	원인(예, 충수돌기제거)
2) 중재신경원	관절 추력
3) 압통점	PIR 또는 허혈성 압박
4) 변연계	요가, 명상, 상담
5) 근육팽팽함	PFS 또는 원심성 MEP

임상적용 (Clinical Application)

수기 저항운동은 의사의 안내와 교육으로 치료실에서 일어나기 때문에 적극적인 치료를 위한 완벽한 다리역할을 한다. 의사는 교육되어지는 특정한 움직임에 적절한 저항을 제공한다. MRT를 적용할 때 역사적으로 다른 기법들의 많은 이름(PNF, MEP, PIR 등)이 있으므로 정확한 MRT적용을 위해 확실한 공통요소가 있는 것을 인지하는 것이 유용하다. MRT는 등척성, 구심성, 원심성 수축을 포함한다. 그들은 근육을 이완시키고, 근육 또는 근막을 스트레치하고 관절을 가동시키거나 근육을 촉진시키는데 사용된다. MRT를 위한 임상적응증은 표 19.4에 요약되어 있다.

MRT는 추력기법의 대체용으로 소개되어지고 있다. 그러나 이 장의 문맥에서는 그것들은 전통적 카이로프랙틱과 도수의학요법의 보완적 기법으로 보인다, 특정한 관절 기능부전과 관계된 과활동근 또는 짧아진 근육같은 경우에선 MRT는 간접적으로 관절을 가동화 시켜주거나, 적어도 환자에게 더 편안하고 지속되는 조정을 해 줄 수 있다. 그러므로 그들의 주적용은 관절조절의 효능이 증대되도록 근육 구성요소를 간접적으로 치료하는 것이다. 근방호에서의 급성 두 가지 경우(신경근적 긴장 또는 "경련")와 근육과 근막 단축의 만성적인 경우(연결조직의 변화)는 MRT가 매우 귀중한 임상적 도구로서 역할을 하게 해주는 선물이다.

MRT는 추력 교정 전에 근육에 있는 긴장을 이완하기 위해 사용되어 질 것이다. 그러나 만성적으로 단축된 근육이나 근막을 스트레칭시키길 원한다면, 카이로프랙틱적 조절은 어떤 적극적인 스트레칭보다 앞서야 한다. 추력 후에, MRT는 신경근 재교육을 강화하는데 사용되어

표 19.4 MRT 목표(적응증)

1) 근육억제/이완/decontraction
2) 근육 스트레칭
3) 근막 스트레칭
4) 근육 촉진
5) 관절 가동화

질 수 있고, 효과적인 집에서의 운동을 가르치는데 사용될 수 있다.

MRT는 환자의 능동적 참여를 요구하므로 환자의존을 조장하는 것은 수동적 양식보다는 덜하다. 그것들은 어떤 방식으로든 환자에게 많게 요구한다. 상호억제나 부드러운 PIR방법의 사용은 거의 항상 통증이 없고 적으나마 환자를 교육시키고, 실행하기 쉽다.

심부 마사지(예, Graston 기법), 압통점치료(Nimmo, myotherapy, or receptor tonus) 또는 ART(active release technique)와 비교되는 것처럼 MRT는 더 빠르고, 증가된 근육 긴장을 감소시킴과 압통점 또는 근육 긴장을 정상화시키는 방법에 있어서 통증이 작다. 환자가 협응 동작을 할 수 없어 이완할 수 없을 때는 예외다. 긴장을 풀지 못하는 환자에게는 종종 습열, 이완과 호흡운동과 부드럽고 통증이 없는 형태의 에플루라지(effleurage)가 필요하다. MRT와 연부조직 치료의 결합은 굉장히 효과적일 수 있다. 이를테면, 조직이 마사지되고 있을 때, 긴장부위가 그 조직을 수축하도록 환자가 교육될 수 있으면, 이완하도록 한다. 이 협력치료는 심지어 매우 단단한 "매듭(knot)" 조차도 종종 극복할 수 있다. ART 기법은 쉽게 더 탁월한 근육억제를 달성할 수 있게 MRT와 쉽게 협력해서 사용될 수 있다.

롤링이나 횡심부 마사지 같은 깊은 연부조직 매니플래이션을 참을 수 없는 많은 환자에게서도 MRT는 예민한 부위를 감소시키는 데 사용되어질 수 있다. MRT 적용 후에 깊은 마사지 또는 허혈성 압박은 보통 환자에게 참을 수 있을 정도일 것이다. 마사지나 수동적 치료는 환자의 의존성을 조장하는 위험을 무릅쓴다. 이것을 최소화하고 사용의 재조율하기 위해 그리고 항상 환자의 교육, 운동, 자가치료의 몇몇 형태와 연합되어야 한다.

자세이완 (스트레인/카운터스트레인)또는 정골요법의

기능기법은 환자의 증상을 유발시키는 능동움직임을 찾을 수 없을 때 MRT보다 더 바람직하다. 그런 경우에, 자세이완기법(통증없는 근육위치 또는 관절 위치를 찾고 거기서 멈춘다)은 연부조직 통증을 가지고 있는 환자에게 자극 민감성을 감소시키고 움직임을 증가시키는 통증이 없고 효과적인 방법이다.

MRT와 스프레이 그리고 스트레치는 목적과 꽤 비슷하고 교대로 사용되어질 수 있다.[39] 이 두 개는 통증성 압통점이나 골막부착점의 통증 경감을 위해 자침법이나 국소마취제 주사의 대체적으로 고려된다.[19] 스프레이 그리고 스트레치는 수동적이다. 그러므로 환자가(협응력이 안되고 긴장이 잘 풀어지지 않는) 운동 신경 조절이 약하고 통증강도가 심할 때 첫째 치료 단계에서 더 좋을 수도 있다. 스프레이 그리고 스트레치에 의해 제공되는 통증신호의 강력한 억제는 고강도의 활동성 압통점을 치료하는 초기단계에는 일부 급성 환자들에게 필요할 수 있다. 이런 냉치료를 참을 수 없는 환자들에게는 심지어 열치료, 전기치료, 정골요법적 기능기법, 관절가동화 또는 마사지 같은 무저항적 방법이 요구될 수 있다. spray and stretch는 짧아진 근육을 신장시키는 데 PFS를 대체해 사용되어질 수 있다. 때때로 spray and stretch와 다양한 MRT는 서로 결합되어 사용될 수 있다. 시행착오는 종종 특정한 환자의 근육을 더 탁월한 억제효과를 가진 접근법인지 결정한다. Fluori-Metane의 부정적 환경측면 때문에, PIR과 간헐적 cold and stretch는 가능할 때는 언제나 대체 방법으로 제안된다.[39]

근육- 근막의 단축을 위한 대체 방법인 PFS은 정골요법적 근막 이완기법이다. 이것은 일반적으로 침범된 근육 섬유의 수직 방향으로 신장시키기를 포함한다(18장을 보라). 이 기법은 종종 신장반사가 관여하는 것을 피하기 때문에 유익하다. PFS, 근막이완과 깊은 조직 마사지는 종종 서로를 보완할 수 있다. 종종 신경근과 만성 근육의 단축 기능 부전이 공존하는 특히 재발하고 만성적인 경우와 연부조직 구성 요소의 기능 부전을 성공적으로 환자 증상을 해결하기 위해 다루어질 필요가 있을 수 있다.

뜨거운 찜질, 초음파, 전기치료와 다른 수동열치료 또는 증상적 전기치료는 근골격계 임상치료에서 공통이다. 이것들은 때때로 급성이나 아급성일 때 적합하나 연부조직이 회복되는 초기 단계를 넘어선 재활에는 적합하지 않다. 증상적인 치료는 더 적극적인 수기요법을 위해 조직을 준비하는 데 사용되어질 수 있으나 치료체제는 가능한 적극적 치료를 위해 변화되어야 한다.

MRT는 수동적 통상적 치료와 같이 쉽게 허용되는 동안 이점을 가지고 있고, 그것들은 능동적으로 환자를 열중시키므로써 환자의 의존율을 제한한다. 만성 통증의 현재적 취지는 수동치료(치료 관계자)로부터 멀어져 재활치료과정에서 능동적 환자 연계쪽으로 간다(1과 14장을 보라).

이것이 수동적 치료가 제 역할을 하지 못한다는 의미는 아니지만, 우리는 환자들을 일상생활의 활동에서 기능회복을 목표로 해야 한다. MRT는 수동과 능동치료 사이의 이상적 다리역할을 한다. 요약하자면, MRT는 관절과 근육사이의 병리학적 장벽을 정상화시키기 위한 매우 귀중한 수단이다. 병리학적 장벽은 관절 또는 근육의 정상 ROM 범위 안에서 느껴지는 조급하거나 증가된 저항점으로 확인된다. 이 장벽은 관절간에 증가된 근육 긴장, 근육 단축 또는 이 3가지의 복합 원인이 된다. MRT는 이 장벽을 제거하고 정상 ROM을 회복하는 하나의 방법이다. MRT는 과활동근을 이완시키고 또는 저가동성 관절을 가동시킴으로 이것을 달성한다. 진성 관절 잠김이 존재할 때, 카이로프랙틱 추력은 치료의 선택으로써 다른 것에 비할 데 없다. MRTs는 그것들 자체만으로 사용될 수 있지만 그것들은 추력과 운동의 연장선의 보완으로써 더 좋다.

적용규칙 (Rules for application)

MRT를 사용할 때, 더 정확하게 원하는 근육 섬유안에서 수축을 촉진할 수 있음으로 더 좋은 결과를 끌어낼 수 있을 것이다. 표 19.5는 성공적인 촉진을 달성하기 위한 몇몇의 중요점을 요약하고 있다. 임상적 목표가 근육이완일 때, 환자의 종합적 편안함을 위한 순간의 배려와 환자자세 위치시키기는 목표근육의 이완을 크게 도울 수 있다.

특정한 근육에 대해서 환자를 미리 위치시키는 것은 근육 활성화시키기를 얼마나 쉽게 또는 어렵게 하는지 영향을 줄 것이다. 우리의 구두명령은 우리가 말하는 것을 위해 뿐만 아니라, 우리가 사용하는 억양을 위해서 또한 중요하다. 각 환자에 대한 시행착오는 원하는 최적의 움직

표 19.5 촉진 기법들

미리 자세잡기
손접촉
조직자극
구두신호 또는 명령
방사

임을 활성화시키는 요구가 나타날 것이다. 일반적으로, 오른쪽 또는 왼쪽으로 밀라고 환자에게 말하는 것은 환자들에게 실제 촉각의 대상을 주는 것 같이 좋지 않다. 촉진 기법을 사용할 때, 수기 접촉은 촉진적이기 때문에 활성화시키고자 하는 근육에 위치시키는 것이 도움이 된다. 게다가, 환자가 근육을 수축하는 동안 견고한 마사지와 촉진하기는 특히 억제된 근육을 깨우는데 도움이 될 것이다. 방사는 때때 특히 부동의 근육을 촉진하는 데 사용된다. 이것은 활동을 통해서 그것의 억제된 이웃쪽으로 끌어당기기에 더 강한 공통성의 근육을 사용하는 것을 포함한다.

기법원리

1. 환자 위치시키기 — 환자는 항상 가장 편안한 자세로 위치시켜야 한다. 치료되는 근육은 가장 편안한 상태와 중력에 반하여 수축되고 있지 않는 자세로 위치시켜져야 한다. 순서대로 환자를 위치시키는 동안 느슨함 죄기는 목표조직의 분리를 증진시킴으로 바뀔 것이다(예, 위쪽 등세모근을 위한 굽힘, 반대로 옆굽힘과 같은 쪽으로 돌림).
2. 장벽 맞물리기 — 근육은 완전한 휴식 길이가 달성되는 범위까지 연장되어야 한다. 장벽은 근육이 신장반사로 접어드는 원인이 더 멀어지는 점이다. 조심스럽게 이 장벽에 맞물리게 하고 넘어서지 않는 것이 중요하다.
3. 등척성 수축 사용하기 — 등척성 수축은 치료되고 있는 상태가 신경근적 긴장과도 (통증유발점) 또는 결합조직을 포함한 근육 팽팽함인가에 따라 매우 부드럽거나 강하게 한다. 가장 중대한 규칙은 가능한 작은 힘 또는 필요한 만큼 많이 하는 것이다. **더 부드러운 수축은 통증유발점이 가벼운 수축에 의해 고립되지는 근육의 가장 민감한 부분이기 때문에 항상 먼저 시도된다.** 환자와 치료되는 근육의 위치는 의사나 치료사가 늘 안정성과 통제를 유지할 수 있는 것이어야 한다. 수축의 지속은 보통 4~10초다. 이것은 만일 4~10초의 노력이 부족하거나 이완이 달성되지 못할 시, 30초까지 늘릴 수 있다.
4. 호흡과 눈움직임 사용하기 — 대부분의 근육은 숨을 들여마심에 의해 촉진되고 내쉼으로써 억제된다. 또한 어떤 근육들은 눈동자가 어떤 방향으로 움직일 때 촉진되고 반대방향으로 움직일 때 억제된다. 이 생리학적 반사는 수기 저항진행의 효과를 극대화 하는데 사용되어질 수 있다.
5. 이완 느끼기 — 등척성 수축 후에는 이완한다. 환자는 숨을 내쉬고 억제된 눈동자 움직임을 시작한다. 이것은 이완할 근육에서 긴장을 느끼기 위해 기다리는 것이 중요하다. 이것이 근육을 길어지는 방향으로 유도하는 것이 중요하다. 이것은 **스트레치가 아니다.** 새로운 장벽에 부딪힐 때까지 유도한 후에 다시 등척성 수축을 시작하고 진행을 반복한다.

MRT를 사용할 때, 우리의 환자들을 자극하는 것을 피하게 도와주는 다양한 지침이 있다. 치료도 관련된 관절을 스트레칭하는 동안 긴장시키는 위치(즉, close-packed 위치)로 가져가지 않게 해야 한다. 예를 들면, 허리근(장요근, iliopsoas)을 신장시킬 때, 허리뼈가 과도하게 펴지면, 아래허리에 손상이 일어날 것이다. 척추기둥을 신장시킬 때, 비짝운동을 피하는 것이 중요하다. 예를 들면, 회전과 앞굽힘이 같은 방향(가시돌기가 볼록 방향)으로 발생할 때 목뼈에서도 적절한 짝운동이 발생한다. 허리뼈가 굽힘상태가 아니라면, 허리뼈에서는 굽힘과 옆굽힘이 반대가 된다. 중립위치나 폄자세에서 정상허리는 돌림과

표 19.6 안전규칙

1) 가장 크고 안정적, 그리고 가장 통증이 적게 관절을 스트레치한다.
2) "loose-pack" 자세로 관절을 위치시킨다.
3) 척추의 비짝운동 움직임을 피한다.
4) 신경이 흥분되어 있는 상태 때는 스트레칭을 피한다.

옆굽힘이 반대방향으로 발생할 때 짝운동이 일어난다(가시돌기가 오목한 쪽으로 움직인다). MRT로 관절을 가동할 때와 기초를 이루는 척추관절에 대해 비짝운동 방법으로 느슨함이 발생되게 요구되는 근육이 스트레칭 될 때 통합시키는 것이 중요하다.

비짝운동위치 예는 위등세모근을 스트레칭 할 때, 목뼈를 옆굽힘과 반대로 돌이는 것이다. 우리는 목에 어떤 수축이나 강한 스트레칭을 피하면서 위쪽등과 어깨부위에 대해 거의 완전히 신장시킨다. 우리가 윗등 세모근을 감아 죄는 방법은 목에 대한 잠재하는 손상을 감소시킬 것이다. 약간 같은 쪽으로 돌림을 시킨 상태에서 완전한 굽힘은 처음 끌어내어지고, 다음 부드럽게 우리는 근육과 반대로 옆굽힘시키고, 마지막으로 느슨함은 장벽쪽으로 위쪽 등과 어깨부위로부터 끌어내어질 것이다. 환자의 수축은 어깨를 들어올리는 방법으로 단지 어깨에서 이루어질 것이다. 이완과 신장동안 우리는 보다 더 크게 더 견고하게 어깨에서 느슨함을 끌어내고 가능하다면, 굽힘을 제외한 목뼈에서 느슨함을 끌어내는 것을 피한다. 이것은 우리가 가장 크게 가장 안정되게 그리고 가장 통증이 적게 관절을 이완시키거나 스트레치하는 MRT에서의 일반적 규칙을 설명한다.[22,23]

또다른 원칙은 만일 민감하다면, 신경뿌리 같은 관련된 구조를 신장시킴을 피해야 하는 것이다.[22,23] 다행히 모든 임상치료사들은 좌골신경이 민감도가 많이 증가되어 있다면, 뒤넙다리근(슬괵근, hamstrings)을 신장시키면 안 된다는 것을 알고 있다. 유사하게, 넙다리 신경자극과민은 넙다리골 뒤넙다리근 신장을 금기할 것이고, 윗팔신경얼기(상완신경총, brachial plexus) 자극과민은 목갈비근(사각근, scalene) 신장을 금기할 것이다. 얼마나 가볍게 하든지 연관통이나 증상을 증가시키는 어떤 것이라도 엄격히 금기한다.

최종적으로 환자나 의사 누구라도 임신상태에 있다면 PFS기법은 금기다. 표 19.6에 스트레칭 동안의 이런 중요한 안전조언이 포함되어 있다.

우리가 어떻게 근육을 "wind-up"감아죄는지, 다시 말해, 우리가 움직임(돌림, 굽힘/폄, 옆굽힘)의 다른 평면에서 느슨함을 끌어내리는 순서는 환자가 신장을 느끼는 곳을 극적으로 변화시킬 수 있다.[22] 이 변화하기 쉬운 움직임은 치료가 요구되는 특정근 섬유의 고립을 더 잘 할 수 있게 해준다. 대부분의 사람들은 MRT를 사용해 처음 시작할 때 너무 큰 힘을 사용한다. MRT를 사용하는 동안 힘은 가벼워져야 한다. Lewit에 따르면, 수축시간은 10초 수축을 사용했을 때 쉽사리 억제가 달성되지 않으면, 30초까지 연장할 수 있다.[20] 추력을 MRT 전에 할 것인가 후에 할 것인가가 일반적인 질문이다. 우리가 스트레칭을 시도하고 있는 경로에 뚜렷한 관절 제한이 있다면, 그때는 추리를 먼저하는 것이 중요하다. 다른 방법으로 수축성 요소가 이완된 후에 실행된다면, 매니플래이션은 더 쉽게 그리고 적은 힘으로 달성될 수 있다. 표 19.7은 MRT의 결과를 개선시키는 다른 방법을 보여준다.

표 19.7 MRT결과들을 극대화하는 방법

1) 분리를 극대화 하기위한 근육 감아죄기 "wind-up"
2) 부드럽게 시작하고 만일 필요하다면 약간의 힘을 더한다.
3) 수축시간을 30초까지 증가시킨다.
4) 제한 관절에 추력을 먼저한다.

특정한 절차 (Specific procedures)

가장 유용한 MRT중의 하나는 등척성 수축 후 이완기법(PIR)이다. 이것이 정골요법의사가 관절에 적용하는 Lewit의 부드럽고 간접적 등척성 MEP의 변형이다.[20] 이것은 또한 유지-이완(hold-relax)와 유사하다. PIR의 가장 중요한 목표는 과긴장(수축된) 또는 과활동적 근육의 이완(decontraction)이다. 환자가 이완하기 힘들거나 환자의 신뢰를 얻을 때까지 정말로 "더 부드러운 접근 방법을 사용하기 원한다면, 이것이 적합한 방법이다." 이것은 압통점, 관절가동화, 근육경련과 증가된 신경근 긴장에 이상적이다.

등척성 후 이완 (Post-isometric relaxation, PIR)

PIR은 아래와 같이 단순한 단계를 포함한다:[20]

1. 환자를 치료될 근육을 위해 적절하게 위치시킨다. 환자가 편안하고 충분히 지지되고 휴식하게 확보한다.
2. 느껴지는 저항(병리학적 장벽)이 첫 번째로 증가하는 지점까지 수동적으로 긴장한 근육을 늘린다. 폄

핑을 피한다.

3. 환자를 거의 10초 동안 가장 적은 노력으로 과활동성근을 수축하게 한다. 이것은 등척성 수축을 일으키는 동등한 반대힘으로 저항되어야 한다. 대부분의 근육에선, 환자는 근육이 수축하고 있는 동안에 숨을 들이쉰다.
4. 환자에게 숨을 내쉬게 하고 근육을 완전히 이완하도록 한다. 치료사는 잠시동안 쉬고 장벽에 느껴졌던 저항이 감소되는 동안 모니터한다. 저항의 감소가 있다면, 그 다음 약간 긴장이 증가하는 새 장벽이 느껴질 때까지 부드럽게, 수동적으로 근육을 늘린다.
5. 느껴지는 저항이 감소되지 않는다면, 같은 장벽까지 절차를 반복하고, 설명된 어떤 수정된 기법이든지 사용될 수 있다.
6. 부딪히는 장벽이 남아있는 동안, 치료회당 3~5회 반복 실행한다.
7. 이완이 달성되지 않으면, 아래와 같이 실행한다.
   - 수축기동안 환자에게 확실히 숨을 들여 마시게 하고 이완기동안 숨을 내쉬게 한다.
   - 몸통과 사지근육을 할 때, 환자는 수축되는 방향을 보고, 그 다음 이완할 때는 신장되는 방향을 보게 한다.
   - 수축지속시간은 30초까지 연장할 수 있다.
   - 더 강한 수축이 시도될 수 있다.
   - 중간범위 위치에서 시작하는 제한 장벽쪽으로 길항근에 의한 등장성 저항 움직임은 1번에서 3번까지 사용될 수 있다.
8. 한번 이완이 달성되면, 환자는 등척성적으로 맥박이 뛰는 방법으로 저항하는 수축에 의한 율동적 방식으로 길항근(IR)을 수축한다.
9. 이것이 달성된 후에 환자는 새로운 범위까지 능동적 ROM 운동을 실행하는 것을 교육받아야 한다.

임상적 문제

이완은 조만간 발생하는 신경생리학적 반응이다. 이완하는 데 걸리는 시간은 치료기간 안에서 각 개인마다 근육마다 치료의 초기마다 심지어 반복횟수마다 변화한다. 한번 이완이 시작하면, 원하는 치료의 유익한 효과가 끊기지 않

(계속)

임상적 문제 *(계속)*

게 하기 위해 30초까지의 시간에서 유지되는 만큼 오랜 동안 지속될 수 있게 하는 것이 중요하다.

이 기법의 성공은 정확한 장벽맞물리기와 종합적 환자의 편안함과 반응에 대한 주의가 포함된 긴장된 근육 묶음을 구별하도록 몸의 부분을 정확히 위치시키는 것에 달려있다.

자세히 설명된 시각과 호흡의 동시동작은 PIR기법의 유효성을 향상시키기 위해 Lewit에 의해 설명되어진 향상기법이다.[21] 비록 기본 PIR기법의 부분 일지라도, 어떤 환자에게 주어진 그들의 사용법은 의사의 재량이다. PIR의 목표는 근육내의 이완을 이끌어내는 것임을 기억하라. 각 개인은 등척성 수축의 강도, 등척성 수축의 기간 치료사의 촉진과 구두신호 그리고 눈동자 움직임과 호흡의 사용과 같은 요소에 반응하여 변화하기 때문에 유능한 의사 또는 치료사는 환자의 이런 변하기 쉬운 반응에 대해 경계를 유지하고 평가를 계속해야한다. 이 인자들은 게다가 치료되는 각 개인과 근육에서 가장 효과적으로 이완을 일으키는 방법으로 결합되어야 한다.

시각적 협응운동. 시각적 협응운동은 눈과 몸의 움직임 사이의 신경생리학적 관계에 기초를 두고 있다.[21] 이 관계는 흥미의 대상을 시각적으로 쫓는 것을 그리고 ADLs 동안 몸의 방위를 보조하기 위해 존재한다. 예를 들어, 올려다 보는 것은 목뼈와 등뼈의 폄동작의 원인이 되고, 굽힘근을 억제하는 동안 목뼈와 척추폄근의 활동을 야기한다. 마찬가지로, 오른쪽을 쳐다보는 것은 목뼈와 몸통을 오른쪽으로 돌리고, 오른쪽으로 돌림에 관여하는 근육들을 활성화시키고, 왼쪽 돌림에 관여하는 근육들을 억제하는 원인이 된다. 그런데 이런 관계들은 몸통 근육계에서 가장 강하다. 그것들은 사지근육계를 치료할 때도 마찬가지로 좋은 효과로 사용될 수 있다. 눈동자 움직임과 치료되는 근육 사이에 아무런 직접적인 관계가 없을 때, 수축하는 동안 할 수 있으면, 환자에게 몸통 부분이 움직이는 쪽으로 쳐다보라 한다. 치료사의 지시에 대한 환자의 반응을 평가하고 그에 따라 변형한다. 환자가 과도하게 움직인다면 더 부드럽게 노력하라고 요구하고, 더 조용한 목소리

어조를 사용하거나 환자에게 단지 요구되는 방향을 쳐다보고 있다고 생각하라 지시한다.

1. 환자에게 목표 근육의 등척성 수축을 위해 치료사의 지시에 따라 특정한 방향을 쳐다보라고 지시한다. 예를 들어, 뒤통수밑근(후두하근, suboccipital) PIR은 등척성적으로 근육을 활성화시킬 때, 환자에게 위를 (환자의 이마) 쳐다보라고 지시한다.
2. 환자에게 수축을 멈추고 이완하라고 지시함으로써 치료 되어질 근육이 길어졌다면, 환자에게 눈동자의 초점을 몸의 방향으로 움직이게 한다. 예를 들어, 뒤통수 밑근을 위해선 환자에게 굽힘방향으로 내려다보게 한다(환자의 턱이나 발가락 쪽으로).
3. 환자와 함께 치료할 때, 단순함이 이것의 장점이다. 치료되는 근육이 3개 면에 있을 때 단지 눈동자의 움직임을 사용하거나, 두 개의 움직임의 우세한 면은 복잡한 움직임에 대해 혼동과 불안을 피하는 동안 목표근육의 원하는 촉진과 억제를 달성하는데 보통 충분하다.

호흡 협응운동. 호흡 또한 근육활성화와 협응 운동적 관계를 가지고 있다.[21] 대개 흡기는 근육활성화를 높이고 호기는 근육이완을 높인다. 이것의 주요한 예외는 치료되는 몸통 부분이 호흡기관일 때와 이렇게 그것의 움직임이 호흡기능을 촉진시키는 것과 연결되어 있을 때다. 예를 들어, 턱뼈올림근들(masseter와 temporalis)은 흡기 때 억제되고 호기 때 촉진된다.

임상적 문제

호흡교육은 환자 고유의 호흡 리듬에 맞춰 실행할 때 가장 효과적이다. 그러므로 시작하기 전에 치료사는 환자의 숨 들여 마심을 관찰하고 조화를 이룬다. 최고의 효과가 성취되기 위해서는 자연스런 호기와 흡기가 갑자기 끝나서는 안된다.

1. 등척성 수축을 하는 동안 환자에게 숨을 들여마시게 한다.
2. 이완하는 동안 환자에게 숨을 내쉬게 한다.
3. 환자에게 반복 중간에 흐름의 정상적 호흡리듬으로 돌아오게 하고, 앞서 설명한 것처럼 그것들의 전체 경로를 따르기 위해 이완하도록 한다.

임상적 문제

환자의 반응을 보라. 이런 환자들은 호흡지시에 잘 반응하는 반면, 다른 검사들은 치료할 근육을 과활성시키거나 심지어 몸전체를 과활동화시킨다. 전체 절차에 걸쳐 긴장을 증가시킨다. 호흡 지시는 각 개인으로부터 원하는 수준의 반응을 끌어내기 위해 변경되어져야 한다. 환자 교육과 관련된 최소한의 호흡 레퍼토리는 반응을 작게하다/가볍게 하다/줄이다 거나 강조하기 위해 적합한 목소리 억양을 동반한 "숨을 길게 들여 마시고", "조금 더 길게 들여 마시고", "그리고 잘 깊게 들여마시고"가 포함한다.

촉진 후 신장 (Post-facilitation stretch, PFS)

PFS는 두 번째로 매우 유용한 MRT다.[22,23] 그것은 아래와 같은 절차로 되어 있다.

1. 치료되는 근육에 적합하게 환자를 위치시킨다. 환자는 편안하고 충분히 지지되고 휴식 위치에 있어야 한다.
2. 짧아진 근육을 장벽과 근육의 중립 휴식 위치 사이인 대략 중간 범위에 위치시킨다: 장벽을 맞물리지 않는다.
3. 환자를 최대한 수축하게 하거나 거의 10초 동안 최대노력하게 한다.
4. 환자에게 빠르고 완전히 이완하라고 한다. 치료사는 스트레칭을 실행하기 전에 환자가 완전히 이완되었음을 느껴야 한다.
5. 환자가 완전히 해방되었을 때 새 장벽쪽으로 빠르고 조심스럽게 스트레칭을 실행한다. 펌핑을 피하라고 20초 가량 유지한다.
6. 환자가 20에서 30초 동안 중간범위에서 근육을 이완하도록 해준다.
7. 치료 회당 3~5회 반복한다.
8. 이것이 달성된 후에 환자는 새로운 범위까지 능동적 ROM 운동을 실행하는 것을 교육받아야 한다.

스트레치 후에 환자에게 스트레치된 조직내에서 열발생 약한 느낌, 타는듯한 느낌, 따끔따끔한 느낌은 정상이라고 조언해준다. 이런 스트레칭의 적당한 횟수는 2주 동안 6회 정도이다.

적응증

- 근막단축(점성과 탄성의 뻣뻣함)

PNF에서 가장 잘 알려진 MRT등의 두개는 유지-이완(HR)와 수축-이완(CR)이다. HR은 환자에게 유지하라고 요구하는 동안 장벽쪽으로 환자를 위치시키거나 "먼저 멈추고" 그리고 저항에 대항해 밀기가 포함된다.

이것은 등척성 수축을 발생시킨다. 다른 모든 점에서 HR은 PIR과 동일하다.

CR은 느슨함을 끌어내고, 그 다음 환자에게 "나를 미세요" 또는 "~쪽으로 미세요"라고 환자에게 요구하는 것이 포함된다. 이것은 그 구심성 수축을 일으킨다. 왜냐하면 밀기는 움직임을 의미한다. 이에 반해 유지는 움직이지 않고 머무르는 상태를 의미한다. PIR또는 HR과 달리, CR은 더 큰힘과 동반된 움직임이 허락된다. 수축의 끝에서 RI는 능동적으로 환자 스스로 느슨함을 끌어낼 수 있도록 하기 위해 사용될 수 있다. 이런 공동 동작은 contract-relax antagonist contraction(CRAC)라 불린다. 이것은 치료사가 등척성적으로 저항할 수 없는 더 강한 근육을 사용하는 환자에게 HR보다 더 낫다.

연결조직을 스트레칭하기 위한 PFS의 대안은 정골요법적 원심성 MEP다. 이것은 중간범위에서 시작하고 환자에게 거의 20% 노력으로 치료사의 저항에 대해 가볍게 밀라고 한다. 환자가 수축하는 동안 의사는 근육을 신장시킨다. 근육들을 늘리거나 원심성 수축을 하기 위해 환자는 가볍게 지속적으로 수축해야 한다. 이것은 비수축성 요소를 늘리는 데 아주 훌륭하다. 표 19.8은 특정한 치료목표에 따른 MRT의 선택을 요약한다.

자가 PIR과 자가신장법 (Self-PIR and Self-Stretching)

자가 신장은 재발해서 신경근 긴장이 증가되거나 점성과 탄성의 빳빳함을 방지하기 위해 표준 원칙대로 실행되어야 한다. 하루에 두 세 번 원인이 되는 긴장되거나 뻣뻣한 근육은 부드럽게 신장되어야 할 것이다. 자가 신장의 단순한 지침은 아래와 같다.

1. 가능하다면, 신장 전에 온습포를 해준다.
2. 부드럽고 편안한 잡아당기는 느낌이 날 때까지 치료할 근육에 느슨함을 부드럽게 끌어낸다.
3. 몸의 어느 곳도 손상당하게 하지 않기 위해 몸의 적절한 자세를 유지한다.
4. 신장이 달성되도록 더 멀리 느슨함을 끌어내 10~20초 동안 신장을 유지한다.
5. 이완을 촉진하기 위해 자연스럽게, 길게 그리고 깊게 숨을 쉰다.
6. 적어도 회당 2번과 하루에 한두번 스트레치를 반복

임상적 문제

자가 PIR 또는 신장진행과 관련해 통증이 증가 되어선 안된다. 이상적으로 근육이 쉽게 스트레칭되는 느낌이 있는 신장범위를 찾도록 노력한다; 이것은 안전하고 효과적인 신장 기술의 한부분이다. 만일 언제라도 뻣뻣함이 증가하고 불편함을 느낀다면, 이것은 과신장의 징후이고 근육이 이완될 수 있는 알맞은 범위로 경감시켜야 한다.

표 19.8 치료적목표와 MRT를 조화하기

	근육억제하기	근신장시키기	근막신장시키기	관절가동화하기
PIR	+			+
HR	+	+		
CR	+	+		
PFS		+	+	
Eccentric MEP		+	+	

한다.

7. 스트레칭 후에 능동적으로 근육을 수축하는 것이 타당하고 몇 번 전가동범위에 걸쳐 움직인다.

선택된 MRT 진행절차 (Selected MRT Procedures)

MRT는 다양한 목적으로 사용될 수 있다. 그것들은 추력 또는 연부조직치료의 대안이 될 수 있다. 그것들은 강력하고 강화시키는 기법이다. 그러나 그것들은 근육을 이완시키는 능력으로 유명하다. 이것들의 각각의 예는 자세하게 설명되어지고 그림으로 묘사된다.

근육이완과 신장을 위한 PIR절차 (PIR procedures for muscle relaxation and stretch)

이부분의 형식은 쉬운 임상적용을 위해 고안되었다. 독자들은 특정한 검사, 관련강화운동, 또는 치료프로토콜과 관련된 더 자세한 내용은 10장, 22장와 26장을 조회하도록 장려된다.

밑에 표제는 설명된 대부분의 근육에 사용된다.

연관통: 통증 증상의 위치
단축근육의 임상결과: 관련된 임상조사결과들
활동화 또는 지속화: 활동성 또는 지속적 압통점
관찰: 자세분석
압통점: 위치
골막성통증점: 위치
과활동성에 대한 평가: 어떻게 근육 과활동성이 확인되는가
근단축에 대한 평가: 근긴장검사
관절기능부전: 관계된 기능부전
교정활동: 운동과 교육적 접근
PIR 기법
환자자세
의사자세
환자의 능동노력
근육 신장의 방향
다른 PIR 신장법들
자가 PIR/자가 신장법들

1. 뒤넙다리근(슬괵근, hamstrings)

연관통
- 아래볼기부터 안쪽 윗종아리까지

단축근의 임상적 결과
- 재발되는 단축된 뒤넙다리
- 앞쪽 무릎 통증
- 종아리뼈 기능부전〔넙다리두갈래근(대퇴이두근, biceps femoris)의 장두〕

활동화 또는 지속화
- 약화된 큰볼기근에 대한 보상
- 너무 높은 자세에 의한 넓적다리 뒷쪽(thigh)의 압박
- 오랜 의자앉기에 의한 근 단축자세

관찰
- 뒤쪽 넓적다리 근육의 크기증가(아래 2/3)

압통점
- 근복의 중간부분

골막성 통증점
- 좌골결절(ischial tuberosity)
- 종아리뼈머리(fibular head)(넙다리 두갈래근)

과활동에 대한 평가
- 엎드려 폄 상태에서 무릎 굽힘

근단축에 대한 평가
- 무릎을 굽히지 않은 상태서 90° 이하의 SLR 검사

관절기능부전
- L5-S1
- T/L junction
- 종아리뼈머리

교정활동
- 엉덩관절 굽힘근이 나타난다면 이완/신장
- 큰 볼기근의 촉진 또는 강화시킴
- 오랜의자 앉기 피하기

PIR 기법(그림 19.1)
환자자세
- 바로누운자세

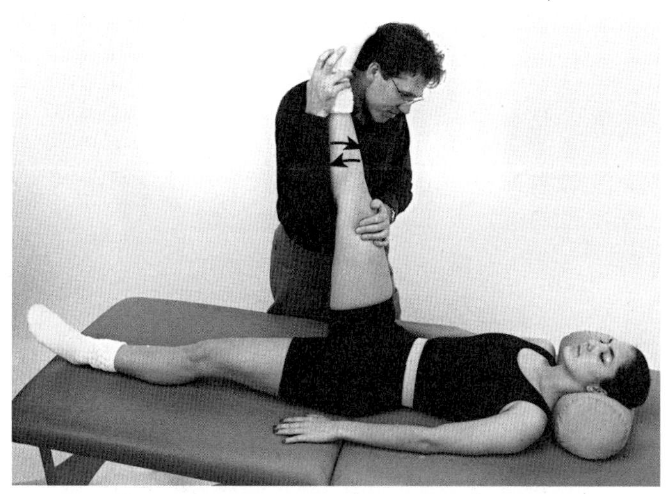

그림 19.1 뒤넙다리 PIR.

- 손상된 다리쪽의 엉덩이를 굽히고 무릎을 편 상태
- 치료하지 않는 다리는 발바닥이 바닥에 닿은 채로, 엉덩관절과 무릎을 굽힌 채로

의사자세

- 환자의 얼굴(방향)을 보면서 치료할 다리옆에 서서
- 의사의 어깨 또는 팔꿈치로 환자의 다리를 받침
- 머리쪽 가까운 손으로 무릎을 편채로 유지하면서

환자의 능동노력

- 다리를 테이블 향해 아래로 내릴려고 시도한다.
- 이노력은 가능한 한 등척성에 가깝게 수축이 유지되도록 의사에 의해 저항이 주어진다.

근신장의 방향

- 무릎을 편 상태에서 엉덩이 굽힘

주해. 뒤넙다리를 신장시킬 때 항상 궁둥신경 긴장 검사 음성에 주의를 기울여야 한다(Lesaque' s test, SLR같은 Slump test) (20장 for neuro mobilization 참조). 또한 허리뼈가 자극에 민감할 경우, 반대 엉덩이와 무릎을 굽히면 허리뼈의 긴장감이 감소된다.

다른 PIR신장들. 부가적인 뒤넙다리 PIR진행절차들은 안쪽근육(그림 19.2A) 바깥쪽근육(그림 19.2B)에 나와있다. 그리고 단일 관절을 지나는 뒤넙다리-넙다리두갈래근(그림 19.3)에 있다.

자가 신장법들. 뒤넙다리 자가신장을 위해서는 허리의 안정화가 중요하다. 환자도 대퇴후면이 신장되는 느낌을 느껴야 하나, 아래 허리에 부담을 느껴서는 안된다(그림 19.4, 19.5A 그리고 19.5B). 엉치뼈와 엉덩이는 모두 바닥에 편안히 있어야 하며 뒤넙다리에서 신장이 일어나지 않고, 아래 허리에서 일어나는 움직임인 허리가 들리거나 골반이 뒤로 기울어지는 움직임은 피한다. 필요하다면 작은 수건말이나 그와 비슷한 것을 허리뼈가 굽혀지는 것을 방지하기 위해 아래 허리에 위치시킴으로 방지할 수 있을 것이다. 서거나 바로누워 신장하는 동안 만일 환자가 마지막 신장자세에서 골반을 앞쪽으로 경사시키는 방법을 배우면, 뒤넙다리근 신장 느낌을 더 많이 느낄 수 있을 것이다.

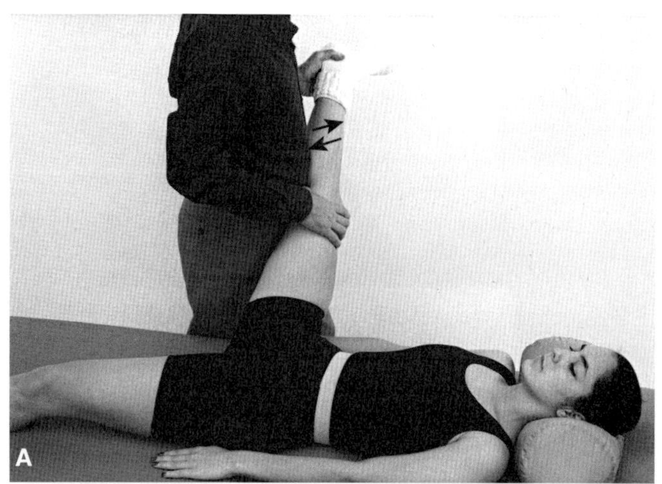

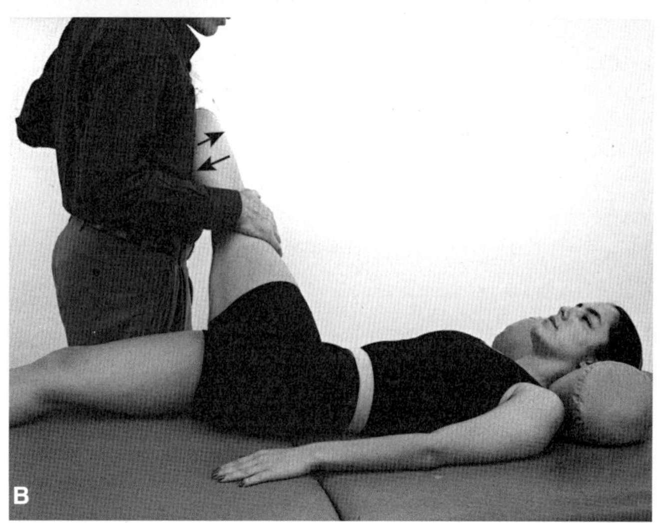

그림 19.2 안쪽과 바깥쪽 뒤넙다리 PIR.

2. 허벅지 모음근들 (Hip adductors)

연관통

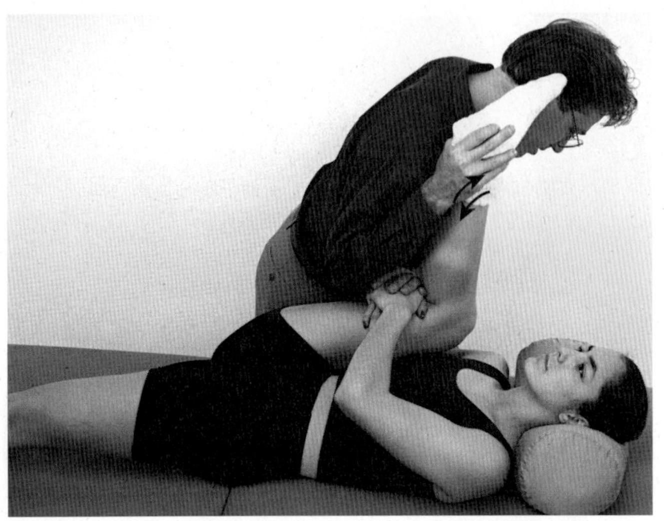

그림 19.3 넙다리 두갈래근.

- 사타구니, 안쪽 넓적다리 앞쪽 또는 안쪽 무릎.

단축된 안쪽 허벅지 근육의 임상결과

- 엉덩이 또는 엉치엉덩관절(천장관절, si jt.) 또는 안쪽 무릎
- 쪼그려 앉기 힘듬
- 중간볼기근(중둔근, gluteus medius)의 활성화가 어렵다.
- 같은쪽으로 골반뼈가 외측 이동된다.

활성화 또는 지속화

- 엉덩이 관절염, 승마, 언덕달리기, 갑작스런 과부하(넘어지기)

통증유발점

- 근복 중간 부분

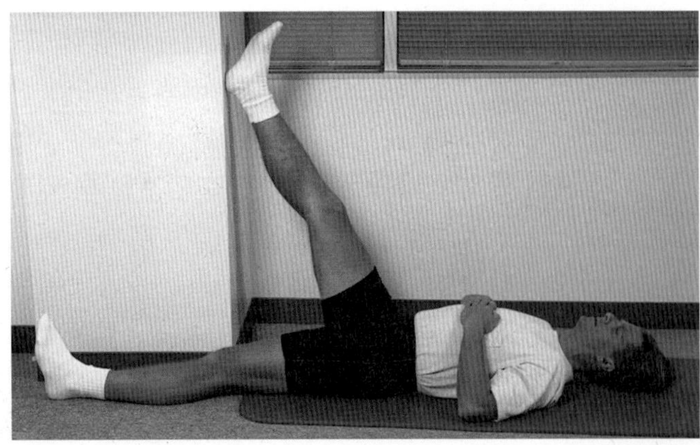

그림 19.4 뒤넙다리 자가 신장.

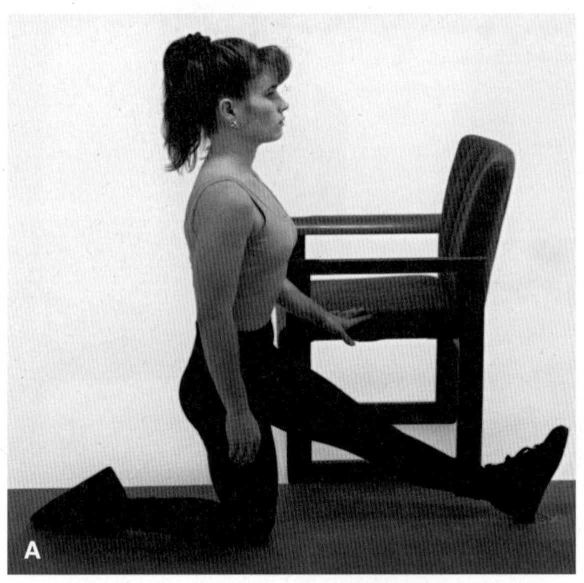

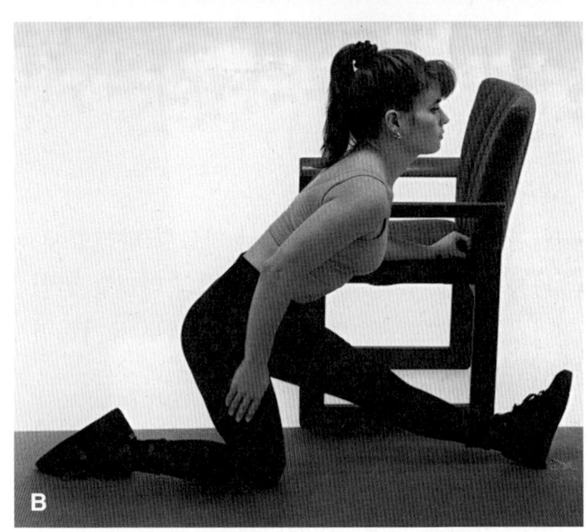

그림 19.5 뒤넙다리 자가신장.

골막성 통증점

- 두덩결합(치골결합, pubic symphysis)
- 거위발(pes anserinus)
- 안쪽 넙다리 관절융기(medial femoral condyle)

근단축의 평가

- 환자는 바로 누워 무릎은 펴시킨 상태로 외전시킨다. 정상은 40°
- 40°에 이르지 못하면, 무릎을 굽혀 부가적인 외전이 가능한지 관찰한다.
- 만일 가능하다면, 긴모음근들(안쪽 뒤넙다리)이 팽팽한 것이다.

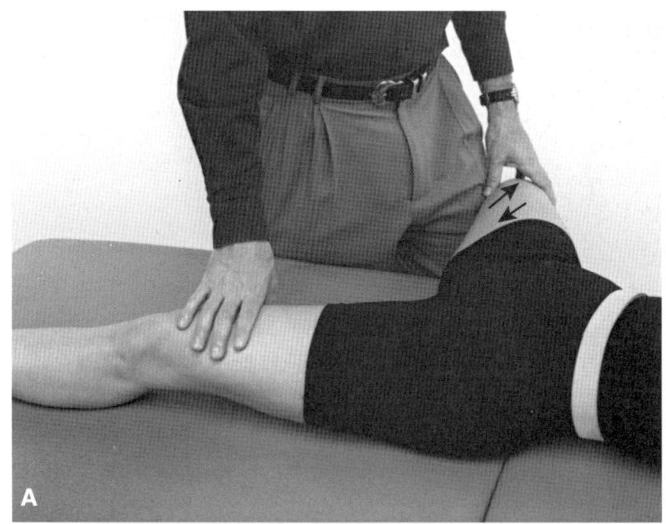

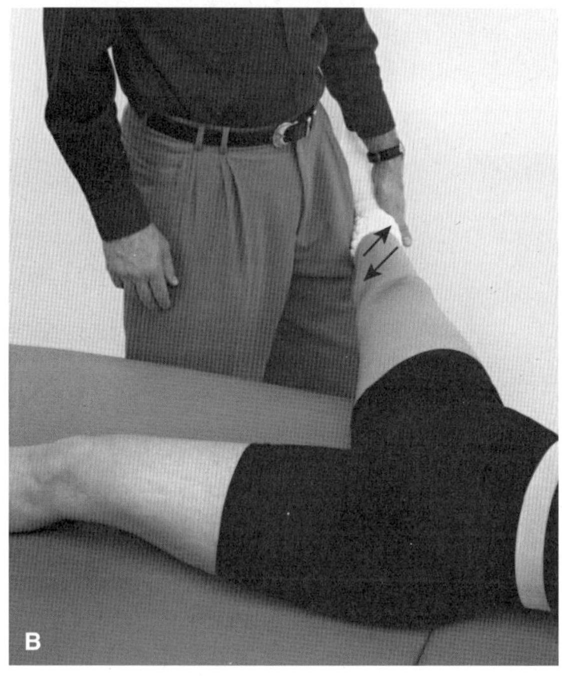

그림 19.6 단일 관절과 이중관절 모음근 PIR.

- 그렇지 않다면, 단일관절모음근이 팽팽한 것이다.

관절기능부전

- 엉덩이 관절

PIR 기법

a) 척추 기법(그림 19.6)

환자자세

- 바로누운자세
- 다리를 저항이 느껴질 때까지 외전한다(각각의 단일 또는 이중관절 모음줄들을 분리시키기 위해 무릎을 굽히거나 펴시킨 상태).
- 반대 다리는 골반의 안정화를 위해 테이블에서 약간 외전한다. 무릎은 굽혀 테이블 바닥에 발을 놓는다.

의사자세

- 환자의 허벅지와 테이블 사이에서 다리를 들고 선다. 환자의 모든 다리 무게를 지지한다.

환자의 능동 노력

- 환자는 내전쪽으로 허벅지를 가져가려 시도한다.
- 이 노력은 가능한 한 등척성 수축에 가깝게 되도록 수축을 유지하면서 의사에 의해 저항이 된다.

근신장 방향

- 의사는 느슨함이 일어난 후에 더 외전되는 쪽으로 다리를 조금 더 가져간다.

b) 옆으로 누운자세 기법(그림 19.7 참조)

환자자세

- 손상된 다리가 위로 가게 옆으로 눕는다.
- 손상되지 않은 다리는 무릎과 엉덩이 관절을 굽힌다.
- 허벅지를 저항이 느껴질 때까지 외전한다(각각의 단일 또는 이중 관절 모음줄들을 분리시키기 위해 무릎을 굽히거나 펴시킨 상태).

의사자세

- 환자 뒤에 선다.
- 환자의 발쪽에 가까운 치료사의 손으로 환자의 무릎 아래를 걸어쥔다.
- 치료사의 환자 머리에 가까운 손으로 골반을 안정화시킨다.

환자의 능동 노력

- 환자는 자신의 허벅지를 침대쪽으로 내전방향 쪽으로 끌어당겨 내린다.
- 이 노력은 등척성에 가깝게 되도록 수축을 유지하면서 치료사의 다리 쪽에 가까운 팔에 의해 저항이 주어진다.

근신장 방향

- 의사는 느슨함이 일어난 후에 더 외전이 되는 쪽으로 다리를 더 든다.

자가신장법. 자가신장법은 그림 19.8에 나와 있다.

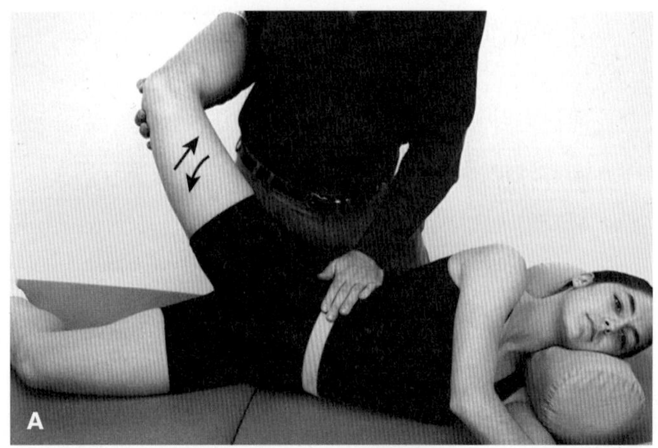

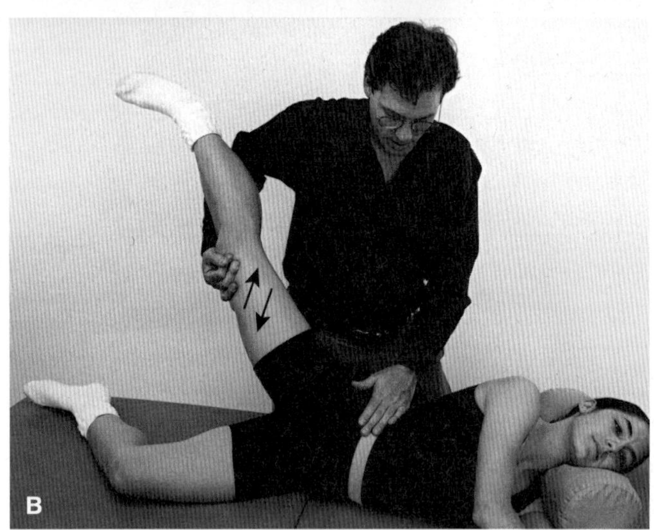

그림 19.7 단일 그리고 이중관절 모음근 PIR.

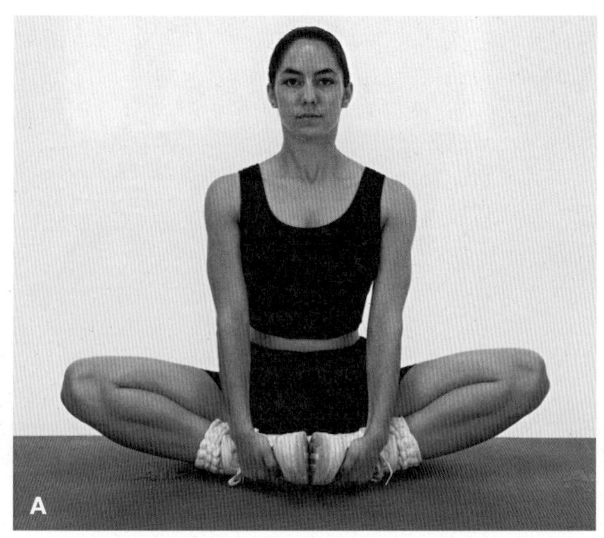

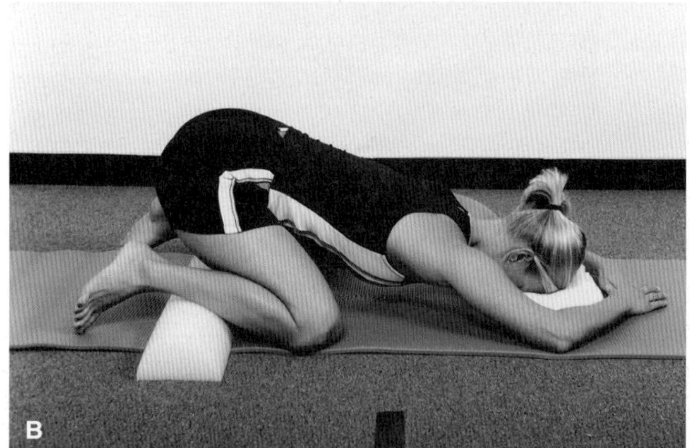

그림 19.8 모음근 자가신장.

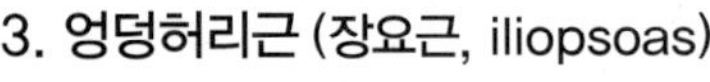

3. 엉덩허리근 (장요근, iliopsoas) 

연관통

- 허리 통증과 SI jt. 앞허벅지

근단축의 임상적 결과

- 엉덩이 폄의 약화
- 앞으로 숙인 자세를 한다.
- 골반의 후방경사가 힘들다.

활성화 또는 지속화

- 최근의 추간판 탈출 증후군
- sway back posture
- 오랫동안 앉아 있는 경우
- 복근이 약한 것을 보상하기 위해

관찰

- 서있을 때 골반이 전방경사되어 있다.
- 서있을 때 엉덩이 관절이 굽혀있다.

통증유발점

- 근복 어디에나

과활동에 대한 평가

- 무릎을 굽힌채 윗몸일으키기를 할 때, 뒤꿈치는 바닥에 유지할 수 있다.

단축에 대한 평가

- 수정된 Thomas 검사
  - 바로 누운자세에서 환자는 치료받지 않은 쪽 다리의 무릎과 엉덩이 관절을 끌어당겨 붙잡고, 의사에 의해 최대로 굽혀진다.

- ○ 검사 받은 쪽 다리는 침대 바깥쪽으로 떨어진다.
- ○ 양성인 경우
  1. 허벅지가 수평보다 위에 있을 때〔허리근(요근, psoas) 긴장〕
  2. 정강이가 수직으로 떨어지지 않을 때〔넙다리곧은근(대퇴직근, rectus femoris)의 긴장〕
  3. 허벅지는 외전되고, 무릎뼈(슬개골, patella)는 윗바깥쪽으로 벗어난다. 또는 허벅지 바깥쪽을 따라 홈이 선명하게 보인다〔넙다리근막긴장근(대퇴근막장근, TFL)〕.

관절기능 부전

- T10-L1

교정동작

- 오래 의자에 앉아있지 않는다.
- 배근육(복근, abdominal)과 볼기근(둔근, gluteal)들을 촉진하고 강화한다.
- 척추세움근(척추기립근, erector spinae)을 이완하고 신장시킨다.

PIR 기법(그림 19.9)

환자자세

- 바로 누운다.
- 치료할 다리의 엉덩이를 자유롭게 침대 끝으로 늘어뜨린다.
- 반대편 엉덩이와 무릎을 가슴쪽으로 완전히 끌어당긴다.
- 척추는 치료되는 엉덩허리근의 반대로 옆굽힘 될 것이다.
- 치료되는 다리가 바닥에 닿지 않게 적어도 40인치 이상의 침대 높이가 요구된다.

의사자세

- 치료할 다리쪽 침대나 침대끝에 선다.
- 한손으로 치료받지 않은 다리의 무릎을 가슴쪽으로 밀어 골반을 안정시킨다.
- 다른 손으로는 치료할 다리의 무릎 바로 위를 잡는다.

환자의 능동 노력

- 환자는 치료할 무릎을 천장쪽으로 들라는 지시를 받는다.

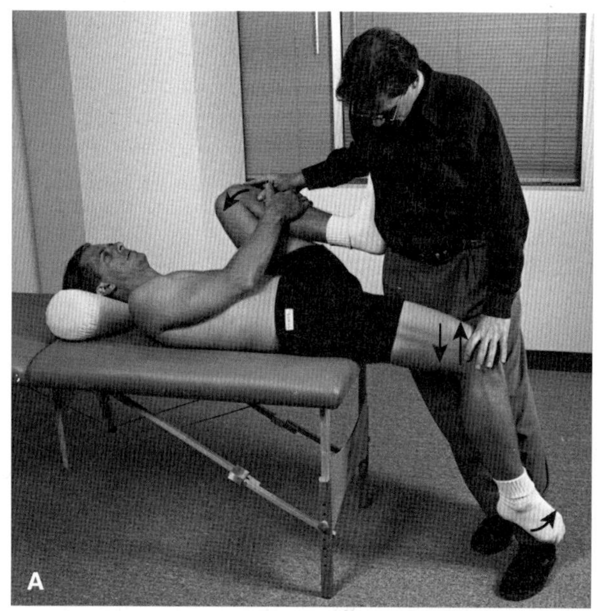

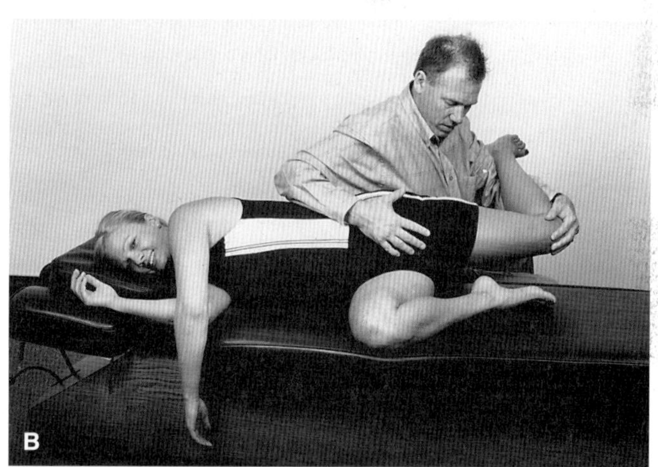

그림 19.9 엉덩허리근(iliopsoas) PIR.

- 허리근의 분리를 돕기 위해 환자는 치료사의 다리에 의해 제공되는 저항에 반하여 발 회외 할 것을 지시받을 것이다.
- 이 노력은 의사에 의해 등척성으로 저항된다.

근 신장 방향

- 한차례 환자는 완전히 힘을 빼고 이완한다. 그리고 골반을 계속 안정시키면서 엉덩이를 신전시켜 느슨함을 쥔다.

주해. 때때로 환자는 엉덩관절을 최대한 눕히는 것에 대해서 불편함을 호소할 것이다(신장되고 있지 않은 쪽 다리). 이것은 수동과 압박에 의해 허리가 편평해지는 것에 의해 유발될 것이다. 이런 일이 발생시 허리뼈의 앞굽

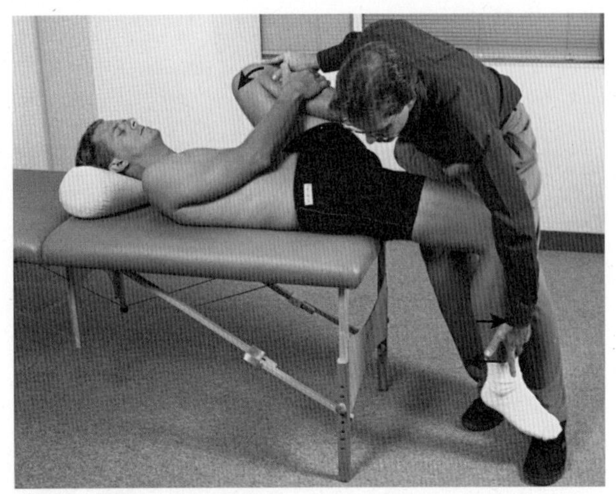

그림 19.10 넙다리 곧은근 PIR.

이의 감소를 시도하기 위해 종종 약간의 뒤로 물러남이 필요하다. 몇몇의 기법은 이 불편감을 감소시키는 데 유용할 것이다. 엉덩관절 견인, 엉덩이 PIR mobilization, 또는 엉덩허리근, 넙다리근막긴장근, 중간볼기근 또는 모음근들의 PIR은 편안한 엉덩이 굽힘이 되도록 충분히 엉덩이를 완화시키는 데 도움이 될 것이다.

다른 PIR 방법. 다른 관련 엉덩이 굽힘근 PIR절차는 넙다리 곧은근(그림 19.10)과 엎드려서 하는 엉덩허리근(그림 19.11) PIR를 포함한다. 엎드려서 엉덩허리근을 신장시킬 때 엉덩이 관절을 내회전시키고, 척추는 치료

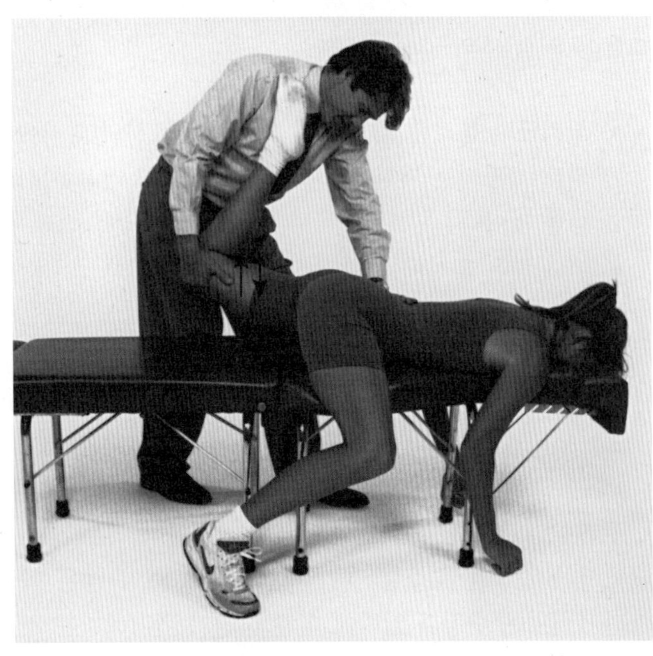

그림 19.11 엉덩허리근 PIR.

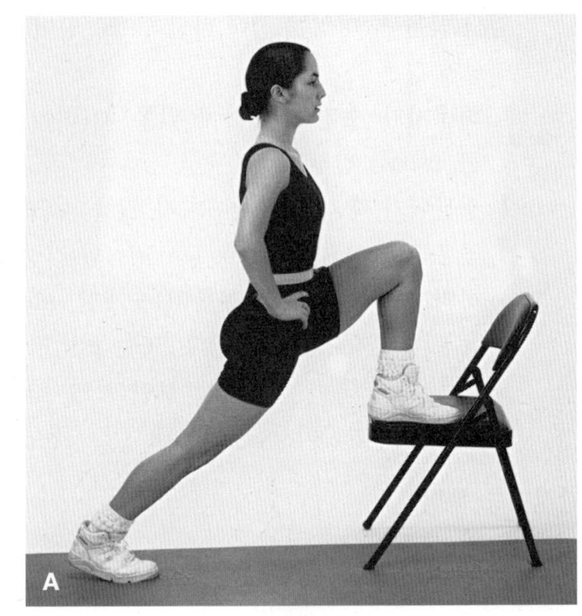

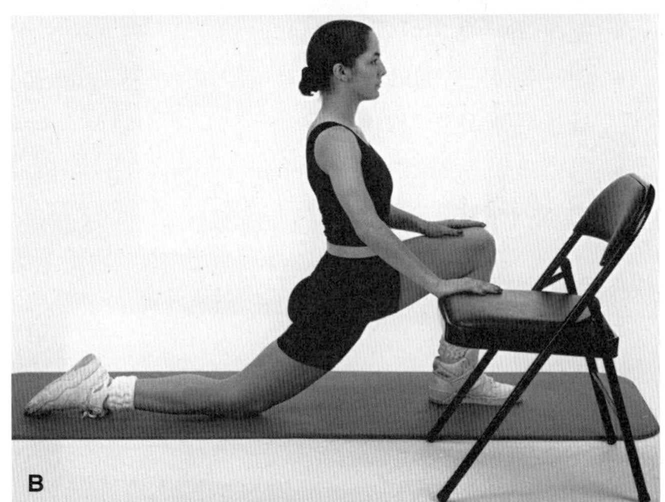

그림 19.12 엉덩허리근 자가신장.

반대쪽으로 약간 구부린다. 허벅지가 외전되지 않도록 주의를 기울인다. 이것은 아마도 가장 명확한 엉덩허리근 신장이지만 긴장을 준다. 높낮이가 자동으로 움직이는 침대를 사용한다면, 침대를 높은 위치에서 시작하여 장벽에 대한 느낌을 유지하는 동안 허벅지를 들어올려 잡고, 침대를 내리는 동안 동시에 근육이 신장된다.

자가 신장법들. 엉덩이 굽힘근을 자가신장시킬 때 아래허리에서가 아니라, 엉덩이와 허벅지 앞쪽에서 신장되는 느낌이 나는 것이 중요하다. 엉덩허리근을 신장시키는 동안 골반후방경사를 유지하고 엉덩이를 안쪽으로 회전시킨다면, 이것이 가장 신장되는 방법이다(그림 19.12A와

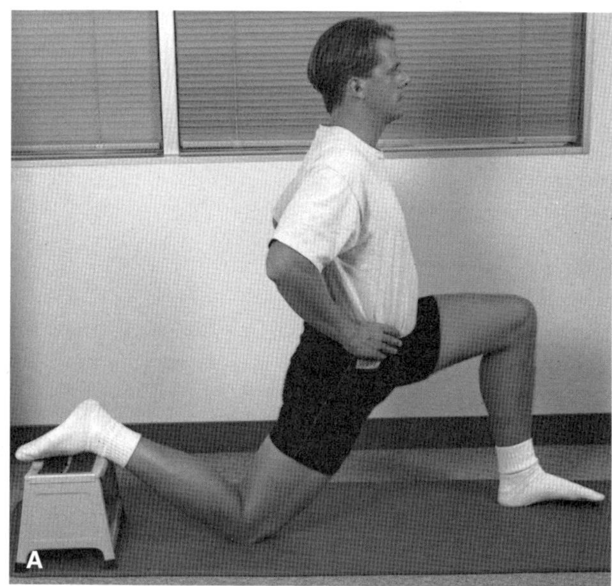

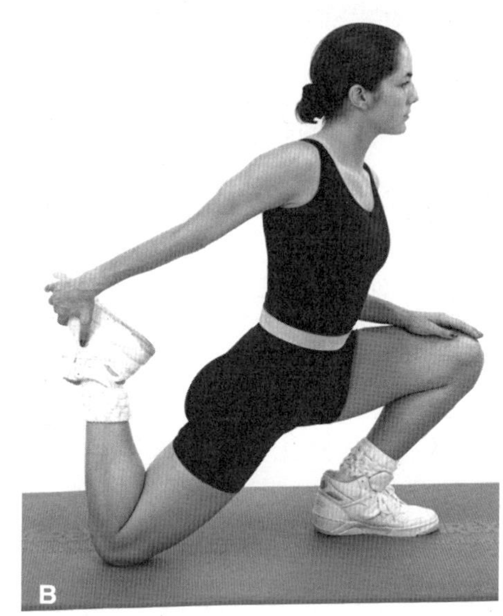

그림 19.13 넙다리 곧은근 자가신장.

19.12B). 넙다리 곧은근은 얼마간 무릎을 구부려야 하며 (그림 19.13A와 19.13B), 실행할 수 있는 능력이 있어야 하고 허리보강이 유지되어야 한다.

4. 넙다리 근막긴장근 (대퇴근막장근, TFL)

연관통

- 무릎까지 허벅지 옆면

근단축의 임상적 결과

- 무릎폄 근육들의 기계적 장애
- 슬개 대퇴 증후군(patella femoral sandrome)
- 엉치 엉덩 관절 문제들
- 허리네모근의 근막 장애들

활성화 또는 지속화

- 달리기에 의한 반복적 긴장
- 골반의 측방 이동
- 전족부의 불안정성(과도한 엎침)
- 오랜 의자앉기, 특히 접좌식에 앉기
- 자전거타기
- 중간볼기근에 대한 보상작용

통증유발점

- 근육의 윗부분

관찰

- 엉덩정강근막띠(장경인대, iliotibial band)를 따라 홈이 생긴다.
- 무릎뼈 위쪽 옆으로 변위가 된다.
- 근섬유의 팽팽함이 보이거나 무릎뼈가 위쪽 옆에서 느껴진다.

과활동에 대한 평가

- 벌림(외전, abduction)되는 동안 엉덩이관절이 굽혀짐(중간볼기근)검사

근단축에 대한 평가

- Ober's test
- 허벅지의 모음동작에 대한 저항

관절기능부전

- 엉치엉덩관절 기능부전
- 무릎 넙다리 뼈관절

교정동작

- "small/short foot" 운동
- 발보조기
- 중간볼기근의 촉진 및 강화
- 안쪽 넓은근(obliquus)의 촉진 및 강화
- 폼롤(form roll)

PIR 기법(그림 19.14)

환자자세

- 치료할 쪽이 위로 가게 옆으로 누워서

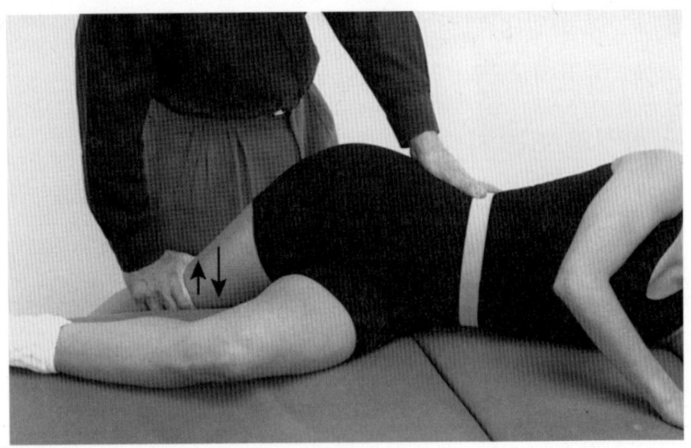

그림 19.14 넙다리 근막 긴장근 PIR.

- 반대쪽 다리는 무릎과 엉덩이 관절을 구부려 안정시킨다.
- 저항이 느껴질 때까지 허벅지를 펴고 모은다.

의사자세

- 환자 뒤에 선다.
- 다리쪽 손을 무릎위에 대고 환자의 허벅지를 아래로 모은다.
- 머리쪽 손을 환자의 골반을 안정시킨다.

환자의 능동노력

- 환자는 허벅지를 굽힘과 벌림을 천장쪽으로 시도한다.
- 이 노력은 등척성에 가깝게 의사의 다리쪽 손으로 수축을 유지하면서 저항되어진다.

근신장 방향

- 의사는 환자의 골반이 중립을 벗어나지 않게 하면서 느슨함이 생긴만큼 모음과 폄쪽으로 더 가져간다.
- 무릎넙다리뼈증후군(patella femoral syn.)을 가지고 있는 환자에 있어서 TFL을 신장시킬 시 무릎뼈는 안쪽으로 안정되어야 한다.

다른 PIR 방법들. TFL은 바로 누운자세에서도 신장되어질 수 있다(그림 19.15). 이 신장기법은 TFL이 뻣뻣하지 않거나 허리가 안정되어 있지 않으면, 허리네모근에 영향을 줄 것이다.

자가신장법. 전 상태로 골반 옆으로 이동하기가 있는데 이것은 멕켄지 폄운동을 준비하기 전에 종종 사용된다(15장 참조). 또한 TFL 이완시키는데 매우 좋은 방법은 foam roll 위에서 구르기가 있다(그림 19.16).

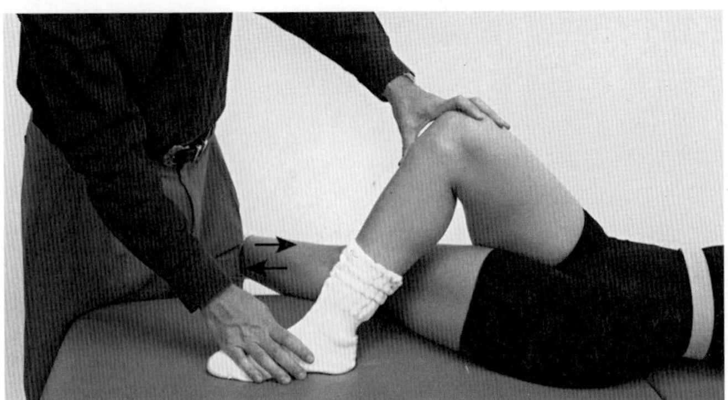

그림 19.15 넙다리 근막 긴장근PIR.

5. 궁둥구멍근 (이상근, piriformis)

연관통

- 허벅지 뒤쪽, 엉덩이와 엉치엉덩관절

근단축의 임상적 결과

- 엉치엉덩관절장애
- 좌골신경의 신경장애포착(가성 좌골신경통)

활성화 또는 지속화

- 한쪽이 짧은 다리일 경우
- 엉덩이 관절을 굽히고 벌린 상태에서 차를 오래 운전했을 경우
- 약화된 중간볼기근의 보상작용
- 발목의 균형 또는 고유 수용성의 결핍과 불안정성으

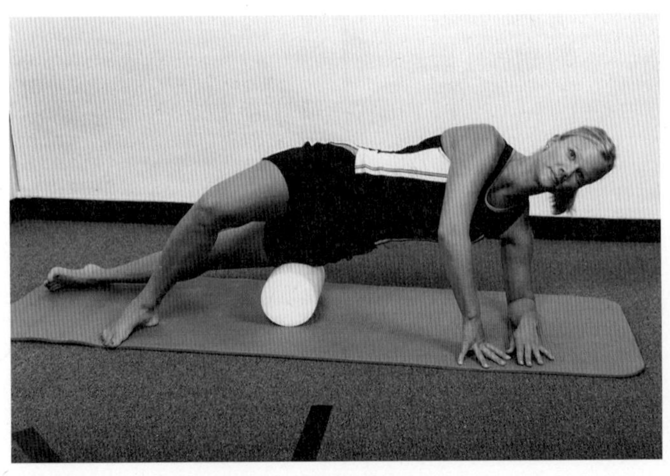

그림 19.16 넙다리근막긴장근의 폼 롤 가동화.

로 인해 더 넓은 바닥면을 제공하기 위해 하지가 바깥쪽으로 돌아간 자세가 된다.

관찰

- 서 있을 때 다리와 발이 바깥쪽으로 돌아가거나, 뒤침 자세에 있다.
- 서 있을 때 골반에 회전되어 있다.

통증유발점

- 근복
- 궁둥패임(sciatic notch)에 가벼운 접촉은 근방호를 유발한다.

과활동에 대한 평가

- 엉덩이 벌림 또는 중간볼기근 검사를 하는 동안 엉덩이 바깥쪽 돌림 또는 골반돌림 현상이 나타난다.

단축에 대한 평가

- 환자가 바로누운 상태에서 엉덩이를 60° 이하로 굽히고, 무릎을 통해 넙다리뼈의 장축을 따라 엉덩이 쪽으로 압박을 적용하고 허벅지를 충분히 안쪽으로 모은 다음, 엉덩이의 안쪽 돌림에 대한 저항을 느낀다.

관절기능부전

- L4/L5 and SI joint

교정동작

- short foot exercise
- 의자를 개선하거나 앉는 자세를 바르게 한다.
- 중간볼기근을 촉진시키거나 강화시킨다.

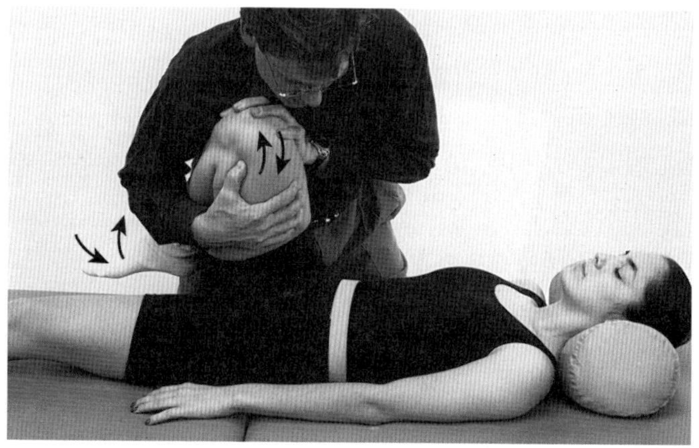

그림 19.17 궁둥구멍근 PIR.

- 제시된 것처럼 감각운동 또는 균형훈련 프로그램을 실시한다.
- 하지 불안정성을 교정한다.

PIR 기법(그림 19.17)

환자자세

- 바로 눕는다
- 대략 45° 정도 엉덩이를 굽힌다(최대 60°).
- 무릎은 대략 90° 정도 굽힌다.

의사자세

- 환자를 보고 치료할 다리쪽에 선다.
- 의사의 환자 머리에 가까운 쪽의 의사의 손과 아래 팔로 환자의 넙다리에 대고 의사의 가슴으로 지지한다.
- 환자 머리쪽에 가까운 의사의 손으로 무릎을 통해 넙다리뼈줄기를 따라 민다.
- 의사는 환자의 허벅지를 안쪽으로 모은다.
- 의사는 환자의 다리쪽 손으로 환자의 장딴지 또는 발목, 내과를 잡고 장벽쪽으로 안쪽돌림을 한다.

환자의 능동노력

- 환자는 허벅지를 의사의 가슴쪽 바깥으로 민다(벌림).
- 또한 바깥쪽 돌림을 만들기 위해 발목을 반대방향인 안쪽으로 민다.

근신장 방향

- 한번 환자는 완전히 이완하고, 의사는 환자의 허벅지를 새 장벽쪽으로 모으고 안쪽으로 돌린다.

다른 PIR 기법들. 또한 궁둥구멍근 PIR은 바로 누운자세에서 허벅지를 모음으로써(그림 19.18A) 실행되어질 수 있고, 엉덩이를 빠깥쪽으로 돌린 상태로 완전히 굽힘(그림 19.18B)으로써 실행될 수 있다. 또한 엎드린 자세에서 무릎을 굽히고 실행될 수도 있다(그림 19.18C).

자가신장. 궁둥구멍근의 자가신장은 여러자세에서 가능하다(그림 19.19A와 19.19B). 그림 19.20은 엉덩이 관절낭 후부의 신장을 보여준다. 또한 궁둥 구멍근 단축에도 사용된다(그림 19.20A 19.20C).

6. 넙다리곧은근 (대퇴직근, Rectus femoris)

넙다리네갈래근 그룹(대퇴사두근 그룹, quadriceps

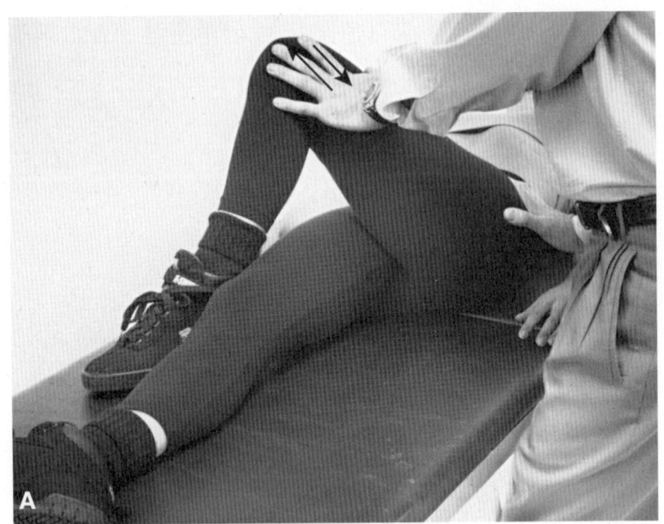

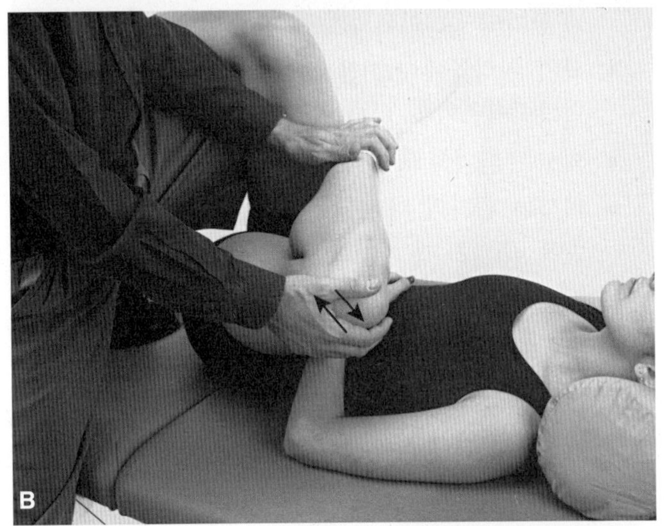

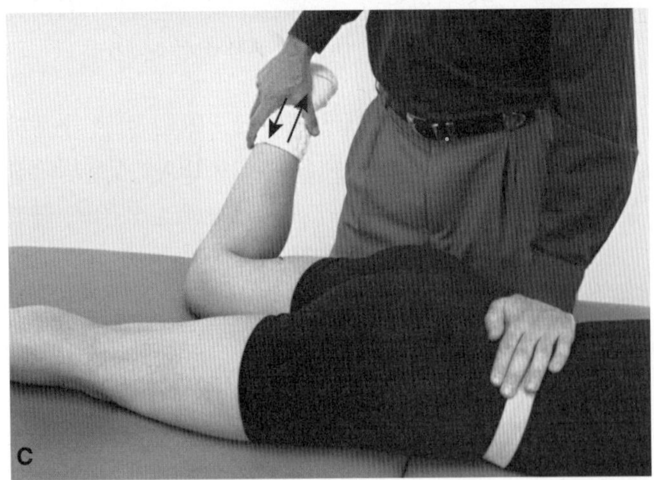

그림 19.18 궁둥구멍근.

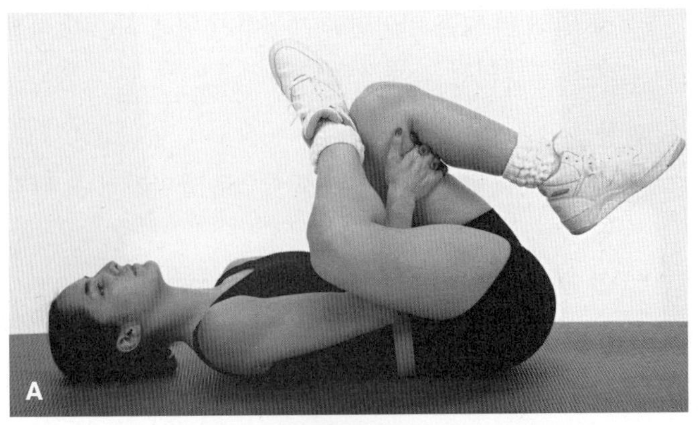

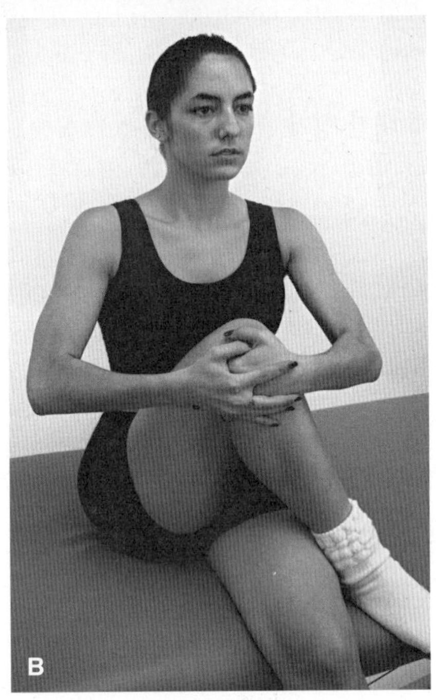

그림 19.19 궁둥구멍근 자가신장법.

femoris group)은 약화되거나 긴장될 수 있다. 넙다리곧은근은 긴장되는 경향이 있고 이것은 종종 넙다리 네갈래근의 긴장으로 오인된다. 약한 넙다리 네갈래근은 보통 쪼그리고 앉아 들어올리기(squat lifting)기법보다 웅크리는 경향이 있어 이것은 허리에 스트레스를 준다. 스쿼트와 런지는 넙다리 네갈래근을 훈련시키는 가장 기능적 운동이다.

넙다리 네갈래근의 PIR은 엎드린자세에서 쉽게 실행될 수 있다(그림 19.21).

주해. 넙다리 네갈래근을 신장시킬 때는 넙다리 신경검사가 음성인지 주의해야한다(20장 참조).

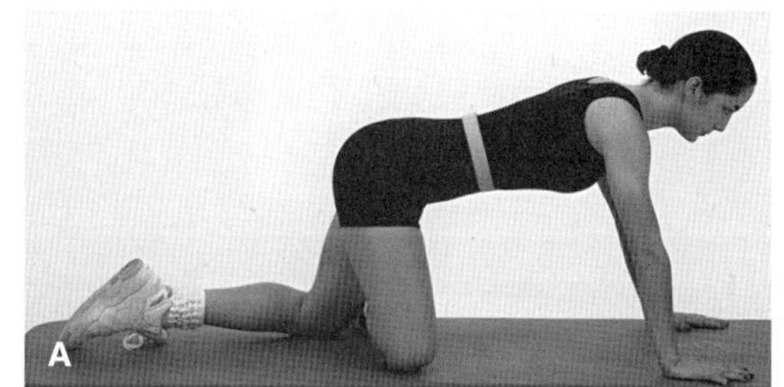

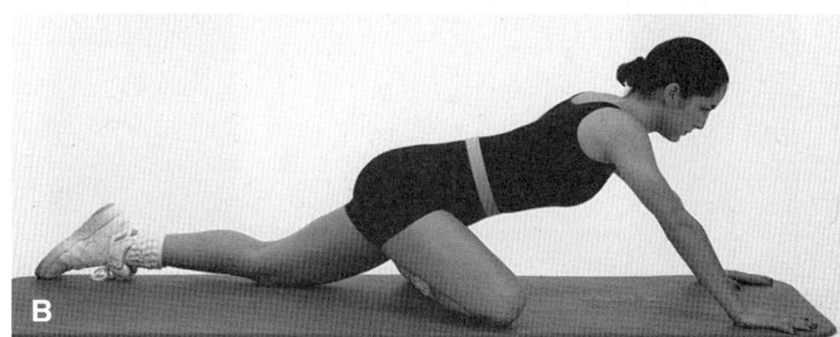

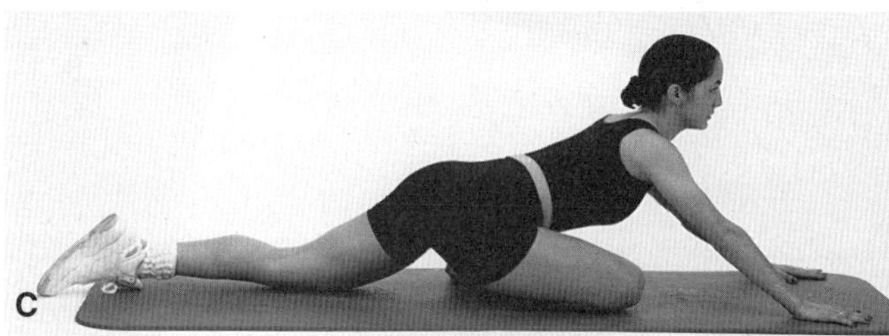

그림 19.20 엉덩이 관절 뒤쪽capsule과 궁둥 구멍근 자가신장법.

7. 큰볼기근(대둔근, gluteus maximus)

이 제1차 엉덩이 폄근의 신장은 종종 필요하지 않다. 그러나 각각의 팽팽한 근육들에 있어서는 필요할 수도 있다. 달리기 선수나 수영하는 사람처럼 엉덩이 폄근을 반복적으로 강하게 사용하는 사람에게서 손상되기 쉽다. 큰볼기근 PIR은 근육에 압통점이 있고 종종 꼬리뼈 통증을 유발하는 환자에게 사용할 수 있다. 이 PIR 기법은 또한 교각 운동과 다른 신장운동을 위한 근육을 촉진시키는 좋은 방법이다. 자가 신장은 전통적 William exercise와 같이 실행되어질 수 있다. 의사에 의해 보조 받을 수 있다(그림 19.22).

8. 허리네모근(요방형근, quadratus lumborum, QL)

연관통

- 외측 섬유는 엉덩뼈 능선과 엉덩이 바깥쪽으로 통증을 방사한다.
- 중간 섬유는 엉치 엉덩관절과 볼기근 깊숙이 통증을 방사한다.

근단축의 임상적 결과

- 아래 허리의 통증
- 뒷쪽 아래 갈비뼈 통증
- 엉치 엉덩관절 장애의 지속
- 보행시 비정상적인 엉덩이 들어올림
- 갈비뼈 운동의 제한과 호흡기능 부전

활성화 또는 지속화

- 체간을 비튼 상태에서 들어올리기
- 체간의 지속적인 옆굽힘
- 웅크린 자세로 정원손질이나 일하는 것 같은 지속적인 과부하
- 반복적 체간 폄

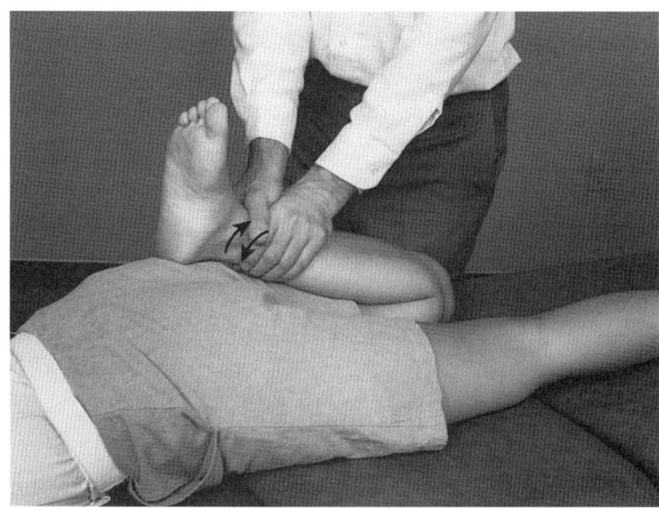

그림 19.21 넙다리 네갈래근 PIR.

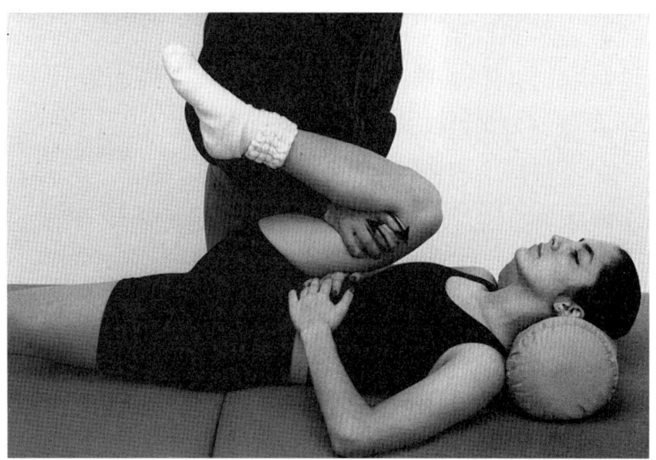

그림 19.22 큰볼기근의 신장.

관찰

- 한쪽이 침범되었다면, 같은쪽 엉덩뼈가 서있을 때 상승된다.
- 한쪽이 침범되었다면, 같은쪽 허리뼈가 오목하게 옆굽힘된다.
- 한쪽이 침범되었다면, 그쪽 옆구리에 주름이 잡힌다.
- 한쪽이 침범되었다면, 당겨지는 동안 뜬갈비뼈(부유늑골)가 나타남.
- 양측성이라면, 허리뼈의 앞굽이가 증가한다.

통증유발점

- 척추세움근의 외측 바로 아래 가로돌기뼈 쪽으로
- 옆으로 누운자세에서 가장 잘 만져진다.

골막 통증점

- 엉덩뼈 능선과 갈비뼈에 붙는 부위

과활동에 대한 평가

- 옆으로 누운자세에서 외전검사를 하는 동안 초기에 골반 상승이 보인다.

단축에 대한 평가

- 선별검사: 옆으로 누워 환자는 아래의 어깨쪽의손이나 전완으로 상체를 든다. 아래쪽의 엉치뼈부터 옆쪽 갈비뼈까지 체간의 볼록한 윤곽이 매끄럽지 못하다면, 검사는 양성이다(그림 11.15).

관절기능부전

- T10, L1

교정동작

- 짧은 다리 교정
- 앉아있는 자세에서의 짝골반의 교정
- 중간 볼기근의 촉진 또는 강화
- 올바른 물건들기를 교육시킴
- 지속적 또는 반복적 과사용을 피한다.

PIR 기법(그림 19.23)

환자자세

- 침범된 쪽이 아래로 가게 옆으로 눕는다.
- 몸통을 뒤쪽으로 약간 돌린상태에서 체간을 후방경사
- 발목을 약간 교차한 상태에서 무릎과 엉덩이 관절을 90° 굽힘시킨다.

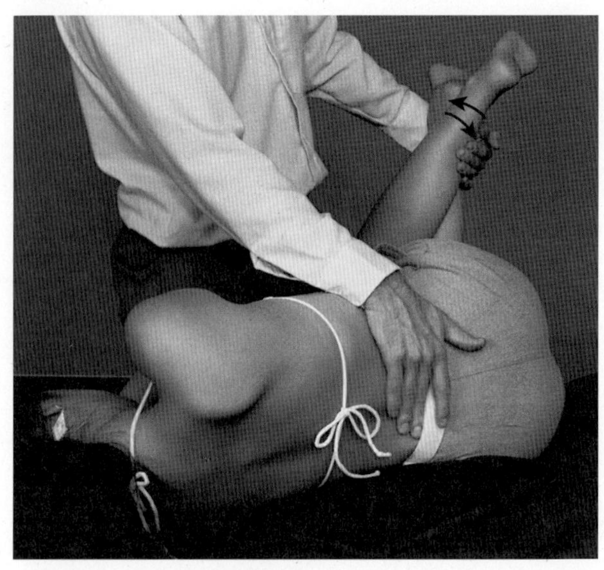

그림 19.23 허리네모근 PIR.

의사자세

- 환자를 보고 침대 앞에 선다.
- 환자의 무릎은 아래쪽 의사의 허벅지 위에 걸쳐놓는다.
- 의사는 침대에 가까운쪽 환자의 허리가 옆굽힘을 만들어지도록 환자의 발목을 잡고 들어올린다.
- 의사의 머리쪽 손을 환자의 아래쪽 척추 세움근에 대고 수축을 느낀다.

환자의 능동적 노력

- 환자는 발을 침대쪽으로 내린다.
- 수축 후에 적당한 기간동안 환자는 힘을 빼고 이완되도록 유도되어져야 한다.

근신장의 방향

- 근육을 이완함으로써 허리뼈의 옆굽힘이 더 증가되도록 발목을 들어올린다.
- 엉덩이 굽힘과 골반의 경사 각도는 수축과 신장동안 정확한 허리네모근만의 국소화를 위해 수정되어짐이 필요할 수도 있다.

다른 PIR 방법들. 굳거나 긴장된 QL은 여러가지 방법으로 이완 또는 신장될 수 있다. 엎드리거나(그림 19.24A) 옆으로 누운자세(그림 19.24B)에서도 가능하다. 때때로 이것에 PIR 개념을 적용할 때 QL근육만의 국소화가 어

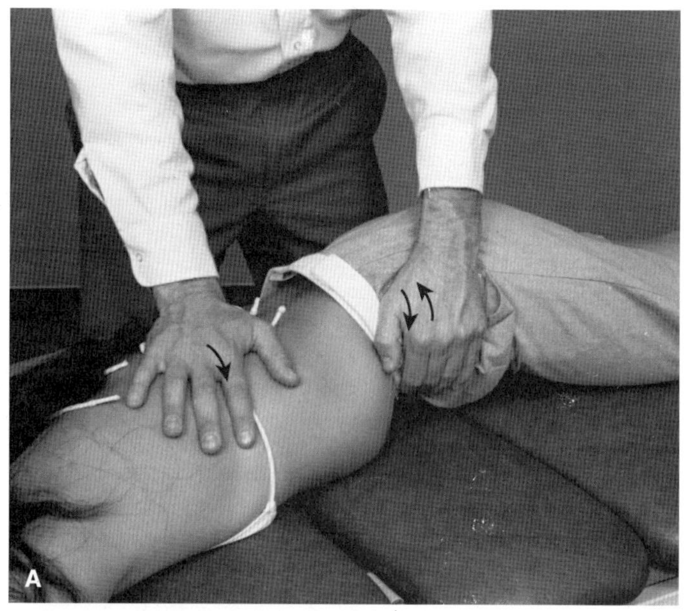

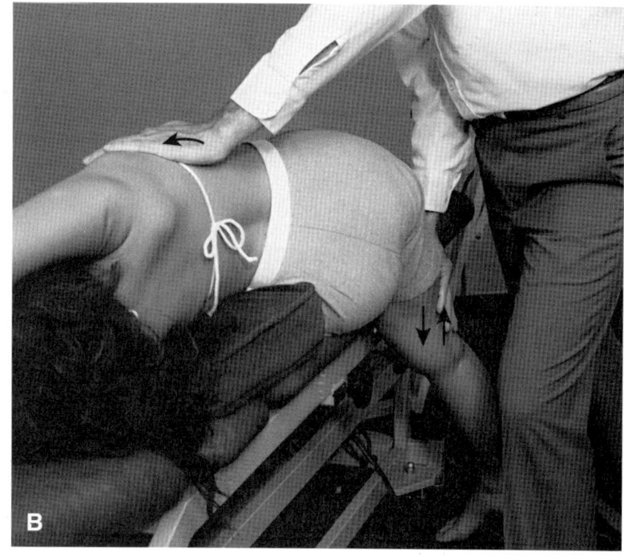

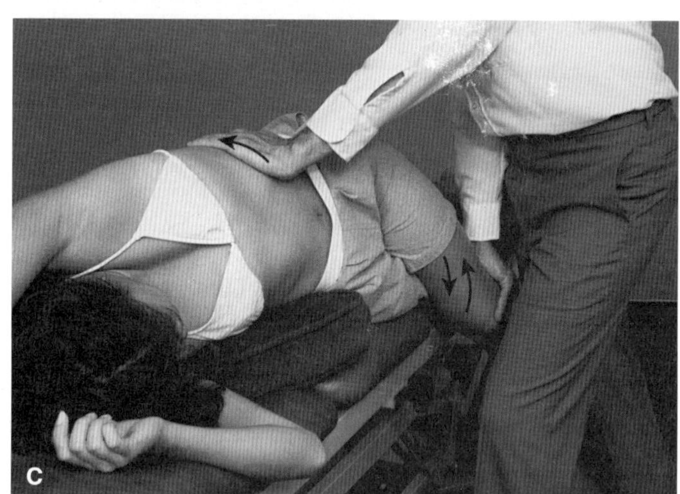

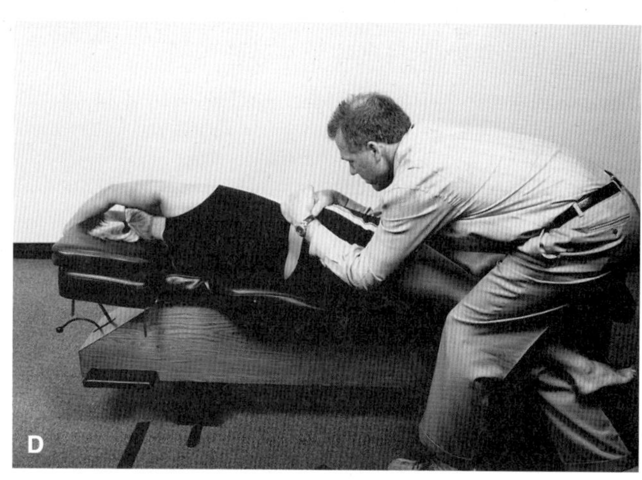

그림 19.24 허리 네모근 PIR.

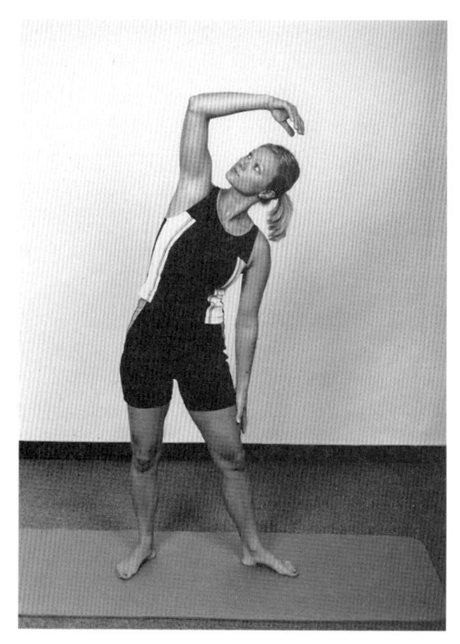

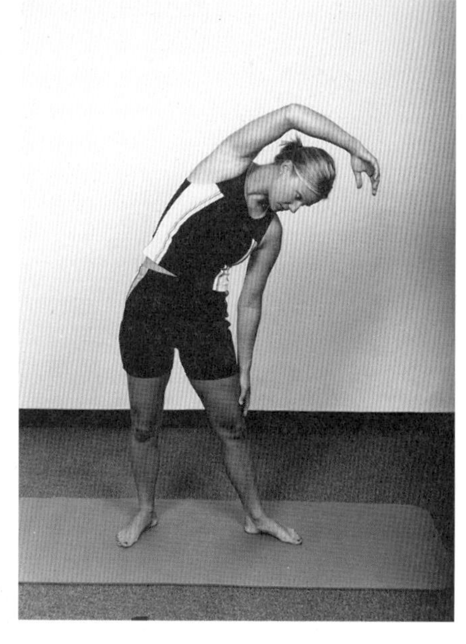

그림 19.25 **(A와 B)** 허리네모근의 자가신장.

려울 수도 있다. 그러므로 능동적 이완기법들이 사용되어질 수 있다.

자가 신장들. 선자세에서의 자가 신장들은 그림 19.25에 나와 있다.

9. 척추세움근 (척추기립근, erector spinae)

연관통

- 엉치엉덩관절과 아래 허리, 엉덩이로 퍼진 통증

단축된 근육의 임상적 결과

- 아래 허리 통증
- 복부근들을 억제한다.

활성화 또는 지속화

- 자세적 과긴장(지속적 구부정한 자세)
- 허리를 숙이거나 비튼채로 물건을 들어올릴 때 갑작스러운 과부하
- 약화되거나 억제된 큰볼기근에 대한 보상작용

관찰

- 증가된 허리 앞굽이
- 등허리 연결부의 근육비대

통증유발점

- 근복 어느 곳에나

근막통점

- L4-S1의 가시돌기

과활동에 대한 평가

- 엉덩이 과폄검사동안 초기에 골반 전방 경사각 증가 또는 허리뼈의 앞굽이는 척추세움근의 과활동으로 인한 허리뼈의 동적인 불안정성을 의미한다.

근단축에 대한 평가

- 서서 손을 발바닥에 대는 검사 또는 앉아서 하는 검사에서 허리뼈의 앞굽이의 역전이 불가능하다.
- 손가락에서 바닥까지의 거리는 엉덩이와 골반 움직임, 뒤넙다리 긴장과 팔, 몸통과 다리길이 사이의 관련된 차이 때문에 허리 유연성의 근거가 되지 않는다.

관절기능부전

- 각 침범 부위의 분절과 특히 L4/L5와 L5/S1

교정운동

- 복부근을 강화시킨다.
- 큰볼기근의 촉진 또는 강화한다.
- 허리뼈와 골반의 중립 위치를 교육한다.
- 물건을 올바른 방법으로 들어올리기를 교육한다.
- 넙다리 네갈래근을 강화시킨다.
- 의자에 앉을 때 허리를 지지할 수 있게 한다.

PIR 기법(그림 19.26)

환자자세

- 아픈 쪽이 위로 가게 옆으로 눕는다.
- 아래쪽 팔을 환자 뒤로 한다.
- 환자의 위쪽 팔이 침대 바깥으로 떨어지도록 상체를 전방으로 돌린다.
- 아래쪽 다리도 안정을 위해 엉덩이와 무릎을 굽힌다.
- 위쪽 엉덩이를 다리가 침대 바깥으로 떨어지도록 약간 폄시킨다.

의사자세

- 환자 앞에 서거나 앉는다.
- 의사는 한손으로 ASIS를 고정한다.
- 다른 손과 아래 팔로 환자의 등부분의 근육을 넓게 잡는다.
- 그리고 ASIS를 환자의 몸에서 멀어지도록 밀어 허리뼈를 회전시켜 느슨함을 죄어 근육의 장벽으로 가져간다.

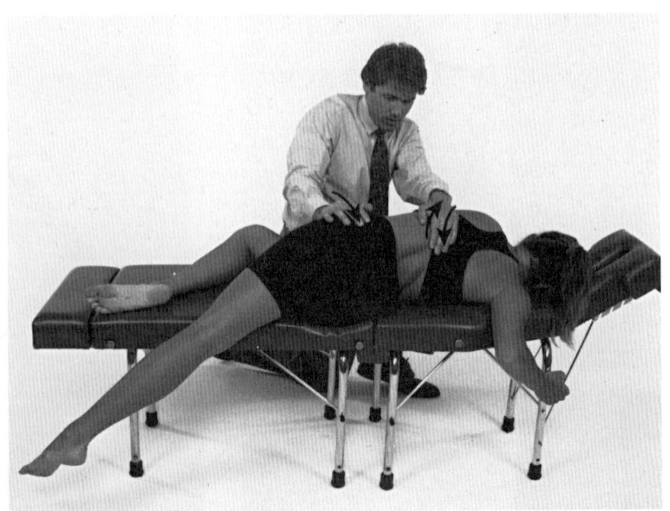

그림 19.26 척추 세움근 PIR.

환자의 능동적 노력

- 환자는 숨을 들이 마시면서 상체를 저항에 반하여 후방으로 돌리도록 요구되어진다. 환자는 또한 돌리는 방향으로 쳐다보도록 교육받을 수 있다.

근육 신장 방향

- 수축후 환자에게 이완함과 동시에 숨을 자연스럽게 내쉬도록 요구한다.
- 의사는 근육이 이완됨을 느낄 때 근육의 새로운 장벽쪽으로 자세를 위치시킨다.

다른 *PIR*기법들. 척추세움근은 Janda에 의해 알려진 바로누운자세(그림 19.27) 또는 앉은 자세(그림 19.28)에서는 신장이 가능하다. 후자의 경우 주의할 점은 척추의 비짝운동을 주의해야한다. 굽힘에서 신장한다면, 돌림

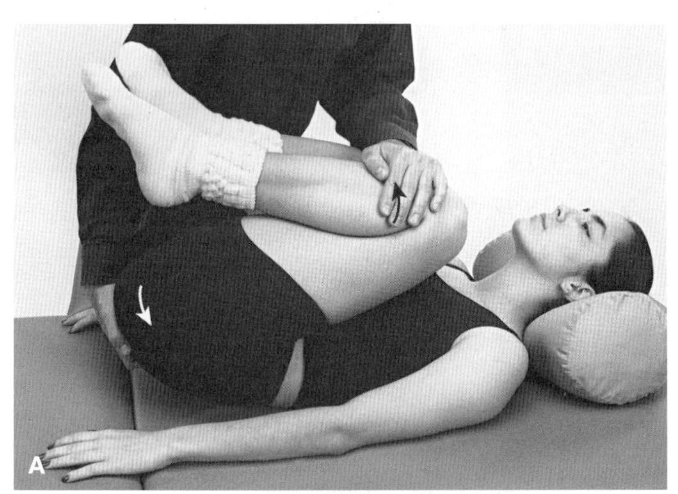

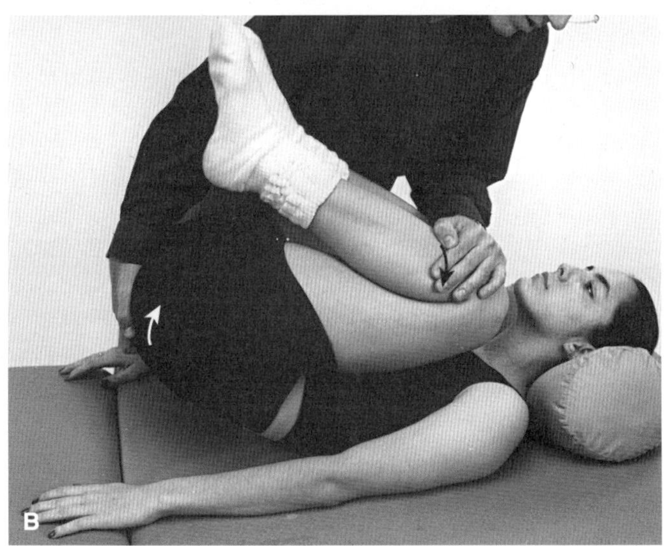

그림 19.27 척추세움근의 Janda 후의 PIR.

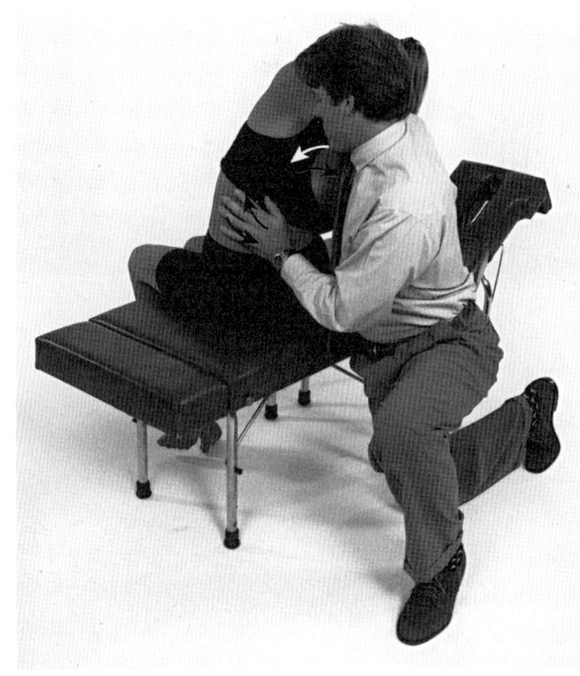

그림 19.28 척추세움근의 PIR.

과 옆굽힘은 같은 방향으로 한다. 중립 또는 폄 상태에서 신장 또는 가동화를 한다면, 환자의 돌림과 옆굽힘은 반대방향으로 진행시킨다.

자가신장. 아래 허리에 대한 신장법은 여러 가지가 있다(그림 19.29A-D), 간단한 자가신장 PIR기법은 아래 허리를 이완시키려는 환자에게 훌륭한 방법이다(그림 19.30). 환자가 어떤 신장방법이 편안하고 효과적인 가를 탐구하는 것은 실용적인 것이다.

임상적 문제

디스크적 징후를 가지고 있는 환자에게 허리를 구부린 자세에서 신장은 금기가 된다. 그런 신장법은 충분히 따뜻하게 데워진 후 건강한 개개인에 위해 남겨두어야 한다. 그런 스트레칭은 오랜기간 누워 있던 아침에는 피해야 한다.

10. 허리뭇갈래근 (lumbar multifidi)

PIR기법(그림 19.31)

환자자세

- 아픈 쪽이 위로 가게 옆으로 눕는다.
- 몸통을 뒤로 돌린다.
- 골반을 전방으로 돌린다.

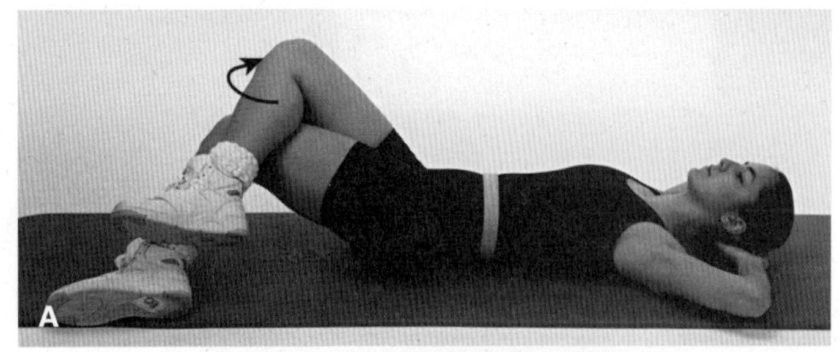

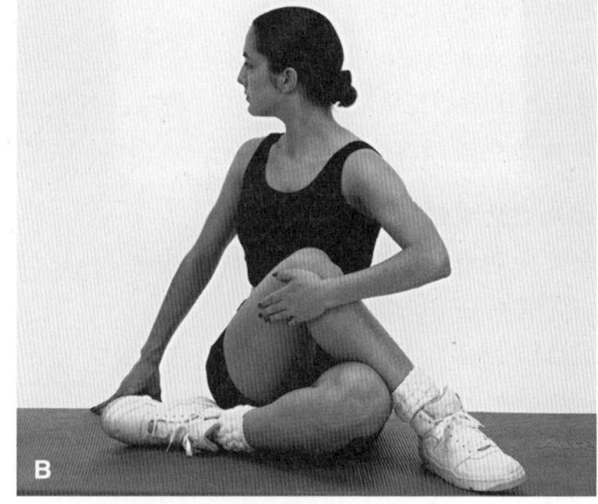

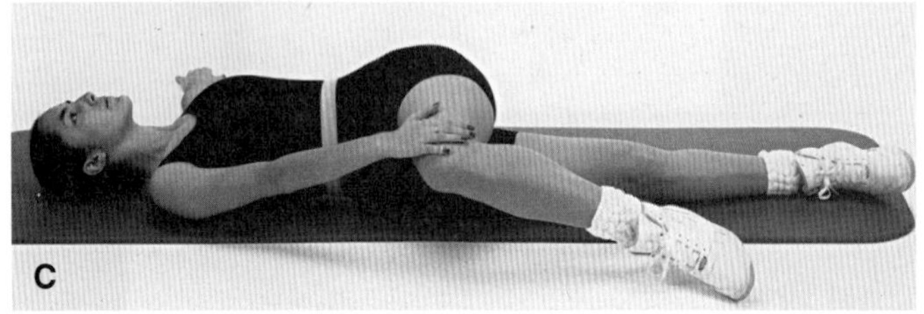

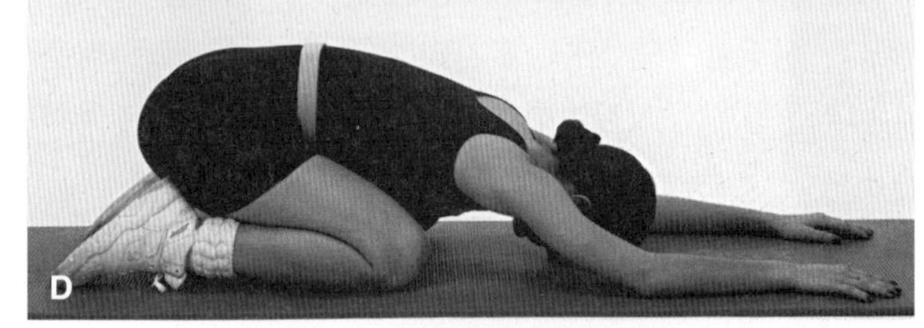

그림 19.29 척추 세움근 자가 신장.

의사자세

- 환자 앞의 침대쪽에 선다.
- 환자의 머리쪽에 있는 치료사의 아래팔로 환자어깨를 뒤로 민다.
- 나머지 손과 아래팔은 환자의 엉덩이뼈 꼭대기 면을 전방으로 돌린다.

환자의 능동 노력

- 골반이 뒷쪽으로 움직이는 동안 몸통을 앞으로 돌리려 노력한다.
- 이 노력은 가능한 등척성에 가깝게 수축을 유지하기

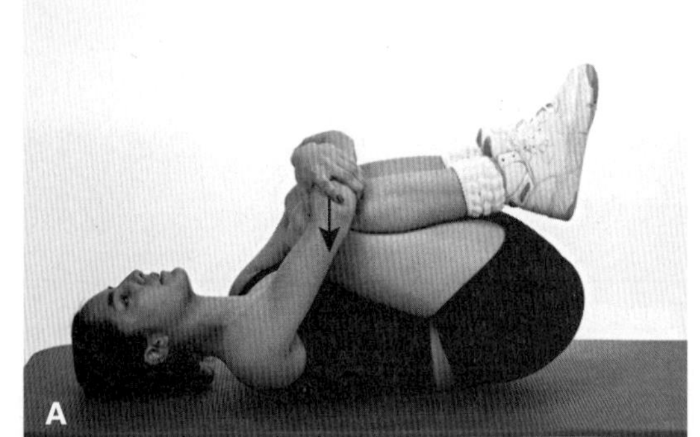

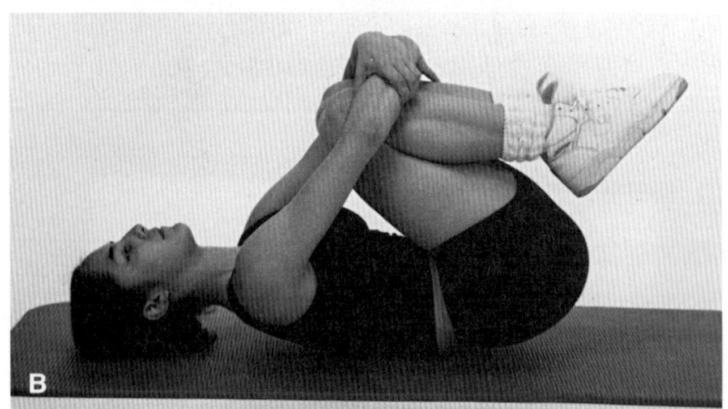

그림 19.30 척추 세움근 자가 PIR.

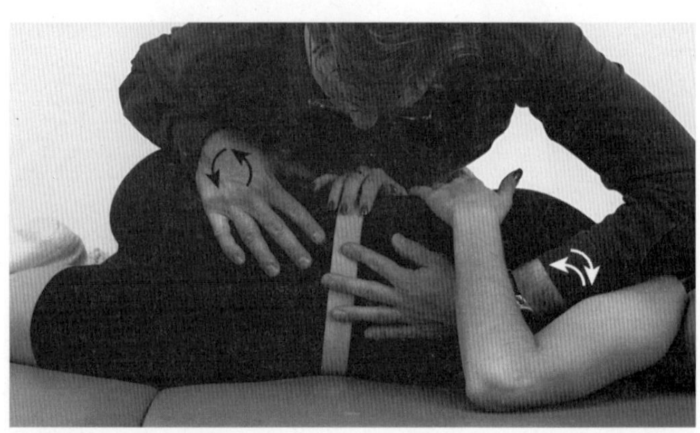

그림 19.31 허리 뭇갈래근PIR.

위해 의사에 의해 저항되어진다.

근신장 방향

- 한번 환자가 완전히 이완을 하면, 의사는 환자의 어깨를 뒤로 밀고, 골반을 앞으로 당겨 새로운 장벽으로 느슨함을 없앤다.

11. 뒷목근육(널판근, 반가시근, 뭇갈래근, 돌림근) [Posterior cervical muscles(Splenei, semispinalis, multifidi, rotators)]

연관통

- 뒷통수 밑부위
- 윗쪽 어깨띠 아래까지
- 이마

단축근육의 임상적 결과

- 짧은 목 또는 목뒤통수 부위의 과도한 젖힘상태
- 목에서 기인된 두통 초래
- 목이 원인이 된 현기증
- 목후관절의 기능부전

활성화 또는 지속화

- 독서나 글쓰기 같은 지속적인 목의 굽힘자세
- 머리가 전방으로 돌축되거나 구부정한 자세
- 외상(예, 채찍손상)

통증유발점

- 뒤통수, 뒤통수밑 삼각부위에서 C4-C5까지
- 근복 어디서나

골막통점

- 고리뼈의 가로돌기

관절기능부전

- C0/C1에서 중간목뼈

교정동작

- 머리와 목의 위치가 바르게 되도록 훈련시킨다(예, Alexander technique).
- 전방으로 체중이 실린 자세를 개선한다.
- 큰볼기근과 깊은 목근육을 촉진, 강화한다.

PIR 기법

a) 머리반가시근(그림 19.32)

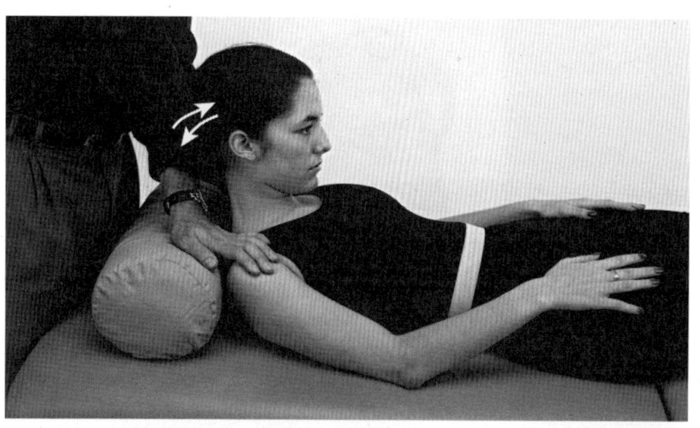

그림 19.32 머리 반가시근 PIR.

환자자세

- 바로눕는다.

의사자세

- 침대 머리맡에
- 환자의 머리는 환자의 어깨에 댄채 교차된 팔에 의해 지지된다.
- 저항이 느껴지거나 환자가 신장되는 목에서 통증을 지각할 때에 환자의 머리 굽힘을 중지한다.

환자의 능동 노력

- 의사가 동등한 저항을 주는 동안 환자는 머리를 부드럽게 뒤로 밈을 시도하면서 숨을 들여마신다.
- 5초에서 10초 후 환자는 힘뺀다.

근신장 방향

- 의사는 환자가 완전히 이완되었다고 느낄 때, 환자에게 숨을 깊게 들이마시고 내밷도록 요구한다.

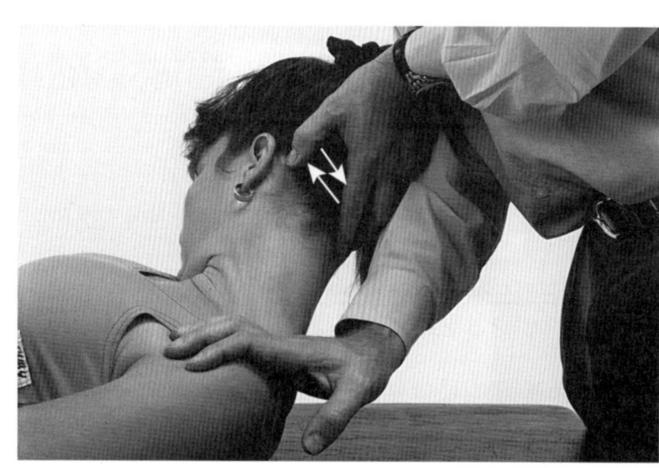

그림 19.33 목반가시근PIR (왼쪽).

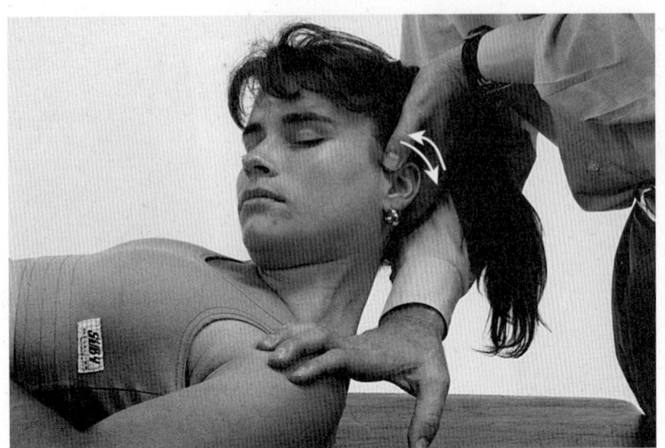

그림 19.34 머리/목널판근 PIR (왼쪽).

- 환자가 숨을 내쉬고 계속 이완할 때, 의사는 근육의 느슨함을 쥔다.
- 새로 남은 단축된 부분은 전보다 더 멀리 전방으로 굽힘으로써 달성된다.
- 이 단계에서 추가적으로 2, 3회 반복할 수 있다.

b) 왼쪽 목반가시근(그림 19.33)

주의. 이것은 목뼈의 비짝운동이기 때문에 만일 통증이 유발되면 옆굽힘정도를 조금 줄인다. 같은 쪽으로 돌림과 옆굽힘한 상태로 굽힘을 추가한다. 관절 통증이 유발되면 먼저 추력이 사용될 수 있다. 이 기법에는 점진적으로 힘을 사용되어야 한다(간헐적 냉찜질과 신장은 선택사항이다).

c) 머리/목널판근(판상근, splenius) (그림 19.34)

굽힘과 돌림을 결합시킨 후 아픈 쪽의 반대로 옆굽힘을 한다. 이 신장법은 매우 점진적으로 힘을 진행해야 한다.

d) 왼쪽 뭇갈래근(다열근, multifidi)과 돌림근(회선근, rotators)(그림 19.35)

먼저 최대한 돌리고 그 머리를 최대한 굽힘시켜야 한다. 이 신장법 또한 매우 점진적으로 실행되어야 한다.

12.윗쪽등세모근 (상승모근, upper trapezius)

연관통

- 꼭지돌기와 조인트플레이 쪽으로 목 뒤 옆쪽을 따라 통증이 나타남

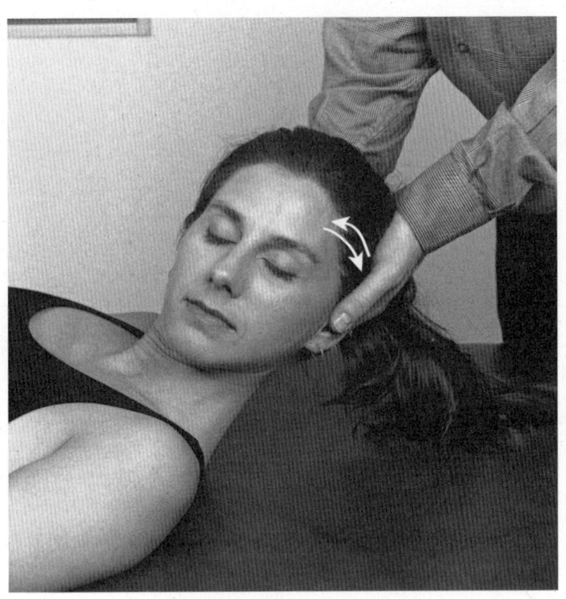

그림 19.35 뭇갈래근과 돌림근PIR (왼쪽).

근 단축의 임상적 결과

- 두통, 특히 관자뼈
- 목통증
- 머리가 앞으로 빠진 자세나 상부목의 폄의 증가
- 변화된 어깨관절 리듬

활성화

- 어깨 들어올림을 지속해야 하는 직업상 스트레스
- 어깨와 귀사이에 수화기를 끼운채로 전화하는 경우
- 의자의 팔걸이가 맞지 않거나 없는 경우
- 책상이나 타자기 또는 키보드가 너무 높은 경우
- 어깨뼈의 하부고정근들의 약화에 대한 보상작용
- 습관적으로 어깨를 전방으로 내민자세
- 목과 등뼈 연결부위의 과도한 뒷굽이
- 큰가슴에 대한 불충분한 지지
- 가방이 너무 무겁거나 어깨끈이 너무 얇은 경우
- 짧은 다리에 대한 보상작용
- 감정적 스트레스
- 호흡을 할 때마다 함께 위로 움직이는 어깨
- "어깨 위에 부담"
- 두 다리의 불일치

관찰

- 목과 어깨의 연결선이 직선 또는 볼록하게 보인다

(gothic shoulder apperance).

통증유발점

- 근육중간부분, 전면, 옆면

과활동에 대한 평가

- 어깨 벌림시 초기에 어깨가 올라가거나, 과도한 위쪽 등세모근의 과도한 활동이 보인다.

근 단축에 대한 평가

- 목을 최대한 굽힌 상태에서 반대편의 머리를 옆굽힘 시키고 다른쪽으로 돌려 검사한다.
- 어깨를 눌러 보았을때 탄성이 감소됨을 알 수 있다.

기능부전

- 고리 뒤통수 관절
- 목등뼈관절 이항부위를 포함한 "다른 목뼈관절의 기능장애"

교정동작

- 작업환경을 자신에 맞게 개선한다.
  - 팔걸이의 높이를 적절히 하여 팔꿈치가 편안하도록 한다.
  - 책상과 키보드, 타자기의 높이를 맞춘다.
  - 어깨를 자주 이완한다.
  - 팔꿈치를 90°로 굽힌다.
  - 손은 작업면에 중립 위로 이완되도록 한다.
  - 적절한 높이에서 손목 받침대를 사용한다.
  - 쉬는 시간동안 어깨의 긴장이 풀리도록 가볍게 운동을 해준다.
  - 브래지어는 끈이 넓은 것을 사용해서 적절한 지지를 할 수 있게 해준다.
  - 가방은 가볍고 끈이 넓은 것으로 반대 어깨에 맨다.
  - 횡격막 호흡을 할 수 있도록 교육시킨다.
  - 어깨 뼈의 하부고정근을 강화 · 촉진한다.

PIR 기법(그림 19.36)

환자 자세

- 바로 눕는다.
- 머리를 굽히고 아픈 쪽으로 돌리고, 반대쪽으로 옆굽힌 자세를 취한다.

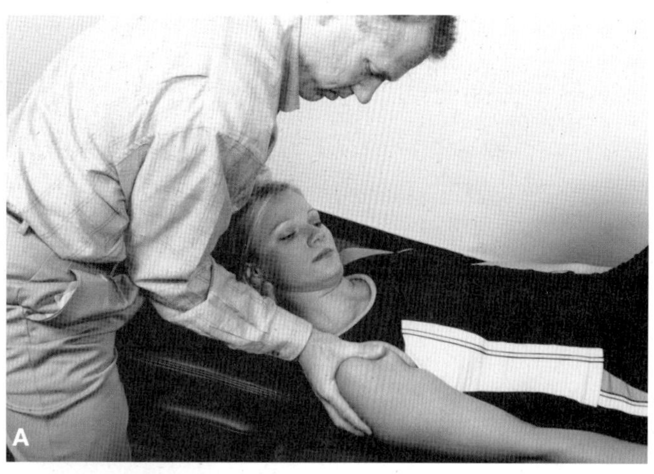

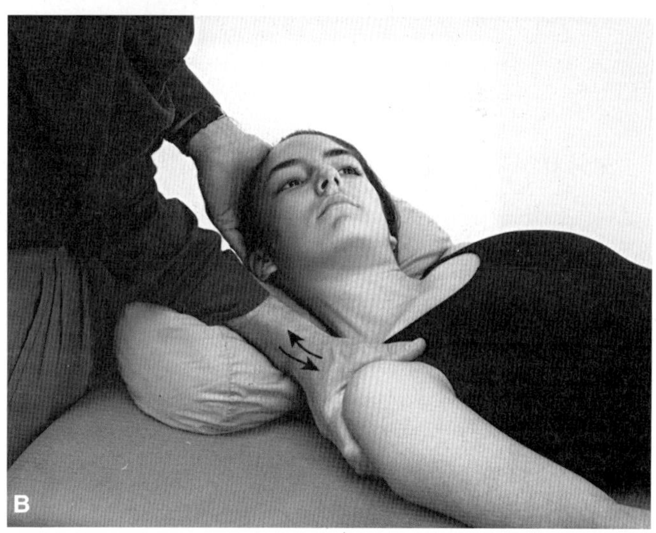

그림 19.36 위등세모근PIR. **(A)** 옳음. **(B)** 틀림.

- 아픈 쪽의 팔은 환자의옆에 놓아 이완시킨다.

의사 자세

- 머리쪽 침대에 선다.
- 교차하거나 않은 한 손으로 부드럽게 환자의 어깨에 대고, 나머지 한 손으로 위로 환자의 꼭지돌기를 감싸쥔다.
- 머리와 목을 굽힘으로 첫 번째 느슨함 끌어냄으로써 "wind-up" 신장을 한 다음, 침범된 쪽으로 부드럽게 머리를 돌리고 반대로 옆굽힘을 한다. 최종적으로 어깨 방향으로 밀어 가장 강하게 느슨함을 끌어낸다.

환자의 능동 노력

- 환자는 어깨를 귀로 끌어올려고 노력한다.
- 이것은 의사에 의해 가능한 한 등척성에 가깝게 수축을 유지한다.

- 가장 흔한 실수는 환자의 어깨가 귀(ear) 쪽으로 끌어당겨지는 것보다 어깨를 들어 침대에서 어깨가 떠버리는 것이다.

근 신장 방향

- 환자가 적당한 기간동안 수축한 후에 환자는 힘을 놓고 이완되어지도록 장려되어진다.
- 근육이 이완됨을 느낀 후에 의사는 허용되는 만큼 또는 새로운 장벽까지 가능한 한 멀리 어깨를 아래로 밀어 느슨함을 쥔다.
- 얼마간의 느슨함은 목을 굽힘을 증가시킴으로써 끌어내질 수 있다. 그러나 비짝운동인 반대로 옆굽힘과 근육쪽으로의 돌림에 대한 느슨함은 더 이상 끌어내어져선 안된다.

자가신장법. 훌륭한 자가신장법은 그림 19.37에 나와 있다. 장벽까지 목굽힘을 증가시키는 것은 이 방법의 특이성을 증가시킨다. 자가 PIR은 쉽게 조합될 수 있다.

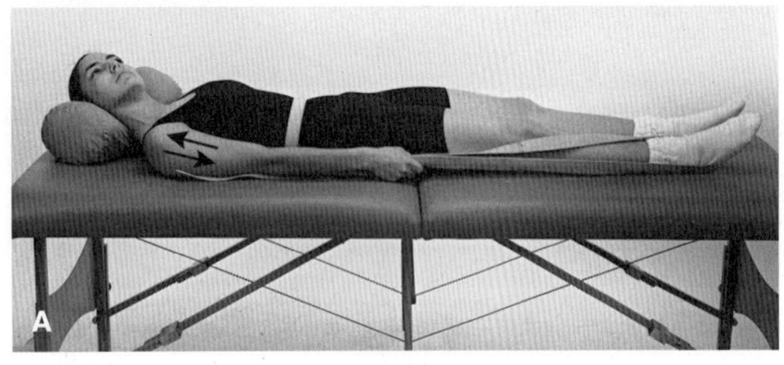

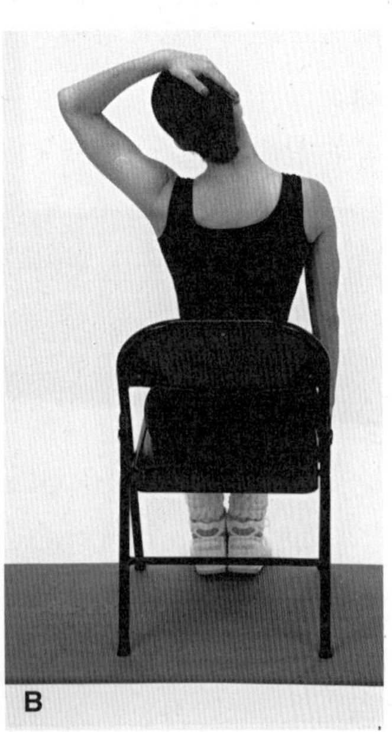

그림 19.37 위등세모근의 자가신장.

13. 어깨올림근(견갑거근, levator scapulae)

연관통

- 날개뼈의 척추쪽 가장자리
- 목덜미

근단축의 임상적 결과

- 아픈 쪽으로 머리를 돌리면 통증이 나타난다.
- 기운 목(torticollis)
- 변화된 어깨관절 리듬
- 위쪽으로 제한된 어깨뼈 회전

활성화

- 앉아있는 옆사람에게 고개를 돌려 대화를 오래 하는 경우
- 과도한 전화사용
- 오랫동안 고개를 숙인 채로 책상에서 일하기

관찰

- 어깨뼈 정지부위의 목어깨선이 약간 볼록하거나 이중으로 물결모양으로 보인다.

통증유발점

- 어깨뼈의 윗각과 안쪽면
- 전체 근육을 촉진하기 위해 등세모근을 옆으로 밀고 촉진한다.

골막 통증점

- C2의 가시돌기 옆면

근단축에 대한 평가

- 검사하는 반대로 머리를 옆굽히고 돌린다.
- 검사하는 쪽에 어깨를 가볍게 밑으로 민다.
- 양성반응은 어깨를 밀 때 탄력이 부족함이 느껴진다.

관절기능부전

- C1/C2와 C2/C3
- 목등뼈 연결부위

교정동작

- 전화할 때 헤드셋을 사용한다.
- 머리를 돌릴 필요없게 모니터나 독서도구를 재조정

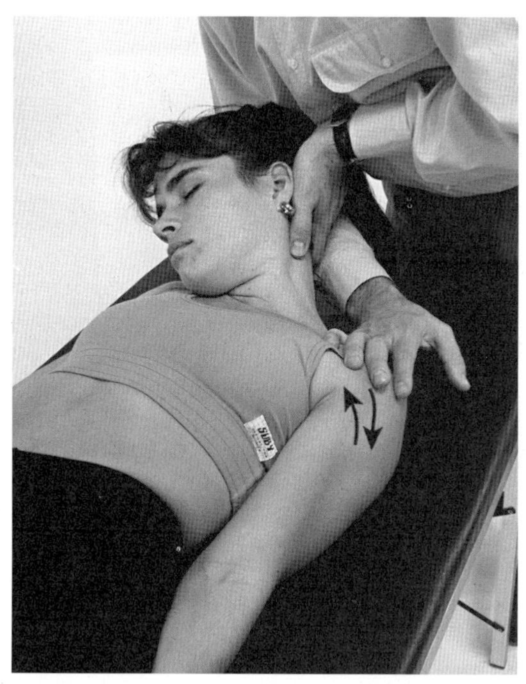

그림 19.38 어깨올림근PIR.

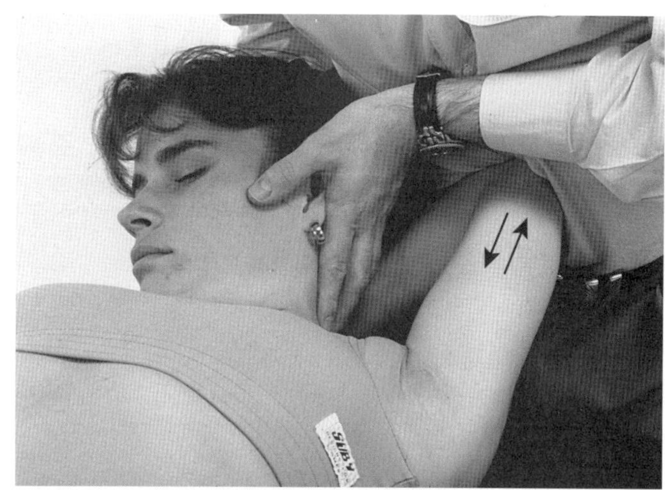

그림 19.39 어깨올림근 PIR.

한다.

- 어깨뼈의 하부고정근을 촉진과 강화한다.

PIR 기법(그림 19.38)

환자자세

- 손바닥이 위로 가는 것 말고는 등세모근과 같고, 항상 허벅지 아래에 손바닥이 위로 가게 해서 항상 허벅지 아래에 고정해 두고 머리는 반대로 돌려 놓는다.

의사의 자세

- 침대머리 맡에 아픈 어깨쪽에 선다.
- 한손으로 환자의 어깨뼈의 위안쪽면을 접촉하면서 아래 팔은 최대한 가깝게 환자의 머리를 지지한다.
- 바깥쪽 팔은 다른 팔의 앞으로 교차해 손바닥을 위로 해서 꼭지돌기를 잡을 수 있다.
- 환자의 목을 최대한 굽히고, 아픈 반대쪽으로 옆굽힘과 돌림을 시킨다.
- 어깨를 아래 방향으로 밀어 모든 느슨함을 끄집어내고 머리와 목에는 최소한의 힘을 준다.

환자의 능동노력

- 환자는 부드럽게 어깨뼈를 들어올리도록 지시받는다.
- 이 노력은 의사에 의해 가능한 등척성에 가깝게 수축을 유지하므로써 저항되어진다.

근신장 방향

- 환자는 한번 완전히 이완하고, 의사는 어깨의 압박을 증가시킴으로써 느슨함을 끌어낸다.

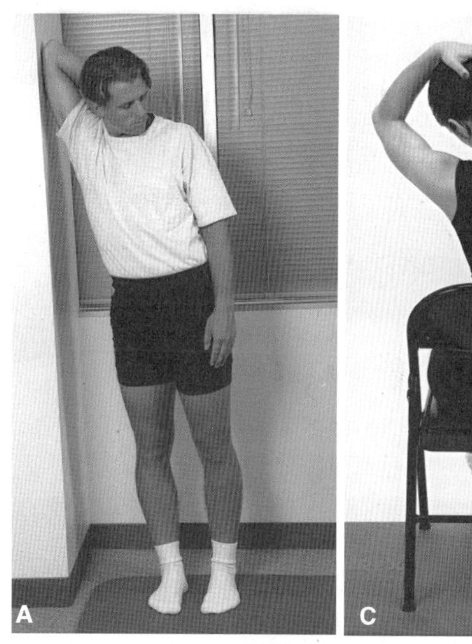

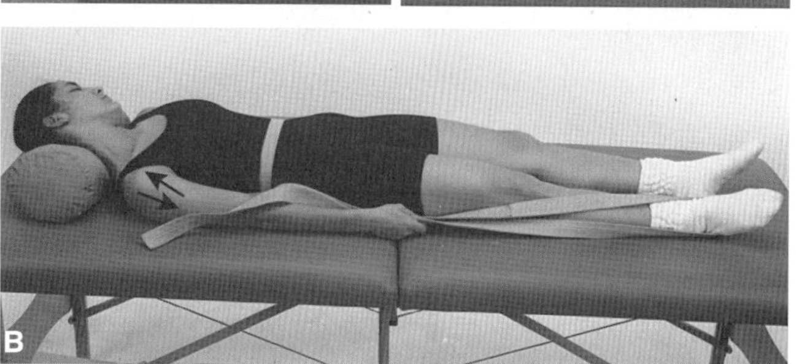

그림 19.40 (A-C) 어깨 올림근 자가신장.

다른 PIR 방법. PIR기법은 또한 환자의 팔꿈치를 통해 저항이 주어질 수도 있다(그림 19.39)

자가신장법. 자가신장법은 PIR을 포함하지 않는 것(그림 19.40A)과 포함한 것(그림 19.40B와 C)이 있다.

14. 뒤통수빗근 (후두하근, suboccipitals)

연관통

- 머리의 옆면, 뒷면, 이마, 눈

근단축의 임상적 징후

- 뒤통수 두통
- 목,머리의 젖힘에 의한 "짧은 목"

활성화

- 머리의 지속적인 굽힘 자세
- 좋지 않은 안경테 각도
- 독서 또는 글쓰기
- 지속적인 펌자세
- 자전거 타기
- 집 페인트 칠하기
- Forward-drawn자세
- 깊은 목 굽힘근의 약화

통증유발점

- 등세모근과 머리반가시근 깊숙히

근단축에 대한 평가

- 바로 누워 턱을 가슴으로 끌어당긴다.
- 손가락 하나 또는 둘 넓이가 남으면 양성이다.

관절기능부전

- C0/C1
- CTjunction

교정동작

- Forward-drawn 자세를 개선시킨다.
- 짧은 목 자각 훈련(예, Alexander technique)
- 책받침대 또는 받침각도 조절
- 컴퓨터 모니터 적정높이 조절(중간이 눈과 코사이에 올 수 있도록)
- 심부 목굽힘근을 강화

PIR 기법

환자자세

- 바로눕는다.
- 턱을 제한장벽까지 약간 굽힌다.

의사자세

- 머리쪽 침대 끝에
- 한 손은 뒤통수 뒤에 대고 가볍게 끌어당긴다.
- 나머지 한손은 손가락이 턱을 향하게 해서 손뒤꿈치로 환자의 이마에 댄다.

환자의 능동 노력

- 환자는 이마를 쳐다봄에 의해 머리를 뒤로 기울이려고 노력한다.
- 이 노력은 가능한 한 등척성에 가깝게 의사에 의해 저항되므로 수축을 유지한다.

근 신장방향

- 한번 환자가 완전히 이완하면 의사는 목/뒤통수를 받치고 있는 손으로 견인력을 증가시킨다.
- 그런 다음 이마에 대고 있는 손꿈치로 머리를 전방굽힘을 해서 느슨함을 끌어낸다.
- 환자가 앞으로 굽힘에 저항한다면, 의사는 환자에게 턱을 능동적으로 잡아 당기라고 요구하고 나서 이완하라 한다. 사실 그들은 스스로 느슨함을 끌어낸 근육을 억제했을 것이고, 동시에 RI를 사용한다.

15. 목빗근 (흉쇄유돌근, sternocleidomastoid, SCM)

연관통

- 눈위, 인후부, 꼭지돌기, 머리꼭대기, 측두부, 앞이마

근단축의 임상적 결과

- 두통(눈위)
- 귀통증
- 목회전의 감소

활성화

- 기계적 과부하(과도한 윗목의 펌자세)
  - 천장 페인트 칠하기
  - 앞줄에서 영화보기
  - 자전거 타기
- 지속적인 하부 목뼈의 굽힌 자세(제지고삐/반중력

기능의 과사용)

- 베개를 높게 베는 것은 SCM을 단축시킨다.
- 자세적 스트레스(짧은 다리에 대한 보상)
- 좋지 않은 안경테 각도
- 머리를 앞으로 한 자세
- 심부 목굽힘근의 약화
- 뒤통수 밑근육의 약화

관찰

- 근단축과 함께 근복이 두드러져 보임
- Head forward 자세

통증유발점

- 근육 어디에나 특히 꼭지돌기 아래

과활동에 대한 평가

1. 목 머리굽힘은 바로 누워 검사되어져야 한다.
2. 환자는 원호를 그리는 식으로 머리를 천천히 굽히면서 들라고 요구받는다.
3. 움직임 초기에 턱이 먼저 내밀어진다면, 이 검사는 양성이다.

관절기능부전

- C0–C1과 C2–C3

교정동작

- 베개는 어깨와 목사이에 위치해야지 어깨 아래에 위치하면 안된다.
- Head forward 자세교정(짧아진 SCM)
- 허리뼈 목뼈의 정상 만곡을 회복시키기 위해 머리통 베개가 필요할 수 있다.
- 컴퓨터 모니터의 적절한 위치를 환자에게 교육시킨다.
- 근시를 교정한다.
- 머리를 과도하게 젖혀서 SCM에 무리를 주는 머리위에서 하는 작업을 제한한다.
- 둥근 어깨 자세와 등뼈뒤굽이(짧아진 큰 가슴근) Head forward 자세의 원인이 된다.
- 심부목굽힘근들을 강화시킨다.
- 짧아진 뒤통수 밑근들을 신장시킨다.

PIR 기법(그림 19.41)

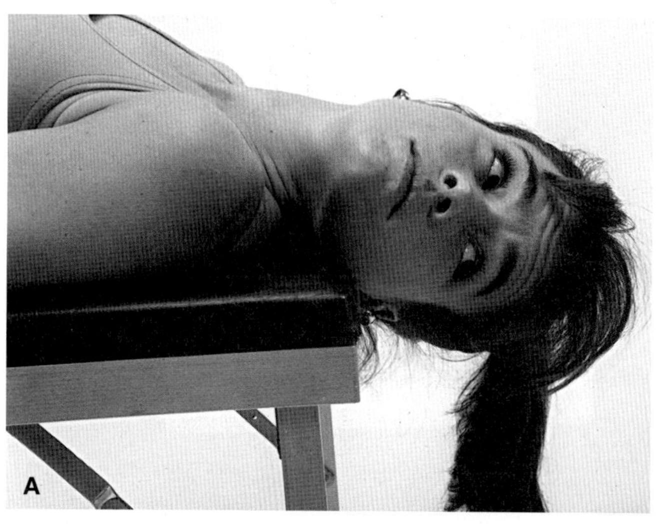

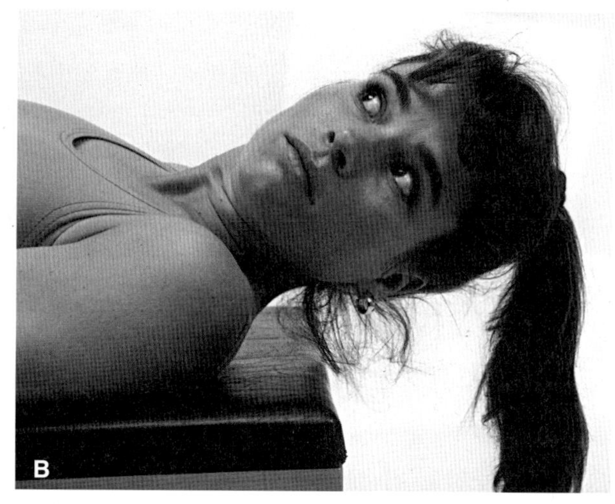

그림 19.41 (A, B) 목빗근 PIR (자가방법).

환자자세

- 바로눕는다.
- 머리가 침대 끝에 의해 지지될 수 있도록 어깨는 침대 머리맡에 온다.
- 머리는 아픈 쪽 반대로 돌리고 머리는 등뼈에서 약간 폄되고 머리는 목에서 약간 굽힘이 유지되어야 한다.*
- 치료하는 쪽 손은 엉덩이 밑에 둔다.

환자의 능동노력

- 약간의 돌림을 유지한 채 환자는 머리를 가볍게 들려고 노력한다(그림 19.41A).

근신장 방향

* 척추뇌바닥의 기능부전의 징후가 있는 경우 금기이다.

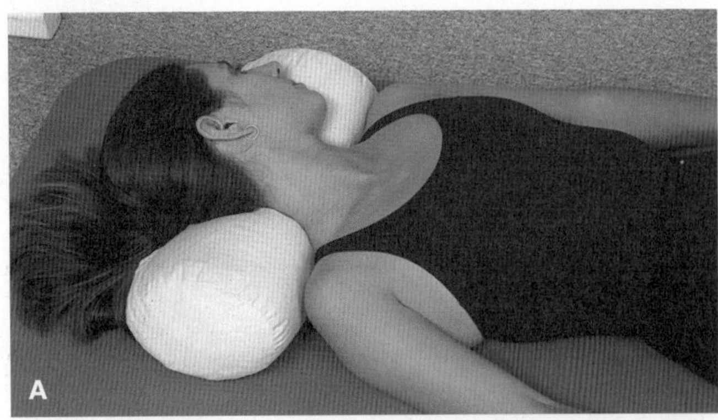

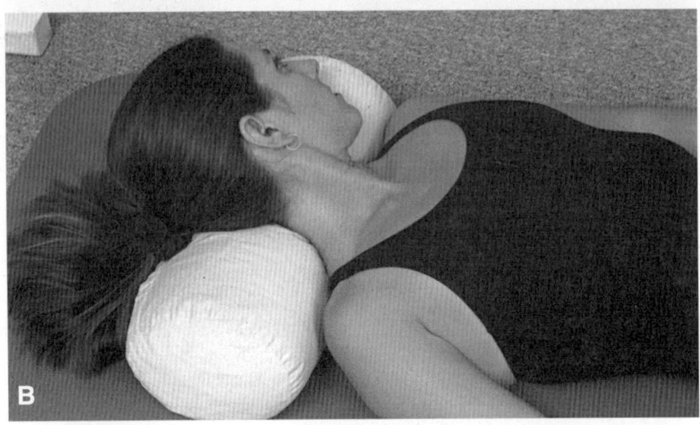

그림 19.42 목빗근 PIR.

- 의사는 목뼈를 회전시키고 상부 목뼈를 굽힌 채 오직 머리자체의 무게로 목을 가능한 한 멀리 편다. 빗장 뼈 분지를 위해선 느슨함은 반대로 옆굽힘을 하므로써 끌어내어진다.
- 목을 펼 때는 오직 중력에 의해서만 느슨함이 죄어지게 한다.

다른 PIR 기법과 자가 신장법. 목뼈가 민감하다면, SCM은 아마도 목뼈를 움직이지 않으면서 굽힘 전의 자세와 이와같이 자극적인 폄 자세를 피하므로써 치료될 것이다(그림 19.42). 이런 방법은 사무실 또는 자가 치료의 이상적인 방법이다. 이 기법은 과잉보호하는 환자에게 추력을 사용하기 전의 기법으로 탁월하다.

16. 목갈비근(사각근, scalenes)

연관통

- 큰가슴근, 위쪽팔, 노뼈쪽 손과 아래팔 그리고 마름근/날개뼈 안쪽

근단축의 임상적 결과

- 손이나 손감각에 멍멍하고 따끔따끔한 감각이 있을 수 있다.
- DDx: 건강불량한 위팔 신경얼기의 자신경분지 또는 빗장뼈밑 정맥 노신경분지 근막통증증후군

활성화

- 머리를 앞으로 한 자세
- 역행 호흡 패턴과 (상부가슴을 이용한 과도한 호흡) 흡기에서 갈비뼈와 빗장뼈의 위로 끌어당겨짐
- 걱정, 불안
- 다른 어깨뼈 올림근들의 긴장
- 어깨와 귀 사이에 전화를 잡고 있는 것
- 과도하게 물건을 반복적으로 들어올리거나 끌어당기는 자세
- 하지의 불일치

통증유발점

- 근육의 전, 중, 후 어디든 발생할 수 있다.
- 극도로 예민한 신경혈관 조직의 주위 때문에 주의하여 목갈비근을 치료와 촉진해야 한다.

관절기능부전

- 목뼈의 굽힘 고정된 상태(anterior cervicals)
- 1번 늑골차단

교정동작

- 횡격막 호흡패턴과 바깥쪽 갈비뼈의 양동이 손잡이 운동을 재교육시킨다.
- 스트레스를 관리한다.

PIR 기법(그림 19.43)

환자 자세

- 바로 누워서 머리와 목을 반대편으로 옆굽힘을 하고 약간 뒤로 젖힌다.
- 앞쪽 섬유는 머리와 목을 치료하는 쪽으로 돌린다.
- 중간 섬유는 돌림을 하지 않는다.
- 뒤쪽 섬유는 반대로 돌리는 것이 요구된다.

의사자세

- 침대 머리쪽에 선다.
- 앞쪽 섬유는 한손으로 상부갈비뼈 안쪽에 손꿈치로 고정하고, 다른 손으로 꼭지 돌기 바로 앞쪽을 고정

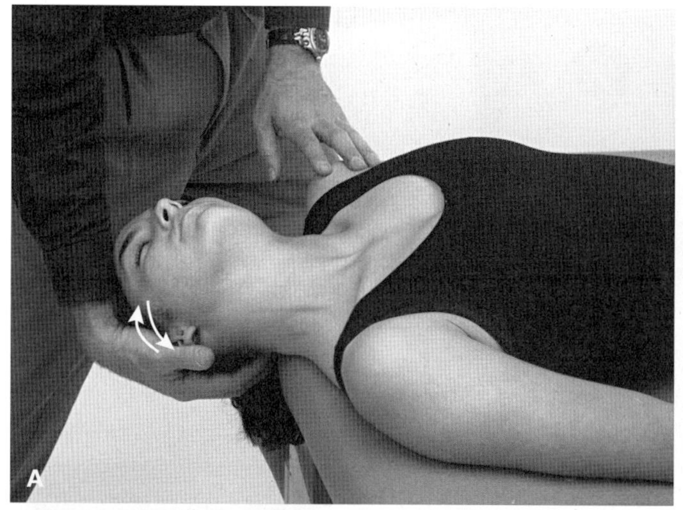

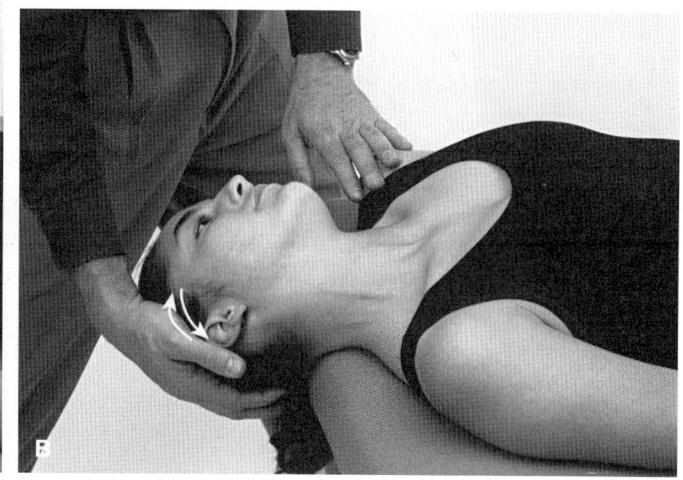

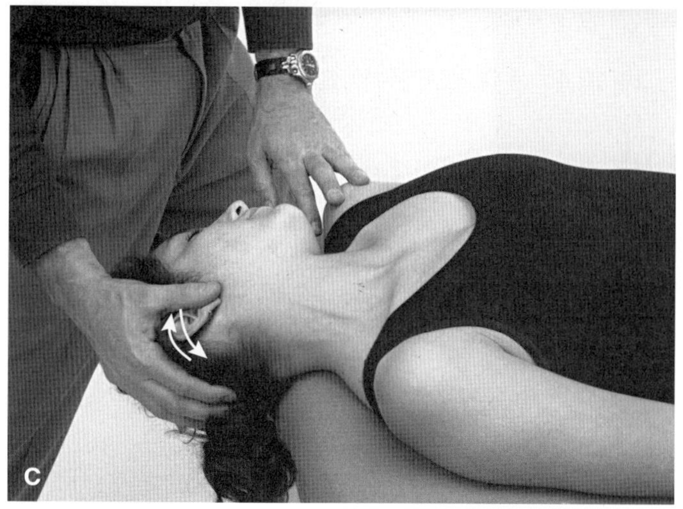

그림 19.43 목갈비근PIR. **(A)** 앞쪽 목갈비근, **(B)** 중간목갈비근, **(C)** 뒷쪽 목갈비근.

한다.

- 중간 섬유는 한손으로 상부 갈비뼈에 대고 다른 손으로 꼭지돌기에 댄다.
- 뒷쪽 섬유는 한손은 상부 갈비뼈에 대고, 다른 손은 꼭지돌기 바로 뒤에 고정한다(갈비뼈 고정은 사진의 명쾌함을 돕기 위해 시행하지 않았다).

환자 노력

- 환자는 머리중심선으로 돌아가려 옆굽힘을 한다.

근육신장방향

- 느슨함은 반대측으로 옆굽힘과 젖힘으로 더 끌어내어진다.
- 돌림은 설명되어진 것처럼 목표섬유에 따라 변한다.

주의. 목이 과도하게 민감하거나 어떤 척추골 뇌저동맥 부전증 증후군이 존재한다면, 이 기법은 금기다. 관절가동화와 추력은 이 기법이 사용되기 전에 앞목갈비근의 신장과 관련해서 목관절이 눌리지 않았다고 확신되면 사용되어질 수 있다(그림 19.43A).

다른 PIR 기법들. 목갈비근 기능 부전을 다루는 대체 방법은 환자의 목을 신장자세 전 자세에 위치시키고, 다음에 앞 가슴에 있는 근육의 기시부 고정한다. 들숨에 저항을 주는 것은 수축 후 억제를 달성하는 데 충분하다. 느슨함은 짧아진 근육을 신장시키기 위해 앞가슴 또는 빗장뼈에 댄 손으로 끌어내어준다. 갈비뼈 안정은 아픈 쪽 엉덩이에 환자의 같은 쪽 손을 깔아서 보조될 수 있다.

자가 신장법들. 자가치료는 목뼈의 폄을 최소화한다면, 쉽고 안전하다(그림 19.44). 그림 19.45는 옆으로 누워 중력을 이용한 저항 자가 PIR을 실행하는 것을 보여준다.

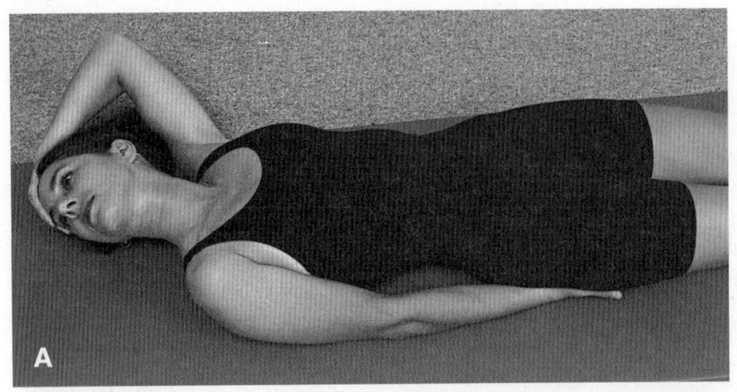

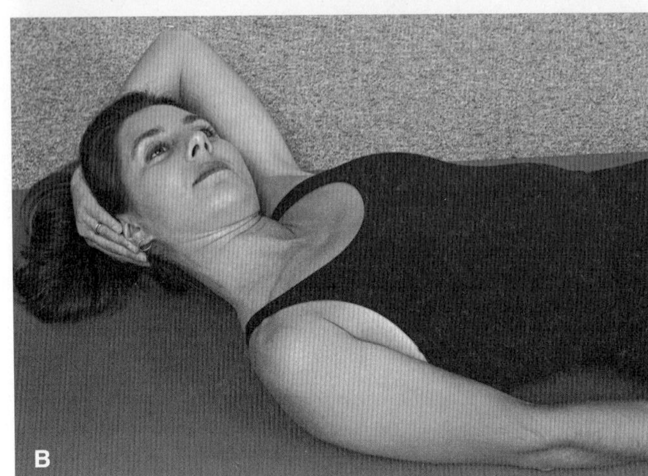

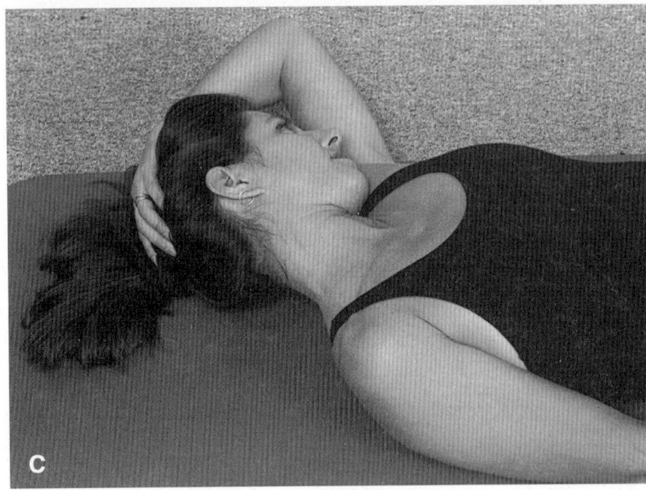

그림 19.44 (A-C) 목갈비근 자가신장법.

17. 큰가슴근(대둔근, pectoralis major)

연관통

- 앞가슴, 유방, 윗팔안쪽과 아래팔 안쪽

단축 근육의 임상적 결과

- 허혈성 심장질환과 유사한 통증
- 유방 부위가 과민해진다.

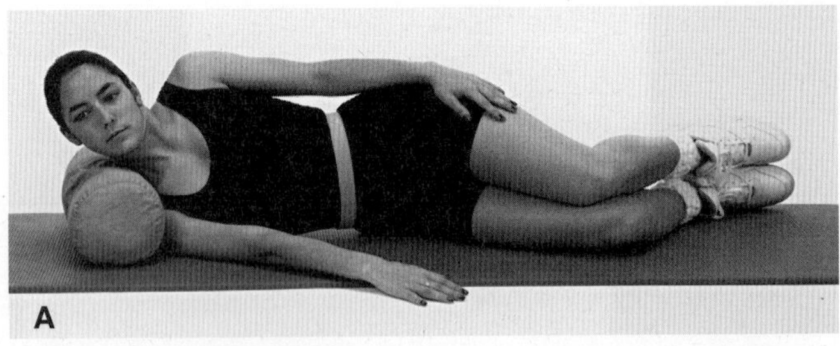

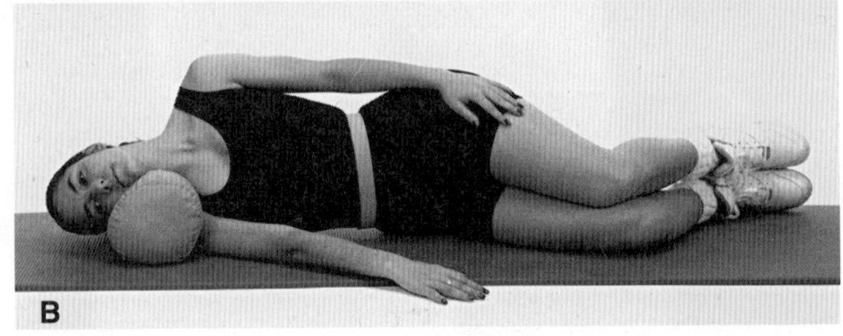

그림 19.45 (A-C) 목갈비근 자가신장법.

- 윗팔뼈의 전방이동자세는 어깨의 충돌증후군을 일으킬 수 있다.

활성화

- 둥근 어깨자세, 척추 후만 또는 앞으로 구부정한 자세, 머리를 앞으로 한 자세

관찰

- 둥근 어깨자세
- 증가된 등척추 후만
- 내회전된 팔
- 벌려지고 전방으로 내밀어진 어깨뼈

통증유발점

- 근복 어디에나

골막 통증점

- 갈비뼈에 붙는 자리

근단축에 대한 평가

- 팔을 90° 벌리고 외회전시킨다.
- 팔을 100~120° 정도 벌리고 외회전시킨다.

관절 기능 부전

- 상부갈비뼈
- 어깨관절

교정운동

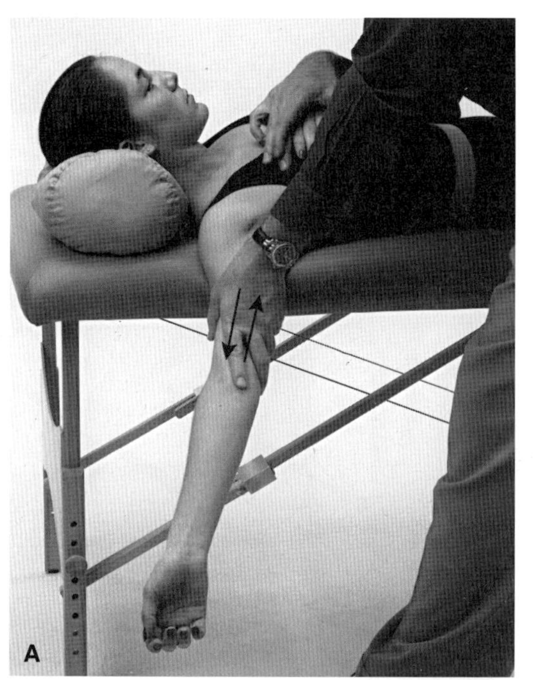

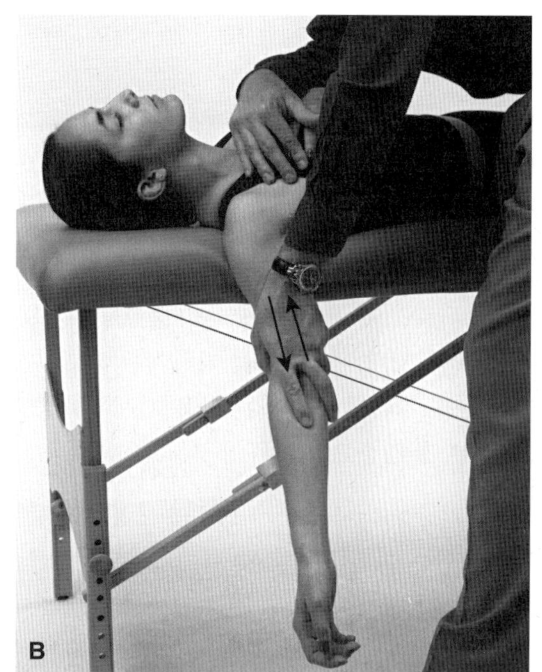

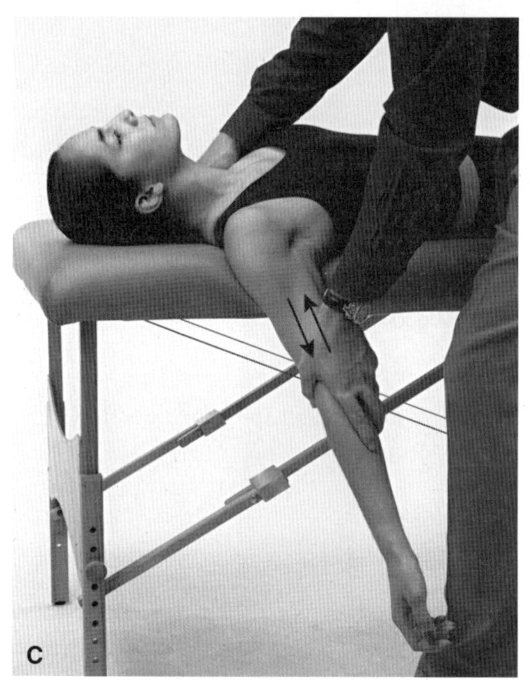

그림 19.46 (A-C) 큰 가슴근PIR.

- Forward weight-bearing자세를 개선한다.
- 하부 어깨뼈 고정근을 촉진, 강화한다(예, 중간 · 하부 등세모근과 앞톱니근)

PIR 기법(그림 19.46)

환자자세

- 바로눕는다.
- 팔을 90° 벌리고 외회전시킨다.

의사자세

- 치료쪽 침대에 위치한다.
- 한손은 복장뼈(흉골, sternum) 또는 반대쪽 빗장뼈에 댄다.
- 다른 손은 위쪽 팔을 잡는다.

환자의 능동노력

- 치료할 쪽 팔을 들려 노력한다.
- 이 노력은 의사에 의해 가능한 등척성 저항에 가깝게 수축을 하도록 저항이 주어진다.

근신장 방향

- 환자가 완전히 한번 이완한 후에 의사는 새 장벽쪽으로 어깨를 뒤로 가져간다.
- 가슴의 뒤틀림과 갈비뼈의 거상을 피하기 위해 느슨함을 죄는 동안, 갈비뼈 위해있는 근육 기시부를 견고히 고정하는 것이 중요하다.

주의 팔신경얼기증상이 나타나면, PIR는 신장없이 실행되어야 한다. 의사는 이 기법을 사용함에 있어서 충분한 임상적 평가를 사용해야 한다. 그것들은 어깨 전면의 불안정성의 진단을 가진 환자에게 적용하는 것은 금기증이 되거나 상당한 주의를 요한다.

자가 신장법들. 문짝과 모서리 신장법은 적용하기 매우 쉽다. 문에 대고 있는 팔을 통해 체중을 매달아 지지하는 것이 아니고 발을 통해 체중을 지지하는 것을 유지해서 큰가슴근을 활성화하는 것을 환자에게 교육되어진다면, 가장 효과적일 것이다. 자가신장법 또는 신장은 침대에 바로 누워 어깨가 침대 끝에 나와 팔이 밖으로 떨어지는 자세가 가장 적합하게 실행될 것이다. 더 급성이거나 더 많은 안정성을 필요로 하는 환자에게는 바닥에 옆으로 누운자세에서 실행될 수 있다. 환자는 팔을 바닥으로부터 가볍게 들어올리거나 팔을 뒤로 해서 바닥쪽으로 내려 이완한다. 이 기법은 길이나 운동성의 증가없이 원하는 곳의 근육의 긴장과 압통점을 감소시킨다.

18. 작은 가슴근 (소흉근, Pectoralis minor)

임상적 세부증상은 큰가슴근과 유사하다. PIR은 흉곽출구증후군과 관련된 신경 포착 증상의 원인에 적용될 수 있다.

근단축의 임상적 결과

- 갈비뼈의 외골막통
- 흉곽출구 증후군

활성화

- 어깨뼈의 지속적인 전인(protraction)자세

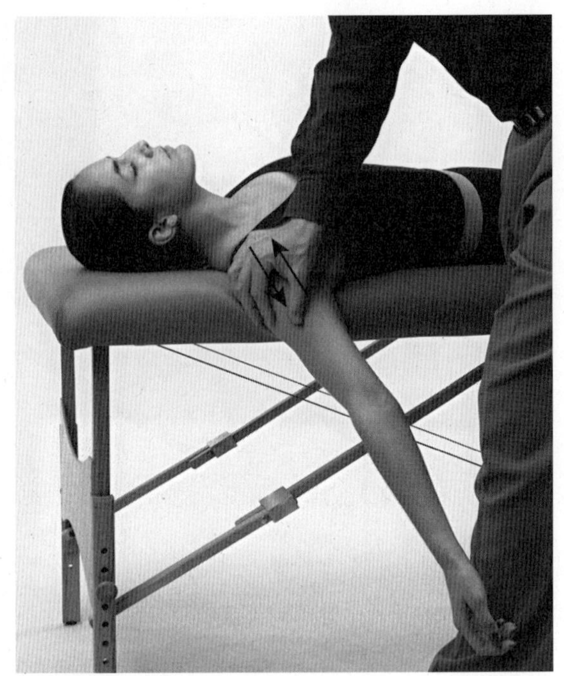

그림 19.47 작은가슴근 PIR.

- 어깨뼈 하강의 약화 패턴

관찰

- 어깨뼈 하각의 두드러진 날개뼈 전인

PIR 기법(그림 19.47)

환자자세

- 바로눕는다.
- 팔을 80° 로 벌리고 바깥쪽으로 회전한다.
- 손은 어깨보다 아래로 유지한다.

의사자세

- 아픈 쪽 어깨쪽 가까이 위치한다.
- 위쪽 손은 어깨 관절에 댄다.
- 아래쪽 손은 팔을 잡는다.

환자의 능동노력

- 손을 어깨보다 아래로 유지한 채로 어깨를 천정으로 들어올리므로써 어깨뼈를 전인하려 시도한다.
- 이 노력은 가능한 등척성 수축이 되도록 유지하면서 의사에 의해 저항이 주어진다.

근신장의 방향

- 한번 환자가 완전히 이완하면 의사는 빗장뼈와 머리에서 멀어지는 쪽으로 어깨를 밀어 새로운 장벽

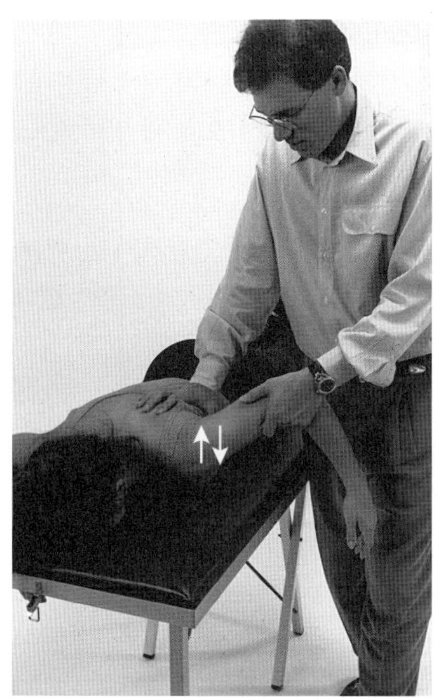

그림 19.48 작은가슴근 PIR.

쪽으로 느슨함을 쥔다. 큰가슴 근육과 마찬가지로 PIR적용 시 주의가 필요하다. 갈비뼈는 안정되어 있어야 한다.

다른 PIR기법. 엎드려서 하는 변형된 자세는 그림 19.48에 나와 있다.

19. 가시위근 (극상근, supraspinatus)

연관통

- 어깨세모근지역, 바깥쪽 윗팔과 팔꿈치

근단축의 임상적결과

- 통증성 팔 벌림(통증호)
- 어깨 위로의 팔뻗침의 어려움
- 회선근개 장애(예, 충돌증후군)는 종종 외측돌림근의 팽팽한 결과다(가시아래근, 작은 원근과 가시위근).

활성화 인자

- 팔을 머리 위로 들고 일을 많이 할 때(예, 물건들기, 던지기, 수영하기 등)
- 나쁜 어깨관절 리듬

통증유발점

- 등세모근 속 깊숙한 가시위근 구멍

교정동작

- 팔을 머리 위로 들어 하는 작업을 피한다.
- 섬유의 횡으로 가로 지르는 마사지를 시행한다.
- 어깨 관절 리듬을 개선시킨다.

PIR기법

환자자세

- 엎드린다.

의사자세

- 아픈 쪽과 같은 침대옆에 선다.
- 팔은 환자의 뒤로 해서 팔을 편다.
- 팔을 90° 굽혀 편히 실행할 수 있게 모은다.
- 한손은 환자의 윗팔에 위치하고, 나머지 손은 환자의 손목을 잡는다.

환자의 능동노력

- 환자는 부드럽게 그의 윗팔을 옆으로 민다.
- 이 힘은 등척성이 되도록 저항되어진다.
- 환자는 치료효과를 높이기 위해 호흡협응운동을 통한 정상치료절차를 따라야 한다.

근신장의 방향

- 환자가 이완할 때 의사는 모음으로 느슨함을 쥔다.

20. 가시아래근 (극하근, infraspinatus)

연관통

- 앞쪽어깨 세모근, 어깨, 아래팔 바깥쪽과 손

근단축의 임상적 결과

- 어느쪽이든 잠잘 때 통증을 느낀다.
- 등 뒤에 있는 브래지어 고리에 손이 닿기 어렵다.
- 뒷주머니 지갑에 손이 닿기 힘들다.
- 회선근개장애(예, 충돌증후군)는 종종 외측돌림근의 팽팽한 결과다(가시아래근, 작은 원근과 가시위근).

활성화

- 어깨 과사용증후군을 간과하다.
- 변질된 어깨 관절 리듬
- 팽팽하게 된 어깨 안쪽 돌림근

통증유발점

- 가시아래 오목

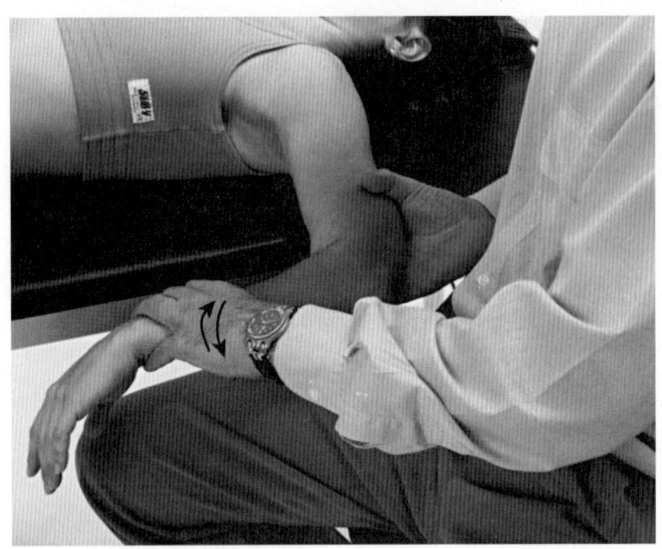

그림 19.49 가시아래근PIR.

교정동작

- 아픈 쪽이 위로해서 옆으로 누워 아픈 쪽 팔아래에 베개를 둔다.
- 어깨 관절 리듬을 개선시킨다.

***PIR 기법* (그림 *19.49*)**

환자자세

- 바로눕는다.
- 아픈 쪽 어깨와 윗팔은 침대에 의해 지지된다.
- 팔은 외측 벌림을 하고 팔꿈치는 90° 굽힌다.

의사자세

- 팔은 외측 벌림을 하고 팔꿈치는 90° 굽힌다.
- 그리고 나서 아래팔쪽으로 중력이 허락하는 만큼 안쪽돌림을 한다.
- 침대에서 어깨가 떨어지지 않도록 모니터하면서 필요하다면, 앞쪽 봉우리뼈 눌러 어깨를 침대쪽으로 안정시킨다.

환자 능동노력

- 치료사의 한손은 팔꿈치 위의 윗팔을 잡은 채 나머지 한손은 아래 팔의 등쪽을 잡고, 환자에게 먼저 팔을 부드럽게 밀거나 바깥쪽 돌림 방향으로 돌리라고 지시한다.
- 이것에 대해 한번 더 등척성의 저항을 주고, 어깨가 침대에서 떨어지지 않게 모니터 한다.

근신장의 방향

- 환자가 완전히 이완 후에 어깨뼈가 침대에 안정되게 하면서 안쪽 돌림 방향으로 새 장벽쪽으로 느슨함을 쥔다.

주의. 이 기법이 실행하기 간단하지만, 어깨 관절이 매우 과민하다면 치료에 주의를 기울여야 한다.

다른 PIR 기법들. 어깨 관절의 긴장을 감소시키는 대체 기법은 팔을 완전한 안쪽돌림과 모음으로 가슴을 가로 질러 더 가져가려는 것으로 이루어진다. 봉우리 밑 충동 발생을 피하기 위해 강한 견인이 어깨 관절에 적용된다. 이 기법은 가시 아래근의 어깨에 붙는 곳보단 날개뼈에 붙는 부위에 수축과 신장이 느껴지게 해준다.

21. 어깨밑근 (견갑하근, Subscapularis)

연관통

- 뒤어깨세모근과 팔뒷쪽

근단축의 임상적 결과

- 공던지기처럼 어깨를 뒤로 가져가기 힘들다.
- 오십견 환자의 어깨에 나타난다.
- 봉우리 밑 충돌증후군과 회선근개 증후군을 진행시킨다.

활성화

- 어깨과사용증후군
- 어깨 주위에서의 움직임 변화부족
- Forward-drawn posture. 특히, 긴장된 가슴근

통증유발점

- 어깨뼈 전면

관절기능부전

- 어깨관절

교정동작

- 아픈 쪽 어깨로 옆으로 누울 때, 팔과 가슴에 베개를 위치시켜 팔벌림을 유지시켜 준다.
- 아프지 않은 쪽으로 누울 땐 앞에 베개를 놓아 과도한 팔벌림을 예방한다.
- 어깨 관절리듬을 개선한다.
- 팽팽하다면, 큰가슴근(대흉근, pectoralis major),

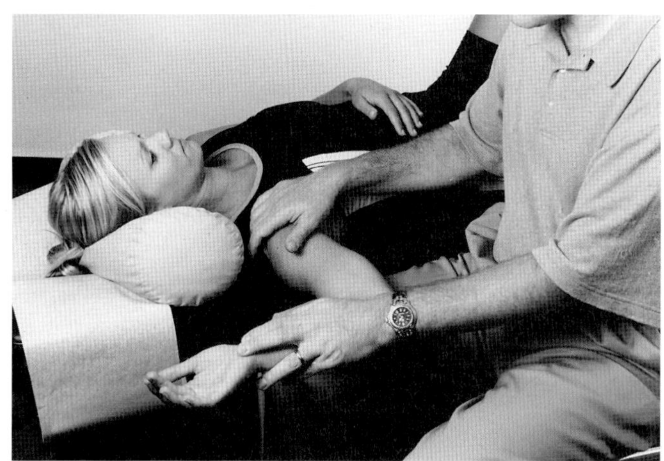

그림 19.50 어깨 밑근 PIR.

넓은등근(광배근, latissimus dorsi), 큰원근(대원근, teres major)을 신장시킨다.

PIR 기법(그림 19.50)

환자자세

- 바로눕는다.
- 아픈 쪽 어깨는 침대에 안정되게 놓인다.

의사자세

- 환자의 아픈 쪽 어깨 침대 가까이 위치한다.
- 팔꿈치를 90° 굽히고 어깨를 벌린다.
- 중력에 의해 어깨가 허락하는 만큼 바깥돌림(아래팔을 머리쪽으로)해 아래팔이 바닥쪽으로 떨어지게 한다.
- 윗팔뼈 머리 뒤쪽을 안정시키고, 어깨가 침대에서 뜨지 않게 모니터한다.

환자의 능동노력

- 한손으로 팔꿈치 위 어깨를 잡고 나머지 손은 아래팔 앞쪽을 잡고, 환자에게 아래팔을 세우거나 안쪽돌림 방향으로 부드럽게 밀라고 요구한다.
- 이것은 어깨가 두드러지게 침대에서 뜨지 않게 모니터 하면서 등척성이 되도록 저항되어진다.

근신장 방향

- 환자가 완전히 이완되었을 때 바깥쪽 돌림방향인 새 장벽으로 느슨함을 쥔다.

주의 이 기법은 어깨 앞쪽의 불안정이 존재한다면 금기증이 된다. 오십견의 문제가 있다면 극심한 통증을 유발할 것이다. 어느경우든 PIR의 기능적 범위는 어깨 벌림의 90° 이하로 제한될 것이다.

22. 장딴지근 (비복근, gastrocnemius)

연관통

- 종아리, 무릎 뒤쪽과 발등

근단축의 임상적결과

- 전방으로 체중이 실린 자세
- Achilles건염
- 족저근막염

활성화

- 너무 높은 의자에 앉기
- 굽이 높은 신발신기
- 너무 오랜 운전(가속기 밟기)

압통점

- 근육의 안쪽과 바깥쪽 가장자리

근단축에 대한 평가

- 환자는 바로누워 무릎을 굽히지 않은 채 발목을 발등굽힘을 한다. 이것은 10° 이상 발등굽힘이 되어야 한다. 뒤꿈치뼈의 외번과 내번에 대한 저항뿐만 아니라, 뒤꿈치뼈의 휴식자세 또한 점검한다. 아킬레스 건의 안쪽과 바깥쪽을 만져서 압통을 점검한다.

PIR 기법(그림 19.51)

환자자세

- 환자는 다리를 편 채로 바로 눕는다.

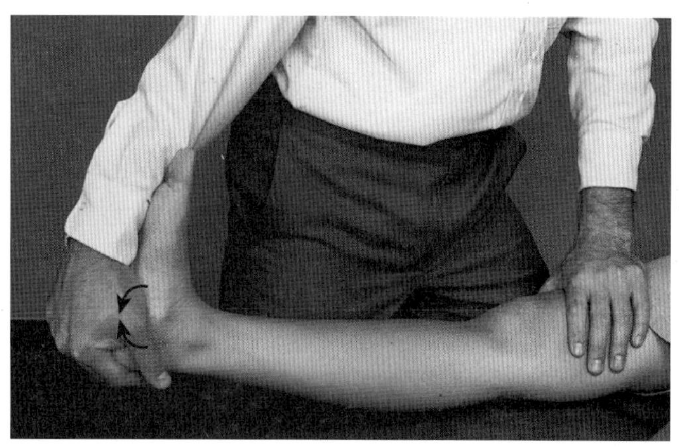

그림 19.51 장딴지근PIR.

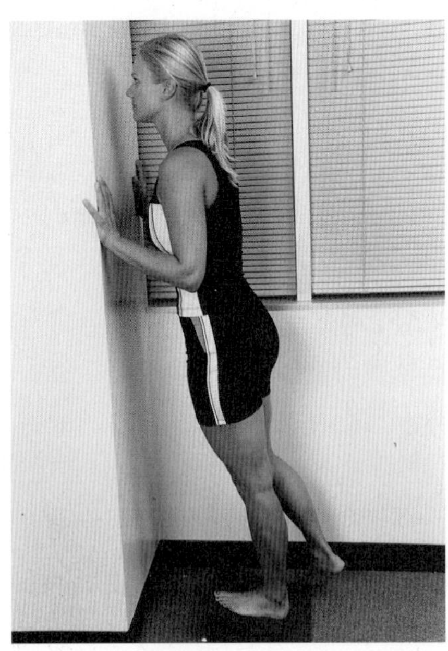

그림 19.52 장딴지근 자가신장.

의사자세

- 침대 끝에 서서 환자의 뒤꿈치를 손으로 잡는다.
- 환자의 머리쪽으로 몸을 기울이면서 수동적으로 환자의 발을 발등쪽으로 굽힌다.
- 환자의 무릎은 굽혀지지 않게 한다.

저항노력

- 환자는 발을 발바닥 쪽으로 굽힘을 시도한다(발가락이 아니고 발을).
- 이것은 등척성으로 저항되어야 한다.

근신장 방향

- 환자가 완전히 이완했을 때 발목에서 발등굽힘 방향으로 새로운 장벽을 향해 느슨함을 쥔다.

자가신장법. 장딴지근의 자가신장법은 쐐기 발판위에 서서 벽을 향해 기울이는 것으로 실행될 수 있다(그림 19.52). 무릎을 펴고 뒤꿈치는 뜨지 않게 하는 것이 필수적이고, 몸무게는 신장운동동안 뒤꿈치에 느껴져야 한다.

23. 가자미근 (Soleus)

연관통

- 뒤꿈치 뒤쪽 종아리

근단축의 임상적결과

- Forward weight bearing 자세
- 쪼그려 앉기 힘들다

관찰

- 종아리 안쪽에 근육비대가 보인다.

활성화

- 굽이 높은 신발
- 과도한 조깅
- 발목 불안정, 만성 발목삠

통증유발점

- 근복의 위, 아래

단축의 평가

- 엎드려 무릎을 90° 굽혀 발목을 발등굽힘을 한다. 20° 정도 굽혀져야 한다.

PIR기법(그림 19.53)

환자자세

- 환자는 엎드려 눕는다.

의사자세

- 환자의 굽혀진 무릎쪽 침대 옆에 선다.
- 발허리뼈를 아래로 미는 동안, 뒤꿈치를 당겨 올리므로써 환자의 발이 수동 발등굽힘이 되게 한다.

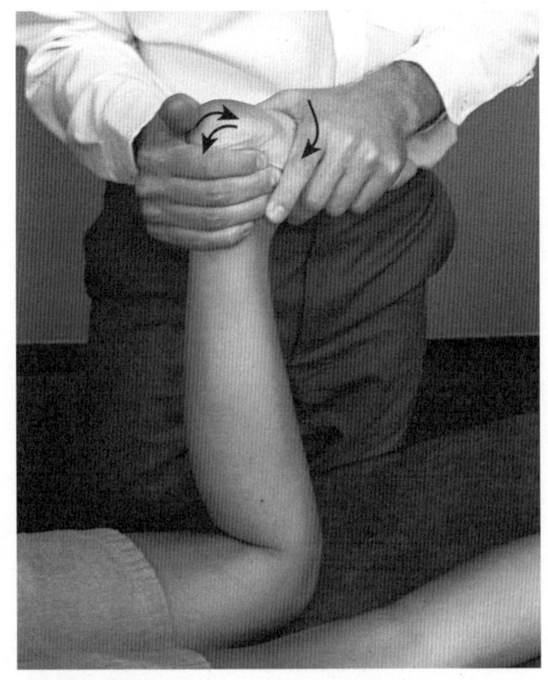

그림 19.53 가자미근PIR.

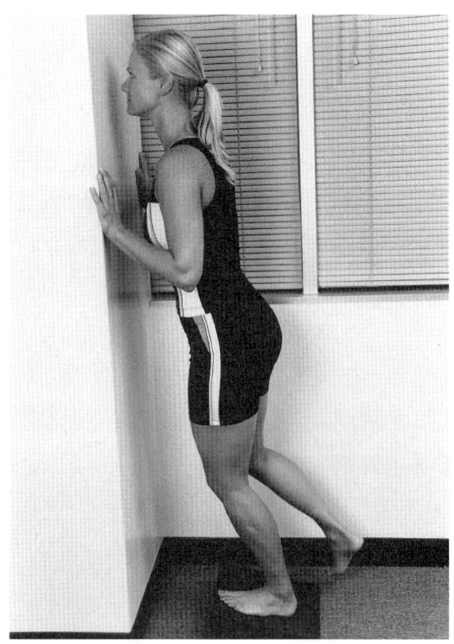

그림 19.54 가자미근 자가신장.

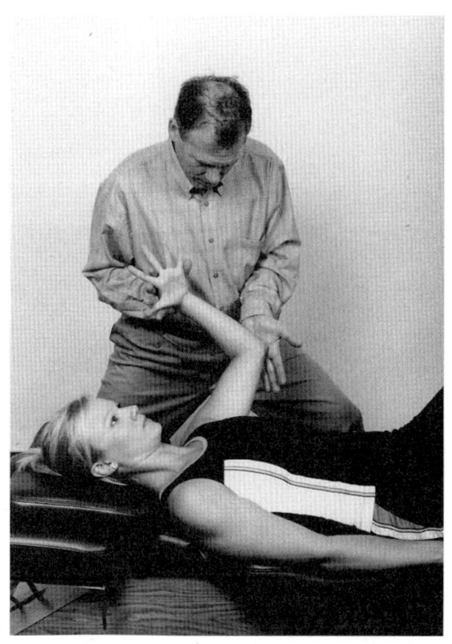

그림 19.55 Brügger 상반신 원심성 MRT.

저항노력

- 환자는 발을 발바닥 굽힘을 시도한다(not toes).
- 이것은 등척성 저항이 되어야 한다.

근신장방향

- 환자가 완전히 이완한 후에 새장벽쪽으로 발등 굽힘을 하므로써 느슨함 죄기를 한다.

자가 신장. 자가 신장법은 무릎을 굽힌다는 것 이외에는 장딴지근을 위한 자가신장법과 같은 방법으로 성취된다(그림 19.54).

강직성 근육사슬의 억제 (Inhibition of tonic muscle chains)

상지와 하지의 굽힘근, 엎침근, 모음근과 안쪽돌림근에서 일반적으로 긴장이나 단축이 발견된다. Brügger는 자세근 과다 근육 긴장증의 전체 사슬의 억제처럼 주요 길항근들의 동시치료를 제안했다(16장 참조).

치료는 주로 억제된 길항근의 강한(최대 노력의 40~80%), **원심성(길어지게 하는) 저항**을 포함한다. 이것은 동시에 여러 개의 근육의 긴장을 완화하고 싶을 때 사용된다.

상반신에선, 손가락과 엄지벌림, 손목과 손가락 폄, 아래 팔 엎침, 어깨 바깥돌림과 어깨 바깥돌림을 동반한 벌림에 원심성 저항을 한다. 어깨 벌림과 바깥돌림의 저항은 PNF D2 상지굽힘 "the drawning a sword" 자세의 마지막 위치까지 거의 유사하다(그림 19.55).

하반신에선 발가락을 폄, 발목 발등굽힘과 외번, 엉덩이 관절 벌림과 엉덩관절외측 돌림에 **원심성 저항**을 한다(그림 19.56).

PIR관절가동화 절차 (PIR joint mobilization procedures)

1. 엉덩이 관절 견인 (그림 19.57) (Hip joint traction)

환자자세

- 환자는 바로 눕는다.

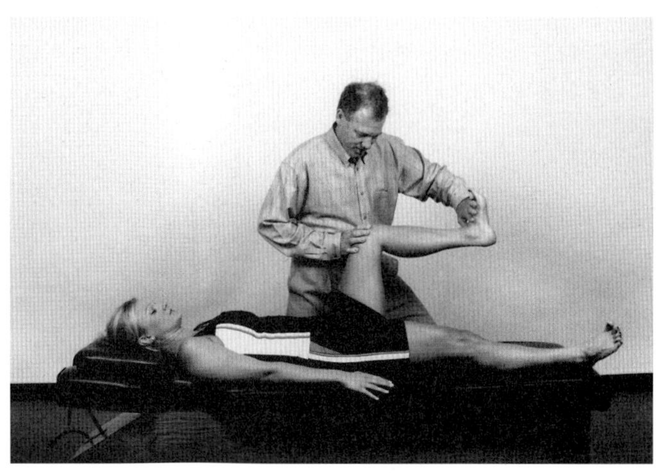

그림 19.56 Brügger 하반신 원심성 MRT.

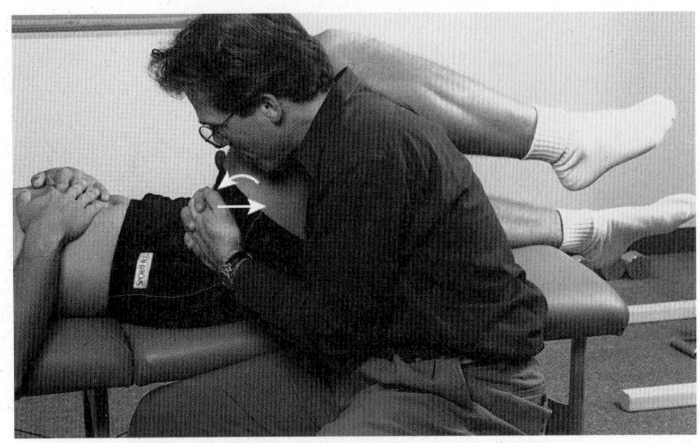

그림 19.57 엉덩이관절견인 PIR가동화.

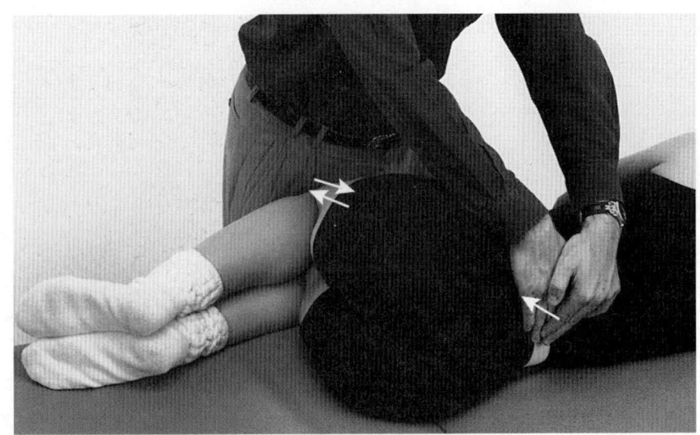

그림 19.58 허리뼈 폄 PIR가동화.

- 아픈 쪽 다리는 앉아있는 의사의 어깨에 무릎을 굽힌채 걸친다.

의사자세

- 환자를 보면서 아픈 쪽 엉덩이와 같은 침대쪽에 앉는다.
- 환자의 다리는 의사의 어깨에 걸친다.
- 접촉은 엉덩이 가까이 양손으로 허벅지 앞쪽을 잡고 뒤로 미끌어짐과 엉덩이 관절견인이 되도록 모든 용이한 느슨함을 끌어내기 위해 앞에서 뒤로 잡아당긴다.

저항노력

- 환자는 자신의 허벅지를 배쪽으로 잡아당기라고 지시받는다.
- 이것은 의사에 의해 등척성으로 저항된다.
- 환자와 의사는 엉덩이 관절 앞쪽에 발생하는 수축을 느낄 수 있어야 한다.

가동화 방향

- 환자가 한번 완전히 이완후에 의사는 뒤쪽으로 미끄러짐을 증가시키므로 새로운 끝지점 쪽으로 느슨함을 쥔다.

2. 허리뼈 폄가동화(그림 19.58) (Lumbar spine extension mobilization)

환자자세

- 환자는 옆으로 누워 무릎과 엉덩이 관절을 굽힌다.
- 환자의 무릎은 침대밖으로 조금 나온다.

의사자세

- 환자를 보고 선다.
- 손가락은 허리뼈 가시돌기에 이웃해서 놓는다(한 손을 다른 손 위에 포개서).
- 의사는 자신의 허벅지 앞으로 환자의 무릎에 댄다.
- 의사는 위쪽 척추분절을 안정화시키면서 자신의 허벅지로 환자의 무릎을 뒤로 밀어 허리뼈 펴게 해서 느슨함을 끌어내야 한다.

저항노력

- 환자는 무릎으로 의사 허벅지를 밀려 노력한다.
- 환자의 허리뼈는 앞굽이 또는 약간의 굽힘이 느껴져야한다.

가동화의 방향

- 환자가 한번 완전히 이완한 후 의사는 아래 가시돌기의 뒤로 움직임에 의하여 척추 분절의 폄이 증가되는 것을 느꼈다.
- 의사는 새 장벽쪽으로 환자의 무릎을 자신의 허벅지로 뒤로 미는 동안 윗허리뼈분절의 고정을 유지한다.

자가치료. 허리폄에 의한 자가치료는 멕켄지의 엎드려 팔꿈치로 펴기, 엎드려 팔펴기와 서서 허리펴기 운동을 행하므로써 달성될 수 있다(그림 19.59A-C). 이것이 불편하다면, 대체 방법으로 exercise ball에서 등폄 신장은 매우 효과적인 폄 가동화 자가치료다(그림 19.60).

3. 등뼈 가동화(그림 19.61) (Thoracic spine extension mobilization)

PIR은 등뼈에 폄 가동화의 증진을 위해 사용될 수도 있다. 의자에 앉은 환자는 치료사의 저항에 대해 팔꿈치를 아래로 향해 민다. 이것은 반대쪽 손으로 등뼈를 누르

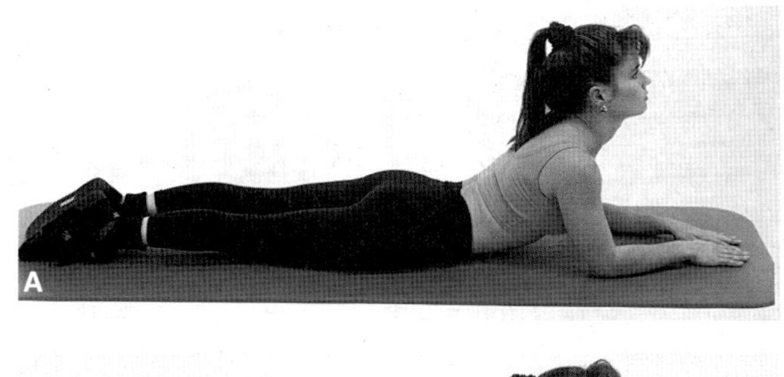
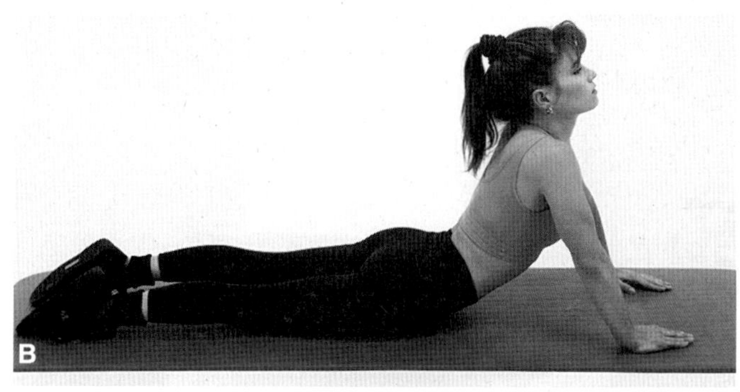
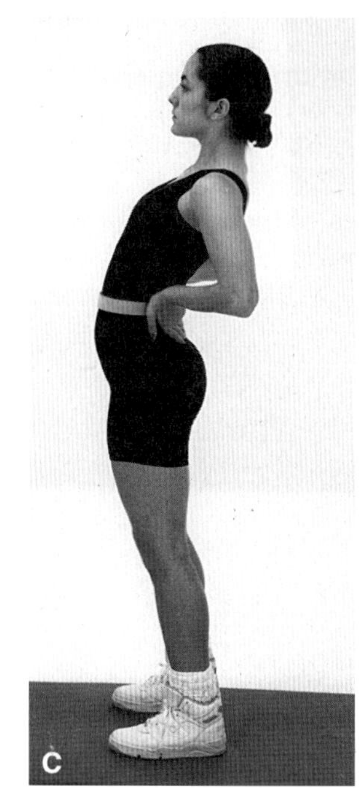

그림 19.59 (A-C) 허리뼈 폄 자동가동화.

면서 동시에 환자의 팔꿈치를 들어올림에 의해 등뼈의 폄 가동화가 이루어진다.

자가치료. 등뼈 부위는 쉽게 뒤굽이가 될 수 있다. 폄 가동화를 증가시키기 위해 간단한 신장법은 처방되어야 한다. 손을 바닥에 댄 스핑크스 자세는 등폄자세를 강조하면서 고양이, 낙타 등 자세같이 실행된다(그림 19.62).

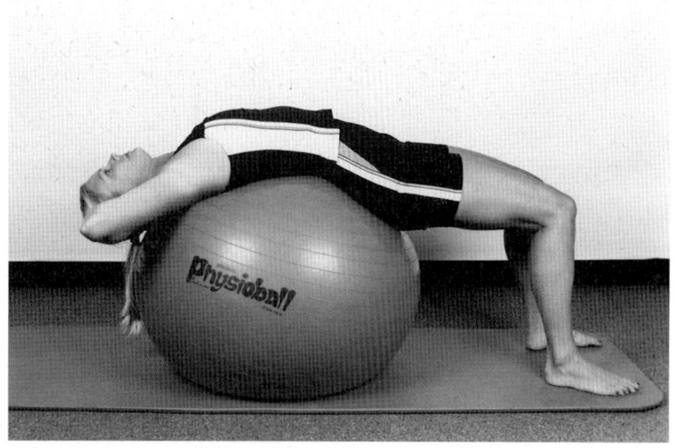

그림 19.60 볼을 이용한 등폄운동.

환자는 가운데 등에서 이것을 한번 느낀다음 이 자세를 유지하고 미세 조정한다. 마치 "Yes"하는 것처럼 머리를 끄덕이므로써 C0-C1에 중앙화하는 것이 중요하다. 어깨뼈는 발쪽으로 미끌어져 내려가는 기분이 들어야 한다. 능동적으로 들여마시는 숨은 등뼈의 폄 동작이 중간 등쪽 부위에 초점이 맞춰질 수 있도록 복벽 근육들을 촉진하고 과도한 허리뼈 앞굽이를 방지할 것이다. 아래 팔을 댄 스핑크스 자세는 손바닥을 댄 스핑크스 자세와 유사하게 실행된다(그림 19.63). 환자에게는 움직임을 감지하고 분리하는 것이 어렵기 때문에 운동 범위를 감소하는 것이 유용하다.

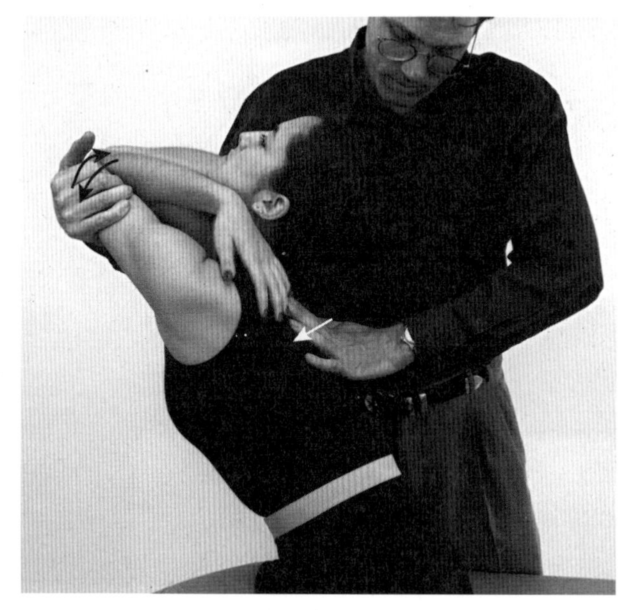

그림 19.61 볼을 이용한 등폄운동.

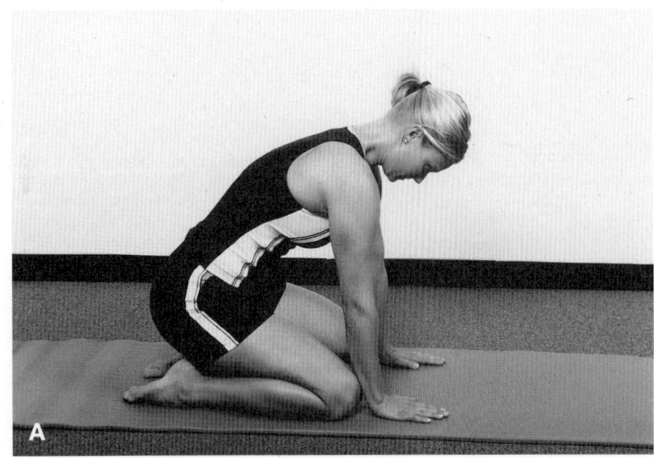

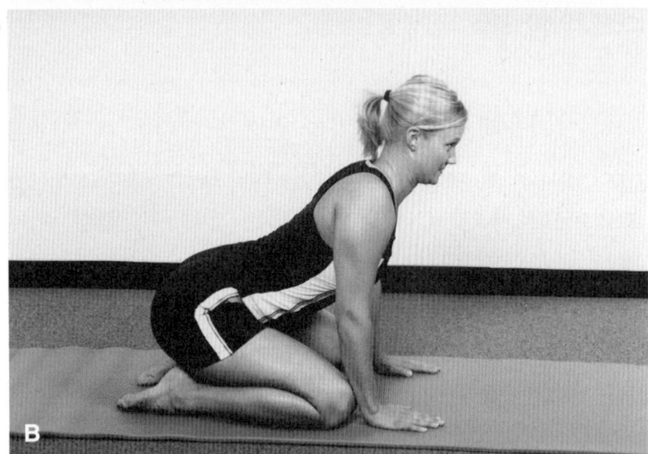

그림 19.62 손바닥을 댄 요가 스핑크스 자세. **(A)** 시작자세, **(B)** 마지막 자세.

상부등뼈 고양이 등운동(그림 19.64)은 낮은 의자나 작은 짐볼을 이용해 실행될 수 있다. 가장 중요한 것은 폄 단계에 초점을 맞추고, 어깨 관절이 아닌 중간등에서 신장을 느끼는 위치에서 편안하고 이완된 팔 위치를 찾는 것이다. Foam ball은 중간 등을 가동화시키기 위한 훌륭한 기구다. 이것은 등폄을 증가시키는 것을 강조한 여러 가지 방법으로 사용될 수 있다(그림 19.65 또는 19.67).

4. 갈비뼈 가동화 (Rib mobilization)

PIR은 상부 관절의 가동화를 돕는 데 사용되어질 수 있다. 이기법은 기능 부전 관절에 의사의 촉진이 요구되고, 같은 쪽 팔꿈치를 들어올림으로써 폄쪽 장벽에 도달된다. 환자는 팔꿈치를 아래로 밀라고 지시받고, 이것이 저항되어진 후에 환자는 이완한다. 그러면 관절은 가동화되어질 것이다(그림 19.68).

촉진기법 (Faciltation techniques)

1. 어깨뼈의 하부고정근(하부와 중부등세모근)/ 어깨-등뼈촉진(그림 19.69)
[Lower fixators of the scapulae (lower and middle trapezius)/scapulo-thoracic facilitation]

환자자세

- 환자는 옆으로 눕는다.
- 아픈 쪽이 위로 간다.

의사자세

- 환자 뒤에 서거나 앉는다.
- 의사는 엄지나 검지를 어깨뼈의 하부 내측면에 접촉

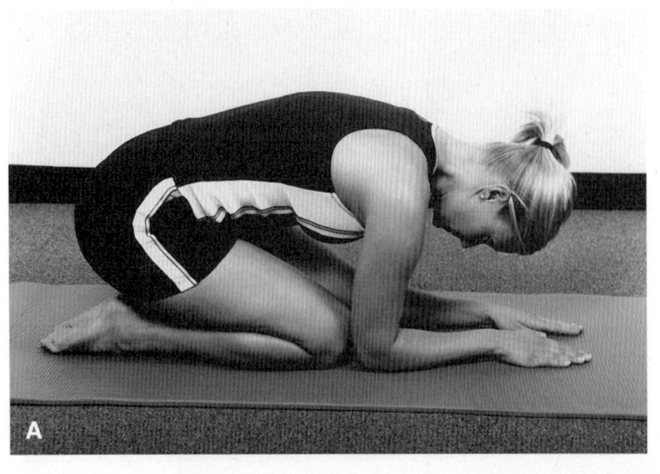

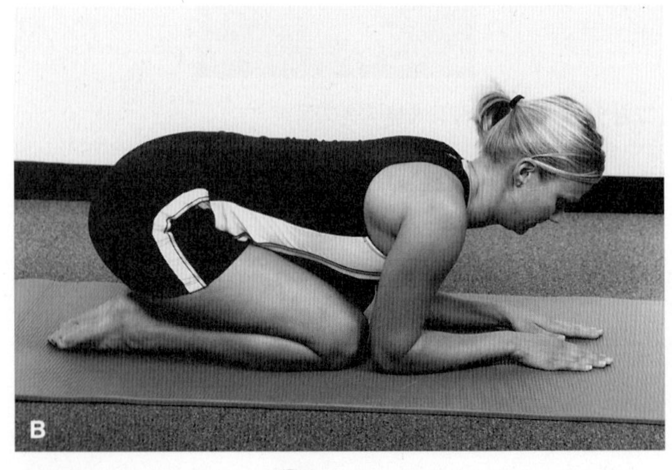

그림 19.63 아래팔을 바닥에 댄 요가스핑크스 자세. **(A)** 시작자세, **(B)** 마지막 자세.

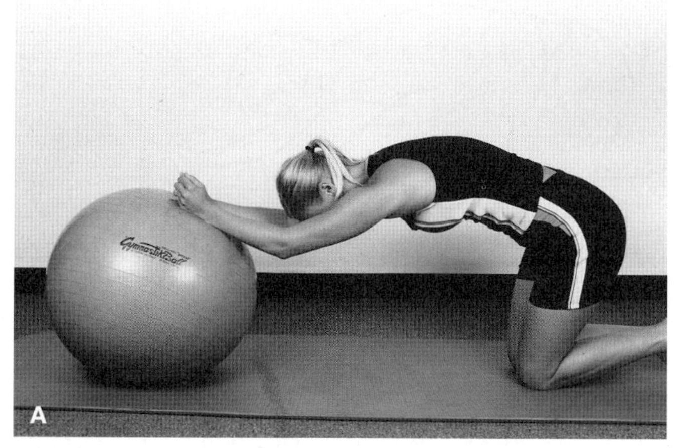

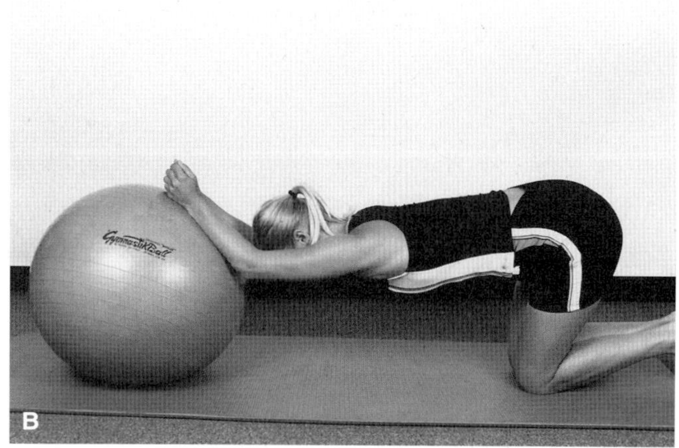

그림 19.64 짐볼을 이용한 상부등뼈의 고양이 운동. **(A)** 시작자세. **(B)** 마지막 자세.

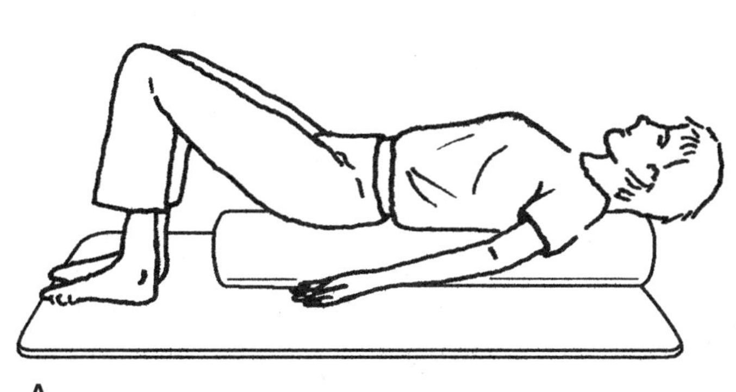

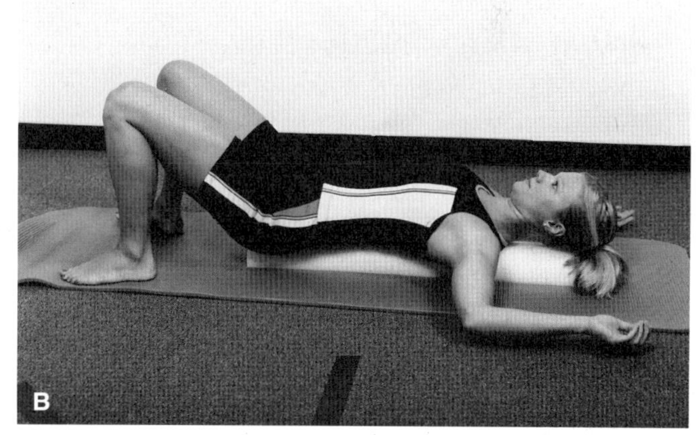

그림 19.65 수직 폼 롤(foam roll-ventical). **(A)** 시작자세. **(B)** 진행자세.
(A) 출처: gymballstore.com, "Improve your Posture" article.

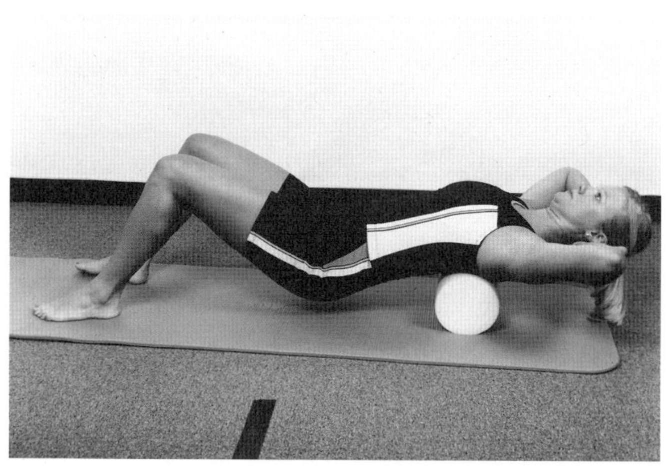

그림 19.66 횡 폼 롤(foam ball horizontal).

한다.

환자의 능동노력

- 환자는 어깨를 으쓱하거나 뻗치는 어떠한 경향없이 날개죽지를 등뼈 뒤쪽으로 잡아당기도록 교육받는다.
- 이 노력은 어깨뼈의 아래 안쪽면에서 등척성 저항이 이루어진다(또는 어깨 뒤에서).
- 환자는 어깨뼈를 모음과 뒤쪽과 아래쪽으로 낮추는 자세를 등척성이 되도록 유지하면서 다음을 실행한다.
    - 어깨모음/벌림
    - 어깨굽힘/젖힘

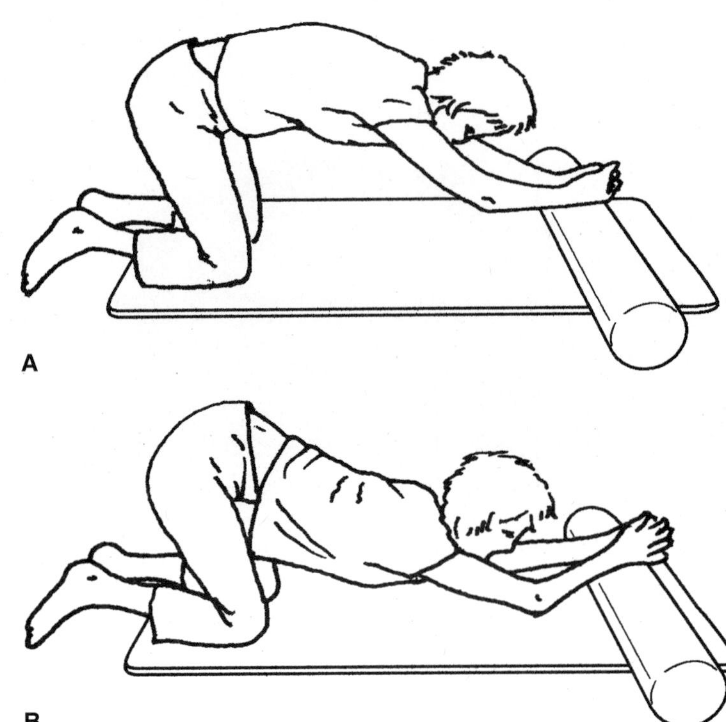

그림 19.67 폼 롤(foam roll) - 기도하는 사람.
(A) 시작자세, **(B)** 마지막 신장자세
출처: gymballstore.com, "Improve your Posture" article.

2. 중부등세모근(중승모근, Middle trapezius) (그림 19.70)

환자자세

- 환자는 엎드려 눕는다.

의사자세

- 침대 옆에 선다.

환자능동노력

- 저항은 어깨뼈의 안쪽 아래면에 적용될 것이다.

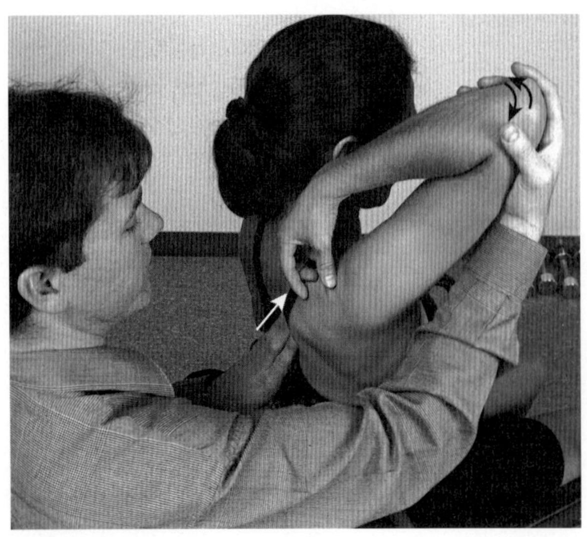

그림 19.68 상부갈비뼈 PIR 가동화.

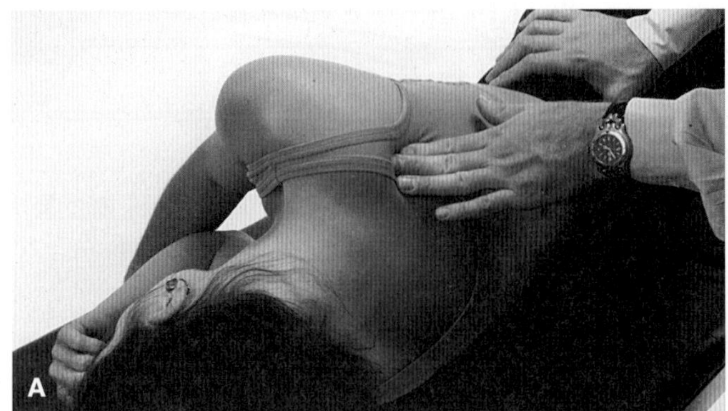

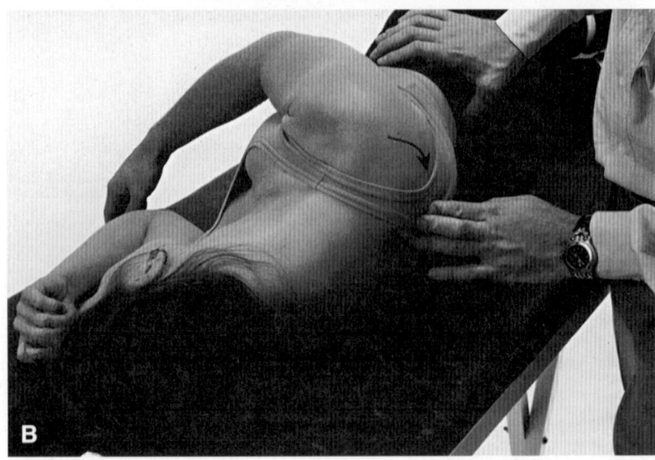

그림 19.69 상부갈비뼈 PIR 가동화.

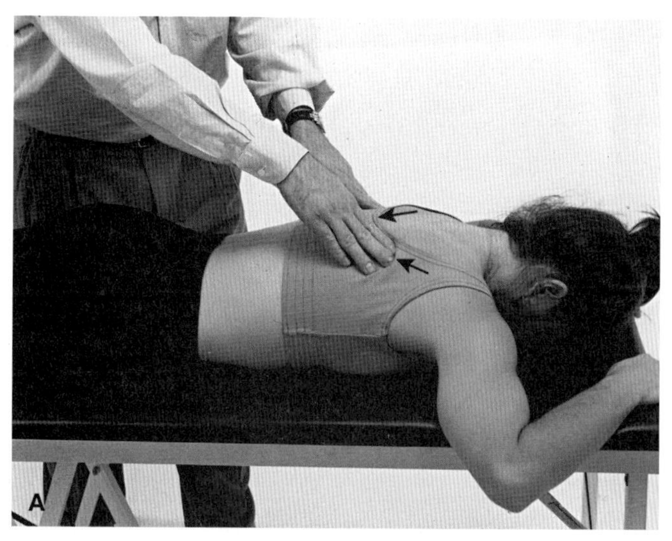

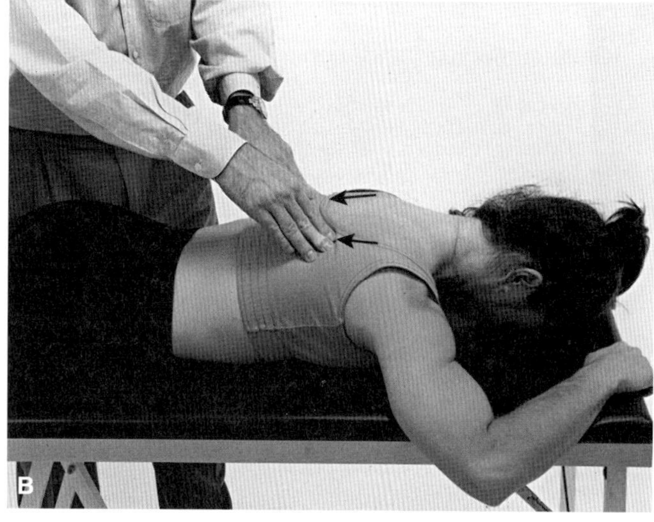

그림 19.70 중간 등세모근 촉진 운동.

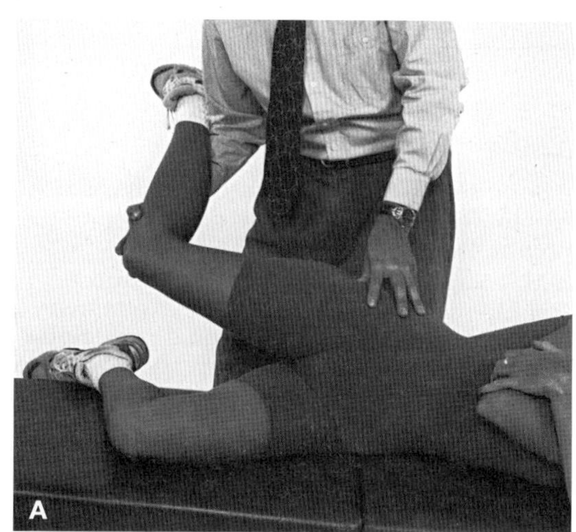

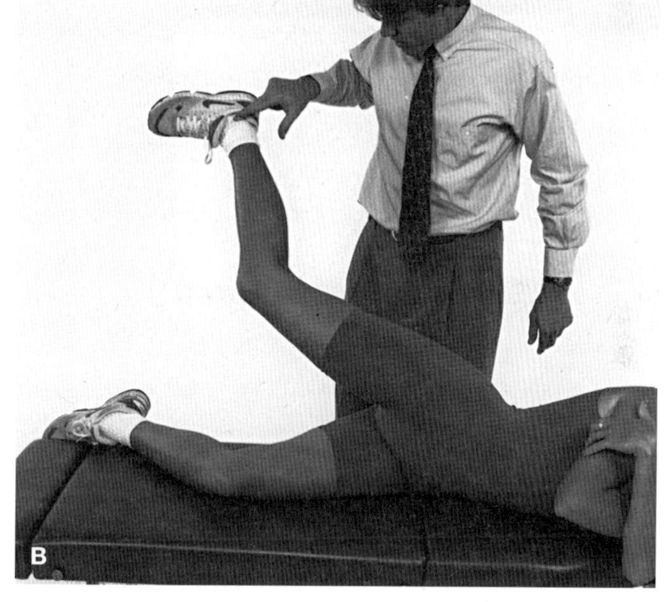

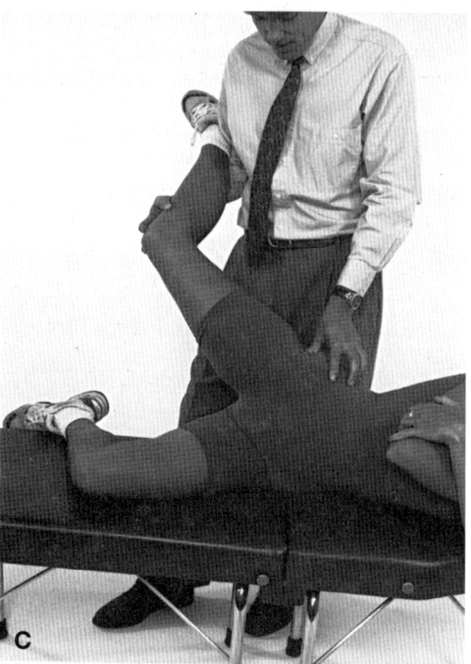

그림 19.71 중간볼기근 촉진법.

3. 중간볼기근(중둔근) 촉진 – Sister kenny법(그림 19.71)
(Gluteus medius facilitation – Sister Kenny method)

환자자세

- 환자는 엉덩이 관절과 무릎을 굽히고 옆으로 눕는다.

의사자세

- 환자 뒤에 선다.
- 넙다리 큰뼈돌기에 있는 중간볼기근의 기시부를 접촉한다.
- 의사는 굽혀진 환자의 무릎아래 면을 잡는다.

촉진

- 건의 기시부에 “goading” 자극을 적용하는 동안 빠르게 벌림 가동화를 한다.
- 각 가동화는 엉덩이 관절 벌림 범위로 점진적으로 증가한다(빠르고 톱니바퀴식으로(ratchety manner). 4번에서 8번 실행될 수 있다. 허리뼈의 앞굽이가 증가되는 것을 피한다.
- 가동화 실시후 의사는 환자 다리를 벌림 안쪽 돌림과 약간 폄 자세로 가져가서 환자에게 의사가 갑자기 다리를 놓음에 대해 다리를 들고있으라고 요구한다.
- 근육은 떨어지지 않기 위해 갑자기 수축하는 것이 보여야 한다.

■ 결론 (Conclusion)

MRT는 연부조직 손상이 환자의 기능적 병리증상에 있어서 가장 먼저 또는 의미있게 고려되어질 때 매우 소중한 도구이다.

뚜렷한 근방호를 가지고 있는 경우, MRT는 환자를 이완하고 근긴장을 억제할 것이고, 그것에 대해 관절 가동화나 매니플레이션을 보다 쉽게 실행할 수 있게 하고 더 오래도록 지속시킬 것이다.

일반적으로 긴장된 근육은 재활 프로그램의 일부분으로써 이완이 되고 짧아진 근막조직은 신장될 것이다. 그러므로 MRT는 안정화와 기능훈련 운동과 같이 사용될 것이다. MRT는 쉽고 환자가 자가 치료를 배울수 있게 한다. 이것은 의사와 환자간 신뢰를 향상시키고 환자들에게 그들 자신의 건강을 포함해 더 적극적이 되도록 용기를 복돋워 준다. 능숙한 환자들은 그들 스스로 자신의 증상을 약화가 최소한이 될 수 있게 더 잘 다룰 수 있을 것이다. 이것이 이 수기치료를 대신할 수 없지만, 제3자의 배상을 감소시키는 기간의 자가치료는 더욱 가치있게 된다.

확인 과정
본 장의 학습목표 자가 점검

- 근육을 이완시키는 다른 방법은 어떤 것들이 있는가?
- 근육이완에 있어서 상호억제와 등척성 후 억제의 역할은 무엇인가?
- 이완되는 근육에서 등척성 수축의 기간을 위한 규정된 지속시간이 있는가?
- 이완현상을 위해 기다리는 규정된 시간이 있는가 ?
- 당신은 뻣뻣한 경향을 보이는 대부분의 보통의 근육에 자가치료를 처방할 수 있는가?

■ 참고문헌 (References)

1. Biering-Sorensen F. Physical measurements as risk indicators for low-back trouble over a one-year period. Spine 1984;9:106–119.
2. Cibulka MT, Sinacore DR, Cromer GS, Delitto A. Unilateral hip rotation range of motion asymmetry in patients with sacroiliac joint regional pain. Spine 1998;23:1009–1015.
3. Ellison JB, Rose SJ, Sahrmann SA. Patterns of rotation range of motion: A comparison between healthy subjects and patients with low back pain. Phys Ther 1990;70:537–541.
4. Evjenth O, Hamberg J. Muscle Stretching in Manual Therapy: A Clinical Manual, Vol. 1. Alfta: Alfta Rehab, 1984.
5. Gaymans F, Lewit K. Mobilization techniques using pressure (pull) and muscular facilitation and inhibition. In Lewit K, Gutmann G, eds. Functional pathology of the motor system, Rehabilitacia supplementum, 10-11. Bratislava: Obzor, 1975:47–51.
6. Green J, Grenier S, McGill SM. Low back stiffness is altered with warmup and bench rest: Implications for athletes. Med Sci Sports Exerc 2002;34: 1076–1081.
7. Guissard N, Duchateau J, Hainaut K. Muscle stretching and motoneuron excitability. Eur J Appl Physiol 1988;58:47–52.
8. Hagbarth KE, Hagglund JV, Nordin M, et al. Thixotrophic behavior of human finger flexor muscles with accompanying changes in spindel and reflex responses to stretch. J Physiol (Lond) 1985;368:323.
9. Hagbarth KE. Evaluation of and methods to change muscle tone. Scand J Rehabil Med Supple 1994;30:19.
10. Hutton RS. Neuromuscular basis of stretching exercises. In: Comi P, ed. Strength and Power in Sport:

London: Blackwell Scientific, 1992.

11. Herbert RD, Gabriel M. Effects of stretching before and after exercising on muscle soreness and risk of injury: Systematic review. BMJ 2002;325:468.
12. Janda V. Muscle spasm—a proposed procedure for differential diagnosis. J Man Med 1991;6:136–139.
13. Kabot H. Studies on neuromuscular dysfunction XIII: New concepts and techniques of neuromuscular reeducation for paralysis. Permanente Found Med Bull 1950;8:121–143.
14. Krivickas LS, Feinberg JH. Lower extremity injuries in college atheletes: Relation between ligamentous laxity and lower extremity muscle tightness. Arch Phys Med Rehabil 1996;77:1139–1143.
15. Kujala UM, Taimela S, Salminen JJ, Oksanen A. Baseline anthropometry, flexibility and strength characteristics and future low-back pain in adolescent athletes and nonathletes. A prospective, one-year, follow-up study. Scand J Med Sci Sports 1994;4:200–205.
16. Laboeuf-Yde C, Lauritsen JM, Lauritzen T. Why has the search for causes of low-back pain largely been nonconclusive? Spine 1997;22:877–881.
17. Lakai M, Robson LG. Thixotrophic changes in human muscle stiffness and the effects of fatigue. Q J Exp Physiol 1988;73:487.
18. Levine MG, Kabat H, Knott M, et al. Relaxation ot spasticity by physiological techniques. Arch Phys Med 1954;35:214–223.
19. Lewit K, Simons DG. Myofascial pain: Relief by postisometric relaxation. Arch Phys Med Rehab 1984;65:452–456.
20. Lewit K. Postisometric relaxation in combination with other methods of muscular facilitation and inhibition. Man Med 1986;2:101–104.
21. Lewit K, Berger M, Holzmuller G, Lechner-Sheinleitner S. Breathing movements: The synkinesis of respiration with looking up and down. J Musculoskel Pain 1997;5:57–69.
22. Liebenson CL. Active muscle relaxation techniques. Part I: Basic principles and methods. J Manip Physio Ther 1989;12:446–454.
23. Liebenson CL. Active muscle relaxation techniques. Part II: Clinical application. J Manip Physio Ther 1989;13:2–6.
24. Magnusson SP, Simonesen EB, Aagaard P, et al. Mechanical and physical responses to stretching with and without preisometric contraction of human skeletal muscle. Arch Phys Med Rehabil 1996;778:373–378.
25. McGill S, Grenier S, Bluhm M, Preuss R, Brown S, Russell C. Previous history of LBP with work loss is related to lingering deficits in biomechanical, physiological, personal, psychosocial and motor control characteristics. Ergonomics 2003;46: 731–746.
26. McGregor AH, McCarthy ID, Dore CJ, et al. Quantitative assessment of the motion of the lumbar spine in the low back pain population and the effect of different spinal pathologies of this motion. Eur Spine J 1997;6:308–315.
27. Mitchell F Jr, Moran PS, Pruzzo NA. An evaluation of osteopathic muscle energy procedures. Valley Park: Pruzzo, 1979.
28. Moffroid MT. Distinguishable Groups of Musculoskeletal LBP Pts & Asymptomatic Control Subjects Based on Physical Measures of the NIOSH Low Back Atlas. Spine 1994;19:1350–1358.
29. Moore MA, Hutton RS. Electromyographic investigation of muscle stretching techniques. Med Sci Sports Exerc 1980;12:322–329.
30. Nadler SF, Malanga GA, Feinberg JH, Prybicien M, Stitik TP, DeFrince M. Relationship between hip muscle imbalance and occurrence of low back pain in collegiate atheletes: A prospective study. Am J Phys Med Rehabil 2001;80:572–577.
31. Nadler SF, Malanga GA, DePrince ML, Stitik TP, Feinberg JH. The relationship between lower extremity injury, low back pain, and hip muscle strength in male and female collegiate atheletes. Clin J Sports Med 2000;10:89–97.
32. Pope RP, Herbert RD, Kirwan JD. Effects of ankle dorsiflexion range and pre-exercise calf muscle stretching on injury risk in army recruits. Aust J Physiother 1998;44:165–177.
33. Pope RP, Herbert RD, Kirwan JD, Graham BJ. A randomized trial of pre-exercise stretching for prevention of lower-limb injury. Med Sci Sport Ex 2000;32:271–277.
34. Robinson KL, McComas AJ, Belanger AY. Control of soleus motoneuron excitability during muscle stretch in man. J Neur Neurosurg Psych 1982;45: 699–704.
35. Schieppati M, Crenna P. From activity to rest: Gating of excitatory autogenetic afferences from the relaxing muscle in man. Exp Brain Res 1984;56: 448–457.
36. Shrier I. Stretching before exercise does not reduce the risk of local muscle injury: A critical review of the clinical and basic science literature. Clin J Sports Med 1999;9:221–227.
37. Shrier I. Stretching before exercise: An evidence-based approach. Br J Sports Med 2000;32:271–277.
38. Tarbary JC, Tarbary C, Tardieu C, et al. Physiological and structural changes in cat's soleus muscle due to immobilization at different lengths by plaster casts. J Physiol Paris 1972;224:231.
39. Travell JG, Simons DG. Myofascial Pain and Dysfunction—The Trigger Point Manual, 2nd ed. Vol.1. Baltimore: Williams & Wilkins, 1999.
40. Van Dillen LR, McDonnell MK, Fleming DA, Sahrmann SA. The effect of hip and knee position on hip extension range of motion measures in individuals with and without low back pain. J Orthop Sports Phys Ther 2000;30:307–316.
41. Voss DE, Ionta MK, Myers BJ. Proprioceptive Neuromuscular Facilitation, Patterns and Techniques, 3rd ed. Philadelphia: Harper & Row, 1985.
42. Williams PE, Goldspink G. Longitudinal growth of striated muscle fibres. J Cell Sci 1971;56:448.
43. Williams PE, Catanese T, Lucey EG, et al. The importance of stretch and contractile activity in the prevention of connective tissue accumulation in muscle. J Anat 1988;158:109.

부록 19A

재활에 있어서 능동적 이완 기법의 법칙

(The Role of Active Release Technique in Rehabilitation)

재활 실행은 종종 긴장된 근육과 그들의 근접한 결합조직 구조에 의해 복잡한 상태를 수반한다. 건강상태와 치료에 관련된 연부조직은 크게 인식되지만,[5,8,15,22,30] 아직 의학적 조사는 부족하고, 기준된 진단과 치료가 포함되어 나타나진 않는다. 그러나 연부 조직 치료를 위한 인지는 환자와 치료 사이에 높게 유지하고 있다. 능동적 이완 기법(ART)는 연부조직 문제에 효과적이라고 알려져 재활과 스포츠 의학에서 높은 관심을 받고 있다.

중요한 연부조직에 적용했을 때, ART는 통증을 발생시킬 수 있는 구조를 경감시킬 수 있고, 기능 결함의 촉진적 재활을 할 수 있다.

징후 (Indications)

연부조직 문제는 첫째로, 외상 또는 지속적인 부적합한 부하와 동작의 결과로 결합조직의 변화를 수반한다. 결합조직의 변화는 보통 유착이라 불리우며 치유의 자연스러운 과정 또는 스트레스나 긴장에 의한 부하에 대한 보호 반응으로 발생한다.[27] 이러한 섬유화 부위에는 연결된 근육, 관절, 신경을 둘러싸고 있는 변화된 조직이 존재한다. Leahy는 ART가 유착을 이완시키고 치유와 동작을 향상시키기 위한 충분한 기능적 향상을 제공한다고 추천한다.[20] 그러므로 대부분의 경우에 ART 절차의 적용은 통증발생 조직의 활주에 부담을 덜어주거나 개선시키기 위한 것이다.

환자의 능동적 인내와 기계적 감수성과 관련된 조직의 유착에 ART를 적용할 때 가장 큰 가치를 갖는다.

근막 소개 (Myofascial Presentations)

Janda의 근육 과긴장의 분류는 ART에 적용할 수 있는 기능적 요소들을 포함한다. 신경간 기능 이상, 근막 통증점과 근육 단축과 같은 것들은 대부분 이 분류 시스템의 적용 대상이 될 것이다(19장 참조).[17]

Murphy의 신경간 기능 이상은 관절 기능에 간접적인 영향을 받는 수용기의 이상으로 인한 결과처럼 근육 기능 이상에 의해 생길 수 있다고 주장한다.[26] 따라서 손상된 인대 구조에 신장을 증가시키는 것은 그들의 스트레스/좌상 특성과 양적과 질적으로 교차-연결고리 형성(cross-link formation)을 증가시킨다고 암시하고 있다.[14] 그러므로 인대와 관절낭의 문제에 처방된 ART 프로토콜은 이런 손상 회복과정을 도울 수 있다. 임시결과들은 관절가동화/추력기법과 혼합하여 사용된 ART는 성공적이다고 암시한다.[4,10,19,20,28]

연구들은 손상된 연부조직의 조절된 움직임이 치유 과정, 개선된 기능 결과에 영향을 주는 것을 보여준다.[1,12,18] 급성기에는, 치료사의 과제는 직 · 간접 접근법, 근육재생과 반흔조직 형성 사이의 균형을 조절하는 것이다. 반흔조직의 보호적 지지 특성들은 근육재생을 억제할 수 있고, 근력과 안정성을 위해 반흔조직의 형성을 감소시킨다.[18]

회복된 손의 초기재활움직임은 활주기능을 개선시켰고, 치료 부위의 더 높은 단단함과 강도를 이끌어냈다.[1,3,12] 따라서 제안된 ART에 의해 제공된 적절한 기법은 반흔 조직 발생을 감소시켜 주고 개선된 회복을 위해 손상 부위의 능동적 가능성을 빠르게 증가시킨다.

ART는 둔감한 만성환자에게도 폭넓은 밀접한 관계를 가지고 있다. 전형적인 만성 환자들은 근막통증점이라고 알려진 과잉자극감수성과/또는 과긴장성 부위를 가지고 있다.[22] 19장에서는 지정된 통증점에 PIR와 같은 능동적 접근의 중요성을 논의한다. ART는 PIR과 상호보완적이고, PIR과 병행해서 사용될 수 있다(19장 참조).

신경 소개 (Nerve Presentations)

ART 치료의 유망한 카테고리엔 신경손상과/또는 신경포착을 포함한다. 신경근성통증 또는 포착성 신경병증에 의한 통증 패턴은 의학적 진단으로 확인할 수 있다.[6,23,25,29]

Butler와 그 밖에 다른 사람들은 신경자극과 관계된 기계적 감수성을 증명하기 위해 효율적 프로토콜을 발전시켰다(20장 참조).[6,11,24] ART 프로토콜은 보통의 신경 증후군에 특별한 적용성을 가지고 있고 가장 중요하게 긴장발생 또는 신경포착의 공통부위를 가지고 있다.

가벼운 신경손상(minor nerve injury)은 임상실습을 구성하는 많은 모호한 근골격계 안에 포함되는 것 같다. 이 카테고리는 때론 "신경병리학적 통증"으로 분류된다. 이것은 전형적인 통증 패턴과 조합되지 않는 통증이며 EMG나 방사선 검사에서 제한된 비정상 소견을 보여준다(2장 참조).[7]

동물통증 연구에서, 신경을 둘러싼 섬유화가 보이고 근육조직을 둘러싸고 있는 유착은 가벼운 신경손상 후에 처음 몇 주 이상 보고된다.[2] 비록 이 섬유화가 감소되더라도 15주 정도 나타난다. 중요한 것은 이 소견들이 급성기 징후의 가벼운 신경압박이고, 점차적 말초신경자극은 의미하지 않는다.

Greening은 가벼운 말초신경 손상은 범위(spectrum) 양쪽 끝에 영향을 줄 수 있고, 손상으로부터 비정상적인 입력 또는 허혈성 압박이 통증과 발통중심 감각의 원인이 될 수 있다고 요약했다.[13]

그는 둘러싸인 신경조직을 가동화하기 위해 자세와 기능을 최적화하는 기법을 사용하는 것은 신경 재생을 향상시키고 만성증상을 감소시킬 것이라고 제안한다.

Butler[6]는 매우 자세하게 신경계 작용을 묘사하고 신경손상 부위나 신경과민에 적용한 가벼운 스트레스법이 회복과 치유를 개선할 것이라고 제안한다. 신경병적인 통증 또는 해결되지 않은 사지 통증에 있어서 ART와 그것의 시스템의 사용은 중앙 감작이 발생하기 전에 회복을 촉진하는 유효한 방법이 될 수 있다.

실행과 근력 훈련 (Performance and Strength Traing)

임상연구는 침해수용적 그리고 비침해수용적 구심성신경은 자극부위에 국소적이고 말초적 근육활동을 변화시킨다고 시사한다.[9]

따라서, 약화된 부위의 말초 부위에 적용된 ART는 근위부 근력과 실행 이득을 촉진시킨다.

금기 사항 (Contraindications)

ART의 금기사항은 대부분 수기 치료와 공통적이다. 치료는 위태로운 혈관이나 신경 구조에는 적용할 수 없다. 더불어 암과 같은 기관 병증의 경우 또는 말총(cauda equina)과 같은 진행성 신경병증은 일반적인 의학 지침에 합당하게 관리되어져야 한다. 최근에는 다른 수기치료요법에서 중시되는 것처럼 적절한 훈련 없이 ART를 수행하는 것은 금기시되고 있다. 부적당한 치료는 부정적 결과를 초래할 수 있으며 모순된 결과와 손상의 원인이 될 수 있다.

ART의 배경과 원리 (Background and principles of ART)

ART는 Colorado Springs, 카이로프랙터인, Dr. Michael Leahy에 의해 발전되었다. 그의 연부조직 관리 시스템은 근골격계의 근육 병변과 신경 폐색에 관한 250개 이상의 프로토콜을 내포하고 있다. Dr. Leahy는 "반복동작의 법칙(law of repetitive motion)"[21]에 따라 이상적인 개념을 제안한다. 이 모델에서 조직의 손상정도를 서로 관계가 있는 4개의 요소로 설명된다. 이 요소들은 "반복 횟수" "각 반복의 힘 또는 긴장"(최대 근력의 정도)와 관계가 있으며 "각 반복 빈도" "반복 사이의 이완시간"으

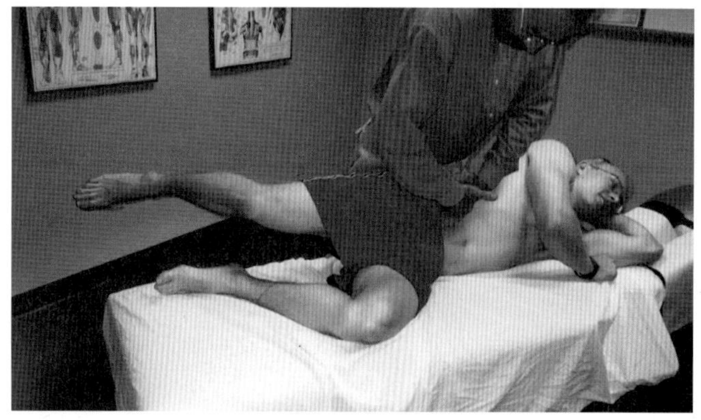

그림 19A.1 허리근의 ART. 치료사는 허리근의 상부 내측에 손으로 긴장을 준다. 환자는 엉덩이와 다리를 굽힌 다음 치료사가 손의 접촉을 유지하는 동안 다리와 엉덩이를 펴게 한다.

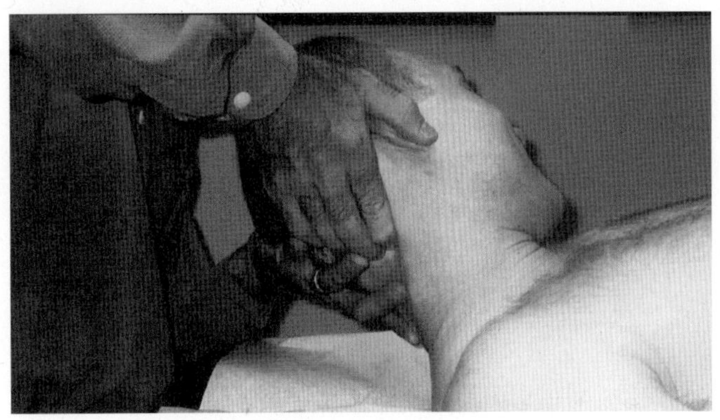

그림 19A.2 큰/작은 뒷머리곧은근(대/소후두직근)의 ART. 시술자는 RCM을 윗쪽과 약간 바깥쪽으로 긴장을 적용한다. 이때 윗목을 펴고 치료하는 쪽으로 머리를 회전시킨다. RCM에 긴장이 유지되는 동안, 윗목은 굽히고, 머리는 반대로 회전시킨다.

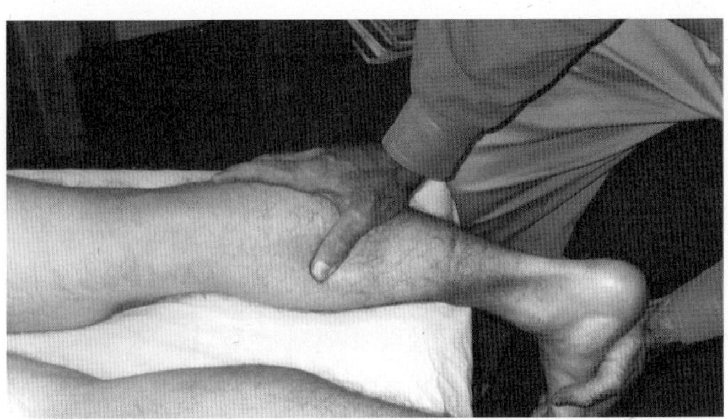

그림 19A.3 장딴지근의 ART. 시술자는 장딴지근의 상부 긴장을 접촉한다. 그는 환자에서 발바닥굽힘을 요구한다. 상부긴장이 유지되는 동안에, 환자는 천천히 발등굽힘을 한다.

로 구분한다. 이 개념으로부터 그는 명백하게 소소한 사건으로부터 발생한 손상기전을 설명한다. 그는 또한 유착과 섬유화가 잘못된 활주기전과 합병 통증으로 생긴 보다 작은 반복 힘의 결과로 부분 부종이 생긴다고 말했다.

조직 유착 또는 긴장은 동일한 치료 적응증이므로 적용할 수 있다. 대부분의 수기치료사들과 마찬가지로 정해진 중요한 병변 또는 "중요 연결(key link)" 구조의 위치를 정하는 것은과정의 성공을 위한 결정적인 요소이다. 이 ART의 공통방법은 유착 또는 조직 긴장을 지닌 부분적인 부위에 지속적인 긴장이 있지만, 이것을 단축된 자세로부터 이완된 자세로 조직을 바꾼다. Leahy가 발전시킨 치료 원칙의 목록은 최소한의 합병증과 최대한의 근접한 결과를 나오게 시술자를 돕는다(표 19A.1).

"태양 아래에 새로운 것은 아무것도 없다"라고 자주 말하여진다. 능동적인 움직임을 동반하거나 않거나 근육에 대한 수기치료요법이나 어떤 마사지 형식의 적용은, ART 발달 전이나 후에도 오랜동안 제안되어 왔다.[15,16,22] PIR 또는 다른 수기치료 기법과 같이 ART는 특수한 기술이고,

표 19A.1 능동이완을 순서대로 적용할 때 치료 원리와 지침의 목차

1. *부드러운 접촉 사용* : 프로토콜에서 묘사된 특별한 접촉이 사용된다. 실전 교육은 적절한 접촉을 배우는 데는 가장 유용한 방법이다.
2. *능동적으로 시작, 종적으로 움직임* : 많은 이유로, 이 방법은 조직사이의 유착을 없애주기 위해 효과적이다. 비록 제한은 어떤 방향에서도 발견되어질 수 있다. 가장 중요한 것은 근육 안에서 운동의 종적인 자유도를 정립하는 것이다. 만약 필요하다면, 다른 방향으로 치료한다.
3. *언제든지 가능한 능동적 운동을 사용* : 이것은 환자에게 조절감각과 또한 통증억제를 제공한다. 능동운동의 방법은 조직사이에서 최대한의 밀접한 운동을 구성하고 있다.
4. 느린 동작 *사용* : 어느 운동이 민첩하거나 재빠르면, 환자의 참을성은 감소하고 근육은 긴장될 것이다.
5. *환자의 내성 평가* : 패스(passes)의 압력과 수는 늘 환자의 참을성에 달려 있다. 일반적으로, 일반 부위에선 3~5회가 제한이다.
6. *조직 내성 평가* : 때때로 필요에 따라 조직 과민성으로 인해 치료가 지연된다. 이것은 비물리적 척도뿐 아니라 물리적으로도 나타내어진다. 조직이 이전 치료로 인해 민감할 때는 치료를 지연시키는 것이 나으며 방문의 빈도를 감소시킨다.
7. *정맥의 방향과 임파의 흐름을 통한 작업* : 타박상과 임파 부종은 대부분 정밀한 방법으로 완전하게 피한다. 운동이 정맥 또는 임파의 흐름에 반대로 흐를때는 매우 짧다.
8. *빈도 = 하루 걸러 치료함* : 치료빈도는 이틀에 한번 보다 더 자주 치료하지 않는다. 날마다 하는 치료는 조직의 내구성을 약화시키고 치료 계획을 연장시킬 수 있다. 어떤 경우에는 하루 이상의 더 오랜 기간이 필요하기도 하다.

Leahy PM, seminar course notes 2000.에서 인용.

적합한 훈련과 풍부한 임상 경험이 필요하다.

공통 기능 패턴으로 진료적 교정 (Clinical Correlation to Common Functional Pattern)

증상 복합: 허리 통증
통증 일반적 구조: 허리뼈 관절
과부하된 기전: 단축된 엉덩이 굽힘근
역학적 연결: 변경된 엉덩이 폄근

증상 복합: 두통
통증 일반적 구조: 상부 목뼈 관절
과부하된 기전: 뒷통수 빗근
역학적 연결: 변경된 머리굽힘근

증상 복합: 아킬레스 건염
통증 일반적 구조: 아킬레스 건
과부하된 기전: 단축된 장딴지근
역학적 연결: 과도한 회내/약한 발 내재근

■ 참고문헌 (Reference)

1. Akalin E, El O, Tamci S, et al. Treatment of carpal tunnel syndrome with nerve and tendon gliding exercises. Am J Phys Med Rehabil 2002;81:108.
2. Bennett G, Xie Y. A peripheral mononeuropathy in rat that produces disorders of pain sensation like those seen in man. Pain 1988;33:87.
3. Best T, Hunter K. Muscle injury and repair. Scientific principals of sports rehabilitation. Pain 2000;11:25.
4. Buchberger D. Posterior-superior glenoid impingement of the throwing shoulder: Evaluation and management. Sports Chiro Rehabil 2000;14:5.
5. Butler DS. Adverse mechanical tension in the nervous system: A model for assessment and treatment. Aust J Physiother 1989;35:227.
6. Butler DS. The Sensitive Nervous System. Adelaide, Australia: Noigroup Publications, 2000.
7. Campbell J, Raja S, Belzberg A, et al. Hyperalgesia and the sympathetic nervous system. Touch, temperature, and pain in health and disease: Mechanisms and assessments. Progress Pain Res Manage 1994;3:24.
8. Cyriax J. Textbook of Orthopedic Medicine. London: Bailliere Tindall, 1982.
9. Deriu F, et al. Non-nociceptive upper limb afferents modulate masseter muscle EMG activity in man. Exp Brain Res 2002;143:286–294.
10. Drover J, Herzog W. Influence of active release technique on quadriceps strength and inhibition. International Conference on Spinal Manipulation, 2002.
11. Elvey R. Treatment of arm pain associated with abnormal brachial plexus tension. Aust J Physiother 1989;32:224–229.
12. Gelberman R, Vande Berg BJ, Lundborg G, et al. Flexor tendon healing and restoration of the gliding surface. J Bone Joint Surg 1983;65:70.
13. Greening J, Lynn B. Minor peripheral nerve injuries: An underestimated source of pain? Manual Ther 1998;3:187.
14. Gomez M, Woo S, Amiel D, et al. The effects of increased tension on healing medial collateral ligaments. Am J Sports Med 1991;19:347.
15. Hammer W. Functional soft tissue examination and treatment by manual methods. New York: Aspen Publishing, 1999.
16. Hunter G. Specific soft tissue mobilization in the treatment of soft tissue lesions. Physiother 1994;80:15.
17. Janda V. Muscle spasm: A proposed procedure for differential diagnosis. J Man Med 1991;6:136.
18. Jarvinen M, Lehto M. The effects of early mobilization and immobilization on the healing process following muscle injuries. Sports Med 1993;15:78.
19. Leahy PM, Mock L. Myofascial release technique anc mechanical compromise of peripheral nerves of the upper extremity. Chiro Sports Med 1992;6:139.
20. Leahy PM. Improved treatments for carpal tunnel and related syndromes. Chiro Sports Med 1995;9:6.
21. Leahy PM. Active Release Soft Tissue Management System. Course Manual. 1999.
22. Lewit K. Manipulative Therapy in Rehabilitation of the Motor System, 3rd ed. London: Butterworth-Heinemann, 2002.
23. McCombe PF, Fairband J, Cockersole BC, et al. Reproducibility of physical signs in low-back pain. Spine 1989;14:908–918.
24. McKenzie RA. Mechanical diagnosis and therapy for low back pain. In: Physical Therapy of Low Back Pain. New York: Churchill Livingstone, 1987.
25. McLellan DL, Swash M. Longitudinal sliding of the median nerve during movements of the upper limb. J Neurol Neurosurg Psych 1976;36:566.
26. Murphy D. Conservative Management of Cervical Spine Syndromes. New York: McGraw-Hill, 2002.
27. Pneumaticos S, Nobel P, McGarvey W, et al. The effects of early mobilization in the healing of Achilles tendon repair. Foot Ankle Int 2000; 21:551.
28. Schiottz-Christensen B, Mooney V, Azad S, et al. The role of active release manual therapy for upper extremity overuse syndromes—a preliminary report. J Occup Rehabil 1999;9:210.
29. Sunderland S. The nerve lesion in the carpal tunnel syndrome. J Neurol Neurosurg Psych 1976; 39:615.
30. Travell JG, Simmons DG. Myofascial Pain and Dysfunction: The Trigger Point Manual. Baltimore: Williams and Wilkins, 1993.

20

신경가동화 기법 — 상반된 신경유동성 긴장의 평가와 치료
(Neuromobilization Techniques – Evaluation and Treatment of Adverse Neurodynamic Tension)

학습목표

이 장을 읽고나면 이해할 수 있을 것이다:

- 어떻게 진료가 평가와 치료 동기로서 혼합된 신경가동화를 할 것인가 설명한다.
- 증명된 상반된 신경유동성 긴장(ANDT) 검사
- 수행된 ANDT 검사를 위한 증명된 지침
- 근육 사이의 다른 평가와 환자의 ANDT로부터 관절단축

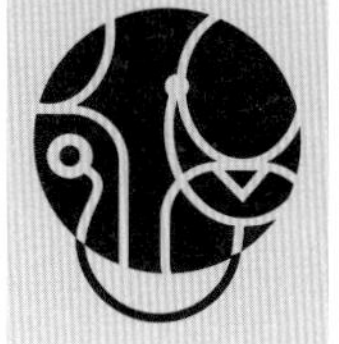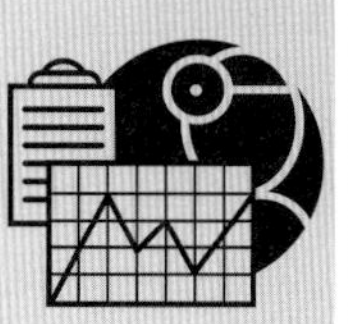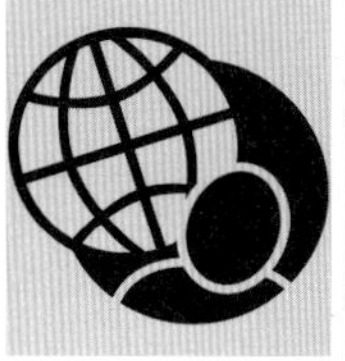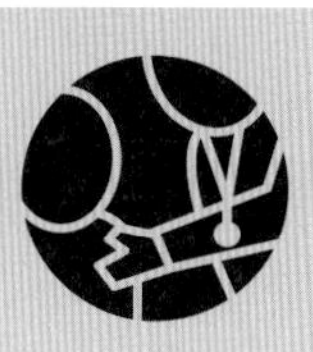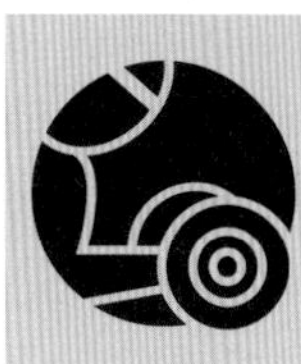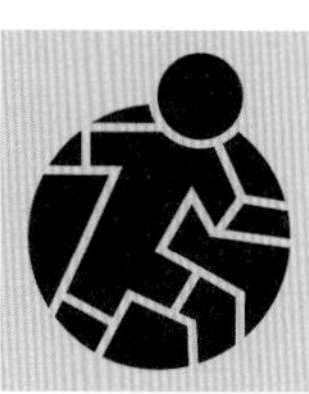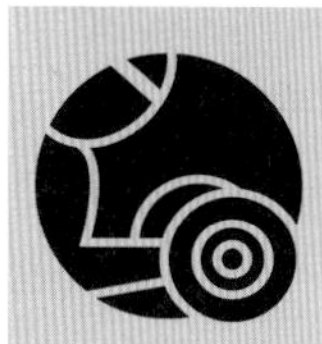

개요 (Introduction)

ANDT(adverse neurodynamic tension)의 평가와 치료는 Elvey,[15] Bulter,[5] Shacklock[33] 그리고 Slater[34]에 의해 창시되어졌다. 그들의 업무는 Bulter, Shacklock, Slater에 의해서 직장과 교육과정들에 제공되었고, 그들의 직장동료들[35]은 Neuro-Orthopedic Institute에 제공되었다. 그들 관계자들은 이런 자료와 그것의 임상적인 유용함을 물리치료사와 근골격계 장애를 치료하는 의사들에게 제공하는데 도움이 되었다. Greenman과 이 분회의 관계자들은[1] ANDT와 신경가동술(neuromobilization) 치료기술들을 수기치료와 운동치료의 평가와 치료에 접목시켰다. ANDT의 평가와 치료를 위한 과학적인 기초사항은 기초과학 전문가들과 임상가들에 의해 제공되어졌다.[2-6,8-14,16,18-26,28-33,37-42] 특히, Bulter[7]의 저서에서 신경계는 학술연구와 신경유동성의 주제를 연구하는데 도움이 되었다.

이번 장에서는 우리는 일반적인 개념들, 치료목표, 신경계의 가동성의 결과, 주의점, 금기증에 대해서 토론한다. 심지어 경험있는 임상가들 조차도 근육단축, 관절장애, 단축의 관절낭 패턴들로부터의 ANDT는 가끔 식별하기가 어렵다. 슬럼프 검사와 하지직거상 검사를 완전히 이해하고, 자극법과 이완법을 완전히 숙지함으로써 궁둥신경 혹은 그것의 신경가지들 중에 하나로부터 야기되는 ANDT로부터 뒤넙다리근(슬괵근, hamstring)의 단축을 식별할 수 있다. ANDT의 검사 후 그리고 신경가동기법 적용 후 치료방법을 적용하면 된다. 우리는 허리뼈 분절장애, 대천장관절/골반의 장애, 단축된 관절낭 패턴 그리고 근육단축 패턴들이 초기 실행하는 것이 왜 치료하는 것인지 설명한다. 이런 분야들은 이른바 container라고 불리우고, 신경 가동기법을 사용하기 전에 취급되어질 것이다. 우리는 또한 넙다리곧은근의 단축과 넙다리신경근과 그것의 연관된 신경가지의 ANDT를 식별할 수 있다. 이런 경우에 container는 상지 허리뼈분절의 기능부전을 포함하고 있으며, 엉치엉덩관절/골반 기능부전과 관절낭 단축 특히, 고관절 전방 관절낭을 동반하게 된다. 근육 단축, 특히 엉덩허리근과 넙다리곧은근은 자주 고관절 전방 관절낭 단축을 동반한다고 또한 자세하게 논의되었다.

상지부위에서, 늑골 기능부전 그리고 근육단축 패턴은 부분적으로 중간신경의 ANDT와 다르게 분류될 것이다. 우리는 상지신경 유동성 검사(ULNT)의 사용하므로써 상세하게 설명하며, 앞에서 상지 긴장 검사(ULTT), 향상성의 조화를 그들이 어떻게 잘 사용하는가와 치료 양식을 정한 후 container는 치료되어진다. 이런 경우에는, container가 목갈비근과 소가슴근의 근육단축이 지속되는 것과 연관 있고, 어떻게 그들이 5번째 늑골 기능부전과 우선 관계가 있다. 또한 목뼈와 특히 등뼈 분절 기능부전에 적용할 때를 치료하기 위해 필요하다. 목갈비근, 소가슴근, 큰원근, 넓은등근 그리고 견관절 후관절낭은 또한 포함한다. 우리는 상지 긴장 검사(ULNT)를 재조사하기를 요청하기 위해 ANDT에서 적절한 변화가 있는지를 제시했다.

이장은 Butler[5,7]의 연구에서 설명한 것은 자세하게 대용하거나 탐구하지 않았다. 우리는 당신이 관련되어진 주제에 대한 뛰어난 작업을 보여주게끔 격려한다. 그러나 우리는 ANDT의 치료와 평가에 관한 이전을 작업을 어떻게 포함하고 있는지는 관절 기능부전을 교정하기 위한 수기 치료기법을 사용하여 우리의 실행을 구체화되어졌고, 단축된 근육과 관절낭에 수기신장을 포함하고 있다. 가능하면 언제든지 삼차원의(3-D) 자가신장과 기능 운동은 지속적으로 교정을 도와주는 것을 증명했고 기능적 활동 동안에 움직임의 질을 보강하여 재발을 예방한다.

일반적인 개념 (General Concepts)

Shacklock[35]이 정의한 여러 가지 정의들은 우리에게 ANDT를 이해하는데 도와준다. 신경유동성은 그들과 다른 사람들과 연관있는 것처럼 묘사한다. "pathodynamics"이란 용어를 비정상적 기전, 생리학적으로 적용되는 것이고 그들의 기전을 검사했을 때 신경계 구조로 오는 반응이 생긴다. 신경계는 움직임을 위하여 디자인되어져 있다. 척추관 길이는 신전보다 굽힘시 대략 7 cm 더 길다. 이 길이 변화의 대부분은 목뼈와 허리뼈에서 발생한다. 예를 들면, 손목과 주관절 신전에서부터 손목과 주관절 신전으로 말초부에서 일어나며 중간신경은 20% 늘어나는 것에 적응해야한다. 그러나 15% 또는 그 이상의 길이 변화는 신경으로 향하는 혈액공급을 방해할 것이다.[36] 우리는 유지된 상태의 스트레칭, 수축 이완법의 적용, 그리고 PNF 형식의 스트레칭에 대한 주장을 신뢰한다.

말초신경의 동적인 시스템을 확실히 이해하기 위해서 한 가지 예를 들면, 정중신경은 상완부위 신경과 어느 정도 관련되어 있어 상완 방향 2 cm 정도 스트레칭의 연관성을 가지고 있다. 손가락과 손목의 움직임은 상완부 신경을 약 1 cm 정도 활주할 수 있다. 이들 움직임의 변화들은 압력의 변화에 의해 수반되어진다. 이들 압력의 변화들은 자신경을 예로, 자신경은 목과 어깨 움직임에 의해 두 배가 될 수 있고 이것은 자신경 긴장 검사를 위한 자세에 의해서 압력이 4배까지 될 수 있다는 것이다.

Buter, Shacklock, Slater[35,36] ANDT 검사를 시행할 때 적용되는 동작의 순서는 매우 중요하다고 강조했다. 그들은 ANDT 평가에서 가장 좋은 방법은 "house"라고 불리는 병리학적 변화라는 구성성분과 다른 구성성분을 통하여 더해지는 긴장도가 초기에 적용한다는 것을 인지했다. 그들은 또한 동적 신경학적 검사는 매 검사마다 시작하는 자세는 올바르게 유지해야 한다는 것을 강력히 주장했다. 검사가 환자에 의해 능동적으로 혹은 검사자에 의해 수동적으로 실시되지만, 우리는 검사시 움직임을 평가하는 가장 좋은 방법은 수동적이라고 여긴다. 검사자는 동작의 장벽을 느낄 수 있어야 하고, 저항의 발생점, 혹은 통증의 유무와 다른 증상의 유무를 주목해야한다. 통증이 일어나야 할 부위에 통증이 발생되지 않는다는 것은 중요하다. 그러나 우리는 환자의 증상을 재현하는 것이 반대되는 동적 신경학적 검사의 목표라는 것을 확신한다.

대칭적 혹은 비대칭적 그리고 양쪽을 비교하는 검사는 건측을 먼저 측정함으로써 가장 적절하게 적용되어진다. 그리고 건측과 환측에 대한 저항검사의 역시 올바르게 인식함으로써 적절히 적용되어진다. 이 시점에서 한 가지 궁금점은 "신경계를 가동화시키는 목적은 무엇인가?" Butler와 그의 동료들은 정상적인 움직임과 신경계의 유연성을 회복하는 것을 치료의 목표라고 확립했다. 신경계 내부의 분포되어 있는 부종, 신경계 유착에 대한 신장, 혈류량 증가, 뇌척수액의 순환 증가, 게다가 축삭 전달에 관한 내용은 Butler와 그의 동료들에 의해 자세하게 논의되었다. 신경외부 공간을 정상화하게 하는 것은 신경계 가동기법의 결과이다. 그러나 이것은 먼저 기본적인 장애들을 다룸으로써 가장 훌륭하게 달성되어진다.

이 장에 관련된 저자들 중 한명은 X선 투시하에 형질변환를 위한 외경막 스테로이드 주사 후에 신경가동기법을 적용함으로써 그 개념을 소개했다.[17]

예방 조치와 금기 (Precautions and contraindications)

여러 기법에서처럼 예방 조치와 금기를 이해하는 것 특히, 경험이 없는 분들에게 ANDT 검사를 이해하는 것은 매우 필수적이다. 특정한 금기증이 아닐지라도, 목뼈 또는 허리뼈에 수핵 탈출증, 신경 분지에 따르는 방사통, 점진적인 신경학적 장애, 일반적인 건강상의 문제들은 주의되어져야 한다. 이것들은 혈액순환 장애, 염증성 혹은 감염적 증상, 그리고 Guillain–Barré 혹은 국소 농양 등을 포함한다. 연관된 다른 예방 조치는 현기증, 척수 손상과 같은 중추 신경 시스템의 장애이다. 제한적인 요소를 가진 환자는 완전한 검증과 진단에서 나오는 심각한 통증을 가지고 있을 것이다. 예방법은 이런 분류의 환자들을 다룰 때 요구되어진다.

최근에 신경학적 증상이 나타나거나 악화되고 게다가 마미총의 병변이 나타난다면, 이것은 절대적인 금기이다. 목뼈 굴곡 같은 움직임은 척수에는 전달되고 지지구조에는 전달되지 않기 때문에 척수 신경의 직접적인 손상 혹은 뇌막과 관에 고정되어 있는 부위인 결박 척수(tethered cord)가 존재한다는 것은 신경 가동기법을 적용할 때 금기증이다. 척추의 불안정성과 비정상적인 조직과의 관계로 인한 골다공증은 금기증의 다른 실례이다. 이전의 일시적인 사지마비의 경험은 또한 척수의 불안정을 야기시킨다.

ANDT의 평가 : 하부 (Evaluation of ANDT: The Lower Quarter)

환자의 하지부위에 대한 ANDT 평가는 환자의 걸음걸이를 살펴봄으로써 시작한다. 통증을 유발하는 자세 특히, 무릎의 굴곡을 유지하고 있는 자세는 궁둥신경 영역에 역 긴장이 있다는 것을 의미하며 이것은 무릎굴곡이 궁둥신경의 긴장을 완화시키기 때문이다. 앞쪽으로 굴곡하는 검사는 손가락 끝을 바닥쪽을 향하여 뻗으면서 머리를 아래로 숙이면서 시작될 수 있다, 허리부위나 다리쪽에 증상이 재현된다면, 환자는 그 지점에서 멈춰야 한다. 그 때, 검사자는 수동적으로 환자의 목을 신전시킨다. 이것이 환자의 증상을 완화하거나 증가시킨다면, 이것은 근육의 단축보다 반대되는 동적 신경학적 긴장에 의해 증가되는 것이라는 신호이다.

슬럼프 검사 (The slump test)

슬럼프 검사는(그림 20.1A-F) 근골격계를 다루는 임상의에 의해서 광범위하게 사용되고 있다. 슬럼프 검사는 하지직거상 검사로 대체되는 것으로 생각해서는 안 된다. 그러나 ANDT 검사를 보다 더 자극하거나 추가할 때 앉은 자세에서 시행될 수 있다. 환자를 슬럼프 검사를 위해 앉은 자세에서 증상이 일어나는 지점까지 환자에 의해 목뼈를 능동적으로 굴곡하는 것을 추천한다.

환자의 증상이 재현된다면, 검사는 중지되어야 한다. 그러나, 증상이 재현되지 않는다면, 우리는 검사자에의해 수동적으로 무릎을 신전하는 것을 추천한다. 검사자는 긴장의 증가를 낮추고 환자의 반응을 살폈을 때, 무릎의 완전한 신전으로부터 각도의 결손을 측정할 수 있다. 우리는 또한 "전형적인"이라는 용어를 환자의 상태 혹은 증상들의 부분적인 분포에서 증상의 재현을 의미하는데 사용되어지고, "비전형적인"이라는 용어는 ANDT를 적용할 때 나타나는 증상들이 환자에게는 정확히 느껴지지는 않지만 아직도 그것이 비정상적이라고 본다. 예를 들면, 환자를 슬럼프 자세에서 목을 굴곡하고 나서 왼쪽 무릎을 수동적 혹은 능동적으로 신전을 적용했을 때, 정상 무릎 신전에서 20° 정도에서 증상이 재현 됐다고 가정하면, 이 검사의 결과들은 다음과 같이 기록되어 질 수 있다: 왼쪽 무릎의 완전한 신전의 20° 정도에서 정확한 슬럼프 검사의 반응은 전형적인 반응을 재현하는 것이다. 이것은 증상이 없는 오른쪽 무릎이 완전한 신전 했을 때와는 대조적이다. 이것은 오른쪽 무릎의 완전한 신전의 20° 정도에서 정확한 슬럼프 검사의 전형적인 반응이라고 기록되어 질 수 있다. 전형적인 반응이 발견 됐을 때 그 중 하나는 환자의 증상을 재현하는 것이며, 검사는 중지 될 수 있고 증상이 처음 발현된 자세에서 사지는 중지된다. 뒤넙다리근 혹은 다른 근육의 단축으로부터 궁둥신경의 ANDT를 구별하기 위해서 이완법과 자극법은 적용되어진다(표 20.1). 일반적으로, 첫 번째 이완법은 환자의 능동적 목뼈 신전을 수행함으로써 증상들이 완화되거나 줄어들 수 있을 것이다. 증상이 더욱 악화되거나 증상의 발현 부위가 바뀐다면, 이런 방법은 자극법이 될 수도 있다는 것을 유의해야 한다. 예를 들면, 환자는 목뼈 신전을 할 때 대퇴 뒷부분과 종아리 부위에 있던 증상이 목을 신전할 때 허리뼈부위로 이동하거나 하지부위의 증상이 없어지는 것을 느낄 수 있을 것이다.

표 20.1 슬럼프 검사와 하지 직거상 검사를 위한 이완법과 자극법

자극법	이완법
발목 배측굴곡	동측체간 측굴
발목 배측굴곡/외반	목뼈 신전
발목 저측굴곡	허리뼈 신전
발목 저측굴곡/내반	체간의 회전 움직임
고관절 내전/내회전	
체간의 측굴	
목뼈 굴곡	
체간의 회전 움직임	

자극법을 적용하다면, 일반적으로 수동 혹은 능동 배측굴곡이 적용된다. 배측굴곡과 함께 목말뼈하 관절의 외반 혹은 저측굴곡과 함께 내반은 적용될 수 있다. 부가적인 이완법과 자극법은 표 20.1에 작성되고 체간의 왼쪽 혹은 오른쪽 측굴을 포함하여 이들 대부분의 검사들은 환자에 의해서 능동적으로 손쉽게 수행될 수 있다.

하지 직거상 검사 (The straight leg raise, SLR)

하지 직거상 검사는 환자가 바로 누운 자세에서 실시되어진다(그림 20.1A에서 20.2G) 환자에 의한 능동적 움직임 또는 검사자에 의한 수동적 움직임에 의해서 시행될 수 있다. 그러나, 검사자가 수동적 움직임을 적용함으로써 환자의 증상 발생 지점과 어떻게 관련지어지는지 또한 감지할 수 있다는 일반적인 개념을 기억해야 한다. 무릎과 무릎뼈 위쪽에 한손을 놓아 안정성을 주는 것과 엄지와 검지 사이에 무릎뼈를 놓아 안정성을 주는 것 또한 일반적으로 추천되고, 이로써 환자가 무릎을 굴곡하려고 시도 하는 것도 인지 할 수 있다. 다시 말해, 검사자는 환자가 어느 정도의 하지직거상 검사 각도에서 증상이 나타나는지 인지해야 한다. 이전에 거론되었던 슬럼프 검사에서

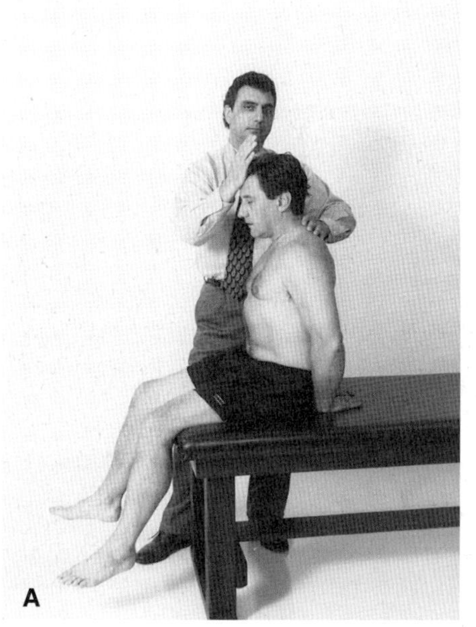

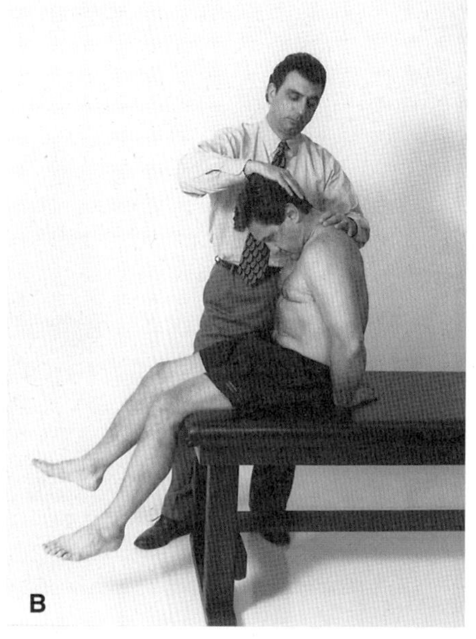

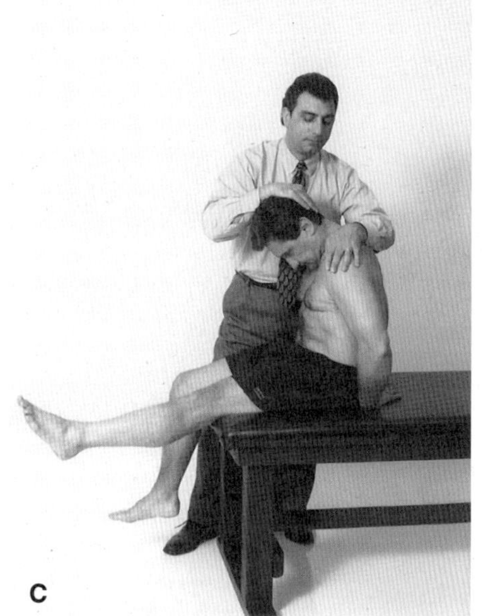

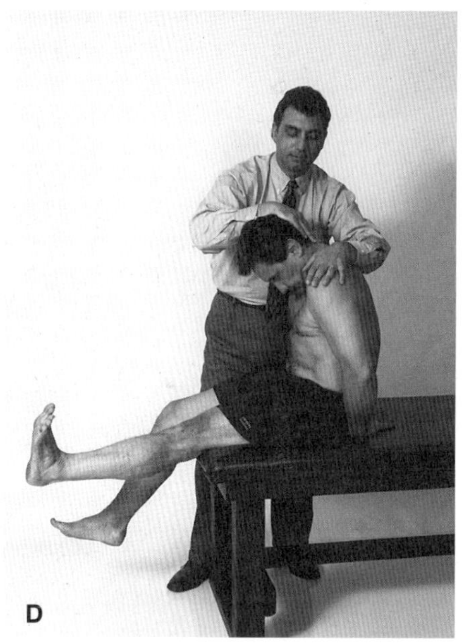

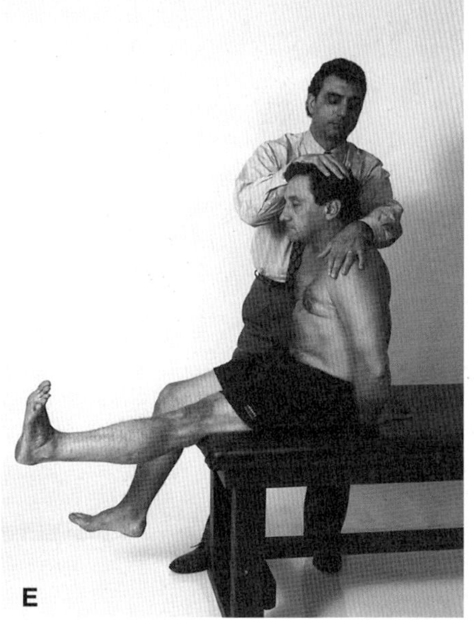

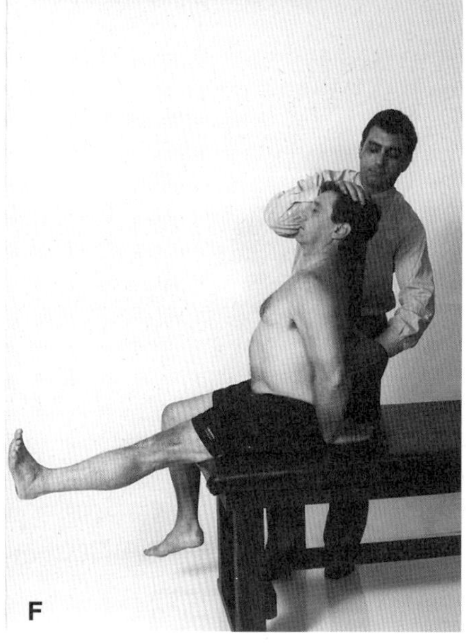

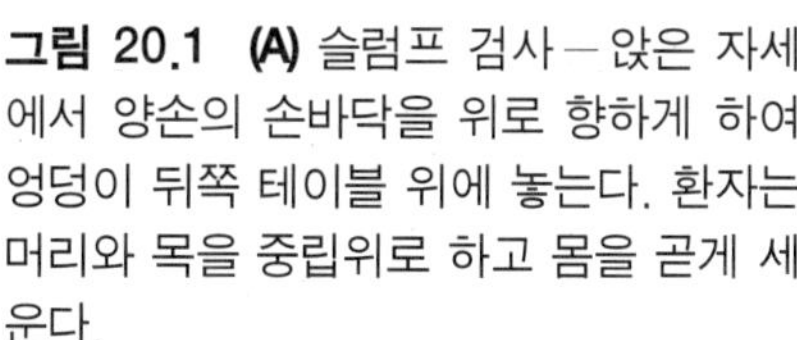

그림 20.1 **(A)** 슬럼프 검사 – 앉은 자세에서 양손의 손바닥을 위로 향하게 하여 엉덩이 뒤쪽 테이블 위에 놓는다. 환자는 머리와 목을 중립위로 하고 몸을 곧게 세운다.

(B) 그림에서 보여지는 것처럼 수동적으로 목뼈에 굴곡을 유도하거나, 미리 능동적으로 목뼈부를 굴곡하여 증상의 발현점을 재현한다.

(C) 환자는 능동적으로 건측 혹은 증상이 덜 심한 쪽의 무릎을 신전한다, 검사자는 교대로 환자의 무릎을 수동적으로 신전한다.

(D) 발목의 배측굴곡은 수동적 혹은 능동적으로 신경자극을 유도할 수 있게 된다.

(E) 목뼈의 수동적, 능동적 신전은 증상을 완화시킬 수 있을 것이다.

(F) 허리뼈 신전은 증상이 완화되는지를 검사하는데 첨가 될 수 있다.

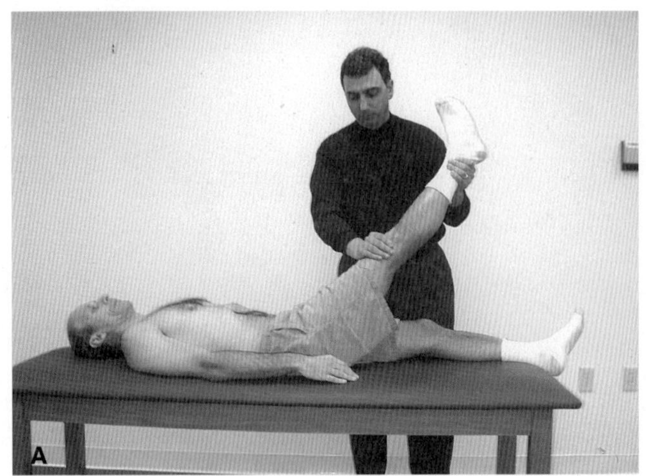

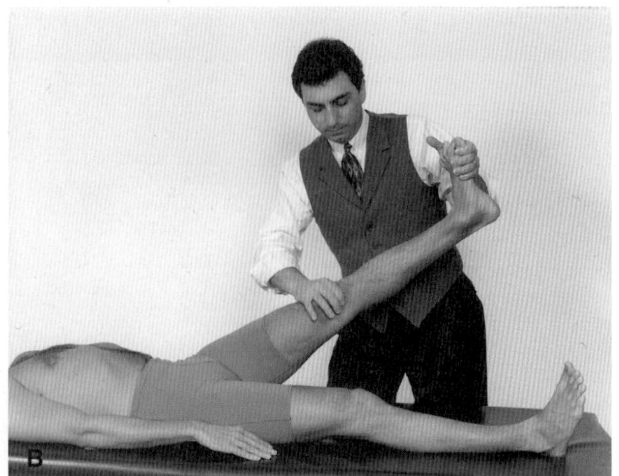

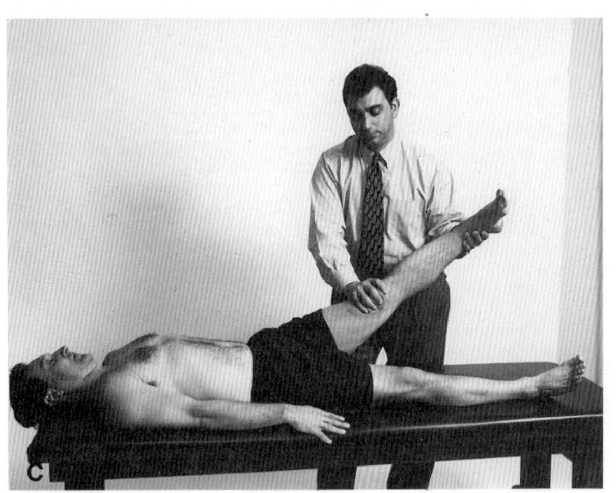

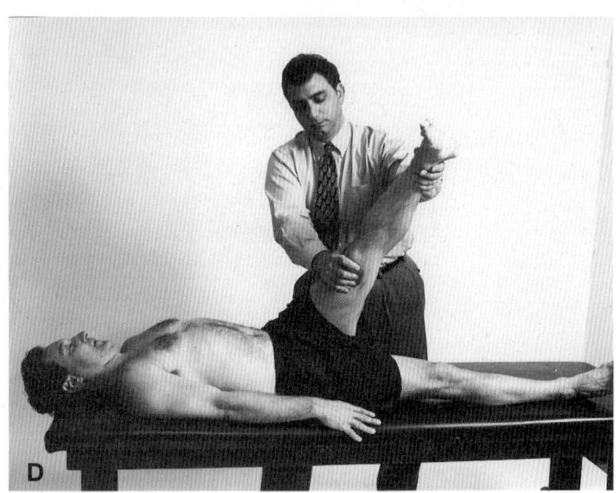

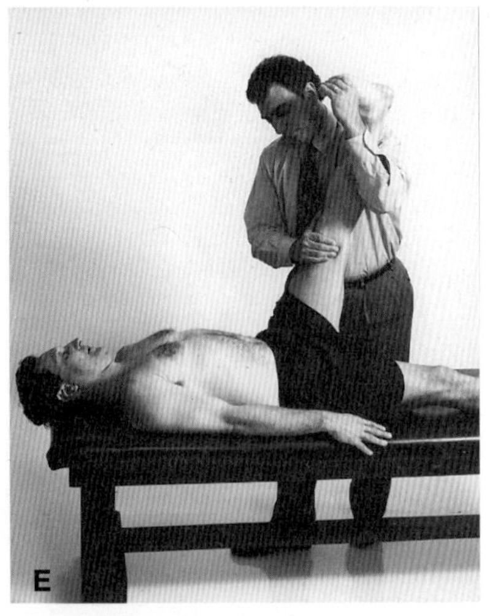

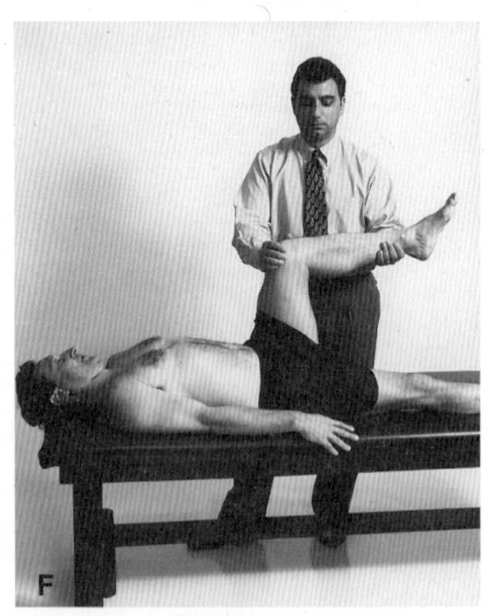

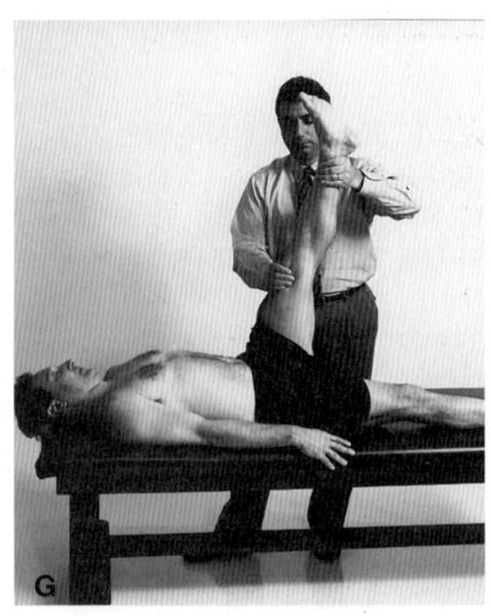

그림 20.2 **(A)** 하지 직거상 검사 – 기본검사, 환자는 바로 눕고 검사자는 한손으로 무릎 신전된 상태로 고정시키고 검사를 실시한다. **(B)** 배측굴곡과 외반 자극법을 추가 한다. **(C)** 고관절의 내회전 자극법은 증상 발현이 되는 지점 혹은 검사 시작전에 검사 하고자 하는 발이 테이블위에 있을 때 추가 적용되어 진다. **(D)** 고관절 외전 자극법은 증상 발현지점 혹은 검사 시작시 추가 될 수 있다. **(E)** 고관절 외전, 내회전, 배측굴곡들은 증상 발현 지점에서 모두 추가 적용된다. **(F)** 90/90 하지 직거상 검사의 시작자세 (다른 방법의 하지 직거상 자세 : 무릎이 신전되기 전에 반드시 먼저 고관절이 굴곡되어야 한다는 것을 유의하라.). **(G)** 무릎은 90/90 자세에서 증상이 발현되는 지점까지 신전한다.

"전형적인" 그리고 "비전형적인" 용어는 같은 방법으로 적용되어진다. 이완법과 자극법은 또한 하지직거상 검사에 적용되어지고 표 20.1에 작성된다. 하지직거상(SLR) 검사의 가장 일반적인 것은 검사도중에 환자가 증상을 느끼는 지점에서 발목의 배측굴곡과 외반 혹은 저측굴곡과 내반을 추가 한다는 것이다. 고관절의 내전과 내회전은 검사 시작 시 적용될 수 있고, 하지직거상 검사 도중에 증상이 발현되는 지점에서 적용되어 진다. 목뼈 굴곡 또한 추가되어지며, 환자의 능동적 움직임 혹은 보조자에 의한 수동적 움직임 둘 중 하나는 이용되어 질 수 있다.

하지직거상 검사와 슬럼프 검사에서 이완법과 자극법을 적용했는데도 환자의 증상에 아무런 변화가 없고 오직 대퇴 중앙부위에 증상이 나타난다면, 그것은 뒤넙다리근의 단축이라고 생각해야 한다. 증상들이 하퇴 부위와 무릎 후면부에 나타날 때 이러한 상황을 명확하게 해주는 이완법과 자극법을 통해 ANDT 증상들을 흔히 재현 할 수 있다.

임상에서 소위 "Container" 치료는 신경 가동기법보다 먼저 적용되어진다(표 20.2). 고속추력기법(high-velocity trust), 근에너지 기법, 관절 가동기법 등을 포함한 다양하고 잘 알려진 수기 치료 기법들은 허리뼈기능 부전의 평가 시스템을 가질 것이다. 특히, L4, L5 허리뼈분절 장애는 가장 먼저 치료 되어져야 한다. 게다가 엉치엉덩관절과 골반 장애도 먼저 치료 되어져야 한다.

허리뼈, 엉치엉덩관절, 골반 부위 치료 후에 전형적인 검사에서 분명하게 보여지는 반응에서 차이점이나 특히 증상의 감소가 나타난다면, ANDT 검사는 그것을 증명하기 위해 검사는 반복되어져야 한다. 고관절 관절낭 단축에 대한 관절 가동기법 특히, 고관절 후면부 관절낭에 대한 가동기법은 바로 누운 자세에서 실시될 수 있고(그림 20.3A, 20.3B) 또는 바로 선 자세에서도 실시될 수 있다(그림 20.3C) 고관절 후면 관절낭에 대한 관절가동 기법 적용후 궁둥구멍근과 뒤넙다리근처럼 단축된 근육에 대한 맨손 스트레칭 기법은 적용될 수 있다. 궁둥구멍근에 대한 스트레칭은 엎드린 자세 또는 누운 자세에서 적용될 수 있다(그림 20.4A, 20.4B); 그러나, 우리는 그림 20.4C와 같이 바로 선 자세에서 실시하는 것을 추천한다. 이 시점에서 우리는 허리뼈, 엉치엉덩관절, 골반 장애를 먼저 치료함으로써 기본적인 치료의 순서를 알아야 한다, 왜냐하면 그들은 관절낭과 근육에서 발견된 긴장과 단축의 근본적인 원인이 될 수 있기 때문이다.

표 20.2 궁둥신경 ANDT의 기본적 치료 순서

1. 허리뼈 분절 장애, 특히 L4, L5
2. 엉치엉덩관절/골반 장애
3. 관절낭 단축, 특히 고관절 후면의 관절낭
4. 근육 단축, 특히 궁둥구멍근/뒤넙다리근

궁둥구멍근과 뒤넙다리근에 대한 기능적인 운동치료는 유연성을 주면서 적용될 수 있고, 동적의 능력을 향상시키는 가동성을 조절하면서 적용될 수 있다. 기본적으로 수행된 치료 후에도 궁둥신경에 ANDT가 여전히 남아있다면, 신경 기동기법이 추가 적용될 수 있다.

앉은 상태에서 실시되는 슬럼프 검사, 누운 자세에서 시행되는 하지 직거상 검사 그리고 90/90 하지 직거상 검사 중에 통증을 가장 적게 발생하는 방법을 택하고 그 자세에서 검사를 시작한다. 가장 통증이 심한 부위로 점차 진행한다. 이런 방법은 환자마다 다르게 적용될 것이다. 추가되는 신경 가동기법들은 Slump slider(그림 20.5A), Slump tensor(그림 20.5B), 하지 직거상 검사(그림 20.2A에서 20.2E), 그리고 누운자세에서 시행되는 90/90 하지 직거상 검사(그림 20.2A, 20.2G)를 포함한다. 우리는 Slump slider 검사를 맨 처음 시작하는 것을 추천한다. 왜냐하면, 위에 언급된 다른 검사 자세보다 최소한의 통증을 유발하기 때문이다. 긴장도가 감소될 때까지 10~15회 정도 목뼈 신전과 건측 무릎 신전을 환자에게 적용한다. 이것은 목뼈굴곡과 무릎 신전, 고관절의 내전, 내회전, 발목의 배측굴곡과 다른 여러 가지 자극법과 혼합되어 slump tensor 검사로 이어질 수 있다. Slump tensor 검사에서 90/90 하지 직거상 검사나 발목의 배측굴곡이 다시 추가되는 검사로 이어질 수 있다. 흔히 마지막으로 사용되는 검사는 누운자세에서 고관절의 내전, 내회전과 발목의 배측굴곡으로 행해지는 하지 직거상 검사이다. 이런 모든 신경 가동기법들은 부드러운 ON/OFF 형태의 신장 기법을 적용하고, 10~15회 정도 혹은 긴장도가 줄어들 때까지 반복한다는 것을 주목해야 한다.

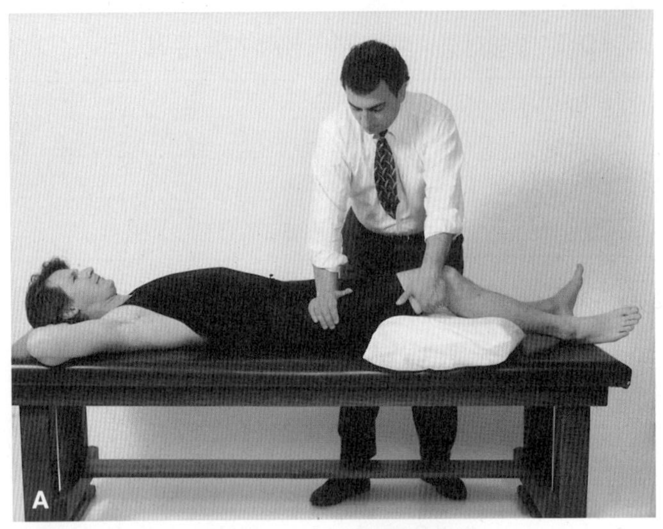

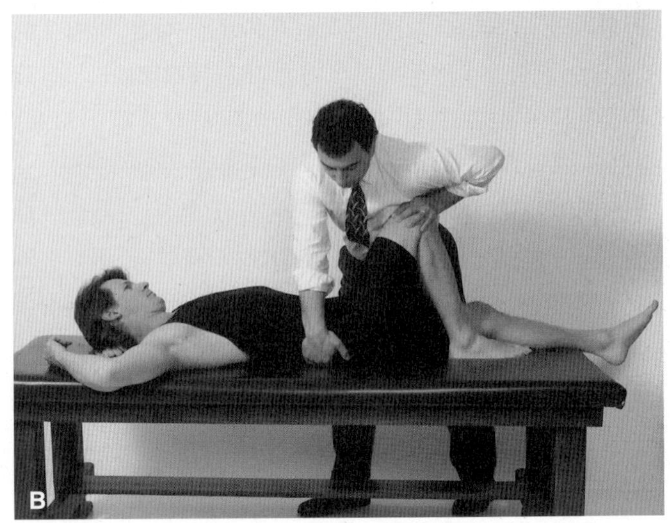

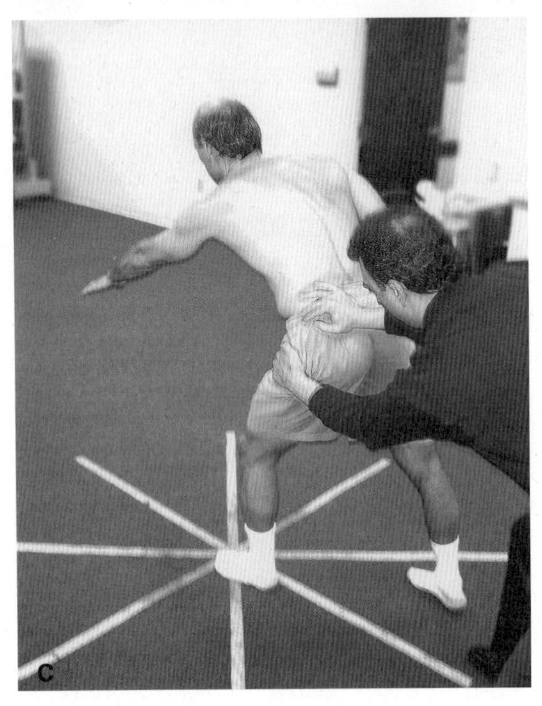

그림 20.3 **(A)** 고관절 후면부 관절낭 가동기법 – 그림에서 보이는 것처럼 환자는 바로 눕는다. 오른쪽 하지는 긴장이 풀린 편안한 상태에서 약간의 외회전과 고관절을 30° 정도 굴곡, 외전시킨다. 검사자는 근위 대퇴부에 ON/OFF 기법을 정상 활주 범위까지 후외측 방향으로 적용한다. **(B)** 고관절 후면부 관절낭 가동기법 – 그림에서 보이는 것처럼 환자는 바로 눕는다. 검사자는 오른손을 후측 골반 아래에 놓고 왼손은 외전된 무릎 전면부에 놓는다. ON/OFF 기법을 정상 활주 범위까지 후외측 방향으로 적용한다. **(C)** 고관절 후면부 관절낭 가동기법 – 그림에서 보이는 것처럼 환자는 바로 선다. 검사자의 오른손은 오른쪽 근위부 대퇴에 놓고, 왼손은 고관절 위쪽 부위 오른쪽 골반에 놓는다. 검사자는 오른손으로 대퇴를 뒤쪽으로 당기는 동시에 환자는 양팔을 고관절 높이에서 앞으로 뻗는다.

넙다리신경 신장검사 (Femoral nerve stretch test, FNST)

하부에서 또한, ANDT에서 근육의 타이트함을 결정짓는데 있어 임상가들이 어려움을 호소하는 가장 흔한 부위 중에 하나가 넙다리곧은근과 넙다리신경 ANDT이다. 넙다리신경 신장검사는 복와위(그림 20.6A와 20.6B)나 측와위 웅크린 자세(그림 20.7A와 20.7B)에서 수행되어 질 수 있다. 자극기법은 일반적으로 수동 또는 능동 목굽힘이 부가될 수 있으며 이완기법으로는 수동 혹은 목폄을 포함시킬 수 있다. 측와위 웅크린 자세에서 대퇴와 하지의 움직임을 검사자가 조절하면서 수동적 목 움직임을 수행하는데 보조할 수 있는 확실한 이점이 있다. 우리는 자극기법이 증상을 확실히 완화시킬 수 있고, 반대로 증가시킬 수도 있기 때문에 서로 상호 교환할 수 있다는 것을 명심해야 한다.

가장 기본적인 치료의 개념은 넙다리신경 ANDT에서와 같이 적용된다(표 20.3). 이런 경우 엉치엉덩관절/골반 기능부전과 마찬가지로 상부 허리뼈분절 기능부전을 가장 먼저 치료해야한다. 관절낭 구축 특히, 전 고관절 관절낭은 복와위에서(그림 20.8A와 20.8B) 그리고 선자세

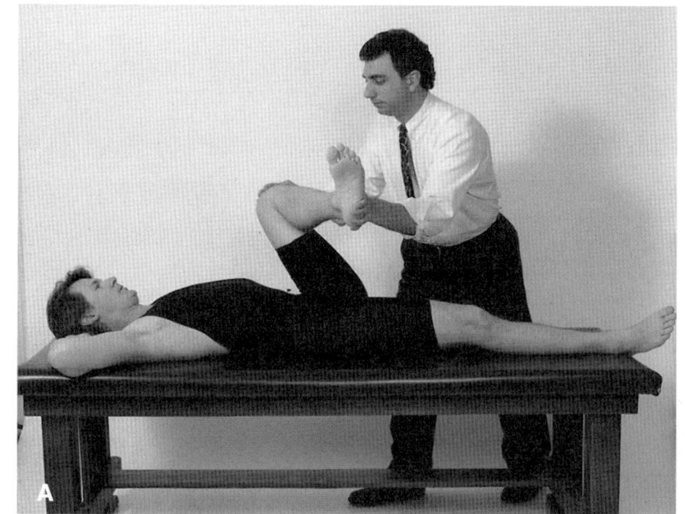

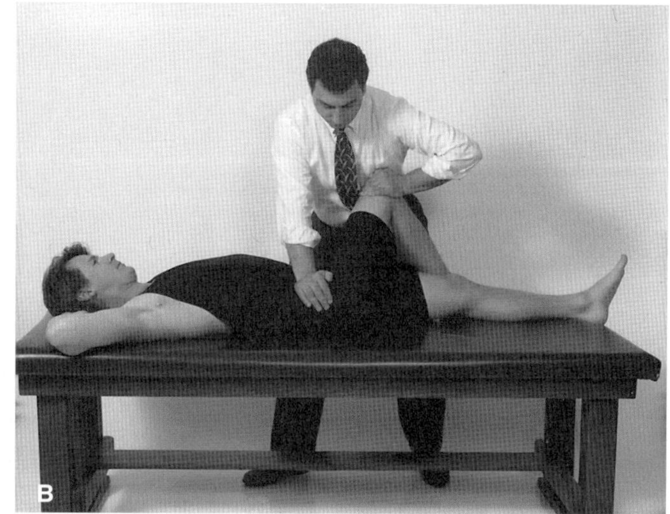

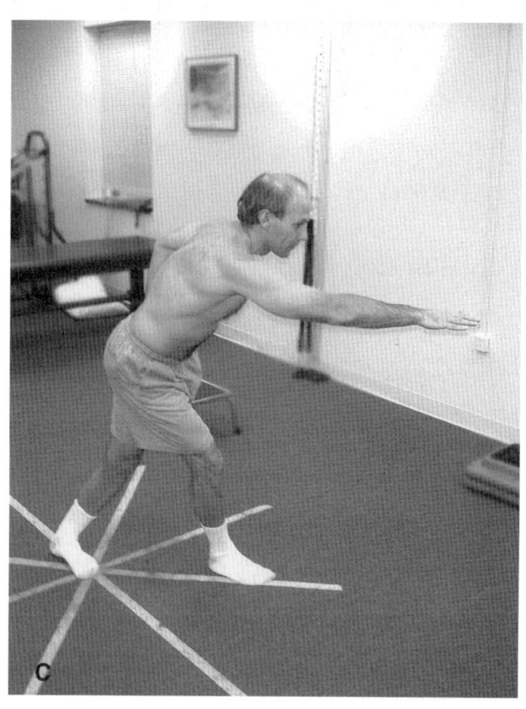

그림 20.4 (A) 궁둥구멍근 스트레칭 – 90° 각도보다 큰 범위에서 스트레칭. (B) 궁둥구멍근 스트레칭 – 90° 각도보다 적은 범위에서 스트레칭. (C) 궁둥구멍근 스트레칭 – 바로 선 자세에서 왼쪽에 대한 자가 스트레칭.

(그림 20.8C)에서 수행해야 한다. 끝으로 특히 허리근을 위한 기능적 운동은 바른 정렬을 유지하고 움직임의 질을 개선하기 위해 움직임 패턴으로 조화가 이루어져야한다(그림 20.9A–20.9C). 특히 측와위 웅크린 자세 넙다리신경 신장 검사 자세에서 관절가동기법시 검사자를 보조자가 보조하면서 수행할 수 있다. Slidersms 검사자가 무릎 굴곡을 수행하는 동안 보조자가 목을 폄 할 수 있다(그림 20.10A). Tensors는 목굽힘을 한 후 무릎 굽힘을 한다(그림 20.10B). 또한 검사자가 도움없이 넙다리신경 신경가동기법을 환자와 함께 수행할 때, 치료대 밖에 고개를 둔 복와위 자세에서 할 수 있다. 그래서 부드러운 개폐기법(on/off)을 사용하면서 검사자가 수동적으로 무릎 굴곡하는 동안 환자는 능동적으로 목 폄을 수행한다(그림 20.11A와 20.11B).

신경가동기법은 언급되었던 것처럼 개폐기법을 사용하는데 잘 받아들여지고 있다. 이 기법의 이점은 신경주위에 결합조직을 가동화하는 동안 근육에 생기는 gel 현상을 감소시키기 위한 지속적인 개패 가동기법을 수행하는 것이다. 더 중요한 것은 아마도 개폐기법을 하용하는 것은 지속적으로 위치하는 방법의 스트레칭 시 발생하는 신

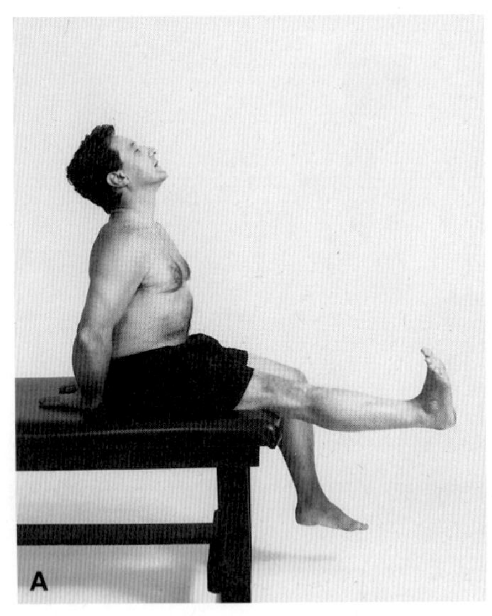

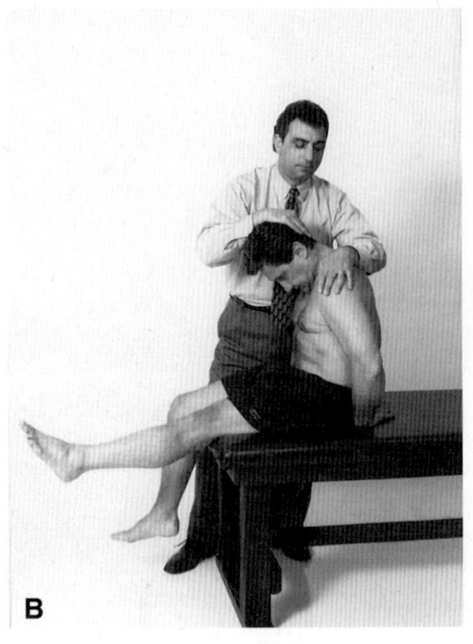

그림 20.5 **(A)** Slump slider 신경가동술 – 환자는 목을 신전한 채 우측 무릎을 신전하는 것은 위로부터 긴장이 없어지는 것으로 안내되어진다. **(B)** Slump tensor 신경가동술 – 환자는 목을 굴곡시킨 슬럼프 자세를 유지하는 동안 좌측 무릎을 신전시킨다.

경에 혈액공급이 감소되는 것을 피할 수 있다. 다른 고유수용성 신경근육 촉진 기법은 기능적 움직임 재활 훈련을 위해 첨가할 수 있다.

ANDT의 평가 : 상부 (Evaluation of ANDT: The Upper Quarter)

상지긴장검사 (Upper limb neurodynamic tests, ULNT)

이 장에서의 목적은 상부 동적신경 검사와 치료의 개념을 설명하는 것이다. 초창기의(선구자인) Elvy,[15] Butler[5] 와 그 외에 사람들[33-35]의 광대한 업적을 대신할 생각은 없다. 그러므로 나는 좀 더 쉽게 상부 동적 신경 기능 평가에 접근할 것이다.

그래서 그것의 치료를 위한 우리의 접근법을 소개할 것이다. 독자는 Elvy, Butler가 세웠던 업적에 대해서 더 세부적인 기법에 대해서 읽기를 장려한다. 상지에서 상지신경검사의 평가와 치료를 위해 우리가 권장하는 제안서는 각각의 기본적인 검사를 위해 기본선을 결정하고 이것은 기본적인 방법의 평가와 치료로 이어지고 또한 상지긴장검사(ULNT)의 재평가로 이어진다. 기본적인 방법의 치료가 ANDT를 완전히 변화시킨다면 더 이상의 동적신경 치료는 필요하지 않다. 기본적인 치료 후에도 ANDT가 양성이라면, 이 장의 치료 부분에 설명되어진다. 좀더 간단한 목적을 위해 우리는 Butler이 설명한 4개의 상지긴장검사 중에 3개에 대해 설명할 것이다. 검사들은 환자의 증상들이 재현되었을 때 양성이라 여겨진다.

표 20.3 대퇴부 ANDT를 위한 치료순서

1. 상부허리뼈 기능부전 특히, L1과 L2
2. 엉치엉덩관절, 골반 기능부전
3. 관절낭 긴장 특히, 고관절 전방 관절낭
4. 근육 긴장 특히, 허리근, 넙다리근

상지긴장검사 1(ULNT 1)〔중앙신경측(median nerve bias)〕. 검사자세는 환자의 오른쪽 팔로 설명한다. 환자는 치료대의 가장자리 가까이에 눕는다. 두 다리는 바르게 펴고 왼팔을 몸 옆에 둔다. 베개는 편하게 하기 위한 선택사항이다. 환자의 머리쪽에 선다.

1. 당신의 오른쪽 손으로 주먹을 만들고, 기법동안 어깨가 거상되자 않도록 하기 위해 오른쪽 어깨 위에 놓는다
2. 당신의 왼쪽 손으로 환자의 오른쪽 손을 잡고 있고 당신의 다리를 환자의 오른쪽 팔에 맞대어 놓는다.
3. 천천히 환자의 팔을 저항이 증가하거나, 조직이 타이트 해질 때까지나, 증상이 타나날 때까지 약 110° 정도 외전시킨다. 환자의 팔꿈치를 약 90° 정도 굴곡시킨다.
4. 전완을 회외시킨다.
5. 손목과 손가락을 신전시킨다.
6. 어깨를 외회전 시킨다(그림 20.12).

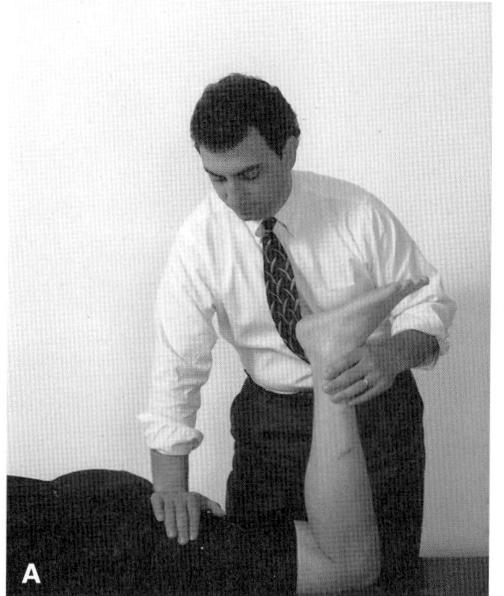

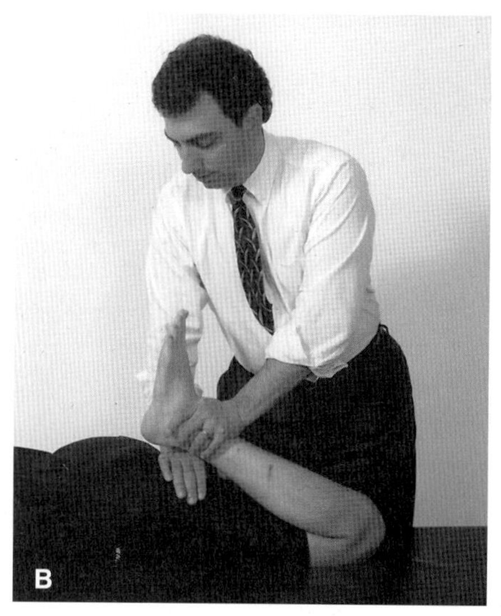

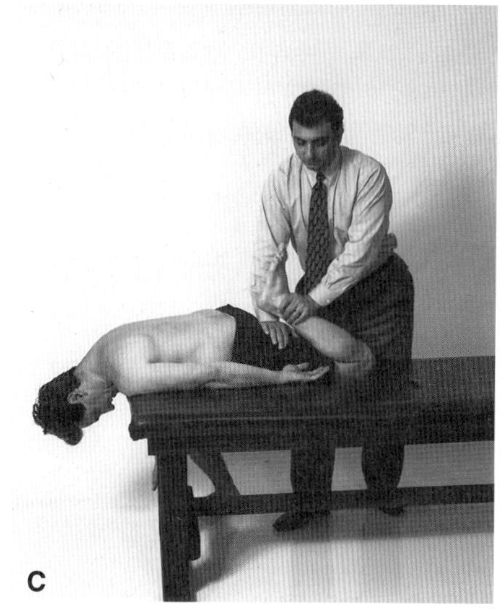

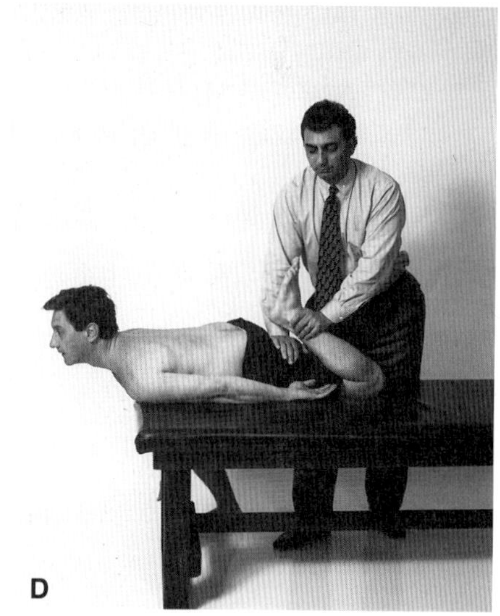

그림 20.6 **(A)** 복와위에서 넙다리신경 신장 검사(FNST) 환자는 보여지는 것처럼 위치되었다. 검사자는 증세가 나타날 때까지 좌골에 골반을 안정화하는 동안 좌측 무릎을 굴곡한다. **(B)** 복와위 FNST – 넙다리곧은근의 정상적인 굴곡과 대퇴 신경 주위에 있는 연부조직은 발뒤꿈치에서 둔부에 까지 이른다 **(C, D)** 복와위 FNST – 다양한 머리, 목의 굴곡, 신전은 민감하게 움직임이 있거나 이완 증세가 있다.

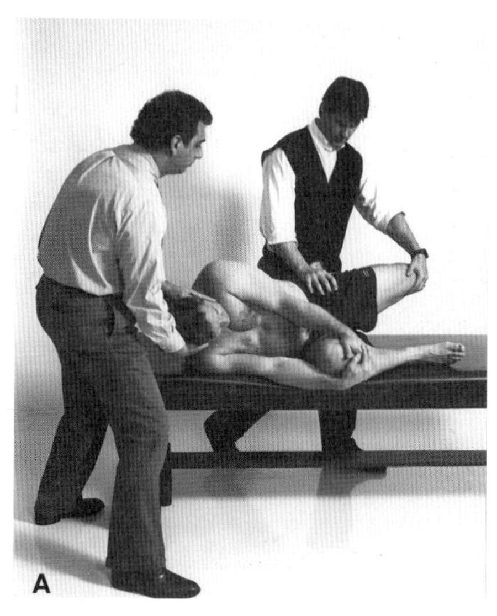

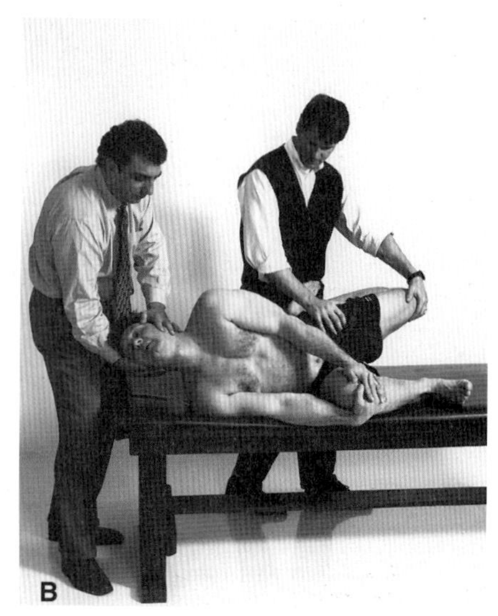

그림 20.7 **(A)** 옆으로 누운 slump FNST – 환자는 보여지는데로 위치한다. 한 검사자는 다른 소개자가 엉덩이 신전하고 있는 동안 머리와 목의 굴곡, 신전을 조절한다. 그런 다음 무릎 굴곡 또는 반대로 한다. 목의 굴곡은 흔히 이곳에 증가된 증상을 가질 것이다. **(B)** 옆으로 누운 FNST – 목의 신전은 일반적으로 증세를 감소시킨다.

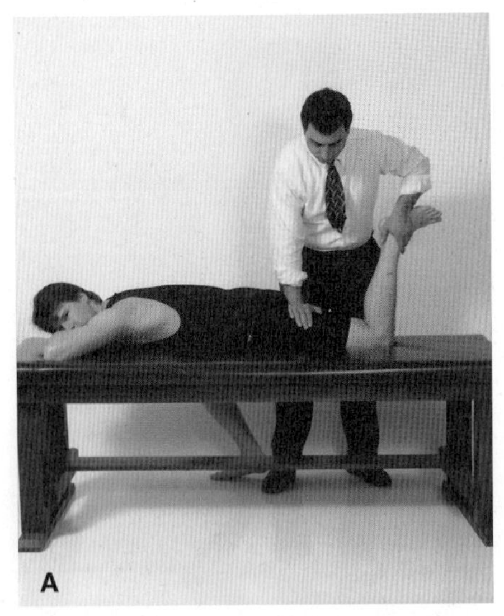

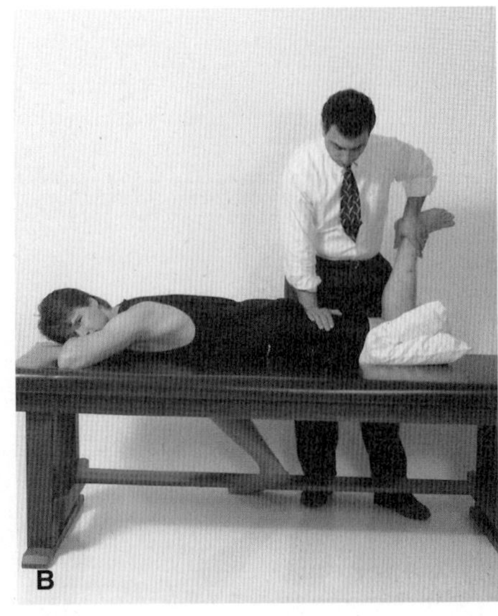

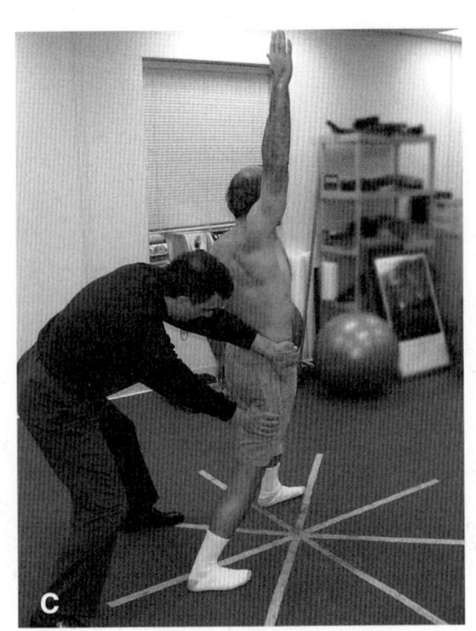

그림 20.8 (A) 전방 고관절 관절낭 가동기법 – 환자 자세는 사진에 보여지는 것과 같다. 검사자는 왼손이 고관절을 외회전 시키는 동안 테이블 바깥쪽 근위부 대퇴에 오른손을 놓고 대퇴 근위부에 전외측으로 힘을 준다. (B) 전방 고관절 관절낭 가동기법 – 대퇴 원위부에 베개를 놓는 것으로 환자 자세를 대신한다. (C) 선자세에서 전방 고관절 관절낭 가동기법 – 검사자는 왼손이 골반을 안정 시키는 동안 오른손으로 우측 대퇴 근위부에 전방으로 힘을 준다.

7. 팔꿈치를 주위를 기울이며 신전한다(그림 20.13).

대부분의 환자가 증상을 타나내는 이 자세는 매우 조심하며 계속해야 한다.

증상이 상지긴장검사 1의 어떤 단계에서 나타난다면,

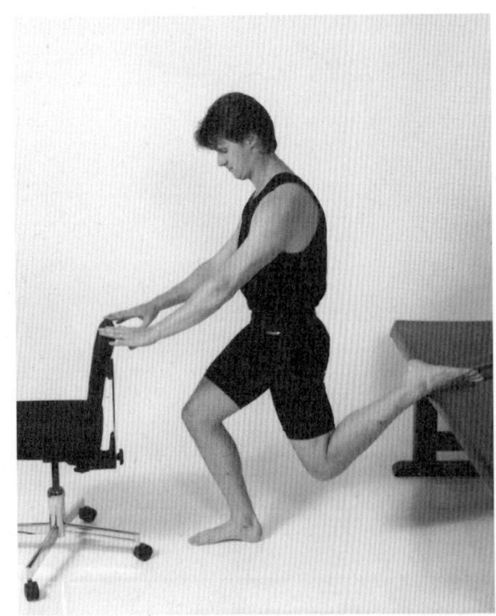

그림 20.9 넙다리곧은근 선자세에서 자가 신장 – 좌측 고관절 신전, 골반 후방경사, 그리고 무릎 굴곡을 증가시키는 것이 기본이다. 골반회전과 체간 측굴곡은 3차원적인 신장을 위해서 더해진다.

기준선을 확립하기 위해 각도 측정방법을 사용한다. 자극기법은 동측의 근조직을 자극하기 위해 검사할 사지로부터 멀리 경부를 측굴하는 것을 포함한다. 검사할 사지쪽으로의 경부 굴곡은 동측의 척추뼈사이구멍을 민감하게 할 것이다. 경부신전, 반대쪽 측굴, 동측 회전은 동측 전, 중 목갈비근을 민감하게 할 것이다 이완기법은 동측의 근조직의 이완을 위해 검사하는 사지쪽으로 경부측굴을 포함한다 검사할 사지의 반대쪽으로 경부측굴하는 것은 동측 척추뼈사이구멍을 이완하게 할 것이다. 경부굴곡, 동측 굴곡, 반대쪽회전은 정,중목갈비근을 이완시킬 것이다(표 20.4).

상지긴장검사 2(ULNT 2)〔요골신경측(radial nerve bias)〕. 검사자세는 환자의 오른쪽 팔로 설명한다. 환자를 다리를 바르게 펴고, 당신은 테이블에 머리쪽에서 다리를 바라보고 선다. 베개는 편하게 하기위한 선택사항이다. 환자는 치료대에 약간 비스듬하게 눕고 환자의 어깨에 당신의 다리와 대퇴를 댄다.

1. 당신의 왼쪽 손으로 환자 오른쪽 팔꿈치를 잡고, 당신의 오른쪽 손으로 환자의 손목을 잡고 유지한다.
2. 당신의 대퇴로 환자의 견갑대를 누른다.

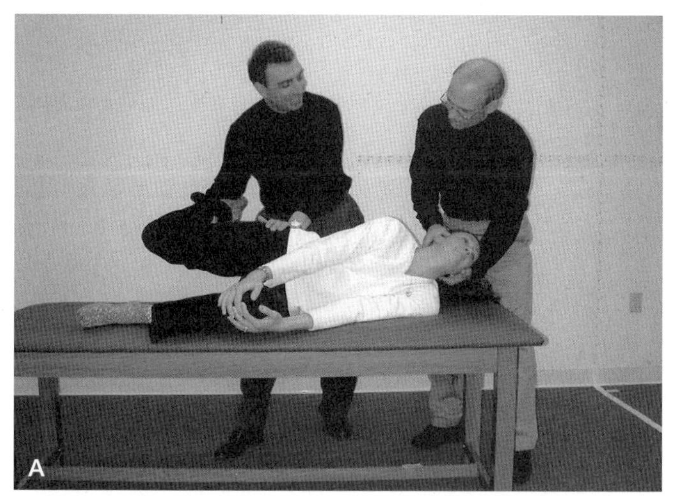

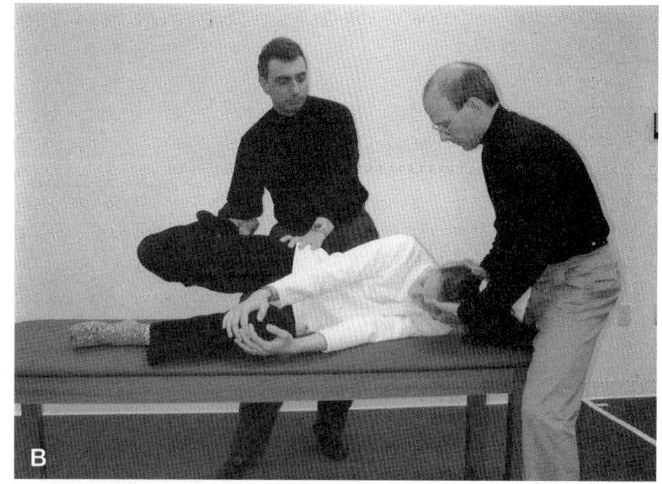

그림 20.10 (A) 상지긴장검사 – slider 신경가동술, (B) 상지긴장검사 – tensor 신경가동술.

3. 환자 팔꿈치를 신전한다.
4. 오른쪽어깨를 내회전하고 전완을 회내한다.
5. 손목과 손가락을 굴곡하고 손목을 척측편위한다.
6. 이 자세를 유지하며 당신은 환자의 팔을 외전한다.

증상이 상지긴장검사 2의 어떤 단계에서 나타난다면 기준선을 확립하기 위해 각도 측정방법을 사용한다. 자극기법과 이완기법은 상지긴장검사1의 설명과 같고, 표 20.4에 표기되어 있다.

상지긴장검사 3(ULNT 3)〔자신경측(ulnar nerve bias)〕. 검사자세는 환자의 오른쪽 팔로 설명한다. 환자는 치료대의 가장자리 가까이에 눕고, 두 다리는 바르게 펴고, 왼팔을 몸 옆에 둔다. 베게는 편하게 하기 위한 선택사항이다. 환자의 머리쪽에서 환자의 머리를 바라보고 선다.

1. 당신의 오른손으로 주먹을 만드는 기법동안 어깨가 거상되지 않도록 하기위해 환자의 오른쪽 어깨 위에 둔다.
2. 환자의 오른손을 잡는다.

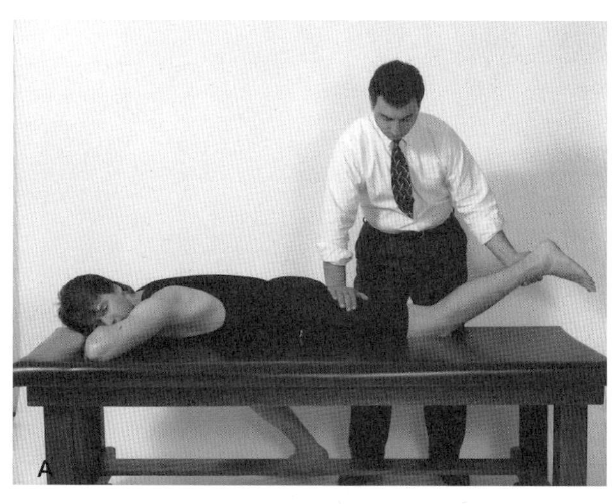

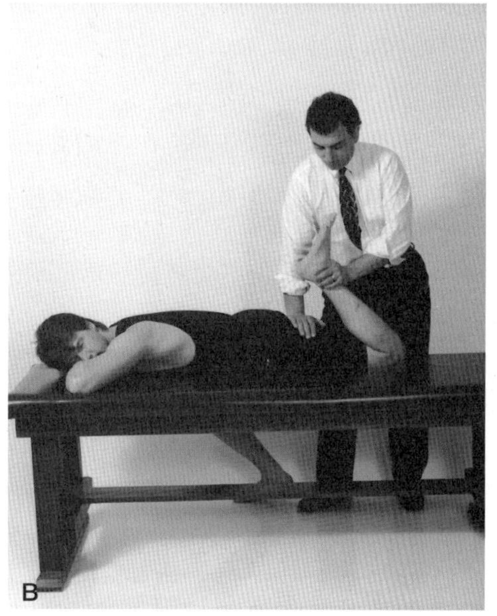

그림 20.11 (A) 상지긴장검사 – 테크닉이 적용되지 않은 신경가동술, (B) FNST – 테크닉이 적용된 신경가동술.

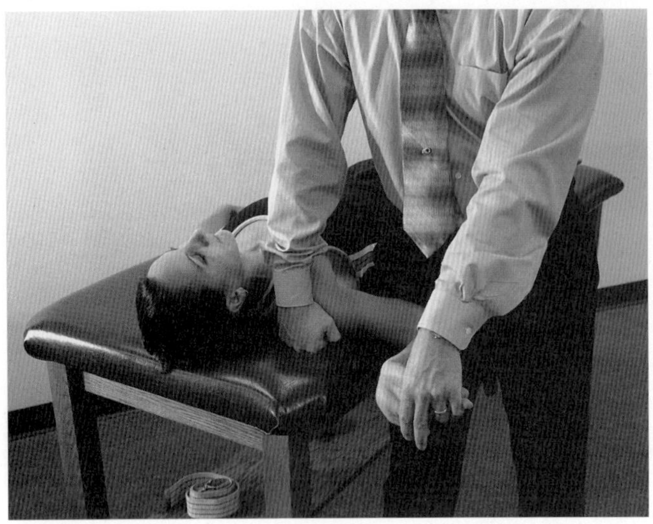

그림 20.12 상지긴장검사 1 (정중신경측)

3. 어깨 외전을 최소화하고, 당신의 대퇴에 팔꿈치를 둔다.
4. 환자의 손목과 손가락을 신전시킨다.
5. 전완을 회내한다.
6. 팔꿈치를 굴곡한다.
7. 어깨를 외회전한다.
8. 견갑대를 누르기 위해 오른손으로 주먹을 만든다(그림 20.16).
9. 어깨를 외전한다(그림 20.17).

증상이 상지긴장검사 3의 어떤 단계에서 나타난다면,

표 20.4 상지긴장검사 1에서 3을 위한 민감하게 하는 것과 긴장을 경감시키는 책략

민감하게 하는 것
1. 반대측 : 동측 목뼈 근육계를 민감하게 하기 위한 목뼈 측굴곡
2. 동측 : 동측 목뼈 척추뼈사이구멍을 민감하게 하기 위한 목뼈 측굴곡
3. 동측 전, 내 목갈비근을 민감하게 하기 위한 목뼈 신전, 반대측 측굴곡, 동칙 회전
긴장을 경감시키기
1. 동측 : 동측 목뼈 근육계의 긴장을 경감시키기 위한 목뼈 측굴곡
2. 반대측 : 동측 목뼈 척추뼈사이구멍의 긴장을 경감시키기 위한 목뼈 측굴곡
3. 동측 전, 내측 목갈비근의 긴장을 경감시키기 위한 목뼈 굴곡, 동측 측굴곡, 반대측 회전

기준선을 확립하기 위해 각도 측정방법을 사용한다. 자극기법과 이완기법은 상지긴장검사1의 설명과 같고, 표 20.4에 표기되어 있다.

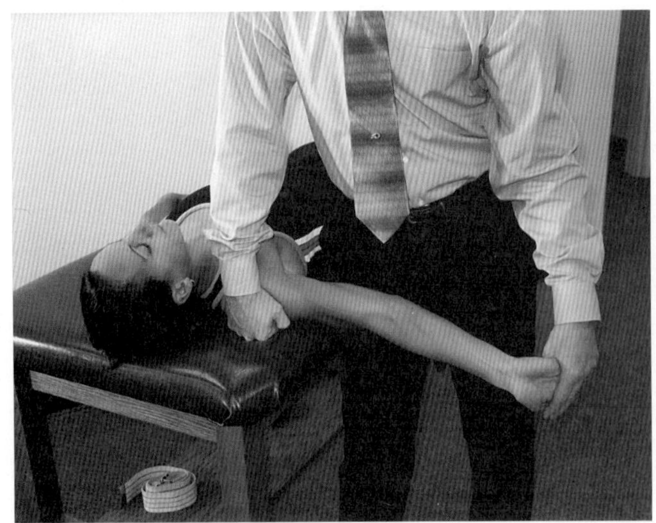

그림 20.13 상지긴장검사 1 (정중신경측).

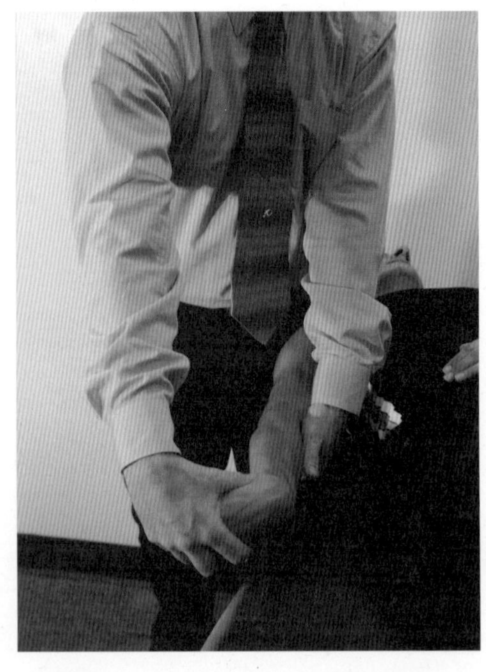

그림 20.14 상지긴장검사 2 (요골신경측).

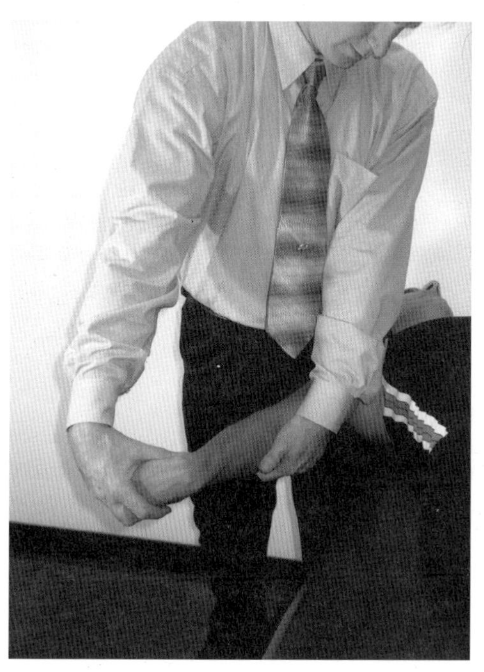

그림 20.15 상지긴장검사 2 (요골신경측).

기본적 방법의 치료 (Treatment of the Container)

위팔신경얼기는 C5–T1의 복부가지들로 이루어진다. 위팔신경얼기를 포함한 잠재적 기계적 자극의 직접적 부위:

1. 목뼈의 척추뼈사이구멍
2. 목갈비근 삼각
3. 1,2번 늑골 사이 늑쇄관절 공간
4. 소가슴근 후면 부위

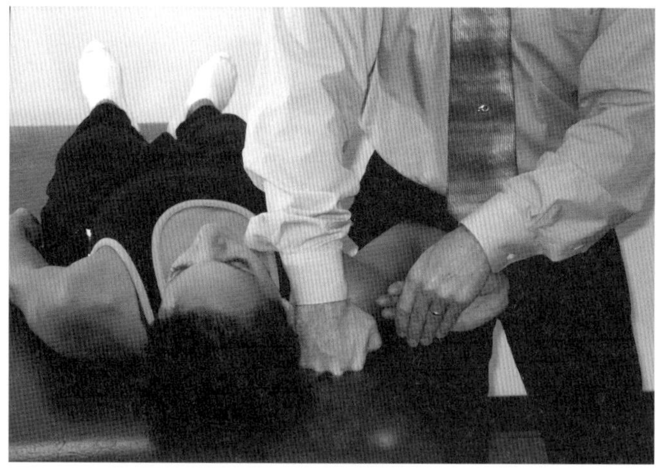

그림 20.16 상지긴장검사 3 (자신경측).

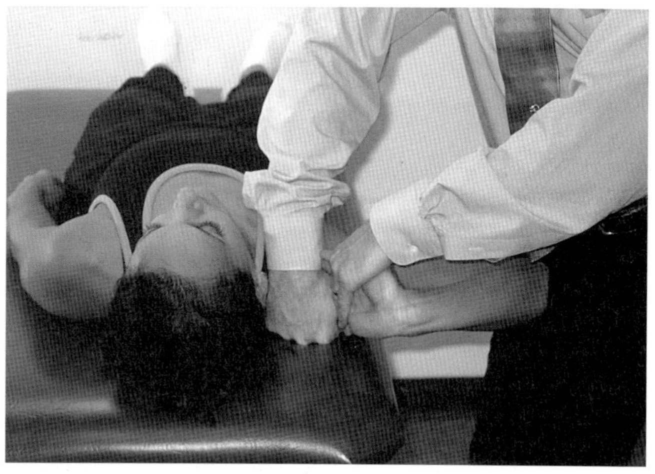

그림 20.17 상지긴장검사 3 (자신경측).

정중신경과 그 신경과 관련된 혈관 구조물들은 다음과 같은 근육들에 의해서 자극 받는다: 이두 두덩정강근, 원엎침근, 얕은손가락굽힘근, 노쪽손목굽힘근, 긴손바닥근 등. 이러한 모든 연부조직은 상지긴장검사1을 실시하는 동안 신장되어진다. 그러나, 어떤 경우에는 신경혈관 자극 완화를 위해서 국소적 근막 기술이 필요할 것이다. 팔꿈치, 수근관절, 근 · 원위 요척관절의 기능 부전과 뼈사이막의 단축은 신경혈관 자극을 일으킬 수 있고, 상지긴장검사1의 양성 반응과 관련된 증상을 완화시키기 위한 국소적 치료가 필요할 수 있다.

요골신경과 그와 관련된 혈관 구조들은 다음과 같은 근육들에 의해서 자극 받을 수 있다: 어깨밑근, 넓은등근, 큰원근, 삼두두덩정강근 3개 머리부위, 위팔근, 위팔노근, 회외근 등. 이러한 근육들은 상지긴장검사 2 동안에 신장되어진다. 그러나 어떤 경우에는 국소적 근막 기술이 상지긴장검사 2 양성반응과 관련된 증상 완화에 필요할 수 있다. 팔꿈치, 근위부 요척관절, 원위부 요척 관절, 그리고 손목의 기능부전은 요골 신경과 그와 관련된 혈관구조의 압박과 악화가 일어날 수 있다. 이러한 관절 기능부전이 평가와 치료는 상지긴장검사 2의 양성 반응과 관련된 증상을 완화시키는데 필요할 수 있다.

자신경은 다음과 같은 근육에 의해 직접적으로 자극되어질 수 있다: 오구위팔근, 삼두두덩정강근의 내측 머리부, 척측수근굴근, 깊은손가락굽힘근 등이다. 이러한 근육들은 상지긴장검사 3을 시행하는 동안 가동화되어진다. 그러나 어떤 경우에는 국소적 근막 기술이 신경혈관 자극을 완화시키기 위해 필요할 수 있다. 척골 신경 과 관련된 혈관 구조물들은 팔꿈치 가능부전으로 악화될수 있으며 두상-갈고리뼈 관(piso-hamate canal)에서 자극될 수 있다. 이러한 관절들은 상지긴장검사3의 양성반응에 대해서 증상 완화보다 평가하고 치료가 선행되어져야한다.

다들 조직들은 간접적으로 위팔신경얼기와 그와 관련된 혈관구조물들의 자극을 일으킬 수 있다. 늑골 3~7번과 그와 관련된 흉추의 기능부전은 위팔신경얼기와 그와 관련된 신경혈관 구조물들에 자극을 일으킬수 있으므로 소가슴근의 근경직을 일으키는 결과를 가져올 수 있다. 척추 디스크, 협착 변화와 목뼈4번~흉추2번의 기능부전은 목뼈4번~흉추1번에 자극을 일으킬 수 있다. 상부 등세모근, 견갑올림근 그리고 견관절 후방관절낭이 구축되고 항진되어 위팔신경얼기와 신경혈관 구조물들을 자극하는 결과가 된다.

상부 소견서(계획서) (Upper quarter protocol)

검사자는 수기치료 적용 시 환자의 느낌이 어느 부위에서 느껴지는가를 물어보는 것이 중요하다. 목표로 하는 조직이 신장되는 것을 환자가 느끼지 못한다면 검사자는 특정 기술을 진행시키지 말고, 차후 소견서에 설명될 다음 기술을 시행해야 한다. 다음과 같은 기술들은 왼쪽으로 눕거나 앙와위 자세에서 시행하게 되며 반대편도 같은 방법으로 상응하는 조직을 평가하고 치료할 수 있다.

1. 후방에서 전방으로의 늑골 가동화 방법: 왼쪽을 밑으로 하고 누운 자세에서 오른팔을 앞으로 뻗어 오른쪽 흉곽 후면이 노출되도록 한다. 가장 중요한 늑골은 1,2번이다. 이것은 상완 신경총과 그와 관련된 혈관구조물 뿐만 아니라, 늑골 3,4,5번에 압박과 자극을 직접적으로 주는 원인이 될 수 있으며 소가슴근의 경직을 가져오게 한다. 그 결과는 위팔신경얼기와 그와 관련된 구조물들의 직접적인 압박과 자극을 일으킬 것이다. 늑골에 해부학적 지식은 정확하게 알고 있어야 한다. 특히 늑골은 수평이 아니고 후방에서 전방으로 기울어져 있다는 사실을 주목해야 한다. 그러므로 힘이 가해지는 방향은 늑골의 기울기 방향과 일치해야한다. 검사자는 양쪽 엄지를 우측 늑골 제일 후면에 대고 스프링 테스트를 후방에서 전방으로 적용한다. 늑골의 가동성이 있는지 없는지를 평가한다. 환자분들 중에서 상부 늑골에서 중부 늑골에 전반적으로 저가동성이 나타나는 것은 일반적이다. 일단 저가동성이 발견되면 가볍게 오실레이션(oscillation)을 후방에서 전방으로 늑골에 적용한다. 이러한 오실레이션은 가동성이 향상될 때까지 계속 적용한다. 그와 같은 평가와 치료 절차는 늑골 2,3,4,5번에도 똑같이 적용한다(그림 20. 18).

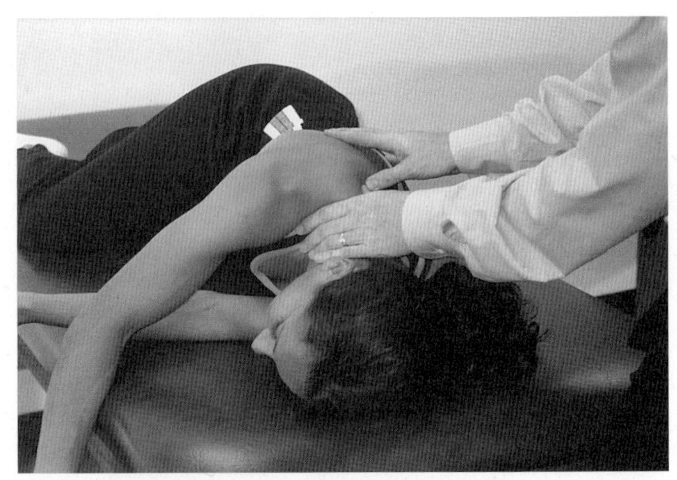

그림 20.18 늑골 가동화 – 전 · 후부.

2. 전방에서 후방으로 늑골 가동화 방법: 환자는 왼쪽면을 밑으로 하여 옆으로 눕는다. 환자의 오른쪽 무릎은 테이블 위에 내려놓고, 오른손을 머리 뒤로 하

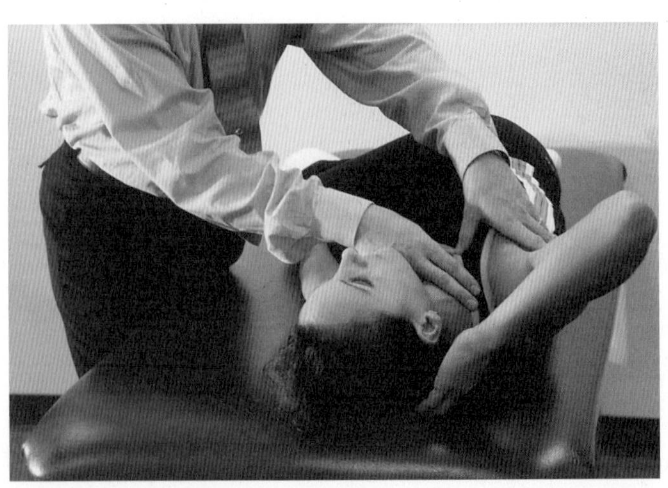

그림 20.19 늑골 가동술 – 전 · 후방.

고 테이블에 놓여 있는 오른쪽 무릎을 그 상태로 유지하면서 몸통을 후방으로 회전시키도록 한다. 검사자는 이때 양 엄지를 사용하여 첫 번째 늑골의 늑연골 연접부를 따라 전방에서 후방으로 관절 가동을 시켜본다. 이 방향과 늑골의 자연적인 경사를 고려하면서 실시한다. 저가동성이 발견되면, 검사자는 늑골을 가볍게 오실레이션과 전방에서 후방으로 가동화 방법을 늑골면에 적용한다. 이러한 가벼운 오실레이션 방법은 가동성이 향상될 때까지 계속 시행한다. 같은 평가와 치료는 늑골 2, 3, 4 그리고 5순으로 이뤄진다(그림 20.19).

3. 오른쪽 큰원근(대원근, teres major): 환자는 그의 왼쪽면을 아래로 두고 눕는다. 환자의 오른쪽 어깨뼈는 검사자의 오른쪽 손에 의해 후인된다. 검사자는 환자의 손목 가까이 상완을 잡고, 오른쪽 견갑상완부위에서 스트레칭이 느껴질 때까지 외전시킨다. 이러한 기술에서 끼임현상이 발생하는 것은 일반적이다. 이러한 끼임 현상은 상완관절의 내회전과 외회전 가동범위 사이에서 편안한 자세를 찾으므로써 완화될 것이다. 이러한 스트레칭은 최대의 신장이 끝날 때까지 지속 된다(그림 20.20).
4. 상완관절의 좌측후방 관절낭: 환자는 어깨를 90° 외전시킨 상태에서 좌측으로 눕는다. 환자의 왼쪽 어깨가 전인되지 않도록 하기 위해 어깨뼈의 올바른 위치선정을 통해 안정화시키는 것이 중요하다. 왜냐하면, 이것은 어깨의 전반적인 운동가동범위를 가능하도록 하고 견관절의 후부 관절낭에만 국한되지 않도록 하기위해서이다. 어깨 높이로 팔꿈치를 유지함으로써 환자의 왼쪽팔은 가동범위 끝에서 역학적으로 내회전되고 시작자세로 되돌아온다. 그러한 역학적 신장의 개폐는 최대의 신장이 발생할 때까지 연속된다. 임상 경험에 의하면, 정적 신장은 환자의 근긴장을 발생시켜서 신장에 많은 영향을 주지 못한다고 밝혀졌기 때문에 역동적인 개폐 방식으로 신장을 수행하는 것을 추천한다.
5. 오른쪽 어깨올림근(견갑거근, levator scapula)과 뒤목갈비근(후사각근, posterior scalene): 환자는 왼쪽으로 눕는다. 환자의 머리는 굴곡과 좌측굴 자세에서 가능한 멀리 왼쪽고관절을 향해 왼쪽 어깨를 당겨 내린다. 환자의 오른쪽 어깨뼈는 후인, 하강 그리고 상방회전 되도록 한다(그림 20.22). 이때 정적 스트레칭을 적용한다. 수축이완 스트레칭법이 이 자세에서 가장 유용하다. 환자의 어깨를 가볍게 으쓱하게하고 그 움직임에 저항을 준다. 환자가 힘을 뺄 때 조직이 느슨해질 때 어깨뼈를 더욱 후인, 하강 그리고 상방 회전시킨다. 환자의 어깨뼈가 가동성을 최대한 얻게 되면, 머리를 왼쪽으로 회전시킨 상태에서 몇초 동안 테이블 위에서 유지 시킨다. 그 후 이완 자세로 다시 돌아온다(그림 20.23). 환자가가 다시 시작 자세를 취할 때 어깨뼈는 더욱 후인, 하강, 상방회전으로 가져갈 수 있을 것이다. 이

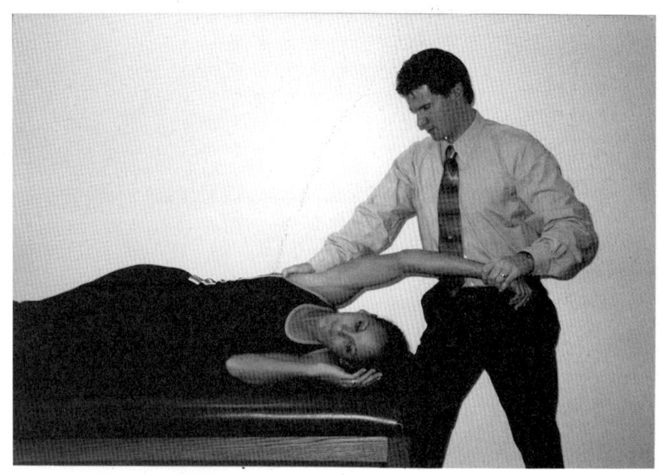

그림 20.20 큰원근 신장.

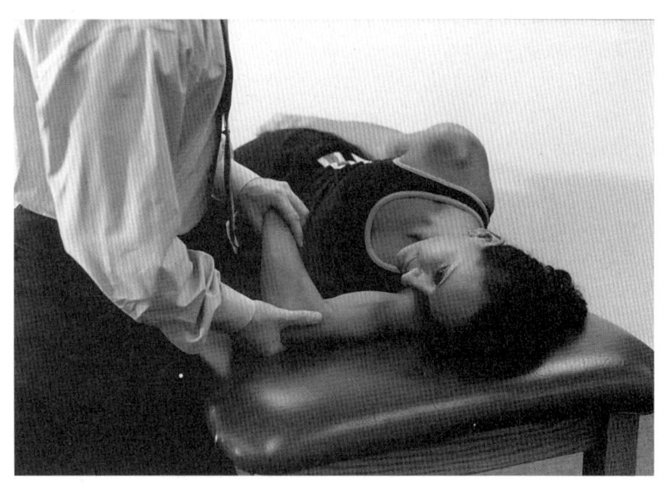

그림 20.21 후방 관절낭 신장.

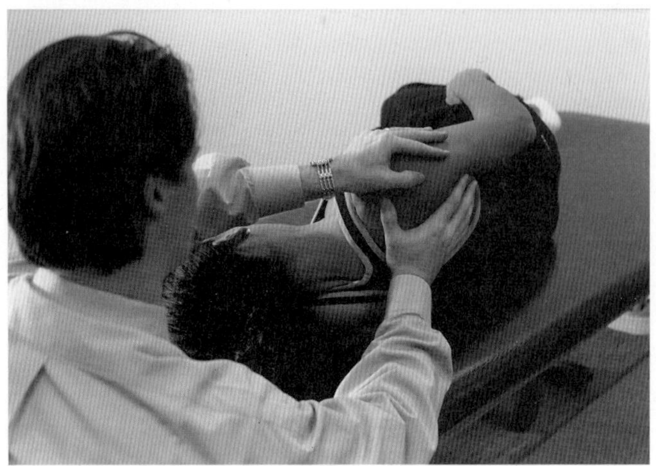

그림 20.22 견갑올림근, 후방 목갈비근 신장.

와 같은 과정은 최대의 스트레칭이 일어날 때까지 계속 실시한다.

6. 우측 늑골 상방에서 하방으로 가동화 기법: 환자는 앙와위 자세로 눕는다. 환자의 우측 9번째 늑골을 찾아 검사자의 왼쪽 엄지를 사용하여 고정한다. 검사자는 환자의 오른팔을 잡고 그 부위 조직의 긴장도를 느끼며 외전시킨다(그림 20.25). 환자의 오른팔은 원위치로 되돌아오게 한다. 이러한 신장은 역동적 역신경 긴장이 최소화 되도록 역동적인 방법을 사용한다. 이 과정은 견관절 외전이 최대로 일어날 때까지 시행된다. 이 과정은 늑골4,3,2,1번 R까지 모두 시행한다 .
7. 우측 작은가슴근(소흉근, pectoralis minor): 환자는 앙와위 자세로 눕는다. 검사자는 우측 손으로 환자의 우측 어깨뼈를 수동으로 하강시킨다. 환자의 우측 늑골 3,4,5번을 찾고 검사자의 좌측 손바닥으로 압박을 가한다. 환자의 우측 상지는 어깨뼈 면으로 최대로 거상시킨다. 최대의 신장이 일어날 때까지 정적 혹은 역동적으로 스트레칭을 실시한다.
8. 양측 넓은 등근(광배근, latissimus dorsi): 환자는 앙와위 자세로 눕는다. 검사자는 환자의 머리쪽으로 향하여 테이블의 우측면에 위치한다. 검사자는

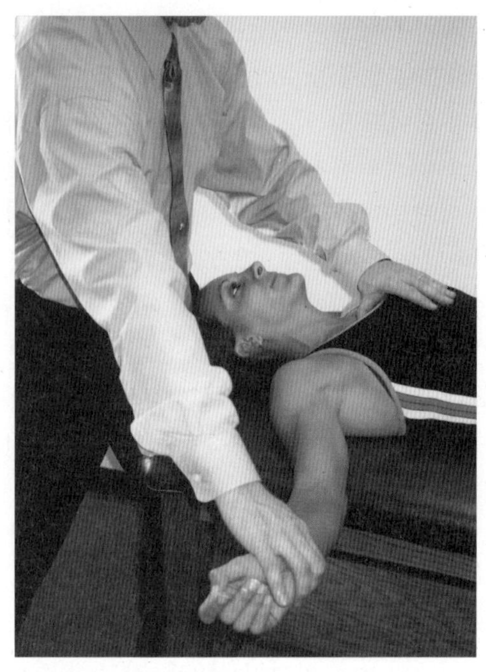

그림 20.24 늑골 가동술–상 · 후방.

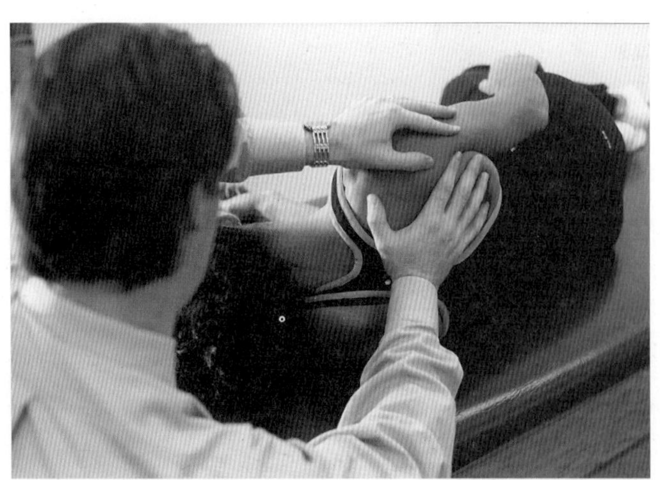

그림 20.23 견갑올림근, 후방 목갈비근 신장(휴식 자세).

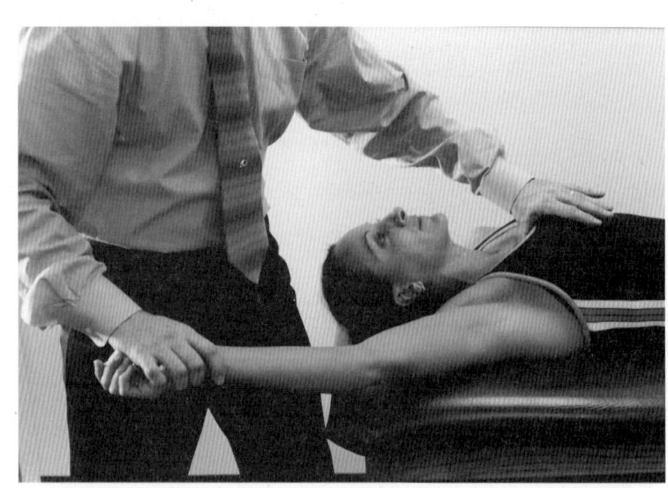

그림 20.25 늑골 가동술–상 · 하방.

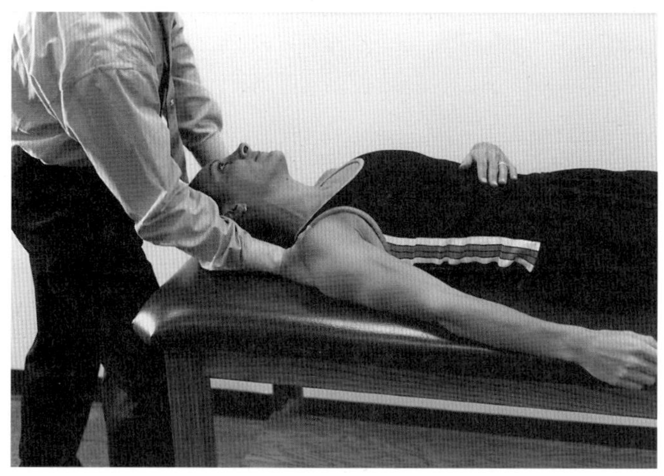

그림 20.26 소가슴근 신장.

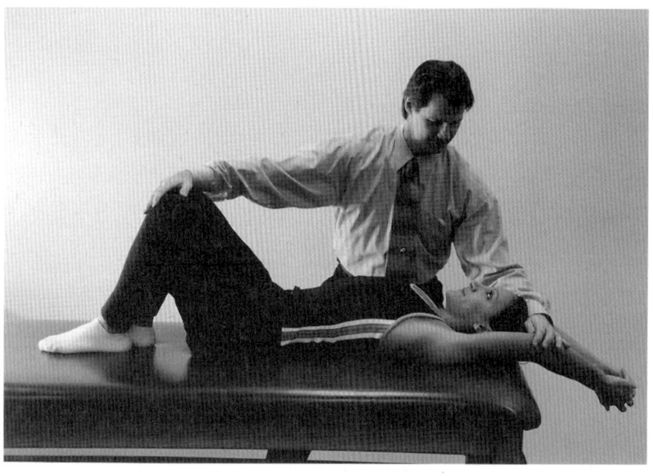

그림 20.28 넓은등근 양측 신장.

환자의 손이 위쪽을 향하게 하여 우측 어깨뼈와 테이블 사이에 검사자의 우측 손을 놓고, 환자의 우측 어깨뼈를 테이블 다리 쪽으로 압박을 가한다. 검사자는 좌측에도 같은 방법으로 반복한다. 어깨뼈의 사전 위치선정은 기술적용시 견관절의 충돌되는 현상을 최소화하기 위해서 시행한다. 환자는 깍지를 끼고 팔꿈치는 신전, 양쪽 어깨는 최대한 굴곡하도록 지시한다. 검사자의 왼팔은 환자의 양쪽 어깨를 굴곡 상태로 유지시키기 위해 양쪽 팔을 고정시켜 놓는다(그림 20.28). 환자의 양쪽 무릎을 가슴 쪽으로 당기게 지시한다. 그리고 환자의 고관절을 최대로 굴곡시키고 최적의 허리뼈 굴곡을 시키면서 환자의 양쪽 하지의 앞면부를 고정시킨다(그림 20.29). 하부 구조가 역동적으로 움직일 때 견관절의 굴곡은 고정적으로 유지된다. 이러한 과정은 최대로 스트레칭이 일어날 때까지 지속한다.

9. 우측 상부 등세모근(승모근, trapezius): 환자는 앙와위로 눕는다. 환자의 어깨뼈 근위부가 테이블 밖으로 나오도록 환자를 이동시킨다. 환자의 우측 팔꿈치를 90° 시키고 견관절을 외전과 외회전시킨다. 검사자는 그의 우측 손으로 환자의 어깨뼈를 하강시킨다(그림 20.30). 환자의 목뼈가 가볍게 신장되는 느낌이 들 때까지 부드럽게 굴곡, 좌측굴 그리고 우측회전을 유도한다(그림 20.31). 이러한 신장은 환자로 하여금 검사자의 저항에 대항하여 어깨를 으쓱하도록 하고, 어떠한 다른 움직임은 일어나지

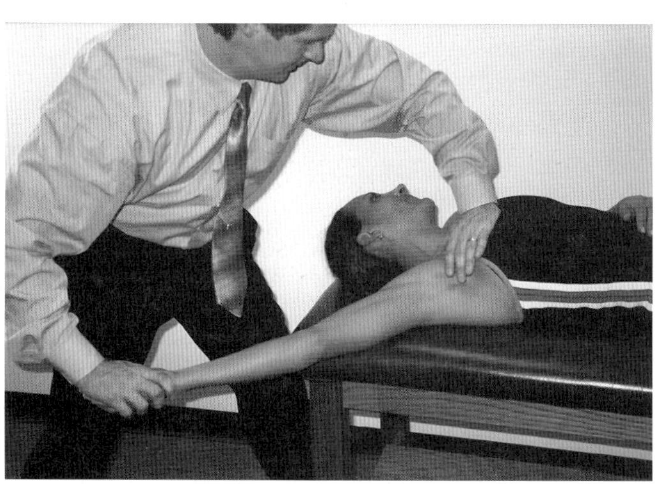

그림 20.27 소가슴근 신장.

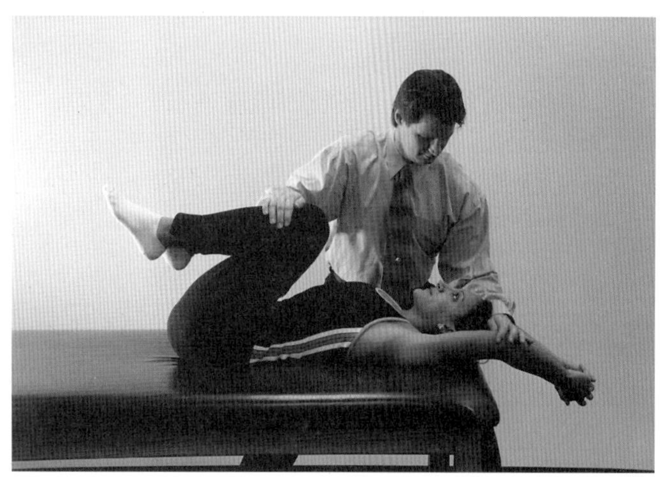

그림 20.29 넓은 등근 양측 신장.

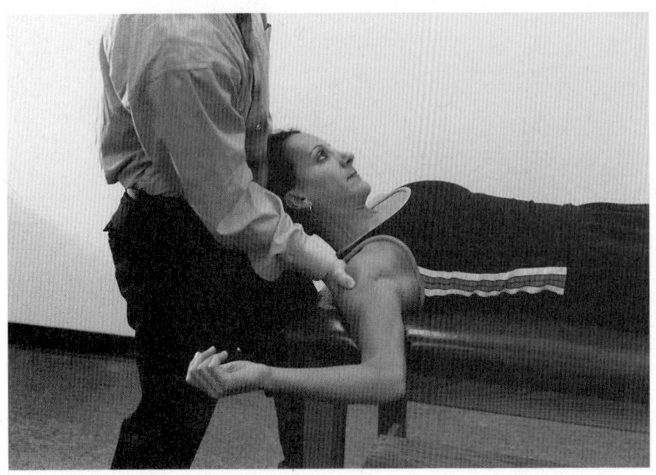

그림 20.30 상부 등세모근 신장 – 시작자세.

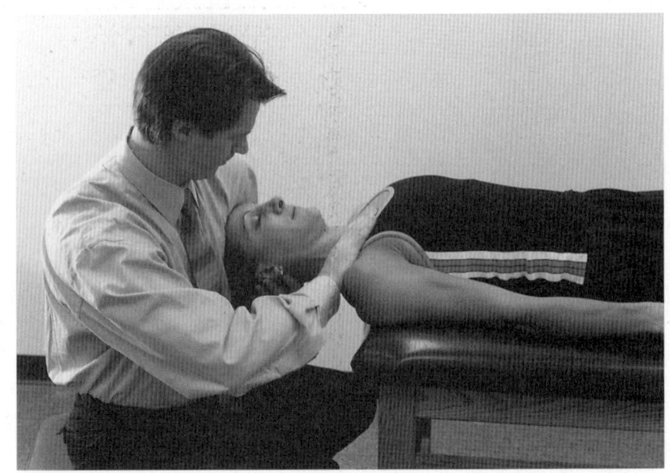

그림 20.32 상부와 내측 목갈비근 신장.

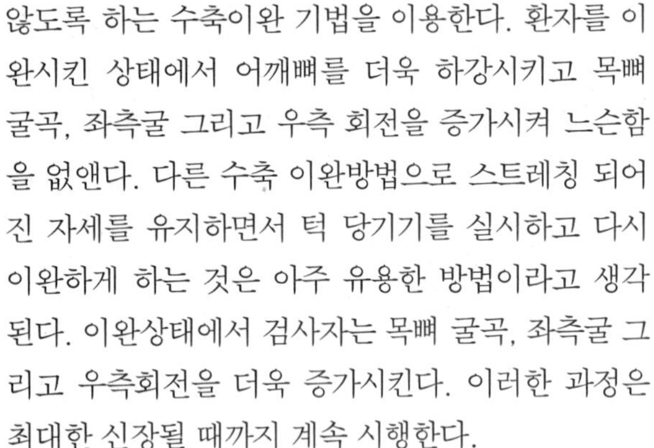

않도록 하는 수축이완 기법을 이용한다. 환자를 이완시킨 상태에서 어깨뼈를 더욱 하강시키고 목뼈 굴곡, 좌측굴 그리고 우측 회전을 증가시켜 느슨함을 없앤다. 다른 수축 이완방법으로 스트레칭 되어진 자세를 유지하면서 턱 당기기를 실시하고 다시 이완하게 하는 것은 아주 유용한 방법이라고 생각된다. 이완상태에서 검사자는 목뼈 굴곡, 좌측굴 그리고 우측회전을 더욱 증가시킨다. 이러한 과정은 최대한 신장될 때까지 계속 시행한다.

10. 우측 목빗근(흉쇄유돌근, sternocleidomastoid): 환자는 앙와위로 눕는다. 목빗근 스트레칭은 시행 전에 안전한 적용을 위해서 추골동맥 검사를 시행하는 것이 매우 중요하다. 어깨뼈의 근위부가 테이블

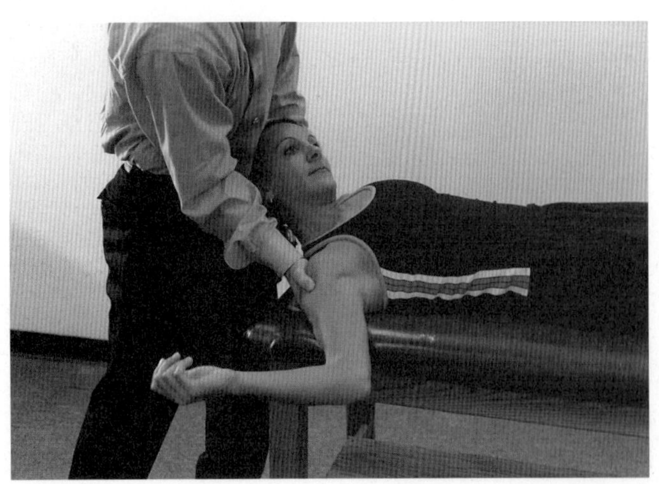

그림 20.31 상부 등세모근 신장 – 마지막 자세.

끝에 놓일 때까지 이동시킨다. 환자의 목뼈를 수동적으로 좌회전시킨다. 환자의 우측 빗장뼈를 하강시키고 고정한다. 신장이 느껴질 때까지 환자의 머리를 테이블 모서리로부터 천천히 부드럽게 낮춘다. 이러한 신장은 정적으로 유지되거나 역동적으로 수행될 수 있다. 깊은 숨을 들여 마실 때 빗장뼈의 상승을 막고 호기 시 더욱 스트레칭을 가져간다. 이 기술은 최대의 스트레칭이 일어날 때까지 지속한다.

11. 우측 전.중 목갈비근(사각근, scalene): 환자는 앙와위로 눕는다. 환자의 어깨뼈 근위부가 테이블 끝에 닿을 때까지 환자를 이동시킨다. 검사자는 자신의 우측 손의 윗부분을 사용하여 늑골1,2번을 하강시킨다. 검사자의 왼손은 환자의 후두부를 잡고 견고히 왼쪽 어깨에 놓고 목뼈를 앞쪽으로 고정시킨다. 느슨했던 조직은 타이트해진다. 다음과 같은 패턴들: 목뼈 후인 C1 위에서 후두골은 좌측목뼈는 외측전이(translation)되고, 굴곡되고, 좌측굴, 우측 회전시킨다(그림 20.33). 기술 적용은 정적이거나 역동적인 방법을 이용한 기술과 깊은 호흡을 하면서 머리를 들어 발을 보는 수축 이완 기술을 사용할 수도 있다. 이 기술은 최대의 스트레칭이 일어날 때까지 시행한다.

상부 치료 제안서의 요약내용은 표 20.5에 나열되어 있다.

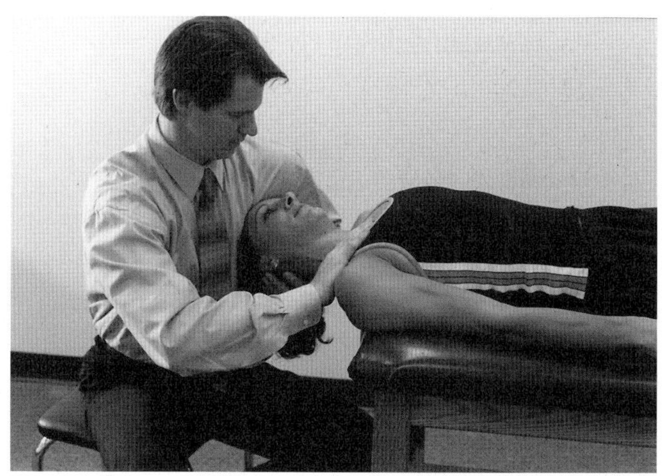

그림 20.33 소가슴근 신장.

표 20.5 정중, 요골, 그리고 척골 신경의 역동적신경 긴장을 전반적으로 치료하기 위한 상부치료 소견서(계획서)

1. 좌측와위
   a. 후.전 우측 늑골 가동화기법
   b. 전 · 후 우측 늑골 가동화기법
   c. 우측 큰원근
   d. 좌측 견관절낭 후면부
   e. 우측 견갑올림근/후목갈비근
2. 우측와위
   a. 후 · 전 좌측 늑골 가동화 기법
   b. 전 · 후 좌측 늑골 가동화기법
   c. 좌관측 큰원근
   d. 우측 견절낭 후면부
   e. 우측 견갑올림근/후목갈비근
3. 앙와위
   a. 우측 늑골 상방에서 하방으로 가동화
   b. 좌측 늑골 하방에서 상방으로 가동화
   c. 우측 소가슴근
   d. 좌측 소가슴근
   e. 양쪽 넓은등근
   f. 우측 상부 등세모근
   g. 좌측 상부 등세모근
   h. 좌측 목빗근
   I. 우측 전.중 목갈비근
   j. 좌측 전.중 목갈비근

상부 치료 계획서에 따른 신경가동화 기법이 ANDT를 완화시키지 못하면, 목뼈, 흉추, 늑골, 복장빗장관절, 어깨장빗장관절, 뿐만 아니라, 상지의 근막관련 기능부전에 대한 국소화와 직 접적인 치료가 필요할 수 있다. 임상가의 경험에 따라 이러한 실패를 최소화 할 수 있다.

관절 기능부전들 (Joint dysfunctions)

열거된 관절에서 발생할 수 있는 수많은 기능부전에 대한 특별한 평가와 치료를 모두 설명할 수 없는 범위이다. 그러한 것은 역동적 역신경 긴장 치료에 것들의 중요성을 강조하는 이 장에 포함되어 있다.

목뼈와 흉추 (Cervical and thoracic)

목뼈4번~흉추1번 척추들은 골병변과 디스크병변이 동반되기 때문에 목뼈4번~흉추1번의 전가지신경과 척수신경의 신경혈관 자극을 일으킬 수 있다. 목뼈의 기능부전 발생은 목갈비근, 목빗근, 견갑올림근, 상부 등세모근의 경직과 항진됨으로써 신경혈관 자극의 원인이 된다. 흉추 1~6번에서의 기능부전은 늑골1~5번의 기능부전 결과를 가져오고, 신경혈관 자극을 일으키는 원인이 된다.

빗장뼈 (Clavicular)

복장빗장관절 그리고 혹은 어깨장빗장관절의 기능부전 발생은 목빗근, 소가슴근, 등세모근, 오구완근의 경직과 항진됨으로써 신경혈관 자극을 일으키게 한다.

상지긴장검사의 재평가와 신경 가동화기법 (Re-evaluation of ULNT and neuromobilization)

지금, 조직의 평가와 치료를 설명하는데 상지긴장검사를 반복하는 것이 적절하다. 검사에서 음성 반응이 나왔다면 신경가동화 기법을 적용할 필요가 없다. 어느 검사에서든 양성 반응이 나타난다면, 신경 가동화기법은 호기증이 된다. 이것은 다음과 같은 두가지 기술: 긴장자(tensor) 미끄러짐(slider) 중 하나로 수행할 수 있다.

긴장자(tensor)이란 첫 번째 장벽에 도달하거나 통증 발현 지점까지 행한 후 다시 이완 지점으로 되돌아오는 기본 양성 반응 검사이다. 이것은 긴장이 신경구조물의 끝부분에서 발생하고, 반대쪽에서는 안정적으로 유지되기 때문에 긴장자(tensor)로 설명하고 있다. 반면, 미끄러짐(slider)은 근위부 신경 긴장을 완화시키기 위해서 목뼈를 검사하는 사지 쪽으로 측굴시키는 동안 근위부 신경긴장을 증가시키기 위해서 첫 장벽 지점까지 혹은 통증이 발생하는 지점까지 유도하는 기본 양성 반응 검사이다. 상지는 목뼈가 근위부 신경 긴장을 증가시키기 위해 반대쪽으로 측굴하는 동안 원위부 신경 긴장을 완하시키기 위해 이완(용이점)되는 자세로 유도한다. 목뼈 움직임은 수동 움직임이 목뼈근 긴장을 최소화하기 더 좋지만, 능동이나 수동으로 유도될 수 있다. 이러한 절차는 미끄러짐으로 설명하였는데 신경 조직은 원위부로 이동 후 다시 근위부로 반복적으로 이 과정을 반복한다는 이론적 설명 때문에 미끄러짐으로 표현한다. 임상적 경험에 의하여 반복적인 동작 검사 동안에 긴장자(tensor)보다 더욱 안전하고 효과적이다고 느끼는 미끄러짐(slider)사용법을 추천한다.

ANDT로 정의하고 측정해 왔다면 멕켄지(보기 15장)[27]에 의해 발전되어 온 것과 비슷한 반복적 동작 검사를 이용하여 이러한 구조물들을 더욱 검사하기는 것이 적합하다(15장 참조).[27] 과정은 양성 상지긴장검사를 확인하는 것으로 시작된다(그림 20.12에서 20.17). 양성 상지긴장검사는 활동부를 사용해 검사와 치료 둘 다로서 사용되어진다(그림 20.34에서 20.39). 이 과정은 10번의 반복 동안 거듭된다. 10번의 반복과정 중에, 검사자는 동작의 용이함과 범위가 증가되는지 혹은 감소되는지를 평가한다. 만약 범위가 점진적으로 감소하고 환자가 10번의 반복 후에 더 나빠짐을 느낀다면, 검사자는 염증성 상태가 존재하고 신경가동술이 이때는 적용되지 않는다는 것을 추측할 수 있다. ROM이 같거나, 점진적으로 증가되고 환자

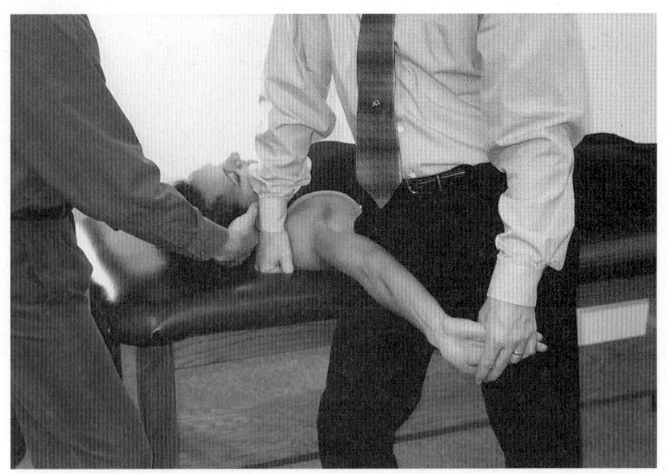

그림 20.35 중신경을 위한 상지긴장검사 1 미끄러짐 – 자세 취한 후.

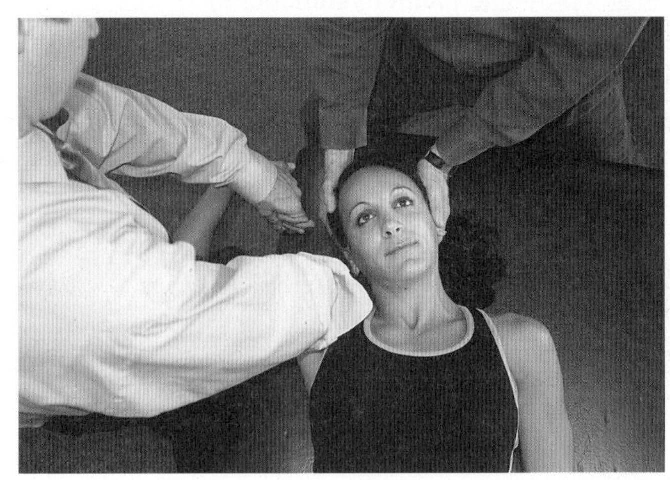

그림 20.36 자신경을 위한 상지긴장검사 2 미끄러짐 – 자세 취하기 전.

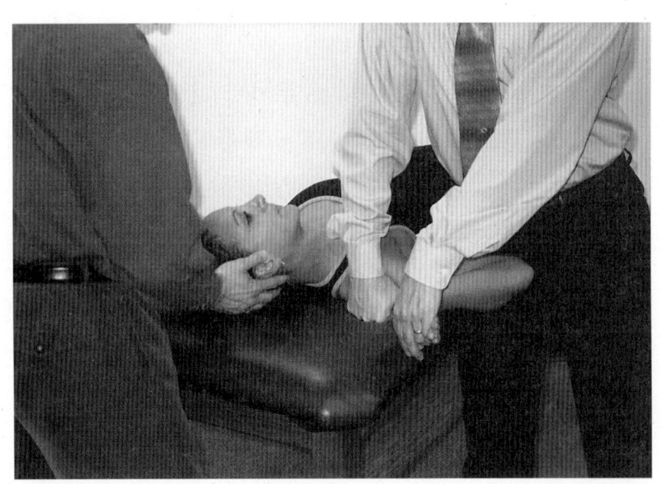

그림 20.34 정중신경을 위한 상지긴장검사 1 미끄러짐 – 자세 취하기 전.

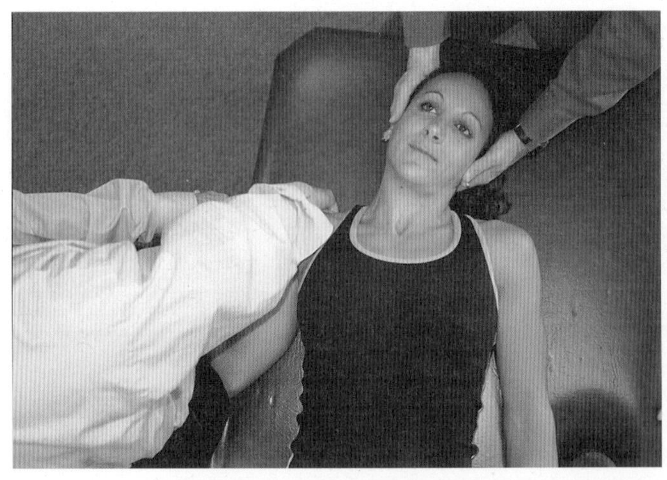

그림 20.37 자신경을 위한 상지긴장검사 2 미끄러짐 – 자세 취한 후.

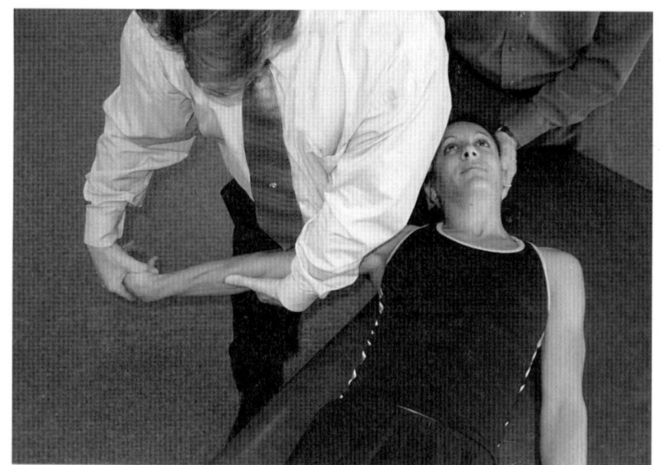

그림 20.38 요골신경을 위한 상지긴장검사3 미끄러짐 – 자세 취하기 전.

가 10번 반복 후에도 증상에 있어 증가가 없다고 보고한다면, 검사자는 제한된 상태가 존재한다는 것을 추측할지도 모른다. 신경가동술은 제한된 상태가 존재할 때 적용되고 치료는 검사와 같은 방법으로, 최대 ROM이 얻어질 때까지 계속해서 수행된다.

■ 결론 (Conclusion)

ANDT의 평가와 치료는 근골격계 장애를 다루는 임상가의 의료필수품 전반에 있어 하나의 중요한 도구이다. 임상가는 ANDT로부터 피막성과 근육성 긴장패턴을 구분할 줄 알아야만 한다. 민감하고 통증을 덜어주는 조작을 더함으로써, 그것들이 호환성이 있다는 것을 기억하면서, 그는 ANDT의 존재 혹은 부재를 더 확증할 수 있다.

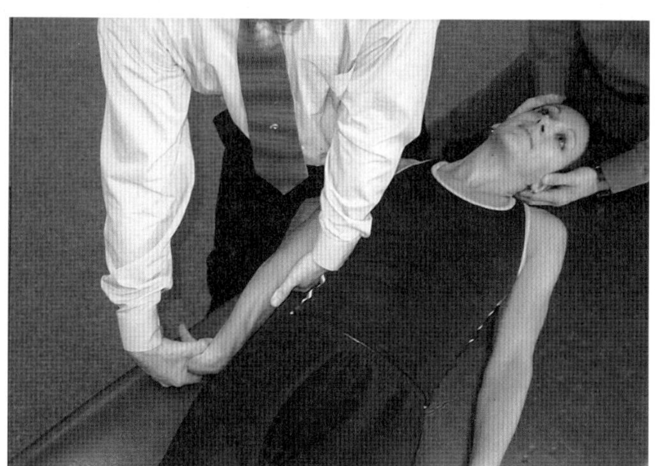

그림 20.39 요골신경을 위한 상지긴장검사 3 미끄러짐 – 자세 취한 후.

container를 먼저 다루는 개념을 사용함으로써, 그는 연관된 관절, 피막, 그리고 근육성 긴장 패턴을 처음 다루고 가동술을 하기 전에 신경가동술 기법을 적용하려고 시도하지 않을 것이다. 그러나, container를 다룬 후에 ANDT의 다소 덜한 정도가 나타난다면, 비탄도적인 신경가동술을 켜거나/끔으로써 동작에서 남아있는 긴장 혹은 제한을 경감하는데 매우 도움이 될 수 있다. 통합기능운동은 동작의 질이 향상되는 동안 수정과 가동성을 유지하는 것을 도울 수 있다.

우리는 Butler와 그의 동료에게 ANDT의 평가와 치료에 있어서 그들의 창시적인 임상 작업을 이러한 평가와 치료기법을 더욱 갈고 닦기 위한 그들의 계속적인 노력과 마찬가지로 감사한다. 우리는 그들의 개념을 받아들이고 관절가동술, 피막성 그리고 근육성 신장을 기능적 운동과 함께 결합시킴으로써 우리가 근골격계 장애를 가진 환자를 위한 더욱 포괄적인 치료계획을 가질 수 있기를 바란다.

확인 과정
본 장의 학습목표 자가 점검

- 역신경역학 긴장(ANDT) 검사에서 전형적인 혹은 비전형적인 반응은 무엇인지 기술하시오.
- ANDT 검사를 수행하는데 있어 주의점과 금기사항을 정의하시오.
- ANDT의 치료전에 "container"를 어떻게 다루는지를 알아두시오.
- ANDT를 경감시키기 위해 미끄러짐을 어떻게 실행할지 알아두시오.

■ 참고문헌 (References)

1. Bookhout MR, Geraci MC, Greenman PE. Exercise prescription as an adjunct to manual medicine. Course syllabus. 2001.
2. Breig A, Troup JDG. Biomechanical considerations in straight-leg-raising test: Cadaveric and clinical studies of the effects of medical hip rotation. Spine 1979;4:242–250.
3. Brody IA, Williams RH. The signs of Kernig and Brudzinski. Arch Neurol 1969;21:215.
4. Brudzinski J. A new sign of the lower extremities in meningitis of children (neck sign). Arch Neurol 1969;21:217.
5. Butler D. Mobilization of the Nervous System. Melbourne: Churchill Livingstone, 1991.

6. Butler D, Gifford L. The concept of adverse mechanical tension in the nervous systems. Physiother 1989;75:622–636.
7. Butler DS. The Sensitive Nervous System, 1st ed. Adelaide, Australia: Noigroup Publications, 2000.
8. Charnley J. Orthopedic signs in the diagnosis of disc protrusion with special reference to the straight-leg-raising test. Lancet 1951;1:186–192.
9. Cipriano JJ. Photographic Manual of Regional Orthopedic Tests. Baltimore: Williams & Wilkins, 1985.
10. Cram RH. A sign of sciatic nerve root pressure. J Bone Joint Surg Br 1953;35:192–195.
11. Deyerle WM, May VR. Sciatic tension test. South Med J 1956;49:999–1005.
12. Dommisse GF, Grobler L. Arteries and veins of the lumbar nerve roots and cauda equina. Clin Orthop 1976;115:22–29.
13. Dyck P. The femoral nerve traction test with lumbar disc protrusion. Surg Neurol 1976;6:163–166.
14. Edgar MA, Park WM. Induced pain patterns on passive straight-leg-raising in lower lumbar disc protrusion. J Bone Joint Surg Br 1974;56:658–667.
15. Elvey RL. Treatment of arm pain associated with abnormal brachial plexus tension. Aust J Physiother 1986;32:225–230.
16. Fahrni WH. Observations on straight-leg-raising with special reference to nerve root adhesions. Can J Surg 1966;9:44–48.
17. Geraci MC. Manipulations under anesthesia. In: Stanton DF, Mein EA, eds. Manual Medicine. Physical Medicine & Rehabilitation Clinics of North America. Philadelphia: W. B. Saunders & Co., 1996:910–911.
18. Goddard BS, Reid JD. Movements induced by straight-leg-raising in the lumbosacral roots, nerves, and plexus and in the intrapelvic section of the sciatic nerve. J Neurol Neurosurg Psychiatry 1965;28:12–18.
19. Hall T, Hepburn M, Elvey RL. The effect of lumbosacral posture on a modification of the straight leg raise test. Physiother 1993;79:566–570.
20. Herron LD, Pheasant HC. Prone knee-flexion provocative testing for lumbar disc protrusion. Spine 1980;5:65–67.
21. Hudgins WR. The crossed-straight-leg raising test. N Engl J Med 1977;297:1127.
22. Katznelson A, Nerubay J, Level A. Gluteal skyline (G.S.L.): A search for an objective sign in the diagnosis of disc lesions of the lower lumbar spine. Spine 1982;7:74–75.
23. Kernig W. Concerning a little noted sign of meningitis. Arch Neurol 1969;21:216.
24. Little H. The Neck and Back: The Rheumatological Physical Examination. Orlando, FL: Grune & Stratton, 1986.
25. Maitland GD. Negative disc exploration: Positive canal signs. Aust J Physiother 1979;25:129–134.
26. Maitland GD. The slump test: Examination and treatment. Aust J Physiother 1985;31:215–219.

Mechanical Diagnosis and Therapy. Waikanae, New Zealand. Spinal Publications 1990.

28. Palmer ML, Epler M. Clinical Assessment Procedures in Physical Therapy. Philadelphia: J. B. Lippincott, 1990.
29. Philip K, Lew P, Matyas TA. The inter-therapist reliability of the slump test. Aust J Physiother 1989;35:89–94.
30. Postacchini F, Cinotti G, Gumina S. The knee flexion test: A new test for lumbosacral root torsion. J Bone Joint Surg Br 1993;75:834–835.
31. Rask M. Knee flexion test and sciatica. Clin Orthop 1978;134:221.
32. Scham SM, Taylor TKF. Tension signs in lumbar disc prolapse. Clin Orthop 1971;75:195–204.
33. Shacklock M. Neurodynamics. Physiother 1995;81:9–16.
34. Shacklock M, Butler D, Slater H. The dynamic central nervous system: Structure and clinical neurobiomechanics. In: Boyling JD, Palastanga N, eds. Grieve's Modern Manual Therapy: The Vertebral Column, 2nd ed. Edinburgh: Churchill Livingstone, 1994.
35. Slater H, Butler D, Shackloch M. Mobilization of the nervous system. Level-II: Clinical and pain sciences development: Part of a neuro-orthopedic approach. Course syllabus. 1996–1997.
36. Slater H, Butler D, Shackloch M. Mobilization of the nervous system. Initial course: Part of a neuro-orthopedic approach. Course syllabus. 1994–1995.
37. Slater H, Butler DS, Shacklock MD. The dynamic central nervous systems: Examination and assessment using tension tests. In: Boyling JD, Palastanga N, eds. Grieve's Modern Manual Therapy: The Vertebral Column, 2nd ed. Edinburgh: Churchill Livingstone, 1994.
38. Spengler DM. Low Back Pain: Assessment and Management. Orlando, FL: Grune & Stratton, 1982.
39. Urban LM. The straight-leg-raising test: A review. J Orthop Sports Phys Ther 1981;2:117–133.
40. Wartenberg R. The signs of Brudzinski and of Kernig. J Pediatr 1950;37:679–684.
41. Wilkins RH, Brody IA. Lasègue's sign. Arch Neurol 1969;21:219–220.
42. Woodhall R, Hayes GJ. The well-leg-raising test of Fajersztajn in the diagnosis of ruptured lumbar intervertebral disc. J Bone Joint Surg Am 1950;32:786–792.

21

주요관절을 위한 도수치료기법
(Manipulation Techniques for Key Joints)

학습목표

이 장을 읽고나면 이해할 수 있을 것이다:

- 관절 도수치료를 이해하고 보행장애치료에 있어서 그것의 사용
- 장벽개념과 현상을 해결하는 법을 아는 것
- 신경계의 자연반사와 도수치료에서 그 법칙을 인식하는 것
- 임상적으로 관찰된 연쇄반응과 그것들의 주요 연결을 이해하는 것
- 도수치료에 있어서 금기 목록
- 일반적으로 보행장애가 있는 주요관절의 도수치료를 이해하는 것.

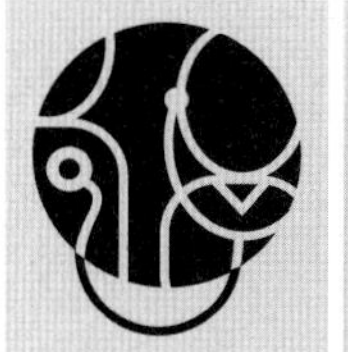

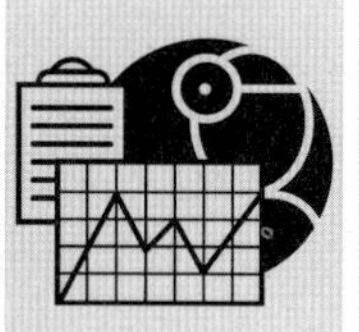
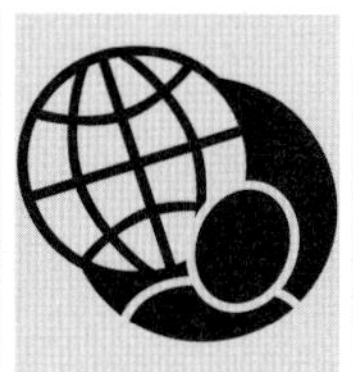
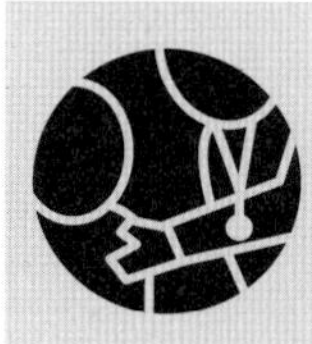
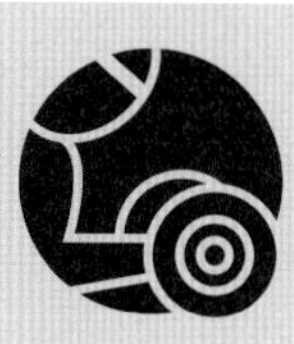
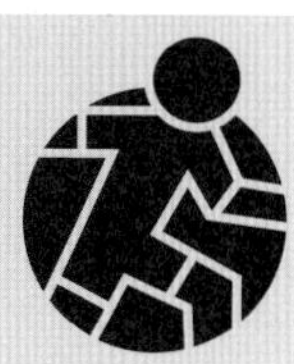
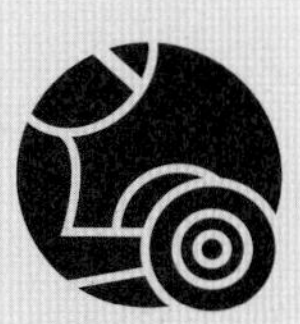

개요 (Introduction)

단순히 관절을 도수조작 하는 것이 운동 시스템의 기능적 장애를 치료하는 것으로 생각한다면, 홀로 한 장에 도수치료를 기초로 쓰는 것이 독자들로 하여금 잘못 해석을 하게 하는 것과 같은 위험을 전달하는 경우가 될 수 있다. 반대로, 도수치료의 강력한 효과를 직접 관찰하게되면 모든 사람이 치료를 필요한 것처럼 믿도록 유혹된다. 관절 도수치료와 가동화법은 다양한 근골격계 통증 증후군을 치료하기 위해서 수백 년 동안 필요로 해온 의사, 치료사들의 흥미를 사로 잡아왔다. 그들 대다수는 도수치료의 효과에 대한 매혹 때문에 매료되어 왔다는 것은 의심할 여지가 없다. 그러나, 단지 한가지 방법이 다양하고 복잡한 운동 시스템 전부를 치료할 수 있다는 것은 단편적인 생각이다. 이것은 생체역학적인 보상작용, 운동 패턴의 변화와 함께 근육 불균형, 운동 시스템에 대한 전반적인 반응과 국소적으로 좋지 않은 건강상태에 있는 만성 환자군들을 관리할 때 관절 기능부전의 영향력이 작아지기 때문에 더욱 단편적으로 생각할 수 있다. 이 장은 여러 중요한 운동 기능부전을 다루는데 필요한 도수치료 사용법이 논의될 때 심도있게 읽혀지기를 희망한다.

도수치료 (Manipulation)

추력 기술과 비추력 기술의 차이는 구별된다. 하지만 이 용어에는 부정적 의미가 함축되어 있다. 추력 기술은 관절 도수치료법으로 선호되고 있는 반면에 비추력 기술은 가동화기법을 선호하고 있다. 불행히도 도수치료법은 너무 거칠고 위험한 것으로 묘사되고 때문에 부정적 의미로 인식되어져 왔다. 부적절한 사용 때문에 그렇게 묘사될지라도 원천적으로 안전하고 신중하게 사용한다면, 전반적인 운동 시스템의 기능을 변화시키고 통증을 감소하는데 매우 효과적이다.

추력이라는 용어는 주의해서 사용해야 한다. 이것은 힘의 사용과 대단위 움직임을 의미하며 치료적 도수요법으로 특성화할 필요는 없다. Triano는 도수치료의 역학을 심도있게 설명하고 있고, 그 주제에 대한 훌륭한 의견 때문에 독자들에 의해 언급되어지고 있다.[37] 기본적으로 관절 도수치료는 부생리학적 장벽을 넘어 관절에 적용되는 대개 염발음을 동반하는 갑작스럽고 충격과 같은 움직임으로 설명된다. 갑작스런 움직임은 환자의 이완과 임상가의 조절능력이 필요한 상황에서 환자들은 조절할 수 없다. 가동화기법은 움직임을 유도하는 진동 혹은 견인과 같은 움직임을 수반한다. 그것들은 더욱 느리고 환자가 조절할수 있는 상황에 놓일수 있도록 한다.

도수치료법은 사용법을 숙달하기 위한 많은 훈련과 경험을 필요로 하는 아주 숙련된 예술과 같은 것이다. 일주일 코스의 도수 치료를 배운자에게는 숙련된 도수치료법을 수행할 수 있는 자격을 제공할 수 없다. 오히려 콘서트 투어에 사람을 내보내기 위해 준비하는 것이 더 나을 것이다. 도수치료를 위해서는 연습, 경험과 능력을 필요로 한다.

도수치료법은 관절의 기능부전이 있을 때 관절 운동의 회복을 위해 수행되어진다. 이것은 1) 포획된 활액낭 주름을 신장시키고, 2) 과긴장된 근육을 이완시키며, 3) 관저 혹은 주위관절의 유착을 막는 역할을 하는 것으로 사료된다.[35] 주위 관절의 섬유화는 외상과 염증, 고정, 퇴행성 관절 질환에 의한 결과이다.

도수치료 분야 (The manipulable lesion)

다양한 용어들로 도수치료법이 가능한 부위를 설명하고 있다. Gatterman은 척추에 도수치료 분야와 관련하여 사용되는 용어가 100개 이상된다고 한다.[12] 이러한 용어들은 아탈구, 관절기능부전, 체성기능부전, 고정, 관절 블록 그리고 분절의 운동실조증(segmental dyskinesia) 등이다. 다양한 요소에 의해서 수기치료를 위한 부위를 특정짓는다. 그러나 불행히도 대부분의 내용은 가설들이다.[7,37] 전형적으로, 정적과동적 역학적 기능부전은 국소적 염증과 생체역학적 변화를 가져온다. 게다가, 다른 부위에 기능적, 병리적 변화가 운동 시스템에서 발생한다.

그러나, 도수조작법이 가동성을 제공하는 힘이기 때문에 관절과 연부조직 병변부위의 이러한 특성들을 잘 심사숙고해야 할 것이다. 그럼에도 불구하고, 가동성의 부족 여부가 기술을 선택하는데 있어서 신뢰받는 기준은 아니다. 주관적 통증 자극은 더욱 세밀해진 검사를 통해서 알게 되었다.[19] 이런 관점에서 보면, 감소된 부위의 분절간 움직임을 특히, 통증이 존재하는 존재하는 상황을 통증유발 검사로 찾아봐야 할 것이다. 이것이 관절 기능부전, 통증으로 인한 관절내 움직임 소실은 Mennell에 의하면, 도수치료 여부의 가장 중점적인 특징이다.[30] 도수 치료에 대한 긍적적 반응은 논리적이지만, 매번 도수 병변부위의 특징이라는 생각은 아니다.

관절주위 조직의 비후와 위축과 같은 연부조직의 변화는 분절 기능부전에서 나타나는 반사적 변화를 나타내는 것이다. 임상 연구 중 불쾌한 기능부전을 도수치료 후 연부조직의 통증이 사라지는 변화를 관측했다. 이러한 현상은 매우 신속히 발생할 수 있기 때문에 반사적 병인학 관점에서 염증의 원인이 설득력 있는 것 같다. 통증과 국소적 민감한 피부감각은 근육 경직에서처럼 도수조작을 할 수 있는 변병부위이고 특히, 국소적이고 근육 불균형이 있을 때이다. 근건병증(myotendinoses), 근염, 접착부 건염은 근육, 근복, 그리고 건 접착부나 근건연접부에서 각각 통증 반사의 변화를 나타낸다.

관절 징후와 긴장과 통증 (Joint signs and tension and pain)

임상가들이 도수치료를 사용하는데 있어서 관절징후의 존재 여부를 가이드라인으로 본다.이러한 징후는 통증, 움직임의 제한, 경직 등이다. 통증과 긴장과 같은 용어는 기능부전의 메시지를 전달한다. 운동시스템은 그러한 메시지를 우리로 하여금 부드럽고 아주 드물게 호소하도록 한다. 그것은 듣고 보고 느끼는 섬세한 관찰자인 것이다. 다행히도, 그 시스템은 보통 계속적이고 논리적인 방법으로 의사소통을 한다. 그래서 운동 시스템을 이해하기 위해서 우리는 긴장과 통증의 관계, 사슬 반응양상, 그리고 신경운동시스템이 반사적 성질을 이해하는 것이 필요하다.

운동시스템에서의 긴장은 통증과 관련된다. 그것은 근육, 관절, 혹은 근육과 골막의 정지점, 인대(통증점),피부, 혹은 근막에서 존재한다(표 21.1 참고). 일반적으로 발견할 수 있는 통증점들이다. 그것은 통증 자극으로부터 그 자체를 보호하기 위한 운동시스템의 시도라고 할수 있다. 긴장은 근육의 긴장(tone),경직 혹은 과활동일 때에 명백해진다. 긴장은 운동 검사시 통증으로 관절내 움직임이 부족한 관절 기능부전에 속한다. 피부, 골막 통증점, 근막, 그리고 상처일지라도 긴장되고 두텁고 통증이 있는 구조물에서 촉진할 수 있다. 당신이 적합한 방법으로 운동시스템에서 정의를 내리고 긴장을 이완시킨다면, 기능은 회복되고 통증은 감소하거나 완전히 없앨 수 있을 것이다. 관절의 가동화기법이나 도수조작법, 뻣뻣하고 과활동성 근육을 신장하면 해당 관절과 근육뿐만 아니라, 그와 관련된 골막 정지점에서의 긴장도 완화시킬 수 있다. 게다가, 피부, 상처조직, 근막, 그리고 내장기 조차도 신장과 긴장 이완은 기능의 변화를 가져오는 운동시스템의 잔여부분에서 반사효과(reflect effect)를 얻을 수 있다.

통증은 조직 손상, 염증, 해부학적 병변으로부터 발생한다. 어쨌든 기능적 운동 장애가 있으면 통증은 불충분한 기능의 결과로서 간주되어진다. 어느 곳이던지 긴장과 부적절한 기능은 기능 부전이 있는 통증을 유발할 수 있

표 21.1 일반 통증점들: 반사 운동 장애나 관련된 국소적관절과 근육의 기능부전에 의한 부착지점에서 통증을 함께 두터워지고 긴장된 부위

후두항선	늑골각
고리뼈의 후방 곡선	검상 돌기
C1 횡돌기의 끝	치골 결합
가시돌기	장골릉
내측 빗장뼈	좌골 결절
설골	비골 머리부
흉쇄 관절	발꿈치뼈
상완골상과	모음근 결절
설골 돌기	거위발 정지점

다. 이 통증은 염증이 아니며 자연적인 반사 반응이고, 전반적인 운동시스템의 다양한 반사 반응을 유발할 수 있다. 그러므로 그것은 긴장과 기능부전이 적절하게 치료되고, 통증감소, 혹은 즉각적인 해소가 되었을 때 일반적으로 관찰할 수 있다. 염증성 통증은 그러하지 않다.

도수치료 이전에 하는 통증유발검사 (Pre-Manipulative provocative testing)

어떠한 도수적 추력 방법을 사용하기 전, 도수로 통증유발검사가 환자의 인내와 통증을 평가하고 사용될 기술을 환자에게 인식시켜주기 위해 행해져야 한다. 도수 치료는 느슨함을 완전히 제거하고 시행한다. 아직 추력은 시행되지 않는다. 기술을 시험적으로 하는 동안 시험대상의 관절에 사전 부하를 가할 때 환자가 편안하고 이완할 수 있는 그들의 능력을 평가되어진다. 임상가는 기술을 적절히 시행할 수 있는 능력과 느슨함을 없애야 되는 양에 대한 감각을 얻기 위해서 평가가 이루어진다. 사전 도수조작에서 발생하는 문제가 없다면, 실제적 도수조작은 시행될 수 있게 되고 추력도 안전하게 시도될 수 있다. 통증의 근거나 환자가 이완을 못하면 기법의 교체가 불가피하다. 그때 최대하 도수법이나 가동화 기법이 사용될 수 있다.

도수 치료 이후의 부작용 (Post-Manipulation side-effects)

도수 치료 이후의 부작용의 발생은 일반적이나 상대적으로 아주 심각한 상황과 비교해서 최소화하는 것이다. 그러나 도수조작법에서 발생하는 합병증은 매우 드물다.[16,34] 가장 일반적인 부작용은 특히 경추와 흉추를 도수조작할 때 수반되는 국소적 불편함, 방사되는 불편함, 두통 그리고 피로 등을 경험할 수 있다(표 21.2). 이러한 현상들은 어느 정도 예상할 수 있다. Senstad 등은 연구에서 4,700건 이상의 치료 중 1,000명 이상의 환자가 앞서 언급되어진 척추 도수조작법을 통한 일반적인 부작용에 대한 예비자를 관찰했다. 현기증과 구토증세와 같은 특이한 반응은 특정 예비자와 관련되지 않았다. 도수치료에 대한 금기증은 항상 고려해야한다(표 21.3).[15]

그들 연구 중 Senstad 등은 흉추 도수치료를 할 때 다른 척추 부위를 차료할 때보다도 더 많은 환자들에게서 부작용이 나타났음을 발견했다.[34] 두통은 경추와 흉추 도수치료 후 가장 일반적으로 나타나는 부작용이다. 그들은 치료받은 척추 부위가 한 곳에서 세 곳으로 증가할 때, 그 반응에 대한 수도 증가하는 것을 관찰했다. 젊은 실험군

표 21.2 도수치료에 대한 역반응 예상자 (Senstaad. LeBoeuf)

여성
늙은이(47~64세)에 비해서 젊은이(27~46세)
처음 치료
흉추치료에서 최고 많은 반응을 보일 때
경추와 흉추가 오직 한 부위만 치료되어졌을 때(요추에 비해서)

표 21.3 도수치료 금기증[12]

상대적 금기증
급성 티스크 탈출
골감소증
척추관절증
항응고제 복용하는 환자
출혈 장애
심인성 부가분
과운동성
절대적 금기증
불안정한 점진적 신경학적 결손
파괴적인 병변, 악성종양
급성 척수병변
불안정한 치상돌기골
치료 중인 골절/탈골
무혈성 괴사
뼈 감염
분절 불안정성
마미총 증후군
큰 복대동맥류
관련 내장기 통증
치료 후 편안함이 1일도 지속되지 못하고 장기간 치료가 반복되는 도수조작법
꾀병

들(27~46세)은 늙은 실험군들에 비해서 반응을 더 쉽게 경험하였다. 여성군들이 남성군들보다 더 많은 반응이 나타났고, 처음 2회 치료 시에 그런 현상을 보였고, 특히 첫 치료 시에 더욱 그러했다.

이러한 관찰 결과물때문에 시술자는 특히 젊은 여성일 경우, 첫 번째 치료 기간에 한 부위로 제한하도록 주의해야 한다. 무엇보다도 중요한 것은 기술이 힘으로 대체되면 안 되고, 임상가나 환자에 의해 염발음을 통해 신경학적 요구를 만족시키야 하는 것은 아니다. 기억해야 할 것은 사실상 이러한 반응의 85%는 경에서 중등도이고, 74%는 잠시 나타났다 24시간 내에 사라진다는 사실이다.[34]

Axen 등[1]이 말하기를 카이로프랙틱 도수치료에 호의적인 반응을 보였던 하부 허리 통증 환자들은 첫 방문에 즉각적인 향상이 있었던 사람들이다. 초기에 향상을 보이지 못한 환자들은 호의적으로 반응하지 않았다. Flynn 등[9]이 정의하기를 도수조작 후, 호의적인 반응을 보이는 하부허리 통증 환자는 다섯중 4가지의 변수를 갖는 임상적 예측방법(clinical prediction rule)이라고 했다(표 21.4). 여기서 가장 중요한 부분은 16일 내로 증상이 없어져야 한다.

신경계의 반사적 특징 (Reflex nature of the nervous system)

신경계를 통한 운동시스템의 반사성을 이해하는 것이 또한 중요하다. 이런 관점에서 그 기능에 관한 신경계 입력의 중요성을 강조하기 위해 신경운동시스템이 부분으로써 고려해야만 한다. 제한된 관절의 가동성을 증가시키는 것을 제외하고 도수조작법이 운동시스템에 전반적으로 반사적인 자극을 주는 가장 강력한 수단을 제공한다. 관절, 피부, 근막, 상처, 그리고 내장기로부터의 근심성 입력은 직접적 혹은 간접적으로 신경계 연결을 통해 국소적이고 아님 약간 멀리 떨어져 있는 곳에서 반응을 일으킬 수 있다. 그러므로, 운동시스템은 다른것들 보다 더욱 효과적인 다양한 치료적 방법에 의해서 이러한 조직들 중 어느 하나로부터의 입력에 의해 영향을 받는다. 전체적으로 상호관계 되어진 혹은 신경학적으로 통합되어진 운동시스템은 근심성 입력에 대하여 국소적이지 않고 전반적으로 반응한다.[20,23] 기능부전 있는 관절을 도수치료하게 되면, 신경-운동계의 가장 강력한 자극을 주게 된다. 신

표 21.4 도수조작법의 긍정적 결과를 위한 임상적 예측방법의 변수들

16일 내에 증상 완화
불안감 회피와 믿음에 대한 설문지에서 19점 이하로 나타낼 때
최소한 고관절 내회전이 35° 이하일 때
요추 분절의 저가동성
무릎에서 원위부로 증상이 나타나지 않을 때

경계는 특히 척추, 골반, 사지에 감각기로부터의 정보입력에 의존한다. 이 감각기들은 우리가 접하는 환경으로부터 직접적인 정보를 얻는다. 고유수용감각 입력의 핵심부위는 발, 골반 그리고 상부 경추이다.이 부위들이 자주 치료부위로 사용되는 것은 당연하다.

수기조작법의 결과로서 반사적인 신경근 효과는 임상적으로 그리고 실험적으로 관찰되어 왔다. 인간의 척추와 골반의 수기조작법은 목, 배부 그리고 사지 근육조직에서의 근전도검사 신호를 일으키는 것으로 나타났다.[17] 경추 수기조작법은 사지가 아닌 목과 배부 근육에서 반응을 일으킨다. 흉추 수기조작법은 전체 배부 근육조직과 넓은등근의 동측 상지에서 반응을 일으킨다. 허리와 엉치엉덩뼈 수기조작법은 전체 배부 근육조직과 상지와 하지에 반응을 일으킨다.

연쇄반응 (Chain reactions)

운동시스템은 기능의 용어인 "생각(thinks)"은 개별화된 시스템으로 작용하기위해 통합된다. 따로 분리해서 부분적으로 작용하는 것이 아니라, 전체 운동시스템에 직접적으로 연결된다. 근육과 관절은 목적있는 움직임 혹은 안정을 만드는 활성패턴을 형성하여 그룹으로 함께 정상적으로 작용한다. 이것은 신경계의 의도적인 지휘 아래서 혹은 불수의적인 반사기전을 통해 일어난다. 이것은 시스템으로 고정화되어있다. 예를 들면, 보행의 입각기에 관여하는 모든 근육, 관절 그리고 관련 부착부분은 연쇄반응처럼 특정한 순서로 활성화된다.[22,24] 이것들은 발뒤꿈치 딛기에서 발끝 떼기까지 단일 입각기에서 작용하는 동일한 관절과 근육들이다(그림 21.1). 보행의 유각기 동안 다른 근육과 관절 세트가 기능적인 근신장단위로 활성화된다(그림 21.2). 하지운동사슬에서 각 연결은 하나가 다

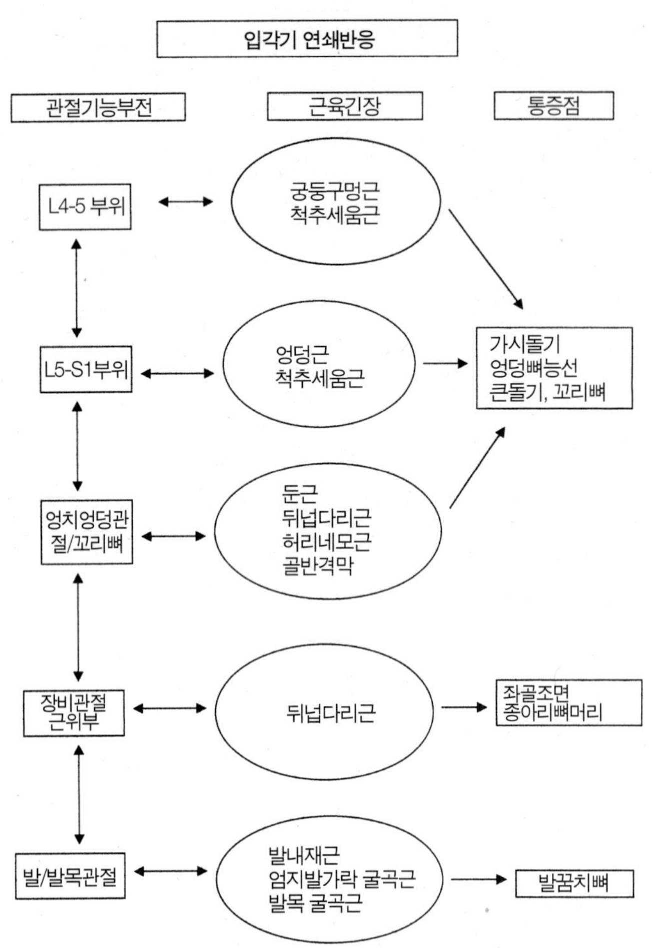

그림 21.1 입각기 연쇄반응. 관련 관절 기능장애, 근 긴장 그리고 연관통점(부착점)은 보행의 입각기와 연관이 있다. 주의: 연쇄 반응은 하부 요추 2개 레벨까지/엉치엉덩관절에서 발까지 이른다. 통증은 후외측과 후방에서 발목 혹은 발뒤꿈치까지이다.

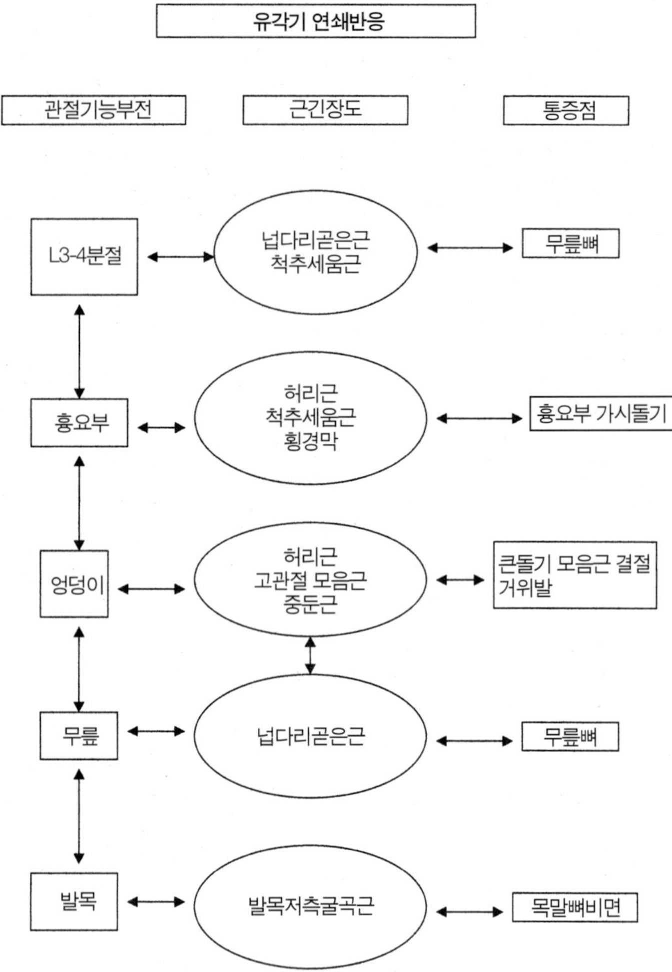

그림 21.2 유각기 연쇄반응. 관련된 관절기능장애, 근긴장도, 그리고 연관통점(부착지점)들은 보행의 유각기와 연관이 있다. 주의: 연쇄반응은 흉요추, 요추중부 그리고 고관절과 슬관절과 함께 심지어 상경추 분절도 포함한다. 통증은 전방부에 위치한다.

른 하나에 영향을 미치며 통합단위의 범위 내에서 작용한다.

상부 4분의 1, 경추 그리고 상부 흉추에서 발견되는 전형적인 연쇄반응은 그것들이 임상적으로 어떻게 평가될 수 있는냐에 따라 두개의 주요 그룹으로 조직될 수 있다. 첫 번째 그룹은 "C0-1:SCM:목갈비근"으로 명명되는 반면 두 번째 그룹은 "C2-3:올림근:등세모근"[3]으로 명명된다. 두 사슬반응은 상호관련이 있고 매우 복잡한 상황을 만든다.

C0-1: 목빗근(흉쇄유돌근, SCM): 목갈비근(사각근, scalene). 패턴은 일반적으로 목과 체간의 전면부를 포함하고 일반적으로 관찰되는 과긴장의 근육패턴과 주요관절 기능장애로 후에 명명되었다(그림 21.3). 늑관절의 기능장애와 통증을 야기하는 목갈비근과 함께 가슴근이 대개 포함된다. 환자는 보통 나쁜 호흡 패턴, 두통, 목의 통증 그리고 두부전방자세를 나타낸다.

C2-3: 올림근(거근, levator) : 등세모근(승모근, trapezius). 패턴은 일반적으로 몸의 후면에 영향을 미치고 또한 두부전방자세, 목통증 그리고 어깨통증과 연관이 있다(그림 21.4). 게다가, 나쁜 어깨뼈 조절이 보통 우세한 결과이다. 이 패턴은 또한 이러한 연쇄패턴과 섞일 수 있다.

관절과 마찬가지로 근육도 그룹으로 기능하도록 프로그램 되어 있고, 그것들은 또한 함께 연쇄반응에서 그룹

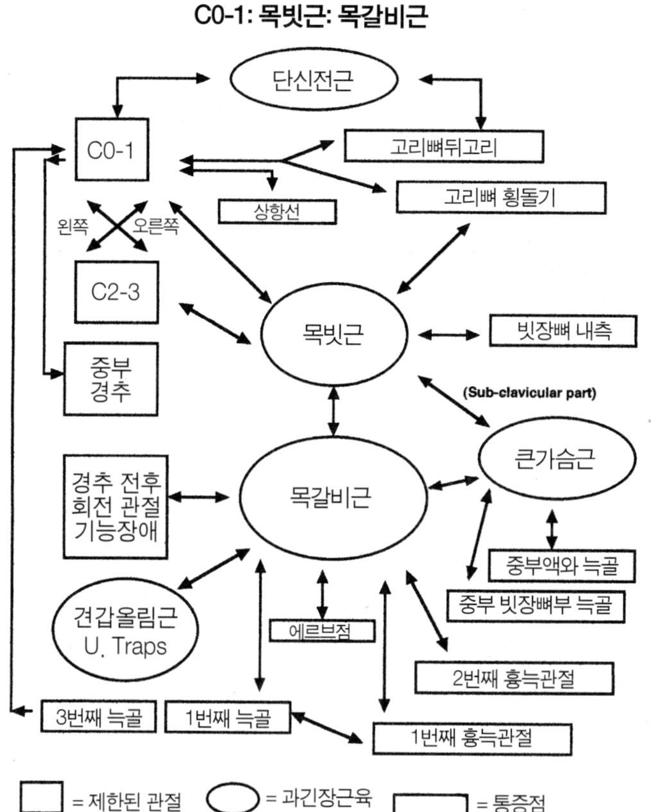

그림 21.3 C0-1: 목빗근 : 목갈비근 연쇄반응. 연관통점(부착지점)과 관련된 관절과 근육의 기능장애. 기능장애는 전방에 위치하고 상지의 굴근협력근과 섞인다.

으로 기능장애가 될 수도 있다.[9,18-20,20,23] 보행체계에 장애를 가진 환자를 평가하고 치료할 때, 관절과 근육의 기능장애의 이러한 패턴들이 흥미로운 일관성을 가지고 나타나는 것이 쉽게 보여진다(표 21.5). 이것은 그렇게 규칙적으로 일어나서 하나의 기능장애의 발견은 검사자가 다른 관련된 기능장애를 찾도록 이끌 것이다. 이 연쇄반응들은 생체역학, 해부학 그리고 신경생리학의 학설을 따르는 것 같다. 게다가, 척추와 사지의 특정 관절부위는 발통, 유지, 혹은 치료와 함께 소멸될 수 있는 이런 연쇄의 핵심고리로 보인다.

핵심고리 (Key links)

핵심고리는 종종 척수이행부위, 상위 신경지배와 조절부위(뇌경추 영역, 골반 그리고 발)와 같은 중요한 해부학적 부위에서 나타나고, 보통 만성적인 기능장애가 있고(종종 임상적으로 "잠재적인"), 혹은 일반적으로 역학연쇄에서 가장 말단고리에서 나타날 수도 있다. 핵심고리는 최대한 이동시스템이 그 존재를 보상하도록 한다. 두껍고 굳어진 관절주위 연부조직은 만성조직변성의 표시이다. 대체로 짧아지고 단단해진 근육 혹은 위축으로 매우 약해지고 억제된 근육들은 또한 중요한 발견물이다. 예로, 아직까지 잠재적인 기능장애가 있는 경흉추분절은 만성연부조직 변성으로 매우 뻣뻣해지고 판자같은 가동성의 결핍은 상지통증증후군을 일으킬 수 있다. 상지통증증후군은 종종 잠재적인 문제로부터 주의를 돌려서 통증이 있는 손목 혹은 어깨는 수 주 혹은 여러 달 동안 치료에 실패할 수 있다. 오직 경흉추부위가 치료될 때에만 몸의 이상이 치유된다. 기능장애의 연쇄를 활성화시키는 핵심고리가 하나 이상일 수도 있다.

장벽개념 (Barrier concept)

관절이 중립위를 지나 움직일 때, 약한 저항이 어떤 지

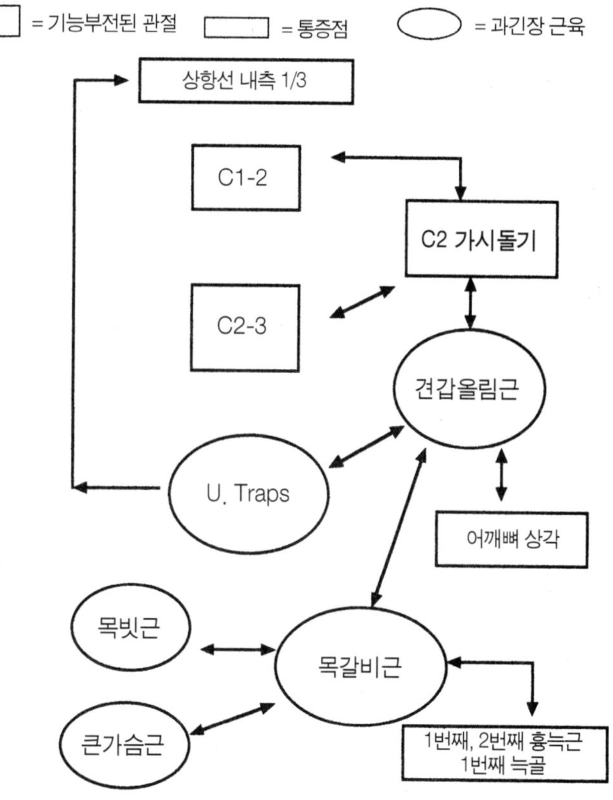

그림 21.4 C2-3: 올림근 : 마름근 연쇄반응. 연관통점(부착지점)과 관련된 관절과 근육의 기능장애. 기능장애는 후방에 위치하고, 상지의 신근 협력근과 섞인다.

표 21.5 근육-관절 상호관계: 다음 근육들에 있어서 긴장도는 관련관절 표에 실린 관절기능장애와 대개 관련이 있다.

근육	관절
목빗근(SCM)	C0-1, C2-3
뒤통수밑근육(suboccipitals)	C0-1
목갈비근(scakebces)	중하부 경추, 상부 2개 늑골
견갑올림근(levator scapulae)	C1-2, C2-3
가슴근(pectorals)	상부 늑골
어깨밑근(subscapularis)	견관절
허리근(psoas)	T/L, 고관절
허리네모근(quadratus lumborum)	T/L
넙다리근(rectus femoris)	L3-4, 고관절, 슬대퇴관절
고관절 모음근(hip adductors)	고관절, 치골결합
궁둥구멍근(piriformis)	L4-5, 꼬리뼈
엉덩근(Iliacus)	L5-1, 꼬리뼈
윗팔두갈래근(biceps femoris)	L5-1 엉치엉덩관절, 근위 경비관절

Butterworth-Heinemann으로부터 허가를 받고 Lewit[24]를 각색함.

점에서 느껴질 수 있다. 장벽개념은 운동범위 내에서 관절 혹은 연부조직의 움직임에 정상적 혹은 비정상적 저항과 관련이 있다. 원래는 관절운동과 관련있는 것으로 골병리 문헌에 기술되어있었다. 그러나 피부, 피하조직, 근막, 근육 그리고 인접 뼈의 골막부위 같은 연부조직의 활주운동에서도 관찰되어진다.

운동에 대한 장벽은 생리적 혹은 병리적일 수 있다. Lewit는 생리적 장벽을 관절 혹은 연부조직의 중립위치로부터 멀어지는 움직임에 대한 첫 번째 정상적인 저항으로 정의했다(그림 21.5).[24,25] 이것은 모든 관절과 연부조직의 움직임에 흔하다. 그것은 매우 미묘하고, 약간의 탄성있는 끝느낌이며, 그 저항은 갑작스럽기 보단 점차적으로 느껴진다.

운동범위 내에서의 더 많은 움직임은 인대피막구조 혹은 뼈와 뼈의 접촉과 같은 해부학적인 운동제한에 이르기까지 연부조직 억제를 신장시키고 변형시킨다. 해부학적인 제한은 정상적이고 능동적인 움직임 동안은 도달하지 않고, 단지 수동적인 과도한 압력과 관계가 있다. 탄성장벽은 관절운동의 수동범위와 해부학적인 제한 사이에 위치하고 존재한다. 이 장벽은 수기치료동안 범위를 넘어서고, 이상 생리적인 공간에 들어섬으로써 그 결과로 염발음이 난다.

병리적 장벽은 움직임에 대한 저항이 이르게 느껴질 때 생긴다. 이것은 보통 기능장애가 관절 혹은 연부조직의 긴장을 야기할 때 흔한 경우이다. 게다가, 정상적이고 점진적인 탄력성으로부터 갑작스런 종말감각으로 장벽의 질적 변성이 일어난다. 관절 혹은 연부조직에서 탄성이

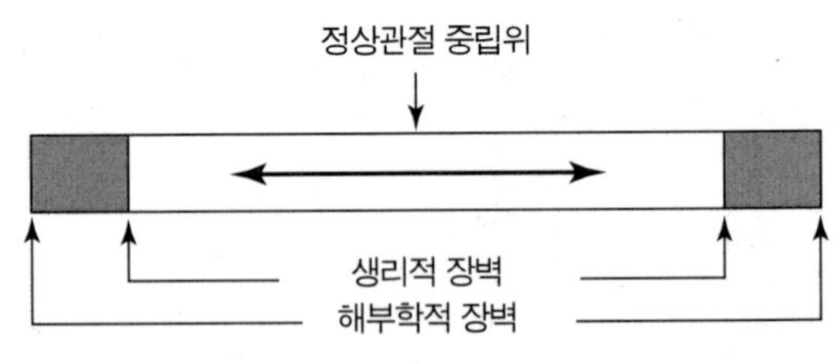

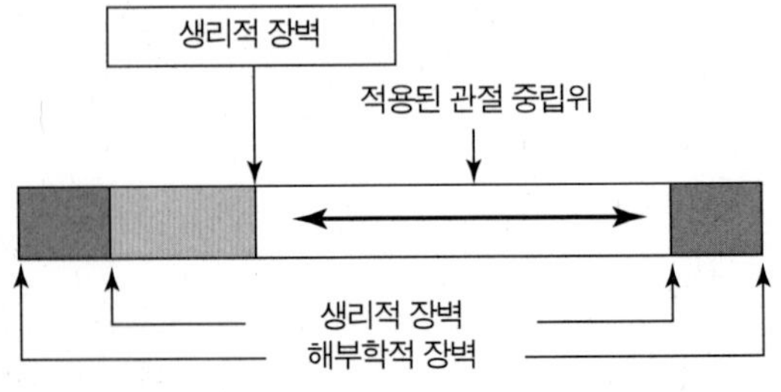

그림 21.5 장벽개념.[19]

거의 느껴지지 않을 수 있다. 관절과 연부조직에서 병리학적 장벽에 파고들어 떼어놓는 것은 보행체계 기능장애를 평가하고 치료하는데 있어 핵심이 된다.

이완현상 (Release phenomenon)

장벽의 특성은 관절수동운동, 도수치료, 혹은 수 초 동안 받는 약하고 지속적인 압력으로 이완될 수 있다는 것이다. 장벽은 결과적으로 관절과 근육의 기능을 증가시키도록 그 관절의 가동범위 내에서 보다 확장되어진다. 장벽이 연부조직 구조에 영향을 미친다면, 이완을 이끌어낼 수 있을 것이다. 이러한 조직의 수동운동에 대한 비정상적인 저항은 간단하게 장벽을 증가시키고, 수초간 긴장이 이완되기까지 기다림으로서 치료될 수 있다. 긴장의 이완으로 국소통증의 감소뿐만 아니라, 보행체계에 있어 관찰되어진 다른 곳에서도 원격반사변화가 일어났다.

도수치료기법 (Manipulation techniques)

관절을 도수치료 하기 위해 사용되는 많은 멋진 기법들이 있는데 이 장에서는 단지 더 일반적인 기법들이 논의되어진다. 다음 절은 척수이행부위, 골반, 그리고 발/발목 관절의 기능장애를 도수치료하기 위해 사용된 기법들을 설명했다. 달리 규정되지 않은 한, 모든 관절 수기는 다음 절에 기술된 오른쪽 관절의 수기에 설명되어 있다.

등척성 수축 후 이완 (Post-Isometric relaxation)[24-26]

등척성 수축 후 이완(PIR)은 부드럽지만, 연부조직 구조의 긴장을 완화시키거나 제한된 관절을 수동운동시키기 위해 사용되는 효과적인 절차이다. 그것은 관절 혹은 연부조직의 병리적 장벽에 대한 최초의 획득을 수반한다. 약 10초 간의 등척성 수축은 환자는 고정하고, 치료사는 저항하여 장벽을 제거한다. 호흡과 시각 공동운동은 근육체계에 억제효과를 강화시키기 위해 사용될 수 있다(20장 참고). 이완에서 절차의 핵심적인 면은 관절 혹은 연부조직 가동성의 증가가 관찰되고, 관절 혹은 연부조직이 다음 장벽으로 이르게 된다. 이것은 관절과 연부조직을 수동운동 하기 위한 가장 안전하고, 통증이 없고, 효과적인 방법을 제공하고 도수추력기법 대신에 이 장에서 설명된 다른 기법을 사용할 수 있다.

척수이행부위 (Spinal transitional areas)

척수이행부위는 두개경수, 경배부, 그리고 요천추 부위를 포함한다. 이것들은 척추의 한 부위로부터 다른 부위로 해부학적 구조와 기능의 변화가 있는 부위들이다. 생역학적으로 과다 사용되는 부위로 그 결과로서 핵심 기능장애가 나타날 수 있는 비옥한 토양이다.

두개경수부위 (Craniocervical region)

두개경수 부위는 머리가 목 위에 균형을 잡고 있는 곳이고 강력한 기계적 자극 수용기의 영향이 존재한다. 그것은 C0-1, C1-2, 그리고 C2-3관절을 포함한다. 이곳의 기능장애는 일반적으로 척추와 보행체계의 도처에 보여지는 근긴장도의 변화를 일으키고 흔하게 머리 심지어는 안면통과 관련된다. 보행장애를 치료할 때 전 인간의 척추에서 평가하고, 도수치료를 하기위한 가장 중요한 부위중의 하나는 상경추 영역이다. 중추신경계에 대한 체성감각입력이 풍부하고 전체 보행체계에 많은 반사를 일으키는 영향과 관계가 있다. 턱관절기능장애는 종종 평형의 문제로서 경두개 문제와 관련이 있다. 모든 경추회전의 거의 절반은 고리뼈치상 관절인 일단계에서 일어난다. 상경추의 생역학적 중요성은 카이로프랙터가 다른 영역은 제외하고, 거기에만 유의한다는 사실이다. 척추관절 도수치료를 경험해본 치료사는 치료부위로부터 멀리서 일어나는 주관적인 증상과 객관적인 징후의 변화를 자주 관찰한다. 이것은 상경추부위를 치료할 때 자주 충분히 관찰되어진다.

후두-고리뼈 관절 (그림 21.6에서 21.9) (Occipital-atlantal joint)

후두고리뼈 관절 기능장애는 고리뼈 횡돌기의 끝과 정중선 사이의 중간쯤에 발견되는 관절 도처의 통증과 뻣뻣함에 의해 특징 지워진다. 연부조직의 비후가 흔하게 촉진된다. 연관통 또한 일어날 수 있다. 주관적인 증상은 상부 목통증과 두통을 포함한다. 눈 혹은 안구 후방의 관련통증이 흔하고 불균형감각이 있다. 후두하 부위의 운동촉진에서 단단한 덩어리가 정밀검사 동안 느껴지고, 관절제

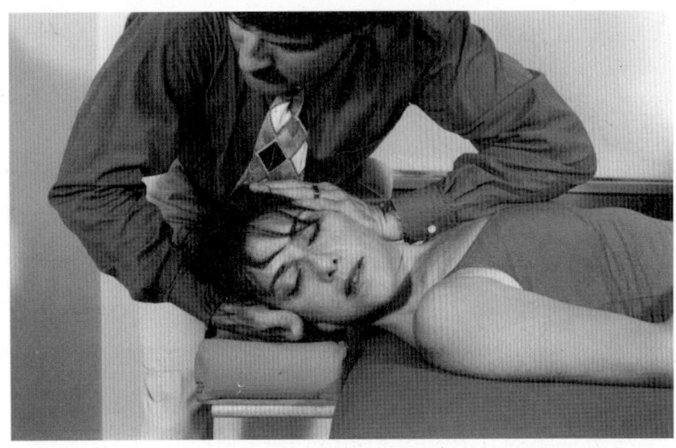

그림 21.6 후두 들기. 도수치료는 회전, 측굴, 그리고 축견인의 결합이다. 회전은 최대여서는 안된다.

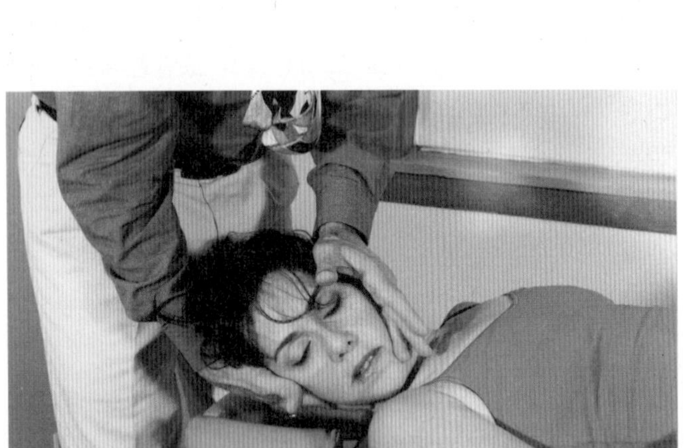

그림 21.7 후두 회전 도수치료. 후두는 회전되고 상경추 위에서 측굴된다. 턱은 견봉빗장뼈관절 쪽으로 눌려진다. 압력은 하악골이 아닌 협골돌기에 위치한다.

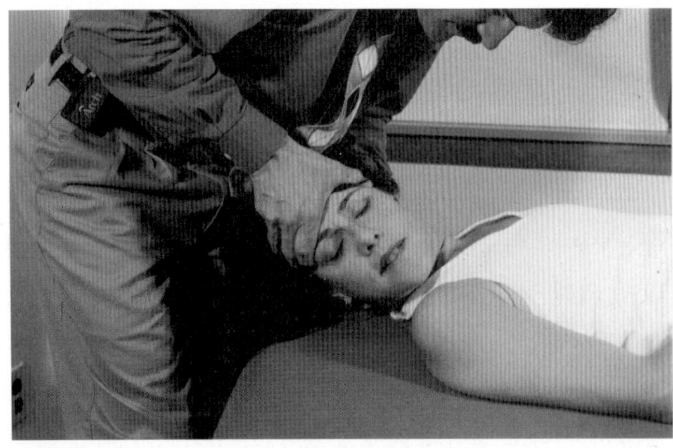

그림 21.8 C0-1 측굴 수기치료. 경추회전은 상경추관절을 고정하고 측굴 움직임은 양손과 함께 후두 고리뼈관절에 국한된다.

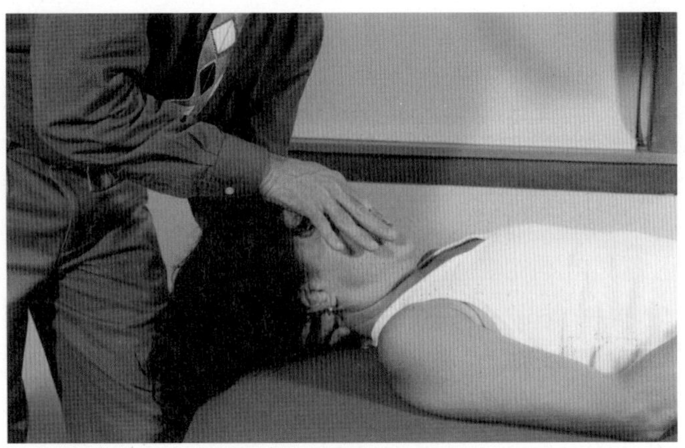

그림 21.9 C0-1 굴곡 관절가동술. 상방의 손을 이마에 접촉하여 움직이는 동안 하방의 손의 시지와 엄지에 의해 고리뼈는 고정된다.

한이 특정 수동 분절 촉진기법을 사용하여 후전방 그리고 전후방 회전, 측굴, 굴곡 그리고 전방활주에서 발견될 수 있다. 흥미롭게, 비록 양측 제한이 일어날 수도 있지만, 회전과 측굴은 왼쪽이 자주 제한된다. 왼쪽 후두 고리뼈관절은 자주 침범되고, 약하고 두꺼워진 연부조직이 그 위에 놓여져 있는 것으로 증명이 된다. 게다가, 상부의 3개의 늑골들의 기능장애는 특히 3번이 후두고리뼈 기능장애와 주로 관련이 있다.

근긴장은 뒤통수밑근육과 상부 목빗근에서 주로 발견된다. 촉진 시 통증이 목덜미선의 바깥쪽 절반과 빗장뼈의 내측 즉, 목빗근의 기시와 정지를 따라 유발될 수 있다. 고리뼈뒤고리는 뒤통수밑근육의 긴장으로 약해질 수 있고, 또한 고리뼈 끝에 통증이 있을 지도 모른다.

후두고리뼈 관절의 운동평가는 움직임을 평가하는 동안 고리뼈횡돌기, 꼭지돌기, 그리고 턱의 각도 사이의 관계를 관찰하는 것을 수반한다. 고리뼈횡돌기 바로 앞은 작은 구는 고리뼈와 후두 사이의 변화된 관계를 평가하기 위해 사용된다. 평가하는 움직임은 회전, 측굴, 전방활주, 그리고 굴곡에서의 끝범위 운동을 포함한다. 경추 가동성을 평가할 때 전체 척추를 중립위로 유지하는 것이 중요하다. 구부정하고 후만된 요추로 앉는 것은 자세긴장을 발생시키고 잘못하여 경추관절 제한을 일으킨다.

고리중쇠관절 그리고 C2–3관절(그림 21.10에서 21.13) (Atlantoaxial and C2–3 joints)

경추회전의 절반은 1단계-고리중쇠관절에서 일어난다.

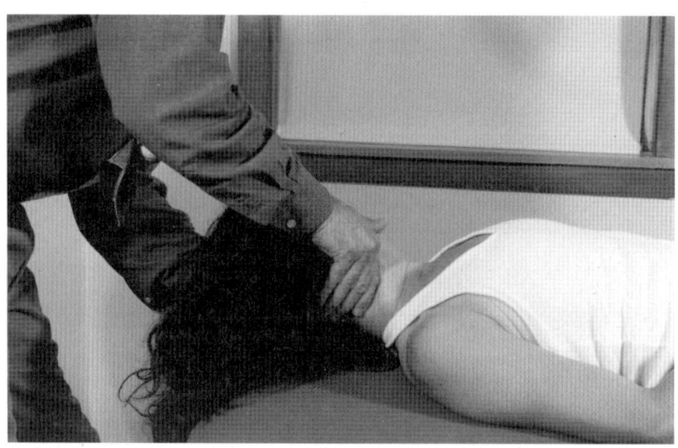

그림 21.10 회전에서 C1-2, C2-3 도수치료. 회전의 초기 동작은 완전히 회전하는 것이 아니라, 도수치료의 수준에서 일어난다. 약한 측굴이 관절에 더한 긴장을 주도록 더해진다.

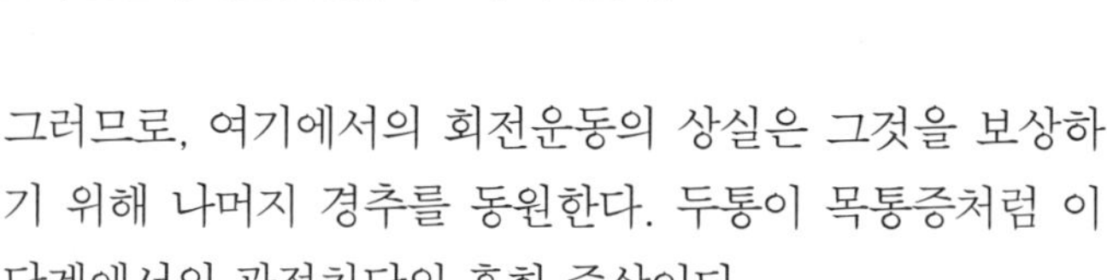

그러므로, 여기에서의 회전운동의 상실은 그것을 보상하기 위해 나머지 경추를 동원한다. 두통이 목통증처럼 이 단계에서의 관절차단의 흔한 증상이다.

C2-3면관절은 경추의 더욱 흔한 관절 차단 중의 하나이고, 종종 목의 급성 강직과 통증으로 악명높은 사경의 원인이 된다. 이 기능장애가 보이는 흔한 통증점은 C2극의 외측면이다. 면관절은 제한과 관절낭의 통증성 비후가 촉진된다. 근긴장과 통증유발점은 목빗근과 등세모근의 상부섬유에서 견갑올림근과 마찬가지로 잘 발견되어질 수 있다. 회전과 측굴은 더 자주 침범되는 오른쪽 면관절과 함께 보통 오른쪽으로 차단된다. 흥미롭게도, Jirout는 회전이 일어나는 동안 턱이 목안 쪽으로 당겨지는 것을 보여주었고, 결과적인 제한은 C2-3관절에 특히 국한될

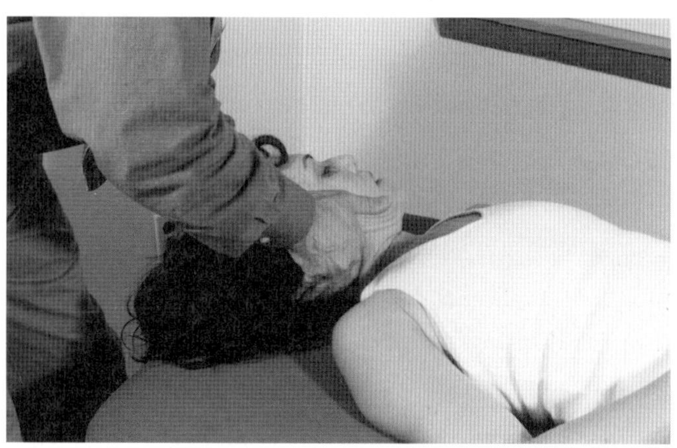

그림 21.11 측굴에서 C1-2, C2-3 도수치료. 측굴의 초기 동작은 약간의 회전이 더해져서 일어난다.

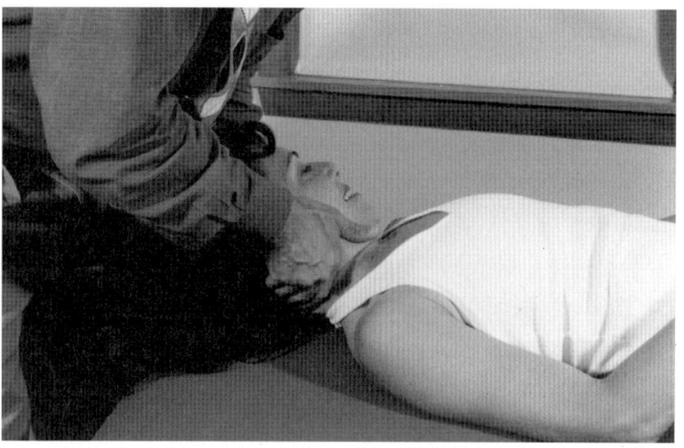

그림 21.12 C2,3 굴곡 도수치료. 접촉은 시지로 동작 분절의 전면에서 이뤄진다. 굴곡은 관련된 수준으로 국한된다. 하부 경추분절은 상부분절보다 더한 굴곡을 수반한다.

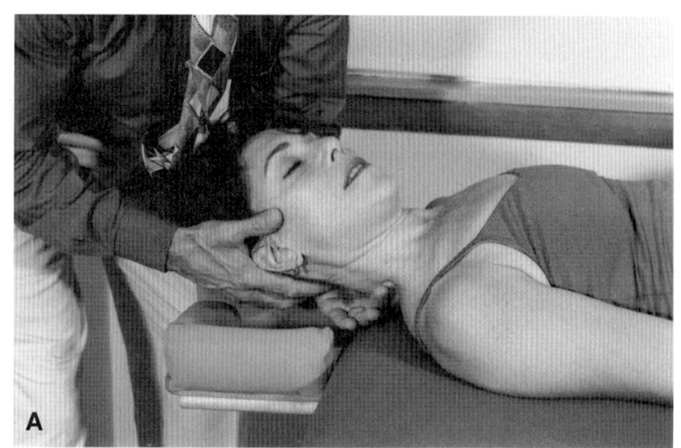

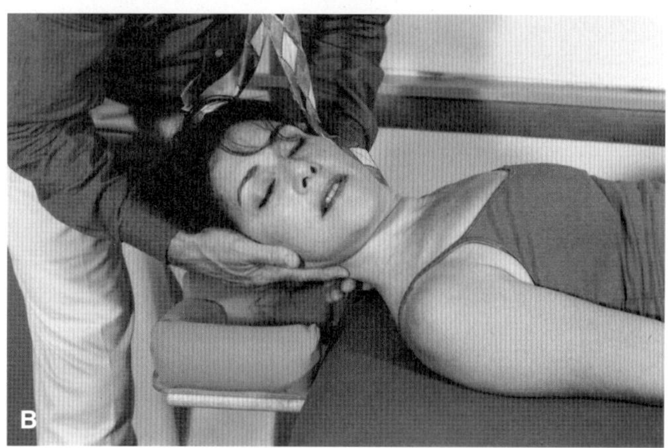

그림 21.13 C2-3 전후회전 도수치료. **(A)** 치료사의 왼쪽 손가락이 피부 아래로 그리고 반대쪽으로 당김으로써 그 연부조직이 하부전방 경추 피부와 연부조직들을 당기는 걸 주의하라. **(B)** 연부조직 긴장은 왼쪽 시지를 따라 유지되고 회전하면서 당기는 움직임은 C5,6 분절에서 전후 조작적인 힘을 발생시키기 위해 정확히 수행되어진다.

수 있는 것을 보여주었다.[18] 흥미롭게, 대측 뒤통수고리뼈(후두환측, occipital atlantal) 관절은 통증이 있는 차단된 C2-3관절 기능장애와 주로 관련이 있다.

전 · 후회전과 하부 경추분절 굴곡기능장애는 경완의 상태, 동측 상지 장애, 그리고 우세한 손잡이 쪽에서 주로 발견된다. 주된 임상적 발견은 C5와 C6 단계 이상의 굴곡 혹은 회전(전방에서 후방으로) 동안 특히 경완 상태와 동측 상지장애와 함께 단단하고 통증있는 끝느낌이다. 운동제한은 우세한 손잡이 쪽에서 흔하게 발견된다. 하부 경추 운동분절의 전외측면에 가해지는 고정된 압력은 현관벨 징후(doorbell sign)라고 불리는 상부 전방 흉벽, 상완, 그리고 상부 배내측에서 어깨뼈에 이르는 연관통을 자주 일으킨다. 경추에서 기시한 이런 상배부 통증은 T5와 T6 가시돌기에서 2 cm 외측에서 꽤 일관되고 규칙적으로 발견된다고 Maigne는 언급했다[28]. 목갈비근과 가슴근 긴장은 전후회전과 굴곡 기능장애와 주로 관련이 있다.

전 · 후 회전관절 기능장애는 흔하게 나타나지만, 아직 그 존재에 대한 임상적 인식은 많이 부족하다. 그 결과로 그 존재는 자주 간과된다. 상경추분절에서의 이런 관절 기능장애는 특히 어린이에서 인후염과 주로 관련이 있다. 하부분절에서 그것들은 만성적인 상경추관절 기능장애, 상지동통 증후군, 목갈비근 통증유발점, 그리고 흉곽출구 상태와 공동으로 자주 발견된다. 이 하부 경추 전 · 후 회전 기능장애로부터의 통증은 내측 어깨뼈 부위, 상지, 혹은 전상방 흉벽에 자주 통증을 야기한다. 고리뼈횡돌기에서 이러한 타입의 기능장애를 평가할 때, 기침반사의 유발이라는 신기한 발견을 Faye는 언급했다.[32]

경배부(C6–T2)와 상부늑골
[Cervicodorsal region (C6–T2) and upper ribs]

경배부는 가동성있는 경추가 비교적 비가동적인 상흉추로 이행하는 곳이다. 게다가 강한 근육이 경추와 상흉추, 견갑대 그리고 상부늑골을 연결한다. 심부 목 굴근은 경추에서 기시하고 3번째 흉추 분절까지 정지한다. 심부 신근의 두부와 경추 부착은 6번과 7번 흉추분절까지 정지한다. 목엉덩갈비근(경장늑근, iliocostalis cervicis)은 3에서 6번 늑골을 중부와 하부 경추까지 연결한다. 목갈비근은 경추를 상부 2개, 때론 3개의 늑골과 연결하고 목빗근은 경추를 흉골과 연결한다.

근부착과 기능의 힘에 의해 상지 움직임은 이 부위에 크게 영향을 받는다. 이 영역은 해부학적이고 생역학적인 연결의 힘에 의해 연쇄반응 형성이 풍부하다. 게다가, 상부 3개 늑골의 늑관절 기능이 고려되어야만 한다.

경배관절 기능장애는 상지동통증후근 특히 어깨와 손목의 그것과 자주 관련이 있다. 긴장상태가 주로 발견되는 근육은 가슴근, 어깨밑근, 목빗근, 목갈비근 그리고 등세모근의 상부와 중부섬유, 그리고 견갑올림근이다.

이 영역은 연부조직 경화와 함께 경직이 흔하고 어떤 경우에는 꼬부랑 할머니 자세(dowager' s hump) 출현과 관련이 있다. 만성적인 전방 두부자세, 단단한 가슴근과 굽은 등, 제한된 상부 늑골관절 그리고 경배부 척추관절 기능장애는 함께 흔하게 발견된다. 이런 경우에 목과 상배부의 후방굴곡이 시도될 때, 상부 경추의 신전만이 자주 관찰되어진다.

통증이 있는 연부조직 경화는 종종 분절로 관찰되고 자세한 관찰은 그것들이 면관절 기능장애의 옆에 편측으로 생긴다는 것을 밝혀낼 것이다. 그 위에 놓여있는 피부는 제한된 피부말기에 의해서 보여지는 것과 같이 척추에 통증이 있게 부착되어져 있을 것이다.

움직임 제한은 신전, 회전, 그리고 측굴에서 평가된다. 이 부위는 상부늑골 때문에 운동범위가 정상적으로 제한된다. 그러나, 미세한 조인트플레이와 이동 움직임은 정상적으로 느껴질 수 있고, 그래야만 한다. 신전과 측굴관절 기능장애는 흔하게 발견되고 도수치료에 잘 반응한다. 앙와위와 복와위 도수치료 기법 둘 다가 사용될 수 있다(그림 21.14에서 21.18).[3]

상부늑골관절 (Upper rib joints)

상부 3 혹은 4 늑횡관절은 기능장애가 흔하고 통증과 경직이 있는 것이 발견된다. 경추와 상부 흉추관절 기능장애는 종종 늑횡관절 기능장애와 공존관계가 있다. 이것의 흔한 예는 상부의 세 늑횡관절의 특히, 첫 번째와 세 번째 관절의 관절 기능장애와 연관이 있는 상부 경추관절의 일관된 발견이다. 하나의 발견은 다른 것을 찾을 것을 수반한다. 통증유발점과 근긴장은 관련 흉늑관절의 통증이 있는 제한과 같이 흉극과 목갈비근에서 주로 발견된다.

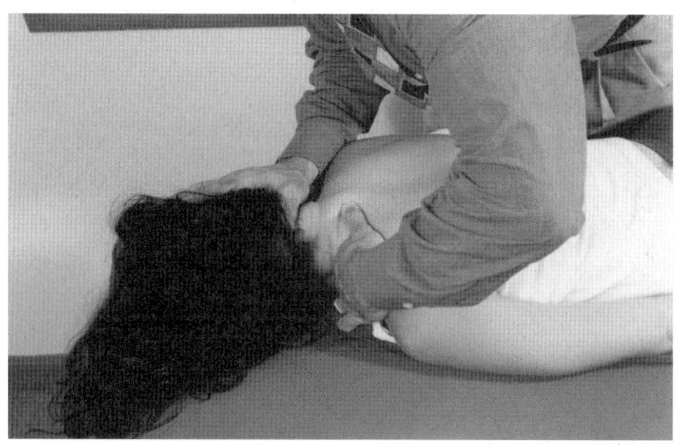

그림 21.14 상부 흉추 측굴 도수치료. 경흉추와 상부 흉추분절은 도수치료하는 엄지의 접촉 윗쪽으로 영향을 받는다. 머리와 목은 긴장이 정확한 분절에 발생될 때까지 외측으로 굴곡되어 있다. 회전은 얼굴이 향하는 지점에서 약간 벗어나서 가미된다. 추력은 접촉된 손으로만 실행된다.

상부의 세 늑골 관절은 종종 목, 어깨 혹은 상지의 외상과 관련이 있고, 그런 경우에 통증과 제한이 신중하게 평가되어야만 한다. 게다가, 경추디스크의 해결 후에 지속되는 목의 통증과 상지의 무거움의 원인은 상부 세 늑골의 기능장애가 있는 늑횡관절에서 자주 발견될 수 있다.

흥미로운 해부학적 관계가 경흉추와 상부늑골사이에 존재한다. 근력이 강한 전부와 중부 목갈비근은 경추분절을 첫 번째 늑골에 연결한다. 전부 목갈비근은 3번 경추보다 높은 곳에서 기시하고, 보다 큰 중부 목갈비근은 2번 척추분절에서 기시하는데 때때로 고리뼈에서 하기도 한다. 전부와 중부 목갈비근은 둘다 첫 번째 늑골에 정지한다. 후부 목갈비근은 하부 2개 혹은 3개의 경추를 두 번째 늑골에 연결한다. 검사에서 지속적으로 발견되는 것이 동측 C2-3 면관절의 통증성 경직과 목갈비근 긴장과 연관이 있는 첫 번째 그리고 혹은 두 번째 늑골관절의 관절기능장애이기 때문에 이 관계의 중요성을 심사숙고하는 것이 주의를 끈다.

첫 번째 늑골에 부착된 다른 근육들은 앞톱니근(전거근, serratus anterior), 빗장밑근(쇄골하근, subclavius) 그리고 갈비사이근(늑간근, intercostals)이 포함된다. 게다가, 늑빗장뼈 인대는 첫 번째 늑골을 빗장뼈를 지나 견갑대에 연결하고 상흉막은 내부 모서리를 따라 밑면에 부착한다. 앞톱니근, 늑올림근 그리고 갈비사이근은 또한 두 번째 늑골에 정지한다. 언급한 바와 같이, 목엉덩갈비

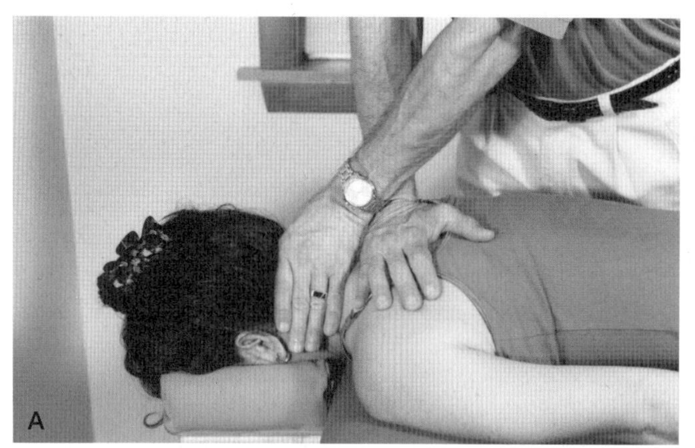

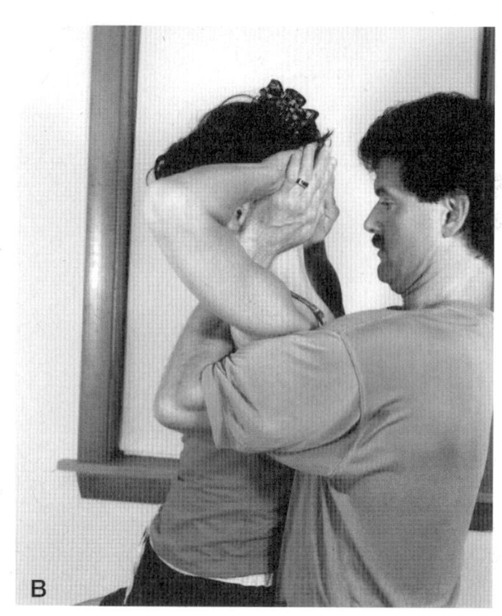

그림 21.15 상부 흉추. (A) 치료사는 오른손의 척골측으로 극간접촉을 한다. 왼손은 후두를 컵모양으로 감싸쥐고 측전단을 추가한다. 추력은 신전이 추가되도록 테이블 쪽과 머리쪽으로 방향을 준다. (B) 장축견인. 치료사의 전완이 환자의 팔을 내전으로 가져오려는 시도에 저항하는 것처럼 양손의 후두견인 경추는 굽히지 않는다. 환자는 도수치료동안 숨을 들이쉬고나서 내쉬고 흉골접촉자극은 후두가 이동되는 것처럼 전방에 준다.

근(경장늑근, iliocotalis cervicis)은 3번째부터 6번째 늑골 모서리에서 기시하고, C4부터 C6 경추횡돌기에 정지한다. 매우 중요하지만, 간과되어온 경흉추 부위에 대한 내재근육은 위뒤톱니근으로 종종 상배부와 상지에 근막통증을 유발한다. 경흉추 접합부위는 해부학적 다양성의 전형이고 상호관련구조의 복잡한 평가에 도움이 된다.

첫 번째 늑골. 첫 번째 늑횡관절의 통증이 있는 기능장애는 목의 근저부위에서의 심부통증으로 나타난다. 팔을

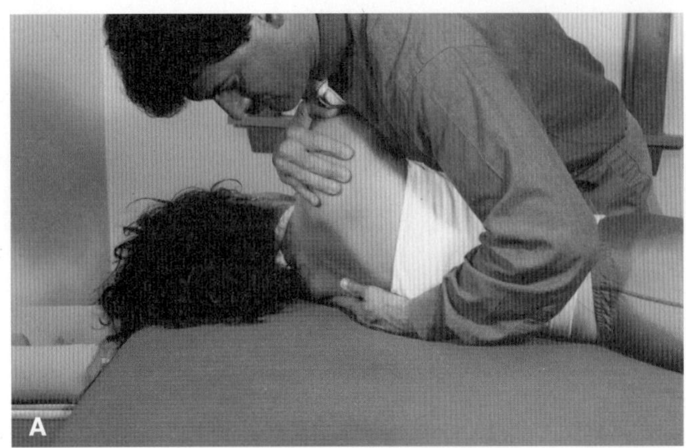

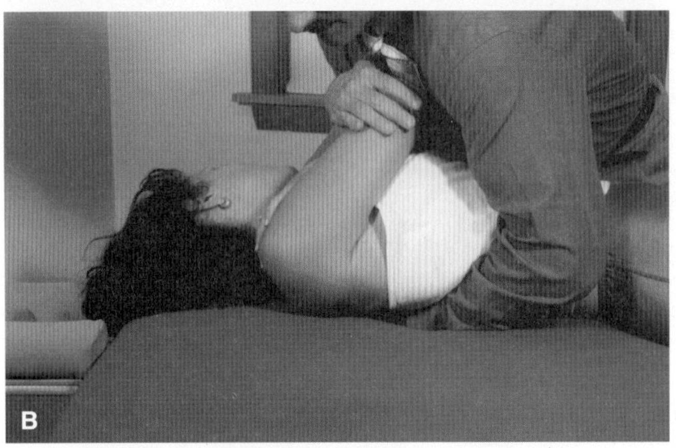

그림 21.16 상부 흉추의 앙와위 도수치료. **(A)** 접촉은 손의 무지구면으로 이뤄진다. **(B)** 추력은 운동분절이 접촉한 손 이상으로 영향을 주게 되는 것처럼 환자의 상완골 방향으로 수행된다. 동시에, 아래쪽 손은 재빨리 접촉부를 꼬리쪽으로 당긴다.

이용한 당기기와 들기 움직임은 통증이 있다. 통증은 때로 상지로 보내질 수 있고, 목갈비근 연축과 통증유발점

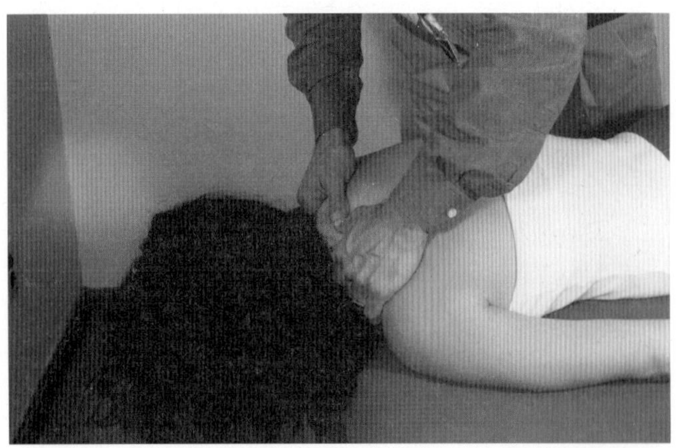

그림 21.17 상부 흉추의 회선. 시지를 경흉추 부위의 전면에 접촉하면서 엄지패드로 척추 추궁판 접합부의 양옆에 접촉이 수행된다. 회선 혹은 후전방 압력이 적용된다.

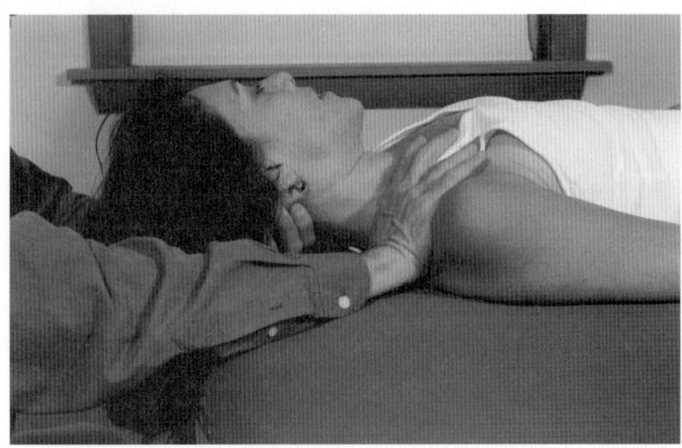

그림 21.18 경흉추에 국한된 견인기법. 하방의 손은 엄지패드를 지나서 위로 T1 가시돌기에 접촉하고 아래쪽으로 압력을 준다. 상방의 손은 후두기저부와 상부 경추부위를 컵모양으로 쥐고 축견인을 적용하여 C7-T1분절에 틈을 만든다. 이 국한된 견인은 가능한 아래쪽으로 멀리 닿을 수 있을 만큼 실행될 수 있다.

이 흔하게 발견된다. 머리를 침대에서 들어올리는 것은 목갈비근 수축을 야기함으로써 통증을 유발시킬 지도 모른다. 통증은 또한 심부로 유발될 수도 있다. 등세모근 상부 섬유는 종종 연축이 있고, 통증있는 쪽으로의 경추회전이 제한된다. 경추 신전은 통증이 있고 굴곡은 긴장되고 제한된 느낌이 있다.

첫 번째 늑골의 모서리는 통증이 없는 쪽과 비교할 때 보통 더 올라가 있는 것이 촉진된다. Grieve는 이러한 상태의 환자는 통증이 있는 "멍에(yoke)"부위에서 손가락들을 쉬기위해 반대쪽 팔을 가로질러 뻗는 동안 통증이 있는 쪽을 향하여 목을 약간 측굴하는 진통자세를 나타낸다. 상지에서의 묵직함 혹은 "죽어 있음"의 주관적인 감각이 종종 보고된다.

치료사는 빗장뼈 뒤 양측으로 첫 번째 늑골을 촉진할 수 있고, 환자에게 숨을 깊이 들이쉬고 나서 이완하고 숨을 내쉬라고 요구한다(그림 21.19와 21.20). 첫 번째 늑골의 기능장애는 겉으로는 호기에 여전히 제한되어 올라가고, 뻣뻣한 것으로 촉진될 것이다. 흥미롭게, 이것은 종종 우세한 손 쪽에서 자주 알게된다. 흉늑 부착은 아주 긴장되고 빗장뼈의 내측 끝 아래서만 촉진될 수 있다. 첫 번째 늑골은 또한 경추움직임을 사용하여 촉진될 수 있다.

두 번째와 세 번째 늑골. 두 번째 늑골관절 통증과 기능장애는 전방으로는 늑골부착부에 후방으로는 그 각에 통

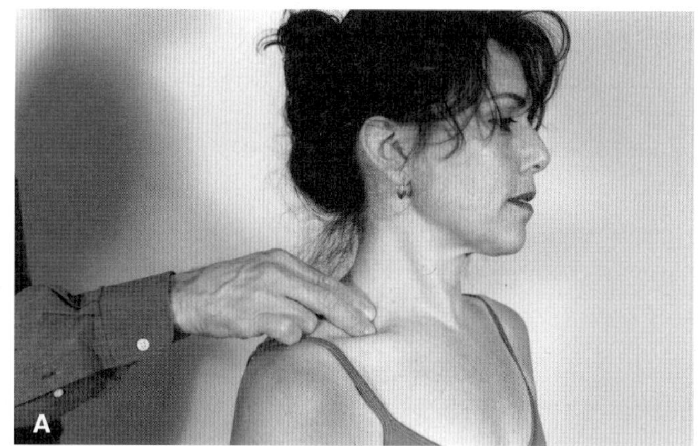

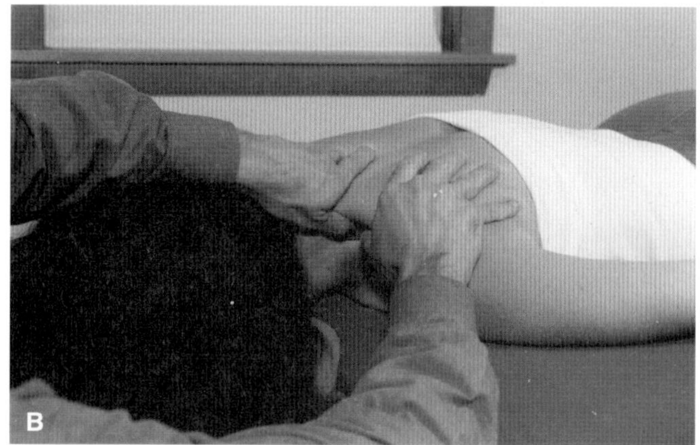

그림 21.19 첫 번째 늑골 촉진. (A) 첫 번째 늑골은 빗장뼈 후방과 전방 그리고 등세모근의 상부 섬유의 가장자리의 심부에서 발견된다. (B) 양손 엄지는 등세모근의 상부 모서리를 들어올리고 위로부터 첫 번째 늑골을 접촉한다. 유사하게, 미측활주 가동술이 시행될 수 있다.

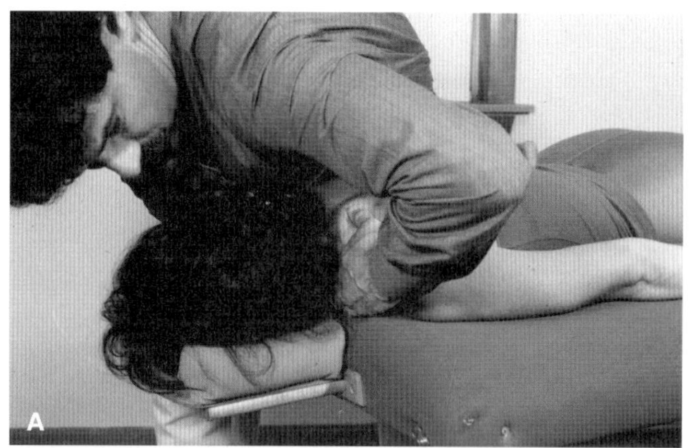

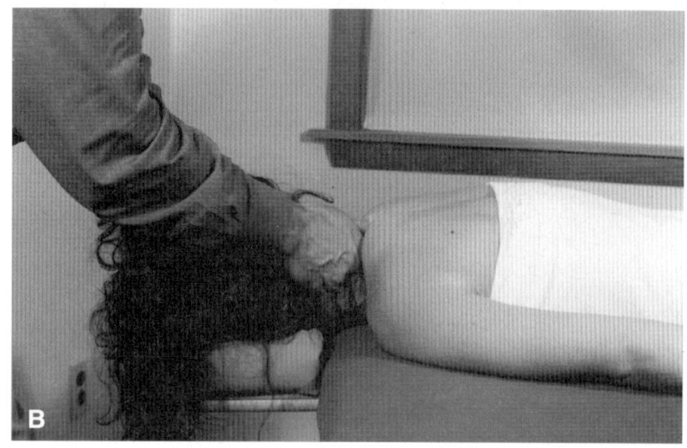

그림 21.20 첫 번째 늑골 도수치료(A와 B). 환자옆에서 혹은 테이블 머리맡에서 치료사가 잡은 첫 번째 늑골의 상부모서리에 시지를 접촉한다. 추력은 반대쪽 골반쪽으로 전해진다.

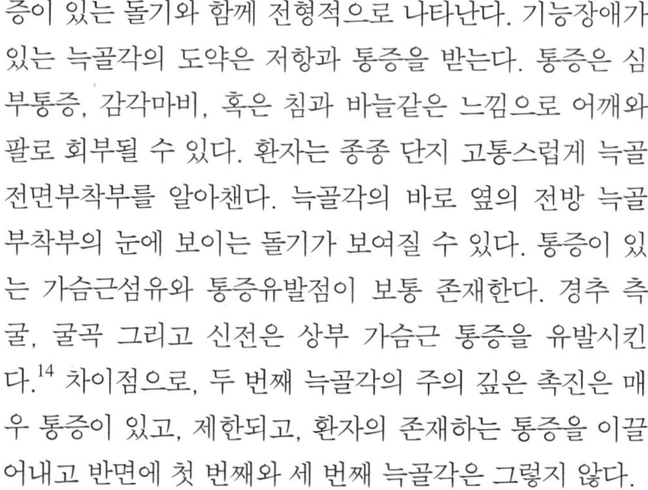

증이 있는 돌기와 함께 전형적으로 나타난다. 기능장애가 있는 늑골각의 도약은 저항과 통증을 받는다. 통증은 심부통증, 감각마비, 혹은 침과 바늘같은 느낌으로 어깨와 팔로 회부될 수 있다. 환자는 종종 단지 고통스럽게 늑골 전면부착부를 알아챈다. 늑골각의 바로 옆의 전방 늑골 부착부의 눈에 보이는 돌기가 보여질 수 있다. 통증이 있는 가슴근섬유와 통증유발점이 보통 존재한다. 경추 측굴, 굴곡 그리고 신전은 상부 가슴근 통증을 유발시킨다.[14] 차이점으로, 두 번째 늑골각의 주의 깊은 촉진은 매우 통증이 있고, 제한되고, 환자의 존재하는 통증을 이끌어내고 반면에 첫 번째와 세 번째 늑골각은 그렇지 않다.

세 번째 늑골은 통증이 있고 기능장애가 있을 때 전방 흉통을 일으키고, 이는 무언가 거기에 "몰두한" 느낌을 환자에게 남긴다. 두 번째 늑골 기능장애와 같이, 통증이 있는 돌기가 촉진될 수 있고, 심지어 보여지기도 하고 심부흉통은 늑골의 전방 부착부의 압박을 일으킨다. 후방 늑골각은 또한 두드러지고 종종 촉진할 수 있는 마디가 있으며 아주 긴장되고 통증이 있는 근육조직은 그 위에 놓여있다. 검사에서 흥미로운 지속적인 발견물은 세 번째 늑관절 기능장애를 수반하는 동측후두고리뼈관절 기능장애이다.

환자가 복와위로 누운 자세에서 두 번째와 세 번째 늑골의 늑골각은 각각의 흉추가시돌기의 대략 2.5인치 바깥에서 촉진될 수 있다. 통증이 있는 연부조직 비후를 늑골각으로 잘못 알지 않도록 주의해야 한다. 늑골각은 단단한 골성구조물로 촉진되고 반면에, 단단하고 통증이 있는 연부조직 변화는 더 깊은 늑골각을 촉진하기 위해 옆으로 움직이게 될 수도 있다. 두 번째와 세 번째 늑골 모두 손 접촉이 늑골각의 더 바깥쪽에 일어나는 것을 제외하고는 흉추 기법과 유사하게 복와위 혹은 앙와위(그림 21.21)로

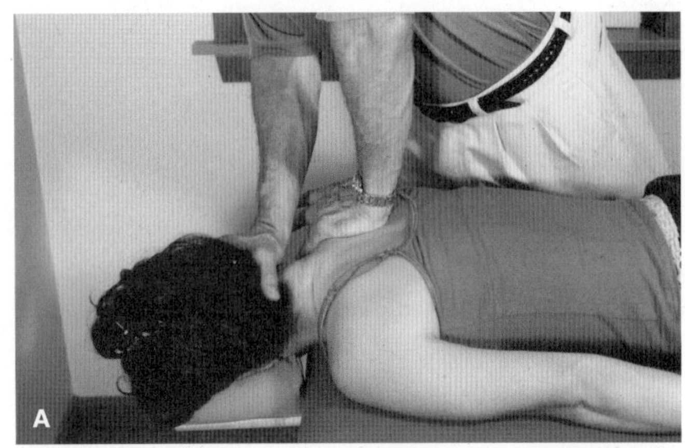

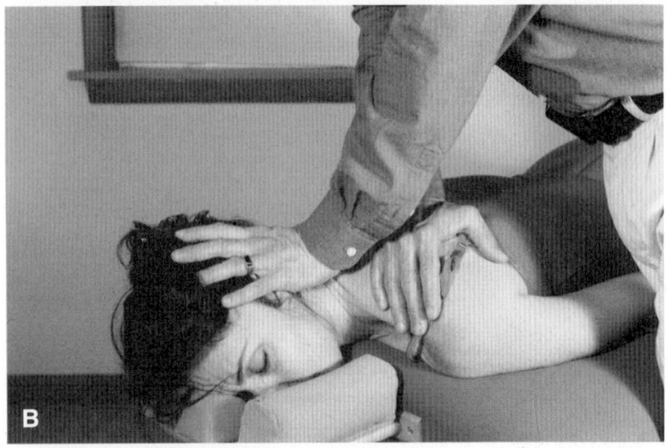

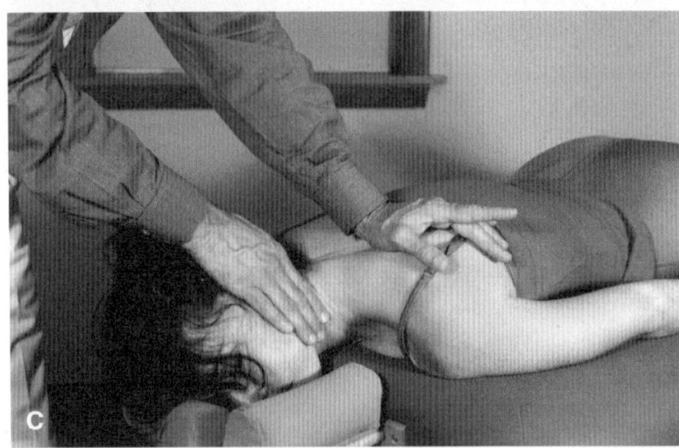

그림 21.21 복와위에서 2번째와 3번째 늑골의 도수치료(A와 B). 반대쪽 손이 약간의 머리와 목의 회전 그리고 측굴로 늘어난 조직을 조일 때 두상골을 늑골각에 접촉한다. (C) 테이블의 머리 끝으로부터.

도수치료될 수 있다.

흉요추 부위 (Thoracolumbar region)

흉요추 부위는 흉추와 부착된 흉곽이 요추와 만나는 곳이다. 힘센 근육들이 허리네모근, 척추세움근, 복부근, 허리근 그리고 횡격막을 포함하여 이 접합부를 연결한다. 이것은 흔한 기능장애 영역으로 종종 다른 척수 이행 부위의 기능을 파괴시킨다. 정역학과 자세의 문제는 흔히 흉요추 접합부에 영향을 미친다.

상부는 그대로 흉추지만, 그 하부는 요추이기 때문에 해부학적으로 이 부위는 보통 한분절내로 흉추와 요추의 특징간의 급격한 이행이 있다. 이것은 작은 영역에 집중된 큰 긴장을 발생시키고 결과로 기능장애가 있을 때, 그 부위를 둘러싸고 있는 대근육들에 의해 강한 반작용이 자주 일어난다. 흔하게 큰허리근(대요근, psoas major)은 긴장과 통증유발점과 함께 흉요추관절 기능장애에 대해 반사적으로 반응한다. 게다가, 허리네모근과 척추세움근도 마찬가지로 반응하는데 허리네모근은 근막배부통증의 중요한 원인이다.[5,36] 체간회전은 이행 부위에 기능장애가 있을때 자주 제한된다. 흉요추관절 기능장애는 주로 관련통을 일으키는데 엉치엉덩뼈와 요천추 부위 그리고 장골릉 근처에서 느껴진다. Maigne는 허리 통증이 있는 환자 350명중의 40%가 그 증상의 원인으로 흉요추 관절 기능장애를 가지고 있다는 것을 발견했다.[27] 흉요추와 요추부위는 같은 방법으로 도수치료된다(그림 21.22와 21.23).

요천부위 (Lumbosacral region)

요천부위는 척추, 골반 그리고 하지가 만나는 곳이다. 이 부위의 강한 대근육들은 자주 불균형과 부족한 관절기능을 특히, 엉치엉덩관절에서 보이는데 흔하게 증상을

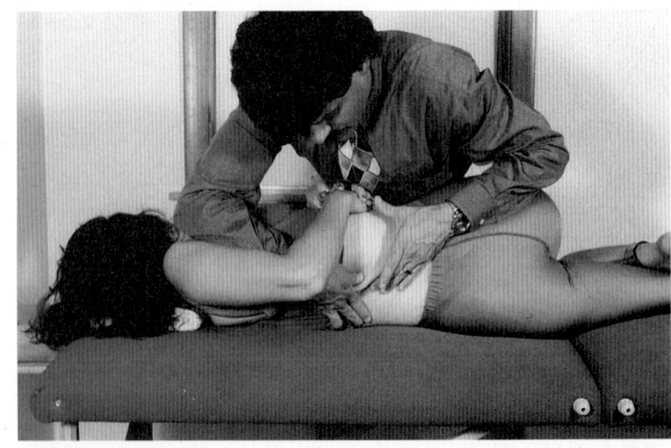

그림 21.22 흉요추 회전 도수치료. 역회전 긴장이 원하는 단계에 국한된 도수치료로 척추에 더해진다. 늑횡관절을 긴장시키지 않도록 주의해야만 한다.

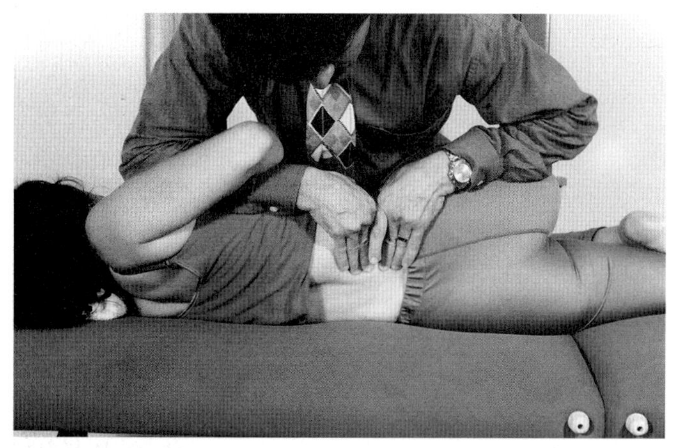

그림 21.23 요추 측굴 도수치료. 손가락들은 측굴 결핍 제거를 나누기 위해 위에서 누른다. 약간의 역회전이 앙와위에 적용되고 추력은 이 단계가 긴장될 때만 이뤄진다.

야기한다. 척추의 기저부여서 자세와 척추의 정역학은 크게 여기에 영향을 받는다. 하지 기능은 척추의 나머지 부위와 마찬가지로 요천부위에서 큰 영향을 받는다.

엉치엉덩관절은 허리문제에 있어 흔한 통증유발자이고 보행체계에 큰 영향을 미친다.[6,11,2,31] 스트레스 유발검사는 통증과 기능장애를 평가하기 위해 사용될 수 있다. 엉치엉덩관절 움직임의 촉진은 별로 신뢰가 가지 않지만, 징후와 증상의 모음은 통증유발 검사와 함께 진단에 도움이 될 수 있다.[21] 본래, 통증은 관절에 국한되지만, 둔부, 대퇴, 서혜부, 그리고 심지어 종아리와 발로 관련될 수 있다. 유발검사는 관절에 대한 역학적인 스트레스를 국한시키기 위해 수행된다. Patrick-Fabere, Gaenslen's 그리고 Yeoman의 검사는 통증을 유발시키기 위해 사용된다. 게다가 후방 전단변형 혹은 대퇴추력검사 그리고 압박과 신연 검사는 엉치엉덩관절 통증을 유발시키는데 유용하다. Fortin은 후상장골극에 대하여 하방과 내측을 가리킴으로써 환자가 단순히 통증을 확인하는 것에 의하여 엉치엉덩관절 문제를 위한 단순 진단법으로 Fortin 손가락 검사를 언급했다.[10]

엉치엉덩관절에서 일어나는 운동은 복잡하고 논쟁의 여지가 있다. 좀 더 받아들여지는 것들은 전굴과 후굴이다.[6] 전굴은 천추 첨부가 후방과 상방으로 움직일 때 기저부는 전방과 하방으로 이동할때이다. 이것은 S2분절을 지나 횡축 주위에서 일어난다. 후굴은 반대 운동이다. 도수치료는 엉치엉덩관절에서 천골을 전굴 혹은 후굴하도록 수행되어질 수 있고, 측와위에서 더 흔히 도수치료 된다. 누운 쪽에서 도수치료가 되도록 관절을 위치시킴으로써 엉치엉덩관절에서 운동이 나눠지도록 천골 접촉에 의하여 테이블은 장골을 안정화한다. 천추첨부 접촉을 하는 것은 엉치엉덩관절을 후굴이 일어나도록 하고, 천추기저부 접촉을 하는 것은 엉치엉덩관절을 전굴되게한다(그림 21.24A-D). 엉치엉덩관절은 또한 앙와위에서 전굴될 수 있다(그림 21.25).

사지 관절 (Extremity joints)

보행체계에 걸쳐 국소적으로 혹은 전반적으로 변화를 야기하는 사지 관절에서의 중요한 관절 기능장애를 발견하는 것은 매우 흔하다. 이것은 발/발목 복합체와 특히 요부 문제와 관련있는 것으로서 근위 경비관절에서 발견되는 관절 기능장애의 전형이다. 중요한 다른 관절로는 엉덩관절(골반), 봉우리빗장관절(견쇄관절, acromioclavicular), 복장빗장관절(흉쇄관절, sternoclavicula) 그리고 손목관절을 포함한다. 상완관절 기능장애는 어깨부위에서 발견되는 더욱 흔한 근막기능장애와 근육불균형에 의해 중요성에서 자주 작게 다뤄진다. 이런 점에서 주목할 만한 예외는 미측 활주에서의 조인트 플레이의 소실이다(그림 21.26).

상부 1/4과 체간사이의 유일한 관절 연결은 복장빗장관절과 견봉빗장뼈 관절의 두 관절과 함께 지지대 같은 빗장뼈를 지난다. 이 봉우리빗장관절들 중에 복장빗장관절과 비교해서 도수치료와 관절 가동술을 필요로 하는 관절 기능장애가 더 흔하게 나타난다(그림 21.27에서 21.30).

발은 우리가 기립하고 걷기를 하는 것처럼 문자 그대로 환경을 접촉하고 평가하기 위한 우리 몸의 최초의 부위이다. 결론적으로, 그것은 지형의 특징을 신경계가 계속적으로 평가하도록 조절하는 내재근과 수용체가 과도하게 부여되어있다. 이것의 중요성은 발의 해부학에 반영되어 있다. 발과 발목기능에 영향을 주는 31개 근육중에서, 20개는 발에만 있는 내재근이고, 그 중 2개는 발등에 있고 18개는 아래에 4층으로 배열된다. 내재근의 방추 활동, 족관절의 관절 기계적 수용체, 그리고 발바닥의 연부조직 수용체는 보행체계에 영향을 주는 국소적이고 광범위한 반사를 나타내는 복잡한 감각체계를 포함한다. 발에서 관

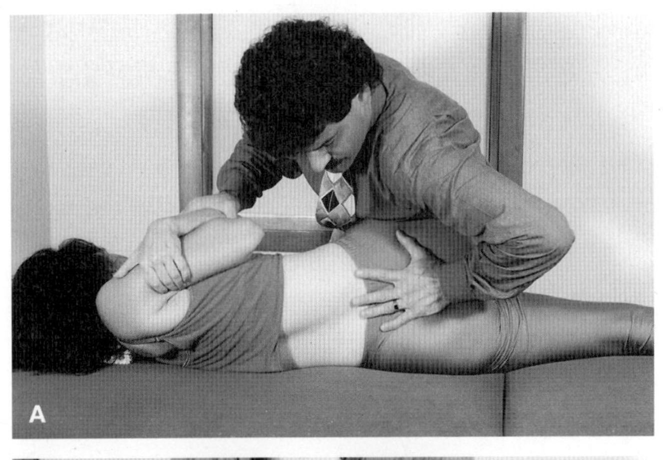

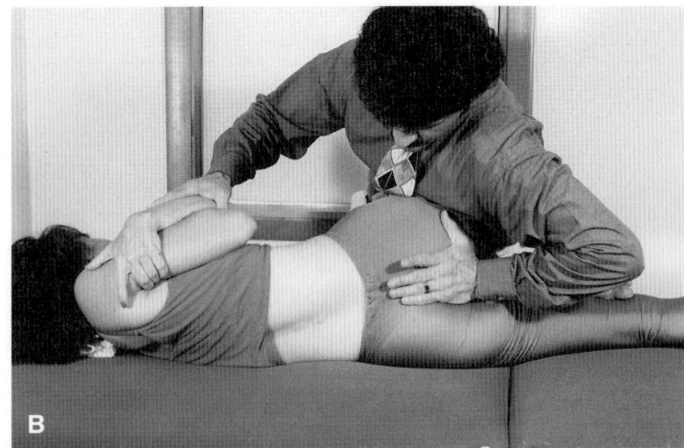

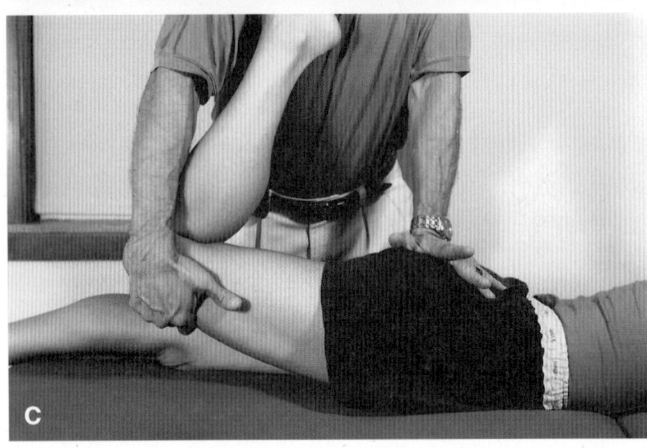

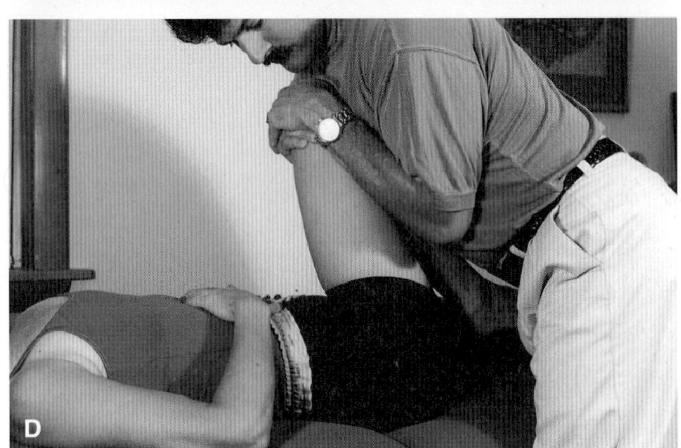

그림 21.24 엉치엉덩관절 도수치료. **(A)** 측와위에서 아래쪽 천골 기저부에 접촉하여 전굴. **(B)** 후굴을 첨가하기 위해, 아래쪽에서 천골 첨부 접촉이 이뤄질 수 있다. **(C)** 천골 첨부 혹은 기저부 접촉은 관절에 긴장을 주기위해 대퇴를 신전되게 만들어질 수 있다. **(D)** 후방 대퇴추력기법. 내전을 더하면 고관절에 영향을 주기위해 사용될 수 있다.

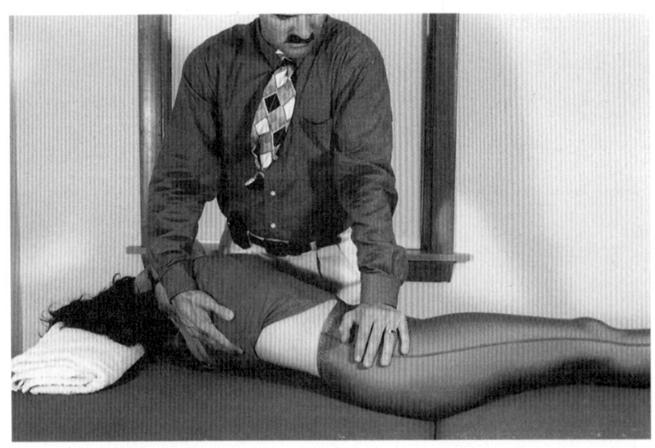

그림 21.25 엉치엉덩관절 도수치료, 앙와위에서의 전굴. 고관절은 치료사에게 좀더 가까이 위치되고 발은 약간 떨어져서 위치한다. 기능장애가 있는 쪽 다리는 다른 다리의 위에 위치시킨다. 골반이 전상장골극 접촉으로 테이블에 의해 고정되는 동안 체간은 긴장을 주기위해 회전된다. 추력은 ASIS에 손을 접촉하고 치료대를 향해 이뤄진다.

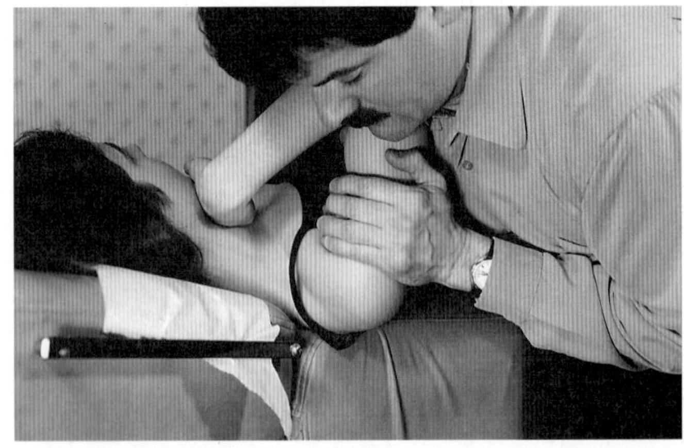

그림 21.26 상완관절의 미측활주. 상완골의 가장 근위면을 잡고 호(arc) 운동으로 후방과 미측으로 당긴다.

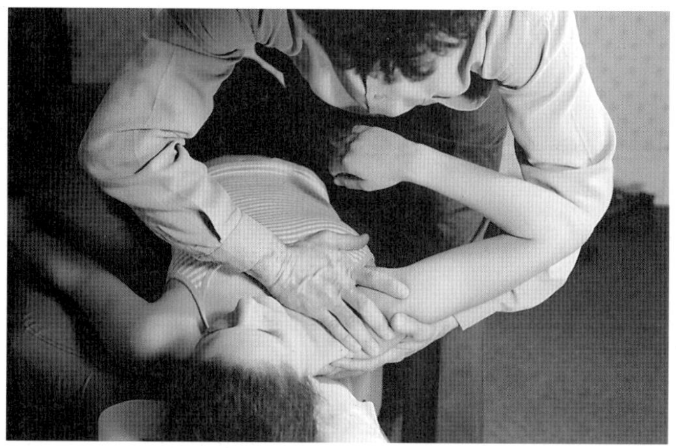

그림 21.27 장축신연 복장빗장관절. 빗장뼈가 전방접촉되는 동안 어깨뼈는 후방으로 떠받들어진다. 어깨 90° 외전과 함께 전체 상지가 복장빗장관절에서 바깥쪽으로 견인된다.

절과 연부조직의 기능장애로 인한 구심성장애는 전체 보행체계 전반에 걸친 반사기능장애의 가장 유력한 원인이 될 수 있다. 그러므로 발목과 족관절의 기능장애는 보행체계의 안정을 위해 적절한 구심성 입력을 얻도록 평가되고 도수로 치료되어야만 한다(그림 21.31-21.37). 이것은 보행체계장애의 재활에 크게 도움이 된다.

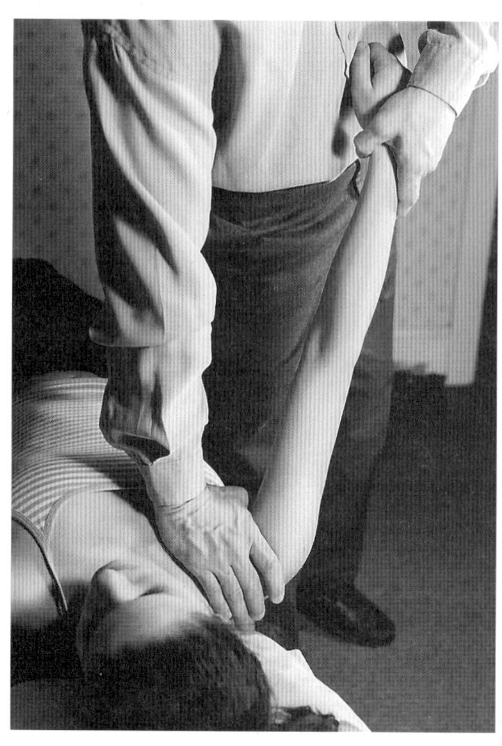

그림 21.28 복장빗장관절. 팔은 압력이 빗장뼈의 내측면에 유지되는 동안 견인된다.

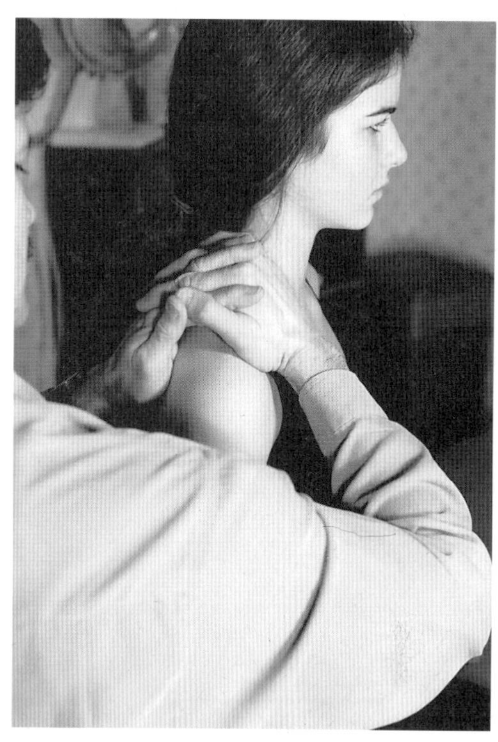

그림 21.29 봉우리빗장뼈관절. 전방에서 후방으로의 압박은 원위빗장뼈의 전방에 접촉한 손과 견봉에 후방으로 접촉한 손의 반작용힘으로 이뤄진다.

앞정강봉우리관절(전경비관절, superior tibio-fibular)은 기능장애가 있을 때 핵심고리 역할을 하는 또 다른 중요관절인 것 같다. 그것은 대퇴이두근과 장비골근 건 사이에 끼어있고, 구조는 골반과 발 사이에서 소위 척주다리기제라고 불리는 힘의 전달을 돕는다는 것이 이론화되

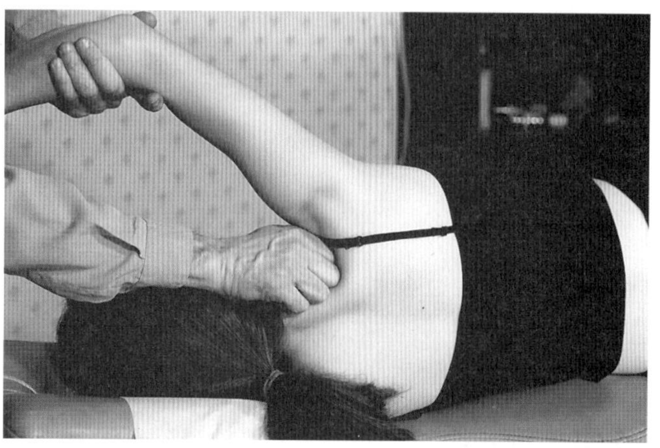

그림 21.30 봉우리빗장뼈관절. 상방활주는 엄지와 구부린 시지 접촉으로 원위 견봉의 상방움직임을 제한함으로써 이뤄진다. 팔은 관절에 긴장을 주기 위해 원위빗장뼈를 가져오며 거상된다.

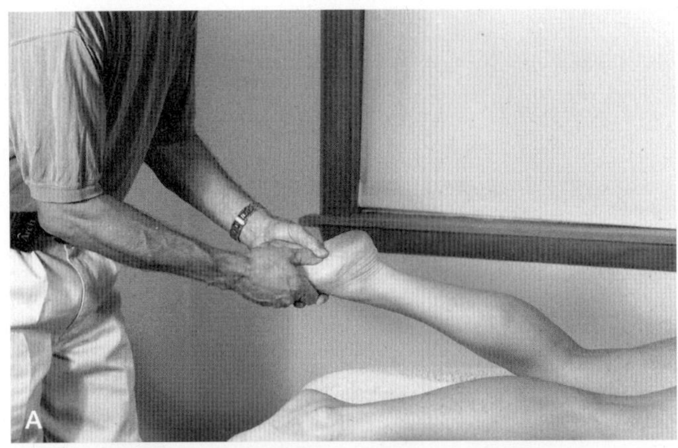

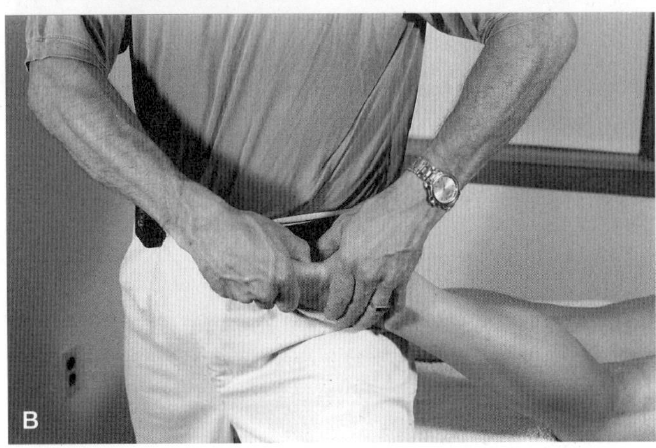

그림 21.31 족관절 도수치료: 발바닥에서 발등쪽으로의 활주. (A) 발에 적용된 장축견인으로써 양손 엄지 접촉은 발바닥에서부터 발등으로의 관절가동과 도수치료를 위해 사용된다. (B) 족관절은 특히, 양엄지 접촉을 지렛대로 사용하여 저굴된다.

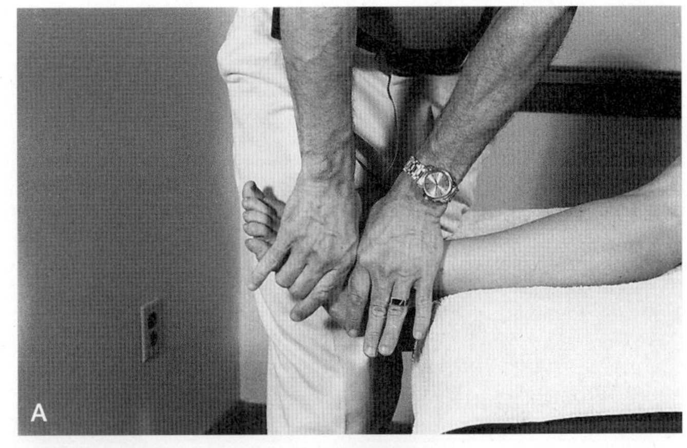

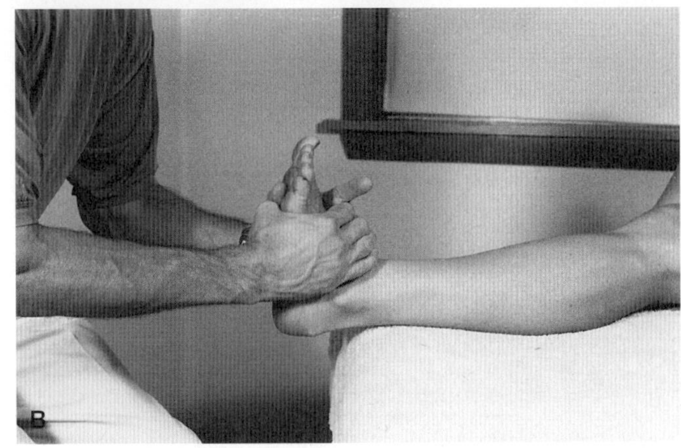

그림 21.32 족관절 도수치료: 발등에서 발바닥쪽으로의 활주. (A) 발등에서 발바닥쪽으로의 활주에서 발목뼈를 이동시키기 위해 시도하는 양엄지 집게 샅공간 접촉에 의한 촉진평가. (B) 치료될 관절위에 위치한 왼손 중지와 오른손에 의해 강화된 도수치료. 당기는 움직임은 발등에서 발바닥쪽으로의 움직임을 더하기 위해 사용되어진다.

어있다.[38] 관절기능장애는 국소적으로 일어나거나, 더 먼 곳의 보행장애를 야기할 수 있다.[4,13,24] 도수치료는 쉽고 효과적이다(그림 21.38).

고관절은 골반의 일부로 여겨질 수 있고, 결론적으로 그것의 정상적인 기능은 요부와 골반 기제에 결정적이다. 고관절 통증과 관절기능 장애는 흔하고 척추, 골반 그리고 하부 1/4에 쉽게 보상작용을 일으킨다. 적절한 고관절 가동성은 굴곡과 보행운동동안 척추를 쓰지 않기 위해 필요하다(그림 21.24D와 21.39).

■ 결론 (Conclusion)

적응증과 금기증을 마음에 새기고 관절도수치료 특히, 척추 도수치료를 시행할 때 안정성과 효과가 모두 있다. 보행 시스템은 특별한 관절, 근육 또는 분리되어 관련된 구조물에 초점을 맞추어 접근하기보다는 각 시스템들의 전후관계 속에서 평가되고 치료되어져야 한다.

척추와 사지의 관절 도수치료는 제한된 영역의 가동성을 증가시키는 것뿐만 아니라, 광범위하게 반사신경계 촉진을 거쳐 신경운동계를 자극함으로써 형성되어진다.

보행시스템의 평가에서 사슬반응의 현상과 그들의 주요연결에 주의해야 한다. 그렇게 하여 임상의는 신경-보행 시스템의 반사기능에 대한 더 많은 이해를 얻을 것이다. 기능부전의 주요부위는 일관된 근육-관절 상호관계로써 척추의 이행부위와 중요한 사지관절에서 관찰되어질 것이다. 긴장과 통증은 주요 근육, 관절, 그리고 사슬반응을 평가할 부착점에서 발견되어질 것이다. 치료로 긴장이

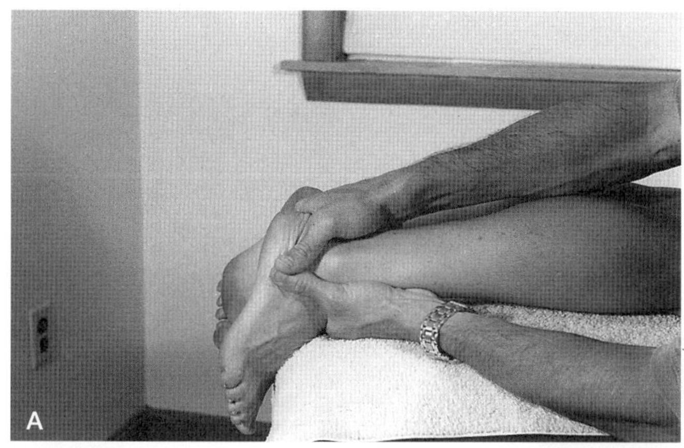

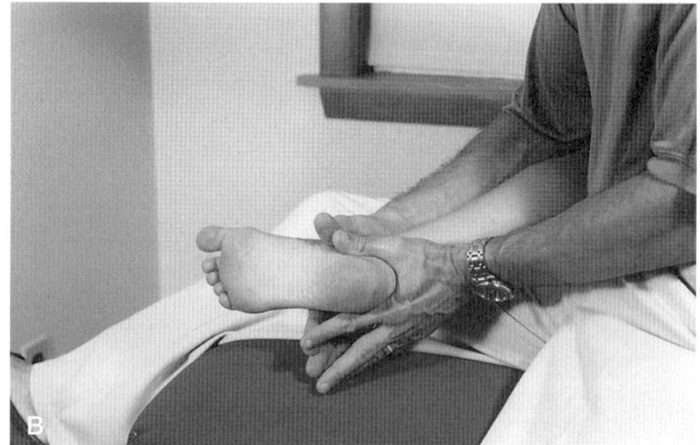

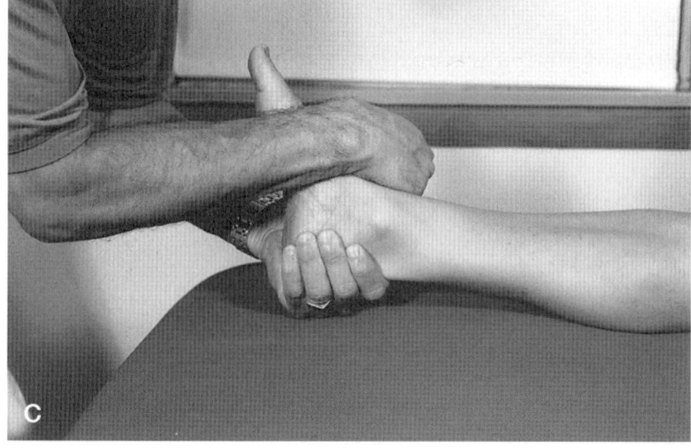

그림 21.33 목말밑관절(subtalar joint) 도수치료. **(A와 B)** 세관절은 장축방향의 움직임이 있고, 전후방향에서 흔들림이 있으며 외측과 내측 경사는 다른 위치를 형성할 수 있다. **(C)** 내측면으로부터 발꿈치뼈 접촉은 장축방향으로 당기는 움직임을 만들고, 목말뼈 관절을 도수치료하는데 사용되어진다. 다른 손은 발꿈치뼈를 안정화시킨다.

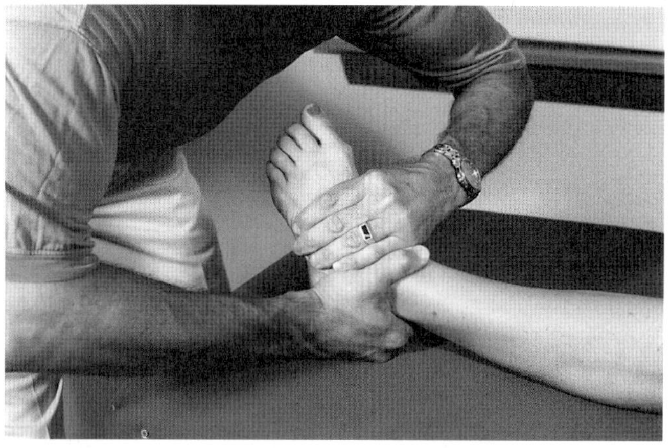

그림 21.34 일반적인 발관절 가동기법 : 회내-거상. 발꿈치뼈에 접촉한 손은 후족을 외전시키고, 다른 손은 전족을 내전시킨다. 움직임은 반대로 되어진다.

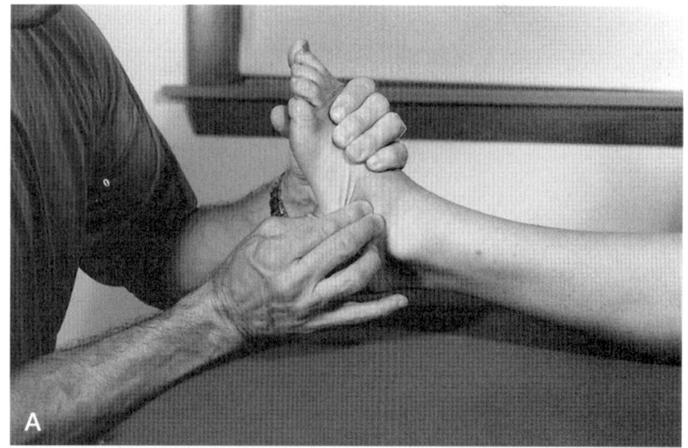

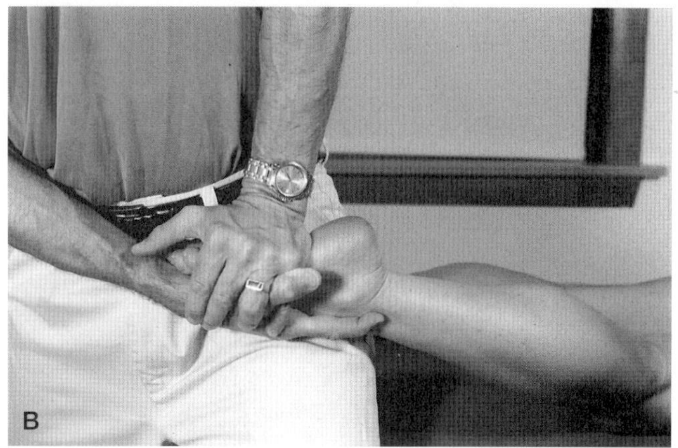

그림 21.35 발꿈치입방관절(calcaneouboid joint)의 도수치료 **(A)** 발꿈치입방관절은 세심하게 저측에서 배측 또는 배측에서 저측 활주로 관절가동술을 시행한다. **(B)** 두상골접촉이 발꿈치뼈입방골관절에 저측에서 배측 관절기능부전 도수치료에 사용되어졌다. 임상의사의 근위 대퇴부가 발을 안정화시키기 위해서 사용되어지는 것에 주목하라.

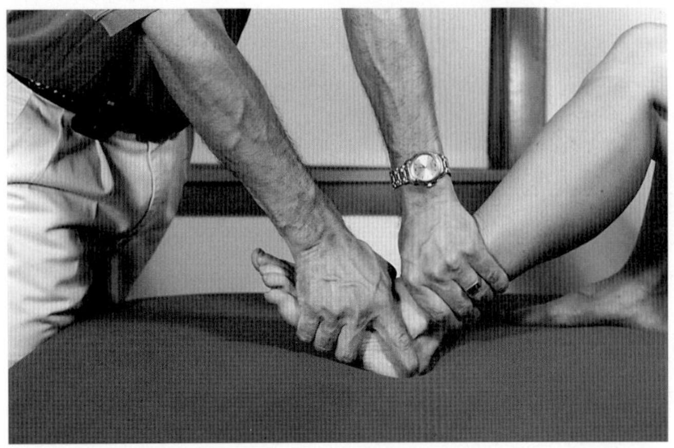

그림 21.36 발목 도수치료 : 전 · 후 활주.

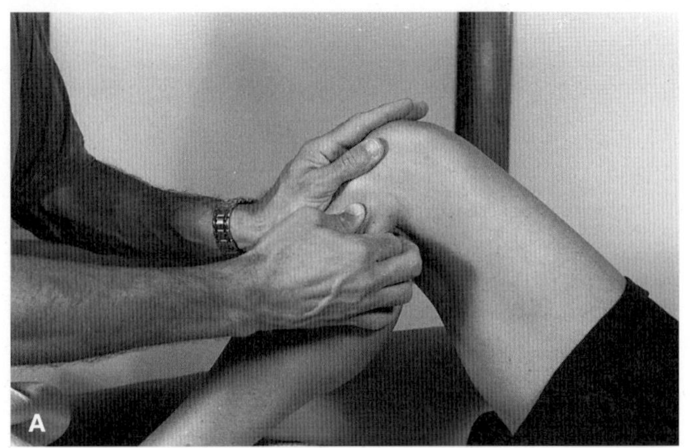

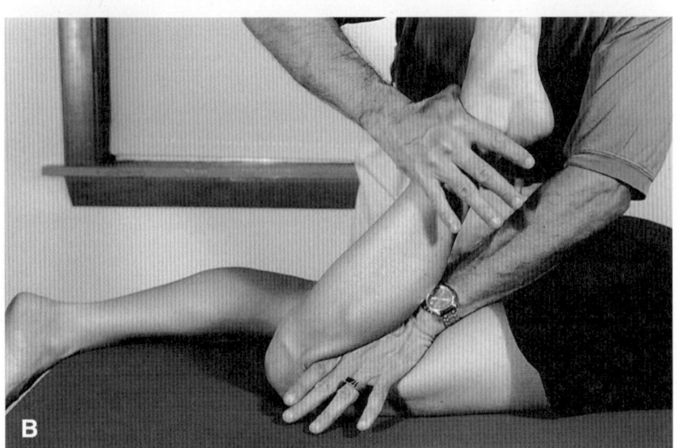

그림 21.38 근위 정강종아리관절 도수치료. **(A와 B)** 두 변화는 전후방과 후전방 활주운동 도수치료에 사용되었다. **(B)** 발목은 다른 손의 손가락들이 종아리뼈머리에 상하방 그리고 하상방 활주운동을 모니터 할 수 있는 동안 배 · 저측 굴곡을 할 수 있다.

이완되는 것은 치료의 성공을 검사하는데 도움을 줄 것이다.

확인 과정
본 장의 학습목표 자가 점검

- 특수한 근육과 관절이 함께 관련된 기능적인 사슬반응을 이해하라.
- 어떻게 주요관절을 가동운동 시키는지 또는 도수치료 하는지를 이해하라.
- 보행기능의 장애에 일반적으로 수반되는 주요관절의 도수치료에 대해서 토론하라.

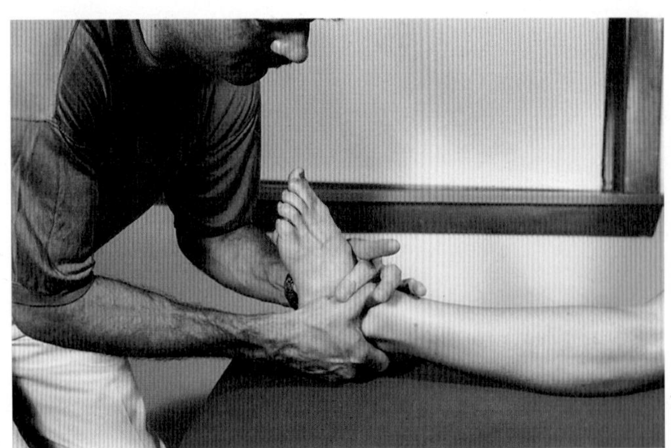

그림 21.37 발목도수치료 : 장축 신전. 목말뼈와 족근골의 나머지 부분은 원위경비골 사면 아래로 붙잡고 당겨진다.

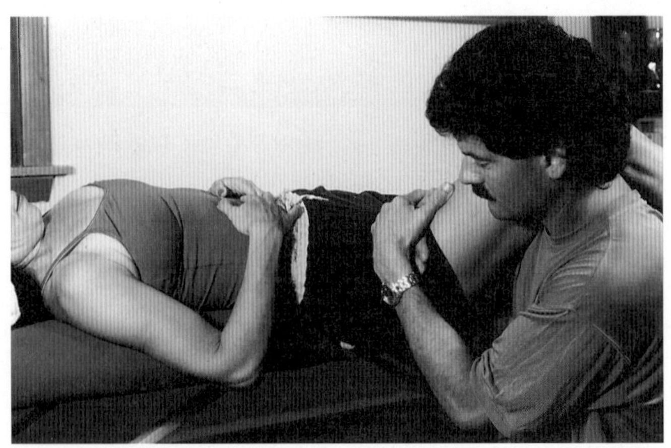

그림 21.39 고관절 장축 견인 고관절은 최대한 대퇴골 근위에 접촉되고, 외측과 바닥으로 당겨짐으로써 외전되어진다.

■ 참고문헌 (References)

1. Axen I, Rosenbaum A, Robech R, et al. Can patient reactions to the first chiropractic treatment predict early favorable treatment outcome in persistent low back pain? J Man & Manipul Ther 2002;25:450–454.
2. Daly JM, Frame PS, Rapoza PA. Sacroiliac subluxation: A common, treatable cause of low-back pain in pregnancy. Fam Pract Res J 1991;11:149–159.
3. DeFranca GG. Evaluation of Joint Dysfunction of the Cervical Spine. In: Murphy DR, ed. Conservative Management of Cervical Spine Syndromes. New York: McGraw-Hill, 2000:265–305.
4. DeFranca GG. Proximal tibiofibular joint dysfunction and chronic knee and low back pain. J Manipulative Physiol Ther 1992;15:382–387.
5. DeFranca GG, Levine LJ. The quadratus lumborum and low back pain. J Manipulative Physiol Ther 1991;14:142–149.
6. DeFranca GG, Levine LJ. Pelvic Locomotor Dysfunction: A Clinical Approach. Gaithersburg: Aspen Publishers, 1996.
7. Dishman RW. Static and dynamic components of the chiropractic subluxation complex: A literature review [see comments]. J Manipulative Physiol Ther 1988; 11:98–107.
8. Dvorak J, Dvorak V. Manual Medicine. Diagnostics, 2nd ed. New York: Georg Thieme Verlag, 1990.
9. Flynn T, Fritz J, Whitman J, et al. A clinical prediction rule for classifying patients with low back pain who demonstrate short-term improvement with spinal manipulation. Spine 2002;27:2835–2843.
10. Fortin JD, Falco FJ. The Fortin finger test: An indicator of sacroiliac pain [see comments]. Am J Orthop 1997;26:477–480.
11. Galm R, Frohling M, Rittmeister M, et al. Sacroiliac joint dysfunction in patients with imaging-proven lumbar disc herniation. Eur Spine J 1998;7:450–453.
12. Gatterman MI. What's in a Word? In: Gatterman MI, ed. Foundations of Chiropractic Subluxation. St. Louis: Mosby, 1995.
13. Gillet H, Liekens M. Belgian Chiropractic Research Notes. Huntington Beach: Motion Palpation Institute, 1984.
14. Grieve GP. Common Vertebral Joint Problems, 2nd ed. New York: Churchill Livingstone, 1988.
15. Haldeman S, Chapman-Smith D, Petersen JDM. Contraindications and complications. In: Haldeman S, Chapman-Smith D, Petersen JDM, eds. Guidelines for Chiropractic Quality Assurance and Practice Parameters. Gaithersburg, MD: Aspen Publishers, Inc, 1993:167–177.
16. Haldeman S, Rubinstein SM. The precipitation or aggravation of musculoskeletal pain in patients receiving spinal manipulative therapy. J Manipulative Physiol Ther 1993;16:47–50.
17. Herzog W, Scheele D, Conway PJ. Electromyographic responses of back and limb muscles associated with spinal manipulative therapy. Spine 1999;24:146–153.
18. Jirout J. The rotational component in the dynamics of the C2-3 spinal segment. neuroradiology 1979;17:177.
19. Keating JC, Jr, Bergmann TF, Jacobs GE, et al. Interexaminer reliability of eight evaluative dimensions of lumbar segmental abnormality. J Manipulative Physiol Ther 1990;13:463–470.
20. Kolar P. The sensomotor nature of postural function. Its fundamental role in rehabilitation of the motor system. J Orthop Med 1999;21:40–45.
21. Laslett M. Pain provocation sacroiliac joint tests: Reliability and prevalence. In: Vleeming A, Mooney V, Snijders CJ, et al, eds. Movement, Stability, and Low Back Pain. The Essential Role of the Pelvis. New York: Churchill Livingstone, 1997:287–295.
22. Lewit K. Chain reactions in disturbed function of the motor system. J Manual Med 1987;3:27.
23. Lewit K. Chain reactions in the locomotor system in light of co-activation patterns based on developmental neurology. J Orthop Med 1999;21:52–57.
24. Lewit K. Manipulative Therapy in Rehabilitation of the Locomotor System, 3rd ed. Boston: Butterworth-Heineman, 1999.
25. Lewit K. Soft Tissue and Relaxation Techniques in Myofascial Pain. In: Hammer WI, ed. Functional Soft Tissue Examination and Treatment by Manual Methods, 2nd ed. Gaithersburg: Aspen Publishers, 1999:479–532.
26. Liebenson C. Manual resistance techniques and self-stretches for improving flexibility/mobility. In: Liebenson C, ed. Rehabilitation of the Spine. Baltimore: Williams and Wilkins, 1996:253.
27. Maigne R. Low back pain of thoracolumbar origin. Arch Phys Med Rehabil 1980;61:389–395.
28. Maigne R, Le Corre F. New ideas on the mechanism of common adult dorsalgias. J Manual Med 1969;4:73.
29. Maitland GD. Peripheral Manipulation, 2nd ed. Boston: Butterworths, 1981.
30. Mennell JM. Joint Pain. Diagnosis and Treatment Using Manipulative Techniques. Boston: Little, Brown and Co, 1964.
31. Mierau DR, Cassidy JD, Hamin T, et al. Sacroiliac joint dysfunction and low back pain in school aged children. J Manipulative Physiol Ther 1984;7:81–84.
32. Schafer RC, Faye LJ. Motion Palpation and Chiropractic Technique: Principles of Dynamic Chiropractice. Huntington Beach: Motion Palpation Institute, 1989.
33. Seaman DR, Winterstein JF. Dysafferentation: A novel term to describe the neuropathophysiological effects of joint complex dysfunction. A look at likely mechanisms of symptom generation. J Manipulative Physiol Ther 1998;21:267–280.
34. Senstad O, Leboeuf-Yde C, Borchgrevink C. Predictors of side effects to spinal manipulative therapy. J Manipulative Physiolog Ther 1996;19:441–445.
35. Shekelle PG. Spine update. Spinal manipulation. Spine 1994;19:858.
36. Travell JG, Simons DG. Myofascial Pain and Dysfunction. The Trigger Point Manual. Baltimore: Williams and Wilkins, 1983.
37. Triano JJ. The Mechanics of Spinal Manipulation.

In: Herzog W, ed. Clinical Biomechanics of Spinal Manipulation. New York: Churchill Livingstone, 2000:92–190.

38. Vleeming A, Snijders CJ, Stoeckart R, et al. The role of the sacroiliac joints in coupling between spine, pelvis, legs, and arms. In: Vleeming A, Mooney V, Dorman TA, et al, eds. Movement, Stability, and Low Back Pain. The Essential Role of the Pelvis. New York: Churchill Livingstone, 1997:53–71.

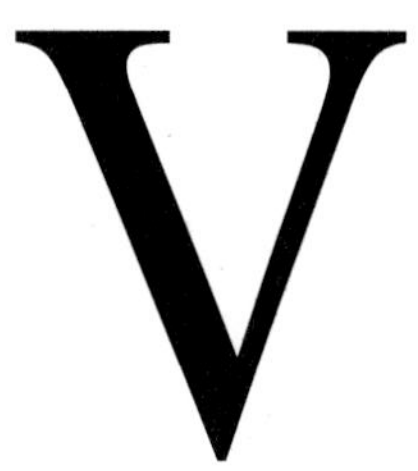

회복기 치료 관리(첫 4주) [Recovery Care Management (first 4 weeks)]

편집자글

치료 후 한달만에 빨리 회복되지 않은 환자의 중요한 의사결정을 필요로 한다.

이러한 경우 환자의 더 많은 적극적인 자기관리 방법이 조성은, 회복에 필수적이다.

만약 조심할 수 있다면,기본방법은 급성기 치료에 기본방법인 점차적인 재활성화, 약물 및 관절가동화 방법이 만성으로부터 아급성기로의 관리는 운동과 인지행동치료가 "중요한 요소"이다. 이번 단락은 근지구력과 운동조절이 증가하는 것과 능동치유의 접근을 포함한다.

이것은 특정 손상의 고립된 훈련에 초점을 두기에 충분하지 않다. 이러한 활동과 정신 장애와 사회적 문제가 작업참여에 영향을 미치는 것에 초점을 두어야 한다. 특정한 관리와 문제해결 능력의 교육과 특정한 두려움 자극을 이용하여 인지행동원리로부터 자기관리 또는 치유를하도록 유도한다.

22

감각운동 자극법
(Sensory Motor Stimulation)

학습목표

이 장을 읽고나면 이해할 수 있을 것이다:

- 감각 운동 자극법의 목적과 적응증
- 작은 발 훈련의 이론적 해석과 기법
- 자세정렬 훈련의 이론적 해석과 기법
- 전진 훈련의 이론적 해석과 기법
- 균형판과 균형신발 위에서의 균형 훈련의 이론적 해석

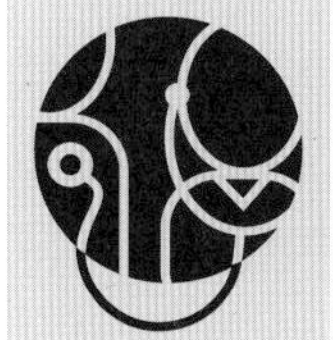
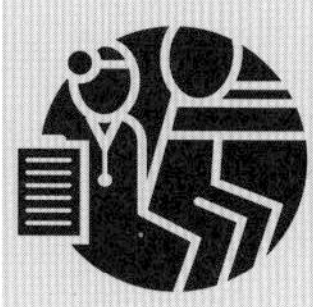
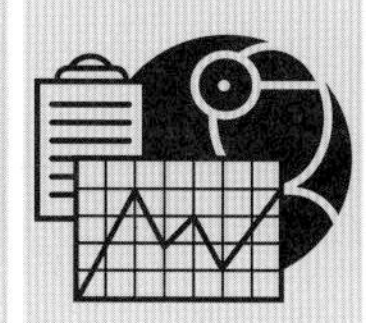
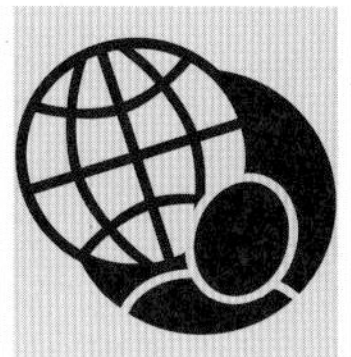
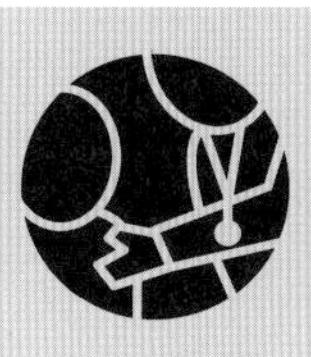
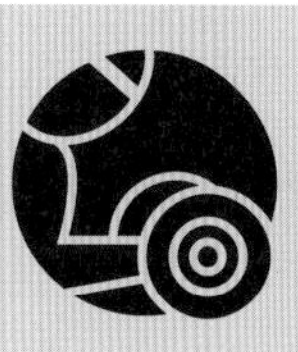
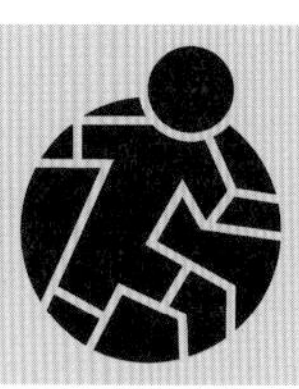
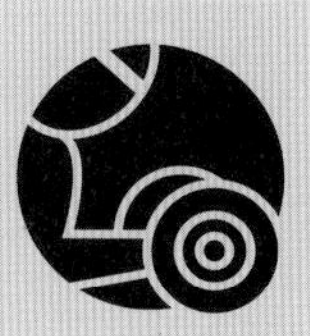

개요 (Introduction)

운동 접근법은 지속적으로 우리의 생리학의 발전과 지식에 관하여 지속적으로 바뀌고 변화되어 왔다. 최초의 운동 접근법은 운동효과기로부터 운동 체계를 고려하고 1개의 기능 단위는 구심성 시스템의 결과로 이루어진다는 것을 이해하지 못하였다. 그 결과로 운동실행의 접근은 비록, 협동적이고, 개별 근육의 활동일지라도 분리되거나 격리되는 결과를 가져왔다. 주된 것은 개별근육의 활동 또는 새로운 운동 패턴이 자동적으로 발달되어지는 관계 기법이다. 그 한 예로 근육 검진 또는 점진적 저항 운동 프로그램에 따른 운동이다. 운동의 발전은 수입성 통로 및 중추신경계의 조화 없이 달성 된다는 것이다. 따라서 운동 체계 및 구심성 체계는 서로 연결되어진다는 것이다.

감각 운동 자극법 개념의 배경 (Sensory Motor Stimulation Background)

치료접근 (Therapeutic approaches)

Kabat은 운동 재교육에 접근으로 구심성체계의 활성화의 개념을 개발하고 소개했다.[20] 이 치료법의 개념은 고유수용성신경뿌리촉진법(고유수용성신경근촉진법, proprioceptive neuromuscular facilitation; PNF)을 기초로 하는 것이다. 이 접근 방법은 몇 십년간 비슷한 아론이 다른 학자들 Fay, Bobaths, Vojta, Rood의 이론들을 언급하기 위하여 발전하고, 체계적으로 고유수용성 자극에 감응하는 정보의 근육 조화 그리고 중요성을 강조한다. 구심성 체계는 운동프로그램이나 운동체계의 실질적인 참가 규칙으로 인해 이루어진다. 그러나 현재의 관점은 운동프로그램의 참여로 이해되고 있다. 그러므로 고유수용성 감각의 자극은 점점 강조되고 있다.

Sherrington에 의해 고유수용성감각이 사용되어졌다. 위치, 자세 및 운동을 위해 고유수용성감각이 Sherrington에 의해 처음으로 인용되었다.[30] 이 이론은 오랜 시간이 지난 지금에도 전체 구심성 감각체계의 연구에 매우 드넓게 이용되어지고 있다.

오늘날 중추신경계에서 근관절체계의 기능이나 기능장애를 나누는 것과는 틀리다. 두 분류는 기능단위로 둘 다 분리되거나 1개의 단위로 분류하지는 않는다. 주변 운동체계의 어떤 부분이냐에 따라서 병변 또는 손상한 기능이 중추신경계인지 말초운동신경계인지에 따라 이끌어낸다.

아마, 임상 관점에서 발목관절과 비협응근육기능의 병변(상해) 사이의 관계를 입증한 첫 번째 사람은 Kurtz이었다.[22] 그러나, 실험실에서 Wyke와 Skoglund 1956년의 기본적인 실험 작업을 하였고, 체계적으로 발목외상의 몇몇 양상 및 불안정한 발목관절 불안정성과 구심성 손상의 중요성을 고려하여 함께 연구한 사람은 Freeman이었다.[7-9,31,33] Freeman은 또한 비신경손상 케이스에서 조화의 상세한 평가를 소개하고 임상 그림[8]의 불가결한 부분으로 근육 억제의 중요성을 강조한 첫 번째 사람이었다. Freeman의 첫 번째 연구부터, 이 문제 관심사는 증가되었다.[7] Herveou와 Messean이 쓴 *"Thenique de Reeducation et d' Education Proprioceptive"*를 통해 더 관심을 가지게 되었다.[11]

우리의 연구는 1970년대의 연구를 근거로 두고 운동 프로그램에 관해서 연구를 시작했다. 용어 및 또는 혼란에 있는 문제를 피하기 위하여 우리는 구심성과 원심성 체계사이의 단일성을 이끌어내지 않으며, 어떤 특정한 구조 또는 기능도 관련시키지 않도록 하기 위하여 "PNF"와는 혼란을 갖지 않도록 "감각운동자극법(sensory motor stimulation, SMS)"을 지명했다.

운동학습의 기본개념 (Basic Concepts of Motor Learning)

SMS의 원리는 운동학습의 2개의 단계 개념에서 근거한다.[10] 처음 단계는 새로운 운동성과를 얻고 기본적인 운동 프로그램을 시도하는 것으로 나타낼 수 있다.이 과정에서 대뇌피질(brain cortex)(전두엽과 두정엽이 우세하다)이 많은 기능을 한다. 운동규칙의 유형에는 불리하지만 이점이 있다. 한편으로 이것은 개인의 새로운 기술을 달성 하게끔 한다. 그러나 몇몇 시냅스를 통과하기 때문에 오히려 피질의 필요한 부분의 참가에 느리게 반응한다. 그러므로 뇌는 통로를 극소화하고 규정하는 회로를 간단하게 한다. 이 방법이 운동학습의 두 번째 단계이다. 그리고 이것은 피질의 참여를 가능하게 하고, 더 적게 그리고 더 빠르게 하도록 한다. 그러나 그런 운동프로그램이 한번 고쳐지는 것은 어렵다. 만약에 바꾸기 위해서는 운동패턴의 질을 달성하기 위하여 운동재교육을 통해서

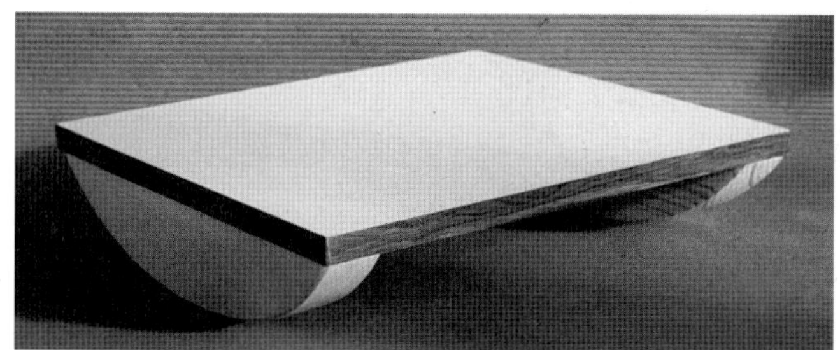

그림 22.1 흔들판(rocker board).

정상화 되도록 해야 한다.

상해와 미세손상을 방지하기 위해서는 관절의 보호를 위해서 빠른 반사 수축이 필요하다. 두 번째 단계에서는 실제로 예방에 필요한 빠른 반응을 필요로 하는 역할을 하도록 한다. 고유수용성 흐름과 균형운동은 이중 근육수축 압박을 하여 증가한다는 것을 보였다.[4] SMS에서 중요한 역할을 하는 고유수용성 체계 및 통로 회로와 자극은 자세와 평형에 중요한 역할을 한다.

구심성 관점에서 볼 때, 피부 외재적수용기를 제외한 주요 고유수용성 자극에 반응에 영향을 미치는 3가지가 있다. 이들은 영역은 다음과 같다. 이들은 발바닥에서의 수용체(freeman), 목 근육(abrahams), 천장관절주변(sacroil-iac) (Hinoki)에 있다.[1,7,12]

발바닥 수용체로부터의 구심성은 다르게 증가할 수 있다. 예를 들면, 피부 수용 체의 자극 또는, 효과적인 발 근육의 능동적 수축 힘,내재적근육의 힘으로 부터의 증가와 함께 소위 작은 발 또는 짧은 발로 형성될 경우이다.

임상 경험에서 볼 때 발의 본질적인 근육의 활성화를 위해서 발가락 내재적 근육의 활성화가 발가락 근육에 튼튼하게 하는데 가장 효과적이다. 그러므로 Ihara와 Nakayama에 의해 구심성수용기의 활성화를 위해 추천되는 것과 같이 "발가락 움켜쥐기" 방법이 제안되었다.[14]

깊은 목 근육은 다른 줄이 있는 근육에 비해서, 더 많은 고유 수용성 수용 기를 포함한다.[1] Abrahams는 이 근육이 동적인 운동을 일으키는 근육보다는 오히려 자세유지 및 평형을 이루는 근육으로 고려되어야 한다고 하였다. 잘못하여 원래 기술된대로 깊은 긴장성 목반사(neck reflex)가 근육 활성화와 목 관절의 반응이 아니라는 결과가 아니라는 것이 언급되어야 한다.

엉치뼈(천골, sacrum) 부분은 임상적으로 볼 때, 자세와 평형을 유지하기 위하여 중요 부분으로 최근에 언급되어지고 있다. Hinoki의 연구는 이것을 확인한다.[12] 그러나 현재 천골 자체 및 그것의 위치나 역할을 하는 것이 천장관절의 움직임을 분화하는 것은 가능하지 않다.

특별한 역할은 소뇌(cerebellum) 및 척수전정소뇌로(spino-vestibulo-cerebellar regulatory circuit)를 통해서 인식되었다.

감각운동 장치와 보조기구들 (Sensory Motor Devices and Aids)

원칙상, 각종 균형 운동에 사용된다. 사용된 장비는 간단하고 싸다. 원리는 새로운 것이 아니고, Bobaths와 다른 사람에 의해 뇌성마비를 가진 아동의 근재교육에 소개되었다.[3] 그러나, 만성 허리 통증 환자에게 사용은 최근에 새롭게 소개되었다.

각종 유형의 많은 운동보조기구 들로 우블레판(wobble)과 흔들판(rocer board), 균형신발(balance shoes)과 트위스터, 트램벌린(trampolines)과 조립공(fitter)가 있다.

우블레 판과 흔들판은 나무로 만들어졌으며, 소성물질이 아니기 때문에 나무로부터 수용체를 좀 더 자극할 수 있다(그림 22.1와 22.2).

흔들판의 평균 크기는 : 길이 35 cm; 폭 25 cm; 그리고 높이, 15 cm이다.[6] 우블레 판의 반경은 평균 35 cm 및 높이 15 cm이다. 흔들판이 운동하기가 더 쉽고 처음 운동을 시작하는데 있어서 더 적당하다.

균형신발의 크기는 발의 크기에 맞추어 신도록 한다.

이들은 작은 발의 모양에 맞추어 도움을 주기 때문에 샌들에는 가동이 가능도록 만들어진 발바닥과 발허리뼈(중족골, metatarsal)을 받칠 수 있도록 되어 있어야 한다.

앞발 1개의 스트랩이 있고, 발뒤꿈치에는 발의 근육을

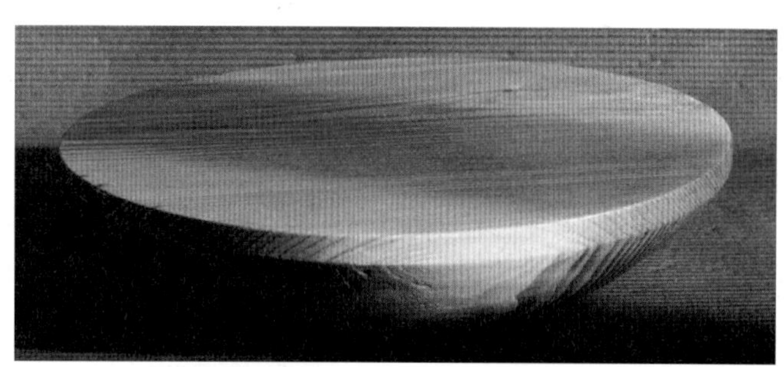

그림 22.2 우블레판(wobble board).

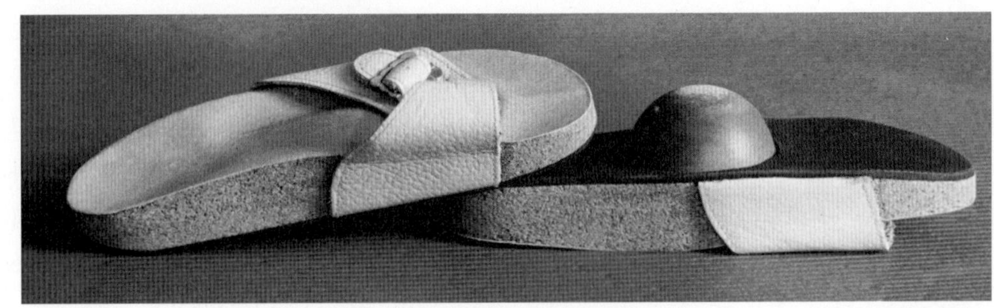

그림 22.3 균형신발(balance shoes).

활성화하는 것을 돕기 위하여 자유롭게 남아있어야 한다. 반구는 단단한 고무로 만들어졌으며, 직경 5~7 cm이고, 발바닥으로부터 높이 있다(그림 22.3).

트위스터는 몸통(trunk)과 엉덩이근육(buttock muscle)의 활성화를 가능하게 한다. 거울 앞에서 운동할 때, 사람은 근력 또는 불균형을 운동하면서 어떤 불균형이 있는지 구상할 수 있다. 우리는 직경 40 cm인 편평한 트위스터를 선호한다.

Fitter는 (트위스터와 비슷한 것) 엄밀히 말하면, 고유수용성 수용기 훈련을 하는 장치가 아니다. 그러나 이것은 실질적으로 협응력을 증진시킨다. 주변에 유사한 기능을 가진 몇몇 장치가 있다. 우리는 캐나다에서 Fitter 국제경기에 의해 개발된 것을 사용한다(그림 22.4).

작은 트램벌린은 몸 전체의 고유 수용기를 자극하는 우수한 장치이다(그림 22.5). 안타깝게도 주로 사용한 트램벌린은 충분히 탄성력을 가지고 있지 않기 때문에 자극효과는 적다. 15~18 cm의 길이로 불안정한 바닥과 7 cm 미만 스프링은 고유수용성 감각을 받아들이기에는 부족하다. 그렇기 때문에 무게중심의 압박력을 받아들이기에는 부족하다.

운동은 운동공(gymnastic balls)(주로 직경 65~85 cm)이 근육감각 자극 및 균형운동에 아주 효과적이다.

감각 운동 자극법의 적응증 (Indications for the sensory motor stimulation)

SMS는 어떤 운동 프로그램이든지 부분으로 또는 근육 협응력과 운동프로그램 또는 근육의 활성화와 속도를 증가시키는데 있어서 돕기 때문에 기초적으로 사용된다. 이것은 원래 상해 후에 불안정한 발목을 치유하기 위하여 원래 이용되었다; 그러나 이것은 다양한 조건에서 사용될 수 있다(표 22.1). 만성 허리 통증 증후군은 가장 중요한 적응증의 예이다. 몸통의 조절에 있어서 엉덩이 근육의 활성화는 골반의 안정성을 도울 수 있다. 신경학상 감각의 손상의 더 많은 예를 보여준다. 주의 깊게 사용하는 (상해를 피하기 위하여) 방법은 나이가 들어감에 있어서 고유수용성 감각이 저하되어 낙상을 입게 되는 것을 도울 수 있다. 균형 부족은 낙상의 증가와 상관되고 균형훈련은 효과적인 예방훈련이 될 수 있다. 그러나 초기 통증 환자들에게는 이 방법이 도움이 되지 않는다.

방법론 (Methodology)

감각운동 훈련의 개요 (Overview of sensory motor training)

이 장에서 감각 운동 훈련의 주요 원리가 기술된다. 상

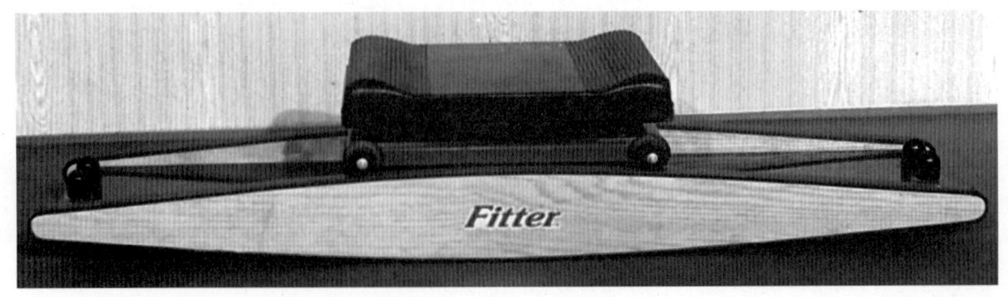

그림 22.4 핏터 (Fitter).

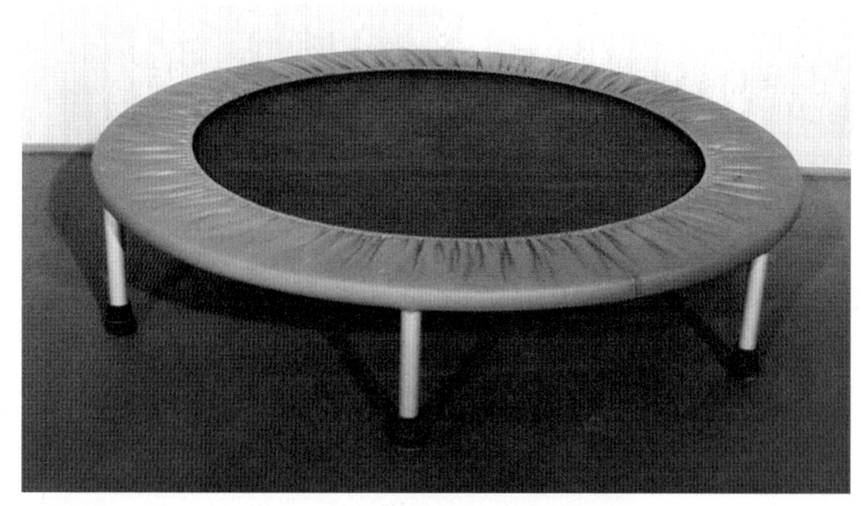

그림 22.5 작은 트램벌린 (minitrampoline).

세한 내용은 체코[17]에서 간행된 것과 영어로 번역된 비디오 테잎도 있다.[15,16]

이 프로그램의 가장 중요한 이점은 근육 불균형을 증대하는 것이다. 특히 또한, 서 있는 자세에서도 운동을 더 활성화 하는 것이다. 동시에, 매일 활동하고 있는 자세의 조절은 일하는 것이나 스포츠를 포함하여 자동적으로 촉진되고 증진된다. 그러므로 자세정렬은 운동 하는데 있어서 가장 중요하다.

대개 운동조절 관점에서 볼 때, 주변에 있는 것과 관련된 기능부전을 정상화하는 프로그램은 SMS 운동을 시작하기 전에 시행되어야 한다. 이것은 주변에서 무엇이든 병리학적이거나 쓸모없는 고유수용성 정보가 모두 중추신경계의 기능적인 결과로부터 귀착되기 때문이다. 그러므로 피부, 근막, 근육과 관절 및 그들의 인접한 구조물들로부터 첫째로 주의를 기울여야 한다. 더구나 통증유발점(trigger points)은 활동성이나 잠재성을 높이기 때문에, 처음 감각 운동 훈련 앞에 치료되어야 한다.

표 22.1 SMS의 적응증

- 외상 후, 수술 후
- 만성 목통증과 허리 통증
- 불안정한 자세와 함께 호흡문제
- 과운동성과 전형적인 불안정성(unstable ankle, knee, pelvis, spine)
- 특발성 측만증의 감소
- 출산 후 근육 불균형
- 지속적인 신경학적 병변 상태
- 노인의 낙상방지
- 일반적인 체력 관리

표 22.2 감각 운동 자극법(SMS)의 규칙

자세정렬하에 운동프로그램은 몇몇 규칙이 있다:

1. 정렬은 원위부위에서부터 시작되고 점차적으로 근위부로 이어진다. 그러므로 발이 먼저 이루어지고, 그다음 무릎, 골반, 그리고 마지막으로 머리와 목 그리고 어깨 순서로 이루어진다.
2. 운동은 외재적 자극과 고유수용성입력에 의해 자극이 증가되기도 하고, 치료사의 조절에 의해 주의를 해야 하기 때문에 더 나은 효과를 위해서는 맨발로 시행되어야 한다. 마지막으로 중요한 것은 상해의 위험을 줄이는 것을 돕는다.
3. 운동은 절대로 통증을 유발하지 않으며 육체(신체) 또는 정신(심적) 피로를 느끼게 해서는 안된다.
4. 처음부터 자세의 정렬에 특별한 주의를 기울여야 한다(특히, 발, 골반 및 머리).
5. 모든 운동은 균형 장비의 튼튼한 표면에서 첫 번째 훈련을 해야 한다.
6. 각 운동의 반복횟수는 전형적인 운동방법으로 10~20 기간 사이에서 해야 한다. 더 어려운 운동은 시간만 5~6회 반복한다.
7. 운동의 대부분 운동시간은 5~10초로 실시한다.
8. 전형적인 SMS 훈련 기간은 바꿀 수 있다. 균형 신발의 걷기 운동은 대개 한 회당 2분 다른 양상이 있다면, 더 길게 할 수 있다(한 회당 20~30분 정도).

근육 불균형은 항상 제일 먼저 생각해야 한다. 이것은 근육 불균형이 심할 경우, 더더욱 고려되어야 한다. 예비 운동은 가장 긴장된 근육 신장을 위하여 첫째로 실시되어야 하며, 근 약화가 있는 부분은 근력강화를 해야 한다. 서있는 자세 안에 정확한 자세정렬은 협응력의 특정한 패턴 안에 있다.

고유수용성 자극의 증가를 위해서는 작은 발, 무릎(knee)의 잠금 기전, 골반의 안정화, 마지막으로 중요한 것은 머리의 위치, 목 및 어깨의 위치에 특히 주의해야 한다. 표 22.2는 SMS 관리를 위한 기본 원칙을 보여준다.

운동은 훈련되는 과정에서 무게중심의 이동 또는 중력중심의 이동하는 것과 근육 균형과 협응을 분류하는 것이 일반적으로 훈련할 때는 이루어진다. 운동의 두 유형 모두 자세의 안정과 증가를 하는 것이 원칙이다.

작은 (짧은) 발 [The small (short) foot]

이 기간은 발의 단축과 발 좁히기로 이해된다. 신장하는(이완하거나 펴하는 것) 것은 지면에 바짝 붙인 발가락은 발뒤꿈치로 발허리뼈(중족골, metacapal) 앞부분과 함께 (붙여서) 당긴다(그림 22.6). 따라서, 종아치(longitudinal)와 횡아치(transverse arches)가 모두 증가된다.

작은 발은 발바닥에서 구심성 입력의 증가를 돕는다. 그것은 우리 몸의 분절의 자세 정렬을 증가하고, 자세정렬의 안정성을 증대하고, 걷는 동안 발의 튀는 순간(spring moment)의 증대를 돕는다.

작은 발을 훈련하는 것을 시작하기 전에, 대부분의 경우에서 발의 가동성과 자각은 주의되어야 한다. 이것을 달성하기 위해서 우리는 두 연약한 조직 및 관절 모두가 외재적 수용기와 기계적 수용기, 발바닥의 특별한 수용기 모두를 다 자극한다. 특히, 마사지, 솔질(brushing), 두드리기(tapping) 그리고 다른 자극을 줄 수 있는 것, 예를 들면, 작은 공(고슴도치 공 "hedgehogs") 또는 자갈 위에서 걷는 것과 같은 장치들이 사용된다.

초기에, 작은 발의 정렬은 직립 자세에서 실행하기 어렵다. 그러므로 원활히 하기 위해 앉은 자세에서 3개의 단계로 보통 시작 하는 것이 적당하다: 치료사의 수동적 움직임과 함께 앉기, 다음은 반 능동적 자세 (환자의 능동적 움직임과 함께 치료사의 수동적 움직임) 그리고 마지막으로 능동적-자가 움직임이다.

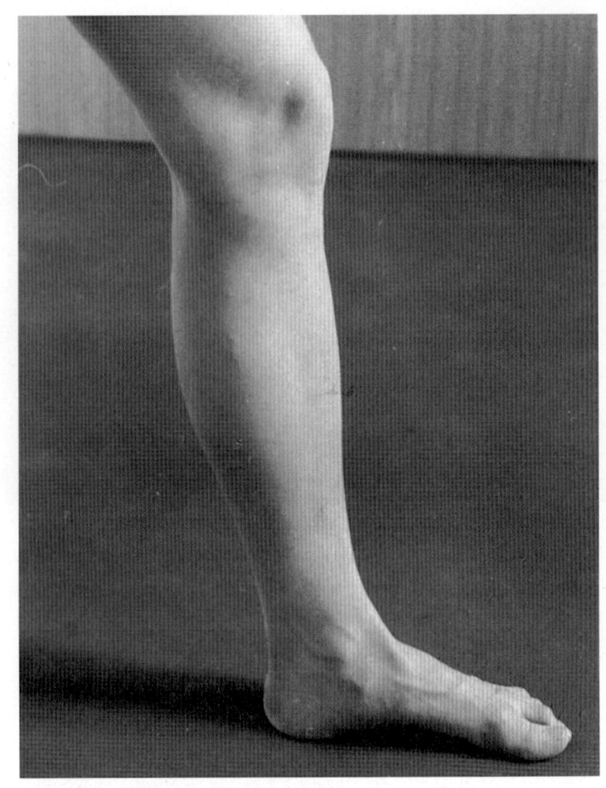

그림 22.6 작은 발(small foot).

작은 발의 수동적 움직임 (Passive modeling of the small foot)

환자는 발 앞에 의자의 가장자리에 앉힌다. 이때 발의 전체 발바닥은 지면 위로 하고, 무릎 앞에 발가락을 두도록 하고, 하지는 지면 위에 수직으로 놓도록 한다. 치료사는 환자의 발뒤꿈치의 뒤에 1개의 손을 놓도록 하고, 다른 손은 함께 발 앞쪽 위에 놓도록 하는데, 이때 5번째 발허리뼈 위를 가볍게 잡도록 한다(그림 22.7). 그런 다음 진동을 주면서 치료사는 발의 발바닥에 단축과 신장을 하도록 한다.

이것을 이완되는지를 보면서 4회 동안 3번 반복한다. 이 절차에 의해서 종아치와 횡아치에 자극을 주면서 작은 발의 반응과 종아치와 횡아치의 움직임을 느낄 수 있다. 치료사는 환자가 작은 발 움직임을 느끼는 동안 무슨 일이 일어나는 지와 느낌을 감지하도록 설명한다.

작은 발 능동 보조 움직임 (Active assisted modeling of the small foot)

위치는 동일하며, 치료사는 한손으로 환자의 발뒤꿈치

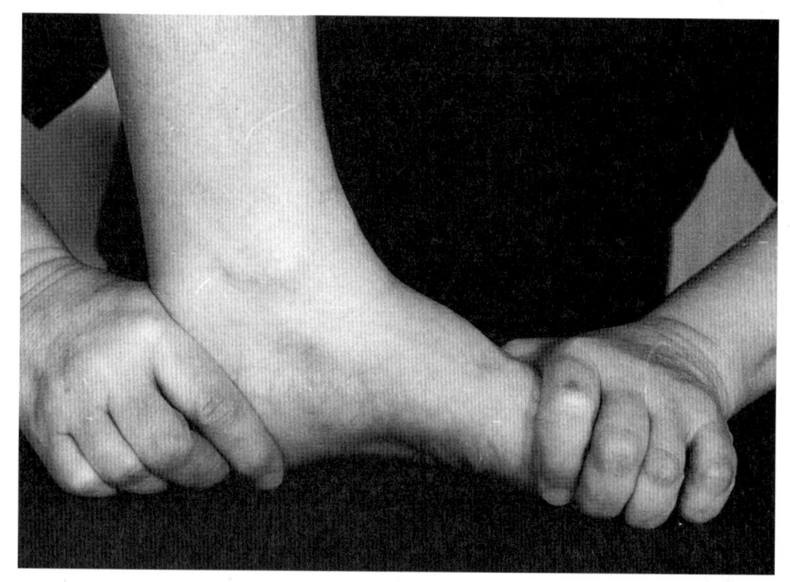

그림 22.7 작은 발의 수동적 움직임.

를 받치고 다른 손은 앞을 감싼다(발가락과 발허리뼈). 치료사는 지면에 대하여 신장한 발가락의 발바닥 표면으로 경미하게 밀고, 앞발을 좁히면서 발뒤꿈치로 당기는 것을 시도한다. 따라서, 발의 종아치와 횡아치는 증가 한다. 치료사는 발가락의 굽힘을 방지하기 위하여 경미한 압박과 함께 정확한 움직임을 주도록 한다.

다른 촉진은 5번째 발허리뼈를 치료사가 첫째로 가져올 때 시작한다. 표 22.3은 치료사가 환자의 작은 발의 능동움직임을 촉진하기 위한 기술 방법을 보여준다.

작은 발의 능동적 움직임 (Active modelling of the small foot)

환자의 위치는 동일하다. 환자는 앞발을 좁히고 발뒤꿈치로 당겨서 자발적으로 작은 발을 만든다. 각 단계는 발 근육의 이완으로부터 시작된다. 표 22.4는 작은 발의 훈련을 강화하기 위한 과정을 기술한다.

다음 단계는 서 있는 동안 작은 발의 자발적인 위치이다(그림 22.8). 목표는 환자는 무게중심을 두지 않고/앞발, 몸의 무게의 하중과 함께 작은 발을 좀 더 다르게 두는 것을 가르치는 것이다.

자세정렬 (Postural correction)

지면에 그리고 불안정한 장치를 가진 위치에서의 대부분의 운동의 기본적인 위치는 서있는 자세이다. 자세 정렬은 다음 단계로부터 이루어진다.

표 22.3 능동적 환자의 작은 발의 촉진을 위한 임상적 방법

방법 1

치료사는 발등으로부터 횡아치 [2번째 발허리뼈(2nd metatarsal)]의 윗부분을 치료사의 손가락으로 만지거나 경미하게 눌러서 횡아치의 능동적 움직임을 촉진한다. 이 압력은 횡아치의 능동적 움직임을 만드는 것이다. 유사하게 발등에서 발배뼈(주상골, naviculare)에 만지거나 경미하게 눌러서 종아치의 능동적인 움직임을 촉진한다.

방법 2

일단 환자가 작은발의 능동적 움직임의 방향을 알아야 하며, 치료사나 환자가 아래에서부터 무릎으로 만져주며, 작은 발에 저항을 제공하고, 촉진을 한다.

방법 3

작은 발은 양쪽발이 서로 가까워 발의 안 가장자리와 함께 움직일 때 더 쉽게 할 수 있다. 더 우세한 발은 더 적게 숙련되는 것을 돕는다.

처음 단계 (정보를 얻기 위한 첫 단계) [First stage (first stage of obtaining information)]

발은 따로따로 평행하게 하고, 엉덩이 폭, 발가락은 앞으로 두도록 한다. 환자는 천천히 발목관절에서 그 몸을 앞으로 이동하고, 무게는 앞발에 옮겨지거나 이동된다(그림 22.9). 운동은 환자가 넘어지기 전에 멈추어져야 한다. 발뒤꿈치는 지면에 고정하고, 하지, 골반과 함께 몸통 및 머리의 정렬을 맞춘다. 치료사는 한손으로 환자의 가

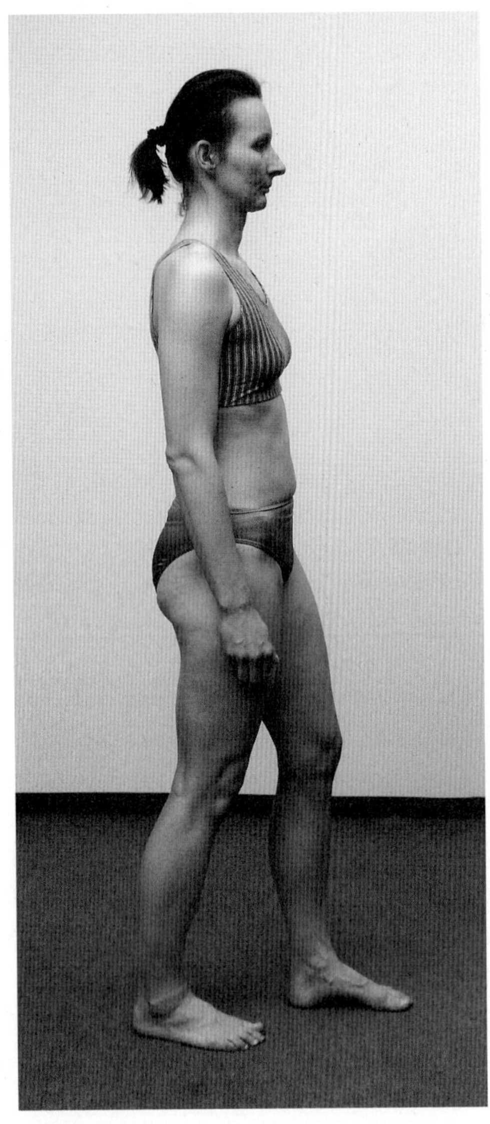

그림 22.8 작은 발을 앞으로 하고 자발적으로 선자세(입각기).

표 22.4 작은 발을 처리하는 과정

방법 1
환자는 작은 발과 하지의 내부와 외부를 돌린다. 즉, 측면으로부터 무릎 정면으로 이동해야 한다(움직임은 골반 안에 있어야 함).

방법 2
작은 발은 무릎 굽힘의 각안에서 움직임이 만들어진다:
70° (쉽고)~100° (어려운).

일반적인 실수:
발의 안쪽움직임(내번)과 첫 번째 발허리뼈의 앞부분 들기와 발의 굽힘

슴 및 그의 둔부를 만져서 무게가 앞발로 옮겨졌다는 것을 확인하고 움직인다.

목표는 지면과의 발 접촉의 의식이 있는 감각을 달성하기 위한 것이며, 발의 능동적 움직임을 증가하고, 몸 전체의 자세에 대한 자각을 증가하기 위함이다.

둘째 단계 (정보를 얻기 위한 둘째 단계) [Second stage (second stage of obtaining the information)]

발의 위치는 처음 단계에서와 같다. 엉덩이관절은 외회전과 함께 무릎은 경미한 굽힘 (대략 20°)을 한다. 따라서 무릎 관절의 축은 발의 외부 가장자리로 옮겨진다. 몸

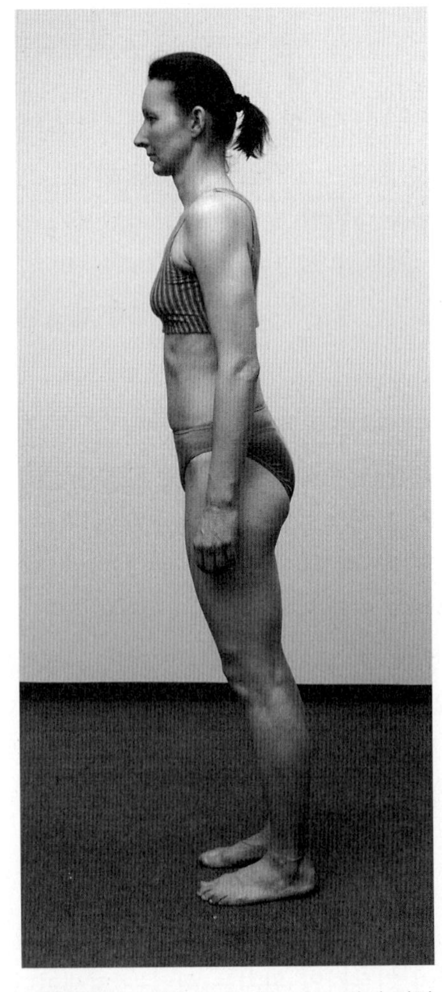

그림 22.9 발목을 앞으로 하고 자세 정렬(첫 번째 단계).

은 앞으로 숙이고 무게는 앞발에 옮겨지거나 이동된다. 발뒤꿈치는 지면에서 떨어지지 않도록 한다.

엉덩이관절의 움직임, 그리고 체중의 이동, 발과 하지의 움직임이 증가된다. 발아치와 골반의 정렬 그리고 상지의 정렬은 자동적으로 이루어진다. 공간 내에 있는 발은 자세와 몸의 위치에 대하여 의식하게 된다.

교정된 선 자세 (Corrected stance)

발의 위치는 둘째 단계와 같다. 첫째로, 작은 발은 자발적으로 움직이며, 그 후에 무릎 (열린 자세)에 있는 경미한 굽힘은 엉덩이관절 외회전과 함께 움직인다. 몸은 발목 관절에서 경미하게 앞으로 이동하며, 발의 주요 3가지 지점(발뒤꿈치, 첫 번째와 다섯 번째 발허리뼈의 윗부분)과 발가락으로 이동한다. 환자는 발바닥을 (발가락도 포함) 지면으로 밀고 발의 발뒤꿈치에서 윗부분으로 수직이 되도록 몸을 신장시킨다. 따라서 몸을 발끝에서부터 위쪽으로 올린다(꼭대기까지)(그림 22.10).

이것은 자세의 정렬을 돕는다. 복벽은 평평하게 하며, 머리는 높이 들고, 어깨는 몸의 측에 따라서 펴고 내린다.

정렬된 자세는 생리적 정렬상태의 척추의 참여와 함께 정렬된 자세 안의 근육의 움직임으로 증진된다. 이 자세는 발에서부터, 엉덩이뼈와 몸통 그리고 몸까지 안정되어 있어야 한다.

한쪽 다리로 교정된 선 자세 (Corrected stance on one leg)

한쪽 다리로 선 자세와 함께 프로그램은 지속적으로 진행된다(그림 22.11). 균등하게 배열되어 있는 무게는 반걸음(half step) 앞으로 부여된다. 무게는 몸통과 머리까지 뒤 다리를 가진 앞쪽으로 이동한다. 반걸음은 점차적으로 무게를 뒤에 이동해서 수직 위치에 있는 몸통으로 뒤에 발뒤꿈치로 뒷다리의 엉덩이를 이동하고 있는 동안 실행된다(그림 22.12).

고유수용성자극의 흐름의 요구를 증가하기 위해서는

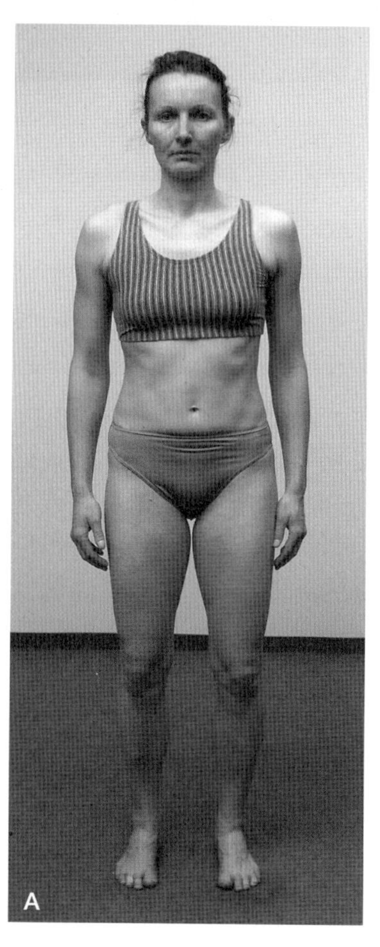

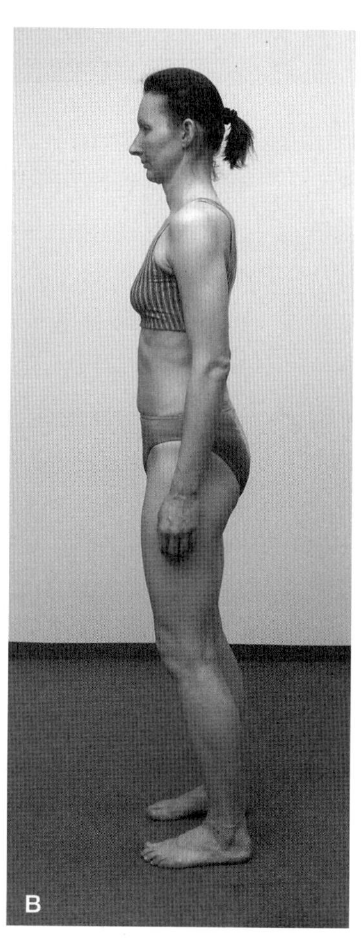

그림 22.10 교정된 선 자세 (corrected stance).

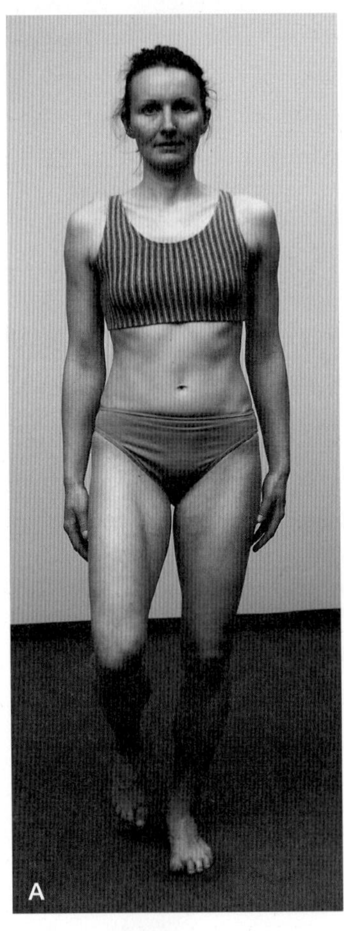

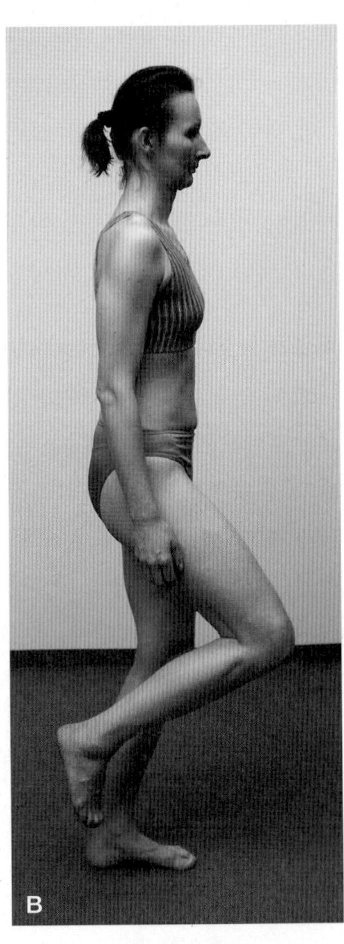

그림 22.11 한쪽 다리로 교정된 선 자세. **(A)** 앞면, **(B)** 옆면.

첫 번째 압력은 엉덩이뼈 관절, 어깨에서부터 위쪽으로 밀거나, 치료사에 의해 시행된다. 환자는 처음부터 끝까지 근육의 움직임을 유지해야 한다.

런지 (Lunges)

다음 단계는 런지이다. 이 운동에서 우리는 환자가 떨어지는 균형과 다시 그것을 일으키려는 것을 볼 수 있다. 근육 수축의 속도 및 자세의 조절은 훈련된다. 목표는 반응을 증진하고 조절을 높이며 하지관절, 척추 그리고 낮은 협응으로 부터의 낙상과 손상을 예방 할 수 있다.

절차 (Procedure)

정렬 자세에서, 체간은 발목 관절에서 앞으로 기댄다. 무게 중심은 앞발의 위 발뒤꿈치가 위로 들 것을 시작할 때까지 앞으로 이동한다. 균형의 손실(몸이 앞으로 떨어질 때), 발이 앞으로 한걸음 이동할 때 평형 또는 균형의 손실을 찾아야 한다(그림 22.13). 이것은 부드럽고 용수철처럼 빠르게 실행되어야 한다. 끝 범위에서 정렬된 자세로 형성된 작은 발이 있다면, 무릎은 정면 또는 정렬된 선 자세에서 굽힌한 상태에서(최대 90°) 잠긴 상태나 안정된 상태로 두고 윗다리는 발가락 끝에 지지 한다. 몸 전체는 (몸의 긴축으로) 머리부터 발끝까지 신장된다. 작은 발은 무릎의 안정성을 강화한다.

처음부터 짧은 런지를 사용하는 것이 적당하다. 치료사는 그의 앞에 서 있고, 정면에서 그의 어깨 또는 흉골을 만져 환자에게 안정감을 준다. 런지는 다른 방법도 가능하다. 예를 들면, 다른 방향에서 그리고/또는 팔의 다른 움직임으로 가능하다(예를 들면, 걷는 것)(그림 22.14).

과오 (Mistakes)

자동적으로 실행되지 않은 운동이나 런지〔방어반응(protective reaction)〕는 낙상의 위험순간에서 틀린 타이밍 때문이다(균형/평형의 손실의 결과). 그것은 균형이 실제로 이루어지기 전에 자발적으로 행해진다. 빠른 착지

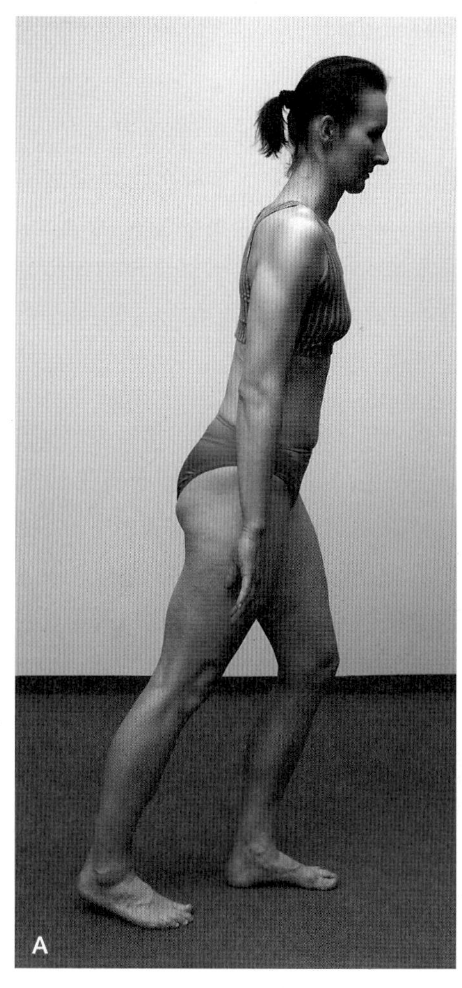

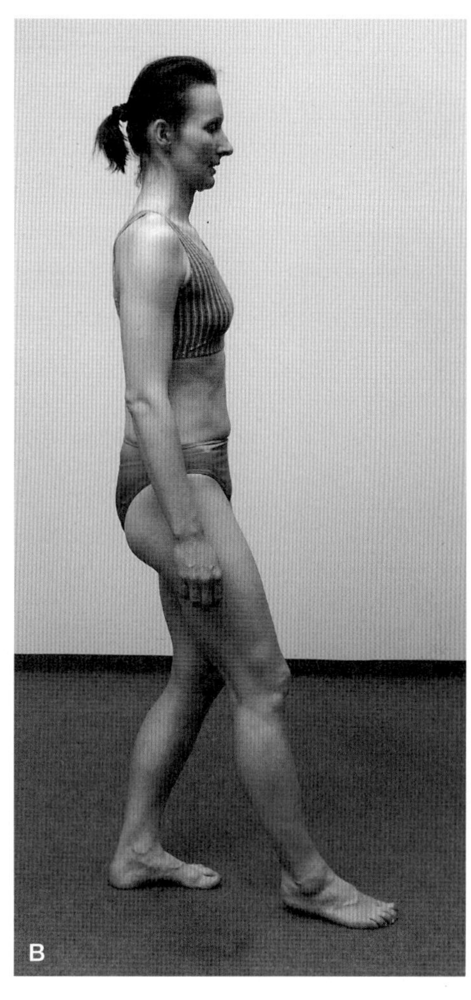

그림 22.12 반걸음. **(A)** 전진, **(B)** 후진.

는 발의 정확한 착지를 만들지 못한다. 체간은 뒷다리와 동일한 선상에 없으며 환자는 때때로 과전만증을 만든다. 무릎은 발의 종아치 중심의 과부하와 함께 발목관절 건의 하중 초과를 가지게 된다(엉덩이뼈 관절은 내회전).

점프 (Jumps)

점프는 두 다리 전부와 한 다리의 점프로 이루어진다(그림 22.15).

균형판(흔들판과 우블레판) [Balance Boards (Rocker and Wobble)]

각 운동 (교정된 자세, 한 쪽 다리 자세, 앞뒤로 걷기, 돌진, 점프)을 지면에서 먼저 하고, 그 후에 흔들판에서 하고, 그 다음은 우블레판에서 실시한다(그림 22.16). 환자가 운동을 충분히 이해하고 할 수 있을 때 다음단계로 움직이며, 더 어려운 것은 불안정한 것을 허용할 수 있을 때만 하도록 한다. 불안정한 판에 오르는 것은 더 훈련된 환자에게만 추천된다.

어려움의 수준은 다른 변이의 추가에 의해 상지의 운동, 스쿼팅(squatting), 흔들기(rocking), 볼 잡기와 같은 다른 움직임이며, 그 외에도 있고 불안정한 판위에서의 보행훈련이다.

불안정한 판에서의 훈련과, 서로 다른 방향의 어깨와 엉덩이뼈관절, 몸통을 윗 방향으로 만져주는 것은 중추신경계로부터 고유수용성흐름과 유사하게 증가한다(그림 22.17). 이것은 척수전정소뇌로를 촉진한다. 이 방법은 때때로 의외로 더 빠른 치료효과를 가져온다. 이 방법은 치료의 진단 목적으로 1903년에 프랑스 신경학자 Foix에 의해 기술되고, 최근 임상 신경학에서 소뇌 병변의 진단을 위해서 소개되었다.[3]

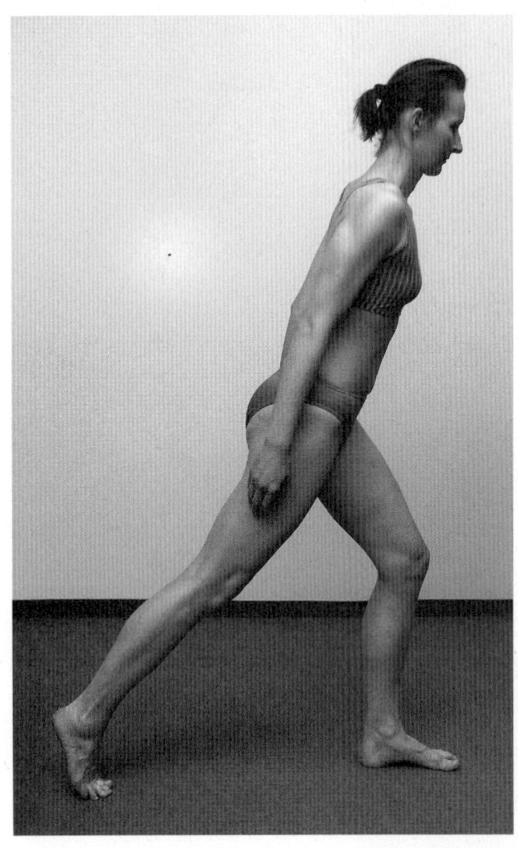

그림 22.13 런지 (lunge).

균형 신발 (Balance sandals)

균형 신발을 신은 채하는 보행 훈련은 장기 치료 환자 및 다른 운동을 하는 환자에게 더욱 유용하다(그림 22.18). 균형신발은 전체자세에서 자동적으로 요구되어 지고, 자각이 필요하며, 자세안정과 교정을 도울 수 있다.

일정량의 다른 운동과 같이 자발적인 통제는 균형신발 훈련이 시작되는 단계에서 필요하다. 몇몇 중요한 양상은 고려되어야 한다.

발의 발바닥은 신발의 표면에 가깝게 놓아야 한다. 이것은 작은 발을 형성하는 근육의 활동에 의해 달성된다. 발은 기능적으로 신발과 함께 움직인다. 이것은 전체적인 훈련 기간 도중 유지되어야 한다.

조절을 받는 동안 자발적 자세 특히, 엉덩이뼈관절의 위치, 어깨 그리고 머리이다.

발은 평행해야 하고, 빠르고 짧게 걸어야 한다.

무릎은 움직여야 하고, 가만히 있으면 안된다.

신발은 부드럽고 빠르게 움직여야 한다.

엉덩이뼈 관절의 수직 그리고 옆 교대는 피해야 한다.

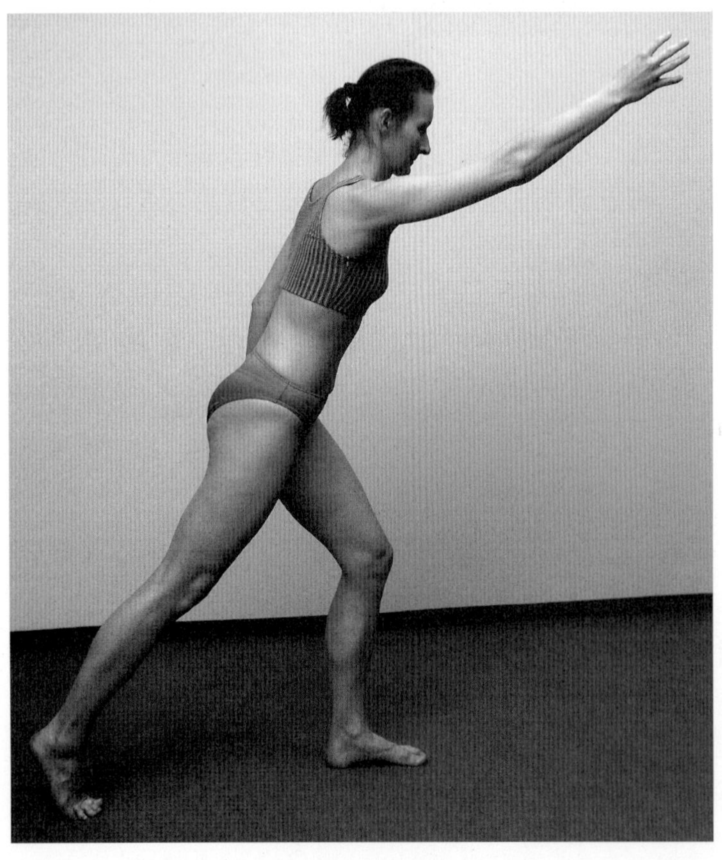

그림 22.14 전진(walking pattern).

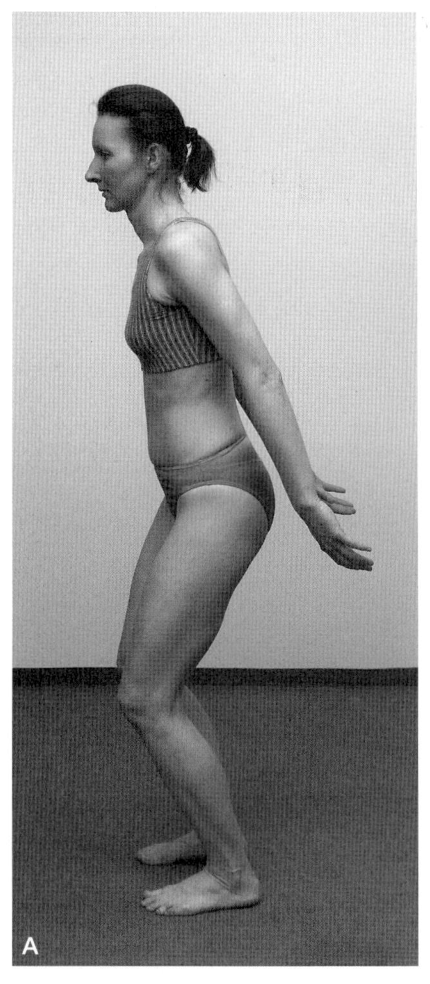
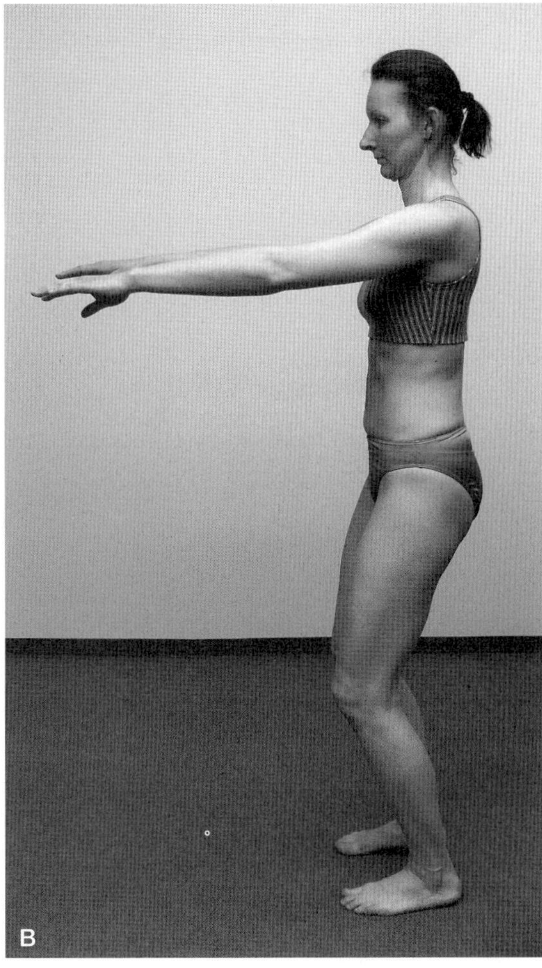
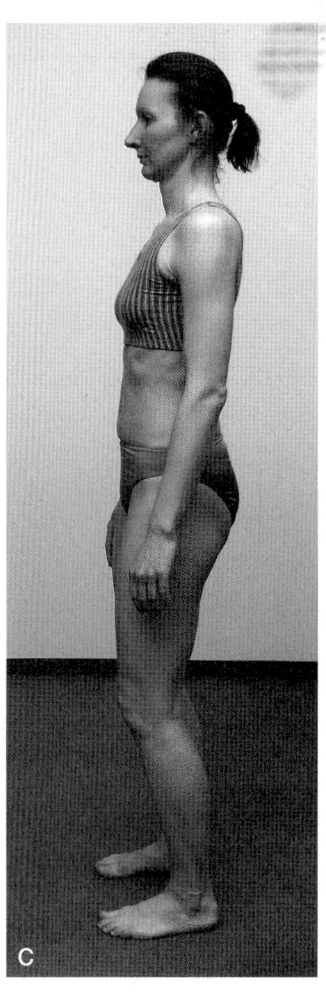

그림 22.15 점프. **(A)** 시작 자세; **(B)** 다음 자세; **(C)** 마지막 자세.

순서 (The sequence)

처음단계–예비단계 (First stage – Preparatory stage)

우리는 자세를 가르치는 것과 함께 시작한다. 환자는 확고한 지지와 평형을 유지하고, 수평한 위치, 평평한 지면과 발 그리고 신발의 지면으로부터 발을 평평하게 유지하는 것을 배운다. 치료사는 환자가 한쪽 발 들기 자리에서 또 다른 자세로의 이동을 교정한다. 보통 거울 앞에서 교정하는 것이 많은 도움을 준다.

둘째 단계 – 치료사의 도움과 신발 신고 걷기 (Second Stage – Walking on the shoes with the help of the therapist)

치료사가 환자의 어깨를 지지하고 선다. 첫째로, 환자는 그 자리에서 걷고, 치료사의 지지와 함께 걷는다. 치료사는 환자의 엉덩이의 전방 측에 대하여 만지거나 경미하게 밀어서 큰볼기근(대둔근, gluteus maximus)의 활동을 촉진할 수 있다. 때때로 엉덩이뼈관절을 교정할 수 있다.

세 번째 단계 – 독립으로 걷기 (The third stage – Independent walking)

뒤와 앞 그리고 옆으로 걷기를 실시한다(그림 22.19). 프라하에 있는 Vinohrady 재활 병원에서 실행되고 있고, 미출판된 논문에서는 엉덩이뼈 및 몸통근육의 활동이 〔특히, 허리를 움직이는 중간볼기근(중둔근, gluteus medius), 엉덩이근, 척추세움근(척추기립근, errector spinae)과, 가로배근(복직근, rectus abdomonis)〕 균형 신발을 신고 운동을 할 때 증진된다고 한다. 이것은 맨발로 걷기를 지속할 때 보인다.

훈련을 하는 동안 균형신발은 정렬된 자세와 근육기능 개선의 달성에 도움을 준다. 또 다른 이점은 작은 그룹에

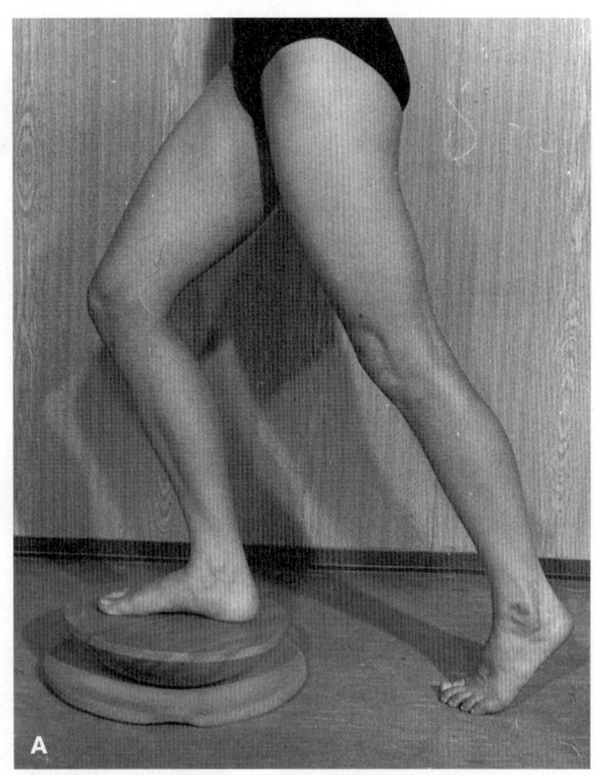

그림 22.16 균형판 위의 전진: (A) 우블레판; (B) 균형판.

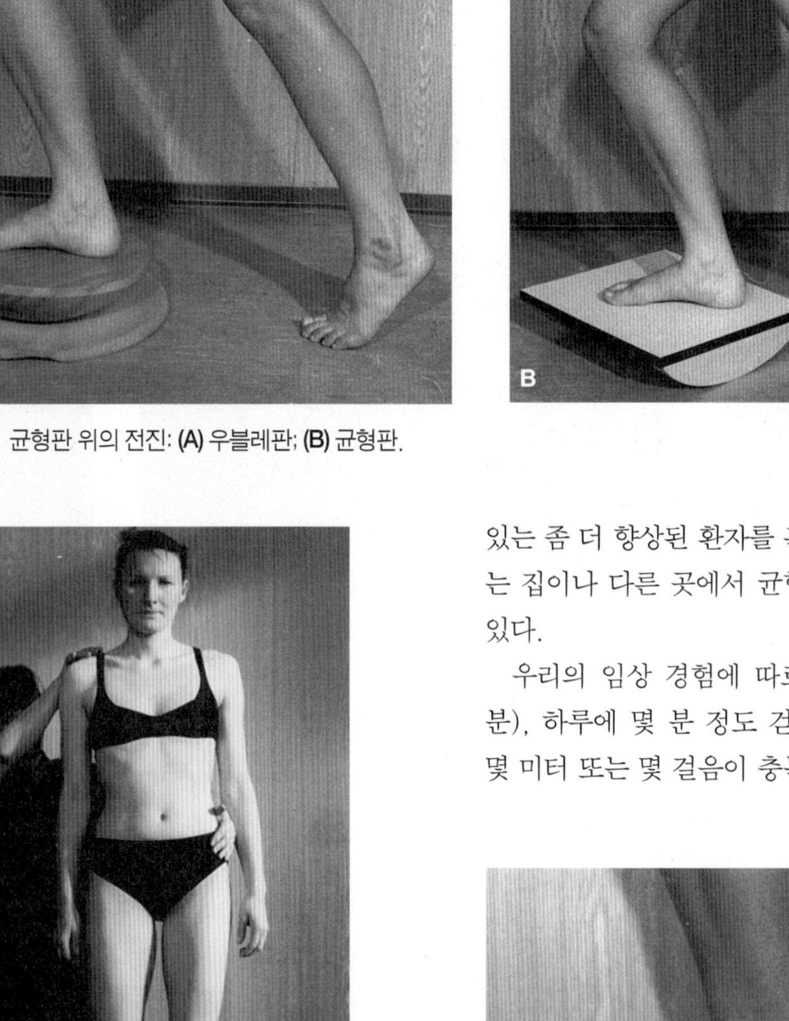

있는 좀 더 향상된 환자를 훈련할 수 있다는 것이다. 환자는 집이나 다른 곳에서 균형신발을 신고 훈련을 할 수가 있다.

우리의 임상 경험에 따르면, 균형신발은 단기간(1~2분), 하루에 몇 분 정도 걷는 것이 효과적이다. 보통 약 몇 미터 또는 몇 걸음이 충분하다. 피로의 첫 번째 표시와

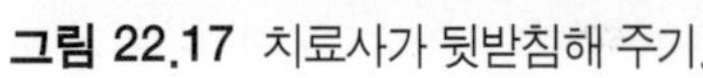

그림 22.17 치료사가 뒷받침해 주기.

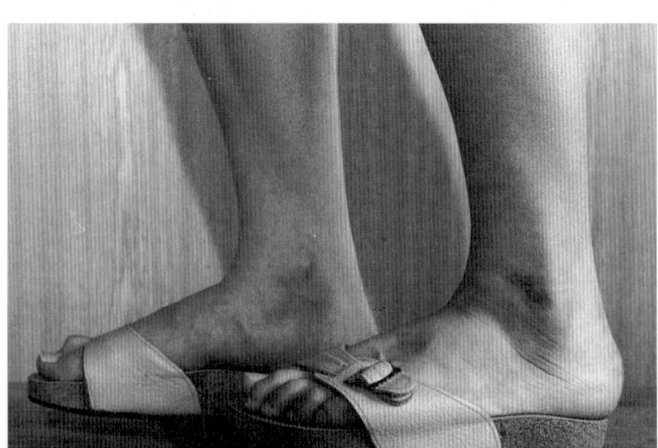

그림 22.18 균형 신발위에 서기.

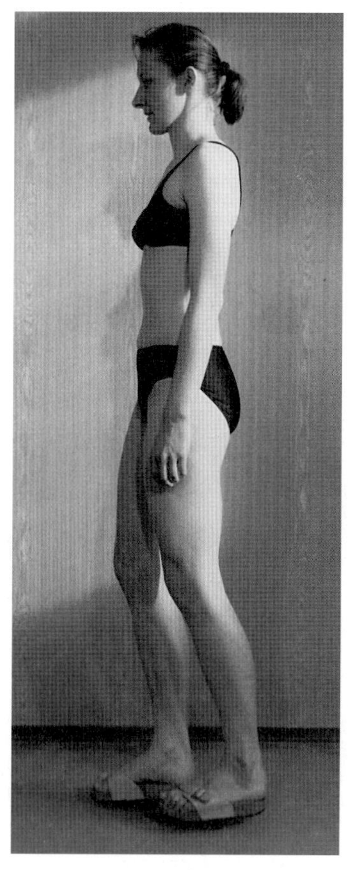

그림 22.19 균형신발을 신고 걷기.

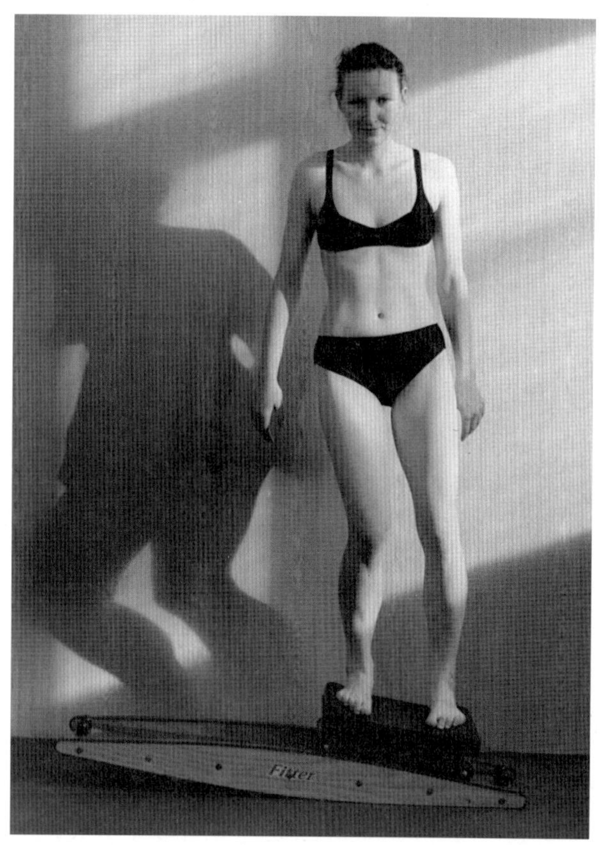

그림 22.20 Fitter 위에서 중간볼기근 훈련.

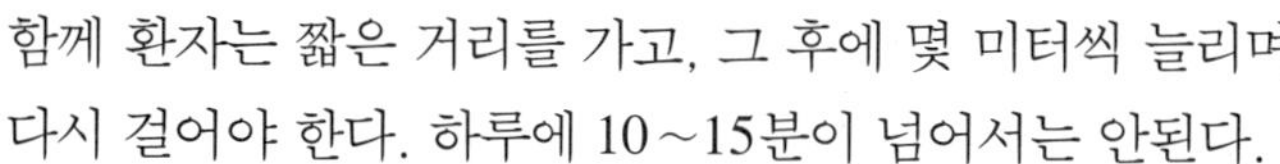

함께 환자는 짧은 거리를 가고, 그 후에 몇 미터씩 늘리며 다시 걸어야 한다. 하루에 10～15분이 넘어서는 안된다.

일반적으로 몇 주면 훈련의 효과를 볼 수 있다. 한 연구에서 1주 안에 엉덩이근육의 활성화가 일어난다는 연구가 보고 되었다.[4] 운동단위 동원의 증가와 함께 맨발로 걷는 것과 균형신발을 신고 걷는 것은 엉덩이 근의 활성화뿐만 아니라, 그 사이의 운동을 더 효과적으로 할 수 있도록 한다.

다른 미출판 학문에서는, 우리는 복부 근육이 저 긴장되거나 억제되면, 1주 동안 균형신발을 신고 컬(curl)을 하도록 하면 증진된다고 한다.[5] 이것은 둘 다 EMG 활동의 운동 단위 동원 속도와 관련이 있다.

다양한 SMS 기구 (Miscellaneous SMS tools)

조립공으로 훈련할 때 전방에서 좌우 그리고 뒤 방향으로 활주 운동을 한다(그림 22.20). 직립자세, 협응 그리고 균형유지는 증진된다. 일반적인 자세안정과 특별히 엉덩이근육의 활성화로부터 오는 골반외측의 안정성을 증진한다. 몸 불균형인 사람을 트위스터를 할 때보단 더 적게 알아볼 수 있다.

트위스터는 몸통과 엉덩이 근육의 활성화의 개선을 도와주는 장치이다. 더하여, 트위스터 운동은 특별한 척추 심부근의 수축을 활성화 한다. 트위스터 운동을 하는 동안 대칭 조절이 쉽다. 이것은 허리 통증환자에게 때때로 불균형을 인식하는데 있어서 도움을 줄 수 있다. 트위스터는 고유수용성감각을 증가하지는 않는다. 그러나 엉덩이관절과 몸통의 협응과 자동조절을 하도록 한다. 비록, 뇌성마비를 가진 아이들에게 사용되었다 하더라도, 롤러 또는 운동공은 최근에 허리 통증환자의 치료에 사용되고 있다.

허리 통증환자에게 공 사용의 이점은 공을 지지하면서 몸의 체중을 이용하고, 몸통과 척추의 안정성이 훈련된다는 것이다. 이것은 척추손상의 위험으로부터 조금이라도 안전하다. 이것은 통증이 있는 부위에서 근육의 억제를 위한 방법으로 사용되어 질 수 있다. 근육의 활동은 공 운동에서의 활동처럼 자동적으로 달성되거나 정상운동 행동을 얻는다. 운동의 다양성은 수용기의 위치에 따라 감각의식과 균형조절 그리고 척추안정성을 가져온다. 덧붙이면 일반적으로 자세조절 훈련에 매우 유용하다(26장 참고).

미니트램벌린은 특히 유용한 장치이다. 조깅이나 견고한 지면에서 뛰어오르거나 살짝 미는 것과 뛰어오르는 것은 고유수용성기를 더 활성화 한다(그림 22.21). 덧붙이면, 관절의 완충작용 때문이다. 운동은 정렬된 자세에서 할 필요가 없으나 앉아서 복부근육의 강화를 위해서 필요하다. 더구나, 4점 무릎꿇기에서의 미니트램벌린 운동은 골다공증(osteoporosis)에서 기인한 척추 후만증(kyphosis)을 가진 여성에게 효과적이다(그림 22.22).

■ 결론 (Conclusion)

SMS 프로그램은 몸의 자세정렬을 특히 좋게 한다. 그것의 목표는 보행과 자세의 조절, 수직위치에 있는 자세의 조절을 하고, 자세체계의 기능을 증진하기 위한 것이다.

사실상, 이 체계의 기능은 운동성 안정화와 서있는 동안의 지속적인 자세정렬을 유지한다(운동도중 자세행동). 축 기관/척추의 안정화와 근력증가를 포함하는 것이 적절한 자세를 증진한다.[21]

따라서 SMS의 주요 목표의 한개는 안정시키는 근육을 활성화하기 위한 것이다. 안정화체계의 활성화는 국부적이고 넓은 안정체계로 훈련된다.[2,27] 국부적 안정화 체계의 역할은 허리 통증 환자와 그들의 치료에서 운동조절을 변화시키는 것을 강조한다. 연구에서 허리 통증은 국부안정화 체계의 기능부전이다.[26,32] 그러나 유사하게도 경추의 기능부전도 나타난다.[19]

몸통의 안정성에는(척추), 간선 (등뼈)의 안정성에서의 특별한 역할은 흉곽 압력과 복벽의 압력의 조절, 횡격막의 이완, 복막[특히, 복횡근(transversus abdominis)], 골반저면과 깊은 척주 내근의 활동성을 만든다.[13,27-29] 한 연구에서는 골반과 횡격막의 이완과 수축의 활동성 수축 후에 통증유발점의 이완을 설명했다.[23]

SMS에서는 발 근육 ("작은" 발)의 활동을 교정된 자세

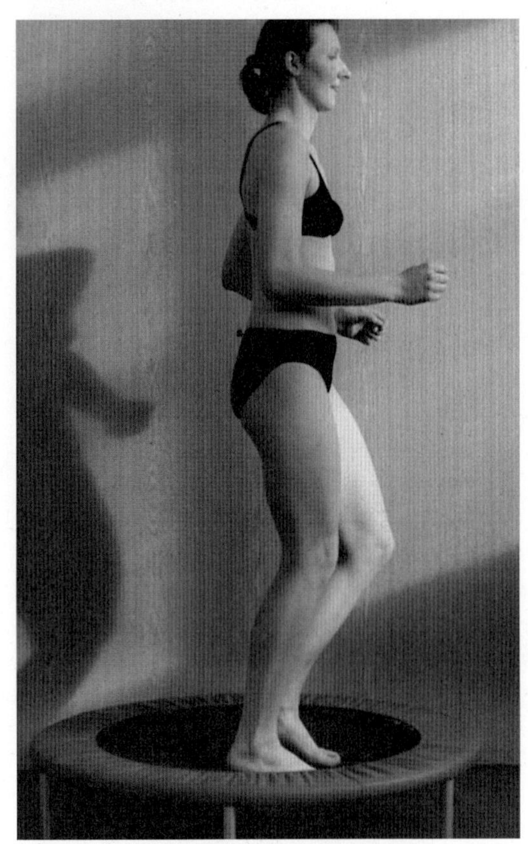

그림 22.21 작은 트램볼린 위에서 걷기.

위치 및 엉덩이뼈관절의 외회전은 안정화를 돕는다. 척추는 다열근(multifidus) 부분이 중요한 역할을 하기 때문에 중립 자세를 하여야 한다.[24,25] 동시에 복직근의 활동은 복벽을 평평하게 해서 흡기자세를 유지하도록 한다.

몸의 신장을 위해 척추의 다른 부분은 곧게 편다. 몸의 긴 축선의 시각화는 목의 깊은 근육과 더불어 척추의 깊은 근육의 활동을 증진한다. 일반적으로 시각화는 근육 긴장도를 증가한다고 알려진다. 이 경우에는 근육 긴장 상태가 척추의 깊은 근육 특히, 긴장성 기능을 하는 근육의 증가가 이루어진다. 연구에서 시각화 사이의 목근육의 분화 근육의 활동성이 언급되었다.[18]

골반저면의 활동은 [가로배근(복횡근, transversus abdominis) 포함] 교정된 자세에서 발바닥이 지면의 압력(임상 경험)을 받고 몸을 앞으로 움직일 때 증진된다.

따라서, 교정된 자세의 실제는 골반지면의 협응력 및 복횡근, 척추의 중립자세와 더불어 척추의안정화, 흉곽의 자세 촉진 역할을 촉진한다. 척추의 안정성은 달성된다(특히, 허리).

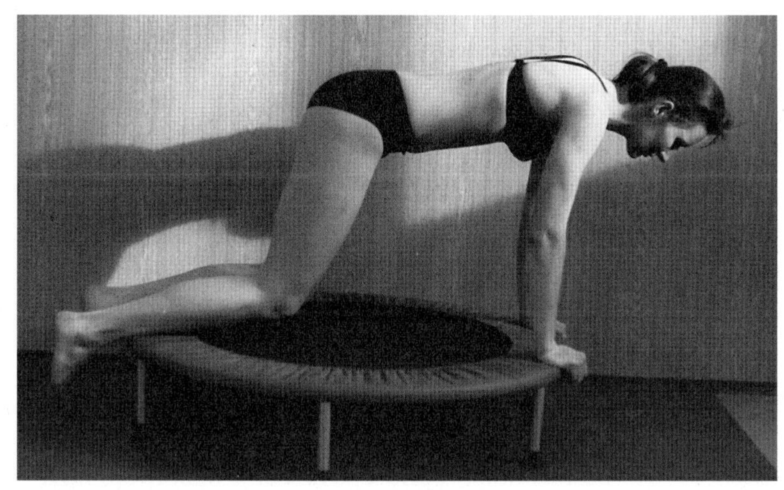

그림 22.22 작은 트램볼린 위에서 네발기기.

자세정렬의 유지는 오랜 시간 유지되고(교정된 자세에서 훈련되는), 전체적인 척추의 국부 안정성의 긴장성 활동성 없이는 가능하지 않다.

불안정한 표면 및 동적인 운동 훈련은 국부적으로 안정시키거나 협응력을 좀더 정확하게 증진해 준다. 국부 안정화 체계의 기능항진의 표시 및 징후는 예를 들면,근 긴장도의 병적약화, 척추 커브의 감소, 흉곽의 흡기자세의 버릇 또는 잘못된 호흡, 필요하다면 자발적으로 고치도록 한다. 척추(몸통)의 안정성 및 균형은 환자의 프로그램 전에 검사를 하도록 한다. 국부 안정화 체계의 불충분한 점들은 예비운동에서 고려되고 주의를 가지도록 해야 한다.

균형의 반복요소는 속도의 증가로 이루어지고(자동적인 방어적인 반응에 의하여) "최대" 수축(운동단위의 증가)을 달성하는 근육의 기능을 증진한다. 동시에 자세체계의 기능은 내부와 외부의 환경(환자의 자신의 몸) 안에서 안정성과 균형을 조절하는 것을 교육한다. 따라서 자세 체계는 측에서 밖으로 "없어지기 전에" 빠른 의지적인 운동시작 전이나 때에 맞추어 그것을 안정시키는 과정을 충분히 할 수 있다.

목표는 잘못된 자세에 이끌려진 운동에게서 — 관절(척추와 상하지) 및 그것의 수동적화 체계의 움직임을 통해서 특히 손상 또는 상해 의 예방을 위한 것이다.

임상 경험은 SMS의 짧은 훈련 기간 후에도, 자세의 안정성 및 균형이 조절된다는 것을 보여준다. 더구나, 운동조절관점 또는 프로그램은 더 쉽게 조절되고 새로운 것은 자동적으로 달성된다. 동시에, 매일 운동의 성과는 촉진되고 가속화된다.

운동의 다양성과 새로운 것들은 운동조절체계의 협응과 빠른 반응의 증가로 이루어진다. 이것은 척추의 미세손상(그리고 손상), 허리 통증환자 그리고 재발에 아주 중요하게 작용한다.

SMS 방법에는 많은 적응증이 있다. 그것은 각기 다른 자세문제에서 성공적으로 사용되어질 수 있다. 외상 후, 수술 후, 만성 허리 통증 아동과 노인의 나쁜 자세, 아동의 자세교정(골반저면과 배근) 그리고 호흡기능 부전, 과운동성 또는 불안정성(양쪽 척추와 말단 관절들). 아동, 성인, 노인들에게 운동을 사용할 수 있고, 좌식생활을 하는 사람들과 운동선수들도 사용할 수 있다. 그리고 학교 프로그램에서도 사용되어질 수 있다. 따라서 정렬된 자세 및 그것의 안정성을 돕거나 얻는 것은 운동프로그램의 한 부분이다. 그것은 또한 신경학적 문제에 사용되어지고 실제로 모든 것이 구심성의 결점이 되는 상황으로 추정될 수 있다. 원칙적으로 이 방법의 금기 증은 없다. 급성 통증환자(외상 후와 수술 후) 또는 감각손실과 협력 할 수 없는 환자는 적당하지 않다.

SMS 프로그램은 고정되거나 딱딱한 엄밀한 것이 아니다; 오히려, 그것은 환자의 필요와 개별적 문제에 적응시켜야 한다.

SMS는 감각운동을 배우는 과정이고 운동조절의 구심성감각의 중요성을 지적한다. 자세 체계의 기능의 조성에 필요한 모든 자원에서 구심성 흐름의 증가는 고유수용성 자극의 강조와 더불어 체성감각 및 전정기계에 사용된다.

고유수용기의 자극의 필요는 몇 십년 전보다 오늘날 더 중대하게 여겨진다. 우리의 생활양식은 실질적인 변화와 감각자극법(고유수용기) 안에 일반적인 감소와 연관된다.

따라서 SMS의 요소는 모든 운동교육에 일반적이고, 특별하게 자연적으로 치료에 참여하는 것이다.

확인 과정
본 장의 학습목표 자가 점검

- 감각운동 훈련의 몇 가지 적응 증은?
- 작은 발을 능동적으로 만들고 능동보조와 수동움직임의 차이점은?
- 자세교정에서 발의 압력은 어디에 느껴져야 하는가?
- 런지의 절차는?
- 흔들판과 우블레판에서 시행하는 운동은?
- 임상에서 균형신발을 언제 신기 시작하는가?

■ 감사의 글 (Acknowledgment)

저자는 도움을 준 Craig Liebenson에게 감사의 마음을 표현한다. 우리는 특히 이장의 신판을 이끌 수 있도록 도움을 준데 대하여 감사한다. 우리는 이 방법이 우리나라 뿐만이 아닌 해외의 물리치료에 지속적으로 중요하게 여겨 질것이라고 믿는다. 영국판 원본을 쓴 Pamela Tunnell에게 가장 많은 감사의 뜻을 표한다.

■ 참고문헌 (References)

1. Abrahams VC. The physiology of neck muscles. Their role in head movement and maintenance of posture. Can J Physiol Pharmacol 1977;55:332–338.
2. Bergmark A. Stability of the lumbar spine. A study in mechanical engineering. Acta Orthop Scand 1989;230(suppl):20–24.
3. Bobath K, Bobath B. The facilitation of normal postural reactions and movement in treatment of cerebral palsy. Physiother 1964;50:246.
4. Bullock-Saxton JE, Janda V, Bullock MI. Reflex activation of gluteal muscles in walking. Spine 1993;18:704–708.
5. Bullock-Saxton JE, Janda V, Bullock MI. Reflex activation of abdominal muscles during a curl up. Unpublished 1994.
6. Burton AK. Trunk muscle activity induced by three sizes of wobble (balance) boards. J Orthop Sp Phys Ther 1986;8:70–76.
7. Freeman MAR, Wyke BD. Articular contributions to limb muscle reflexes. J Physiol (Lond) 1964;171:20P–21P.
8. Freeman MAR, Dean MRE, Hanham IWF. The etiology and prevention of functional instability of the foot. J Bone Joint Surg (Br) 1965;47B:678–685.
9. Freeman MAR, Wyke BD. Articular reflexes at the ankle joint. An electromyographic study of normal and abnormal influences of ankle joint mechanoreceptors upon reflex activity in leg muscles. Br J Surg 1967;54:990–1001.
10. Guyton AC. Basic Neuroscience. Philadelphia: WB Saunders, 1987.
11. Herveou C, Messean L. Technique de reeducation et d education proprioceptive. Paris: Maloin ed., 1976.
12. Hinoki M, Ushio N. Lumbosacral proprioceptive reflexes in body equilibrium. Acta Otolaryngol 1975;330(Suppl):197–210.
13. Hodges PW, Butler JE, McKenzie D, Gandevia SC. Contraction of the human diaphragm during postural adjustments. J Physiol 1997;505:239–548.
14. Ihara H, Nakayama A. Dynamic joint control training for knee ligament injuries. Am J Sports Med 1986;14:309–315.
15. Janda V, Vavrova M. Sensory Motor Stimulation: A Video. Presented by JE Bullock-Saxton, produced by Body Control Systems, Brisbane, Australia, 1990.
16. Janda V, Vávrová M. Sensory motor stimulation (video), 1990, in Czech.
17. Janda V, Vávrová M. Sensory motor stimulation. Rehabilitacia 1992;3:14–35, in Czech.
18. Jirout J. Reaction of the cervical vertebrae on assumed changes in the shape of the cervical spine. Československá neurologie a neurochirurgie 1989;2:75–77, in Czech.
19. Jull G. Deep cervical flexor muscle dysfunction in whiplash. J Muskuloskel Pain 2000;8:143–154.
20. Kabat H. Central mechanisms for recovery of neuromuscular function. Science 1950;112:23–24.

tions. Its fundamental role in rehabilitation on the motor system. J Orthop Med 1999;1:40–45.

22. Kurtz AD. Chronic sprained ankle. Am J Surg 1939;44:158–160.
23. Lewit K. The stabilizing system of the lumbar spine and the pelvic diaphragm. Rehabilitace a fyzikální lékařství 1999;2:46–48.
24. Liebenson C. Rehabilitation of the Spine: A Practitioner's Manual. Baltimore: Williams & Wilkins, 1996.
25. Norris C. Back Stability. Champaign: Human Kinetics, 2000.
26. Panjabi MM. The stabilizing system of the spine. Part 1. Function, dysfunction, adaptation and enhancement. J Spinal Dis 1992;5:383–389.
27. Richardson C, Jull G, Hodges P, Hides J. Therapeutic Exercise for Spinal Segmental Stabilization in Low Back Pain. London: Churchill Livingstone, 1999.
28. Sapsford RR, Hodges PW, Richardson CA. Activation of the abdominal muscles is a normal response to

contraction of the pelvic floor muscles. Japan: International Continence Society Conference, abstract, 1997.

29. Sapsford RR, Hodges PW, Richardson CA, Cooper DA, Jull GA, Markwel SJ. Activation of pubococcygeus during a variety of isometric abdominal exercises. Japan: International Continence Society Conference, abstract, 1997.

30. Sherrington CS. On reciprocal innervation of antagonistic muscles. Proc R Soc 1907;79B:337.

31. Skogland S. Anatomical and physiological studies of knee joint innervation in the cat. Acta Physiol Scand 1956;36 (Suppl 124):1–101.

32. Stanford M. Effectiveness of specific lumbar stabilization exercises: A single case study. J Manual Manip Ther 2002;10:40.

33. Wyke BD. The neurology of joints. Ann R Coll Surg Engl 1967;41:25–50.

23

반사 자극 방법에 의한 주동근-길항근 공동 활성의 촉진
(Facilitation of Agonist-Antagonist Co-activation by Reflex Stimulation Methods)

학습목표

이 장을 읽고나면 이해할 수 있을 것이다:

- 주동근–길항근 공동활성의 역할과 기능적 관절의 중립
- 발달적 운동학과 근 균형/불균형 사이의 상관관계
- 직립자세(upright posture)의 신경발달 단계
- 근균형과 관절의 중립을 촉진하기 위한 기기 그리고 구르기 기법을 내포한 반사적 이동 방법
- 척추 안정화 활성을 위한 복벽(abdominal wall)과 가로막(diaphragm) 사이의 협응관계

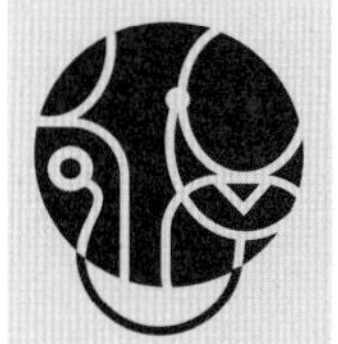

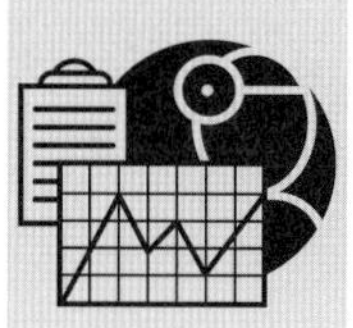
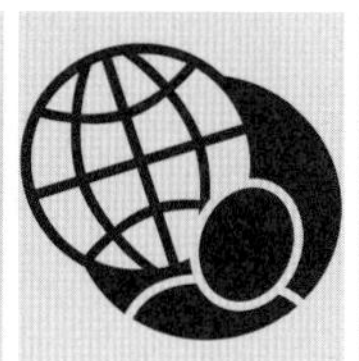
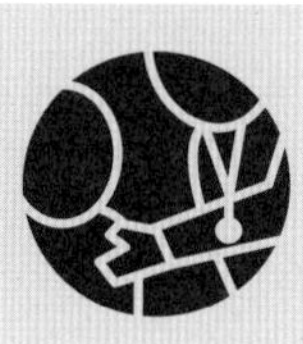
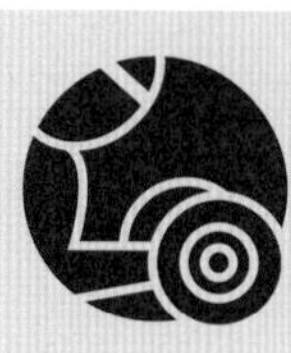
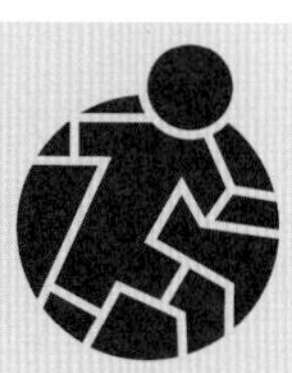
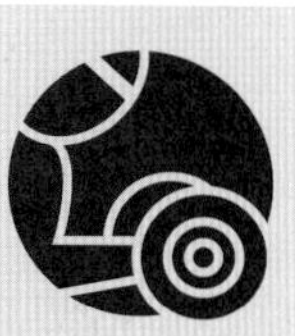

개요 (Introduction)

운동행동의 두 가지 형태는 신경계의 구조와 기능으로부터 나타난다. 우선 분명한 것은 운동학습의 결과로 쉽게 운동기능이 보여 지는 것이다. 이것은 조건화된 반응으로 구성되고, 지속적 반복인 자극에 의해 형성된다. 다른 하나는 자동적으로 학습된 운동기능이고, 이를 운동상동(motor stereotypes)이라고 부른다.

신경계는 한 세대에서 다음 세대까지 같은 방식으로 일어나는 운동기능을 만든다. 이러한 일반적 운동행동의 결정적 요소들을 소위 운동패턴이라 한다. 근 기능은 운동패턴에 암호화되고 중추신경계가 성숙함에 따라 발달한다.

자극을 통한 운동계의 반응(reaction)으로 운동 패턴은 중추신경계(CNS)프로그램으로 나타난다. 주어진 자극의 반응은 중추신경계의 통합 정도에 따른다. 지금까지 묘사된 특별한 자극 반응은 척수와 뇌간 수준이다. 이런 계통의 수준에서는 지지반응(supporting reaction), 교차 폄반사(the crossed extension reflex), 자동보행(gait automatism), 피절 운동반사(segmental cutaneous motor reflexes), 과긴장성 목반사(deep tonic neck reflexes), 전정반사(vestibular reflexes)등과 같은 현상으로 반응한다. 이 같은 반응에 추가로, 현재는 뇌간 수준 신체운동계의 통합된 운동패턴의 입증이 가능하다. 이러한 프로그램들은 단지 자세적 개체발생(ontogenesis)과정에서 성숙한다.

한 살된 아이가 앙와위(supine) 자세에서 같은 쪽 팔과 다리에 의하여 들려지고, Collis 수평적 자세(Collis horizontal reaction)를 유지한다면, 특별한 운동반응을 얻게 된 것이다(그림 23.1). 이러한 반응이 일정하게 반복되면, 아이는 매번 같은 식으로 반응하게 된다. 이와 같은 반응은 운동학습으로부터 나타나지 않지만, 정상적 중추신경계를 가진 같은 또래의 모든 아이들에서 똑같이 반응할 것이다. 반응의 형태는 성숙된 중추신경 단계에 상응하는 근육의 공동 활성화로부터 얻어진 자세적 기능에 의존한다.

하지만, 이런 통합적 단계의 운동패턴은 기초적인 의학적 중요성에도 불구하고, 임상가와 신경 생리학자들에 의해서 무시되고 있다. 이 장에서 우리는 운동기능이 비록 유전적으로 결정 되어지지만, 뇌간수준 신체운동계에서 더 잘 조절되고 통합되며, 자세의 개체 발생적 기전을 통해 설명될 수 있다는 것을 알 수 있다.

근육 기능의 중립화와 반사변화 (Central and Reflex Changes of Muscle Function)

근육의 기능을 완전히 이해하기 위해서는 해부학뿐만이 아니라, 중추신경계 조절 하부터 기능까지의 묘사, 연구 그리고 이해가 필요하다. 근육 활동은 그 본질이 매우 복잡하고, 여러면에서 알려지지 않은 생리학적 메커니즘에 의해 처리되는 정보들로 되어있기 때문에 그동안 매우 복잡한 반사과정 즉, 발달된 프로그램의 결과라고 알려졌었다. 이러한 근육의 수용체(receptors)와 효과기(effectors)사이의 관계는 간단한 반사로(reflex pathway)에 의해 설명될 수 없고, 오직 중추신경계에 의해 작용되는 프로그램에 의해 설명할 수 있다.

중추신경계 또는 내장기관을 포함한 인체기관의 또 다른 부분에서 방해활동이 있다면, 체성(somatic) 즉, 근육계에도 영향이 있을 것이다. 그러나 이러한 문제에는 두 가지 반응형태가 있다.

1. 억제, 저 긴장성을 동반한 징후, 감소된 활동과 약화
2. 과긴장성(hypertomus), 경련(spasm), 강직(rigidity), 심지어 경직(spasticity)

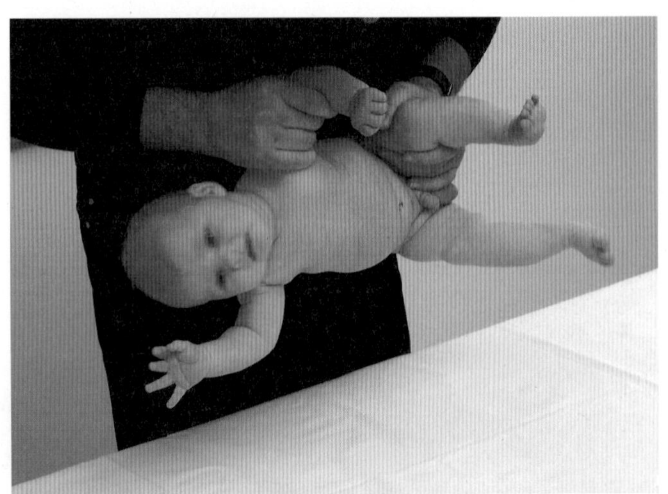

그림 23.1 Collis 수평적 반응.

대부분의 경우에서 이러한 변화는 유일하게 수축성 요소에 영향을 준다. 따라서, 이런 변화들은 단축(shortening) 또는 심지어 구축(contracture)의 원인이 되어 결합조직에 영향을 줄 수 있다. 이러한 경우 근육은 최대길이에 도달할 수 없게 된다. 한편 구축은 근육과 관련되어 있는 관절의 배열을 변화시킬 수 있으며, 심지어 중립자세에서도 마찬가지이다. 서서히 신장되었을 때조차도 완전한 움직임의 범위는 도달되지 않을 수 있다.[8]

근 기능의 변화가 과활성 또는 저활성이든 간에, 근육 전체 또는 근육군 그리고 근육의 작은 부분일지라도 영향을 줄 수 있다. 이것이 작은 국소적 손상이 된다면, 이를 통증유발점(TrP)이라 부른다. 통증유발점은 자극에 대해 감소된 역치를 가진 매우 작은 근섬유로 구성된다. 수의적 움직임에서 통증유발점은 먼저 수축하는데, 이것은 잘못된 수축이다. 통증유발점 중심 섬유는 수축하지만, 중심 바깥쪽 섬유는 팽창되며 억제된다. 이를 근육 내(intramuscular) 불 협응(incoordination)이라 한다.

임상에 기초한 문제

본래 근육은 약하지 않으나, 부착점(attachment points)이 충분히 고정되지 않을 경우, 기능을 제대로 하지 못할 것이다. 근육은 반드시 기준점이 있어야 한다. 그러므로, 손목 굽힘이 제한될 경우, 손목 굽힘근의 부착점은 팔꿈치 안정화 근육에 의하여 그리고 팔꿈치는 견갑대에 의하여 차례로 안정화 된다. 이러한 점에서, 부착점의 안정화는 근육들의 사슬에 의존한다. 따라서, 어떤 근육의 기능 장애는 원위(a far-distant)근의 기능부전으로 야기될 수 있다.

직립위치(upright position)에서 견갑대(shoulder girdle)는 배근(복근, abdominal muscles)에 의해 안정화됨으로, 손목 굽힘(굴곡, flexion)은 배근의 기능부전으로 손상될 수 있다. 이러한 점에서, 복근의 상태는 손목 굽힘의 질적 변화를 일으킬 수 있다. 이와 같은 원리를 통해 특정 근육의 활동을 이해 할 수 있으며, 결국, 근 기능이 자체의 기능뿐만이 아닌 다른 근육 즉, 복근의 안정화에 의해 결정되어 진다. 불충분한 안정성은 매우 많은 기능부전의 원인이 된다. 하지만, 불행하게도 근 기능은 안정성에 대한 적절한 고려 없이 검사되어 진다. 이것은 중추신경계에 의해 프로그램 되며, 자동적이고 무의식적으로 일어난다. 따라서, 운동기능의 손상된 부분을 치료하는데 있어 안정화 기능을 결정하는 근육들의 사슬(chain)분석은 매우 중요하다.

기능에 있어 이러한 변화의 특징은 다음과 같다.

1. 기능변화는 상관관계를 가진다. 즉, 분리되지 않고 사슬 반응을 형성한다.
2. 기능부전의 연속은 임의적이지 않고 분명한 규칙을 지닌다.
3. 근육의 기능부전은 관절, 피부, 근막, 골막, 심지어 내장기의 기능변화를 동반한다.

근육의 불균형 (Muscular imbalance)

임상적 그리고 실험적 근거로서 어떤 근육들은 억제(저 긴장, 약화, 비 활동성)되는 경향이 있고, 이와 반대되는 근육 그룹들은 짧아지는 경향과 함께 과 활동성이 있다.[2-4,6,7,9] 이러한 사실은 이미 알고 있다. 그러나, Janda는 처음으로 이러한 불균형으로 인한 특정 규칙들이 일정하게 나타나는 것을 보여 주었으며, 이러한 특성을 증후군(syndrome)이라고 불렀다(상부 그리고 하부의 교차 증후군, 층별 증후군)(10장 참조). 많은 병리적 상태들은 몇몇 근육 군과 다른 근육 그룹 안에서 과긴장성과 심지어 구축을 유발하고, 결국 위축으로 나타난다.

이것은 예를 들어 중추 신경계의 조직 손상에서 볼 수 있다. 이러한 근육들은 급성 소아마비에서 경련으로 발달되는 경향이 있으며, 이들 근육이 만성단계에서는 구축으로 발생하여, 뇌성마비 환자에서(강직성 징후를 가진) 경련성 구축의 원인이 된다.

그러나, 이들의 길항근은 억제가 된다. 구축을 유발하거나 중추신경계 손상에서 억제를 하는 근육들은 잘못된 자세에서 각각 과긴장 또는 약화되어질 수 있다.

근육의 불균형과 특성 (Muscular imbalance and its nature)

근육 계통은 어떤 규칙에 따라 반응한다. 그렇다면, 과긴장, 과활성화, 단단함(tightness), 강직, 그리고 심지어 뇌손상에서의 강직성 구축 경향이 있는 근육의 공통된 특징은 무엇인가? 이와 같은 질문은 억제성 경향이 있는 근육에도 물을 수 있다. 이들 근육들이 과연 어떤 기능에서 다른가?

현재의 이론은 두 가지 근육계통이 반대되는 특징을 가지고 있다고 제시한다. 한 가지 기본적 특징은 중력에 대한 근육 기능에서 유래한다. Janda는 짧아지는 경향을 가진 긴장성 근육과 자세적 기능을 가진 구축을 구별 하였으며,[3,4] 이 용어를 자세적 근육이라 하였다. 그러나, 이것은 처음에 어떤 위치(자세)가 형성되는지 의문감이 생길 수 있다. 어떠한 위치가 중력에 반대하여 결정적인가? Janda는 기본적인 인간 운동 활동을 보행으로 생각했다. 그는 우리가 걷는데 보내는 85%의 시간동안 한 다리로 선다고 설명했다. 또한 걷는 단계에서 직립을 책임지는 근육을 진정한 의미에서 자세근으로 생각했다.[5,7]

생리학자들은 근육의 두 가지 형태가 기능과 구조에서 다르다는 것을 보여주었다. 이와 같은 차이는 근섬유의 형태를 결정짓는 운동 신경 분류에 있으며, 이 근육을 조절하는 신경구조를 통하여 또한 알 수 있다. 그러므로 긴장성 그리고 위상성 운동단위를 말하는 것이 더 낫다. 긴장성 운동뉴런 즉, 작은 알파 운동신경은 적근을 지배하는 반면, 위상성 운동뉴런(큰 알파 세포)은 백근을 지배한다. 인체에서 두 가지 운동단위는 서로 다른 양으로 모든 근육에 존재한다. 이런 근육을 "혼합성"이라고 한다. 하나 혹은 다른 운동단위가 우세하느냐에 따라, 긴장성(자세적) 그리고 위상성(동역학적) 근육으로 구별할 수 있다. 수축과 이완(decontraction)은 위상성 운동단위에서 보다 긴장성에서 더 느리다.

두 개의 길항적 근육 계통사이에서 기능과 형태상의 국소차이를 이해한다면, 그 차이는 계통발생(phylogenesis)과 개체발생 측면에서 특히 현저한 차이가 있다는 것을 알 것이다. 이는 또한, 두 계통의 기능적 길항작용으로 기인된 방해요인의 치료를 위해 특별하며 효과적인 접근을 제공한다.

자세적 개체발생을 고려한 근 기능의 발달 (The Development of Muscle Function in Light of Postural Ontogenesis)

대부분의 동물과 달리, 인간은 기능적이나 형태학적으로 태어날 때 미성숙하다. 중추신경계는 유용한 근 기능이 그러하듯 출생 후 발달과정에서 성숙한다. 관절의 위치와 자세는 개체발생의 중요한 요소이다. 이것은 상호의 존적으로 작용하는 근육의 안정화 기능 때문에 큰 범위로 이어진다. 특별히 두발로 서는 기립 자세(erect posture)는 몸통회전과 팔의 벌림(내전, abduction) 그리고 외회전과 함께 개체발생동안 성숙한다. 결국 관절 위치의 발달은 부착점에서 안정화와 협응된 근육에 의하여 결정된다.

골격의 형태학적 발달은 개체 발생학적으로 젊은 "위상성 근육"의 자세적 그리고 안정화 기능에 따라 엉덩 관절의 모양, 족궁, 척추 만곡 등)에서 동시에 일어난다. 그러므로 자궁 내 발달은 기능과 형태상으로 계속이루어지고 대근육 운동 기능이 완전히 성숙에 도달하는 4세 때 완성되어진다. 이런 발달은 견갑골(shoulder blade)에서 설명될 수 있다. 견갑골은 출생 전 임신 중에도 멈추지 않으며, 꼬리(caudal)방향으로 움직이기 시작하고 만일 그렇지 못하면 그 결과 스프렝겔 기형(Sprengel deformity)이 된다.

정상 상태에서, 근 기능의 성숙은 견갑골을 더 하강시킴에 따라 중추신경계의 성숙은 출생 후 견갑골에서 지속된다. 출생 4주 후 등세모근(승모근, trapezius)의 꼬리부위와 앞톱니근(serratus anterior)은 작용하기 시작한다. 특히 다른 근육의 안정화 기능인 복근과 가로막(횡격막 diaphragm)은 견갑골의 꼬리쪽 하각이 바깥으로 도는 것을 쉽게 해주며, 그 결과 팔이 90° 신체운동계으로 벌림을 할 수 있게 하였다. 이것은 견갑골의 위치발달에 있어 가장 초기 상태를 보여준다.

유아기의 중추신경계 손상은, 자세와 안정화를 책임지는 근육들이 제대로 된 기능을 하지 못 할 뿐만이 아니라, 견갑골에서 일어나는 하방회전이나 바깥회전 또한 할 수가 없게 한다. 견갑골은 신생아 때 상부등세모근(상승모근, upper trapezius)과 어깨올림근(견갑거근, levator scapulae)에 의해 당겨져 올라가 있는 위치로 남아있게 된다(그림 23.2). 이것은 불완전 성숙으로 인한 잘못된 자세의 경우이다. 유일하게 인간만이 흉곽에 대해 견갑골을 꼬리 바깥으로 회전된 위치에서 고정할 수 있다. 이러한 기능은 출산 후 자세적 개체발생동안 성숙한다. 이런

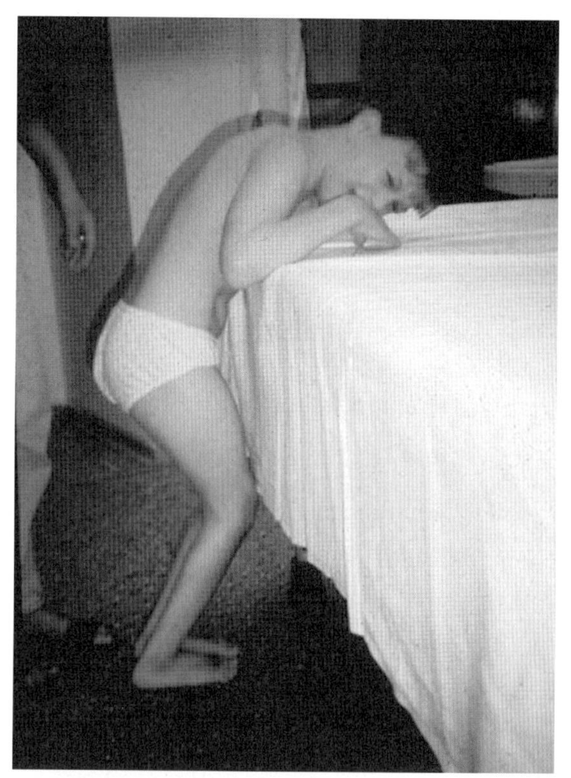

그림 23.2 강직성 사지 마비 아이. 이 자세는 신상아기 발달단계와 형태학적 미성숙과 관련 있다.

자세에 관여하는 근육은 복와위를 매우 억제하며, 유사한 장애는 인체골격의 다른 부분에서도 관찰할 수 있다.

자세와 같이, 관절의 위치와 안정화는 중추신경계 조절을 통한 조화로운 근 활동으로 나타난다. 이것은 신체의 특징적인 자세(복와위, 팔꿈치지지, "비스듬히" 앉기, 똑바로 서기)발달과 원시적 신체운동계(locomotion)과정에서 발생하는 관절 자세를 논리적으로 설명한다. 신체운동계 "동결 국면(frozen phases)"의 나누어진 단계를 연구하면서 Janda는 운동의 각 단계에 관절 하 위치와 자세를 더 잘 이해하도록 했다.[5,7] 신체운동계의 경우, 인간은 사분면에서 측굴, 회전, 그리고 앞굽이(전굴, anteflexion)와 뒤굽이(후굴, retroflexion)의 시작자세에서 마지막자세에 이르는 모든 순간의 위치를 얻었다.

자세적 개체발생 - 운동 프로그램 (Postural ontogenesis - Motor programs)

근육의 협동작용(synergy)은 뇌에 저장된 패턴에 따라 진화하는 동안 발달한다. 유아는 머리를 들고 장난감을 잡고 주위를 돌거나 어디든지 이동하는 방법을 배울 필요가 없다. 이 모든 것은 근육 협응에 의해서 중추신경계의 성숙과정에서 자동적으로 일어난다. 이런 기능은 유전적으로 결정된다. 근육의 자세 활동은 어린이의 시각교육과 감정적 필요에 따라 자동적으로 시작된다. 골격의 형태상 발달은 근육의 자세기능에 따른다. 자세발달의 역학 이해는 운동계통의 진단과 치료 모두에서 필수적이다.[10]

기능적 관절 중립의 발달 (The development of functional joint centration)

유아기(움직이는 동안)로부터 조절되어지는 관절의 위치는 길항근의 협응된 공동-수축(co-contraction)에 의하여 조절된다. 이것은 또한 관절의 안정화를 제공하는 근육과 함께 연결된다. 길항근의 공동-활성패턴은 유아기인 4~6개월 사이에서 발달한다. 길항근의 안정된 균형 활동은 관절에 더 나은 중립화를 보장한다. 이것은 단지 중추신경계의 정상적 발달에 의존한다. 중추신경계의 비정상은 비정상적 관절 위치의 원인이 된다. 이는 특히 초기 발단 단계의 진단을 위해 매우 중요하다.

기능적 중심화의 개념은 관절과 근육 사이의 상관관계를 이해하는데 있어 필수적이다. 정형외과에서 주로 쓰이는 "중립(centration)", "탈 중립(decentration)", "아탈구(subluxation)", 그리고 "탈구(luxation)"라는 용어는 관절의 형태학적 그리고/또는 병리적 상태를 묘사할 때 이용된다. 그러나, 기능적 중립은 최대의 부하, 예로, 관절면의 부하가 가장 잘 분배됨을 의미한다. 다시 말해, 이것은 움직임의 과정 속에서 각각의 위치마다 관절면의 접촉이 최대임을 암시한다.

이의 좋은 예가 엉덩이관절(고관절, hip joint)이다. 기능적 중립이 굽힘 동안 유지하기 위해서는 동시에 벌림과 외회전이 되어야 한다. 이를 통하여, 관절면의 최대 접촉은 달성될 수 있다. 이와 같은 조건하에서 회전축 역시 관절강(관절공간, joint cavity)과 넙다리(대퇴, femoral) 골두 중립에 있다. 굽힘이 감소함에 따라, 외회전과 벌림 역시 감소하나 폄에서는 그렇지 않다.

엉덩이관절 움직임이 개별 단계에서 세분화되고, 각 단계가 한끝에서 다른 끝 자세까지 정확히 중립이 된다면 전체적 "동결(frozen)"관절 위치, 즉, 짝을 이룬 굽힘, 회전 ,벌림을 얻을 수 있다. 또한 관절면의 최대 접촉은 근육 활성의 최대 촉진을 발생시킨다. Kabat' s의 진단적 움직임은 이러한 원리를 잘 설명하고 있다.

역도선수를 예로 들 수 있다. 이들은 척주, 엉덩이 관절, 무릎과 기타 등등에서 가장 좋은 최중부하의 위치를 가질 수 있다. 역도선수는 최대 무게를 지탱하기 위해 무게를 드는 모든 단계에서 관절은 중립이 된다. 다른 위치에서 관절면이 적합하지 않으면, 이것은 조직 손상의 위험이 될 수 있다. 이는 길항근의 균형된 기능의 예이며, 척주와 디스크 그리고 관절에 적절한 균형 잡힌 부하로 이어진다.

관절의 중립과 동일한 원리는 균형 잡힌 근육활성 때문에 모든 자세적 개체발생 단계 동안 고수하게 된다. 이것은 심부 내재 등배근(deep intrinsic back muscles), 심부 경부 굽힘근(deep neck flexors), 복근의 활성으로 척주를 안정화 시키는 원리이다. 이러한 조절을 통하여 개별적 분절의 최적 위치는 시상면에서 이루어진다. 이와 같은 면에서, 가장 좋은 디스크내의 부하와 척추 사이 관절의 중립은 달성 되어진다. 이는 시상면에서 척주를 형성하는 하나의 운동프로그램으로 구성된다. 또한 이러한 자세적 프로그램은 4개월째 완성된다. 이러한 모습은 우리가 역도선수에서 보았던 바로 그 자세이다.

5～7개월까지 근 기능의 세분화는 체간의 회전 동안에도 아이에게 좋은 중립자세를 갖게 하며, 앙와위(spine)로부터 복와위(prone)까지 학습할 수 있게 한다. 시상면과 회전하는 동안 중심화된 자세는 정상적 중추신경계 발달에서 유지할 수 있다. Vojta에 따르면, 어린이들 중 30%가 성숙 되지 않는다.[1,11,13] 이러한 아이들에게, 잘못된 자세 그리고 근육의 불균형은 초기성숙단계에서 시작된다.

이러한 모델의 진화와 관련되어 있는 근육의 협동은 특정 부분에 의존되어 있는 것이 아니라 전반적인 자세에 의존되어 있다는 것이 특히 강조될 필요가 있다. 단일관절의 탈 중립은 다른 모든 관절의 중립에 영향을 준다. 모든 신체 분절의 상호관계는 반사 이동 중 Vojta 방법에 의하여 가장 잘 입증된다. 예를 들어, 머리의 탈 중립 자세에서 자극이 이루어진다면, 어떠한 단일 관절도 올바른 중립이 이루어지지는 않을 것이다. 결론적으로, 관절의 올바른 중립은 중추신경계의 정상 기능으로 간주 될 수 있다.

개별적인 발달 단계 동안의 운동 프로그램 (Motor Programs During Individual Developmental Stages)

각 단계에서의 부분적 운동 패턴은 성인 운동 행동의 기본 요소를 나타내며 성숙한다.

신생아 단계 (The neonatal stage)

이 발달 단계에서 유아의 자세는 불균형하다(그림 23.3). 중력점(point of gravity)은 복장뼈(흉골, sternum)와 배꼽(umbilical)부근에 있다. 이러한 불균형한 자세에서는 차별화된 기능뿐만이 아니라, 어떠한 지지점(point of support)도 없게 되며, 몸 전체는 바닥 위에서 있게 된다. 아이가 복와위라면, 신체의 반인 볼에서 배꼽부분인 가슴까지 누어 있는다. 상 · 하지는 어떠한 지지도 할 수 없는 굽힘 된 상태이며, 이와 같은 불균형 자세는 앙와위(spine)에서도 볼 수 있다(그림 23.4).

신생아 자세에 대한 세부적 사항은 아래와 같다:

- 손-손가락은 굽힘, 자쪽 굽힘(척측굴곡, ulnar flexion)되고 손목은 굽힘된다.
- 팔꿉은 굽힘, 엎침(회내, pronation)된다.
- 어깨는 앞으로 내밈(protraction)이 되고 내회전된다.
- 견갑골은 올라간다.

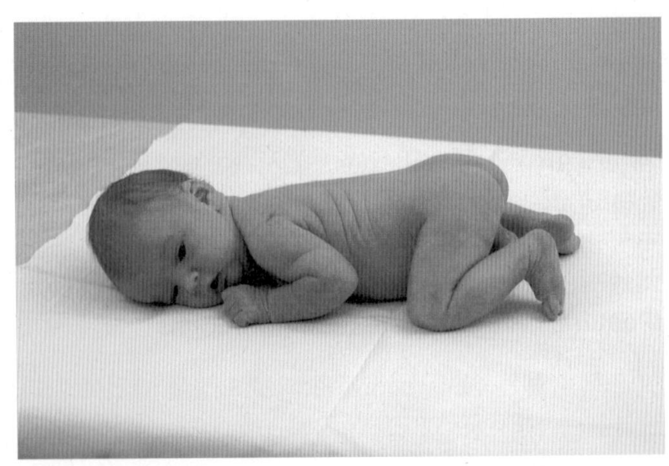

그림 23.3 출생 시 자세: 복와위.

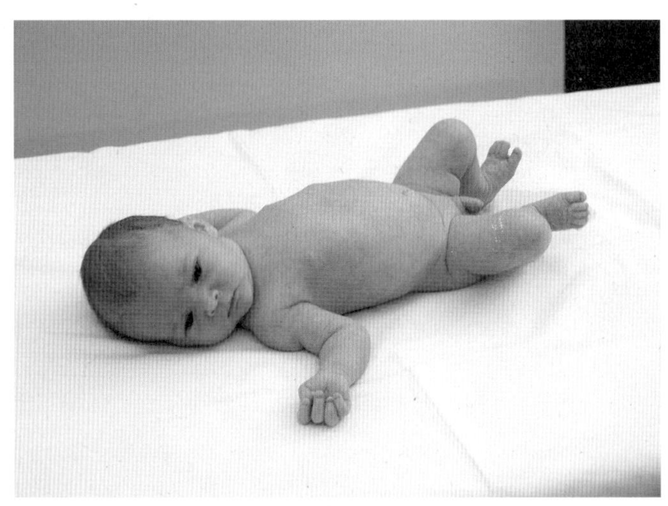

그림 23.4 출생 시 자세: 앙와위.

- 척추는 굽힘된다.
- 골반은 전굴(앞굽이, anteversion)된다.
- 엉덩 관절은 굽힘과 내회전된다.
- 무릎은 굽힘이 되고 다리는 바깥으로 회전된다.
- 발은 발바닥쪽 굽힘(족저굴곡, plantar flexion)된다.

신생아 시기에 긴장성 근육계통은 완전히 조절된다. 또한, 우리가 아는 대로, 이 시기 골격의 모든 해부학적 구조 또한 미성숙하다. 이것은 앞 경사(anteversion)와 넙다리뼈(대퇴골, femur)의 뼈 몸통목부 각(colodiaphyseal angle), 족궁, 정강뼈 플래토(tibial plateau), 다리 회전, 빗장뼈(쇄골, collar bone)의 수평위치 등을 위해 유지한다. 또한 위상성 근육인 엉덩이관절의 벌림근(외전근, abductors)과 외회전근, 척추 폄근(척추 신전근, spinal extensors), 무릎에 짧은 폄근, 앞정강근(전경골근, tibialis anterior), 뒤정강근(후경골근, tibialis posterior), 종아리근 등의 자세 기능에 형성된 영향과 관련이 있다. 신경조절의 중립으로 인한 기능을 발휘하기가 어렵고, 긴장 시스템이 완전하게 통제되기가 어렵기 때문에 자세 균형과 척수 수준에서 통합되어지는 어떠한 운동반응을 유발하는 것도 불가능하다.

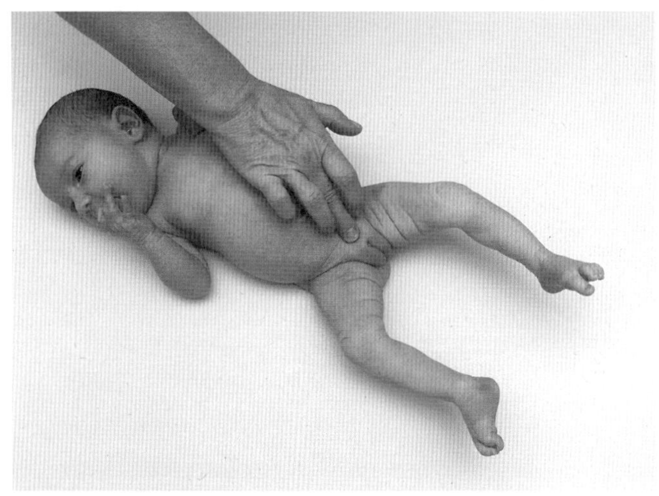

그림 23.5 치골 상 반사.

치골 상 반사 (The Suprapubic reflex)

치골결합 부위 상부 가장자리를 살짝(아프지 않게) 누르면, 엉덩 관절이 폄, 내회전, 무릎 폄, 발바닥쪽 굽힘, 그리고 발가락의 벌림(fanning)이 일어난다(그림 23.5). 이 반응은 양쪽 하지에 대칭적이다.

지지 반응 (Support reaction)

아이의 겨드랑이 밑을 잡고 발바닥을 자극한다(그림 23.6). 이 반응은 양하지를 폄 시킨다. 이 반사가 어느 정도 지속되면, 서기를 시도하는 유아에게 있어 잘못일 수

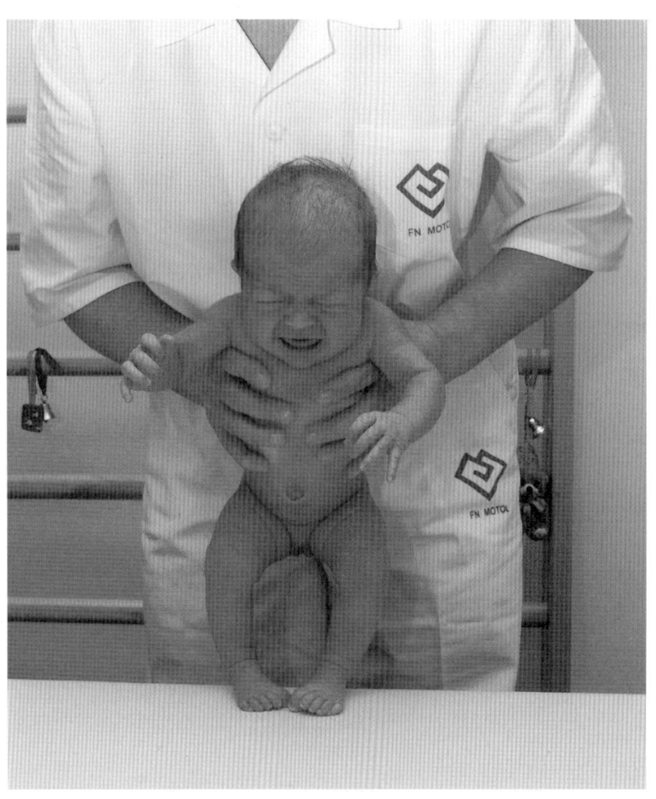

그림 23.6 지지 반응.

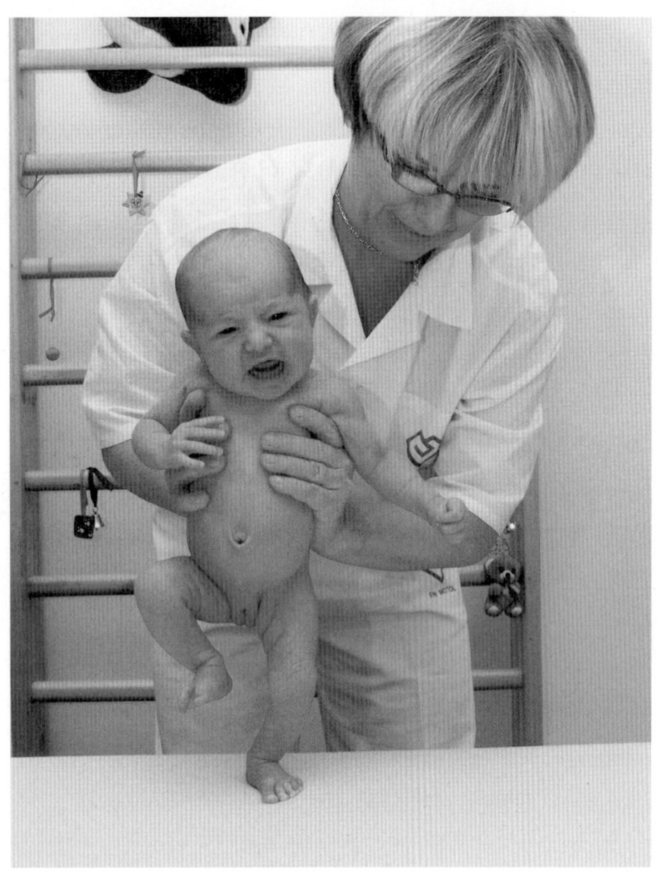

그림 23.7 자동 보행.

있다.

자동 보행 (Automatic gait)

이 반사는 이전 반응과 유사하게 묘사된다; 그러나, 이 경우 오직 한쪽 발바닥만 자극한다(그림 23.7). 반대쪽 사지에서는 3가지 굽힘이 일어난다. 이러한 반사에서, 유아는 불수의적 기초 위에서 걷기 형태가 나오는 것을 알 수 있다.

교차 폄 반사 (The crossed extension reflex)

앙와위로 아이는 누우며, 무릎에 대하여 엉덩이관절 방향으로 약간의 압력을 가하면 하지의 엉덩이관절과 무릎은 굽힘이 된다(그림 23.8). 다른쪽 하지에서는 엉덩이관절에 폄과 내회전, 무릎의 폄, 발의 발다닥쪽 굽힘, 발허리발가락(중족지관절, metatarsophalangeal)관절에 폄 그리고 손가락뼈사이(수지절간, interphalangeal)관절에 굽힘이 일어난다.

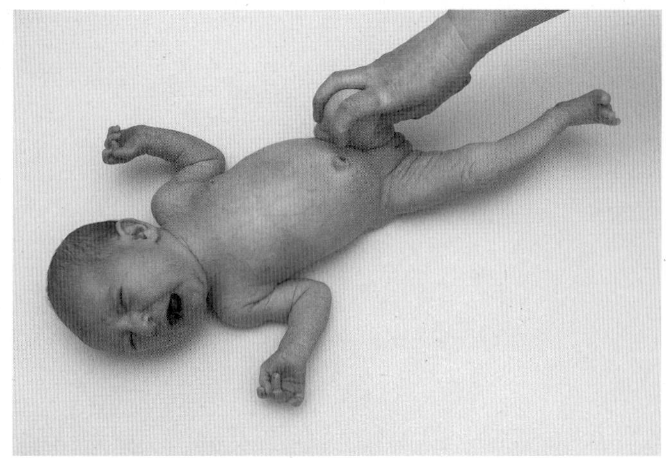

그림 23.8 교차 폄 반사.

뒤꿈치 반사 [Calcaneal (heel) reflex]

뒤꿈치를 두들이면, 엉덩이관절(고관절, hip joint)과 무릎이 반 굽힘 자세를 한다(그림 23.9). 이후 무릎과 엉덩이관절의 폄이 일어난다. 주어진 모든 운동프로그램에서, 우리는 자극에 대한 길항근의 상호적 반응, 예로, 한 근육의 모든 반사 반응에 대해 길항근은 억제된다는 것을 알 수 있다.

4~6주까지의 운동 발달
(The fourth through sixth week of motor development)

시각적 고정은 4~6주 사이에 나타나며, 이를 통하여 유아는 공간에 대한 지남력(orientation)을 갖게 된다. 이것

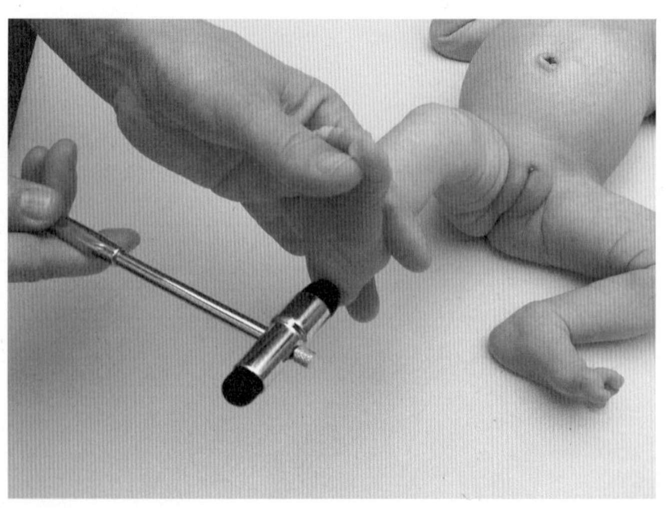

그림 23.9 뒤꿈치 반사.

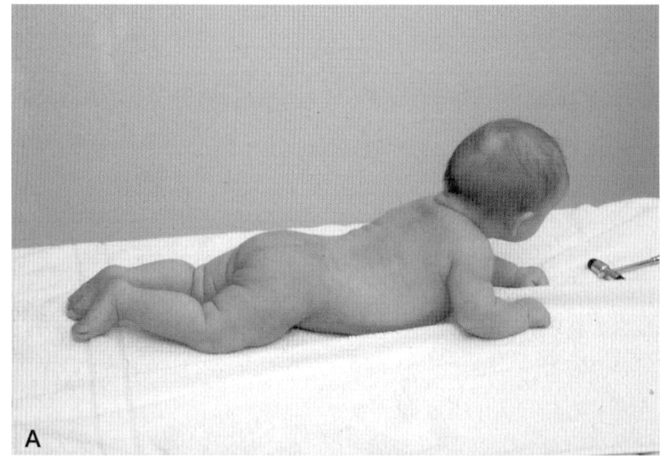

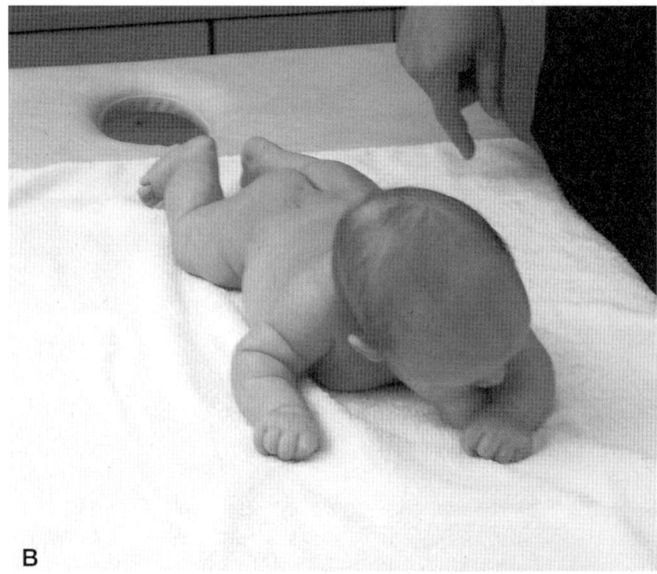

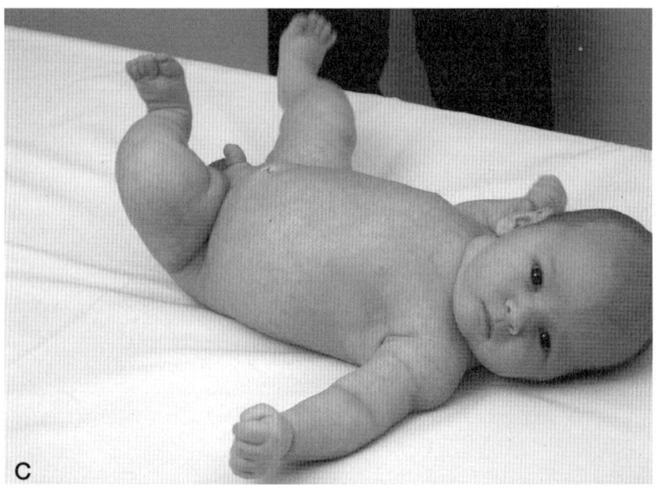

그림 23.10 4~ 6주 사이의 시각적 지남력 이후 기립자세의 첫 단계 (A-C).

은 중력에 대해 머리 들기를 시작하게 한다(그림 23.10). 이와 같은 과정에서, 머리는 지지면(base of support)을 넘어서게 되어 전완부로 유지하게 된다. 상지는 더 이상 전두면에 머물지 않고 어깨의 모음(내전, adduction)과 굽힘에 의해 시상면 방향으로 움직인다. 동시에 중력 중립점은 꼬리 방향에서 치골결합 쪽으로 이동하며 골반의 앞굽이(전굴, antefleflexion)는 감소한다. 처음 머리를 드는 것은 결코 고립된 움직임이 아니고, 상지와의 유기적인 작용을 통해 흉부를 들어 올려 지지기반을 형성해 주고, 몸 전체의 자세를 변화시킨다는 것은 강조되어져야만 한다. 결국 안정화를 제공하는데 올바르게 협응된 근 기능에 의존하게 된다. 이러한 과정은 모든 자세 변화에 걸쳐 자동적이나 아이들의 정신적 발달에 의존하며, 그리고 이동 개체발생에서 암호화 된다.

중추신경계 조절의 상위 수준은 시선고정이 확립될 때 시작된다. 이 단계에 특징적인 점은 아래와 같다:

1. 척수 운동 패턴, 예로, 지지반응, 자동보행 등은 사라지거나 감추어진다.
2. 근육의 공동–활동은 길항근의 동시적 활동과 이들의 상호적 자극 그리고 억제에 의해 균형 활동의 결과로 나타난다.
3. "위상성 근육"은 자세 안정화에 참여하기 시작한다. 결과적으로 약한 경향을 보이는 근육은 하나의 사슬고리처럼 자세 유지에 참여한다. 이러한 근육들은 순수한 위상성 근육은 아니지만, 자세적 기능관점에서 젊은 사람의 자세 근 개통 발생론적 그리고 개체발생론적으로 더욱 고려해야 한다. 가장 중요한 위상성 그리고 긴장성 근육은 표 23.1에 있다.

첫 번째의 끝과 두 번째 Trimenon의 시작 (The end of the first and the beginning of the second trimenon)

3.5개월(100일) 가량의 유아는 복와위에서는 최초의 지지면은 한정되며, 지지의 초점은 팔꿉과 치골에서 볼 수 있다(그림 23.11). 앙와위라면, 지지영역은 볼기근(둔근, gluteal muscles)의 상부, 견갑골 범위 그리고 목덜미선(the linea nuchae)으로 형성된다(그림 23.12). 이 시기에 자세는 중추신경계 조절로 인하여 완전히 형성된다.

표 23.1 우세한 위상성 그리고 긴장성 기능을 가진 근육들

긴장성 근육들	위상성 근육들
엄지모음근(adductor policis)	짧은엄지벌림근(abductor pollicis brevis)
새끼굽힘근(flexor digiti minimi)	엄지맞섬근(opponens pollicis)
바닥쪽사이근(interossei palmares)	등쪽사이근(interossei dorsi)
긴손바닥근(palmaris longus)	새끼폄근(extensor digiti minimi)
얕은손가락굽힘근(flexor digitorum superficialis)	노쪽손목폄근(extensor carpi radialis)
깊은손가락굽힘근(flexor digitorum profundus)	자쪽손목폄근(extensor carpi ulnaris)
자쪽손목굽힘근(flexor carpi ulnars)	손가락폄근(extensor digitorum)
노쪽손목굽힘근(fleror carpi radialis)	긴엄지벌림근(abductor pollicis longus)
원엎침근(pronator teres)	짧은엄지벌림근(abductor pollis brevis)
네모엎침근(pronator quadratus)	팔꿈치근(anconeus)
짧은위팔두갈래근(biceps brachii brevi)	위팔세갈래근(가쪽갈래와 안쪽갈래)(triceps brachii lateral and medial heads)
위팔노근(brachioradialis)	작은원근(teres minor)
위팔세갈래근(긴갈래)(triceps brachii long head)	가시아래근(infraspinatus)
어깨밑근(subscapularis)	가시위근(supraspinatus)
큰가슴근(pectoralis major)	앞톱니근(serratus anterior)
작은가슴근(pectoralis minor)	어깨세모근(deltoideus)
큰원근(teres major)	위팔두갈래근(짧은갈래)(biceps brachii longus)
넓은등근(latissimus dorsi)	등세모근(하부)(trapezius - lower part)
부리위팔근(coracobrachialis)	마름근(rhomboidei)
등세모근(중부 그리고 상부)[trapezius(middle and upper)]	배근육(abdominal muscles)
어깨올림근(levator scapulae)	엉덩관절의 폄근과 외회전근(extensors and outward rotators of the hip joint)
목폄근(neck extensors)	(가쪽 그리고 안쪽)넓은근(vastus medialis and lateralis)
목빗근(sternocleidomastoideus)	엉덩관절벌림근(hip joint abductores)
목갈비근(scaleni)	장딴지근(gastrocnemius)
허리네모근(quadratus lumborum)	종아리근(peroneal muscles)
엉덩허리근(iliopsoas)	긴목근(longus colli)
넙다리곧은근(rectus femoris)	긴머리근(lomgus capitis)
엉덩관절 모음근(hip joint adduction)	앞머리곧은근(rectus capitis anterior)
넙다리근막긴장근(tensor fascie latae)	
엉덩이다리 근육(ischiocrural muscles)	
가자미근(soleus)	
발모음근(foot adductors)	

곧은 척추는 심부 폄근과 굽힘근의 균형 잡힌 활동에 의해 나타나며, 후두골 수준에서 시작하여 천골 끝에서 관찰할 수 있다. 어깨와 견갑골의 상-하부사이 고정근(fixators)은 평형을 확립시키며: 4개월 과정에서 시상면상 척추의 안정화는 성숙된다. 이것은 앞으로 걷기(잡기)하는 과정에서 그리고 척추의 회전을 포함한 사지의 지지기능에 기초가 된다. 또한, 시상면에서 척추의 성숙은 상지의 잡기 기능을 위해 필요하다. 뒤집기, 앉기, 서기, 사방으

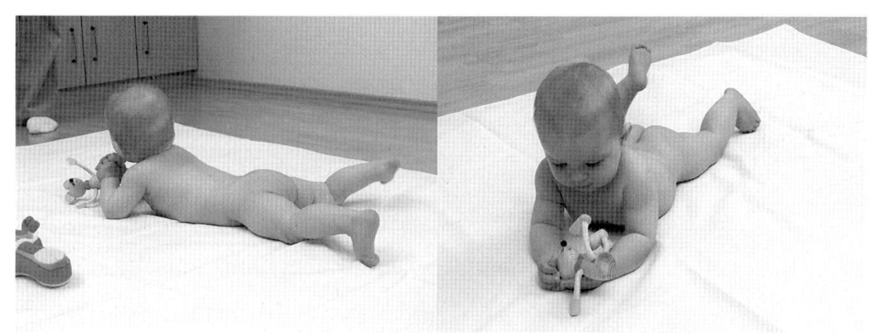

그림 23.11 3.5개월 복와위 때 자세.

로 움직이기(get on all fours)등은 시상면상 안정화가 있어야 유일하게 달성될 수 있다. 그러므로 척추는 사지근육 안정화에 기초를 제공하며, 고정점(punctum fixum)역할을 하게 된다. 척추에 어떠한 비정상이 있다면, 사지의 기능 부전 또한 발생될 것이다. 그러므로 이러한 관계는 상호교대적이다. 시상면상의 발달은 심지어 나중에(성인이 되면서) 관찰될 수 있으므로 초기 발달이 항상 이상적이라고 할 수는 없다. 운동학적 측면에서 근육의 상호 작용은 기립자세를 위한 필수요소로 정의되어 있다. 이것은 인간 종(human species)에게만 특별히 부여된 유전학적 고정된 모델로서, 시상면상 특징적인 척추 만곡(후만 그리고 전만)의 형성을 결정한다. 이 모델은 신생아 발달단계에서 반사적 운동 중 vojta 방법에 의해 나타날 수 있으며, 동시에 해부학적 구조가 아직 완전히 발달되지 않았을 때 매우 중요하다. 이러한 모델은 유전학적으로 자세적 기능을 형성하는 역할로서 입증된다.

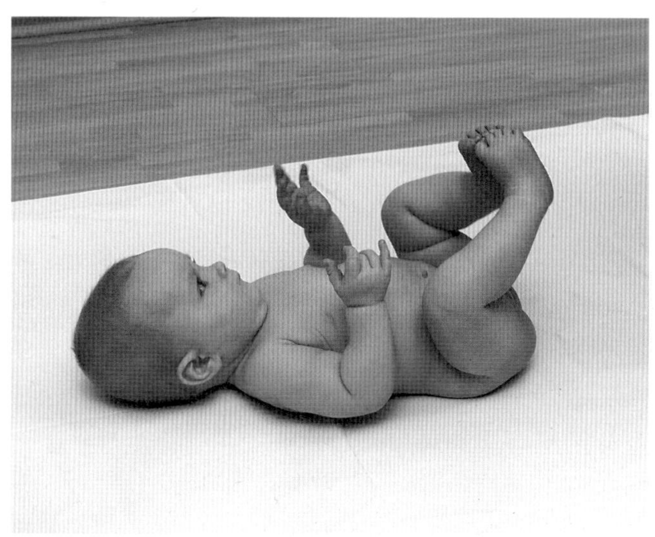

그림 23.12 3.5개월 앙와위 때 자세.

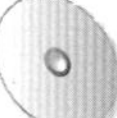

Trimenon 후반부에서의 운동 발달
(Motor development from the second half of Trimenon)

4.5개월(120일 이상) 가량의 어린아이는 복와위 때 물건을 잡을 수 있다. 머리, 상지, 그리고 어깨는 중력에 대하여 들 수 있다. 중추신경계 기능이 정상이라면, 척추와 사지관절은 중립 위치에 놓이며, 팔꿈치와 한쪽의 위앞엉덩뼈가시(상전장골극, ASIS), 그리고 반대쪽 넙다리의 안쪽위관절융기(대퇴골 내측상과, medial epicondyle)에 의

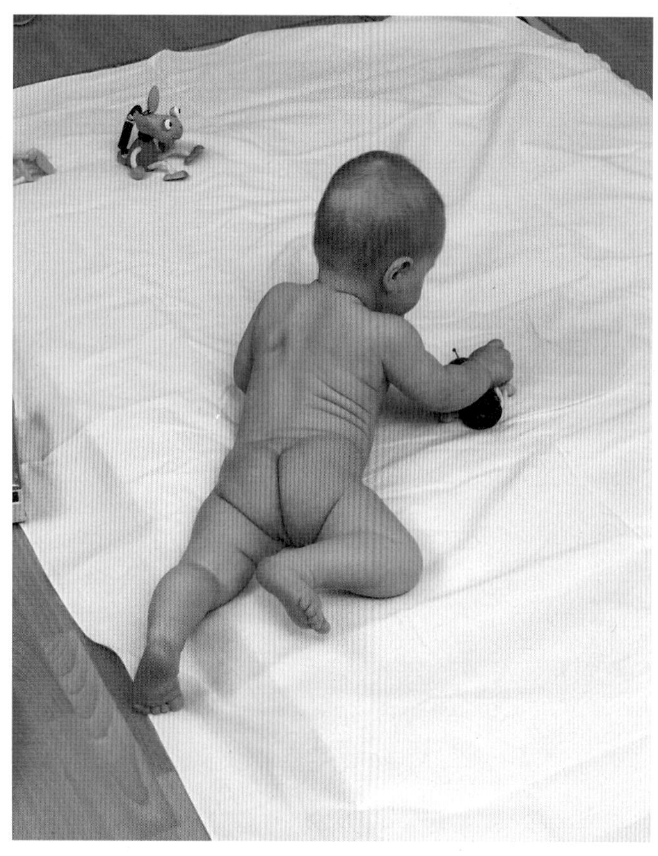

그림 23.13 4.5개월 자세: 팔꿈치, 한쪽의 위앞엉덩뼈가시(ASIS)과 반대쪽 무릎의 안쪽위관절융기(medial epicondyle)를 기초로 지지한다.

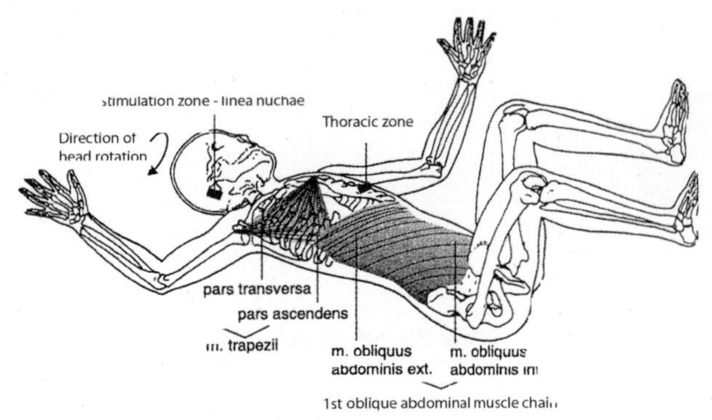

그림 23.14 Vojta에 따른 첫 번째 빗근 연쇄.

하여 삼각형 모양의 지지를 형성하게 된다(그림 23.13). 따라서, 하지의 지지패턴은 부분적으로 형성된다. 이 발달 모델에서, 주먹은 노쪽 굽힘과 함께 형성된다. 동시에, 손가락 벌림과 함께 엄지는 굽힘이 된다. 반대쪽 체중 지지 사지를 당긴 근육이 지지점의 원위방향으로 갈 경우에만 복아위에서 상지를 드는 것이 가능하다.

4.5개월 가량의 어린 아이가 앙와위로 누워있을 때 자신의 골반을 들 수 있으며, 흉,요추 접합부 위에서 지지할 수 있는 것은 근육의 공동 활동에 의해 안정화되어진다. 이 지점에서 아이는 앙와위 동안 중립선 위에 놓여진 물건을 잡을 수 있다. 이 단계에서 앙와위로 누워있는 아이의 가슴은 비대칭적으로 신장될 수 있다. 이렇게 하여, 어깨 아래는 지지점이 되며, 이것은 원위 근육을 당길 수 있게 한다. 이 위치로부터 체간의 회전은 척추의 일직선과 함께 6개월 무렵에 하나의 기능으로서 완성될 수 있다. 이 시점에서 두개의 배빗근(복사근, obique abdominal muscles) 사슬이 나타난다. 처음 골반 회전은 상체를 지지하는 방향에서 나타나며, 근수축 시점은 턱을 돌린 쪽 배속빗근(내복사근, oblique internal abdominis muscles)에서 시작하여 횡복근을 경유하고, 반대쪽 외빗근(external oblique muscles)으로 전달된다(그림 23.14). 이 때 등배근은 공동-협력 수축에 관여한다. 이후 배바깥빗근(외복사근, oblique external abdominis muscles) 사슬은 양쪽의 큰가슴근(대흉근, pectoralis major), 작은 가슴근(소흉근, pectoralis minor)과 함께 복근에 의하여 협력적 회전으로서 어깨를 바로하며, 체간의 상부 회전을 일으킨다(그림 23.15). 앙와위로부터 복와위로 돌 때, 한쪽 다리는 지지로 그리고 반대쪽 다리는 "유각기"(앞으로 걷기)를 하게 되며, 팔 또한 유사한 방식으로 움직인다. 상호적 움직임 패턴은 아래의 예와 같이 마무리된다.

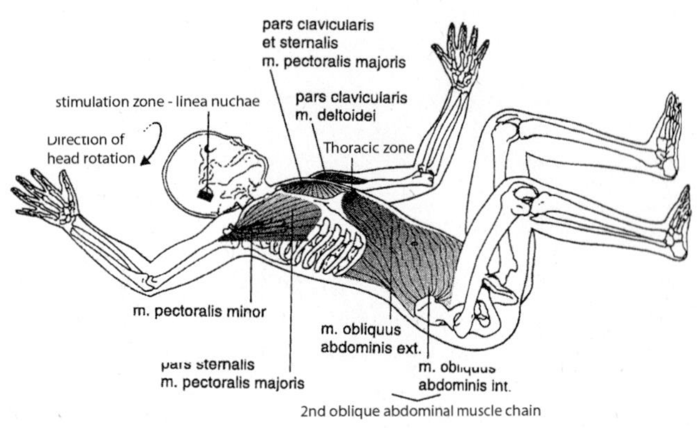

그림 23.15 Vojta에 따른 두 번째 빗근 연쇄.

1. 지지쪽 다리의 움직임은 내측 회전, 모음 그리고 폄이 되며, 다른 쪽 다리의 엉덩이관절(고관절)에서는 외회전, 벌림 그리고 굽힘이 된다. 다른 관절의 기능적 분석 즉, 이들의 움직임은 상호적 패턴을 가진다.
2. 지지쪽 다리의 근육은 원위방향으로 수축하며, 예로, "고정점"은 원위 그리고 "운동점(punctum mobile)"은 근위가 된다. 그러므로 유각기(앞으로 걷기) 다리의 근육은 원위를 운동점으로 하는 동안 근위는 고정점을 하게 된다.
3. 그러므로, 이 단계의 발달에서 근육 당김은 차이가 있으며, 예로, 지지쪽 다리(또는 팔)는 관절 골두에 대하여 관절강이 움직이며, 반면에 유각기 다리(또는 팔)는 관절강에 대하여 관절 골두가 움직인다.

5~6개월 동안 이동을 위한 특성은 지지기 그리고 유각기 사지가 동일하다. 차별화된 근 기능은 유각기 그리고 지지기 사지에서 근수축 반대 방향에 의하여 확립된다. 걷기 또는 잡는 과정에서 근위에 위치한 고정점에 대하여 사지 근육은 수축한다. 넓다리 그리고 위팔갈래(humeral head)는 관절강에 대하여 움직인다. 그러나 지지하는 사지에서는 반대이다. 지지기능에서 사지의 근수축은 원위에 위치한 고정점에 대하여 일어난다. 이제, 관절강은 넓다리(대퇴, femur) 또는 위팔갈래(상완골두, humeral head)에 대하여 움직인다.

우리가 생각하는 근 수축 방향은 예로, 근 수축과 관절 골두 그리고 관절강의 움직임에 대하여 고정점(근위 또는 원위)에 위치한다. 유각기(잡기) 그리고 지지기 사지는 같은 방법으로 움직인다. 유일한 차이는 이 움직임이 상호적으로 일어난다는 것이다.

비스듬히 앉는 자세는 복와위와 앙와위 자세로부터 발달된다. 지지점은 중간 볼기근(중둔근, gluteus medius) 그리고 손이다. 잡기를 하는 상지는 어깨에서 120° 이상 굽힘이 된다. 네발 기기는 이 자세로부터 발달한다. 다음 과정은 아이가 서는 것과 그리고 옆으로 걷는 것이다. 이것은 실제로 두발 이동에 의하여 나타난다. 6개월 이후, 팔과 다리의 지지기 그리고 유각기 기능은 반대 패턴으로 일어난다. 그러므로, "유각기" 또는 잡는 팔은 지지하는 다리 면 위에 있는 것이고, 다리 또한 그런 이유로 팔 밑에 있는 것이다. 앞으로 걷기 그리고 지지하는 사지의 움직임 과정은 같다. 두개의 차이점은 고정점에 있으며, 전자는 근위 그리고 후자는 원위에 있다. 위상성 움직임에는 두 가지 기본 모델이 있다. 앞으로 걷기 그리고 지지 기능은 반대측 또는 동측에서 일어날 것이다. 이렇게 조화된 근육의 활동은 유전적으로 프로그램 되어 있다. 이것은 시상면에서(4개월째) 척주를 안정화하며, 이후 유각기(걷기과정, 잡기) 그리고 지지의 기능을 발달시킨다. 이러한 과정은 우리의 "운동 잠재의식(motor subconsciousness)"에 기초를 형성한다. 초기 발달 과정에서 모든 관절의 위치는 근육의 협력적 성숙에 의한 결과로 나타난다. 움직임의 범위는 해부학적 구조뿐만 아니라, 움직임을 수행하는 근육들 그리고 근육의 협동작용에 달려있다. 이 모델을 야기 시킨 근육의 협동작용 결과는 항상 하나의 단일 분절이 아닌 전체 자세에 의존한다. 이러한 기능적 목적은 근육과 관절 그리고 그들의 기능 해부학적 구조 사이의 관계를 설명한다.

요약 (Summary)

유아기의 시각적 지남력과 감정적 요소에 의해 운동발달은 자동적으로 형성된다. 운동 기능이 발달한다는 것은 유전적으로 결정되어진 우리의 자동적 잠재의식인 운동행위를 기초로 형성된다.

두 가지 기초적 기능 역할을 결정하는 요소는 다음과 같다:

1. 4개월 무렵 시상면에서 안정화는 발달한다. 이 시기에 근육의 안정화 기능은 성숙하며, 척주는 이상적 체중부하자세에 적응할 수 있다. 중추신경계 기능이 정상이라면, 신경생리학과 생체역학적 원리는 조화를 이루었을 것이다. 시상면의 안정화는 모든 위상성 움직임을 기초로 형성한다.

2. 특히 위상성 움직임은 발달한다. 이것에는 유각기(앞으로 걷기 또는 잡기) 기능과 발 떼기가 있다. 이들은 안정화 기능 그리고 정확한 시기적 발달과 밀접한 관련이 있다. 잡기는 처음 한쪽에서(3개월)나타나며, 나중에는 중립선(4.5개월)에 그리고 마지막으로 중립선(5~6개월)을 지나게 된다. 다른쪽 사지는 지지의 기능 또는 발 떼기를 제공한다.

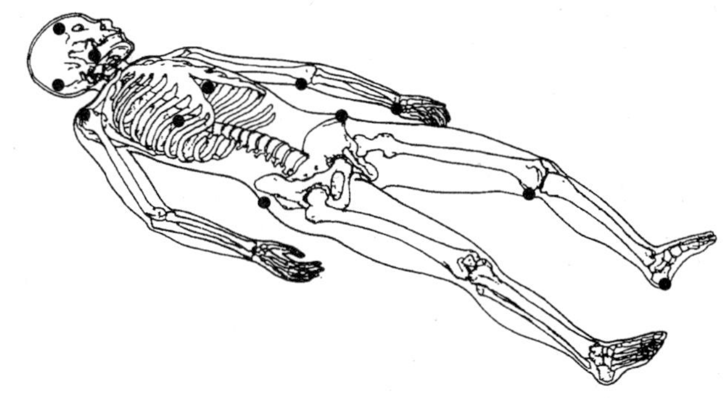

그림 23.16 자극점.

발달 이후 앞으로 걷기(잡기) 그리고 지지(발떼기)기능은 반대쪽에서 발생한다. 즉, 앞으로 걷기와 지지(발떼기)기능에는 두 가지 모델이 있다.

1. 앞으로 걷기 그리고 지지(발 떼기)는 한쪽에서 발생한다.(예로, 왼쪽 팔은 앞으로 움직이며, 다리 또한 앞으로 걷기를 한다)

2. 앞으로 걷기 그리고 지지(발 떼기)는 반대쪽에서 발생한다.

정상 상태에서 모든 관절이 기능적으로 중립 되었을 때, 이상적인 생체 역학적 패턴에 따라 앞으로 걷기와 지지 기능은 나타난다. 이것은 만약 중추신경계의 정상적 성숙이 된다면 달성될 수 있다.

반사 신체 운동계(Reflex Locomotion)

반사적 자극을 통해 발생된 부분적 운동기능은 시상면

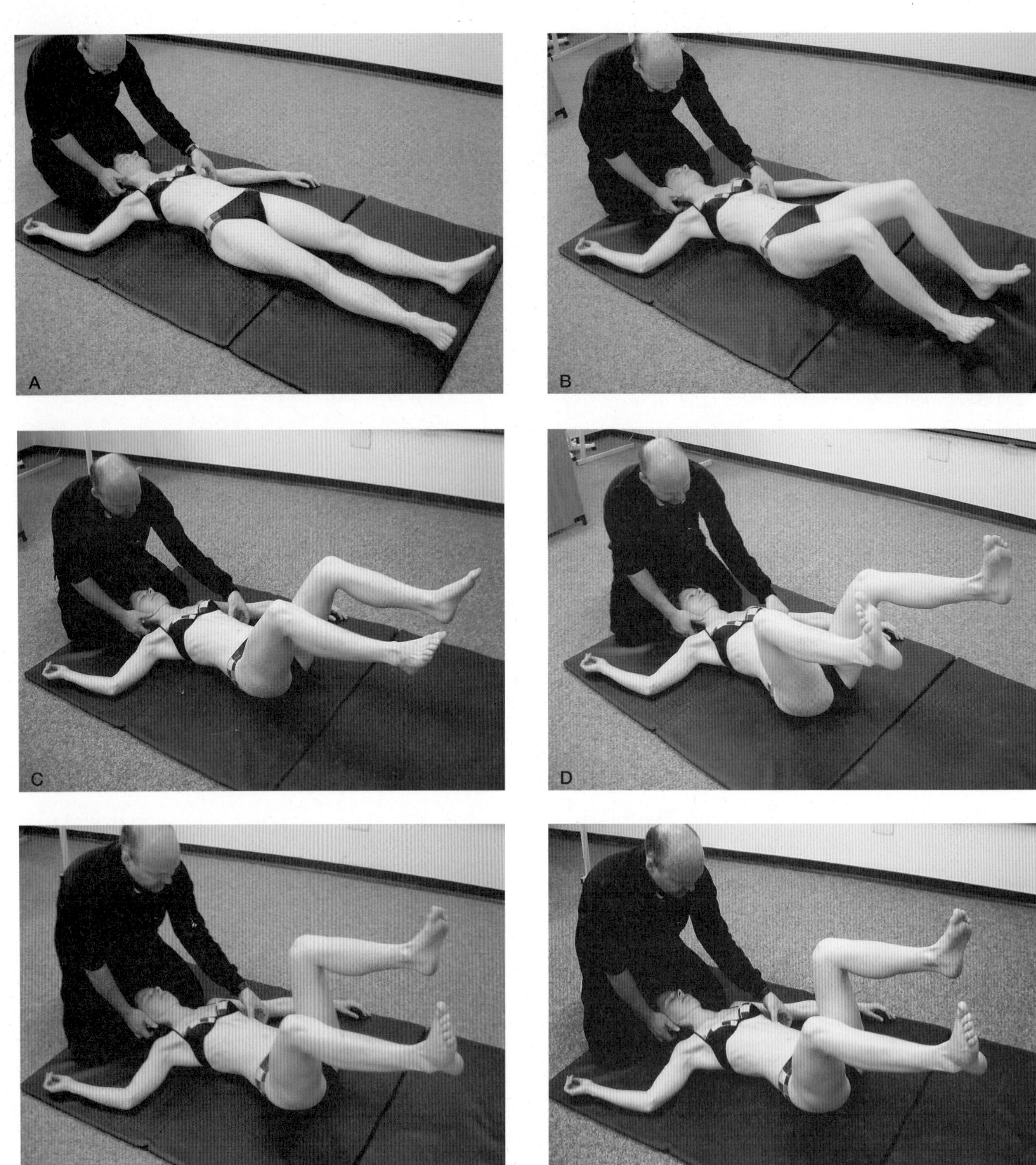

그림 23.17 반사적 뒤집기 : 앙와위(**A-I**).

에서 생기는 자세 안정, 유각기, 지지기능(동측 그리고 나중에는 반대측)과 같은 자세 발달 과정 안에서 성숙한다.

이것은 운동계에 대한 우리의 이해를 변화시킨 새롭고 기본적 원칙을 구성하는 것으로, 예로, 기능적 병리학이 중

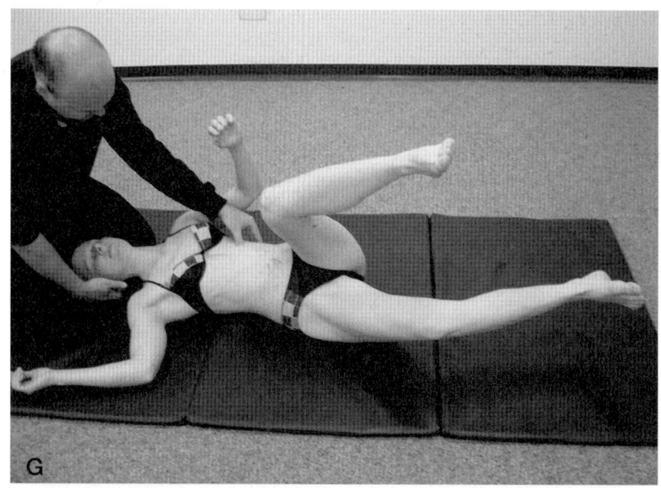

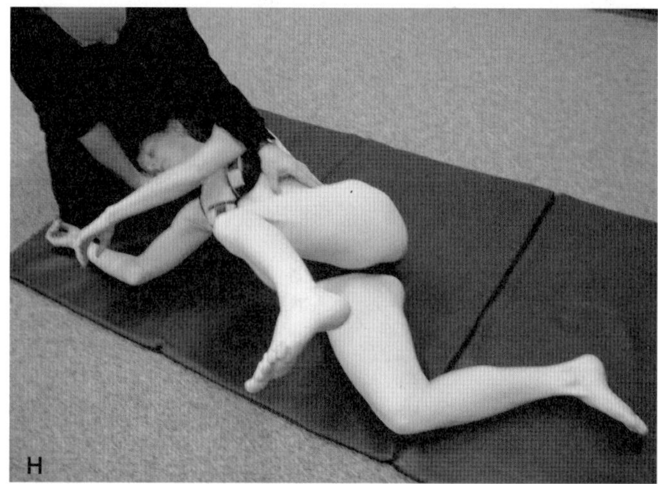

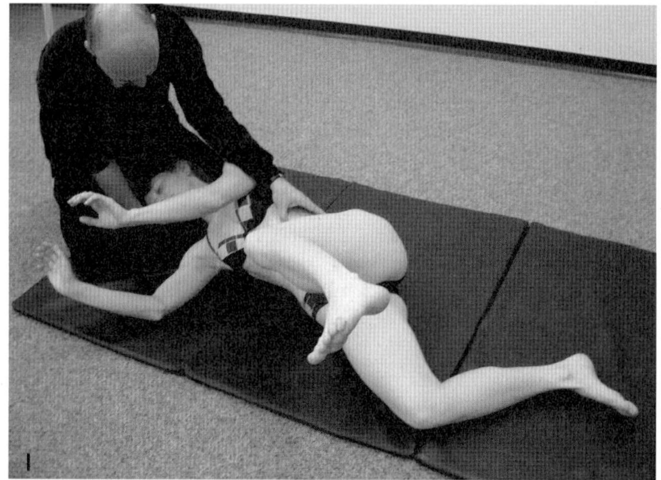

그림 23.17 *(계속)*

추 신경계에 의해 조절되는 것을 들 수 있다. 이러한 지지점이 되는 자극점에 무해한 압박(압박은 정확한 방향으로 그리고 다양한 강도로)에 의하여 부분적으로 움직임 패턴을 일으킬 수 있다(그림 23.16). 두 가지 형태의 복합적 반응의 결과로서: Vojta[12]에 의해 기술된 반사적 뒤집기(그림 23.17) 그리고 반사적 기기가 있다(그림 23.18에서 23.20). 이 둘은 전체적 근육 시스템이 명확하게 조화된 방법이며, 모든 중추신경계 수준이 포함된 일반적 패턴이다. 이 움직임은 부분적 패턴에서 기술한 자극에 의하여 일어난다. 그러므로, 반사적 뒤집기에서 우리는 발달 단계에 따라서 다음과 같은 부분적 움직임을 관찰할 수 있다: 탁자위에 다리를 들어올리기와 3점 굽힘과 벌림에서 유지하기(4개월), 중립선 위에 놓인 물건 잡기(4.5개월), 한쪽으로 연이어서 도는 것(5개월), 복와위로 돌기(6개월), 비스듬히 앉기(8개월), 네발로 기기(10개월), 옆으로 걷기(12개월)이다. 중추신경계에 의하여 조절되는 이러한 일반적인 패턴은 일정하게, 그리고 재현될 수 있다.

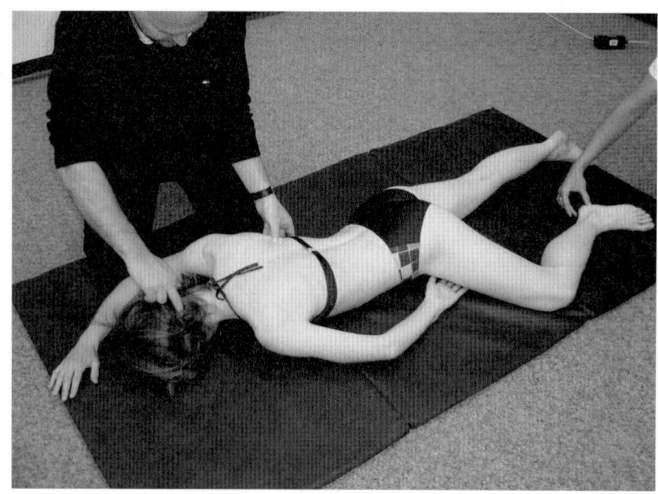

그림 23.18 반사적 기기 – 자극을 위한 기본자세.

주어진 위치 안에서 발생하는 반사영역의 자극으로 인해 구강 안면계를 포함한 불수의적 근활성이 나타난다. 이 반응은 일정하며 목적성이 있다. 운동 패턴은 유전적으로 프로그램화되어 있으며 다음과 같다:

1. 발생되는 근활성에 의하여, 중력점은 이동되며, 신체는 자동적으로 주어진 점에 지지하게 된다. 이러한 지점들은 유전적으로 결정되며, 구조적으로 나타나 직립자세에서 중요한 역할을 하게 된다. 우리는 이러한 지점이 많은 수의 수용기가 있는 근육 그리고 인대가 부착된 부위라는 것을 알 수 있다. 자극이 되면, 근 활성은 지지점 방향으로 향해진다. 자극이

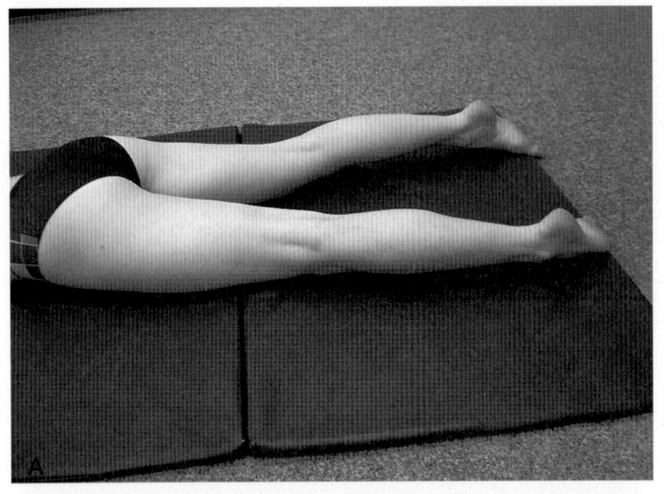

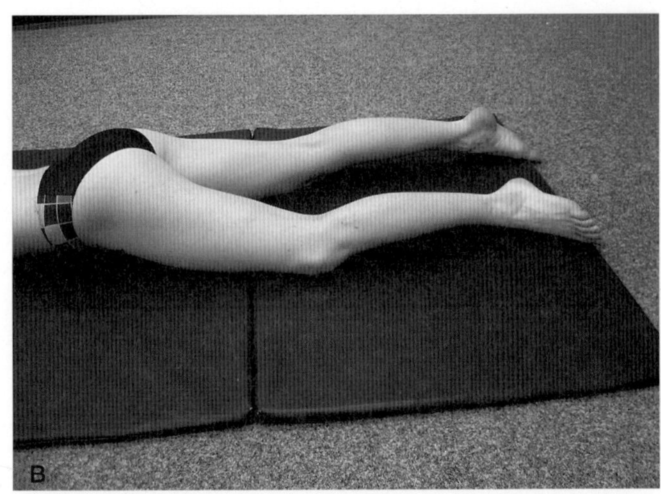

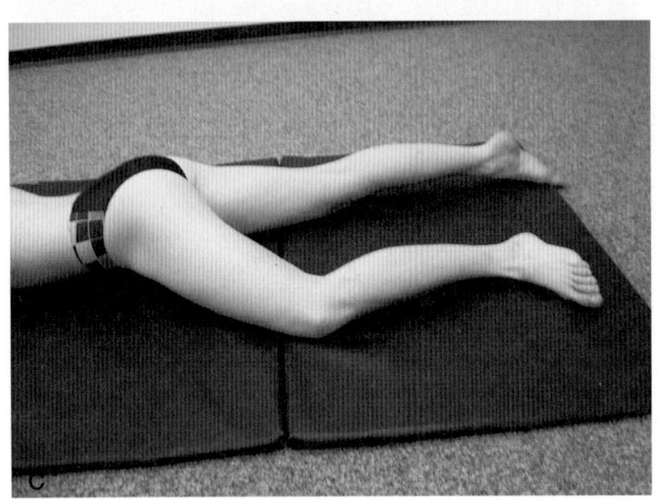

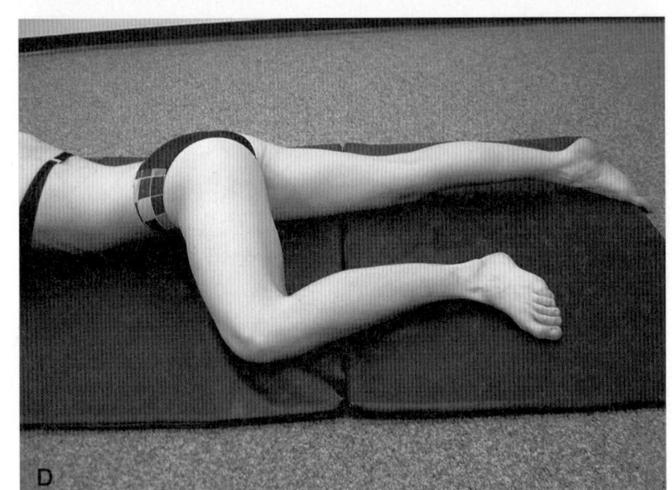

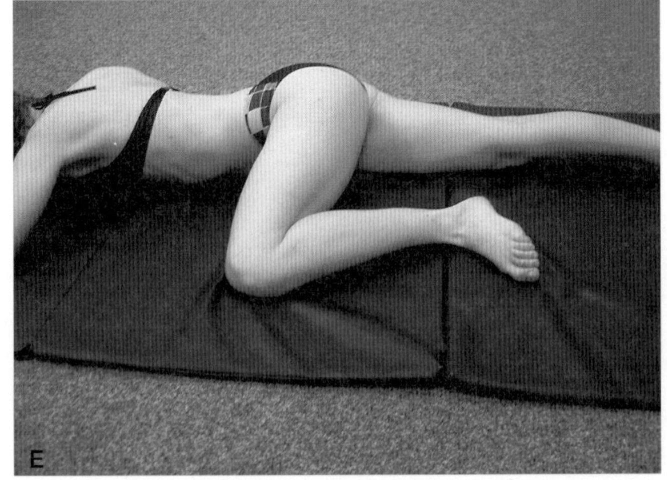

그림 23.19 반사적 기기 — 하지의 이동 반응(**A-E**). 다른쪽 다리의 지지 기능은 이상적이나 반대쪽 다리의 기능은 민감하다.

일어나는 초기 위치에서 지지의 영역 결정이 나타난다. 지지점의 자동적 선택은 입체감각에 의해 만들어지며 예로, 신체 도식과 관련하여 접촉점과 공간 내 위치(시각을 이용하지 않는)의 인식에 의한 것이다. 그러므로 몸이 옆, 앙와위 또는 복와위에 눕는 것과 상관없이, 동일한 자극에 동일한 반응이 있을 것이지만, 지지점은 변할 것이다.

2. 시상면상 안정화는 활성화(4개월) 될 것이다. 신경

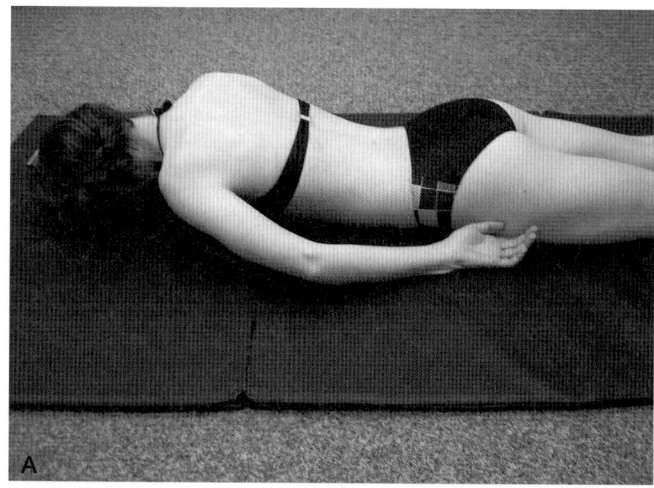

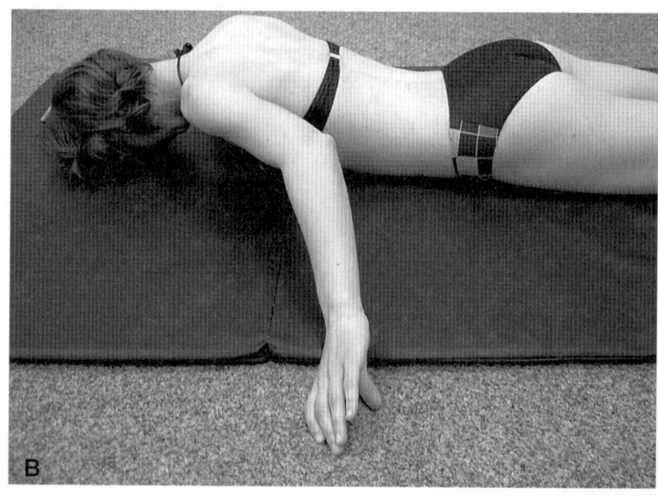

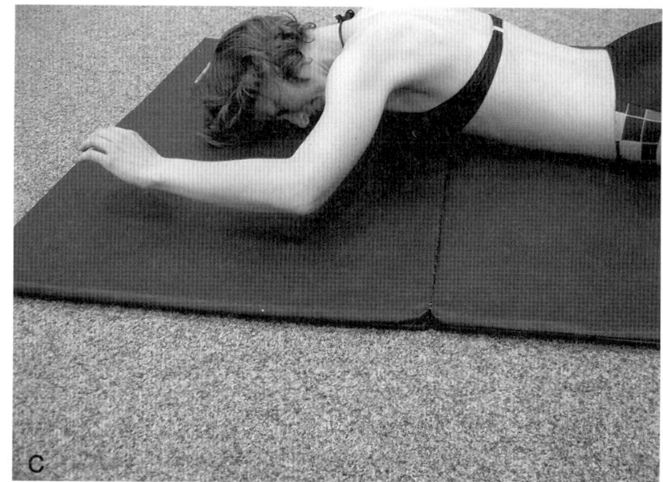

그림 23.20 반사적 기기 – 상지의 이동 반응(**A-C**). 다른쪽 팔의 지지기능은 이상적이나 반대쪽은 팔의 기능은 민감하다.

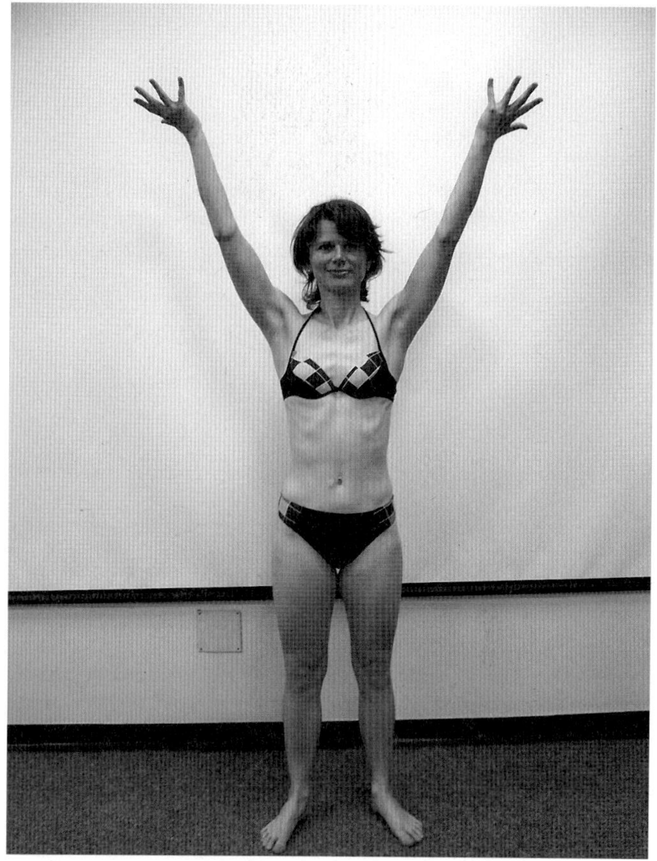

그림 23.21 4살 때의 뻗기 자세.

생리학 그리고 생체 역학적 원리가 조화를 이룰 때 척주, 흉곽 그리고 견갑골은 최대 부하의 이상적 위치를 자동적으로 적응하게 된다. 시상면에서 안정화의 패턴은 한쪽으로 눕거나, 복와위 또는 앙와위 때 발생되는 자극에 대하여 일정하게 반응한다. 단지, 지지점만 변화된다.

3. 척주의 안정화는 척추 회전과 짝을 이룬 사지의 유각기(잡기) 그리고 지지 기능에 의하여 뒤따른다. 빗근은 이때 활동하기 시작한다. 동측 또는 반대쪽 유각기 그리고 지지 사지의 패턴은 초기 자세에 의존한다. 또한, 이것은 자동적으로 머리위치 그리고 시각적 지남력에 의존한다. 유각기(잡기)와 발떼기의 기전은 항상 동일하나, 감각은 반대이다.

유각기 다리에서는 다음과 같다:

- 엉덩이관절은 굽힘, 가쪽돌림(외회전, external ratation) 그리고 벌림(외전, abdction)
- 무릎은 굽힘, 가쪽돌림

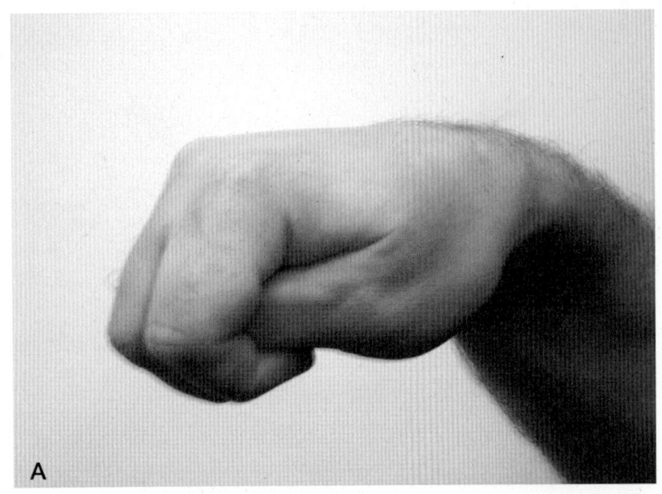

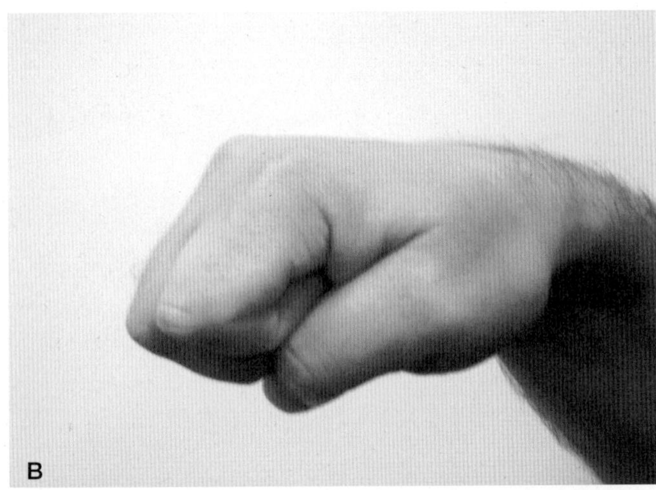

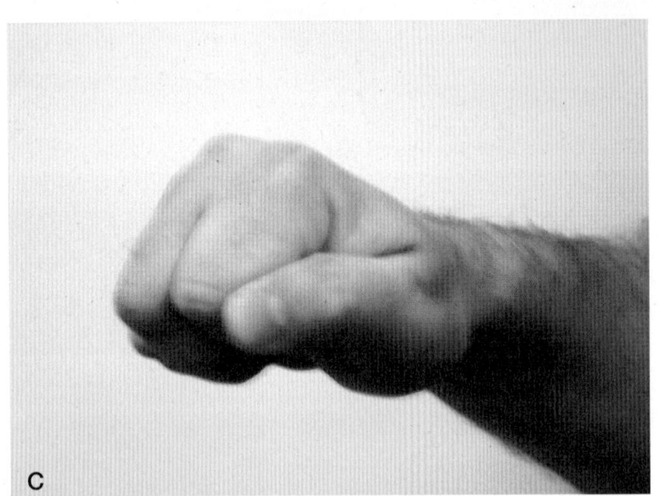

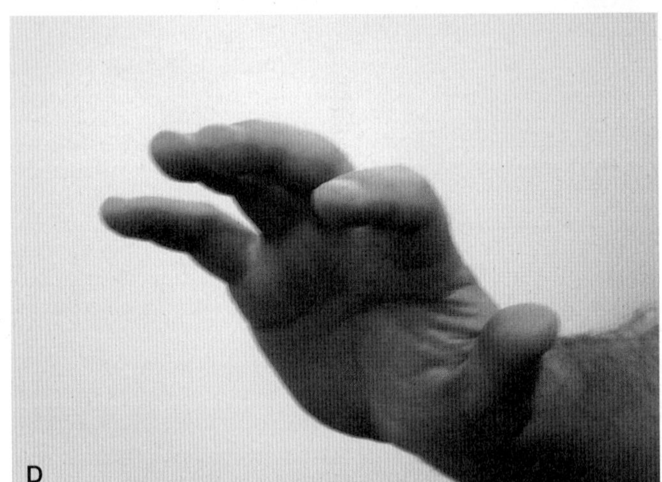

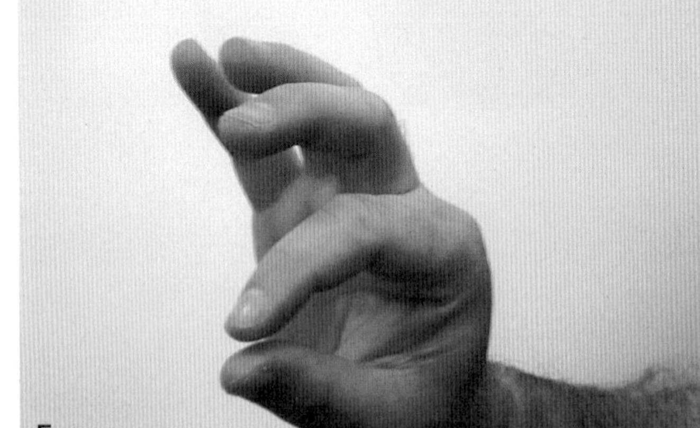

그림 23.22 출생으로부터 9개월까지의 손 위치의 발달(**A-E**).

- 발은 발등굽힘(족배굴곡, dorsiflexion), 뒤침(회외, supination)
- 상지의 잡기에서는 다음과 같다;
- 어깨는 굽힘, 외회전, 벌림(외전, abduction)
- 팔꿉은 뒤침(회외, supination), 약간의 굽힘
- 손은 폄, 뒤침, 노쪽굽힘(요측굴곡, radial flexion)

지지하는 사지는 반대 방향에서 움직인다. 움직이는 동안 모든 관절은 완전히 중립이 된다. 두 개의 패턴에서 근

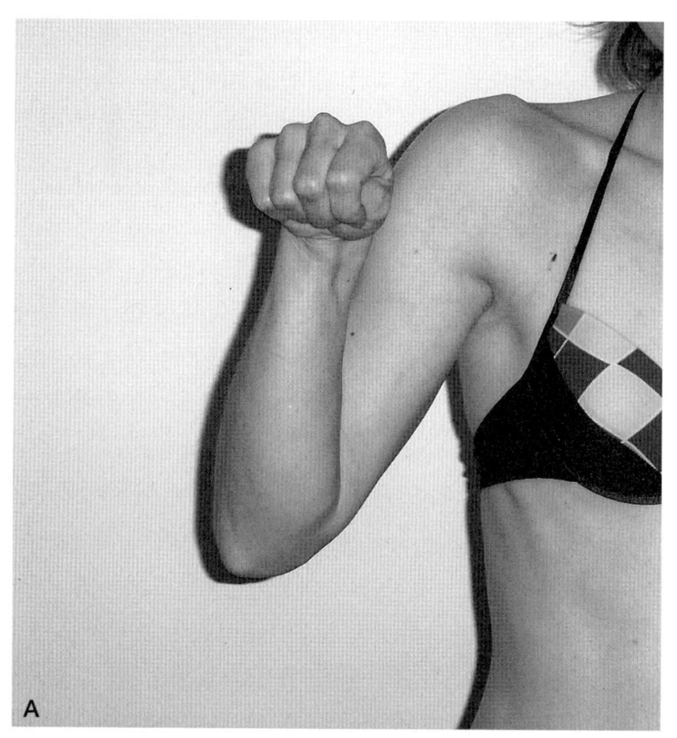

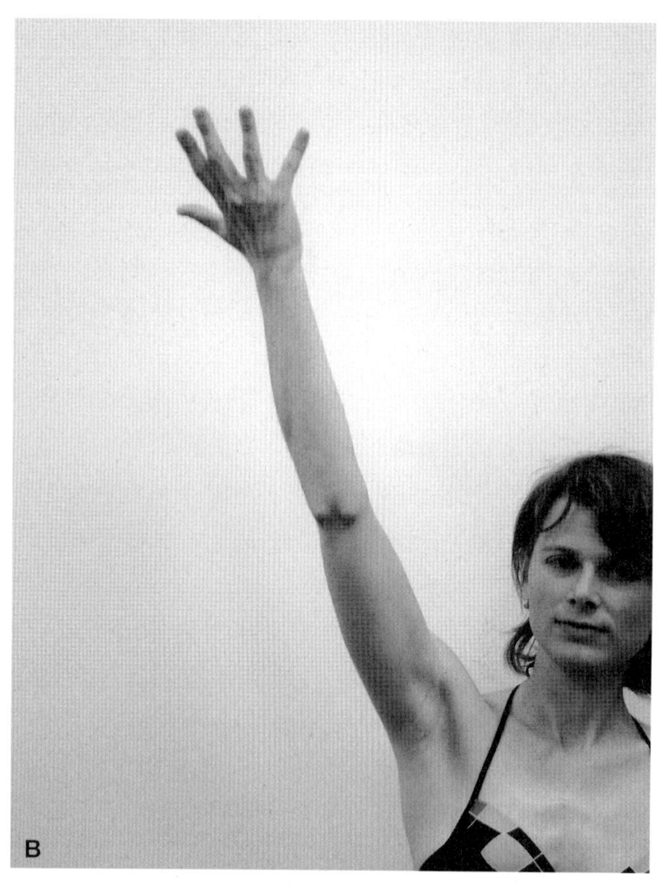

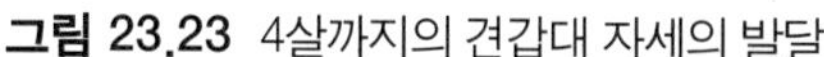
그림 23.23 4살까지의 견갑대 자세의 발달.

수축의 방향은 차이가 있다: 유각기 사지에서 고정점은 근위 그리고 운동점은 원위; 지지하는 사지는 이와 반대이다. 전자에서 관절 골두는 관절강에 대하여 움직이며, 후자에서 관절강은 관절 골두에 대하여 움직인다. 이 모델은 일생을 통하여, 모든 연령에서 나타난다. 그러나 이것은 성인에게 있어 다르게 나타나는데, 이는 자극에 대한 반응이 피질(cortex)조절 하에 있기 때문에 다르다. 그러므로 모든 점에 있어 척주와 흉곽의 안정화는 호흡기능을 변화 시킬 것이며, 또한 아직 완전하게 수의적 조절이 되지 않은 근육에 있어 긴장도를 변화시킬 것이다. 자극의 범주에 추가적 촉진을 증가하기 위하여, 우리는 운동 움직임(앞으로 걷기)에 등장성 저항을 적용할 수 있다.

위상성 근육의 자세적 기능 (Postural function of phasic muscles)

앞에서 언급했듯이, 위상성 근육은 6주 후에 자세활동을 시작한다. 중추신경계가 성숙함에 따라, 이러한 근육의 역할은 자세와 안정화에 있어 중요함이 증가하며, 또한 해부학적 구조의 형성과 모양에 크게 영향을 준다. 위상성 근육의 자세적 기능 발달은 대 운동(gross mobility)의 중립 운동조절이 성숙되는 4세 때 완성된다. 이 단계의 발달에서 아이는 갓 태어난 유아의 자세와 반대되는 자세를 각각의 관절에서 갖게 된다(그림 23.21). 이는 처음 견갑골에 대해 묘사되었으며, 더 나아가 전체 상지에 대하여 입증되어질 수 있다. 태어났을 때, 상체의 자세는 손가락의 굽힘과 모음, 손목의 자쪽(척측, ulnar) 그리고 손바닥으로 굽힘, 팔꿉의 엎침과 굽힘으로, 어깨는 내밈(protraction), 모음(내전, adduction), 그리고 내회전의 특성이 나타난다. 자세는 계통 발생적으로 오래된 긴장성 시스템에 우세한 영향을 받는다. 완전한 자세적 성숙에서, 아이들은 손가락의 굽힘과 모음, 손목의 폄과 노쪽 굽힘, 팔꿉의 뒤침과 폄, 어깨의 내림(하강, depression) 벌림(외전, abduction), 그리고 외회전을 가질 수 있다(그림 23.22 A-D 그리고 23.23 A 그리고 B). 유사한 발달은 다른 신체 분절에서도 일어난다.

이러한 자세는 계통 그리고 개체발생적 관점에서 가장

미숙하며, 또한 이런 구조를 가진 인간에게 있어 유리하다(어떠한 동물도 관절의 해부학적 모양, 심지어 자세를 책임지는 근육 측면에서도 유사한 위치를 가질 수 없다). 자세에 포함되는 근육 또는 이와 관련된 부분들은 자세적 기능(단지 인간 활동에서만)에 있어 계통 발생적으로 미숙하며, 약화되는 경향이 있다. 이러한 근육은 자세에 주로 관여하는 긴장성 근육("자세적 근육")과 움직임에 관여하는 위상성 근육("역학적 근육")으로 표현된다. 그러나 두개의 근육은 자세 그리고 움직임과 관련하여 두 가지 기능 모두 참여한다.

개체발생학은 두 가지 시스템 사이의 차이가 이들의 발달 시기에 기인한 것이라는 것을 분명히 보여주는데, 예를 들면, 어떤 기간에 이들이 자세적 기능으로 통합되어 졌는가 등이다. 위상성 근육과 같이 약한 경향을 보이는 근육들은 다른 근육에 비해 늦게 활동을 시작한다. 그렇기 때문에 자세적 기능에서 다른 근육에 비해 약한 것이다. 이러한 자세적 기능은 가장 미숙한 형태학적 구조의 발달과 관련이 있다. 이 계통은 미숙함뿐만이 아니라, 매우 연약하다. 위상성 근육의 자세적 활동은 신상아 시기와 비교할 때, 통합적 상위수준인 중추 신경조절과 함께 협력하게 된다. 통합적 상위수준에서 다른 근육계 사이의 서로 다른 상호작용이 척수 또는 뇌간 수준에서보다 많이 얻어 질 수 있다는 것은 임상적으로 대단히 중요한 것이다. 척수와 뇌간 수준 기능에 있어 운동프로그램은 길항근의 상호적 억제가 대부분이며, 신생아의 반사적 활동에서 볼 수 있다. 공동–활동 패턴은 상위 수준의 통합적 성숙으로서 발달된다. 동시에 신생아의 반사는 억제되어 진다. 위상성 근육은 전체적 그리고 시스템으로서 자세적 활동을 내포하며, 이러한 활동은 자동적으로 자세를 변화시킨다. 심부 목굽힘근이 활성화되는 순간(아이가 머리를 드는 4에서 6주 때) 다른 모든 위상성 근육은 엉덩이 관절의 외회전근과 벌림근, 견관절의 외회전근과 벌림근, 그리고 심부 척추 폄근, 견갑골의 하부 고정근과 다른 유사 계통 근육들을 포함한 상호적 연결에 의하여 자세적 기능에 참여하게 된다. 이것은 전반적인 반사적 안정화 기능을 통합하는데 있어 매우 의미가 있다.

이 프로그램은 전체적으로 긴장성 그리고 위상성 계통을 포함하며, 반사 활동에 의한 자세의 안정화를 위한 협동작용으로 볼 수 있다. 만약 하나의 위상성 근육이 약하다면, 자동적으로 관절 위치가 변화 할뿐만이 아니라, 전체적 계통의 억제성 방사가 나타날 것이다. 두 계통 사이의 평형은 긴장성 계통에 의하여 변화될 것이다. 긴장성 계통은 자세 안정화에 지배적이다. 그러나 단일 긴장성 근육의 기능이 복구됨에 있어, 완전한 긴장성 계통의 억제는 나타 날 것이다. 예로, 견갑골의 하부 고정근의 자세적 활동성을 높이려면, 이와 반대 길항근인 견갑골의 상부 고정근 뿐만이 아니라 긴장성 근육으로 먼 위치에 있는 예로서, 뒤넙다리근(슬괵근, hamstring muscle) (엉덩이관절 굽힘의 범위를 증진하는)의 긴장이 낮아야 한다. 견관절의 외회전, 팔꿉의 폄, 뒤침 또는 손가락 폄에 저항한다면, 각 근육의 길항근이 억제될 뿐만이 아니라 긴장성 근육도 멀리서 약하게 영향을 받을 것이다. 예로, 슬괵근이 하지직거상 검사에 있어 변화의 원인이 될 수도 있다는 것이다. 이러한 상위 수준의 통합은 반사 관계의 새로운 형태를 야기하며, 이는 멀리 떨어져 위치하고 있는 근육들 사이에서 형성 되어질 수 있다. 이러한 연결에 있어, 등세모근(승모근, trapezius)(긴장성 근육)의 상부는 하부뿐만이 아니라, 위상성 근육 계통인 내측광근 또한 길항근이 된다. 결국 반사의 관계는 뇌간 수준보다 높은 수준에서 확립된다.

기능과 구조에서 중력의 영향 (The influence of gravity on function and structure)

위상성 근육의 자세기능 발달은 골격의 성숙 혹은 미성숙과 밀접한 관련이 있다. 예로, 태어나면서 사지의 벌림근 그리고 외회전근은 자세적 기능을 가지지 않는다. 이것은 약 6주의 연령에서 처음 발견되어 질수 있다. 이들 근육은 자세적 변화뿐만이 아니라, 넙다리의 전굴 그리고 뼈 몸통목부 각(colodiaphyseal angle)에 또한 영향을 준다. 벌림근 그리고 외회전근의 자세적 기능의 불충분은 엉덩이관절의 전경각 그리고 외반고(valgosity)의 원인이 된다. 엉덩이관절 벌림근의 중부(middle)와 후반(posterior)부 그리고 외회전근은 형태학적 발달의 가장 높은 단계를 얻기 위해 필요하다. 이런 근육에는 억제 경향이 있는 위상성 계통이 포함되어 있다.

또 다른 예는 발이다. 발의 경우, 태어날 때 발꿈치뼈(종골, calcaneus)의 종축이 목말뼈(거골, talus)의 위치 때문에 외측에 놓여있게 되며, 뒤꿈치는 발꿈치뼈의 목말뼈 아래서 아직 활주되지 않기 때문에 높게 된다. 발꿈치뼈는 단축 근육들과 앞정강근(전경골근, tibialis anterior), 뒤정강근(후경골근, tibialis posterior), 그리고 종아리근(비골근, peroneal muscles)의 자세적 활성화 덕분에 목말뼈 아래서 이 위치에 도달 한다. 종아치의 모양은 자세와 관련한 모든 근육이 완전히 발달되는 4세까지는 완전하지 않다. 뇌성마비 발의 경우, 근 기능이 성숙하지 못하여 신생아 또는 심지어 이전 단계로 남게 된다. 중추적 협응 장애를 가진 아이에서 동일한 일이 발견되어진다.

그러므로, 위상성 근육은 뼈 몸통목부 각(colodiaphyseal angle) 그리고 엉덩 관절의 전경각, 정강뼈 고원(plateau), 발의 횡아치, 빗장뼈(쇄골, collar bone)의 염력 그리고 횡 위치, 척추 만곡 등을 포함한 대부분의 해부학적 구조의 모양을 결정한다. 그러므로 위상성 근육 계통의 성숙은 4세 때 형태학적 성숙이 확실하게 된다.

긴장성 근육의 잘못된 자세적 기능은 신생아 때 뇌성마비를 가지고 있었던 환자들의 잘못된 자세와 비슷한 자세를 유발할 뿐만이 아니라, 골격 안에서 전형적인 변화를 야기 시킨다. 이러한 전형적 변화는 다음과 같다: 전방 외반고(coxa valga antetorta), 척추후만증(kyphotic spinal column), 빗 정강뼈 고원(oblique tibial plateau), 외반고를 가진 불충분하게 발달된 발, 내반슬(genua valga), 그리고 골반 앞굽이(골반 전굴, pelvic anteversion) 역시 위상성 근육의 자세적 기능의 안정화를 결여시킨다. 아동인구의 거의 30%에서 위상성 근육의 기능 장애 원인으로 몇 도의 잘못된 자세를 보이며, 이는 또한 골격에도 영향을 끼친다.[1,11,13] 위상성 근육의 계통적 약화는 척추 폄의 불충분, 팔의 제한적 거상, 체간의 회전 동안 잘못된 자세 등을 가진 노인 연령층의 특성이라 볼 수 있다. 완전한 계통은 초기 신생아의 자세적 모델을 바꾸는 경향이 있다. 관절의 병리학적 원인에 의한 보호적 자세는 Cyriax에 의해 기술되어진 패턴과 유사하게 보이지만, 결코 같다고 설명할 수는 없다. 우리는 여기서 다시 병리학적 자세가 초기의 발달 단계로 전환됨을 볼 수 있다.

시상면에서 척추 안정화의 발달적인 운동학 (Developmental kinesiology of spinal stabilization in the sagittal plane)

안정화적 기립자세의 발달을 조절하는 중추신경계 프로그램은 2개월 초에 시작하게 된다. 두부와 경부는 제한되지 않지만, 완전한 신체 자세에 있어 변화의 원인이 된다. 곧은 척추를 신체면의 등쪽(배측, dorsal)과 배쪽(복측, ventral)부 근육의 균형화된 공동 — 활성은 4개월째 완전히 된다. 이와 관련된 초기 지지의 기초로는, 양쪽 팔꿈과 두덩뼈(치골, pubic)에 의해 형성된 삼각 위치의 복와위와 볼기(둔부, glutei), 견갑골부위, 그리고 목덜미선에 의한 앙와위가 있다(그림 23.11 그리고 23.12).

이러한 발단 단계에서, 시상면상 척추 안정화의 기초는 놓여있다. 단지 이 기초에서 위상성 움직임은 달성될 수 있다. 어떤 안정화 장애는 위상성 움직임에서 증명될 것이다. 시상면상 안정화의 생리학적 선행요건은 중립된 척추 자세이며, 다음과 같은 사항을 요구한다:

1. 등쪽 그리고 배쪽 근육의 협동작용이다. 이것은 생리학적 자세("중립자세")를 위해 최적의 정적 기능에 있어 매우 중요하다. 특히 여기에 작용하는 근육으로는 심부 경부 굽근, 복근, 그리고 등부의 척주폄근이다. 유일하게 이러한 공동-활성은 중립자세를 달성할 수 있게 하며, 최적의 정적 기능을 제공한다.
2. 길항근의 협력은 흉곽과 견갑골에서 달성되어진다. 양쪽의 이러한 해부학적 구조는 근육의 당김을 척주쪽으로 전달한다. 특히 여기에 작용하는 근육으로는 하부 앞톱니근, 복근 그리고 견갑골의 모음근(내전근, adductors)과 큰가슴근의 협력이다.
3. 호흡에 의한 가로막의 통합 안정화에 속한다.

안정화 계통의 근육들은 하나의 단위로서 기능한다. 하나의 근육이 약하거나, 과활동적이라면, 이는 결코 독립적으로 남아있지 않고 전체적인 척추의 정적 그리고 동적 기능에 영향을 끼칠 것이며 — 개개의 분절들은 더 이상 중립적 자세를 갖지 못할 것이다.

경부와 상 흉부
(The cervical and upper thoracic region)

목뼈의 중립은 6주 이후에 발달한다. 해부학적 의미에서 목뼈의 끝은 C7이나, 기능적 관점에서는 상부흉추에 있어 두부의 측방 굽힘 그리고 회전뿐만이 아니라, 굽힘과 폄에도 참여하기 때문에 T4를 끝으로 본다. 이를 증명할 수 있는 가장 중요한 것은 해부학적으로 근육들이 중부 흉추 부위에서 기시하여 경추로 뻗어있는 것이다.

경추의 폄근에는 목반가시근(경반극근, semispinalis cervicis), 머리반가시근(두반극근, semispinalis capitis), 머리널판근(두판상근, splenius capitis), 목널판근(경판상근, splenius cervicis), 그리고 목가장긴근(경최장근, longissimus cervis)들이 있다. 이러한 근육의 기시는 T4,T5, 그리고 T6이다. 발달 단계에서 폄은 척추 폄의 고정점 역할을 하는 앞톱니근(전거근, serratus anterior)과 협력하는 마름근(능형근, rhomboids) 그리고 등세모근의 중부와 하부에 의하여 더욱더 폄하게 된다. 그러나 앞톱니근은 부착 지점이 복근에 의하여 안정화가 될 때 완전한 척추 안정화 기능을 할 수 있다.

기립자세로서, 경추의 올바른 중립은 오직 배쪽부 근육인 긴목근(경장근, longus colli muscle)과 주된 긴머리근(두장근, longus capitis muscle)의 활동으로 그리고 등쪽부 근육에 의해서만 가능하다. 또한 이들 근육은 상부 흉추 수준에서 기시하며, 두부가 앞으로 숙이는 것 그리고 경추의 과전만을 예방한다. 이러한 근육의 균형화된 공동-활성은 정확한 중립을 확신시키며, 목빗근(흉쇄유돌근, sternocleidomastoid muscle)과 목갈비근(사각근, scalene muscles)의 과스트레인(overstrain)을 막을 것이다. 병리적인 경우, 두부가 앞으로 숙여짐이 있으며, 굽힘/폄은 오직 머리-목 접합(cranial-cervical junction)에서만 발생될 것이다. 이러한 경우가 발생될 때, 완전한 척주의 정상적 발달은 손상되게 된다. 또한 경추의 중립은 중부 흉추에 있는 심부 폄근의 안정화 기능에 의존한다. 이들은 경추의 심부 폄근을 위한 고정점을 제공한다. 이들의 약화는 과전만, 심부 경부 굽힘근의 억제에 의하여 나타난다. 심부 경부 굽힘근과 폄근의 활성은 부착 지점의 안정화에 의존하며, 결국 근육 사슬에 의존하게 된다. 예를 들어, 가로막의 요추 부분과 복근의 외측 부분이 기능을 하지 않는다면, 두부의 전방-굽힘은 심부 경부 굽힘근을 대신하여 목빗근(흉쇄유돌근)이 작용하여 결국 턱이 들리게 된다.

하부 흉추와 요추
(The lower thoracic and the lumbar spine)

요추와 하부 흉추 사이의 기능은 경추와 상부 흉추와 하부흉추(T5)와 마찬가지로 밀접한 상관관계를 가지고 있다. 이러한 결과 역시 관련된 근육의 해부학으로부터 이해할 수 있다. 흉추와 요추의 기립자세는 경추와 밀접한 관련을 가지고 발달한다. 이것은 근육의 해부학과 관련이 있다. 흉추와 요추의 올바른 자세는 경추와 밀접히 관련이 있다. 각 분절의 올바른 중립화는 척추 폄근의 활성과 동시에 복근 그리고 가로막이 균형을 유지해야 가질 수 있다. 가로막과 함께 배근육은 자세에 있어 심부 폄근 발달 단계에 함께 포함된다. 빗근(복사근, oblique abdominal)과 배곧은근(복직근, rectus abdominal)은 T5에서 시작하는 하부 갈비로부터 기시한다. 기립자세는 중추신경계조절하에 해부학 그리고 기능적 상관관계에 의해 항상 된다. 이러한 안정화 기능이 과기능(hyperfunction) 또는 저기능(hypofunction)으로 방해 받게 되면, 척추의 정적 기능은 손상되게 된다.

가로막 그리고 골반 저(pelvic floor)와 함께 복근과 등근육의 상호작용에 대하여 이해해야 한다. 태어나면서 가로막은 골반저가 아직 자세적 기능을 가지지 못했을 때 복사근 위치에 있으며, 내재적 등 근육과 복근 사이에서는 어떠한 자세적 협동작용(postural synergy)을 하지 못한다. 내재적 등 근육이 활동하기 시작하면서 척주는 일직선이 된다. 갈비를 가진 흉곽은 복근의 꼬리 수축으로 인해 안정화된다. 갈비는 신생아 때보다 더 급격하다. 복근의 안정화 활성으로 인한 척추의 일직선은 고정점이 가로막 부착으로 바뀌면서 가로막은 수평적 위치를 가지게 된다.

이것은 기립자세 만큼이나 인간을 위해 중요하다. 복근과 볼기근의 수축을 통한 복압 증가와 골반 전굴의 감소는 골반저가 자세적 기능을 수행할 수 있게 한다. 복근과 함께 가로막의 조절된 기능은 요추의 전면 안정화에 매우 중요하다. 이러한 구조의 안정성은 고정점으로 작용하여 흉추와 경추에 대하여 결정적이다. 골반저의 자세적 기능은 복압 증가와 복근 활성화로 인한 골반 전굴의 변화로 나타난다.

자세적 개체발생과 가로막의 기능 (Postural ontogenesis and the function of the diaphragm)

중추신경계가 정상이라면, 가로막은 주된 호흡근일 것이다. 동시에, 기립 자세를 위한 공동–활성 패턴 부분을 형성할 것 이다. 이들 기능은 자세가 얼마나 호흡에 큰 영향을 발휘하는지와 반대로 호흡도 자세에 큰 영향을 준다는 것을 설명하고 있다. 기립자세가 발달함에 따라 4개월 무렵 가로막이 수평위치가 됨을 알 수 있다. 가로막이 수축하면, 평평해 지며 복벽에 의하여 저항 받게 된다. 복근과의 공동–활성은 복압을 만들어 낸다. 이것은 요추 안정화에 중요한 역할을 한다. 그러므로 가로막은 주된 호흡근뿐만이 아니라, 자세 안정화에도 관여한다. 또한 가로막의 활동은 고정점으로 활동하는 척추와 흉곽의 위치에 의존하고 있다. 흉 · 요추의 과전만을 동반하는 가슴의 흡입자세는 그것에 세 구역 모두에서 가로막의 활동을 손상시킨다. 특히, 가로막의 요추부 활성화가 손상되면, 복근과의 공동 활성화에 있어서 안정화는 결여된다. 호흡 활동은 대부분 흉곽과, 보조(auxiliary) 호흡근을 경유 경추부위로 이동된다. 그러나, 정상 상태에서 복근 그리고 척추 폄근과 함께 가로막은 흉요추 접합에서 허리근(요근, psoas)에 대한 고정점을 안정화 시킨다.

시상면에서 공동–활성 장애로 인한 근육의 불균형과 손상된 척추 안정화 (Muscular imbalance in disturbed co-activation and impaired spinal stabilization in the sagittal plane)

척주는 사지와 관련된 고정점으로 안정된 근육을 받침점(fulcrum)으로 형성한다. 척주의 잘못된 위치는 골반과 견갑대 그리고 사지 근육의 기능적 불균형에 의하여 이루어진다. 이와 반대 역시 마찬가지다.

기립자세(시상면 기능)는 수직적 입각기보다 이전 단계에 완성된다. 이러한 관점에서, 자세적 모델은 4개월 동안 척추에 최적의 부하를 줌으로써, 균형 잡힌 근육으로 완성된다. 이와 같은 발달의 초기 단계에서 마지막 기본적 자세는 달성된다. 또한 발달은 아이가 서거나 더 많은 자세적 발달을 하는 동안 변하지 않지만, 다양한 지지면의 환경에 따라 적응한다.

심지어 중추신경계(거의 30%)에 약간의 손상을 가지 아이의 경우, 두 가지의 기능적 계통 사이에서 결코 이상적 수준의 공동–활성에 도달하지 못한다.[1,11,13] 이러한 아이들은 서기(standing)때 결코 올바른 기립자세를 가지지 못한다. 일반적으로 근육의 불균형은 잘못된 발달의 원인이며, 결국 잘못된 자세 결과를 가져온다. 따라서, 이 같은 결과는 초기단계에 치료가 요구된다. 그러나 비정상적 발달에 원인이 되는 유사한 근 불균형에는 필요하지 않지만, 상동적(stereotypical)특성의 반사적 변화의 결과로 나중 단계에는 영향을 끼칠 것이다.

근육은 기능적 단위로서 중립된 자세(심부 안정화근)로 역할을 한다. 단일 근육의 저기능 또는 과기능은 단독으로 유지될 수가 없고, 부착 지점에 영향을 줌으로 복합적으로 발생된다. 그러므로 골반저의 약화는 일반적으로 심부 경부 굽근의 약화 그리고 그 반대에서도 나타남을 알 수 있다. 이러한 상관관계는 치료에 있어 매우 중요하다. 이와 같은 기능적 단위는 계통 발생적 관점에서 미숙함이다.

심부 굽힘근의 불충분은 경부에서 특징적이다. 이 결과 두부는 하부 경추의 과폄과 함께 숙여지게 된다. 상부 흉추는 전방아래(forward–drawn) 위치를 한다. 목 회전은 경추를 통한 비율이 아니므로 제한되지 않는다. 앞톱니근(전거근, serratus anterior)에 의한 고정이 불충분하면, 경추의 기립자세는 마름근(능형근, rhomboid), 하부 그리고 중부 등세모근(승모근, trapezius)에 의하여 이루어지지 않는다. 상부 등세모근(trapezius upper part), 어깨올림근(견갑거근, levator scapulae), 목빗근(흉쇄유돌근) 그리고 목갈비근(사각근, scalene)이 우세하며 또한 기능적으로 보조 호흡근 역할을 한다.

정상적으로, 복벽, 척추 폄근, 그리고 가로막(횡격막, diaphragm)의 공동–활성은 복압과 하부 흉추와 요추의 중립을 조절한다. 복벽의 약화와 복압의 불충분은 지속적인 골반 전굴 그리고 요추 전만 증가의 원인이 된다. 이것은 복근의 분리(diastases)에 의하여 빈번히 나타난다. 복벽의 약화는 과전만 그리고 골반 전굴 뿐만이 아니라, T5 아래 흉추의 폄을 막는다. 그러므로 요추의 전만은 하부 흉추 부위와 흉 · 요추 접합에서 끝나며, 이 범위로부터 후만이 시작된다. 후만의 분절에는 폄이 없다. 흉곽은 흡기자세로 그리고 가로막은 경사지게 된다. 갈비 사이는 흡기에서 넓지 않으며, 흉곽은 전체적으로 올라와 있다. 그러므로 흡기는 보조 호흡근의 수축에 의하여 나타난다. 이러한 상태는 골반저의 약화를 동반하며 나타난다. 동시에 일반적으로 흉추를 똑바르게 하고 배가로근(복횡근, transversus abdominis)의 촉진을 돕는 앞톱니근(전거근, serratus anterior)과 하부 등세모근등세모근(승모근, trapezius)의 공동–활성화가 방해받게 된다.

중부 흉추, 예로서 이행적 척추(transitional vertebra) T5는 계통발생과 발병기전(pathogenesis) 양쪽 모두에 있어 매우 중요하다. 이것은 일직선의 경추 고정점으로 그리고 가장 중요한 자세적 근육들: 목널판근(경판상근, splenius cervicis), 머리널판근(두판상근, splenius capitis), 머리가장긴근(두최장근, longissimus capitis muscles), 긴목근(경장근, longus colli muscle) 그리고 등가장긴근(longissimus thoracic muscles)이 부착된 기시로 나타난다. 복근은 5번째 갈비로부터 기시한다. 이 수준은 근육의 공동–활성 때문에 요추 전만의 끝이 된다.

정상적 자세에서, T5는 흉추 후만의 첨(apex) 또는 요추 전만의 끝을 형성한다. 그러므로 T4로부터 T6부위는 기능적으로 신체의 상하를 나누는 부위가 된다. 척추에 있어 이 분절의 임상적 검사는 특별히 중요하다. 전반적인 운동 계통에서 근육활성의 균형이 좋다면, T5아래는 일직선이 가능하다. 사지뿐만 아니라, 척추와 관련된 근육활동의 거의 모든 방해요소가 이 부위에 영향을 줄 것이고 이는 T5아래 폄제한과 후만을 동반한 굽힘에도 영향을 줄 것이라고 보여주고 있다. 이렇게 고정된 후만의 범위는 다양하나, 몇몇 대상자의 흉 · 요추 접합보다 훨씬 멀리 도달할 수 있다. 시상면에서 비정상적인 척추는 복사근의 잘못된 활동 결과이다. 그러므로 척추의 회전 역시, 시상면상 척추의 안정화에 의존한다.

호흡의 정상과 비정상 운동학: 척추 안정화와 관련 (Normal and abnormal kinesiology of respiration: Its relationship to spinal stabilization)

호흡에 있어 흉곽의 움직임은 필수적인 역할이다. 이것

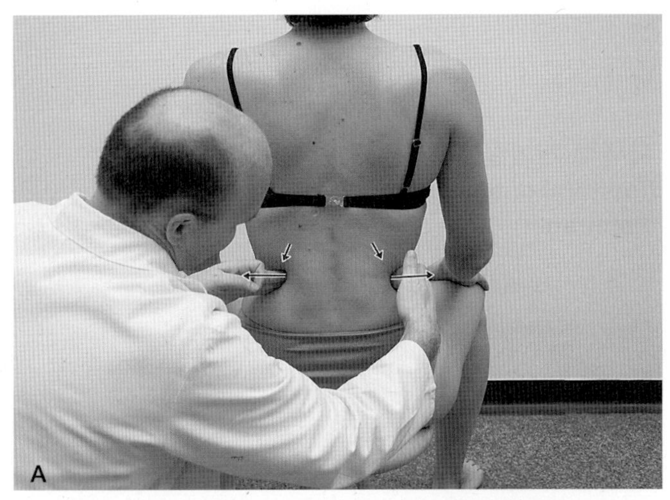

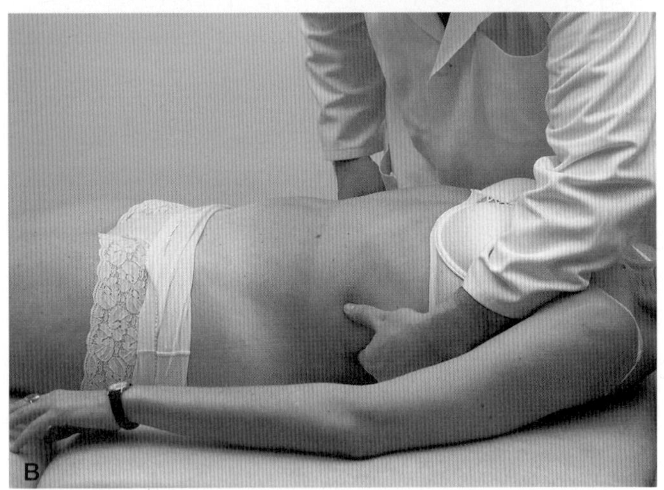

그림 23.24 치료사는 자신을 손가락을 밀라고 환자에게 말한다: 치료사는 환자의 외측 복근 그리고 꼬리쪽 위치를 유지하는 갈비와 함께 가로막(특히 요추부에서)근의 활성을 평가한다. **(A)** 환자는 앉아서 검사, **(B)** 환자는 앙와위로 눕고 검사.

은 호흡의 움직임에 따라 일어난다. 이와 관련된 근육으로는 흡기와 호기 그리고 주동과 보조 호흡근으로 기술할 수 있다. 보조근은 많은 흡기 또는 병리적 상태일 때 역할을 하게 된다.

호흡하는 동안 갈비는 위와 아래로, 갈비의 두부에서 시작하여 횡갈비 관절의 끝을 축으로 하는 둘레 그리고 후방–외측 방향으로 움직인다. 갈비의 염력은 움직임에 있어 중요하다. 세 가지 형태의 염력이 있다:

1. 흉곽 둘레
2. 갈비의 하부 가장자리를 따라서(테이블 가장자리에 놓여 있다면, 갈비는 단지 두 지점에서 접촉한다.)

3. 뒤틀림(Twisting)은 등과 배 끝에서 거의 수직적 그리고 사선 앞쪽에서, 전–머리(ventro–cranial) 방향에 놓여있다.

갈비의 만곡은 흉강(thoracic cavity)의 확장에 있어 중요하다. 갈비와 복장뼈 사이의 관절은 매우 질긴 막을 가지고 있으며, 단지 약간의 움직임만을 허용한다. 갈비의 전면 끝은 복장뼈와 함께 올라간다. 이러한 방식에서 흉강은 시상면상 넓게 된다. 이런 상황은 흡기 시 흉곽의 전방 움직임에 있어 주목해야 한다.

이것은 복장빗장관절(흉쇄관절, sternoclavicular joint)에서 이루어지는 회전에 의하여 이루어진다. 빗장뼈는 움직이지 않으며, 복장뼈는 복장빗장관절에서 회전을 한다. 〔복장뼈 자루(흉골병, manubrium sterni)의 강은 빗장뼈의 관절두에 대하여 움직인다〕. 하부에 가장 긴 갈비(갈비 6–8)두의 축은 후방–외측으로 향하며, 전두면상 넓은 흉강을 만든다. 이러한 움직임은 병리적 환자에게 있어 방해를 받게 된다. 상부 갈비는 정상 상태에서 훨씬 적게 움직인다. 중추신경계의 발달이 정상이라면, 가로막은 주된 호흡근이며, 또한 자세를 안정화시킨다.

가로막은 편평하며, 복벽 저항에 대하여 작용한다. 가로막은 안정화를 위해 중요한 배근 그리고 골반저와 협동하여 복압을 조절한다. 이러한 가로막의 활성은 고정점을 형성하는 척추와 흉곽의 위치에 의존한다. 흉곽이 복장뼈 그리고 갈비의 상승을 동반한 호기 위치에 있다면, 가로막의 활성은 세 구역 모두에서 손상된다. 이는 특히, 요추 부분에 영향을 끼친다. 호흡은 보조 근육이 흉곽을 상방으로 당겨야만 가능해진다. 가로막과 복근은 흉 · 요추 접합을 안정화시키며, 엉덩 허리근(장요근, iliopsoas)에 고정점을 제공한다. 이러한 방식으로 생리적 호흡은 요추를 안정화시킨다. 그러므로 호흡과 안정화 기능의 검사는 이 동계통의 검사와 치료 부분에 있어 필수적이다.

시상면상 척추의 심부 안정화 계통의 검사 (Examination of the Deep Stabilization System of the Spine in the Sagittal Plane)

척추 안정화의 방해는 요통과 다른 상황에 있어 중요한 요소이다. 우리는 척추의 안정화에 있어 어떠한 목적의 움직임이 우선인지를 기억해야 한다. 안정화는 또한 기능장애의 보상과 정상적인 역할에 있어 중요하다. 그러므로 척추 안정화의 조절은 성공적인 치료를 위해 필수적 조건이다.

진단 검사 (diagnostic tests)

1. 가로막(횡격막, diaphagm) 검사 — 외측 복벽의 활성: 바로 앉기 또는 앙와위 자세에서 검사를 한다. 검사자는 복벽의 외측면 마지막 갈비 아래를 촉진한다. 환자는 호기 시 자신의 흉곽이 아래로 내려갈 때 복근의 양쪽에 대하여 가볍게 압박하는 치료사의 압력

그림 23.25 호흡하는 동안 환자의 가슴의 안정성 능력을 평가한다. 복장 뼈는 꼬리 쪽에 도달해야 한다.

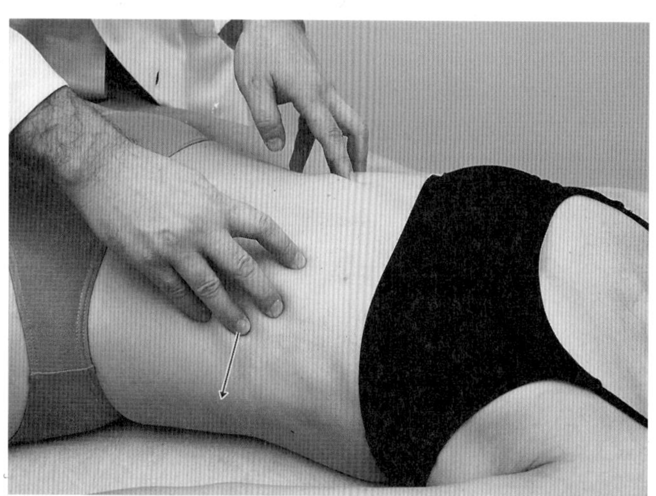

그림 23.26 촉진으로 거짓갈비뼈(가늑골, false rib)의 움직임을 평가한다. 치료사는 이 움직임이 머리 또는 외측 방향에서 일어나는지 기록한다. 화살표는 신체적 상태에서 갈비뼈 움직임의 방향을 나타낸다.

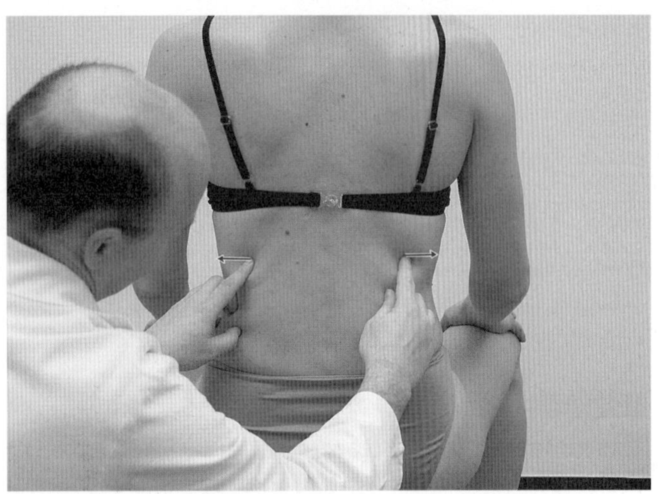

그림 23.27 하부갈비뼈의 갈비뼈각(angulus costae)을 촉진: 외측 또는 머리 쪽 움직임을 평가한다. 화살표는 신체적 예로서, 갈비뼈의 외측 움직임을 나타낸다.

에 대하여 말을 한다. 척주는 검사하는 동안 일직선을 유지해야 하며; 척추 굽힘은 나타나지 않아야 한다.

허리둘레의 근육 활성은 흡기 동안 촉진해야 한다. 이 검사는 가로막이 어떻게 신장하여 안정화 기능을 수행하는 지에 대한 검사에 도와준다.

손상의 징후. 환자는 최소한의 반대압력(counterpressure)을 발휘하거나 전혀 할 수 없다. 치료사는 호기 동안 약간의 활성을 볼 수 있으나 흡기에서는 전혀 볼 수 없다.

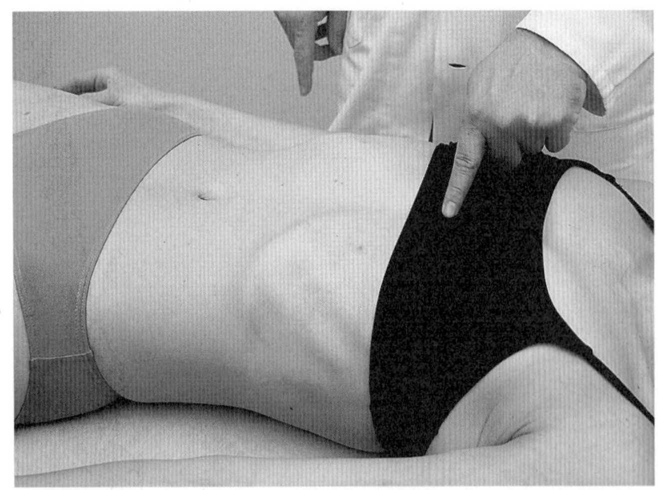

그림 23.28 머리쪽 방향으로 복장뼈(sturnum)의 움직임. 환자는 가슴의 꼬리 위치를 유지할 수 없으며 전면으로부터 요추의 안정화를 할 수 없다.

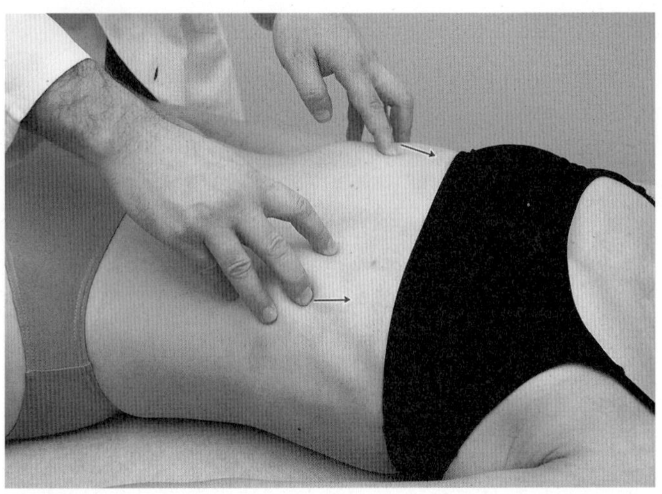

그림 23.29 머리쪽 방향으로 갈비뼈의 움직임은 요추의 불안정성 징후이다.

치료사는 이들 근육을 활성화시킬 수 있다는 것을 아주 잘 알지 못한다. 이것은 원심성과 마지막 등척성 수축을 일으키는 가로막 그리고 복근의 외측 부분 사이의 협응 부족으로 보인다. 또한, 골반저는 근육 공동–활성에 참여하고 이는 전방으로부터 요추를 안정화시키는 복압조절에 중요한 역할을 한다. 환자는 이러한 기능부전을 가로막의 전면 부–내측(paramedial)과 연결된 특히 배곧은근(복직근, vectus abdominis muscles)의 상부와 특히 흉·요추 접합 위치의 부척추근(paravertebral)의 과도한 활동으로 대신한다. 복근의 외측 부위와 함께 가로막의 공동–활성을 조절할 수 없는 환자의 대부분은 요통을 가지고 있다. 이 활성화가 검사 상 비대칭적이라면, 디스크는 L4/5와 L5/S1사이일 가능성이 크다. 이러한 디스크는 비대칭적 증상일 수 있으며; 환자는 척수 뿌리(spinal root) 자극의 증상을 가지고 있지 않다.

2. **가로막 검사 — 호기 흉곽 위치의 안정화:** 다리를 펴고 앙와위 또는 약간의 굽힘으로 검사하며, 이후 똑바로 앉아서 시행한다. 앙와위에서 환자는 호기를 한다. 치료사는 손으로 촉진하면서, 환자의 복장뼈(흉골, sternum)가 꼬리 방향으로 가능한 한 흉곽이 멀리 움직이도록 독려한다(그림 23.25). 치료사는 호흡(꼬리)하는 환자의 가슴 위치를 유지시키고, 복벽을 완전히 이완하도록 한다. 그런 다음, 치료사는 흉곽이 꼬리쪽에 위치를 유지하는 동안 흡입을 시킨

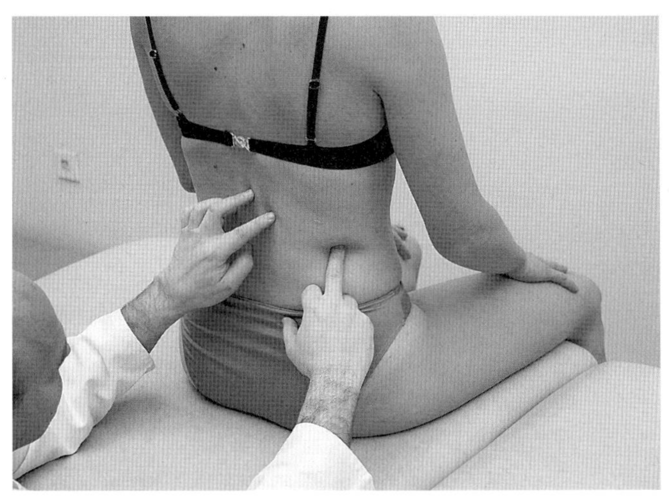

그림 23.30 검사 상, 치료사는 흉 · 요추 접합부위와 하부 갈비뼈 아래의 외측 복근을 촉진한다.

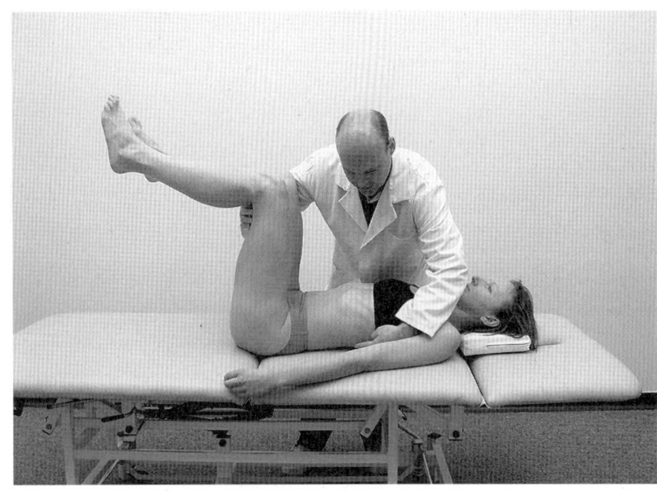

그림 23.32 환자의 자세는 시상면에서 척추의 안정화가 완전히 이루어지는 발달단계와 일치한다.

다. 치료사의 손(복장뼈의 하부 부분을 촉진)은 복장뼈의 하부와 거짓갈비뼈(가늑골, false ribs)의 움직임을 촉진 한다(그림 23.26). 척추의 안정화가 떨어지면 흡기하는 동안 가슴이 꼬리쪽 위치를 유지할 수 없으며; 가로막과 복벽사이의 불충분한 기능적 협응이 일어난다. 환자는 복압을 적절히 조절할 수 없다. 또한 치료사는 환자 검사 시, 외측 복벽이 마지막 갈비 아래서 돌출되는지 확인한다. 이 부위가 팽창(bulge)된다는 것은 가로막의 후부(원심성 수축의 발생)와 원심성 수축을 하는 배바깥근(외측 복근, lateral abdominal muscle)사이의 좋은 협응이 일어나는 징후이다. 이 근육의 협응은 척추 안정화를 위하여 중요하다.

다음으로 환자가 앉으면, 치료사는 하부 갈비뼈의 갈비뼈 각(costal angle) 사이를 촉진(그림 23.27)하고, 흡기와 호기 동안 갈비의 움직임에 따라 검사 한다. 정상 상태에서, 갈비는 외측으로 움직이나 머리 방향으로는 움직이지 않으며; 심지어 흡기동안 가능한 한 꼬리에 위치한다. 환자가 좋은 척추의 안정

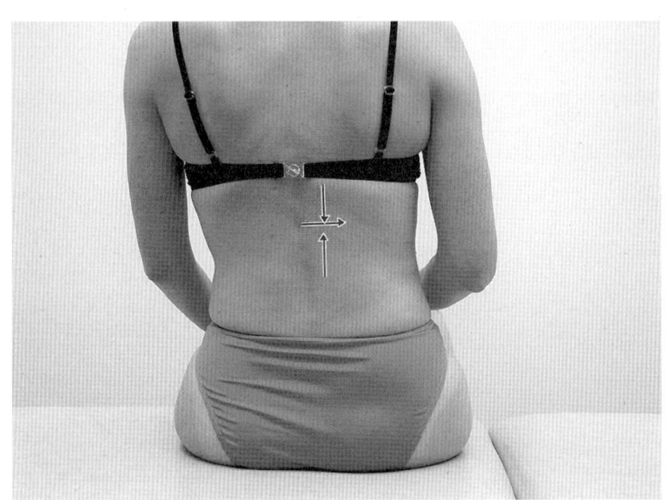

그림 23.31 비정상이라면, 치료사는 흉 · 요추 접합의 외측 전위와 부척추근과 배곧은근(복직근, rectus abdominis muscle)의 증가된 긴장 그리고 배바깥근(외측 복근, lateral abdominal muscle)의 불안정성을 알 수 있다.

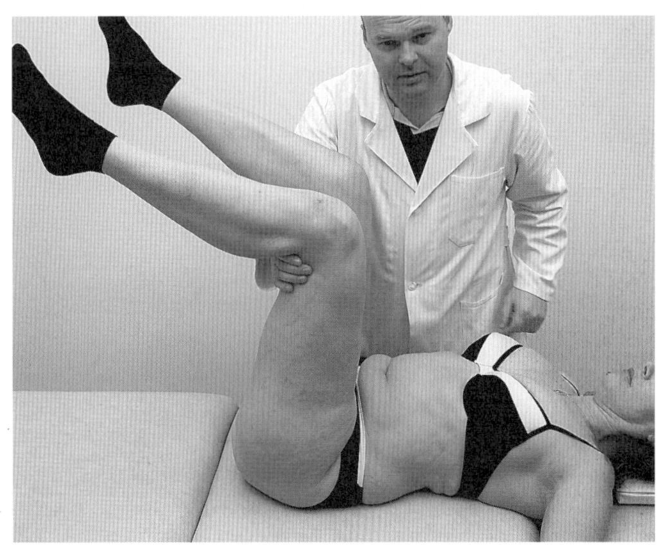

그림 23.33 안정화시스템의 불충분은 T/L(흉 · 요추) 접합에서 젖힘의 원인이 되며; 배곧은근의 우세, 그리고 가슴은 머리 쪽에 위치한다.

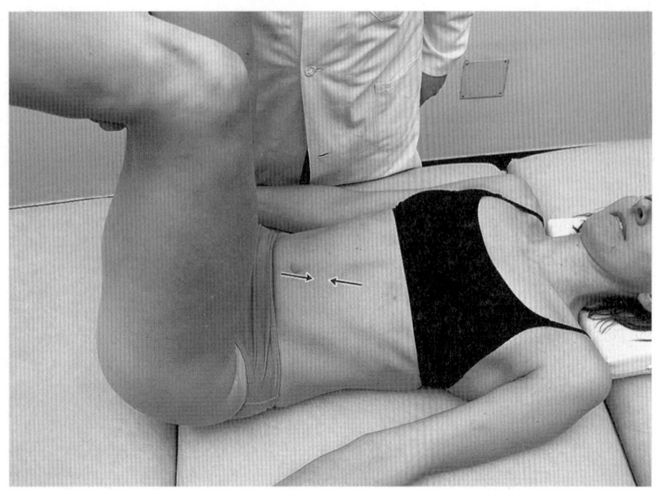

그림 23.34 배곧은근과 부척추근의 과긴장은 T/L 접합의 일직선을 야기하며, 반대로 외측 복근은 저긴장이 된다.

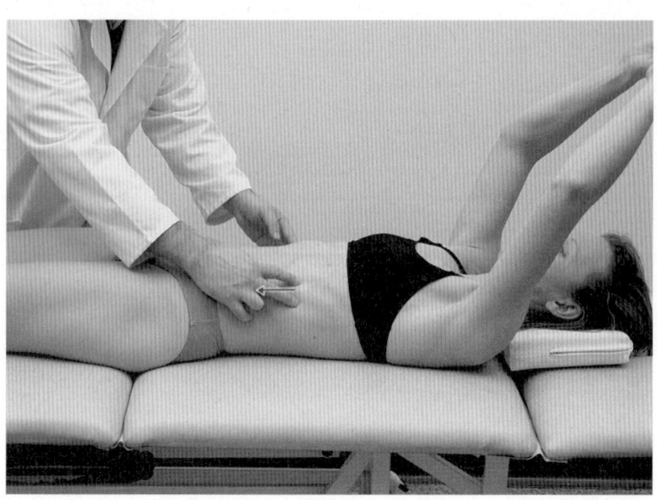

그림 23.36 치료사는 어깨의 굽힘 동안 가슴의 위치를 평가한다. 정상적으로, 환자는 전체적 움직임에서 가슴의 꼬리 쪽 위치를 유지해야 한다.

화 조절 기능이 있다면, 심지어 호흡이 없더라도 외측 갈비의 움직임을 수행할 수 있다. 이로써 치료사는 환자의 요추부분 가로막이 조절되고 있음을 입증할 수 있다. 이 것은 요추 안정화에 있어서 매우 중요하다.

손상의 징후. 심부 안정근이 불충분 하다면, 환자는 호흡하는 동안 가슴의 위치를 조절 할 수 없다. 환자는 초기 위치에 예로, 가슴의 호기 위치는 머리 쪽이 된다. 복장뼈와 요추를 연결하는 가로막의 축은 사선이다(정상적으로는 수평이다). 요추의 접합 지점은 복장뼈 보다 아래에 있다. 흡기동안, 가슴은 더욱더 머리 쪽 위치로 도달하며(그림 23.28); 하부 부분은 넓지 않으며 축은 경사지게 된다. 꼬리 자세에서 가슴을 유지하는 동안, 환자는 흡기를 할 수 없다(그림 23.29). 흡기와 호기 동안 하부갈비뼈의 갈비뼈각(늑골각, angulus costae)검사에서 치료사는 외측의 움직임 없이 머리-꼬리의 움직임을 관찰할 수 있다. 근육 활성 전이에 따라, 흉곽의 안정화는 향상된다. 그러나 흉곽이 호흡하는 동안 머리-꼬리 방향으로 움직인다면, 횡단면의 안정성과 복벽에 의한 복압 조절 없이 보조 호흡근의 활성이 대부분 일어난다. 치료사가 어떠한

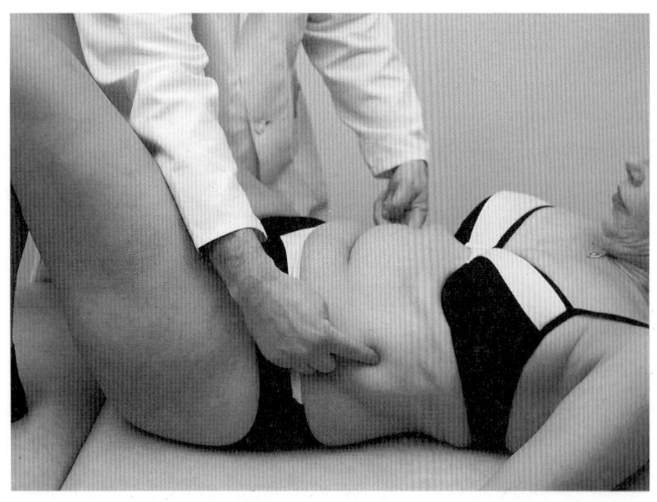

그림 23.35 체간의 굽힘 동안 갈비 움직임의 평가. 외측 방향으로의 움직임은 병리적 소견이며, 복직근의 분리는 종종 발견된다.

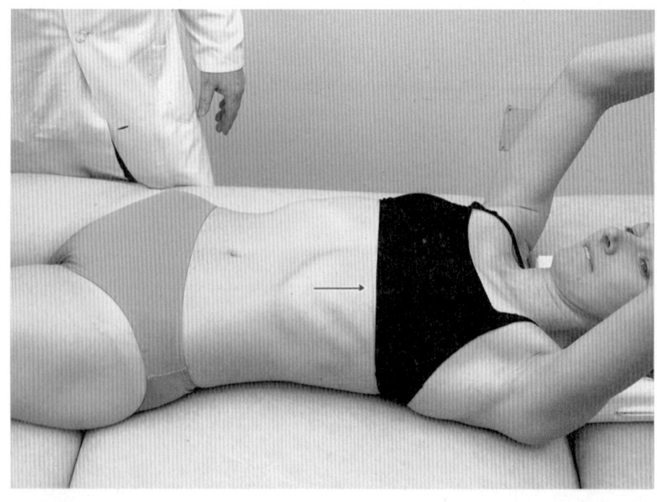

그림 23.37 안정화 근육이 약하면, 어깨의 굽힘 동안 가슴은 머리쪽 방향으로 움직인다.

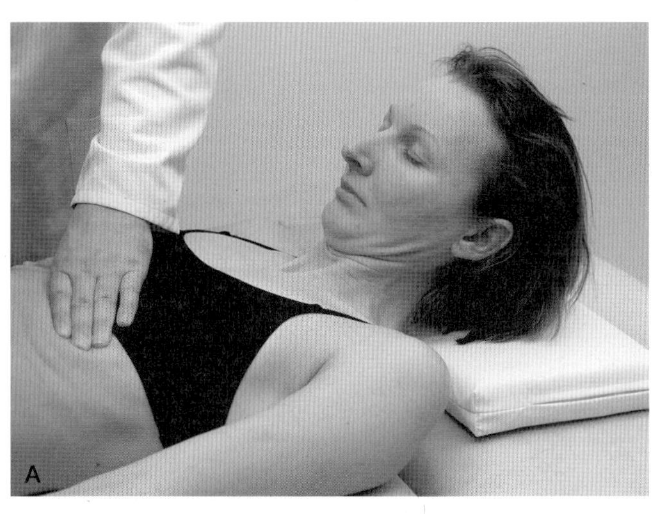

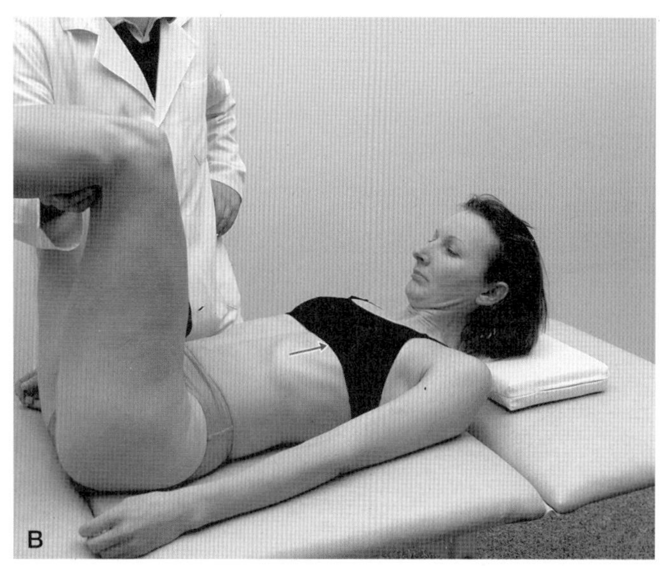

그림 23.38 가슴이 꼬리 쪽으로 고정된 동안 목뼈의 굽힘을 검사한다(A). 심부 목 굽힘근의 활성은 가슴의 머리쪽 움직임을 막는다(B).

목적에서 사지의 움직임과 함께 움직일 때 복압은 정상적으로 증가한다.

3. **엉덩이관절 굽힘 검사**(고관절 굴곡 검사, hip flexion test): 환자는 다리를 자유롭게 떨어뜨린 자세로 앉아 검사하며, 한쪽 엉덩이관절을 중력과 약간의 저항에 대하여 굽힘을 하며, 치료사는 흉·요추의 안정화를 평가한다. 엉덩이관절이 굽힘하는 동안 엉덩허리근은 활성되며, 이 근육의 기시점은 안정화되어야 한다. 정상 상태에서, 복압이 상승되는 만큼 복벽의 근 수축을 평가한다. 복근의 긴장과 부 척추근의 기능을 관찰하는 것은 중요하다(그림 23.30).

손상의 징후. 부척추근과 복직근 특히, 상부 부분의 활성도의 증가는 불충분한 안정화를 입증한다. 복벽의 외측 부분에서 최소한의 활성도는 허리에서 촉진되어 진다. 이러한 조건에서 엉덩허리근(장요근, iliopsoas)의 전체적 수축은 불충분한 요추와 함께 수행되어진다. 부척추근이 긴장되면, 치료사는 엉덩이관절을 굽힘하는 동안 굽힘된 다리 쪽의 흉·요추 접합이 외측전위됨을 알 수 있다(그림 23.31).

4. **복압 검사:** 환자는 엉덩이관절의 벌림, 약간의 외회전 그리고 굽힘, 무릎은 직각으로(치료사의 도움과 함께); 무릎 사이의 거리는 양쪽 어깨 폭과 같게 한다. 이것은 기능적 측면에서 올바른 중립 자세이다(그림 23.32). 환자는 복벽의 활성화에 의하여 흉·요추 부위에서 지지됨을 말하게 된다. 치료사는 서서히 지지점을 제거한다. 이 검사는 근육의 활성과 복압에 의한 흉/요추(T/L) 접합의 질적 안정화 검사이다

손상의 징후. 처음 징후는 시작 자세에서 나타난다. 배곧은근은 볼록 모양을 가진다. 그러나 하부갈비뼈의 갈비뼈각(늑골각, angulus costae) 위치에서 오목은 관찰 할 수 있다(그림 23.33). 외측 복근의 꼬리 부분인 허리네모근(요방형근, quadratus lumborum)의 복벽 팽창은 근육의 저활성 때문이다. 흉·요추 접합이 일직선이 되도록 외측 복근의 활성없이 복근과 부척추근의 긴장은 증가시켜야 한다(그림 23.34). 이 것은 요추 안정화에 필수적인 요추부위의 가로막 그리고 복근의 불충분 공동-활성 징후이다. 치료사는 또한 불충분한 안정화의 또 다른 징후가 분리(diastases)인지 주목 한다. 분리는 환자가 흉·요추 접합에서 자신의 지지를 시도할 때 자주 증가한다.

5. **몸통 굽힘 검사**(체간굴곡검사, trunk flexion test): 환자는 양팔을 몸 옆에 놓고 앙와위로 눕는다. 자신이 체간을 천천히 구부린다. 검사하는 동안, 치료사는 갈비의 움직임을 촉진한다. 내측빗장뼈 선상의 가장

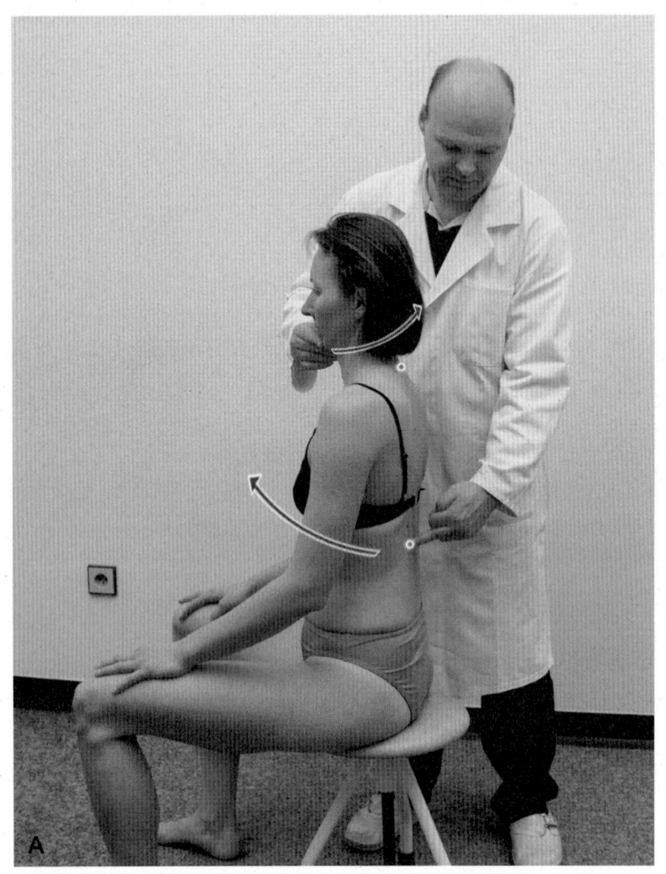

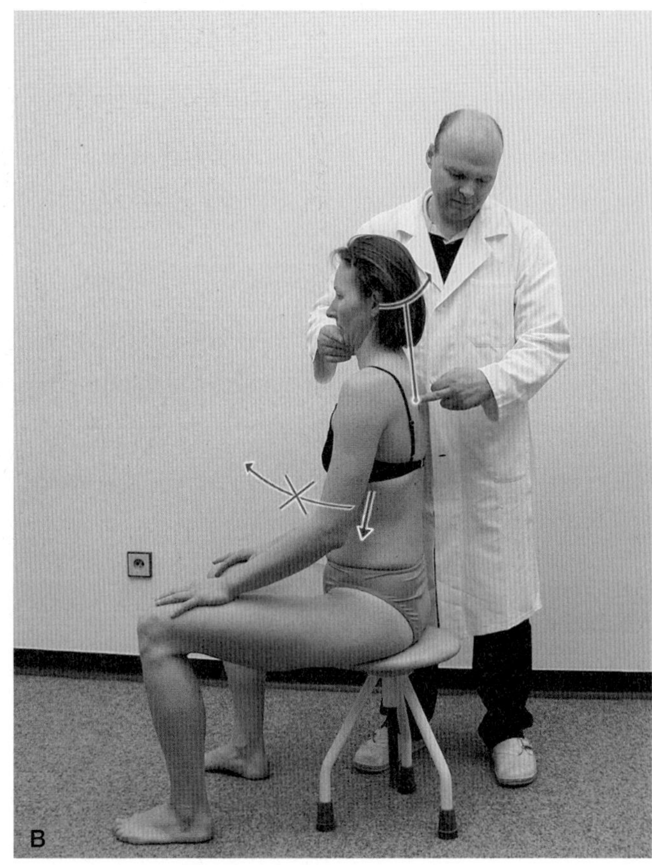

그림 23.39 척추의 일직선은 T/L 접합수준에서 시작하며, 가슴의 머리 쪽 이동 또는 움직임은 목뼈의 하부 분절 로부터 시작한다**(A)**. 환자는 중부-흉추의 일직선을 할 수 없다**(B)**.

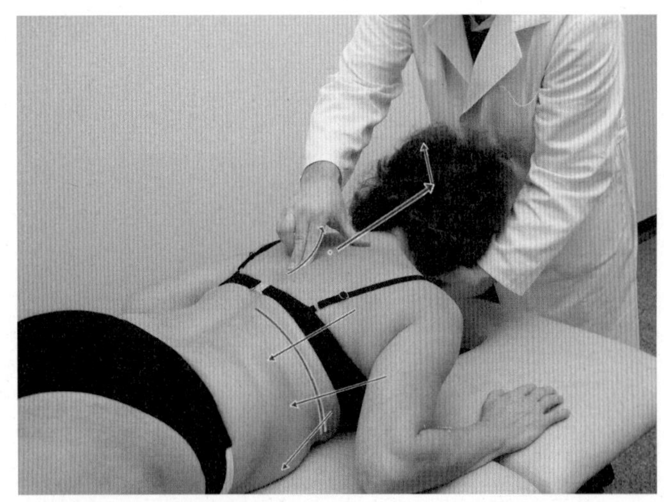

그림 23.40 척추의 폄 동안 흉추는 일직선이 아니다. 부척추근의 긴장이 증가하며, T/L 접합 둘레에서 최대가 된다. 환자는 벌림과 꼬리쪽 위치에서 견갑대의 고정 할 수 없다.

아래에 위치한 가짜갈비(가늑골, false ribs)를 촉진하면 이들의 움직임은 평가된다.

손상의 징후. 불충분한 안정화가 있을 때, 갈비는 그 방향으로 편위 되며, 복벽은 외측으로 팽윤된다(그림 23.35). 배꼽(navel)의 머리쪽 움직임은 상부 복직근의 과활동 징후이다.

6. **팔 올리기 검사(armlifting test)**: 환자는 앙와위 또는 기립으로 선다. 흉곽의 꼬리 위치와 함께 양팔을 올린다. 흉곽의 활성은 평가된다. 복근에 의한 안정화가 정상이라면, 흉곽은 완전한 범위의 어깨 움직임 동안 들지를 못한다(그림 23.36).

손상의 징후. 복근 불안정화로 환자가 자신의 팔을 들 때, 흉곽은 위로 움직인다(그림 23.37).

7. 목 굽힘 검사(neck flexion test): 환자는 양쪽 다리를 펴고 앙와위로 누어 검사한다. 천천히 머리와 목을 구부린다. 치료사는 움직임을 수행하는 근육과 이들이 부착점의 안전화를 평가한다(그림 23.38A와 B).

손상의 징후. 환자의 머리가 전방–아래에 위치로 움직이는 건 목빗근(흉쇄유돌근, sternocleidomastoid muscles)과 목갈비근(사각근, scalene muscles)의 과도한 활동 때문이다. 뒤통수밑근육(후두하근, suboccipital muscles)과 척추 폄근의 과활동이 있다. 검사하는 동안 하부 갈비는 외측으로 그리고 때때로 머리쪽으로 움직인다. 심부굽근의 활성은 이들의 약화뿐만이 아니라, 안정화 부착점의 약화로 억제되어진다. 목을 굽힘하는 동안 빗장뼈(쇄골, clavicle)는 머리쪽으로 움직이지 않는다.

8. 앉아서 목의 일직선 검사(seated neck straightening test): 곧게 앉는다. 환자에게 경추의 일직선이 되도록 말한다. 머리의 중력 지점은 등–머리 방향으로 움직여야 한다(Brügger' s 직립 앉은 자세).

손상의 징후. 기능부전에서 치료사는 종종 T4/5에서의 시작이 아닌 흉 · 요추(회전의 축으로서)(그림 23.39A) 또는 경 · 흉추 접합에서 일직선이 됨을 볼 수 있다(그림 23.39B). 중부 흉추의 폄은 손상되어 진다. 부척추근과 견갑대의 모음근에서 긴장이 증가되어 진다. 중부와 하부 흉추의 폄이 불충분 하면, 환자는 T4/5 분절의 일직선을 시도하려 할 때, 목빗근(흉쇄유돌근, sternocleidomastoid muscle), 목뿔위근(설골상근, suprahyoid muscles), 그리고 목갈비근(사각근, scalene muscles)을 활성시킨다. 흉곽의 안정화는 불충분하게 된다. 이러한 불충분은 환자가 안정화하려하는 시도를 막으려 한다. 이러한 상황에서 모든 운동은 무의미 할 것이다.

9. 폄 검사(extension test): 환자는 복와위를 하고 자신의 손으로 지지한다. 그리고 경추와 상부흉추가 일직선이 되게 한다. T5아래서 한 분절로부터 다른 분절까지 연이어 폄이 발생된다. 견갑대는 벌림 그리고 꼬리에 자세를 유지하게 된다. 양팔을 펴면서, 팔굽혀펴기(푸시업, push–up) 그리고 호기를 한다. 자신의 두덩뼈(치골, pubis)이 주요 지지점이 되도록 움직인다.

손상의 징후. 중간 흉추의 폄은 불충분하며, 흉–요추 부위의 폄은 과도해진다. 부척추근의 긴장을 매우 커지게 되며, 환자의 견갑대는 모이며 그리고 위로 올라간다(그림 23.40).

척추의 불충분한 안정화 치료 (Treatment of Insufficient Stabilization of the Spine)

복부, 등 또는 다른 근육들에 대한 근력 강화 그리고 우블레판(wobble boards), 짐볼(gymnastic balls), 또는 다른 방법을 통한 고유수용기 훈련 등에 대한 논의는 있다. 하지만, 대다수의 경우 어떤 운동 형태가 올바른 시작 자세임을 확인할 수는 없다. 그러므로 안정화의 부족과 운동 프로그램의 효율성에 대한 의문점은 있다. 치료사는 어떠한 특정 움직임을 위해 필요한 근육의 사슬은 근육 부착 지점의 안정화로 확립됨을 인식해야 한다.

근육의 협응은 안정화 차이에 따라서 크게 다를 것이다. 이에 대한 예로, 견갑대와 함께 어깨의 외회전이 등세모근에 의해 또는 외측 복근과 함께 앞톱니근에 의해 또는 목 굽힘이 흉곽이 흡기 또는 호기에 따라 일어나느냐에 따라 안정화는 큰 차이가 있다. 근육 사슬의 활성화로 인한 안정화는 우리의 의지에 의해 조절되지 않을 뿐만 아니라 어떻게 이러한 계획적인 활성이 일어나는지 알지 못한다. 이러한 근육의 능률을 만들기 위해서는 교육과 설명이 효과적이지는 않다. 반사기전 또는 수기적 고정은 처음시작과 함께 요구되어진다.

기능장애를 위한 보상을 하기 위해 환자는 척추 안정화를 조절해야 하며 또는 그 외에 다양한 부하의 시스템이 요구되어 진다. 감각 운동 훈련 또는 짐볼(gym balls)을 포함한 다양한 형태의 운동은 효율적인 치료의 선행조건인 올바른 안정화에 달려 있다.

안정화 향상을 위한 3가지 기본적 접근 방법으로 환자의 상태가 급성 또는 만성 그리고 치료사의 목적이 예방인지에 따라 다르다. 이것은 또한 우리의 교육에 적절하게 반응하느냐 또는 그 움직임을 조절 할 수 있느냐에 따라 달려 있다.

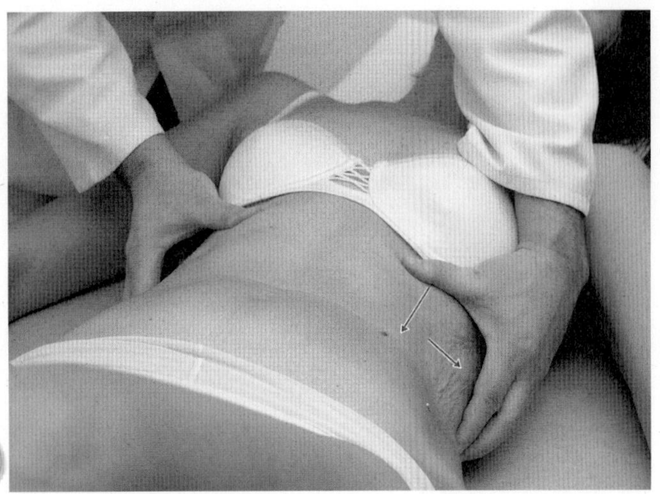

그림 23.41 치료사는 환자에게 호흡과 가슴의 꼬리쪽 위치 유지에 대한 방법을 교육시켜야 한다. 가슴은 들려서는 안된다. 흡기동안 복벽의 전방 또는 외측 그리고 요추 부분은 팽창되어야 한다.

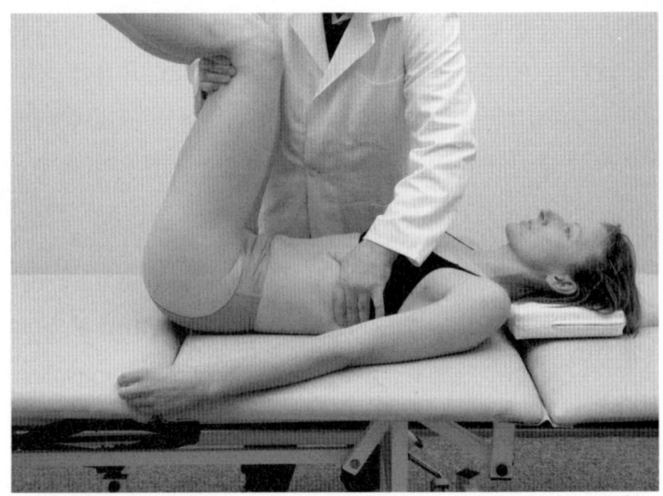

그림 23.42 가로막과 함께 복압은 꼬리 쪽에서 활성된다. 치료사는 환자의 갈비와 가슴을 꼬리쪽에 고정하며, 환자에게 자신의 T/L접합 부분을 지지하도록 그리고 테이블로부터 엉덩이를 약간 들도록 한다. 근육이 위치하는 각은 근육이 어떠한 부분이 활성화 되어야 하는지 그리고 안정화를 제공해하는 근육의 어떤 부분이 활성화 되어져야 되는지를 결정한다.

1. 반사 이동
2. 호흡 조절
3. 교육과 안정화의 매뉴얼 조절을 기초로 한 치료

반사자극을 이용한 치료 (Making use of reflex stimulation)

명확한 목적을 위해 자극하는 반사 구역은 근육을 활성화 시킨다. 척주, 견갑대 그리고 흉곽은 최대 부하의 이상적 자세를 근육 활성에 의하여 유지하게 된다. 이러한 위치에서, 근육의 당김은 매우 알맞게 된다. 자극 반응의 일정함은: 흉곽은 꼬리로, 호흡에서 복장뼈(흉골, sternum)와 갈비는 머리쪽 변위가 없으며, 갈비는 외측 방향으로 움직이고, 척추사이의 간격은 넓어진다. 가로막은 모든 부분에서 규칙적으로 수축하며, 수평적 위치에 놓이게 된다. 복근은 앞톱니근(전거근, serratus anterior)과 함께 흉곽의 고정 그리고 배곧은근과 외측복근의 균형 잡힌 활성화를 제공한다. 흉추는 심부 내재근에 의한 활성으로 펴된다. 흉 · 요추 접합은 엉덩허리근이 엉덩이관절의 굽힘을 하기 위하여 가로막, 복근 그리고 척추 폄근에 의하여 중립과 안정이 된다. 반사적 활동 그리고 심부 목뼈 굽힘근에 의한 보조 호흡근의 이완은 자세적 활성화를 가져온다. 견갑대는 꼬리로 움직이며, 앞톱니근과 모음근의 균형 잡힌 활성화로 고정된다. 이런 방식으로, 척주는 앞으로 걷기와 지지 기능의 필수요건인 시상면상 안정화가 된다. 이 반응은 치료사가 선택한 어떠한 자극 위치와도 같게 될 것이다. 반사 반응의 강도는 자극된 움직임에 대하여 저항함으로 향상될 수 있다.

안정화 기능을 위한 반사 자극은 새로운 운동 상동을 만들기 위해 만성적으로 이동의 방해를 가진 환자에게 주로 적용된다. 이러한 환자에게 있어 반사 자극은 만족할 만한 수의적 안정화 조절을 달성 시킬 수 있다. 반사적 자극은 특히 완전한 의식이 없는 성인에게 있어 유용하다(예로, 외상 또는 뇌졸중 후). 그러므로 치료사는 자세적 긴장성과 근 활성에 영향을 줌으로써, 강직(spasticity)과 구축을 예방할 것이다. 반사적 운동은 치료에 협조할 수 없는 중환자(ICU)에게 도움을 줄 것이다. 또한 이 치료는 초기 단계의 척수손상장애를 가진 환자에게 도움을 준다. 선천성 기전에 이용함으로써, 치료사는 특히 호흡에 반응하는 근육 사슬을 활성화 시킬 수 있다. 이 치료는 호흡 근육을 조절 할 수 없는 호흡장애 환자에게 중요하다.

병리적 호흡 치료 (Treating pathological respiration)

이것은 복압 조절과 척추 안정화에 가장 큰 영향이 있다. 정상적 안정화를 위한 필수조건은 흉곽이 계통발생적 또는 복장뼈와 갈비 꼬리에 위치한 예와 같이 자극의 결

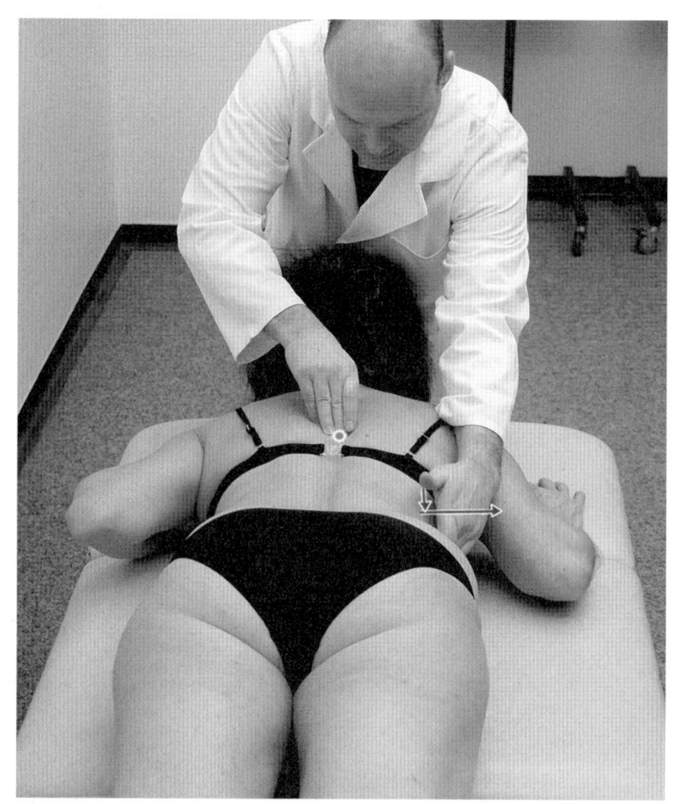

그림 23.43 관절각은 근육의 활성화 그리고 안정화를 제공하는 근육 활성 부분의 결정으로 위치된다.

과 동안 같은 위치에 있어야 한다. 복장뼈는 봉우리빗장관절(견봉쇄골관절, acromioclavicular)관절이 아닌 복장갈비(sternocostal)안에서 움직이는 축과 함께 배쪽-등배(등배-배쪽) 방향으로 움직인다.

흡기동안 복벽의 원심성 수축을 위해 복장뼈와 갈비의 꼬리 위치는 필수적이다. 가로막은 편평하게 그리고 모든 부분에서 수축한다. 그러므로 환자는 전면뿐만이 아니라 측면 그리고 요추의 복벽 부분까지 비율적으로 넓은 복부를 가져야 한다. 시상면상 갈비와 함께 복장뼈의 일정한 높이는 복근, 앞톱니근 그리고 흉근의 균형적인 활성은 필수적이다. 호흡 움직임은 환자의 앙와위에서 우선이며(그림 23.41), 그 다음 요구되는 자세에서 생각한다. 기본적 과제는 복장뼈가 꼬리와 전 · 후면으로만 움직이도록 호흡을 가르치는 것이다. 흉곽은 횡단면에서 넓어야 한다. 이러한 상태에서 유일하게 가로막과 복근은 완전히 안정된 기능을 할 수 있다.

환자의 수의적 활동(Patient' s voluntary activity)

환자의 수의적 활동은 신중히 선택된 자세에서 전달계의 안정성 조절을 위하여 치료사에 의한 고정으로 이용된다. 이 목적은 환자에게 안정화의 기능이 어떻게 변하는지 교육시키기 위함이다. 몇몇 기법 그리고 이들의 수정은 입증되어 있다.

- 환자는 앙와위로 눕고, 다리는 엉덩이관절과 무릎을 직각으로 굽히고, 무릎은 거의 양쪽 어깨 넓이 정도로 벌리며, 약간의 외회전과 함께 든다. 이 위치는 기능적 관절의 중립 그리고 근육 촉진을 위한 자세이다. 복장뼈와 흉곽은 치료사의 매뉴얼 조절 하에 호기동안 우선 아래로 움직인다. 흉곽은 하부는 넓어진다. 이 자세에서, 환자에게 고정점을 위하여 흉-요추 접합에서 지탱하도록 말한다. 그런 다음, 복근 활성을 위해 궁둥이(둔부, buttock)를 약간 든다. 그러나 환자는 골반을 당겨서는 안된다. 치료사는 꼬리 위치의 향상시키기 위하여 외측 복근의 부착 위치에 치료사의 손 위로 하부 갈비는 고정되게 한다. 이러한 방법에서, 가로막과 외측 복근은 자동적으로 활성하게 된다. 이것은 허리에서 느낄 수 있다(그림 23.42).

주의 사항. 궁둥이를 약간 들 때, 갈비는 배곧은근과 가로막의 전면부 활성에 의하여 위로 움직여서는 안된다. 이것은 외측 복근의 수축 없이 복부가 팽창될 때 전면에서 볼 수 있다. 골반의 뒤굽힘(후굴, retroversion)이 발생되고, 이로 인해 부척추근의 과도한 활성으로 견갑대가 나타난다면, 잘못된 것이다.

- 환자는 복와위에서 자신의 손을 모아 머리 뒤로 한다. 이 자세에서 자연스럽게 상부 등세모근을 이완시켜야 한다. 양팔과 어깨관절에 지지를 하는 것은 환자의 폄을 도와준다. 환자의 견갑대가 꼬리와 외측에 위치하면 고정을 위해 도움이 된다. 폄은 중부 흉추에서 매우 중요하다. 이 위치에서, 환자는 견갑대의 고정을 유지하는 동안 치골을 지지하는 것은 필수적이다. 이러한 방법으로, 흉 · 요추 부위의 중립은 달성되며, 외측복근과 가로막의 요부 부위는 활성화되어진다.

주의 사항. 환자는 치골을 지지하는 동안 흉추를 굽힘한다. 환자는 견갑대를 모음 한다.

- 환자는 양손으로 지지하며 복와위로 눕는다. 경추와 상부 흉추를 일직선이 되게 한다. T5 이하에서, 척추는 중간 위치 즉 중립를 위하여 교대로 폄하게 된다. 환자는 스스로 손바닥을 밀며 팔굽혀펴기를 한다. 이 움직임은 치골을 지지점으로 만든다. 이 위치에서 흉곽의 최대 꼬리 움직임은 호기 동안 달성된다. 이 시점에 치료사는 환자에게 하부 갈비 각 밑에 위치한 예로서, 복벽의 외측 후면 저항에 대하여 힘을 주라고 말한다. 폄은 수평면에서 45° 이상 커서는 안된다(그림 23.43).

주의 사항. 환자는 견갑대를 모음시킨다. 복근과 가로막이 수축이 수축할 때, 환자는 흉추의 굽힘이 증가된다. 환자는 팔굽혀펴기를 하는 동안 흉곽의 꼬리 위치를 유지할 수 없다.

운동패턴과 통증유발점 (Motor Patterns and Trigger Points)

개체 발생론적으로 오래된 근육과 어린 근육사이에 근육적 균형이외에, 특별히 통증유발점(TrPs)을 가진 근육들에서 국소적 긴장도의 차이를 가지고 근육사이의 사슬 반응의 원리를 보여주는 것은 중요하다. 치료사는 이러한 기시가 통각이라고 추측한다. 이러한 상호연계는 결코 우연은 아니지만, 다소 엄격한 규칙을 따른다. 만약 치료사가 하나의 통증유발점을 이완하면, 훨씬 더 멀리 있는 통증유발점을 이완할 수 있다. 근 긴장도에 국소적 변화는 관절 패턴을 변화함으로 관절 기능에 영향을 주게 될 것이다. 어떠한 통증유발점은 기능면에서 결코 독립된 변화를 가지지 못한다. 많은 저자들이 통증유발점은 어느 정도 상호적으로 연계된다고 지적한다. 개별적 사슬에 대한 기술은 신경생리학적 설명 없이 지금까지 경험적이었다.

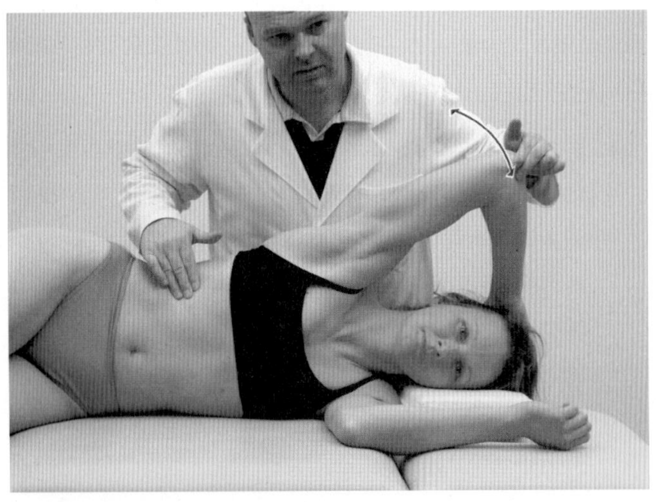

그림 23.44 관절 각도는 근육의 부분적 활성 그리고 근육의 부분적 활성이 안정화를 제공할 때 결정된다.

여기서 운동학 발달 역시 변화를 일으켰다. 선천적 운동 패턴의 존재는 새로운 기능적 이해를 도울 수 있다. 자세의 발달은 타고난 운동패턴 조절의 상위수준이 척수 혹은 뇌간 수준이 아니라, 그 위에 높은 수준이라는 것을 보여준다. 이 또한 환자에게 운동 행동의 기초를 형성하게 한다. 두 가지 패턴이 연속해서 필수적 역할을 한다.

1. 시상면에서 척추의 자세[3.5개월 연령에 성숙한다 (그림 23.11 그리고 23.12)].
2. 체간 회전과 연계한 앞으로 걷기와 사지의 지지 기능.

이런 기능은 운동 발달 동안 연속적으로 성숙한다. 운동 패턴은 자세적 발달의 개별적 국면인 과정에서 볼 수 있다. 이것은 전체적인 이동 패턴의 부분으로서 중요하다. 이 패턴은 대뇌 피질에 의하여 억제되나 아이뿐만이 아니라, 성인에 있어서 반사적 기전에 의하여 유도될 수 있다.

이동 패턴은 한쪽 사지자세로부터 이와 반대되는 사지까지 목적성 있는 관절 움직임으로 구성된다. 예를 들어, 치료사가 엉덩이관절에 반사 패턴을 자극하면, 이 부분의 다리는 폄, 모음, 그리고 내회전으로 시작하며, 이후 폄, 모음, 그리고 외회전으로 끝나게 된다. 동시에 반대쪽 다리는 상호적 반대 움직임이 나타나는데 예로, 굽힘, 벌림, 그리고 외회전으로 시작하며, 이후 폄, 모음, 그리고 내회전으로 끝나게 된다. 위팔(상완, humeral)의 움직임은 최대의 엎침으로 시작하여 뒤침으로 끝나게 된다(반대쪽 팔은 이와 반대일 것이며, 예로, 최대의 뒤침과 엎침이 나타난다).

손목은 앞으로 걷기에서 굽힘 그리고 폄에서 자쪽 편위(척측 편위, ulnar deviation) 그리고 노쪽 편위(요측 편

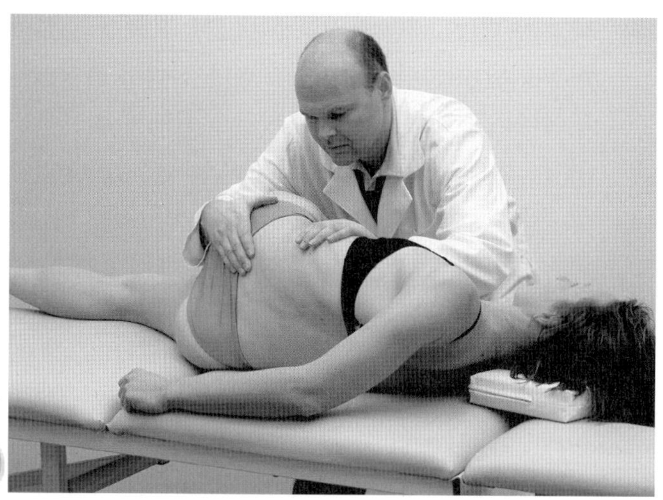

그림 23.45 요추의 가동화는 다리의 전방-걷기 기능을 만들어 준다. 가동화 동안, 치료사는 부적절한 대용 패턴을 막아야 한다.

위, radial deviation)로 움직인다(그리고 이것은 반대쪽에서 바뀌게 된다). 이 원리는 모든 관절에서 같다. 각각의 관절은 운동패턴의 부분으로서 훌륭하게 결정된 움직임이 있다. 해부학적 구조는 생체역학적으로 이상적인 관절 움직임을 결정한다. 신경생리학적 그리고 생체역학적 원리는 정상적 운동패턴을 만든다. 관절의 각각의 위치는 운동 패턴의 과정인 소위 "동결"로 적응된다. 동결에 대한 안정화는 근육에 의하여 조절 된다(근육 부착에 의하여 고정된다).

관절이 위치하는 각도는 주어진 움직임에 주어진 자세에서 관절을 안정화 시키는 근육의 특별한 부분의 활성을 결정한다(그림 23.44).

통증유발점의 역할은 어떠한 위치 또는 이동 단계에서 관절을 고정 한다("동결 위치"). 관절의 패턴은 어떠한 위치 또는 움직임 단계에서 고정됨으로 자동적으로 변화된다. 근육 부분에서 알 수 있는 통증유발점은 특히, 이동단계 또는 위치를 안정화시킴으로 알 수 있다. 치료사가 관절각을 검사하면, 안정화에 활성되는 근육의 차이를 알 수 있다. 즉, 관절의 여러 각도에서 안정화에 영향을 끼치는 근육은 다르다는 것이다. 예로, 흉근의 특정 부분은 팔이 위치에 따라 다르게 반응한다. 게다가, 흉근의 부착점을 안정시키는 근육 내 통증유발점 사슬이 있을 것이다. 치료사는 이러한 섬유에서 흉근에 남아있는 통증유발점의 기능적 연결을 알게 될 것이다. 그러므로, 흉근이 활성하면, 부착지점에서는 다른 근육과의 기능적 관계에 의하여 안정화 될 것 이다. 배근, 모음근(당김근), 견갑대, 그리고 엉덩이관절의 모음근과 벌림근 등은 팔의 벌림각이 변화됨에 따라 활성되어진다. 부착점은 중추신경계조절하에 자동적으로 안정화된다. 모든 관절의 위치는 근 기능에 의해 움직이는 동안 안정화된다.

그러므로 통증유발점의 사슬은 안정화 근육의 공동 또는 특정 위치 또는 이동 패턴의 움직임단계 반응의 부분에 의하여 설명될 수 있다. 통증유발점과 같은 반사 변화는 절대 분리되지 않는다. 이들은 안정화근의 사슬로 인하여 어떠한 위치에서 고정화를 요구한다. 그러나 치료사들이 두덩근(치골근, pectineus)에서 통증유발점을 찾는다면, 또 다른 통증유발점은 중간 볼기근(중둔근, gluteus

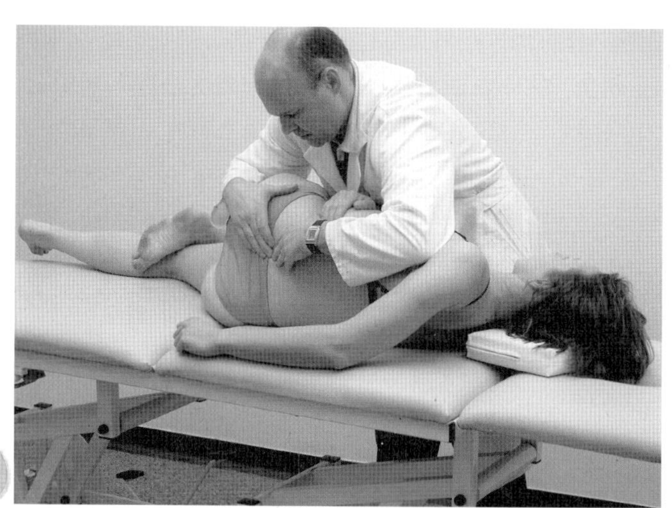

그림 23.46 움직임의 패턴 없이 분절의 가동화.

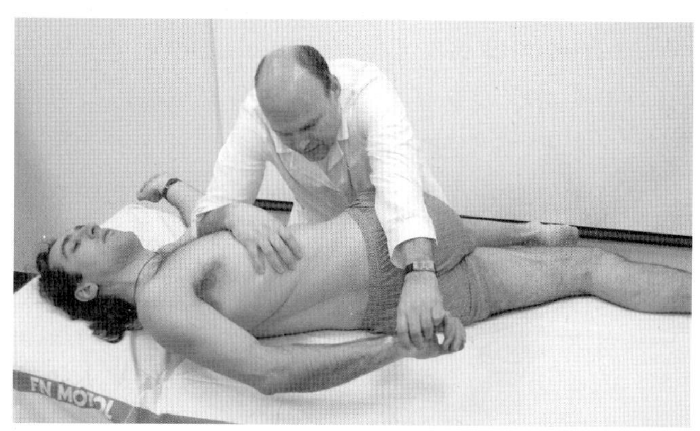

그림 23.47 분절의 팽팽함 후 가동화를 하며, 팔은 전방-걷기 기능에 저항 한다(뒤침, 폄, 그리고 노쪽 벌림). 환자가 낼 수 있는 힘은 최소화 되어야 한다.

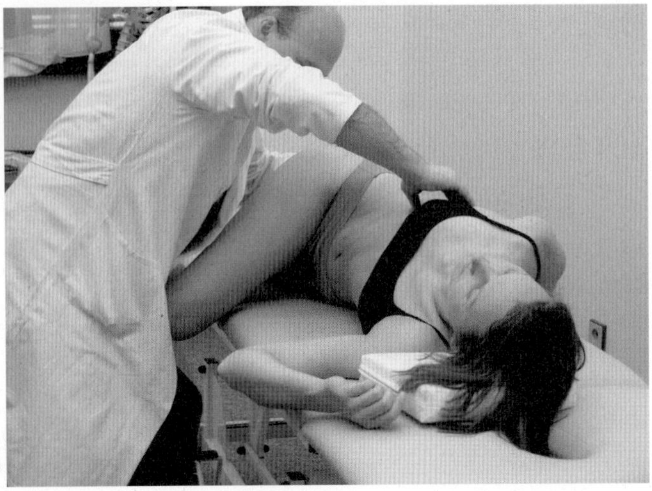

그림 23.48 분절의 팽팽함 후 가동화를 하며, 치료사는 적절한 범위에서 자극한다.

medius)의 후부에서 그리고 흉근의 해당 부위인 5번째 갈비 부착점, 어깨밑근(견갑하근, subscapulris)의 상부 그리고 견갑대 모음근, T5/6 수준의 부착점 등등의 길항근에서 찾을 수 있을 것이다.

검사 원리와 병적인 관절 패턴의 교정 (Principles of Examination and Correction of Pathological Articular Patterns)

근육과 관절의 기능 장애를 위한 검사와 치료의 기초는 중추 조절 하 프로그램에 의해 결정된다. 이와 같은 원칙은 아래와 같다:

1. 첫째, 치료사는 관절의 움직임을 프로그램화된 패턴 이전에 따라 움직이려고 한다. 이를 위해, 관절의 기전에 따라 가장 좋은 이동 패턴을 이해하는 것이 중요하다. 그러므로, 관절은 정적이 아닌 동적 상태에서 검사되어야 한다. 수동적 검사는 저항 없이 관절의 중립적 위치를 가깝게 느낄 수 있게 한다. 비정상적이라면, 이 패턴은 변화된 것이다. 치료사는 약간의 저항과 정상적 움직임을 마치 어떠한 면이 제거되어 부드럽지 않는 움직임 같이 "탈선(derailment)"한 느낌을 갖는다.

   치료사가 L5-S1 분절을 검사할 때, 엉덩관절의 수동적 굽힘은 환자가 옆으로 누울 때 나타나며, 동시에 전방 걷기 패턴에 상응하는 골반과 체간의 회전이 나타난다(그림 23.45). L5-S1분절에서 움직임이 일어나는 단계 즉, 전방 걷기단계 끝에서 치료사는 저항 그리고 움직임 패턴의 변화를 감지한다. 이러한 저항은 골반의 외측 변위를 야기한다. 이러한 변위는 L5-S1분절에서 어떠한 움직임 제한에 매우 민감한 징후이다.

2. 올바른 자세는 치료에 중요한 역할을 한다. 이를 위해 치료사는 검사상 저항으로 나타나는 운동 패턴을 이해해야 한다. 이 자세는 고정되어야 하며, 이후 치료사는 수기적 접촉에 의해 병리적 대용과 저항을 이겨내야 한다. 그리고 이동패턴의 완전한 범위를 완성해야한다. 치료사의 손을 이용한 가동술(mobilization)에 의해 비정상적인 방법으로 움직이는 관절을 막아야 한다. 그러므로 치료사는 가동술의 효과로, 조인트플레이(joint play)를 포함한 정상 관절 패턴을 얻을 수 있다. 예로, 치료사가 L5-S1 분절에 가동술을 하면, 치료사의 자세는 이 분절이 전방 걷기의 패턴에서 움직일 수 있도록 만든다(그림 23.46). 수기적 고정에 의하여, 치료사는 골반의 외측 움직임(예, 보상)과 굽힘으로의 이동을 막아야 한다. 치료사는 관절오목(관절와, joint facet) 전위의 움직임 뿐만 아니라, 정상 패턴의 부분인 움직임을 올바로 함으로써 관절을 잘 사용하도록 해야 한다.이러한 원리는 모든 관절에 적용 할 수 있다.

또 다른 관절의 올바른 패턴 방법은 근육의 특징적 활성에 의해서이다. 치료사는 우선 관절의 늘어짐을 팽팽하게 하고, 환자는 저항에 대하여 자신의 다리를 "전방-걷기 움직임"으로 만든다. 환자에게 최소한의 저항을 발휘하도록 하게한다. 이런 방식으로, 근육의 안정성은 얻게 되며, 움직임을 가졌던 분절은 안전하게 된다. 전방-걷기 패턴의 지양함으로써, 치료사는 환자의 의지로 조절되지 않았던 심부 안정화근을 포함하여, 움직이길 의도했던 분절에서 근 긴장을 변화시킬 수 있다(그림 23.47). 이 효과는 특정한 지역 부분의 자극으로 발생될 수 있다. 자극은 관절의 느슨함이 조여진 자세에서 수행해야 한다(그림 23.48). 근 촉진은 자동적으로 일어난다. 이런 방법으로 근 긴장은 정상화되어지며, 가동성이 나타난다.

■ 결론 (Conclusion)

신경생리학적 그리고 생체역학적 관점에서 운동발달의 통합적 원리를 이해하려고 시도했다. 우리는 진단과 치료 계통의 기초를 형성하는 기초적 운동 기능을 포함하였다. 이 원리는 전체적이다. 대부분의 기법 중 특히, 정밀한 관절 중립, 균형 잡힌 근육의 안정화 심지어 고유수용기의 회복에서 발달적 프로그램의 원리를 적용한다.

인간의 직립자세 발달은 치료사에게 있어 운동계의 기능적 손상인 사슬 반응을 이해하는데 도움을 준다. 근육의 해부학과 기능적 그리고 공동 수축에 대한 이해부족은 무의미하다.

운동학적 발달 과정은 유아기의 초기 발달 사정에서 그리고 치료가 가장 효과적인 최초 단계에서 가장 작은 운동손상을 아는데 있어 중요한 역할을 하게 된다.

운동학적 발달은 치료사에게 뇌성마비 아동의 진행을 사정할 수 있게 한다. 이것은 치료에 의해 달성되는 게 무엇이며 그리고 최상의 상태에서 달성할 수 있는 게 무엇인지에 대한 관계를 사정할 수 있게 한다. 그러므로, 운동학적 발달은 재활의 효과적 사정을 가능하게 한다.

확인 과정
본 장의 학습목표 자가 점검

- 생후 1개월에서 4세까지 유아/아이가 달성하는 수직자세의 신경발달에서 주된 지표는 무엇인가?
- 치료사는 앙와위 자세에서 구르기(rolling)을 위한 반사 이동을 수행하기 위하여 어떠한 자세로 할 것인가?
- 치료사는 복와위 자세에서 기기(creeping)을 위한 반사 이동을 수행하기 위하여 어떠한 자세를 할 것인가?
- 치료사는 복벽(abdominal wall)과 가로막의 조절에 대한 검사와 훈련을 어떻게 할 것인가?

■ 감사의 글 (Acknowledgment)

이 장은 Alena Kobesova' s의 편집 제안과 해석없이는 불가능했다.

■ 참고문헌 (References)

1. Costi GC, Radice C, Raggi A, et al. Vojta's seven postural reactions for screening of neuromotorial diseases in infant. Research of 2308 cases. Ped Med Chir 1983;5:59.
2. Janda V. Movement Patterns in Pelvic and Thigh Region with Special Reference to Pathogenesis of Vertebrogenic Disturbances. (Czech.) Thesis. Prague: Charles University, 1964.
3. Janda V, Stara V. The role of thigh adductors in movement patterns of the hip and knee joint. Courier. 1965;September:563–565.
4. Janda V. Postural and phasic muscles in the pathogenesis of low back pain. XIth Congress ISRD. Dublin Proceedings. 1969:553–554.
5. Janda V. What is the typical posture of man? (Czech). Cas lek ces. 1972;111:32:748–750.
6. Janda V. Muscle and joint correlations. Proceedings IV Congress FIMM. Praha 1974. Rehabilitacia Suppl. 1976;Suppl:10–11, 154–158.
7. Janda V. On the concept of postural muscles and posture. Austr J Physiother 1983;29:S83–S84.
8. Janda V. Muscle spasm—a proposed procedure for differential diagnosis. J Man Med 1991;6:136–139.
9. Janda V. Muscle strength in relation to muscle length, pain and muscle imbalance. In: Harms-Rindahl K, ed. Muscle Strength. New York: Churchill Livingstone, 1993.
10. Kolár P. The sensomotor nature of postural functions: Its fundamental role in rehabilitation. J Orthop Med 1999;2:40–45.
11. Lajosi F, Bauer H, Avalle C. Early diagnosis of central motor disturbances by postural reflexes after Vojta. Barcelona: XIV International Congress of Pediatrics, 1980 (abstracts).
12. Vojta V. Die cerebralen Bewegungstoerungen im Kindesalter, 4te Auflage. Stuttgart: Ferdinand Enke Verlag, 1988.
13. Vojta V. Mozkove hybne poruchy v kojeneckem veku. Vcasna diagnosa a terapie. Crerebral motor disturbances in babies. Early diagnosis and treatment. Prague: Grada-Avicenum [book translated from German original: "Die zerebralen Bewegungsstorungen im Sauglinsalter]. 1993:29,30,71,89,94,103,108,112,114,115.

24

척추안정성을 위한 요가기반의 훈련
(Yoga-Based Training for Spinal Stability)

학습목표

이 장을 읽고나면 이해할 수 있을 것이다:

- 정상 호흡을 위한 가로막(횡격막, diaphragm), 배가로근, 갈비사이근(내늑간근, inter-costals), 깊은 척추내재근의 기여
- 등뼈의 움직임과 목뼈 및 허리뼈기능 사이의 관계
- 아래쪽 배, 아래쪽 가슴, 위쪽 가슴과 전체호흡운동간의 생리학적 차이점
- 깊은 "내재성의" 근육을 위한 누운 자세 척추운동이 중간 가슴관절 움직임과 허리뼈 안정성을 어떻게 향상시킬 수 있는가

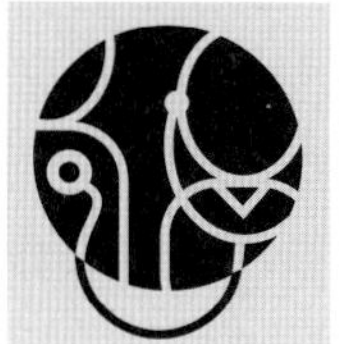
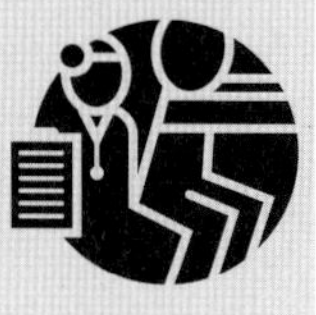
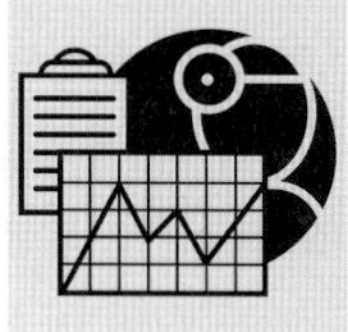
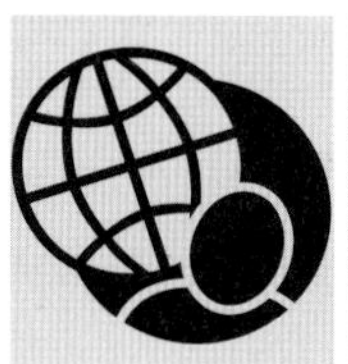
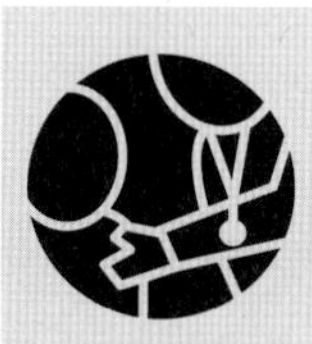
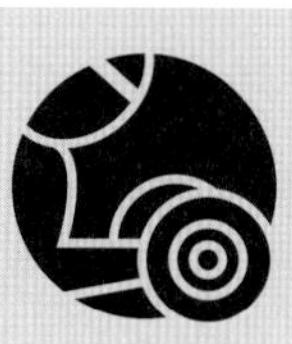
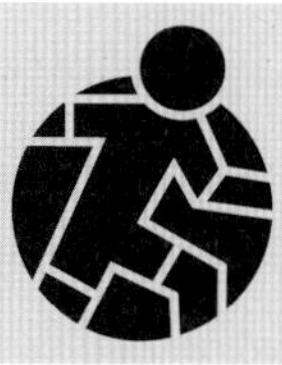
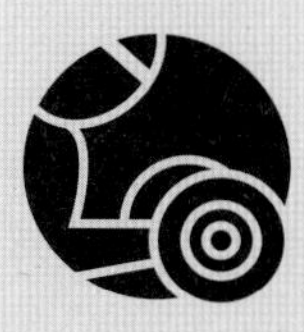

개요 (Introduction)

허리 통증에서 가장 큰 문제점은 만성화되고 재발되려는 성질이다. 수기기법이 통증을 없애고 제한된 움직임을 회복시키는데 효과적임이 입증되어 왔지만, 문제점의 실제 원인이 중점적으로 다루어지지 않는다면, 항상 재발이 일어나게 된다. 바로 뒤이은 가정운동프로그램조차도 허리 통증의 만성화를 막을 수 없다.

자세 프로그램을 이해하는 것은 허리 통증의 재발을 바로잡을 수 있는 실마리를 제공한다. 중추신경계(CNS)에 저장되어 있는 특수한 프로그램은 자세 근육들을 조절한다. 그 기능은 자세를 조절하고 안정화하는 역할과 척추 관절을 보호하고, 미세손상으로 인한 영향을 차단하는 것이다.[18] 그 자세프로그램은 지속적인 앉기와 같은 "문명화된" 환경조건에 점차적으로 적응하고, 이 양상은 지속적으로 변화되어 유효성을 상실하게 된다. 이 변화된 CNS 프로그램은 관절구조의 반복되는 미세손상으로 인한 피해를 방지하기 위해 복구가 필요하다.[15]

급성증상을 다룰 수도 있는 효과적인 국소적 수기치료라 할지라도, 변화된 자세운동프로그램 같은 근원적인 "원인"을 치료하지 못하는 경우가 종종 있다.

자세 근육들은 자세를 안정화시키는데 각기 다른 기능들을 가지고 있다. 관절 가까이에 있는 짧은 분절사이 근육들은 개개의 분절을 안정화시킨다. 긴 표면근육들은 척추의 넓은 구역을 안정화시킨다.[3] 자세 안정성은 유연하게 또는 경직되게 형성될 수 있다. 유연한 안정성(flexible stability)은 짧고 깊은 근육들이 독립적으로 활성화됨으로써 만들어지는 반면에, 경직된 안정성(rigid stability)은 길고 얕은 근육들의 활성화로 이루어진다. 안정성의 각 유형이 독립적인 조절을 하긴 하지만, 두 유형은 상호의존적이다.[3] 검사방법들로는 유연성과 경직성의 안정성을 좀처럼 구별하지 못한다. 우리의 임상적 경험에서 비춰볼 때 이러한 차이는 척추 기능장애의 치료와 진단에 있어서 매우 중요하다.

우리는 간단한 실험을 통해서 경직된 안정성과 유연한 안정성간의 차이점을 설명할 수 있다: 환자에게 아래쪽 배에 힘을 주도록(bear down)하고 배를 긴장시켜 자세를 안정화하도록 지시한다. 그다음 두개의 손가락으로 환자의 어깨를 다양한 방향으로 교란시키면서 환자의 반응을 관찰한다. 이번에는 환자에게 이완된 상태로 배호흡에 집중하도록 지시한다. 그리고 다시 환자의 어깨를 다양한 방향으로 교란시키면서 반응을 관찰한다. 마지막으로 이 두 가지 반응을 비교한다.

이 실험의 첫 번째 경우에는 몸이 마치 장대처럼 단단하게 고정되고, 다리근육에서 많은 보상 활동이 일어난다. 안정성은 경직되고 어깨는 쉽게 움직여진다. 두 번째 경우에서는 교란시키는 힘에 대한 보상 반응이 신체의 다른 부분들 사이로 분산되고 어깨는 쉽게 움직여지지 않는다. 비록 몸은 유연하지만 분명히 더 안정적이다.[7]

우리는 이 실험을 객관적으로 만들기 위한 예비실험을 실시해왔다. 체위기록을 이용하였으며, 외부 힘에 의해 불안정해진 몸이 다시 안정된 상태로 되돌아오는데 필요한 시간을 측정하였다. 여기서 호흡패턴과 시간 사이의 상관관계가 발견되었다. 습관적으로 가슴호흡을 하는 사람의 경우, 충격 후 정상적인 안정 상태로 회복되는데 2.5초가 소요되었다. 지속적으로 배호흡을 한 사람은 안정성을 회복하는데 평균 1.5초가 소요되었다. 이 실험에서 경직된 안정성이 우세할 때보다 유연한 안정성이 우세할 때 안정화에 필요한 식간이 더 적게 요구된다는 것을 보여준다.[7]

척추의 짧고 깊은 근육들은 많은 허리 통증증후군에 영향을 미친다. Panjabi의 연구[14]는 이 근육들이 적절한 위치에서 척추관절을 유지시켜 주고 "중간지대(neutral zone)"에서의 손상으로부터 척추관절을 보호한다는 사실을 입증하였다. 짧은 분절사이 근육들은 길고 더 표면에 위치한 근육들보다 매우 많은 근방추를 가지고 있다. 이 짧은 근육들의 근방추로부터 전달되는 많은 운동정보는 보다 고도의 CNS 조절이 가능하도록 한다.[4]

자세조절의 원리는 개개의 척추분절의 미세한 위치변화와 관련이 있다. 이러한 결과는 우리가 진행하는 호흡역학의 연구에서 더욱 보강되었다. 우리는 안정화 기능을 하는 자세근육들 역시 호흡역학에서 활성화된다는 사실을 임상적 경험을 통해 확립하였다.[17] 호흡하는 동안 움직임의 역학은 자세 안정성에 달려있다. 유연한 안정성을 만들어내는 이같은 근육들 역시 정상적인 호흡역학을 보조한다. 외부의 힘이 작용하면, CNS는 호흡역학을 변화시켜 가장 먼저 척추를 보호할 것이다(5장과 17장 참조).

이것의 가장 좋은 예로 우리가 차를 운전하다가 급작스럽게 멈춰야 할 때 숨을 자동적으로 멈추는 것이다. 이와 같은 운동프로그램의 장애는 응급상황에 직면했을 때 처음으로 발생하고, 이것이 CNS에 "고정"될 수 있으며 "응급상황"이 종료된 이후에도 지속되는 습관적인 패턴으로 변화하게 된다.

우리가 호흡운동을 해석하는 방법을 알고 있다면, 깊은 내재근들의 기능에 대한 소중한 지식을 간접적으로 얻을 수 있다. 가로막(횡격막, diaphragm), 갈비사이근(내늑간근, inter-costals), 배근(복직근, abdominals), 골반바닥근(pelvic floor), 깊은 척추내재근의 기능장애는 호흡역학의 검사에서 쉽게 관찰할 수 있다. 이 검사는 세 번째 단락인 '요가기반의 호흡운동'에 논의하였다.

이번 장에서는 요가원리를 기반으로 하는 운동방법들을 설명한다. 우리는 Swami Dewa Murti[8]와 Dr. Swami Gitananda[9]의 학문적 공헌에 감사한다. 우리의 요가기반 운동의 목적은 변경된 CNS 자세프로그램과 호흡프로그램을 복구하고 척추안정성을 회복하는 것이다. 이번 장 전반에 걸쳐 우리는 움직임의 질을 강조하고 움직임을 조절하는 운동프로그램의 질을 강화하는 시도를 하게 된다.

호흡역학의 임상적 역할 (The Clinical Role of Respiratory Mechanics)

호흡역학 (Breathing mechanics)

가로막, 갈비사이근, 배가로근, 골반바닥근, 척추의 깊은 내재근들은 모두 수평 또는 비스듬한 방향으로 주행하며, 부분적으로 활성화될 수 있다. 그리고 호흡역학에서뿐만 아니라, 자세 기능에 있어서도 핵심 안정장치 역할을 한다.[7]

가로막은 호흡역학에 있어서 원동력인 동시에 기폭제 역할을 한다. 가로막은 수평방향의 둥근 지붕형태의 막으로 흉강과 복강을 분리시킨다. 대부분의 해부학자들은 허리뼈(요추, lumbar), 갈비뼈(늑골, rib), 복장뼈(흉골, sternum)의 세부분으로 나눈다.[11] 일부 학자들은 각 부분을 세분화하여 여덟 부분으로 구분한다.[6] 모든 부위는 가로막의 중앙힘줄에 부착하고, 이 납작한 근육의 중간부위에는 뼈부착부없이 둥근 널힘줄의 형태를 띠고 있다.

Basmajian[1,2]는 EMG를 이용하여 개개의 운동단위의 수의적 조절이 가능하다는 사실을 입증하였다. 그의 발견은 가로막이 하나의 단일체로 협력될 뿐만 아니라, 개개의 부분이 분리되어 활성화될 수 있다는 우리의 임상적 경험을 뒷받침해준다. 가로막의 각 부분을 활성화시키는 능력은 국한된 부분호흡을 훈련함으로써 이루어진다. 그리고 이 방법은 현재 호흡치료에 이용되고 있다.

가로막 움직임은 두 단계로 나누어진다:

1. **수직 운동**
   첫 단계에서 중앙힘줄은 들숨(expiration)과 날숨(inspiration)동안 위아래로 움직이고, 흉곽의 직경은 변하지 않는다. 배는 들숨 때 바깥으로 돌출되고, 날숨 때 척추방향으로 당겨진다. 이 단계의 움직임 전반에 걸쳐 가로막과 가로배근 사이에 협력이 일어난다.
2. **수평 운동**
   두 번째 단계에는 가로막 중앙힘줄의 수직이동은 멈추고, 배가 바깥으로 돌출되지 않도록 가로배근이 작용함으로써 배압력이 증가하게 된다. 중앙힘줄이 고정되고 갈비사이근육들의 활동이 강화됨으로써 가로막이 갈비뼈 움직임을 지지하게 된다. 갈비뼈의 움직임은 송풍기(fan)와 유사하여 가쪽(외측, lateral)과 등쪽으로 열리고 닫힌다.

요가기반의 호흡운동이 척추기능에 미치는 효과 (Effect of Yoga-Based Respiratory Exercises on Spinal Function)

호흡은 불수의적인 작용이다. 그래서 호흡하는 방법을 배우는 것이 필요하다는 생각은 마치 비합리적인 것처럼 보인다. 호흡은 다양한 방법으로 변형될 수 있는데, 이것은 일시적이 아니라 습관화된다. 건강하지 못한 호흡 "습관(habits)"은 종종 무의식중에 발생한다. 호흡운동의 도움으로 복부와 흉부의 움직임을 정상적으로 회복시키는 것이 가능하며, 이 움직임들은 효과적인 호흡과 자세기능에 밀접한 관련이 있다. 다음에 이어지는 운동들은 호흡프로그램을 효과적이고 습관화되도록 변화시키는 것이 가장 주된 목적이다. 이 점에서 자세 프로그램 또한 적절한 기능으로 회복되는 기회를 갖는다.

독자는 이 운동의 전반에 걸쳐 주의를 기울이게 될 것이다. 그리고 가로막, 가로배근, 갈비사이근, 깊은 척추내재근 사이에서 함께 활성화되는 것을 알게 될 것이다. 또한 이 운동을 시행할 때에는 항상 내재근에 의해 척추분절이 안정화되어야 하고, 호흡동안 배근과 갈비뼈의 움직임으로 폄 또는 굽힘 성향을 수정해야 한다.

기능적이고 가동성이 있는 척추의 경우, 목뼈의 생리적 움직임은 T4에서부터 시작되어 상위분절에서 일어나고, 허리뼈의 움직임은 T6에서부터 시작되어 하위분절에서 일어난다. 등뼈의 굽힘과 폄 움직임은 목뼈와 허리뼈 부위로 연장된 척추를 통해 이어진다. 이것은 Kolar의 신경발달이론과 일치한다(23장).

T1–T4 부위에서 폄 움직임의 제한이 있을 때, 위쪽 목뼈의 과다한 폄으로 목의 과로가 일어난다. 복장뼈의 하강을 유지하고 복압을 증가시키는 것은 위쪽 등뼈 움직임 제한을 제거하기 위한 치료이다(23장과 26장 참조). 연습이 계속되면서 가슴의 깊은 근육들이 이완되고 갈비뼈의 보다 세밀한 움직임이 가능하게 된다. 이것이 달성되면 많은 환자들이 목, 어깨, 팔의 기능적 문제점이 향상되는 것을 느끼게 된다.

유사한 움직임이 등–허리뼈에도 존재한다. T6–T12 부위에 움직임 제한이 발견되었다면, 허리뼈는 과다폄되는 경향이 나타나고, 이것은 운동을 통해 수정되어야 한다. 연습을 지속함에 따라 척추분절과 갈비뼈 움직임 사이의 협조가 강화됨으로써 전체 등뼈의 보다 큰 움직임이 일어나게 된다.

이 운동의 규칙적인 연습은 척추의 협조된 움직임뿐만 아니라, 가동성도 강화시킬 것이다. 척추나 갈비뼈의 관절 고정은 도수교정이나 가동화 기법으로 가장 먼저 치료되어야 한다고 권고되었다. 만성의 경우, 국소적 가동화 기법으로 국소적 문제점을 일시적으로 완화시킬 수 있다. 하지만 전체적인 상태의 회복은 CNS에서 조절되는 변형된 호흡프로그램이 복구되어야만 가능하다.

이 요가기반 운동의 주된 목적은 운동결함(motor fault)의 예방이다. 이 운동들은 치료적으로도 매우 효과적일 수 있다. 호흡과 척추 운동은 마치 양치질하는 것 같이 일상적인 생활의 필수적인 요소로 간주하였다. 이 운동들은 규칙적으로 연습했을 때, 몸과 마음을 좋은 컨디션으로 유지시켜 줄뿐만 아니라 좋은 상태로 유지시켜준다. 가장 큰 이점은 생명력과 건강에 대한 감각이 증진되는 것을 제외하고, 최적으로 수정되었을 때도 자신의 몸에서 조기에 기능장애를 발견하는 능력이 강화된다는 점이다.

요가가반의 호흡운동
(Yoga-Based Respiratory Exercises)

정상적인 호흡움직임을 강화하고 조절하는 운동
(Exercises enhancing and controlling normal respiratory motion)

몸통은 기능적으로 3개의 호흡 구역(아래, 가운데, 위)으로 나눠진다. 호흡운동은 해부학적으로 4개의 주요 그룹으로 구분되고, 기능적으로는 다음과 같은 효과가 나타난다:

1. 아래쪽 배호흡운동은 가로막과 배근육 그리고 골반바닥근육 사이의 중심연관성을 강화시킨다.
2. 아래쪽 가슴호흡운동은 정상적인 아래쪽 흉곽의 가쪽 움직임을 강화시키고, 갈비사이근, 가로막, 깊은 척추내재근 사이의 연관성을 강화시킨다.
3. 위쪽 가슴호흡운동은 위쪽 흉곽의 송풍기(fan)같은 움직임을 강화시키고, 갈비사이근과 깊은 척추내재근 활동의 연관성을 강화시킨다.
4. 전체 호흡운동은 기능적인 연관성을 통합하고 세 부분의 움직임 협조를 강화시킨다.

앞에서 설명되었듯이 호흡이 정상적으로 이뤄지면, 세 부분 모두 상호적으로 협조된 상태에서 최적의 기능을 하게 된다.[16] 호흡운동의 완전한 프로그램은 세 부분(아래, 가운데, 위)에서 일어나는 세 가지 움직임(앞, 옆, 뒤)을 모두 중점적으로 다루어야 한다.

이 운동을 시작하기 전에 호흡의 초기 패턴을 평가하는 것이 중요하다. 이것은 배의 아래 부분에 차례로 손을 올려놓음으로써 쉽게 이뤄진다. 처음에는 배꼽 바로 아래에서 시작해서 양 옆으로 이동하고, 마지막에는 같은 높이에서 등쪽을 평가한다. 그 다음에는 같은 스캔방법으로 가운데와 위쪽 가슴에 반복적으로 실시할 수 있다. 이렇게 아홉 부위를 모두 평가한다. 마지막으로 호흡하는 동안에 손을 이동하면서 세 부위를 통합적으로 비교할 수 있다. 처음에는 왼손을 가운데 가슴에 오른손은 배에 올려놓고 시작한다. 최대 들숨에서 오른손을 배에서 위쪽 가슴으로 이동한다. 손은 들숨과 날숨 두 가지 모두 이동하면서 손바닥 아래 움직임의 범위를 평가한다. 다음에 나오는 촉진 운동들은 움직임이 제한되거나 비대칭이거나 존재하지 않는 부위에 움직임을 향상시키는데 이용된다.

이 운동을 위해 가장 좋은 자세는 무릎을 꿇고 발뒤꿈치 위에 앉은 자세이다. 이 자세에서는 척추가 바르게 펴지고 흉곽과 배가 자유롭게 움직일 수 있으며 호흡을 가장 효과적으로 활용할 수 있다. 이 자세가 어렵다면, 의자의 끝에 앉는 것과 같은 다른 자세를 이용할 수 있다. 자세의 선택은 개개의 편안함에 따라 선택하면 된다. 어떤 자세이든 척추가 같은 자세로 유지될 수 있으면 가능하다(그림 24.1).

스캐닝 운동은 환자가 스스로 호흡움직임의 조절을 평가할 수 있도록 도와준다. 운동은 평가 가능한 되먹임을 제공하여 연습을 계속하면서 진행과정을 관찰할 수 있다. 이 운동을 통해 특정부위(아래쪽 배, 가운데 가슴, 위쪽 가슴)에서 움직임 조절의 어려움이 발견되었다면, 우리는 여기서 설명된 운동들을 연습할 것을 제안한다. 이 운동들은 특정부위의 움직임 조절을 최대한 활성화시켜준다.

호흡조절을 촉진하는 운동
(Exercises facilitating breath control)

아래쪽 배 호흡조절을 촉진하는 운동
(Exercises facilitating lower abdominal breath control)

운동 A. (그림 24.2) 가로막의 복장뼈 부분의 움직임을 최대한 이용하여 가로막 움직임의 첫 단계를 활성화시킨다. 정확하게 시행하게 되면, 깊은 척추내재근, 가로막,

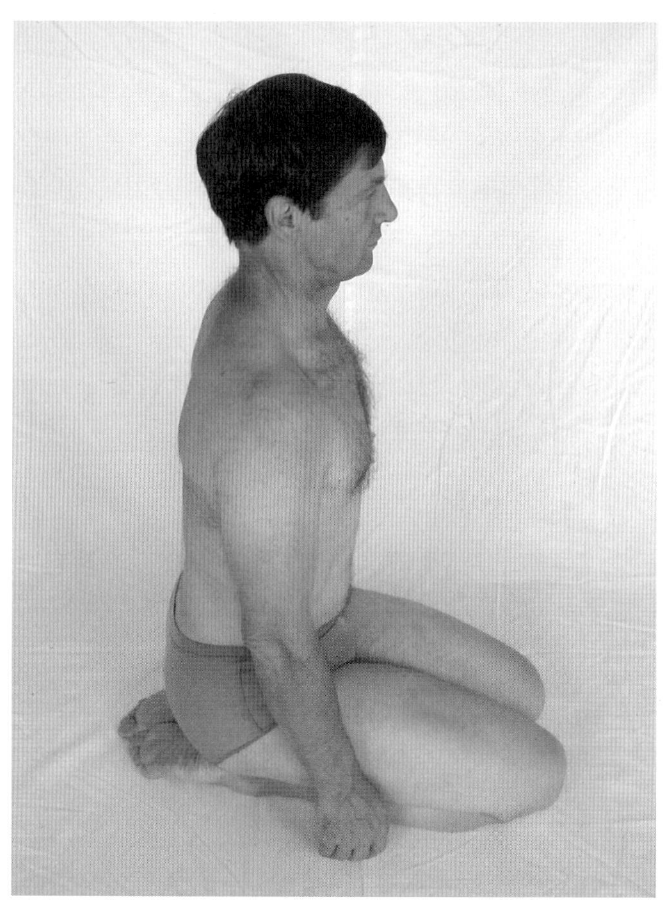

그림 24.1 호흡훈련 시작자세. 무릎꿇기.

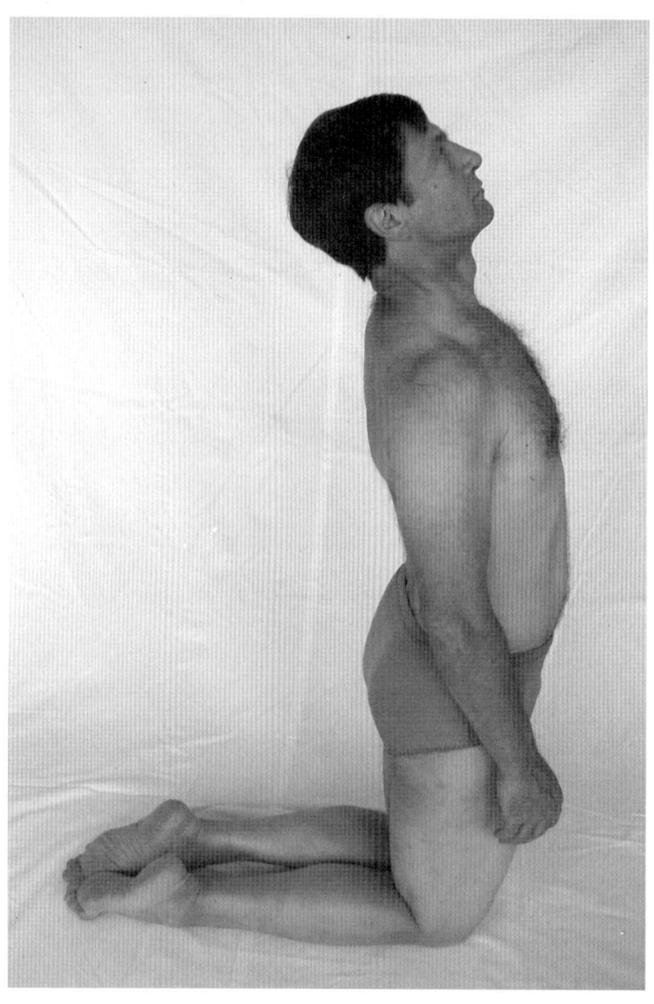

그림 24.2 가로막의 복장뼈 부위 활성화하기.

가로배근, 갈비사이근들 사이의 공동활성화가 향상될 것이다.

기본자세

발뒤꿈치 위에 앉은 상태에서 척추를 곧게 펴고 팔을 양 옆에 편안하게 늘어뜨린다.

동작

들숨(흡기, inhalation)

1. 척추를 곧게 편 상태로 유지하고 배를 "바깥쪽으로(out)" 부풀리기 시작하면서 무릎 꿇기 자세로 일어선다. 이때 고관절은 약간의 굽힘 상태를 유지한다.
2. T12/L1 (L/S 관절부위는 아니다)의 폄 움직임을 증가시키면서 들숨을 지속한다. 이 폄 움직임은 중앙힘줄이 최대한 내려가도록 해준다.
3. 양팔은 그대로 유지하고 복장뼈는 이완시키고, 눈은 감지 않는다.
4. 목–머리뼈 과다폄 움직임이 일어나지 않도록 주의한다.

날숨(호기, exhalation)

1. 배꼽을 척추방향으로 가져가면서 날숨을 시작한다.
2. 목과 척추전체를 중립자세로 되돌아온다.
3. 발뒤꿈치 위에 앉는 시작자세로 돌아오고 날숨을 끝마친다.

이 운동을 3회에서 6회 반복한다.

운동 B. (그림 24.3) 가로막에서 갈비뼈 부위의 움직임을 최대한으로 만들어 가로막 움직임의 첫 번째 단계를 촉진시킨다.

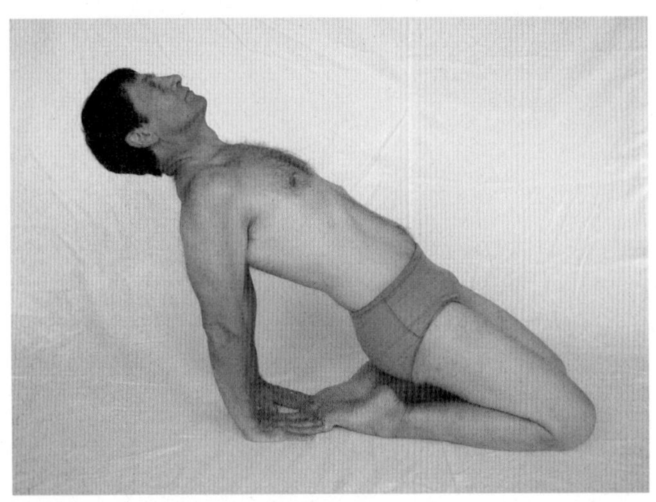

그림 24.3 가로막의 갈비뼈 부위 촉진하기.

기본자세

- 발뒤꿈치 위에 앉고 몸을 뒤로 젖힌 다음 양손바닥을 뒤쪽 매트 위에 놓는다. 손가락은 앞을 향하게 하여 발가락에 닿게끔 위치시킨다. 몸통 윗부분의 무게를 손에 실어주고 최대한 이완한다. 등은 활모양으로 만들고 목은 길게 늘인다.

동작

들숨

1. 배를 "바깥쪽으로(out)" 부풀리기 시작하면서 발뒤꿈치에서 엉덩이를 들어올린다. 등은 T12/L1 (L/S 관절부위는 아니다)이 가장 높게 그리고 편안한 높이까지 활모양으로 만든다.
2. 갈비뼈는 이완되고 복장뼈는 내려가 있는 상태로 유지하면서 척추를 끝 범위까지 폄 움직임을 지속하여 들숨을 끝마친다.
3. 척추의 폄 움직임에 이어 목을 길게 늘인다.

(목–머리뼈 과다폄 움직임이 일어나지 않도록 주의해야 한다. 척추의 유연성이 좋아지면, 중간에서 아래쪽 목뼈의 폄 움직임이 척추를 더욱 중립상태로 만들어주기도 한다.)

날숨

1. 배꼽을 척추방향으로 가져가면서 숨을 내쉬기 시작한다.
2. 척추를 안정시키고 중립위치를 유지하면서 시작자세로 되돌아오고 날숨을 끝마친다.

이 운동을 3회에서 6회 반복한다.

이 자세에서 손목의 불편함을 느낀다면, 주먹을 쥐거나 손가락을 반대로 향하게 하려 할 것이다. 이때 적절한 손의 위치로 만들면 된다.

운동 C. (그림 24.4) 가로막에서 허리뼈 부위의 움직임을 최대한으로 만들어 가로막 움직임의 첫 번째 단계를 촉진시킨다.

기본자세

- 발뒤꿈치 위에 앉고 무릎을 꿇은 상태에서 아래

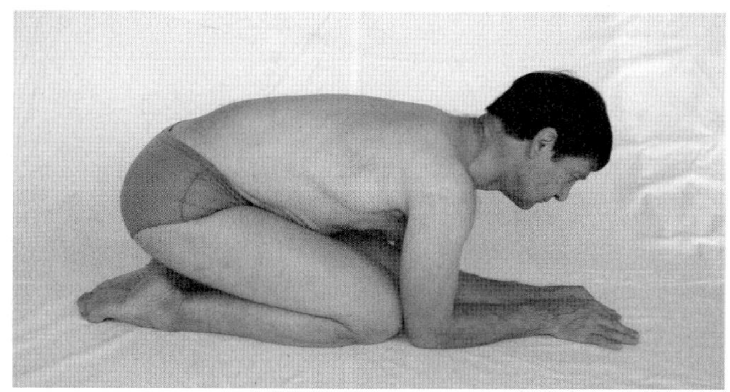

그림 24.4 가로막의 허리뼈 부위 촉진하기 - 무릎 꿇고 아래팔로 스핑크스 자세.

팔을 바닥 위에 놓는다. 팔꿈치는 무릎과 닿게 하고 손바닥은 바닥을 향하게 한다. 손가락은 앞을 향하고 척추는 전체적으로 길게 늘인다(목-머리뼈 과다폄 움직임이 일어나지 않도록 주의해야 한다).

동작

들숨

1. 척추를 길게 늘인 상태를 유지하면서 아래쪽 배를 "바깥으로(out)" 부풀리는데 보다 가쪽-뒷쪽 방향으로 팽창시킨다.

날숨

1. 가쪽-뒤쪽 배의 근육수축에 집중하고 허리가 작아지도록 노력한다.
2. 이 때 배꼽은 척추방향으로 가져가지 말고 허리의 옆 움직임을 지지한다.
3. 각각의 숨을 내쉬면서 허리뼈는 매트에 가깝게 가져가고 등뼈의 폄 움직임을 지속하는데 집중한다. 이 운동을 하는 동안에는 배빗근(복사근, oblique abdominal muscles)과 허리의 얕고 큰 근육들은 이완되어야 한다.

주의: 많은 경우에서 허리뼈의 뒤굽음 자세(후만, kyphotic position)로 이 운동을 시작한다. 척추의 큰 근육들이 이완되고 폄 움직임이 가능해질 때까지는 종종 일정 시간이 소요되기도 한다. 가로막, 배가로근(TrA), 뭇갈래근(다열근, multifidi) 사이의 동시 활성화는 반드시 관찰되어야 한다. 환자에게 숨을 내쉬면서 가시돌기들이 서로 가까워지도록 하고, 그다음 숨을 들이쉴 때도 척추를 그대로 고정시켜 폄 상태가 유지되도록 하라고 지시해야 한다.

수 분 동안 이 자세에서 머무르고 호흡한 다음 이완하면 된다.

가운데 호흡조절을 활성화하는 운동 (Exercise facilitating middle breath control)

운동 A. (그림 24.5) 가로막의 두 번째 단계 움직임과 갈비뼈의 회전움직임(특히, 옆쪽과 뒤쪽)을 활성화한다.

기본자세

- 발뒤꿈치 위에 앉아 손은 "손바닥을 아래로"하고, 양 무릎의 바로 앞에 내려놓는다. 양팔을 곧게 펴고 바닥을 가볍게 누른다. 척추는 펴고 길게 늘려준다. 이 자세에서 목이 불편한 것은 위쪽 등뼈의 부동성이 원인일 때가 있다. 목-머리뼈의 과다폄 움직임이 일어나지 않도록 주의한다. 이것은 위쪽 등뼈의 폄 움직임과 함께 복장뼈를 아래로 유지시켜 주는 즉시 수월해 질것이다.

동작

들숨

1. 갈비뼈가 회전되고 "송풍기-열림(fan-open)" 되도록

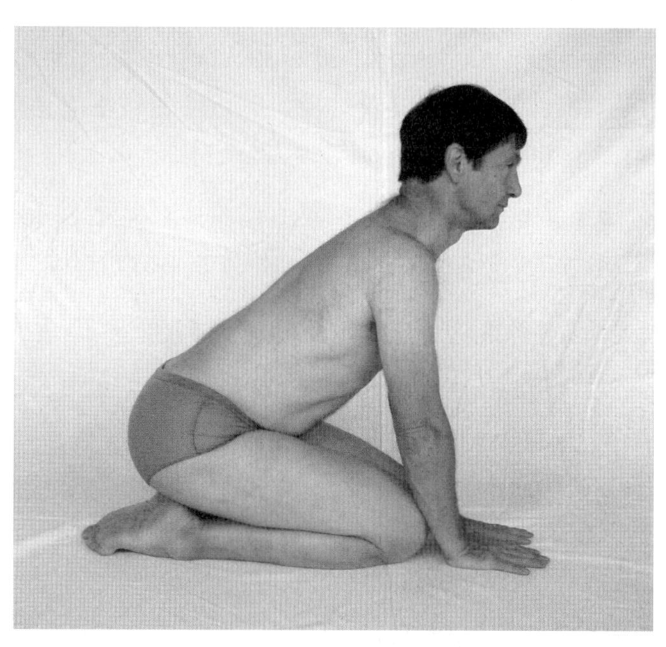

그림 24.5 가운데 호흡조절, 무릎 꿇고 스핑크스자세-무릎 꿇고 양손으로 스핑크스자세.

특히 뒤쪽으로 열리도록 흉곽을 확장시킨다.

2. 척추의 폄 자세는 유지한다.
3. 이 자세는 가운데 가슴 부위의 움직임을 활성화시켜 주고, 아래쪽과 위쪽 부위는 호흡이 어렵게 만들어 준다.

날숨

1. 가슴을 이완하고 갈비뼈가 회전되어 "송풍기-닫힘(fan-closed)" 되도록 한다.
2. 척추 전체를 지속적으로 길게 늘이고, 등뼈의 앞굽음(전만, lordosis)을 더욱 증가시킨다.
3. 각각의 호흡을 내쉬면서 갈비뼈를 이완하고 닫아줌과 동시에 T6-7의 가시돌기를 매트에 가깝게 가져가는데 집중한다.
4. 수 분간 이 자세를 유지하고 호흡에 계속 집중한다.

주의: 이 운동을 하는 동안에는 가로막(횡격막, diaphragm)과 갈비사이근(내늑간근, inter-costals) 그리고 뭇갈래근(다열근, multifidi) 사이의 동시수축이 나타난다. 척추는 들숨과 날숨 내내 폄(신전, extensor) 상태로 유지된다. 뭇갈래근은 굽힘과 폄 움직임으로 능동적인 수정작업을 하는 경향이 있으며, 반면에 갈비뼈들은 호흡하는 동안 움직임을 계속한다. 가슴은 이완되고 복장뼈(흉골, sternum)가 계속 유지되면서 갈비뼈 움직임이 일어나도록 해준다. 등의 크고 얕은 근육들은 이완된다. 이 자세에서는 가로막, 배가로근, 뭇갈래근의 동시수축이 자연스럽게 일어난다. 그리고 가로막 움직임의 두 번째 단계가 활성화되고 갈비뼈와 척추의 움직임이 강화된다.

운동 B. (그림 24.6) 가로막의 두 번째 단계 움직임과 갈비뼈의 회전 움직임(특히, 앞쪽과 옆쪽)을 촉진한다.

기본자세

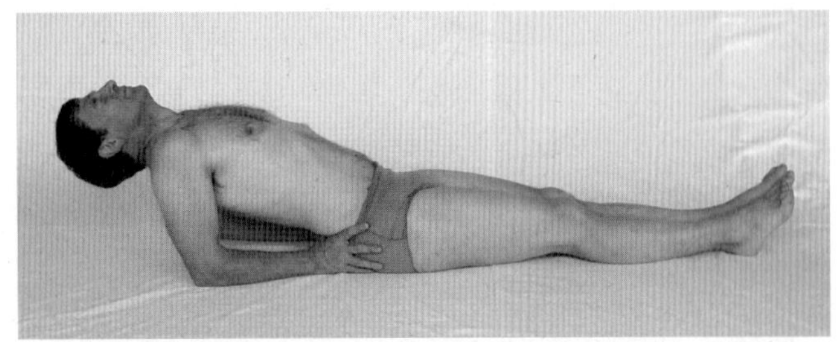

그림 24.6 뒤로 기운자세에서 가운데 가슴 호흡하기.

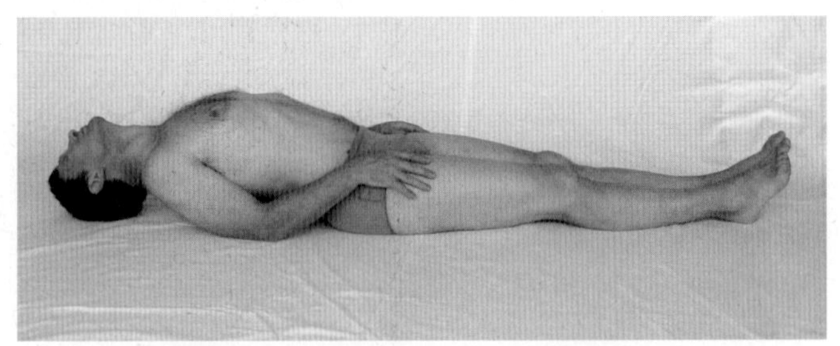

그림 24.7 바로누운자세에서 가운데 가슴 호흡하기.

- 다리를 펴고 앉은 다음 몸통을 눕혀 팔꿈치로 지지한다. 아래팔과 손은 매트 위에 놓고 척추는 활모양으로 만든다.

동작

들숨

1. 흉곽을 팽창시키고 갈비뼈는 송풍기처럼 "열림(open)" 되도록 회전시킨다.
2. T6를 가장 높게 등뼈를 완전한 앞굽음 상태로 만들고 이완한다.
3. 목은 길게 늘이고 펴준다. 목-머리뼈 과다폄 움직임이 일어나지 않도록 주의한다.
4. 능동적으로 활모양 자세의 척추를 유지한다.

날숨

1. 갈비뼈의 움직임에 가장 집중하면서 폄 상태를 유지하고 안정화한다.
2. 가슴을 이완시키고 복장뼈를 아래로 내린 상태에서 갈비뼈를 "닫힘(close)" 상태로 회전시킨다.
3. 등뼈의 폄 상태를 유지하는 것이 이 운동의 성공비결이다.

운동 C. (그림 24.7) 가로막의 두 번째 단계 움직임과 가운데 가슴에서 갈비뼈의 회전 움직임을 촉진한다.

기본자세

- 다리를 펴고 발뒤꿈치를 모아서 바로 누운 다음 등을 활모양으로 만들고 목을 폄 상태로 만든다. 그리고 머리의 끝과 팔꿈치는 매트에 접촉시키고 체중을 지지한다. 아래팔은 이 자세를 만들기 위해 이용할 수 있고 손은 넙적다리 위에 올려놓는다.

동작

들숨

1. T6를 가장 높게 등뼈를 완전한 앞굽음 상태로 만들고 이완한다. 척추는 전체적으로 길게 늘인다.
2. 흉곽을 가쪽으로 팽창시키고 갈비뼈는 송풍기처럼 "열림"되도록 회전시킨다. 이때 복장뼈는 아래로 내리고 이완된 상태를 유지한다.
3. 능동적으로 척추를 폄 상태로 유지한다.

날숨

1. 폄 상태를 유지하고 흉곽에 집중한다.
2. 가슴을 이완시키고 복장뼈를 아래로 내린 상태에서 갈비뼈를 "닫힘" 상태로 회전시킨다.
3. 완전하게 숨을 내쉬고 T6를 최대한 폄 상태로 움직인다.
4. 등뼈를 폄 상태로 안정화시키는 것은 갈비뼈의 이완된 움직임을 허용하기 위해 중요하다.

윗호흡조절을 활성화하는 운동 (Exercises facilitating upper breath control)

운동 A. (그림 24.8) 일반적으로 위쪽 가슴의 날숨은 들숨보다 더 어렵다; 그러므로 이 운동은 날숨의 활성화를 강조한다.

기본자세

- 발뒤꿈치 위에 앉아 머리와 척추를 똑바로 세운다. 몸을 따라 팔을 위치하고 그 뒤로 손가락을 깍지 끼운다.

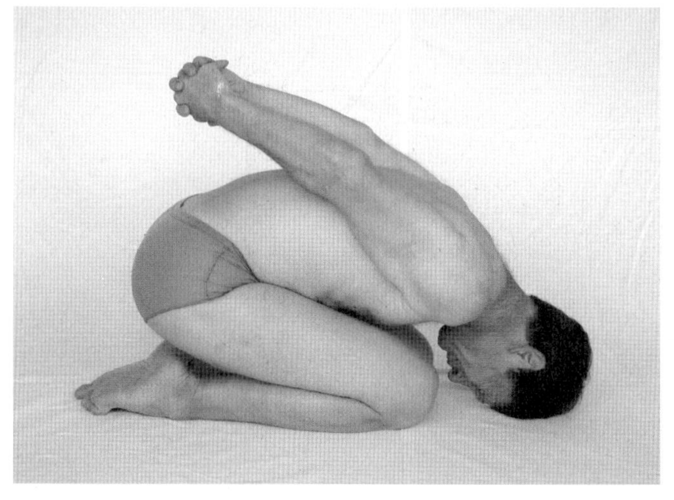

그림 24.8 위쪽 호흡조절하기, 날숨.

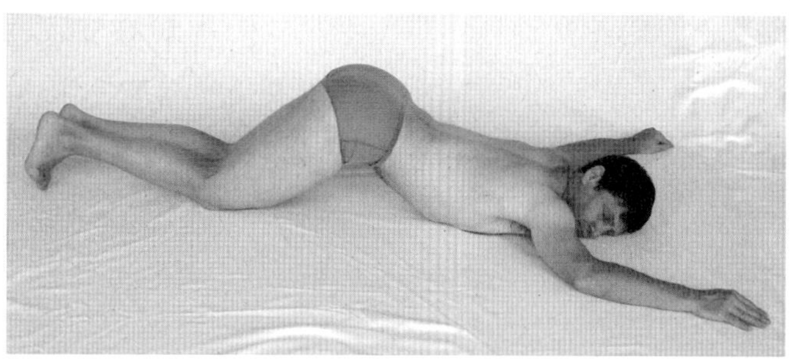

그림 24.9 위쪽 호흡조절하기, 회전.

동작

들숨

1. 척추를 똑바로 세운 상태를 유지하고 깊게 호흡을 들이마신다.

날숨

1. 서서히 숨을 내쉬고 무릎 앞에 있는 바닥에 머리가 닿을 때까지 앞으로 굽힌다.
2. 이 시점에서 모든 숨을 방출해야 한다.
3. 깍지를 끼운 상태 또는 양손을 풀러 손바닥을 위로 향한 상태로 가능한 한 편안하게 어깨와 머리 위로 팔을 들어 올린다.
4. 숨을 들이쉬지 않고 수 초간 이 자세에서 이완한다.
5. 빨리 팔을 더 멀리 진동하면서 폐에 남아있는 공기를 방출한다(숨을 들이쉬지 말 것). 이때 팔은 짧고 강하게 3회 밀어 올린다.

들숨

1. 팔을 내리고 몸을 들어 올리는데 호흡을 이용한다; 척추 중립자세, 시작 자세로 돌아온다.

갈비뼈와 어깨의 최대한 자유로운 움직임과 함께 위쪽 가슴이 이완될 때까지 이 운동을 6~12회 반복한다.

운동 B. (그림 24.9) 반대쪽 머리회전과 함께 위쪽 갈비뼈의 움직임을 촉진한다. 일반적으로 위쪽 가슴의 날숨은 들숨보다 더 어렵다; 그러므로 이 운동은 날숨의 활성화를 강조한다.

기본자세

- 무릎 꿇은 자세에서 시작해서 위쪽 가슴이 바닥

에 닿을 때까지 앞으로 이동한다. 이때 머리를 오른쪽으로 돌려 왼쪽 볼이 바닥에 닿도록 한다. 양팔은 120° 각도로 벌리고 엉덩이를 가능한 한 편안하게 천정을 향해 올려 척추를 활모양으로 만든다. 이 자세에서 엉덩관절은 굽혀지고 몸의 무게는 위쪽 가슴과 무릎에 실린다(볼에 무게가 실리지 않도록 한다).

동작

들숨

1. 반대방향으로 머리회전하고 갈비뼈가 오른쪽으로 움직여지도록 한다. 오른쪽에서 갈비뼈의 회전은 흉곽을 약간 "위"로 올린다.

날숨

1. 흉곽을 내리고 어깨와 가슴이 이완된 상태에서 갈비뼈를 "닫혀진" 상태로 회전시킨다. 그리고 몸무게를 이용하여 날숨을 깊게 내쉬어 움직임의 끝 범위까지 가도록 한다.
2. 이 자세에서 6~12회 서서히 호흡을 반복한다. 그 다음 얼굴을 오른쪽으로 돌려 위쪽 가슴의 왼쪽을 활성화시키는 호흡을 6~12회 반복한다.
3. 이 자세에서 돌아올 때는 어깨 밑에 손을 가져다 놓고 부드럽게 밀어 올리면서 서서히 앉은 자세로 돌아온다.

전체 호흡조절을 활성화하는 운동 (Exercises facilitating whole-breath control)

운동 A. (그림 24.10과 24.11)

기본자세

- 네발 자세를 취하고 손은 어깨 바로 아래에 놓는다. 무릎은 엉덩관절 바로 아래에 놓고 다리는 엉덩관절 넓이로 벌린다.

동작

들숨

1. 배를 부풀리면서 점진적으로 아래쪽, 가운데, 위쪽 가슴을 옆으로 팽창시킨다. 동시에 척추는 점진적으로 아래쪽, 가운데, 위쪽 부분을 활모양으로 만들고 마지막에는 머리를 위로 올린다.

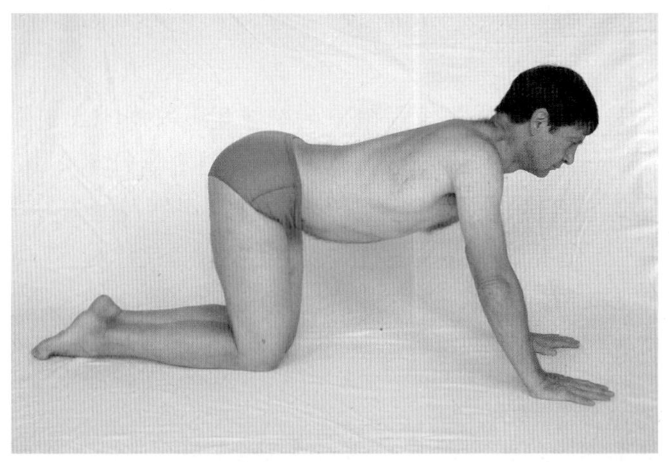

그림 24.10 전체 호흡조절, 들숨 자세.

날숨

1. 배꼽을 척추방향으로 끌어당기면서 배를 움직이기 시작하고 천천히 아래쪽, 가운데, 위쪽 가슴의 갈비뼈를 닫는다. 동시에 척추는 아래쪽, 가운데, 위쪽 부분을 점진적으로 둥글게 만들고, 마지막에는 목을 이완시키고 머리는 바닥을 향해 내린다. 호흡과 움직임을 서서히 그리고 동시에 일어나게 하는데 의식적으로 분절에서 분절로 단계적으로 움직이도록 한다.

3~6회 반복하고 이완한 다음 무릎 꿇은 자세로 돌아온다.

주의: 숨을 들이쉴 때 처음에는 아래쪽 배 그 다음 가운데 가슴 그리고 위쪽 가슴 순서로 폐에 공기를 채운다. 숨을 내쉴 때도 아래쪽 배, 가운데 가슴, 위쪽 가슴 순서로 폐에 공기를 비운다.

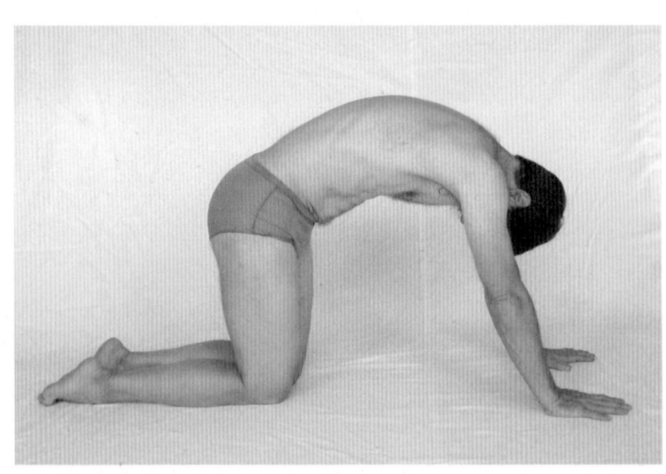

그림 24.11 전체 호흡조절, 날숨 자세.

임상에 기초한 문제

들숨 또는 날숨을 하는 동안 배빗근이 수축하지 않도록 해야 한다.

요가기반의 척추운동이 척추기능에 미치는 효과 (The Effect of Yoga-Based Spinal Exercises on Spinal Function)

척추운동은 사람이 걷는 동안 각각의 척추에서 일어나는 비틀림 움직임에서 유래되었다. 인간의 걸음걸이는 CNS에 고정된 움직임 프로그램으로 완전하게 자동화되어 있다. 불행하게도 지속적인 통증기간 이후처럼 잘못된 움직임의 습관이 이 프로그램을 변형시킨다. 필요 이상으로 변형된 프로그램이 길게 지속되었다면 수정하는 것은 어려운 작업이 된다.

척추운동은 "축성기관(axial organ)"의 기능적 장애를 예방하는데 도움이 된다. 축성기관은 Vojta의 치료에서 쓰인 체코 용어이다(참고로 흉곽과 골반을 포함한 척추와 머리를 뜻함).[19] 이 운동 또한 특정 기능장애를 수정하기 위해 치료적으로 이용될 수 있다. 운동은 축방향의 압력을 피하고 수직 자세에서 지속적으로 나타나는 자세프로그램의 영향을 최소화하기 위해 수평 위치에서 실행한다. 또한 보다 나은 집중력을 발휘하게 해주고 부정확한 자세와 움직임으로부터의 영향력을 줄인 새롭게 수정된 프로그램을 만드는데 도움이 된다. 우리는 다리의 위치를 변화시켜 비틀림 움직임이 척추의 각각 다른 부위에서 일어나도록 한다. 다리를 편 상태는 허리뼈의 분절을 표적으로 하고 다리는 굽히는 것은 등뼈를 표적으로 하는데 도움이 된다.

"축성(axial)" 움직임 조절과 호흡 조절 사이의 밀접한 결합은 이 운동 전반에 걸쳐 매우 중요하다. 연습의 첫 번째 단계에서는 머리와 골반의 회전을 부드럽게 조절하는 것을 목표로 한다. 이것이 달성되면 머리와 골반의 회전이 동시에 일어나도록 조정할 수 있게 된다. 쉽게 말하면, 머리를 한쪽 방향으로 완전히 회전하게 되었을 때, 골반도 반대방향으로 완전히 회전되어야 한다. 반대 방향으로 움직임이 계속되면서 머리와 골반 사이의 협조와 속도가 일정하게 유지되는 것이다. 머리와 골반 중 어느 것도 중심이나 회전의 끝 지점에 먼저 도달해선 안된다. 움직임은 끊임없이 계속되어야 하고 경련적인 움직임과 멈춤이 일어나선 안된다. 동시적으로 이뤄지고 조절된 움직임이 달성된 후에는 이 운동과 함께 호흡을 조절하는 훈련을 시작할 수 있다.

호흡하기와 자세는 안정성을 강화시키는데 이용된다. 각 운동은 가로막의 활성화로 시작되는데 중앙힘줄을 아래로 움직이기 위해 들숨으로 시작한다. 이것으로 배와 흉곽의 아래쪽 부분에서 수평움직임을 경험하게 될 것이다. 가장 흔한 대체 패턴은 숨을 들이쉬는 동안 흉곽의 위쪽 부분이 수직방향으로 들려지는 것은 피해야 한다. 흉곽은 완전하게 이완되어 길게 편 척주에 늘어진 형태로 있어야 한다. 다음으로 배빗근, 배가로근, 아래뒤올림근(하후거근, inferior posterior serratus)의 자발적인 동시 활성화가 "중심화된(centrated)" 자세로 등-허리뼈(thoraco-lumbar, T/L)의 안정화를 촉진한다(과다앞굽음 회피). 마지막으로 척추 회전운동은 이 안정된 T/L 자세를 유지하면서 실행한다.

수평 호흡과 T/L 척추의 중심화와 함께 길게 늘인 척추에 이완된 흉곽이 달성됨으로서 척추의 모든 깊은 안정화 근육 — 배벽〔배곧은근(복직근, rectus abdominal) 제외〕, 가로막, 뭇갈래근, 골반바닥근 — 들이 활성화될 것이다. Kapandji에 따르면, 이 결과로 배압력이 증가되면서 안정성이 증가되고, 디스크에 축방향의 압력이 감소된다고 하였다.[11]

척추운동을 연습하는 것은 또한 자발적 조절과 척추움직임의 "수정(correction)"을 배우는 방법이 된다. 이 움직임의 생체역학은 상당히 복잡해서 아직까지도 연구를 통해서 모든 사실을 규명하지 못했다. 사실 이 복잡한 움직임의 자발적 조절은 완전하게 극복할 수 없는 과업일 것이다! 실제로 움직임의 실행은 겉질밑 수준에 남아있다. 생각은 근육의 특정한 작용이 아닌 오히려 그 자체의 움직임 조절에 집중되어야 한다. 운동을 실행하는 동안 환자는 움직임이 "경련적(jerky)"인지 또는 부조화가 일어나는지 느낄 수 있다. 연습을 통해서 "결함(fault)"이 감지되면 수정할 수 있다. 내재적 움직임의 직접적 조절은 선천적인 것이 아니며 향상된 협조운동은 "학습(learned)"되어질 수 있다. 마음으로부터 동기화된 집중력과 인내력은 이 방법을 배우기 위한 필수조건이 된다.

임상에 기초한 문제

- 기능적 그리고 자세적 불균형의 많은 증상들은 깊은 척추내재근의 기능이 정상화되고 움직임의 협조가 회복되었을 때 수정될 수 있다. 예를 들어, 등뼈의 경직과 정상적인 반대쪽 골반-비틀림 회전의 감소로 잘못된 걸음걸이가 발생되었다면, 이 훈련을 통해 보다 정상적인 걷기 기능으로 쉽게 회복될 수 있다.

이 요가기반의 척추운동의 목표는 운동프로그램을 정상적인 기능으로 유지(또는 회복)시키는 것이다. 내재근, 중심부 안정근, 호흡프로그램을 향상된 운동협조와 연결시켜주는 강력한 구심성 기전을 활성화시키고, 이것으로 의지에 의한 움직임의 조절방법으로 접근하게 됨으로써 척추운동의 목표가 달성된다. 이 운동은 운동프로그램의 CNS 조절과 발현 두 가지 모두 강화시킨다.

모든 운동에서 치료프로그램과 가정치료프로그램이 처방될 때 개인적인 능력과 편안함의 수준이 관찰되어야 한다. 척추는 운동의 호흡부분이 포함되지 않았을 때 안정성이 떨어진다. 운동의 비틀림 움직임 때문에 활동성의 디스크 문제점을 가지고 있는 환자의 경우, 계속해서 주의를 기울이는 것이 좋다. 항상 통증이 없는 움직임의 범위를 유지한다. 서서히 움직이는 것은 조절능력을 강화시켜 줄 것이며, 기능장애가 수정된 이후에도 이 운동들은 척추건강을 위한 일일 프로그램의 필수적인 프로그램이 될 수 있다.

척추 운동 (Spinal Exercises)

바로누운자세 운동 (Supine exercises)

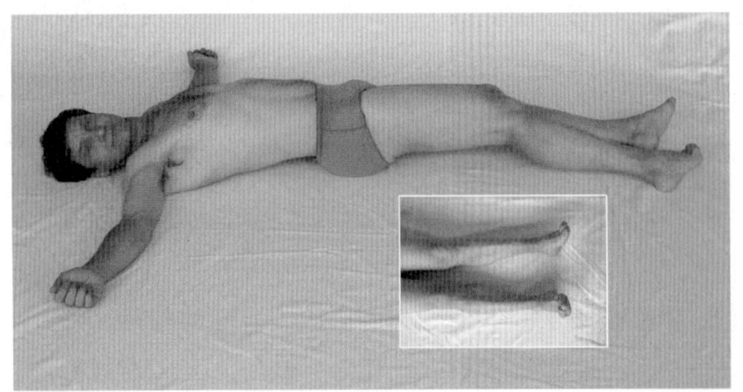

그림 24.12 척추 비틀기-발 간격.

운동 1 (그림 24.12) 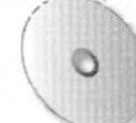

기본자세

- 바로 누워 다리를 펴고 발을 엉덩관절 넓이로 벌린다. 팔은 어깨 높이까지 올려 T모양을 취한다. 어깨는 내려가고 이완되며 손바닥은 편 상태에서 천장을 향한다.

호흡

- 숨을 깊게 들이 쉰 다음 멈춘다. 흉곽의 머리 방향으로 들려지는 움직임 없이 배안이 360° 모든 방향으로 횡방향의 팽창이 되는지 관찰한다. 아래 앞 흉곽의 머리 방향 움직임을 피하기 위해 척추 안정근들의 자발적인 근육수축이 필요하게 될 것이다(23장 참조). 이 운동을 통해 척주가 길게 늘어나는 것을 상상한다. 이 자세에서 배안 압력이 올라가고, 흉곽은 내려가고, 가로막이 완전하게 활성화된 상태를 유지한다. 숨을 들이쉰 상태를 유지하기 위해 성대문이 닫히게 할 필요는 없다. 일단 이 패턴이 확립되면 훈련을 통해 호흡이 가벼워지고, 머리 방향으로 흉곽이 들리는 경향을 피할 수 있다.

주의: 이 새로운 운동기법은 처음에는 도전해 볼만할 것이다. 하지만 이 자세를 익히는 것은 장시간 연습해야 가능해 진다. 환자에게 가능한 한 편안하게 하도록 격려한다. 지속적인 연습으로 실행능력이 증가하게 될 것이다. 이 방법으로 가로막과 깊은 안정근들을 활성화시키지 못하는 사람들은 설명된 대로 운동을 할 수 있을 만큼 운동기술이 발전될 때까지 일반적인 호흡을 하면서 운동을 시작하면 된다.

동작

- 머리를 오른쪽으로 회전시키면서 대등하게 골반을 왼쪽으로 회전시켜 오른쪽 엉덩이를 매트에서 들어올린다. 양 어깨는 매트위에 유지한다. 몸통 회전은 골반과 목의 편위를 최소화하면서 몸통의 긴 축 주변에서 일어나도록 한다. 이 움직임이 서서히 일어나고 통제되도록 해야 한다.
- 움직임을 가능한 여유있고 편안하게 끝 범위까지 가능하다면 이동한다. 이 때 오른쪽 어깨는

턱에 닿고 오른쪽 발의 엄지발가락은 왼쪽 발의 발뒤꿈치에 닿는다. 계속해서 서서히 똑같은 움직임으로 반대쪽 방향으로 되돌아온다. 되돌아오면 중간에서 멈추지 말고, 반대방향으로 똑같은 움직임을 계속해서 이어나간다. 턱과 발이 동시에 "중간선"에 도달하도록 시도하라! 추가적인 신장이 되도록 움직임의 끝 범위에서 멈추어 잠시 유지시킨다.

- 이 동작을 번갈아 가면서 4~5회 반복하거나 호흡을 편안하게 유지할 수 있을 때까지 반복한다.
- 각각의 운동 이후에는 이완운동을 해야 한다.

바로누운자세 이완운동: (그림 24.13)

- **숨을 들이쉬면서** 허리를 활모양으로 만들고 목을 길게 펴줌과 동시에 손, 어깨, 무릎을 서서히 들어올린다. 발뒤꿈치, 엉덩이, 팔꿈치, 머리는 매트에 닿아 있도록 한다.
- 이 자세를 수 초간 유지한다.
- **숨을 내쉬면서** 이완하고 본래의 바로누운자세로 되돌아간다.
- 2~3회 반복한다.

바로누운자세 운동의 변화 (Supine Exercise variations)

이 운동들은 모두 바로누운자세에서 동일한 호흡을 이용하고 골반과 머리의 반대방향 회전은 개인의 능력과 편안한 범위 내에서 이뤄진다. 각각의 운동 후에는 이완운동을 실시한다.

운동 2 (그림 24.14)

기본자세의 변화

- 다리를 펴고 오른쪽 발을 왼쪽 발목 위에 엇갈려 놓는다.

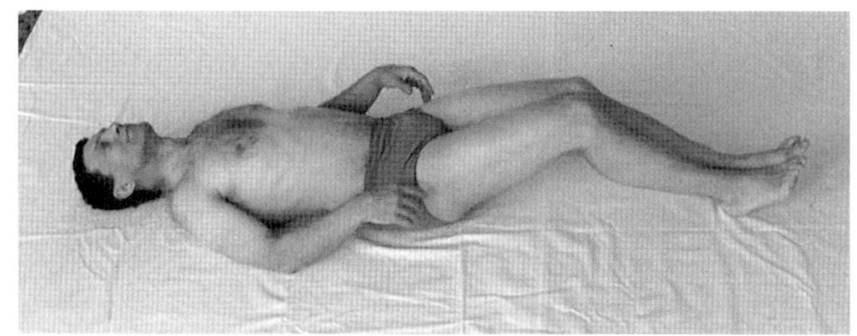

그림 24.13 이완운동.

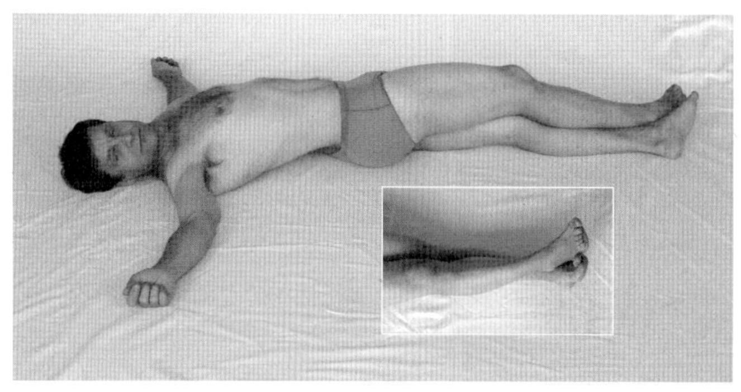

그림 24.14 발목 엇갈려 척추 비틀기.

동작

- 왼쪽 발뒤꿈치를 축으로 골반을 왼쪽으로 회전시킨다. 오른쪽 발의 엄지발가락이 매트에 닿고 턱은 완전히 회전하여 오른쪽 어깨에 닿는다. 왼쪽 발뒤꿈치를 축으로 골반을 왼쪽으로 회전시킨다. 왼쪽 발의 엄지발가락이 매트에 닿고 턱은 완전히 회전하여 왼쪽 어깨에 닿는다.
- 이 동작을 4~5회 반복하거나 호흡을 편안하게 유지할 수 있을 때까지 반복한다.

운동 3. 왼쪽 발을 오른쪽 발목위에 엇갈려 놓고 동일한 운동을 실행한다.

운동 4 (그림 24.15)

기본자세의 변화

- 오른쪽 발의 뒤꿈치를 왼쪽발의 첫 번째와 두 번째 발가락 사이에 위치시킨다.

동작

- 왼쪽발뒤꿈치를 축으로 삼는다. 골반이 왼쪽으

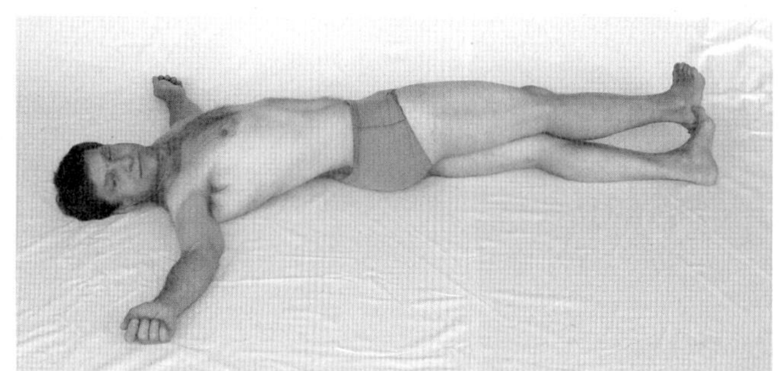

그림 24.15 발을 쌓아놓고(stacked) 척추 비틀기.

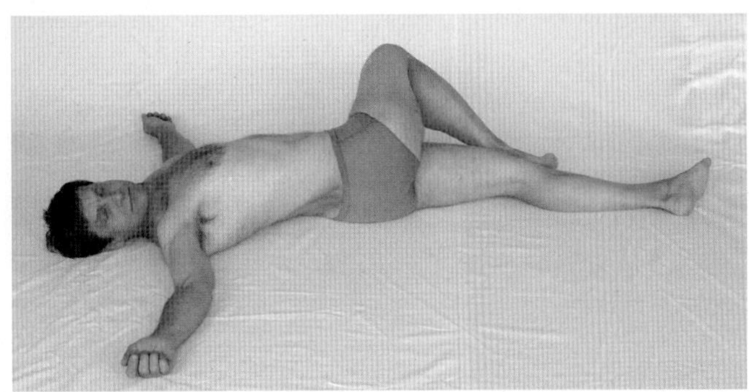

그림 24.16 숫자 4자 형태로 척추 비틀기.

로 완전하게 회전되었을 때, 오른쪽발의 엄지발가락은 매트에 닿고 턱은 오른쪽 어깨를 향해 이동한다. 골반이 오른쪽으로 완전하게 회전되었을 때, 오른쪽발의 새끼발가락이 매트에 닿고 턱은 왼쪽 어깨에 도달한다.

- 이 동작을 4~5회 반복하거나 호흡을 편안하게 유지할 수 있을 때까지 반복한다.

운동 5. 왼쪽발뒤꿈치를 오른쪽발의 첫 번째와 두 번째 발가락 사이에 위치시키고 동일한 운동을 실행한다.

운동 6 (그림 24.16)

기본자세의 변화

- 오른쪽 발목의 오른쪽 면을 왼쪽 무릎뼈 위에 위치시킨다.

동작

- 오른쪽 무릎이 바닥에 닿도록(가능하다면) 양방향으로 완전하게 회전시키고, 턱은 반대쪽 어깨 방향으로 회전시킨다.
- 이 동작을 4~5회 반복하거나 호흡을 편안하게 유지할 수 있을 때까지 반복한다.

운동 7. 왼쪽 발목을 오른쪽 무릎뼈 위에 위치시키고 동일한 운동을 실행한다.

운동 8 (그림 24.17)

기본자세의 변화

- 무릎을 굽힌 상태에서 엉덩관절 넓이로 양발을 벌려 매트 위에 내려놓는다.

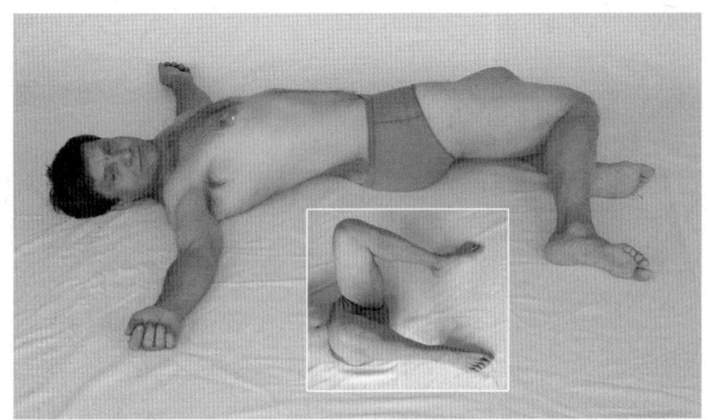

그림 24.17 발을 벌리고 무릎을 굽힌 상태에서 척추 비틀기.

동작

- 골반을 오른쪽으로 회전시켜 오른쪽 무릎은 매트 위에 왼쪽 무릎은 오른쪽 발뒤꿈치에 닿도록 하고 턱은 왼쪽 어깨를 향해 움직인다. 왼쪽 회전에서는 반대로 이뤄진다.
- 이 동작을 4~5회 반복하거나 호흡을 편안하게 유지할 수 있을 때까지 반복한다.

운동 9 (그림 24.18)

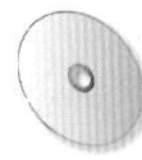

기본자세의 변화

- 무릎을 굽히고 모은 상태에서 발을 매트 위에 내려놓는다.

동작

- 무릎이 모아져 있는 상태를 유지하면서 골반을 오른쪽으로 회전시켜 오른쪽 무릎이 매트에 닿도록 한다. 왼쪽으로 회전시킬 때는 왼쪽 무릎이

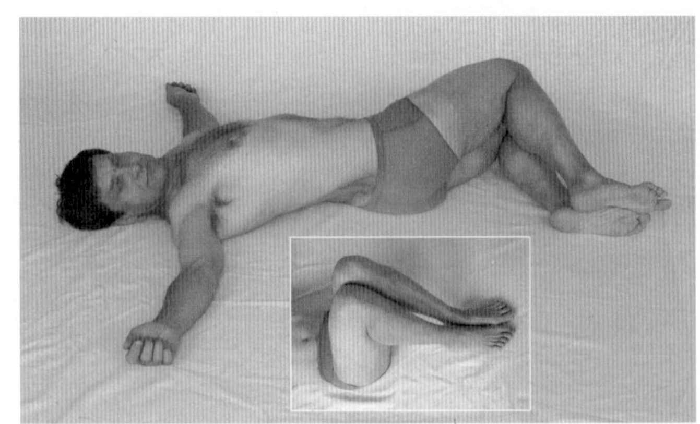

그림 24.18 무릎을 굽히고 모은 상태에서 척추 비틀기.

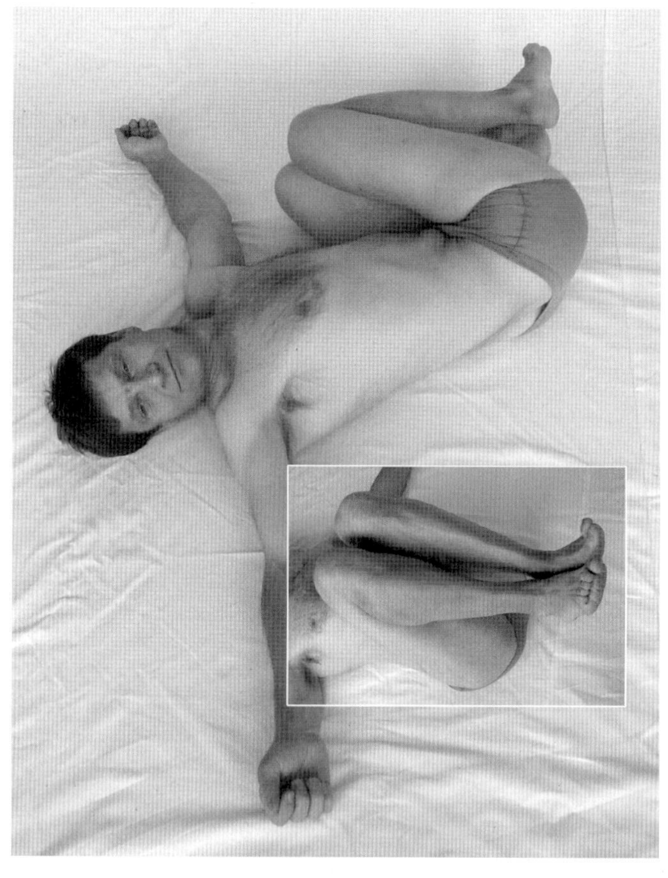

그림 24.19 무릎을 가슴으로 가져간 상태로 척추 비틀기.

닿는다.

- 이 동작을 4~5회 반복하거나 호흡을 편안하게 유지할 수 있을 때까지 반복한다.

운동 10 (그림 24.19)

기본자세의 변화

- 무릎을 굽히고 모은 상태로 가슴을 향해 들어올린다(가능하면 가슴에 닿게끔 한다).

동작

- 오른쪽으로 골반을 회전시켜 오른쪽 무릎이 매트에 닿도록 한다. 왼쪽으로 회전할 때는 왼쪽 무릎이 닿는다.
- 이 동작을 4~5회 반복하거나 호흡을 편안하게 유지할 수 있을 때까지 반복한다.

운동 11과 12. 이 척추운동들은 옆으로 누운 자세와 엎드린 자세에서도 실행될 수 있다(그림 24.20과 24.21).

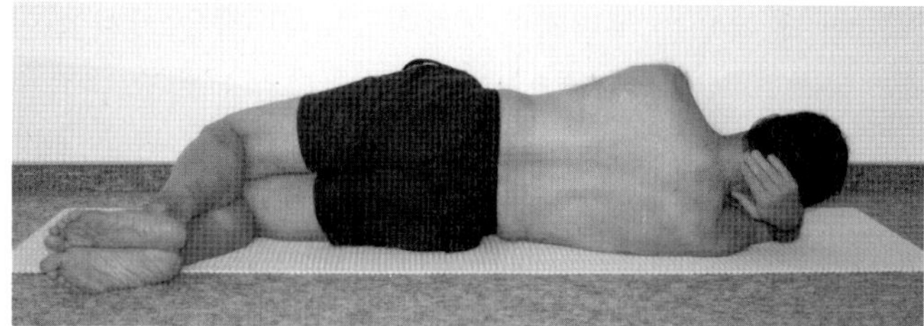

그림 24.20 무릎을 굽힌 상태에서 옆으로 누운 자세로 척추 비틀기.

부가적인 요가기반의 운동 (Additional Yoga-Based Exercises)

배 (Abdominals)

요가기반의 배 운동이 척추기능에 미치는 효과 (Effect of Yoga-based abdominal exercises on spinal function)

이번에 소개할 요가기반의 운동은 협조된 근육기능을 돕고 척추의 안정성을 향상시킨다. 게다가 이 운동들은 간접적으로 복부내압에 영향을 주어 내장기관의 기능을 향상시켜준다. 배의 기능은 힘측정계 검사로 측정될 수 없고, 일상생활에서의 활동 특히, 물건들어올리기와 호흡에서의 능력으로서 평가된다.

기능적 힘은 배의 활성화와 모든 중심 안정근들이 동시 활성화의 협동작용에 달려있다. 각각의 분리된 근육의 힘은 그들 간의 협조만큼 중요하지 않다. 다른 중심 안정근육들과 협조되면서 개별 근육의 수축 조절을 습득하는 것은 자세 프로그램을 촉진시키는데 도움이 된다. 지금까지의 우리 연구를 보면, 자세는 가로막이 그 과정에서 능동적인 역할을 했을 때 매우 쉽게 교정되었다.

배곧은근(복직근, rectus abdominis)은 네 개의 부위에서 근육이 분리되는 세 개의 힘줄 닿는 부분을 가지고 있

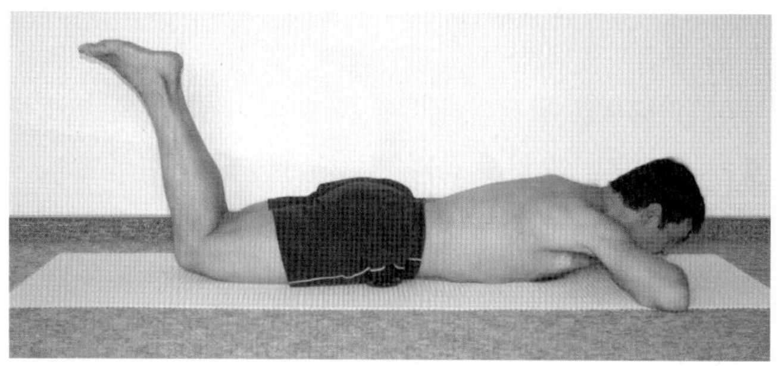

그림 24.21 무릎을 굽힌 상태에서 엎드린 자세로 척추 비틀기.

다. 이 네 부위는 독립적인 기능을 하는 능력을 가지고 있다. 배곧은근의 활성화를 분리시키는 학습은 다른 근육들의 기능, 그중에서도 특히 배가로근과 가로막(횡격막, diaphragm)의 기능을 지지하는 것을 가능하게 한다. 배꼽의 위와 아래를 수평적인 물결형태로 조절하고 단독으로 활성화하기 위해서는, 반드시 배가로근과 가로막의 모든 부분이 기능적으로 협조되어야 한다.

첫 번째 배 운동은 배가로근과 가로막 조절의 인식을 증가시켜준다. 배의 활성화와 이완은 수평적인 물결형태로 일어나는데, 이것은 각 위치에서 내재적인 동시활성화의 지지에 의해 가능하게 된다. 이 운동들은 복부내압을 유지시켜주는 모든 근육에 적용해 볼만하다.[5]

두 번째 배 운동은 가슴안의 압력을 조절함으로써 배근육들의 이완을 일으킨다. 숨을 들이쉬지 않고 가슴을 팽창시킴으로써 음압이 가슴에서 형성되고, 가로막은 수동적으로 가슴 안으로 끌려 올라가면서 배근육들은 이완할 수 있다. 또 이 운동은 골반바닥의 근육에도 영향을 준다.

세 번째, 네 번째, 다섯 번째 배운동들은 두 번째 운동을 확장시킨 것이다. 이 운동에서는 양손으로 넙적다리를 눌러 자세 반응을 유발시킨다. 이것은 배곧은근의 분리된 수축의 결과이다. 배곧은근의 주기적인 활성화와 이완을 유발시키는 이 조작방법을 통해, 복부내압은 변화되고 골반바닥의 근육들 역시 영향을 받는다. 압력은 기계적 영향과 CNS작용을 통해 간접적으로 내장기관의 기능 조절을 변화시킨다.

기존의 배 운동들은 깊은 배가로근과 조절의 분리보다는 얕은층의 배 근육들(배곧은근과 배빗근)을 더 강조한다; 그 운동들은 주로 체력과 미용을 목표로 한다. 우리의 목표는 중심 척추의 안정성과 배 기관들의 최적의 기능이다. 배 근육들을 강화시키는 것은 그 힘을 증가시키는 것에 의해 달성될 뿐만 아니라, 관련된 구성요소들 모두의 조절과 인식을 획득하는 것과 그 기능을 조화시키는 것에 의해서도 달성된다.[10] 우리가 이 배 훈련의 원리를 받아들인다면, 우리의 몸과 마음의 기능을 통합하고 지지할 수 있는 많은 운동의 한계가 사라진다.

저자의 정보(author's note): 이번 운동들은 많은 조절과 협조가 요구된다. 독자들이 첫 번째 시도에서 실패한다면, 우리는 독자들에게 연습을 지속하면서 너무 어려워서 운동을 중단하지 않도록 격려한다.

전체적으로 집중하고 이완된 몸으로 연습하는 것의 필요성은 더 이상 과장될 수 없다. 시간이 지남에 따라, 자세프로그램의 이점은 물론 환자는 노력의 가치를 많이 생각하게 될 것이다.

배 운동 (Abdominal exercises)

운동 1

기본자세

- 선 자세에서 양발을 엉덩관절 넓이로 벌린다. 양무릎을 굽히고 양손을 넙적다리 위에 올려놓은 자세에서 시작한다.

동작

들숨

1. 숨을 멈추고 내쉬지 않으면서 가슴과 가로막을 "아래"로 밀어 척추운동 때처럼 배가 "바깥"으로 부풀려지도록 한다.
2. 숨을 내쉬거나 가슴의 둘레가 변하지 않도록 유지하면서, 아래 배벽을 척추방향인 "안"으로 끌어당기고 이완한다. 가슴과 가로막은 배근육, 내재근, 골반바닥근의 동시활성화로 변화된 배의 압력을 능동적으로 유지한다.
3. 배를 "바깥"으로 부풀리고 "안"으로 끌어당기는 협조된 물결형태 움직임을 계속 반복한다.
4. 이 동작을 10~15회 반복하거나 호흡을 편안하게 유지할 수 있을 때까지 반복한다.

날숨

1. 숨을 내쉬고 이완한다.

이 운동을 3~5회 반복한다.

주의: 지속적으로 가슴의 위치를 유지하는 것은 배의 압력이 유지되는 것을 가능케 한다. 이 운동의 규칙적인 연습은 허리뼈의 깊은 근육들, 배가로근, 가로막, 골반바닥근의 인식을 증가시켜준다.

운동 2 (그림 24.22)

기본자세

- 설명된 것처럼 무릎을 굽힌 채로 서서 양손은

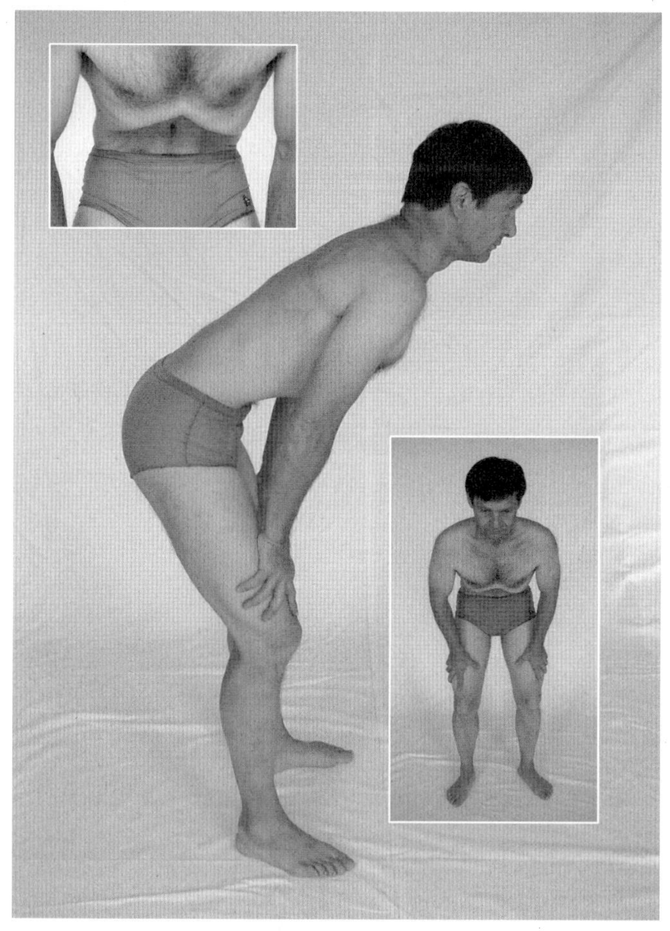

그림 24.22 아래 배를 안쪽으로 끌어당기기.

넙적다리에 올려놓는다.

동작

날숨

1. 숨을 완전하게 내쉬고 멈춘 상태에서 가슴을 확장시킨다. 음압이 가로막을 "위"방향인 가슴방향으로 끌어 올리고 흉곽 아래로 우묵한 형태를 만들 것이다. 이때 배안의 음압은 배근육을 "안"쪽 방향인 척추을 향해 끌어당길 것이다.
2. 몸을 이완시킬 수 있는 만큼 최대한 이완시키고 수초간 이 자세를 유지한다.

들숨

1. 숨을 들이쉬고 이완한다.

이 동작의 주기를 10~15회 반복한다.

주의: 이 운동의 리듬은 숨을 멈추는 시간의 중요성뿐만 아니라, 개인적인 편안함과 능력에 의해서도 결정된다. 협조와 조절은 지나친 긴장에 의해서가 아니라, 규칙적인 연습과 반복을 통해 달성된다. 환자들에게는 오직 운동2의 조절이 달성되고 난 이후에 운동3을 시작하도록 권장한다.

운동3, 4, 5는 배곧은근 위주의 조절을 가능케 한다.

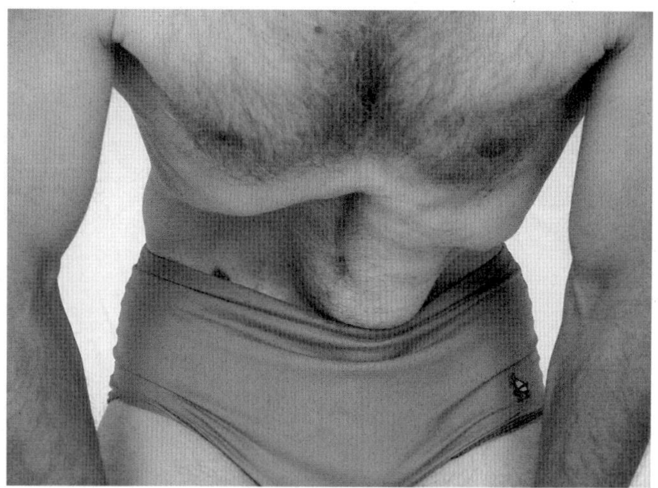

그림 24.23 한쪽 배곧은근 활성화.

운동 3 (그림 24.23)

기본자세

- 설명된 것처럼 무릎을 굽힌 채로 서서 양손은 넙적다리에 올려놓는다.

동작

날숨

1. 숨을 완전하게 내쉬고 가슴을 팽창시켜 운동2에서처럼 가로막을 끌어올린다.
2. 숨을 멈춘 상태에서 이 자세를 유지하고, 그동안 넙적다리 위에 있는 오른손과 왼손을 번갈아 아랫방향으로 누른다. 손으로 누름에 따라 같은 쪽의 배곧은근이 활성화될 것이다. 오른손과 왼손의 압력을 교대로 적용함으로써 오른쪽과 왼쪽의 배곧은근이 개별적으로 활성화되어 각각의 분리된 기능을 유도하게 된다.
3. 이 동작을 3~6회 반복하거나 호흡을 편안하게 유지할 수 있을 때까지 반복한다.

들숨

숨을 들이쉬고 이완한다.

호흡이 정상적으로 돌아온 후에 운동을 반복할 수 있다.

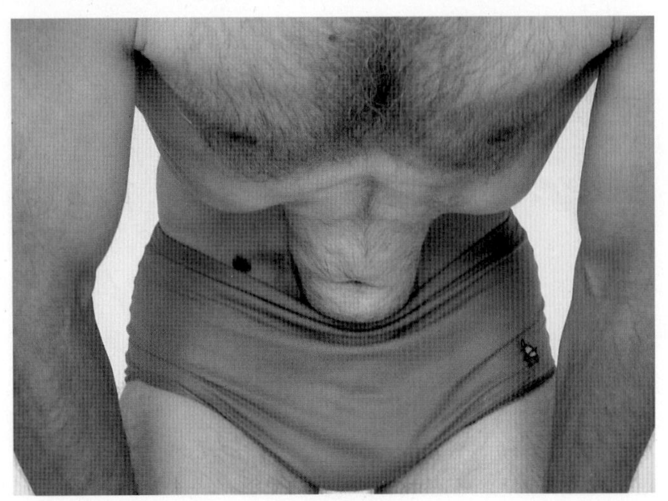

그림 24.24 동시에 양쪽 배곧은근 활성화.

운동 4 (그림 24.24)

기본자세

- 설명된 것처럼 무릎을 굽힌 채로 서서 양손은 넙적다리에 올려놓는다.

동작

날숨

1. 숨을 완전하게 내쉬고 가슴을 팽창시켜 운동2와 3에서처럼 가로막을 끌어올린다.
2. 숨을 멈춘 상태에서 이 자세를 유지하고, 그동안 넙적다리 위에 있는 양손을 동시에 아랫방향으로 누른다.
3. 양손으로 압력을 적용하는 것은 양쪽 배곧은근의 동시적인 활성화를 일으킬 뿐만 아니라, 다른 배근육들로부터 배곧은근의 활성화를 분리시켜준다.
4. 이 동작을 3~6회 반복하거나 호흡을 편안하게 유지할 수 있을 때까지 반복한다.

들숨

1. 숨을 들이쉬고 이완한다.

호흡이 정상적으로 돌아온 후에 운동을 반복할 수 있다.

운동 5

기본자세

- 설명된 것처럼 무릎을 굽힌 채로 서서 양손은 넙적다리에 올려놓는다.

동작

이 운동은 운동4와 5가 조합된 것이다.

날숨

1. 숨을 완전하게 내쉬고 가슴을 팽창시켜 이전 운동들처럼 가로막을 끌어올린다.
2. 오른손으로 아랫방향 압력을 적용하여 오른쪽 배곧은근을 활성화하고 짧게 유지한다.
3. 서서히 오른손의 압력을 이완시키기 시작하면서 왼손의 압력을 증가시켜 왼쪽 배곧은근을 활성화시킨다.
4. 오른쪽 왼쪽, 오른쪽 왼쪽으로 압력을 번갈아 계속 적용한다. 배곧은근이 교대로 활성화되면 순환하는 물결모양의 움직임이 배를 교차하여 나타난다.
5. 이 동작을 3~6회 반복하거나 호흡이 편안하게 유지할 수 있을 때까지 반복한다.

들숨

1. 숨을 들이쉬고 이완한다.

호흡이 정상적으로 돌아온 후에는, 운동을 왼쪽에서 시작하여 오른쪽으로 물결치는 형태로 반복할 수 있다.

주의: 무리해선 안된다. 한번 운동에서 호흡을 길게 멈추는 것보다 자주 운동을 반복해야 이 움직임의 조절을 획득하는 가장 좋은 결과가 나타난다. 배에서 음압을 발생시키는 능력을 완성하는 것(운동2)과 배근육들을 이완시키는 것은 배곧은근을 조절하는 능력이 강화됨으로써 이뤄지게 될 것이다(운동 3,4,5).

골반바닥근육 (Pelvic floor muscles)

골반바닥의 수축은 가로배근 또는 뭇갈래근의 수축을 활성화하는데 이용될 수 있다. 이것은 특히 전체적인 근육으로 중심 안정근의 협조적인 수축이 어려운 환자를 지도하는 방법으로 유용하다.

골반바닥근육은 호흡역학, 자세, 동작프로그램에서 필수적인 역할을 할뿐만 아니라, 내장 기관에도 영향을 미친다. 중심안정화와 호흡역학 사이의 관계는 골반바닥의 기능을 최적화하기 위해 반드시 정상상태이여야 한다(그 반대의 경우에도 해당된다!). 척추안정화시스템 또는 호흡의 어떤 기능장애는 최종적으로 골반바닥의 기능장애를 일으키게 될 것이다. 이 부위의 치료는 가로막, 갈비사이근, 배가로근, 뭇갈래근의 정상적인 동시수축을 회복하는데 매우 중요하다.

요가기반의 골반바닥 운동이 척추기능에 미치는 영향 (Effect of Yoga-based pelvic floor exercises on spinal function)

허리 통증치료에 있어서 골반가로막의 중요기능이 제외되지 않도록 해야 한다.[12,13] 골반바닥운동들은 전통적으로 요가에서 척추와 내장기관의 기능을 향상시키기 위한 골반가로막 조절 증진에 이용되었다. 그 운동들은 호흡과 결합된다. 운동의 목표는 조절된 근육수축인데, 이것은 CNS운동프로그램과 호흡프로그램에 자발적인 접근과 정교한 조절을 때맞춰 이끌어낸다.

골반바닥운동들은 자세프로그램과 호흡프로그램을 정상화하는데 필수적인 부분으로 역할을 한다. 이 운동들은 크고 전체적인 근육의 활성화를 피하고 깊은 근육의 분리된 수축을 이끌어낼 수 있도록 천천히 그리고 부드럽게 연습하는 것이 중요하다. 집중과 이완된 몸은 선행조건이다. 가장 좋은 자세는 발뒤꿈치 위에 앉은 자세이지만, 척추가 바르게 펴질 수 있다면 어떤 자세라도 허용된다. 앉은 자세에서 근육을 활성화하기 힘들다면, 운동은 옆으로 누운 자세에서 실행될 수 있다. 호흡역학의 도움 없이도 배안 압력을 조작할 수 있는 다양한 방법을 포함한 더 진전된 운동은 이번 장에서는 소개하지 않는다.

배 운동처럼 이 운동도 조절과 협조가 이뤄지기 전까지 시간과 연습이 필요할 것이다. 시작단계에서는 이 부위에 모든 근육들이 함께 수축하게 될 것이다. 분리된 수축과 조절은 각 부위의 연습을 통해 증진시킬 수 있다. 이 운동들은 일생동안 탄력성과 정상적인 근육조절을 유지시켜 줄 수 있기 때문에 모든 사람들에게 유용하다. 그리고 조임근기능장애 또는 약화가 있는 사람, 종종 요실금을 경험하는 사람, 자궁탈출이 있는 사람, 출산 후 여성에게 중요한 치료적 효과를 보인다.

골반바닥운동 (Pelvic floor exercises)

요가에서는 세 부위로 운동을 구분하였다: 항문올림근, 비뇨생식계통, 회음부. 해부학적으로는 항문올림근의 두덩꼬리 분지가 첫 번째와 두 번째 부분을 담당한다. 보다 용이한 참조를 위해, 우리는 뒤쪽 운동은 "항문올림근", 앞쪽 운동은 "비뇨생식계통", 중간 운동은 "회음부근육"으로 명명하고 있다.

항문올림근 운동

기본자세

- 척추를 바르게 펴고 의자의 끝부분이나 발뒤꿈치 위에 앉는다.

동작

1. 이완한 상태에서 호흡의 리듬에 집중하면서 시작한다.
2. 항문에 주의를 기울이면서 숨을 들이쉬고 수 초간 항문을 위쪽방향으로 끌어올린 다음 이완시킨다.
3. 위로 끌어올리는 이 움직임을 서서히 조절하면서 실행하고, 10~15회 리듬감 있게 반복한다.
4. 숨을 내쉬고 이완한다.

비뇨생식계통 운동

기본자세

- 척추를 바르게 펴고 의자의 끝부분이나 발뒤꿈치 위에 앉는다.

동작

1. 이완한 상태에서 호흡의 리듬에 집중하면서 시작한다.
2. 요도에 주의를 기울인다. 숨을 들이쉬고 요도를 위쪽방향으로 끌어당긴다(이 운동에서 근육활성은 수축되었을 때 소변의 흐름을 멈추는 것과 유사하다. 위로 끌어올리는 이 움직임은 남성의 고환과 여성의 질을 위쪽으로 움직이게 할 것이다).
3. 숨을 편안하게 멈출 수 있는 만큼 최대한 길게 이 수축상태를 유지한다.
4. 숨을 내쉬고 이완한다.
5. 이 운동은 하루에 3~6회씩 자주 반복한다.

정확한 근육들을 분리시키고 수축시키는 것은 연습을 통해서 달성된다. 세 번째 운동을 시작하기 전에 첫 번째 운동과 두 번째 운동의 조절을 획득하는 것이 필요하다.

회음부근육 운동

기본자세

- 척추를 바르게 펴고 의자의 끝부분이나 발뒤꿈치 위에 앉는다.

동작

1. 이완한 상태에서 호흡의 리듬에 집중하면서 시작한다.
2. 회음부에 주의를 기울인다. 숨을 들이쉬고 회음부를 위쪽방향으로 끌어당긴다. 이해를 돕기 위해 환자는 회음부 중간에 작은 원뿔체를 위치시켜 이것을 위로 끌어올리고 이완시키는 것을 상상할 수 있다. 골반바닥의 다른 근육들은 비교적 이완시킨다.
3. 회음부 근육을 끌어올려 수축시킨 다음 서서히 이완시킨다.
4. 이 동작을 3~6회 리듬감있게 반복한다.

이 동작은 분리시키기가 종종 어려울 수 있다. 좋은 결과를 얻기 위해서는 지속적인 연습을 통해서 이루어질 것이다.

확인 과정
본 장의 학습목표 자가 점검

- 호흡의 각 단계에서 서로 다른 근육들의 구체적인 역할을 설명하시오.
- 목뼈와 허리뼈의 정상적 기능을 방해하는 T6-T12 굽힘 고정(flexion fixation)의 역할은 무엇인가?
- 가로막, 배, 골반바닥근육 사이의 중심 관계를 강화시켜 주는 아래쪽 배호흡 운동은 어떻게 하는가?
- 아래쪽 흉곽의 가쪽 편위운동을 증진시켜주는 아래쪽 가슴호흡 운동은 어떻게 하는가?
- 위쪽 흉곽의 송풍기 형태의 움직임을 가동시켜주는 위쪽 가슴호흡운동은 어떻게 하는가?
- 모든 세부위의 협조된 움직임을 강화시켜주는 전체 호흡운동은 어떻게 하는가?
- 중간 등뼈관절 가동성과 허리뼈 안정성을 증진시켜주는 깊은 내재근을 위한 누운자세 척추운동은 어떻게 할 수 있는가?

■ 감사의 글 (Acknowledgment)

저자는 이번 장에서 실질적인 공헌을 했을 뿐만 아니라 영어원문의 교정을 맡아준 Maria Perri에게 감사의 말을 전한다.

■ 참고문헌 (References)

1. Basmajian JV, Samson J. Standardization of methods in single motor unit training. Am J Phys Med 1973;52:250–256.
2. Basmajian JV, Baeza M, Fabrigar C. Conscious control and training of individual spinal motor neurons in normal human subject. J New Drugs 1965;5:78–85.
3. Bergmark A. Stability of the lumbar spine: A study in mechanical engineering. Acta Orthop Scand 1989;230:20–24.
4. Bogduk N. Clinical Anatomy of the Lumbar Spine and Sacrum, 3rd ed. London: Churchill Livingston, 1999:104–105.
5. Cresswell AG, et al. The effect of an abdominal muscle training program on the intra-abdominal pressure. Scandinavian Journal of Rehabilitation Medicine 1993;26:79–86.
6. Crisco JJ, Panjabi MM. The intersegmental and multisegmental muscles of the spine: A biomechanical model comparing lateral stabilizing potential. Spine 1991;7:793–799.
7. Cumpelík J, Véle F, Strnad P. Respiratory movement and stability of the spine in memorial volume In: Jelinek K, Chalupova M, eds. Diagnosis, Therapy and Prevention Through Movement. UK: FTVS, 2001.
8. Deva Murti S. Yoga praxis. New Delhi: International Yoga center, 1971.
9. Gitananda S. The correction of breathing difficulties by yoga pranayama. The all India yoga chikitsa seminar. Quilon, Kerala: Satya Press, 1971.
10. Hemborgg B, et al. Intra-abdominal pressure and trunk muscle activity during lifting. IV. The causal factors of the intra-abdominal pressure rise. Scand J Rehab Med 1985;17:25–28.
11. Kapandji LA. The Physiology of the Joints, vol. 3. The Trunk. Edinburgh: E & S Livingston, 1974.
12. Lewit K. Manipulative Therapy in Rehabilitation of the Locomotor's System, 3rd ed. Oxford: Butterworth, 1999:27–29.
13. Lewit K. Relation of faulty respiration to posture, with clinical implications. Journal of the American Osteopathic Association 1980;8:525.
14. Panjabi MM. The stabilizing system of the spine. Part 1. Function, adaptation and enhancement. J Spinal Dis 1992;5:383–389.
15. Richardson C, Jull G, et al. Therapeutic Exercise for Spinal Segmental Stabilization in Low Back Pain. Scientific Basis and Clinical Approach. London: Churchill Livingston, 1999:50–52.
16. Sára R, Smutný J, Čumpelík J, Veverková J. Evaluation of breathing dynamic. Scientific paper. CMP FEL ČVUT è. CTU-CMP-2001–23, 2001.
17. Véle F, Čumpelík J, Pavlù D. Reflections on the Problem of "Stability" in Physiotherapy. Rehabilitace a Fyzikálnílékařství 2001;8:103–105.
18. Véle F. Kineziologie pro klinickou praxi. Praha: Grada Publishing, 1997.

19. Vojta V, Peters A. Vojta's Principe. Praha: Grada Publishing, 1995.

■ 추가 문헌 (Additional Bibliography)

1. Acland RD. The Video Atlas of Human Anatomy. Tape 3: The Trunk. Baltimore: Williams & Wilkins, 1998.
2. Chaitow L. Clinical Application of Neuromuscular Techniques, vol 1. The Upper Body. London: Churchi Livingstone, 2000:50–52.
3. Donisch EW, Basmajian JV. Electromyography of deep back muscles in man. Am J Anat 1972;133:18.
4. Jirout J. Radiographic signs of the function of the intrinsic muscles of the spine. In: Paterson JK, Burn, eds. Back Pain, an International Review. London: Kluwer Academic Pub. Dordrecht, 1990:391.
5. McGill SM. Kinetic potential of the lumbar trunk musculature about three orthogonal orthopaedic axes in extreme postures. Spine 1991;16:809–815.

25

척추의 분절 안정화 훈련
(Spinal Segmental Stabilization Training)

학습목표

이 장을 읽고나면 이해할 수 있을 것이다:

- 중추신경계는 어떻게 척추 움직임을 조절하는가?
- 운동조절과 척추 역학 사이의 이론적 해석
- 척추 통증과 운동조절의 변화
- 비정상 척추의 운동조절 재활과 평가방법

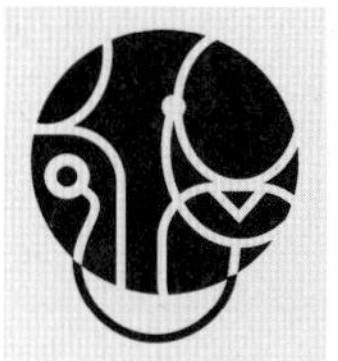 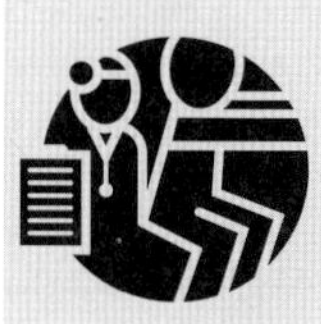 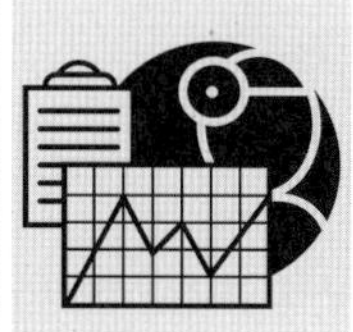 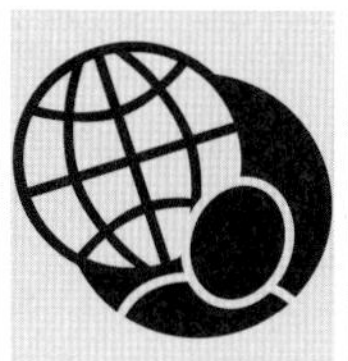 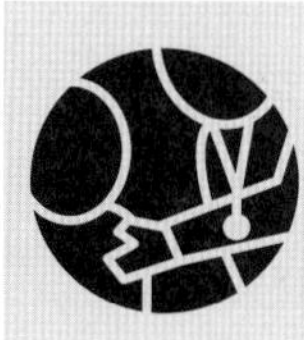 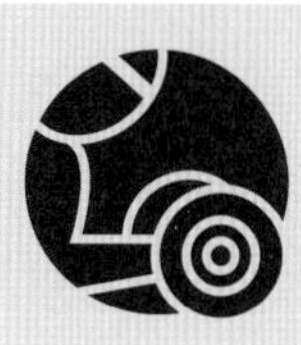 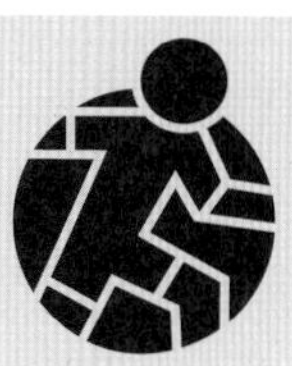 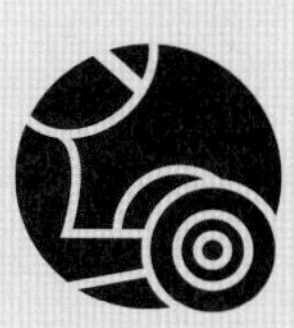

개요 (Introduction)

최근의 연구에서 척추의 통증은 넓게 보았을 때 신경계의 병증과 결함에 의해 초래되는 것과 유사한 운동 조절에서의 변화와 연관성이 있다고 제안하고 있다. 척추의 움직임(motion)과 안정성의 조절은 몸통 근육들에 의해 영향을 받기 때문에 이러한 척추 조절의 변화는 손상 혹은 재손상을 받기 쉬운 척추와 정상적인 척추의 통합에 영향을 주게 된다. 개별의 근육들이 척추의 통증에 다양한 방법으로 반응을 하지만, 지속적으로 나타난 결과는 몸통의 심부근육들의 조절에 손상이 있었다는 것이었다. 이러한 근육들의 조절에 대한 변화는 현재 존재하는 통증 즉, 병증과 관계없이 비특이적(non-specific)으로 나타난다. 이러한 연구 결과들은 허리 통증에 대한 몸통 근육들의 기능의 임상적인 관찰에 기초한 가설들을 지지한다.[74,77,111,113,115] 이 장의 목적은 척추의 조절과 움직임에 대해 사용되어지는 중추신경계의 전략적 증거를 제공하는 것과 연관된 척추의 생체역학들, 척추 통증에 대한 운동 조절의 변화, 그리고 이러한 시스템의 변화를 평가하고 재활시키는 임상적인 전략을 제공하는 것이다.

척추 통증에 대한 운동 재학습의 기초 (Basis for Motor Relearning in Spinal Pain)

척추 조절의 생체역학 (Biomechanics of spinal control)

척추는 태생적으로 불안정하고 수동적인 구조물에 추가적인 근육들의 작용으로 인해 영향을 많이 받게 된다.[101] 몸통의 근육들이 척추를 조절하기에 충분한 근력과 지구력을 가지고 있지만, 근육 체계는 조절자인 중추신경계의 영향을 받게 된다.[101] 척추를 움직이고 조절하는 중추신경계는 내재적인 힘과 외재적인 힘들에 의해 지속적인 변화를 받고 그 변화들은 무궁무진하다. 중추신경계는 지속적으로 척추 안정성의 상태를 해석하고, 예상되는 변화들을 극복하기 위한 기전들을 계획하며 그리고 예기치 못한 변화들에 대한 반응으로부터 재빨리 활성화(activity)를 시작해야만 한다. 말초의 기계적 수용기, 전정계, 그리고 시각계로부터 오는 구심성 입력(afferent input)을 해석하고, "신체 역학의 내적 모델(internal model of body dynamics)"에 대항하여 이에 필요한 여러 요구들을 비교해서 정확한 시간, 정확한 양, 그리고 기타 등등의 근육 활성화(muscle activity)를 위한 몸통 근육의 협응된 반응들을 발생시켜야만 한다. 두 부분으로 나누어서 조사하는 것이 바람직하지는 않지만, 이러한 논쟁을 좀 더 세분화하기 위해서 척추 조절을 서로 연관된 척추의 바른 정렬(orientation)에 대한 조절과 척추분절간(intervertebral)의 활주와 회전에 대한 조절로 나누어서 알아보고자 한다.

척추의 바른 정렬과 척추분절간 움직임의 조절 (Control of spinal orientation and intervertebral motion)

척추의 여러 모델에서는 척추의 바른 정렬이 무너지는 것에 대항하고 압박력(compressive forces)에 견디는 능력의 용어로서 사용되는 안정성(stability)에 대해서 고려하였다.[16,25,32] 척추의 바른 정렬이 안정성의 근본적인 것이지만, 움직임 동안에 척추분절간 활주와 회전의 조절 또한 중요하게 고려되어야 한다(그림 25.1).[102] 이전에 척추는 근육이 부착되어 있지 않은 하나의 분절로 여겨져 왔고, 이는 척추가 근육이 하나도 필요 없을 정도로 안정하다고 보여져왔다. 그러나 척추 각 분절의 조절은 척추의 안정성을 위한 근본적인 구성 요인이다. 이것은 중추신경계가 개별적인 척추분절의 조절을 하면서 각기 다른

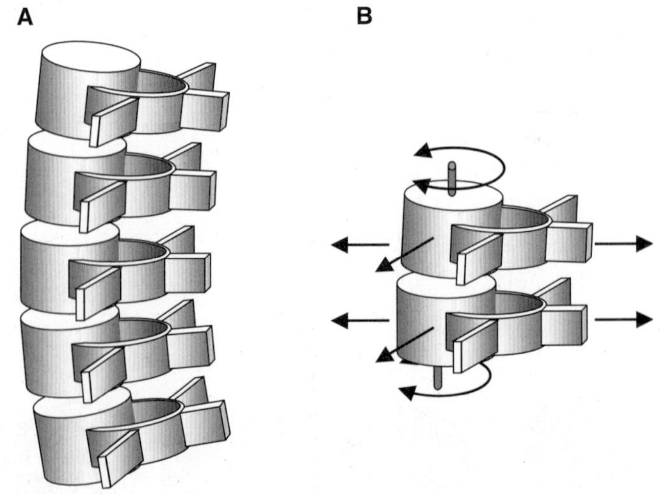

그림 25.1 척추 조절이 포함된 안정성, (A) 척추의 바른 정렬, (B) 척추분절간 움직임.

근육들과 다른 전략들을 사용하기 때문에 중요하게 고려되어져야 한다.

척추의 바른 정렬과 척추분절간 움직임에 대한 조절의 원칙들은 골반(pelvis)에서도 또한 적용된다. 골반의 바른 정렬은 세 개의 직각 축 주변에서 조절되어져야만 한다. 또한 이러한 것들은 골반의 각 분절들 사이에서의 상호관계 조절이 요구되어진다. 똑바로 선 자세에서 엉치엉덩관절(천장관절, sacroiliac joint)은 상체(upper body) 부위가 하지(lower limbs) 부위로 전달되어져야만 하기 때문에 상당한 전단력(shear force)을 받게 된다. 골반의 이러한 분절의 조절은 엉치엉덩관절의 형태와 구조(형태적 잠금; form closure) 뿐만 아니라, 근육 수축을 통한 압박력(힘적 잠금; force closure)에 의해서 조절되어진다.

척추의 바른 정렬과 척추분절간 움직임에 대한 근육의 조절 (Muscle control of orientation and intervertebral motion)

척추의 조절이 두 가지 요소로 구분되는 것과 마찬가지로 근육도 각각 해부학적 그리고 생체역학적(biomechanical)으로부터 영향을 받는 두 가지 구성 요소로 구분되어져있다. 다수의 저자들은 특별히 이러한 근육들이 움직임과 안정성의 조절에 관여하는 것에 기초하여 근육군들을 분류하였다.[9,33,69,118] 저명한 Bergmark는 해부학적인 특징에 따라 "소(local)" 혹은 "대(global)" 근육으로 정의하였다(그림 25.2). 이렇게 단순하게 근육을 분류하는 것은 복잡한 척추의 움직임과 안정성에 대한 조절을 너무 단순화하는 경향이 있지만, 임상적으로 고려할 때는 매우 유용한 정의를 제공한다. 골반으로부터 시작해서 몸통에 부착되는 대근육들은 척추를 움직이게 하는 큰 모멘트 암(moment arm)을 가지고 있고 외부의 힘을 조절하는데 관여한다. 예를 들면, 대근육들은 배곧은근(복직근, rectus abdominis), 배바깥경사근(외복사근, obliquus externus abdominis), 배속경사근(내복사근, obliquus internus abdominis), 그리고 흉추 부위의 척추세움근(척추기립근, erector spinae)들을 포함한다. 허리네모근(요방형근, quadratus lumborum)의 외측 부위와 허리근(요근, psoas)의 앞쪽 부위도 여기에 해당된다. 반대로 척추에 직접적으로 부착되는 소근육들은 척추분절간 움직임에 관여한다. Bergmark는 요추 뭇갈래근(다열근, multifidus)과 같은 근육들이 여기에 포함된다고 하였다. 이외에도 가로배근(transversus abdominis; TrA), 가로돌기사이근(intertransversarii), 가시사이근(interspinales), 그리고 허리근의 뒤쪽 부위도 위의 조건들을 만족시키는 근육들에 포함된다. 가장긴근(longissimus)과 엉덩갈비근(iliocostalis)의 요추 부위는 한 개의 요추에 부착되고, 소근육체계(local system)의 특징을 약간 가지고 있다. 소근육체계는 척추의 바른 정렬의 조절에는 극히 제한적으로 영향력을 미치고 마찬가지로 대근육 체계(global system)는 척추분절간 움직임의 조절에 극히 제한적인 영향력을 미친다. 사실상, 대근육 체계에 의해 생성된 척추분절간 움직임은 대근육들에 대한 맞버팀근(antagonist)들의 동시활성화(co-activation)에 의해 생성되는 압박력의 결과로서 발생된다. 압박력은 전단력과 회전력의 조절을 보조하는 역할을 하고 이는 "효율성(cost)"과 연관이 있다. 첫째로 대근육들의 동시활성화는 요추 전체에 압박력의 부하(loading)를 증가시켜서 척추 뒤쪽 구성물(posterior elements)을 통해 척추내 압력과 부하를 증가시킨다. 둘째로 대근육들에 대한 대항근들의 동시활성화는 척추의 움직임을 제한시키거나 척추를 "강직(rigidity)"하게 만든다. 반대로 소근육들은 척추의 조절된 움직임을 가능하게 하고, 척추를 가로지르는 일반적인 압박력을 제공하기 보다는 개개의 척추분절들을 조절한다.

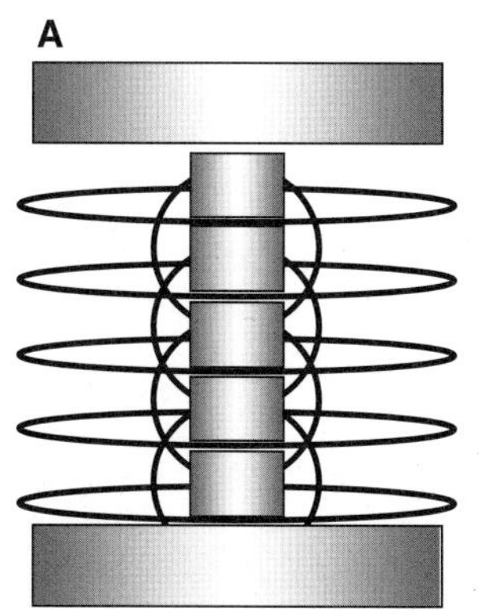

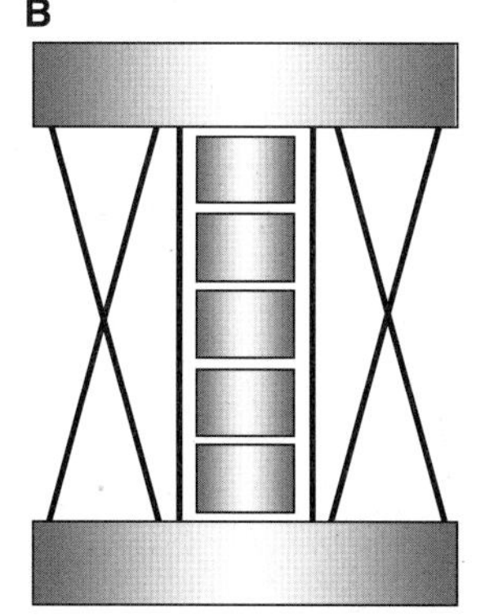

그림 25.2 해부학적 특징에 따른 소근육(A) 그리고 대근육(B)의 분류.

척추 조절에 대한 가로배근의 역할 (Contribution of transversus abdominis to spinal control)

가로배근은 샅고랑인대(서혜인대, inguinal ligament),

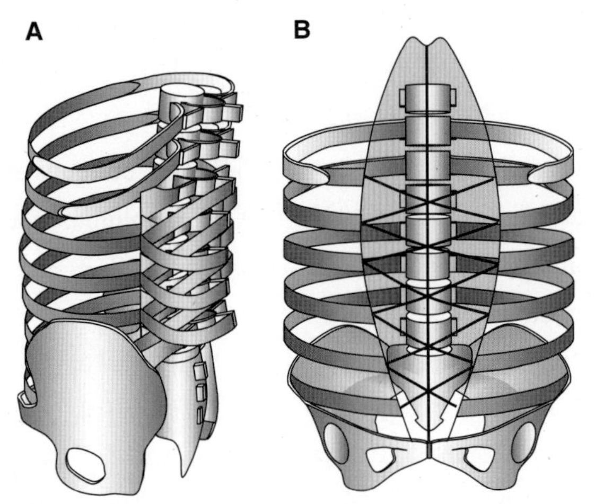

그림 25.3 가로배근의 해부학 후외측면. (A) 등허리근막을 통해 척추에 붙는 가로배근의 부착을 보여줌. 전면, (B) 전면 근막들을 보여줌.

엉덩뼈능선(장골릉, iliac crest), 등허리근막(thoracolumbar fascia), 그리고 아래 여섯 개의 늑골로부터 부착되는 시트 모양(sheet-like)의 근육이다(그림 25.3). 척추에 대한 부착 부위는 등허리근막의 세 개 층을 통하여 부착된다. 등허리근막의 제일 뒤쪽의 층은 가시돌기(극돌기, spinous processes)에 부착되고, 중간층은 가로돌기에 부착되고, 그리고 앞쪽의 층은 허리네모근 위로 달려 부착된다.[142] 척추의 조절에 대한 가로배근의 역할은 복잡하다. 가로배근의 근육 섬유들은 비교적 수평의 정열을 지니고 있기 때문에 척추를 움직이는 것에 대해서는 최소한의 능력을 발휘한다. 그러나 척추의 회전에는 영향을 미친다.[22,41,142] 척추 조절에 대한 가로배근의 역할은 등허리근막을 긴장시키고 복강내 압력(intra-abdominal pressure; IAP)을 조절하는데 관여한다. 가로배근은 복부 근육중에서 IAP의 조절에 가장 밀접하게 관여하는 것으로 여겨졌고, 최근의 연구 자료들도 IAP가 증가되면 척추의 뻣뻣함(stiffness)이 증가되는 것으로 확인되었다. 근막의 긴장은 직접적으로 척추분절간 움직임을 제한하거나 등허리근막의 뒤쪽 층을 통하여 부드러운 척추분절의 압박력을 제공한다. 엉치엉덩관절(천장관절, sacroiliac joint)을 지지하기 위해서 가로배근은 엉덩뼈(장골, ilium)에 의해 형성된 지렛대로서 작용하여 엉치엉덩관절의 앞쪽 압박력을 증가시키는 역할을 하고 이는 생체내 실험을 통해 확인되었다.[116]

척추 조절에 대한 뭇갈래근의 역할 (Contribution of lumbar multifidus to spinal control)

뭇갈래근(다열근, multifidus)은 가시돌기와 각 요추의 추궁판으로부터 기시되는 다섯 개의 다발로 미외측(caudo-lateral) 방향으로 내려간다.[90] 각 다발의 가장 표피의 근육 섬유들은 다섯 개의 요추 분절 위를 가로질러 엉덩뼈과 천추에 대해 미측 방향으로 부착된다. 반대로 가장 심부의 근육 섬유들은 추궁판의 아래부위에서부터 기시되어 두개의 요추 분절을 가로질러 꼭지돌기(mamillary process)와 척추 관절낭에 부착된다(그림 25.4).[87] 표피의 근육 섬유들은 요추의 회전축으로부터 멀리 떨어져 있고, 긴 모멘트 암을 가지고 있기 때문에 요추 전만을 조절할 수 있다.[102] 반대로 심부의 근육 섬유들은 제한된 모멘트 암을 가지고 있기 때문에 척추를 펌시키는 것에 아주 작은 영향을 미친다. 반면에 많은 몸통의 근육들은 건

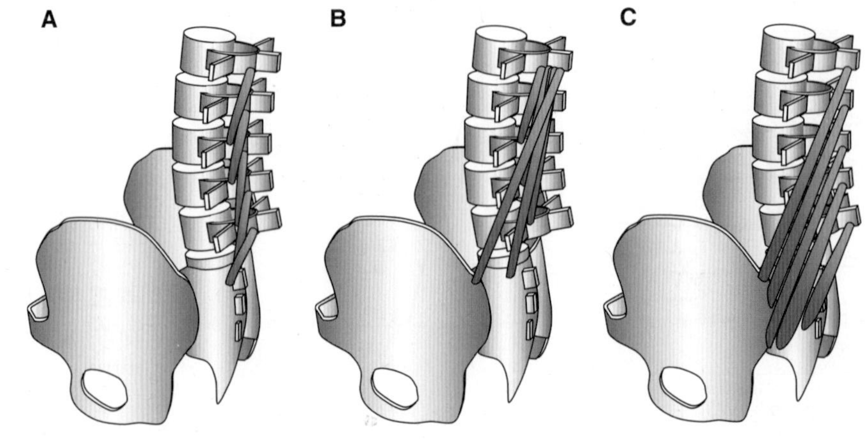

그림 25.4 뭇갈래근의 해부학. (A) 뭇갈래근의 심부 다발은 추궁판으로부터 시작해서 추궁판으로 부착되고 요추 회전의 중심에 대해 밀접하게 놓여 있다. (B) 심부와 표피의 다발은 요추 1번의 가시돌기에서부터 시작된다. (C) 표피의 다발은 요추의 가시돌기에서부터 시작된다.

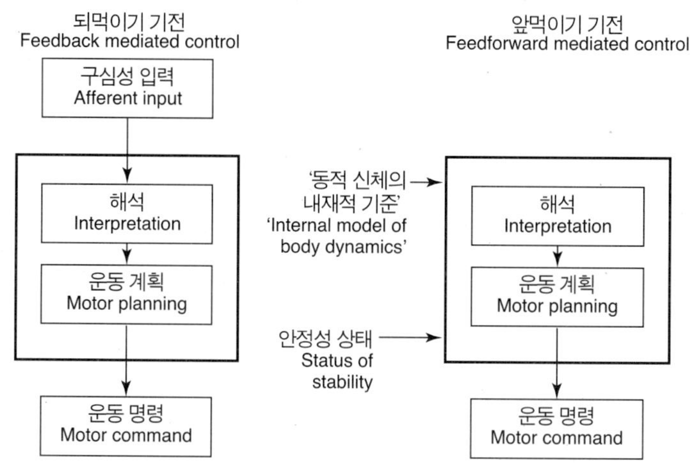

그림 25.5 척추 조절을 위한 앞먹이기와 되먹이기 기전들

축학적으로 척추의 바른 정열을 조절하는데 적합하며 대다수의 근육들은 척추분절간 전단력과 염력(torsion)의 조절에는 제한된 영향력을 미친다. 뭇갈래근(다열근, multifidus)의 심부 근육 섬유들은 이러한 움직임을 조절하는데 이상적으로 배치되어 있다. 뭇갈래근은 국소 부위에서 몇 개의 척추분절에 대해서 척추분절간 압박력에 의해 발생된 척추분절간 움직임을 조절할 수 있다. 척추의 회전축에 대해 밀접하게 위치한 뭇갈래근의 심부 근육 섬유들에 의해서 생성된 아주 작은 폄 모멘트의 압박력은 대항근의 근육 활성화에 의해 극복된다. 부가적으로, 뭇갈래근은 척추의 앞쪽 회전과 활주(translation)의 직접적인 작용,[90] 혹은 등허리근막의 긴장에 의해서 확장되어진 수축으로 인해 척추분절간 움직임을 조절하는데 관여한다.[36] 다수의 연구들에서 척추분절간 움직임을 조절하는 능력이 뭇갈래근에 있다는 생체외와 생체내의 증거를 제공하였다.[79,141]

척추에 대한 운동 조절의 기전 (Mechanisms of motor control of the spine)

중추신경계는 척추의 안정성을 위해 필요한 것이 무엇인지 결정해야만 하고 내부와 외부에서부터 오는 힘들에 의해 직면된 요구들에 적절한 근육들의 반응들을 발생시켜야만 한다. 모든 근육들이 척추의 안정성에 관여를 하지만 특정한 근육들의 활성화가 각기 다른 척추 조절의 구성 요소들에 조화롭게 관여한다는 증거들이 제시되었다. 또한 더 나아가서 복잡한 척추 조절의 과제는 호흡과 배설억제능력(continence)과 같은 다른 기능에서도 많은 몸통 근육들이 관여를 한다는 것이다. 이러한 기능들은 척추 조절에 대한 이러한 근육들의 조화로운 협응 작용에 의해서만 가능하다. 이 장에서는 척추의 안정성에 대한 운동 조절을 위한 정상적인 전략과 허리 통증 환자들에게서 이러한 변화들을 어떻게 이끌어내는지에 대하여 논의하는 것이다.

척주 조절을 위한 전략들 (Strategies for spinal control)

척추의 조절을 위해 중추신경계는 두개의 주요한 전략을 사용하고 있다. 첫째는 척추의 안정성을 방해하는 상황을 극복하기 위해서 앞먹이기(feed-forward) 혹은 "열린" 고리 전략을 사용하는데 이는 예측이 가능하고, 더 나아가서 중추신경계는 이러한 전략들을 계획할 수 있다. 둘째는 척추의 안정성을 방해하는 반응들에 대한 되먹이기(feedback) 혹은 "닫힌" 고리로 예측 불가능한 방해로부터 오는 구심성 입력(시각, 전정, 고유수용성 등등)에 대한 반작용들(reactions)을 발생시킨다(그림 25.5).[120] 추가로 이러한 반응들을 시작하는 데에는 시간이 걸리기 때문에 중추신경계는 근육의 뻣뻣함(stiffness)을 증가시키기 위해서 근긴장성 활성화의 기초적인 수준을 미리 발생시켜 놓아야 하고, 이것은 예측 불가능한 방해를 극복하기 위한 첫 번째 회로로서 작용한다.[72] 일반적으로 정상적인 기능은 이러한 복잡한 전략들의 결합에 의해 이루어진다.

척추의 앞먹이기 조절은 중추신경계가 척추 조절을 방해하는 것의 결과를 예측하는 것이 가능하다. 일반적으로

중추신경계는 척추 조절의 방해가 진행되면서 나타나는 반응에 대해 신체가 미리 준비하기 위해서 연속적인 근육 활성화(muscle activity)를 시작한다. 되먹이기 중재(feedback-mediated)에 의한 조절은 예측 불가능한 외부의 방해에 따라서 나타나는 반응에서 몸통 근육의 활성화를 포함한다. 이러한 상황에서 근육, 인대, 관절낭, 그리고 피부의 기계적 수용기로부터의 구심성 입력 혹은 시각과 전정계의 입력은 척추의 조절을 방해하는 것들을 극복하기 위한 반응들을 유발시킨다. 척추 조절 전략의 세 번째 방식은 되먹이기와 앞먹이기 조절 모두와 관련이 있고, 각 관절에 대해 안정성의 기초적인 정도를 제공하기 위해 특정한 근육들의 "긴장도(tone)"를 조율하는 것을 포함한다. 이러한 근육의 활성화는 관절을 둘러싸고 있는 근육들의 뻿뻿함(stiffness)(예, 용수철처럼 작용하게 하는 근육의 특성)을 증가시킨다. 근육 뻿뻿함은 적용된 관절에 대한 힘의 조절을 제공하고, 심지어 가장 짧은 반사 반응이 시작되기 전에도 활용할 수 있다. 근육의 뻿뻿함 혹은 근 긴장도의 절대적인 수준(absolute level of tone)은 기계적인 수용기로부터의 구심성 입력에 의해 조율되어질 수 있다. 돼지에서 엉치엉덩관절(천장관절, sacroiliac joint)과 요추의 추간판[66-68] 그리고 사람의 가시위 인대(supraspinous ligament)에 있는 기계적 수용기들의 자극을 통해 뭇갈래근(다열근, multifidus)의 반응들이 발생되는 것이 확인되어졌다.[126] 이러한 각각의 조절 전략들은 척추를 위해서도 고려되어져 왔다.

척추분절간 움직임과 바른 정렬의 각기 다른 조절 (Separate control of intervertebral motion and orientation)

몸통의 앞먹이기와 되먹이기 조절에 대한 연구들에서 중추신경계(CNS)는 척추분절간 움직임과 척추의 바른 정렬의 조절을 위해서 각기 다른 전략들을 사용하는 것으로 나타났다.[22,104] 심부 근육에 대한 조기의 연구들은 이동(locomotion)과 몸통의 움직임에 대해 연구하였다. 이러한 과제들에서 표피의 복부 근육들과 척주세움근들은 다음과 같이[예, 척추가 굽힘 모멘트에 노출되었을 때 몸통 폄 동안에 척주세움근들의 활성화, 혹은 척추가 폄 모멘트에 노출되었을 때 몸통 굽힘 동안에 배곧은근(복직근, rectus abdominis)과 배바깥경사근(외복사근, obliquus externus abdominis)의 활성화] 특정한 방향에 대해 활성화되었다. 그러나 가로배근과 심부 뭇갈래근은 능동적으로 긴장되었고, 움직임의 방향에는 영향을 받지 않았다.[22,104] 이러한 긴장성과 위상성 활성화는 지절들과[49,50] 넙다리네갈래근(대퇴사두근, quadriceps muscle)의 움직임을 원활하게 해주었다.[112]

이렇게 서로 다른 조절에 대한 보다 더 정확한 증거는 빠른 지절 움직임들에 의해 발생된 척추의 안정성에 대한 예측 가능한 변화들의 연구에 의해서 나타났다. 팔 움직임에 대한 조기의 연구에서는 팔을 굽힘하기 전에 하지의 근육과 척추세움근(척추기립근, erector spinae)들에서 활성화가 보였다. 보다 최근의 연구에서는 가로배근과 심부 뭇갈래근들이 이러한 예측되어진 반응의 구성 요소로서 활성화되는 것이 확인되었다.[60,61,96] 더 나아가서 표피 근육들의 반응[4,55,61]은 힘의 방향에 서로 연결되어 활성화되는 반면에 가로배근과 심부 뭇갈래근의 활성화는 힘의 방향과는 상관이 없었다(그림 25.6).[55,61,96] 그것은 표피의 근육들은 척추의 바른 정렬의 조절시 활성화되는 반면에 심부의 근육들은 특별한 방향과 상관없는 척추분절간 움직임의 조절시 활성화되기 때문이다. 이러한 연구들에서 중요한 부가적인 결과는 중추신경계가 표피 근육들의 동시활성화(co-activation)에 의한 척추의 강직(rigid)에 관여하지 않는다는 것이며, 오히려 적용된 힘들에 반대로 작용하는 것을 돕는 조절된 움직임에 관여한다는 것이다. 심부와 표피 근육의 각기 다른 조절은 조작된 과제 변수들에 의한 신경생리학적 실험에서 확인되어졌다.[63]

그러므로 앞먹이기 연구에서 중추신경계는 척추 조절의 각 구성 요소들[예, 비방향 특이성(non-direction-specific), 조기의 심부 근육들의 긴장성 동시활성화 그리고 방향 특이성, 표피 근육들의 위상성 활성화]을 위해서 특화된 전략들을 사용해야 한다. 이것은 되먹이기 중재 조절에 대한 연구에 의해서도 지지가 되었다. 신체 전면에서 부하가 걸린 상자 들고 있기, 지지면의 변형(translation), 혹은 몸통에 추가적으로 부하 더하기 등과 같은 외부의 방해에 대한 반응에서 표피 근육의 활성화에 대해 많은 연구가 이루어졌다. 이러한 연구들에서 척추의 바른 정렬을 유지하기 위해 표피 근육들의 방향특이성 활성화가 보고되었고, 반대로 가로배근의 연구에서는 힘의 방향

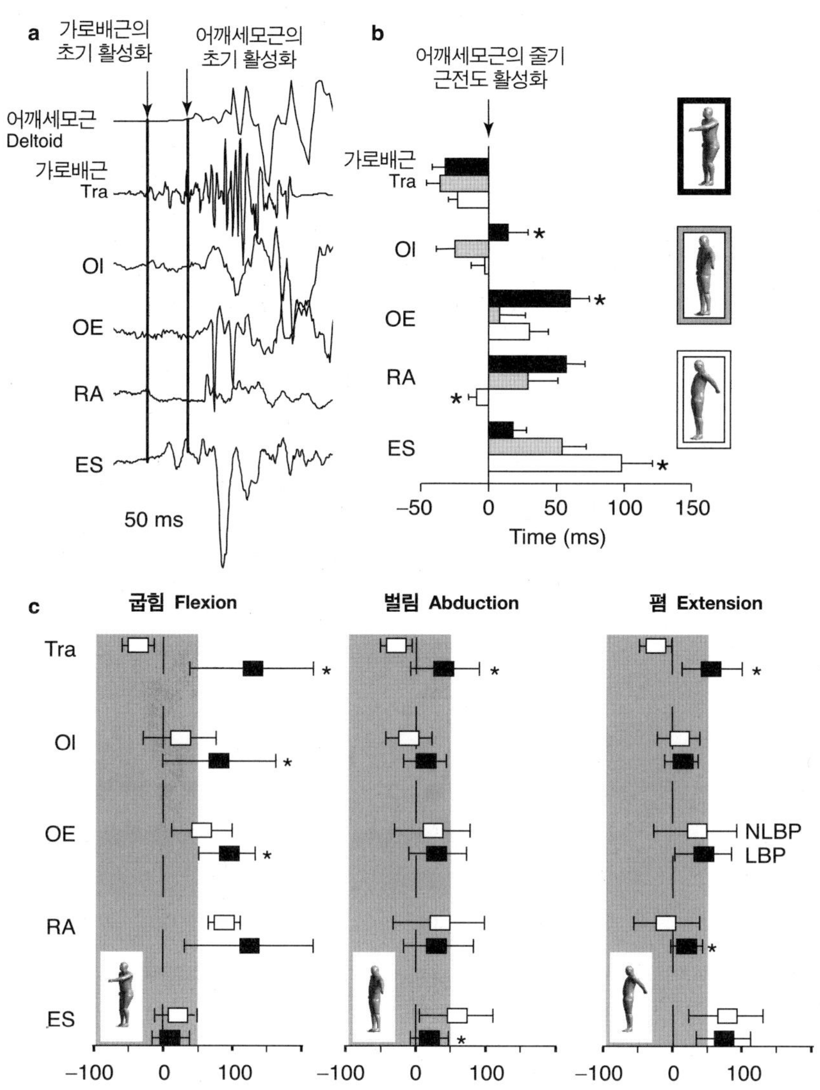

그림 25.6 상지의 빠른 움직임과 관련된 몸통 근육들의 정상적인 그리고 비정상적인 활성화. **(A)** 빠른 팔 움직임과 관련된 대조군 대상자의 원(raw) 자료로서의 근전도 활성화. 어깨세모근(deltoid)의 활성화 시기보다 앞서는 가로배근 활성화의 시기(onset)는 팔의 움직임으로부터 방해를 준비하기 위한 척추의 앞먹이기 활성화를 의미한다. **(B)** 세 방향에서 팔의 움직임과 관련된 어깨세모근의 근전도 활성화 시기에 대해 상대적인 몸통 근육들의 대한 근전도 활성화 시기를 비교한 각 근육군들의 자료를 보여준다. 척추세움근과 표피의 복부 근육들의 활성화 시기는 지절 움직임의 방향에 의해 영향을 받는(예, 척추의 바른 정열을 위한 요구와 일치됨) 반면에, 가로배근 활성화의 시기는 움직임의 방향에 영향을 받지 않는다(Hodges PW, Richardson CA. Experimental Brain Research 1997;114:362-370.). **(C)** 허리 통증이 재발된 대상자와 대조군 대상자에 대한 자료. 0은 어깨세모근 활성화의 시기를 의미한다. 가로배근 활성화의 시기는 각 방향에서 움직임에 비해 지연되어졌다. 그러므로 척추가 지절의 움직임으로부터의 방해를 준비하는 것이 실패하였다 .(Hodges PW, Richardson CA. Spine 1996;21:2640-2650.)

에 상관없이 활성화가 보고 되었다.[23]

요약하면, 이러한 연구들에서 심부 근육 체계에 대한 네 가지 조절의 원칙들: (1) 초기의 동원(recruitment); (2) 긴장성 활성화; (3) 심부 근육의 동시활성화; 그리고 (4) 표피 근육들과 독립되게 조절되어진 활성화;이 확정되었다. 이러한 요인들은 재활 전략의 개발에 매우 중요하게 고려되어져야 한다.

복잡한 척추의 운동 조절에 대한 요인들 (Factors that complicate the motor control of the spine)

가로배근이 근막성 긴장 혹은 복강내 압력을 통해 작용하는 것과는 상관없이 가로배근의 기여는 복부내 내용물의 변위를 조절하는 골반저 근육들과 가로막(횡격막, diaphragm)에 의해 영향을 받는다. 연구들에서 팔의 움직임 동안에 이러한 근육들의 활성화는 가로배근과 함께 발생하는 것으로 확인되었다.[49,50,52,65] 그러나 척추 조절에서 이들의 관여는 이러한 근육들이 호흡과 배설억제 기능도 가지고 있기 때문에 중추신경계에 변화가 나타난다. 반복적인 지절의 움직임에 대한 최근의 연구들에서 이러한 근육들(그리고 가로배근)의 긴장성 활성화가 호흡계의 요구들과 만났을 때 중복적인 조절의 활성화가 지속적으로 유지되는 것이 확인되었다. 가로막(횡격막, diaphragm)과 가로배근이 긴장성으로 동시활성화되는 기계적인(mechanical) 감각에서 흡기 동안에 가로막의 활성화는 증가되고 근육은 짧아지며, 가로배근의 활성화는 감소하고 근육은 길어진다. 호기 동안에는 반대적인 패턴으로 나타난다. 그러나 호흡계의 질환이나 호흡계의 요구가 증가되었을 때는 이러한 패턴이 정상적으로 작동하지 않는다.[57]

이것은 중요한 임상적인 의미를 가진다. 첫째로 허리 통증 환자가 몸통 근육들의 자세, 호흡기 그리고 배설 억제 기능들을 협응할 수 있다는 것을 뒷받침하는 것은 중요하다. 둘째로 호흡기계 혹은 비뇨생식기계의 기능부전 환자는 재훈련 기간 동안에 힘들 수 있다는 것이다. 셋째로 허리 통증이 있는 몇몇의 환자들에서 호기를 위해서 표피의 복부 근육들을 과도하게 동원한다는 것이 제안되었다.

통증이 있을 때 운동 조절의 변화들 (Changes in motor control with pain)

많은 연구들에서 허리 통증이 있는 환자들의 몸통 근육들에 대한 변화들을 연구하였다. 대다수의 연구들은 몸통 근육들의 근력과 지구력을 평가하였으며 그 결과는 다양하게 나타났다. 예를 들면, 어떤 연구들에서는 근력과 지구력이 감소하였고, 반면에 다른 연구들에서는 그렇지 아니하였다.[129] 이러한 변화들은 통증보다는 비활성화(inactivity)에 보다 더 관련이 있는 것으로 제안되었다.[129] 근력과 지구력에 있어서 변화의 중요성은 최대 근력과 지구력이 기능적으로 많이 요구되어지지 않고, 이러한 변수들이 근육들을 어떻게 사용하는지에 대한 연구가 미미하기 때문에 불분명하다. 다른 방식의 연구들에서 과제의 수행 동안에 심부 근육들을 포함한 몸통 근육들의 활성화를 평가하였다. 이러한 연구들의 지속적인 결과는 심부 근육들의 활성화가 손상되었고, 표피 근육들의 활성화는 증가되었다는 것이다.

빠른 지절의 움직임과 관련해서 복부 근육들의 활성화를 조사하였다.[59,62] 이러한 연구들에서 통증은 감소되고 만성적으로 재발한 허리 통증 환자들에 대해서 조사하였다. 대다수의 지속적인 결과는 모든 방향에 대한 지절의 움직임에서 가로배근의 활성화가 지연되었다. 결국 움직임 이전 기간에는 가로배근의 활성화가 존재하지 않았다. 이것은 척추분절간 움직임의 조절이 손상되었다는 것을 의미한다. 표피 복부 근육들의 활성화는 특정한 움직임에서만 지연되었다. 이 결과에서 중요한 것은 가로배근 활

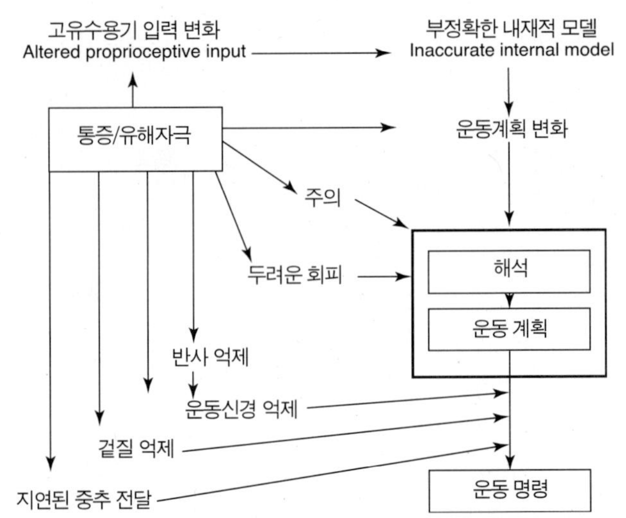

그림 25.7 척추의 운동 조절에서 유해수용기의 자극과 통증의 효과에 대한 가능한 기전들.

성화에 있어서의 변화가 각 움직임의 방향에 따라 지연되는 것이 다르기(예, 운동신경원에 전달되어지는 신호보다 더 큰 지연이 아니고, 전략에 변화가 있다) 때문에 중추신경계의 지연된 전달 혹은 반응의 억제에 의해서 설명이 되지 않는다는 것이었다. 이것은 신경생리학적인 연구에서 확인되었는데 정상적인 상황과는 달리 허리 통증이 있는 환자에서 가로배근의 조절에 사용된 전략은 다른 표피의 근육들에 사용되어진 전략과 비슷하였다.[48] 운동 조절에 영향을 미치는 통증에 대한 가능한 기전들이 그림 25.7에서 제시되었다.

허리 통증 환자들에 있어서 뭇갈래근(다열근, multifidus)의 운동 조절에 대한 연구들은 거의 없다. 사전적인 연구들에서 기능적인 과제를 수행하는 동안에 심부 뭇갈래근의 활성화가 감소된 것을 보고하였다.[88,122] 반대로 뭇갈래근의 변화는 척추 조절의 변화와 간접적으로 관련이 있는 것으로 보고되었다. 예를 들면, 다른 연구들에서 근육 섬유의 구성과 피로 증가(fatigability)의 변화를 보고하였다.[10,117] 게다가 한쪽에만 허리 통증이 있는 환자가 급성으로 발생한 후에 24시간 보다 적은 기간 내에 뭇갈래근의 횡단면적이 감소되었다는 것이 확인되어졌다.[47]

심부 근육에 있어서 밝혀진 손상과는 현저히 다르게, 몇몇의 연구들에서는 표피 근육들의 증가된 활성화가 지적되었다. 예를 들면, 허리 통증이 있는 환자들에서 몸통

으로부터 부하를 제거할 때, 배바깥경사근(외복사근, obliquus externus abdominis)과 흉추의 척주세움근을 비활성화시키는데 많은 시간이 걸린다는 것이다. 게다가 허리(back)의 폄근 안에 과긴장성 식염수(saline)의 주사를 놓아 허리 통증을 유발시킨 실험적인 환경에서 척주세움근은 보행(gait)의 발뒤꿈치 닫기(heel strike) 사이에서 더 이상 감소된 활성화 기간을 보이지 않았고, 표피의 척주세움근은 요추 굽힘의 끝부분에서도 비활성화가 되지 않았다. 그러므로 이런 결과는 심부의 소근육들과 표피의 대근육들이 일반적으로 통증이 존재하면 서로 반대적인 방법에 의해서 영향을 받는다는 것을 의미한다. 이러한 것은 척추분절간 조절의 효율성이 감소되는 결과를 초래하게 된다는 가설이 성립된다. 언급하였듯이, 표피의 근육들은 척추분절간 수준에서 제공되는 조절을 위해서는 비효율적이고 오히려 부하와 동시활성화를 증가시키는 역할만을 하게 된다. 결과적으로 이러한 근육들의 활성화 정도가 척추분절간 조절에 변화를 일으키게 한다. 이것은 척추에 바른 정렬의 조절을 다루는 이러한 근육들의 능력을 변화시키게 할 것이다. 이러한 효과를 위한 하나의 가능한 기전은 중추신경계가 몸을 부목 역할이 되게 하기 위해서 대근육들의 활성화를 증가시키고, 손상 혹은 재손상으로부터 보호하기 위해서 척추의 특정 지역 움직임을 제한시킨다. 결과적으로 심부 근육들의 활성화는 남아돌게 되고 감소하게 된다. 이것은 과도한 표피 근육들의 활성화가 부족한 수동적 혹은 능동적인 각 척추분절의 지지(예, 심부 근육에 의한)를 위한 매우 중요한 보상이라고 제안한 Cholewicki의 가설을 따른다.

운동 조절에 영향을 미치는 유해한 자극과 통증을 위한 기전은 이해하기가 불충분하다. 통증은 대뇌 피질, 운동 신경원들, 반사 경로들, 그리고 운동 계획에 관여하는 상위(upstream) 운동 피질 부위들을 포함한 운동 체계의 어느 단계에서도 운동 출력에 영향을 미칠 수 있다. 많은 연구에서 통증과 연관되어서 운동 신경원의 흥분성(excitability), 감소된 피질의 흥분성, 그리고 근방추(muscle spindle)의 민감도(sensitivity)에서 변화가 있다는 것이 확인되었다. 그러나 이 자료의 유용한 점은 허리 통증이 있는 환자들에 대한 운동 조절의 변화가 운동 계획의 변화에 의해 발생된다는 것이다. 통증이 운동 계획과 관련된 뇌 부위의 활성도를 변화시킨다는 이러한 가설은 일관성이 있다. 정확한 기전이 알려져 있지는 않지만, 통증은 운동 계획에 직접적인 영향을 미치거나, 통증과 연관된 스트레스 혹은 과도하게 요구되는 통증의 본성에 대처하는 결과로서 운동 계획을 하는데 영향을 미치게 된다. 앞으로의 연구들은 이러한 가능성에 대해 이루어져야 한다. 통증은 운동 조절에 직접적으로 영향을 미치지 않을 수도 있지만 통증의 영향을 통해 간접적으로 고유 감각에 영향을 미친다. 만성 통증에서 비유해성 기계적 수용기(non-nociceptor mechanoreceptor)는 유해성 수용기의 제 2차 신경원의 흥분성에 영향을 미치고, 통증은 고유수용성 되먹이기를 변화시킨다. 그러므로 통증은 부정확한 되먹이기를 통해 간접적으로 운동 계획에 영향을 미친다.

중요하게 고려할 점은 운동 조절에서의 변화가 통증의 결과로써 발생된 것인지 혹은 무능한 운동 조절 전략으로 인한 비효율적인 척추 조절, 그로인한 미세손상, 유해 수용기 자극, 그리고 통증으로 인해 발생된 것인지를 구별하는 것이다. 모두의 가능성이 판명되어야 하지만, 일시적인 통증을 감소시키기 위해서 요부 가장긴근에 과긴장성 생리식염수를 주사하였더니 확인되어진 임상적 통증과 비슷한 방식으로 몸통 근육의 활성화에 변화가 있었다. 대근육 활성화의 변화는 개개인에 따라 다르게 나타났다. 통증에 대한 반응으로서 표피 근육들의 이러한 다양성은 임상에서의 관찰들과 일치한다. 그러나 운동 조절의 변화는 허리 통증보다 앞서서 발생되는 것 같다. 예를 들면, Janda는 만성 허리 통증이 있는 많은 사람들에게서 작은 정도의 신경학적 징후가 있고, 손상의 위험을 증가시키는 것으로 여겨져 온 반응 시간(reaction times)이 느려지는 것을 확인하였다.[128] 통증 혹은 운동 조절 부전 중에 어느 것이 먼저가 되었든지 간에 환자는 통증을 호소하고 과제를 정상적으로 수행할 수 없게 된다.

요약(Summary)

중추신경계는 안정성의 서로 다른 구성 요소들을 조절하는 각기 다른 근육들을 조절하기 위해서 서로 다른 전략들을 사용한다. 이러한 많은 논의는 두 개의 중요한 근육인 가로배근과 뭇갈래근이 포함되지만, 다른 근육들도 여기에 영향을 미치고 어떤 근육들은 두 그룹의 특징들을 동시에 가지고 있는 것 같다. 호흡과 배설 억제 능력과 같은 다양한 요인들이 안정성의 운동 조절을 복잡하게 하지만, 이 체계에 가장 중요하게 영향을 미치는 것은 통증이다. 통증은 심부 근육에 다음과 같은 중요한 영향을 미친다: (1) 지연된 활성화, (2) 위상성 활성화; 그리고 (3) 독립된 활성화의 손실. 재활의 중요한 초점은 일반적인 근력과 근지구력을 훈련시키기보다는 최근의 운동 재학습 원칙을 사용한 운동 조절의 재확립에 역점을 두어야 한다.

경추에 대한 적용 (Application to the cervical spine)

경추는 다분절의 유연한 기둥(column)이다. 정상적인 기능에서 경추는 주어진 어떠한 정렬 상태에서도 머리-목 체계(head-neck system)의 기계적인 안정성을 유지하면서 공간에서 삼차원적으로 적절한 머리의 움직임을 이끌어내야 한다. 또한 경추는 자세와 기능에서 상지의 부하는 물론 머리 무게로부터의 부하를 견뎌내야만 한다.[139] 경추의 기계적인 안정성에 대해 뼈인대(osseoligamentous) 체계는 약 20% 정도를 관여를 하는 반면에 목 주위의 근육 체계는 약 80% 정도를 관여하는 것으로 추정되어진다.[103]

경추에서 근육 조절 (Muscle control in the cervical spine)

머리-목 복합체에는 23쌍의 근육들이 작용을 한다. 기능적인 요구들에 일치하기 위해서 경추 부위 근육들의 상호작용은 복잡하고, 가끔은 한 개의 근육이 여러 가지의 과제를 수행하기도 한다. 부가적으로 운동학적 그리고 역동적인 지지 기능에서 목의 근육은 목과 눈의 안정화, 전정 기능, 그리고 고유수용성 체계와 연관된 반사 체계(reflex system)와 상세하게 관련되어 있다. 최근에는 목 부위의 국소적인 요구들뿐만 아니라, 전체적인 신체의 안정성과 자세적으로 바른 정렬의 요구들에도 관여를 하게 된다. 그러므로 경추는 내재적으로 운동학적 그리고 기계적 요구들, 고유수용성 반사들, 그리고 전정목(vestibulocollic) 반사들 사이에서 경추의 조절 작용으로 전환하기 위해 요구되어지는 다분절, 다근육의 복합체로 존재하고, 조용하고 적절하게 협응된 반응을 이끌어내야 한다.[81]

바르게 정렬하기(orientating)와 안정화 동작들을 하는 동안에 목 근육 행동의 패턴과 연관된 많은 연구들이 사지동물 모델에서 수행되어졌다. 매우 적은 예외에서, 인간을 대상으로한 근전도 실험은 표피의 근육들 혹은 선택된 심부 근육들에 대해서만 제한적으로 연구되어졌다. 움직임은 다양한 근육들의 협동을 포함하는 근육 활성화의 복잡한 패턴에 의해 조절되고 생산되어진다.[27,83-85,89]

요추의 근육 조절과 유사하게 표피의 보다 많은 다분절의 근육과 심부의 근육층들로 나누어지는 Bergmark[9]의 간단한 기능적인 분류는 경추 부위에도 적용되어 질 수 있다. 경추 근육의 구조는 복잡하다. 목 뒤쪽의 근육인, 표피의 머리널판근(두판상근, splenius capitus)과 목널판근(경판상근, splenius cervicus)은 전체 척추와 머리의 바른 정렬과 회전력 생산에 적합하도록 길고 평행한 근육 다발로 되어있다. 보다 심부의 머리반가시근(두반판상근, semispinalis capitus)과 목반가시근(semispinalis cervicus)은 내부의 힘줄과 힘줄의 명들(inscriptions)에 의해 누벼져 있고, 머리가장긴근(두경근, longissimus capitus)은 근육의 살이 많고 여러 부위에서 뼈에 바짝 붙어있다. 가장 심부의 뒤통수밑근(후경근, suboccipitalis muscles)은 제1경추, 제2경추, 그리고 후두골 사이의 연결에서 간단한 구조를 가지고 있기는 하지만, 크기와 길이 면에서는 가장 작은 근육이다. 심부의 경추 뭇갈래근(다열근, multifidus)은 이 근육의 국소적인 기능을 의미하는, 경추의 척추후 관절(zygapophyseal joint)의 관절낭에 직접적으로 융합되어져 부착되어있다. 배측으로는(ventrally) 후두골의 꼭지돌기(유양돌기, mastoid process)로부터 시작되어 흉골과 쇄골로 가고 서로 접촉해 있는 시트 모양의 근육으로 이루어져 있는 표피의 목빗근(사각근, sternocleidomatoid)이 있다. 목빗근은 머리를 조절하고 움직이지만, 경추에는 직접적으로 부착되어 있지 않다. 흉곽으로부터 경추로 퍼져나가고, 세 분지로 나누어져 있는 목갈비근(scalene)은 힘줄의 기시와 정지를 가진다. 심부의 긴머리근(longus capitus)은 많은 근육으로 덮여져 있고, 많은 근육 다발의 부착점을 제공하는 건막(aponeurosis)으로서 특징지어진다. 작은뒤머리곧은근(rectus minor)과 가쪽머리곧은근(rectus lateralis)은 작고 심부에 위치한 근육으로서 뼈로부터 명확히 절개하기가 어렵다. 긴목근(longus colli)은 모든 경추의 배측면에 대해 꼬여진 근육 섬유 다발로 부착되어지는 근육으로 복잡하게 구성되어져 있다. 이 다발들은 하나의 척추에서 기시와 정지가 이루어지는 경추에 대한 내재적 근육들이다.

그러므로 근육의 형태학에 따라 등쪽과 배측으로부터 오는 근육으로 구성되어져 있는 심부 근육의 기본적인 모형은 경추의 각 분절들을 둘러싸고 조절하는데 적합한 반면에, 보다 표피의 근육들은 척추의 정렬을 조절하고 목과 머리의 움직임을 일으키고 지배하는 것에 적합하게 더욱 더 잘 배열되어져 있다. 심부와 표피의 근육들에 대한 이러한 기능적인 분류는 경추 부위에서 수의적이고 반사적인 자세적 적응과 움직임 동안에 척주 조절을 위한 다양한 근육들의 복잡한 상호 작용들을 매우 단순화하는 것일 수도 있다. 그럼에도 불구하고 경추의 각 분절의 안정성에 대한 관계에서 위의 기본적인 가정을 지지하는 다수의 증거들이 있다.

목 근육의 표피에서 활동의 방향 특이성은 머리를 변위시키는(displacing) 힘들 혹은 자세적 방해들에 대한 직접적인 반응들을 통해서 확인되었다.[38,83-85,93] 이러한 패턴은 개인에 대해서는 일관되게 나타나지만 개개인들 사이에서는 다양하게 나타날 수도 있다. 표피와 심부의 목 근육들의 활동은 T2 강조 자기공명영상의 이완시간 신호에서의 변위로부터 비침습적으로 정량화되었다.[19] 이 저자들은 움직임의 다양한 면에서 심부와 표피 근육층의 협동적인 활성화를 설명하였다. 그러나 표피의 머리반가시근과 머리널판근과는 현저하게 다르게, 심부 뭇갈래근과 목반가시근 그룹은 운동 전에 T2 지수가 높게 나타났는데 이는 이러한 근육들이 중요한 자세적 기능을 하는 것을 암시한다. 게다가 모든 근육들의 굽힘, 폄, 그리고 측부굽힘의 움직임들에 대해 전반적으로 상대적인 활성화를 측정하였을 때, 그 결과는 심부의 굽힘근인 긴머리근과 긴목근 그리고 등쪽의 뭇갈래근, 목반가시근, 그리고 머리널판근이 서로 동시활성화 되는 것으로 밝혀졌다. 이것은 긴목근과 등쪽의 목 근육들이 기능적인 움직임에서 경추 분절들을 지지하는 근육 소매(sleeve)를 형성한다는 May-Beenhamou 등의 개념을 지지한다. Winters와 Peles는 컴퓨터 모델에 의해서 다수의 목 근육들의 상호작용에 관한 연구에서 오직 목의 큰 근육들은 움직임을 일으키는데 작용할 뿐이고, 국소 분절의 불안정성 부위들은 두드러지게 거의 똑바르거나 중립 자세로 되어 있다는 것을 알았다. 심부 근육 활성화는 특히 기능적인 중간 범위에서 각 분절들을 안정화 시키거나 뻣뻣하게 하기 위해서 큰 근육의 활성화와의 협동을 요구한다.

경추 만곡의 지지에서 심부 목 굽힘근을 위한 특별한 규칙이 있다. 똑바로 선 자세에서 목 폄근들은 머리에 가해지는 중력에 의한 힘에 대항한다. 또한 정상적인 경추 전만에 걸쳐있는 뒤쪽의 큰 근육들의 수축은 척추를 구부리게 하는 경향을 발생시킨다. 게다가 머리의 압력적인 무게는 시상면에서 큰 전만증을 발생시키며 척추를 구부린다. 긴목근은 경추에 한정되어서 부착되어 있는 유일한 근육이므로 이러한 힘들을 상쇄시키는 가능성이 있고 경추 만곡을 지지한다. 안정 자세(resting posture)에서는 긴목근의 활성화는 아주 적거나 없었지만, 머리에 부하가 적용되었을 때는 긴목근의 활성화가 증가한다. 이것은 경추 만곡을 유지하기 위해서 지속적인 활성화의 증가가 요구되기 때문이다. 경추 만곡과 긴목근 사이의 관계는 전산화단층촬영술에 의한 연구에서 보다 큰 전만증은 보다 작은 긴목근의 횡단면적과 관련이 있다는 것이 확인되었다. 게다가 실험 대상자가 목을 늘리는 운동을 수행할 때나 심지어 머리 꼭대기에 부하가 가해졌을 때에도 목 폄근에서 전기적인 무반응이 나타났고, 이는 긴목근의 지지적인 역할을 찬동하는 것이다. 심부 긴머리근에 대해 직접적으로 연구되어진 것은 없지만, 긴머리근의 형태 계측과 작용 특히, 상부 경추 관절과 두개골에서 긴목근과의 친밀한 관계와 협동은 긴목근과 일반적으로 같은 기능적인 특징을 가지고 있는 것을 암시한다.

목통증에 대한 변화들 (Changes in neck pain)

목통증으로 인한 근육 구조의 변화들은 Uhlig 등[131]과 Weber 등[138]의 지도에 따라서 다양한 기간과 다양한 원인으로 인해 발생된 만성 목통증으로 수술을 받은 환자들에서 경추 근육들의 생검 연구들을 통하여 관찰되어졌다. 전체적으로, 205개의 생검 표본이 전방 수술 접근법으로 수술을 받은 37명의 환자에게서 목빗근, 어깨목뿔근(omohyoid), 그리고 긴목근들로부터 얻어지고, 후방 수술 접근법으로 수술을 받은 29명의 환자에게서 큰뒤머리곧은근, 아래머리빗근(obliquus capitus inferior), 머리널판근, 그리고 등세모근(승모근, trapezius)으로부터 다양하게 얻어졌다. 연구자들은 제I형(느린 연축 산화), 제IIA형(빠른 연축 산화 해당), 제IIB형(빠른 연축 해당), 그리고 제IIC형(이행) 근육 섬유들(근육 이행을 의미한다)의 구성 비율을 자료로 제공하였다.

근육 이행의 징후는 모든 근육에서 명백히 나타났지만, 검사된 폄근의 이행 섬유(40%)와 비교하였을 때 굽힘근의 이행 섬유(transitional fibers)의 비율(55%)이 평균보다 더 높게 나타났다. 목 근육 섬유의 형태에서 이행의 방향은 항상 제I형 느린 연축 섬유로부터 제II형 빠른 섬유로 이루어지는데, 이는 기능적인 측면에서 근육의 지지적인 유지(holding) 혹은 지구력 용량을 보완하기 위함이다. 주목할 만한 연구 결과는 근육 이행이 목통증의 근본적인 원인과는 상관이 없다는 것이다. 자기공명영상을 이용한 검사에서 요추 부위 뭇갈래근(다열근, multifidus)에서 확인되어진 것과 비슷한 병적인 변화, 근 위축, 그리고 지방 침윤들이 심부 뒤통수밑근(후경근, suboccipital) 근육들에서도 확인되어졌다.[2,40,95]

위의 연구들과 동반하여 목 굽힘근과 폄근의 근력과 지구력 혹은 피로에서 일반적인 변화들이 만성 목통증이 있는 환자들에게서 확인되어졌다.[7,34,106,134] Janda[71]는 목통증 환자들에게서 굽힘근 특히, 심부 굽힘근에 기능적인 결함이 있고, 이러한 손상은 경추 관절에 불리한 효과를 미친다고 지적하였다. 이것은 이 근육군에 대한 임상적인 흥미를 유발시켰고, 다수의 연구들은 목통증 환자에 있어서 목 굽힘근의 근력과 지구력 그리고 확인되어진 문제점들의 검사에서 머리-목(cranio-cerviacal)의 굽힘의 중요성을 역설하였다.[6,31,37,130,137] 그러나 허리 통증의 근육들 사이에서 특별한 결함의 결과들은 물론, 심부와 표피 근육들 사이에서 기본적인 기능적인 차이는 이 협동근들을 분리시키는 것이 더 좋을 것 같은 임상적인 검사의 필요성을 대두시키게 하였다. 이전에 사용되어진 최대 근력 검사들은 심부와 표피의 목 굽힘근 수행력 사이에서 차이점을 알아내기는 매우 어려웠다. 또한 높은 부하의 최대 근력 검사는 기능적인 자세와 움직임에서 경추 관절을 지지하기 위해서 지속적으로 낮은 수준의 수축을 유지해야 하는 심부 근육의 기능적인 요구를 반영할 수 없었다. 표피의 근육들로부터 상대적으로 독립된 상태를 만들어서 심부 목 굽힘근, 긴목근, 그리고 긴머리근을 보다 더 목표로 삼을 수 있는 다른 임상적인 검사가 요구되어졌다. 임상적인 검사에서 이러한 근육들에 대한 초기의 초점은 목 폄근에 대한 손상의 존재 혹은 결과에 초점을 맞추었다. 후에, 머리-목과 경추 부위 그리고 결과적으로 서로 다른 작용을 하는 심부와 표피의 목 굽힘근에 대한 운동형상학(kinematics)은 임상적인 환경에서 목 폄근에서는 쉽게 이용할 수 없는 목 굽힘근 층을 위한 다른 검사 방법을 개발하는 기회를 제공하였다. 새로 개발되어진 임상적인 검사는 머리-목의 굽힘 활동, 심부 긴머리근의 해부학적인 활동, 그리고 긴목근의 분석에 기초를 두었다. 그것은 잘 지지되어진 바로 누운 자세와 같은 낮은 부하의 조건하에서 신중한 움직임이 수행되어진다면, 목빗근과 앞쪽의 목갈비근은 아주 적은 일을 하면서 긴머리근과 긴목근이 보다 더 주도적인 활동을 수행할 수 있을 것으로 예측하는 것을 가능하게 하였다. 이러한 자세에서는 목빗근(흉쇄유돌근, SCM)은 꼭지돌기에 부착되어서 머리-목의 폄근으로서 효과적으로 작용할 수 있지만 목갈비근은 두개골에 부착되지 않는다. 심부 굽힘근 수축에 대한 간접적인 정량화는 목의 뒤쪽과 검사면 사이에 공기가 채워진 압력감지장치(Stabilizer, Chattanooga Pacific)의 삽입에 의해서 얻을 수 있었다. 긴목근의 수축은 경추의 전만증을 미세하게 편평해지도록 만들어서, 점진적이고 단계적인 머리-목 활동 동안에 압력의 불연속적인 증가를 기록하게 한다. 우리의 초기 연구에서 경추성 두통을 가진 환자들은 이 검사에서 매우 낮은 수행력을 보였고, 증상이 없는 대상자들에게서 얻어진 압력 수준 정도에 도달하기, 조절하기, 그리고 유지하기가 어려웠다는 것이 판명되었다. 이것은 심부 목 굽힘근에 손상이 있다는 것을 제안한다. 단계적인 머리-목 검사 동안에 표피 굽힘근(SCM)과 연관된 활성화를 조사하기 위해서 표피 근전도가 사용되어져 왔다. 지속적인 채찍질(whiplash) 손상을 받은 대상자들에서 얻어진 연구 결과는 목통증이 있는 환자들은 증상이 없는 대상자들에 의해 성취된 압력 수준만큼 단계적인 머리-목 검사에서 조절된 압력 수준을 성취하지 못하였다(심부 굽힘근의 보다 더 부족한 용량으로 추측). 이것은 아마도 목통증이 있는 환자들이 지정된 과제를 잘 수행하는 것을 도와주기 위해서 운동 계획에 보상적인 변화가 일어나고, 이로 인해 표피의 목 굽힘근에서 보

다 높은 활성도가 측정되는 것과 관련이 있는 것으로 나타났다.[76]

목통증이 있는 환자들에서 운동 전략에서의 변화는 상부 등세모근과 같은 목에 넓게 퍼져 있는 표피의 근육에서도 또한 발견되었다. 이러한 근육들의 주된 기능은 어깨 관절대(견갑대, shoulder girdle)와 관련이 있지만, 어깨 관절대 근육들의 기능에서의 변성(alteration)은 임상적으로 목통증 증후군에 부정적인 영향을 주는 것으로 고려되었다.

운동 재학습을 위한 전략들 (Strategies for Motor Re-education)

현재까지의 연구들은 척추를 조절하기 위해서 중추신경계에 의해 사용되어진 전략들에 특이한 변화들이 있다는 것이고, 이것은 시종일관되게 심부 근육 체계의 손상된 활성화가 포함된다는 것을 제시하였다. 이런 기초에 근거한 재활의 주된 목표는 몸통 근육들의 근력과 지구력을 증가시키기 보다는 척추의 조절을 재훈련시키는 것이다. 이런 조절을 재훈련시키기 위해 제안되어진 다수의 가능한 전략들이 있지만, 그것들은 윗몸 일으키기와 요추 폄 운동과 같은 몸통을 위한 일반적인 운동이 몸통 근육들 사이에 협응을 복원하는 목표를 성취하는 것과는 사뭇 다르다. 1990년대 초기부터 개발되어진 전략은 뇌졸중과 같은 신경학적 손상의 관리에서 적용되어지는 일반적인 방법과 유사한 운동 재학습과 숙련된 기술 획득(skill acquisition)의 원칙들을 사용하는 것이다. 이러한 접근법은 심부 근육들의 인지적인 조절을 훈련시키고, 그 다음에 연속된 단계를 통해서 이것이 해부학적인 기능으로 통합되게 하는 것을 목표로 한다.[115]

운동 재학습 접근법 (Motor relearning approach)

신경계는 가소성(plasticity)과 학습(learning)을 위한 고려할 만한 가능성을 가지고 있다. 움직임 손상의 재활에 대한 운동 재학습 접근법은 운동 수행의 증진(증가된 정확성, 감소된 오류), 증가된 수행력의 연속성(감소된 변동성; variability), 증가의 영속성(지속적인 증가가 시간이 지남에 따라 영구적인 증가로 되는 것), 그리고 다양한 환경에 대한 숙련된 적응성(독창적인 환경, 감소된 되먹이기, 신체적 혹은 개인적인 특성의 변화)을 포함하는 다수의 목표에 의해 특정지어진다. 다수의 운동 학습 전략들이 이러한 목표들을 성취하기 위해서 문헌에서 제시되어져 왔다. 이 문헌에서 설명된 주요한 전략은 "전체" 움직임보다는 움직임의 "부분"에 대한 반복적인 연습을 포함한다.[91] 숙련된 기술이 나누어져서 훈련되어질 때, 주의력 요구량은 주의력이 단일 구성 요소(single element)에 초점이 맞추어질수록 감소되어진다.[91] 부분–과제(part–task) 훈련을 위한 여러 가지의 기법들이 설명되어져 왔다. 이것들은 분할(segmentation)과 단순화(simplification)를 포함한다. 분할 접근법에서 과제는 독립적인 단위로서 실행되어질 수 있는 작은 부분으로 쪼개어지고, 그런 다음에 연습되어진 구성 요소들이 점진적으로 함께 통합되어지면서 완전히 숙련된 기술로 실행되어진다. 이 전략의 주요한 특징은 손상된 혹은 기능부전된 움직임(예, "본질적인 구성 요소")의 특별한 특징을 감별하는 것이고, 그런 다음에 전략의 이행은 그러한 구성 요소의 수행력을 최적화하는 것(예, 인지적인 전략을 사용하기)에 있다. 나중 단계에서는, 과제의 독립된 부분들을 함께 수행하고, 훈련된 구성 요소들을 기능적인 환경에서 통합하는 것이 중요하다. 현재까지의 증거들로부터 정상적인 기능에서 손상된 움직임의 구성 요소는 심부 근육 체계의 활성화(이 체계의 활성화가 지연되고, 보다 위상성이고, 더 이상 표피의 근육으로부터 독립적이지 않다)에 있다. 그러므로 재활의 초점은 표피의 근육들로부터 독립되게 이러한 구성 요소인 심부 근육 체계를 훈련시키는 것에 있고, 그런 다음에 그것들을 통합하여 정상적인 기능으로 돌아가게 하는 것이다. 단순화 접근법에서 움직임 혹은 움직임의 부분들은 움직임의 수행력을 쉽게 증가시키기 위해서 단순화되어진다. 단순화는 자세적인 부하의 감소(예, 잘 지지되어진 자세에서 훈련 시작), 주의력 요구량의 감소, 과제에 대한 속도의 감소 등과 같은 변수를 변화시키거나, 혹은 수행력을 강화시키기 위해서 부수적인 전략들(예, 반사적인 억제를 감소시키기 위한 종창의 감소, 부하를 줄이기 위한 자세잡기, 초음파 영상과 같은 것을 이용한 되먹이기의 향상된 정확성)을 사용함으로서 성취되어질 수 있다.

운동 학습 접근법은 생리학에서 강한 기초를 가지고 있지만, 수의적이고 독립적인 방식에서 심부 근육들의 활성화가 인위적이라는 것은 논란의 소지가 있을 수 있다. 첫째로는 이러한 근육들은 기능에서 표피 근육들의 활성화 없이(그들의 활성화가 표피 근육들과는 독립적이지만)는 동원되기가 극히 드물다는 것이다. 둘째로는 이러한 근육들의 활성화는 자동 발생하고, 정상적으로 자신의 의지에 의해 영향을 받지 않는다는 것이다. 이러한 기초하에 재학습을 하기 위한 이 접근법은 최상이 아닐 수도 있다는 것이 드러났다. 그러나 목표는 심부 몸통 근육들에 대한 특이하고 숙련된 조절을 재확립하는 것이다. 표피의 대근육 체계로부터 독립적인 심부 근육들의 인지적인 훈련을 통해서 우리는 특이한 과제(예, 조기의 활성화, 긴장성 활성화, 독립적인 활성화)를 수행하기 위해 이러한 근육들을 훈련시키는 기회를 가진다. 심부 근육들은 다양한 운동 방식(예로, 가로배근은 아주 간단한 윗몸 일으키기 동안에서조차 활성화되는 것과 비슷하다)에서 활성화되어 질 수 있지만, 이러한 간단한 활성화는 이 근육들을 조절하는 중추신경계에 의해서 사용되어진 전략에 변화를 이끌어낼 만큼 충분하지는 않아 보인다. 게다가 훈련이 없이 정상적인 기능으로 되돌아와도 정상적인 조절을 회복하기에는 충분하지 않다. 예를 들면, 재발된 허리 통증이 완화된 사람들에게서 이 근육들이 기능적인 과제들에서 활성화됨에도 불구하고 가로배근의 활성화는 지연되어진다. 더 나아가서 허리 통증 후에 저절로 좋아져서 정상적인 기능으로 돌아왔을 때에도, 뭇갈래근(다열근, multifidus)의 크기는 특별한 운동의 중재 없이는 정상으로 돌아오지 않는다.[45]

운동 학습은 인지(cognitive), 연합(associative), 그리고 자동(autonomous)과 같은 세 개의 주요한 단계에서 발생한다. 인지 단계에서는 주어진 문제점들을 인지하는 것에 초점을 맞춘다. 움직임 수행의 모든 구성요소들은 반복과 실행 동안에 되먹이기, 움직임의 연속(sequence), 수행, 그리고 지시에 대한 주의와 함께 의식적으로 조직화되어져야 한다. 이 단계는 빈번하고, 많은 실수와 변화(variability)에 의해 특징지어진다. 동물 연구에서 손으로부터 오는 감각 정보를 해석하는 과제에 대한 운동 학습의 인지적인 단계 동안에 감각 피질에서 손의 영역 크기가 증가되는 것으로 확인되었다. 게다가 상지 근육에서 경두개 자기 자극(transcranial magnetic stimulation)으로 생성된 유발 반응이 표현되어진 피질 영역이 훈련에 의해서 증가되었다. 허리 통증을 위한 운동 재학습에서 운동 재학습의 초기 단계의 목표는 소근육들에 대하여 정확하고 숙련된 기술로서 수축을 증가시키기 위해서 인지적인 수축(정상적인 기능에서 심부 근육들을 어떻게 조절되어지는 것과는 상관없이)을 하는 것이다. 두 번째는 연합적인 단계인데, 이 단계에서는 인지적인 요구를 감소시키면서 움직임의 기본들을 획득하여야만 한다. 이 단계의 초점은 과제에 대한 수행에서 간단한 구성 요소로부터 성공하고 세련됨이 유지되는 수행의 일관성으로 이동되어져야 한다. 위에 상응하여서 실수의 빈도와 크기가 감소되어진다. 이 단계에서는 과제에 대한 인지적인 요구를 감소시키기 위해서 다양한 환경에서 많은 반복이 요구되어진다. 운동 학습의 마지막 단계인 자동 단계는 상당히 많은 연습과 경험 후에 성취되어진다. 과제는 습관적이고 자동적이게 되고 의식적인 중재를 위한 요구는 감소되어진다. 이상적으로 허리 통증이 있는 환자들에게 이것이 훈련의 목표이다. 허리 통증의 증상을 위한 훈련 접근법에 대한 효율성의 증거(후에 논의)가 있기는 하지만, 또한 훈련이 소근육 체계의 자동적인 활성화에 변화를 초래한다는 예비적인 증거도 있다. 두 개의 연구에서 가로배근의 인지적인 훈련은 지절의 움직임 과제 동안에 이 근육의 활성화 시기의 변화와 관련이 있었다. 중요하게도 이 과제는 명확하게 훈련되지 않았고, 이는 훈련 후에 과제들 사이에서 자동적인 활성화의 이행이 이루어졌다는 것을 제안한다. 슬개 대퇴 통증이 있는 사람들의 연구로부터 훈련에 대한 이러한 접근법이 자동적인 조절에서 변화를 초래한다는 부수적인 증거가 제안되었다. 이 연구에서 안쪽넓은근(내측광근, vastus medialis) 빗섬유(oblique fiber)의 특정한 인지적인 활성화는 무릎의 안정성을 위협하는 과제와 이동하는 동안에 이 근육의 동원에 변화를 초래하였다.[20]

허리 통증 환자들을 위한 운동 재학습 전략의 실행 (Implementation of motor relearning strategies in LBP)

다수의 주요한 개념들은 근골격계 병리학에서 운동 재학습의 실행에서 매우 중요하게 고려되어져야 한다. 운동학습의 중요한 구성 요소는 증가된 되먹이기의 제공이다. 되먹이기는 일반적으로 수행에 대한 지식(knowledge of performance)과 결과에 대한 지식(knowledge of results)과 같이 두 개의 주요한 형태로 나누어질 수 있다. 간단히 설명하면, 수행에 대한 지식은 움직임 동안에 감각/지각적 정보를 제공하는 것과 관련이 있고, 반면에 결과에 대한 지식은 움직임의 결과에 대한 되먹이기를 제공하는 것이다. 초기의 인지적인 단계에서는 목표를 성취하는 것과는 상관없이, 질적인 근육 수축에 대한 정확한 되먹이기를 제공하는 것은 매우 중요하다. 훈련은 수축의 양보다 질적인 증가를 시도하기 때문에 훈련의 성공을 위해서 수행에 대한 지식은 중요하다. 시각적, 청각적, 고유수용성, 그리고 전정의 정보를 포함하는 각각의 감각 체계는 되먹이기의 각 형태로서 제공되어져 사용되어질 수 있다. 이러한 되먹이기는 다양한 방식에서 내재적이거나(자연히 발생하는), 혹은 증폭되거나/강화되어질 수 있다. 증폭된 되먹이기에는 촉진, 관찰, 근전도, 그리고 초음파 영상이 포함될 수 있다. 그러나 몇가지 고려할 요인들이 있다. 첫째로는 환자가 되먹이기를 적절히 해석할 수 있는 능력이 있느냐가 중요하다. 둘째로는 환자가 되먹이기에 의존적이 되지 않게 하기 위해서, 훈련 동안에 수축에 대한 지각이 발전되도록 부가적으로 되먹이기를 사용하는 것이 격려되어져야 한다. 셋째로는 되먹이기를 늦게 제거하는 것은 증진을 촉진시키기 보다는 더 길어지게 하므로 적절한 때에 제거되어져야만 한다.

고려해야할 또 다른 개념은 가끔 불필요한 근육 활성화의 감소로 묘사되는 숙련된 기술의 획득이다. 소근육 체계에 대한 조절의 재학습도 다르지 않고, 처음의 증가는 대근육의 활성화에서의 감소로 알아차릴 수 있다. 숙련된 기술이 점점 더 완벽해 질수록, 과제에 대한 수행 동안에 원치 않은 대근육 활성화의 양이 감소되어진다.

숙련된 기술 학습의 중요한 구성 요소는 숙련된 기술의 수행이 환경, 개인적인 특성들, 혹은 예측성이 변화되어질 수 있는 다른 상태로 전달되어져야만 한다는 것이다. 이러한 것들이 잘 전달되게 하기 위해서는 본질적으로 쉬운 과제에서부터 복잡한 상황으로까지 연속적인 과정으로 진행되도록 고려되어져야 하는 것이 꼭 필요하다. 목표가 기능적인 과제에 대해서 숙련된 움직임으로 전달하는 것이라면, 꼭 기능으로의 진행을 필요로 한다. 보다 더 특별하게는 숙련된 기술의 구성 요소들이 특별한 정황(context)으로 잘 전달되어질 수 있도록 감각적인 특성들(예, 시각적 되먹이기의 제한), 환경적인 정황(예, 불안정한 표면, 주의산만), 그리고 개인적인 정황(예, 불안, 피로[96])들이 반복적으로 복제되어져야 하는 것이 필요할 것이다.[91]

허리 통증이 있는 환자가 운동 학습의 정상적인 단계로 진행되게 하기 위해서는 다음의 5가지 기본적인 연속이 필요하다. (1) 숙련된 기술 학습; (2) 정확한 훈련; (3) 다양한 상황에서의 활성화; (4) 표피의 몸통 근육의 활성화를 포함하는 과제로 숙련된 기술의 통합; (5) 심부와 표피의 몸통 근육들의 적절한 조화를 획득하기 위해서 특별한 기능적인 재훈련 등등이 기능적인 환경에서 유지되어져야 한다.

근골격계 상태에서 운동 재학습에 대한 효율성의 증거 (Evidence of efficacy of motor relearning in musculoskeletal conditions)

무작위로 조작된 네 개의 임상 실험들이 근골격계 통증에서 운동 재학습에 대한 효율성의 증거를 제공하였다. 두 개의 실험은 허리 통증을 다루었고, 한 개는 경추로 인해 발생된 두통, 그리고 다른 한 개는 슬개 대퇴(patello-femoral) 통증을 다루었다. 처음의 연구에서 척추전방전위증(spondylolisthesis)과 관련된 만성 허리 통증 환자를 조사하였다. 대상자들은 운동 재학습 프로그램 혹은 대조군 중에 한곳에 참여하게끔 배정되었다. 훈련 기간은 10주 동안 실시하였다. 운동 재학습 그룹에서 피실험자들은 훈련이 끝났을 때와 훈련 30분 후 통증과 장애에 유의한 감소를 보였다. 대조군에서는 유의한 변화가 없었다.

두 번째 연구는 급성으로 처음 발생한 편측성 허리 통증이 있는 환자에 대해서 조사하였다. 이 그룹은 뭇갈래근의 횡단면적이 감소되어있고, 편측에 증상이 나타나기 때문에 선출되었다. 실험군에서는 가로배근과 결합해서 뭇갈래근에 초점을 맞춘 4주간의 운동 재학습 프로그램을 실시하였다. 대조군의 대상자들은 정상적인 활동으로 되돌아가도록 격려되어졌다. 4주 후에 실시한 측정에서 한 대상자를 제외한 모든 대상자들에서 모든 통증과 장애가 회복되어졌다. 이것은 환자 그룹에 대한 역학적 자료와 일치한다. 그러나 뭇갈래근(다열근, multifidus) 횡단면적의 크기는 운동 조절 훈련 그룹에서만 회복이 되었다. 추적 조사 자료에서 이 접근법의 효율성에 대한 강력한 증거가 제시되었다. 3년 후에 대조군의 사람들은 운동그룹의 사람들보다 더 통증을 경험할 확률이 12.4배나 높았다.[44]

경추 관절의 기능장애와 연관이 있는 경추로 인해 발생된 두통 환자에 대한 최근의 연구에서 심부 목 굽힘근을 위한 특별한 운동 재학습은 증상의 감소(예, 두통의 빈도와 강도 그리고 목통증)에 효과적이라는 것이 밝혀졌다. 더 나아가서 이러한 증가는 머리–목 굽힘의 임상적인 검사에서 증가된 수행과 연관이 있었다.[75]

말초의 관절들에 대한 통증 관리에서도 운동 재학습 전략들의 이행이 발생한다는 증거가 있다. 최근의 연구에서 특별한 운동 재학습이 슬개 대퇴 통증이 있는 안쪽넓은근(medial vastus)과 가쪽넓은근(lateral vastus)의 정상적인 협응을 재확립하기 위해서 사용되어졌다. 이 훈련은 몸통 근육들을 위해 여기서 설명된 것들과 비슷한 원칙들을 따랐고, 그로인해 다양한 과제들을 수행하는 동안에 넓은근들(vastii)에서 자동적인 동원에 변화를 초래하였다. 게다가 이것은 통증과 장애에서 유의한 증가를 보인 것과 연관이 있었다.

이러한 다수의 연구들은 근골격계 통증의 관리에서 운동 재학습 전략의 효율성을 위한 증거들을 제공한다. 그러나 앞으로의 연구에서는 다른 환자 그룹에서도 이러한 전략들이 검사되어져야만 하고, 다른 운동 중재들과도 비교되어져야 한다. 미래에 고려해야할 중요한 개념은 각 환자 그룹들에 따른 가장 효과적인 전략이 무엇인지를 알아보는 것이다.

부가적인 요인들 (Additional factors)

여기에 나타난 논의는 허리 통증에 대한 영구적인 통증이 반복적인 미세손상/손상과 말초 민감화(sensitization)의 가능성을 보여주는 말초 유해수용기의 반복적인 자극에 의해 발생한다는 생체역학적(biomechanical) 모델에 기초하고 있다. 그러나 한때의 허리 통증이 만성화 되었을 때, 통증은 중추신경계에 변화를 주고 영구화 되어질 수 있다는 것이 받아들여지고 있다. 이 경우에서 근골격계 상태의 관리에 대한 다방면에 걸친 접근법이 요구되어지는 것은 중요하며, 다음의 여러 가지의 요인들이 임상적인 고려를 위해서 요구되어진다. 첫째로, 효과적인 훈련의 이행을 위해서 환자들은 통증에 대한 두려움과 같은 요인들이 변화하는 다양한 환경에서 몸통 조절의 연습을 필요로 한다. 둘째로, 운동 재학습 전략의 임상적인 효율성은 척추의 생체역학적인 조절에서 증가와 같은 독립적인 요인들에 의해서 영향을 받게 되는데, 예를 들면, 몸통의 심부 근육에 대해 증가된 조절은 통증의 본질을 위협하는 요인을 감소시키기 위해 필요한 결정적인 단계를 제공한다는 것이다. 마지막으로, 내재적인 척추 근육들의 수축으로부터 특별한 고유수용성 입력은 감각적인 인지에 영향을 준다. 이러한 많은 요인들은 미래의 연구에 있어서 주요한 논제이다.[96a]

운동 조절의 임상적인 평가 (Clinical Assessment of Motor Control)

개요 (Introduction)

심부 근육에 대한 운동 조절의 평가는 두 개의 본질적인(inherent) 문제를 가진다. 첫째는 근육이 깊숙히 위치해 있어서 비침습적인 방법을 이용하여 그들의 활성화를 평가하기가 어렵다는 것이다. 둘째는 근력 혹은 지구력이 아니라 운동 조절을 평가하는 것이 목표라는 것이다. 이상적으로 심부 근육에 대한 운동 조절은 빠른 팔 움직임과 같은 간단한 과제에서 심부 근육내 근전도 기록을 통하여 평가되어질 수 있다. 그러나 이 방법은 임상적으로 실용적이지 못하므로 다른 기술들이 개발되어져야만 한다. 임상적으로나 기술적으로 이러한 것들의 타협점을 찾아야 한다. 약 10년 넘게 우리들은 심부 근육에 대한 운동 조절의 간접적인 표시를 제공하기 위해서 일련의 검사법들을 개발해왔다. 이러한 검사법에 다수의 취약점이 있다는 것을 인정하는 것은 중요하다. 그리고 연구 목적을 위해 이상적이고 객관적인 검사법은 아니지만, 이 근육들에 대한 조절의 질에 대한 임상적인 판단을 제공하는 것으로써 고려하는 것은 중요하다. 평가 방법들을 향상시키기 위한 노력들이 만들어져야 하지만, 현재까지는 이 검사법이 가장 임상적으로 적절하게 표현되는 방법이다. 이러한 관계에도 불구하고, 심부 근육에 대한 운동 조절의 정보를 제공하는 이 검사법의 타당성이 확인되어졌다. 한 연구는 팔의 움직임 과제 동안 가로배근의 잠복기에 대한 임상적 검사의 결과를 비교하였고, 검사법들 사이에 일치함을 보였다. 임상적인 검사를 잘 수행한 사람들에서는 가로배근이 조기 활성화 되었고, 임상적 검사를 잘 못 수행한 사람들에서는 가로배근의 활성화가 지연되었다. 앞으로의 연구에서는 이 검사의 수행이 허리 통증이 있는 사람과 허리 통증이 없는 사람들을 구별하기 위해서 사용되어질 수 있는지 연구되어져야 한다. 이 장에서는 심부 근육에 대한 활성화를 평가하는 것이 주요하게 다루어지지만, 표피의 대근육들을 평가하는 것도 중요하다. 이 체계에 대한 합리적인 평가의 기술은 다른 장에서 서술되어졌다. 이 장의 목표는 훈련의 진보를 위한 심부 근육 체계의 평가와 재활의 지침들을 위한 전략들에 대한 개요를 제공하는 것이다. 평가와 재활 전략을 위한 자세한 서술은 Richardson 등에 의해서 발견되었다.[115]

심부 근육 기능의 평가 (Assessment of deep muscle function)

가로배근에 대한 운동 조절의 평가 (Assessment of motor control of TrA)

가로배근 운동 조절의 평가는 환자가 대근육들로부터 독립적으로 가로배근 수축의 숙련된 기술을 인지적으로 수행할 수 있는 능력을 평가하는 것이 포함되어야 한다(그림 25.8). 측정되어진 변수(parameter)는 과제의 정확성이다. 가로배근은 배경사근에 대해 심부에 놓여 있기 때문에, 환자가 이 근육을 어떻게 잘 활성화 시킬 수 있는지를 판별하는 복합적인 기법들이 요구되어져야 한다. 이것들은 관찰, 촉진, 압력 생체되먹이기, 그리고 근전도 생체되먹이기를 포함한다. 또한 가로배근의 수축을 관찰하기 위해서 초음파 영상도 사용이 가능하다(그림 25.8).[46]

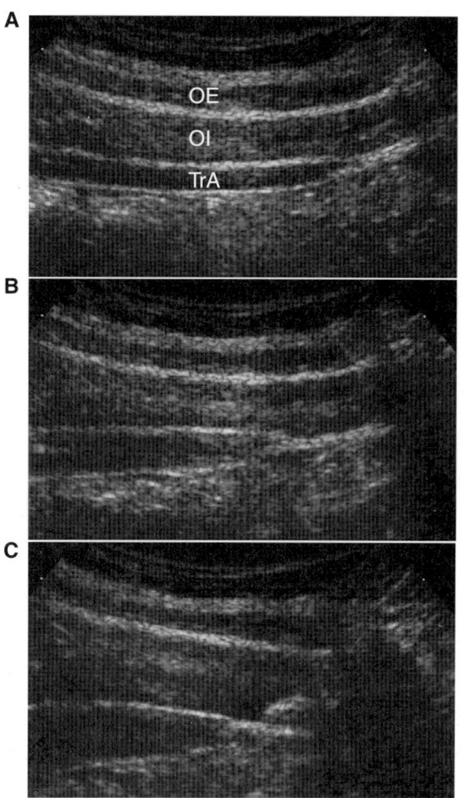

그림 25.8 휴식시 복벽의 초음파 영상(A), 가로배근의 독립된 수축 (B), 그리고 모든 복부 근육들의 수축(C). 왼쪽의 엉덩뼈능선과 흉곽 사이에 도자를 위치한 복벽의 횡단면 영상이다. 근육 수축 동안에 근육들의 두께가 증가한다.

그러나 지금은 일반적으로 초음파 영상이 임상적으로는 유용하지 않다. 가로배근의 수축은 허리가 좁아지고 아랫배가 안으로 움직임이기 때문에 이 근육을 활성화시키기 위한 어떠한 시도도 이러한 방식을 포함시켜야만 한다. 위에서 언급하였듯이, 가로배근의 독립적인 활성화는 숙련된 기술이고 심지어 허리 통증의 과거력이 없는 사람에게도 많은 연습을 필요로 한다. 활성화가 평가되어지기 전에 가로배근을 독립적으로 수축하는 숙련된 기술을 가르쳐야 하는 것이 필요하다. 이러한 숙련된 기술은 어떠한 신체 자세에서도 수행할 수 있어야만 한다. 그러나 가끔 이것은 환자가 복벽의 움직임에 대한 인식을 증가시키기에 유리한 복부의 자세에서 유용하다. 옆으로 눕기(side-lying) 혹은 네발기기(four point kneeling)와 같은 자세가 유용하게 사용된다. 그러나 가끔 네발기기 자세는 환자가 표피의 복부 근육들을 이완시키기가 어렵기 때문에 훈련을 위한 이상적인 자세는 아니다. 환자에게 근육의 해부학(예로, 코르셋과 같은 작용을 하는 근육에 대한 설명은 유용할 수 있다)과 요구되어진 수축(예, **천천히 그리고 부드럽게** 아랫배를 안으로 당기는 움직임)을 설명하는 것은 매우 중요하다. 꼭 필요한 것은 아니지만, 가끔 처음에 호흡과 가로배근의 두 가지 기능을 조화롭게 하는 것이 어렵기 때문에, 꼭 필요한 것은 아니지만 환자가 수축으로부터 호흡을 분리하는 것이 도움이 될 수가 있다. "숨을 들이 마시고 내쉬고" 와 같은 지시 후에 숨을 들이 마시지 않고 척추나 골반을 움직이지 않게 한 상태에서 아랫배를 척추 방향으로 천천히 그리고 부드럽게 당기게 한다. 어떤 환자들은 호흡을 멈출 수 없을 것이므로 정확한 시간에 지시가 필요로 된다. 환자가 수차례 연습을 한 후에 가로배근의 수축을 검사하여야만 보다 더 효과적으로 검사할 수 있다.

언급하였듯이 가로배근 활성화에 대한 검사의 기초는 환자가 얼마나 정확하게 가로배근의 수축을 수행할 수 있는지를 평가하는 것이다. 그러므로 과제의 수행은 (1) 가로배근이 활성화 되었는지에 대한 징후의 확인과 (2) 다른 근육들의 활성화가 있었는지에 대한 증거의 확인과 같이 두 가지 방식으로 평가되어져야 한다. 엎드려 누운 자세(prone)에서 검사의 수행이 과제 수행을 판단할 때 사용되어지는 기구(공기 압력계 - pressure cuff; 나중에 다시 설명함)를 이용하는데 편리하지만 검사는 어떠한 신체 자세에서도 수행 할 수 있어야 한다(그림 25.9). 가로배근 수축의 증거를 제공할 수 있는 주요한 요인들은 천천히 안쪽 방향으로의 아랫배 움직임과 위앞엉덩뼈가시(상전골극, anterior superior iliac spine)에서 안쪽과 아래쪽으로 약 2 cm에 위치한 곳에 손가락을 위치하고, 긴장되는(tightening) 부위를 촉진한다. 이 부위에서는 표피에 배속경사근의 큰 근육 덩어리가 위치하고, 심부에는 가로배근의 큰 근막이 위치한다. 배속경사근이 활성화되면, 이 부위에서 불룩한 팽창이 느껴질 것이다. 그러나 배속경사근의 수축없이 가로배근이 활성화되면, 심부에서 긴장되는(tensioning) 것이 느껴질 것이다. 가로배근이 복부의 표피 부위에 놓여 있지 않기 때문에 가로배근의 활성화를 평가하기 위해서 표피 근전도 기록을 사용하는 것은 적절하지 않다.

검사가 엎드려 누운 자세에서 수행되어진다면, 가로배근 수축의 부가적인 정보를 얻기 위해서 공기 압력계를 복부 밑에 위치시켜서 검사를 할 수 있다(stabilizer, Chattanooga, TN). 환자가 엎드려 누운 자세를 취하고, 공기 압력계의 중심이 배꼽에 일치하고, 끝 부위는 전상장골극들 수준에 일치하도록 복부 밑에 위치되게 한다. 공기 압력계가 약 70 mmHg에서 편평해지도록 한 후에 대상자에게 천천히 그리고 부드럽게 복부를 안으로 당기게 지시를 한다. 이상적인 반응은 가로배근 수축에 의해서 4에서 6 mmHg 정도의 압력이 감소되고 이러한 상태를 10초 동안 유지하여야만 하고, 정상적인 호흡을 유지하면서 이것을 10번 반복하여야만 한다. 일반적으로 환자가 흉요추

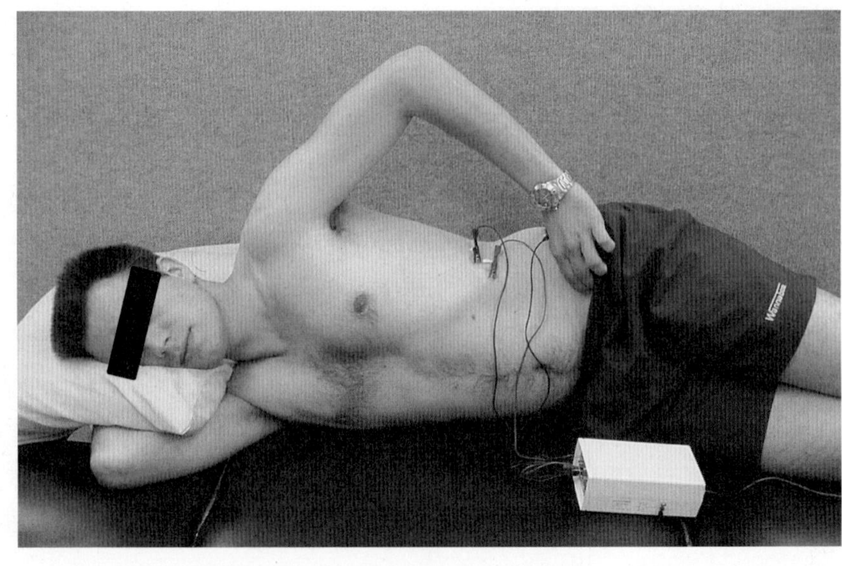

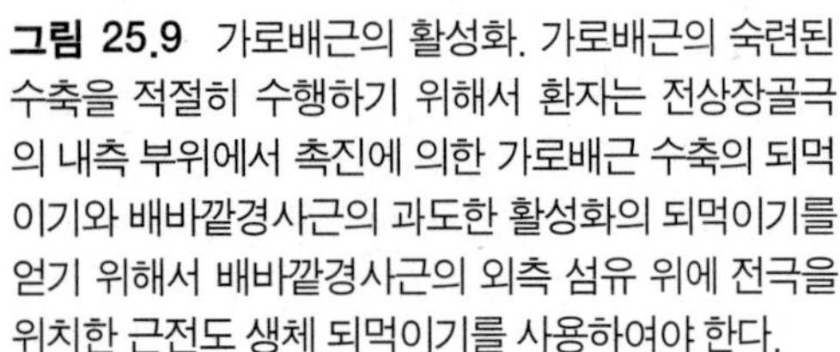
그림 25.9 가로배근의 활성화. 가로배근의 숙련된 수축을 적절히 수행하기 위해서 환자는 전상장골극의 내측 부위에서 촉진에 의한 가로배근 수축의 되먹이기와 배바깥경사근의 과도한 활성화의 되먹이기를 얻기 위해서 배바깥경사근의 외측 섬유 위에 전극을 위치한 근전도 생체 되먹이기를 사용하여야 한다.

표 25.1 독립적인 가로배근 수축 동안에 표피 복부 근육들의 과활성화 징후

징후(sign)	해석(interpretation)
윗 복부의 안쪽으로 움직임	OE 혹은 RA 활성화
아래 복벽의 움직임이 없음	OE 혹은 RA 활성화
흉곽의 하강(depression)	OE 혹은 RA 활성화
흉요추 굽힘	OE 혹은 RA 활성화
빠른 혹은 "경련적인(jerky)" 수축	OE 혹은 RA 활성화
골반의 뒤쪽 기울이기	OE 혹은 RA 활성화
복부를 이완할 수 없음	OE 혹은 RA 활성화
지지되어진 자세에서 호기시에 OE 혹은 RA의 호기성 활성화	OE 활성화
허리에서 외측 팽창	OE 활성화
아래 늑골 위에 촉진되거나/관찰되어지는 근육 활성화	OE 활성화
전외측 복부에서 긴장된 수직 띠(band)	OE 활성화
8번째 혹은 9번째 늑골 위에 혹은 외측 복벽위에 위치한 전극에서 증가된 근전도 활성화	OE 활성화
RA 위에 위치한 전극에서 증가된 근전도 활성화	RA 활성화
RA 근복 위에서 촉진되어지는 수축	RA 활성화
ASIS에 대해 내측과 아래 부위에서 촉진되어지는 융기(bulge)	OI 활성화
흉요추 척주세움근의 수축	표피 복부 근육들의 굽힘 모멘트를 상쇄하기 위해 존재
빠르고 깊은 흡기	흉곽에서 음압이 발생됨으로 인해 생성된 복벽 안으로의 움직임

굽힘 혹은 골반의 뒤쪽 기울이기에 의해서 요추가 간단히 굽힘이 되지 않게 하면서 처음의 수축을 확인하는 것은 공기 압력계의 수치를 보는 것보다 환자를 관찰하는 것이 더 이상적이다. 흉요추 굽힘 혹은 골반의 뒤쪽 기울이기에 의해서 요추가 간단히 굽힘이 된다면, 압력은 감소할 것이며 이것은 가로배근의 수축 때문이 아니다. 가로배근의 수축은 복벽을 척추 방향으로 잡아당겨서 공기 압력계를 들어 올리게 되므로 압력은 감소하게 된다. 반대로, 표피의 복근 수축은 복벽을 편평하게 하므로 압력에 변화가 없거나 증가하게 된다. 이러한 가로배근 활성화의 간접적인 측정은 과제의 정확성을 확인하기 위해서 평가되어져야만 하는 범위에 대한 요인들 중에 유일한 것으로써 고려사항으로 중요하다.

가로배근 수축의 수행 동안에 표피 근육의 부적절한 활성화를 평가하기 위해서 다양한 기법들이 유용하게 사용된다. 다시 말해, 관찰과 촉진은 가장 중요하게 여겨지는 숙련된 기술이고, 근전도 되먹이기는 부수적인 정보를 제공한다. 이러한 징후들과 그것들의 가능한 해석은 표 25.1에 서술되어 있다.

평가를 완료하였을 때 임상적인 결과는 가로배근이 독립적으로 정확히 활성화가 되는지의 여부로 판단되어진다. 이것은 가로배근이 활성화되는지의 징후와 표피의 근육이 활성화되는지의 징후로서 보고 되어질 수 있다(예, 촉진, 관찰, 근전도, 압력 변화, 그리고 초음파 영상). 정확한 임상적인 판단을 내리기 위해 요구되어지는 측정 요인들 중에서 압력과 같이 충분하고도 복합적인 측정 요인은 없다. 이러한 정보가 재훈련의 초기 단계에서 지침으로써 사용되어 질 수 있기 때문에 환자에게 사용되어지는 특별한 전략을 확인하는 것은 중요하다. 평가의 모든 면을 확실히 하기 위해서 다양한 자세에서 수축을 평가하는 것이 필요할 수도 있다. 초음파는 가로배근과 다른 복부 근육들의 활성화의 부수적인 측정을 제공하여 줄 수도 있다.[46] 최근의 연구들에서는 초음파 영상을 통해서 근육의 두께와 모양의 변화로부터 가로배근과 배속경사근의 수

축을 측정하는 것이 가능하다고 확인되어졌다. 그러나 이러한 방식으로 배바깥경사근(외복사근, obliquus externus abdominis)을 평가하는 것은 불가능하였다. 이 기법이 널리 더 많이 연구되어져야 하고, 미래에는 이것이 평가의 중요한 구성 요소로서 제공되어져야 한다.[46,115] 이 기법의 한 가지 장점은 수축을 분리하는 요구 없이 가로배근의 독립적인 활성화에 대한 확인을 할 수 있다는 것이다.

요추 뭇갈래근에 대한 운동 조절의 평가 (Assessment of motor control of the lumbar multifidus)

요추 뭇갈래근(다열근, multifidus)에 대한 수축의 평가도 가로배근에 대해 언급하였던 유사한 원칙들이 포함된다. 검사는 표피의 근육들에 대해 독립적으로 뭇갈래근, 특히 심부 섬유들에 대한 수축을 하는 숙련된 기술을 인지적으로 수행할 수 있는 지를 평가한다. 뭇갈래근에서는 근육 일관성(muscle consistency)의 변화가 지속적으로 존재하기 때문에 이완된 근육을 촉진하는 것 또한 매우 유용하다. 급성 허리 통증 환자가 있다면, 뭇갈래근의 횡단면적이 약 30% 정도가 감소하는 경향이 있다.[47] 근육 안에 지방성 침착이 발생하는 만성적인 상황이 되면, 근육의 일관성에 변화가 생긴다. 이완된 근육의 촉진으로부터 얻어진 정보는 근육 활성화에 대한 검사의 결과를 비교하는데 중요하다. 촉진을 위해서는 환자가 엎드려 누워야 한다. 이완을 도와주기 위해서 골반 혹은 복부 밑에 베개를 위치시킨다. 촉진은 요추 1번으로부터 시작하여 각 분절별로 내려가면서 천추 1번까지 근육 섬유를 가로질러 움직이면서 수행하는 것이 가장 좋은 방법이다. 근육의 크기는 미측 방향으로 갈수록 두꺼워질 것이다. 양쪽 부위에 대한 근육의 일관성은 근복(muscle belly) 안에서 엄지손가락으로 들어가는 것을 찾는 것으로서 비교할 수 있다.

뭇갈래근 활성화의 검사는 근육의 등척성 "융기(swelling)" 수축을 포함하여야 한다.[115] 이 검사의 목적이 심부 근육 섬유들(예, 척추분절간 조절에 가장 중요하게 역할을 한다고 제안되어져 왔던 근육 섬유)을 두드러지게 활성화하는 것이기 때문에, 긴 표피 근육 섬유들의 수축으로 인해서 골반의 앞쪽 기울이기를 발생시키기에는 충분하지 못하다.[96] 뭇갈래근 수축을 가르치기 위해서 근육의 해부학과 요구되어지는 수축의 형태에 대한 설명을 제공하는 것은 중요하다. 치료사가 수축을 시범 보이거나 환자가 지절 근육의 등척성 수축을 촉진하게 하는 것은 필요하다. 환자가 근육 수축에 의한 융기에 대항하여 밀게 하기 위해서 치료사가 엄지 혹은 검지와 엄지로 뭇갈래근의 함몰된 부위를 찾는다(그림 25.10). "숨을 들이마시고 내쉬세요, 숨을 들이마시지 말고, 천천히 그리고 부드럽게 제 손가락 방향으로 근육을 밀어 보세요, 당신의 골반과 척추를 움직이지 마세요, 그리고 숨을 정상적으로 쉬기 시작하세요" 와 같은 유용한 지시들을 사용할 수 있다. 이상적인 반응은 손가락 밑의 깊은 곳에서 긴장이 대칭적으로 천천히 부드럽게 증가되는 것을 촉진하는 것이고, 이것을 약 10초 정도 유지할 수 있어야 하고, 10번 반복할 수 있어야 한다. 뭇갈래근의 근육 섬유들은 심부에

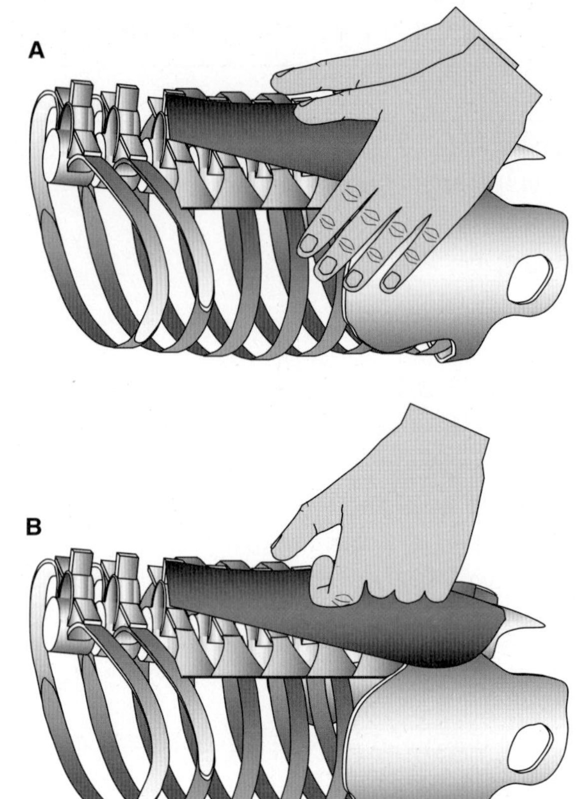

그림 25.10 뭇갈래근 수축을 촉진하기 위한 기법. 손가락을 가시돌기의 양쪽 옆에 위치시킨다. 수축의 되먹이기에 의해 주어진 근육에 압력이 적용되어져야 하고, 수축의 질이 촉진되어야 한다.

표 25.2 독립적인 뭇갈래근의 수축 동안에 표피 복부 근육들의 과활성화 징후

징 후	해 석
골반의 앞쪽 기울이기	긴 ES 혹은 표피 뭇갈래근의 활성화
긴 ES의 촉진되어지는 수축	긴 ES의 활성화
표피 복부 근육들의 수축	긴 ES 혹은 표피 뭇갈래근의 폄 모멘트를 극복하기 위한 OE 혹은 RA의 활성화
골반의 뒤쪽 기울이기	치료사의 손가락을 밀어 내려는 부절절한 움직임
둔부 근육의 수축	과도한 노력

위치해 있기 때문에, 이 근육 섬유들이 활성화된 것을 확인하기가 어렵다. 여러 가지 특징들이 간접적인 증거로 제공되어 질 수 있다. 하나는 근 긴장이 천천히 부드럽게 그리고 깊은 곳에서 증가되는 것이고, 다른 하나는 뭇갈래근의 수축이 복부의 다른 근육들이 아닌 가로배근과 동반하여 수축을 하는지의 여부이다. 이것은 임상적으로 심부 근육 다발의 우세한 활성화를 의미한다는 것을 고려할 수 있다. 표피의 복부 근육이 활성화되면, 이것은 일반적으로 표피의 폄 근육들에 의해 생성된 폄 모멘트를 극복하게 한다. 뭇갈래근의 수축이 독립적이지 않다는 것을 제안하는 징후가 표 25.2에 제시되어있다. 가로배근의 검사와 비슷하게 평가의 결과는 관찰, 촉진, 그리고 근전도 결과의 해석에 의해 판단되어진다.[46]

심부 목 굽힘근들에 대한 운동 조절의 평가 (Assessment of motor control of the deep neck flexors)

심부 목 굽힘근들에 대한 운동 조절의 평가는 심부 요추 뭇갈래근에서 설명되어진 유사한 원리들을 따라야 하고, 머리-목(cranio-cervical) 굽힘 활동에 대한 분석에 기초하여야 한다. 환자의 경추 밑에 공기 압력계(stablizer, Chattanooga, TN)를 위치하게 하여 바로 눕게 한다(그림 25.11). 목의 전만증을 증가시키지 않고 침대와 목의 뒷부분 사이의 공간을 충분히 채울 수 있는 정도로 되게 공기 압력계의 수치를 20 mmHg에 맞추어서 미리 편평하게 펴놓는다. 검사는 대상자가 머리-목 활동의 점진적인 반복을 수행하게 하고 각각 2 mmHg씩 증가하는 것을 목표로 하여서 22 mmHg에서부터 30 mmHg까지 압력이 증가되게 한다. 평가는 두 단계로 나누어진다. 첫 번째는 머리-목 굽힘 움직임의 패턴을 분석하는 것이다. 움직임은 검사의 점진적인 각 단계에 맞추어서 머리-목 굽힘의 범위를 증가시켜야만 한다. 일반적으로 부족한 움직임 전략은 표피의 목 굽힘근을 과도하게 동반 사용하여서 목과 머리의 뒤당김(후인, retraction)으로 보상을 하게 된다. 표피 근육의 이런 과도한 활성화는 근복 위에서 표면 근전도 전극에 의해 기록되거나, 촉진되어질 수 있다. 이 검사의 두 번째 단계는 환자가 머리-목 굽힘 활동을 수행할 수 있도록 전달시키는 것이다. 이 단계에서는 각 검사 단계마

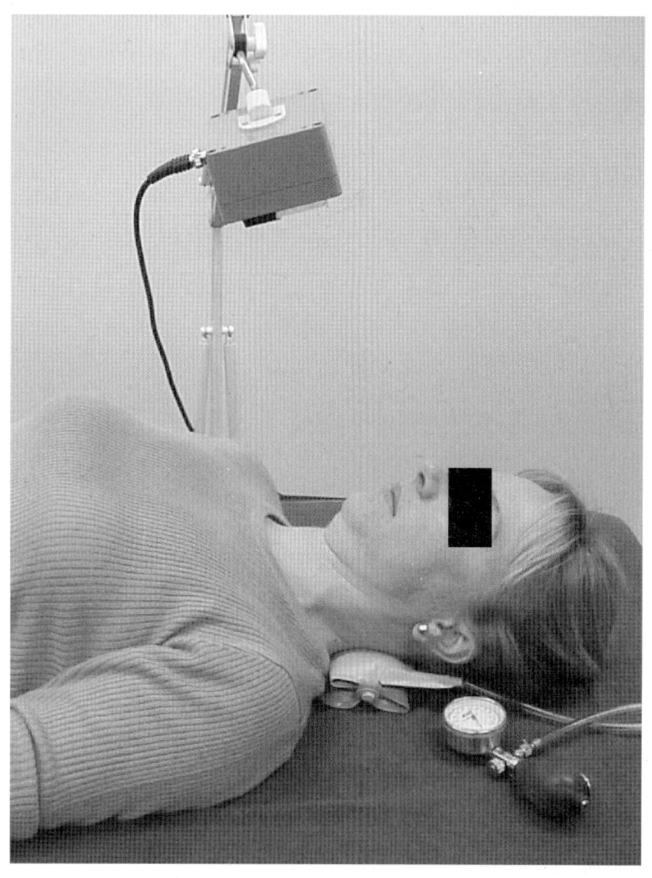

그림 25.11 심부 목 굽힘근의 임상적인 검사. 공기압박계를 목뼈 밑에 위치시키고, 환자가 부드럽게 턱을 떨어뜨려서 점진적인 단계에 맞게 압력을 증가시킨다. 목빗근의 과도한 활성화를 기록하기 위하여 목빗근 위에 근전도 전극을 위치시킨다.

다 반복적으로 머리-목 굽힘 자세를 유지할(약 10초) 수 있는 능력을 검사한다. 통증이 없는 대상자들에 의해 얻어진 검사의 평균 수준은 26과 28 mmHg 사이이다.[73,76] 목 질환이 있는 환자는 보통 22에서 24 mmHg 정도만 얻을 수 있다.[75]

표피 근육 기능의 평가 (Assessment of superficial muscle function)

언급하였듯이, 표피의 대근육의 조절에서 변화들에 대한 특별한 본성을 종합적으로 평가하는 것은 중요하다. 이러한 근육들의 활성화는 손상되거나 증가되어지고 보다 더 일반적인 움직임 조절의 기능 장애로 나타난다. 지절의 움직임 과제에서 근육 활성화의 상대적인 시간, 지절의 움직임 과제 동안에 몸통과 골반의 조절, 그리고 이동(locomotion)과 같은 기능적인 과제를 평가하는 것과 같은 많은 검사방법들이 이 체계의 기능을 평가하는데 유용하게 사용되어졌다. 이러한 검사들은 다른 곳에서 자세하게 설명할 것이고, 운동 조절 결함들의 전반적인 관리에서 중요하게 고려되어야 한다.

요약 (Summary)

평가를 마쳤을 때 치료사는 검사 방법의 수행 동안에 사용되어진 심부 근육 체계와 전략들을 활성화 시키는 환자의 능력에 대해 자세하게 이해를 하고 있어야만 한다. 이러한 결함들을 정확하게 규명하는 것은 운동 재학습의 초기 단계에서 전략들의 이행에 직접적으로 영향을 미치기 때문에 매우 중요하다.

운동 조절 재교육을 위한 임상적 선택 (Clinical Options for Re-education Motor Control)

운동 재학습 접근법에서 허리 통증이나 목통증이 있는 환자들을 관리하기 위한 과제는 정상적인 기능에서 있어야할 구성 요소(예, 조기의, 표피의 근육으로부터 독립적인 심부 근육의 긴장성 동원)가 없는 것을 재교육하는 것이고, 이것을 통해 몸통의 모든 근육들에 대한 활성화의 정상적인 통합을 재교육하여 정상 기능을 하게 하는 것이다. 허리 통증을 위한 치료 접근이 상세히 있고, 목뼈 부위의 관리에서도 비슷한 원칙들이 적용된다. 치료의 목표는 네 단계를 통한 움직임으로서 획득되어질 수 있다.

단계 1 : 활성화 (Phase 1: Activation)

허리 통증이 있는 환자 관리의 첫 번째 단계는 정식의 운동 기술(motor skill) 훈련이다. 이 단계에서 환자는 표피의 근육으로부터 독립하여서 가로배근 그리고/혹은 뭇갈래근의 숙련된 기술의 활성화를 인지적으로 수행하는 것을 배워야 한다. 활성화 기법에는 표피 근육의 활성화를 감소시키는 기법과 심부 근육의 활성화를 증가시키는 기법과 같은 두개의 부문으로 나누어진다. 사용되어질 특별한 기법은 평가의 결과에 의해 영향을 받는다. 예를 들면, 환자가 배바깥경사근(외복사근, obliquus externus abdominis)의 과도한 동원을 보인다면, 먼저 이 근육의 활성화를 감소시키는 기법이 사용되어져야 할 것이다. 그러나 환자가 과도한 활성화가 없어서 심부 근육들의 수축을 시작할 수조차 없다면, 전략은 매우 달라져야 할 것이고, 그 전략은 심부 근육의 활성화를 증가시키는 촉진 전략이 사용되어져야 할 것이다. 이 단계에서의 목표는 환자가 표피의 근육들로부터 독립하여서 가로배근 그리고/혹은 뭇갈래근의 부드러운 등척성 수축을 수행할 수 있게 교육을 하는 것이다. 이러한 근육들에서 낮은 수준의 수축은 척추분절간 움직임을 조절하는데 충분하다. 연구에 의하면 일반적인 기능에서 최대 활성화의 약 20% 정도보다도 적은 활성화면 충분한 것으로 나타났다.[55] 그러므로 훈련의 초점은 낮은 수준의 긴장성 활성화이다. 다음 단계는 표피 근육들의 과도한 활성화를 감소시키고, 심부 근육들의 활성화를 증가시키는 여러 가지의 방법들을 제공한다.

표피 근육들의 활성화를 감소시키는 기법들 (Techniques to decrease the activity of the superficial muscles)

(i) 자세 잡기(positioning) — 표피의 근육들을 보조적으로 이완시킴으로써 과제를 단순화하기 위해서 옆으로 누운 자세(side-lying), 바로 누운 자세, 혹은 지지되어서 서 있는 자세(supported standing)와 같은 잘 지지된 자세들의 사용이 가끔 필요하다. 긴 척주세움근을 이완하기 위해서 환자를 베

개 위에서 쉬게 하는 것이 유용할 수도 있다.

(ii) 수축 요소 감소하기 — 가끔 환자는 수축을 너무 빠르고 그리고 어렵게 수행할 것이다. 그러므로 이러한 수축 요소의 감소는 과도한 활성화를 감소시킬 수 있다.

(iii) 수축에 대한 되먹이기 — 근전도 생체되먹이기, 거울을 통한 시각적 되먹이기, 촉진을 통한 촉각적 되먹이기.

(iv) 정적 호흡 기법 — 환자가 복부의 움직임과 양쪽 기저(bibasal)의 흉곽 움직임(예, 흉곽의 외측 직경(lateral diameter)의 증가)을 동반한 정상적인 가로막 호흡하기 혹은 흡기에서 정적으로 호흡 유지하기를 수행할 수 있게 가르쳐야 한다.

(v) 능동적인 이완 기법들 — 수축-이완(contract-relax), 결합 조직 마사지, 그리고 상상하기와 같은 기법들.

(vi) 척추의 중립적인 자세 — 정상적인 요추, 흉추, 그리고 경추 만곡을 유지하는 중립적인 척추의 자세로 환자를 위치시키는 것은 표피 근육들에 대한 과도한 활성화 혹은 "매달리기(hanging)"를 감소시키는 것을 도와준다.

심부 근육들의 활성화를 증가시키는데 유용한 기법들 (Techniques available to increase the activity of the deep muscles)

(i) 자세 잡기 — 중력에 의해 근육이 신장되어져 있는 가로배근의 자세는 보다 수축을 쉽게 하게 만들지만, 자세는 가끔 대근육들의 과도한 활성화를 감소시키는 요구에 의해 유도되어진다.

(ii) 척추의 중립적인 자세 — 정상적인 요추, 흉추, 그리고 경추 만곡을 유지하는 중립적인 척추의 자세로 환자를 능동적 혹은 수동적으로 위치시키는 것은 심부 근육의 활성화를 도와준다.

(iii) 골반저 근육들의 동시활성화 — 연구들에서 골반저 근육들의 최대하(submaximal) 수축은 가로배근의 활성화를 촉진한다고 밝혀졌다. 환자는 골반저 근육들(예, 치골에서부터 미골까지 연결되어져 걸쳐 있는 근육)에 대한 해부학을 교육받아야만 하고, 그 근육들을 수축하는 방법을 배우는 전략을 제공받아야만 한다. 예를 들면, "마치 당신이 소변을 멈추게 노력하는 것처럼 골반저 근육들을 부드럽게 수축하세요"와 같은 지시를 사용할 수 있다. 이러한 지시는 남여 모두에게 적용된다. 천천히 부드럽게 수축을 수행하는 것이 강조되어져야만 하고, 골반저 근육들만 독립되게 수축하거나, 지시와 함께 아랫배까지 같이 수축을 하게 한다.

(iv) 다른 심부 몸통 근육들의 동시활성화 — 예를 들면, 가로배근의 수축은 뭇갈래근의 활성화를 증가시킨다.

(v) 되먹이기 — 전상장골극(ASIS)에서 내측 부위와 아랫 부위에서 가로배근의 촉진; 관찰을 위한 거울들. 뭇갈래근의 촉진은 세심한 팔의 위치를 요구한다.

(vi) 근육해부학과 운동(저부하 조절 운동) 유형 설명.

(vii) 상상하기

(viii) 시범 보이기(demonstration)

적용 (Implementation)

심부 근육들이 가장 적절한 독립적인 수축을 얻기 위해서는 일반적으로 복합적인 전략들을 사용하는 것이 필요하다. 나중에는 중요하지 않지만, 증가된 활성화는 공기압력계에서 압력 변화의 증가 혹은 움직임 패턴의 향상으로 나타난다. 이 과정의 끝부분에서는 환자에게 가장 잘 작용될 수 있는 전략, 한 회기(session; 10초 동안 수축하는 것을 10회까지 하는 것) 안에 수행할 수 있는 수축 횟수들을 식별할 수 있어야 한다. 그리고 환자가 가정에서 교정된 수축을 수행할 수 있도록 하는 전략 같은 것들을 식별할 수 있어야만 한다. 이러한 후반부의 과제는 가끔 거울을 통한 관찰 혹은 촉진과 같은 되먹이기 전략에 의해서 가장 잘 획득되어진다. 일반적으로 한 개의 근육을 시작으로 하여 훈련을 시키는 것이 가장 효율적이다. 숙련된 기술 습득의 초기 단계에서는 피로가 빨리 발생되고 피로가 발생되면, 부정확한 과제의 반복을 예방하기 위해서 실행을 중단하도록 권고하여야 한다. 운동의 복잡한 본성 때문에 가끔 환자는 자주 실행하기가 어렵다는 것을 발견할 것이다. 이런 초기의 단계에서 환자는 하루에 3에

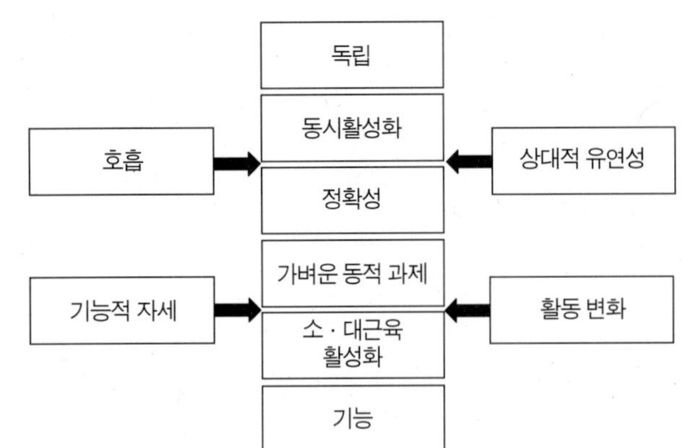

그림 25.12 척추 통증 관리를 위한 운동 재학습 프로그램의 단계적인 진행. 가운데 기둥은 운동의 진행을 위한 결정적인 단계들을 의미한다. 양쪽 옆의 부가적인 구성 요소들은 가능한 빨리 조기에 시행되어짐이 필요한 중요한 요소들이고, 꼭 그 부위에서 성공적으로 획득되어져야만 한다.

서 4회기 동안에 개별적인 수축 횟수(예, 3회, 5초 수축)를 수행하면서 격려되어져야 한다.

단계 2: 숙련된 기술 습득 (Phase 2: Skill precision)

환자가 한 개의 근육에 대해 독립적인 수축을 수행할 수 있을 때, 다음 단계는 과제의 정확성을 증가시키는 것이다. 소근육 활성화의 증가된 정확성(반복 횟수의 증가와 유지 시간의 증가), 가로배근과 뭇갈래근(다열근, multifidus)을 포함한 국소 근육들의 동시활성화, 호흡과의 협응(coordination), 정적이고 기능적인 자세로의 진행(progression), 그리고 쉬운 동적인 과제로의 진행 등과 같이 여러 가지 목표들을 획득하는 것은 중요하다(그림 25.12). 이 단계에서 재활의 궁극적인 목표는 환자가 정확하게 수축을 인지적으로 수행할 수 있게 하고, 최소한의 되먹이기, 의존없이 특별한 촉진 전략 수행, 그리고 다양한 환경들(자세들, 지지 표면들, 등등)에서 수축을 수행할 수 있게 하기 위해서 수축에 대한 환자의 신뢰와 숙련된 기술을 증가시키는 것이다.

심부 근육들의 동시활성화 (Co-activation of deep muscles)

많은 경우에서 한 개의 소근육의 활성화는 그 그룹의 다른 근육들과의 동시활성화와 관련이 있다. 예를 들면 가로배근이 활성화 되었을 때, 가끔 동시에 뭇갈래근의 동원도 일어난다. 척추분절간 움직임에 대한 최적의 조절을 위해서 심부 근육들이 동시활성화 되어지는 것이 이상적이다. 이것이 자발적으로(spontaneous) 발생되지 않는다면, 노력은 동시활성화를 획득하기에 초점이 맞추어져야만 한다. 어떤 환자들은 이차 근육(second muscle)을 위해서, 활성화를 위한 이상적인 전략을 확인하는 처음의 과정을 반복하게 한다. 다른 환자들은 자세의 변화 혹은 반대 근육의 증가된 되먹이기 혹은 다른 근육들의 활성화를 시작하게 하기 위해서 골반저 근육들을 수축하는 것과 같은 새로운 전략의 추가가 간단하게 요구되어진다. 한번 동시활성화가 획득되어졌다면, 그 다음에는 동시활성화의 정확성을 증가시키는 것이 중요하다.

심부 근육 활성화의 증가된 정확성 (Improved precision of deep muscle activation)

수축의 신뢰를 증가시키는 과정에서의 한 단계는 반복에 의한 숙련된 기술의 정확성을 향상시키는 것이다. 환자는 수행할 수 있는 반복 횟수를 증가시키고, 약 10초 정도 수축이 되도록 수축 기간을 증가시키게 격려되어져야 된다. 환자가 정확하게 수축을 수행할 수 있을 때를 결정할 수 있다면, 이것은 환자들이 수축 횟수와 수축 기간에 대해 독립적으로 진행을 할 수 있기 때문에 장점이 된다. 환자들은 수축의 되먹이기에 대한 의존성을 감소시키게 하고 촉진 전략들에 의존하지 않으면서 인지적으로 수축을 수행하는 것을 목표로 하게끔 격려되어져야만 한다.

호흡과의 협응 (Coordication with breathing)

환자들이 소근육들의 수축을 유지하면서 정상적인 가로막 호흡(예, 흉곽의 양쪽 기저의 확장과 복부의 움직임)을 수행할 수 있게 하는 것은 중요하다. 소근육들은 낮은 수준의 긴장성 활성화는 물론 호흡적인 조절의 활성화를 협응해야만 하기 때문에 많은 사람들이 이 과제를 수행하기가 어렵다. 모든 환자들에게 심부 근육들의 긴장성 활성화와 호흡적 협응의 효율성에 대해 평가를 하는 것은 중요하다. 평가를 위해서는 호흡을 발생시키는 세 개의 중요한 움직임들 예를 들면, 복부의 변위(앞쪽 변위), 흉곽 양쪽 기저의 확장(외측과 앞뒤 흉곽 확장의 증가), 그리고 상부 흉곽의 움직임(올림과 앞쪽으로의 변위) 등을 모두 검사하는 것을 필요로 한다. 일반적으로 전체 흉곽에서 복부의 움직임에 대한 비율은 약 60:40으로 예상된다. 환자가 뭇갈래근과 가로배근의 수축을 유지하면서 호흡을 시작할 때 다음의 주요한 세 개의 부분이 확인되어져야 한다. (1) 호흡 때 심부 근육의 긴장성 수축을 유지할 수 있는 환자는 몸통의 세 방향에서 정상적인 깊이의 호흡 움직임을 지속하여야 한다(예, 이상적인 반응). (2) 환자가 긴장성 수축을 유지할 수 있지만 흉곽 혹은 복부의 움직임을 최소로 동반하면서 상부 흉곽으로 얕은 호흡을 한다. (3) 환자가 호흡의 시작과 함께 소근육들의 수축을 하지 못하게 된다. 각 부분별로 훈련이 달리 적용되어져야만 한다. 이러한 협응 운동을 훈련하기 위해서는 흉곽 기저 확장의 되먹이기와 이완된 자세를 사용하는 것이 필요하다. 일반적으로 환자가 소근육들을 수축하게끔 만들 수 있어야 하고, 그런 다음에 소근육의 긴장성 활성화에 호흡을 할 수 있게 해야 한다. 처음에는 얕은 흡기의 움직임 사용이 필요로 되어지고 그런 다음에 복벽과 뭇갈래근에서 긴장의 유지를 강조하면서 호흡량의 점진적인 증가를 통하여 진행을 하게 된다. 복부가 호흡과 함께 정상적으로 움직이게 하기 위해서는 근육들의 길이에 변화와 상관없이 근육들의 지속적인 긴장이 중요한 요소이다.

정적이고 기능적인 자세들의 진행 (Progression to static functional positions)

가능한 한 빠르게, 그러나 너무 빠르지는 않게, 앉기와 바로 선 자세와 같은 기능적인 기립 자세들로 진전하는 것은 중요하다. 이것은 표피 근육의 과도한 동원 때문에 어려울 수 있다. 그러나 환자가 한번 체중을 지지하는 자세에 적응을 하게 되면, 중력의 효과를 극복하고 신체의 기립 자세를 유지하기 위해서 표피 근육들의 활성화를 필요로 한다는 것을 고려하는 것은 매우 중요하다. 환자가 대근육들에 대해 상대적으로 독립하여서 소근육들의 수축을 유지할 수 있게 하는 것이 목표이다. 기립 자세로 나아가기 위해서 벽에 대항하여 지지하여 서 있기 혹은 지지되어진 앉기와 같은 중간적인 단계를 거쳐 가는 것이 필요할 수 있다. 지지의 양을 감소시킴으로써 진행을 할 수 있다. 이 단계에서는 자세적 교정을 소개하는 것을 필요로 한다. 보통 환자들은 중립적인 척추 자세에 적응되어질 수 있도록 격려하여야 한다. 이 자세는 관절들의 중간 자세(mid-position)이고 일반적으로 흉추 후만증과 요추 전만증(흔히 말하는 흉요추 펌이 아니다)을 포함한다. 특히 이 자세는 척추 조절에 대해서 수동적 체계가 가장 적게 영향을 미치고, 척주 조절 체계에서 근육에 의한 영향에 의존하는 자세이기 때문에 중요하다. 그러나 척추는 움직이게 설계되어졌고, 척추의 움직임은 힘의 흡수를 돕기 위해서 사용되어진다는 것을 기억하는 것은 중요하다. 그러므로 다양한 자세들과 움직임에서 심부 근육의 활성화를 격려하는 것이 환자에게 변화 없이 정적으로 중립적인 척추 자세를 유지하게 하는 격려하는 것보다 낫다. 정상적인 움직임에 대한 중간적인 단계로서 중립적인 척추의 자세를 목표로 하는 것은 적절하다. 그러나 척추의 부하를 최적화하고 크립현상(creep)과 같은 효과를 최소화하기 위해서 지속되어진 과제들은 특별한 기능들을 위해 환자가 중립적인 척추 자세를 유지하게 격려하는 것은 적합하다. 환자가 기능적인 자세들에서 수축을 수행할 수 있게 되면 훈련의 횟수를 극적으로 증가시킬 수가 있다. 이상적으로 이 단계에서 환자는 매 시간 수차례의 반복으로 심부 근육들을 훈련시켜야만 한다. 척추 조절 체계는 기능에서 소근육 체계가 자동적으로 활성화되게 훈련되어져야 하는데 이는 많은 반복을 통해서 이루어진다.

가벼운 동적 과제들로의 진행 (Progression to light dynamic tasks)

기립 자세에서 소근육의 수축을 자신감 있게 수행할 수 있게 되면 부가적인 척추의 움직임을 필요로 하는 보다 더 복잡한 과제들을 시작하는 것이 적절하다. 이 단계에서의 목표는 척추가 움직이는 동안에 심부 근육들이 긴장성 수축을 유지하는 것이다. 이 단계의 훈련을 시작하기에 유용한 과제는 걷기이다. 걷기는 골반과 척추를 움직이게 하는 것이 꼭 필요하고 이동에 대한 에너지 비용을 최소화하기 위해서 정적으로 머물러 있지 않게 된다. 그러므로 환자가 소근육들 위에 덮여 있는 대근육들의 위상성 수축이 동반된 작은 크기의 움직임과 결합하여 국소 근육들의 수축을 유지하는 것이 목표라는 것을 알고 있는 것은 중요하다. 이 단계에서는 소근육 위에 덮여져 있는 대근육들의 활성화가 밑에 있는 국소 근육들의 활성화를 감추어버리기 때문에 환자가 심부 근육들의 수축을 지각하는 것을 알아차리는 것이 중요하다. 환자가 걷기로 진행하기 위해서는 앞뒤와 좌우로 체중 이동, 지지를 한 상태에서 제자리걸음 걷기, 그리고 마지막으로 보조없이 걸음 걷기와 같은 중간 단계를 시도하는 것이 필요하다. 소근육의 활성화가 의식적인 수축이 아닌 자동적으로 이루어지게 하는 것이 목표이기 때문에 인지적인 입력을 점진적으로 감소시키는 것은 중요하다. 이것은 과제를 통하여 의식적이고 지속적인 수축을 하기보다는 걷기 훈련 동안에 간격을 두고 수축을 반복하는 것에 의하여 획득되어질 수 있다.

단계 3: 표피와 심부 근육의 동시활성화 (Phase 3: Superficial and deep muscle co-activation)

진행에서 중요한 단계는 환자에게 전체 근육들의 우세함이 없이 표피와 심부의 활성화를 조화롭게 가르치는 것이다. 이 단계에서 환자를 훈련시키기 위해 많은 선택을 할 수 있다. 기본적인 전제는 소근육 체계를 동시활성화하는 것이고 그런 다음에 특별한 방식으로 위상성 방향에서 대근육을 활성화하기 위해 부하를 사용하는 것이다. 예를 들면, 엎드려 누워 있는 환자에게 골반과 척추의 움직임 없이 심부 근육을 활성화시키게 한 후에 골반과 척추에 대해 회전의 힘을 시작하게 하는 다리 전체를 들어올리게 하는 것이다. 이 회전의 힘을 극복하기 위해서 그리고 요추-골반 자세를 유지하기 위해서 전체 근육들을 수축하여야만 한다.[74,110,113,118] 그러므로 환자는 심부와 표피의 근육들을 적절히 동시활성화 시켜야 한다. 과제 동안에 소근육 체계의 수축을 유지하게 하는 것은 중요하다. 이것은 심부 근육들의 촉진을 하지 않으면서도 대근육들을 활성화하였을 때 환자의 지각에 의해 크게 영향을 받는다. 이 경우에 초음파 영상이 심부 근육 활성화에 대한 변화를 관찰하는데 유용하게 사용되어질 수 있다.[115]

이 단계의 훈련을 위해 이용 가능한 많은 선택들을 할 수 있다. 일반적으로 낮은 부하로부터 시작하여 몸통에 가해지는 조절되어진 추가적인 부하, 등척성 수축들, 관절 자세의 조절, 그리고 동시활성화 등과 같이 격려하기 위한 어떠한 기법도 적절하게 적용되어야 한다. 예를 들면, 고유수용성 신경근 촉진법에서의 율동적 안정화(rhythmic stabilization) 기법들, 다리에 부하가 가해진(leg-loading) 과제들, 필라티스(Pilates) 운동들, 감각 운동 통합 기법들을 포함하여야 한다. 이러한 방법들의 사용에 있어서 진전은 부하 혹은 속도를 증가시키거나, 환경적인 안정성을 감소시킴으로써 획득되어질 수 있다. 환자의 생활양식에서 요구되어지는 것에 대해 과제의 어려움을 적절히 잘 조화시키는 것은 중요하고, 운동이 환자에게 기능적으로 관련성이 있다면 더 유익할 것이다. 대근육들의 평가에 대한 결과는 운동 중재의 특별한 주안점으로 적용되어질 수 있다. 예를 들면, 환자가 굽힘, 폄, 혹은 회전 문제를 가지고 있다면, 그런 다음 대근육을 위한 운동 중재는 이러한 문제에 특별하게 부합되게 한다면, 보다 더 이상적이다.[118]

단계 4: 기능적 재교육 (Phase 4: Functional Re-education)

훈련의 마지막 단계는 기능적 재교육이다. 여기에는 고려해야 할 다수의 중요한 관점들이 있다. 첫째로 훈련되어지는 특별한 기능은 환자의 요구와 객관적인 평가의 결과에 기반을 두어야만 한다. 둘째로는 숙련된 기술 학습의 정상적인 원칙들 즉, 과제들은 개별적인 구성요소들로 분리되어져야 하고, 그런 다음에 구성 요소들이 완벽하게 갖추어졌을 때 함께 적용되어져야 한다는 것이다. 셋째는 환자가 과제를 수행하는 동안에 소근육의 낮은 수준의 긴장성 수축을 유지하고 있게끔 격려되어져야 한다. 예를 들면, 환자가 테니스 서브와 관련된 어려움을 가지고 있다면, 첫 번째 단계는 과제를 각각의 구성 요소들로 나누는 것이다. 각 구성 요소들은 심부 근육들의 긴장성 동시활성화를 연습하여야 한다. 과제가 완벽해졌을 때 환자는 과제를 통해 걷게 격려되어져야 하고, 점진적으로 속도와 힘을 증가시켜야 한다. 이상적으로 소근육 수축을 위한 인지적인 중재는 훈련이 진전되어짐에 따라 감소되어져야만 한다.

치료시 고려할 점 (Treatment considerations)

치료 전략들의 이행에 관하여 중요하게 고려해야할 여러 가지 요인들이 있다. 첫째로 다른 치료 전략들과 결합하여 운동 재학습 전략을 사용하는 것은 매우 중요하다. 생체역학적 모델에서 심부 근육들의 조절에 대한 훈련은 척추분절간 관절의 조절을 증가할 수 있다. 그러므로 조직의 치유 혹은 통증 경험의 다른 면에 대한 관리에 직접적으로 영향을 미치는 어떠한 기법도 유익해 질 수 있다. 더 나아가서 이 관점에서 본다면, 이러한 기법들이 많은 다른 환자 그룹들에서도 유익할 수 있다는 것을 이해하는 것이 가능하지만, 징후에 영향을 미칠 수 있는 범위는 특별히 병리학에 의해 영향을 받을 것이다. 이러한 기법들이 척추 불안정성의 임상적 징후,[99] 척추 전방 전위증,[100] 그리고 급성 허리 통증을 포함하는 환자 그룹에게 최적의 기법이라고 주장되어지고 있다.[45]

둘째로 운동 중재의 적용에 대한 용어들인 결과들을 획득하는데 걸리는 시간, 치료의 횟수, 환자가 어느 정도의 장기간 동안에 운동을 지속하여야 하는지 혹은 징후들이 해결되어 언제 운동을 중단할 수 있는지 등은 개개인에 따라 다르게 영향을 받게 되고, 언제 진행하고 추적 검사를 하여야 하는지를 안내할 수 있어야 한다. 셋째로는 훈련의 정확성은 중요하고, 환자들이 너무 빨리만 진행되지 않는다면, 치료의 결과들은 빠르고 보다 더 성공적일 것이라고 믿는다는 것이다. 미래의 연구에서는 이러한 주제에 대한 정당성을 입증하는 것이 요구되어진다.

확인 과정
본 장의 학습목표 자가 점검

- 중추신경계가 척추의 움직임을 어떻게 조절하는가?
- 척추의 생체역학이 목과 요추에서 부족한 운동 조절의 전형적인 징후들로 어떻게 변화되는가?
- 목과 요추에서 비정상적인 운동 조절을 위해서 평가하여야 하는 기본적인 평가들은 무엇들이 있는가?
- 목과 요추-골반 부위에서 "weak link"의 실마리를 분리시키는 기본적인 운동들은 무엇인가?

편집자 주 (Editor's Note):

심부 척추의 안정화들에 대한 연구들에서 최근의 발달 (Recent development in research on the deep spinal stabilizers)

다양한 복부 운동들에 대한 연구는 바로 누운 자세에서 요추-골반의 움직임 없이 복부를 움푹 들어가게 하는 것(abdominal hollowing)이 가로배근을 분리하는데 이상적이라는 것을 발견하였다.

Urquhart DM, Hodges P, Allen TJ, Story IH: Abdominal muscles recruitment during a range of voluntary exercises. Manual Therapy 2005, 10:144-153

최근의 자료는 가로배근에서 앞먹이기(feedforward) 활성화를 포함하는 복부 근육들의 협응은 몸통 근육들의 특별히 협응되어진 훈련에 의해서 재충전되어질 수 있다고 확인되었다.

Tsao H, Hodges P: Specific abdominal retraining alters motor coordination in people with persistent log back pain : submitted for publication ; 2005.

허리 통증이 없는 소그룹의 아급성 목통증 환자들이 미래에 허리 통증이 걸릴 위험이 더 높다는 것이 발견되어졌다. 복부를 움푹 들어가게 수행할 수 없는 환자들은 똑같은 과제를 수행할 수 있는 징후가 없는 사람들보다 미래에 허리 통증이 3~6배 정도 보다 더 높게 발생될 수 있다는 것이 확인되었다.

Moseley GL: Impaired trunk muscle function in subacute neck pain: etiologic in the sequent development of low back pain? Manual Therapy 2004, 9:157-163.

징후가 없는 대상자가 능동적인 하지 직거상(active straight) 과제를 수행하였을 때 가로배근이 앞먹이기 방식으로 수축을 하였다. 그러나 오래 서 있을 때 샅고랑에 통증이 있는 환자가 능동적인 하지 직거상 과제를 수행하였을 때 대조군과 비교하여서 가로배근 수축의 시작이 지연되어졌다($p<0.005$). 배속경사근, 배바깥경사근(외복사근, obliquus externus abdominis), 그리고 배곧은근(복직근, rectus abdominis)의 활성화 개시에 대하여서는 그룹간 유의한 차이가 없었다($p>0.05$).

Cowan SM, Schache AG, Brukner P, Bennell KL, Hodges PW, Coburn P, Crossley KM. Delayed onset of transversus abdominus in long standing groin pain. Med Sci Sports Exerc. 2004:36:2040-5.

연구에 참가한 허리 통증이 있는 대상자들은 등척성 하지 과제들을 수행한 가로배근의 두께 비교에서 대조군에 비해서 유의하게 보다 더 적은 증가를 보였다. 배속경사근과 배바깥경사근에 대해서는 그룹간 유의한 차이가 발견되지 않았다. 허리 통증이 있는 사람들은 하지 과제 동안에 가로배근의 근전도 활성화가 보다 더 적게 나타났고, 그리고 배속경사근과 배바깥경사근의 근전도 활성화에 대해서는 그룹간 유의한 차이가 없었다.

Ferreira PH, Ferreira ML, Hodges PW. Changes in recruitment of the abdominal muscles in people with low back pain: ultrasound measurement of muscle activity. Spine. 2004:15;15:29:2560-6. Man Ther. 2004;9:89-94.

서서히 발병된 목통증과 채찍질 손상이 있는 두 그룹들에서 대조군의 대상자들과 비교하여서 머리-목 굽힘 검사의 각 단계 동안에 기능이상이 측정되어졌다. 특히 목빗근에서 근전도 신호 진폭이 올라가 있었고(모든 $p<0.05$), 목표 압력(pressure target)으로부터 유의한 감소가 있었다($p<0.05$).

Jull G, Kristjansson E, Dall'Alba P, Impairment in the cervical flexors: a comparison of whiplash and insidious onset neck pain patients.2

■ 참고문헌 (References)

1. Alaranta H, Tallroth K, Soukka A, Heliaara M. Fat content of lumbar extensor muscles in low back disability: a radiographic and clinical comparison. J Spinal Disord 1993;6:137–140.
2. Andrey MT, Hallgren RC, Greenman PE, Rechtien JJ. Neurogenic atrophy of suboccipital muscles after a cervical injury. Am J Phys Med Rehabil 1998;77:545–549.
3. Arendt-Nielsen L, Graven-Nielsen T, Svarrer H, Svensson P. The influence of low back pain on muscle activity and coordination during gait: a clinical and experimental study. Pain 1996;64:231–240.
4. Aruin AS, Latash ML. Directional specificity of postural muscles in feed-forward postural reactions during fast voluntary arm movements. Exp Brain Res 1995;103:323–332.
5. Bansevicius D, Sjaastad O. Cervicogenic headache: The influence of mental load on pain level and EMG of shoulder-neck and facial muscles. Headache 1996;36:372–378.
6. Barber A. Upper cervical spine flexor muscles: age related performance in asymptomatic women. Aus J Physiother 1994;40:167–171.
7. Barton PM, Hayes KC. Neck flexor muscle strength, efficiency, and relaxation times in normal subjects and subjects with unilateral neck pain and headache. Arch Phys Med Rehabil 1996;77:680–687.
8. Belenkii V, Gurfinkel VS, Paltsev Y. Elements of control of voluntary movements. Biofizika 1967;12:135–141.
9. Bergmark A. Stability of the lumbar spine. A study in mechanical engineering. Acta Orthop Scand 1989;60:1–54.
10. Biederman HJ, Shanks GL, Forrest WJ, Inglis J. Power spectrum analysis of electromyographic activity: discriminators in the differential assessment of patients with chronic low back pain. Spine 1991;16:1179–1184.
11. Bogduk N, Twomey LT. Clinical Anatomy of the lumbar spine. New York: Churchill Livingstone, 1991.
12. Bullock-Saxton JE, Janda V, Bullock MI. Reflex activation of gluteal muscles in walking with balance shoes: an approach to restoration of function for chronic low back pain patients. Spine 1993;18:704–708.
13. Cairns MC, Harrison K, Wright C. Pressure biofeedback: a useful tool in the quantification of abdominal muscular dysfunction? Physiother 2000;86:127–138.
14. Capra NF, Ro JY. Experimental muscle pain produces central modulation of proprioceptive signals arising from jaw muscle spindles. Pain 2000;86:151–162.
15. Carr JH, Shepherd RB. A motor relearning program for stroke. London: Heinemann, 1987.
16. Cholewicki J, McGill SM. Mechanical stability of the *in vivo* lumbar spine: Implications for injury and chronic low back pain. Clin Biomech 1996;11:1–15.
17. Cholewicki J, Panjabi MM, Khachatryan A. Stabilizing function of trunk flexor-extensor muscles around a neutral spine posture. Spine 1997;22:2207–2212.
18. Classen J, Liepert J, Wise SP, Hallett M, Cohen LG. Rapid plasticity of human cortical movement representation induced by practice. J Neurophysiol 1998;79:1117–1123.
19. Conley MS, Meyer RA, Bloomberg JJ, Feeback DC, Dudley GA. Noninvasive analysis of human neck muscle function. Spine 1995;20:2505–2512.
20. Cowan S, Bennel K, Crossley K, Hodges P, McConnell J. Physiotherapy treatment alters recruitment of the vastii in patellofemoral pain syndrome. Med Sci Sports Exer 2002;34:1879–1885.
21. Creager CC. Therapeutic Exercises Using the Swiss Ball. Executive Phys Ther 1994.
22. Cresswell AG, Grundstrom H, Thorstensson A. Observations on intra-abdominal pressure and patterns of abdominal intra-muscular activity in man. Acta Physiol Scand 1992;144:409–418.
23. Cresswell AG, Oddsson L, Thorstensson A. The influence of sudden perturbations on trunk muscle activity and intra-abdominal pressure while standing. Exp Brain Res 1994;98:336–341.

Neurobiol 1991;37:165–178.
28. Fitts PM, Posner MI. Human performance. Belmont, CA: Brooks/Cole, 1967.
29. Fountain FP, Minear WL, Allison PD, Function of longus colli and longissimus cervicis muscles in man. Arch Phys Med Rehabil 1966;47:665–669.
30. Fredin Y, Elert J, Britschgi N, Nyber, V, Vaher A, Gerdle B. A decreased ability to relax between repetitive contractions in patients with chronic symptoms after trauma of the neck. J Musculoskel Pain 1997;5:55–70.
31. Fulton I. The upper spine flexor muscles-do they get the nod? An investigation of muscle performance in normal asymptomatic male subjects. Proceedings of Manipulative Physiotherapists Association of Australia. Adelaide, 1989.
32. Gardner-Morse M, Stokes IAF, Laible JP. Role of muscles in lumbar spine stability in maximum extension efforts. J Orthop Res 1995;13:802–808.
33. Goff B. The application of recent advances in neurophysiology to Miss M. Rood's concept of neuromuscular facilitation. Physiother 1972;58:409–415.
34. Gogia PP, Sabbahi MA. Electromyographic analysis of neck muscle fatigue in patients with osteoarthritis of the cervical spine. Spine 1994;19:502–506.
35. Gracovetsky S, Farfan H, Helleur C. The Abdominal Mechanism. Spine 1985;10:317–324.
36. Gracovetsky S, Farfan HF, Lamy C. A mathematical model of the lumbar spine using an optimized system to control muscles and ligaments. Orthop Clin North Am 1977;8:135–153.
37. Grimmer K. Measuring the endurance capacity of the cervical short flexor muscle group. Aus J Physiother 1994;40:251–254.
38. Gurfinkel VS, Lipshits MI, Lestienne FG. Anticipatory neck muscle activity associated with rapid arm movement. Neurosci Lett 1988;94:104–108.
39. Gurumoorthy D, Twomey LT. A morphological study of the deep muscles of the cervical region. Proceedings Manipulative Physiotherapists Association of Australia, Blue Mountains, Australia, 1991.
40. Hallgren RC, Greenman PE, Rechtien JJ. Atrophy of suboccipital muscles in patients with chronic pain: a pilot study. J Am Osteopath Assoc 1994;94: 1032–1038.
41. Hemborg B. Intraabdominal pressure and trunk muscle activity during lifting. Doctoral dissertation, Department of Physical Therapy, University of Lund, 1983.
42. Henry SM, Fung J, Horak FB. EMG responses to maintain stance during multidirectional surface translations. J Neurophysiol 1998;80:1939–1950.
43. Hides J, Scott Q, Jull G, Richardson C. A clinical palpation test to check the activation of the deep stabilizing muscles of the spine. Intern Sports Med J submitted for publication.
44. Hides JA, Jull GA, Richardson CA. Long term effects of specific stabilizing exercises for first episode low back pain. Spine 2001;26:243–248.
45. Hides JA, Richardson CA, Jull GA. Multifidus muscle recovery is not automatic after resolution of acute, first-episode low back pain. Spine 1996;21:2763–2769.
46. Hides JA, Richardson CA, Jull GA, Davies SE. Ultrasound imaging in rehabilitation. Aus J Physiother 1996;41:187–193.
47. Hides JA, Stokes MJ, Saide M, Jull GA, Cooper DH. Evidence of lumbar multifidus muscle wasting ipsilateral to symptoms in patients with acute/subacute low back pain. Spine 1994;19:165–177.
48. Hodges P. Changes in motor planning of feedforward Postural responses of the trunk muscles in low back pain. Exp Brain Res 2001;141:261–266.
49. Hodges P, Gandevia S. Activation of the human diaphragm during a repetitive postural task. J Physiol (Lond) 2000;522:165–175.
50. Hodges P, Gandevia S. Changes in intra-abdominal pressure during postural and respiratory activation of the human diaphragm. J Appl Physiol 2000;89:967–976.
51. Hodges P, Moseley G, Gabrielsson A, Gandevia S. Acute experimental pain changes postural recruitment of the trunk muscles in pain-free humans. Soc Neurosci Abstr 2001;27:304.11.
52. Hodges PW, Butler JE, McKenzie D, Gandevia SC. Contraction of the human diaphragm during postural adjustments. J Physiol (Lond) 1997; 505:239–248.
53. Hodges PW, Cresswell AG, Daggfeldt K, Thorstensson A, Three dimensional preparatory trunk motion precedes asymmetrical upper limb movement. Gait Posture 2000;11:92–101.
54. Hodges PW, Cresswell AG, Daggfeldt K, Thorstensson A, In vivo measurement of the effect of intra-abdominal pressure on the human spine. J Biomech 2001;34:347–353.
55. Hodges PW, Cresswell AG, Thorstensson A. Preparatory trunk motion accompanies rapid upper limb movement. Exp Brain Res 1999;124:69–79.
56. Hodges PW, Eriksson AEM, Shirley D, Gandevia SC. Lumbar spine stiffness is increased by elevation of intra-abdominal pressure. Proceedings of the International Society for Biomechanics, Zurich, Switzerland, 2001.
57. Hodges PW, McKenzie DK, Heijnen I, Gandevia SC. Reduced contribution of the diaphragm to postural control in patients with severe chronic airflow limitation. Proceedings of the Thoracic Society of Australia and New Zealand, Melbourne, Australia, 2000.
58. Hodges PW, Pengel L, Herbert R, Gandevia SC. Ultrasound measurement of changes in muscle geometry over a range of isometric contraction intensities. Muscle Nerve 2003;27:682-692.
59. Hodges PW, Richardson CA. Inefficient muscular stabilization of the lumbar spine associated with low back pain: A motor control evaluation of transversus abdominis. Spine 1996;21:2640–2650.
60. Hodges PW, Richardson CA. Contraction of the abdominal muscles associated with movement of the lower limb. Phys Ther 1997;77:132–144.
61. Hodges PW, Richardson CA, Feedforward contraction of transversus abdominis in not influenced by the direction of arm movement. Exp Brain Res

1997;114:362–370.

62. Hodges PW, Richardson CA, Delayed postural contraction of transversus abdominis associated with movement of the lower limb in people with low back pain. J Spinal Disord 1998;11:46–56.
63. Hodges PW, Richardson CA. Transversus abdominis and the superficial abdominal muscles are controlled independently in a postural task. Neurosci Lett 1999;265:91–94.
64. Hodges PW, Richardson CA, Jull GA. Evaluation of the relationship between the findings of a laboratory and clinical test of transversus abdominis function. Physiother Res Int 1996;1:30–40.
65. Hodges PW, Sapsford RR, Pengel HM. Feedforward activity of the pelvic floor muscles precedes rapid upper limb movements. Proceedings of the V International Physiotherapy Congress, Sydney, Australia, 2002.
66. Indahl A, Kaigle A, Reikeras O, Holm S. Electromyographic response of the porcine multifidus musculature after nerve stimulation. Spine 1995;20:2652–2658.
67. Indahl A, Kaigle A, Reikeras O, Holm S. Sacroiliac joint involvement in activation of the porcine spinal and gluteal musculature. J Spinal Disord 1999;12:325–330.
68. Indahl A, Kaigle AM, Reikeras O, Holm SH. Interaction between the porcine lumbar intervertebral disc, zygapophysial joints, and paraspinal muscles. Spine 1997;22:2834–2840.
69. Janda V. Muscles, central nervous motor regulation and back problems. New York: Plenium Press, 1978.
70. Janda V. Pain in the locomotor system—a broad approach. Melbourne: Churchill Livingstone, 1984.
71. Janda V. Muscles and motor control in cervicogenic disorders: Assessment and management. New York: Churchill Livingstone, 1994.
72. Johansson H, Sjolander P, Sojka P. A sensory role for the cruciate ligaments. Clin Orthop Rel Res 1991;268:161–178.
73. Jull G, Barrett C, Magee R, Ho P. Further characterization of muscle dysfunction in cervical headache. Cephalalgia 1999;19:179–185.
74. Jull G, Richardson C, Toppenberg R, Comerford M, Bui B. Towards a measurement of active muscle control for lumbar stabilization. Aus J Physiother 1993;39:187–193.
75. Jull G, Trott P, Potter H, Zito G, Niere K, et al. A randomized controlled trial of physiotherapy management for cervicogenic headache. Spine 2002;27:1835–1843.
76. Jull GA. Deep cervical neck flexor dysfunction in whiplash. J Musculoskel Pain 2000;8(1/2):143–154.
77. Jull GA, Richardson CA. Rehabilitation of active stabilization of the lumbar spine. New York: Churchill Livingstone, 1994.
78. Jull GA, Scott Q, Ricardson C, Henry S, Hides J, Hodges P. New concepts for the control of pain in the lumbopelvic region. In: Proceedings of the World Congress of Low Back and Pelvic Pain. Vienna, Austria: 1998.
79. Kaigle AM, Holm SH, Hansson TH. Experimental instability in the lumbar spine. Spine 1995;20: 421–430.
80. Kamibayashi LK, Richmond FJR. Morphometry of human neck muscles. Spine 1998;23:1314–1323.
81. Keshner EA. Controlling stability of a complex movement system. Phys Ther 1990;70:844–854.
82. Keshner EA, Allum JHJ. Muscle activation patterns coordinating postural stability from head to foot. New York: Spinger-Verlag, 1990.
83. Keshner EA, Campbell D, Katz RT, Peterson BW, Neck muscle activation patterns in humans during isometric head stabilization. Exp Brain Res 1989;75:335–344.
84. Keshner EA, Cromwell RL, Peterson BW. Mechanisms controlling human head stabilization. II. Head-neck characteristics during random rotations in the vertical plane. J Neurophysiol 1995;73:2302–2312.
85. Keshner EA, Peterson BW. Mechanisms controlling human head stabilization. I. Head-neck dynamics during random rotations in the horizontal plane. J Neurophysiol 1995;73:2293–2301.
86. Lavender SA, Mirka GA, Schoenmarklin RW, Sommerich CM, Sudhakar LR, Marras WS. The effects of preview and task symmetry on trunk muscle response to sudden loading. Human Factors 1989;31:101–115.
87. Lewin T, Moffett B, Viidik A. The morphology of the lumbar synovial joints. Acta Morphologica Neerlanco Scand 1962;4:299–319.
88. Lindgren K-A, Sihvonen T, Leino E, Pitkänen M, Manninen H. Exercise therapy effects on functional radiographic findings and segmental electromyographic activity in lumbar spine instability. Arch Phys Med Rehabil 1993;74:933–939.
89. Lu WW, Bishop PJ. Electromyographic activity of the cervical musculature during dynamic lateral bending. Spine 1996;21:2443–2449.
90. Macintosh JE, Bogduk N. The detailed biomechanics of the lumbar multifidus. Clin Biomech 1986;1:205–231.
91. Magill RA. Motor learning: Concepts and applications. New York: McGraw-Hill, 2001.
92. Matre DA, Sinkjaer T, Svensson P, Arendt-Nielsen L. Experimental muscle pain increases the human stretch reflex. Pain 1998;75:331–339.
93. Mayoux-Benhamou MA, Revel M, Vallee C. Selective electromyography of dorsal neck muscles in humans. Exp Brain Res 1997;113:353–360.
94. Mayoux-Benhamou, MA, Revel M, Vallee C, Roudier R, Barbet JP, Bargy F. Longus colli has a postural function on cervical curvature. Surg Radiol Anat 1994;16:367–371.
95. McPartland JM, Brodeur RR, Hallgren RC. Chronic neck pain, standing balance, and suboccipital muscle atrophy—a pilot study. J Manip Physiol Ther 1997;20:24–29.
96. Moseley GL, Hodges PW, Gandevia SC. Deep and superficial fibers of lumbar multifidus are differentially active during voluntary arm movements. Spine 2002;27:E29–E36.

97. Mottram S. Dynamic stability of the scapula. Man Ther 1997;2:123–131.

98. Nederhand MJ, Ijerman MJ, Hermens HJ, Baten CT, Zilvold G. Cervical muscle dysfunction in chronic whiplash associated disorder Grade 11 (WAD-11). Spine 2000;25:1939–1943.

99. O'Sullivan PB. Lumbar segmental "instability": clinical presentation and specific stabilizing exercise management. Man Ther 2000;5:2–12.

100. O'Sullivan PB, Twomey LT, Allison GT. Evaluation of specific stabilizing exercise in the treatment of chronic low back pain with radiologic diagnosis of spondylolysis or spondylolisthesis. Spine 1997;22:2959–2967.

101. Panjabi MM. The stabilizing system of the spine. Part I. Function, dysfunction, adaptation, and enhancement. J Spin Disord 1992;5:383–389.

102. Panjabi MM, Abumi K, Duranceau J, Oxland T. Spinal stability and intersegmental muscle forces. A biomechanical model. Spine 1989;14:194–200.

103. Panjabi MM, Cholewicki J, Nibu K, Grauer J, Babat LB, Dvorak J. Critical load of the human cervical spine: an in vitro experimental study. Clin Biomech 1998;13:11–17.

104. Pauly J. An electromyographic analysis of certain movements and exercises: I. Some deep muscles of the back. Anat Rec 1966;155:223–234.

105. Pedersen J, Sjolander P, Wenngren BI, Johansson H. Increased intramuscular concentration of bradykinin increases the static fusimotor drive to muscle spindles in neck muscles of the cat. Pain 1997;70:83–91.

106. Placzek JD, Pagett BT, Roubal PJ, Jones BA, McMichael HG, Rozanski EA, Gianotto KL. The influence of the cervical spine on chronic headache in women: A pilot study. J Man Manip Ther 1999;7:33–39.

107. Radebold A, Cholewicki J, Panjabi MM, Patel TC. Muscle response pattern to sudden trunk loading in healthy individuals and in patients with chronic low back pain. Spine 2000;25:947–954.

108. Rantanen J, Hurme M, Falck B, Alaranta H, Nykvist F, Lehto M, Einola S, Kalimo H. The lumbar multifidus muscle five years after surgery for a lumbar intervertebral disc herniation. Spine 1993;18:568–574.

109. Recanzone GH, Merzenich MM, Jenkins WM, Grajski KA, Dinse HR. Topographic reorganization of the hand representation in cortical area 3b owl monkeys trained in a frequency-discrimination task. J Neurophysiol 1992;67:1031–1056.

110. Richardson C, Jull G, Toppenberg R, Comerford M. Techniques for active lumbar stabilization for spinal protection: A pilot study. Aus J Physiother 1992;38:105–112.

111. Richardson C, Toppenberg R, Jull G. An initial evaluation of eight abdominal exercises for their ability to provide stabilization for the lumbar spine. Aus J Physiother 1990;36:6–11.

112. Richardson CA. Investigations into the optimal approach to exercise for the knee musculature. PhD Thesis. The University of Queensland, 1987.

113. Richardson CA, Jull GA. Concepts of assessment and rehabilitation for active spinal stability. Edinburgh: Churchill Livingstone, 1994.

114. Richardson CA, Jull GA. Muscle control—pain control. What exercises would you prescribe? Man Ther 1995;1:2–10.

115. Richardson CA, Jull GA, Hodges PW, Hides JA. Therapeutic exercise for spinal segmental stabilization in low back pain: Scientific basis and clinical approach. Edinburgh: Churchill Livingstone, 1999.

116. Richardson CA, Snijders CJ, Hides JA, Damen L, Pas MS, Storm J. The relation between the transversus abdominis muscles, sacroiliac joint mechanics, and low back pain. Spine 2002;27:399–405.

117. Roy SH, DeLuca CJ, Casavant DA. Lumbar muscle fatigue and chronic low back pain. Spine 1989;14:992–1001.

118. Sahrman S. Diagnosis and Treatment of Movement Impairment Syndromes. St Louis: Mosby, Inc, 2002.

119. Sapsford RR, Hodges PW, Richardson CA, Cooper DH, Markwell SJ, Jull GA. Co-activation of the abdominal and pelvic floor muscles during voluntary exercises. Neurourol Urodyn 2001;20:31–42.

120. Schmidt RA, Lee TD. Motor Control and Learning: A behavioral emphasis. Champaign, Illinois: Human Kinetics Publishers, 1999.

121. Siddall PJ, Cousins MJ. Pain mechanisms and management: an update. Clin Exp Pharmacol Physiol 1995;22:679–688.

122. Sihvonen T, Lindgren KA, Airaksinen O, Manninen H. Movement disturbances of the lumbar spine and abnormal back muscle electromyographic findings in recurrent low back pain. Spine 1997;22:289–295.

123. Snijders CJ, Vleeming A, Stoeckart R. Transfer of lumbosacral load to iliac bones and legs. Part 1: Biomechanics of sale bracing of the sacroiliac joints and its significance for treatment and exercise. Clin Biomech 1993;8:285–294.

124. Snijders CJ, Vleeming A, Stoeckart R. Transfer of lumbosacral load to iliac bones and legs. Part 2: Loading of the sacroiliac joints when lifting n a stooped posture. Clin Biomech 1993;8:295–301.

125. Snijders CJ, Vleeming A, Stoekart R, Mens JMA, Kleinrensink GJ. Biomechanical modeling of sacroiliac stability in different postures. Spine: State of the Art Reviews 1995;9:419–432.

126. Solomonow M, Zhou BH, Harris M, Lu Y, Baratta RV. The ligamento-muscular stabilizing system of the spine. Spine 1998;23:2552–2562.

127. Suzuki N, Ohe K, Inoue H. The strength of abdominal and back muscles in patients with low back pain. Central Japan J Orthop Traumatol 1977;20:332–334.

128. Taimela S, Kujala UM. Reaction times with reference to musculoskeletal complaints in adolescence. Percep Motor Skills 1992;75:1075–1082.

129. Thorstensson A, Arvidson Å. Trunk muscle strength and low back pain. Scand J Rehabil Med 1982;14:69–75.

130. Treleaven J, Jull G, Atkinson L. Cervical musculo-

skeletal dysfunction in post-concussional headache. Cephalalgia 1994;14:273–279.

131. Uhlig Y, Weber BR, Grob D, Muntener M. Fiber composition and fiber transformations in neck muscles of patients with dysfunction of the cervical spine. J Orthop Res 1995;13:240–249.

132. Urquhart D, Story I, Hodges P. Rotation transversus abdominis. Proceedings of the VIth International Physiotherapy Congress, Sydney, Australia, 2002.

133. Valeriani M, Restuccia D, Di Lazzaro V, Oliviero A, Profice P, Le Pera D, Saturno E, Tonali P. Inhibition of the human primary motor area by painful heat stimulation of the skin. Clin Neurophysiol 1999;110:1475–1480.

134. Vernon H, Steiman I, Hagino C. Cervicogenic dysfunction in muscle contraction headache and migraine: a descriptive study. J Manipulative Physiol Ther 1992;15:418–429.

135. Vitti M, Fujiwara M, Basmajian JV, Iida M. The integrated roles of longus colli and sternocleidomastoid muscles: an electromyographic study. Anat Rec 1973;177:471–484.

136. Voss DE, Ionta MK, Myers BJ. Proprioceptive Neuromuscular Facilitation : Patterns and Techniques. New York: Lippincott Williams & Wilkins, 1985.

137. Watson DH, Trott PH. Cervical headache: an investigation of natural head posture and upper cervical flexor muscle performance. Cephalalgia 1993;13:272–284.

138. Weber BR, Uhlig Y, Grob D, Dvorak J, Muntener M. Duration of pain and muscular adaptations in patients with dysfunction of the cervical spine. J Orthop Res 1993;11:805–810.

139. White AA, Panjabi M. Clinical Biomechanics of the Spine. Philadelphia: J. B. Lippincott, 1990.

140. Wilder DG, Aleksiev AR, Magnusson ML, Pope MH, Spratt KF, Goel VK, Muscular response to sudden load. A tool to evaluate fatigue and rehabilitation. Spine 1996;21:2628–2639.

141. Wilke HJ, Wolf S, Claes LE, Arand M, Wiesend A. Stability increase of the lumbar spine with different muscle groups: A biomechanical in vitro study. Spine 1995;20:192–198.

142. Williams PL, Warwick R, Dyson M, Bannister LH. Grays Anatomy. London: Churchill Livingstone, 1989.

143. Winters JM, Peles JD. Neck muscle activity and 3-D head kinematics during quasi-static and dynamic tracking movements. New York: Springer-Verlag, 1990.

144. Yoshimoto K, Itami Y, Yumamoto M. Electromyographic study of low back pain. Jpn J Rehabil Med 1978;15:252.

145. Zattara M, Bouisset S. Posturo-kinetic organization during the early phase of voluntary upper limb movement. I. Normal subjects. J Neurol, Neurosurg Psychiatry 1988;51:956–965.

146. Zedka M, Prochazka A, Knight B, Gillard D, Gauthier M. Voluntary and reflex control of human back muscles during induced pain. J Physiol (Lond) 1999;520:591–604.

26

기능적 안정성 훈련
(Functional Stability Training)

개요

과학적 기초

근육이 척추를 안정화시키는 방법

운동 조절 문제와 허리 통증

효율 : 척추 안정성 훈련의 효과에 대한 증거

안정화: 척추 안정성 훈련은 안전한가?

임상적용

훈련의 기본

훈련의 심리학

환자의 운동 프로그램을 위한 적절한 시작 시점을 결정하는 방법

환자의 운동프로그램을 진전시키는 방법

운동

안정성 훈련

학습목표

이 장을 읽고나면 이해할 수 있을 것이다:

- 각각의 주요 운동 그룹에 대한 적응증
- 환자의 기능적 범위를 찾아내는 방법
- 훈련 동안 적용되는 보조와 호흡 방법
- 근 지구력 훈련 방법
- 정확한 운동 수행 감시 방법
- 기능적 안정성 훈련을 하는 환자를 진전시키는 방법
- 운동 실시에 문제를 가진 환자에 대한 문제 해결 방법

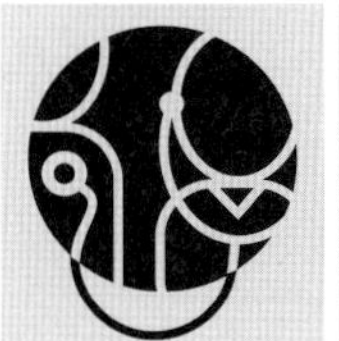
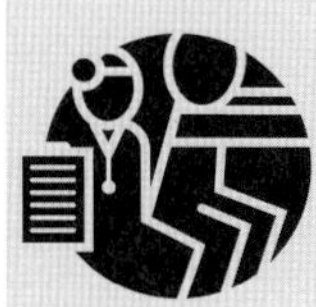
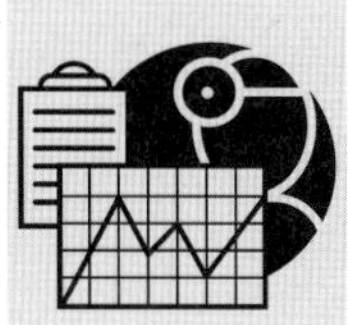
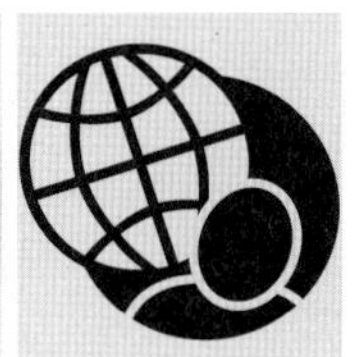
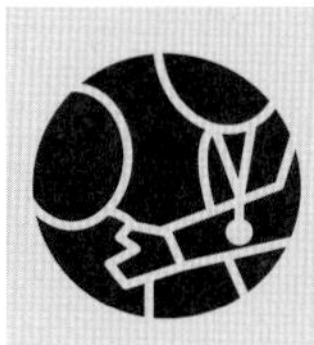
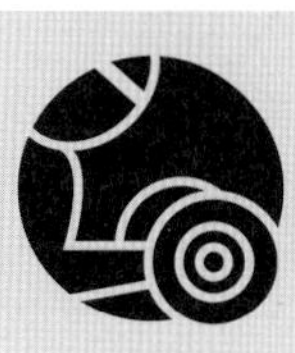
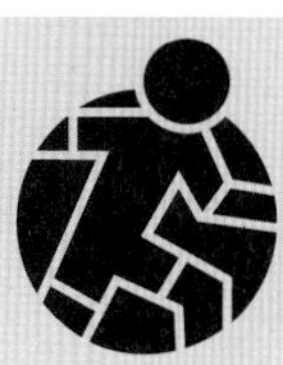
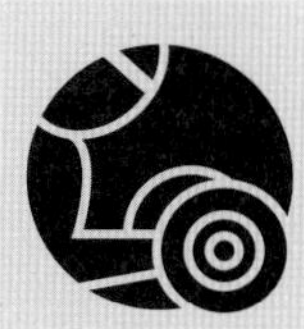

개요 (Introduction)

척추관련 통증과 장애를 가지는 환자를 관리할 때 운동은 하나의 "황금율"로 고려된다. 환자들에게 안전하고 효과적이란 사실이 계속 입증되고 있다. 재활을 시작하기 전에 환자들의 기능적 목표(활동 한계)와 기능적 손상(관련 장애)은 반드시 정의 되어야 한다. 이것을 바탕으로 운동처방의 시작시점과 종료 시점을 결정할 수 있다.

현대 운동치료는 행동학적 접근과 신경생리학적 접근을 강조한다. 행동학적 견지에서 점진적 반응, 속도조절, 두려운 자극에 대한 단계적 노출의 틀이 짜여져 자기관리 프로그램의 관리가 이루어진다. 신경생리학적으로 척추 불안정성 또는 운동조절 불량이 강조되는데 이것은 활동 제한 문제가 있는 허리의 원인이 되는 척추 기능장애의 핵심적 특성으로 이해되고 있다.

과학적 기초 (Scientific Underpinnings)

근육이 척추를 안정화시키는 방법 (How muscles stabilize the spine)

배에 돛을 다는 것처럼 단단하게 붙들어 두는 방법으로 근육은 관절을 안정화시킨다〔돛을 단배(그림 26.1)〕. Cholewicki와 McGill에 의하면, 체간 길항근들의 동시수축에 의해 척추 안정성은 굉장히 강화된다.[5] 동시수축(co-contraction)은 척추 압박 부하를 12~18% 또는 440 N 만큼이나 증가시키지만, 척추 안정성은 더욱더 증가 시켜 36~64% 또는 2925 N만큼 증가시킨다.[14] 대부분의 일상 동작에서 일어나고 있는 것으로 보여진다.[32] 이런 기전으로 인하여 동시수축 없이는 척주는 직립자세를 유지하는 것조차 불안정할 것이다![12]

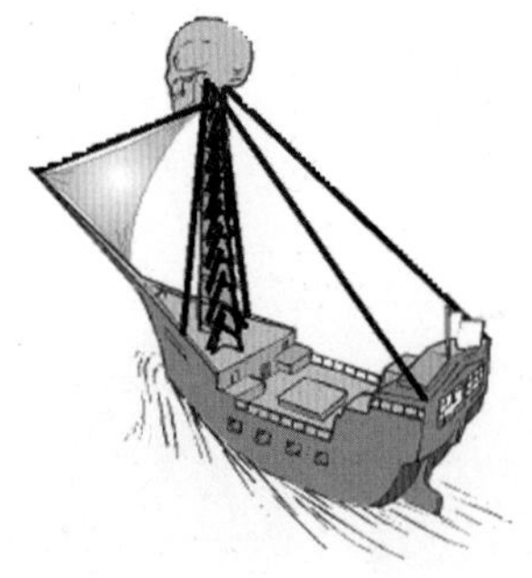

그림 26.1 돛을 단 배

동시수축은 예상하지 못하거나 갑작스러운 부하에 대한 반응동안 가장 명백하게 나타난다.[26,33] Stokes는 동시활동이 일어날 때 기본적인 두 가지 기전에 대해 설명하였다.[45] 첫 번째 기전은 수의적 전-수축(voluntary pre-contraction)으로 예상치 못한 불안한 상황에 직면했을 때 척주를 긴장시켜서 축축하게 한다(dampen). 두 번째 기전은 근육의 불수의적 반사 수축(involuntary reflex contracion)으로 예상한, 또는 예상하지 못한 불안한 상황 이후에 휘어지는 것과 같은 과도한 동작을 막을 수 있을 만큼 충분히 빠르다.[4,9,26,33,45,51]

조직 손상은 반복적인 끝범위 부하(end-range loading)의 결과이다(제5장 참조). 안정적인 척추는 완전한 "중립영역"을 유지함으로써 주근동-길항근 동시 수축의 버텨주는 효과를 통해 반복적인 끝범위 부하인 손상을 피할 수 있다. 중립영역(neutral zone)은 관절가동범위(ROM)의 안쪽 부분으로서. 동작에 대한 최소의 저항과 만나는 곳이다.[40] 이 안쪽 부분의 운동성은 수동적인 인대 요소에 의해서만 제한을 받고, 관절 불안정성이 확대될 때, 관절을 안정화 시키기 위해 근육에 대한 요구가 더 커지게 된다. 따라서, 최대한 측정 가능하고 관찰 가능한 불안정성의 징후는 관절 과운동성이 아니라, 오히려 과도한 주동근-길항근 공동 작용이라 할 수 있다.[2]

여러 연구에서 척추 손상을 막기 위해 운동 조절 체계(motor control system)가 얼마나 중요한지 강조되고 있다. 역설적이게도 척추는 부하 하에 있을 때 가장 안정화되어 있지만, 아침이나 장시간 앉아 있을 때와 같이 취약한 시간대에는 사소한 부하에도 충격을 받게 되는데, 이 때 척추 안정성 체계는 가장 비기능적이다.[1,38] 연필을 집어 올리기 위해 구부리는 것과 같이 사소해 보이는 과제 동안(단지 60 Newton의 힘) 부적절한 근 활동으로 인해 척추 안정성이 위협받아 수동적 인대 억제로 인한 휘어짐을 야기 할 수 있다.[2] 이런 운동 조절 기술은 도전적인 유산소 환경 하에서 보다 더 위협적일 수 있다.[36] 척추 안정성 체계의 기초 과학적 측면은 제2장과 6장에서 더 세부적으로 설명되어 있다.

운동 조절 문제와 허리 통증
(Motor control problems and low back pain)

Radebold와 그 동료들은 허리 통증(low back pain; LBP)을 가진 사람들에서 갑작스러운 체간 부하에 대해 예상가능한 근 반응 패턴이 있다는 것을 보여주었다.[41] 여기에는 활동 시작 지연, 과활동, 결과적인 근육 이완 지연이 포함된다. Australia의 Queensalnd 연구자들은 팔이나 다리 운동 동안 (배가로근) 활동지연을 통해 허리 통증 환자를 자각 증상이 없는 사람들로부터 구별했다고 밝혔다.[21,22] 그러나, 캐나다 과학자들에 따르면, 단일 근육에 초점을 맞추는 것은 단일 당김 줄에 초점을 맞추는 것과 같다.[25] 캐나다 Wateroo 대학교의 연구에서는, 뭇갈래근(multifidus)과 배가로근과 같은 특정 근육들이 자각증상이 없는 사람들로부터 허리 통증 환자를 구별해내는데 특별히 관련이 있기는 하지만, 이들 근육은 척수 안정성을 책임지고 있는 더 거대한 오케스트라의 일부분일 뿐이라는 것을 밝혀냈다.[25]

Mcgill에 의하면, 충분한 안정성이란 안전 한계 내에서 안정성에 필요한 근 긴장(muscle stiffness)의 양으로 정의된다(제5장 안정성 부분: 기초 참조). Cholewicki와 동료들은 공동-활동의 적절한 수준은 필요하지만, 관절이 긴장을 잃었다면, 더 큰 공동 활동이 요구된다는 것을 보여 주었다.[6,7]

Marras 등은 허리 통증 환자들에 있어서, 자각증상이 없는 사람들과는 다른 맞버팀근 공동작용(운동학적 능력)이 있다는 것을 보고했다.[31] 들어올리기 과제 동안 환자들에게서 척추 부하가 더 크고 운동학적 양보를 더 크게 한 것으로 밝혀졌다. 운동학적 변형은 척추 부하와 강하게 연관되어 있는데, 압박력에서는 변이성의 87%가 전후 전단력에서는 61%, 외측 전단력에서는 65%가 예측가능하였다. 허리 통증 환자들의 운동학적 사진은 과도한 수준의 맞버팀근 공동 작용을 보여 주었으며, 체간 동작은 감소되어 있었고, 척추 부하는 증가되어 있었다.

효율 : 척추 안정성 훈련의 효과에 대한 증거
(Efficacy: Evidence of effiectiveness for spine stability training)

Austrlia의 연구자들은 뭇갈래근(multifidus)위축이 급성 허리 통증 환자에게서 일어난다는 것을 보고하였다.[18] 이 위축은 통증이 없어질 때 자발적으로 없어지지 않는다.[19] 그러나, 운동 조절 훈련은 뭇갈래근을 회복시키고 장기 재발율을 감소시켰다.[20]

O' Sullivan 등은 특수한 척추 안정화 운동으로 척추전방전위증(spondylolysthesis)을 가진 만성 환자의 등장성 운동 결과가 향상되었다는 것을 보여주었다.[39] 무작위의 통제된 큰 임상 시도에서, Timm은 허리 수술이 실패한 환자들을 관리하는데 운동이 수동적 관리보다 더 우위에 있음을 보여주었다.[47] 이 연구에서, 운동 유형에 대해 더 깊이 비교하였는데, 저기술운동 (Mckenzie와 안정화)이 고기술 운동(등장성과 cybex) 보다 더 우위에 있음을 밝혔다.

Stuge 등은 임신후 골반대 통증에 대해 안정화 운동이 전통적 물리치료 보다 더 우위에 있다고 보고했다.[46] 안정화 집단에서 허리 통증 강도와 장애가 더 낮았고, 삶의 질이 더 높았으며 기능장해가 더 적었다. 이 결과는 분만 1년 후 검사에서도 계속되었다.

Yilmaz 등(2003)은 요부 미세절개술 환자의 수술 후에 8주간의 안정화 프로그램을 적용하였다.[52] 가정 운동을 한 집단과 운동을 하지 않은 집단을 비교하였는데, 2주째에, 안정화 집단에서 통증, 기능, 운동성, 들어올리기 능력에서 더 좋은 결과를 나타내었다. 감독 하에서 안정화 훈련이 가정운동 보다 더 높았고, 가정 운동은 운동을 하지 않은 것보다는 더 좋았다.

안정화: 척추 안정성 훈련은 안전한가?
(Safety: Is spine stability training safe?)

급성 아급성 허리 통증 환자들의 안전한 운동을 위해 적절한 생역학적 부하에 대한 정보가 있어야 한다. 근육이 없을 때, 척추는 90 N에서 휘어진다고 알려져 있다. 그러나 일반적인 일상생활동작(ADL)동안 20배의 부하(2000 N)가 일반적으로 걸린다.[40] 그러므로, 중추신경계에 의해 조절되어 적절한 기능을 하는 근육에서는 안정성이 유지될 수 있다. 사실, 일상생활동작에서는 약 6000 N의 부하가 요구되며 NIOSH 일 요구 한계는 6400 N이다.[12,37,45] 고도의 기술적인 운동조절 전략을 통해, 우수한 역도선수들은 20000 N에 가까운 부하를 안전하게 들어

표 26.1 운동정보[12,37,38,40,45]

안전한 운동
1. 네발기기 자세 한쪽 다리 올리기 — 2000~2300 N
• 반대 팔 / 다리 올리기 — 약 3000 N
2. 무릎으로 지지하여 옆으로 누운 다리자세 — 2000 N 미만
• 발목으로 지지하여 옆으로 누운 다리자세 — 2600 N
3. 윗몸 일으키기 — 2000 N
불안전한 운동
• 무릎 굽혀 일어나 앉기 — 3350 N
• 무릎 펴고 일어나 앉기 — 3500 N
• 공위에서 윗몸 일으키기 — 4000 N
• 엎드린 슈퍼맨자세 — 4300 N

올릴 수 있다(McGill과의 개인적 교신에서). 표 26.1은 많은 운동들의 안전 부하와 불안전부하 정보 목록이다.

임상적용 (Clinical Application)

훈련의 기본 (Training basics)

훈련의 특이성 (Specificity of training)

특이성 원리는 주로 SAID 원리로 언급되는데, 이것은 부과된 요구에 대한 특별 적용(specific adaptation to imposed demands)의 약자이다. 이것은 운동 체계는 그것에 부과되는 요구의 유형에 따라 특별하게 적응한다는 의미이다. 훈련에 따라 길이, 과제, 속도가 특이하게 변화한다는 증거들이 있다.[28,42,43] 예를 들어, 장거리 달리기는 심혈관 지구력을 향상시키지만 속도는 향상시키지 않는다. 또한, 어떤 사람이 규칙적으로 최대저항에 약간의 반복으로 무게 들기 훈련을 했다면, 이것은 강도나 힘을 더 크게 증가시키지만, 지구력은 거의 획득되기 어렵다.

훈련 첫 한두 달 동안에, 무게 들어올리기 능력에 있어 100% 이상의 빠른 향상이 있을 수 있다, 그러나, 관련없는 과제를 시도한다면 20%도 안되게 증가할 것이다.

실제 동작과 운동이 더 많이 비슷할수록(자세, 전신협응, 속도, 저항 등), 가정에서나 스포츠 또는 일에서 기능 향상이 더 많이 될 것이다. 이것은 훈련 이행효과라고 알려져 있다.

그러므로, 개인의 특별한 기능적 요구가 훈련 프로그램에 나타나지 못하면 목표는 달성되기 어렵다.

지구력 훈련 (Endurance training)

> **임상에 기초한 문제**
>
> 대부분의 전통적 운동 프로그램은 근력강화에 초점을 둔다. 왜 이것은 허리 통증 환자를 도울 수 없으며 어떤 유형의 프로그램이 필요할까?
>
> Cholewicki의 연구에 의하면, 요추의 충분한 안정성은 척추 주변근육과 복부 근육의 최적 수준의 공동 작용과 더불어 획득된다.[7] McGill에 의하면, (제5장 참조) 환자와 운동선수들은 활동기간 전체를 통해, 특히 예상하지 못했던 동요가 갑자기 일어날 때에도 충분한 안정성을 반드시 유지해야 한다. 따라서 과제를 수행할 때 안전한 안정성 범위를 유지하기 위해서는 근력이나 힘이 아닌 지구력이 요구된다.

한 관절에 대한 주동근과 길항근의 동시 수축 능력의 지구력 훈련은 근 긴장(muscle stiffness)을 강화시킴으로써 관절 안정성을 향상시킨다고 알려져 왔다.[2] 이것은 아주 강한 근육의 노력을 필요하지 않는다. Hoffer와 Andreasson은 최대 수의적 수축(maximum voluntary contraction; MVC)의 25%만의 노력으로 최대 관절긴장(maximum joint stiffness)을 제공할 수 있다는 것을 보여주었다.[23] 낮은 MVC에서 지속적인 긴장성 멈춤 수축은 제1유형인 긴장성 근 섬유(type tonic muscle fiber)기능을 선별적으로 훈련하기에 이상적으로 적합하다, McArdle 등에 의하면, 긴장성 섬유(tonic fibers)는 MVC의 30~40% 수준에서만 작동한다.[34]

경도에서 중등도 수준의 강도로(MVC의 50% 미만) 근육이 수축할 때, 이용가능한 산소의 바른 소실을 나타내는 최신 적외선 분광기에 근거하여, 등척성(isometric) 멈춤은 7~8초 이상이어서는 안된다.[35]

안정성 훈련에 있어 변수는 강도, 세트(sets), 반복, 멈춤시간, 형태, 주기 및 기간을 포함한다(표 26.2).

임상에 기초한 문제

통증이 있는 환자들은 주로 운동이 더 나쁘게 만들 것이라고 두려워한다. 운동하지 않으면 예기치 않은 위험이 있다는 것을 환들에게 교육하는 것이 가능할까?

근력은 운동할 때 획득도는 것보다 쉬고 있을 때 소실되는 것이 훨씬 더 빠르다.

- 쉬고 있을 때 근력은 하루에 3~7%의 비율로 소실된다.
- 훈련할 때 근력은 하루에 0.5~1%의 비율로 향상된다.

Coopre D, Fair J. Reconditioning followin athletic injuries. Phys Sports Med 1976: 4:125

훈련의 심리학 (Psychology of training)

환자 복귀는 하나의 점진적 과정이다. 행동 의학이나 "속도를 조절하는 활동"에 대한 스포츠 심리학 그리고 다치는 것(hurt)과 손해(harm)의 관련성에 대해 환자와 논의 해야 한다. 많은 허리 통증 환자들은 과도한 불안-회피 신념을 가지거나 수동적이고 증상을 이끄는 접근법, 과도한 병리해부학적 진단 검사, 나쁜 예측을 촉진시키는 파국적인 행동을 가지고 있다.[30] 다른 한편으로는 과도하게 공격적인 환자가 있을 수 있는데 이들은"번영 또는 불황(boom or bust)" 정신 상태를 이끌 수 있다.

할당제에 기초한 단계적 노출을 강조하는 현대주의자들은 중도 노선을 잘 나타내고 있다.[30] 이 조작적 조건 모형은 다치는 것과 해를 입는 것은 똑같을 필요가 없다는 것과 활동 — 환자의 통증에 대한 기대나 불안-회피 믿음과 반대되는 — 은 실제로 더 유익하다는 것을 환자들에게 성공적으로 설명해준다. 단계적 노출 훈련(graded exposures training : GET)에서, 환자의 활동 수준은 통증에 의해 제한되는 것이 아니라 단계별로 현명하게 할당된 방법으로 점진적으로 증가된다.[11,29] 반대 성향을 가진 환자들 즉, 통증을 무시하고 손해를 입힐 수 있는 활동을 지속하는 환자들에게도 GET는 똑같이 중요하다.[49] GET 즉 속도를 조절하는 것은 아주 중요하며 활동을 너무 회피하거나 너무 많이 하는 것 두 가지 다 배제되어야 한다.[3,16,17]

임상가들이 매우 안전하고 안정성 있는 범위에서 이 운동을 처방해야 한다는 것이 중요하다. 이런 운동들은 환자와 상호 동의되어야 한다. 환자들은 약간 불편하더라도 할당량을 완수해야 한다. 만성 통증 환자들의 경우 재손상에 대한 염려가 기본적으로 내재되어있어 활동 회피믿음이 있고, 실제 경험이 아닌 것에 대해 파국적인 경향이 있다.[10,48] Ciccione과 Just는 민감한 개인들에 있어서 통증 예상치와 활동으로 인한 실제 통증 강도는 일치하지 않는다는 것을 보여주었다.[8] Vlaeyen 등은 GET가 개인의 두려움과 믿음을 변화시킬 수 있다고 주장하였다.[48]

GET는 두려움을 느끼는 활동(참을 수 없는 정도의 활동: activity intolerance)을 정의하는 기초 시험부터 시작한다. 초기 할당량은 성공을 확신할 수 있는 역치하 수준으로 설정되어야 한다. 그다음 환자는 자신이 두려워하는 자극에 단계적으로 노출되어서 그렇게 해도 안전하다는 것을 경험할 수 있다.[13,50] 먼저 유발해 놓고 나중에 처치하는 방법은 이 프로그램의 효과성을 입증하는 중요한 것이다.

표 26.2 운동정보[12,37,38,40,45]

- 강도: 최대하, 단일 최대반복(single repetition maximum)의 50% 미만(1 RM)
- 세트와 반복: 약 6회 반복 1세트로 시작
  - 12회 반복 1세트로 진전
    - 역 피라미드 접근법으로 보다 더 진전 두 번째 세트는 8회반복, 그 후 세 번째 세트는 4회 반복
- 멈춤시간 : 1호흡 또는 2호흡(6 ~10초) 동안 멈춤으로써 지구력 강화
- 형태 : 움직임은 운동조절 훈련과 손상 방지를 위해 적절한 형태로 천천히 수행되어져야 한다.
- 주기 : 운동 조절을 향상시키기 위해 매일 또는 매일 두 번
- 기간: 만성 통증이 있는 환자의 경우, 운동 패턴 재교육을 위해 3개월 이상 요구됨.

임상에 기초한 문제

만성 통증 환자들은 한 가지 치료법을 찾는 것을 주로 기대한다. 이것은 현실적일까? 도수조작(연부조직 또는 관절)조차도 일시적으로 완화시킬 수 있을 뿐인데, 환자가 자가-치료보다 건강관리 제공자의 중재에 책임을 전가시키는 것이 유익할까? 또한, 재발이란 것이 예외라기보다는 규칙이기 때문에 우리는 환자들에게 그것을 예상하라고 말해주어야 할까?

환자들은 수동적인 중재 이전에 자가-치료에 대한 조언을 받아야만 하고, 그래서 자가-치료에 기여해야 한다(15장 참조), 이러한 자가-관리에 대한 긍정적인 기여는 동기부여가 된다. Mckenzie 체계는 철저한 청취 과정(처치 후 재평가)을 통하여 이러한 자기 기여를 촉진시키도록 설계되었다.

만성 환자들은 재발을 예상할 수 있도록 교육받아야 한다. 재발한 것은 통증을 관리하는데 실패한 것이 아니다. 이러한 "재발"에 대해 어떻게 더 잘 자기 관리를 할 것인지 배우는 것이 도전이다.[16,17] 환자들은 응급처치 자기관리와 예방적인 조건화된 자가-관리 프로그램 둘 다 배우는 것이 중요하다. 만성 환자들은 반드시 이 두 가지를 터득해야 한다.

환자의 운동 프로그램을 위한 적절한 시작 시점을 결정하는 방법

(How to determine an appropriate starting point for a patient's exercise program)

운동 처방을 개별화하기 위해 임상가는 전략적 계획을 가질 필요가 있다. 각각의 환자들을 위한 올바른 운동을 맞추어 주고 단계적으로 안내해 주어야 한다.

첫째, 환자의 참을 수 없는 정도의 활동(activity intolerance; AI)을 정의하라. 환자의 일상생활에서 수행하기 어려웠던 것에 대한 이력으로부터 이끌어낼 수 있다. 이들 기능적 활동을 회복하는 것이 치료의 목표라는 것에 상호 동의해야 한다.

둘째, 환자의 능력 또는 기능적 결함을 정의하라. 이것은 능력 검사를 통해 이끌어낼수 있고, 환자의 기능적 범위(functional range; FR)라고 명명할 수 있다. Dennis Morgan은 이것을 "손으로 과제를 수행할 때 통증이 없고 적당한 움직임의 범위"라고 정의했다. FR은 환자가 느끼는 환자의 역학적 민감성(mechanical sensitivities; MS)과 임상가가 관찰하는 비정상적 운동조절(abnormal motor control; AMC)두 가지에 대한 면밀한 기능적 평가로부터 도출된다. 가능하다면 언제든지 환자의 기능적 능력이나 결함은 표준화 된 데이터베이스가 있는 신뢰성 있는 검사를 통해 정량화되어야 한다. 이것이 환자의 초기 기초선을 설정하는 핵심이고, 후에 진전도를 검사하는데 이용될 수 있다.

셋째, 환자의 기능적 목표(참을 수 없는 정도의 활동)와 전체 능력 사이의 차이를 메울 수 있는 운동과 지지해주는 치료법을 정의하라, 처방된 운동은 이상적으로 MS나 AMC없이 수행할 수 있어야 하고, 환자의 목표와 결함에 대해 적절한 것이어야 한다.

넷째, 환자의 AIS 와 FR(AMC 와 MS)을 정기적으로 검사하여(재평가) 운동이 AIs를 감소시키고, 능력을 강화시키는 두가지 목표를 이루고 있는지 결정하라. McGill은 이 발견을 운동(들)의 긍정적 경사면이라고 부른다. 목표는 가능한 한 빨리 이것을 찾는 것이다. 그러나 염증이 현저한 심한 급성 통증의 경우, 또는 중추 민감화(central sensitization)가 존재하는 장애가 있는 만성 통증의 경우 긍정적 경사면을 허용하는 고유한 운동 처방을 설정하기 위해서는 여러 번의 경험적 시도가 필요할 수 있다. 이 검사 주기를 따르라.

- AIS —
  - 각 분기(Session)의 시작 : 구두검사
  - 주별(weekly) : 환자-특별 기능척도 (patient-specific functional scale: PSFS)
  - 월별(monthly): Oswestry 또는 목장애 색인(neck disability index)와 같은 부위별 특별 결과 도구
- MS —
  - 각 방문마다 시작 때에 재검사
  - 운동(들)이 수행된 이후 즉시, 그리고 치료 분기의 끝에 재검사
- AMC — 적어도 1주에 한번 재검사

표 26.3은 이러한 처방 접근법을 요약한 것이다.

자신이 통증이 없는 범위 내에 머물러 있는 환자를 동기 부여하는 것은 쉽다. 환자가 급성 통증이 있을 때 환자를 다치게 하는 것을 피해야 한다. 이 시점에서 다치는 것(hurt)과 손해(harm)는 밀접할 수도 있다. McKenzie접근법의 기술은 통증을 유발하는 (또는 통증을 말초화하는) 움직임과 통증을 중심화 하는 즉, 감소시키는 움직임을 성공적으로 검사할 수 있다. 일단 이 검사를 실시하면 어떤 자세와 움직임을 피해야 하는지와 증상을 중심화 즉, 감소시키는 자세와 움직임을 추천해줘서 반복적으로 수행하는 것을 쉽게 가르쳐 줄 수 있다.

임상적 문제

McKenzie는 다음과 같이 말한다. "당신의 허리를 잘 나가게" 해 줄 특정 자세를 채택하거나 특정 움직임을 수행한다면, 그 다음 우리가 문제를 완전히 이해했다면, 우리는 다른 움직임이나 다른 자세들을 정의할 수 있고 그것은 과정을 역전시킬 수 있다.

당신은 그것을 밖으로 꺼내고 다시 안으로 넣는다.

McKenzie R. The McKenzie Institute international pamphlet , 1998

운동을 정확하게 (생역학적으로 올바르게) 수행하도록 환자를 동기부여하기란 그렇게 쉽지 않다. 통증은 충분한 안내자가 아니다. 사실, 환자들은 지나치게 전체적인 근육으로 대체하여 종종 속임수 움직임 패턴을 이용해 반복횟수를 증가 시킨다. 그렇게 해서 기능 이상이 강화된다. 예를 들면, 쪼그려 앉기 운동동안 지나치게 몸을 앞으로 구부린다. 불행하게도, 많은 기능이상 움직임들이 만성통증이 있는 환자를 다치게 하지는 않는다. 또한 짧아진 조직을 신장시키는 것과 같은 어떤 움직임들은 다치게 할 수는 있지만 손해를 끼치지는 않는다.

임상적 문제

접근적 치료에서, 임상가는 두가지 기초적 질문에 답할 수 있어야 한다.

1. 환자에게 원치 않는 전체적 근육 활동이 일어나는가?
2. 만약 그렇다면, 어떤 근육에 문제가 있는가?

이 질문들은 가장 좋은 실행적 운동치료를 실시하기 위해 반드시 답변되어야 한다.

Richardson C. Jull G. Hides J. Hodges P. *Therapeutic Exercise for spinal stabilization in Lower Back Pain*. Edinburgh : Churchill Livingstone. 1999: 126

환자의 운동프로그램을 진전시키는 방법 (How to progress a patient's exercise program)

기능적 활동 동안 "핵심적" 안정성의 기술을 환자가 습득하는 방법은 운동학습(motor learning)의 특별히 설계된 단계를 따른다(표 26.4).[44]

표 26.3 재활 처방에서 확인할 것

1. AIs (참을 수 없는 정도의 활동)를 정의하라
2. FR(MS 와AMC) [기능적 범위(역학적 민감성과 비정상적 운동조절)를 정의하라.]
3. 환자의 FR(기능적 범위) 내에서 운동을 처방하라.
4. 진행 중인 재평가/검사를 수행하라.

이것들은 환자들이 못 알아차릴 수도 있지만, 통찰력이 있는 임상가라면 용기를 주고, 촉진적인 단서, 접촉, 저항, 조언 등으로 도와줌으로써 환자가 이 과정들을 힘들이지 않고 통과 하도록 지도할 수 있다.

운동학습의 첫 번째 단계는 인지적 운동감각단계(cognitive-kinesthetic stage)이다. 대부분의 환들은 그들의 문제 영역에서 동작을 만들어내고 조절하는 방법에 대한 운동감각 인식이 약하다.

첫 번째 단계에서 환자들은 요부-골반, 견갑-흉곽 또는 경추-두부와 같은 중요한 부분들을 움직이는 방법을 "발견"하는 것을 배운다. 환자들은 움직임을 수행할 수 있는 기술을 습득하고, 그 다음 "통증이 없는" 또는 통증을 중심화 하는 범위까지 제한하는 기술을 습득한다. 다음은 그 실례이다.

요추-골반 조절 — 고양이-낙타
견갑-흉곽 — 어깨말기 또는 Brügger 자세
경추-두부 — "네"라고 말하는 것처럼 머리 끄덕이기.

그다음 움직임 조절은 연합 단계라 불리는 운동학습의 두 번째 단계로 발전한다. 환자가 충분히 운동감각적인식을 발달시켜 자신의 기능적 범위(FR) 안에서 움직일 수 있어서 "주요(key)" 부위를 이용하여 안전하고 적절하게 보다 복잡한 운동을 수행할 수 있을 때. 이 단계로 들어갈 수 있다.

예를 들어, 움직임이 단순하고 저항이 없는 동작(즉,

표 26.4 운동학습 단계(stages of motor learning)

- 의식적 인식(conscious awareness)
- 연합(associative)
- 자동조절(autonomous control)

고양이-낙타)에서부터 말초 가동화(peripheral mobilization)동안 등척성 "중심(core)" 안정화를 요구하는 동작으로 발전할 때 (즉, 네발자세에서 한다리 뻗기) 어려운 수준의 운동조절로 진전되는 것이다.

운동 학습의 세 번째 단계는 자동 단계이다. 환자가 운동을 정확하게 수행하는 것에 대해 생각하지 않아도 될 때 이것이 완성된다. 불안정한 바닥으로부터(즉, 안정성 패드, 미니 트램플린) 또는 임상가로부터(빠른, 부드러운 밀기) 예상하지 못한 동요가 오더라도 운동중에 요추-골반 자세를 조절할 수 있을 거라고 설명할 수 있다. 이런 방법으로, 갑작스러운 움직임이나 서로 밀치기 등이 있는 "실제 생활" 상황에서의 예상하지 못한 일들도 훈련된다.

많은 환자들이 운동 훈련 동안 집중에 대한 동기부여가 부족하기 때문에 가능한 한 빨리 자동 단계로 도달하는 것이 중요하다. 덧붙여서, 환자가 좋은 안정성으로 수행할 수 있는 가장 기능적인 운동이 언제나 현명한 선택이 되는데. 순종이 더 좋아지기 때문이다. Gary는 이것을 "공격성 성공"이라 명명했다.[15] Vladimir Janda 또한 이 점을 강조하였는데, 복합 바닥 운동과 같은 표면적으로 요구되는 훈련보다는 흔들판(rocker board) 위에서의 감각-운동 훈련(sensory-motor training)이 더 좋다고 제안하였다. 그것이 수의적 조절을 더 많이 요구하지 않으면서 안정성 체계를 자동적으로 훈련시켜주기 때문이다.[24]

운동 처방의 기술 부분은 환자가 고도의 주의 깊은(수의적인)조절 자세를 요구하는 운동을 얼마나 오랫동안 지속할 수 있는지 결정하는 것과 환자가 좋은 "중심(core)" 조절을 하면서 자동적으로(불수의적으로) 수행하는 단순하고 기능적인 움직임을 연습하게 하는 것이다. 이것은 임상적으로 중요한 문제인데, 현대 안정화 훈련은 '복부 공도(abdominal hollowing)'가 학습될 수 있기 전에 4~6주 훈련을 요구할 수도 있기 때문이다.[39] 그래서 Karel Lewit[27]은 이렇게 요약한다. "교정운동(remedial exercise)"은 항상 시간 소모적이고 시간은 낭비되어서는 안된다. 우리는 환자들에게 이상적인 움직임 패턴을 가르치려고 시도해서는 안되고, 단지 문제를 야기하는 실수를 바로잡기만 하면 된다."

임상적 문제

훈련을 감독하는 목표는 환자가 자신의 기능적 목표를 달성 하는데 도움이 되는 자신감을 느끼는 자가-치료(self-care) 방법을 찾는 것이다. 이것이 환자가 자가-효험(self-efficacy)을 성취하도록 도와주는 실제적인 응용방법이다.

환자를 진전시키는 수많은 다른 방법들이 있다. 표 26.5에서는 가장 중요한 몇 가지를 요약하였다.

훈련동안 임상가가 해야 할 것은 주로 환자가 하는 것보다 더 중요하다(표 26.6). 예를 들어, 환자의 자세를 바꾸어서 향상된 운동 조절을 촉진하는 방법들이 있다. 환자가 측방 교각 자세(side bridge)협응에 어려움이 있다면, 무릎자세(kneeling)를 취하게 한 다음 반작용이 더 있고, 더 단순한 패턴인 체간 바로세우기를 수행하게 한다. 손 접촉도 변화될 수 있는데 환자의 저항을 바꾸어 주려고 시도할 때에는 요추부에서 엉덩뼈(장골, ilium)로 옮겨갈 수 있다. 조직자극도 촉진될 수 있는데, 예를 들면 중간볼기근(중둔근, gluteus medius)을 건부착지점에서 자극 줄 때이다. 가장 중요한 것은 다양한 목소리 톤이나 구두 목표가 최선이라면, 구두 단서나 명령이 보는 것과 더불어 신경 언어학적 경험이 되어야 한다는 것이다. 예를 들어, 어떤 사람이 척추 중립위에서 새 개(bird dog)를 수행하도록 요청받았다면, 한 사람은 등을 수평하게 유지하라는 구두단서에 반응할 수도 있는 반면, 다른 사람은 그들의 엉덩관절(고관절, hip joint)을 수평으로 유지하라는 구두단서를 필요로 할 수도 있다. 새 개(bird dog)를

표 26.5 환자를 진전시키는 변수들

- 무부하에서 부하로(중력)
- 단순한 것에서 복잡한 것으로(일차 평면에서 삼차평면 또는 등척성에서 구심성 또는 원심성 수축)
- 느린 것에서 빠른 것으로
- 지구력에서 강도, 힘으로
- 저항 높이기
- 안정한 것에서 불안정한 것으로(지지점을 감소시키거나 공, 판과 같은 불안정한 지지면을 이용하여)

표 26.6 촉진기술

- 전-자세
- 손접촉
- 조직 자극
- 구두 단서 나 명령
- 소품

수행하는 동안 척추 위에 물병을 두고 떨어지지 않도록 환자를 복돋아 주는 것처럼 소품들도 이용될 수 있다.

환자의 진전 상황을 객관적으로 검사할 수 있는 기초선을 설정해 두는 것이 중요하다(표 26.7). 환자의 특징적 통증(MS)을 재생산하는 움직임이나(예를 들어, 체간굽힘) 자세를 정의해야 한다.

또한 그들의 주요 비정상 운동조절 패턴(abnormal motor control pattern ; AMC)을 정의해야 한다.

(예, 엉덩관절 폄). 마지막으로 환자들의 타당하고 수량화 가능한 기능적 결함을 정의해야 한다(예, 옆으로 누운 다리자세 지구력). 이러한 기초선은 정기적으로 재평가되어. 환자들의 통증 기록뿐만 아니라, 진전에 대한 독립적이고 기능적인 척도를 제공한다.

운동 (The Exercises)

신체 수행능력 특히, 척추 건강상태가 좋아지면 적절한 부하정보가 있는 운동이 필요해진다. 근육의 운동 목표는 높아야 하지만, 관절이 압박되는 불이익은 최소화되어야 한다.[37] 이것은 근육 적응훈련을 위해서 운동 조절 접근이 필요하다는 뜻이다. 부가적으로, 운동은 환자의 일상생활에서 자신의 몸을 실제로 사용하는데 적합하게 이용할 수 있는 기능적 목표를 향해 진전되어야 한다.

AIs를 줄이기 위해 그리고 기능을 증진시키기 위해 현명한 단계적 접근법이 발달되어야 한다. 일단, 일상생활 동작(ADL)동안 척추를 어떻게 나누어야 하는가에 대해 충고해 주고(제14장 참조), 운동의 안전성에 대해 논의한 다음 넓은 안전성/안정성 범위를 가지는 운동을 시작하는 점진적 접근법을 처방하여 할당한다. 목표는 허리를 안정화하도록 설계된 간단한 움직임 동안 협응을 강조하는 운동조절을 향상시키는 것이다〔예, 엉덩관절 접기(hip hinging)〕. 이렇게 운동을 도입한 다음 저부하 지구력을 증가시키는 것을 덧붙여나간다. 마지막으로, 운동은 기능적인 요소를 포함하게 되고, 개개인에 요구되는 실제 ADL, 일 또는 스포츠와 가능한 한 가까운 요소들을 모방하여 첨가하게 된다(표 26.8).

표 26.7 기초선 설정

- 환자의 MS 정의하기
- 환자의 AMC 정의하기
- 환자의 수량화 가능한 기능적 결함 정의하기

안정성 훈련 (Stability training)

임상에 기초한 문제

당신은 통증 환자에게 그들의 "기능적 범위"를 확장 시킬 치료를 처방할 수 있는가?

안정성 훈련에 있어서, 자세조절, 근 균형, 통증감소 또는 중심화가 초점이다. 목표는 협응력과 안전하고 저부하의 활동에서 지구력을 훈련하는 것이다. 이것은 운동 조절의 인지적-운동감각 인식 단계를 강조한다.[44]

임상적 문제

훈련 힌트

1. 움직임은 유연하고 느리게 수행되어야 하고 하루 중 특히, 아침을 포함하여 서로 다른 시간에 해야 하는 것을 환자에게 상기시킨다.
2. 안정화 운동은 적어도 하루에 한번 느리게(1회 반복당 10초 이상) 10회 이상 반복해서 수행되어야 한다.
3. 훈련 효과를 보기 위해서는 6주에서 3개월 가량 필요하다.
4. 항상 환자에게 있을 수 있는 실수를 바로 잡아주고, 다음 사무실 방문 때의 운동에 대해 설명해 주어야 한다.
5. 가능하면 언제라도 환자의 운동 일부분에 실제 생활에서 하는 활동을 모방해서 할 수 있게 한다.

표 26.8 척추 재활 훈련의 주요 유형

1. 안정성 훈련(협응력,지구력)
2. 기능 통합 훈련(functional integrated training; FIT)

환자가 정상 동작 범위 내에서 MS를 많이 가진다면, 특히 연관통이나 방사통이 있다면, 움직임 처방에 McKenzie 접근법이 강력하게 추천되는데, 이 접근법은 연관통을 중심화 시키고 증상을 말초화하는 움직임을 피하는 것이다. 디스크 환자에서 이 움직임은 폄과 같은 끝범위 자세를 주로 포함한다. 중요한 것은 정기적으로 환자의 MS를 재검사하여 환자의 전체적인 FR을 확장시키는 것이다.

일단 환자가 기능적인 방법으로 척추를 움직이고 자세를 잡을 수 있게 배우면, 보다 복잡한 운동과 기능적인 활동으로 진전하게 된다. 환자가 진전할 준비가 되었는지 결정할 때는 두 가지 측면을 항상 보아야 한다. 첫째는 MS에 관련된 것이고, 둘째는 AMC에 관련된 것이다. 프로그램이 빨리 진행될수록 실제 기능적 활동이 더 잘 훈련되어 지지만, 각 단계에서 (a) MS가 증가하지 않는지 (b) 운동조절이 재교육 되는지가 필수적으로 고려되어야 한다. 안정성 훈련에는 주요 관절의 기능적 중심화 또는 "중립자세", 정상 호흡 (즉, 무호흡-멈춤), 비정상 근 대체 패턴과 같은 것이 포함된다. 예를 들어, 한 운동 후 검사에서 증상을 말초화시키거나 통증이 있는 ROM이 증가되었다면, 정확한 훈련이 소개되지 않은 것이다. 비슷하게, MS는 감소되었지만 환자가 좋은 자세로 간단한 움직임 패턴을 수행하는 방법을 학습하고 있지 않다면, 그 환자는 더 진전할 준비가 되어있지 않은 것이다.

임상적 문제

모든 환자들은 활동재개를 요구하지만, 어떤 특별한 운동들은 개개인별로 변형될 필요가 있다. 따라서 운동 처방이 어떤 환자에게는 하루만에 주어지지 않고, 치료 과정 전체에 걸쳐있을 수 있다.

다음 내용은 기능적 안정성 훈련 운동의 도감(atlsa)이다. 표 26.9는 도감에 따른 운동 청사진을 보여준다. 표 26.10은 첫번째 조직(척추) 안정화 기능을 가진 운동 항목.

표 26.9 운동 청사진

- 적응증
- 과정
- 진전
- 평가
  - 실수 : 임상가가 발견하는 일반적 실수 — AMC
  - 환자 검사: 환자가 느껴야만 하는 것 — MS 없기
- 조정

표 26.10 조직-안정화 운동

1. 고양이-낙타
2. 버팀(bracing)
3. 네발기기자세 — 새 개(bird dog)
4. 측방 교각 자세(side bridge)
5. 죽은 벌레(dead bug)
6. 컬-업(curl-up)
7. 다리자세(bridge)
8. 뒤넙다리근 감기(hamstring curls)
9. 등폄(back extension)
10. 스핑크스 턱 당기기
11. 벽 천사(wall angel)
12. 팔굽혀펴기

1. 고양이-낙타 (Cat-Camel)

적응증 (Indications)

- 허리통증
- 아래허리 긴장
- 준비운동

과정 (Procedure)

- 네발로 무릎꿇기
- "기능적 범위"(FR)를 검진하고, 체간의 굽힘 또는 폄의 바이어스(bias)를 발견하라.
- FR를 지속하라. 편안한 범위까지 움직임을 바이어스 하라.
- 양쪽 방향으로 천천히 부드럽게 움직인다(그림 26.2A). 처음부터 끝까지 정상적 호흡을 한다.

평가/검사 (Evaluation)

일반적인 실수 (Errors)

- 기능적 범위(FR)밖으로 움직인다.
- 부드러운 움직임보다 더 스트레칭
- 팔꿈치 굽힘
- 엉덩이가 무릎 위에 있지 않다.

환자평가 (환자가 느껴야만 하는 것) [Patient audit (What the patient should feel)]

- 아래 허리 긴장 감소

조정(보충하는 치료) (Troubleshooting)

- 환자의 기능적범위 유지(예, 굽힘이 고통스러우면 통증없는 ROM까지 운동을 제한한다)

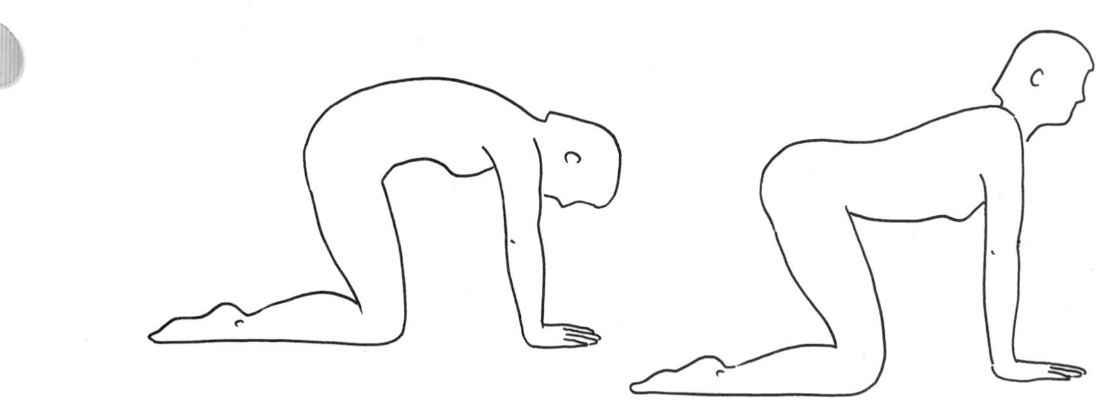

그림 26.2 고양이-낙타.

2. 버팀(bracing)

적응증 (Indications)

- 허리통증
- 모든 체간운동/활동에 "안전역(safety margin)"을 야기한다.

과정 (Procedure)

- "기능적 범위(FR)"를 검진하고 "척추중립" 자세를 발견하라 — 약한 앞굽음(전만, lordosis)
- 자연스러운 호흡을 하는 동안 요추를 360° 둘러싸고 있는 근육을 긴장하라.
- 다양한 자세에서 버팀을 연습하라(바로눕기, 엎드려 눕기, 네발자세, 앉기, 서기).

평가/검사 (Evaluation)

일반적인 실수 (Errors)

- "중립척추" 자세 벗어난 움직임
  - 골반후방경사
  - 요추 뒤굽음(후만, kyphosing)
  - 흉추-요추연접부의 신장
- 호흡 멈춤

환자평가 (환자가 느껴야만 하는 것) [Patient audit (What the patient should feel)]

- "중심(core)"의 팽팽함

진행 (Progression)

- 일단 환자는 버팀의 KA가 있다면, 다른 면 특히, 횡단면의 외부혼란(예기된/예기치 않은, 천천히/빨리)에 저항을 제한해서 그것을 도전하라.
  - 이 운동은 블리밍(Vleeming), Janda 엉덩관절 폄, 네발자세, 죽은 벌레(dead bug), 서기자세에서 최고이다
- 복부 컬(curl) 및 측방 교각 자세(side bridge)와 같은 운동에 도전하여 더 강렬한 버팀과 강한 호흡을 추가하시오.

조정(보충하는 치료) (Troubleshooting)

- 환자에게 "중심(core)"을 이완하게 한 후, 빗근 옆을 몇 개의 손가락으로 밖에서 안으로 부드럽게 누른다.
  - 환자는 그들의 근육으로 임상가의 손가락을 밖으로 밀어야 한다.
- 이것은 전방복벽의 모든 4분면에서 시도될 수 있다.
- 이것은 폄근육으로 시도될 수 있다.
- 더 향상된 버전은 환자가 "중심(core)" 근육을 앞에서 뒤로 동시에 밖으로 누르기를 시도하는 것이다.

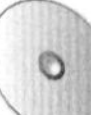

3. 네발기기자세에서 다리뻗기 또는 반대팔/다리 뻗기(bird dog) [Quadruped Leg Reach or Opposite Arm/Leg Reach(Bird Dog)]

적응증 (Indications)

- 아래허리통증
- 엉덩이 폄 불완전
- 체간 폄근 지구력불량[(Sorensen's test)]
- 목통증, 편타성상해, 또는 Co–C1 기능부전과 관련된 두통

과정 (Procedure)

- 네발기기자세에서 다리뻗기: 약한 앞굽음을 한 척추 준비자세
- 복부긴장을 수행하라.
- 척추가 아취와 회전없이 다리가 등과 같은 라인이 될 때까지 몸을 뒤로 젖히거나 다리를 바닥에서 들어 뻗어라(그림 26.3A).
  - 적당한 요추–골반 안정성이 숙련될 때까지 발을 바닥에 유지하여 시작하라.

진행 (Progression)

- 네발기기자세에서 팔/다리를 반대로 뻗는다: 팔과 다리를 반대로 뻗어 [또는 스위프(sweeps)] 수행한다(그림 26.3B).
- 다른 하나의 진행은 운동중 무릎과 손이 중앙선에 가깝게 하는 것이다.
- 전두면 또는 횡단면으로 팔을 들어라(그림 26.4).

평가/검사 (Evaluation)

일반적인 실수 (Errors)

- 등이 구부러짐
- 요추 젖힘과 턱을 내미는 것(그림 26.3C)
- 몸통을 회전(그림 26.5A와 B)
- 어깨를 움츠린다.
- 복부긴장 부족
- 호흡–멈춤

환자평가 (환자가 느껴야만 하는 것) [Patient audit (What the patient should feel)]

- 요부의 긴장 없는 복부의 노력과 균형잡는 것

조정(보충하는 치료) (Troubleshooting)

- 오직 네발기기 팔 뻗기를 수행하면서 접어 올려라.
- 요추 위에 물병이나 큰 직경의 물체를 놓고, 운동하는 동안 대상자가 균형을 찾도록 시킨다.
- 허리근 이완 /신장
- 복부에 손을 접촉하거나 환자가 수의적 저항으로 체간에 긴장이 제공될 때 복부긴장을 촉진하라.

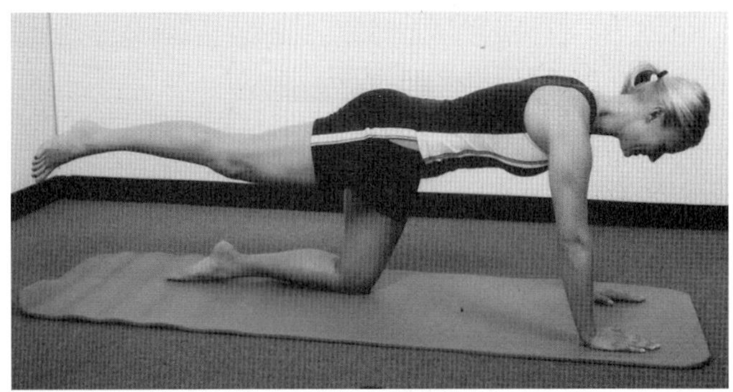

A

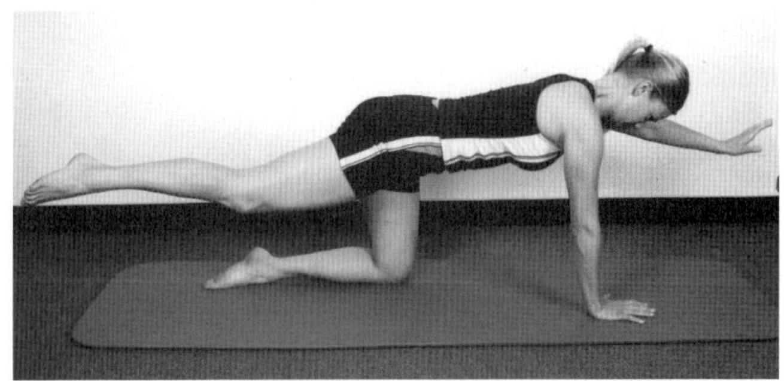

B

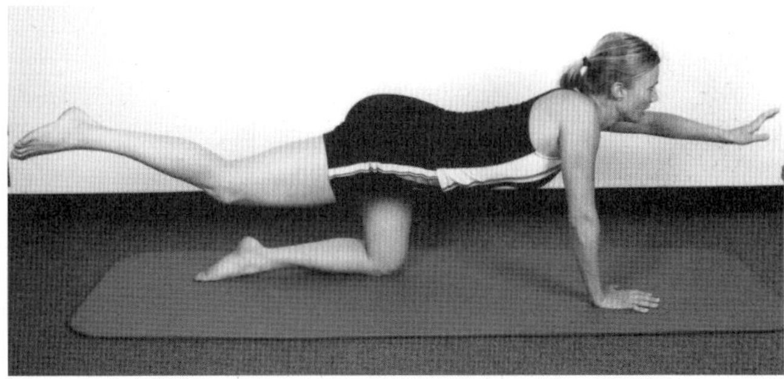

C

그림 26.3 **(A)** 네발기기에서 다리뻗기. **(B)** 네발기기에서 반대 팔과 다리뻗기. **(C)** 요추 젖힘과 턱 내밀기 불량자세.

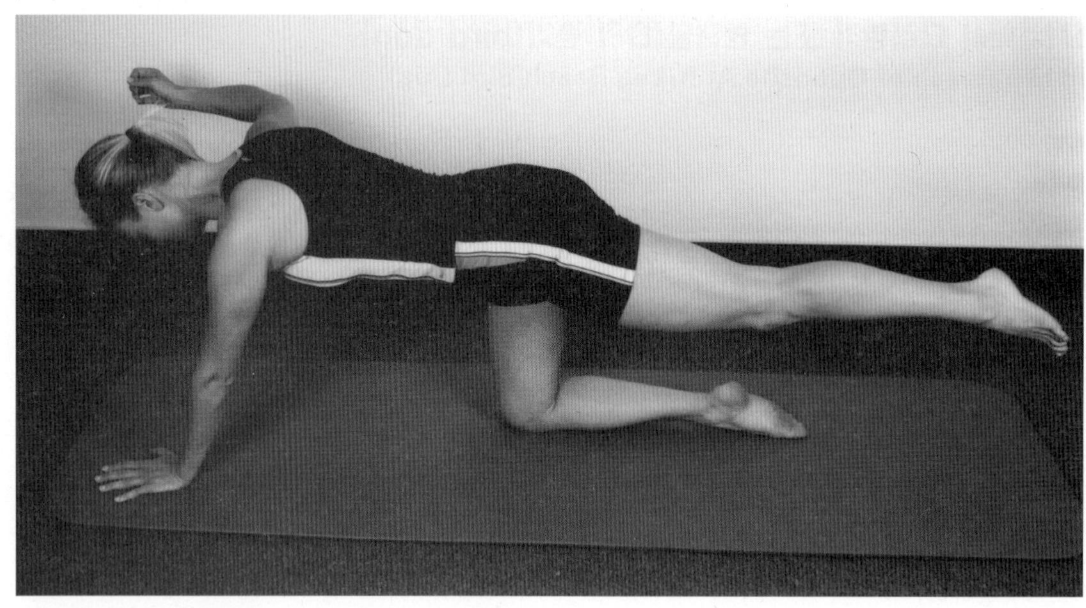

그림 26.4 횡단면 팔들기.

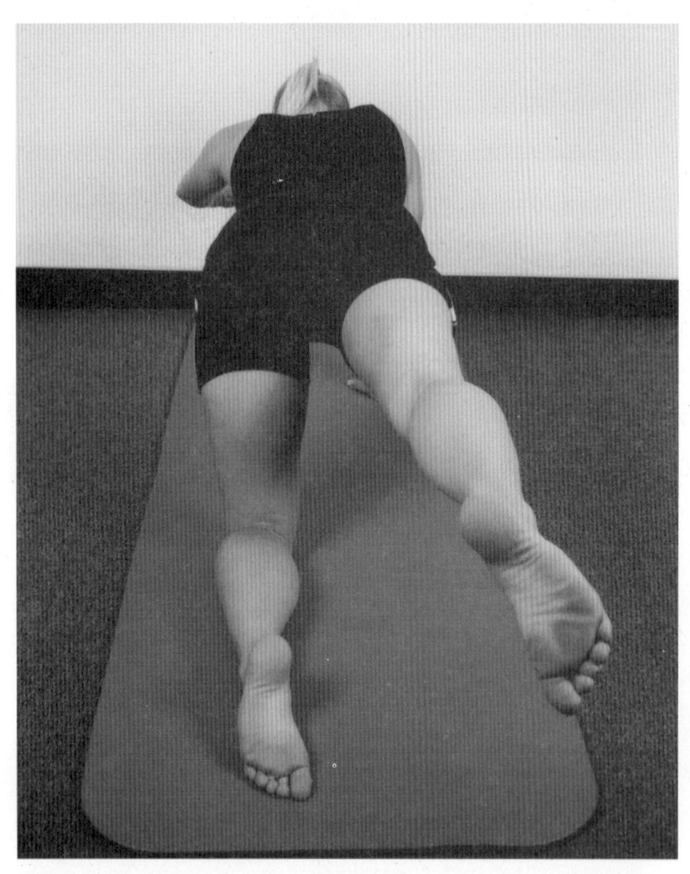

A

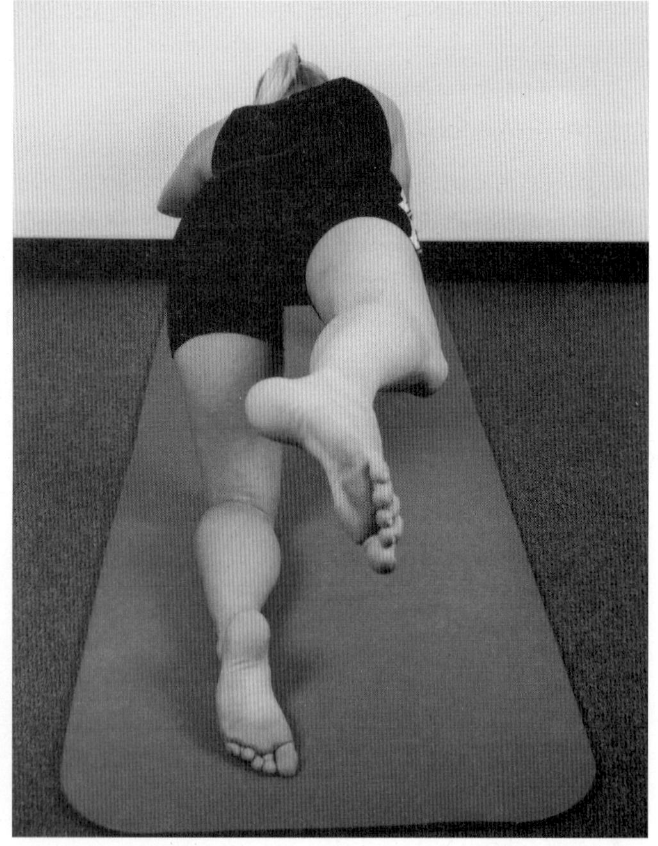

B

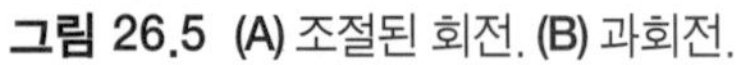

그림 26.5 (A) 조절된 회전. (B) 과회전.

4. 측방 교각 자세 (Side Bridge)

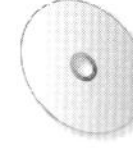

적응증 (Indications)

- 허리통증
- 측방 교각 자세 또는 복부지구력 불량

과정(그림 26.6A와 B) (Procedure)

- 무릎을 이용한 측방 교각 자세: 아래팔로 지지하여 옆으로 눕기에서 시작
- 엉덩이와 무릎은 약간 구부려져야 한다.
- 척추가 바닥쪽으로 내려가지 않게 골반을 "정방형(square)"으로 한다.
- 복부 긴장을 수행하라.
- 그때 무릎, 엉덩이, 어깨가 정렬될 때까지 엉덩이를 위로 앞으로 들어라.

진행 (Progression)

- 요추의 비틀림 없이 약간 구루는 몸통에 꼬임(twist)을 가진 무릎지지 옆으로 누운 다리자세를 수행하라.
- 플랭크포지션(plank position)을 한 몸통으로 발목지지하며 옆으로 누운 다리자세를 수행하라(그림 26.7 A,B).
- 공중제비(rollover)를 수행하라(그림 26.7C,D).
- 등척성 수축을 유지하는 동안 복부긴장을 지속하면서 약간의 심호흡을 하여라.
- 또 다른 방법은 전면 프랭크 포지션(plank position)을 유지하고 횡단면 팔뻗기를 수행하라(그림 26.8A,B).

평가/검사 (Evaluation)

일반적인 실수 (Errors)

- 등구부러짐
- 어깨, 엉덩이, 무릎의 정렬이 없이 골반을 똑바로 들어올리기
- 발목회전에 의한 어깨와 골반의 과도한 비틀림(그림 26.7E)

환자평가 (환자가 느껴야만 하는 것) [Patient audit (What the patient should feel)]

- 어깨에 큰 불편없는 배빗근(복사근, oblique abdominal)의 운동

조정(보충하는 치료) (Troubleshooting)

- 복부긴장을 수행하라.
- 무릎서기로부터 엉덩관절접기(hip hinge)를 수행하라(그림 26.9A, B).
- 보조하기 위해 양팔을 사용하라(그림 26.6C).
- 현저한 어깨 통증이 있다면, 반대쪽 손으로 지지하거나 반대쪽 벽을 의지하여 플랭크롤스탠딩(plank roll standing)을 수행하라.

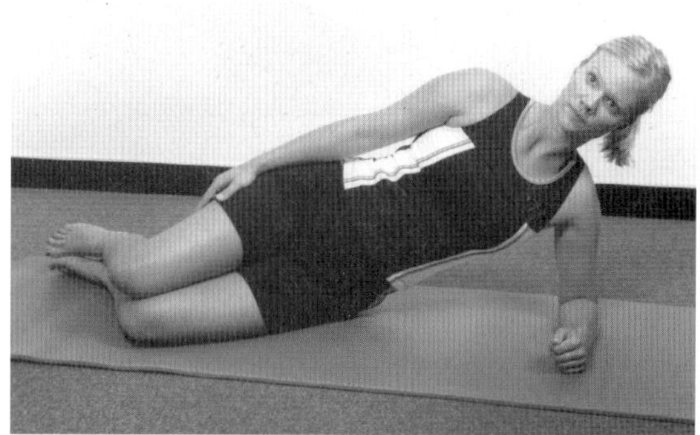

A

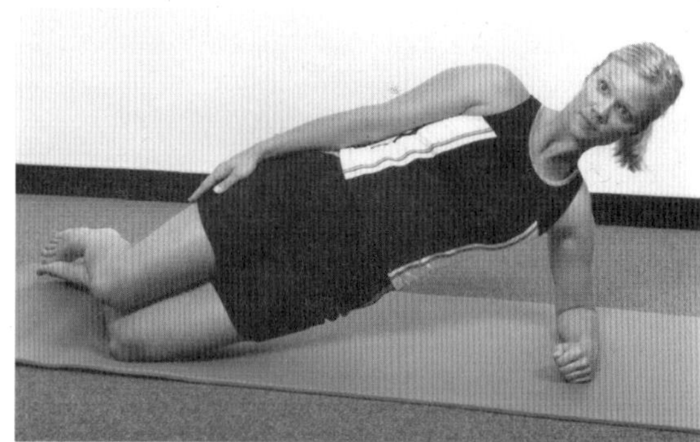

B

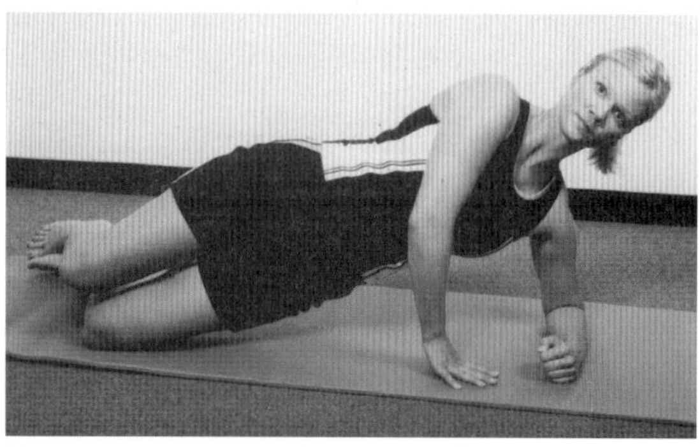

C

그림 26.6 **(A)** 무릎을 이용한 측방 교각 자세, 시작자세, **(B)** 무릎을 이용한 측방 교각 자세. **(C)** 무릎을 이용한 측방 교각 자세, 지지를 위해 손을 사용.

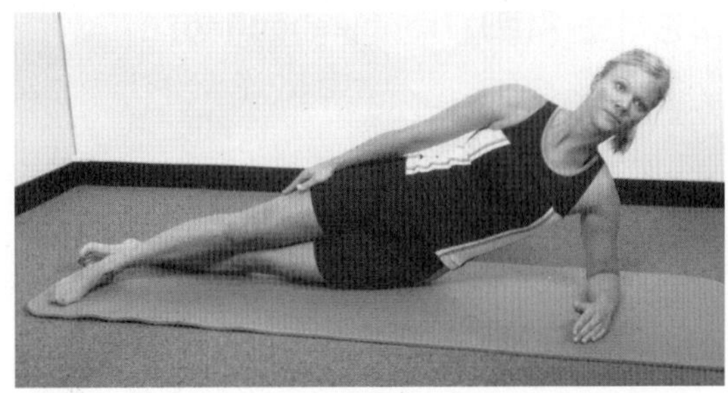
A

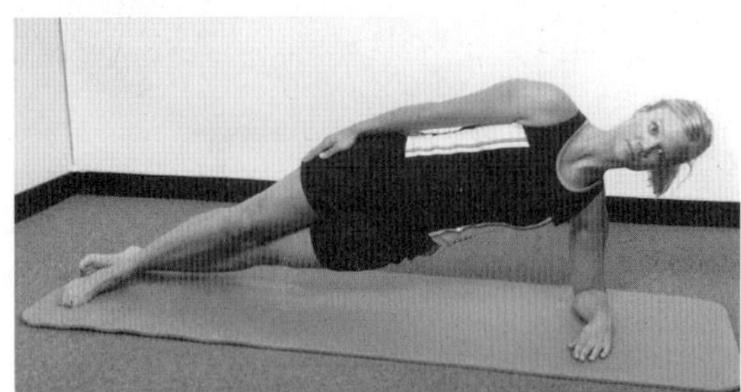
B

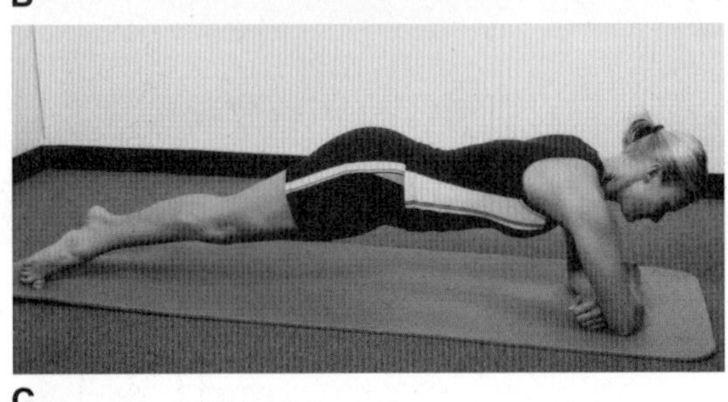
C

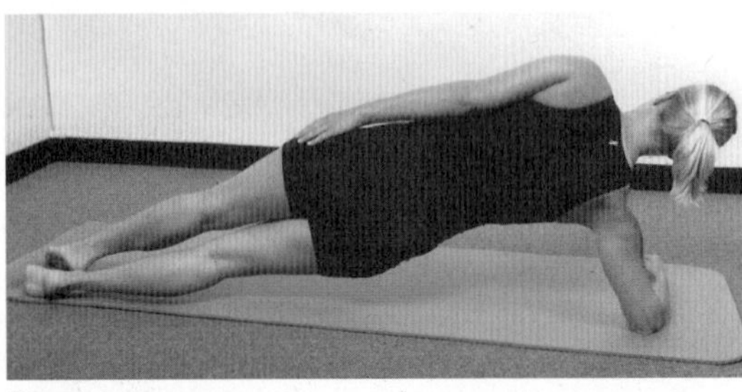
D

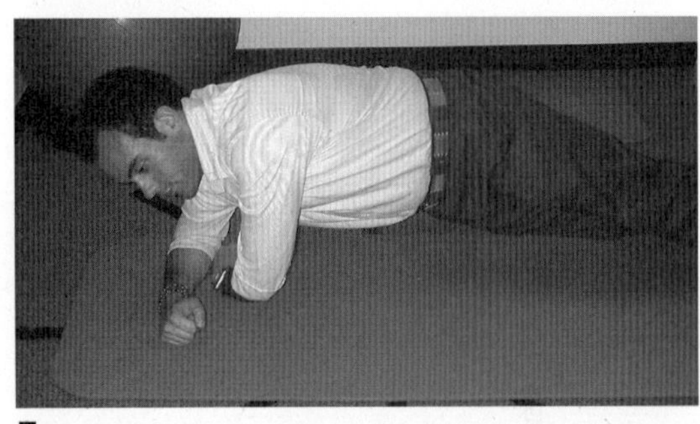
E

그림 26.7 (A) 발목을 지지한 측방 교각 자세, 시작자세. (B) 발목을 지지한 측방 교각 자세. (C) 발목을 지지한 측방 교각 자세, 구르기. (D) 발목을 지지한 측방 교각 자세, 구르기 완성. (E) 발목을 지지한 측방 교각 자세, 어깨유도에 의한 불량 구르기.

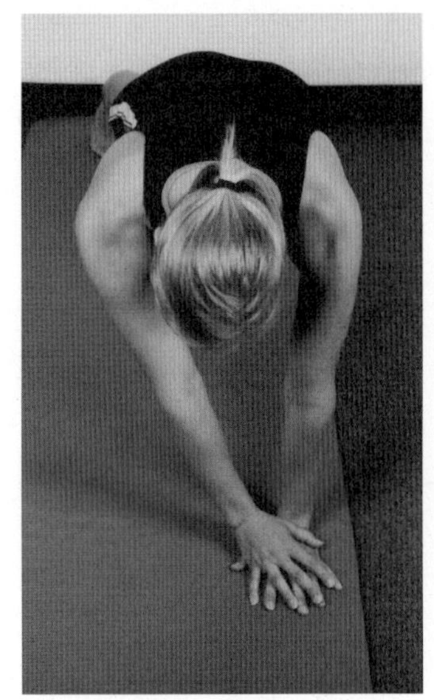
A

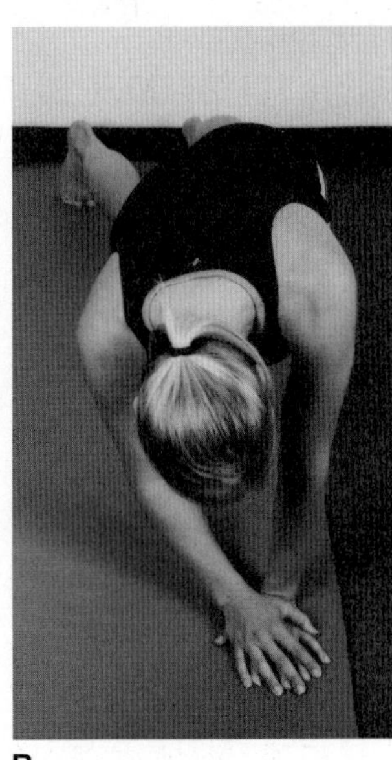
B

그림 26.8 (A) 조절된 횡단면 팔뻗기. (B) 횡단면 팔뻗기, 조절불량.

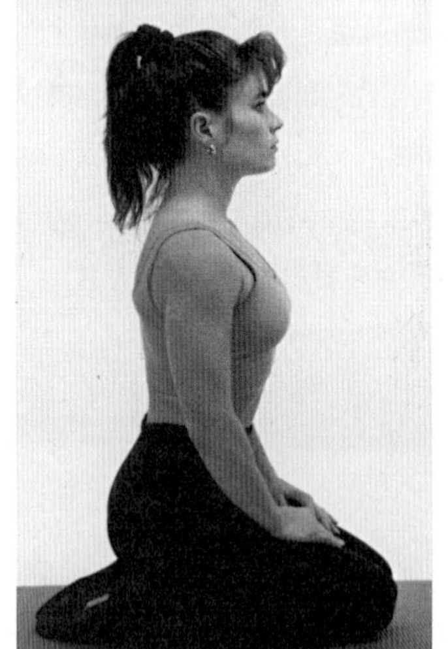
A

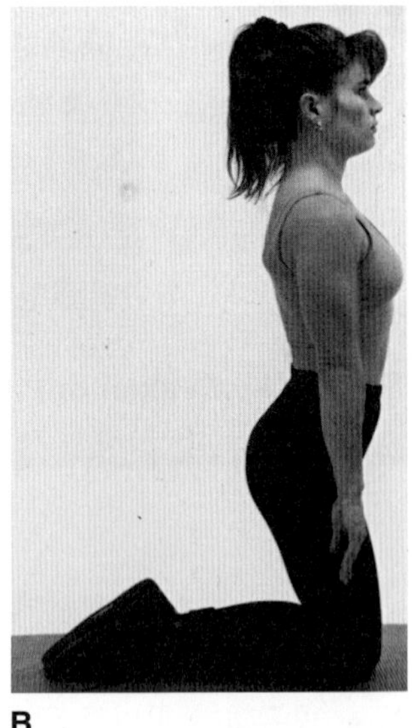
B

그림 26.9 (A) 무릎서기로부터 엉덩관절 접기, 시작자세. (B) 무릎서기로부터 엉덩관절 접기(hinge).

5. 죽은 벌레 자세 (Ded Bug)

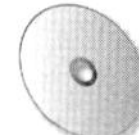

적응증 (Indications)

- 아급성 또는 만성 허리 통증 문제
- 블리밍스(Vleeming's), 복부 또는 측방 교각 자세(side bridge)기능의 기능부전

과정 (Procedure)

- 죽은 벌레(ded bug)자세 초보자: 오른쪽 다리는 똑바로 펴고, 왼쪽 다리는 발을 바닥에 붙이고 무릎을 구부려서 등을 대고 누워라.
- 오른손바닥을 허리 가는 부분 아래에 놓는다.
- 왼손을 바닥에 지지해서 머리 위로 들어라.
- 숨죽임 없이 복부긴장을 수행하라.
- 반대편 팔과 다리를 배위에 모이게 똑바로 천천히 끌어당겨라(그림 26.10A, B).
- 팔과 다리를 시작자세로 가져온다.

진행 (Progression)

- 향상된 죽은 벌레(ded bug)자세: 양발을 바닥에서 떨어지게 하라(왼쪽 엉덩이, 무릎을 90° 구부린다)(그림 26.11A, B).
- 초보자, 향상된 죽은 벌레(ded bug)자세는 절반 또는 전체 폼롤(foam roll) 위에서 한다(그림 26.12A, B, 26.13)
- 비틀은(twist) 죽은 벌레(ded bug): 의료용볼(medicine ball)을 잡고, 단단한 복부긴장을 유지하는 동안 팔과 다리를 반대 방향으로 천천히 돌려서 죽은 벌레를 수행하라(그림 26.14).
- 절반 또는 전체 폼(foam) 위에서 죽은 벌레(ded bug)자세: 의료용볼(medicine ball)을 잡고 팔을 머리 위로 가져가라(그림 26.15A,B, 26.16).
  - 골반 후방경사 실행없이 하부늑골을 "크런취(cruch)" 내려라.
  - 팔 자세를 유지하는 것과 다리에 의해 형성된 마칭 무부먼트(marching movement)에 의해 이것을 바꿔라.
  - "크런취(cruch)"를 유지하고, 팔을 머리 위로 또는 옆에서 옆으로 더 멀리 움직여라.

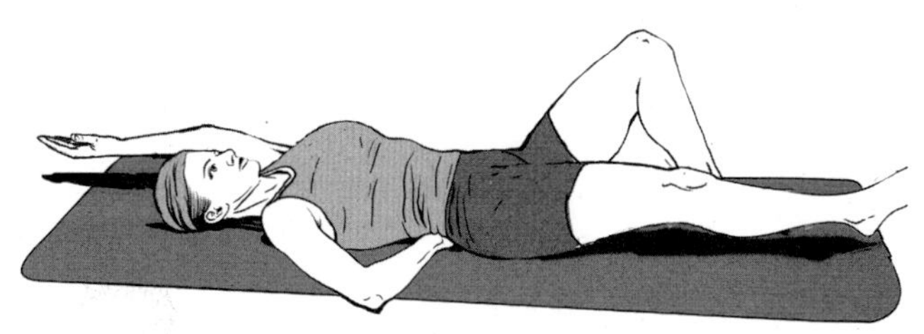

A

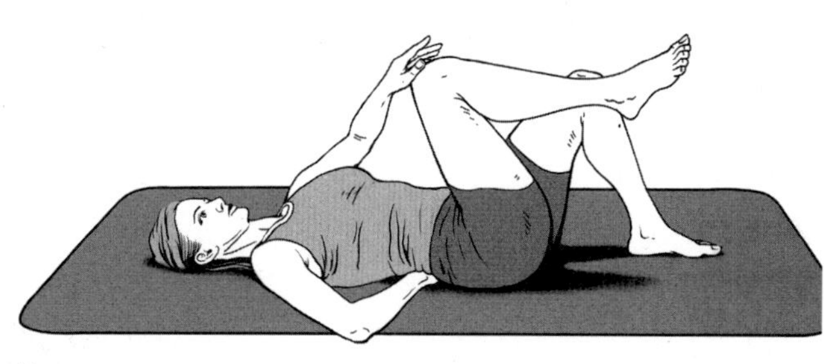

B

그림 26.10 (A) 죽은 벌레 자세 초보자, 시작자세. Liebenson CS로부터 허가되어 복사되었음. Spinal stabilization—an update. Part 3—training. J. Bodywork Movement Ther 2004;8;2:286
(B) 죽은 벌레 자세 초보자. Liebenson CS로부터 허가되어 복사되었음. Spinal stabilization—an update. Part 3—training. J. Bodywork Movement Ther 2004;8;2;286.

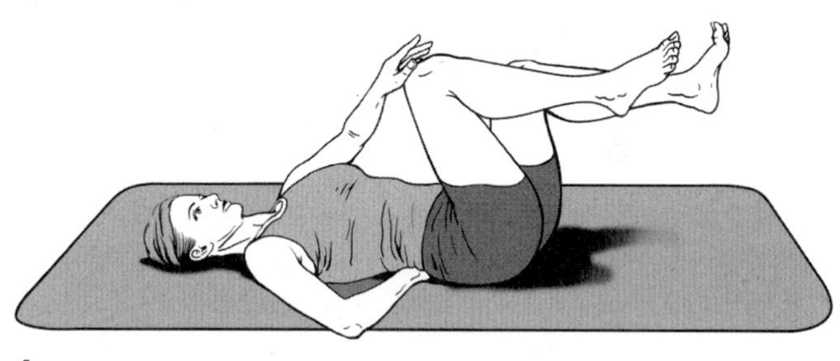

A

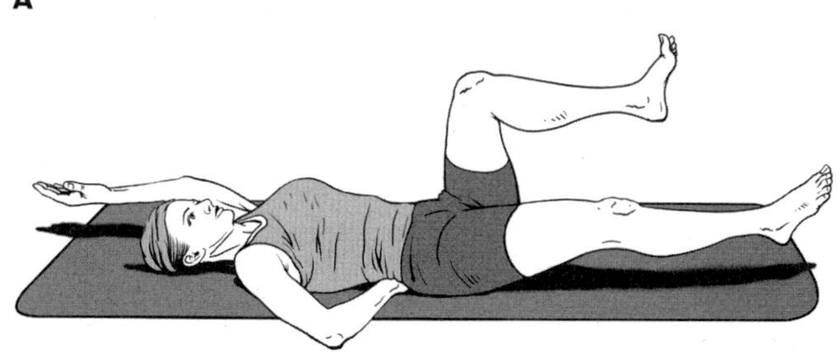

B

그림 26.11 (A) 향상된 죽은 벌레 자세,시작자세. Liebenson CS로부터 허가되어 복사되었음. Spinal stabilization—an update. Part 3—training. Journal of Bodywork and Movement Therapies, 8;2:287, 2004.
(B) 향상된 죽은 벌레 자세. Liebenson CS로부터 허가되어 복사되었음. Spinal stabilization—an update. Part 3—training. J. Bodywork Movement Ther 2004;8;2;287.

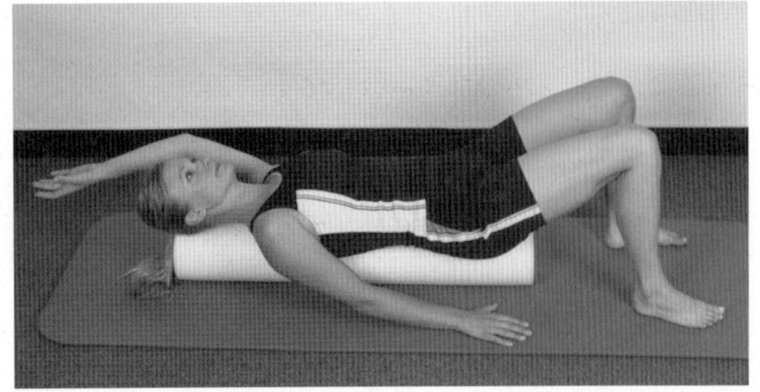

A

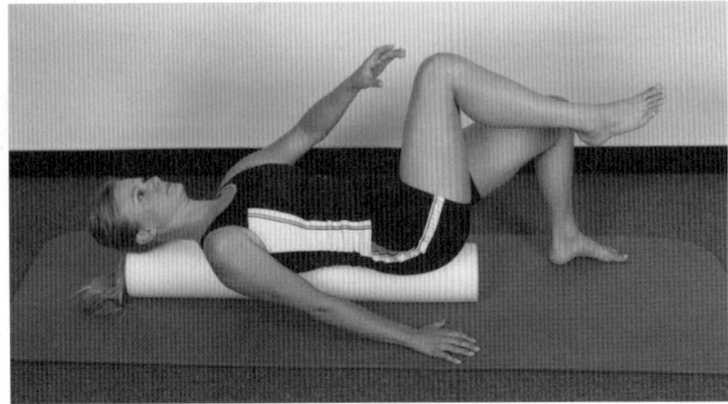

B

그림 26.12 (A) 폼롤 위에서 죽은 벌레 자세 초보자, 사작자세. (B) 폼롤 위에서 죽은 벌레 자세 초보자.

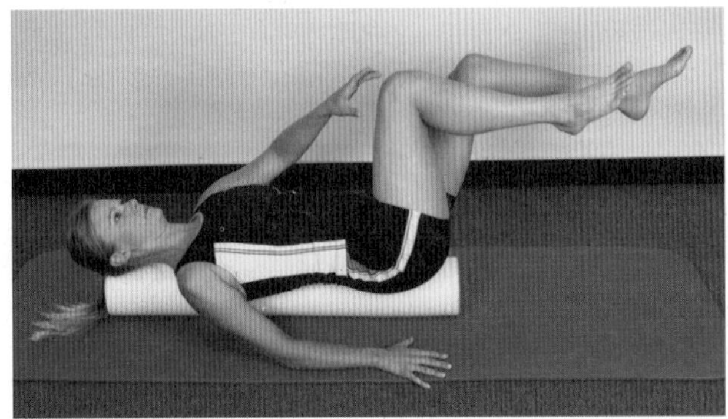

그림 26.13 폼롤 위에서 향상된 죽은 벌레 자세.

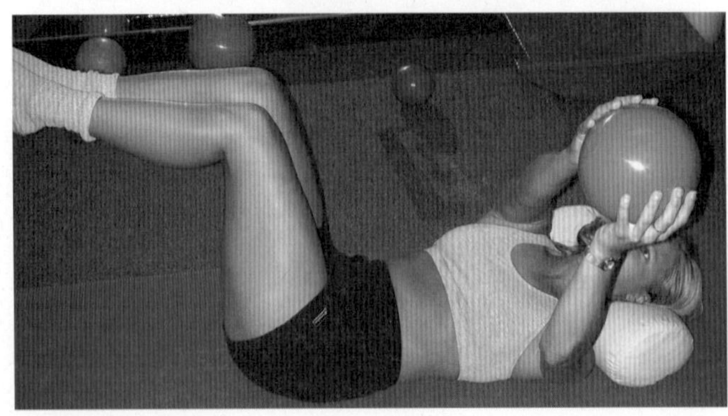

그림 26.14 비틀은(twist) 죽은 벌레 자세.

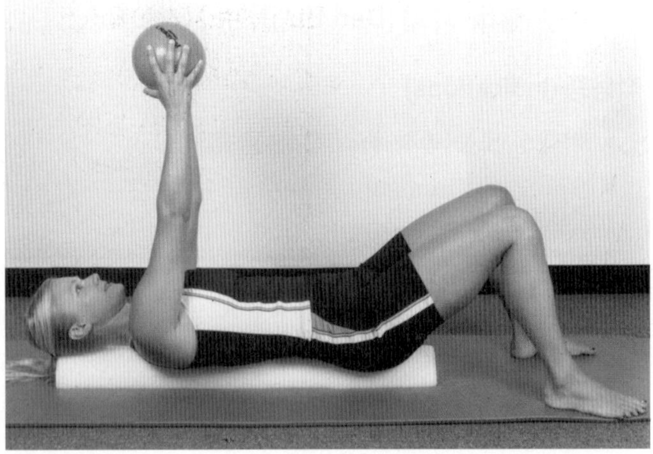

A

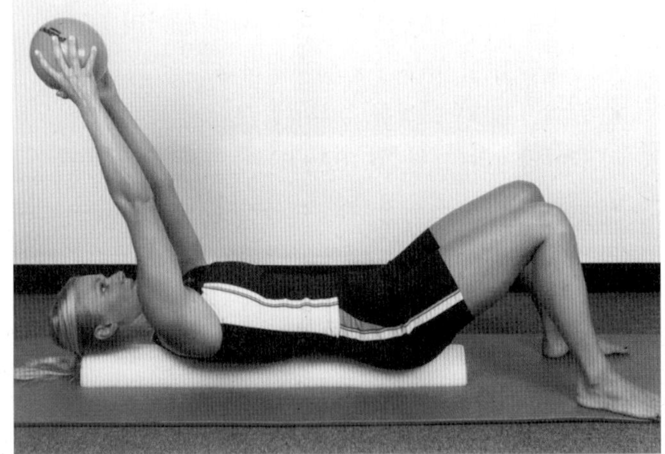

B

그림 26.15 (A) 의료용볼을 이용한 폼롤 위에서 죽은 벌레 자세, 시작자세. (B) 의료용볼을 폼롤 위에서 죽은 벌레 자세, 머리위.

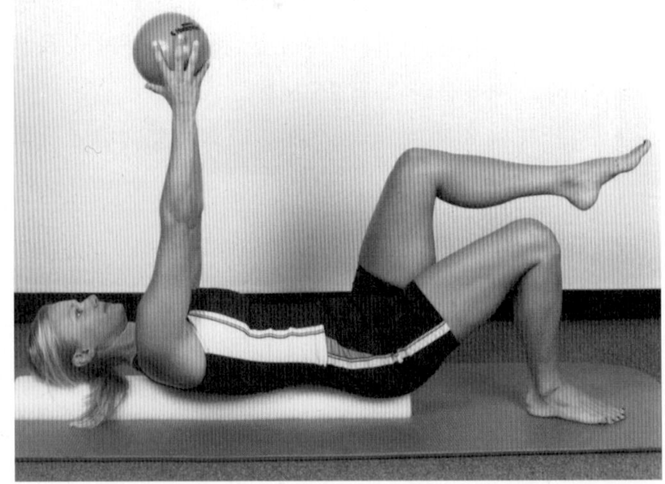

그림 26.16 의료용볼을 폼롤 위에서 죽은 벌레 자세, 머리위, 향상된.

평가/검사 (Evaluation)

일반적인 실수 (Errors)

- 복부긴장을 푸는 것, 또는 "크런취(cruch)"
- 너무 많이 등폄을 허락하는 것

환자평가 (환자가 느껴야만 하는 것) [Patient audit (What the patient should feel)]

- 요부의 압축, 아취, 또는 긴장없는 복부의 노력

조정(보충하는 치료) (Troubleshooting)

- 하부 늑골을 아래로 "크런취(cruching)"하여 복부 근육긴장을 수행하라(호기자세)(그림 26.17A,B).
  - 골반 후방경사를 피하라.
  - 호흡을 들이마시고 내시는 동안 유지하라.
  - 둥근어깨나 턱을 앞으로 내미는 것을 피하라.
- 수기저항에 대항한 비틀림(twist)으로 등척성 죽은 벌레(ded bug) 자세를 수행하라(그림 26.17C).
- T4-8을 가동하라.
- 허리근 억제 / 늘임
- 뻰기에 의한 앵글런지(angle lunge) 또는 풀리 코어 트위스트(pulley core twist)

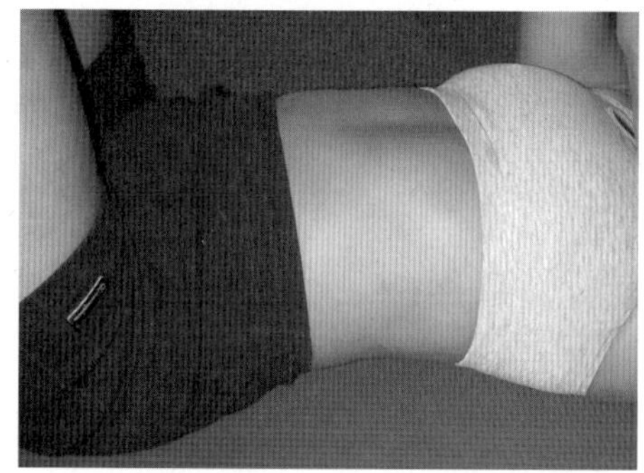

A

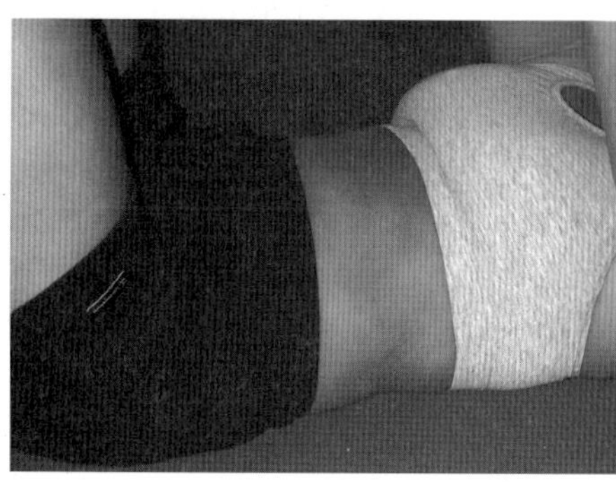

B

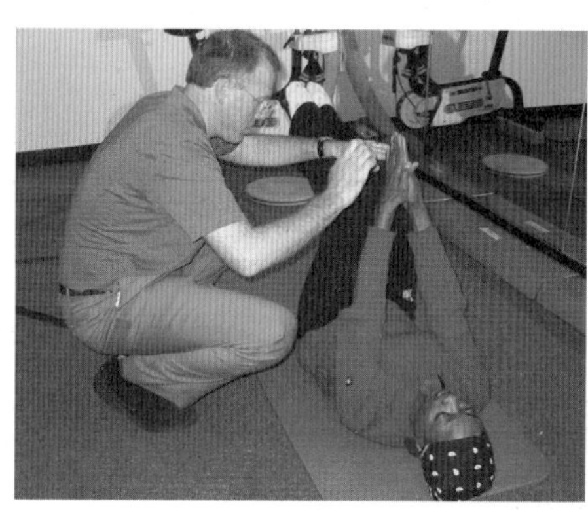

C

그림 26.17 **(A)** 흡기자세에서 늑골 거상에 의한 크런취 시작자세. **(B)** 호기자세에서 늑골 하강에 의한 크런취 마지막 자세. **(C)** 수기저항에 의한 등척성 죽은 벌레 자세.

6. 윗몸 일으키기 (Curl-Up)

적응증 (Indications)

- 아급성 또는 만성 허리통증(급성 디스크 환자는 금기증)
- 척추협착증에 의한 신경근압박
- 복부 또는 옆으로 누운 다리자세 불량

과정 (Procedure)

- 기초: 매트위에 양팔꿈치 안정시키고 허리의 가는 부분 아래 양손을 놓는다.
- 한쪽무릎은 구부리고 반대쪽 무릎은 편다.
- 복부긴장을 수행하라.
- 어깨뼈 바로 아래 지점으로부터 하부척추의 굽힘 없이, 검상돌기의 접기없이 체간을 들어라.
- 그 세트의 중간에 다리자세를 바꿔라.

진행 (Progression)

- 고급과정 : 매트에서 팔꿈치를 떼어 수행하라(그림 26.18B).
  - 강한 복부근육의 버팀과 약간의 깊고 강한 호흡을 수행하라.
- 반대편 하-외측 흉곽으로부터 크런취(crunch)를 수행하는 동안 누워있는 대전자에 의해서 비스듬한 윗몸일으키기를 수행하라(그림 26.19).

평가/검사 (Evaluation)

일반적인 실수 (Errors)

- 말아지는 체간 또는 요추 앞굽음(전만, lordosis)의 실패
- 흉쇄유돌근의 과활동, 턱 튀어나옴, 또는 내밀기 (그림 26.18C)

환자평가 (환자가 느껴야만 하는 것) [Patient audit (What the patient should feel)]

- 등의 긴장없는 복부의 운동

조정(보충하는 치료) (Troubleshooting)

- 허리근 억제/신장

횡단면 촉진[예, 뻗기 또는 풀리트위스트(pulley twists)의 앵글 런지(angle lunge)]

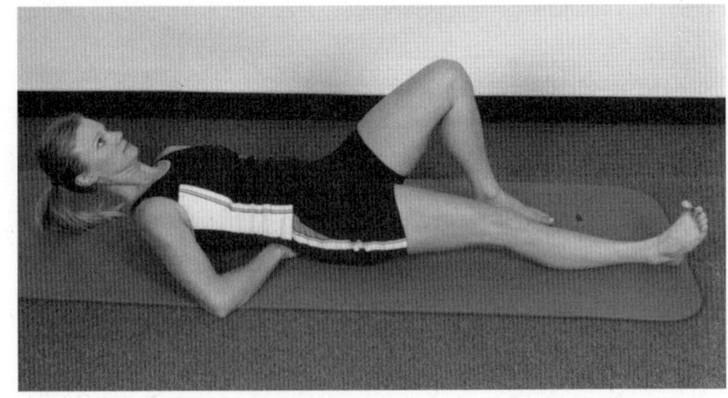

A

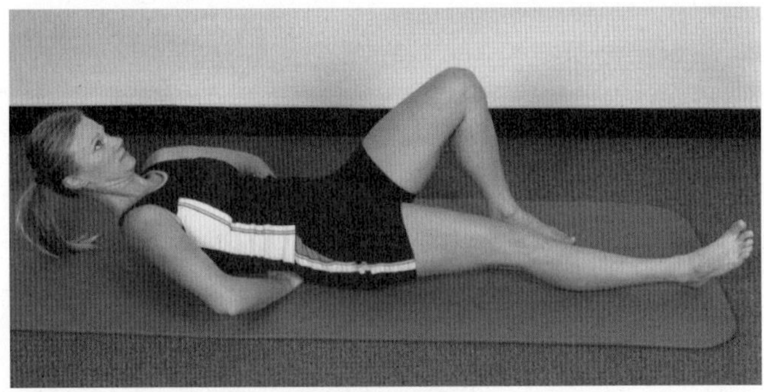

B

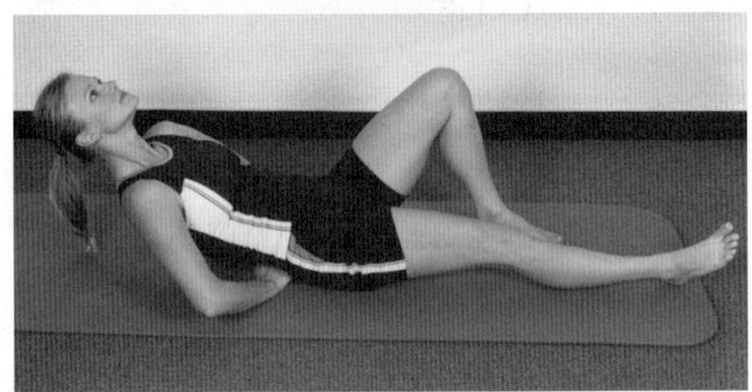

C

그림 26.18 (A) 기초 윗몸일으키기. (B) 향상된 윗몸일으키기. (C) 윗몸일으키기, 불량자세-턱내밀기.

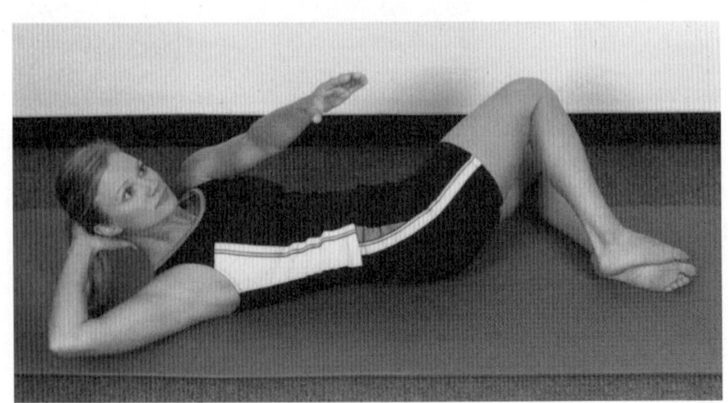

그림 26.19 비스듬한 윗몸일으키기.

7. 교각 자세 (Bridge)

적응증 (Indications)

- 아급성 또는 만성 허리 통증
- 엉덩이/무릎 또는 발목 통증
- 큰볼기근(대둔근, gluteus maximus) 기능부전〔중간볼기근(중둔근, gluteus medius)〕
- 수정된 토마스 검사(modified Thomas test) 양성

과정 (Procedure)

- 밴드 이용한 교각 자세(bridge): 바로눕기, 무릎꿇고 바로눕기(발은 무릎아래)
- 넙적다리를 약간 가쪽 돌림(외회선)하라.
- 볼기근육을 조이고 골반을 들어라.
- 이것은 밴드 없이 수행할 수 있다. 그러나 큰볼기근, 중간볼기근을 촉진시키고, 손이나 밴드로 넙적다리의 벌림과 가쪽 돌림의 저항을 추가할 수 있다(그림 26.20).

진행 (Progression)

- 교대로 다리를 드는 동안 교각 자세(bridge)를 유지한 등척성 방법으로 외다리 교각 자세(bridge)를 수행하라(그림 26.21).
- 한쪽 다리를 들고 내리는(up and down) 교각(bridging) 자세를 취하면서 등장성 방법으로 외다리 교각 자세(bridge)를 수행하라.

평가/검사 (Evaluation)

일반적인 실수 (Errors)

- 볼기근(둔근, gluteal)을 충분히 조이지 않는다.
- 아래허리 젖힘
- 복부긴장을 푼다.

환자평가 (환자가 느껴야만 하는 것) [Patient audit (What the patient should feel)]

- 아래허리 긴장, 뒤넙다리 경련 없는 볼기근 운동

조정(보충하는 치료) (Troubleshooting)

- 가쪽 돌림 저항을 증가시킨다(손 또는 밴드로).
- 특히 뒤넙다리근육이 과활동한다면, 발꿈치를 엉덩이 쪽으로 당겨서 가져와라.
- 허리근(요근, psoas) 억제 또는 신장
- 스쿼트(squats)

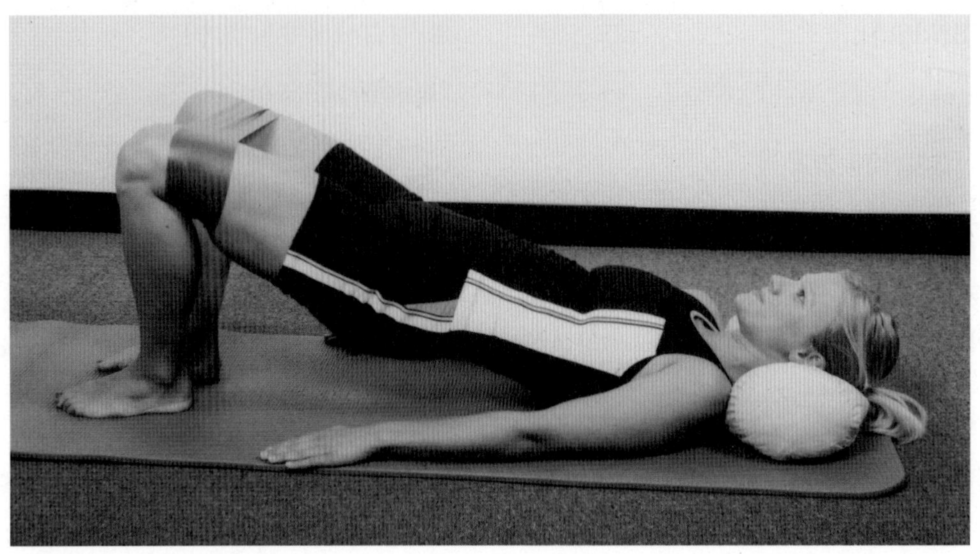

그림 26.20 밴드를 이용한 교각 자세.

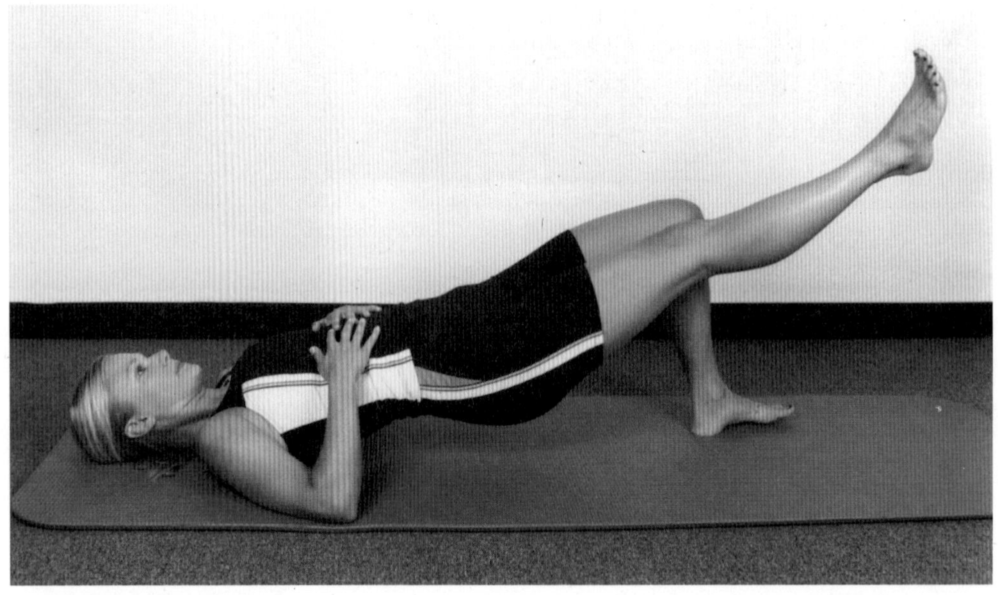

그림 26.21 외다리 교각 자세.

8. 뒤넙다리근 컬 (Hamstring Curls)

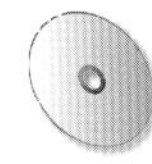

적응증 (Indications)

- 무릎 통증
- 긴장한 뒤넙다리근

과정 (Procedure)

- 뒤넙다리근 컬 시작 위치 : 다리를 곧게 뻗고 공의 첨부에 뒤꿈치를 놓는다.
- 〔약간의 앞굽음(전만)〕 중립위치의 척추와 골반을 들어올리고 있는 것을 유지하는 동안 엉덩근육과 배근육을 같이 수축한다(그림 26.22A와 B)
- 뒤넙다리근(슬괵근, hamstrings) 컬 기본 운동 : 이 올려진 자세는 무릎을 구부리고 발뒤꿈치로 공을 엉덩이 쪽으로 당기는 동작을 몇 번을 반복하는 동안 안정되어질 수 있다(그림 26.23A와 B).

진행 (Progression)

- 발전된 뒤넙다리근 컬 : 무릎을 거의 90°로 굽히고 시작한다.
- 엉덩이를 든 상태로 발뒤꿈치를 엉덩이 쪽으로 당긴다(그림 26.24A,B).
- 내리고 시작자세로 되돌아온다.
- 이 자세에서 각각의 한쪽 뒤넙다리 컬을 함으로써 더욱 진전시킨다(그림 26.25A,B).

평가/검사 (Evaluation)

일반적인 실수 (Errors)

- 조절되지 않은 공
- 과다폄되거나 뒤굽음(후만, kyphosing)된 요추

환자평가 (환자가 느껴야만 하는 것) [Patient audit (What the patient should feel)]

- 효과는 장딴지 근육을 따라서 뒤넙다리근에서 주로 느껴진다.

조정(보충하는 치료) (Troubleshooting)

- 엉치엉덩관절(천장관절, sacroiliac joint) 또는 종아리뼈(비골, fibula) 머리의 교정
- 공을 굴리는 대신 간단히 엉덩이를 들어올리고 내리는 운동을 한다.

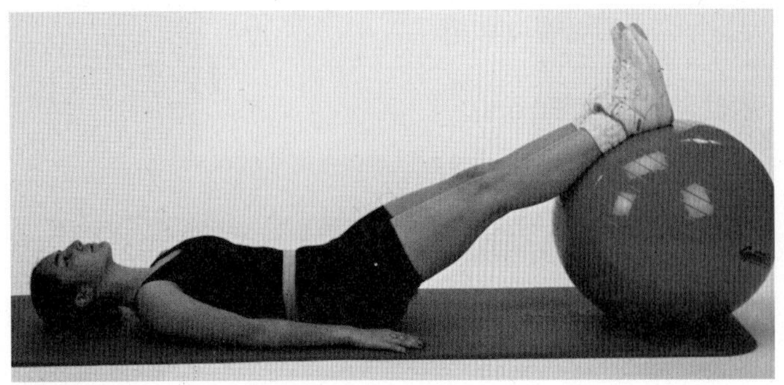

A

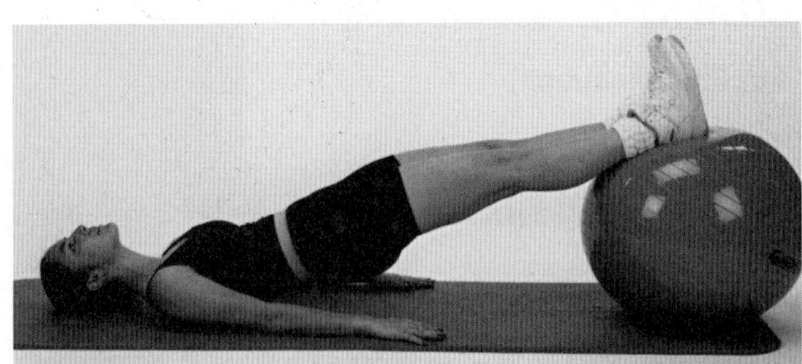

B

그림 26.22 **(A와 B)** 뒤넙다리 컬 시작자세—엉덩이들기.

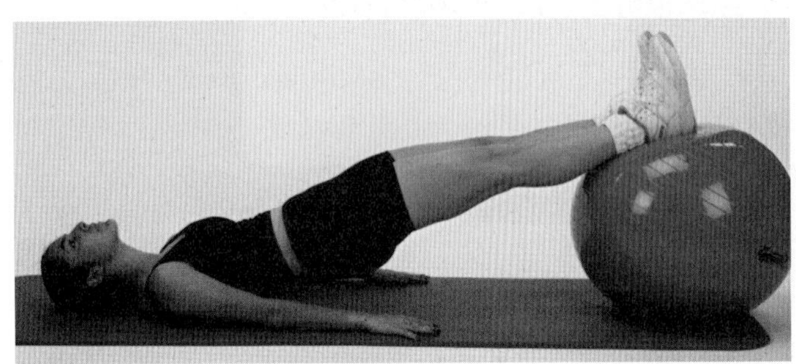

A

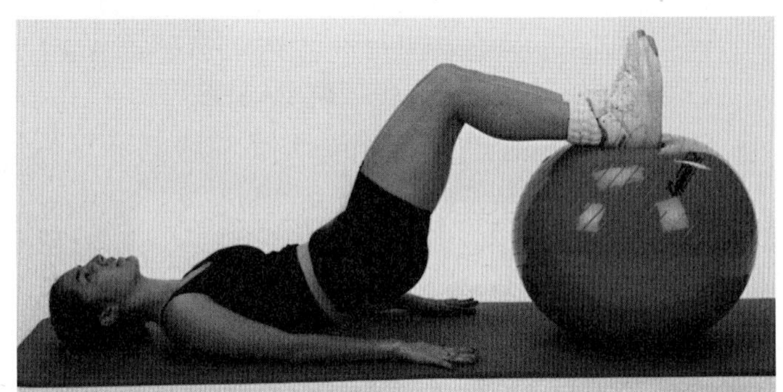

B

그림 26.23 **(A와 B)** 기본 뒤넙다리 컬.

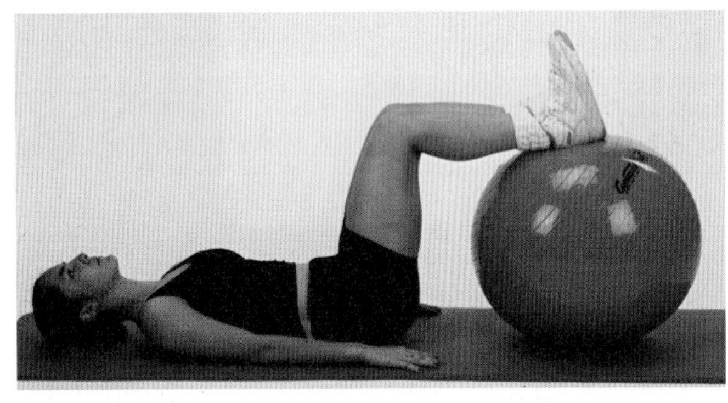

A

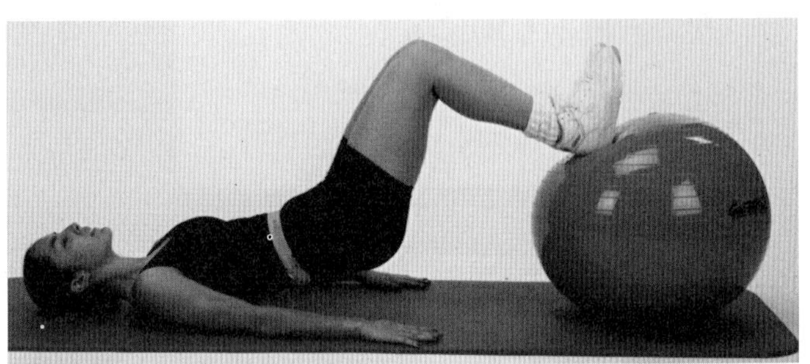

B

그림 26.24 **(A와 B)** 발달한 뒤넙다리 컬.

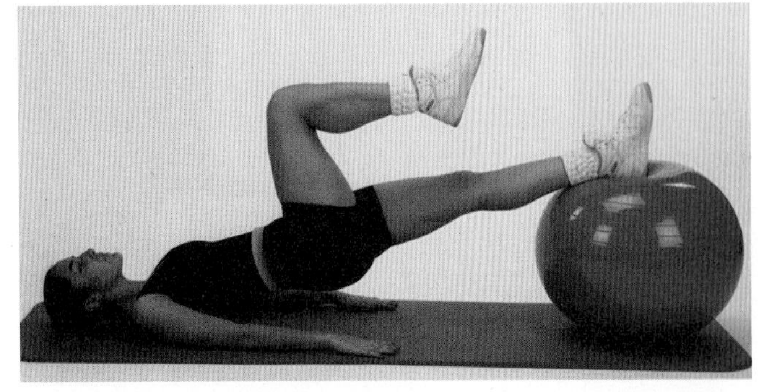

A

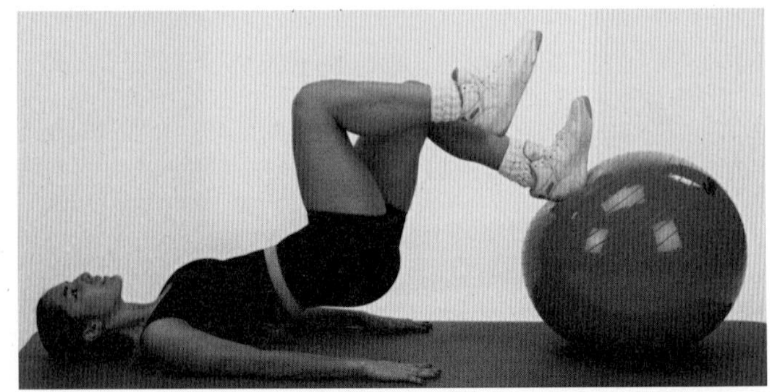

B

그림 26.25 **(A와 B)** 한쪽 다리 뒤넙다리 컬.

9. 등폄(Back Extension)

적응증 (Indications)

- 아급성 또는 만성 허리 통증
- 체간 지구력 검사 실패
- 허리 통증 예방

과정 (Procedure)

- 초심자 허리 폄운동 : 치료대 또는 지지대 가장자리에 앞위엉덩뼈가시(전상장골극, anterior superior iliac spine)을 지지함으로써 거의 수직으로 시작한다.
- 약간의 요추전만을 유지하는 동안 엉덩관절(고관절, hip joint)을 유지한다.

진행 (Progression)

- 수평 자세에서 참을 수 있을 때까지 각도를 점진적으로 증가시킨다(그림 26.26B,C).
- 교차 자세 :
  - 공 위에서 슈퍼맨 자세 : 짐볼 위에서 수평 자세가 완성될 때까지 척추 폄 보다는 엉덩관절을 사용함으로써 수행한다(그림 26.27A,B)
    - 팔 자세는 전완을 뒤침(회외, supination)하고 손가락을 벌림(외전, abduction)한 브루거 운동(Brügger exercise)과 같이 수정되어질 수 있다.

평가/검사 (Evaluation)

일반적인 실수 (Errors)

- 과다폄된 요추
- 뒤굽음(후만)된 요추

환자평가 (환자가 느껴야만 하는 것)
[Patient audit (What the patient should feel)]

- 뒤넙다리근(슬괵근, hamstrings)과 볼기근(둔근, gluteal muscle)이 배부근과 같이 활동한다.

조정(보충하는 치료) (Troubleshooting)

- 반대편 팔과 다리를 네발기기로 가져온다.

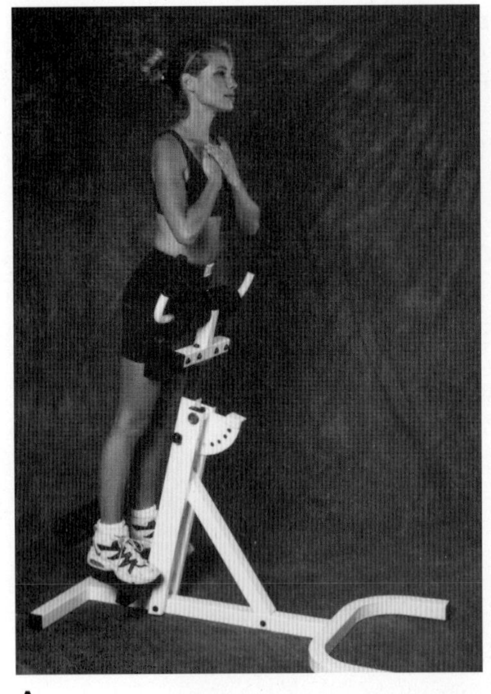

A

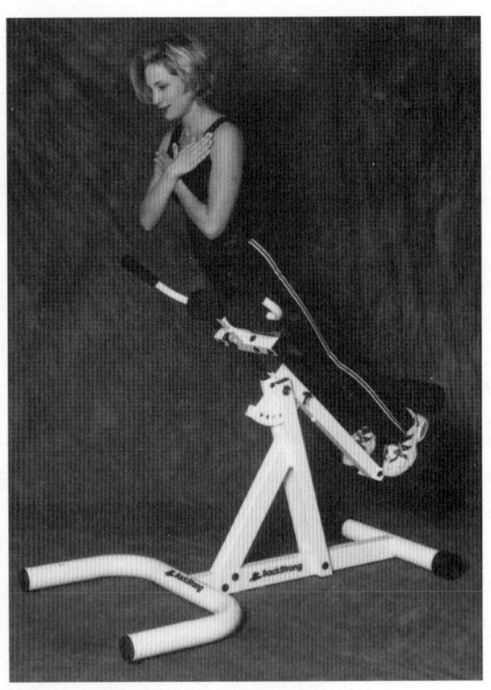

B

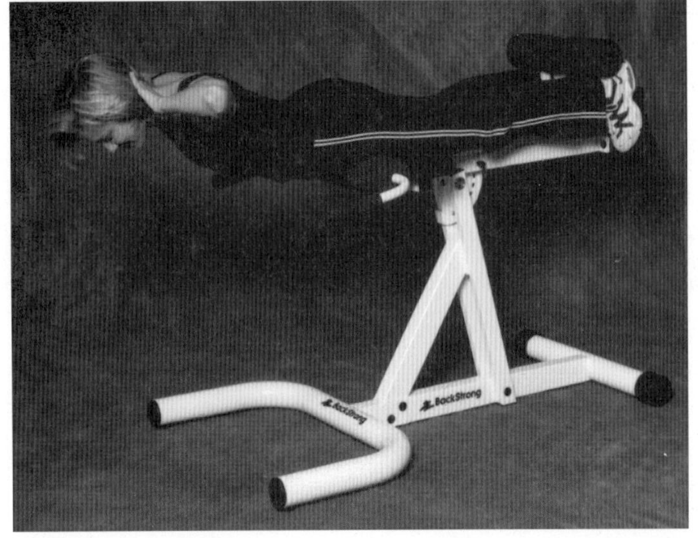

C

그림 26.26 **(A)** 초심자 허리 폄운동. **(B)** 중간 정도의 허리 폄운동. **(C)** 발달한 허리 폄운동.

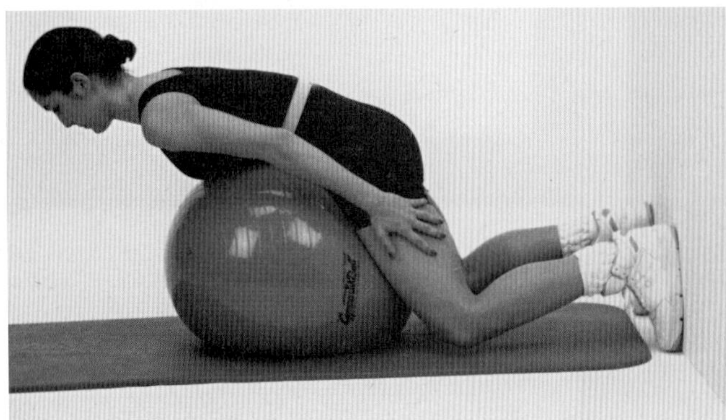

A

B

그림 26.27 **(A와 B)** 공 위에서 슈퍼맨 자세.

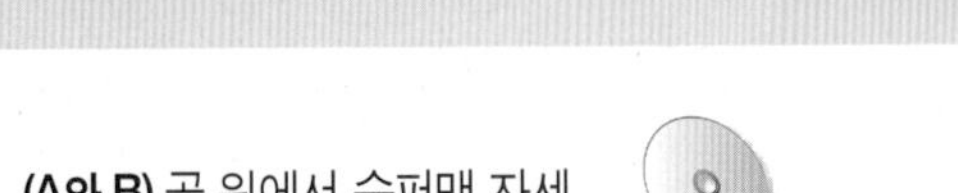

10. 스핑크스 턱 당기기 (Sphinx With Chin Tuck)

적응증 (Indications)

- 목 통증
- 두통
- 편타손상(whiplash)

과정 (Procedure)

- 턱을 당긴 복와위 스핑크스 자세 : 전완으로 지지하며 복와위로 눕는다.
- 등은 어깨뼈가 뒤로 당겨지고 움츠린 채로 아래로 휘게 하고, 턱이 돌출되는 것을 허용한다(그림 26.28A)
- 턱을 당기는 동안 머리와 목을 뒤로 가져가고, 어깨뼈를 아래로 내리며 앞으로 내민다(그림 26.28B)
- 정상적으로 호흡하는 동안 이 자세를 유지하고, 머리를 끝부터 척추를 늘린다.
- 목 끄떡이는 운동 : 하루 동안 복장(흉골, sternum)을 올리고, 목을 늘리고, 턱을 당김으로써 똑바른 위치로 자세교정을 시행한다(그림 26.29A와 B).

평가/검사 (Evaluation)

일반적인 실수 (Errors)

- 어깨뼈가 뒤로 당겨진 채로 시작하지 않는 것.
- 부드러운 C0-C1 굽힘(끄떡임) 대신에 목뼈를 뒤로 당김으로 대신하는 것
- 어깨뼈를 내밀거나 아래로 내리지 않는 것.

환자평가 (환자가 느껴야만 하는 것)
[Patient audit (What the patient should feel)]

- 머리를 위로 굴리는 동안 머리가 끄떡이는 것.
- 어깨뼈는 운동을 시작할 때 함께 움직이고(뒤로 당김), 마지막 자세에서 분리된다(앞으로 당김).

조정(보충하는 치료) (Troubleshooting)

- T4-8을 가동한다.
- 바로 누운 자세에서에서 수동적으로 목을 당김.
- 앉은 자세 또는 선 자세에서 능동적으로 목을 당김.
- 미측 자세에서 흉곽을 유지하는 동안 중간 흉추 부위의 폄(그림 23.43을 보라).

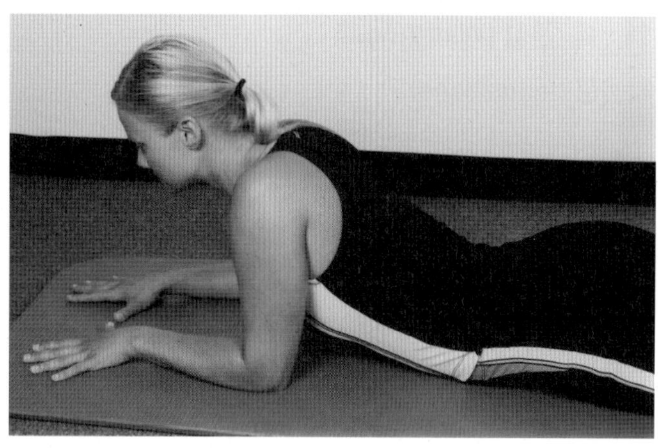

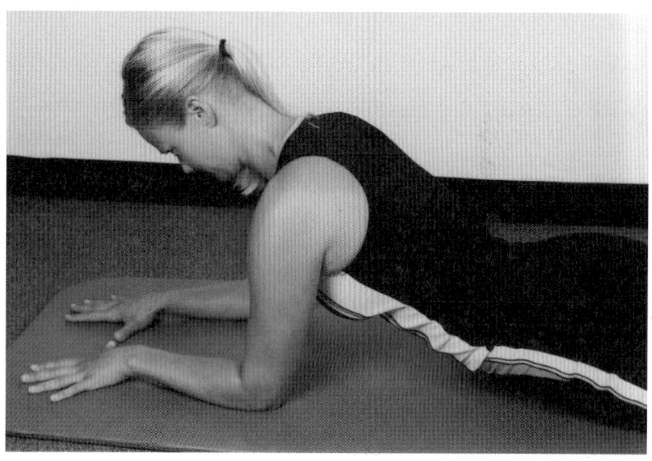

그림 26.28 복와위 스핑크스 턱 당기기.
(A) 시작자세. **(B)** 마지막 자세.

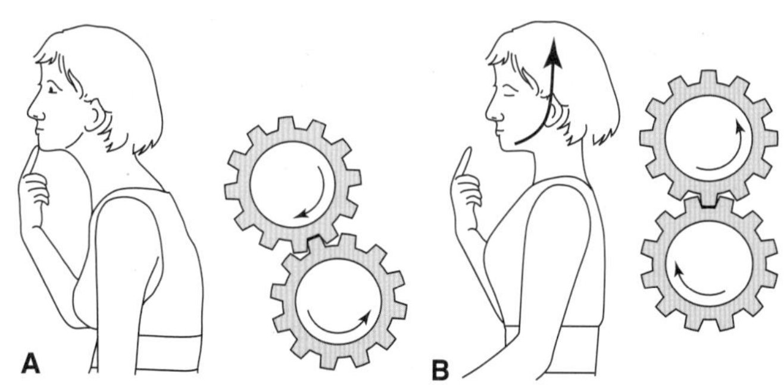

그림 26.29 **(A와 B)** 턱을 끄떡이는 운동.
Liebenson CS로부터 허가되어 복사되었음. Functional reactivation for neck pain patients. J. Bodywork Movement Ther 2002;6;1;68

11. 벽 천사 (Wall Angel)

적응증 (Indications)

- 어깨 또는 목 통증
- 벽 천사 검사 동안 실패
- 불량한 자세

과정(그림 26.30) (Procedure)

- 벽 천사 선 자세 : 대략 발이 벽에서 4인치 떨어져서 서고, 어깨, 팔, 머리, 엉덩이는 벽에 맞닿아있다.
- 팔을 바깥쪽으로 들어올리고 팔꿈치를 굽힌다 (선인장 또는 체포될 때 자세).
- 벽에 손목과 손의 요측면이 닿게 한다.
- 흉골을 핵심으로 벽에 허리를 평평하게 한다.

진행 (Progression)

- 어깨를 으쓱하거나 턱을 내밀지 않고, 굽혀진 팔을 아래로 움직인다.
- 벽면에서 실행한다(그림 26.46을 보라)

평가/검사 (Evaluation)

일반적인 실수 (Errors)

- 요측 대신 척측면을 대는 것.
- T/L이 벽으로부터 평평하지 않은 것.
- 어깨 으쓱하는 것.

환자평가 (환자가 느껴야만 하는 것) [Patient audit (What the patient should feel)]

- 목 긴장없이 등부위로 운동한다.

조정(보충하는 치료) (Troubleshooting)

- T4-8을 가동한다.
- 낮은 스툴(stool)에 앉아서 또는 중력의 효과를 줄이기 위해 바닥에 바로 누운 자세로 벽 천사 운동을 시행한다.

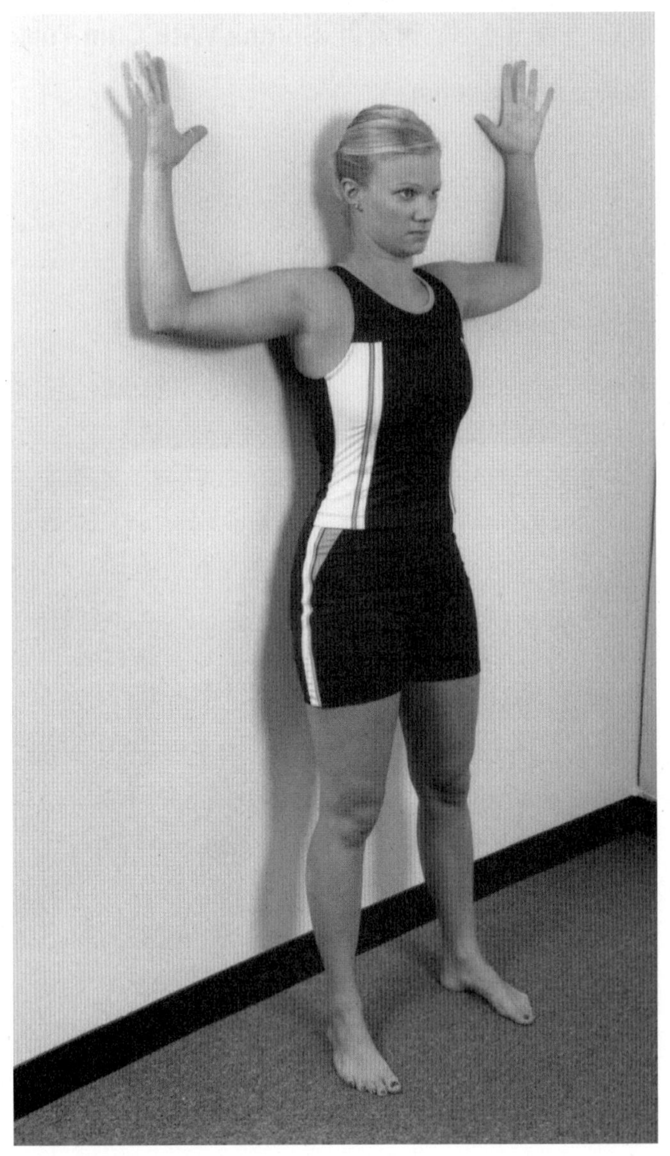

그림 26.30 선 자세, 벽 천사.

12. 팔굽혀펴기 (Push-Up)

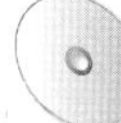

적응증 (Indications)

- 어깨 또는 사지 통증
- 팔굽혀펴기 검사 실패

과정 (Procedure)

- 네발고정 자세 : 네발기기 자세에서 팔굽혀펴기를 실행한다.
- 밀기 마지막에 최대한 어깨를 내미는 동작을 실행한다(팔굽혀펴기 동작에 더해서)(그림 26.31 A-C).
- 옆에서 옆으로, 손에서 발끝쪽으로, 사선으로 가져가 버틴다.

진행 (Progression)

- 한손에 의한 삼각자세로 팔굽혀펴기를 실행한다.
- 공에서 두발을 들고 팔굽혀펴기를 실행한다(그림 26.32A와 B).

평가/검사 (Evaluation)

일반적인 실수 (Errors)

- 뒤굽음
- 최대한 어깨를 내밀지 않는 것
- 턱을 내미는 것

환자평가 (환자가 느껴야만 하는 것)
[Patient audit (What the patient should feel)]

- 등 상부 운동

조정(보충하는 치료) (Troubleshooting)

- 벽에 대해서 팔굽혀펴기를 실행한다(그림 26.33A-C).

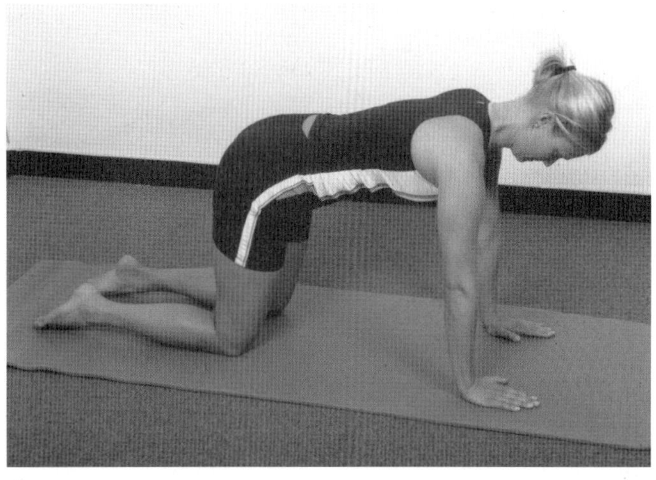

A

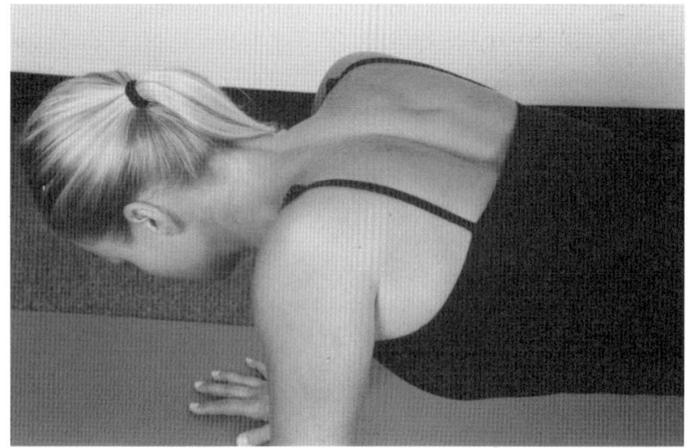

B

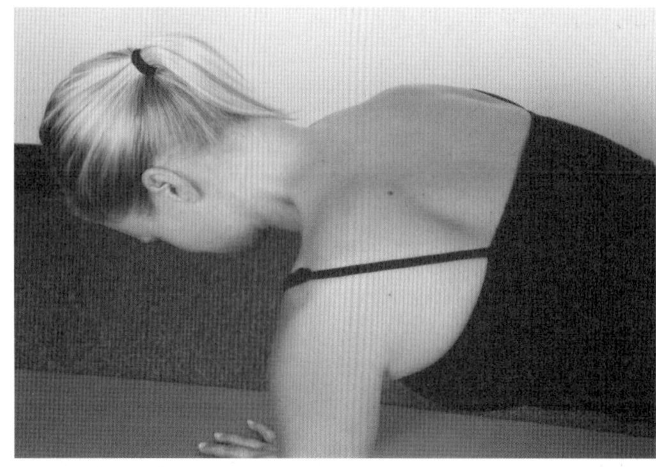

C

그림 26.31 (A) 등척성 팔굽혀펴기 : 네발기기—시작자세. (B) 견갑골 동작만 : 뒤로 당김. (C) 견갑골 동작만 : 앞으로 당김.

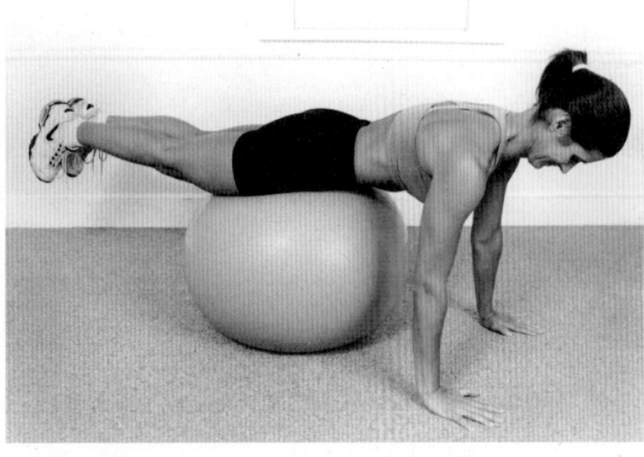

A

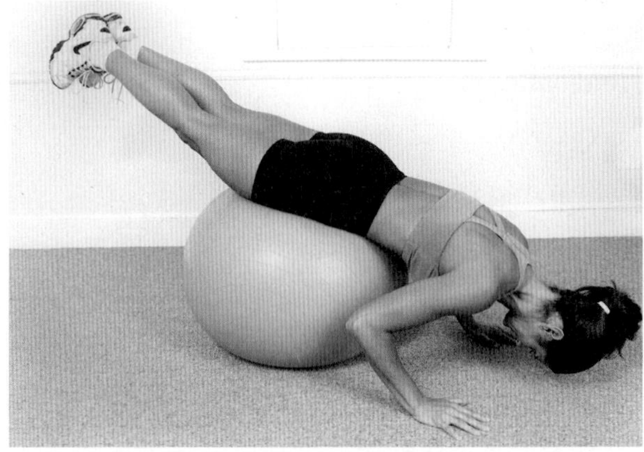

B

그림 26.32 **(A)** 공에서 팔굽혀펴기 - 시작자세. DeFranca C, Liebenson CS로부터 허가되어 복사되었음. The Upper Body Book. San Diego, CA: The Gym Ball Store, 2001.
(B) 공에서 팔굽혀펴기 - 끝자세. DeFranca C, Liebenson CS로부터 허가되어 복사되었음. The Upper Body Book. San Diego, CA: The Gym Ball Store, 2001.

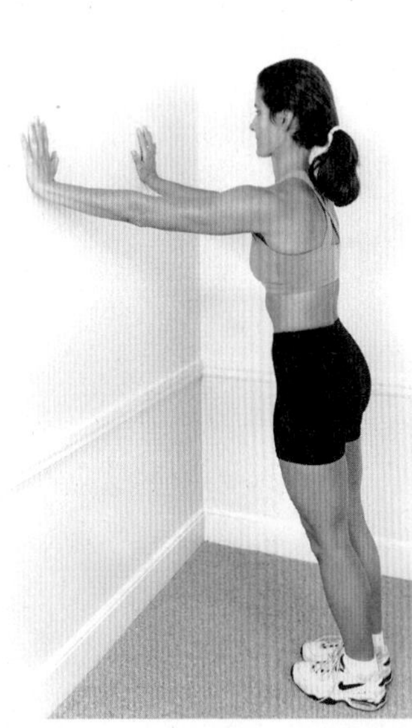

A

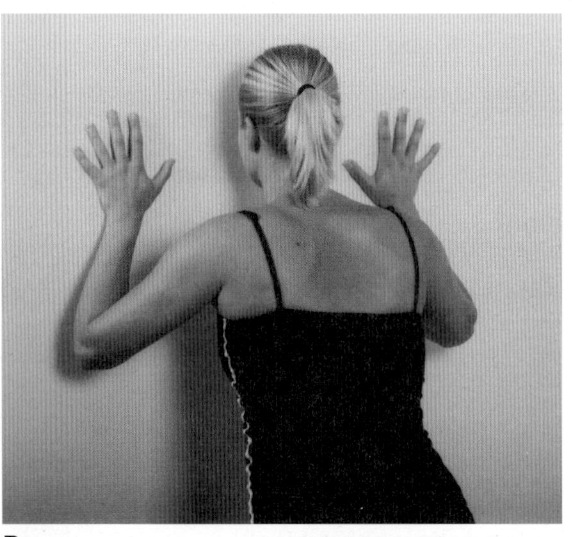

B

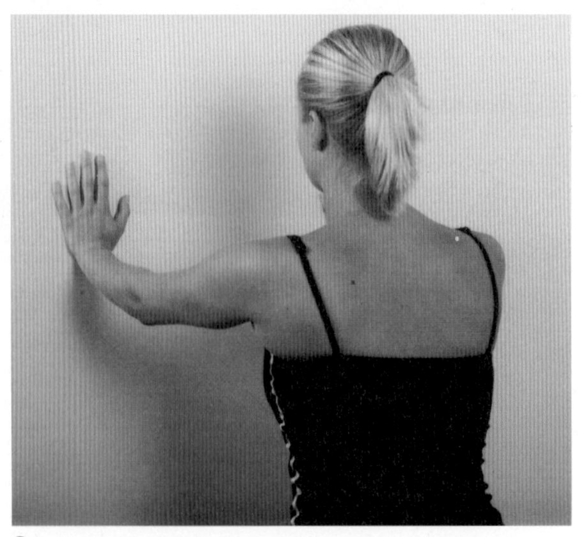

C

그림 26.33 **(A)** 벽에서 팔굽혀펴기. DeFranca C, Liebenson CS로부터 허가되어 복사되었음. The Upper Body Book. San Diego, CA: The Gym Ball Store, 2001. **(B)** 벽에서 팔굽혀펴기, 뒤로 당기기. **(C)** 벽에서 팔굽혀펴기, 앞으로 당기기.

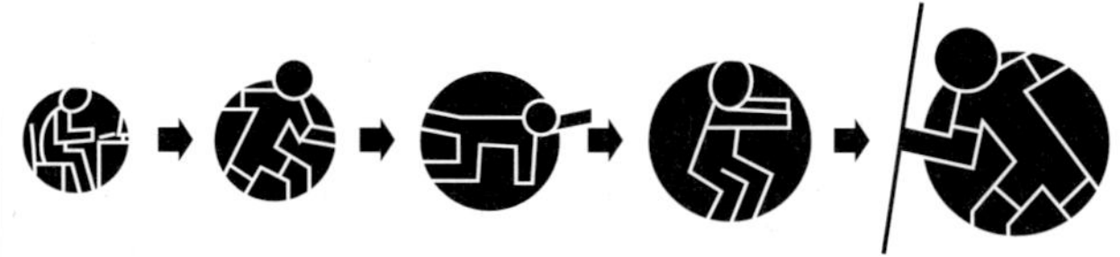

그림 26.34 현역 복귀-재조정 연속.

기능통합훈련 (Functional integrated training; FIT)

임상에 기초한 문제

환자가 가정에서, 운동을 하고 작업을 수행하는 동안 가능한 기능적으로 안정화 될 수 있도록 어떤 트레이닝을 해줄 수 있나?

기능안정화트레이닝(functional stability training)은 목표-중심(goal-oriented)이다. 태만하게 돌을 오르내리기 그리고 "그루브(groove)"한 안정패턴(stability pattern)은 기능적이지 못한 자세이다. 그러나 환자가 집에서의 활동, 작업수행, 레크레이션 활동을 하려면 "중심(core)" 안정성은 비슷한 형태의 운동이라도, 가능한 한 빨리 트레이닝되어야 한다.

조금 더 일찍 실제적인 기능적 활동 프로그램을 트레이닝한 사람이 더 나았다. 그러나 그것은 환자가 할 수 있는 움직임에 필요한 기능적 범위 안에서 — MS과 AMC를 줄이는 — 것이다.

기능적 트레이닝을 하지 않는다면, 개인의 실제생활과제가 단단할 것이라는 보장이 없다. 기능적 트레이닝의 예를 들면, 스쿼트(squats), 런지(lunges), 밀기(pushing), 당기기(pulling), 잡기(catching), 운반하기(carrying) 등이 있다. 개인에게 더 적절한 것을 적용한다면, 수행의 강도를 높일 수 있거나 운동을 하는 동안 부상을 예방하고, 균형판이나 짐볼(gym ball)과 같은 불안정한 표면에서의 안정패턴에 도전할 수 있다. 이런 것들은 고유감각(proprioceptive) 자극을 증진시켜 운동학습(motor learning) 촉진을 제공하여 준다.

임상적 문제

모건은 임상생활을 식별할 수 있는 환자의 기능적 범위의 운동조절 양상을 강조한다.

"환자가 그 또는 그녀의 기능적범위의 제한을 학습한 후에, 일상생활동작을 위한 조정과 훈련을 안전하게 시작할 수 있다. 환자는 백포지션(back position)을 조절하고 느끼기 위한 조정을 개발하여야 한다. 습관이 모든 활동중에 유지되기 위해서 그러한 조정은 제2의 천성이 되어야 한다..."

Mogan D. Concepts in functional training and postural stabilization for the low-back-injuired. Top Acute Care Trauma Rehabil 1988;2:8-17.

환자의 FR은 가정에서도, 스포츠 활동과 작업수행을 수행하는 동안에도 현역복귀 과정으로 계속 수행되어져야 할 것이다. 운동선수들은 하이-레벨 수행을 얻기 위해서 강도/힘(strength/power), 민첩성과 스피드 향상을 요구하게 될 것이다. 세 단계의 트레이닝은 이미 묘사하여 첨가해 두었다. 빠른훈련(frequent training)은 적절한 운동조절 없이, 높은 강도나 민첩성이 요구되어지는, 체간과 척추운동을 개인에게 높게 맞추어진 프로그램으로 수행하기에는 오류가 있다. 적절한 운동조절의 의식적인-근(운동)감각의 토대위에 형성되어진 스텝-와이즈(step-wise) 접근법은 좁은 안전/안정성(safety/stability) 가장자리 같은 하이-레벨 활동을 수행할 때, 부상을 예방하는데 가장 보장할만한 접근법이다. 표 26.11에 기능적으로 접근한 운동을 나열한 것이다.

표 26.11 기능적 훈련운동

1. 감각운동훈련(sensory motor training)
2. 스쿼트(squat)
3. 런지(lunge)
4. 기능적 뻗기 [functional (balance) reach]
5. 풀리(pulley)
6. 코어 레지스턴스(core resistance)

1. 감각운동훈련 (Sensory Motor Training)

적응증 (Indications)

- 자세불량〔예, 벽 천사(wall angel)〕
- 균형불량(외다리서기 검사)
- 하지부위 통증

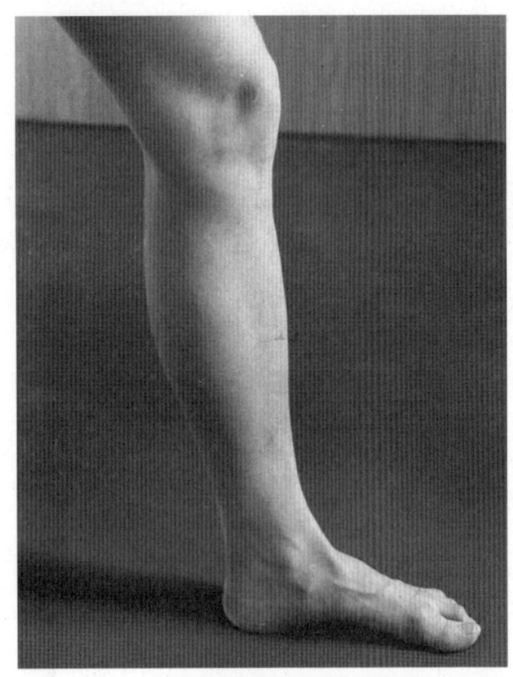

A

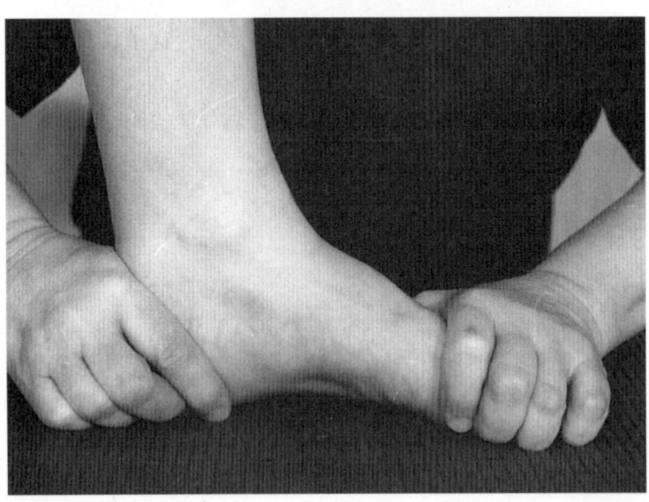

B

그림 26.35 **(A)** 능동 작은 발 만들기. **(B)** 작은 발의 수동적 모델링.

과정 (Procedure)

- 작은발(small foot) : 대부분의 균형 트레이닝에서 목말아래관절(거골하관절)의 중립 전에 과다회내 될 경우, 환자의 발가락이 구부러지거나 엉덩이가 약간 바깥으로 회전 또는 "작은발(small foot)"을 행하게 된다〔내측발꿈치뼈와 엄지 발가락이 가까워지면서 세로활(longitudinal arch)이 커짐〕(그림 26.35A).
  - 치료는 작은발(small foot)에 대한 수동적 혹은 능동적 모델로 자세를 도울 수 있다(그림 26.35B).
- Janda/Vele 앞으로 기울기(forward lean) : 곧게 선 자세로 고정하고, 발뒤꿈치를 들지 않고 전방으로 이동한다(그림 26.35A,B).
  - 좌우 옆으로 이동 연습을 한다.
- 한줄서기운동(tandem stance exercise)을 수행하라

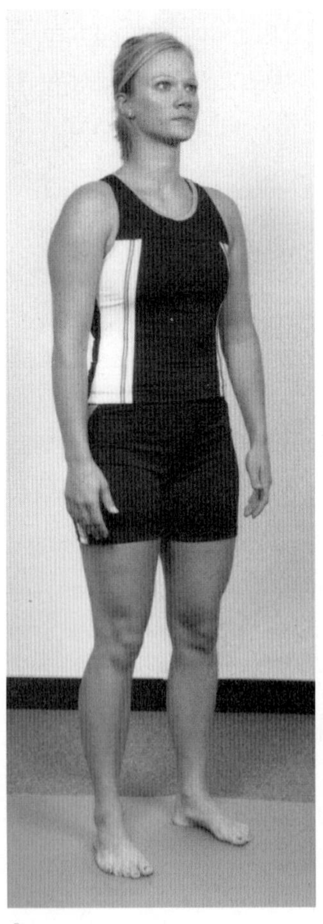

A

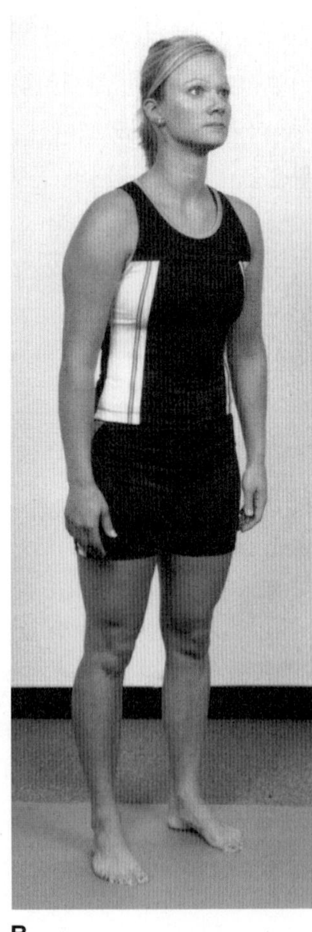

B

그림 26.36 **(A)** Janda/Vele 앞으로기울기, 시작자세. **(B)** Janda/Vele 앞으로 기울기.

(뒤꿈치에서 발가락으로). 눈을 뜨고(EO), 눈을 감고(EC) 그림 26.37

- 외다리서기(그림 26.38A,B)
  - 실내에서 눈을 뜨고 시작
  - 눈을 감고 진행

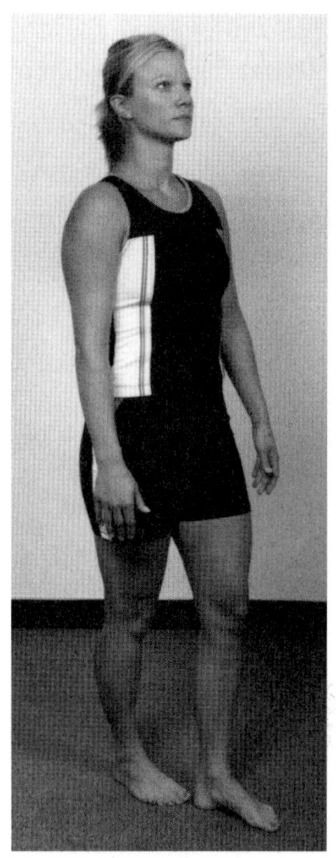

그림 26.37 한줄서기.

진행 (Progression)

- 바닥 균형운동은 딱딱함이 변형되어지는 형태의 패드로 진행되어진다(그림 26.39A,B).
- 균형판 트레이닝(balance board training)으로 진행되어진다 (그림 26.40)
  - 시상면에서 시작한다.
    - ▸ 보드를 고정해서 지지하고 발목관절로 앞으로 한다.
    - ▸ 보드는 고정하고 보드 위에서 정적으로 외다리서기하여 유지한다.
  - 마지막에는 흔들판 위에서 사선과 전두면으로 진행한다.
  - 흔들판(rocker boards)(시상면) 혹은 우블레판 위에서 강화한다.
  - 한손을 머리 위에 올리고, 한손에는 가벼운 체중을 실어 정적으로 유지시킨다.
- 균형샌달(balance sandals)(그림 26.41A와 B)
  - 작은 스텝, 무릎을 올린다.
  - 장소를 옮겨 다닌다.
  - 전방/후방/옆으로 진행한다.

평가/검사 (Evaluation)

일반적인 실수 (Errors)

- 흔들판(rocker boards)에서 발목이 아닌 요추로 시상면에 매달려 있는다.
- 목말아래관절(거골하관절)의 과다회내
- 샌달(sandals) — 샌달을 평행하게 놓지 않고 발가락을 든다.

환자평가 (환자가 느껴야만 하는 것)
[Patient audit (What the patient should feel)]

- 전방으로 매달려 있는다 : 발가락에 집중하는
- 흔들판(rocker boards): 장딴지근육
- 균형샌달(balance sandals) : 볼기근(둔근, gluteus muscles)

조정(보충하는 치료) (Troubleshooting)

- 수동적 모델과 "작은발(small foot)"의 능동보조 (목말아래관절중립)
  - 필요하다면, 피부를 브러쉬나 손톱으로 가볍게 긁어 촉진을 증가한다.
- 외다리서기에서 AMC가 나타난다면, 한줄서기(tandem stance)나 양발서기(double stance)로 돌아가야 한다.

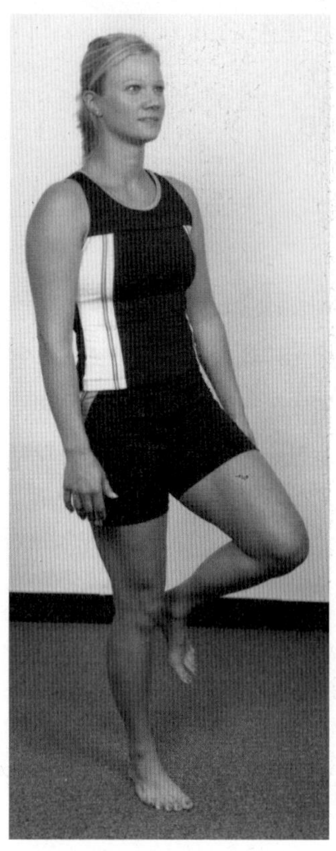
A

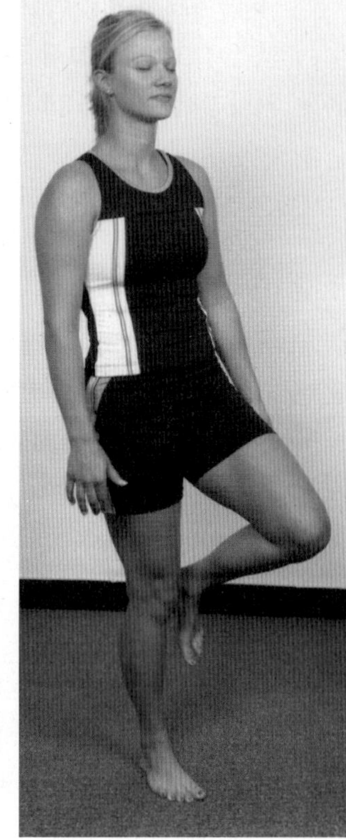
B

그림 26.38 **(A와 B)** 외다리 서기.

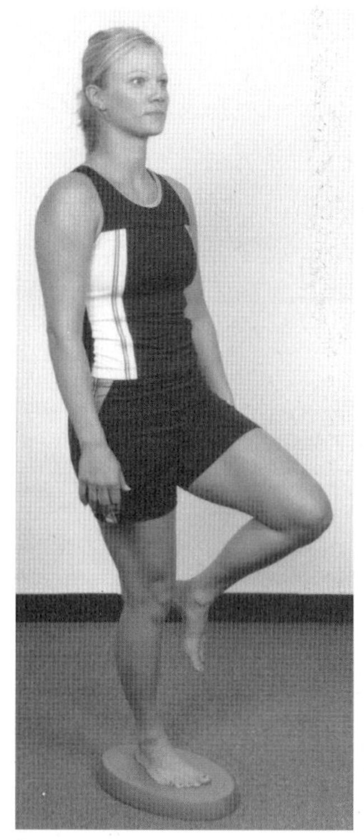

A

B

그림 26.39 외다리서기, 불안정한 표면.

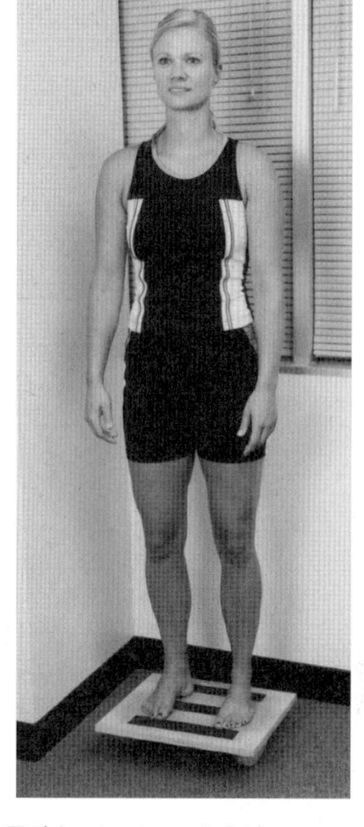

그림 26.40 흔들판(rocker board) 훈련.

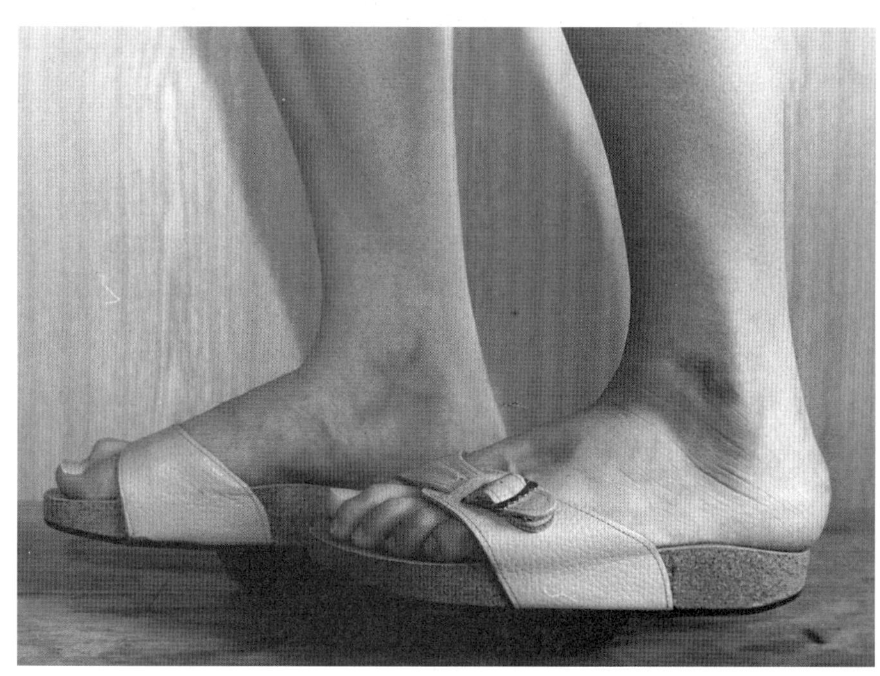

A

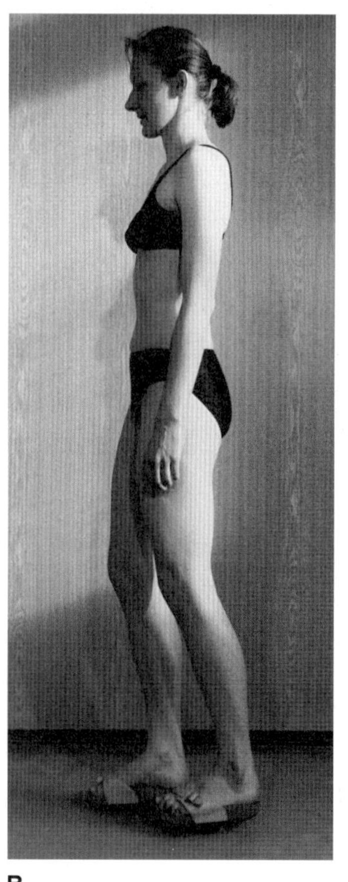

B

그림 26.41 (A) 균형 샌달로 서기. (B) 균형 샌달로 걷기.

2. 스쿼트 (Squat)

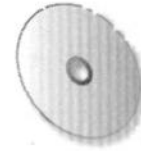

적응증 (Indications)

- 자세불량〔예, 양성 벽 천사(positive wall angel)〕
- 엉덩이 폄, 내전, 스쿼트/런지(squats/lunges)에서의 기능부전, 혹은 균형의 기능부전
- 아래허리통증, 특히 디스크 문제
- 하지부위통증
- 기능훈련 전의 예방, 치료 그리고 강화시키는 수행

과정 (Procedure)

- 의자에 올라가 있는 동안 엉덩관절(고관절, hip joint)을 중심점으로 한다.
  - 정확한과 부정확한(그림 26.42A,B)
- 발을 어깨넓이로 벌려서 다양하게 수행한다.
  - 짐볼 위에서 수행한다(가장 쉬운).
    - 짐볼 위에 엉치뼈(천골, sacrum) 고정하여 요추앞굽음(전만)을 유지한다(그림 26.43A,B).
  - 벽을 마주보고 수행한다(그림 26.44A,B).
    - 요추앞굽음 유지하고 팔을 머리 위로 올린다.
  - 등을 벽으로 하여 수행한다.
    - 둔부를 벽으로 향하게 한다.
    - 벽으로 계속 향하게 하고, 균형을 가장 잘 잡을 수 있는 자세까지 수행한다.
    - 정확한과 부정학한(그림 26.45A,B)

진행 (Progression)

- 벽에 대고 미끄러지기(wall slide)(그림 26.46A,B)
  - 벽 천사 자세로 시작한다: 손자세 유지
  - 하부늑골로부터 복부가 긴장되게 수행하고 동시에 벽에서 아래로 내려와 넓은등근(광배근, latissimus dorsi)을 스트레칭시킨다.
- 유연한 면에서 수행한다(그림 26.44C).
- 벽을 마주하고 외다리로 수행한다(그림 26.47A,B).
  - 앞굽음을 유지한다.
  - 골반레벨 유지
  - 무릎을 발가락 앞쪽으로 보내서 유지시킨다.

평가/검사 (Evaluation)

일반적인 실수 (Errors)

- 앞굽음 감소
- 발뒤꿈치에서의 균형불량
- 무릎에서의 외반, 발의 과다회내(그림 26.48A)
- 무릎뼈-대퇴부의 비틀어짐(그림 26.48B)
- 외다리 스쿼트
  - 발고시티(valgosity)(그림 26.49A)
  - 트렌델렌버그(Tredelenberg)(그림 26.49B)
  - 체간굽힘
  - 과다회내(그림26.49C)

환자평가 (환자가 느껴야만 하는 것) [Patient audit (What the patient should feel)]

- 등의 긴장없는 볼기근(둔근, gluteus muscles)의 운동

조정(보충하는 치료) (Troubleshooting)

- T 4-8을 가동하라.
- 모음근(내전근, adductor muscle) 억제/신장
- 엉덩이의 가쪽돌림(외회선)을 촉진하기 위하여 넙적다리에 밴드로 저항을 더한다(그림 26.45C).
- 아래허리긴장과 젖힘을 감소하고 복부를 능동적으로 보강한다.
- 다리를 들어올려 교각 자세 실시
- 대합조개껍질(clam shell)
- 감각운동훈련(sensory motor training)
- 월 볼(wall ball)

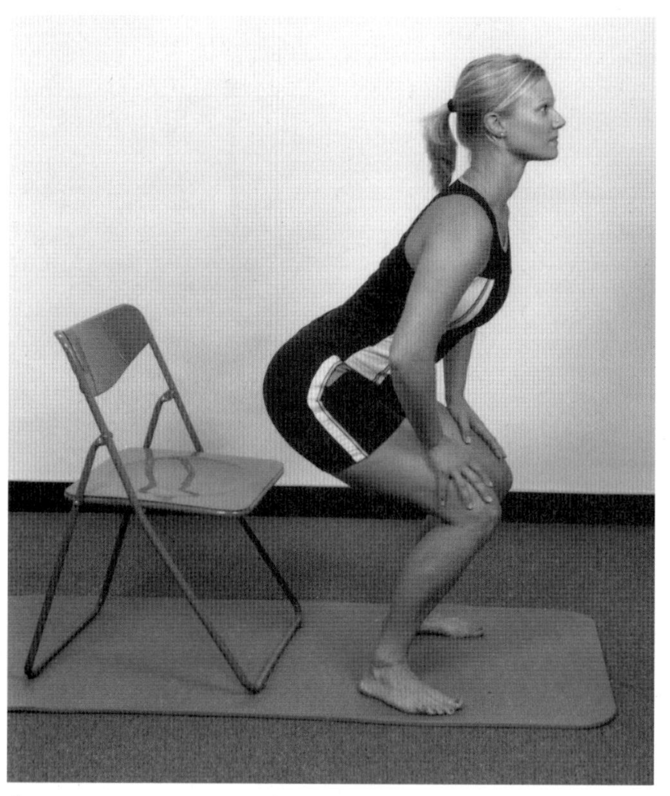
A

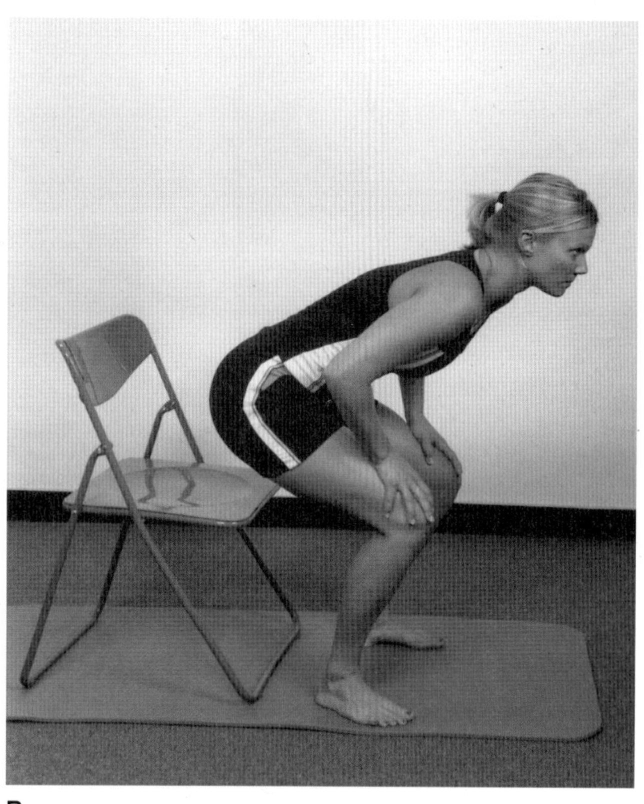
B

그림 26.42 **(A)** 엉덩관절을 중심점으로(hip hinge), 정확한. **(B)** 엉덩관절을 중심점으로(hip hinge), 부정확한.

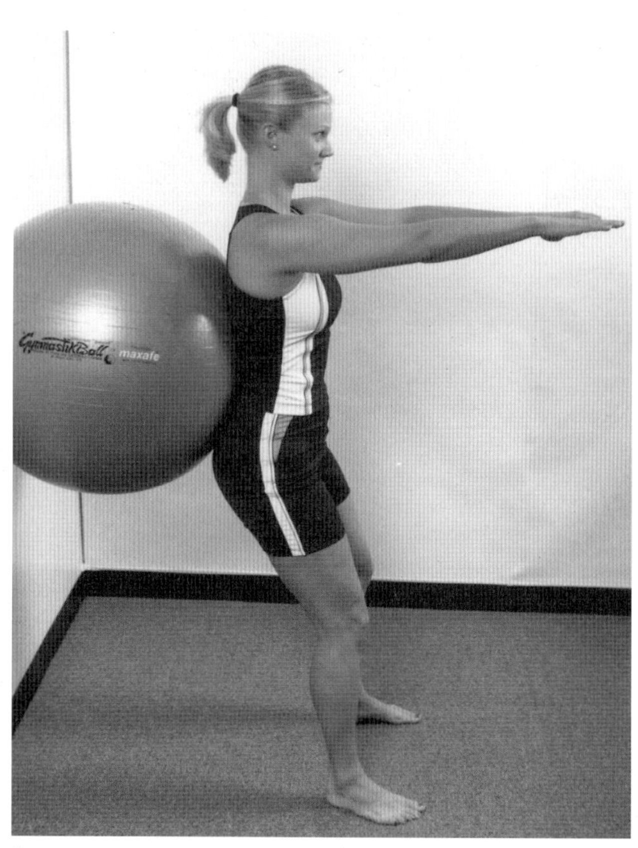

A

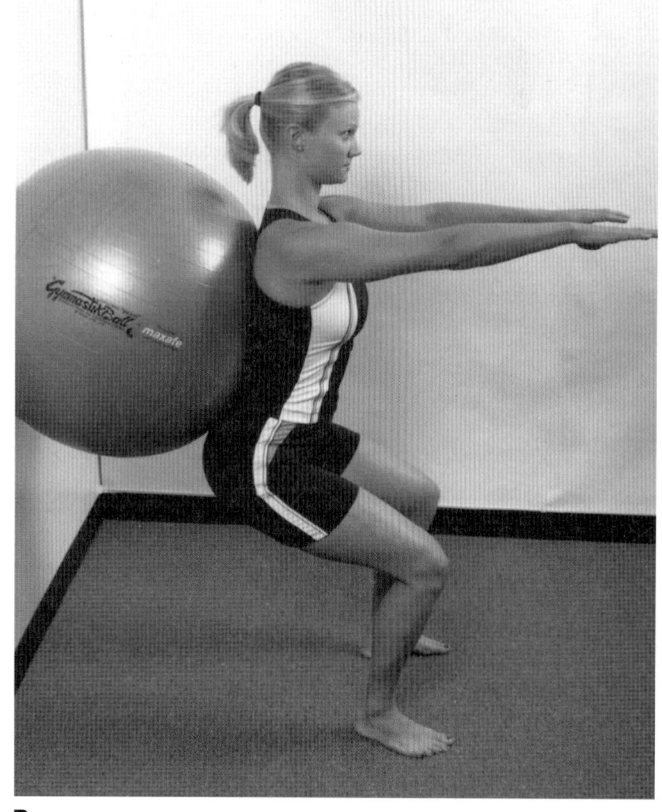

B

그림 26.43 **(A)** 볼스쿼트, 시작자세. **(B)** 볼스쿼트.

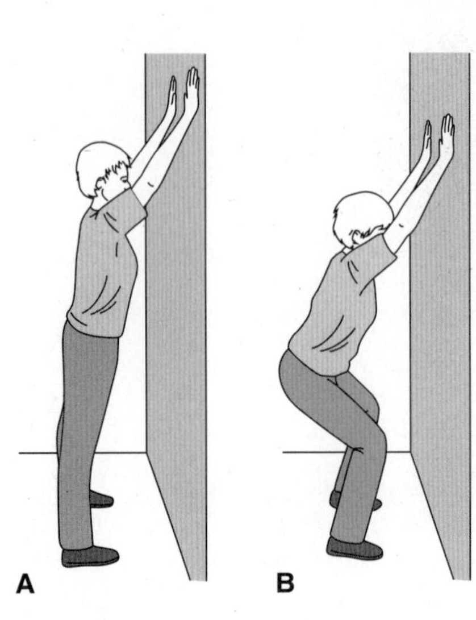

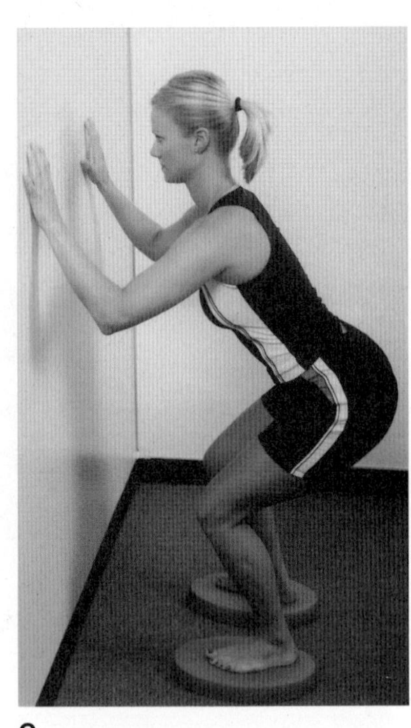

그림 26.44 (A) 벽을 바라보는 스쿼트, 시작자세. Liebenson CS로부터 허가되어 복사되었음. Activity modification advice: Part Ⅱ-squats. Journal of Bodywork and Movement Therapies, 7;4:229, 2003. (B) 벽을 바라보는 스쿼트. Liebenson CS로부터 허가되어 복사되었음. Activity modification advice: Part Ⅱ-squats. Journal of Bodywork and Movement Therapies, 7;4:229, 2003. (C) 벽을 바라보는 스쿼트, 폼패드 위에서.

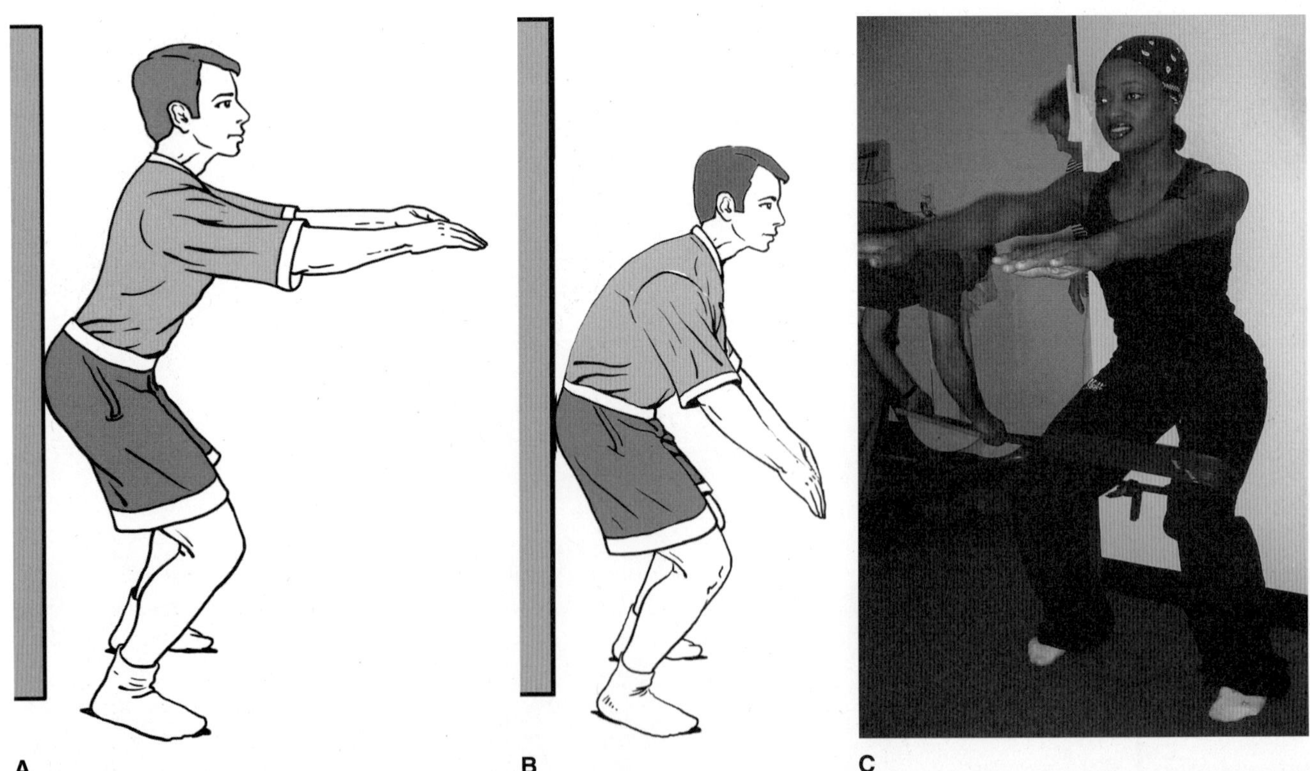

그림 26.45 (A) 등을 벽으로 향한 스쿼트. (B) 등을 벽으로 향한 스쿼트 — 부정확한 형태. (C) 밴드저항에 의한 스쿼트.

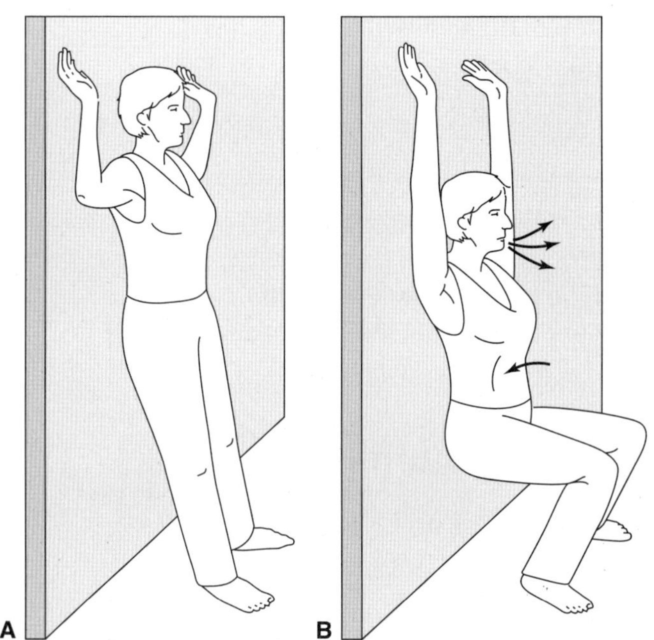

그림 26.46 **(A)** 벽미끄러짐, 시작자세. Liebenson CS로부터 허가되어 복사되었음. Mid-thoracic dysfunction(Part Three): Clinical Issues. J. Bodywork Movement Ther 2001;5;269. **(B)** 벽미끄러짐, Liebenson CS로부터 허가되어 복사되었음. Mid-thoracic dysfunction (Part Three): Clinical Issues. J. Bodywork Movement Ther 2001;5;269.

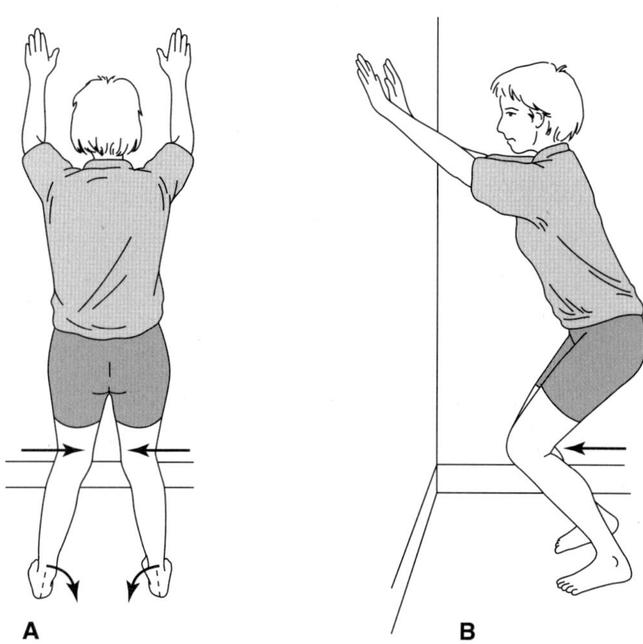

그림 26.48 **(A)** 스쿼트, 외반과 과대회내. Liebenson CS로부터 허가되어 복사되었음. Activity modification advice: Part II-squats. J Bodywork and Movement Ther 2003:7;4:228-232 **(B)** 스쿼트, 무릎뼈-대퇴부의 비틀어짐. Liebenson CS로부터 허가되어 복사되었음. Activity modification advice: Part II-squats. J Bodywork and Movement Ther 2003:7;4:228-232.

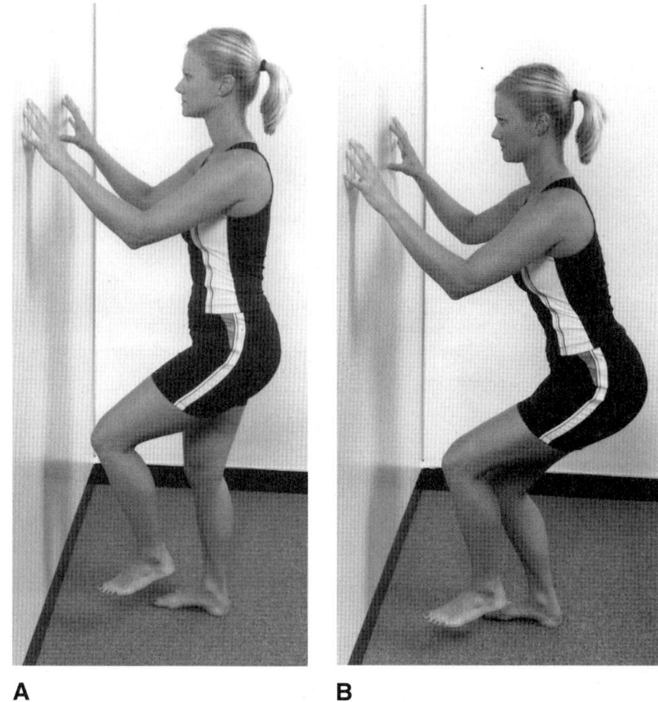

그림 26.47 **(A)** 외다리 스쿼트, 시작자세. **(B)** 외다리 스쿼트.

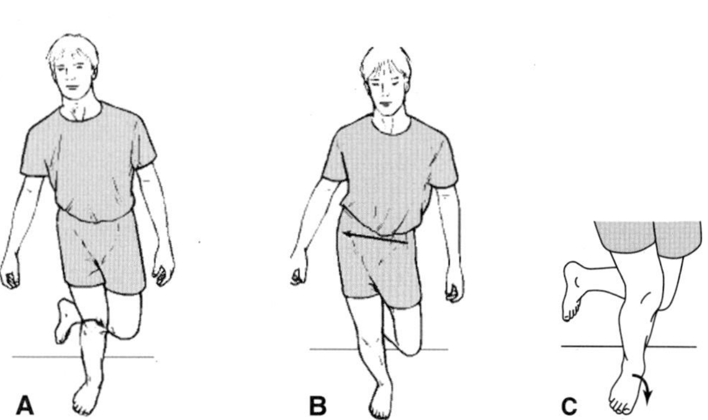

그림 26.49 **(A)** 발고시티에 의한 외다리 스쿼트. Liebenson CS로부터 허가되어 복사되었음. Functional exercises. J. Bodywork Movement Ther 2002;6:111. **(B)** 트렌델렌버그 징후에 의한 외다리스쿼트. Liebenson CS로부터 허가되어 복사되었음. Functional exercises. J. Bodywork Movement Ther 2002;6:111. **(C)** 과대회내에 의한 외다리 스쿼트. Liebenson CS로부터 허가되어 복사되었음. Functional exercises. J. Bodywork Movement Ther 2002;6:110.

3. 런지 (Lunge)

적응증 (Indications)

- 아급성 또는 만성 허리통증
- 엉덩이/무릅 또는 발목 통증
- 큰볼기근(대둔근, gluteus maximus)의 결함(불충분) 또는 스쿼트/런지 또는 발란스 기능부전
- Thomas 검사의 양성
- 예방적인 기능적 훈련
- 수행능력의 강화

과정 (Procedure)

- 앞으로 몸을 기울기와 스텝(Janda 런지)
  - 보며 기울이고 지각-운동 부분(sensory-motor section) 아래를 지나간다
  - 천천히 앞으로 기울인다(그림 26.50A).
  - 뒤꿈치가 들리기 시작할 때 한걸음한다.
  - 무릎이 발가락을 넘지 않게 부드럽게 딛는다(그림 26.50B).
  - 어깨 엉덩이 발뒤꿈치가 몸에서 일직선이 되도록 한다.
  - 뒤쪽 다리의 무릎과 발앞부분이 구부러져야 한다.
- 26.51A 그림을 사용하라(그림 26.51A).
- 추가적인 팔 움직임: "그루브(groove)"의 정상적 움직임의 패턴
  - 팔을 올리는 동작은 앞으로 런지할 때 앞굽음(전만, lordosis)을 돕는다(그림 26.51B).
  - 뻗기에 의한 앵글런지(angle lunge with reach): 팔이 몸을 지나(미는 동작) 가면 반대편 목말아래관절(거골하관절)의 회외에 도움을 주고, 하지의 가쪽 돌림(외회선)을 돕는다(그림 26.52).
  - 백핸드(backhand) 또는 원반던지기; 팔이 몸을 지나[(pull) 당기는 동작] 가는 동작은 같은쪽 목말아래관절(거골하관절)의 회외와 하지의 가쪽 돌림(외회선)을 돕는다(그림 26.53A,B). 또한 같은쪽 어깨뼈 뒤당김(후인, retrection)과 흉추의 폄을 돕는다.

평가/검사 (Evaluation)

일반적인 실수 (Errors)

- 요추의 뒤굽음(후만, kyphosing)(그림 26.51C)
- 목말아래관절의 과대회내
- 균형과 체중지지능력의 불량

환자평가 (환자가 느껴야만 하는 것) [Patient audit (What the patient should feel)]

- 무릎의 통증없이 엉덩이 스트레칭

조정(보충하는 치료) (Troubleshooting)

- T4-8을 가동하라.
- 허리근(요근, psoas)의 억제/신장
- 스쿼트
- 앞으로 기울기고 한발 나갈 때 필백(peel back)해라.

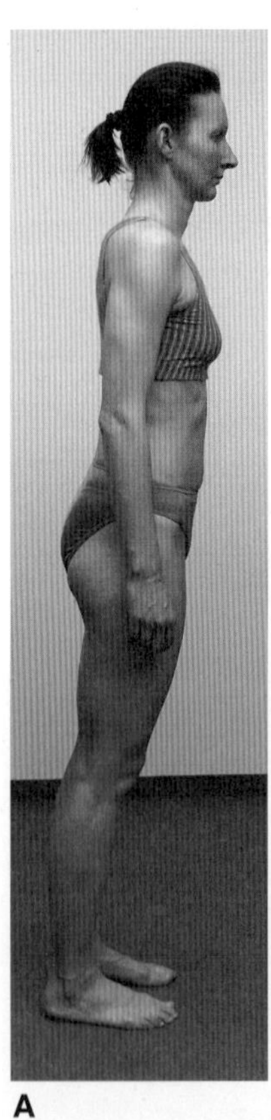

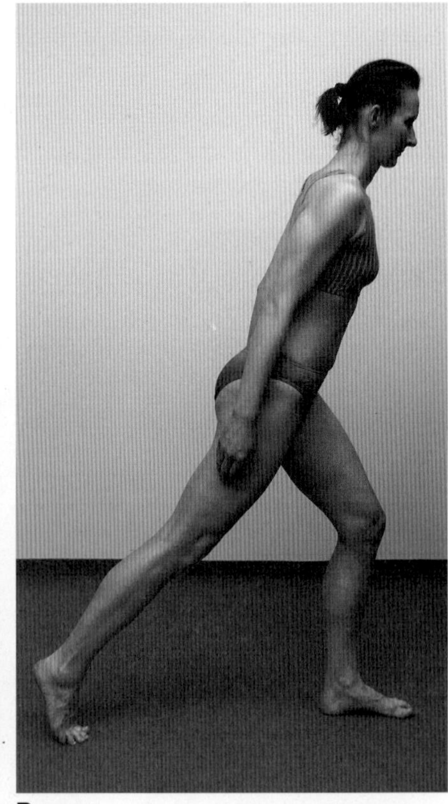

A B

그림 26.50 **(A)** 앞으로 기울기. **(B)** 스텝 이용한 앞으로 기울기 (Janda 런지).

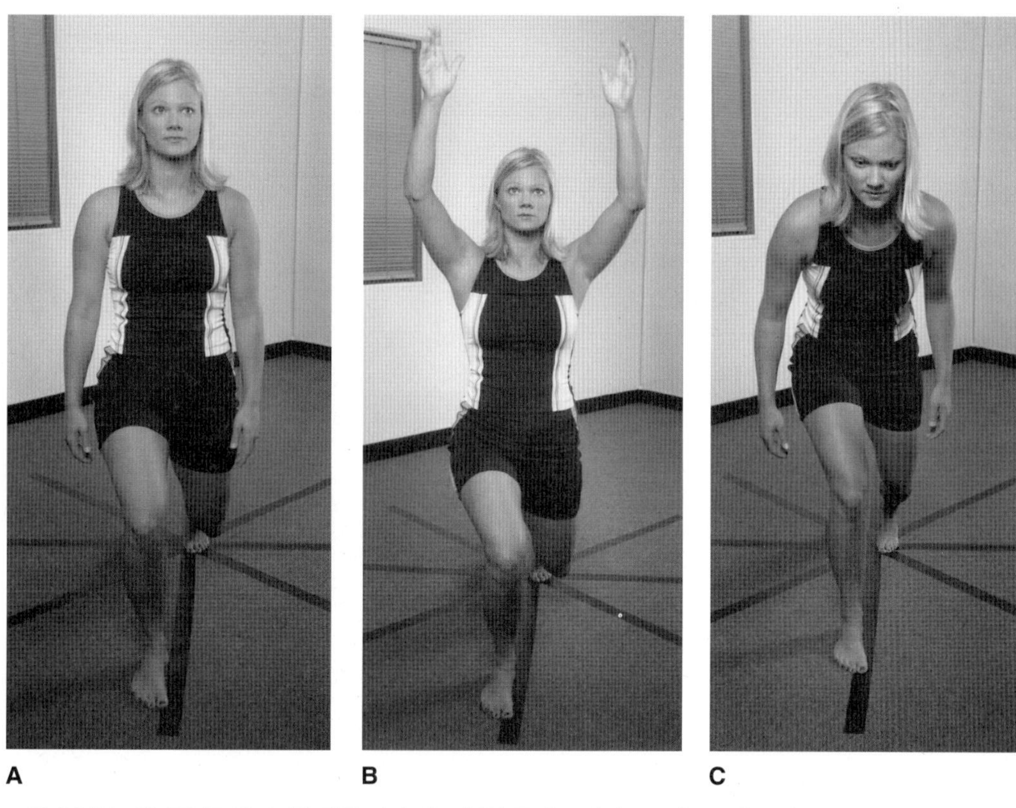

그림 26.51 (A) 포워드 런지. (B) 팔을 머리 위로 향한 포워드 런지. (C) 뒤굽음된 포워드 런지.

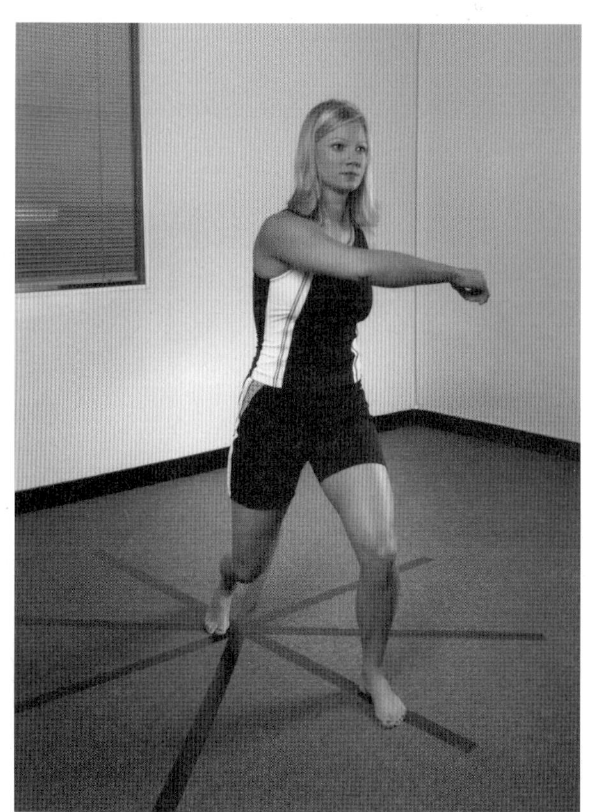

그림 26.52 뻗기(밀기)에 의한 앵글 런지(angle lunge).

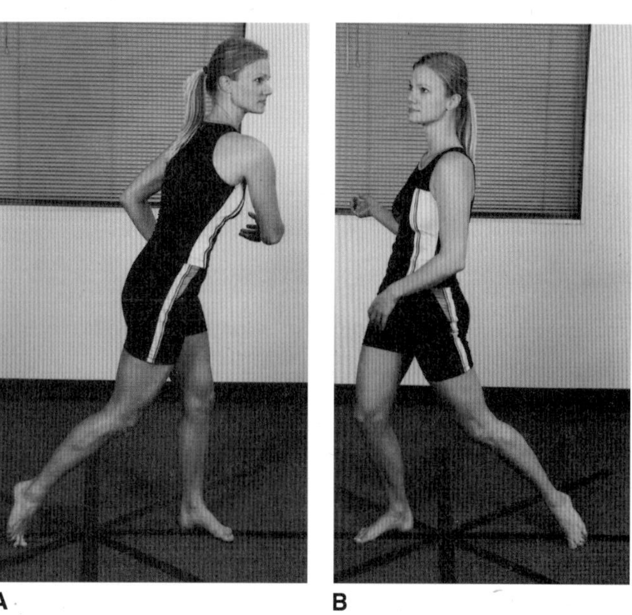

그림 26.53 (A) Angle lunge backhand, 시작자세. (B) Angle lunge backhand.

4. 기능적(균형)뻗기 [Functional (balance) reach]

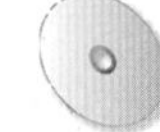

적응증 (Indications)

- 아급성 또는 만성 허리통증, 엉덩이/무릎, 발목통증
- 큰볼기근 또는 중간볼기근(중둔근, gluteus medius)의 불충분(결함)
- 수정된 토마스검사(mofify thomas test)의 양성반응
- 예방적 기능훈련과 수행능력의 강화

과정 (Procedure)

- 바로서서 그림대로 다른 각도로 다리를 뻗친다(그림 26.54A–D).

진행 (Progressions)

- 팔과 다리의 움직임을 합쳐서 수행한다 (그림26.55A,B).
- 풀리로 저항을 추가한다(그림 26.56A,B).

평가/검사 (Evaluation)

일반적인 실수 (Errors)

- 트렌델렌버그 자세(trendelenberg position) 의 양성
- 균형의 소실

환자평가 (환자가 느껴야만 하는 것) [Patient audit (What the patient should feel)]

- 무릎과 등의 긴장 없이 둔부의 운동

조정(보충하는 치료) (Troubleshooting)

- 지지에 의한 기능적 뻗기를 수행하라.
- T4–8을 가동하라.
- 허리근의 억제/신장
- 두발 또는 외발 스쿼트
- 런지(lunges)
- 중간볼기근의 시스터케니(Sister Kenny) 촉진(그림 19.71)
- 대합조개껍질 운동(그림 26.57A,B)
- 벽볼(wall ball)(그림 26.58A,B)
- 외다리 교각 자세

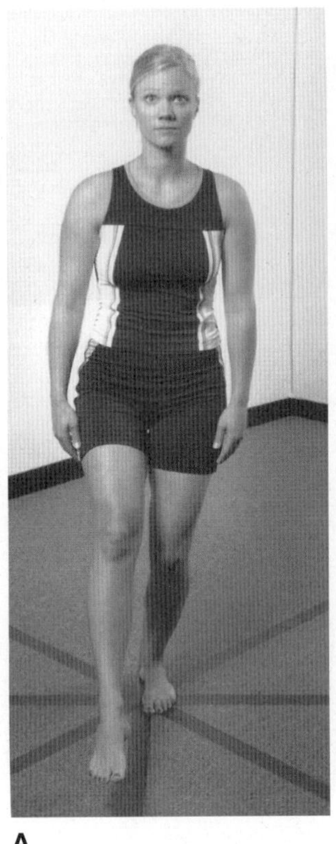
A

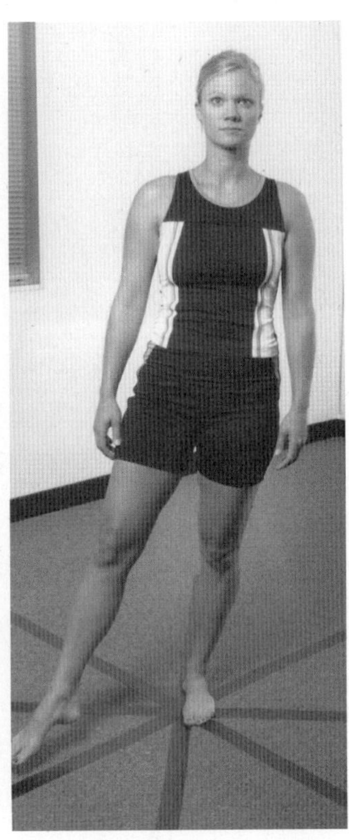
B

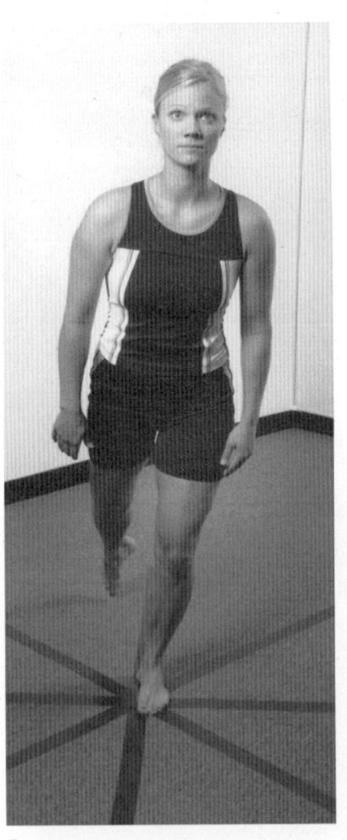
C

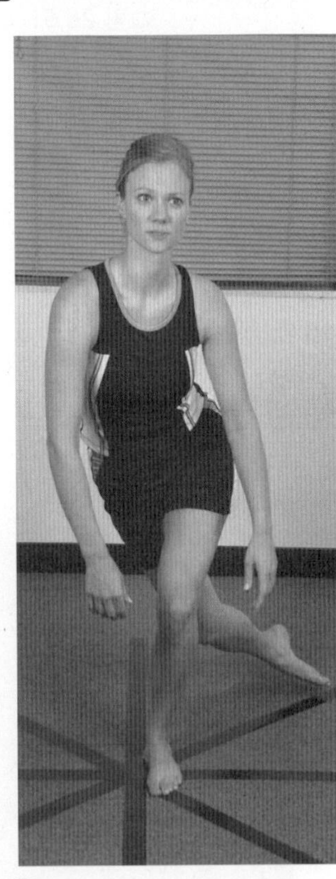
D

그림 26.54 (A) 균형뻗기, 전방. (B) 균형뻗기, 전외측. (C) 균형뻗기, 후방. (D) 균형뻗기, 후외측 (볼링선수자세).

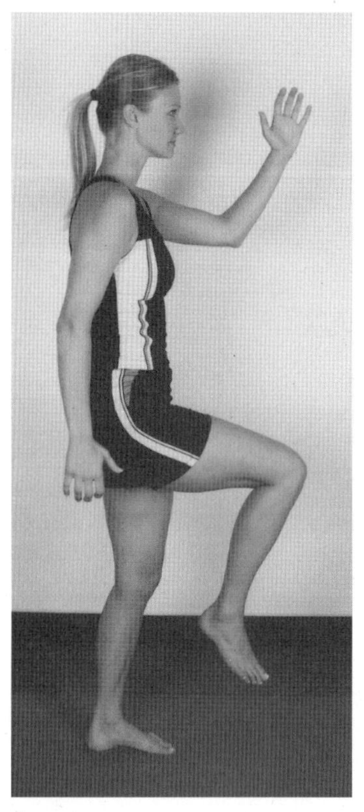
A

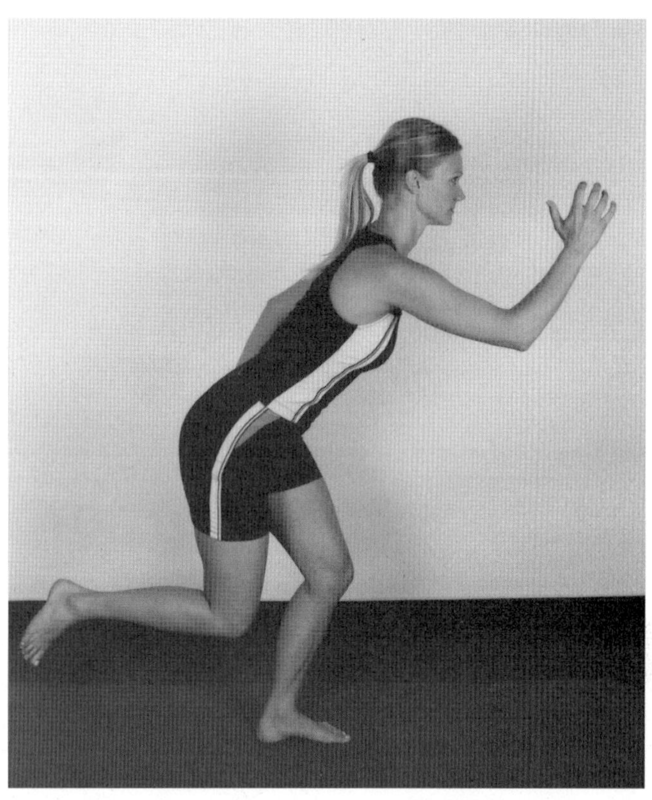
B

그림 26.55 (A) 러닝맨, 시작자세. (B) 러닝맨.

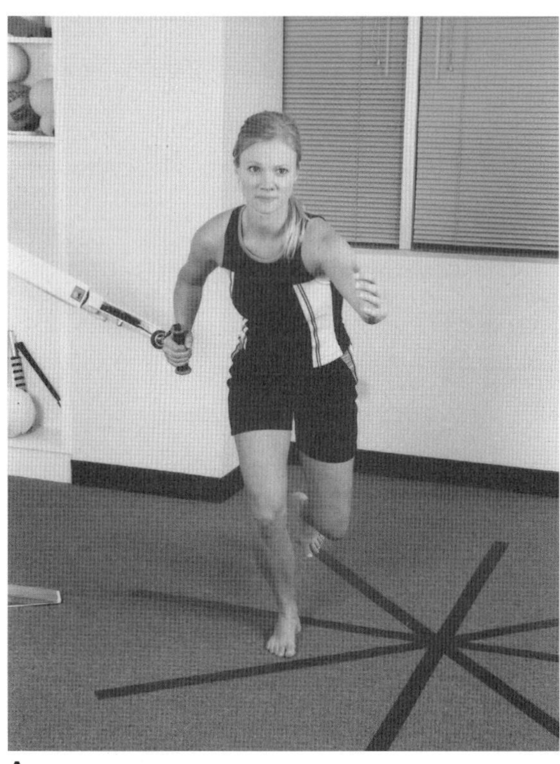
A

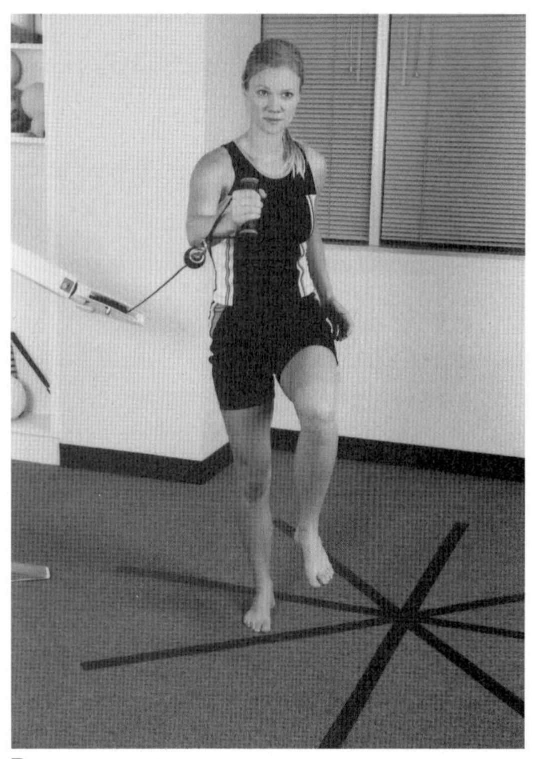
B

그림 26.56 (A) 케이블 이용한 러닝맨, 시작자세. (B) 케이블 이용한 러닝맨.

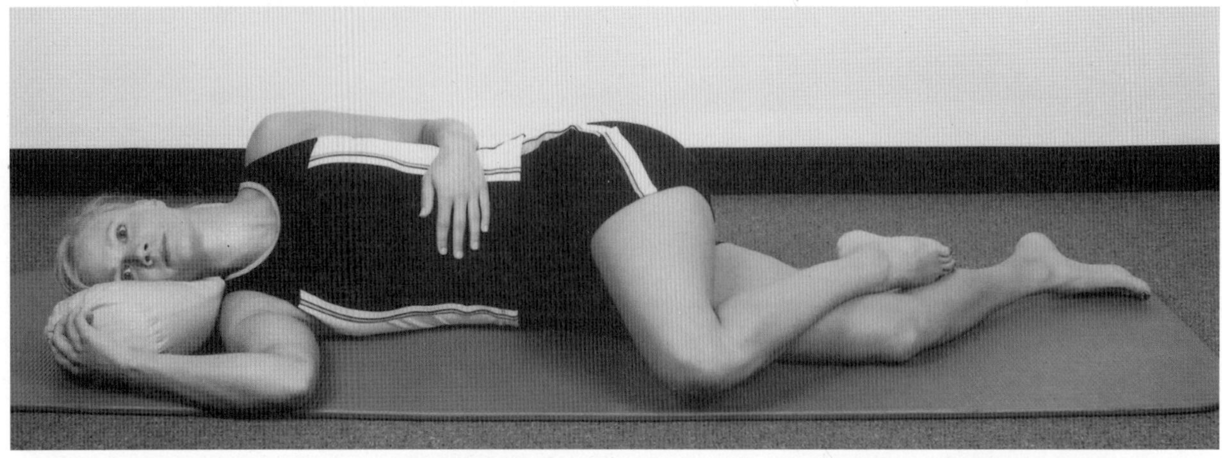

A

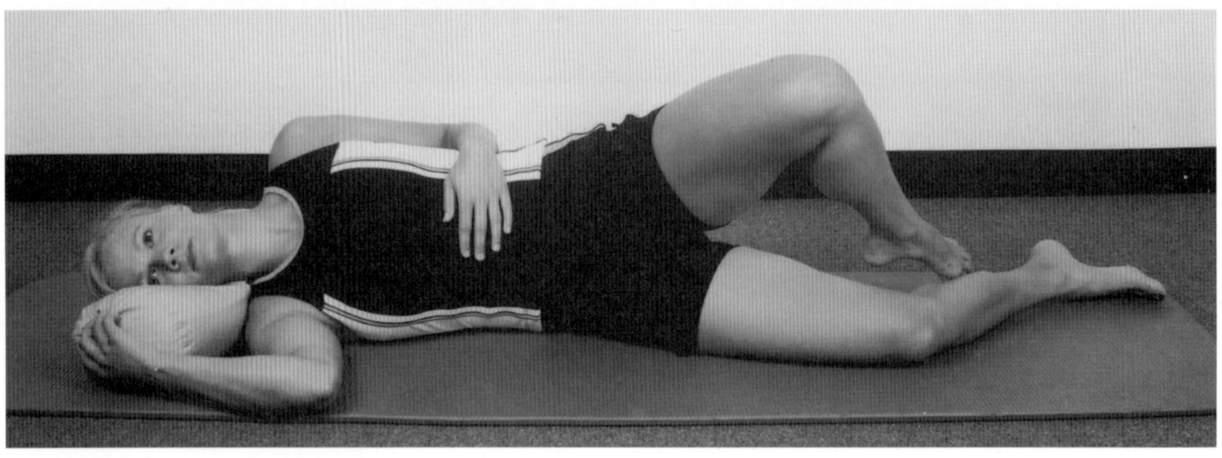

B

그림 26.57 (A) 대합조개껍질, 시작자세. (B) 대합조개껍질.

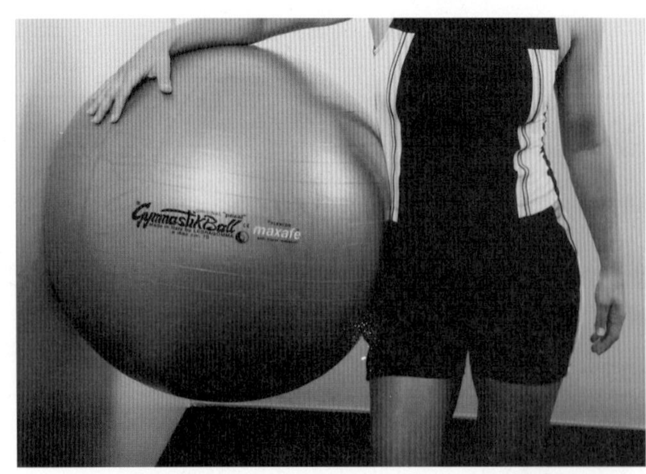

A

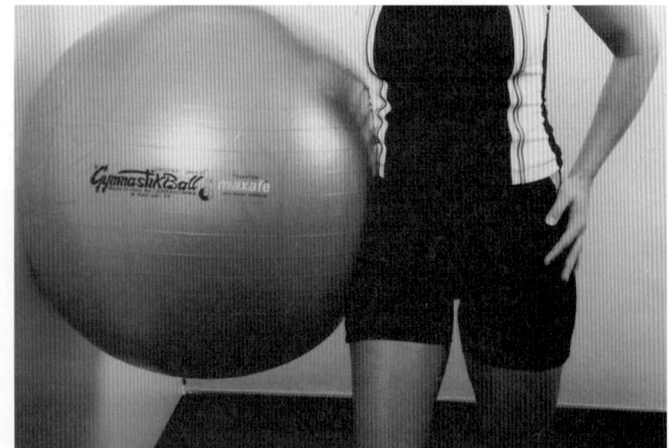

B

그림 26.58 (A) 벽볼, 시작자세. (B) 벽볼.

5. 풀리(Pulley)

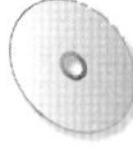

적응증(Indications)

- 등 또는 상지 통증
- 예방적 기능훈련과 수행능력의 강화

과정(Procedure)

- 스텝이용한 펀치(pushes)(그림 26.59A,B)
  - 중간스쿼트(semi-squat) 자세로 선다.
  - 풀리를 어깨 레벨 위로 오게 하지 말고, 환자는 어깨 으쓱하는(strugging) 행동은 하지 않게 한다.
  - 간단한 펀칭 동작을 수행한다.
  - 엉덩이의 뒤쪽을 강조한 움직임이다.
- 칼(sword)(당김) 고유수용성촉진(PNF) 동작(그림 26.60A,B)
  - 바깥으로 움직이는 동안 전완을 회전한다.
  - 팔이 몸을 지나갈 때, 어깨세모근(삼각근, deltoid)의 과움직임과 그 결과 생기는 어깨 끼임 현상을 피하도록 손이 팔꿈치를 리드해야 한다.
- 안전띠(seatbelt) PNF 동작 (그림 26.61A and B)
- "잔디깍는 기계(lawn mower)" 당김(그림 26.62A,B)

진행(Progressions)

- 외다리 체중이동
  - 한발로 서서 풀리(pulley) 손잡이를 잡고 밀거나 당길 때 체중 이동을 실시한다(그림 26.63A,B).
  - 팔의 움직임을 조금이나 없이 수행한다.
  - 엉덩이의 중간볼기근을 특별히 느껴야 한다.
- "장작패기(Wood chop)" 아래로(그림 26.64A,B)
- "장작패기(Wood chop)" 위로 (그림 26.65A,B)
- 중심(core) "당기기" (그림 26.66A,B)
  - 팔을 몸 옆에 붙이고, 체간 근육을 사용하고, 엉덩이를 움직인다.
  - 어깨의 가쪽 돌림(외회선)을 추가한다(progress)(그림 26-66C).
- 코어(core) "펀치(punch)" (그림 26.67A and B)
  - 팔을 몸에 붙인 상태로 체간 근육을 사용하고 엉덩이를 움직인다.
  - 어깨의 안쪽 돌림(내회선)을 추가한다(progress).
- 밀기/당기기 코어 트위스트 (core twist)
  - 팔꿈치 90° 굽히고 중간스쿼트(semi-squat) 자세로 시작한다.
  - 두손으로 풀리(pulley) 손잡이를 잡는다.
  - 엉덩이의 돌리는 동작과 어깨를 뒤쪽 그리고 앞쪽으로 보낸다.
  - 어깨에 대하여 골반을 뒤트는 동작을 피한다.
- 아래로 당기기(pull downs)(그림 26.68A-E)
  - 두 다리와 외다리
  - 무릎 꿇기
  - 앞굽음(전만, lordosis)을 유지시키고 하부 늑골 크런치(crunch)한 엉덩관절 접기(hinge)를 수행하라.
- 스포츠 특별 활동
  - 밀기(테니스 포허핸드, 오버핸드 쓰로우, 발리볼 스파이크)
  - 당기기(테니스 백핸드, 골프스윙)

평가/검사(Evaluation)

일반적인 실수(Errors)

- 구부정한 자세로 시작하는 것
- 어깨의 으쓱거림(struggle)
- 움직임 끝에서 불균형
- 운동하는 동안 골반 또는 어깨의 불균형
- 앞쪽 다리의 아랫부분의 운동사슬의 회외 동작의 실패.

환자평가(환자가 느껴야만 하는 것) [Patient audit (What the patient should feel)]

- 한 동작으로 어깨, 골반, 엉덩이, 체간이 돌게(turning) 된다.
- 더 높은 체중의 복부 운동.

조정(보충하는 치료)(Troubleshooting)

- T4-8을 가동하라.
- 뒤쪽 다리의 허리근(요근, psoas) 억제/신장
- 앵글 런지(angle lunge)

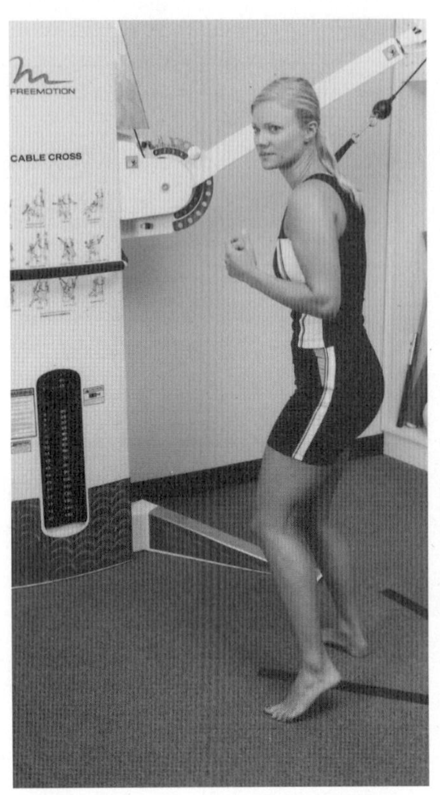

A

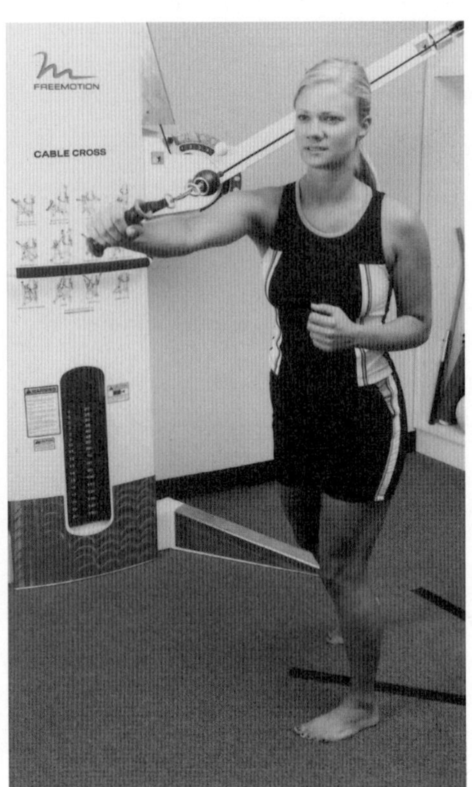

B

그림 26.59 **(A)** 스텝을 이용한 펀치, 시작자세 **(B)** 펀치.

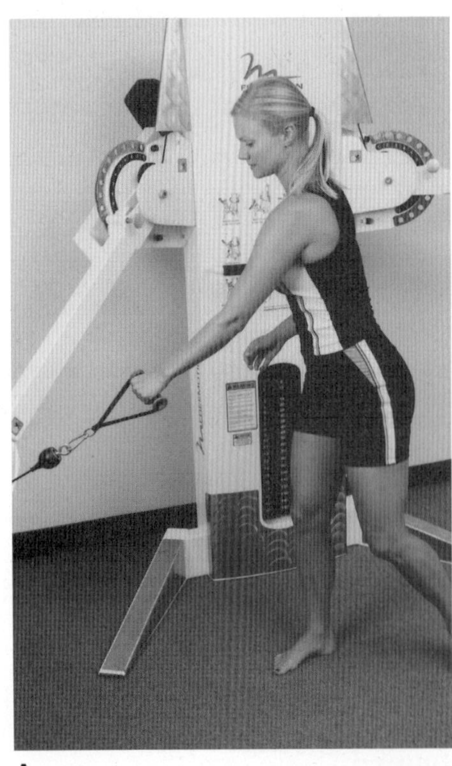

A

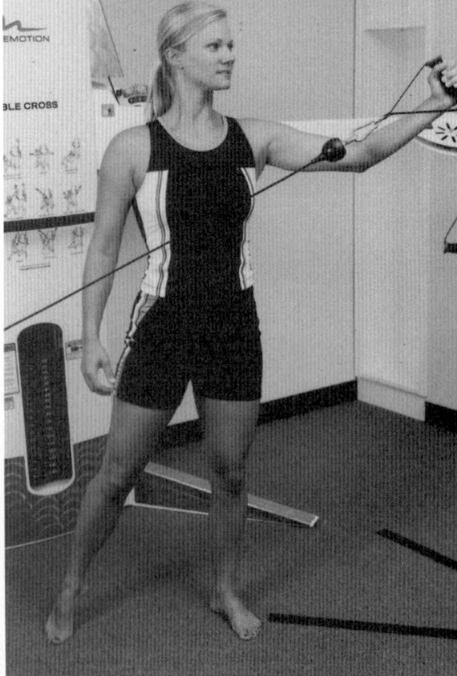

B

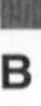

그림 26.60 **(A)** 칼(sword), 시작자세. **(B)** 칼.

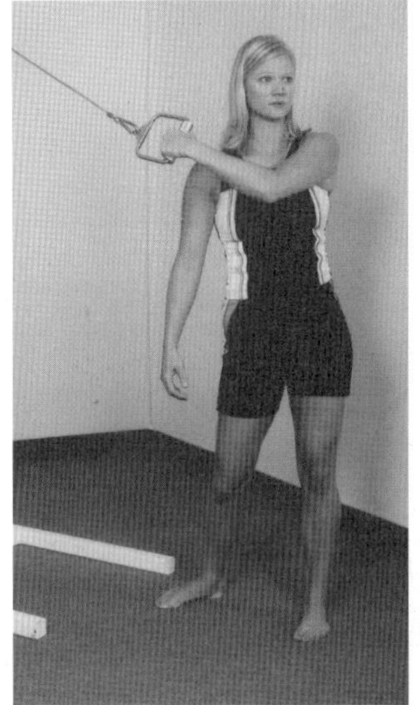
A

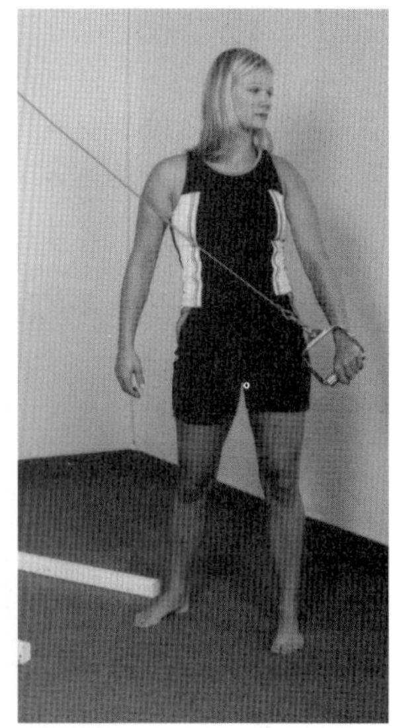
B

그림 26.61 (A) 안전띠, 시작자세. (B) 안전띠.

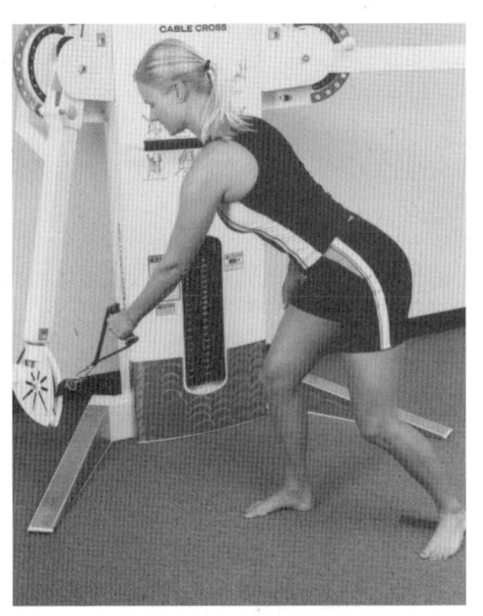

A

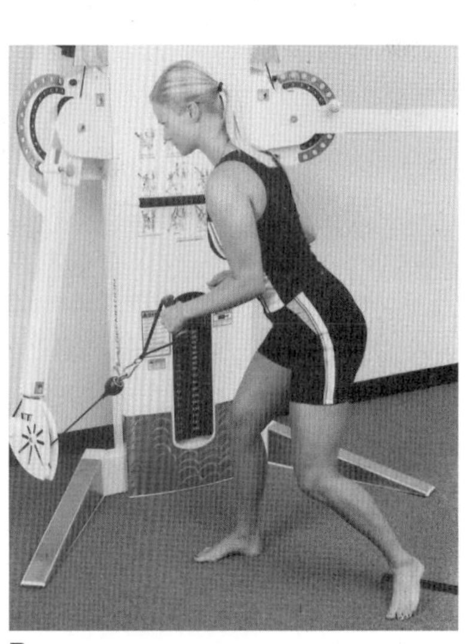
B

그림 26.62 (A) 잔디깍는 기계, 시작자세. (B) 잔디깍는 기계.

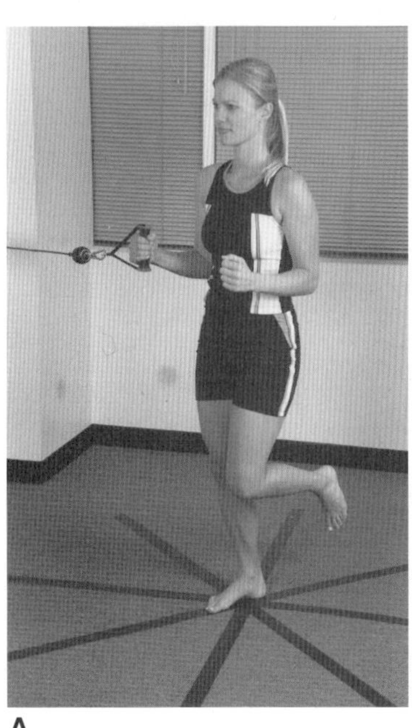
A

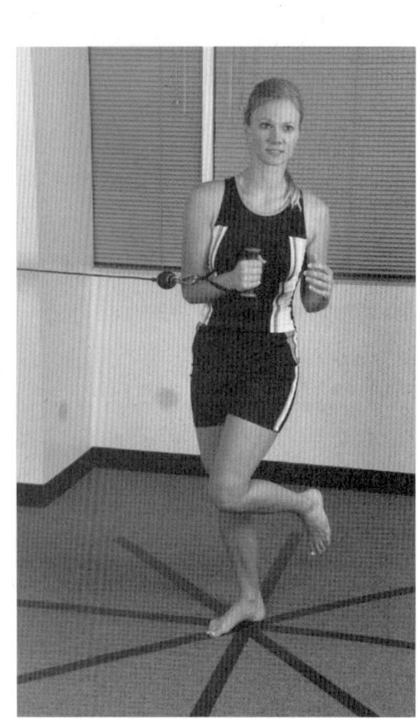
B

그림 26.63 (A) 펀치하는 동안 외다리 체중이동, 시작자세. (B) 펀치하는 동안 외다리 체중이동.

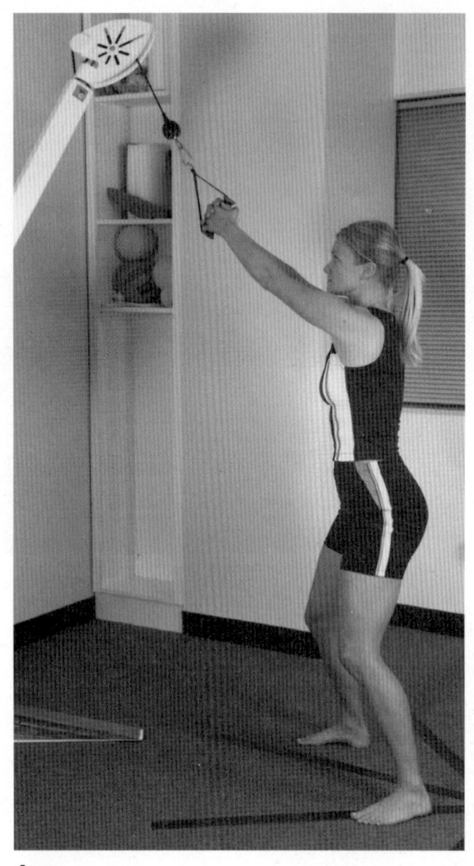
A

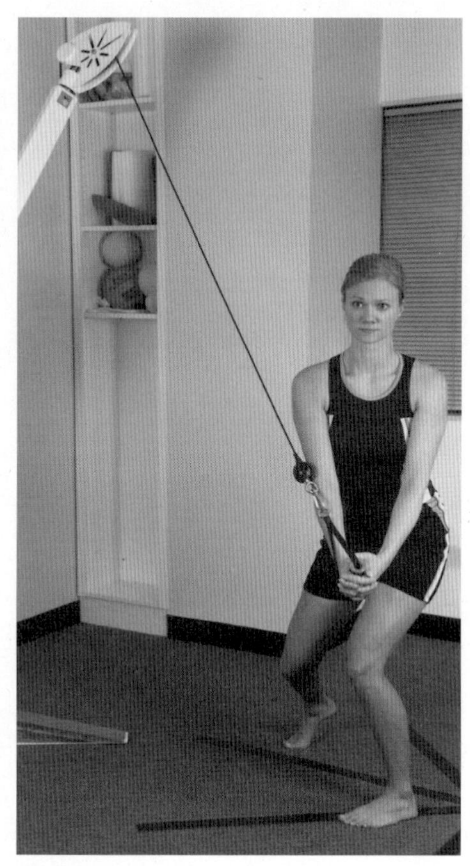
B

그림 26.64 **(A)** 장작패기 아래로, 시작자세. **(B)** 장작패기 아래로, 마지막자세.

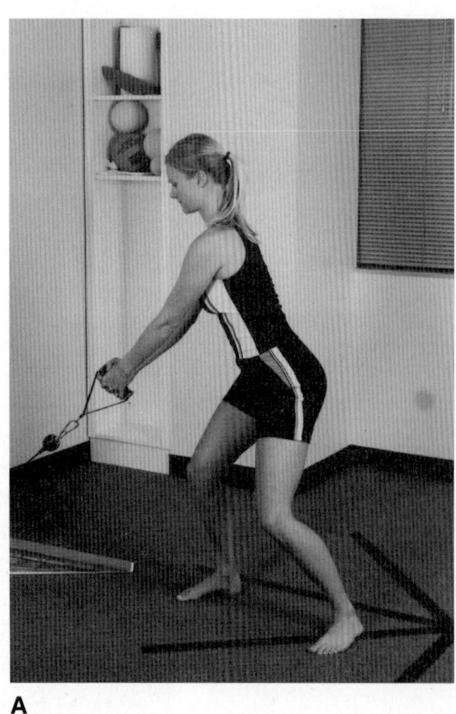
A

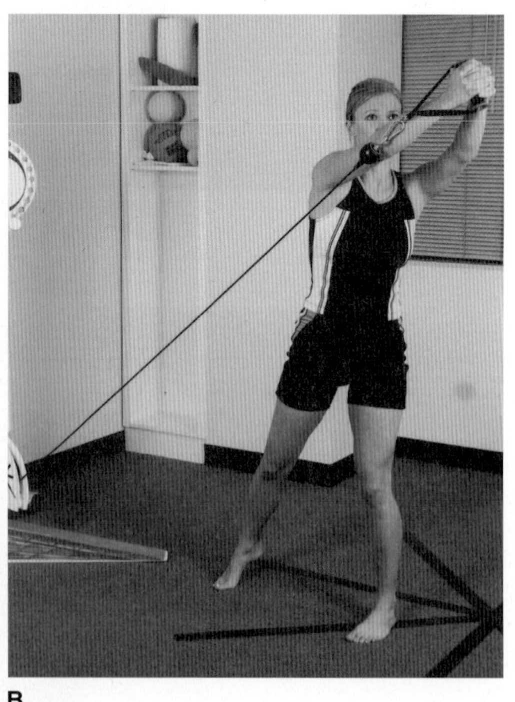
B

그림 26.65 **(A)** 장작패기 위로, 시작자세. **(B)** 장작패기 위로, 마지막자세.

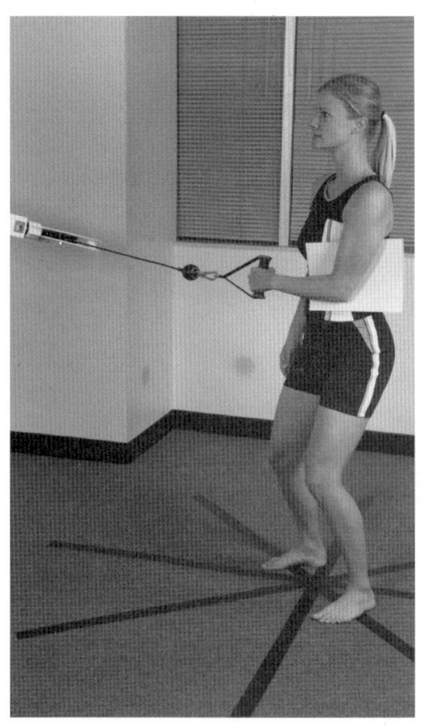

A

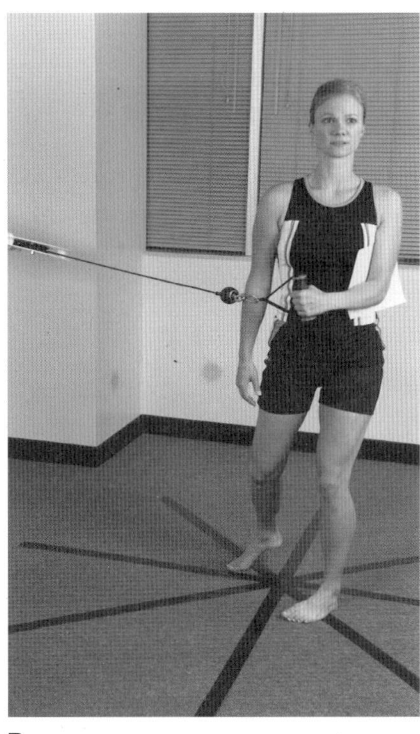

B

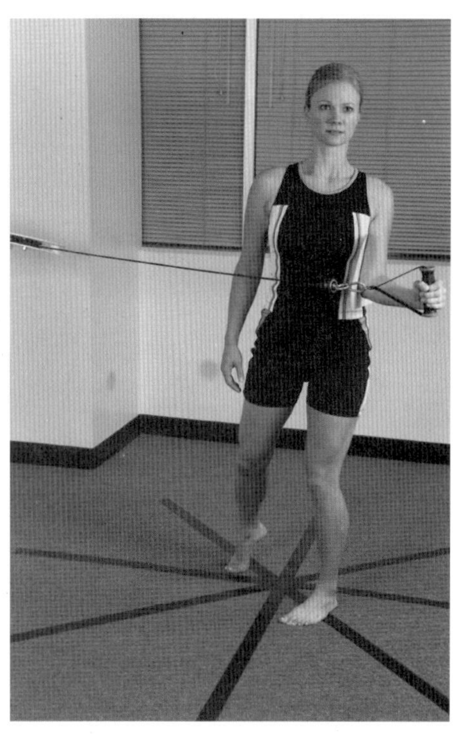

C

그림 26.66 (A) 중심당기기, 시작. (B) 중심당기기. (C) 외회전을 이용한 중심당기기.

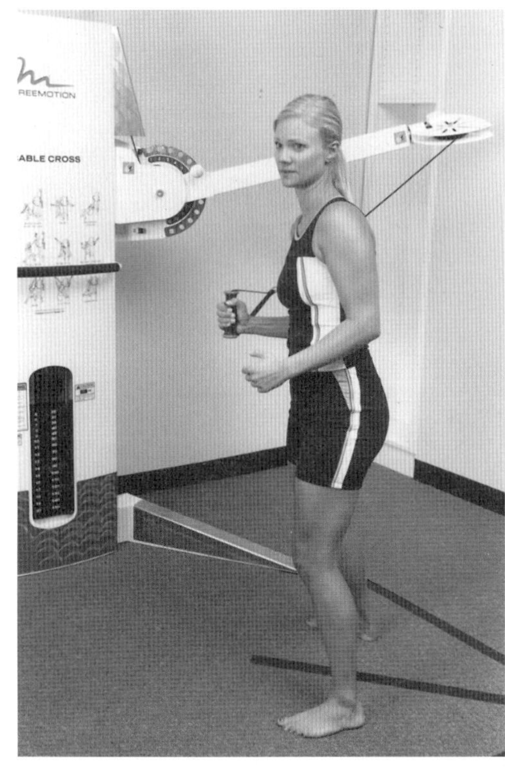

A

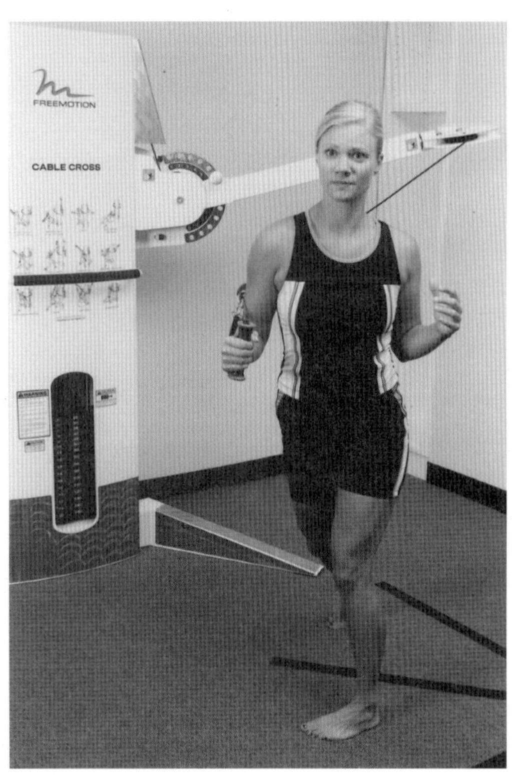

B

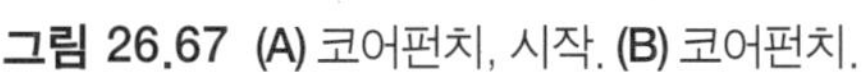

그림 26.67 (A) 코어펀치, 시작. (B) 코어펀치.

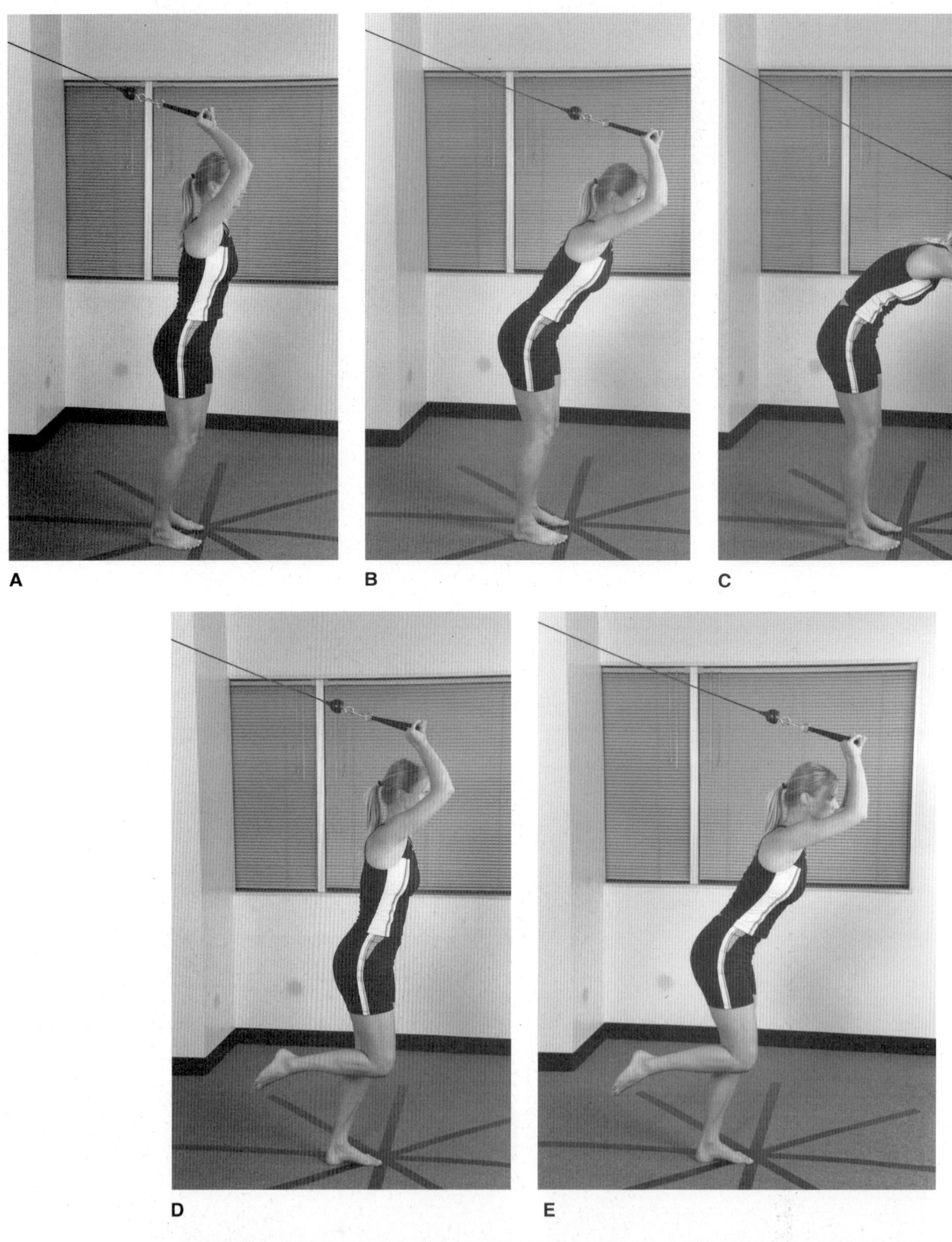

그림 26.68 (A) 아래로 당기기, 시작. (B) 아래로 당기기, 정확한 자세. (C) 아래로 당기기, 부정확한자세. (D) 외다리 아래로 당기기. (E) 아래로 당기기.

6. 코어레지스턴스 (Core Resistance)

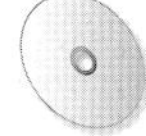

적응증 (Indications)

- 블리밍테스트(Vleeming' s test)의 양성
- 외다리서기 균형 테스트 양성
- 측방 교각 자세 또는 복부지구력 테스트 양성
- 예방적인 기능훈련 또는 수행능력의 강화 위한 향상된 운동

과정 (Procedure)

- 보수(bosu) 위에 서서 균형 잡기
  - 미니스쿼트(mini-squat) 자세를 수행한다.
  - 단단한 큐를 복부 앞에 놓고 손이나 막대를 통하여 저항을 준다(그림 26.69A).

평가/검사 (Evaluation)

일반적인 실수 (Errors)

- 균형 불량
- 어깨의 저항에 대한 으쓱거림(strugging)
- 균형의 불충분(insufficient)

환자평가 (환자가 느껴야만 하는 것) [Patient audit (What the patient should feel)]

- 저항에 대한 복부의 운동

조정(보충하는 치료) (Troubleshooting)

- 흔들판(rocker board)에서 훈련
- 스쿼트/교각 자세
- 손으로 또는 막대를 이용한 저항, 보수(bosu) 없이 스쿼트 자세로 막대에 저항하는 운동은 죽은 벌레운동을 회복한다(peel-back)(그림 26.69B).

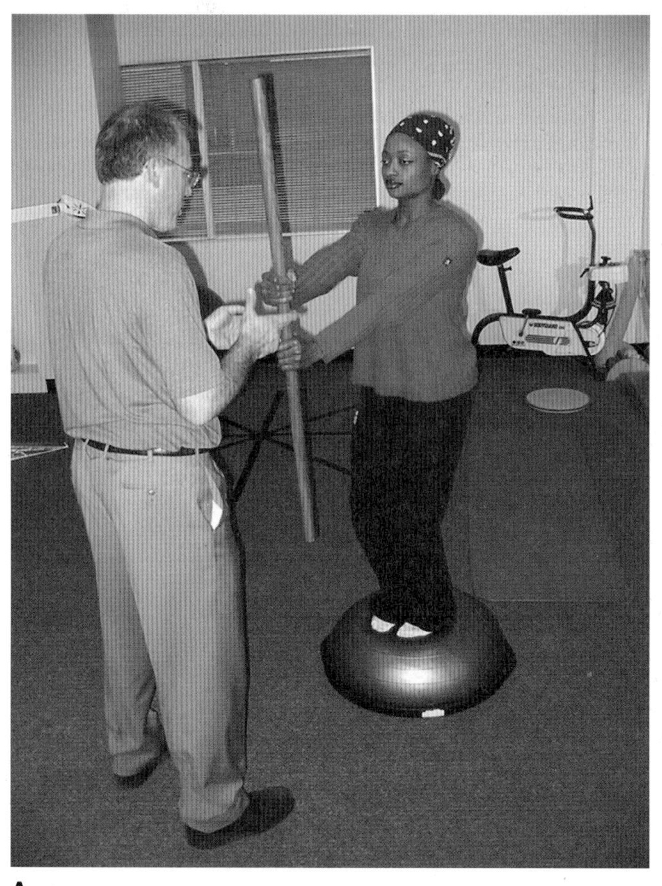

A

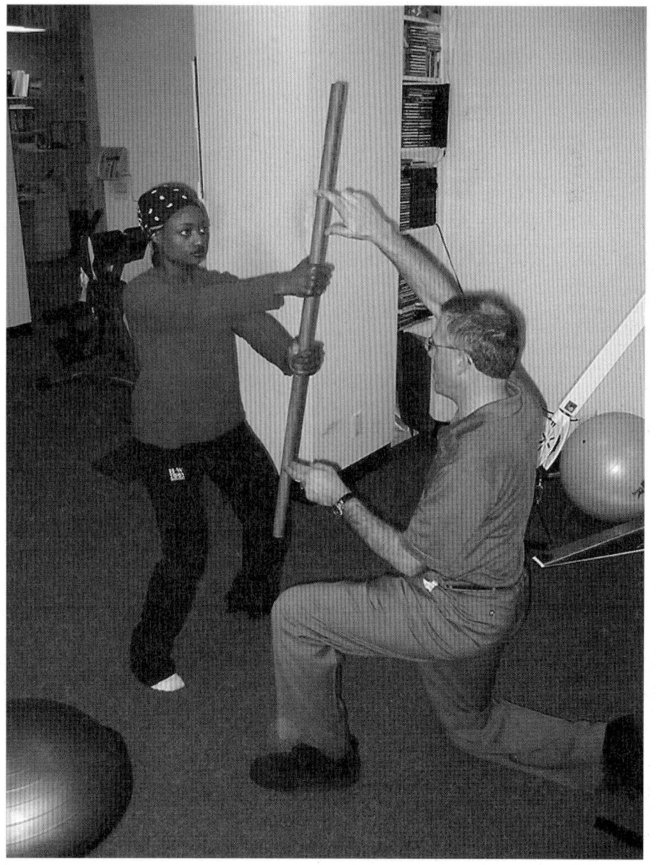

B

그림 26.69 **(A)** 저항에 도전하는 보수(bosu) 위에서의 중간 스쿼트. **(B)** 막대를 이용한 저항에 도전하는 스쿼트.

■ 결론 (Conclusion)

물리적 운동은 안전하고 효과적이어야 한다. 운동조절 운동은 안정성, 인내하는 훈련, 기능적 운동의 넓은면을 강조한다. 각각의 프로그램을 치료적으로 셋팅 하는 것은 수월해야 한다. 고가의 장비를 통한 치료도 가끔 필요로 한다. 관리자는 AMC를 제거하는 것을 필요로 하고, 특별한 루틴의 치료로서 환자의 Als와 Ms를 줄이는 방법을 결정해야 한다. 각각의 훈련의 최종적인 목표는 환자가 오랫동안 지속적인 동기부여를 받아 그들의 감독을 끝낼 수 있도록 자가치료프로그램을 배우게 하는 것이다.

확인 과정
본 장의 학습목표 자가 점검

- 스쿼트와 런지트레이닝을 위한 적응증은 무엇인가?
- 기능적-안정화 트레이닝을 하는 동안 호흡 조언은 무엇인가?
- 근력트레이닝과 다른 근지구력 트레이닝은 어떻게 하는가?
- 죽은 벌레 트레이닝을 하는 동안 환자는 무엇을 느껴야 하는가?
- 증가되는 세트, 반복 그리고 저항 외에 기능적-안정화 운동을 어떻게 진행해야 하는가?
- 측방 교각 자세가 환자가 수행하기 어렵다면, 조정할 수 있는 선택은 존재하는가?

■ 참고문헌 (References)

1. Adams MA, Dolan P. Recent advances in lumbar spine mechanics and their clinical significance. Clin Biomech 1995;10:3–19.
2. Andersson GBJ, Winters JM. Role of muscle in postural tasks: spinal loading and postural stability. In: Winters JM, Woo SL-Y, eds. Multiple Muscle Systems. New York: Springer-Verlag, 1990:375–395.
3. Butler D, Moseley L. Explain Pain. Adelaide, Australia: Noigroup Publications, 2003.
4. Carlson H, Nilsson J, Thorstensson A, Zomlefer MR. Motor responses in the human trunk due to load perturbations. Acta Physiol Scand 1981;111: 221–223.
5. Cholewicki J, McGill SM. Mechanical stability of the in vivo lumbar spine: Implications for injury and chronic low back pain, Clin Biomech 1996;11:1–15.
6. Cholewicki J, Panjabi MM, Khachatryan A. Stabilizing function of the trunk flexor-extensor muscles around a neutral spine posture. Spine 1997;22:2207–2212.
7. Cholewicki J, Simons APD, Radebold A. Effects of external loads on lumbar spine stability. J Biomechan 2000;33:1377–1385.
8. Ciccione DS, Just N. Pain expectancy and work disability in patients with acute and chronic pain: A test of the fear avoidance hypothesis. J Pain 2001;2: 181–194.
9. Cresswell AG, Oddsson L, Thorstensson A. The influence of sudden perturbations on trunk muscle activity and intraabdominal pressure while standing. Exp Brain Res 1994;98:336–341.
10. Crombez G, Vlaeyen JW, Heuts PH, et al. Pain-related fear is more disabling than pain itself: evidence on the role of pain-related fear in chronic back pain disability. Pain 1999;80:329–339.
11. Fordyce WE, Brockway JA, Bergman JA, Spengler D. Acute back pain: a control-group comparison of behavioral vs traditional management methods. J Behav Med 1986;9:127–140.
12. Gardner-Morse MG, Stokes IAF. The effects of abdominal muscle coactivation on lumbar spine stability. Spine 1998;23:86–92.
13. Goubert L, Francken G, Crombez G, Vansteenwegen D, Lysens R. Exposure to physical movement in chronic back pain patients: no evidence for generalization across different movements. Behav Res Ther 2002;40:415–429.
14. Granata KP, Marras WS. Cost-benefit of muscle cocontraction in protecting against spinal instability. Spine 2000;25:1398–1404.
15. Gray G. Total Body Functional Profile. Wynn Marketing, Adrian MI, 2001.
16. Harding V, Williams AC de C. Extending physiotherapy skills using a psychological approach: Cognitive-behavioral management of chronic pain. Physiotherapy 1995;81:681–687.
17. Harding VR, Simmonds MJ, Watson PJ. Physical therapy for chronic pain. Pain—Clinical Updates, International Association for the Study of Pain 1998;6:1–4.
18. Hides JA, Stokes MJ, Saide M, Jull Ga, Cooper DH. Evidence of lumbar multifidus muscle wasting ipsilateral to symptoms in patients with acute/subacute low back pain. Spine 1994;19:165–172
19. Hides JA, Richardson CA, Jull GA. Multifidus muscle recovery is not automatic after resolution of acute, first-episode of low back pain. Spine 1996;21: 2763–2769.
20. Hides JA, Jull GA, Richardson CA. Long-term effects of specific stabilizing exercises for first-episode low back pain. Spine 2001;26:e243–e248.
21. Hodges PW, Richardson CA. Delayed postural contraction of the transverse abdominus associated with movement of the lower limb in people with low back pain. J Spinal Disord 1998;11:46–56.
22. Hodges PW, Richardson CA. Altered trunk muscle recruitment in people with low back pain with upper limb movements at different speeds. Arch Phys Med Rehabili 1999;80:1005–1012.
23. Hoffer J, Andreassen S. Regulation of soleus muscle stiffness in premamillary cats. J Neurophysiol 1981;45:267–285.
24. Janda V. On the concept of postural muscles and posture in man. Aus J Physioth 1983;29:83–84.
25. Kavcic N. Grenier S, McGill SM. Determining the stabilizing role of individual torso muscles during rehabilitation exercises. Spine 2004;29:1254–1265.

26. Lavender SA, Mirka GA, Schoenmarklin RW, Sommerich CM, Sudhakar LR, Marras WS. The effects of preview and task symmetry on trunk muscle response to sudden loading. Human Factors 1989;31:101–115.
27. Lewit K. Manipulative therapy in rehabilitation of the motor system, 3rd ed. London: Butterworths, 1999.
28. Lindh M. Increase in muscle strength from isometric quadriceps exercise at different knee angles. Scand J Rehabil Med 1979;11:33–36.
29. Lindstrom A, Ohlund C, Eek C, et al. Activation of subacute low back patients. Physical Ther 1992;4: 279–293.
30. Linton SJ Cognitive behavioral therapy in the prevention of musculoskeletal pain: description of a program. In: Linton SL, ed. New avenues for the prevention of chronic musculoskeletal pain and disability. Amsterdam: Elsevier, 2002.
31. Marras WS, Ferguson SA, Burr D, Davis KG, Gupta P. Functional Impairment as a Predictor of Spine Loading. Spine. 2005;30:729–737.
32. Marras WS, Mirka GA. Muscle activities during asymmetric trunk angular accelerations. J Orthop Res 1990;8:824–832.
33. Marras WS, Rangarajulu SL, Lavender SA. Trunk loading and expectation. Ergonomics 1987; 30:551–562.
34. McArdle WD, Katch FI, Katch VL. Exercise physiology, energy, nutrition and human performance, 3rd ed. Philadelphia: Lea Febiger, 1991:384–417.
35. McGill SM, Hughson R, Parks K. Lumbar erector spinae oxygenation during prolonged contraction: Implications for prolonged work. Ergonomics 2000;43:486–493.
36. McGill SM, Sharratt MT, Seguin JP. Loads on the spinal tissues during simultaneous lifting and ventilatory challenge. Ergonomics 1995;38: 1772–1792.
37. McGill SM. Low back exercises: prescription for the healthy back and when recovering from injury. Resources Manual for Guidelines for Exercise Testing and Prescription, 3rd ed. Indianapolis: American College of Sports Medicine, Baltimore: Williams and Wilkins, 1998.
38. McGill SM. The Biomechanics of Low Back Injury: Implications on Current Practice in Industry and the Clinic. J Biomechanics 1997;30:465–447.
39. O'Sullivan P, Twomey L, Allison G. Evaluation of specific stabilizing exercise in the treatment of chronic low back pain with radiologic diagnosis of spondylolysis or spondylolysthesis. Spine 1997;24: 2959–2967.
40. Panjabi MM. The stabilizing system of the spine. Part 1. Function, dysfunction, adaptation, and enhancement. J Spinal Disorders 1992;5:383–389.
41. Radebold A, Cholewicki J, Panjabi MM, Patel TC. Muscle response pattern to sudden trunk loading in healthy individuals and in patients with chronic low back pain. Spine 2000;25:947–954.
42. Rutherford OM. Muscular coordination and strength training, implications for injury rehabilitation. Sports Med 1988;5:196.
43. Sale D, MacDougall D: Specificity in strength training: A review for the coach and athlete. Can J Sport Sci 1981;6:87.
44. Shumway-Cook A, Woollacott M. Motor control-Theory and practical applications. Baltimore: Lippincott Williams & Wilkins, 1995.
45. Stokes IAF, Gardner-Morse M, Henry SM, Badger GJ. Decrease in Trunk Muscular Response to Perturbation With Preactivation of Lumbar Spinal Musculature. Spine 2000;25:1957–1964.
46. Stuge B, Laerum E, Kirkesola G, Vollestad N. The effect of a treatment program focusing on specific stabilizing exercises for pelvic girdle pain after pregnancy. A randomized controlled trial. Spine 2004;29:351–359.
47. Timm KE. A randomized-control study of active and passive treatments for chronic low back pain following L5 laminectomy. J Orthop Sports Phys Ther 1994;20:276–286.
48. Vlaeyen JWS, De Jong J, Geilen M, Heuts PHTG, Van Breukelen G. Graded exposure in the treatment of pain-related fear: a replicated single case experimental design in four patients with chronic low back pain. Behav Res Ther 2001;39:151–166.
49. Vlaeyen JWS, Morley S. Active despite pain: the putative role of stop-rules and current mood. Pain 2004; 110:512–516.
50. Vowles KE, Gross RT. Work-related beliefs about injury and physical capability for work in individuals with chronic pain. Pain 2003;101:291–298.
51. Wilder DG, Aleksiev AR, Magnusson ML, Pope MH, Spratt KF, Goel VK. Muscular response to sudden load. A tool to evaluate fatigue and rehabilitation. Spine 1996;21:2628–2639.
52. Yilmaz F, Yilmaz A, Merdol F, Parlar D, Sahin F, Kuran B. Efficacy of dynamic lumbar stabilization exercise in lumbar microdiscectomy. J Rehabil Med. 2003;35:163–167.

부록 26A

고유수용성 테이핑 — 근육불균형의 부속물
(Proprioceptive Taping – An Adjunct to Treating Muscle Imbalances)

개요 (Introduction)

적절한 고유수용성 정보는 운동조절(motor regulation)에 필수적이다. 고유수용성 감각은 정적, 동적인 위치감각과 힘의 양에 대해 지각하기 위해서 모든 중추신경계에서의 시각과 전정감각에 대한 피부, 근육, 근막, 건, 그리고 관절 구조의 기계적자극수용기(mechanoreceptor)에 대한 정보를 통합한다. 기계적 자극수용기(mechanoreceptor)에 대한 구심성 입력(afferent input)은 과제에 대한 운동 동원 패턴들(motor recruitment pattern)과 근 균형(muscle balance)을 통해 움직임의 통제(movement regulation)에 대한 정보를 중추신경계(CNS)에 제공한다. 근골격계와 중추신경계의 자극에 영향을 받기 때문에 Janda는 근골격계는 '기능적인 교차로(functional crossroad)' 라 설명하였다. 정상적인 움직임 조절과 생산은 이러한 모든 시스템들의 구조들의 상호의존에 따른다. 이러한 시스템에서 몇몇 요소들의 비기능은 근육 균형, 협응, 그리고 운동 수행의 변화로 인해 궁극적으로 근골격계에 반영이 된다. 근육 불균형은 중추신경계 조절을 유발하는 고유수용성 정보뿐만 아니라, 통증, 비기능성 특히, 변성을 야기하는 관절의 생체역학에 대한 근육 기능의 질을 변화시킨다. 고수수용성 감각의 결여는 근육 불균형을 유발하고, 손상된 움직임 패턴을 만들며 궁극적으로 만성 통증 증후군의 재발을 유발한다.[6-8]

몇몇 성공적인 재활프로그램은 근 불균형에 대한 치료를 통해 중추 운동조절과 프로그래밍(central motor control, programming)을 향상시킨다. 고수수용성 시스템의 촉진을 위한 많은 방법들은 볼, 우블레판(wobble board), 신발, 폼롤(foam rolls), 그리고 더욱 최근에는 테이프(tape)를 사용하는 것들이 있다.[1,5,11] 근 테이핑은 진간접적으로 통증과 관련된 움직임을 줄이고, 부종을 감소시키고, 과활동되는 근육을 억제시키며, 저활성화되어 있는 근육의 촉진, 그리고 관절의 배열을 촉진시킴으로써 중추신경계에 고유수용성 감각에 대한 피드백을 제공하는데 유용하다. 고유수용성 테이핑(proprioceptive taping)에 대한 정확한 메카니즘은 불분명하다. 하지만 근막(myofascial), 그리고 피부(cutaneous)는 고유수용성감각에 영향을 받는 중요한 구조들이다. 이 부록에서는 테이프의 각각의 종류 특히, 키네시오텍스(kinesiotex) 테이프에 대해 논의하고, 두 번째로 키네시오테이핑(kinesiotaping) 기술들이 비균형적인 근육 군들에 적절한 고유수용성 감각을 제공함으로써 움직임 패턴들을 향상시킬 수 있는지 논의하도록 하겠다.

테이프의 타입 (Types of Tape)

일반적으로 테이프의 기본적인 종류는 3가지이고, 재활 환경에서 사용되어지는 각 테이프는 특별한 용도와 결점을 가지고 있다. 적절히 강하고(fairly rigid) 넓은 테이프는 각 관절과 연부조직의 움직임을 제한함으로써 관절의 안정성을 제공하는데 사용되어진다. 피부와 테이프간의 마찰로 인해 물집이 생기는 것(blistering)을 예방하기 위해 테이핑 전에 피부에 피부보호용 테이프(underwrap)을 붙인다. 육상용 테이핑의 압축강도로 인해, 테이프는 반드시 피부의 따끔거림(skin irritation)과 순환기계 합병증이 생기면 즉시 제거해야 한다.

두 번째 테이핑 기술은 두 가지 다른 종류[롤(roll)과 류코테이프(leukotape)]의 테이프를 사용할 수 있다. 이러한 기술은 초반에 호주 물리치료사 Jenny McConnell에 의해 발전되었고, 슬개-대퇴 증후군(patello-femoral syndrome)의 치료에 사용되었다. 넙다리네갈래근(대퇴사두근, quadriceps femoris)이 활동을 하는 동안 바깥쪽넓은근(외측광근, vastus lateralis)과 안쪽넓은근(내측광근, vastus medialis oblique)의 활동과 관련된 근전도 피드백을 통해 넙다리네갈래근의 재교육(재활, retraining)을 통한 어깨뼈의 테이핑에 대한 몇몇 증거가 있다. McConnel 테이핑은 어깨관절, 발, 그리고 발목을 포함하여 다른 관절들로 확대되었다.

세 번째 종류의 테이프는 키네시오텍스(kinesiotex)로 일본 카이로프랙터인 Kenzo Kase에 의해 만들어지고 발전되었다. 이는 통증감소와 부종감소, 그리고 근육 기능을 보조하여 궁극적으로 관절의 기능을 향상시킨다.[9,10] 키네시오텍스(kinesiotex)는 인간의 피부 두께와 무게가 비슷하게 설계되었다. 또한 이것은 진짜 길이의 30~40% 신장성을 허용하는 탄력성을 가지고 있다. 다른 테이프와 비슷하게 움직임을 제한시키지만, 키네시오텍스(kinesiotex)는 근 지지를 제공하며 움직임의 완전가동범위를 허용한다.

키네시오텍스(kinesiotex)의 또 다른 특성은 접착성이다. 이 테이프는 가열을 하기 때문에 몇 일동안 착용가능하고, 샤워나 수영시에도 떨어지지 않는다. 접력력에 대한 고유의 물결모양 디자인은 피부의 땀, 염과 독소에 강하다. 마지막으로 저자극적(hypoallergenic)이고 라텍스프리(latex-free)이기 때문에 당뇨, 섬유조직염(fibromyalgia), 혹은 류마티스성 관절염과 같은 민감하고 약한 피부를 가진 환자에게 사용하여도 좋다.

키네시오테이핑 테크닉 (Kinesiotaping Techniques)

키네시오테이핑은 임파 배액(lymphatic drainage)을 촉진하기 때문에 수술 후 부종의 치료에 폭넓게 사용되어진다(그림 26A.1). 압박(compression)을 주기 위해 사용되어지는 전통적인 테이핑 기술에 반해, 키네시오텍스의 다양한 가느다란 스트랩들은 피부 표면과 부종 부위 전반에 걸쳐 적용되어진다. 표재성 피부의 물결효과(reppling effect)는 펌된 근막 주면에 탄력성 테이프를 적용하였을 때 발생하고, 표피(epidermis)내 세포간 압력을 감소를 통한 합병증에 자유롭기 위해 림프 흐름에 대한 체널을 여는 효과가 있다.

키네시오테이핑의 다른 특성은 근경련(muscle spasm)과 근약화(muscle weakness)의 치료에 사용되는 것이다. 전형적인 육상용 테이핑은 종종 손상을 예방하기 위해 과도한 움직임을 제한하기 위해 손상부위 주변에 압박층(compression layer)을 주어서 관절의 자연스런 자세(neutral position)을 만들었다. 하지만 키네시오테이핑은 손상된 근육에 바로 적용한다. 이러한 기술의 적용은 근육 해부학과 근섬유의 방향에 대한 이해가 있어야 한다. 테이프가 탄력성이기 때문에, 앵커(anchor)에 되감아서 긴장도를 없애고, 다른 손에는 고무밴드를 고정하고 다른 손으로 당긴다. 근 촉진을 위해서 근육의 기시에서 정지까지 테이프를 적용하는 반면, 근 활동을 억제하기 위해서는 정지에서 기시로 적용한다. 키네시오테이핑 종류의 결정은 비기능의 유형과 치료 목표에 따라 기술이 적용된다. 예로, 외측상과염(테니스엘보; lateral epicondylitis)의 통증에는 팔꿉관절(주관절, elbow joint)과 손목의 신근에 지지를 해야 한다. 근육의 정지에서 기시로 테이핑을 한다. 그러나 근육이 더 이상 경련(spasm)이 없고 운동프로그램을 적용한다면, 근육을 적절히 촉진시키기 위해 기시에서 정지로 테이핑을 해야 한다. 관절의 위치와 관련된 관절가동범위는 또한 관절 주변의 근활동에 대한 균형을 향상시키기 위해 적용해야 한다.

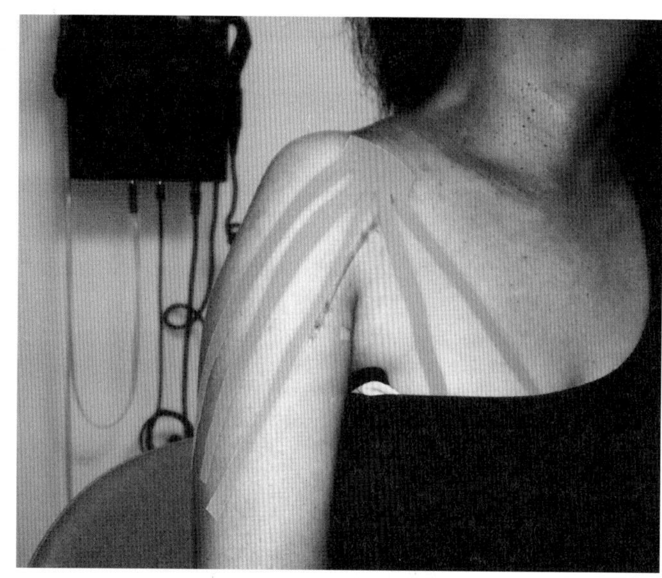

그림 26A.1 하지림프부종 환자를 위한 테이핑.

키네시오테이핑과 근육 재교육 (Kinesiotaping and Muscle Reeducation)

임상적으로, Janda는 두 개의 다른 근육 시스템들이 있다고 하였다. 엎드린 자세(prone)에서 짧아지거나(shortness) 수축(tightness)되는 근육과 엎드린 자세에서 억제(inhibition)되고 약화(weakness)는 근육이 있다. 이러한 근육 시스템들 간의 상호 변화는 임상적인 결과로 근 불균형을 야기한다. 예를 들어, 보행 주기의 마지막 주기 동안 엉덩관절 과다폄을 심하게 하는 환자가 있다. 이 환자는 시간이 경과할수록 짧아진 엉덩관절 굽힘근과 약화되어진 볼기근(둔근, gluteal muscle)간의 불균형으로 야기되어진 부적절한 엉덩관절 폄은 그것을 보상하기 위하여 요추 전만(lumbar lordosis)이 증가할 것이다. 근육의 불균형으로 야기되어지는 허리 통증 환자(lumbar back pain)에게 있어서, 충분한 엉덩관절 폄의 회복은 요부에 가해지는 스트레스를 줄이는데 필수적이다. 단축된 엉덩관절굴근을 억제시키고 볼기근을 촉진시키도록 유도된 키네시오테이핑은 엉덩관절 폄을 회복하기 위한 도수 운동치료와 결합될 것이다. 키네시오테이핑을 통한 근육 기능의 호전은 신체부분에 적절한 바이오피드백을 제공하고, 궁극적으로 적절한 움직임 패턴을 촉진시킨다. 환자가 요구되어지는 모양에 맞게 움직임을 능동적으로 조절하는 것을 배울 수 있거나 증상에 효과가 있을 때까지 테이핑은 지속한다. 적절한 엉덩관절 폄근 움직임 패턴에 대한 운동은 충분한 피드백의 반복과 시간을 프로그램 해야한다.

골반교치증후군의 치료에서 키네시오테이핑 (Kinesiotaping in the Treatment of Pelvic Crossed Syndrome)

키네시오텍(kinesiotex) 테이프의 탄력성에 기반하여 테이핑은 단축된 근육들의 과활동을 억제시키고 저활성화된 근육들을 촉진시키는데 사용되어진다. Janda에 의해 설명된 골반교차증후군은 큰볼기근(대둔근, gluteus maximus), 중간볼기근(중둔근, gluteus medius), 배근육(복근, abdominal muscle)이 약화되거나 억제되어진 반면, 엉덩관절 굴근과 요부 신근들은 수축되어 짧아진다.키네시오테이핑은 약화된 근육을 촉진시키고 짧아진 근육들을 스트레칭 시키는데 매우 효과적이다(그림 26A.2). 그림 26A.2에서 보이는 것처럼, 큰볼기근과 중간볼기근이 촉진시키기 위해 근위부에서 원위부로 테이프를 부착한

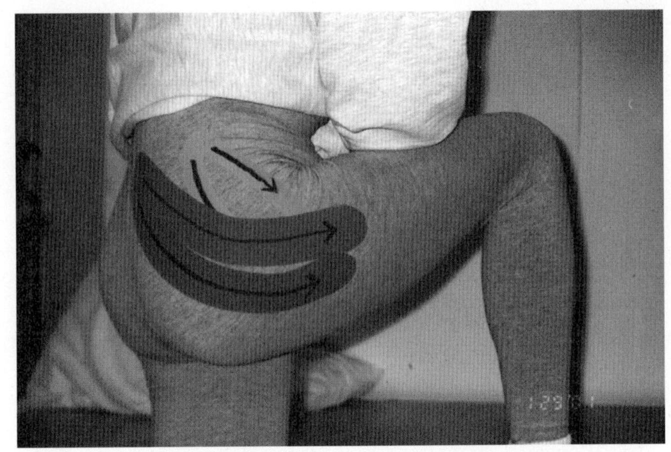

그림 26A.2 큰볼기근과 중간볼기근을 위한 테이핑.

다. 예를 들어, 대둔근을 촉진시킬려면, 테이프의 기저부는 뒤엉덩뼈가시(장골후극, posterior ilium)의 근육부를 적용하고, 통증에서 자유스러운 최대 관절가동범위에서 엉덩관절의 큰돌기(대전자, greater trochanter)에 고정한다.

상지교차증후군의 치료에서의 키네시오테이핑 (Kinesiotaping in the Treatment of Upper Crossed Syndrome)

상지교차증후군의 자세[7]는 머리를 지지하는 근골격계

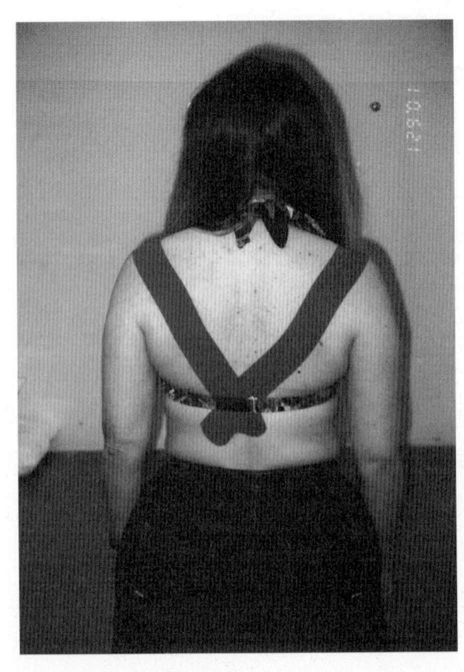

그림 26A.3 자세지지를 위한 테이핑.

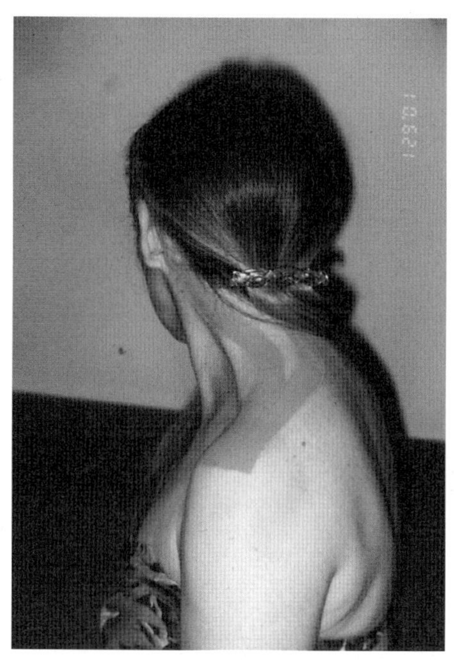

그림 26A.4 상부승모근 억제를 위한 테이핑.

와 경부 염좌(cervical strain)로 인해, 종종 머리가 전방으로 밀려 있고(push-forward position), 어깨뼈는 구부려졌다(rounded). 큰가슴근(대흉근, pectoralis major), 상부 등세모근(승모근, upper trapezius), 그리고 어깨올림근(견갑거근, levator scapulae),는 단축되어 있는 반면, 심부 경추 굴근과 중부, 하부 승모근은 약화되어 있다. 자세 재배열을 위한 훈련(retraining)과 단축된 근육의 스트레칭에 있어, 키네시오테이핑은 환자의 자세 인식(postural awareness)을 촉진시키는데 사용되어지고(그림 26A.3), 근육의 과활동을 억제시킨다. 자세 테이핑에 있어서, 첫 번째로 어깨뼈는 가능한 중립자세(neutral position)으로 위치시킨다. 테이프의 기저부는 어깨봉우리빗장관절(견봉쇄골관절, acromioclavicular joint)의 앞에 위치시키고, 흉추와 어깨뼈의 아래각(inferior angle) 방향으로 테이프를 덮는다. 상부 등세모근을 억제(그림 26.A.4)하기 위해 테이프의 기저부는 봉우리(견봉, acromion)의 외측 연(lateral border)에 위치시키고, 후두부의 기저면까지 근복(muscle belly)까지 위치시키는 반면, 목뼈는 테이프를 옆으로 구부려 회전시킨다.

■ 결론 (Conclusion)

고유수용성 테이핑에 대한 효과에 대하여 정확한 메카니즘은 불분명하지만, 임상적인 효과들은 즉각적이고 명확하다. 특히, 통증감소와 변경된 운동패턴의 촉진, 그리고 초기 재활의 진행에 효과적이다. 테이핑은 도수치료, 운동치료, 환자교육과 결합함으로써 근 불균형 치료와 손상된 운동패턴을 치료하는데 있어서 유용한 부가물이다.

■ 참고문헌 (References)

1. Bullock-Saxton JE, Janda V, Bullock MI. Reflex activation of gluteal muscles in walking with balance shoes: an approach to restoration of function for chronic low back pain patients. Spine 1993;18 :704–708.
2. Bullock-Saxton JE. Local sensation changes and altered hip muscle function following repetitive ankle sprain. Phys Ther 1994;74(1):17–31.
3. Bullock-Saxton JE. The influence of ankle sprain on muscle recruitment during hip extension. Int J Sports Med 1994;15:330–334.
4. Cerny K. Vastus medialis obliques/vastus lateralis muscle activity ratios for selected exercises in persons with or without patellofemoral pain syndrome. Phys Ther 1995;6:672–683.
5. Gilleard W, McConnell J, Parsons S. The effects of patellar taping on the onset of vastus medialis obliquus and vastus lateralis muscle activity in persons with patellofemoral pain. Phys Ther 1988;78: 25–32.
6. Janda V. Muscles, central nervous motor regulation and back problems. In: Korr M, ed. Neurobiologic mechanisms in manipulative therapy. New York: Plenum Press, 1986:27–41.
7. Janda V. Muscles and cervicogenic pain syndromes. In: Grant R, ed. Physical Therapy of the Cervical and Thoracic Spine: Clinics in Physical Therapy. New York: Churchill-Livingstone, 1988: 153–166.
8. Jull G, Janda V. Muscles and motor control in low back pain. In: Twomey LT, ed. Physical Therapy for the low back: Clinics in Physical Therapy. New York: Churchill-Livingstone, 1987.
9. Kase, K. Illustrated Kinestio Taping, 3rd ed. Tokyo: Ken'I Kai, 1994.
10. Kase K, Taksuyuki H, Tomoki O. Kinesio Perfect Taping Manual. Albuquerque, NM: Universal Printing & Publishing, Inc, 1996.
11. Lephart SM, et al. The role of proprioception in the management and rehabilitation of athletic injuries. Am J Sports Med 1997;25:130–137.

27

전체 근육의 안정화 트레이닝 — 등장성 운동 프로토콜

(Global Muscle Stabilization Training – Isotonic Protocols)

학습목표

이 장을 읽고나면 이해할 수 있을 것이다:

- 재활의 등속성 훈련 원리를 이해한다.
- 등장성 훈련 프로토콜과 관련있는 문헌을 확인한다.
- 성공적 등장성 훈련을 만들기 위한 키 요소들을 확인한다.
- 언제, 어떻게 등장성 훈련을 척추 재활에 적용할 것인지 이해한다.
- 정상 척추 근육들의 근력, 지구력, 비율등을 정의한다.
- 등장성 훈련을 요구하는 지원자들의 평가 전략을 고안한다.
- 개개인의 요구에 맞는 적절한 운동을 선택한다.

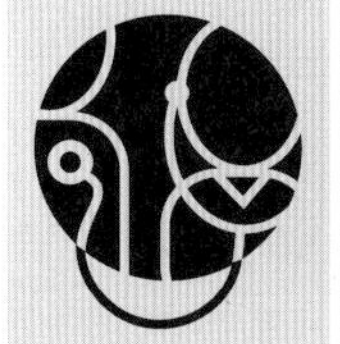
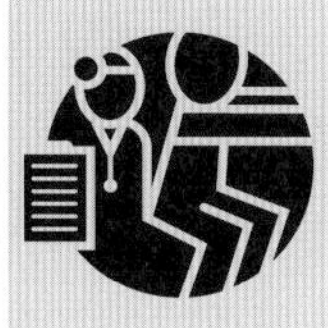
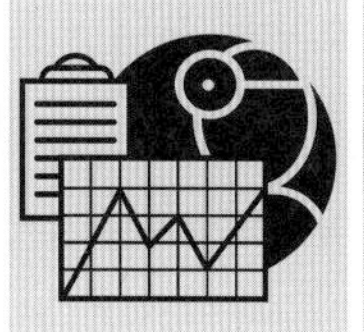
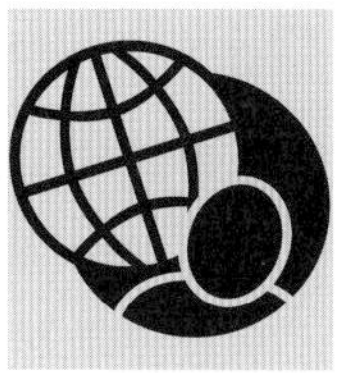
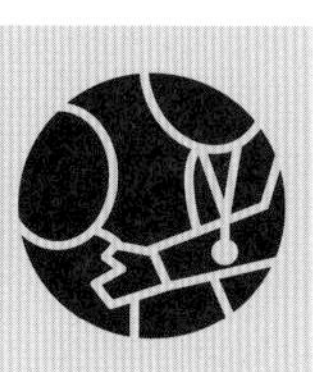
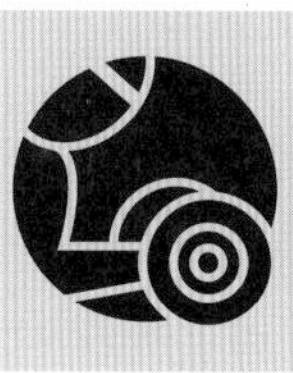
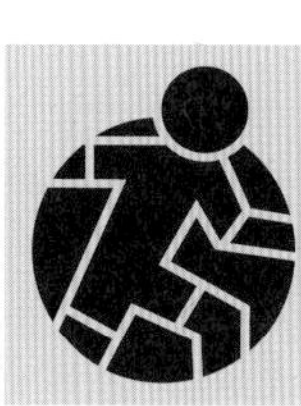
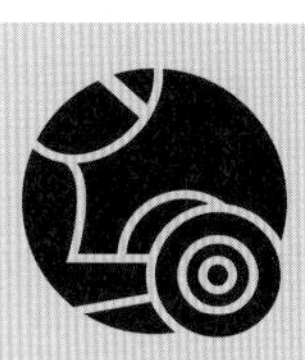

개요 (Introduction)

기원 (Origins)

이번 27장의 목적은 앵글로 유러피언 카이로프랙틱 대학(AECC)에서 현재 모델로 제시하는 전체 척추 안정화 재활에 대한 발달, 적합성, 그 세부사항들을 설명함에 있다.

이러한 재활 프로그램은 현 경향에 부합하는 환자 중심의 능동적인 관리이고 많은 곳에서 영향을 받았다.[17,43,51,54] 그리고 많은 것들이 이 책에 상세히 기술되었다. 하지만 AECC의 석사 프로그램에서 온 이러한 프로그램의 발달에 대한 촉매제는 정통화된 대학원 석사 과정의 요구로부터 시작된 것이다.[8]

석사 임상 카이로프랙틱의 대부분은 척추 재활이다. 학생들에게는 여러 가지 모델이 제시되었고 그들 중 상당 부분들이 이 책의 저자, 그리고 그 전임자 Vladamir Janda, Karel Lewit, Craig Liebenson, Howard Vernon, Alan Jordan에 의해 기술되어져 왔다.

AECC 접근의 권위자와 이번 장의 저자는 이 모델을 뒷받침 할 문헌을 리뷰하였고, 새로운 이슈들을 통합시켰다. 이 모델은 많은 문헌들과 객관적으로 모니터되고 검증받은 도구들(8, 11장 참고)을 근간으로 하였다.

주된 영향들 (Major Influences)

아마도 프로그램의 가장 중요한 기본 개념은 "바른 자세(correct form)"의 증진이다. "디컨디션닝 증후군(deconditioning syndrome)"(1, 2, 5, 25, 26장 참고)과 국소 그리고 전체 안정화 절차에 대한 것들도 이해하고 있어야 한다.

국소부위 안정화 (Local Stabilization)

국소부위 안정화는 국소분절 레벨(하요부 또는 목)에서의 주요 근육의 활동을 증진시키는 것이다. 목표는 디컨디션된 전체 근육을 다루기 전에 국소부위에 양질의 안정화를 확립시키는 것이다.

이 분야에서 가장 뛰어난 역할을 한 사람들은 호주의 리서치 팀들이며 급성 허리 통증의 결과 국소 뭇갈래근(다열근, multifidus)의 위축을 발견하기 시작하면서였다. 그들은 배가로근(복횡근, transverse abdominis) 억제로부터 나타나는 허리뼈(요추, lumbar vertebrae)의 계속적인 탈안정성을 관찰하였고, 그 후 건강한 사람들에게서 보여지는 이런 근육들의 협응 작용을 회복하기 위한 프로토콜의 개발하기 시작하였다. 적절한 협응은 허리뼈 안정화의 선행 요소로 기술된다. 그리고 엉덩엉치관절(천장관절, sacroiliac joint)을 안정화시켜준다. 그 훈련은 뭇갈래근과 배가로근의 등척성 협응과 그 후 디컨디션닝을 회복하기 위한 전체 안정화 훈련이 포함된다. 평행 운동 역시 목뼈(경추, cerical vertebrae)를 위해 발달되었다. 이러한 안정화 운동은 척추옆근육(부척추근, paraspinal muscle)의 크기의 증가에는 큰 영향을 미치지 못하는 것으로 보여지고 또 다른 근력 운동이 프로그램에 추가될 필요가 있었다. 단순한 다이나믹(등장성)과 정적 다이나믹(안정화)운동은 이러한 관점에서 동등하게 효과적인 것으로 밝혀졌다.[11]

이것은 단지 단순한 협응 운동이고 목뼈, 목뼈-머리뼈(두개, skull) 굽힘운동은 25장에서 설명하였다.

하지만 Mcgill은 그의 훌륭한 저서[42]에서 운동의 선행으로 단지 배가로근만을 처방하는 것은 한계가 있다고 설명하였다. 그는 호주에서[19,20,23,24,25] 나온 연구들이 등장성이나 안정성화 운동을 적절한 선행조건으로 이해했기 때문에 문헌에서 다소 혼돈을 주었다고 했다. 반면 그는 그 성과가 허리 통증을 갖고 있는 환자에게는 비정상적인 운동조절을 갖고 있고 다시 재훈련시켜야 한다는 점에는 동의하였으나, McGill은 코어 안정화 운동에 관해 부적절하다고 주장하였다. EMG연구에서 McGill과 그 동료들은[31] 하요부의 근활동을 비교하였다. 그리고 브레이싱(bracing)이 단순한 복횡근 활동보다는 우위에 있다고 밝혔다.[31,41,42] 그는 복부 할로윙(abdominal hollowing)보다는 브레이싱이 훨씬 우위에 있기 때문에 하부 요부를 위한"안정성 인덱스"를 주장하였다. 그는 전반적인 복부 할로잉이 호주 연구자들에 의해 나온 배가로근 단독 수축과 일치하다고 주장하였는데 이런 점에서 그의 주장은 결점이 있다.[19,20,23,24,25] 배가로근 단독 수축보다는 브레이싱이 선행되어져야 한다는 것은 분명하다.

이 장의 저자에 의해 채택된 모델은 Richardson과 그 동료들에[19,20,23,24,25] 의해 기술된 것처럼 배가로근은 뭇갈래근(다열근, multifidus)의 활동을 확실히 하기 위해서 선별적으로 실시되고, 어떤 연속적인 운동을 하기 전에 브레이닝을 실시한다.

AECC에서 모든 환자는 잘 조절된 자세, 국소안정성(협응 또는 목(경부, cervical)-머리(두개, skull) 굽힘(굴곡, flexion)을 통해) 그리고 조절된 호흡을 위한 운동을 교육받는다. 이것의 숙달은 다른 운동의 선행이고 엄격히 관찰된 원칙인 "좋은 자세"의 증진이다.

흥미롭게도 권투선수이자 1차 세계대전 시 영국에서 인턴을 한 Joseph Pilates는 필라테스 테크닉을 개발하였다. 그는 그에게 적합한 일련의 운동을 개발하였고 "배꼽에서 척추까지(navel to spine)" 방법을 발전시켰다. 필라테스는 아주 단순하고 정교하진 않지만, 원리의 많은 부분이 현재 이해하고 있는 "로컬" 또는 "코어" 분절 안정성과 일치한다.

전체 안정성 (Global stabilization)

전체 안정성은 다분절 근육을 훈련시킨다. 많은 문헌에서 근력, 지구력 운동의 효과에 관해 기술하였으며 역시 1996년 Jordan과 Manniche[26,36]에 의해 많은 연구가 발표되고, 장기 목표 설정, 환자의 감독하 운동수행 등에서 이점을 보였다.[7,26,32,36]

모든 격한 등장성 운동을 수행하는 동안 그리고 하기 전에 등척성 국소안정화 운동을 실행하라는 두 원리를 통합한 것이 AECC의 재활 접근법의 중심이다. 아마도 최종 목표는 환자가 만족할 만큼 국소안정근육을 활성화시키기 전까지는 전체 안정성/등장성 훈련을 수행하지 않게 하는 것이다(비록 때론 달성 불가능하지만).

더 나아가 이 국소안정성 증진이 반복을 통해 자동화되길 바라고 감각 운동 훈련에 사용되길 바란다(22, 25, 26장 참고).

성공적 등장성 훈련을 위한 고려할 점들 (Considerations in Successful Isotonic Training)

운동은 100년 이상 척추 통증을 위해 지지되어 왔다. 다양한 다각도의 프로그램이 디자인되고 연구되었지만, 허리 통증과 목통증을 위한 운동에 대한 임상 시험은 대부분 등장성 훈련이었다. 이러한 방법의 척추 재활에 관한 문헌들과 연구가 다른 형태의 재활보다 훨씬 많았다.[2,3,7,15,22,26,28,36,37,45] 이 섹션에서 인용된 문헌은 기술된 모델의 토대가 되는 주요 논점을 기술할 것이다.

성공적 등장성 훈련을 위한 중요 요소들 (Key factors for successful isotonic training)

다른 재활과 마찬가지로 주목표는 치유 과정(치료)를 촉진함으로써 기능적 능력의 회복을 도모하고 약해진 조직(예방)을 강화하는 것이다. 등장성 근력, 지구력 훈련은 여러 생리적 심리적 장점을 가지고 있다.[26,36]

- 근력 획득
- 연부 조직 강화
- 신경 생리적 향상
- 근육에 대한 모세혈관 확산 향상
- 디스크 영양 향상
- 뼈의 미네랄 성분 향상
- 신체적 컨디션 향상
- 내인성 진통제 생산 향상
- 긍정적 심리적 영향

등장성 훈련을 이용하는 시행을 재확인하면, 통증과 장애의 기간 그리고 이러한 프로그램의 결과와 관련된 기능에 상충된 결론들이 있다. 결과적으로 이런 모순된 결과에 관한 이해적 시도로 Jordan과 Manniche은 많은 성공적 시도로 출판된 문헌을 분석하였다.[26,36]

이러한 연구에도 불구하고 이상적인 훈련 프로그램은 아직 확인되지 않았다. 왜냐하면 한 형태의 운동이 또 다른 하나의 운동과 비교한 연구가 희미할 뿐 아니라, 비결론적이기 때문이다. 하지만 Jordan과 Manniche의 결론은 필수적이고 근거에 기초한 효과적인 등장성 운동 가이드라인을 제시하였다. 운동량, 기간, 통증, 감독, 컴플라이언스 등을 포함하였다.

운동량 (Dosage)

효과적인 훈련은 충분한 운동량이 필요하다. 허리, 목 훈련의 연구에서 대부분의 효과는 상당한 양의 운동과 반복 횟수를 늘리는 것으로 제안되었다.

지구력 훈련은 주로 초기 단계에 등장성 훈련에 목표를 둔다. 혈액순환을 최대화하여 치유를 최대화시킨다. 더 나아가 척추 안정 근육의 지속적 유지 능력을 향상시킨다.

지구력은 보통 최대 근력(MVC)의 30~40% 강도로 12~14번 반복의 3세트로 디컨디셔닝 환자를 훈련시킨다. 이러한 형태의 훈련으로 보통 디컨디션된 환자들을 8주에 걸쳐 100~150% 지구력 레벨을 향상시킨다.

비정상적으로 높은 강도의 척추에 무리를 주는 직업 또는 활동(운동선수, 육체노동자들)을 하는 사람들을 위한 추가적인 보호를 위해 고강도의 근력 운동을 제공한다. 근력 운동은 70~80% 강도로 8~12번 반복의 1~2세트로 수행한다. 8주 후 최대 근력 증가는 거의 25~40%가 될 것이다. 하지만 근력의 발달은 보통 두 번째 고려사항이다. 분명하게, 이러한 케이스의 주의해야 할 고려사항은 근불균형과 코어 안정 증진에 있다.

기간 (Duration)

의미 있는 결과가 운동 프로그램의 기간과 관련하여 얻어지고 있다. 이상적인 근력의 획득과 주관적인 향상이 매주 2~3 세션으로 감독하에 실시된 훈련의 최소 8주 훈련으로 얻어진다고 제안했다.[2,3,6,29,30,37] 세션의 기간은 1시간을 초과하지 않는다.

훈련의 기간은 수술 후(디스크 수술) 환자에게 늘릴 수도 있다. 최대 3~4달까지 훈련 기간을 요구하기도 한다.[38]

훈련 세션은 고강도로 하여야 한다. 임상 시도에서 고강도 훈련이 저강도 훈련 프로그램에 비해 좋은 결과를 보인다.[3,6,15,16,22,29,30,37]

상대적 통증의 무시 (Relative disregard of pain)

심리적 이득을 최대화하기 위해 운동 수행과 운동량을 세팅하는데 있어서 통증은 주요 사항이 아니라는 것은 중요한 것이다. 기능적 수행능력에 초점을 맞추고 통증의 호전은 이차적 효과로서 점진적으로 향상되는 경향이 있다는 것을 이해한다. 접근법이 "통증을 가이드로 삼아라"라면, 프로그램은 덜 성공적일 것이며 "부상(hurt)"이 반드시 "손상(harm)"과 일치하지 않는다는 긍정적인 강조가 추천된다. 주의가 필요하고 각 케이스는 개인의 통증의 참을성과 두려움을 피하는 행동에 따라 판단할 필요가 있다.

통증을 무시하는 컨셉에 관한 다양한 임상 결과가 있지만, 이 장의 범주를 넘는 것이다. 하지만 한 예로 통증의 말초화가 있다(맥켄지 컨셉)(15장 참조).

감독과 컴플라이언스 (Supervision and compliance)

컴플라이언스는 아마 단연 가장 중요한 요소이고 프로그램의 예측 가능한 이슈이다. 어떤 재활 프로그램 일부 시도에서 탈락율은 50~70%까지 높았다.[14] 주로 증상의 악화보다는 다른 이유에서이다. 최근에 공존질환과 프로그램을 완성시키는 장애물의 예상이 컴플라이언스를 저해시키는 요소로 제안되고 있다.[4]

이상적으로 훈련은 감독 하에 실시된 세팅에서 실시되어야 한다. 필수적으로 치료적 성과가 있을 것이지만, 관리되지 않은 훈련은 형태와 컴플라이언스에 부적절하고 진행은 효과적이지 않다. 결과적으로 탈락률은 높게 된다. 1989년, Reilly와 Lovejoy는 91%의 컴플라이언스를 감독 하에 실시되지 않은 프로그램의 31%와 비교됨을 관찰하였다. 그 결과 6달째 관리감독된 그룹은 상당한 유산소 체력, 근력, 통증의 향상을 보였다. 이러한 발견은 다른 연구에서도 역시 나오게 되었다.[40]

또한 추가적인 가정 운동 처방에 관한 사례가 있는데 이것은 의존성을 줄이는데 도움을 주고, 자가 도움을 고무시킨다. 하지만 근거에서 분명히 관리감독된 훈련의 중요성을 강조하였다.

Jordan과 Manniche의 포괄적인 문헌연구에서 소규모 4~5명의 환자 그룹이 가장 이상적이라고 제시하였다. 왜냐하면 이러한 세팅이 상호적으로 이득을 주기 때문이라고 하였다. 교육자는 열정적이고 창조적이고 항상 환자들을 정형화된 역할에서 벗어나게 리드해야 한다.

등장성 훈련의 이점들 (Advantages of an isotonic program)

여러 가지 형태의 척추 재활 운동의 연구에서 임상가는 프로그램에 포함해야 할 요소를 선택해야 하는 문제에 남게 된다. 그것은 다음과 같다. 국소 안정화 훈련, 유연성 운동, 감각운동 자극, 유산소 체력 운동, 등장성 그리고 등척성 운동(전체 근육)척추 안정화 훈련이다. 임상적인 의견과 연구 근거는 각각의 이점을 뒷받침해준다.

하지만 등장성 프로그램은 다음의 명확한 이점을 가지

고 있다.

a) 그들은 정형화된 구조체계를 사용하고 그 안에서 특정용량과 운동수정을 개인에 맞게 세팅한다. 이 접근법은 특정 조직에 접근할 순 없지만, 비특정 근골격계 통증에 적용하기 쉽다.

b) 목표 설정은 단순하고 기능적 향상은 분명하다. 정기적인 용량의 목표 달성은 분명한 체력적 이득뿐 아니라, 심리적인 동기를 유발시킬 수 있는 장점이 있다.

c) 등장성 운동은 환자 수 대비 비교적 적은 수의 감독을 필요로 한다. 일단 환자가 비교적 쉬운 운동을 마스터하게 되면, 대체적으로 독립적으로 수행할 수 있게 된다. 다른 재활 운동인 동시수축 또는 등척성 척추 재활 훈련 등(교각 자세 운동, 25, 26장 참조)은 고단위의 정확성, 의도, 모니터링 등이 필요하다. 그러므로 맨투맨 감독이 필요하다.

d) 결과 측정이 쉽다. 각 환자는 같은 프로그램을 하기 때문이다. 더 많은 특정 조직을 위한 접근은 다양한 운동 절차에 다양함을 요구하기에 적용하기 어렵다.

무엇을 어떻게 훈련해야 하는가 (What and how to train)

많은 연구에서 척추 통증과 근력 저하 특히, 척추 안정화 근육의 지구력의 관계를 밝혀왔다. 이러한 근거는 주로 만성 허리 통증, 목통증을 가진 환자에게 문제가 된다.

Biering Soerensen[7]는 성인 912명의 연구에서 허리뼈(요추, lumbar vertebrae) 폄근 약화(지구력 저하)와 처음 허리 통증이 생길 가망성과의 강한 연관성을 확인했다. 또한 만성 허리 통증을 가진 환자는 요부 근력에서 저하된 지구력을 가지고 있음을 보여주었다. 이것은 1995년 Luoto의 연구에서 강하게 뒷받침하였다.[35] 더 나아가 좋은 등장성 지구력은 직업적으로 생긴 허리 통증의 예방에도 효과가 있는 것처럼 보인다.[50]

하지만 허리 정적 지구력 테스트 같은 것은 허리 통증을 가진 환자에게는 지구력을 보기 위한 테스트가 아니라 통증 테스트가 되었다.

더 나아가 Rissanen은[49] 만성 요부 환자에게 있어 요부 굽힘근(굴곡근, flexor muscle), 폄근(신전근, extensor muscle)의 약화를 보여 주었다. 같은 결과가 Schifferdecker-hock[52]의 연구에서 만성 목 환자들의 굽힘근, 폄근의 약화를 보여 주었다. Jordan[68]은 만성 목통증과 근력 약화의 강한 상관관계를 증상이 없는 환자와 나이를 연결시켜 비교하여 보여주었다.

회복 또는 적어도 향상된 허리, 목의 근력과 지구력은 만성 통증, 기능 장애에 엄청난 영향을 미친다.[6,7,28,35,43,45,49]

35~54세의 594명의 연구에서 Alaranta는 정상 정적 요부 지구력 수치를 정립하려 시도하였다. 하지만 그들의 연구는 나이, 직업(화이트칼라, 블루칼라), 성별에 따라 세분하였다. 평균 정상 수치는 여자의 경우 62~122초, 남자의 경우 73~131초로 분류되었다.

비율 증진 (Ratio promotion)

등장성 운동 수행의 한 가지 중요 요소는 정상적인 근력 비율을 회복하는 것이다. 굽힘근, 폄근, 측굽힘(측굴곡, lateral flexion) 사이의 최대 능동 수축의 관계는 손상 그리고 또는 만성 통증에 의해 무너지게 된다.

통증없는 환자의 목을 고려할 때 굽힘근과 폄근의 비율은 1.7:1이 되어야 한다.[28] 그리고 측굽힘근은 같아야 한다. 만성 목통증 환자의 비율은 1:1을 보이는 경향이 있고 굽힘근, 폄근 모두 만성 통증에 약화를 보이고, 폄근에 있어서는 큰 약화를 보인다.

이 법칙의 주된 예외로는 젖힘(과신전, hyperextension) 손상의 경우로 목 굽힘근이 가장 큰 약화를 보인다. 결과적으로 등장성 훈련시 용량과 목표 설정은 각 개개 근육의 근력 비율을 정상 비율로 회복시키도록 수정해야 한다.

상황이 허리의 경우 다소 예측 불가하다. 하지만 계산의 시도 결과, 폄근과 굽힘근의 정상 근력 비율은 1.3:1이다.[5,27,28] 다시 말해, 만성 허리 통증 환자는 약 1:1이 된다. 그러므로 용량과 골 세팅은 정상 비율로 회복시켜야 한다.

특정 임무 (Task-specific)

등장성이 장점에도 불구하고, 체육에 기초한 프로그램이 개업자에게는 용이하다. 왜냐하면, 적용하기 쉽고, 몇몇 사람들에게 일반적인 운동을 처방할 수 있기 때문이다. 하지만 이것 역시 단점이 될 수 있다. 일정 기간의 회복 후 특정 스포츠로 돌아올 때 스포츠의 일부분이 주의 깊게 프로그램에서 수행되어져야 한다는 원리(specific adaptation to increased demand, SAID)가 스포츠 재활에서 오랜 기간 이어져 왔다. 예를 들어, 창던지기 선수는 느리고 조절된 창던지기와 같은 동작의 운동이 필요하고 적절한 동작과 저항, 무게 등을 이용하여 실제 스포츠에서 일어나는 힘이 일어날 수 있게 하여야 한다. 프로그램은 속도와 힘을 증가시킬 것이며 다시 말해, 던지기를 흉내내는 것이라 할 수 있다.

같은 원리가 모든 재활 프로그램에 적용되어야만 한다. 그러므로 허리 통증환자에게 검사의 일부분은 일상생활 동작(ADL)의 부분에서 검사가 필요하고, 특히 어떠한 동작이 통증을 유발하는지 그리고 그에 따라 프로그램을 강화시켜 나가야 한다. 어떤 사람은 웍-하드닝(work-hardening)으로 이 접근법을 언급했다.

모델 (The Model)

AECC에서 개발된 프로그램은 국소부위 안정화 운동, 전체 안정화 운동, 근 이완 작업, 감각운동 자극을 통합한 등장성 훈련의 일종이다. 3단계로 수행한다.

3단계 접근법 (Three-stage approach)

1단계 (Stage 1)

1단계는 수동케어에서 능동으로의 전환으로 테크닉, 운동, 치료에 환자의 반응을 증진시키는 조언, 필요한 만큼 등장성 운동을 적절히 준비시키는 것을 포함한다. 그러므로 능동과 수동사이의 계속적인 진행을 포함하고 전반적인 치료 세션의 한 부분으로써 치료사에 의해 수행되어 진다. 주로 가정 스트레칭 운동과 국소부위 안정화 운동을 포함시킨다(19, 24장 참조).

국소부위 안정화는 전체 안정화로 진행해야 한다는 개념을 뒷받침하는 근거가 지지되고 있다. 결과적으로 요부와 목의 협응 수축과 국소안정 근육의 기능을 평가하는 단계가 이 단계에 포함된다.

배가로근(복횡근, transverse abdominis)과 뭇갈래근(다열근, multifidus)의 협응 수축의 경우, 등장성 훈련을 하기 전 환자로 하여금 레벨 1 검사(10 10초간 뭇갈래근, 배가로근 수축으로 바이오피드백 압력의 약 6~10 mmHg 감소)를 패스할 수 있게 할 의도를 가지고 있다.

목의 재활의 경우, 목머리 굽힘의 이상적인 표준치는 10 10초간 수축과 약 8~10 mmHg 바이오피드백 압의 증가이다. 이 이상적 표준치를 달성치 못하는 환자를 위해서 "최대한의 노력"이 기록되고, 그 다음 프로그램 전반에 걸쳐 관찰하여 계속적인 향상을 유도한다.

우린 종종 국소 근수축에는 미약함을 보이지만, 등장성 프로그램을 훌륭하게 마치는 경우를 발견하였다. 그럼에도 불구하고 "최상의 근거"의 해석은 컴플라이언스가 문제가 없다면, 코어 안정화는 전체 운동 전에 수행해야만 한다는 것을 제안한다.

일단 환자가 10주 프로그램을 위한 좋은 대상자라면 프로그램을 만들게 된다.

2단계 — 등장성 훈련 (Stage 2– Isotonic training)

평가 후 환자는 10주, 주 2회, 관리감독 된 프로그램을 수행하게 될 것이고, 대부분 등장성 훈련을 강조할 것이다. 지구력 훈련의 기본은 운동 27-1에 기술하였다. 운동은 운동 27-2에서 27-12까지 기술하였다. 모든 등장성 운동은 동시 수축과 보조기로 선행하였다.

운동 27-1 지구력 범위

무게를 이용한 등장성 저항운동에서 용량을 결정하는 간단하고 효과적인 방법은 개인이 12번 반복의 3세트를 할 수 있는 만큼의 저항도를 결정하는 것이다(이것을 할 수 없다면, 이것은 첫 번째 목표가 될 것이다). 세션을 거듭할수록 20번 3세트를 수행할 수 있을 때까지 반복수를 증가시킨다.

이 시점에서 저항을 증가시킨다(아마도 약 5%). 그리고 용량은 다시 12반복 3세트로 돌아가서 과정을 반복한다.

이러한 원리의 적용은 장점을 가지고 있다. 심지어 뒤로 들기처럼 저항이 체중이고 저항이 변화될 수 없을 때도 이점을 가지고 있다. 예로, 처음에 6반복 3세트를 수행할 수 있다하더라도, 12반복 3세트를 초기 목표로 한다. 시간이 지남에 따라 12/3세트 그 다음 20/3세트로 늘리고 필요하다면, 환자의 손에 작은 무게를 더한다.

(계속)

운동 27-1 지구력 범위 *(계속)*

다음의 테이블에 기술된 모든 운동은 Mooney(2001)에 의해 기술되었으며 용량을 정할 때 이 원리를 적용하였다.

(Mooney V, Pozos R, Vleeming A, Gulick J, Swenski D, Exercise treatment for sacroiliac pain. Orthopedic 2001; 24:29-32)

운동 27-2 앵글 벤치에서 뒤로 들기(back lifts)

방법

롤러의 중심부에 L4를 맞추고 엎드린다 — 배꼽을 롤러의 중심부에 둔다.

그 후 동시 수축을 수행한다. 그리고 5° 허리뼈(요추, lumbar vertebrae) 폄(신전, extension)을 하는 동안 규칙적 호흡을 유지한다. 도움이 필요하면, 감시자는 환자의 팔을 들어줌으로 도움을 준다. 반복이 호흡에 맞춰 수행한다.

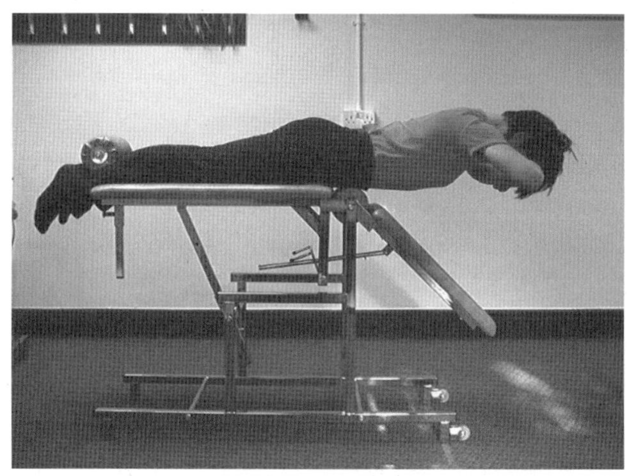

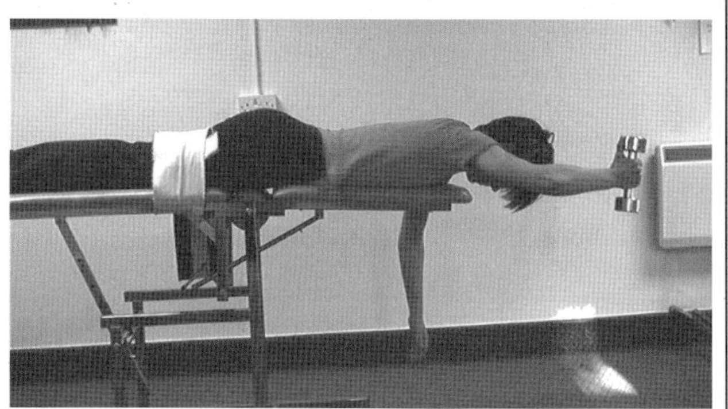

(계속)

운동 27-2 앵글 벤치에서 뒤로 들기 *(계속)*

각 세트 사이 심박률이 회복될 때까지 휴식을 취한다.

증진

이마 부위로 무게를 든다.

역동적/정적 선택

각 반복 사이 5초간 유지한다. 10~20회 반복 최대 3세트로 증가시킨다. 이것은 뭇갈래근(다열근, multifidus)의 횡단면적을 좀더 효과적으로 증가시킬 것으로 보인다.

운동 27-3 복근(curl downs plus alternative) (그림 27.2과 27.3)

방법

앉은 자세 무릎 굽힘(굴곡, flexion) 90°, 어깨 90° 굽힘.

동시 수축, 유지.

카운트 3에 걸쳐 몸통을 낮춘다. 가장 어려운 저항 부분을 시도한다(어깨가 바닥에 닿기 바로 전).

발 뒷꿈치는 바닥을 떨어져서는 안된다. 뒷꿈치를 유지할 수 없다면, 다리를 좀 더 벌리고 시도한다.

다시 팔을 옆으로 한 채 올라온다.

발을 잡아 주지 않는다.

골반 후방 경사와 동시 수축으로 발 뒷꿈치를 떨어지지 않게 노력하는 것은 엉덩허리근(장요근, iliopsoas)의 탈촉진시킬 것이다.

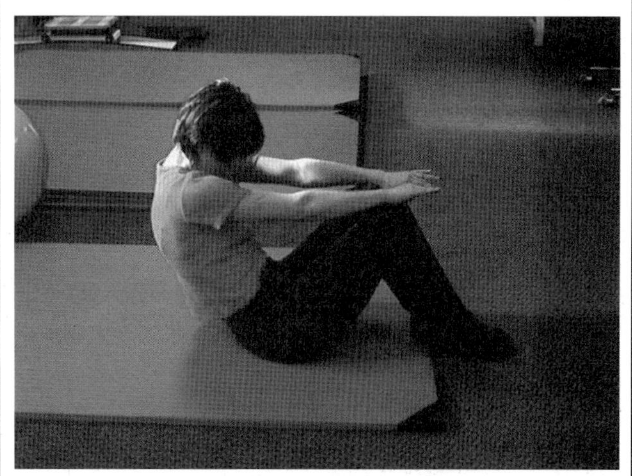

(계속)

운동 27-3 복근(Curl downs plus alternative) (그림 27.2과 27.3) *(계속)*

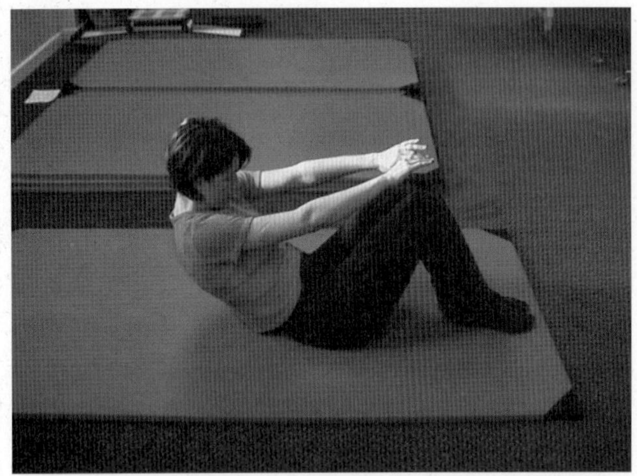

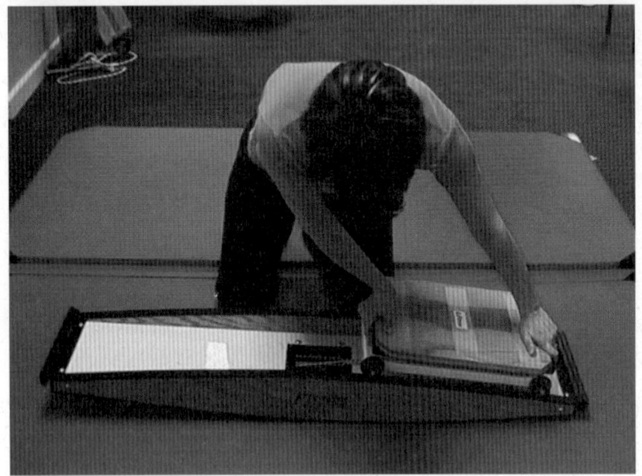

증진

가슴에 원하는 무게를 둔다.

다른 방법(peel back이 curl-downs로부터 요구되어지면 사용된다).

1) Fitter. 무릎을 꿇은 채 어깨는 트롤리의 중심부에 맞춘다. 단단히 밀면서 트롤리 위를 양 옆을 슬라이드한다(몸통을 회전해서는 안된다). 천천히 조절된 방법으로 수행한다.
2) 짐볼 윗몸 일으키기. 동시 수축을 유지한다. 골반을 볼의 앞에 둔다(위가 아님). 손을 가슴 위에 둔다. 45° 컬 다운을 실시한다. 어떤 환자는 발을 안정시켜야만 수행할 수 있다. 이것은 엉덩허리근(장요근, iliopsoas)을 활동시키기에 이상적이지 않지만 불가피한 경우 필요하다.
3) 5, 26장을 참고하여 Stuart McGill의 저강도 방법을 보라.

운동 27-4 다리 폄 (leg extensions)

바른 방법

엎드린 자세로 대퇴부 대전자를 롤러의 중심부에 둔다. 그리고 벤치의 두 부분을 수평면 아래로 세팅한다.

캔버스 벨트로 벤치를 고정한다. 이것은 팔의 사용을 막기 위함이다.

무릎은 수행 시 항상 폄(신전, extension)된 상태를 유지한다.

운동 전반에 걸쳐 동시 수축을 유지한다.

몸통으로부터 하체가 수평이 될 때까지 폄시킨다. 발목을 발바닥굽힘(저측굴곡, plantar flexion)시키는 것이 도움을 줄 수 있다.

젖힘을 피하라. 젖힘(과신전, hyperextension)을 피하기 위해 천천히 수행한다.

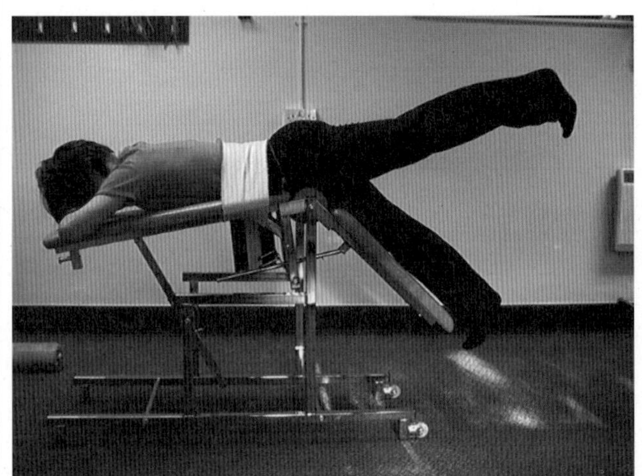

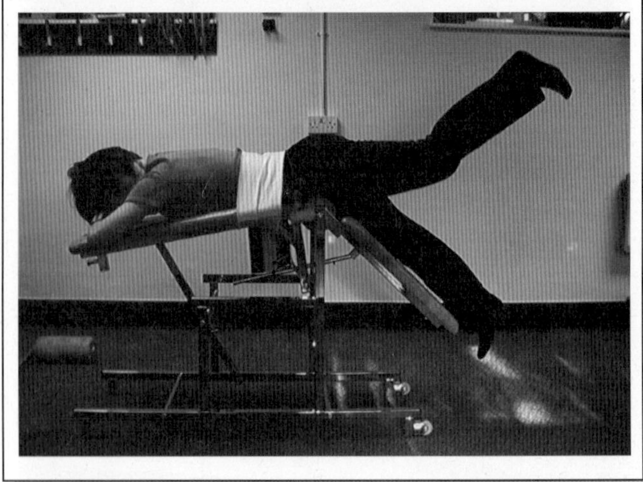

(계속)

운동 27-4 다리 폄 (leg extensions) *(계속)*

다른 방법

1. 한 다리 들기. 몸통의 돌림(회전, rotation)이 아니라 둔부근육, 엉덩관절(고관절, hip joint)로부터 움직임이 나오게 한다.
2. 무릎은 굽힘(굴곡, flexion)에서 시작하고, 엉덩관절을 폄(신전, extension)시킨다.
3. 두 발 들기
4. 허리뼈(요추, lumbar vertebrae) 폄(신전, extension)이 주 움직임이라면, 다리를 폄시키기 전에 먼저 수축을 유도한다.

증진

발목에 무게를 단다.

운동 27-5 옆으로 올라오기 (Side lifts)

바른 방법

옆으로 눕는다. 엉덩뼈능선(장골릉, iliac crest)을 보드의 윗부분에 둔다.

하부 보드는 낮게 낮춘다.

상부 하지는 무릎 폄(신전, extension), 엉덩관절(고관절, hip joint) 0°.

하부 하지는 굴곡시켜 발목을 상부 종아리에 둠으로써 고정시킨다.

상부 보드는 수평면 바로 아래에서부터 시작한다.

중립이 될 때까지 몸통을 들어올린다. 그리고 내린다.

골반이 벤치와 수직이 되도록 유지한다.

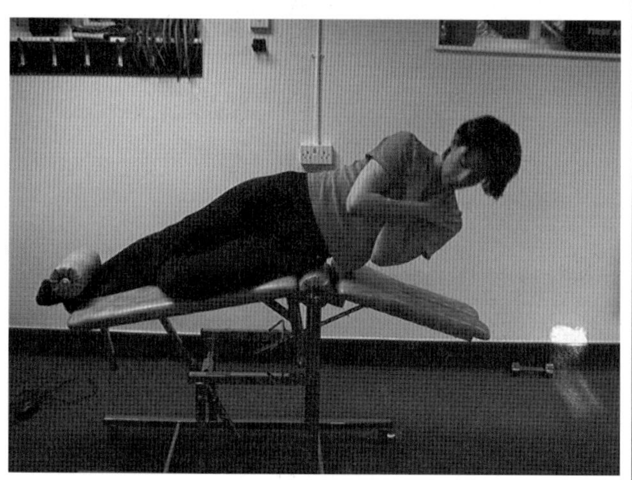

(계속)

운동 27-5 옆으로 올라오기 (Side lifts) *(계속)*

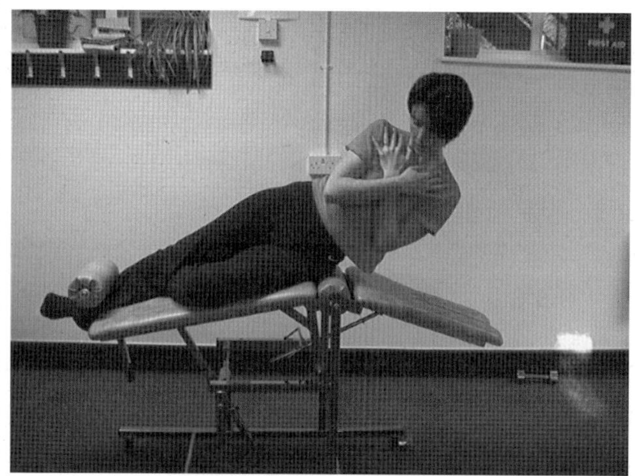

증진

4~5 세트를 할 수 있을 때까지 진행하지 않는다(12회 반복).

5회 2세트를 양 쪽으로 시행한다.

10회 2세트로 진행한다.

상부 보드를 45°까지 낮추면서 최대 10회 2세트를 수행한다.

증진

무게를 가슴에 더한다.

다른 방법

5, 26장의 Stuart McGill의 측방 교각 자세를 참고.

하지만 최근 연구에서 만성 허리 통증을 가진 환자의 요부 뭇갈래근(다열근, multifidus)의 단층면 면적의 변화의 영향을 연구하였는데 최적의 결과를 얻기 위해서 뒤로 다리 들기와 다리 들기에서 약간의 수정을 제시하였다. 10주 훈련에서 뒤로 들기, 다리 들기(네발자세 운동 역시 사용되었다)의 구심성, 원심성 수축 단계 사이 5초간 유지를 이용한 결과, 상당한 뭇갈래근의 비대를 달성할 수 있었다. 흥미롭게도 정적 유지를 하지 않은 같은 운동과 동시 수축을 기초로 한 운동만을 한 경우, 만성 허리 통증 환자에게서 보여지는 뭇갈래근(다열근, multifidus)의 변화는 그다지 크지 않았다.

환자의 운동의 모든면에 있어 상당한 정도의 능력을 배양시키고 독립성을 점차적으로 증진시키는 의도를 가지

운동 27-6 짐볼 스쿼트(Gym ball squats)

방법

동시 수축한다. 등 뒤와 벽 사이 짐볼을 두고 선다. 스쿼트를 수행한다. 등을 굽힘 또는 폄을 되지 않게 한다. 동시 수축을 유지한다.

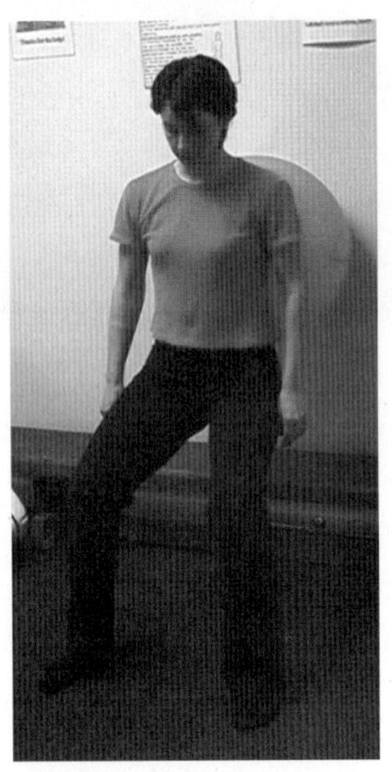

증진

손에 무게, 바벨을 든다.

노트

넓게 벌린 스쿼트는 둔부 활동에 좋다. 좁게 벌린 스쿼트[의료용볼(medicine ball)을 무릎 사이에 둔다]는 대퇴내경사근(VMO) 수축에 좋다.

고 있다. 매 방문 시 개인적으로 감독화 하지 않았지만, 재활 감독인은 자가 보고서, 객관적 결과 수행지, 기능적 테스트 그리고 증가된 독립성을 보여줌으로써 적절한 진행이 될 수 있도록 확실히 해야 할 것이다.

이것은 능력의 중요한 정도로 환자의 운동의 모든 양상을 발달시키며, 독립적으로 점차적으로 발달되는 것이 계획되어 있다. 매일 방문하여 개인적으로 감독하는 건 아닐지라도, 재활 감독자는 알맞은 진전으로 본인 과제 설문지의 객관적인 결과, 기능적인 검사 그리고 독립적으로 향상되는 데모를 통해서 증명되는 것을 확실하게 알 수

운동 27-7 벌림(외전, abduction)

방법

옆으로 누운 중립자세를 취한다. 동시 수축을 유지한다. 하지를 약 30° 벌림시킨다. 순수한 벌림이 일어나게 한다.

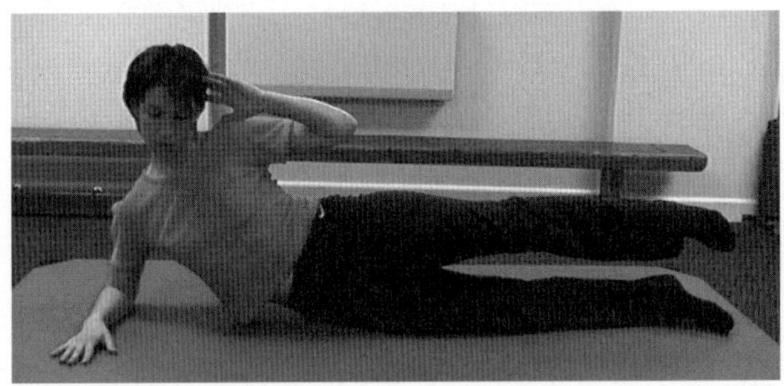

다른 방법

옆으로 누워 하부 하지는 안정성을 위해 무릎을 굽힘(굴곡, flexion)시킨다. 상부 하지를 벌림시킨다.

증진

발목에 무게를 단다.

운동 27-8 모음(내전, adduction)

방법

옆으로 누운 중립자세를 취한다. 무릎은 항시 폄(신전, extension)을 유지한다. 동시 수축을 유지한다.
약 20° 모음시킨다.

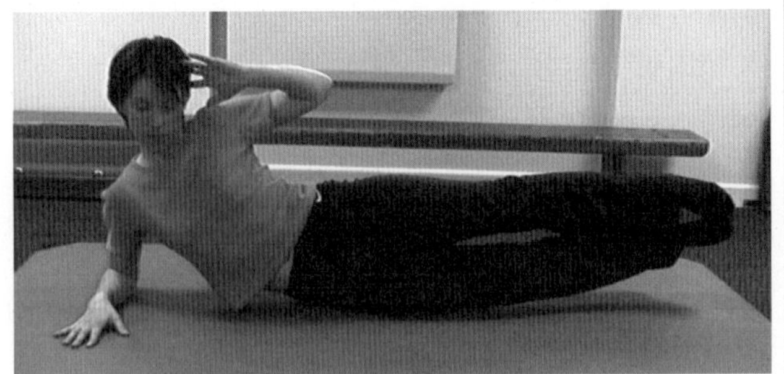

다른 방법

옆으로 누워 상부 하지는 엉덩관절(고관절, hip joint) 굽힘(굴곡, flexion)시킨다. 곧은 하부 하지를 모음시킨다. 필요에 따라 무게를 발목에 단다.

증진

발목에 무게를 더한다.

운동 27-9 끌어 내리기 (Pull-downs)

방법

바른 자세로 동시 수축을 유지한 채, 바를 넓게 잡는다. 앉아서 또는 서서 수행할 수 있다. 어깨뼈(견갑골, scapula) 하부 안정 근육을 선행 수축하고, 어깨를 내린다 — 등세모근(승모근, trapezius)의 들어올라감(hike)을 주의하라.

복장뼈(흉골, sternum)까지 끌어 내린다.

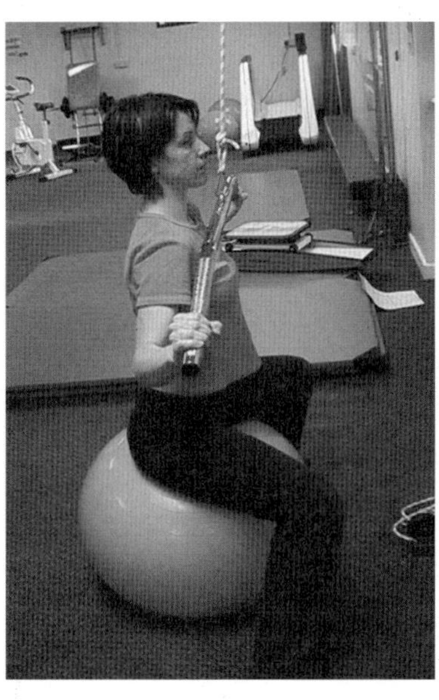

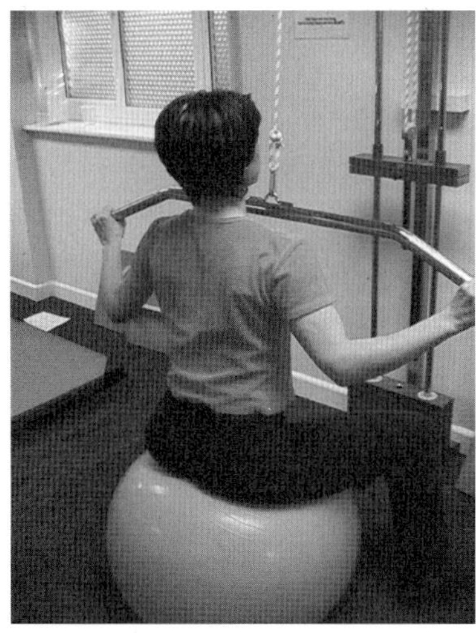

운동 27-10 목 운동 기구 (Neck machine)

올바른 방법

기구의 회전축을 목-가슴 접합부(cervico-thoracic junction) 부위와 일치시킨다.

어깨 높이에서 발의 사용을 막기 위해 넙적다리(대퇴, thigh)를 90° 이상 구부리고 손잡이를 잡고 바로 앉는다. 이때 어깨뼈 하부(lower sapular) 안정근이 작용하고 동시 수축이 이루어져 목 완전 굽힘(굴곡, flexion)이 이루어진다.

모든 동작은 통증이 없는 가동범위 안에서 이루어지며 30초에서 1분간 휴식한다.

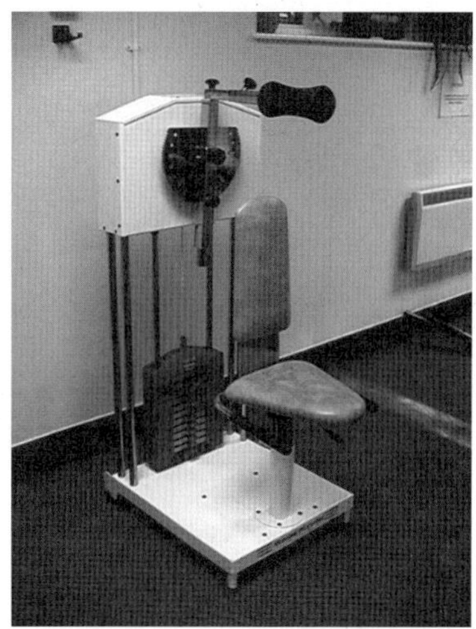

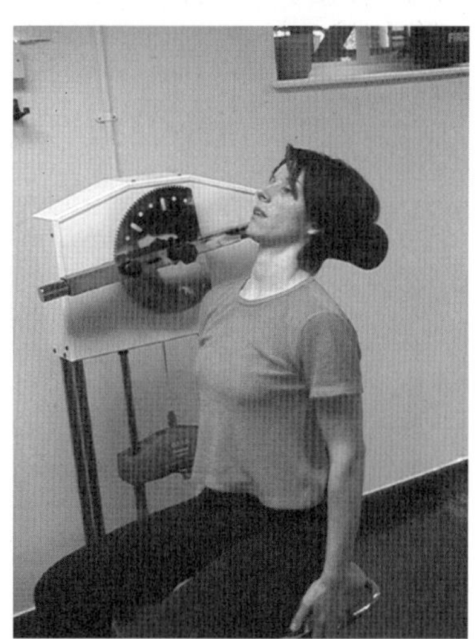

폄 (신전, extension)

외측후두돌출부(external occipital protuberance)를 기계 팔에 댄다. 체간, 사지의 사용없이 편한다. 발로 밀지 **않는다**. 목과 목머리를 최대 굽힘한다(25, 26장 참고).

(계속)

운동 27-10 목 운동 기구(Neck machine) *(계속)*

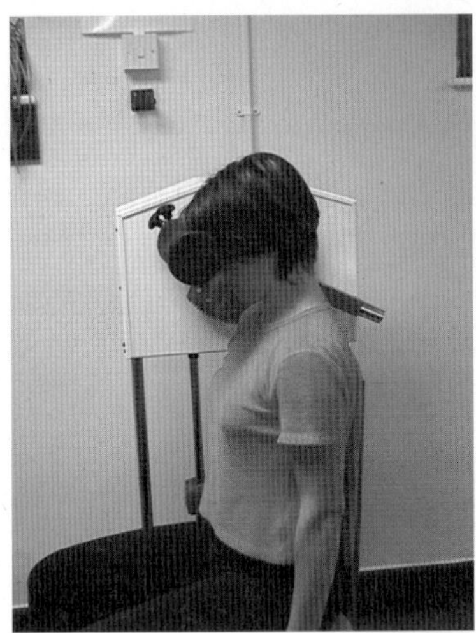

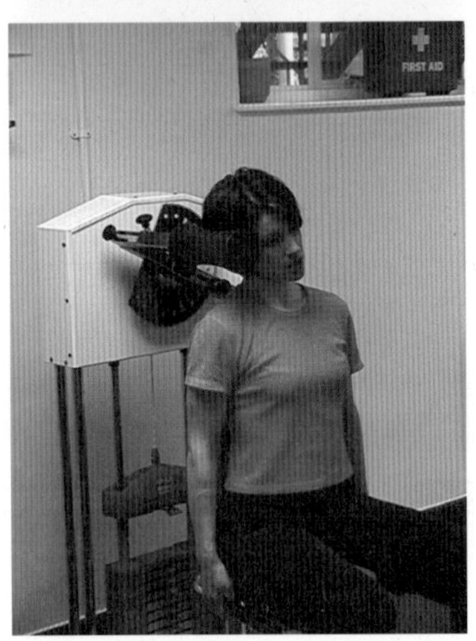

굽힘 (굴곡, flexion)
콧등 위, 아래쪽 이마에 패드 높이를 맞춘다.

측굴(lateral flexion)
어깨는 항상 수평을 유지한다. 귀 바로 위에 패드를 위치시킨다.

진행
저항을 점진적으로 증가한다. 폄 1.7: 굽힘 1의 비율에 따른다.

주의
각 ROM 시작 시 0.5 kg 무게를 반복 실시하여 "웜업(warm-up)" 해야 한다.

운동 27-11 리버스 플라이(Reverse Fly) ·

방법
환자는 어깨를 90° 벌림(외전, abduction), 팔꿈치를 약간 구부린 상태에서의 팔 폄(신전, extension)과 손에 알맞은 무게를 준 상태에서 구부려서 엎드려있다.
어깨는 계속 하강(depress)한 상태로 있어야 하며, 어깨뼈(견갑골, scapular)는 들임(후인, retraction)상태로 있어야 한다. 그러면 어깨 올림(거상, elevation)시 등세모근(승모근, trapezius)의 활동을 볼 수 있다.

다른 방법
벽 끝 또는 바닥 끝

증진
슈퍼맨 자세로 짐볼(gym ball)에서 실행

운동 27-12 바로 누운자세에서 플라이(Supine fly)

올바른 방법
덤벨(dumb bell)무게를 적당히 이용하여 다리를 구부려서 바로 눕는다. 팔꿈치를 약간 구부리고 팔을 90° 벌림(외전, abduction)시킨다. 그들이 접촉할 때까지 무게를 준다.
어깨가 내림(하강, depression)될 때까지 계속 유지한다.

다른 방법
푸시 업(push-ups), 그러나 어깨의 윙잉(winging) 과 상부이동(superior migration)이 관찰할 수 있다(등세모근 상부 쪽이 과활동 시).
벤치 플레스(bench press)

있다.

3단계 — 퇴원과 독립적인 운동 (Stage 3 - Discharge and independent exercise)

이 부분 심부근안정화 운동(core ex.)은 27-13, 27-14, 27-15에 설명되어 있다.

2단락의 성공적인 결과로는 기능적, 향상된 증상을 명확하게 포함되어야 한다. 그러나 아마도 더 중요한 것은, 두려움을 회피하려는 행동의 부재와 자기 의존적인 것을

운동 27-13 짐볼 위상성 배부 들기(Gym ball phasic-dorsal raises)

방법

발은 어깨 너비 만큼 벽이나 안전한 곳에 받친다. 볼 위에 일직선이 된 누운 자세로 하고, 배꼽은 볼에 위치되게 한다. 동시 수축. 손은 머리위에 둔다. 가능 할 때까지 손은 아래로 하고, 중심을 넘어서 폄(신전, extension)시킨다. 복장뼈(흉골, sternum)까지 끌어 내린다.

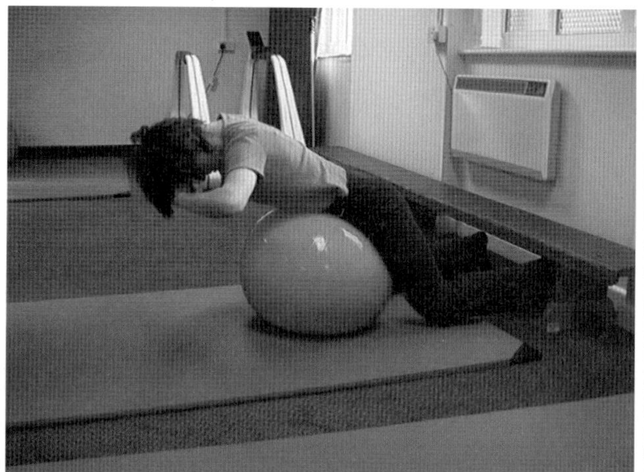

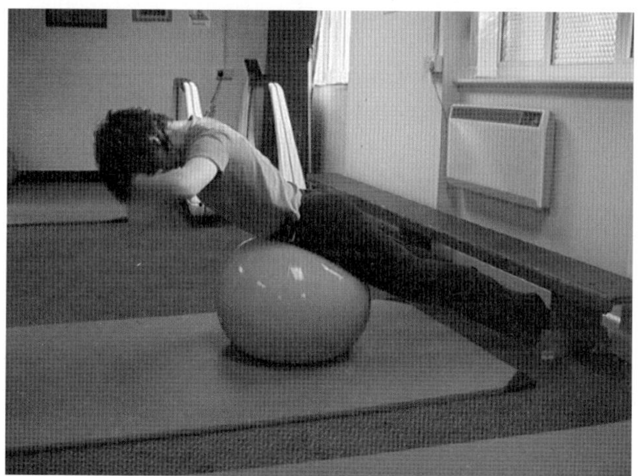

주의

비슷한 양상으로 슈퍼맨 자세는 불안정한 자세이기 때문에 안정성을 활성화시킨다.

활성화하여야 한다. 약간 역설적이지만, 성공적인 지원자들은 2단계에서 퇴원시켜 집에서 운동할 수 있도록 짐볼 위상성 운동이나 일반적인 운동을 할 수 있도록 해야 한다.

환자 선택과 평가 (Patient selection and assessment)

카이로프랙틱 관리가 재활과 함께 발전하고 통합되기 위해서는 그에 부합하는 지원자들을 선택하기 위한 시스템 마련이 필수적이다. 가장 중요한 것은, "적색 경보(red

운동 27-14 짐볼 위상성 다리 들기(Gym ball phasic-leg raises)

방법

아래팔(전완, forearm)을 바닥에 놓고 짐볼 위에 엎드린 자세를 취한다. 공의 가장 윗(ball apex)부위에 넙다리돌기(대퇴대전자, trochanter)를 위치시킨다. 동시수축(co-contraction).

경사진 벤치에서 고관절 신전(angle bench hip extension)에서 기술한 것과 같이 다리를 들어 올리고 골반후반경사(posterior pevic tilt)를 유지한다.

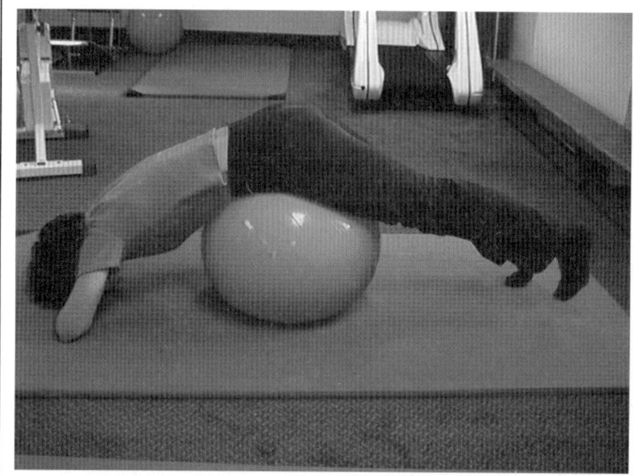

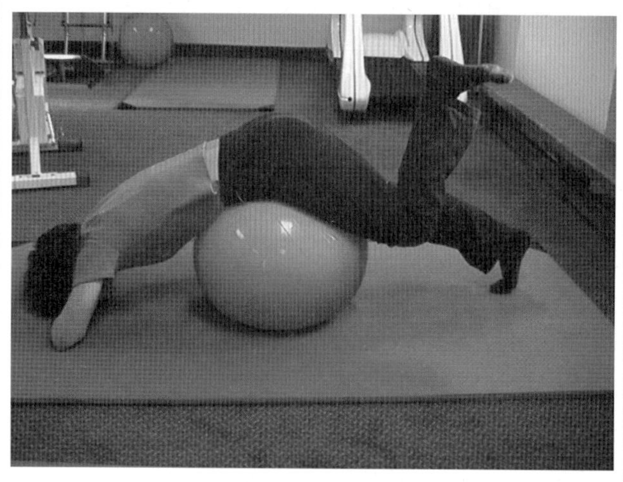

(계속)

운동 27-14 짐볼 위상성 다리 들기(Gym ball phasic-leg raises) *(계속)*

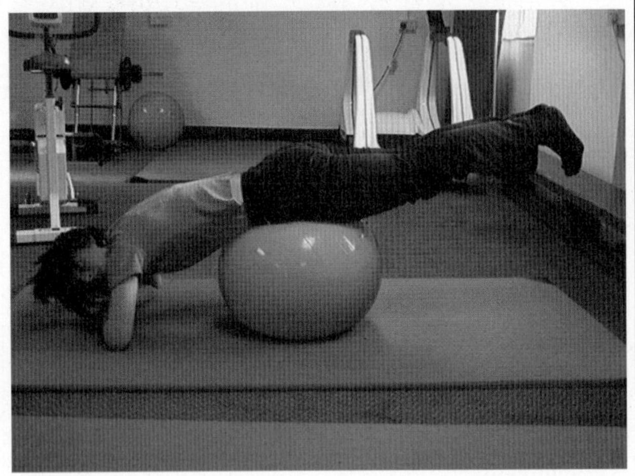

주의

불안정한 표면 때문에 좋은 안정성 확보를 훈련할 수 있다.

운동 27-15 짐볼 위상성 옆으로 다리들기 (Gym ball phasic-lateral raises)

방법

어려운 운동 그리고 환자는 주의해야 한다.

짐볼(gym ball) 위에 옆으로 누운 자세에서 위쪽에 위치한 다리를 앞으로 향하며, 발은 벽에 안정하게 고정시킨다. 큰돌기(대전자, greater trochanter)는 짐볼 위에 유지시킨다.

양 팔을 가슴에 얹는다. 외측으로 들었다 내렸다 한다 (raise and lower laterally)

주의

불안정한 표면 때문에 좋은 안정성 확보를 훈련할 수 있으나, 이를 숙련(master)하기는 어렵다. 몸통(체간, trunk)의 굽힘(굴곡, flexion) 유발(recruitment) 때문에 초기에는 관리가 필요하다.

flags)"의 선별(screen)인데 이는 좋지 않은 병리학을 배제시키는 것과 재활 시 나타날 수 있는 역학적 원인(mechanical origin) 즉, 등장성 훈련시 고려되어 지는 상태의 확신에 있어서다(7장 참고). 이는 주로 만성적인 부분의 환자들에게 훈련의 코스(course)로부터 얻을 수 있는 이익과 같은 지표를 제공해 주는 지표이다(9장).

위탁을 위한 기본 전제 조건 (Basic Premises for refferal)

2단계로 넘어가기 위한 6가지 전제 조건이 있다.

1. 만성적으로 진행하는 통증 그리고 장애를 가진 것이 재활 팀에 소개되어지는 가장 흔한 이유이다. 집중적인 등장성 훈련(isotonic train) 임상적인 시도의 중요성은 척추성 기원(spinal origin)의 진단을 받은 오랜기간 통증을 호소하는 환자들 그 대상자에 있다.[2,3,7,15,26,27,36,37,45]
2. 간헐적인 척추 통증(episodic spinal pain), 증상의 재발보다 만성적인 통증을 더 호소한다면, 두 번째 요소(second key)와 관련된 지표(indicator)로 설명할 수 있다. 이는 뭇갈래근(다열근, multifidus) 위축(mutifidus atrophy)를 가진 허리 통증(LBP) 환자들의 1년 이내에 84%나 재발된다는 이전의 선행 연구들을 뒷받침한다.[21]
3. 디스크 기인 통증(discogenic pain) 형태의 진단은 또 다른 범주와 연관이 있다. 이는 특히 중요한 다른 이유와 관련이 있다. 디스크 손상은 낮은 예후와 연관이 있으며 이는 일반적으로 수술적 중재를 받는다. 게다가 높은 분절 손상 성질 때문에 국소적인 안정성 시스템의 잠정적인 분절(segmental) 억제 그리고 결과적 불안정성은 미래의 통증의 재발과 장애(disability)의 높은 발생률과 관련이 있다.[7,26,36,52]
4. 4번째 기준 범주는 실패와 관련이 있다. 이 실패를 포함하고 있는 것은 수동적인(passive) 치료와 진행의 정체기(plateau)의 개선이다. 요점은 앞으로의 재활 평가는 적절하게 좋아 질 것이다.
5. 척추성 통증(spinal pain)의 외상성 기원(onset)은 등장성 훈련(isotonic training)을 위해 중요한 이유로 구성되어 져야 한다. 왜냐하면 근육 손상 그리고 통증과 연관된 억제(inhibition)는 반드시 발생할 것이기 때문이다. 전형적으로 이 같은 카테고리는 교통사고손상(whiplash)과 연관된 장애들(disorders) 등이다.

6. 결국 어떤 급성의 통증이던 만성이 되며,[10] 재활을 받는 환자들에게 격려와 희망이 필요하다.

컴플라이언스(순응) 이끌기 (Achieving compliance)

컴플라이언스(compliance)는 집중적인 재활 프로그램의 성공적 결과를 위해 주요한 이슈이다. 기준이 요구되는 프로그램 수행에서 실패 또는 부득이한 참석으로 인한 실패는 결과에 영향을 끼친다.[14,18,46] 비컴플라이언스(non-compliance)를 줄이기 위해 여러 논쟁이 고려되어야 할 필요성이 있다.

1. 비용과 시간은 프로그램과 관련된 것들이 시행되기 전에 환자와 논의한다. 적어도 10주 정도 지속적인 참석할 수 있을 때 시작날짜를 정한다. 이러한 것을 확인하지 못할 때 (1) 프로그램 불수용, (2) 감독이 줄어든 프로그램, (3) 집에서의 프로그램으로 나타날 것이며, 단지 감독-순응 관계(supervision-compliance relationship)이 논의되었을 때 수행한다.
2. 훈련(training) 프로그램의 본질은 세부적으로 논의한다. 환자는 일단 훈련이 시작되면, 무엇을 기대할 것인지 알아야 한다.
3. 또한 이 단계에서, 환자들에게 얻어지는 유사한 장점도 논의한다. 왜냐하면 문헌이나 우리의 경험상 프로그램에 참여한 평균적인 환자에게서 통증 강도, 통증 빈도 그리고 통증 기간의 호전(improvement)을 알고 있기 때문에 유사한 변화로 정의한다. 그러나 모든 환자들의 상태가 평균적이지 않기 때문에 개개인의 개선점에 대해서 예상할 수 없음을 설명해 준다. 6주가 될 때까지 개선되는 것은 이야기 하지 않기로 한다.[38]
4. 또한 환자들과 "상대적 통증의 무시(relative neglect of pain)"에 대해서 논의한다.
5. 적절한 환자의 선택이 가장 중요하다. 왜냐하면, 많은 보험회사의 주장에도 불구하고, 재활은 모든 이들을 위한 것이 아니기 때문이다. 컴플라이언스는 각자의 동기부여가 가장 중요하고 스텝은 이 점을 고무시켜주어야 한다. 하지만 이것은 주로 환자 개개인에 의한 것이다.
6. 결과적으로 적절한 재활 감독관의 선택은 필수적이며 과소평가되어서도 안된다. 긍정적인 강화(reinforcement), 격려(encouragement), 재활의 본질을 이해(understanding nature)하는 것이 감독이 디컨디션 된 통증 환자를 환자들을 다룰 때 가장 중요한 태도(자세)일 것이다. 좋은 초기의 의도와 동기도 초기의 운동이 문제를 악화시킨다면, 의미없게 된다. 감독관의 기술은 환자를 초기 불편함으로부터 개개인의 목표를 향해 갈수 있도록 고무시키고 격려하고 동기를 부여해 주는 것이다.

결과적으로, 비록 처음에 함께 했던 젊은 환자 즉, 급성기를 지난 허리 통증(LBP)은 재활을 촉진할 수 있고 만성화를 예방할 수 있는 훌륭한 지원자지만, 그들은 연장되고, 관리감독 된(supervised) 프로그램에 위임하는 것을 좋아하지 않는다. 반대로, 재발성 통증을 가진 환자들, 재활에 성공하지 못한 사람들 또는 그들 자신을 위해 뭔가를 하고 싶어하는 그런 사람들이 적합하고 동기부여가 잘 될 것이다.

배제 기준 (Exclusion criteria)

등장성 훈련에서 배제되는 대부분의 범주들은 재활에서 배제되는 것들이다. 증상이 없거나 조절이 안되는 고혈압, 병리적 상태 등은 이번 장의 범주를 넘어선다. 그러나 임상적으로 고려할 사항은 환자가 재활로부터 배제되는 것을 초래할 수 있다는 것이다. 재활에서 감독관은 운동시 맥박과 혈압을 확인하기 위해 심혈관계(cadiovascular)를 평가해야 하며 이는 적절한 설문지를 사용한다.

등장성 훈련 프로토콜(isotonic training protocols)로부터 재활 참여의 동기를 가진 개개인을 배재하는 일은 드물었으나, 저자는 "통증의 경시(disregard of pain)" 개념을 조절해 왔으며, 몇몇의 사람들은 이 같은 접근을 잘 처리하지 못했다. 이들중 대부분은 의미있는 공포-회피 반응(fear-avoidance behavior) (Bournemouth 질문서 처럼 측정을 통해 증명)을 증명하였으며 그리고 덜 강력한 접근을 요구했다. 결과적으로 비록 환자들이 자신의 목표를 설정하도록 격려 받고 이를 성취하기 위해 밀고나간다고 하여도, 대다수는 등장성 훈련으로부터 멀어지고, 초기에 교대 프로그램으로 옮겼다가 나중 단계에서 등장성으로 실행한다.

표 27.1 허리뼈부와 목뼈부에 있는 자세 근육들

허리뼈부	목뼈부
허리 폄근(요부 신전근, lumbar extensors)	목 굽힘근(경부 굴곡근, neck flexors)
볼기근(둔근, gluteals)	목 폄근(경부 신전근, neck extensors)
배근(복근, abdominals)	목가쪽 굽힘근(경부 외측굴근, neck lateral flexors)
벌림근(외전근, abductors)	뒤통수아래근(후두하근, sub-occipital muscles)
모음근(내전근, adductors)	하등세모근(하부 승모근, lower trapezius)
넙다리네갈래근(대퇴사두근, quadriceps)	가슴근(흉근, pectorals)
뒤넙다리근(슬괵근, hamstrings)	앞톱니근(전거근, serratus anterior)
넓은등근(광배근, latissimus dorsi)	
뭇갈래근과 배가로근(multifidus & transverse abdominis)	심부 목 굽힘근(deep neck flexors)

더군다나, 목뼈 통증의 경우엔, 환자는 상대적으로 완전하고 통증 없는 관절가동 범위를 필요로 하고 좋아지는 과정에서 증상 호전의 시간이 필요하다는 것에 연구자들은 주목했다. 대부분 목뼈 통증 환자는 급성일수록 등장성훈련기구보다는 능동관절운동, 경추감각운동훈련 그리고 눈-목의 조정 프로토콜을 시작할 것이다.

평가 (Assessment)

일반적인 허리뼈(요추, lumbar vertebrae) 프로그램이나 목뼈(경추, cervical vertebrae) 프로그램보다는 오히려 개인적 요구에 맞는 개인적 평가와 처방은 프로그램보다 더 효과적임이 알려져 있다.[13] 척추 질환에 대한 근기능의 다양한 관점이 통합된 평가과정이 고안되어왔다. 등장성운동을 강조하거나 처방하는데 도움을 주는 근지구력과 근력강화 검사는 국소부위의 근기능, 근긴장도, 길이의 불균형과 감각운동기능의 검사에 의해 뒷받침된다. 일상적인 이러한 검사를 완전하게 하기 위해서 척추안정에 도움을 줄 수 있기 때문에 검사자는 근육기능의 다양한 변수에서 결점을 정의할 수 있어야 하고, 등장성 훈련의 단순한 "포괄적인" 처방보다는 개개인의 요구에 맞춤 운동과정으로 통합된 패키지가 고안되어야 할 것이다.

평가 분야 (Assessment criteria)

임상 평가 때와 마찬가지로, 재활 평가는 질병의 특징적인 검사(pathognomonic tests)가 있다. 따라서 임상가는 검사의 전범위에서 세세히 정보를 수집할 수 있는 정보의 해석가로서 판단해야 한다.

일반적인 근육 불균형을 확인하기 위한 초기평가의 목표:

- 자세 : Janda와 Liebenson에 의해 언급되어진 방법을 통한 자세분석은 일반적인 선별검사로 사용한다. 자세증후군〔예, 상지교차증후군(upper crossed syndrome), 하지교차증후군(lower crossed) 등〕은 오히려 더 국소적인 이상으로 정의된다(예, 허리 만곡의 길이, 천골각 등) (10장).
- 움직임 양상 : 움직이는 동안 관절 안정성에 관여 하는 것으로 전체적인 근육의 조합된 기능을 더 특별하게 평가하는 것을 검사자는 할 수 있어야한다. 근육 과활동이나 단축의 증거는 특정 근육길이 분석과 자세를 조사함으로써 서로 관련시킬 수 있다. 평가된 중요 패턴은 몸통 굽힘, 엉덩이 펴기 그리고 허리와 몸통을 낮추기 위한 엉덩관절 벌림 패턴, 목굽힘, 상지에서는 팔의 벌림 등이다(10장). 그 이상 평가해야 할 움직임 평가는 예를 들어, 스쿼트 또는 런지(squat or lunge) 검사가 적당하다(34장).
- 근육의 길이 : 자세군의 근육길이 평가는 엎드린 자세에서 과긴장하게 되고, 척추와 관련된 상황의 재현은 지속적이거나 선행하는 역할을 할 것이다(표 27.1).
- 부분적인 안정화 검사 : 부분적인 안정성의 근육 조절은 배가로근(복횡근, transverse abdominis) 수축의 바이오피드백 압박과 허리뼈부에 대한 뭇갈래근

(다열근, multifidus)의 촉진 검사, 그리고 목에서는 경추–후두골 지구력/조화의 크기에 따라 검사된다. 이러한 과정은 25장에 서술되었다.

- 감각운동기능 : 허리뼈부의 안정성과 관련된 감각운동기능은 한발서기 검사, Hautant's 검사, Unterberger's 검사, 그리고 Fukada–Unterberger's 검사를 통하여 평가된다. 부가적으로 머리 재위치시키기 정확성이 나타나고, 재훈련되어 목뼈–뒤통수 반사를 증진시킬 것이다.[47] 이러한 검사들은 병력적 기록에 근거하여 선택되어진다.

이러한 검사과정을 통해 제공되었던 모든 정보는 운동을 위한 처방의 근거를 제공하고, 등장성 훈련을 완전하게 사용할 수 있게 할 것이다. 등장성 훈련에 맞춤형인 더 특별한 정보는 아래에 설명하는 정량화된 국소 안정화, 등척성, 그리고 등장성 검사를 통하여 제공되어진다.

1. **정량화 가능한 복부근의 검사** : 11장에 설명한 것과 같이 엎드린 자세에서 복부 할로윙 검사(the prone abdominal drawing in test)와 여러 몸통 굴곡 검사는 일상적인 복부 운동과 함께 진행정도를 판단하기 위한 기본을 설정하는데 도움이 된다.
2. **척추세움근(척추기립근, erector spinae)의 등척성 근지구력** : 첫 번째 허리 통증의 발달과 재현은 강한 상호관련성을 가지고 있는 것으로 Bierring–Soerenson이 정의내렸다.[7] 이 검사는 처방적으로 그리고 결과 측정으로 유용하다. 계속적인 시도는 이 검사[33,34,44]의 신뢰성과 특이성을 분명히 하는 것이다. 그리고 너무 동기유발적인요소에 의존하고 있기 때문에 비판 받아왔으나, 허리뼈부의 폄근(신전근, extension muscle)을 평가하기 위한 알려진 최고의 방법 중의 하나로 남아 있다.
   이 검사의 한 가지 있음직한 한계는 정적인 등척성 지구력을 평가한다는 것이다. 훈련은 등장성이기 때문에, 적절한 결과치가 됨에 따라 저자는 더욱 검사의 역동성을 느끼게 된다.[9]
3. **배부 들기(dorsal raises)**: 허리 폄근은 저자가 선호하는 등장성의 방법으로 검사할 수 있다. 척추세움근(척추기립근, erector spinae)의 등장성 검사는 angle bench의 사용하고, 환자는 배부 들기의 최대 회수를 실행할 필요가 있다. 환자의 결정으로 멈추지만, 환자가 피로나 통증 없이 5° 폄(신전, extension)을 다시 반복 수행할 수 없을 때까지 계속하도록 유도한다(27–2 운동 그림 참고). 검사는 길이/장력 관계 때문에 중립에서 폄이라기보다는 굽힘(굴곡, flexion)의 각을 통하여 실행된다. 그래서 이것은 훨씬 더 전형적인 ADL이 되고, 수행중인 프로그램과 바로 비교될 수 있다. 이 검사는 이전의 보고서에서 언급된 바 있다.[34,43] 더 나은 신뢰도를 평가하고, 표준 데이터를 설립하기 위해, 더욱 정상적인 주제의 연구가 현재 요구된다.[9] 현재, 우리의 관찰 대상은 대표적인 평가 범위가 10~25회 반복인 만성 허리 통증 상태의 집단이다.
4. **목뼈(경추, cerical vertebrae)에서 최대로 수의적 수축(M.V.C.)하는 등척성 검사**: 이것은 목 운동기구 "neck machine"에 부착된 디지털 스트레인 게이지(digital strain gauge)로 측정한다. 이 장치와 표준 데이터의 신뢰도는 이미 알려져 있다.[28] 대안은 20 mmHg로 미리 팽창시킨 혈압계 밴드를 착용하고서 환자가 밀 때, 측정한 목의 힘에 혈압계를 사용하는 것이다.[53]
5. **Jull의 머리–목 굽힘 테스트**: Jull은 심부의 목굽힘근(경부 굴곡근, cervical flexion muscle) 약화에 대한 간단한 검사를 언급했다.[53] 이것은 머리–목 굽힘 동작, 협응력, 그리고 바이오피드백(biofeedback) 압력 장치를 사용한 지구력에 대한 진보적인 검사이다(25장 참고).

처방 (Prescription)

세부 평가는 교정적 개입/운동을 규정하기 위한 "손상–특이적" 접근을 허용하면서 근골격계 안정화 시스템 내에서의 결손을 확인하기 위한 것이다.

운동 계획을 처방할 때, 기본적인 개입은 긴장 완화이고 만일 필요하다면, 국소적 안정화의 촉진에 따른 과긴장되거나 단축된 근육군의 스트레칭이다(1단계). 이것은 운동 프로그램(2단계)을 통해 자신감으로 발달된다(3단계).

처방된 프로그램은 모든 결손점들에 대해 충분히 융통

표 27.2 기능 검사, 등장성 운동 그리고 훈련된 근육 그룹과의 상호관계

검사	등장성 방법의 예	근육 그룹
등척성 지구력검사 등방향으로 들기 검사 엉덩이 펴기 움직임 양상	등방향으로 들기	허리뼈 폄근 무릎굽힘근 엉덩근
엉덩이 펴기 움직임양상	넓은 자세 벤치 스쿼트 엉덩 펴기	엉덩근
몸통 굽히기 움직임 양상 수량화한 배근육의 검사	아래로 구부리기, 올라 앉기, 크런치, 짐볼, 구부려 올리기, 필터	배근육
엉덩이 벌림 움직임 양상	옆으로 올리기 또는 옆으로 누워 벌리기/오무리기	허리네모근(요방형근), 엉덩벌림근/오무림근
Janda의 목 굽힘 움직임 양상 Jull's의 목과 후두 굽힘 검사 목굽힘근 M.V.C	목 기계에서 굽힘 저항 (비율 주의)	목 굽힘근
목 폄근 M.V.C	목 기계에서 폄 저항 (비율주의)	목폄근
목의 옆 굽힘근 M.V.C	목 기계에서 굽힘 저항 (동등한 비)	목의 옆 굽힘근

성을 갖고, 필요하다면, 혹은 대안적으로 특정한 약점에 초점을 두고 각각의 재활 시기(보통 45~60분) 내에 훈련되도록 한다. 대체로 표준화된 틀 내에서, 환자는 약화된 부위에 초점을 두고 능력을 나타내는 운동 트랙을 강조하거나 심지어 생략할 여지가 있다. 예를 들어, 환자가 감각운동(sensorimotor)이나 근 길이에는 문제를 약간 보이거나 전혀 보이지 않지만, 분명히 전체적이면서도 부분적으로 부적절한 근육 활동을 나타낼 수 있다. 대신에, 일부 환자들은(운동선수 같은) 뛰어난 유연성, 근력, 지구력, 그리고 균형을 보여준다. 하지만 거의 완전히 국소적 안정화 훈련에 집중할 필요가 있음을 나타내면서 동시수축(co-contraction)의 검사에 실패하고 뭇갈래근(다열근, multifidus)의 부분적 위축을 보인다.

국소 근육의 결손은 국소적 안정성 훈련의 지속을 통해 나아지고, 전체적인 근육의 결손은 운동 27-2에서 12까지 확인한 것처럼 등장성 운동의 처방이 목표이다.

대부분 환자들은 모든 운동을 할 수 있을 것이다. 하지만 가장 어렵게 훈련 근육군들이 확인될 것이고, 표 27.2에 따라 교정될 것이다.

강조되야 할 부분은 검사하는 동안에 평가되고, 특히 허리굽힘근(요부굴곡근, lumbar flexion muscle)과 폄근에 중점을 두게 한다. 정상적인 근력 비율에 초점을 둔다.

척추 안정화를 위한 동시 수축은 고도의 정확성과 매단계 진행할 때 마다 정확한 활동을 측정하기 위하여 바이오피드백 압력계와 실시간 초음파측정기(ultrasonography) 등과 같은 도구를 이용한다. 일단 환자가 등장성 저항 위에 있게 되면, 동시 수축이 일어나는지 아닌지 보장 할 수 없다. 따라서 우리는 환자의 운동감각적 인식(kinaesthetic awareness)에 의존할 수 밖에 없다. Richardson은 다음을 기술하였다:

> "기능적인 업무를 수행하는 동안 각각의 적절한 분절별 운동이 일어나는지를 체크할 방법은 현재 존재하지 않는다."

목의 국소 안정근육을 동원시키기 위한 방법이 있다. 〔예, 하부 어깨뼈(견갑골, scapula) 안정근과 목-머리 굽힘.〕 하지만 이것은 복잡하고 적절한 움직임이 일어나게

하기 위해서는 고난이도의 기술이 요구된다.

등장성 운동과 감각운동 훈련을 통합을 고려할 때 문헌은 어떠한 특정적인 가이드라인을 보이지 않았다. 그러므로 이러한 이슈들을 평행선상에서 대처하는 것이 논리적이다. 환자는 등장성 운동을 수행하는 동안 감각운동 훈련(예, 균형보드트랙과 한 발 서기 운동)을 함께 수행한다.

허리 프로그램의 나중 단계에서 감각운동, 동시 수축 그리고 지구력 훈련이 배부 들기, 다리 들기, 측면 들기와 같은 운동을 통해 그리고 앵글 벤치(angle bench)에서 짐볼(안정면에서 불안정면으로)의 방법으로 통합되어야 한다.

공과 같은 불안정한 면에서 배부 들기를 하는 동안, 동시 수축을 하는 것은 진보된 단계의 운동이다. 하지만 이것은 다방면의 치료적 이득을 제공한다고 하는 것은 논쟁거리가 될 수 있다. 그 이유 하나만으로 척추 안정화 운동(26장)이 짐볼을 기초로 한 등장성 운동보다 우위에 있다는 것은 논쟁이 될 수 있다.

현재의 수동 관리 (Concurrent passive care)

제공된 프로그램의 효과는 전형적으로 시작후 몇 주가 지날때까지 나타나지 않을 것이며, 대부분의 환자들이 트레이닝의 초기 단계에서 약간의 진행이나 또는 종종 증가되는, 불쾌감의 경험을 피할 수 없다. Manniche[38,39]는 하부 허리 통증을 가진 집단에서 증상호전은 재활의 5주에서 7주 동안은 느끼지 못한다고 기록했다. 분명하게, 현 수동 관리(concurrent passive care)는 증상이 호전되고, 더 큰 독립성을 달성 할 때까지 대부분의 환자들에게 적합하다. 통증에 대한 "상대적 무시"가 인정되더라도, 환자의 목표보다 치료사의 목표를 위해 계속 진행하지 않도록 하면서 프로그램이 발전될 때 더 실용적이다. 게다가, 현재 비어링 소렌센 검사(the Bierring Sorensen test)는 프로그램에서 제외시켰는데 그 이유는 그 자세의 지속적인 유지로 인해 재활과 기전보다 나빠지는 환자들을 발견했기 때문이다.

등장성 프로그램 후 (Post-Isotonic Program)

재평가 (Reassessment)

재평가(reassessment)는 형식적이거나 (초기 referral to the program) 또는 비형식적일 수도(taking place in the gym during an exercise session) 있다. 대부분 프로그램이 끝나가는 환자들은 3가지 유형이 있다.

1. 퇴원과 독립으로의 움직임. 많은 사람들은 일반적으로 비형식적인 재평가를 마치고 상당한 회복을 만들어 주는 재활센터를 떠나 체육관으로, 또는 독립적인 가정 프로그램(home-based program) 으로 이동한다.
2. 반응의 실패. 문헌은 5~7주 안의 기대되는 반응과 함께 재활 프로그램의 평균시간은 8~12주로 제안한다.[5] 분명한 것은 모든 사람이 평균은 아니며, 그리고 6~8주의 반응에 실패한 사람들은 형식적인 재평가(reassessment)를 요구한다. 환자의 목표와 기대로 재방문하게 되고, 그들의 수행력에 대한 재평가를 한다. 경험상, 환자들은 일정점수 이상을 유지하려고 할 것이고, 그러기 위해 그들은 운동 시에 좋은 자세를 만들려고 노력하고 동시수축을 능숙하게 하는 반응을 나타낼 것이다.
3. 대부분의 사람들은 "운동 유형"은 모르지만, 그들 자신의 단점을 안다. 그들은 집에서 혼자 유지할 수 없고, 재활센터에서 유지하기를 좋아한다는 것을 깨닫는다. 그들 자신의 프로그램은 개인적으로 설정될 것이고, 정기적인 감독과 발전하에 재활스텝과 매주(또는 2주마다) 접촉하게 될 것이다. 그들은 또한 집에서 계속할 것이다.

사례 (Cases)

사례 1–Mrs. R. (Ratio Correction)

63세 여자환자는 28세 때 첫 번째 급성 에피소드 이후로 주기적으로 허리 통증(low back pain)의 재발 기간을 괴로워했다. 최근의 발병은 더 잦아졌고 더 지속되었다. 그녀는 이전부터 수동적 치료(passive treatment)로 오랜 동안 통증의 경감을 느껴왔지만, Mrs. R.은 어렸을 때부터 경쟁을 좋아하는 수영선수였고, 최소한 일주일에 세 번 정도는 상당한 거리의 수영을 유지했다.

Mrs. R.은 하부 크로스 자세(lower-crossed posture)로 섰다. 그녀의 엉덩관절(고관절, hip joint) 폄(신전, extension) 동작 패턴은 초기 양쪽의 척추세움근(척추기립근, erector spinae)의 활동을 나타내었다. 다리 벌림(외전,

abduction) 패턴은 엉덩허리근(장요근, iliopsoas)의 단축(tightness)을 나타내었고, 그녀의 몸통 굽힘(체간 굴곡, trunk flexion) 패턴은 정상이었으나, 그녀는 윗몸 일으키키(sit-ups)를 할 때마다 다리를 들어올렸다. Mrs. R's Biering-Sorenson test는 240초를 초과했다.

그녀의 수영 과거력(history)은 충분하게 병행 훈련(cross-train)을 하지 않은 전형적인 선수이다. 그녀의 척추세움근의 지구력은 그녀의 나이에 비해 우수했으나, 배근(복근, abdominal)의 근력과 균형은 상당히 벗어나 있다. 분명하게도, 그녀의 하부척추근(back musculature)의 트레이닝은 중요하지 않다.

그녀의 프로그램은 이러한 균형의 교정이 개입되었고, 8주 후 그녀는 상당히 좋아졌다. 복부훈련은 지금 그녀의 트레이닝 상황에 포함시켰다.

사례 — 2 Mr.J 10주 프로그램은 단지 평균을 의미한다 (the 10-week program is only "Average")

43세 된 남자로, 그의 치료사에 의해 재활센터로 문의하게 되었다. 말에서 떨어진 후로 지난 30개월간 일을 하지 않았고 , 그로 인해 허리에는 "처치하기 어려운 근약화(weakness)"가 있었다. 그의 하부 허리 통증이 되었다. 그 통증은 10을 기준으로 5 정도의 scale로 지속되었고, "어떤 운동"은 통증 8~9 scale로 악화시켰다.

그는 영구적인 손상으로 일을 쉬고 있지만, 도움될 수 있는 모든 것들을 하고자 시도하고 있다. 그는 그 사고 이후 말을 탈 수 없었다.

Mr. J는 동시수축 운동을 4주 동안 실시했다. 그때에도 그는 통증의 악화를 느껴 여전히 척추세움근(척추기립근, erector spinae) 지구력 검사를 측정하지 못했다. 그의 일반적인 약화임에도 불구하고, 그의 움직임은 순서와 특성의 관점에서는 움직임 유형이 정상이었다.

Mr. J는 몸이 많이 손상당한 환자의 한 예이다. 짐볼 위상성(gym ball phasic) 운동과 배근(복근, abdominal) 비정상적인 작용을 수정하여 동시수축(co-contraction)과 체력단련(build-ing up)을 20주 동안 재활한 결과, 그는 완전히 독립적인 수행이 가능해졌다.

그는 첫 번째 운동 평가 후 일주일에 한 번 그 다음 2주에 한번 방문했으며, 대략 6달을 수행해 왔다. 그는 집의 부분을 체육관으로 개조하여 운동을 계속하였다. 그는 다시 말을 탔고, 약과 알코올 중독의 상담사로 활동하였다.

3단계 – Mr.B(국소적 안정성의 중요성) (The importance of local stabilization)

Mr.B 32세의 트라이애슬론 선수다. 그는 매일 훈련을 거듭했으며 자전거, 육상, 수영과 운동에 열중하였다. 그의 활동에도 불구하고, 달리는데 허리 통증을 경험하였다. 그는 수동적 치료에 통증의 경감을 느꼈지만 통증의 원인을 찾고자 치료를 하였다. Mr.B의 근력평가는 정상이였으며, 유지와 동시수축의 결점이 평가확인에서 보여졌다. 그는 재활의 훈련으로 인하여 운동선수로서 성취를 느낄 수 있었다. 단순 운동의 연습으로 극심한 통증을 경감할수 있었다.

■ 결론 (Conclusion)

척추안정성 훈련은 세부 운동(fine motor) 조절과 등장성 운동의 조화가 요구된다. 등장성 프로그램(isotonic programs)을 포함해서 가장 중요한 한 가지는 많은 환자들은 일 수행에 높은 동기부여가 주워진다. 그래서 높은 수용력을 가진다. 당연히 안정성 운동에서 국소적 안정을 위한 운동조절의 원리의 조합으로 더욱 더 안정적이고 효율적인 효과가 기대되어질 수 있다.

확인 과정
본 장의 학습목표 자가 점검

- 재활에서 등장성 훈련의 기초 원리들은 무엇인가?
- 그 프로그램의 효율성을 향상시킬 수 있는 등장성 훈련의 핵심적 요소들에 대해 개요를 그려보자.
- 코어 안정성은 무엇이고 왜 중요한가?
- 정상적인 힘과 지구력 측정 그리고 주동근과 길항근의 비율의 관계에 대해 정의해보자.
- 평가 절차를 세워보자.
- 척수 근육의 불충분이 주어졌을 때 어떤 등장성 운동이 올바르게 만들 수 있는가?

■ 감사의 글 (Acknowledgment)

저자들은 27장에 기여한 Zoe Scott과 그녀가 공헌한 AECC 재활센터에 특히 감사를 드린다.

■ 참고문헌 (References)

1. Alaranta H, Hurrri, Heliovaara M, Soukka A, Harju R. Intensive physical and psychosocial training program for patients with chronic low back pain. Spine 1994;19:1339–1349.
2. Alaranta H, Hurrri, Heliovaara M, Soukka A, Harju R. Non-dynamometric trunk performance tests: Reliability and normative data. Scan J of Rehab Med 1994;26:211–215.
3. Alaranta, H, Hurri H. Non-dynamometric performance tests; reliability and normative data. Scand J Rehabil Med 1994;26;211–215.
4. Alexandre NM, Nordin M, Hiebert R, Campello M. Predictors of compliance with short-term treatment among patients with back pain. Rev Panam Salud Publica 2002;12:86–94.
5. Beimborn DS, Morrisey MC. A review of the literature related to trunk muscle performance. Spine 1988;13;655–659.
6. Bentsen H, Lindgarde F, Manthorpe R. The effect of dynamic strength back exercise and/or a home training program in 57-year-old women with chronic low back pain. Results of a prospective randomized study with a 3-year follow-up period. Spine 1997;22:1494–500.
7. Biering Soerensen F. Physical measurements as risk indicators for low back trouble over a one year period. Spine 1984;9:106–119.
8. Bolton J, Humphreys BK. Shifts in approaches to continuing professional development: implications for the chiropractic profession. J Manip Physio Ther 1998;21: 368–371.
9. Carr-Hyde R, Cook J. The reliability of dynamic endurance testing of the lumbar extensor muscles. Submitted for publication.
10. Croft PR, Macfarlane GJ, Papageorgiou AC, Thomas E, Silman AJ. Outcome of low back pain in general practice. BMJ 1998;316:1356–1359.
11. Danneels LA, Cools AM, Vanderstraeten GG, Cambier DC, Witvrouw EE, Bourgois J, de Cuyper HJ. The effects of three different training modalities on the cross-sectional area of the paravertebral muscles. Scand J Med Sci Sports. 2001;11:335–341.
12. Danneels, LA, Vanderstraeten GG, Cambier DC, Witurouwee EE, Dankaerts W, Decuyper HJ. Effects of three different training modalities on the cross sectional area of the lumbar multifidus in patients with chronic low back pain. Br J Sports Med 2001;35:186–191.
13. Descarreaux M, Normand MC, Laurencelle L, Dugas Evaluation of a specific home exercise program for low back pain. J Manipulative Physiol Ther 2002;25:497–503.
14. Fordyce W, McMahon R, Rainwater G, Jackins S, Quensted K, Murphy T, Delateur B. Pain complaint-exercise performance relationship in chronic pain. Pain 1981;10:311–321.
15. Frost H, Klaber Moffett JA, Moser JS, Fairbank JCT. Randomised controlled trial for evaluation of fitness program for patients with chronic low back pain. BMJ 1995;310:151–154.
16. Graves JE, Pollock M, Foster D, Legget SH, Carpenter DM, Vuoso R, Jones A. The Effect of training frequency and specificity on isometric lumbar extension strength. Spine 1990;15:504–509.
17. Harding VR, Simmonds R, Watson P. Physical therapy for chronic pain. Pain Clin Updates. 1998;1ASP2(3):1–4.
18. Harkapaa K, Jarvikoski A, Mellin G, Hurri H. Controlled study on the outcome of inpatient and out patient treatment of low back pain. Scand J Rehabil Med 1989;21:81–89.
19. Hides JA and Richardson CA. Multifidus muscle recovery is not automatic after resolution of acute, first episode low back pain. Spine 1996;21: 2763–2769.
20. Hides JA and Stokes. Evidence of lumbar multifidus wasting ipsilateral to symptoms in patients with acute/sub-acute low back pain. Spine 1994;19: 165–172.
21. Hides JA, Richardson CA, Jull GA. Multifidus muscle recovery is not automatic after resolution of acute, first-episode low back pain. Spine. 1996;21:2763–2769.
22. Highland TR, Dreisinger TE, Vie LL, Russell GS. Changes in isometric strength and range of motion of the isolated cervical spine after eight weeks of clinical rehabilitation. Spine. 1992;17(6 Suppl):S77–S82.
23. Hodges P, Richardson CA. Inefficient stabilization of the lumbar spine associated with low back pain. Spine 1996;21:2640–2650.
24. Hodges P. Is there a role for transversus abdominus in lumbo-pelvic stability. Manual Ther 1999;4: 74–86.
25. Hodges P. Transverus abdominus: the forgotten muscle. Proceedings of the 3rd interdisciplinary world conference on low back and pelvic pain, Vienna, Austria, 1998.
26. Jordan A, Manniche C. Rehabilitation and spinal pain. J Neuromusculo Sys 1996;4:89–93.
27. Jordan A, Mehlson J, Martin Bulow P, Danneskidd-Samsoe B. A comparison of physical characteristics between patients seeking treatment for neck pain and age-matched healthy people. J Manipu Physio Ther 1997;20:468–475.
28. Jordan A, Mehlson J, Ostergaard K. Strength and endurance measurements of the cervical musculature in 100 healthy subjects. Proceedings of the international conference on spinal manipulation, Toronto, Ontario, 1999.
29. Jordan A, Ostergard K Rehabilitation of neck/shoulder patients in primary health care clinics. J Manipu Physio Ther 1996;19:32–35.
30. Jordan, A, Mehlsen, J, Bulow, P, Ostergaard, K, Danneskiold-Samsoe, B. Maximal isometric strength of the cervical musculature in 100 healthy volunteers. Spine 1999;24:1343–1348.
31. Juker D, McGill SM, Kropf P, Steffen T. Quantitative

intramuscular myoelectric activity of lumbar portions of psoas and the abdominal wall during a wide variety of tasks. Med Sci Sports Exercise 1998;30:301–310.

32. Kumar S, Dufrense RM, VanSchor T. Human trunk strength profile in flexion and extension. Spine 1995;20:160–168.
33. Latimer, J, Maher, C, Refschauge, K, Colaco, I. The reliability and validity of the Biering-Soerensen test in asymptomatic subjects and subjects reporting current or non-specific low back pain. Spine 1999;24:2085–2090.
34. Lattika P, Battie MC, Viderman T, Gibbons LE. Correlations of isokinetic and psychophysical back lift and static back extensor endurance tests in men. Clin Biomechanics 1995;10:325–330.
35. Luoto S, Heliovara M, Hurri H, Alaranta H. Static back endurance and the risk of low back pain. Clin Biomechanics 1995;10:323–324.
36. Manniche C, Jordan A. Editorial. Spine 1995;20: 1221–1222.
37. Manniche, C Lundberg E, Christensen I, Bentzen L, Hesselsoe G. Intensive dynamic exercises for chronic low back pain: A clinical trial. Pain 1991;47:53–63.
38. Manniche C. Intensive dynamic back exercises with or without hyperextension in chronic back pain after surgery for lumbar disc protrusion: A clinical trial. Spine 1993;18:560–567.
39. Manniche C. Low back pain and exercise. Ugeskr Laeger 1993;155:142–144.
40. McAuley E, Courneya KS, Rudolph DL, Lox CL. Enhancing exercise adherence in middle-aged males and females. J Prev Med 1994;23:498–506.
41. McGill SM. Low back stability: From formal description to issues for performance and rehabilitation. Exercise Sports Sci Rev 2001;29:26–31.
42. McGill S. Low back disorders: evidence-based prevention and rehabilitation. Human Kinetics, 2002.
43. Meyer TG, Gatchel RJ, Mayer H, Kishino ND, Keeley J, Mooney V. A prospective 2 year study of functional restoration in industrial low back injury: an objective assessment procedure. JAMA 1987;258:1763–1767.
44. Ng JK, Richardson CA. Reliability of electromyographic power spectral analysis of back muscle endurance in healthy subjects. Arch Phys Med Rehabil 1996;77:259–264.
45. Pollock ML, Leggett SH, Graves JE, Jones A, Fulton M, Cirulli J. Effect of resistance training on lumbar extensor strength. Am J Sports Med 1989;17:232–238.
46. Reilly K, Lovejoy B, Williams R, Roth H. Differences between a supervised and independent strength and conditioning program with chronic low back syndromes. J Occup Med 1989;31:547–550.
47. Revel M, Minguet M, Gergoy P, Vaillant J, Thomas E, Silman AJ. Changes in cervicocephalic kinaesthesia after a proprioceptive rehabilitation program in patients with neck pain: a randomised controlled trial. Arch Phys Med Rehab 1994;75:895–899.
48. Richardson CA, Snijders CJ, Hides JA, Damen L, Pas MS, Storm J. The relation between the transversus abdominis muscles, sacroiliac joint mechanics, and low back pain. Spine 2002;27:399–405.
49. Rissanen A, Alaranta H, Sainio P, Harkonen. Isokinetic and Non-dynamic tests in low back pain patients related to pain disability index. Spine 1994;19:1963–1967.
50. Rissanen A, Heliovaara M, Alaranta H, Taimela S, Malkia E, Knekt P, Reunanen A, Aromaa A. Does good trunk extensor performance protect against back-related work disability? J Rehabil Med 2002;34:62–66.
51. Saal JA, Saal JS. Non-operative management of herniated cervical intervertebral disc with radiculopathy. Spine 1996;21:1877–1883.
52. Schifferdecker-Hoch F, Denner A. Mobility, strength and endurance parameters of the paraspinal musculature. Age and gender specific reference data. Manuelle Medizin 1999;37:30–33.
53. Vernon H. Muscle strength testing of the neck with a manual modified sphygmomanometer dynamometer. Eur J Chir 1994;44:41–49.
54. Waddell G. Low Back Pain: A twentieth Century Enigma. Spine 1996;21:2820–2825.

28

허리 안정성을 위한 근력 훈련
(Weight Training for Back Stability)

학습목표

이 장을 읽고나면 이해할 수 있을 것이다:

- 어떻게 환자가 바닥에서 등장성의 중량운동으로 진행하는가?
- 어떻게 안정성 원리들을 헬스클럽 운동들에 포함시키는가?
- 근력훈련 목표를 성취하기 위해 어떻게 강도, 세트 그리고 반복을 수정하는가
- 몸통근육들의 지구력과 강도를 훈련하는데 사용될 수 있는 기본적인 기구들과 사용하는 방법
- 몸통과 하지의 근력과 체력을 발달시키기 위한 기본적인 프리웨이트와 의료용 볼 운동들

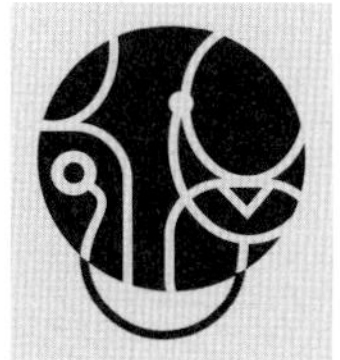 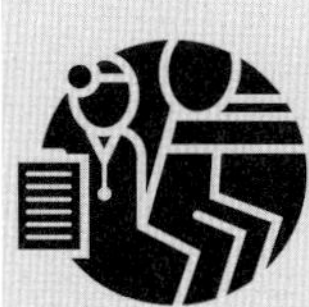 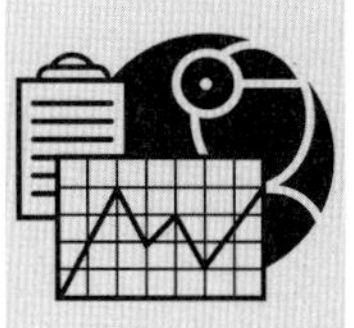 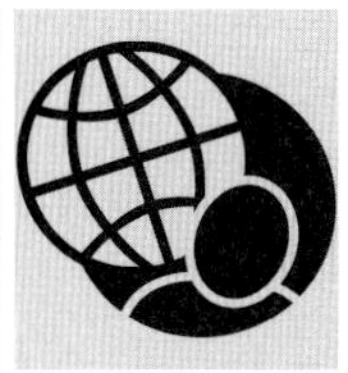 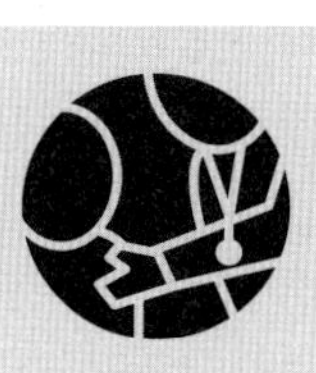 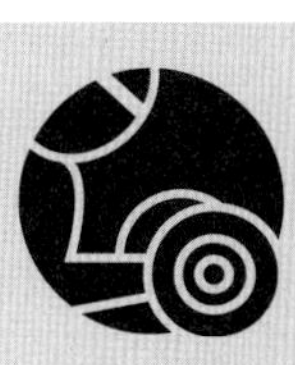 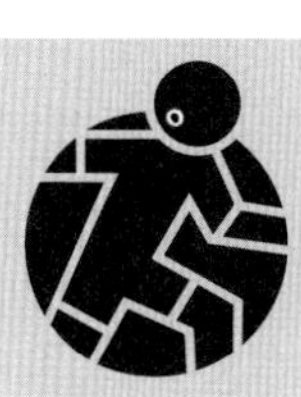 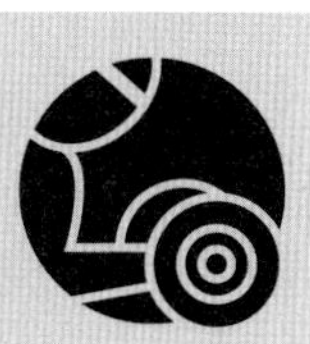

우리는 근육이 부분적이고 전체적인 형태로 분류될 수도 있다는 것을 2장과 25장에서 배웠다. 특정 근육계의 지구력을 강화하고 전체 근육계의 우세를 줄이는 것은 허리 재활의 기능적인 방법으로써 제안되어져왔다.[12,9] 그러나, 허리의 근육 안정성을 제공하는 전체적 체계(global system)에 대한 환자 믿음의 감소는 일부 치료사들이 완전한 전체시스템을 잊고, 분리된 국소 근육체계의 수행력 강화를 추구하는 경향을 유도하게 되었다. 그러나, 허리 안정성을 강화시키기 위한 웨이트 트레이닝(weight-training)의 사용은 효과적인 임상 도구[13]로 보이며, 그 사용을 금지하는 것은 허리통증 치료에서 잠재적으로 가치 있는 방법을 보류하는 것이다(27장).

특정한, 그리고 전체적인 근육들 사이에서의 상호작용은[2] 안정성을 조절하는 특정 근육과 각각의 요추분절의 잠재적인 부분 움직임에 의해 발생하는 반면에, 전체적인 근육들은 중립자세에서 척추를 멀리 움직이려는 경향이 있는 외부 힘들(external forces)의 균형을 맞춘다. 게다가, 전체적인 근육들은 극도의 필요성 이전에 제 시간에 안정성 있게 활동하며, 스포츠 활동과 도수적인 조작(manual handling) 둘 다는 그러한 현상들을 나타낸다.

허리 안정성을 위한 웨이트트레닝(weight-training)은 일반적인 안정성 프로그램에 대한 마지막 과정으로 또는 일반적인 운동체계의 부분으로 체육관에서 현재 훈련하는 안정성 훈련을 겪고 있는 개개인의 기술 지시를 위하여 사용될지도 모른다. 치료사에 대한 필수적인 질문들 중의 하나는 안정성〔자유 운동과 짐볼, free exercises and gym balls)을 위해서 언제 바닥운동(floor exercise)에서 체중에 근거를 둔 기계운동과 프리웨이트(machines and free-weights)〕 운동으로 이동하는가 이다.

언제 웨이트 트레이닝이 알맞은가?
(When is Weight-Training Appropriate?)

웨이트 트레이닝(weight-training) 프로그램을 시작하기 전에, 환자는 좋은 중심 안정성(good core stability)을 가지고 있어야 한다. 이를 측정하는 기술들과 중심 안정성을 강화하는 기본적인 운동들은 11, 25, 26, 34장에 설명하였다. 환자가 웨이트 트레이닝 프로그램을 시작하기 전에 표 28.1에 있는 필수적인 요건들을 반복한다.

허리 안정성 훈련은 운동학습(motor learning)의 세 단계들을 병행함으로써 설명되어진다.[9,10,15] 단독적 근육 활동(isolated muscle work)〔심부 코르셋 근육(deep muscle corset)의 경우에〕이 맨 처음 나타나는데, 이것은 웨이트 트레이닝이 시작되기 전에 완성 되어지는게 필수적이다. 두 번째 단계에서 필수적인 형태는 대상자가 그러한 간단한 동작에서 그들 자신의 실수들을 깨닫고 교정할 수 있느냐 이다. 임상적으로 이것은 대상자가 그들이 언제 중립의 허리 위치에서 멀리 움직이는지를 알고, 마음대로 허리를 원위치 시킬 수 있다는 것을 의미한다. 일단 한번 이것이 성취되면, 복잡한 움직임들은 그것들의 기본적인 요소들로 세분화되며, 이러한 움직임은 중립의 척추자세(neutral spinal position)를 유지하는 동안 학습된다. 사지 움직임들은 종종 이 단계 과정 동안 안정된 기반으로 사용되며, 기계들을 사용하는 기본적인 웨이트 트레이닝 움직임들 역시 사용된다. 더 다양한 움직임들이 프리웨이트(free-weight) 운동들과 함께 요구되며, 그리고 이들은

표 28.1 웨이트 트레이닝 프로그램을 시작하기 전에 대상자는 다음의 것들을 할 수 있어야 한다:

- 중립의 허리 자세를 확인한다.
- 사지 움직임을 수행하는 동안 중립자세를 확인하고 유지한다.
- 중립자세를 유지하는 동안 근육의 보상작용을 피한다.
- 중립자세를 유지하는 동안 정상적인 호흡을 한다(호흡을 유지하는 것을 피한다).
- 10초 사지 움직임의 10회 반복 동안 중립의 허리 자세를 유지한다.
- 중립 위치를 유지하는 동안 요구하는 움직임을 수행한다.
- 정확하게 엉덩관절 중심점 운동(hip hinge action)을 5회 수행한다.
- 운동기구들과 연관된 기술들을 다루고 자세 배열에 대한 기본적인 지식을 가진다.

기구 운동법의 있어서 진전(progression) 사용된다. 대상자들이 세 번째 단계로 넘어갈 때, 필수적인 특징은 그들이 지금 그들의 허리부위의 자세를 조절하고, 약간의 주의로 안정화 시킬 수 있느냐는 것이다. 이것은 자동적인 반응으로 나타나며, 더 빠르고 폭발적인 운동들이 이제 사용될지 모른다.

저항훈련의 개념 (Concepts of Resistance Training)

과부하 (Overload)

근육조직을 강화시키기 위해서는 근육에 과부하를 주는 저항을 적용해야 한다. 과부하는 근육이 일상생활에서 보다 더 큰 수준에서 수축할 때만 발생한다. 예를 들어, 팔꿈치를 굽힘(굴곡, flexion)하고, 폄(신전, extension)하는 것은 일상 동작에서 발생하므로, 단지 이 동작을 수행하는 것은 팔 굽힘근(굴곡근, flexor muscle)들에 과부하를 주지 않을 것이다. 과부하는 횟수, 강도, 기간 그리고 움직임의 형태가 몸에 익숙한 것보다 클 때만 발생한다. 기본적인 안정성 활동에서, 근 지구력이 요구되며, 운동은 정확한 움직임 패턴으로 되풀이해야 한다. 이 단계에서의 운동들은 typt I 섬유(fiber)를 강화하기 위한 목적으로 매 반복마다 꽤 긴 기간(10에서 30초)을 가진다. 선택된 움직임의 형태는 정확한 허리뼈-엉덩뼈 정렬(lumbo-pelvic alignment)을 나타내야한다. 주요한 움직임은 허리뼈는 중립 위치에서, 견고한 기반을 가진 몸통위에서 팔을 움직이며 실시되어야 한다. 동작의 강도는 낮으며, 환자에게 움직임을 친숙하게 하기 위하여 횟수는 높다. 예를 들어, 배근(복근, abdominal)을 들어가게 한다거나 뭇갈래근(다열근, multifidus) 강화(25장) 같은 움직임들은 그 동작에 대한 환자인식을 훈련시키기 위해서 하루 내내 수행될 지도 모른다. 움직임의 잦은 반복을 통하여, 동작은 친숙해지고 결국에는 더 자동적이게 된다. 환자가 그러한 동작들을 자동적으로 수행할 수 있을 때, 사람들은 프리웨이트(free-weight)를 사용하는 더 복잡한 웨이트 트레이닝 운동들을 사용할 지도 모른다. 운동의 복잡성이 증가함에 따라, 횟수는 줄여야한다. 그래야 환자는 특정한 작업에서의 수행력이 저하되지 않는다.

근력을 증가시키기 위해서, 더 무거운 저항과 더 적은 운동의 반복(8에서 10)을 실시한다. 그렇게 하면, 더 큰 두께의 근섬유와[14] 더 많은 양의 type II섬유가 동원된다. 근 균형을 유지하기 위해서, 중심 안정성 운동들(core stability exercises)을 유지하는 것이 필수적이다. 좋은 중심 안정성이 성취된다면, type I fiber 활동은 type II 활동과 균형을 이룰 것이다. 환자가 단순히 웨이트 트레이닝으로 이동하여 안정화 운동을 잊어버리게 되면 type II 섬유의 활동은 훨씬 더 증가하게 될 것이지만, type I섬유의 활동은 사용하지 않게 되어 퇴화될 것이다. 이것은 상대적인 근육 불균형을 만들고 결국 궁극적인 수행력에 손해가 될 것이다. 운동(fitness)의 모든 단계에서 균형 잡힌 훈련이 열쇠이다.

운동 요소들 (Fitness Components)

운동(fitness)에는 몇가지 구성요소가 있으며, 훈련 안내서로써 'S' 요소 목록(factor list)(표 28.2)이 유용하다.

운동요소들 모두는 허리 안정성에 대해 어느 정도는 중요하며, 그 중요성은 재활의 단계에 따라 다르다. 국소 근지구력을 나타내는 이런 경우에, 스테미나(stamina)는 근육의 유지시간으로써 중요하다. 예를 들어, 허리 근육들의 지구력은 직업적인 허리 통증에 대한 예언자가 되는 것으로 보여져왔고, 안정성 근육들을 유지하는(holding) 시간을 강화하는 것은 25, 26장에서 강조되었다. 대상자가 웨이트 트레이닝(weight-training)을 진행할 때, 지구력보다 근력에 노력하는 경향이 있지만, 사실 둘 다 필요하다. 유연성이라는 점에서, 움직임의 범위(ROM)와 움직임에 대한 저항 둘 다 중요하다. 기능적인 불안정성에 대해, 근육들을 안정화시키는 것은 지구력뿐만 아니라 완전한 내부 범위(fully inner range)에서 작용하는 그들의 능력도 잃을지 모른다. 그러므로 수축을 유지하면서 내부 범위(inner range)를 수행하는 것은 초기의 안정성 훈련의 중요한 부분을 형성하고, 웨이트 트레이닝 체육관(weight-training gym)으로 확장되어야 한다. 마찬가지로, 원심성 근력(eccentric strength)의 사용도 중요하다. 그리고 많은 인기 있는 웨이트 트레이닝 프로그램에서 원심성 활동들은 드물게 사용되었고, 구심성 활동들에 초점이 맞춰져 있었다. 안정성의 관점에서, 구심성 작업은 원

표 28.2 운동의 구성요소들

구성요소 이름	의미
스테미나(stamina)	심혈관과 부분 근육의 인내력
유연성(suppleness)	동작 범위와 저항력
근력(strength)	등장성(구심성과 원심성)과 등척성 근력
속도(speed)	움직임과 근육 반응 시간의 비율
특이성(specificity)	환자의 기능적인 요구사항에 운동 맞추기
정신(spirit)	움직임의 두려움을 포함하는 운동의 정신학적인 특징들

심성(더 낮게 조절된)과 등척성(유지하는) 근육 작용과 같은 강조로 균형 맞춰져야된다.

속도(speed)는 허리 안정성에 작용하는 중요한 위치를 차지한다. 안정된 위치에서 관절을 미는 힘에 대한 근육 반응 속도는 말초 관절들[6,1]과 척추[5] 둘 다의 안정성을 결정하는 요소이다. 그러한 움직임이 일어날 때(고유수용)를 인지하는 능력이 기술의 한 형태이다. 기계 웨이트 트레이닝(machine weight-training)에 덧붙여 프리웨이트 운동들(free weight exercises)처럼 더 복잡한 움직임으로 연습하는 것은 움직임 기술을 강화시킬 것이다.

어떤 운동에 사용된 기술은 운동 프로그램을 구성하는 활동의 특수한 설정을 반복할 것이다. 그러한 활동들은 재활프로그램에 의해 얻게 되는 필수적인 운동특성을 정확하게 반영해야한다. 특수성(specificity)을 훈련하는 것은 운동의 결과가 사용된 기술과 잘 조화될 때 몸에서 발생하는 변화들에 영향을 미친다. 강요된 요구에 특수하게 적응한다는 말이 있다(the "SAID" pneumonic). 잘못된 기술을 반복하는 것은 움직임의 질을 떨어뜨릴 것이다. 예를 들어, 엉덩관절(고관절, hip joint) 활동은 엉덩뼈(골반, pelvis)과 허리 움직임에 대한 안정성을 결합하고 일반적인 구부림과 드는 움직임을 증가시키는 환자의 능력을 재교육하기 위해 사용된다. 쪼그려 앉기 훈련이 웨이트 트레이닝 프로그램의 부분으로써 수행된다면, 그리고 만약 부족한 기술이 사용된다면, 이것은 구부리고 드는 일상의 사용으로 넘쳐날 것이고, 직업에 의한 손상의 위험을 증가시키는 그러한 활동들에서 조잡한 기술을 사용하도록 환자에게 강요하는 것이다. 중요한 기술의 더 나은 면은 두려움 피하기(fear-avoidence)라 불리는, 움직임에 대한 두려움을 없애는 것이다.[4,16] 특히 만성 허리통증을 가지는 환자는 어떤 행동(예를 들면, 들기나 구부리기)이 통증을 야기할지도 모른다고 생각할지도 모르므로, 이런 행동은 피한다. 제한되고 보호된(protected) 방법에서 그러한 활동을 포함하는 운동들을 사용하는 것은 서서히 환자를 탈감각화하고 기능적 능력을 증가시킨다.

웨이트 트레이닝 방법 (Weight-Training Methods)

격렬한 운동 프로그램이 사용되기 전에, 준비운동이 추천된다. 이것은 무게로 수행하기 전에 활동이 증가된 단계로 몸을 준비시켜야하고 어떤 복잡한 동작들을 예행 연습한다. 준비운동의 방법과 효과는 이 장에 포함되지 않지만, 더 많은 정보는 다른 곳에서 찾을 수 있다.[10]

일반적인 용어로, 더 큰 근육그룹들은 웨이트 트레이닝 동안 더 작은 근육그룹 보다 먼저 작동한다. 이것은 더 작은 근육이 더 빨리 피로해지는 경향이 있기 때문이며 그래서 훈련시간을 제한하는 요소가 될 것이다. 그러므로 몇몇 근육 그룹들을 포함하는 운동은(일반적인 운동) 단독 근육들(single muscles)[단독 운동들(isolation exercises)]을 사용하는 운동전에 배치하게 된다. 이런 규칙의 한가지 예외는 독립 움직임들이 먼저 수행되는 소모전(pre-exhaust training) 훈련이다.

더 복잡한 훈련들, 특히 높은 단계의 기술이 요구되는 프리웨이트 훈련들은 일상동안 미리 수행되어져야 한다. 그것들은 집중을 요구하며, 질(quality)은 피로가 시작될 때 빠르게 감소될 것이다. 기계 운동들은 복잡성 면에서 덜 힘들기 때문에 웨이트 트레이닝 프로그램 이후에 사용될 수도 있다. 무경험자와 함께하는 기본적인 훈련에서,

작용하는 몸의 부분들은 팔-다리-몸통 그리고 반복하는 것처럼 교대로 이루어져야 한다. 이것은 순회 형식(circuit format)으로 알려져 있다. 이런 방법에서 사용한 근육들은 적당한 회복기간이 필요로 한다. 사용자들이 진행할 때, 두 가지 이상 지시가 사용될 것이다. 첫 번째는 혼합 설정이다; 여기서, 둘 또는 더 많은 다른 운동들이 같은 근육 그룹을 위해 사용된다. 두 번째는 두 가지 운동이 선택되어지는 슈퍼세트(superset)이며, 같은 신체부위지만 반대의 근육 그룹(주동근과 길항근)에 적용된다.

일반적으로, 가벼운 무게로 더 많은 반복(11~12회)은 지구력 훈련을 위해 사용되고, 무거운 중량으로 더 낮은 반복은 근력을 위해 사용된다. 중량을 이용하는 허리 안정성 프로그램은 자유운동(free exercise)에 의해 이미 성취된 근 지구력을 유지하는 동안 근력을 키우는데 목적이 있다. 그러므로 약 10~12의 반복횟수가 사용된다. 더 오랜 시간이 걸리는 더 느린 움직임들 역시 지구력을 증가

임상적 문제

소모전 훈련(pre-exhaust training)이라는 것은 근육에 스트레스를 증가시켜 순간적으로 근력 강화를 목적으로 사용하며 주로 직경이 큰 근육의 동원을 위해 사용되어진다. 어떠한 근육이 최대 수축(MVC)을 시도하면, 실패점(point of failure)은 중추 그리고 말초 메카니즘에 의해 결정된다. 말초 메카니즘은 근육의 생리를 포함하고 국소 크레아틴인산 집중과 ATP이용률과 같은 요소를 포함한다. 중추 요소는 주로 정신적인 과정으로 이루어지며 동기(motivation)와 운동 단위 동원 도(degree)를 포함한다. 최대수축을 결정짓는 실패점은 주로 경험이 없는 초보자에 의한 중추메카니즘의 결과로 볼 수 있다. 그러므로 환자는 실제로 최대치를 도달하지 않았지만, 마치 최대치를 도달한 것처럼 느낄지 모른다. 소모전 훈련을 이용하는 것은 이러한 제한점을 넘기 위한 한 방법이다. 엎드린 자세에서 엉덩관절(고관절, hip joint) 신전시에서 단독움직임의 예로 둔부 근육들을 사용하는 것이 최대 수축점으로 이용되는 것이다. 이것 바로 후에(쉬지 않고) 스쿼트와 같은 일반적인 운동을 하는 것이다. 둔부 근육이 정말로 피로하다면, 환자는 스쿼트를 할 수 없을 것이다. 하지만 근 강조(muscle emphasis)를 변화시킴으로써 근육은 더 열심히 하도록 속은 것이다.

시킬 것이며, 사용자가 자세 정렬(postural alignment)을 고려하는데 더 많은 시간을 허용해야 한다. 적은 시간이 소요되는 더 빠른 움직임은 더 폭발적인 움직임을 주며, 배열을 고려하는데 더 적은 시간이 사용된다. 이러한 이유로, 더 느리고 더 정확한 움직임이 중량 훈련의 처음 단계에 사용되고, 더 빠르고 더 폭발적인 운동들은 배열이 좋고, 안정성이 더 자동적이 되었을 때, 정의에 의해 더 적은 집중을 요구할 때 단지 사용된다.

안전하게 강도 높은 운동을 수행하기 위해, 점진적인 부하의 증가가 필요하다. 이것은 사용자가 높은 강도 근운동 시 요구되는 협조성(coordination)을 서서히 증가시키게 해준다. 운동단위를 포함하는 몇몇 신경의 변화들이 요구되며, 증가된 동원(enhanced recruitment), 횟수를 점화하는 운동 단위(motor unit firing frequency), 동기화(synchronization), 그리고 탈억제(dis-inhibition)등이 포함된다.[10] 그러한 것들은 근육 그룹들 사이에서 더 복잡한 협조에 부가하여 일어난다. 과부하 훈련에서 이러한 단계를 수행하기 위해서, 두 세 세트의 운동 반복이 수행된다. 첫 번째 세트는 꽤 낮은 강도(40~50% MVC)로, 두 번째는 더 높게(60~70% MVC)로, 세 번째는 더 높게(80~90% MVC)가 되어야한다. 이런 방법으로, 움직임과 관련된 특수한 협조는 최대 근 활동이 수행되기 전에 낮은 강도로 미리 연습된다. 또한, 어떤 정렬 결함이 더 적은 손상을 야기할 것 같은 낮은 강도의 단계에서 나타날 수도 있다. 설정의 조합, 반복, 그리고 중량은 훈련량을 할당한다. 예를 들면, 20 kg의 중량으로 3세트 10회 반복(총 30번)은 600 kg의 훈련량을 준다. 더 큰 훈련량은 근력훈련을 위하여, 지구력과 속도를 위해서는 더 작은 양이 요구된다.

안정성 훈련의 처음단계에서, 운동은 운동학습(motor learning)을 증가시키기 위해 매일, 그 날 전체를 통해 규칙적으로 수행된다. 이것은 반복이 인식단계(그 움직임을 이해하는 것)에서 운동단계(움직임이 능숙하게 되는 것), 그리고 마지막으로 독립된 단계(자동적인 또는 새겨진 움직임)까지 운동학습을 진전시키는데 필수적이기 때문이다. 이러한 훈련의 횟수는 단지 포함된 근 활동이 강하지 않고, 너무 오랜 회복기간이 필요하지 않기 때문에 가능하다. 그러나 중량훈련(weight-training)에서 훈련 강도는(과부하) 미세한 근 손상(이화작용)을 야기할 정도로

충분히 높다. 이것은 의식적이고, 조직 재성장의 결과(동화작용)이며, 적응(adaptation)이다. 그러나, 시간이 그러한 조직 적응에 필요하므로, 중량훈련은 근육들이 회복하도록 오직 격일로(alternate days) 수행되어져야 한다. 일반적으로, 훈련시간에는 근육의 국소 빈혈을 통해, 나중에는 지연성 근육통(delayed onset muscle soreness; DOMS)을 통해 통증이 나타날 것이다. 이러한 통증과 강직(stiffness)은 근육이 회복하는 중이고, 근육 통증이 현저히 감소되기 전까지 두 번째 훈련단계가 시작되지 말아야 된다는 것을 가리킨다. 훈련횟수가 너무 많다면, 회복이 일어나지 않을 것이고, 과훈련(overtraining)을 초래할 것이다. 예를 들어, 주말의 휴식기간과 함께 월, 수, 금요일을 훈련하는 날로 선택하는 것은 알맞은 회복을 보장할 것이다.

숙련된 사용자에게 "루틴 분할하기(split routine)"는 각각의 근육 그룹들이 각각의 훈련 시간에서 더 많은 훈련횟수를 하도록 목표를 두는 것에 사용될지도 모른다.

임상적 문제

Split routine은 근육이 매일 다른 근 그룹을 운동하는 것에 의해 회복하도록 한다. 예를들어, 사용자들은 월요일과 목요일에는 상체와 몸통 윗부분의 안정성 어깨-가슴(scapulo-thoracic)을, 화요일과 금요일에는 하체와 몸통 아랫부분 허리의 안정성을 훈련하는 것처럼, 매주 4일을 훈련할 수 있다. 이런 방법으로, 같은 근육 그룹들은 이틀 연속으로 일하지 않게 되고, 적당한 회복이 주어진다.

체육관에서의 안전 요소들 (Safety Factors in the Weight Gym)

모든 운동 도구들은 최소화하는데 어려움을 가지고 있으며 이런 요소들은 넓게 두 가지로 나뉜다: 움직이는 기계와 관련된 것들과 스스로 들어올리는 작용을 가진 것들. 많은 간단한 규칙들이 어려움을 최소화시킨다(표 28.3).

중량 조절 (Control the weights)

움직이는 중량들은 상당한 운동량을 가지고 있다. 그 중량들이 전범위(full range of motion) 전체의 조절 아래에서 유지된다면, 관절과 신체 조직에 상당한 위험이 생긴다. 사지가 운동범위 끝에 다다를 때, 주위의 인대와 근육들은 당겨지게 되고 움직임 제한이 온다. 너무 빠른 움직임은 조절 손실의 가져온다 — 움직임의 끝에서 관절은 움직임을 멈추지만, 중량의 관성은 관절이 지지조직을 팽팽하게 하는 것에 반대힘을 가한다.

또한, 이런 경우 과사용 손상(overuse injury)을 일으킬지도 모르며 어떤 경우에는 심각한 외상이 될 수도 있다. 중량훈련 기구를 사용할 때, 피실험자들은 기구에 그들을 맞추는 것보다 그 중량의 움직임을 조절하도록 지속적으로 견고해야 한다. 그것은 운동의 끝 방향으로 사지를 감속시키고 관절이 젖힘(과신전, hyperextension)되는 것을 피하는 것이 좋은 훈련이다.

적절한 옷 입기 (Appropriate clothing)

대부분의 기계들이 안전장치를 가질지라도, 손가락 특히, 머리카락과 옷은 몇몇 결과로 움직이는 중량더미에 끼일 수 있다. 피실험자들은 그들이 기계 중량들을 사용할 때 긴 머리를 뒤로 묶고, 헐렁한 옷은 기계에서 멀리 떨어지도록 해야 한다. 그들은 시계, 큰 반지, 그리고 매달려 있는 보석류는 제거해야 한다. 좋은 운동화는 보호하는데 도움이 될 것이며, 체육관에서는 비치슈즈(beach shoes)나 샌달을 신어서는 안된다! 엄지 발가락이 부딪힐

표 28.3 중량훈련에서의 안전성 요소들

- 훈련 전에 항상 몸풀기를 한다.
- 사용 전에 기계를 점검한다.
- 당신의 높이와 중량에 맞게 기계를 설정한다.
- 긴 머리를 뒤로 묶고 헐렁한 옷은 조심한다.
- 보석류는 착용하지 않는다.
- 편안한 신발류를 착용한다 — 샌들은 안된다!
- 정확한 운동기법을 사용하고, 중량을 알맞게 조절한다.
- 신체 배열을 본다 — 중립의 안정성 있는 척추를 유지한다.
- 운동중 공복을 유지한다.
- 좋은 허리 관리를 연습한다 — 정확하게 들어올린다.
- 자신의 한계 내에서 훈련한다.
- 부상이 있을 때는 절대 훈련금지 — 물리치료사를 찾는다.

수 있으며 프리웨이트(free-weights)가 발 위에 떨어질 수도 있다. 직접적인 부상을 보호하는 것 뿐만 아니라, 좋은 신발류 역시 발을 바르게 정렬시킬 것이다. 과도하게 발을 안쪽번짐(내반, inversion)시키는 것은 정강뼈(경골, tibia)을 안쪽으로 돌림(회전, rotation)시키며, 웅크그리 같은 운동에서 특히, 무릎에 스트레스를 가한다.

기구 조절 (Equipment adjustment)

대부분의 좋은 중량훈련 기구들은 사용자들이 그들 신체의 크기나 형태에 따라 그 기구를 조절하도록 되어있다. 사용하기 전에 기구들이 제대로 설치되어 있는지 확인하고, 사용자는 운동을 시작하기 전에 기구를 사용하는 법을 정확하게 알아야한다. 기구의 중심점(pivot points)은 일반적으로 색칠되어진 플라스틱 뚜껑으로 표시되어 있다. 그것들은 운동되어지는 관절 돌림(회전, rotation)의 중심으로 배열되어져야 한다. 선 밖의 관절축과 기계축에서 운동하는 것은 정확한 움직임을 방해하고, 관절에 스트레스를 가할 것이다.

개인의 한계 (Personal limits)

대상자들은 그들의 한계 내에서 잘 훈련되는 것을 기억해야 한다. 오래된 격언이 하나있다. "중량을 위해서 결코 기술(technique)을 희생시키지 말라(never sacrifice technique for weight)." 너무 무거운 중량을 드는 것은 기술과 신체배열 둘 다를 손상시킬 수 있으며, 부상의 위험을 증가시킨다. 덧붙여, 부정확한 기술을 훈련하는 것은 잘못된 움직임 패턴을 연습하게 될 것이고, 한번 버릇이 된 것은 고치기 힘들다.

신체에 귀 기울이기 (Listen to the body)

잘 짜여진 재활 프로그램을 따르는 것이 아니라면, 피실험자들은 부상입은 신체부위를 훈련하면 안된다. 핵심은 신체 특히, 통증에 귀 귀울이는 것이다. 결코 개인이 통증이 증가하는 운동을 하는 것은 금지다. 움직임이 아프고 느리게 지속된다면, 그 통증은 사라질지도 모른다 — 강직(stiffness)을 겪고 있는 경우에. 그러나 통증이 증가한다면, 그 움직임은 멈춰져야한다. 몇몇 빠르고 반복되는 활동들은 운동이 손상보다 더 아프게 하기 때문에 (counter irritant effect), 그 통증에 적응하기 때문에(습관화 또는 탈민감성) 단순하게 통증이 "감소"될 수 있음을 명심해라. 피실험자들에게 이러한 가능성이 경고되어져야 하며, 그들이 그런 거짓효과를 의심한다면, 즉시 움직임을 멈춰야한다고 상기시켜야 한다.

중량훈련 연습에서의 자세 배열 (Postural Alignment in Weight-Training Practice)

피실험자의 자세는 중력선(LOG)의 관점에서 설명해야 한다. 서 있는 자세에서 옆에서 보면, 그 LOG는 외측과의 앞쪽, 무릎관절 축의 앞쪽, 그리고 대전자, 허리뼈(요추, lumbar vertebrae), 목뼈(경추, cervical), 위팔뼈(상완관절, humerus), 그리고 귓볼을 지난다. 뒤에서, 신체는 균등하게 중심의 척추와 LOG에서 대략 손가락 세 개정도 넓이에 있는 어깨뼈 수직선의 내측연으로 각각 반으로 나뉜다. 신체의 중력중심(center of gravity)은 엉치뼈(천골, sacrum)(S1/2 level)내에 있다. 이 level에서 들어올려지는 어떤 중량을 배치하는 것은 덧붙여진 지레를 감소시키는 것으로 신체의 움직에서의 움직이는 힘을 최소화한다. 그 중량이 이 지점 멀리에서 유지된다면, 그것이 잠재적으로 손상되는 효과는 다양해진다. 이러한 이유로, 엉덩뼈(골반, pelvis)은 직업적인 건강환경에서 들어올릴 때 "안전 지대"로 간주된다. 피실험자들은 중량훈련 활동 동안 가능하다면 안전지대 내에서 또는 가까이에서 중량을 들어올리는 것이 유지되도록 주의해야 된다. 예를 들어, 중량훈련 움직임은 총 20초가 소요될 것이다. 이 활동 동안 중량이 그 20초중에 18초 동안 안전지대에 가깝게 유지될 수 있다면, 그 들기(lift)는 20초 중에 5초만 안전지대에 가깝게 유지되는 것보다 더 안전하다. 그러나 분명하게, 활동을 수행하는데 걸린 시간은 "좋은 들기(lift)는 더 오래 걸린다"는 대중적인 의견은 개념을 떨쳐버리는 것이 정확하다. 좋은 들기는 근 활동과 관절 부하를 최소화하고, 높은 단계의 정확성과 조절과 함께 이루어져야 한다.

LOG에서 떨어진 신체 분절의 움직임은 수동적인 조직 긴장과 능동적인 근 수축에 의해 견뎌내야 하는 지레 힘(a leverage force)을 나타낸다. 덧붙여, LOG의 편향

(devation)은 관절 부하력(loding forces)을 변화시킨다. 중량훈련동안, 움직이는 중량에 의해 만들어진 추가적인 힘들은 자세 배열을 두 배로 중요하게 만든다. LOG의 움직임에 의해 야기된 지레에서의 어떤 변화는 훈련 중량에 의해 신체에 가해지는 힘을 크게 증가시킬 것이다. 게다가, LOG에서 먼 신체부위의 움직임은 균형을 유지하기 위해 반대방향에 이웃하는 신체 부위의 움직임을 필요로 한다. 부정확한 배열에서의 지속적인 반복은 고치기 힘든 자세에서의 습관적인 변화를 가져온다.

정확한 배열 패턴 되풀이하기 (Rehearsing Correct Alignment Patterns)

정확한 배열 패턴은 자유운동(free exercise)과 함께 허리 안정성 프로그램에서 초기에 소개되었을 것이다. 각각의 패턴은 표의 형태로 간단히 설명되지만, 더 상세사항은 다른 곳에 위치해 있다.[11] 각각의 경우에, 피실험자들은 운동전에 중립의 척추 위치를 수립해야하고, 복부 할로윙 동작(abdominal hollowing action)을 수행해야한다. 피실험자가 체육관(weight gym)으로 진행할 때, 기본적인 운동들은 진정으로 효과가 있는 훈련을 위해 중량훈련 기구들을 사용하는 것이 요구된다. 구부리는 동안 올바른 허리-엉덩뼈 리듬(lumbo-pelvic rhythm)을 강화하기 위해 엉덩관절 중심점 운동(hip hinge action)이 사용된다(표 28.4). 이것은 어깨를 가로지르는 나무막대(긴 빗자루 손잡이)를 사용함으로 weight gym에서 변경될 수 있고, 웨이트 트레이닝 바벨(weight-training barbell)로 진행될 수도 있다(그림 28.1). 그러면 이 동작은 전형적인 "좋은 아침" 운동이 된다(그림 28.2). 이 동작은 좋은 안정성이 나타난 상태에서 엉덩관절(고관절, hip joint) 펌근(신전근, extensor muscle)을 발달시키는데 유용하다. 그러나 배열의 결점이 나타날 때, 그 지레축과 잠재성의 디스크내 압력 증가는 잠재적으로 위험한 것으로 유용한 움직임을 변화시킨다.

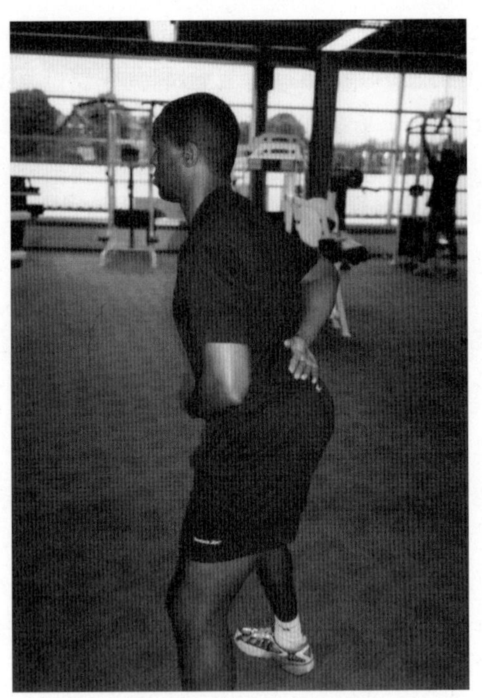

그림 28.1 엉덩관절 중심점 (hip hinge).

복장뼈(흉골, sternum)거상 움직임은 앉은 자세와 선 자세 둘 다에서 사용되어져야 한다(그림 28.3). 피실험자

표 28.4 기본적인 배열 패턴

복장뼈거상(sternal lift)	엉덩관절 중심점(hip hinge)	체중이동(weight shift)
• 허리 움직임으로부터 가슴 움직임을 분리시킨다. • 뒤굽이증(후만, kyphosis)를 평평하게 하기 위해서 가슴 폄을 수행한다 • 가슴(ribcage)을 확장하는 것보다 복장뼈를 거상시킨다(심호흡을 가짐으로써 피실험자를 낙담시킨다). • 어깨뼈를 아래쪽과 내측으로 당긴다(내림과 모음).	• 뒤넙다리근의 신장을 감소시키기 위해서 무릎을 잠그지 않는다. • 중립의 허리자세를 유지하고, 만곡의 깊이를 바꾸지 않는다. • 고정된 엉덩이에서 엉덩뼈를 앞쪽으로 기울이고, 허리뼈와 엉덩뼈의 상대적인 자세를 유지한다. • 가슴 배열을 유지하고, 흉부 굽힘과 어깨뼈 벌림을 피한다.	• 팔이음뼈(견갑대, shoulder girdle)과 다리이음뼈(골반대, pelvic girdle)을 수평으로 움직인다. • 발 사이 지점에서 체중지지 발을 직접적으로 넘어선 지점까지 중력선을 이동한다. • 어깨와 엉덩이가 기울어지는 것을 허락하지 않는다. • 발이 이동될 때 배열을 유지한다.

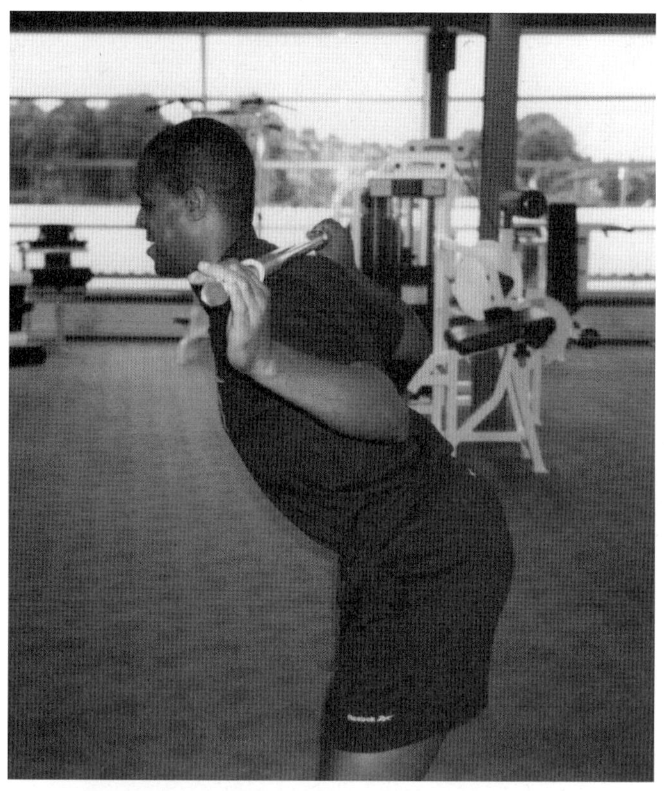

그림 28.2 굿모닝(good morning).

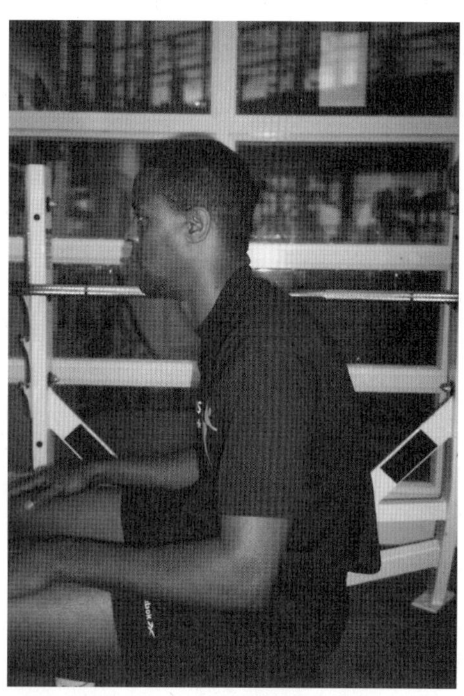

A

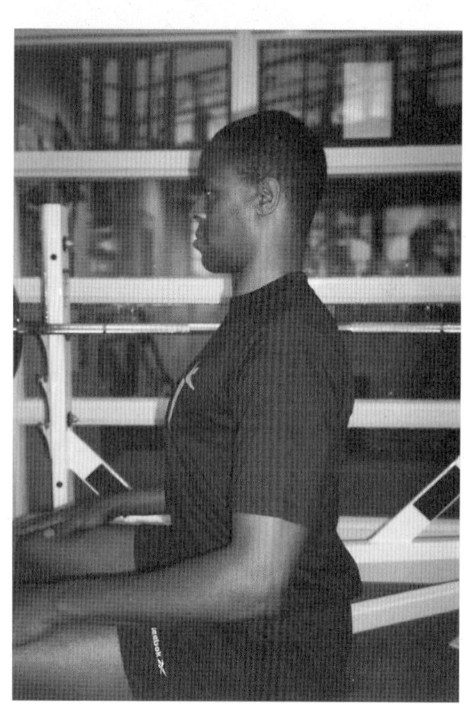

B

그림 28.3 (A) 스터널리프트-시작.
(B) 스터널리프트-종료.

가 한번 허리 움직임과 분리하여 그 활동을 수행할 수 있으면, 그 움직임은 중량훈련 운동으로 포함되어져야 한다. 앉은 자세에서 노 젓는 움직임은 복장뼈(흉골, sternum) 패드를 가진 노 젓기 기구를 사용하거나(그림 28.4), 로우 풀리 기구(low pulley machine)(그림 28.5)를 사용하는 것이 유용하다. 각각의 경우에, 피실험자는 최적의 배열을 위해 가슴(흉곽, thorax) 굽힘(굴곡, flexion)과 어깨뼈(견갑골, scapula) 벌림(외전, abduction)의 자세에서 가슴 폄(신전, extension), 어깨뼈 내림(하강, depression)과 모음(내전, adductor)의 자세로 움직인다. 그 최적의 자세는 중량을 내리기 전에 내측 범위 수축(inner range contraction)을 강조하기 위해서 2~3초간 유지된다.

체중이동 움직임(그림 28.6)은 런지와 힙(lunges and hip) 분리 움직임(multi-hip machine)처럼 한쪽 다리 움직임을 사용하는 운동들에 중요하다. 피실험자가 엉덩뼈(골반, pelvis)을 이동하고, 체중지지 다리를 LOG위로, 멀리까지 옮기면서 정확하게 그의/그녀의 배열을 조절할 수 있을 때, 그 피실험자는 저항받는 힙 움직임과 런지(lunging)을 진행해야 한다. 저항받는 힙 움직임은 발목 끈으로 맞춰진 로우 풀리 기구(a low pulley machine)이나 멀티힙 유닛(a purpose built multihip unit)(그림 28.7)을 사용하면서 수행될 수도 있다. 각각의 경우에서, 허리 안정성에 관한 중요한 요소는 이동이 아니라, 체중지

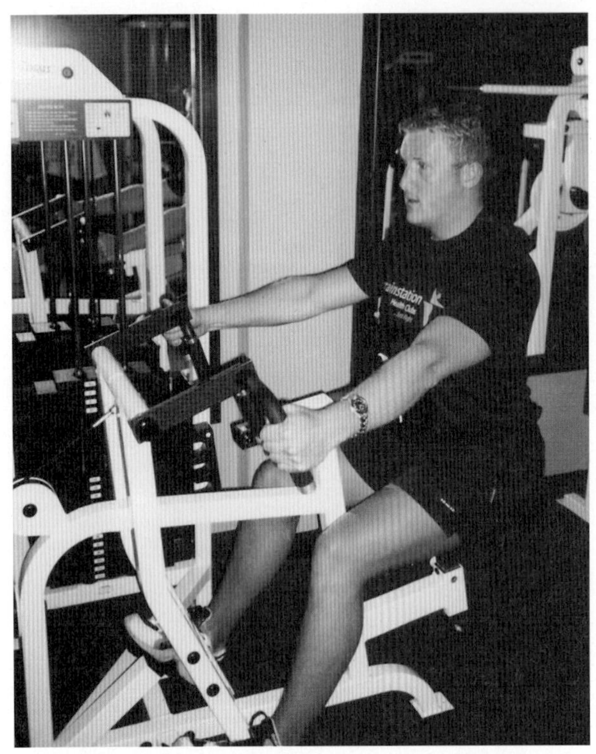

그림 28.4 스터널패드 이용한 로어링머신.

지 다리이다. 피실험자가 체중지지 다리 위로 "높게 서기(standing tall)"에 의해 배열을 유지하고, 엉덩뼈(골반, pelvis)을 움직이는 다리 방향으로 기울이지 않는 것이 중요하다. 런지 동작(lunging action)(그림 28.8)에서(처음에는 중량없이 수행됨), 과제는 앞선 발을 떨어뜨리거나(falling onto) 뒤따르는 다리를 점프(jumping off)하는거 없이 그 움직임 전체에서 체중이동을 조절하는 것이다.

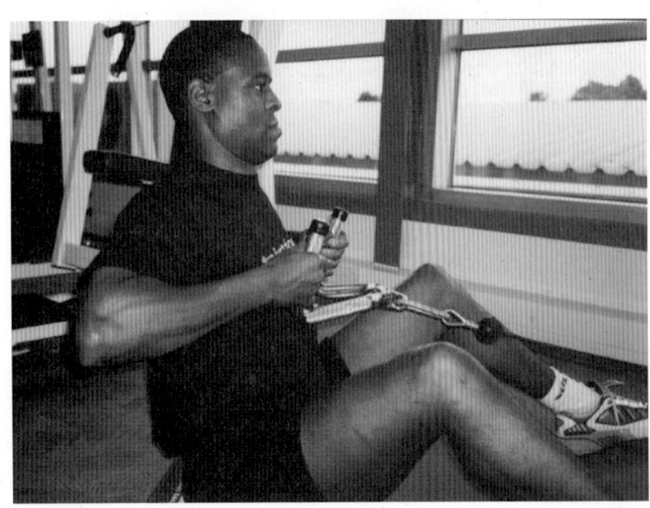

그림 28.5 낮은 풀리 이용한 로어링 동작.

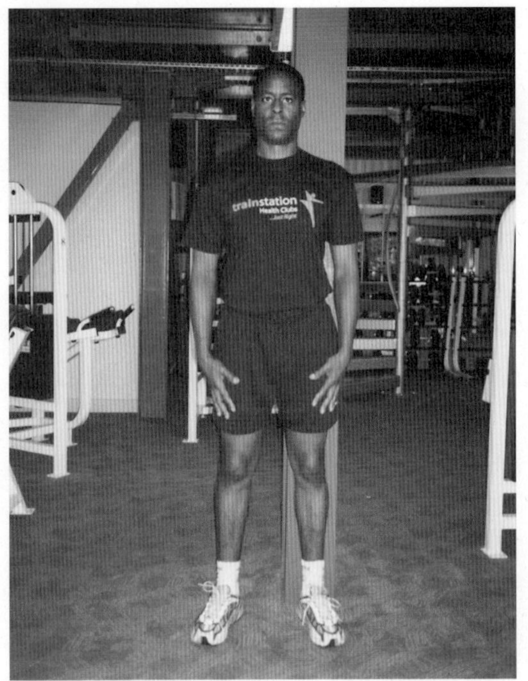

A

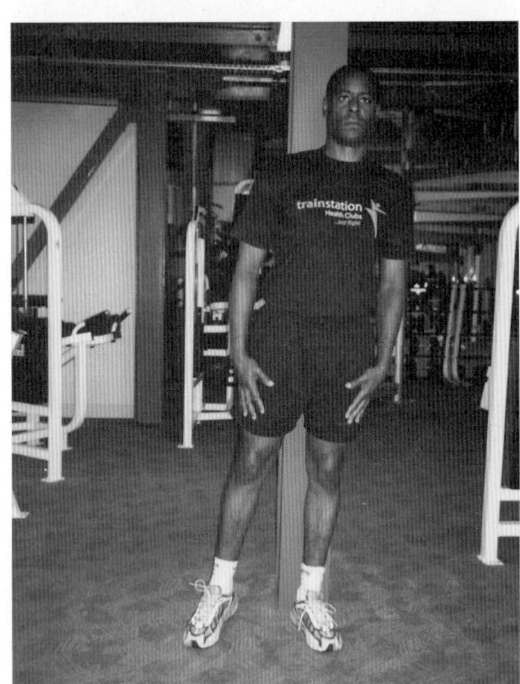

B

그림 28.6 **(A)** 체중 이동-시작. **(B)** 체중 이동-종료.

엉덩뼈(골반, pelvis)은 신체 중력중심의 수직 움직임이 최소화되는 것을 보이면서 시상면(수직면, sagittal plane)에서 가로면(수평선, horizontal line)에 가깝게 움직여야 한다. 배열에 대한 피드백(feedback)은 거울 앞에서 운동

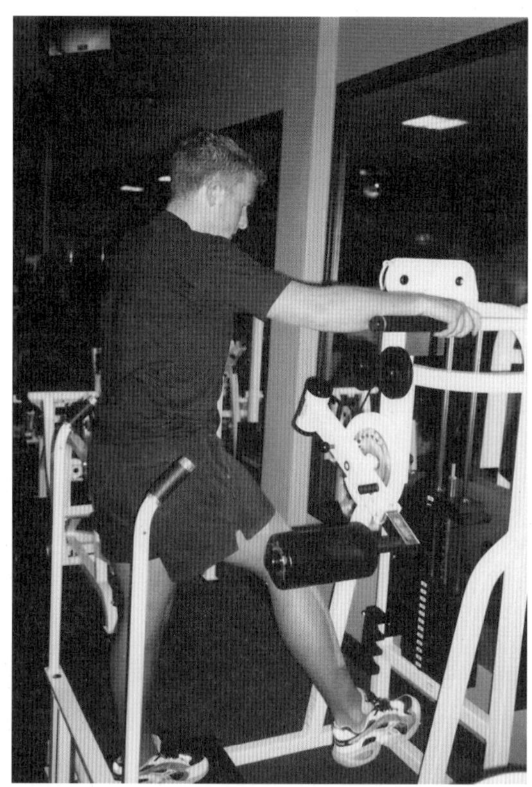
그림 28.7 멀티유닛.

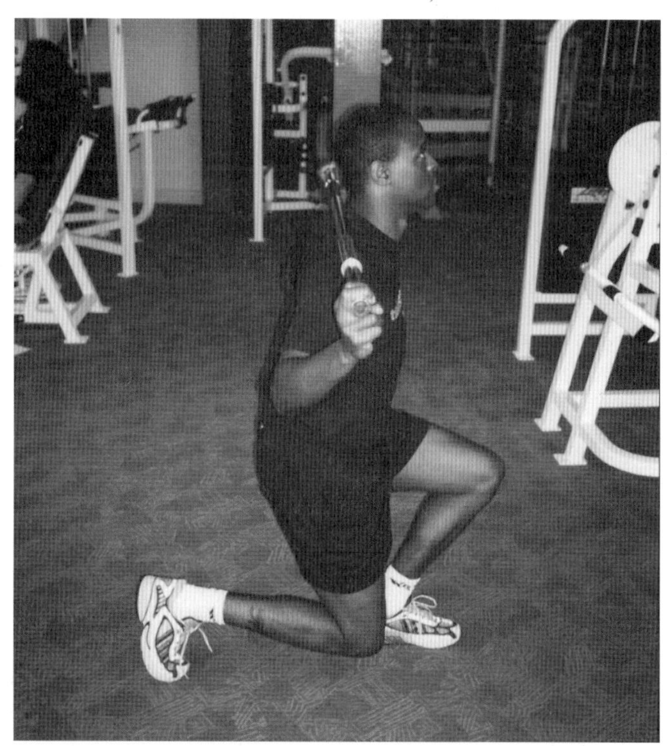
그림 28.8 런징(lunging).

을 수행하거나 어깨선을 수평선과 비교하면서 얻을 수 있다. 어깨를 가로지르는 나무막대를 쥐는 것 역시 피실험자에게 유용한 되먹임을 주며, 움직임 조절을 더 쉽게 만든다. 중량 진행이 사용될 때, 바벨을 어깨 위로 가로지르게 하거나 덤벨을 손에 쥐고서 수행한다.

기계 운동들 (Machine Exercises)

기계 운동의 큰 특징은 단지 한 면(single-plane) 움직임만을 허락한다는 것이고, 그로 인해 협응하기 쉽다는 것이다. 여기서 풀리(pulleys)는 예외다. 왜냐하면, 풀리는 세 면(three plane) 움직임을 허락하고, 더 복잡한 협응이 가능하다. 각각의 운동에서, 움직임의 첫 번째 세트는 피실험자가 그 동작에 친근해지기 위한 몸풀기의 부분으로서 사용된다. 이 처음의 세트를 위해, 가벼운 무게(30% MVC)로 12~15회의 반복을 이용한다. 둘 이상의 세트에서 서서히 무게를 증가시키면서 10에서 12회, 그 다음엔 8에서 10회 반복으로 수행된다. 지구력과 속도의 최대치를 위해 50% MVC가 선택되지만, 근력과 힘을 위해서는 더 높은 중량인 80% MVC까지 사용된다. 첫 번째 세트동안, 움직임은 느려야 하고 잘 조절되어야 한다. 속도 훈련이 사용되는 것이라면, 중량보다 높은 움직임의 비율이 서서히 증가된다. 한쪽 웨이트 트레이닝운동(single-sided weight-training exercises)은 신체의 오른쪽을 위해 설명된다. 피실험자는 오른쪽에 있는것의 거울이 되는 왼쪽에 대한 교육과 함께 신체의 양쪽으로 운동을 수행해야 한다.

끌어당기기 (Lateral Pull-Down)

넓은등근(광배근, latissimus dorsi)은 안정성에 필수적인 요소인, 등허리근막(흉요근막, thoracolumbar fascia)에 긴장을 주는 근육들〔배가로근(복횡근, transverse abdominis)과 볼기근(둔근, gluteus)들과 함께〕 중의 하나이다. 덧붙여, 이것을 중요한 올림 근육(lifting muscle)이고 머리 위에서 신체쪽으로 혹은 신체를 앞으로 뻗은 자세에서 팔을 당기는, 저항이 가해진 모음(내전, adductor)에 의해 강화될 수 있다.

Lateral("lat") pull-down을 위해서, 피실험자는 어깨 뒤로 혹은 가슴 복장뼈(흉골, sternum)정도까지 바(bar)

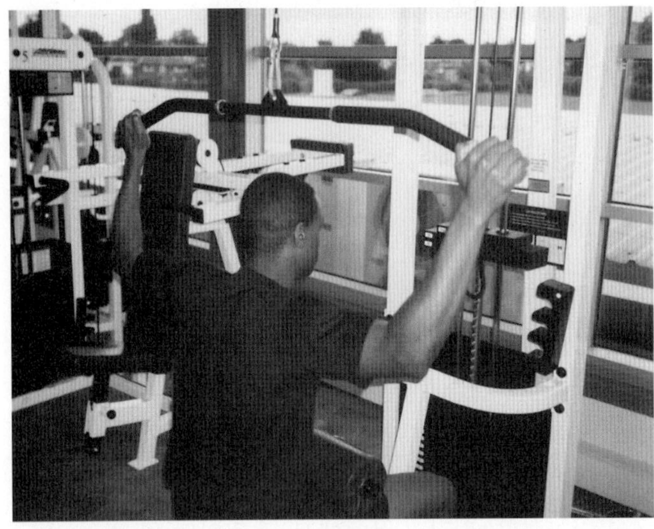

A

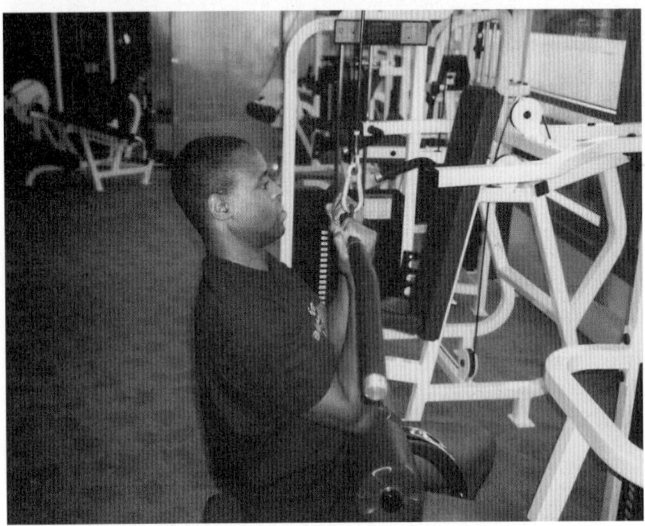

B

그림 28.9 **(A)** 목뒤 부분으로 Lat pull-down.
(B) 앞쪽으로 Lat pull-down(좁게 잡는다).

를 낮춘다(그림 28.9 A). 어느 자세(position)에서든 사용될 수 있다. 둘 다 장점과 단점을 가진다.

목 뒤로 바를 당기는 자세는 가슴쪽으로 바를 당기는 것보다 더 높은 정도의 어깨 가쪽돌림(외회전, lateral rotation)을 요구하기 때문에 피실험자의 어깨 운동성을 증가시킬 것이다. 가쪽돌림은 자주 제한되기 때문에, 이것은 운동성 훈련의 바람직한 형태이다. 그러나, 일곱 번째 목뼈는 매우 튀어나온 가시돌기(극돌기, spirous process)를 가지므로, 피실험자는 바(bar)로 이 지점을 치지 않도록 조심해야 한다. 이러한 가능성으로 줄이기 위해, 그들은 머리를 빗는 것 보다 2에서 5인치(5~8 cm) 정도 머리 뒤로 바를 지나쳐야 한다. 이런 방법으로, 바는 목뼈를 피해서 어깨에 접촉되어 놓여진다. 이런 자세를 취할 수 없는 사람들은 윗가슴 쪽으로 바를 당겨야 할 것이다. 이 동작은 부드럽게 아래로 당겨서, 목 뒤로 그리고 어깨를 가로질러 바를 위치하게 하는 것이다. 머리는 약간 앞으로 기울여져야 하고, 바는 목뼈를 치지 말아야 하지만 등세모근(승모근, trapezius)의 중부섬유(middle fiber)에 접촉되어 놓여져야 한다. 중량을 낮춘 동작은 다시 바를 위로 당긴다. 당신의 피실험자에게 중량을 그 움직임의 마지막에 함께 정지하지 말라고 교육하면, 유용한 견인(traction)이 넓은등근(광배근, latissimus dorsi)과 등허리근막(흉요근막, thoracolumbar fascia)에 유지될 것이다.

복장뼈(흉골, sternum) 맨 위까지 신체 앞으로 바(bar)를 가져오는 것은 어깨의 가쪽돌림(외회전, lateral rotation)과 폄(신전, extension) 범위를 감소시키며, 특히 어깨 아탈구나 탈구가 된 적이 있거나 유연성이 떨어지는 사람들에게 유용하다. 피실험자들은 가장 편한 그립-넓은, 좁은, 안쪽돌림(내회전, medial rotation)된, 가쪽돌림(외회전, lateral rotation)된 또는 중립으로 사용될 수 있으며, 손의 위치에 대한 변화는 움직임에 대한 주안점(emphasis)을 바꿀 것이다. 스텐다드 와이드 바(standard wide bar)나 박스프레임(box frame)〔엎침(회내, pronation)이나 중립 위치의 팔꿈치와 함께〕 어느 것에든 좁은 그립을 사용하는 것은(그림 28.9B) 바가 아래로 당겨질 때 팔꿈치를 신체쪽으로 가깝게 지나게 한다. 바디빌딩에서 이것은 넓은등근(광배근, latissimus dorsi)을 넓게 하기보다 두껍게 만든다. 가쪽돌림 된 그립을 사용하는 것은 넓은등근에 대한 주안점을 줄이고, 위팔두갈래근(상완이두근, biceps brachii)을 강조한다.

케이블 크로스오버 (Cable crossover)

Cable crossover역시 넓은등근에 작용하지만, 이번엔 큰가슴근(대흉근, pectoralis major)과 동시작용한다. 시작 자세는 양 팔을 벌림(외전, abduction)시키고(그림 28.10), 발은 어깨 넓이보다 약간 더 넓게 한다. 동작은 숨을 내쉬면서 양 팔을 몸쪽으로 당긴다. 또다른 방법은

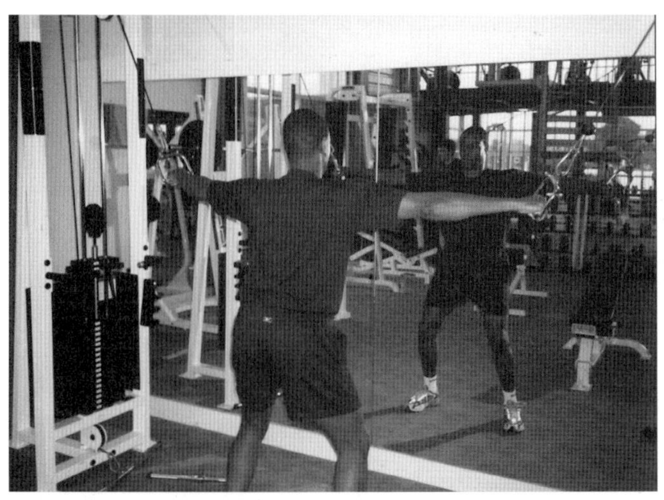

그림 28.10 케이블 크로스오버(cable crossover).

두 팔을 가슴 앞쪽으로 가로질러 당기는 것인데, 이것은 모음(내전, adductor) 범위를 증가시키고 큰가슴근에 주안점을 주는 것이다. 팔꿈치는 관절에 가해지는 스트레스를 줄이기 위해 이 움직임 전체에서 약간 구부러져야한다. 무게가 점차 처음의 상태로 낮춰지면서 벌림(외전, abduction)은 어깨관절에 가해지는 스트레스를 줄이기 위해 조절되어져야 한다. 중량을 내려놓게 하는 것은 잠재적으로 돌림소매(회선근개, rotator cuff)/또는 관절주머니과 인대를 손상시킬 수 있는 관절에 결합된 벌림(외전, abduction)과 견인력이 결합되어 나타날 것이다.

허리 폄 [Back extension (machine)]

허리 폄근(신전근, extensor muscle)들은 들어 올리고 구부리는 동작에 필수적이고, 그 중요성과 재훈련은 26장에 설명했다. 근육들은 들어올려지는 몸통과 중량에 의해 생겨나는 척추를 폄(신전, extension)시키는 것과 굽힘(굴곡, flexion) 움직임에 균형을 맞추는 것 둘 다에 작용한다. 이 동작에서, 허리 폄근(신전근, extensor muscle)의 지구력은 잠재성 손상을 결정하는 요소이다. 덧붙여, 둔부 폄근과 함께 허리 폄근의 배열을 결정하는 것은 중요하다. 이 배열은 엉덩관절(고관절, hip joint) 움직임을 사용함으로써 재교육된다. 양쪽 엉덩관절 폄근과 허리 폄근은 엉덩관절에 변화를 주는(후에 보임) 데드 리프트 동작(dead lift action)의 사용으로 순련될 수 있다.

특수화된 허리 폄 기구(그림 28.11)는 피실험자를 엉덩관절 폄근으로부터 허리 폄근을 분리시키고, 제한된 관절범위를 나타내고, 또는 단지 움직임 범위의 부분만을 재강화시킬 수 있게 한다. 그 기계는 스스로 엉덩뼈(골반, pelvis) 경사와 엉덩관절 중심점(hip hinge) 동작이 가능한 환자에게만 사용되어져야 한다.

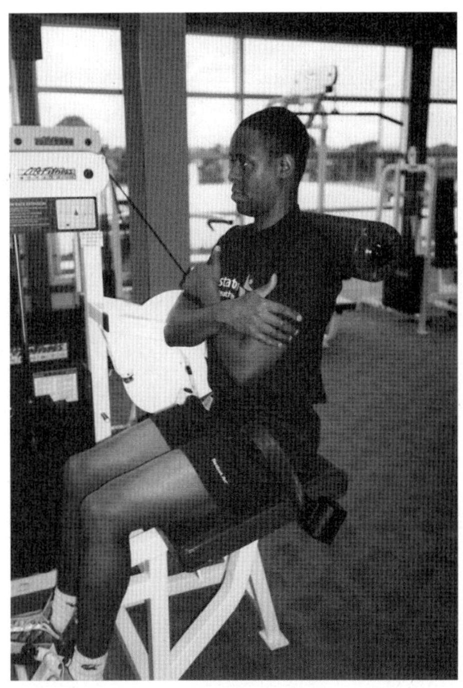

그림 28.11 등 폄 기계(back extension machine).

피실험자는 무릎과 엉덩관절이 70~80° 구부려지게 하고 기계의 축점과 엉덩관절 축이 잘 배열되도록 기계를 조절해야 한다. 움직임은 엉치뼈(천골, sacrum)의 위에 좌골결절 뒤쪽에서 좌석 접촉지점을 움직이는, 엉덩뼈 후방 기울임(posterior tilt)에서 시작한다. 그 동작은 움직임 초기부분 전체에서 고정된 안정화된 요부와 함께 안정적인 넙다리뼈(대퇴골, femur) 위에서의 엉덩뼈의 움직임이다. 오직 움직임 범위의 후반부가 시작될 때 척추가 폄으로 움직여져야 한다.

경험없는 피실험자는 종종 이 운동동안 안정성을 잃으며, 허리뼈(요추, lumbar vertebrae)를 젖힘(과신전, hyper-extension)시키는 복부근육들을 이완시킨다. 요주의 중립위치가 그 동작의 전반부에서 유지되는 것이 중요하다.

허리 폄 프레임 [Back Extension (Frame)]

허리 폄 프레임[back extension frame(Roman chair or

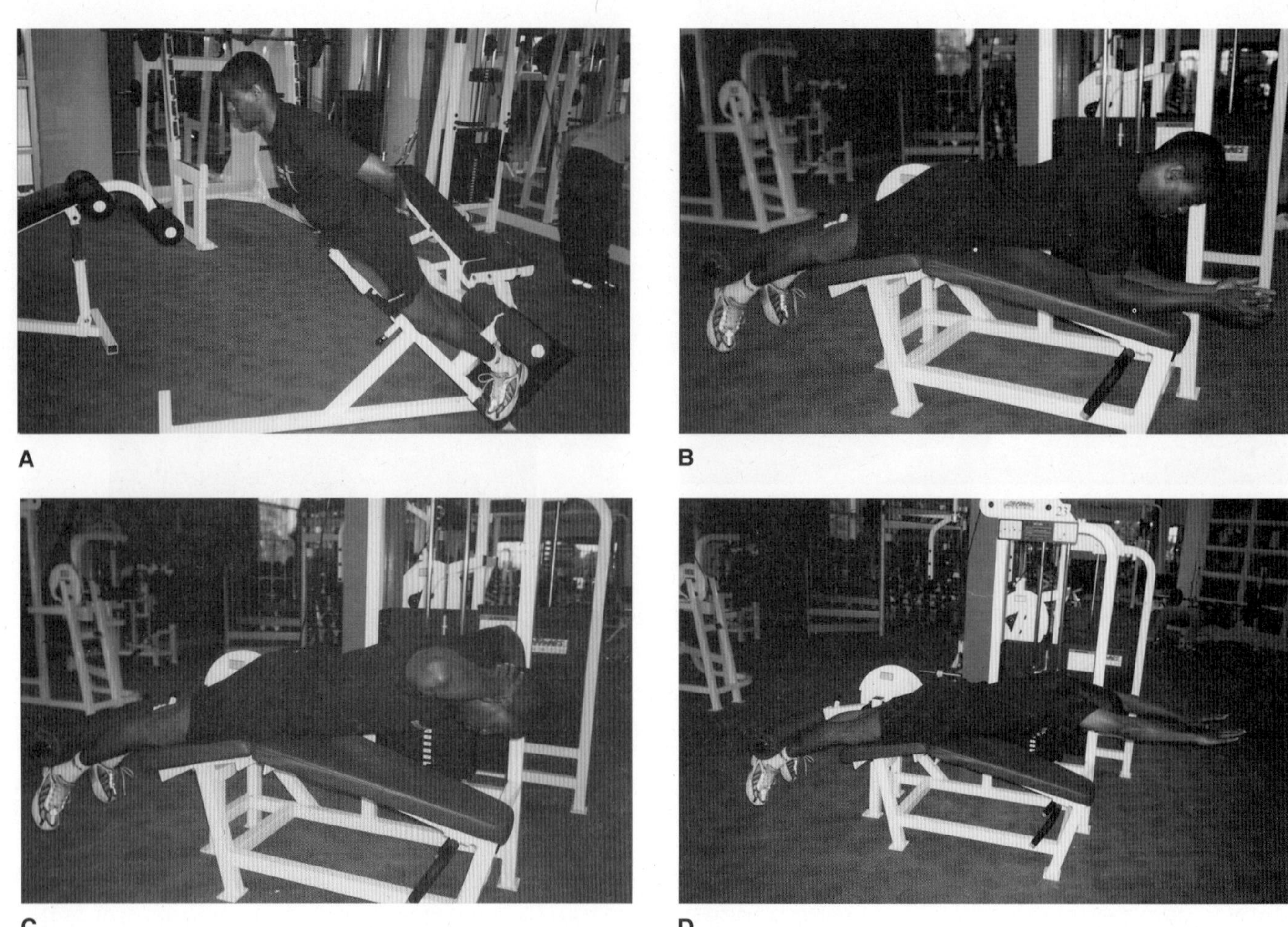

A B C D

그림 28.12 (A) 등 폄 프레임. (B) 레그 컬 벤치 위에서 등 폄 - 시작. (C) 짧은 레버. (D) 긴 레버.

back strong)]의 사용은 27장에 소개되었다. 여기에서의 고려사항은 중량훈련 체육관에서의 그것의 사용이다(그림 28.12A). 정확한 배열을 확보하기 위해서 피실험자는 중립자세를 유지하고 그 동작 전체에서 복부 할로윙(abdominal hollowing) 수행을 확인해야 한다. 경험없는 사용자의 수행을 돕기 위해서 기계 앞에 벤치(bench)나 스툴(stool)을 두고, 피실험자의 어깨와 같은 높이로 맞춘다. 피실험자는 기계 패드위에 다리를 고정되게 하고, 윗몸일으키기 자세로 stool 위에 자신의 손을 위치한다. 처음에 한 손을 들고, 그 다음에 양손 모두를 스툴(stool)에서 들라고 피실험자를 교육한다. 한번 피실험자가 조절된 방법으로 이 동작을 수행 할 수 있으면, 폄(신전, extension)으로의 척추 움직임이 덧붙여진다. 중립 자세에서 시작하고, 엉덩관절(고관절, hip joint) 높이 위에서 약 2~3인치(5~8 cm) 어깨를 들면서 폄 방향으로 움직이고 그 다음에 중립으로 허리를 움직인다. 마지막으로 굽힘(굴곡, flexion) 방향으로 아래로 움직인다.

조절되지 않았다면, 이 동작은 척추조직에 심각한 스트레스를 가할 수 있다. 시작의 순간에, 복부 근육들이 이완되어진다면, 그 엉덩뼈(골반, pelvis)을 앞쪽으로 기울것이고, 부하를 감소시키는 충분한 복부내압 없이 허리 소관절(facet joints)가 압박되면서 허리뼈(요추, lumbar vertebrae)는 젖힘(과신전, hyperextension)될 것이다. 그러므로 허리 안정성과 좋은 배열조절은 이 운동을 수행하기 위해서 필수적인 전제조건이다.

허리 폄 프레임(back extension frame)이 유용하지 않을 때 레그 컬 벤치(leg curl bench)가 사용된다(그림 28.12B,C). 중량은 움직이지 않는 고정점을 제공하기 위해 최고로 설정되어져야 한다. 피실험자는 그들의 다리를 기계패드 아래에 걸고, 무릎을 잠근다(lock). 복부 할로잉(abdominal hollowing)이 수행되어져야 하고, 신체는 아래팔(전완, forearm) 위에서 그것을 지지하는 동안 곧게 유지한다. 최종적으로, 아래팔은 벤치(bench)에서 들려지고 신체는 곧게 유지되어져야 한다(그림 28.12D).

앉아서 노젓기 (Seated rowing)

앉아서 노젓기(seated row)는 복장뼈(흉골, sternum) 들기 동작으로 진행함으로써 어깨뼈(견갑골, scapula) 안정근들과 흉부 폄근(신전근, extensor muscle)들을 강화하기 위해 사용된다. 덧붙여, 앉아서 노젓기는 위팔(상완, humerus) 어깨 폄근들을 다룰 것이다. 시작 자세는(그림 28.5), 뒤넙다리근(슬괵근, hamstring)을 이완시키고, 허리뼈를 중립자세로 유지하기 위해서 엉덩뼈(골반, pelvis)을 충분히 앞쪽으로 기울인 상태로 무릎을 구부린 것이다. 이 동작은 복장뼈 들기(sternal lift), 등뼈(흉추, thoracic vertebrae) 폄(신전, extension)하기, 신체쪽으로 팔꿈치를 유지하는 상지 폄을 시작하는 이런 안정적인 기반에서 수행하는 것이다. 중량이 낮아질때, 안정성 기반(stable base)이 등뼈가 굽힘(굴곡, flexion)되지 않으면서 유지되어져야 한다. 등뼈를 효과적으로 폄하기 위해서, 복부 할로잉(abdominal hollowing)이 수행되어져야 하며 원하지 않은 허리 폄을 제거하기 위해 이 운동 전체에서 유지되어져야 한다. 이 운동은 피실험자가 허리 젖힘(과신전, hyperextension)을 가슴을 앞쪽이나 위로 누르는 동안 흉부신전을 피하기 위해 "속임수 움직임(trick movement)"으로써 사용할 수 있기 때문에, 허리뼈(요추, lumbar vertebrae)를 안정화시킬 수 없는 피실험자에게 사용되어져서는 안된다.

싱글 암 풀리 로우 (Single arm pulley row)

Single arm pulley row는 한쪽 불균형을 교정함으로써 양 팔 사이의 대칭성을 얻기 위하여 사용될 수 있는 것에 더하여 seated rowing(그림 28.13)과 비슷한 효과를 가진다. 덧붙여, 그것은 몸통이 돌림(회전, rotation)되는 것이 허락될 때 약간의 돌림 안정성 또는 돌림 움직임을 일으킨다. 그 결합된 움직임은 요부의 안정화 시스템을 위한 중요한 도전을 제공한다.

시작 자세는 왼쪽 발을 앞으로 하고 오른손으로 풀리(low pulley)의 D손잡이(D-handle)을 잡은 채로 풀리의

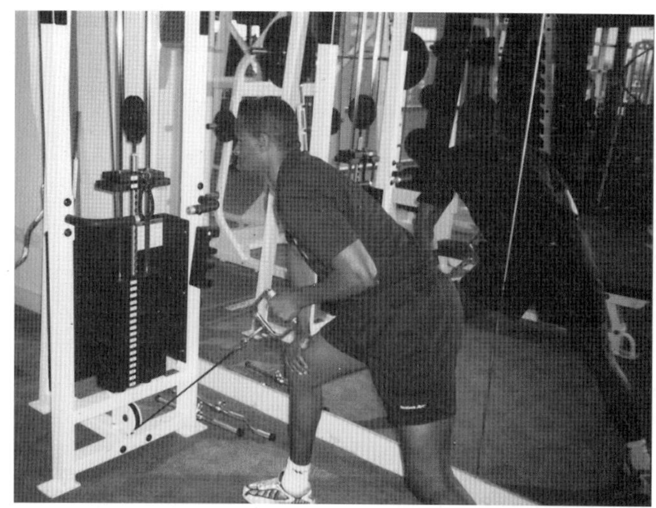

그림 28.13 싱글 풀리 로우(single-arm row).

왼쪽에 대한 펜싱자세이다. 피실험자는 왼쪽 무릎 위에 그의/그녀의 왼쪽손을 얹고, 신체는 45°로 앞으로(trunk on hip) 기울여야 한다. 그런다음 오른팔은 어깨에서 폄(신전, extension)으로 당겨지고, 풀리를 잡은 손이 가슴쪽까지 왔을 때, 몸통을 오른쪽으로 약간 돌림(회전, rotation)시키고 복장뼈들기 동작에서처럼 흉추를 폄시킨다. 로우풀리(low pulley) 자세를 사용하는 것은(pulley at mid-shin level) 피실험자가 척추 폄근에 부하를 증가시키면서 약간 뒤로 기우는 것을 요구한다. 이것은 오직 정렬(alignment)이 좋을 때와 피실험자가 동작 전체에서 척추를 곧게 유지할 수 있을 때만 가능하다. 허리높이에 풀리(pulley)를 두는 것은 앞으로 기울이려는 요구, 부하를 척추폄근에서 제거하는 것 그리고 척추에서 지렛대를 감소시키는 것을 무효화한다. 허리 높이 자세는 환자의 배열이 불안할 때 사용한다.

로우 풀리 척추 돌림 (Low pulley spinal rotation)

배빗근(복사근, abdominal oblique)들은 특히, 도수 치료하는 동안 척추에서 일어나는 돌림력을 조절하는데 있어서 중요하다. 굽힘(굴곡, flexion) 회전력은 척추를 가장 잘 손상시키는 경향이 있으며, 그러한 두 동작을 분리하는 것은 재강화하는데 안전하고 효과적인 방법을 제공한다. 로우 풀리 기구(low pulley machine)은 쉽게 이용가능한 적당한 기구이다. 그러나, 중량훈련 기구가 유용하지 않을 때, 튜브를 설치한 일반적인 저항이 대신 쓰일

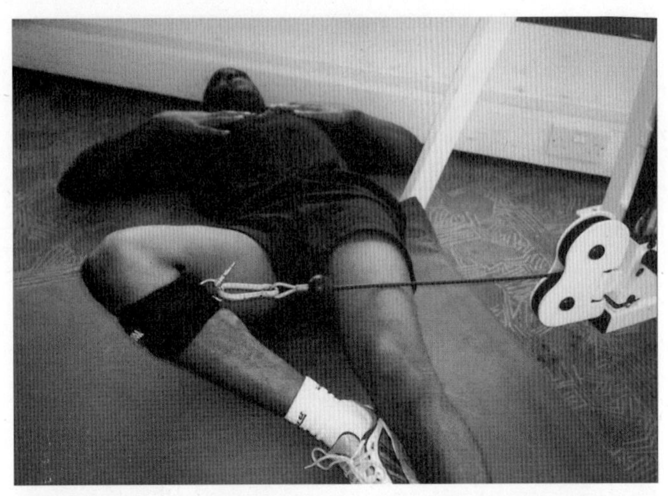

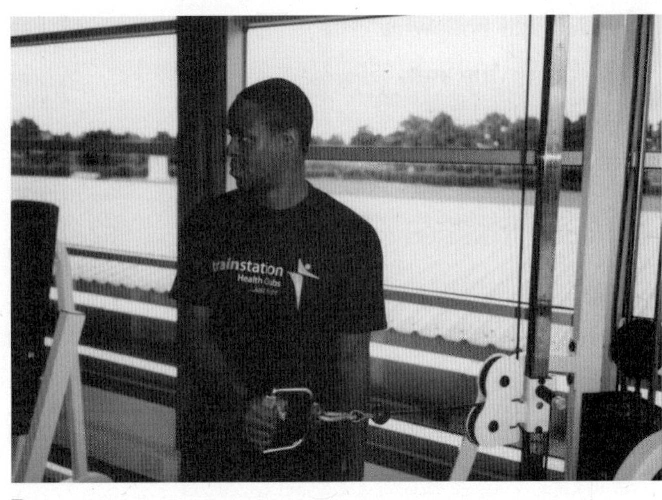

A B

그림 28.14 (A) 낮은 풀리로 척추돌림-누운자세. (B) 낮은 풀리로 척추돌림-선자세.

수 있다.

누워서, 앉아서, 또는 서서하는 시작자세가 선택되어진다. 누워서하는 운동(그림 28.14A)에서, 피실험자는 당기는 방향과 수직으로 무릎을 반 구부린 누운 자세에서 시작한다. 풀리의 케이블은 가죽이나 가죽 끈으로 굽힘(굴곡, flexion) 된 무릎에 매여진다. 움직임은 굽힘된 무릎이 펴진 다리 위를 지나 바닥쪽으로 가기위해 척추를 돌림(회전, rotation)시키는 것이다.

앉은 자세에서, 피실험자는 풀리에서 대략 18인치(0.5 m) 정도 왼쪽에서, 풀리와 수직으로 대면하고 등받이 없는 의자에 앉는다. 피실험자는 그들의 오른쪽 팔꿈치를 90°까지 굽힘시켜야 하며, 신체를 가로질러 그것을 유지한다. 로우 풀리(low pulley)는 피실험자의 팔꿈치와 풀리의 D손잡이(D-handle)이 수평으로 오른손에서 쥐어지도록 조절되어야 한다. 동작은 풀리 기구의 중량이 몸통동작에서만 수행되게 하기 위해서, 엉덩관절(고관절, hip joint), 다리, 그리고 팔을 고정 상태로 유지시키고, 오른쪽으로 몸통을 돌림시키는 것이다. 서서 할 때는 앉아서 하는 것과 비슷하다. 다시, 피실험자는 풀리(pulley)를 팔꿈치 높이로 맞추고 신체를 가로질러 바깥쪽 팔을 구부린다. 발은 넓은 지지면을 유지하기위해 떨어져서 위치하게 된다.

몸통 돌림 기구 (Rotary torso machine)

몸통 돌림 기구(rotary torso machine)는 역시 배빗근(복사근, abdominal oblique)을 강화시키는 것이지만, 끝범위(end-range) 움직임이 피해지거나 범위의 각 부분들이 독립적으로 강화된다는 이점이 덧붙여진다. 움직임을 시작하기 위하여(그림 28.15), 완전한 돌림 범위(full rotation range)를 허락하기 위하여 돌림 잠금(rotation lock)이 설정되지만, 이것은 척추를 젖힘(과신전, hyper-extension)하기 위한 것은 아니다. 돌림 시 아프거나 범위가 제한된다면, 잠금장치(machine lock)은 통증 마지막

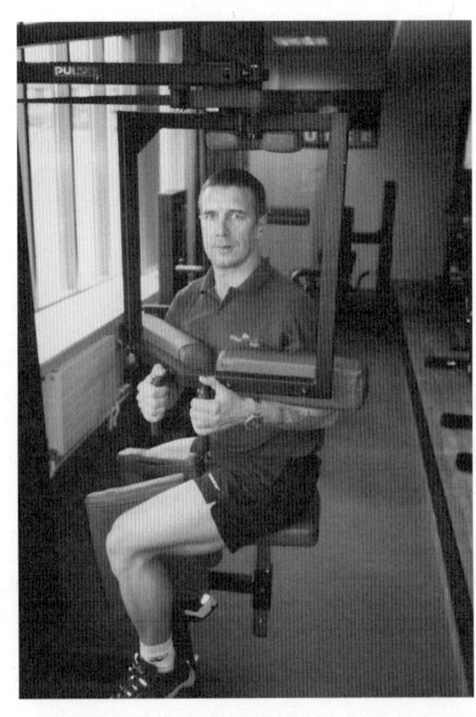

그림 28.15 몸통 돌림 기구(rotary torso machine).

범위(painful end-range)자세를 피해서 설정되어야 한다. 동작은 완전한 근육의 내적 범위(full muscular inner range)로 부드러운 돌림(회전, rotation)이다. 피실험자는 그 자세를 유지한 후, 중량을 빨리 떨어뜨릴려는 유혹을 피하면서 그것을 서서히 풀면서 기구를 돌림시킨다. 그 범위를 기억하면서 반대 돌림을 위해 기구를 재세팅시키며, 근력은 대칭적이지 않아도 된다.

덧붙여, 개개인이 당길 수 있는(생리적인 inner range) 완전 내적 범위(full innerrange) 자세는 일반적으로 수동적으로 가질 수 있는 완전 내적 범위(full inner range)보다 더 작다. 움직임이 너무 빠르지 않고 부드러운 동안은, 피실험자는 이 운동 동안 척추의 소관절(facet joints)이 과도하게 스트레칭되는 어떠한 위험에도 놓여지지 않는다. 그러나, 움직임이 너무 빠르면, 그 기계의 운동량(momentum)은 척추가 불필요하게 소관절(facet joints)에 부하를 걸면서 해부학적인 내적 범위(inner range)내의 생리적인 내적 범위(inner range)를 지나치게 만들 수 있다.

복부 기구 (Abdominal machine)

시장에 있는 몇몇 복부 기구(abdominal machine)는 유용하지만, 대부분은 배곧은근(복직근, rectus abdominis)의 배꼽 윗부분만을 강조하는 몸통 굽힘(굴곡, flexion)에 대한 저항을 제공한다. 몇몇은 또한 복직근의 배꼽 아랫부분에 작용하는 엉덩관절(고관절, hip joint) 굽힘근들을 위한 추가적인 저항을 제공한다(그림 28.16). 가능하다면, 중앙 또는 엉덩관절보다 허리뼈(요추, lumbar vertebrae)의 하위부분에 기계의 중심축을 정렬한다. 복직근이 바깥으로 또는 "활시위"처럼 튀어나오지 않는게 중요하므로, 복부 할로잉(abdominal hollowing)이 이 운동에서 중요한 선행조건이다. 시작할 때, 피실험자는 이 동작 전체에서 팔꿈치를 유지하면서, 기계 팔(machine arms)을 쥔다. 교육은 등이 앞쪽으로 기우는 것을 방지하면서 등받이에 댄 상태를 유지하면서, "굽힘(굴곡, flexion)에서 구부리기"로 수행되어져야 한다. 그 움직임은 복장뼈(흉골, sternum)를 앞쪽보다 아래로 당기는 것으로부터 시작한다. 그 움직임의 원심성 요소가 중요하므로, 천천히, 잘 조절하면서 몸통을 내려야 한다.

하부 롤러(lower roller)가 하위 배근(복근, abdominal)의 일을 제공할 때, 엉덩뼈(골반, pelvis)는 몸통이 굽힘되기 전에 엉덩관절이 약간 들리게 하기 위해 후방으로 기울여져야 한다. 이런 방법으로 배곧은근(복직근, rectus abdominis) 전체가 일을 한다.

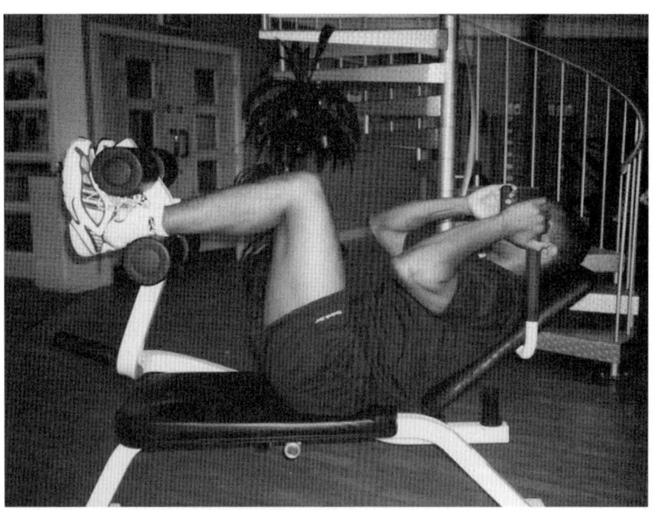

그림 28.16 복부 기구(abdominal machine).

상부 풀리를 이용한 체간 굽힘, 풀리 크런치 [Trunk flexion with high pulley(pulley crunch)]

몸통 굽힘은 상부 풀리 기구(high pulley machine)(그림 28.17)에서도 역시 수행될 수 있다. 피실험자는 기계 쪽으로 등을 대고, 목 앞이나 뒤로 양손으로 기계의 D손잡이(D-handle)을 잡고, 무릎 꿇거나(2-point kneeling) 앉아야 한다(피실험자는 가장 편한 자세를 선택해야 한다). 기계 케이블(machine cable)의 느슨함이 당겨질 때까지 앞으로 끌도록 피실험자를 격려한다. 그 동작은 엉덩관절(고관절, hip joint) 위에서의 몸통(hip hinging)보다는 오히려 몸통만을 굽힘시키기 위함이다. 정확한 움직임은 머리를 무릎앞을 향하기 보다 무릎을 향하여 아래로 취하는 것이 장려된다. 동작은 느리고 잘 조절되어져야 한다. 매우 작은 움직임도 유용하기 때문에, 그것은 machine cable이 동작을 시작하기 전에 팽팽한 것이 중요하다.

프리웨이트 운동 (Free-weight Exercises)

척추 안정성(back stability) 프로그램의 맥락에서, 프리웨이트는 힘과 속도에 대해 강력한 수요를 가진 대상자

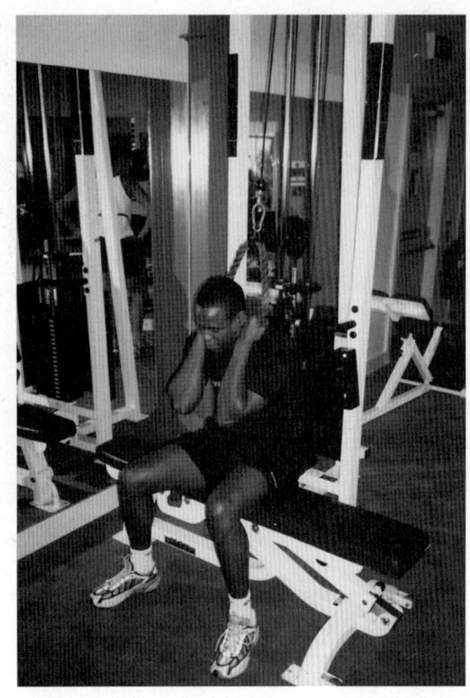

그림 28.17 상부 풀리(high pulley)를 이용하여 몸통 굽힘(trunk flexion).

들만 사용한다. 그 대상자들은 일반적으로 중간 정도 혹은 무거운 것을 손으로 다루는 일을 수행하는 직업을 가지거나, 격렬한 스포츠에 참가하는 사람들이 된다.

프리웨이트는 특히, 기구중량(machine weights)에 비해서 필요로 하는 프리웨이트 기술의 복합성 때문에 후기 재활의 한 부분으로 사용한다.

대체로, 프리웨이트 운동은 이런 더욱 복잡한 프리웨이트 동작들에서 필요로 하는 힘을 증진시키는 데에 도움을 주는 것으로 기구중량운동(machine weight ex.)의 한 과정으로 볼 수 있다. 대상자들은 동작들을 완성할 때까지 엄격한 감독 하에 이 파트의 운동들을 수행해야 한다. 18세 이하나 60세 이상의 대상자들에게는 특별한 고려가 주어져야 하는데, 골 형성부와 관절 구조물들은 일반적으로 다치기 쉬운 부위이기 때문이다. 이러한 대상자들은 전문적으로 교육을 받은 물리치료사나 트레이너의 감독 하에서만 운동해야 한다.

프리웨이트에 관한 특별한 중요성 (Special concerns regarding free-weights)

프리웨이트 운동은 속도와 무게를 결합한 것이기 때문에 잠재적으로 손상을 입힐 수 있는 높은 단계의 운동량을 신체에 노출시킨다. 손상의 위험을 최소화하기 위해 다음의 선행조건이 충족되어져야 한다.

- 좋은 안정성과 정렬 상태를 보여야 한다.
- 안정성 근육들(stability muscles)이 좋은 지구력을 가져야 한다(27장 참고).
- 언급된 기구중량운동(machine weight ex.)를 숙달하여야 한다.
- 각각의 중량운동 세션(weight session) 전에 준비운동과 스트레칭을 수행해야 한다.
- 일단 운동 기법이 좋아질 때까지 감독이 필요하다.
- 척추 안정성(back stability) 프로그램의 맥락 내에서, 대상자들은 모든 프리웨이트 운동을 점진적이면서도 비경쟁적으로 수행해야 한다.

기본적인 프리웨이트 운동 (Basic free-weight exercises)

초기의 프리웨이트 운동 동안, 동작들은 천천히 하면서 잘 조절되어야 한다. 프리웨이트 동작들의 한 과정을 형성하는 "폭발적인 힘"을 발달시키기 위한 운동은 나중에 뒤에서 언급된다. 프리웨이트 운동은 기구운동 보다 더욱 균형과 협응성을 필요로 하기 때문에, 보다 적은 중량(weight)을 사용해야 한다. 여러 번 반복해서 그 중 편안한 것을 최종 중량으로 사용하여(다시 말해, 대상자가 어떤 웨이트에 대해 20회 반복 수행할 수 있다면, 그 웨이트는 너무 가벼운 것이 되고, 대상자가 5회만 반복할 수 있다면 그 웨이트는 매우 무거운 것이다], 각각의 운동에 대해 대략 10회~12회 반복을 지시한다. 각각의 운동에 대해서, 대상자는 10회~12회 반복을 2세트 또는 3세트씩 수행해야 한다. 첫 번째 세트에서는 알맞은 웨이트(최종 weight의 절반 정도)를 사용하고, 두 번째 세트에서는 최종 웨이트의 3/4, 세 번째 세트에서만 최종 중량을 사용한다. 이런 식으로, 대상자들이 동작의 기술을 증가시킴에 따라 근육들은 점차적으로 웨이트를 다루는 데에 익숙해진다. 대상자들은 자신의 호흡률과 심박동수가 정상으로 회복될 때까지 각각의 세트 후에 휴식을 취해야 한다. 자신의 심장이 마구 뛰고 있거나, 숨을 헐떡이는 동안에는 새로운 세트를 시작하면 절대 안된다. 대상자가 피로해지면 훨씬 더 다치기 쉽다.

지침에 따라, 1주일에 3번씩 각 기간 사이에 적어도 하루씩 휴식을 취하면서 1주일에 3번씩 각각의 운동을 2세트 또는 3세트씩 수행해야 한다. 2주 후에, 대상자들은 얼마나 많이 자신들이 편안하게 들 수 있는지에 따라 다시 목표한 중량을 증가시킬 수 있다. 대상자들은 절대로 자신들을 지치게 하는 지점까지 중량을 증가시키지 말고, 1주일에 3번, 10회~12회 반복을 2세트 또는 3세트씩 하는 이 프로그램을 적어도 16주간 따르도록 한다.

누운 자세로 바벨 로우 (Lying barbell row)

이 운동은 어깨 후인근(shoulder retractors)을 강화시키고 흉추 신장을 증가시켜서 뒤굽이증(후만, kyphotic)한 자세 수정에 사용할 수 있다. 대상자는 짐 벤취(gym bench) 위에 눕기 때문에, 허리뼈(요추, lumbar vertebrae)의 과신장을 방지한다. 단점은 종종 다른 로잉 운동(rowing ex)에서 나타난다.

대상자는 자유로운 팔 동작(free arm movement)을 허용할 정도의 좁은 짐벤취의 꼭대기에 엎드린다(그림 28.18). 너무 넓은 벤취는 팔을 떨어뜨림에 따라 대상자의 위팔(상완, upper arm)과 가슴을 자극할 것이다. 가벼운 바벨(barbell)(대략 22.5~32.51 lb, 혹은 10~15 kg)은 벤치(bench) 바로 밑에서 손으로 잡게 된다(과도하게 움켜잡기). 대상자는 자신의 가슴 쪽으로 가깝게 혹은 팔을 90° 로 벌림(외전, abduction)한 채로 자신의 팔꿈치 사이의 간격을 유지할 수 있어야 한다 — 양팔의 간격을 좁게 하면 넓은등근(광배근, latissimus dorsi)이 더 많이 일을 하게 되며, 반면에 더 넓게 쥐게 되면 세모근(삼각근, deltoid) 후부(posterior)와 어깨뼈(견갑골, scapula) 안정근(scapular stabilizers)을 강조하게 된다.

천천히 부드럽게 움직이면서 벤치(bench)의 아래쪽을 향해서 바(bar)를 위로 잡아당기는 단일 동작은 복장뼈(흉골, sternum)를 들어올리는 동작을 수행함으로써 동시에 흉추를 신장시키게 된다. 움직임은 올린 자세에서 2초 동안 멈추고 난 후, 바(bar)를 아래로 내린다.

덤벨 로우 (Dumbbell row)

덤벨 로우(dumbbell row)는 한 손으로 행하는 동작으로 신체 중 어느 한쪽의 어깨 후인근(shoulder retractors) 사이의 비대칭을 수정하는 데에 사용될 수 있다(그림 28.19). 일반적으로, 비대칭은 대상자가 각각의 팔로 같은 양의 중량(weight)을 들어 올릴 수 없거나, 동일 회수의 반복을 수행하지 못하는 것으로 확인할 수 있다. 대상자는 오른쪽 팔과 오른쪽 무릎은 벤취 위에, 왼쪽 발은 바닥에 딛고, 다리는 쭉 편 상태로 반만 구부린(half-kneeling) 자세로 시작한다. 대상자는 자신의 왼손에 덤벨을 쥐고(편안하게 느끼는 중량을 선택), 팔꿈치로 신체의 왼쪽을 스치면서 자기 자신 쪽으로 덤벨을 당긴다(들어올린다). 동작은 덤벨이 가슴에 접근했을 때 멈춰야 한다. 대상자가 위팔(상완, humerus)을 폄(신전, extension) 상태로 당길 때, 어깨뼈(견갑골, scapula)는 모음(내전, adductor)되고, 흉추는 납작해진다(신장된다). 중량을 유지한 상태에서 내적 범위(inner-range) 위치에서 2~3초 동안 유지한 후에 중량을 아래로 내려야 한다.

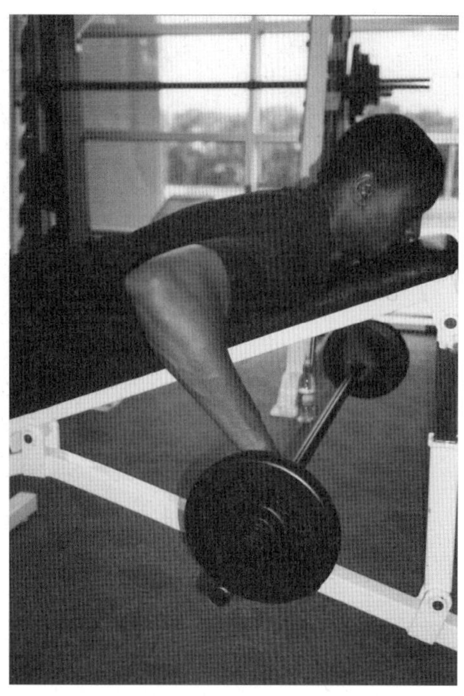

그림 28.18 누운(lying) 자세로 바벨 로우(barbell row).

굿 모닝 (Good Morning)

굿 모닝 운동(good morning ex.)는 기본적으로 중량(weight)을 가지고 수행하는 엉덩관절 중심점(hip hinge) 동작이다(그림 28.2). 그것은 척추폄근(척추신전근, spinal extensor)들을 정적으로 움직이도록 하고, 엉덩폄

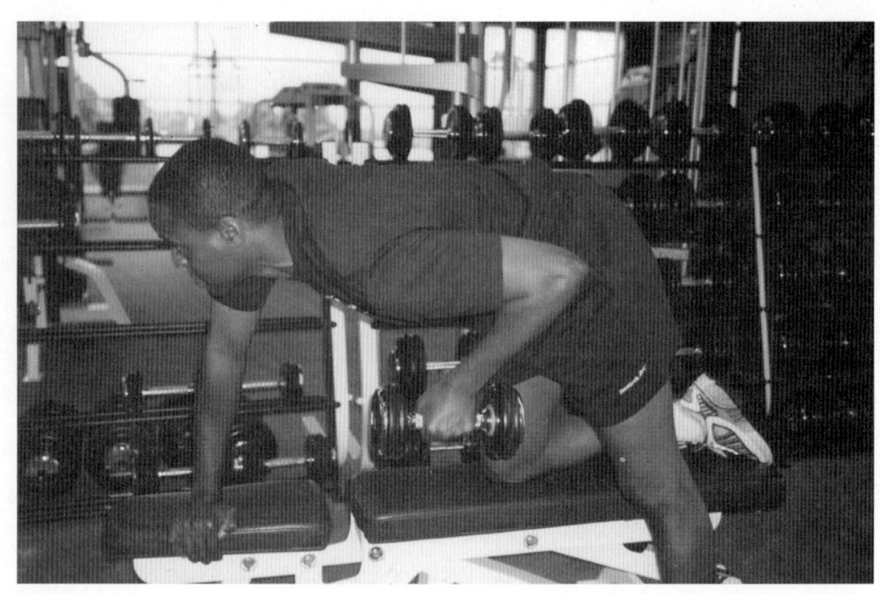

그림 28.19 덤벨 로우(dumbbell row).

근(고관절신전근, hip extensor)들은 동적으로 움직이도록 한다. 그리고 들어 올리는 능력을 발달시키기 위해서는 그 자체로 훌륭한 동작이다. 대상자는 이 운동을 수행하기 전에 엉덩관절 중심점(hip hinge) 동작을 먼저 숙달하는 것이 필수적이다.

대상자는 발을 어깨 너비보다 더 넓게 벌리고 서서 시작한다. 무릎은 뒤넙다리근(슬괵근, hamstring)을 이완시키기 위해 가볍게 풀고(unlock), 〔무릎뼈(슬개골(patella)가 발의 중심 너머에 위치〕 엉덩뼈(골반, pelvis)은 자유롭게 경사(tilt)시킨다. 대상자는 어깨의 맞은 편에 가벼운 바벨을 들고(대략 22.5 lb, 혹은 10 kg), 체간 각도가 45°가 되도록 엉덩뼈(골반, pelvis)을 안쪽으로 경사시킨다(척추의 중립 자세를 유지하면서). 대상자들이 엉덩관절(고관절, hip joint)에서부터 척추의 한가운데까지 회전 축을 이동하면서 척추를 굽힘(굴곡, flexion)시키지 않는지 확실히 하기 위해 면밀히 감독해야 한다 — 디스크 내부의 압력의 증가와 후방에 위치한 연부 조직을 과신장(overstretching)하는 것 모두 척추에 상당한 압력을 가한다.

스쿼트 (Squat)

스쿼트(squat)는 웨이트 트레이닝(weight-training)의 기본적인 동작이다. 그리고 척추의 정렬을 바로잡고 넙다리네갈래근(대퇴사두근, quadriceps), 뒤넙다리근(슬괵근, hamstring), 그리고 볼기근(둔근, gluteals)를 강화시키는 데에 유용하게 사용할 수 있는 동작이다(그림 28.20). 하지만, 종종 허리뼈(요추, lumbar vertebrae)에 잘못된 긴장을 유발시키는 동작이기도 하다. 그러므로 정확한 기법과 주의 깊은 감독이 필수적이다.

좋은 기법을 확보하기 위해, 대상자는 기법이 완성될 때까지 가벼운 나무 막대(예로, 빗자루)를 사용하여 동작을 연습해야 한다. 시작 중량(weight)은 체격에 따라 몸무게의 10%～30%가 되게 한다 — 체력이 강한 대상자일

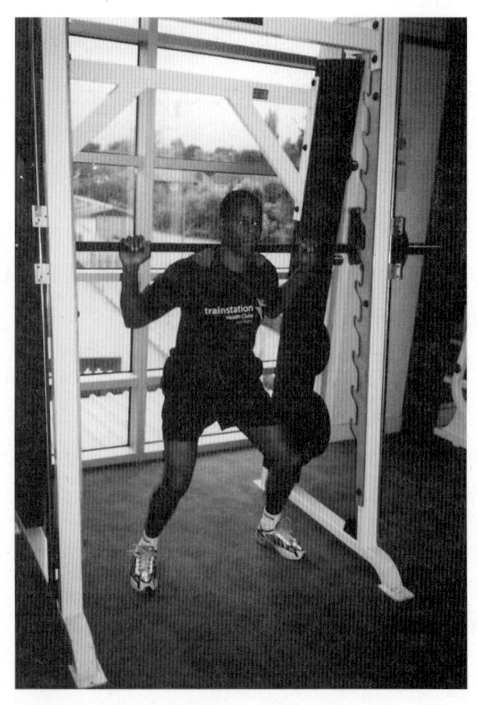

그림 28.20 스쿼트(squat).

수록 더 큰 값을 사용해도 좋다. 이상적으로, 대상자들은 선 자세에서 바(bar)를 잡을 수 있도록 항상 스쿼트 랙(squat rack)을 사용해야 한다. 발은 발가락을 약간 바깥쪽으로 향하게 하면서 어깨 너비로 벌린다. 대상자는 바 밑으로 엉덩관절(고관절, hip joint)이 바로 자신의 어깨 아래에 있도록 한다. 손은 어깨 너비보다 더 넓게 벌려서 가볍게 바를 잡은 채 대상자는 어깨 뒤에 가로질러서 바를 둔다〔뒤세모근(삼각근 후부, posterior deltoid)와 등세모근(승모근, trapezius)의 상부〕. 바(bar)로 대상자의 흉추가 굽힘(굴곡, flexion)되게 미는 경향을 막기 위해 복장뼈(흉골, sternum)을 들어 올리는 동작을 수행해야 한다. 바(bar)를 랙(rack)에서 빼낸 상태에서 양쪽 다리는 곧게 편다 — 그리고 나서 랙으로부터 바가 멀어지도록 뒤로 작은 걸음을 뗀다.

동작을 행하는 처음부터 끝까지, 대상자는 척추를 거의 수직으로 유지하며 위를 올려다보아야 한다. 발가락보다는 발의 중심선 상에서 신체와 바의 무게를 지탱하면서 엉덩이와 무릎을 동시에 굽힘한다. 대상자가 바를 든 상태를 유지하면서 허벅지가 바닥과 수평이 될 때까지 낮추도록 지시한다. 이 자세에서 균형을 보조하면서 아주 잠시 정지한 후에, 바를 들어 올리면서 동작을 반대로 한다. 위쪽(상방) 움직임(upward movement)이 조절되도록(동작의 끝 범위에서 속도가 증가되지 않도록 하는 것) 하기 위해 주의 깊은 감독을 지속해야 한다. 그래서 대상자의 무릎은 따로, 같이도 움직이지 않고 발 위에서 유지된다.

바벨 런지(Barbell lunge)

스쿼트(squat)는 웨이트 트레이닝(weight-training)의 기본적인 동작 중 하나라고 언급했다. 하지만, 허리뼈(요추, lumbar vertebrae)에 디스크 병변이 있는 대상자들에게 부적절한 압박력을 척추에 가할 수 있다는 단점을 가지고 있다. 이러한 경우에 특히, 바벨 런쥐(barbell lunge)가 중요하다(그림 28.8). 바벨 런쥐는 스쿼트와 유사한 다리의 움직임을 취하는데, 한쪽 다리의 동작을 할 때마다, 중량(weight)는 덜 든다. 중량의 감소는 척추에 미치는 압박을 감소시킨다.

시작 자세는 스쿼트와 마찬가지로 어깨 너머로 바(bar)를 잡는다. 한쪽 다리만 동작을 취하기 때문에, 스쿼트(squat)의 절반 이하의 무게를 사용한다. 대상자들은 바닥 위에 직사각형을 상상하면서 그 끝을 발로 표시하면서(가로길이는 어깨너비, 세로 길이는 어깨너비의 두 배) 발을 어깨너비로 벌리고 선다. 스쿼트에서처럼, 대상자는 척추의 정렬을 유지하면서 복장뼈(흉골, sternum)을 들어 올리는 동작을 수행한다. 대상자가 오른쪽 다리를 정확하게 앞쪽으로 내딛도록 지시한다(마치 직사각형의 긴 쪽을 따라서 발을 내딛는 것처럼 한다). 앞쪽 다리의 무릎은 발이 보이지 않을 만큼 구부리고, 바닥 위로 2~4인치(5~10 cm)가 될 때까지 바닥을 향해 다리를 움직인다. 무릎이 움직인 쪽은 앞에 위치한 발 뒤꿈치의 내측 끝으로부터 6~14 인치 (15~35 cm)가 되어야 한다. 다시 일어서기 위해, 대상자는 앞에 위치한 다리를 바닥을 향해 밀면서 어깨너비의 시작자세로 앞에 위치한 발을 되돌려 놓는다.

동작을 하면서 기립자세로 "점핑(jumping)"하거나 낮춘 자세로 "폴링(falling)" 하는 것이 포함되어서는 안된다. 동작을 행하는 처음부터 끝까지, 대상자는 위나 앞을 바라보아야 하고, 바는 수평을 유지해야 한다. 게다가, 신체를 더 깊은 위치로 낮출수록 무릎은 바닥에서 멀어지지 않도록 유지해야 한다. 동작을 너무 빨리 하면, 대상자가 무릎을 바닥에 충돌하면서 무릎뼈(슬개골, patella)나 전슬개골 점액낭(prepatella bursa)에 손상을 입을 위험이 있다.

폭발적인 힘을 위한 프리웨이트 운동 (Free-Weight Exercises for Explosive Power)

안정성을 위한 프로그램의 목표 중 하나는 일상 업무, 스포츠, 그리고 주의를 요하는 동작을 행하는 동안 척추를 중립 자세로 유지하도록 하는 것이다. 여기에 필요한 것은 대상자가 한번 더 안정화를 자동적으로 되게 하면서 동작에 주의를 기울이지 않고 척추를 안정화시키는 능력을 재교육 받는 것이다. 이 훈련 단계는 자동 행동(automatic action)의 단계 혹은 "자율 단계(autonomous stage)"라고 부르는 운동학습(motor learning)의 제3단계를 나타낸다.[9,10]

이 파트에서 프리웨이트 운동은 들어 올리는 것에 관한 기능적인 패턴에서 몇 가지 동작을 결합해서 구성되어 주의를 요한다. 이 운동을 수행하기 위해, 대상자들은 좋은 척추의 정렬과 분절적 조절력을 가지고 척추 안정성(back stability) 프로그램 전체를 진행시켜야 한다. 대상자들은 이 장의 이전 파트에 있는 기구 운동과 기본적 프리웨이트 운동을 숙달해야 한다. 자신들의 허리뼈(요추, lumbar vertebrae)의 안정성이 좋은지 확인하면서, 먼저 나무 막대기를 사용하여 모든 근력 운동을 연습한다.

대상자에게 여전히 10~12회 반복을 2세트 또는 3세트씩 처방해야 하지만, 올바른 동작으로 근육을 훈련시키면서 기법이 교정되는 것이 확인 되어 두 배로 될 때까지 첫 번째 세트는 빈 바(bar)를 가지고 한다. 다음 세트에서 중요하게 가이드해야 할 것은 대상자가 편안하게 들어 올릴 수 있는 중량(weight)의 양보다는 척추의 정렬이다. 정렬이 나빠지면, 운동을 멈추고 대상자가 결과적으로 느끼는 웨이트가 "너무 가볍다"하더라도 중량을 줄인다. 대상자에게 이 운동의 목표는 경쟁적인 웨이트 리프팅(weight lifting)이나 몸을 만드는 것이 아니라, 재활이라는 것을 강조한다.

행 클린 (Hang Clean)

클린(clean) 동작은 웨이트 트레이닝(weight training)에서 사용되는 기본적인 근력 운동 중 하나이다(그림 28.21). 여기에서는, 대상자에게 동작을 점진적으로 지도하기 위한 단계가 언급된다. 이 순서에서 행 클린(Hang clean)은 단계 (i)을 구성한다.

대상자는 허벅지의 중간에 barbell을 올려놓은 채 시작한다[손은 엎침(회내, pronation)시켜 잡는다]. 이 운동에서 지도자는 그림 28.21A의 기본 자세를 취한 대상자에게 bar를 건네주어야 한다. 대상자의 엉덩이가 30~45° 각을 이루도록 하고, 척추는 허리뼈(요추, lumbar vertebrae)가 중립자세가 되도록 곧게 펴야 한다. 무릎과 엉덩이는 굽힘시키고, 발목은 발등굽힘(배측굴곡, dorsi flexion)시킨다. 동작은 위쪽(상방) 움직임(upward movement)와 잡기(catch)의 두 단계로 나뉜다. 위쪽 움직임(upward movement) 동안, 대상자는 자신의 몸통을 수직으로 유지하고 엉덩이와 무릎은 펴고 발목은 발바닥굽힘(저측굴곡, plantar flexion)시킨 채 발이 바닥에서 떨어지지 않게 하면서 바(bar)를 한번의 "점프(jump)" 동작으로

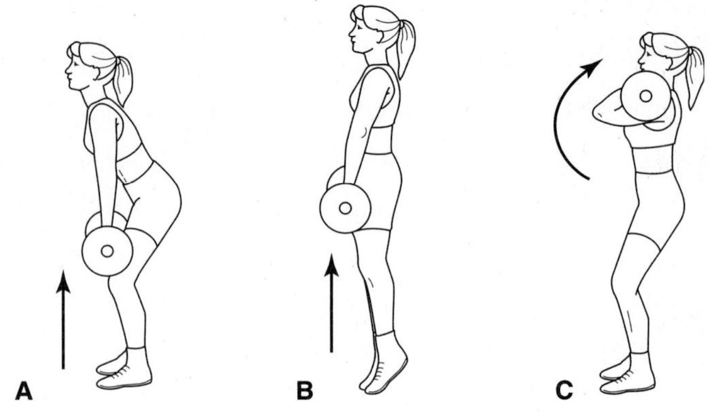

그림 28.21 행 클린(hang clean). 출처: Norris CM. Back Stability. Human Kinetics. Champaign, IL, 2000.

폭발적으로 들어올린다. 어깨는 바 위에 바로 유지하고, 바는 움직이는 동안 가능한 한 몸에 밀착시킨다. 발목이 최대한 발바닥굽힘되었을 때, 어깨는 바(bar)가 계속해서 위로 움직이도록 으쓱하는 동작을 취하기 시작할 것이다(그림 28.21B).

연속되는 움직임으로 어깨 으쓱거림이 따르는 잡는 기간 동안, 대상자는 팔을 굽힘(굴곡, flexion)함으로써 상방 움직임을 유지한다. 팔꿈치는 손바닥 위에서 봉을 편안하게 놓고, 손목이 폄(신전, extension)하는 것을 위해 봉 아래로 떨어뜨린다. 팔꿈치는 전방을 향하고, 봉은 어깨의 앞쪽에 편하게 놓는다. 봉이 어깨에 닿을 때, 대상자는 충격 흡수를 위해 무릎과 엉덩관절(고관절, hip joint)을 약간 구부리고, 어깨 위에서의 갑작스런 눌림을 예방한다.

봉은 동작의 연속을 역으로 함으로써 지면에 낮게 되어진다. 대상자는 무릎을 약간 구부림으로써 봉을 아래로 깊게 하고, 그리고 나서 낮아졌을 때 봉을 몸 가까이 유지하면서 팔꿈치를 떨어뜨린다. 무릎은 봉이 지면에 닿을 때 몸이 척추 굽힘(굴곡, flexion)을 하지 않도록 구부리는 것이 좋겠다.

파워 클린 (Power clean)

파워 클린(power clean)은 파워움직임의 두 번째 단계를 대표하고, 파워 클린이 숙달되었을 때만 사용되어진다. 움직임은 대퇴부로부터 들기보다는 지면으로부터 무게를 드는 것이다. 바벨은 지면에 놓거나 25~50 cm의

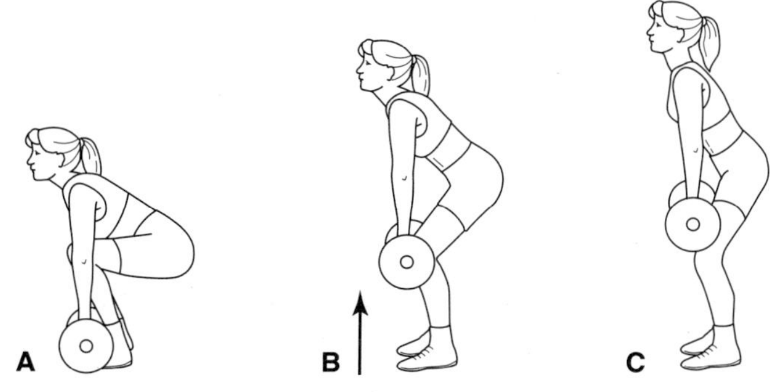

그림 28.22 파워클린. 출처: Norris CM. Back Stability. Human Kinetics. Champaign, IL, 2000.

높이의 난간에 올려놓는다. 대상자는 어깨 넓이로 발을 벌리고, 무릎은 팔 안에 들어오게 선다. 발은 바르고 약간 돌아가게 놓는다. 이 운동에서는 대상자가 보조적인 훈련 운동화를 신는 것이 중요하다. 웨이트 리프팅 신발을 신거나, 넓고 안정적인 뒤축이 있는 고급 트레이닝 신발을 신는다. 대상자는 봉을 잡는데 팔을 어깨 넓이보다 약간 넓게 하고 쭉 편다. 봉이 정강뼈(경골, tibia)에 거의 닿도록, 발의 중심이 무릎위에, 그리고 봉 앞에 어깨가 놓이도록 약간의 스쿼트 자세를 취해야 한다. 이 움직임에 있어서 일반적인 움직임은 제한된 무릎과 엉덩관절(고관절, hip joint)을 사용하면서 척추를 구부림으로써 봉에 너무 가깝게 있는 것이다. 그러나 이것은 상당히 척추에 압박을 주므로 피해야만 한다. 들기는 3가지의 연속된 단계로 구성된다. 첫째, 대상자는 어깨를 올릴 때 무릎을 펴고 엉덩관절(을 앞으로 움직인다. 정강뼈(경골, tibia)은 약간 뒤로 움직여야하고, 항상 등의 정렬을 유지해야 한다. 봉의 움직임은 수직적이어야 하고, 뒤꿈치는 바닥에 붙어있고, 몸에서 가까이 지나가야 한다. 어깨는 약간 뒤로 가야 하는데, 봉의 앞에 있거나 약간 위에 있어야 한다. 그리고 머리는 앞을 보거나 약간 위를 향한다. 둘째, 스쿱(scoop)를 위해 대상자는 엉덩관절을 앞으로 움직이고, 이때 봉 위로 어깨를 유지하고, 팔꿈치가 완전히 펴지게 한다. 몸통은 이 단계에서는 거의 수직적이다. 이 움직임은 봉을 대퇴부의 중간부로 가져온다. 셋째, 그 운동의 잡기 단계와 상방 움직임을 통해 행 클린(hang clean)이라면 운동을 계속한다.

이 행동은 계속된 움직임의 하나이고 부분별로 멈춤이 없다. 비록 봉은 그것의 탄력을 유지하지만, 대상자는 결코 이 움직임의 조절을 잃어버려서는 안된다. 봉은 수직적 통로에서 아래에 있어야하고 무릎을 구부림으로써 척추가 굽힘(굴곡, flexion)되는 것을 예방해야 한다.

데드 리프트 (Dead lift)

데드 리프트(dead lift)는 이전에 배운 기본적인 움직임에 무게를 더한 엉덩관절 중심점 움직임(hip hinge movement)의 진화이다. 데드 리프트는 전반적인 들어올림을 위한 힘과 등, 엉덩이의 힘을 발달시키기 위한 훌륭한 운동이다(그림 28.23).

운동은 바닥에 있는 봉과 시작한다(초보자는 모든 범위에서의 조절을 얻기 전까지, 처음에는 낮은 난간을 사용한다). 당신의 대상자는 (발 뒤꿈치가 들리지 않은 상태로) 발을 어깨 넓이로 일자로 놓고 선다. 무릎은 팔 안쪽에 위치하고, 손은 엎침(회내, pronation)되게 잡고 어깨보다 넓은 상태로 잡는다. 팔꿈치는 양 옆을 가리키고, 들어올리는 동안 그들이 구부릴 때 움직임을 방해하지 않기 위해서이다. 몇몇 운동선수는 대안적인 잡기를 선호하는데 한 팔은 엎침이고, 다른 팔은 회외이다. 대상자가 이 자세가 더 편하다고 한다면 그렇게 하도록 두라. 대상자는 발의 볼 위에 봉을 위치시켜야 하고, 거의 정강뼈(경

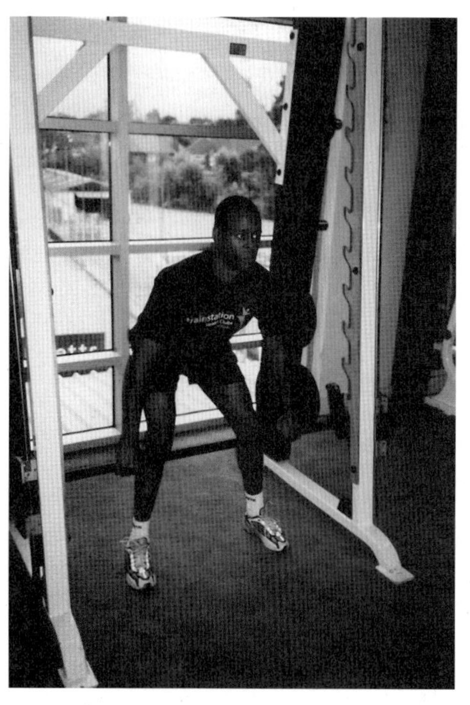

그림 28.23 데드리프트(dead lift).

골, tibia)에 닿게 한다. 어깨는 약간 봉 앞에 놓여야 하고, 중립자세에서 척추의 정렬을 한다.

움직임은 무릎을 펴고 엉덩이를 앞으로 움직이는 상태에서 시작한다. 동시에 등의 정렬이 변하지 않도록 어깨를 들어올린다. 봉의 길은 처음에는 수직적이고, 항상 몸에 가깝게 유지되어진다. 팔꿈치는 구부리지 말아야 하는데 힘의 손실을 막기 위해서 이다. 어깨는 봉 약간 앞에서 유지되어야 하고 머리는 앞을 보도록 유지되어야 한다. 발은 편평하게 놓는다. 무릎이 완전 폄(신전, extension)에 다가갈 때, 등은 척추 정렬을 유지하려고 엉덩이 위로 움직이는 것을 시작한다. 당신의 대상자가 스쿼트 움직임과 척추 정렬을 유지하고, 정강뼈(경골, tibia)에 봉을 더 가깝게 유지하면서, 바를 더 낮추도록 시킨다.

플라이오메트릭을 이용한 근력 운동 (Power Training Using Plyometrics)

처음에 등 안정화 운동은 근 고립에 집중하고, 코어 근육들의 유지 능력의 발전을 위해 조절된 움직임을 느리게 한다. 웨이크 트레이닝은 이 코어 작업을 유지하나, 중립자세로부터 척추의 위치 벗어남에 대한 저항을 위해 전반적인 근육에 대한 일을 더한다. 처음에 이러한 움직임들은 스스로 그들의 복잡성에서 기본적이고 느리나, 점진적으로 움직임의 복잡성이 확대되고 속도가 증가되어진다. 안정성 훈련에서의 초기 근육 적응은 힘의 하나이고 지구력의 하나이며, 더 빠른 움직임이 사용되어질 때는 적응은 힘의 변화와 근 반응 속도를 포함한다. 일반적 사용과 여가 운동을 위해 위에서 사용된 웨이트 트레이닝은 힘을 키우는 데 충분하다. 그러나 높은 경쟁 상태에 참가하는 고객들, 단순히 더 훌륭한 신체 상태를 원하는 분들은, 특별한 파워 운동이라고 불리는 플라이오메트릭운동이 필수적이다.

플라이오메트릭운동은 스트레치-단축 주기에 집중함으로써 힘 발달을 증가시킨다. 빠른 행동은 구심성 수축에 의해 따르는 원심성 행동을 포함하여 사용되어진다. 탄성 에너지는 원심성 단계 동안 근의 탄성 구성요소들에서의 수동적 스트레칭의 결과이다. 추가적으로 스트레치의 속도는 스트레치 반사를 유발하며, 그 자체로 추가적인 힘을 발생시킨다. 수동적 능동적 힘 발생의 조합은 더 많은 힘의 발생을 나타낸다.

구심-원심 조합으로 최대의 힘을 발생시키기 위해, 대상자는 워밍업되어야 하고 빠른 원심성 움직임은 두 단계에서의 휴식 없이 초반에 빠른 구심성 움직임에 뒤따라야 한다. 어떤 표준 운동이라도 이런 식으로 수행되어져야 하며, 모든 운동이 플라이오메트릭을 포함해야 하는 것은 아닌데, 척추에 위험부담이 따르기 때문이다. 대상자들은 척추와 긴 지레 움직임에 대한 속도와 범위에 대해 특별히 인식해야 한다.

안정화 프로그램에서 빠른 움직임의 사용에 대한 추가적인 특징은 근육 반응시간이다. 일단 특정한 힘이 근육에서 얻어졌으면, 추가적인 행동 없이 더욱 많은 임이 얻어진다. 정렬의 밖으로 밀려나기 전에 관절을 안정화 시키고 빠르게 반응하기 위한 근육의 능력은 또한 중요하다. 그러한 재활은 발목과 무릎에서 효과적으로 사용되어지고 있으며, 비슷한 행동들은 척추에 이익이 되는 것처럼 보인다.

시작하기 전에 (Before you start)

다음의 플라이오메트릭 운동으로 나아가기 전에, 당신의 고객은,

- 좋은 기본 안정성을 입증해야 한다(26장에 있는 기본적 안정화 운동을 수행하기 위해).
- 몸통의 좋은 힘과 조절을 입증해야 한다(26장에 있는 짐볼운동을 수행하기 위해).
- 좋은 전반적인 신체 상태를 가지고 있어야 한다 (6~8주 정도의 규칙적이고 중간에서 강한 운동으로 입증되어지는).

플라이오메트릭운동 (Plyometric exercises)

각각의 운동에 대해 바른 기술이 시속적으로 관찰되어지기 전까지, 대상자가 감독되어야 한다는 것을 확인하라. 운동 기술 또는 등 안정성이 저하된 것으로 보여진다면 움직임은 멈춰져야 한다. 대상자는 각 세션당 최대 20번을 수행해야 한다(움직임이 비대칭일 경우 좌,우). 그들은 적어도 8주 동안 1주일에 1~3 세션 시도해야 한다. 점진적으로 가능하다면 그들의 움직임의 속도를 증가하면서 시도한다. 8주 후에 대상자들은, 행동을 돕기 위한 폭발

적인 힘을 요구하는 경쟁적인 운동선수들이 아니라면 플라이오메트릭을 멈출 수도 있고, 그들의 체력 코치는 선수들의 특별한 운동에 적합하게 조절된 더욱 진보된 플라이오메트릭(plyometrics) 운동을 처방해야 한다.

펀칭 백을 사용한 플라이오메트릭 옆으로 기울이기 (Plyometrics side-bend using a punching bag)

이 움직임은 등 안정성을 유지하는 동안, 몸통 측면 굽힘(굴곡, flexion)의 힘과 속도를 증가시킨다(그림 28.24). 펀칭 백쪽으로 대상자의 왼쪽이 오도록 서고, 발은 어깨넓이로, 왼쪽 팔을 90° 벌림(외전, abduction)한다. 대상자는 팔을 쭉 편 채로 왼쪽 팔을 백에 닿은 후 몸을 왼쪽으로 기울이고 나서 백의 스윙을 감속하기 위해 오른쪽으로 구부린다. 왼편 굽힘(굴곡, flexion)은 움직임을 다시 시작한다. 행동은 오른편으로 섰을 때 반대로 실시된다.

펀칭 백을 사용한 플라이오메트릭 굽힘 폄(굴곡 신전) (Plyometrics flexion and extension using a punching bag)

이 운동은 등 안정성을 유지하는 동안 몸통의 굽힘(굴곡, flexion)과 폄(신전, extension)들의 힘과 속도를 증가시킨다(그림 28.25). 대상자는 펀칭 백을 앞에 두고 서서 한 손 또는 두 손으로 백을 민다. 대상자는 45°까지 몸통 구부림을 사용하는 움직임을 따라야 한다. 뒤로 움직이는 동안 팔은 잠김 상태가 아닌 쭉 펴고 구부리고 몸통 움직임을 최소화하고 움직이는 백의 탄성을 완화하기 위해 발뒤꿈치로의 체중이동을 한다.

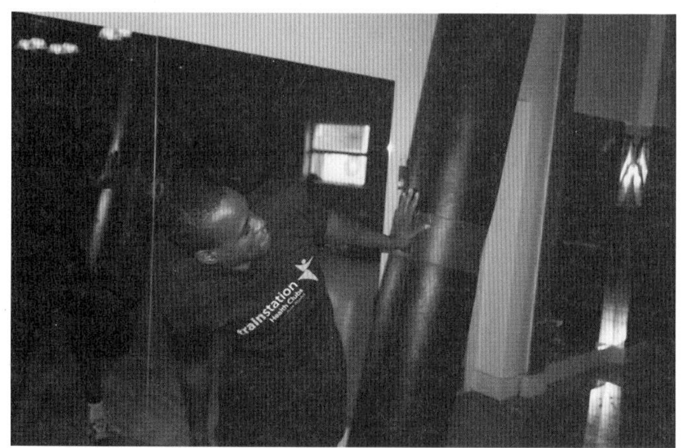

그림 28.24 플라이오메트릭 옆으로 기울이기.

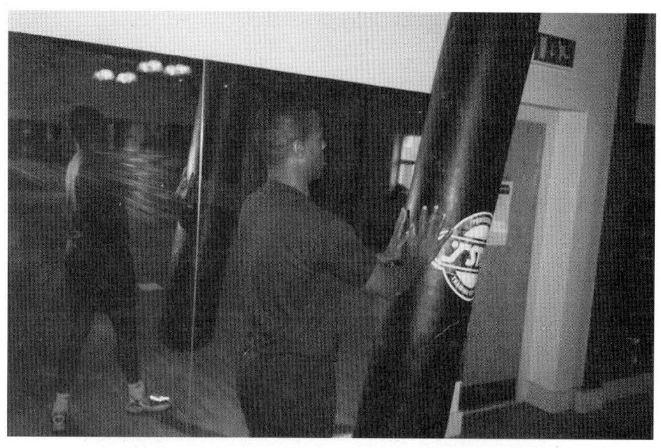

A

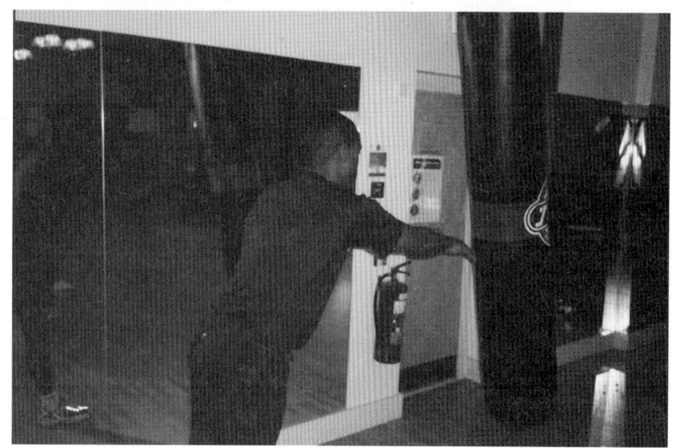

B

그림 28.25 (A) 프라이오메트릭 굽힘/폄-시작. (B) 굽힘/폄 - 종료.

의료용 볼을 이용해 몸통 돌려 던지기 (Twist and throw with medicine ball)

몸통 돌려 던지기 몸통 돌림(회전, rotation)의 힘과 속도를 증가시킨다(그림 28.26). 대상자는 최소한의 복부를 사용하여 안정화된 몸통을 한 채 정렬된 자세로 선다. 대상자처럼 같은 방향을 바라보는 훈련 파트너는 의료용 볼을 가지고 대략 3피트 정도 오른쪽으로 선다. 대상자가 오른쪽으로 몸통을 돌리는 동안, 파트너는 의료용 볼을 던진다. 볼을 잡으며 몸을 왼쪽으로 돌리고 미리 배빗근(복사근, abdominal oblique)들을 스트레치한다. 대상자는 완전 범위의 짧은 움직임을 멈추고, 오른쪽으로 다시 돌린다. 그리고 볼을 파트너에게 던진다.

의료용 볼 몸통 구부리기 (Medicine ball trunk curl)

몸통 구부리기는 표준 윗몸일으키기의 변형이다(그림

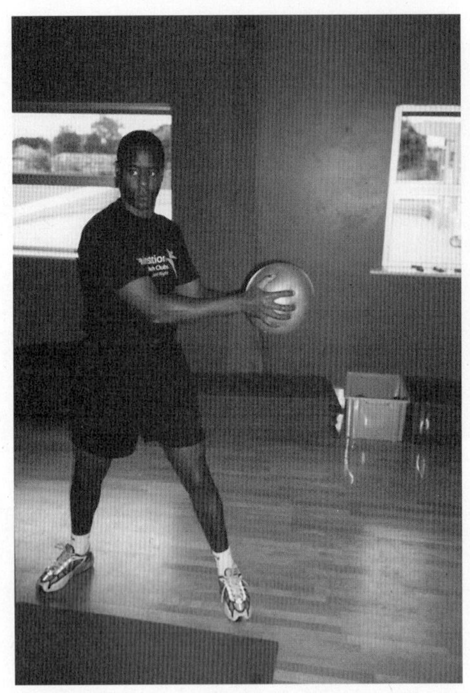

그림 28.26 몸통 비틀고 던지기(Twist and throw).

28.27). 움직임을 통해 깊은 배근을 최소한으로 수축함으로써 안정적인 복부 기반 위에 배곧은근(복직근, rectus abdominis)을 일하게 하고, 엉덩이 굽힘근(굴곡근, flexor muscle)들의 행동을 줄이기 위해 디자인되었다. 운동은 그 자체로 묘사되었다.[11] 여기에서는 오직 플라이오메트릭행동일 때만 사용되어진다. 대상자와 파트너는 매트 위에 누워 무릎을 구부리고 발목은 거의 닿은 상태이다. 그들은 다리의 큰 움직임 없이 안정된 업라이트 위치로 몸통을 들어올린다. 파트너는 대상자에게 볼을 던지고, 업라이트 위치에서 볼을 잡고 가슴으로 가깝게 당긴다. 그리고 나서 몸통 구부림을 더 낮은 자세로 가지고 간다. 움직임을 멈춘다(땅에 닿아서는 안된다). 그리고 구심성 수축을 하며 파트너에게 공을 던진다. 쿠션 위에 대상자를 눕게 하여 몸통의 구부림 정도를 증가시킬 수 있는데 이것은 굽힘(굴곡, flexion) 전에 몸통의 폄(신전, extension)하게 한다. 각 관절의 부담을 줄이기 위해 각 방향에서 짧게 완전 범위를 멈추는 것을 확인하라.

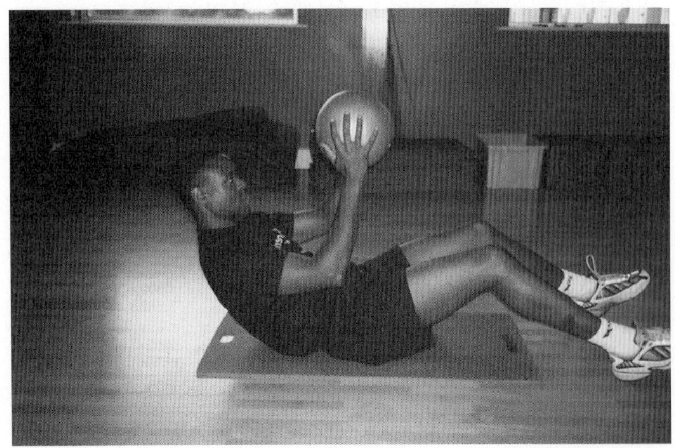

그림 28.27 의료용 볼 몸통 구부리기.

다리들어올리기 (Leg raise throw)

다리 들기 행동은 경험이 없는 사용자에게 운동으로 엄중히 비판되어지고 있다.[11] 그러나 우수한 운동 선수에게 하복부의 힘과 속도 증가를 위함이다(그림 28.28). 처방된 운동은 매달린 상태에서 다리 드는 것을 수행한다. 이 운동은 누운 자세에서 사용되어서는 안된다. 운동학적인 비교를 위해 이 두 움직임을 보자. 움직임은 엄격히 감독되어야 하고 허리의 잠재적인 전단력은 인식되어야 한다. 의료용 볼을 사용하여 행동을 수행하기 전에 무부하 상태인 다리로 대상자가 움직일 때 행동을 관찰하라. 오직 정렬이 양호할 때만 부하를 추가한다. 대상자들은 그 아래에 볼과 함께 짐 빔(gym beam)으로부터 매달려야 한다. 양 발 사이에 볼을 잡도록 지시하고 나서 파트너에게 볼

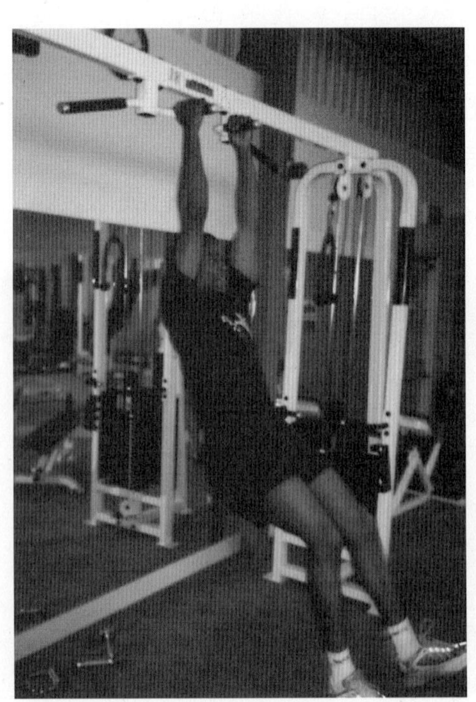

그림 28.28 다리들어올리기.

을 던지기 위해 엉덩이와 척추를 구부리라고 지시한다. 파트너는 대상자의 엉덩이가 여전히 90° 일 때 대상자의 발 사이로 볼을 다시 위치시킨다. 그리고 나서 대상자는 이 움직임을 반복하기 전에 하복부의 스트레치를 위해 다리를 아래로 내린다.

■ 결론 (Conclusion)

국부와 전반적인 근육들 둘 다 척추의 안정성 증가를 위해서는 훈련 되어야 한다. 그리하여 웨이트 트레이닝의 이용은 임상적으로 유용하다. 등 안정화를 위한 웨이트 훈련은 안정성 프로그램의 훌륭한 최종 과정이며, 또는 전반적 신체 훈련의 부분으로서 체육관에서 개별적으로 훈련하는 개인들에게는 부가적이다. 이 장에서 거론된 필수적인 질문들의 하나는 기본적인 운동을 들기 위한(머신 또는 프리웨이트) 안정성(자유 운동 그리고 짐볼)에 대해 바닥 운동으로부터 언제 이동하는 지이다. 그것은 "환자가 안전한 훈련을 위해 요구되는 중립적 척추 자세를 유지하기 위한 적절한 운동 조절을 입증 할 때에 따라 다르다"이다. 이 장을 위한 자료의 많은 것은 Norris(2000)를 기초로 했고 독자에게 더 많은 정보가 언급되어진다.

확인 과정
본 장의 학습목표 자가 점검

- 헬스클럽 운동의 과정을 위해 환자의 준비됨을 어떻게 결정할 것인지 설명하라.
- 어떻게 헬스클럽 운동에 안정성의 원리를 포함시킬 것인가?
- 훈련 목표를 위해 어떻게 강도, 세트, 반복을 변화할 것인가?
- 대부분의 헬스클럽에서 발견된 전반적인 웨이트 트레이닝 기구들을 안전하게 사용하기 위해 어떻게 운동하는지를 조언하라
- 스쿼트 훈련에서 무엇이 안전하고 안전하지 않은 기법인가?

■ 참고문헌 (References)

1. Beard, DJ, Kyberd PJ, O'Connor JJ, Fergusson CM, Dodd CAF. Reflex hamstring contraction latency in anterior cruciate ligament deficiency. J Orthop Res 1994;12:219–228.
2. Bergmark A. Stability of the lumbar spine. A study in mechanical engineering. Acta Orthop Scand 1989; 230(suppl):20–24.
3. Biering-Sorensen F. Physical measurements as risk indicators of low back trouble over a one year period Spine 1984;9:106–119.
4. Crombez G, Vlaeyen, JWS, Heuts PHTG, Lyens R. Fear of pain is more disabling than the pain itself. Evidence on the role of pain-related fear in chronic back pain disability. Pain 1999;80:329–340.
5. Hodges PW, Richardson CA. Contraction of transversus abdominis invariably precedes movement of the upper and lower limb. In Proceedings of the 6th international conference of the International Federation of Orthopaedic Manipulative Therapists. Lillehammer, Norway. 1996.
6. Konradsen L, Ravn JB. Ankle instability caused by prolonged peroneal reaction time. Acta Orthop Scand 1990;61(5):388–390.
7. Luoto S, Heliovaara M, Hurri H, Alaranta H. Static back endurance and the risk of low back pain. Clin Biomechanics 1995;10:323–324.
8. Norris CM. Abdominal muscle training in sport. Br J Sports Med 1993;27:19–27.
9. Norris CM. Spinal stabilization. Physiotherapy J. 1995;81(2):1–39
10. Norris CM. Sports injuries. Diagnosis and Management. 2nd ed. Oxford: Butterworth Heinemann, 1998.
11. Norris CM. Back Stability. Human Kinetics. Champaign, IL, 2000.
12. Richardson C, Jull G, Hodges P, Hides J. Therapeutic exercise for spinal segmental stabilization in low back pain. Edinburgh: Churchill Livingstone, 1999.
13. Saal JA, Saal JS. Nonoperative treatment of herniated lumbar intervertebral disc with radiculopathy. Spine 1989;14:431–437.
14. Sale DG. Neural adaptation to strength training. Strength and power in sport. In: Komi PV, ed. IOC medical publication, Blackwell Scientific; Oxford, 1992.
15. Taylor JR, O'Sullivan P. Lumbar segmental instability: pathology, diagnosis, and conservative management. In Twomey LT, Taylor JR, eds. Physical Therapy of the low back, 3rd ed. New York: Churchill Livingstone, 2000.
16. Vlaeyen, JWS, Linton SJ. Fear-avoidance and its consequences in chronic musculoskeletal pain. Pain 2000;85:317–332.
17. Weider J. Ultimate bodybuilding. Chicago: Contemporary books, 1989.

29

수행 증진을 위한 발달된 안정화 훈련 (Advanced Stabilization Training for Performance Enhancement)

개요
코어(중심)이란?
코어(중심) 안정화 훈련 개념
자세적 고찰
중심 안정화 훈련을 위한 지침
안정화
근력
힘

학습목표

이 장을 읽고나면 이해할 수 있을 것이다:

- 안정화-근력-힘의 연속체
- 독립된 단일 평면상의 강화운동과 기능적인 다양한 평면상의 강화운동 사이의 차이
- 선발된 운동선수 환자들을 어떻게 코어 강화운동과 파워 운동의 진행

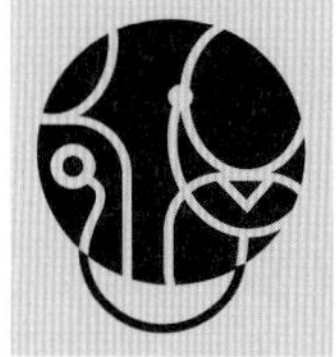

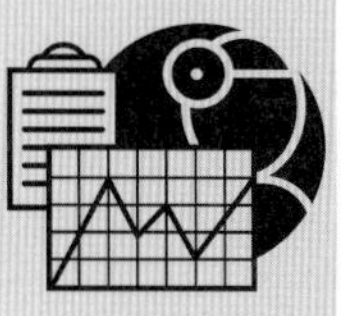
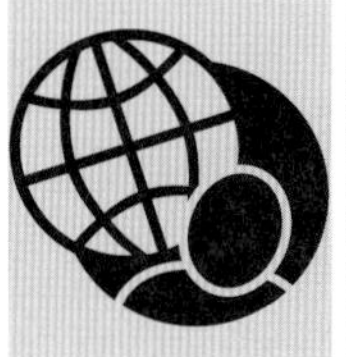
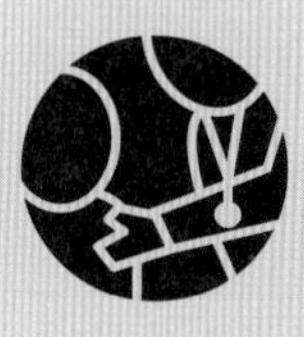
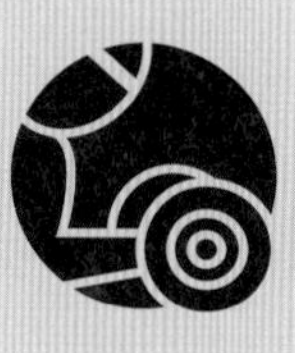
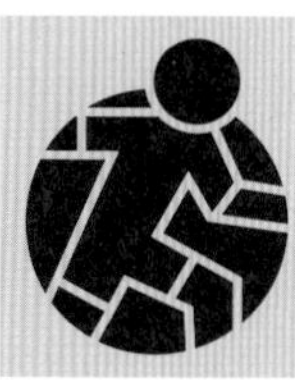
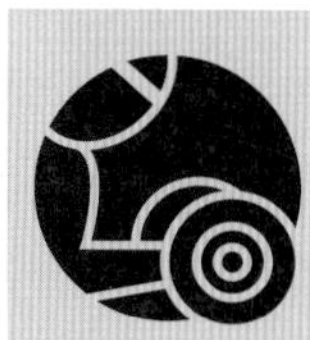

개요 (Introduction)

과학적 적용과 실제적인 적용 사이의 차이를 줄이기 위해 임상의들은 고객들을 훈련, 회복, 그리고/또는 재활시 포괄적이고 체계적이며 통합적인 기능적 적용을 따르는 것이 필요하다(5, 26, 32장 참조). 포괄적인 기능적 프로그램의 발전시키기 위해, 임상의는 반드시 기능적인동적 사슬(kinetic chain)을 완전히 이해해야만 한다. 기능적인 동적 사슬을 이해하기 위해서, 임상의는 제일 먼저 기능(function)의 정의를 이해해야만 한다. 기능이란 통합된, 다차원의 움직임이다.[6] 기능적인 동적 사슬의 훈련은 고객이 높은 수준의 기능을 회복하기위해 필요한 모든 구성요소들을 개선시키도록 노력하는 포괄적인 접근이다. 동적 사슬은 서로 의존하는 통합된 기능적인 단위로서 작용한다는 것을 임상의는 반드시 이해해야 한다. 그 때문에 기능적인 동적 사슬 훈련과 재활은 동적 사슬에서 각 연결부에 중점을 두어야만 하고 기능적인 강화와 신경근의 능률을 발전시키기 위해 노력해야만 한다. 기능적 강화는 부드럽게 협응되는 양식에서 요구되어지는 기능적인 움직임 동안 동적 사슬을 동적으로 안정화하고 힘(force)을 생산하고, 줄이는 신경근 체계의 능력이다.[6] 신경근 능률은 역학적인(dynamic) 동적 사슬 활동들 동안 효율적이고 서로 의존적으로 일하는 주동근, 길항근, 협력근 그리고 중립시키는 근들을 고려하는 중추신경계의 능력이다.[11]

전통적으로, 훈련과 재활은 동작의 단일면을 사용하는 격리된 근육들에서, 격리된 확실한 근력의 획득에 초점을 두고 있다. 그러나, 모든 기능적인 활동들은 다평면상(multi-planar; MP)이고 가속, 감속 그리고 역학적인 안정화를 요구 한다.[3,4,17,18,20, 26,34] 움직임은 단면 우세(one-plane-dominant)로 보여질 수 있으나, 다른 면들은 최적의 신경근적 능률을 고려하여 역학적인 안정화가 필요하다.[12,29,35,41] 기능적인 움직임들이 매우 높은 복잡성을 필요로 한다는 것을 이해하면 임상의는 통합된 체계를 통해서 패러다임의 변화를 만들수 있을 것이다. 패러다임의 변화는 움직임이 모든 면들을 사용하고 기능적인 강화(strength)와 신경근적 능률의 높은 수준을 확립하는 전체 동적 사슬 훈련에 중점을 둔다.[3,4,17,18,20,26,34]

역학적인 중심 안정화 훈련 프로그램은 모든 포괄적인 기능 훈련과 재활 프로그램의 중요한 요소이다. 중심 안정화 프로그램은 전체 동적 사슬을 통해서 역학적인 자세 조절을 증진시키고 요부-골반-고관절 복합체 주변의 적절한 근육 균형과 관절의 관절운동학을 확실하게 하고 역학적인 기능 강화의 표현을 고려하고 신경근의 능률을 증진시킬 것이다.[3,4,14,15,17,18,26,28,31,34,35,36]

중심 안정화 훈련의 이점

- 역학적인 자세 조절을 증진시킨다.
- 적절한 근육의 균형과 관절 운동학을 확실하게 한다.
- 기능적 강화의 표현을 고려한다.
- 동적 사슬의 안정시에 최적의 신경근 효율을 고려하여 요부-골반-고관절 복합체의 내재적 안정성을 준다.

코어(중심)이란?(What Is the Core?)

코어(중심)는 요부-골반-고관절 복합체로 정의되어진다.[25,40,44,46,49] 코어(중심)는 우리 몸에서 중력의 중심에 위치하고 모든 움직임의 시작부이다. 요부-골반-고관절 복합체에는 29개의 근육들이 부착하고 있다.[40,46] 효과적인 코어는 기능적인 주동근과 길항근의 정상 길이 장력(length-tension) 관계의 유지를 고려한다, 그리고 그것은 요부-골반-고관절 복합체에서 짝힘(force couple)관계의 유지를 고려한다. 정상 길이 장력 관계와 짝힘 관계를 유지하는 것은 기능적인 동적 사슬의 움직임동안 요부-골반-고관절 복합체에서 최적의 관절운동학적(arthrokinematics) 유지를 고려한다. 이는 기능적인 움직임들 동안 전체 동적 사슬에서 최적의 가속(acceleration), 감속(deceleration), 역학적 안정성을 고려하여 최적의 신경근의 효율을 제공한다. 이는 효과적인 하지 움직임을 위한 신체 중심에 근접한(proximal) 안정성을 제공한다.[2,7,9,19,20,21,22,23]

코어는 전체 동적 사슬이 비정상적인 힘(force)에 대해 힘을 생산하고 감소시키고 역학적으로 안정화되는데 상호의존적으로 작용함으로써 통합된 기능적인 단위로서 작용한다. 효율적인 상태에서 각 구성요소들은 몸무게를 배분하고 힘들 흡수하고 지면 반작용 힘을 이동시킨다

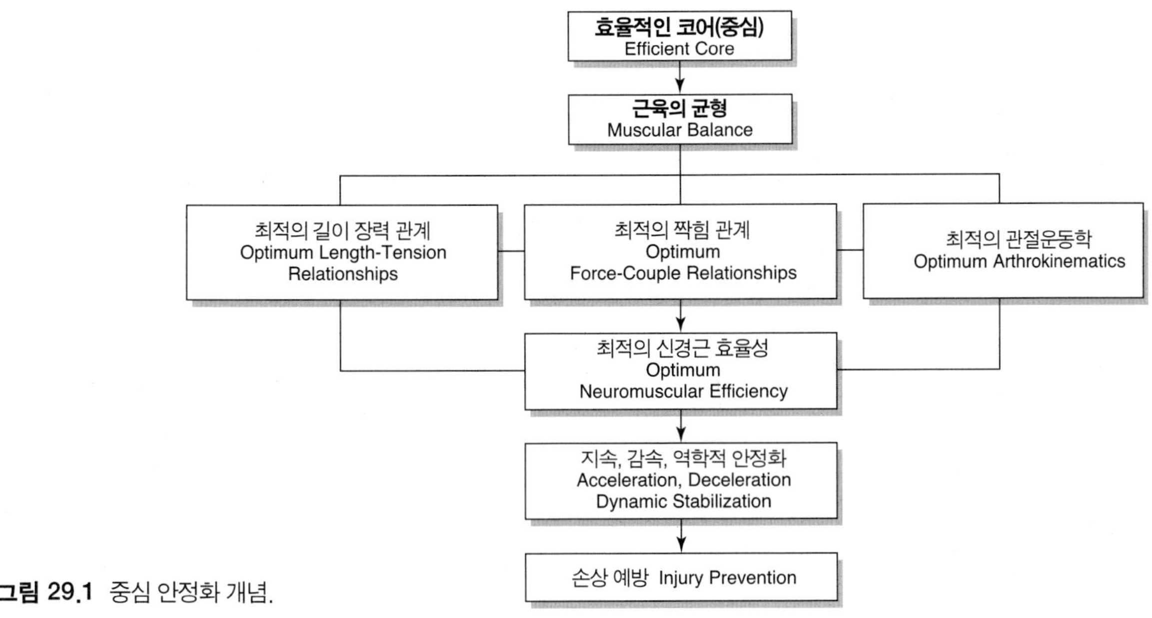

그림 29.1 중심 안정화 개념.

(transfer).[44] 이 통합된 서로 협력하는 시스템은 역동적인 동적 사슬 활동들 동안 효율적으로 기능을 승인하기 위해 적당히 훈련되어질 필요가 있다(그림 29.1).

코어(중심) 안정화 훈련 개념 (Core Stabilization Training Concepts)

많은 개인들은 그들이 기능적 활동들을 수행할 수 있게 해주는 특별한 근육들의 기능적인 근력강화(strength), 힘(power), 심경근 조절 그리고 근 지구력을 발달시켜왔다.[3] 그러나 몇명 사람들은 척추의 안정화를 위해 필요한 근육을 발달시켜왔다.[19,20,23] 신체의 안정화 시스템은 그들이 그들의 원동력으로 발달시켜온 근력(strength), 힘(power), 신경근 조절, 근 지구력을 효과적으로 활용하는 최적의 기능이다.

사지의 근육이 강하고 중심부가 약하다면, 효율적인 움직임을 생산하기 위한 충분한 힘은 만들어지지 않을 것이다. 약한 중심부는 손상을 일으키는 비효율적인 움직임의 근본적인 문제이다.[1,2,3,13,19,20,23,33,37,38,43]

중심부의 근육조직은 기능적인 활동들 동안 척추에 가해지는 태어날 때부터 가지고 있는 유해한 힘을 경감시키는 보호기전의 필수적인 구성요소이다.[9,48] 중심부 안정화 훈련 프로그램은 요추-골반-고관절 복합체에서 강화, 신경근 조절, 힘과 근지구력을 개개인이 획득하게 도와주도록 디자인 되어졌다.

이 접근은 전체 동적 사슬에서 균형잡힌 근 기능화를 촉진시킨다. 큰 신경근 조절과 안정화 강화는 전체 동적 사슬을 위해 더 생체역학적으로 효율적인 자세를 제공할 것이다. 그 결과 동적 사슬 전체에 걸쳐 최적의 신경근 효율성이 허용된다.[3,17,18,26,28,32,34,35]

신경근 효율성은 알맞은 때, 알맞은 곳에서 알맞은 관절에 대한 중력, 지면에 반응하는 힘 그리고 추진력을 감속시키기 위해 신체에 허용되는 자세의 정렬(정적/동적)과 안정성 강화의 적절한 결합으로 이룩되어진다.[6] 신경근 시스템이 효율적이지 않다면, 기능적으로 활동하는 동안 그것에 주어진 요구들에 반응할 수 없을 것이다.[11,13,20,23,24] 신경근 효율성이 감소함에 따라, 동적 사슬의 적당한 힘(force)과 역학적 안정성을 유지하는 능력이 특징적으로 감소한다. 이 감소된 신경근 효율성은 기능적 활동들 동안 나쁜 자세와 같이, 보상과 대리 패턴을 이끌어 낸다.[11,28] 이는 수축성 조직과 비수축성 조직에 기계적인 스트레스의 증가를 이끌고, 이는 반복된 미세손상, 비정상적인 생체역학과 손상을 이끈다.[1,2,5,10,12,41,47] 기능적인 중심 안정화 훈련과 재활을 완전히 이해하기 위해 임상의들은 반드시 기능적 해부학, 요추-골반-고관절 복합체 안정화 기전들 그리고 정상 짝힘의 관계를 완전하게 이해해야만 한다(5장 참고).[6]

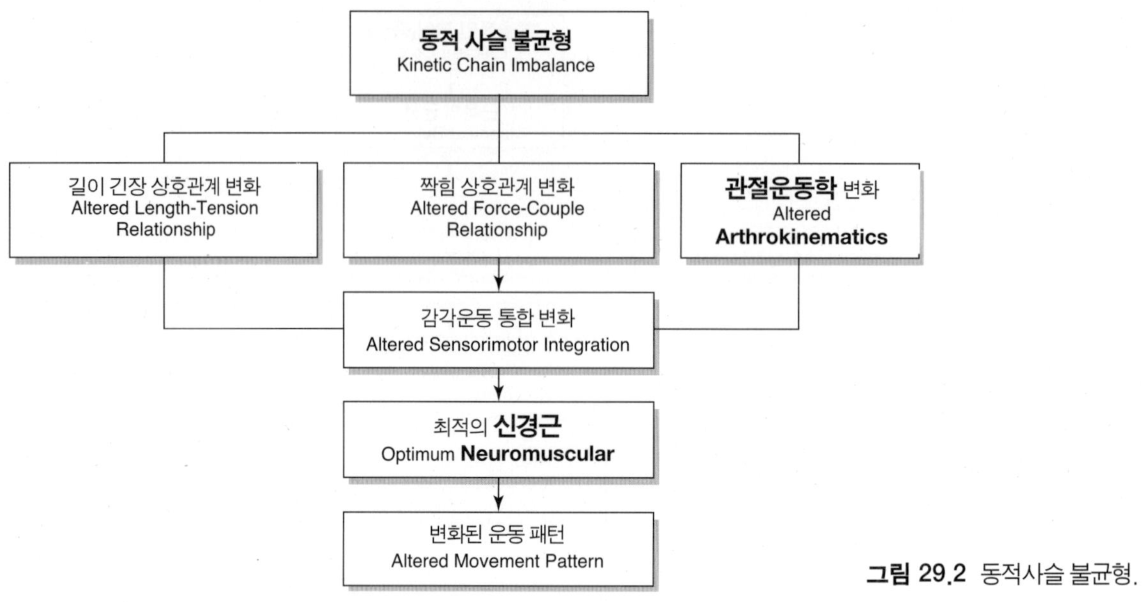

그림 29.2 동적사슬 불균형.

자세적 고찰 (Postural Considerations)

코어는 기능적인 활동들 동안 자세의 정렬과 역동적인 자세의 평형을 유지하는 기능이다. 신체 각 부분의 최적의 정렬은 기능적 훈련과 재활 프로그램에서 토대가 된다. 최적의 자세와 정렬은 기능적인 움직임 패턴들 동안 정상 길이 긴장(length-tension)의 상호관계, 짝힘의 상호관계 그리고 관절운동학이 유지되어 지기 때문에 최대 신경근 효율성을 허용할 것이다(그림 29.2).[11,40,44,46] 동적 사슬에서 한 분절이 정렬에서 벗어난다면, 전체 동적 사슬에서 예상할 수 있는 기능부전의 패턴을 만들어낼 것이다. 이 예상할 수 있는 기능부전의 패턴들은 동적 사슬에서 분절들이 정력을 벗어 낫기 때문에 신체의 구조적 통합이 위태로워진 상태를 나타낸다. 이것들은 동적 사슬에서 기능부전 분절의 위와 아래 분절에 비정상적으로 왜곡된 힘을 이끌어낸다.[1,2,11,39,41,44,47,49] 하나의 삐뚤어진 분절이 만들어내는 연쇄반응과 이런 패턴들을 피하기 위해서 우리는 전체 동적 사슬의 구조적 통합을 유지하는 안정된 자세를 강조해야만 한다.[28] 포괄적인 중심 안정화 프로그램은 연속되는 왜곡된 패턴의 발달을 예방하고 기능적인 움직임 동안 최적의 역동적 자세조절을 제공할 것이다.

포괄적인 중심 안정화 프로그램이 실행되어지기 전에, 개인 다음 사항들을 결정하기 위한 포괄적인 평가를 받아야만 한다: 근육의 불균형, 관절 운동학의 결함, 코어의 세기(strength), 코어의 신경근 조절, 코어의 근지구력, 코어의 파워 그리고 하지 동적 사슬의 모든 기능, 포괄적인 동적 사슬 평가 소개는 이번 장 범위 뒤에 있다(10, 11, 34장 참고). 관심있는 독자들은 완전한 설명을 위해 National Academy of Sports Medicines Kinetic Chain Assessment home study course를 다시 확인할 수 있다(www.nasm.org).

중심 안정화 훈련을 위한 지침 (Guidelines for Core Stabilization Training)

포괄적인 중심 안정화 프로그램을 수행하기 전에 각 개인은 반드시 다음을 결정하기 위해 포괄적인 평가를 시행해야만 한다: 근육의 불균형, 근역학(myokinematic)의 결함, 관절 운동학이 결함, 코어의 세기(strength)/신경근의 조절/파워 그리고 전체 동적 사슬의 기능. 모든 근육의 불균형과 관절 운동학의 결함은 적극적인 코어 훈련 프로그램이 시작하기 전에 바로 잡을 필요가 있다.[5,38,39]

기능적인 중심 안정화 훈련 프로그램을 기획할 때, 임상의는 훈련에 대한 최대한의 반응을 이끌어내기 위해 적절한 운동을 선택하고 고유수용성 자극이 풍부한 환경을 만들어 주어야 한다.[6] 이 운동들은 반드시 안전하고 도전적이고 다양한 면에 스트레스를 주고 다양한 감각적 환경을 포함하고 근본적인 운동 기술들로부터 파생되고 활동

표 29.1 운동 훈련의 변수들

움직임의 면	신체위치	지지면	하지의 좌우대칭	상지의 좌우대칭	외적 저항	균형 방식
• 시상면 • 전두면 • 황단면 • 복합	• 앙와위 • 복와위 • 옆으로 누운자세 • 앉기 • 무릎 꿇고 앉기 • 1/2무릎꿇고 앉기 • 두발로 서기 • 발바꿔 서기 • 한발로 서기	• 운동 벤취 • 안정성 볼 • 균형 보조기 • 기타	• 2-다리 • 엇갈려 서기 • 1-다리 • 불안정한 2-다리 • 엇갈려 서기 • 불안정한 1-다리	• 2-팔 • 팔 교차하기 • 1-팔 • 1-팔 휠/회전	• 바벨 • 덤벨 • 케이블 기구 • 튜빙 • 의료용 볼 • 파워볼 • Bodyblade • 기타	• 바닥 • 스포츠 빔 • 1/2 폼롤 • 리복 코어보드 • 에어렉스 패드 • Dyna Disc • 보수(bosu) • Proprio shoes • 모래(sand)

의 특성이 있어야만 한다(표 29.1)(또 NASM-OPT지침서-www.nasm.org).

임상의는 최적의 적응을 위해 점진적으로 기능적인 연속을 따라가야 하다. 다음은 적당한 운동의 진행을 위한 중요한 개념이다: 느린 것에서 빠른 것, 단순한 것에서 복잡한 것, 알고 있는 것에서 모르는 것, 낮은 힘에서 높은 힘으로, 눈을 뜬 상태에서 눈을 감은 상태로, 정적인 것에서 동적인 것으로 그리고 증가된 반복 횟수(reps)/세트/강도(NASM Traininf Guideline-www.nasm.org).

중심 안정화의 목표는 기능적 강화와 동적인 안정화를 최적의 수준으로 발달시키는데 있다. 프로그램의 초점은 완전한 힘의 획득(strength gains)을 위한 노력 대신에 신경의 적응(adaptation)에 두었다.[17,43,45,48] 다양한 감각과 다양한 양식(Tubing, Bodyblade, physioball, medicine ball, power sports trainer, weight vest, cobra belt, dumbbell, 등)의 환경에서 고유수용성의 필요를 증가시키는 것이 외적인 저항을 증가시키는 것보다 더 중요한 것이 되었다.[14,15,30,31] 양보다 직적인 개념이 강조되어지고 있다. 중심 안정화 훈련은 중심의 안정화와 신경근의 효율성을 증진시키기 위해 특별하게 디자인되어졌다. 당신은 중추신경계(CNS)를 자극하고 있는 감각 정보들에 관심을 가져야만 한다. 당신은 나쁜 신경근 조절과 기술을 훈련한다면, 당신은 나쁜 운동 패턴과 안정성이 발달된다.[11,19,20,23] 당신의 프로그램의 초점은 기능에 맞추어져야만 한다. 프로그램이 기능적이라면, 다음 질문들에 대답해보자: 그것은 동적인가? MP인가? 다차원인가? 고유수용성을 자극하는가? 체계적인가? 진행적인가? 기능적인 해부학과 과학에 기초하고 있나? 활동 특성(activity specific)이 있나(NASM-OPT지침서-www.nasm.org)?

안정화, 근력(strength), 힘(power)을 포함한 National Academy of Sports Medicine's Optimum Performance™ 모델 내에 3단계 훈련이 있다. 적절히 통합된 중심(코어)

중심(코어) 안정화 훈련 지침서

- 단계적
- 체계적
- 활동-특성(specific)
- 통합적
- 고유수용성적 도전
- 통용되는(현행의)과학에 근거

중심(코어) 안정화 훈련 기능적 연속체

- 다평면의(움직임의 3면)
- 다차원의
- 전체 근육 수축 범위(specrtrum)사용
- 전체 수축 속도 사용
- 모든 민감한(acute)훈련 변수들(세트, 반복, 강도, 중간 휴식, 빈도, 기간) 조작

프로그램 변수들

- 움직임의 면
- 실행 속도
- 관절가동범위(ROM)
- 하중의 매개(physioball, powerball, Bodyblade, sports trainer, weight vest, dumbbell, tubing, etc.)
- 민감한 변수들(세트, 반복, 속도, time under tension, 기간)
- 신체 위치
- 빈도
- 조절의 양(amount)
- 피드백의 양

운동선택 기준

- 안전
- 도전
- 진행성
- 체계적(통합된 기능적인 연속체)
- 고유수용성 자극이 많은
- 활동성-특별성

운동 진행 연속체

- 느리게 → 빠르게
- 알겨진 → 알려지지 않은
- 안정된 → 조절된 → 역동적 기능적
- 낮은 힘 → 높은 힘
- 정확한 실행 → 증가된 강도

안정화 훈련 프로그램은 같은 체계적인 진행을 따라간다(그림 29.3, 표 29.2, 29.3)(NASM Guidelines).

안정화 (Stabilization)

중심(코어) 훈련의 안정화 단계에서 운동들은 요부-골반-고관절 복합체를 통해서 작은 관절 동작(motion)에 영향을 미친다. 이런 운동들은 깊은(deep) 안정화 기전의 기능적인 능력(capacity)을 증진시키기 위해 디자인되어졌다(5, 25, 26장 참고).[9,36,42,43,48]

근력 (Strength)

중심(코어) 훈련의 근력단계에서 운동들은 전체 관절 가동 범위 내에서 좀 더 동적인 편심성(eccentric) 움직임과 동심성(concentric) 움직임에 영향을 준다. 전문성, 속도 그리고 신경적인 요구 또한 이 단계에서 진행되어진다. 이 운동들은 동적 사슬 전체에서 신경근의 능률을 증진시키기 위해 디자인되어졌다(27, 28장)(그림 29.4-29.17 참고).[14,15,28,31]

힘 (Power)

중심(코어)훈련의 힘 단계에서 운동들은 통합된 기능적 움직임(movements) 동안 전체 근육 활동 범위(spec-

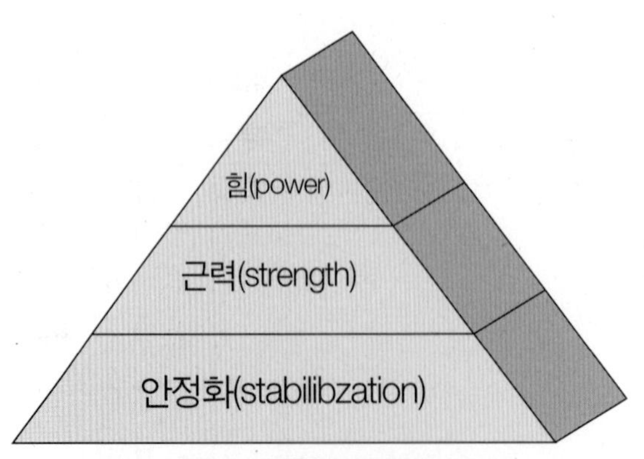

그림 29.3 최적의 수행훈련 모델™의 3단계 진행 순서

trum)와 수축 속도 범위(spectrum)를 증진시킨다. 이 운동들은 힘의 생산(force production)률을 증진시키기 위해 디자인되어졌다(그림 29.18-29.24).[3,4,18,26,32,34,45]

■ 결론 (Conclusion)

중심(코어) 안정화 프로그램은 기능적인 훈련과/또는 재활 프로그램에서 각각으로 참여한 모든 것들이 통합된 구성요소가 되어질 것이다. 중심 안정화 훈련 프로그램은 각 개인이 요부-골반-고관절 복합체에서 최적의 신경근 조절을 얻기 취해 허용될 것이고, 더 빠르고 안전한 활동을 회복하기 위해 동적 사슬 기능부전을 가진 개인들에게도 허용될 것이다.

표 29.2 예: 통합된 중심 안정화 프로그램

	1-시작/천천히/안정화	2-중간/적당한/근력	3-발전/빠르게/힘(파워)
	중심(코어) 안정화	*중심(코어) 근력*	*중심(코어) 힘(파워)*
CST	바로누운 상태에서 진행	케이블/튜빙 진행	의료용 볼 진행
	- 한 다리 미끄러짐	안정성 볼(stability ball) 진행	- 풀오버(pullovers)
	- 한 다리 들기	- 크런취	- soccer Throws
	- 두 다리 미끄러짐	- 교각자세	- 가슴 패스(chest pass)
	- 두 다리 들기	- 컬(curl)	- 회전 패스(rotation pass)
	엎드려 진행	- 힙(hip) 신전	- 사선 패스(oblique pass)
	- 엉덩이 짜기(gluteal squeeze)	- 풀오버(pullovers)	- 뒤로 패스(back pass)
	- 코브라	- 역(reverse)크런취	- 머리위로 던지기(overehead throws)
	- 다리 올리기	- 무릎 올리기(ups)	
	- 팔 올리기	- 러시안 트위스트	
	- 반대 팔/다리	- 롤 위에서 팔굽혀펴기	
	교각자세 진행(bridging progression)		
	- 두 다리	벤치(bench) 진행	
	- 행진하기	- 역 신전(reverse hyper)	
	4-포인트 진행	- 역 크런취	
	- 배끌어당기기(drawing-in)	- 무릎 올리기(ups)	
	- 팔 올리기	- 사이드 싯업(side sit-up)	
	- 다리 올리기	- 허리 신전(back extension)	
	- 팔 다리 올리기	- 움직임을 동반한 등 신전	
	Iso-Ab 진행		
	- 엎드린 자세	케이블 진행	
	- 엎드린 상태에서 신전근(ext)	- chops	
	- 엎드린 상태에서 복근(abd)	- 리프트(lifts)	
	- 옆으로 누워서	- 회전(rotations)	
	케이블 진행	- 복합(combination)	
	- 바로 누워서		
	- 교각자세	덤벨 진행	
	- 무릎 꿇고	- MP 런지/컬/프레스	
	- 선 자세	- 스쿼트 프레스	
		- MP 세트 프레스	

표 29.3 민감한 변수들

1-시작/천천히/안정화						
	반복(reps)	세트(sets)	간격(tempo)	휴식시간(rest int.)	빈도(frequency)	기간(duration)
CST	12-20	1-3	4-2-1 Iso=5-10초	0-90초	2-4회/1주	4~6주
2-중간/적당히/근력						
	반복(reps)	세트(sets)	간격(tempo)	휴식시간(rest int.)	빈도(frequency)	기간(duration)
CST	8-12	2-4	3-2-1	0-60	2-4회/1주	4-6주
3-발달/빠르게/힘(power)						
	반복(reps)	세트(sets)	간격(tempo)	휴식시간(rest int.)	빈도(frequency)	기간(duration)
CST	8-12	2-4	1-1-1	0-60초	2-4회/1주	4주

모든 고객들을 위해 완벽한 시스템에서 이 정보를 어떻게 사용하는지에 대한 더 많은 정보를 위해서는 우리의 코스에게 질문하시오(www.nasm.org).

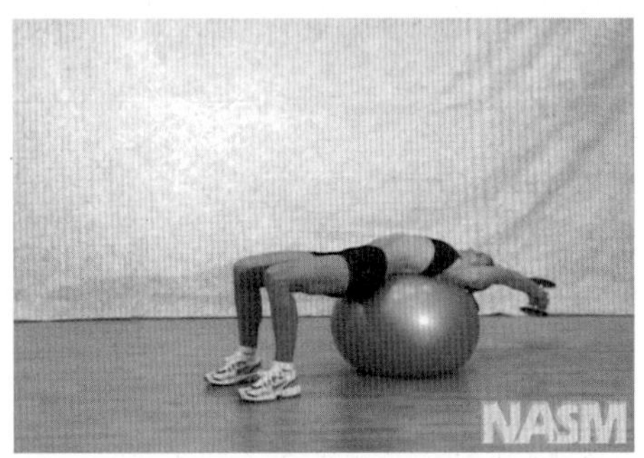

A

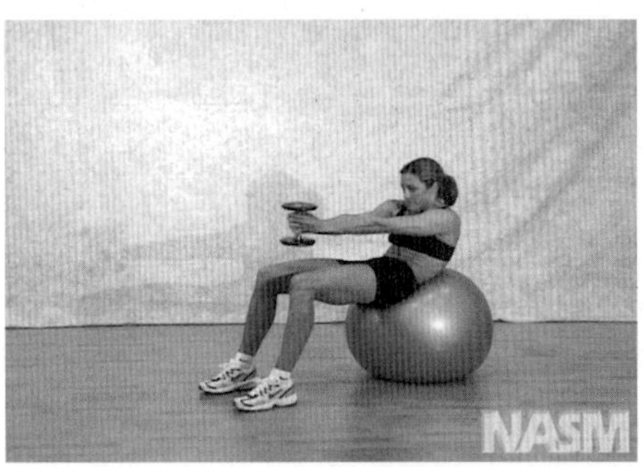

B

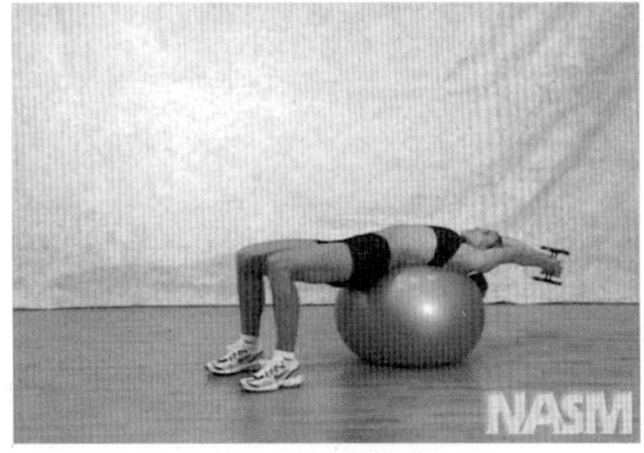

C

그림 29.4 공위에서 풀오버(A-C).

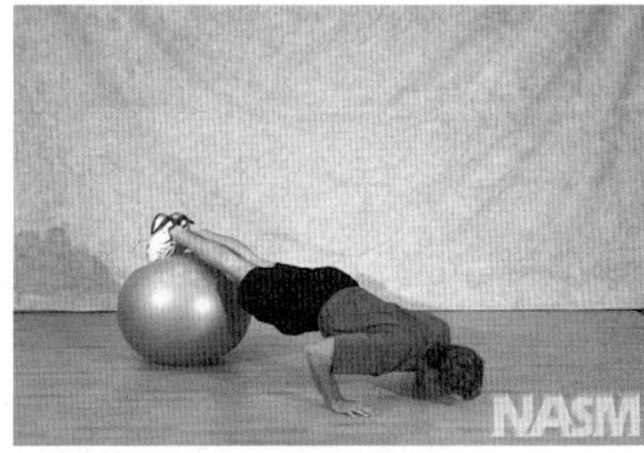

A

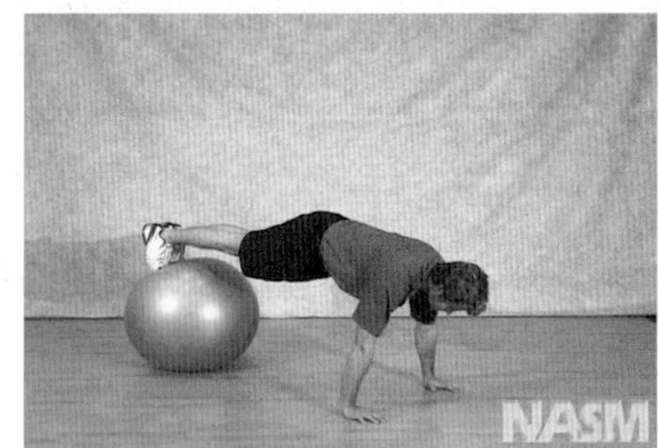

B

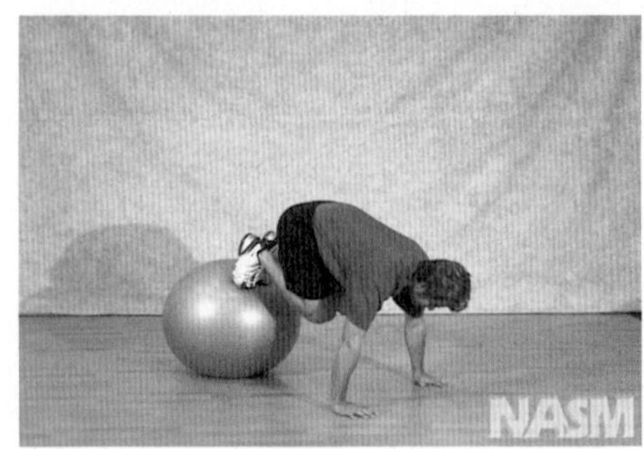

C

그림 29.5 공위에서 바닥에 손대고 팔굽혀펴기 하면서 공굴리기(A-C).

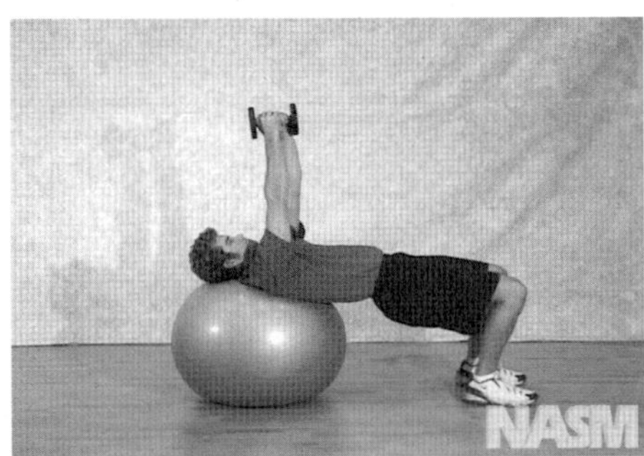

A

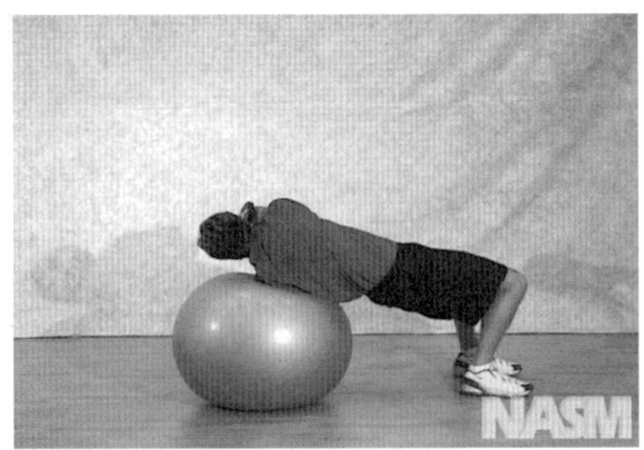

B

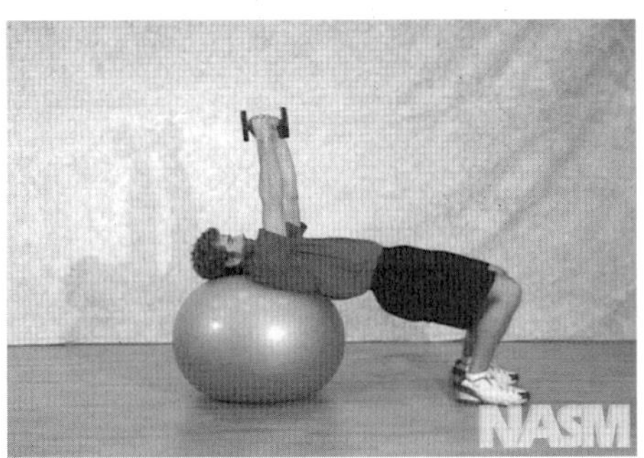

C

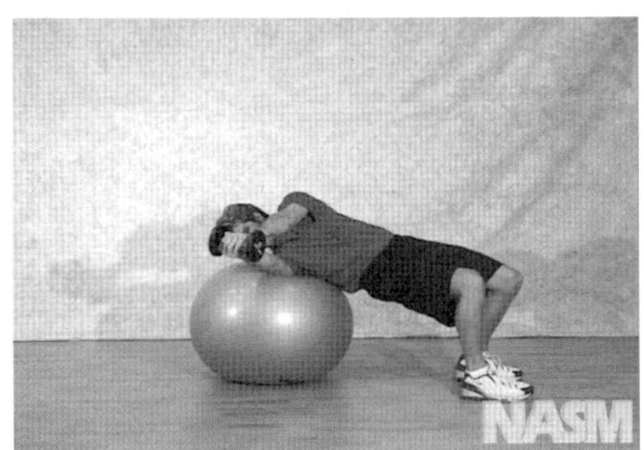

D

그림 29.6 공위에서 러시안 트위스트 (A-D).

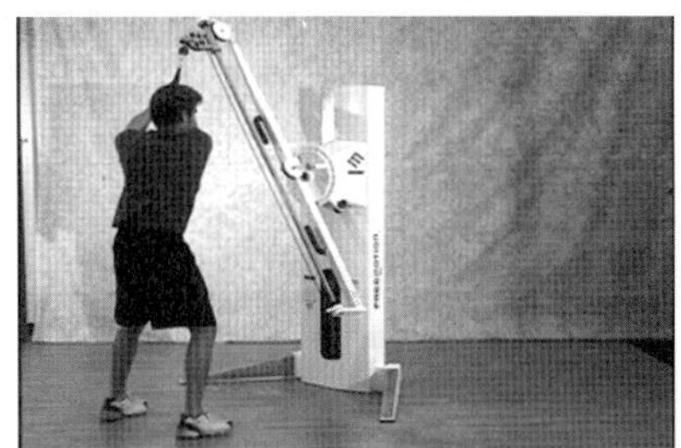

A

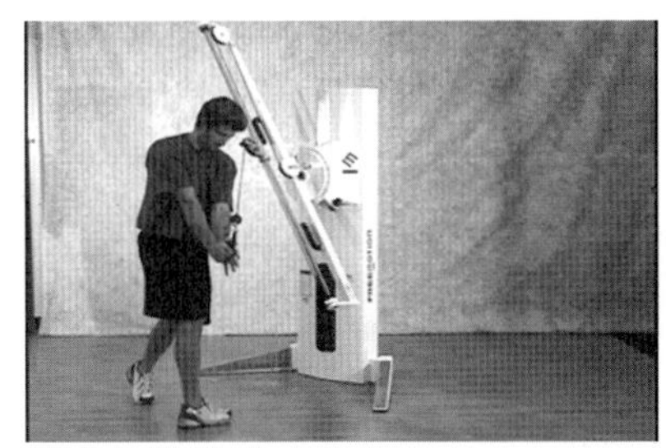

B

그림 29.7 케이블 chop. (A) 시작. (B) 끝.

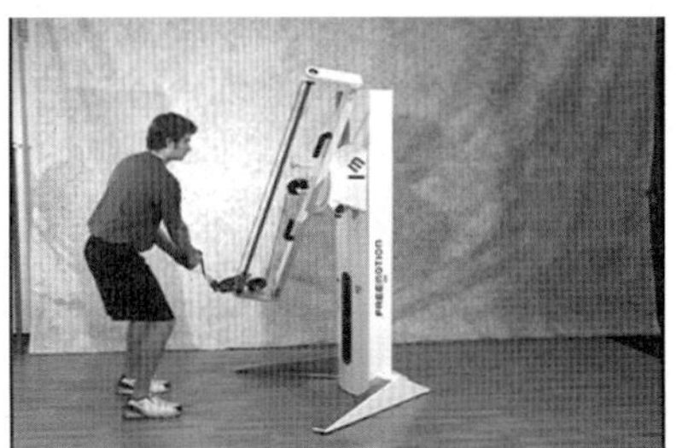

A

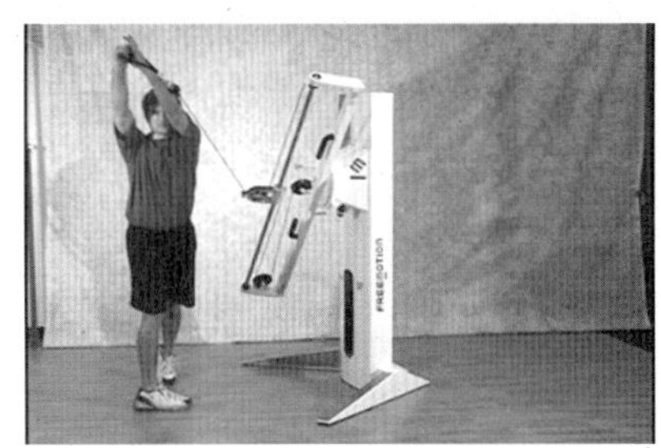

B

그림 29.8 케이블 들어올리기. (A) 시작. (B) 끝.

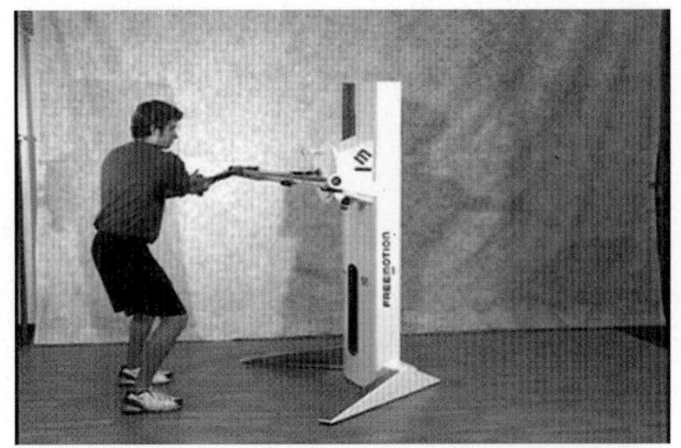

A

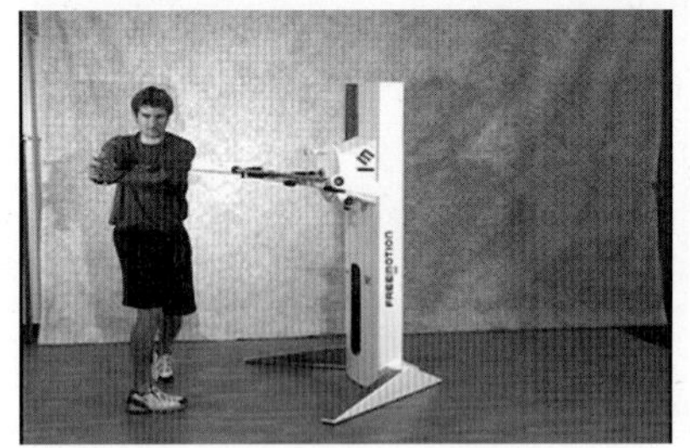

B

그림 29.9 케이블 회전. **(A)** 시작. **(B)** 끝.

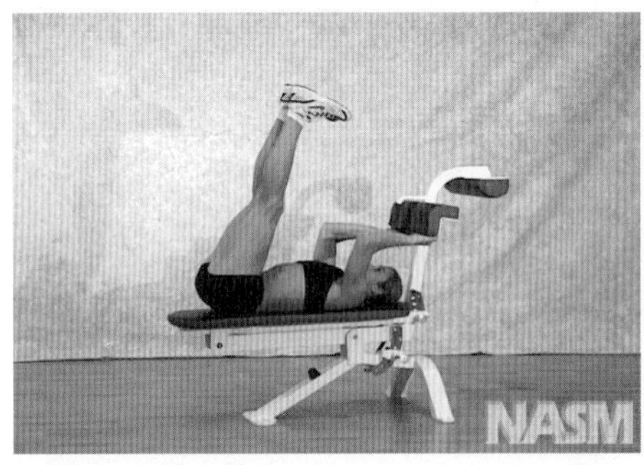

A

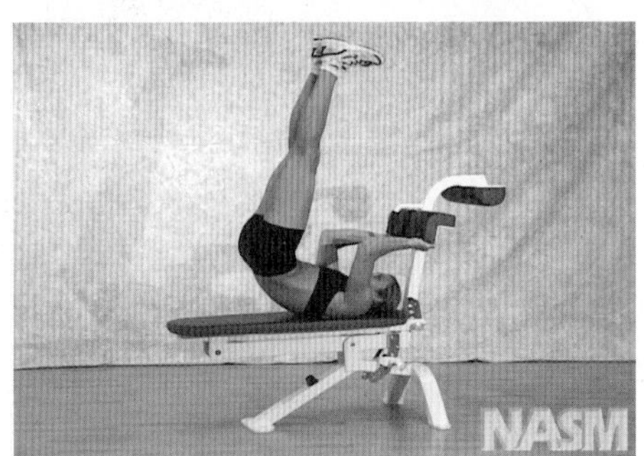

B

그림 29.10 무릎 들어올리기**(A, B)**.

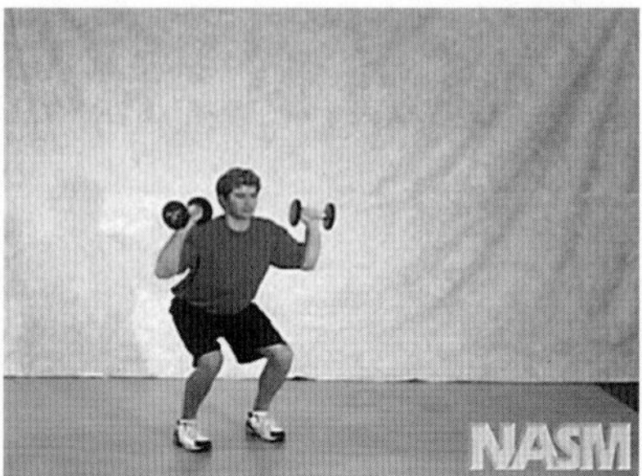

A

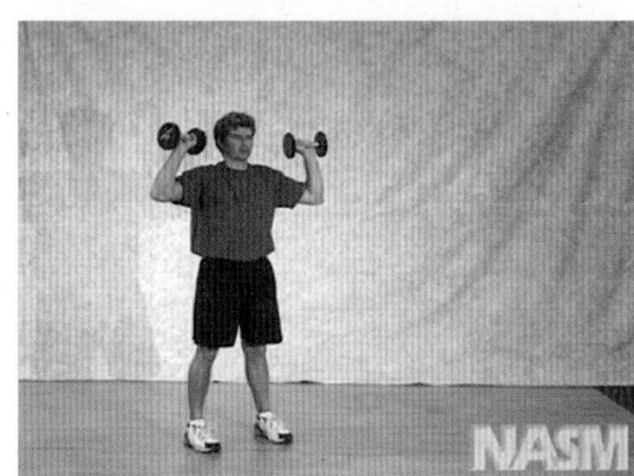

B

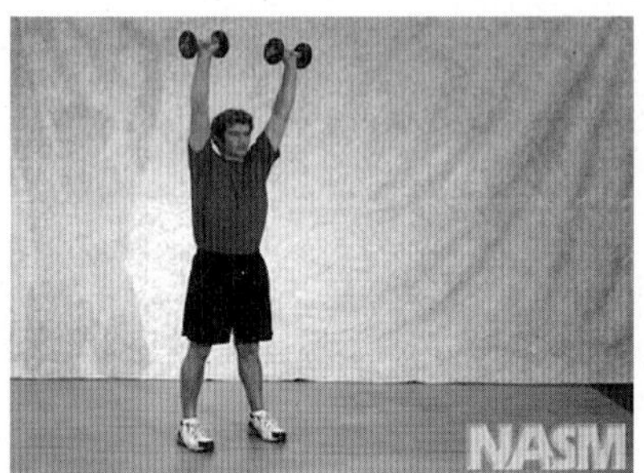

C

그림 29.11 오버헤드 프레스 균형 잡으며 런지(lunge) **(A-C)**.

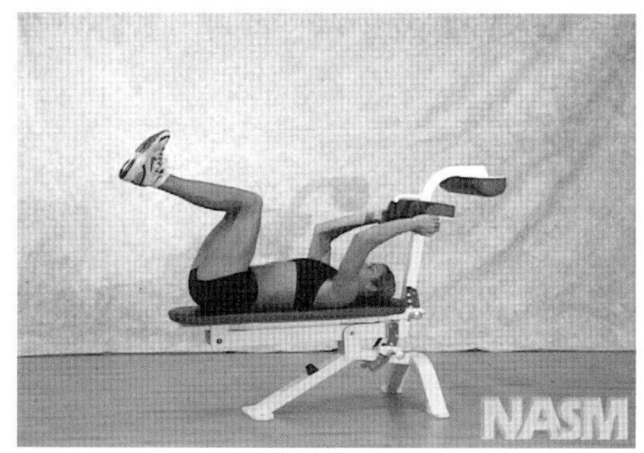

A

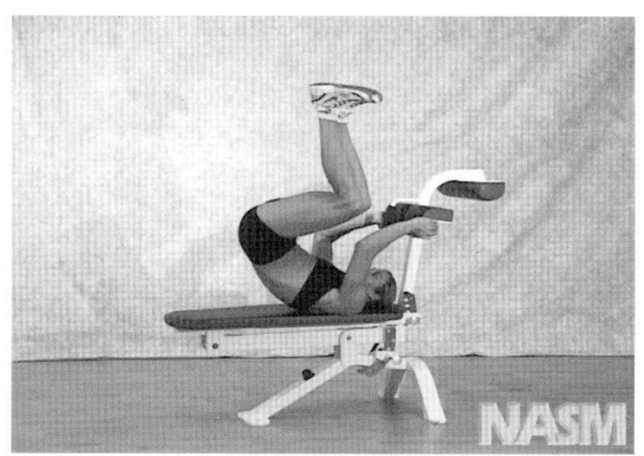

B

그림 29.12 역회전 크런취 (A, B).

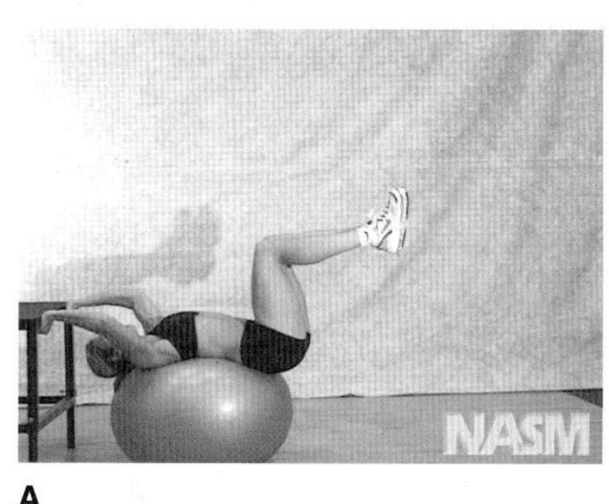

A

B

그림 29.13 볼에서 역크런취 (A, B).

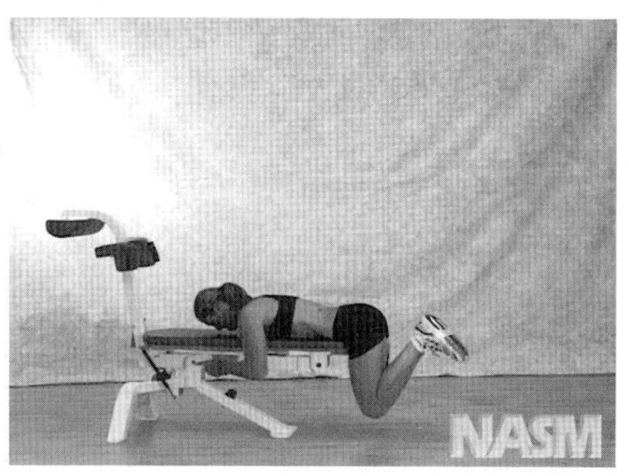

A

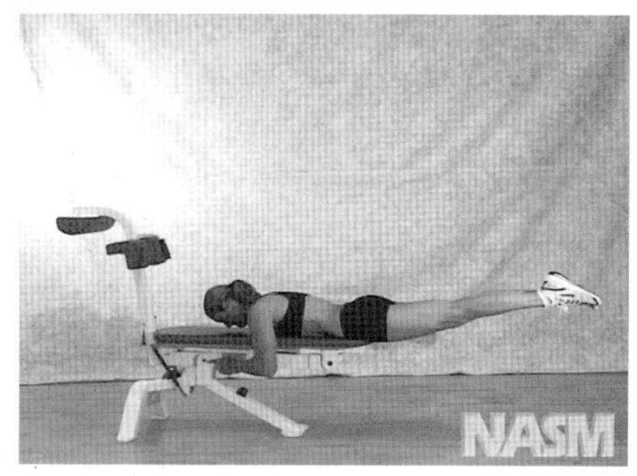

B

그림 29.14 역신전 (A, B).

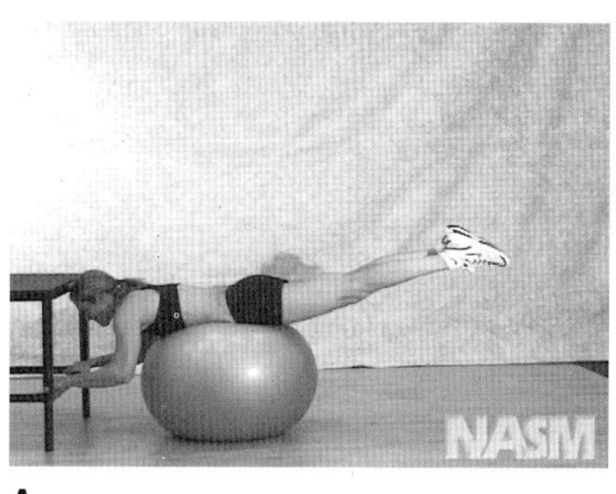

A

B

그림 29.15 볼에서 역신전 (A, B).

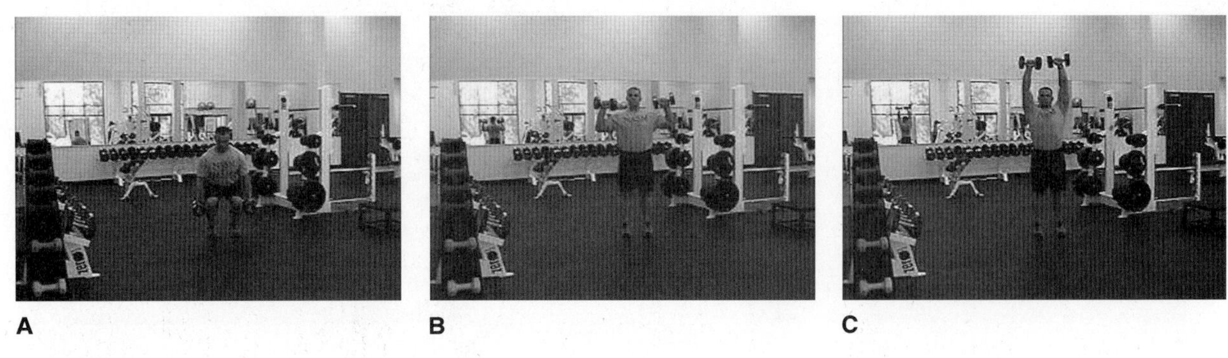

그림 29.16 오버헤드 프레스 스쿼트(squat) (A-C).

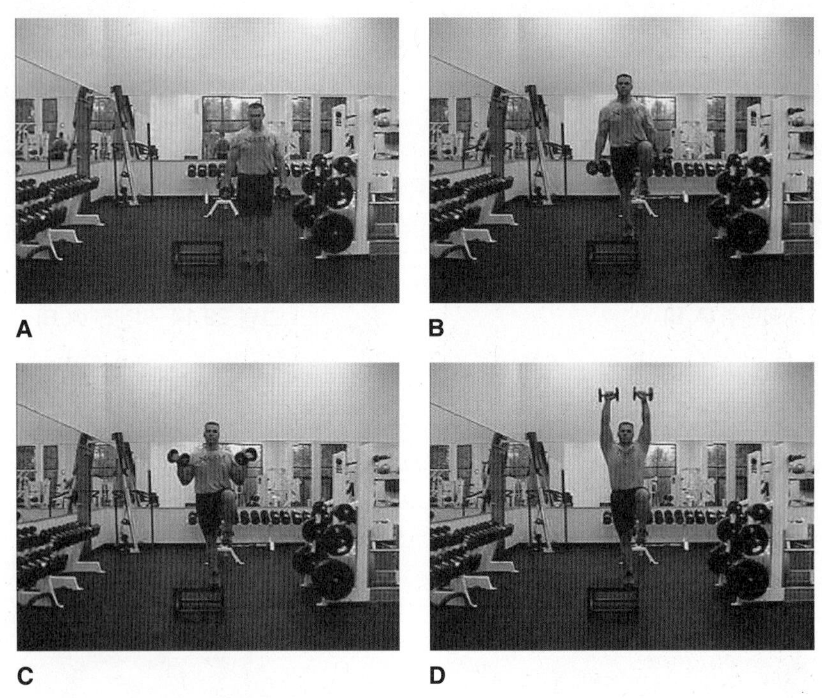

그림 29.17 전방 컬 프레스 스텝 업(steps up) (A-D).

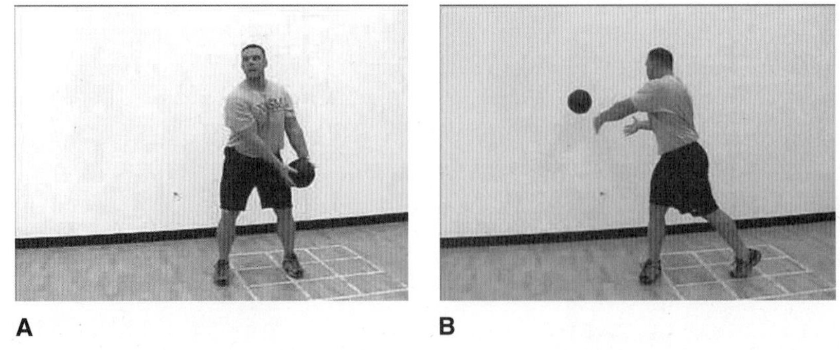

그림 29.18 허리 신전하며 던지기(back extension throw). (A) 시작. (B) 끝.

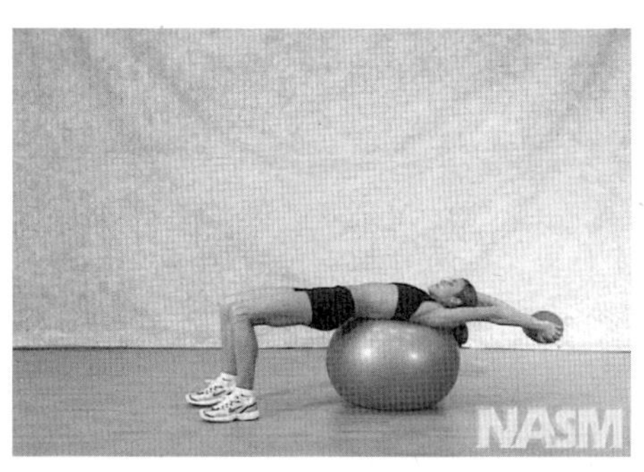
A

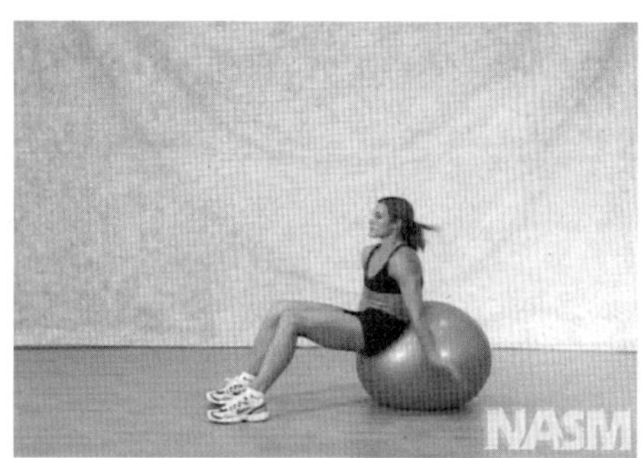
B

그림 29.19 짐볼에서 의료용 볼 풀오버(pullover) **(A, B)**.

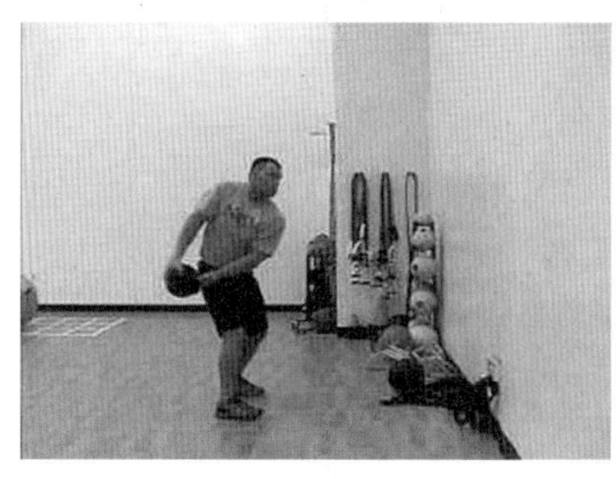
A

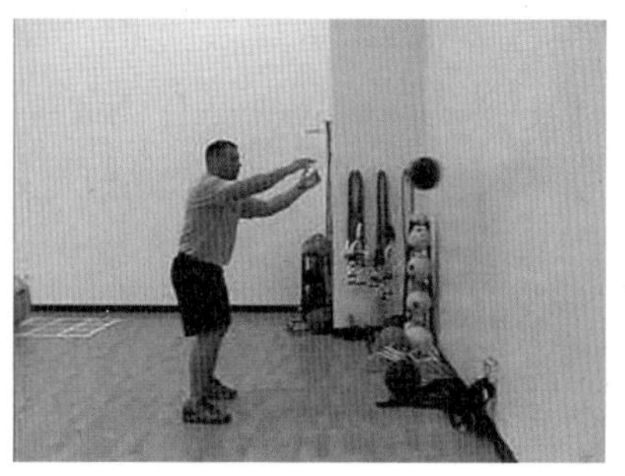
B

그림 29.20 의료용 볼 사선(oblique) 던지기. **(A)** 시작. **(B)** 끝.

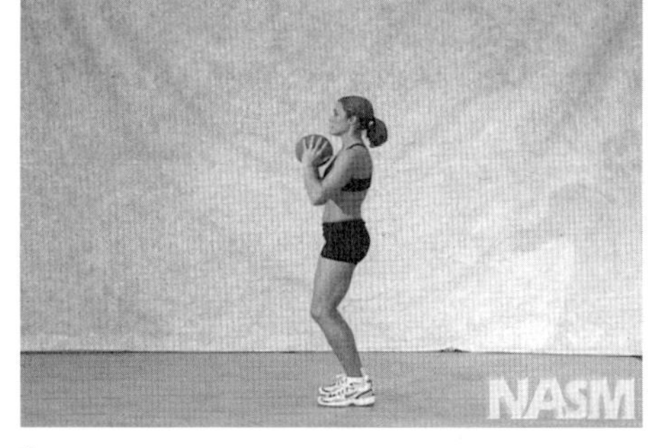
A

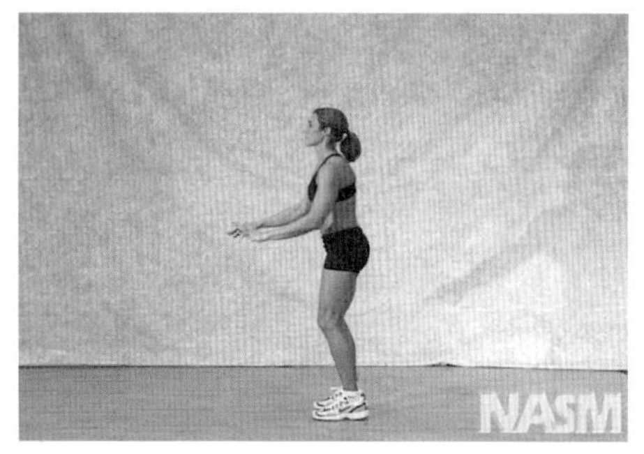
B

그림 29.21 의료용 볼 가슴 패스. **(A)** 시작. **(B)** 끝.

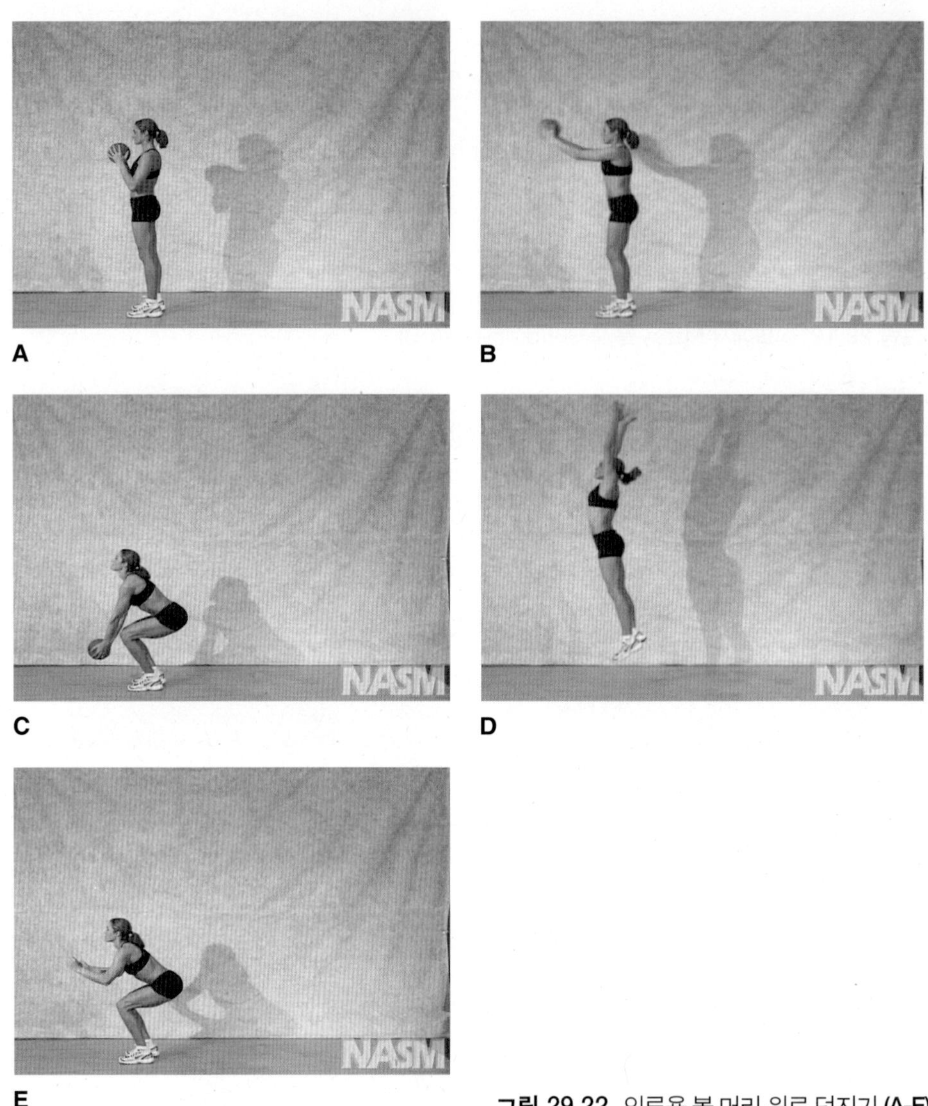

그림 29.22 의료용 볼 머리 위로 던지기 **(A-E)**.

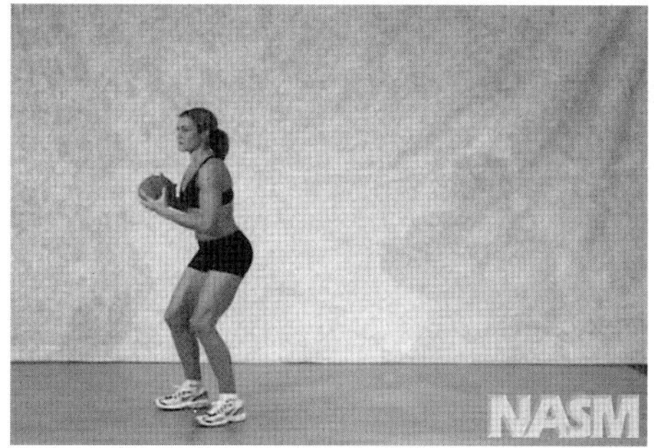

A

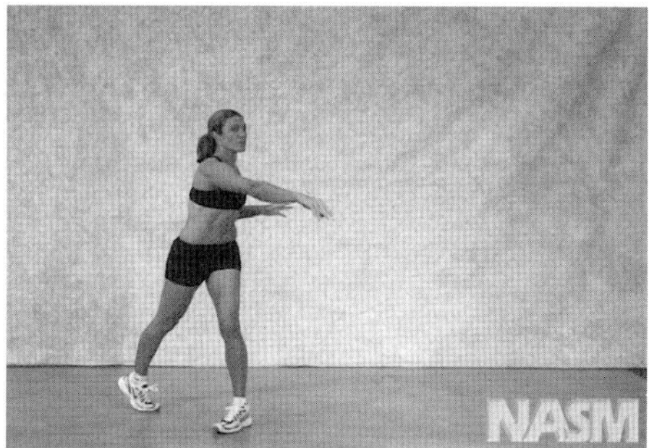

B

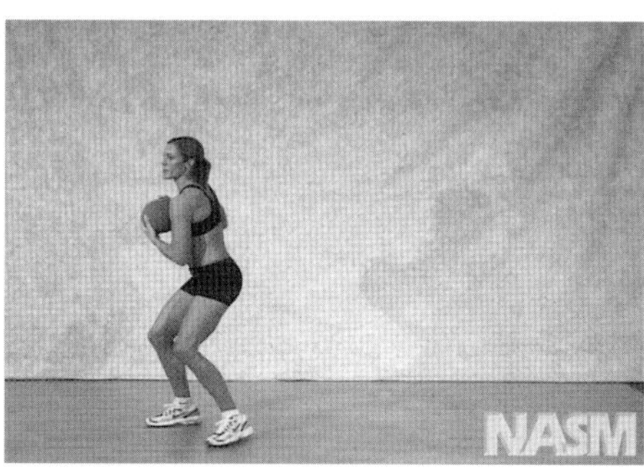

C

그림 29.23 의료용 볼 가슴으로 당겨서 회전 (medicine ball rotational chest press) **(A-C)**.

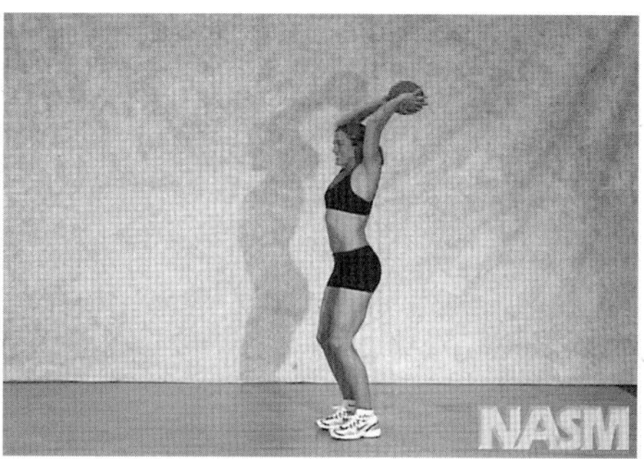

A

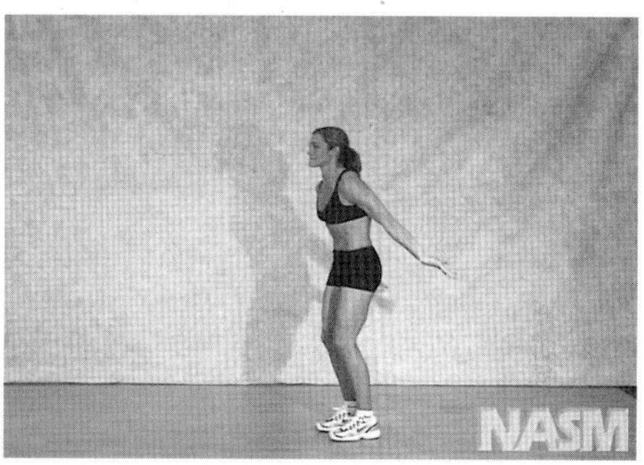

B

그림 29.24 의료용 볼 드로잉 **(A, B)**.

확인 과정

본 장의 학습목표 자가 점검

- 근력(strength) 훈련과 힘(power) 훈련이 어떻게 다른가?
- 안정화 훈련과 근력 훈련이 어떻게 다른가?
- 어떻게 기능적인 훈련이 전체 동적 사슬을 발달시키는가에 대한 예를 드시오.

■ 참고문헌 (References)

1. Beckman SM, Buchanan TS: Ankle inversion and hypermobility. Effect on hip and ankle muscle electromyography onset latency. Arch Phys Med Rehabil. 76(12):1138-1143, 1995
2. Bullock-Saxton JE. Local Sensation Changes and Altered Hip Muscle Function Following Severe Ankle Sprain. Physical Therapy. 1994; 74(1):17-23
3. Caraffa A, Cerulli G, Projetti M, et al. Prevention of anterior cruciate ligament injuries in soccer. A prospective controlled study of propriocpetive training. Knee Surg Sports Traumatol Artrhrosc. 1996; 4(1): 19-21
4. Chimera NJ, Swanik KA, et al. Effects of plyometric training on muscle-activation strategies and performance in female athletes. J Athl Train. 2004; 39(1):24-31
5. Cibulka MT, Sinacore DR, Cromer GS, et al. Unilateral hip rotation range of motion asymmetry in patients with sacroiliac joint pain. Spine. 1998; 23(9):1009-1015
6. Clark MA. Integrated Training for the new millennium. National Academy of Sports Medicine. Calabasas; 2000
7. Cresswell AG, Grundstrom H, Thorstensson A: Observations on intra-abdominal pressure and patterns of abdominal intra-muscular activity in man. Acta Physiol Scand 144:409-418, 1992
8. Cresswell AG, Oddson L, Thorstensson A: The influence of sudden perturbations on trunk muscle activity and intra-abdominal pressure while standing. Exp Brain Res 98:336-341, 1994

9. Crisco J, Panjabi MM. The intersegmental and multisegmental muscles of the lumbar spine. Spine. 1991; 16:793-799
10. Denegar CR, Hertel J, Fonseca J. The effect of lateral ankle sprains on dorsiflexion range of motion, posterior talar glide, and joint laxity. J Orthop Sports Phys Ther. 2002; 32:166-173
11. Edgerton VR, Wolf S, Roy RR. Theoretical basis for patterning EMG amplitudes to assess muscle dysfunction. Med Sci Sports Exerc. 1996; 28(6):744-751
12. Ford KR, Myer GD, Hewett TE. Valgus knee motion during landing in high school female and male basketball players. Med Sci Sports Exerc. 2003; 35(10):1745-1750
13. Fredericson M, Cookingham CL, Chaudhari M, et al. Hip abductor weakness in distance runners with iliotibial band syndrome. Clinical Journal of Sport Med. 2000; 10(3):169-175
14. Garcia FJ, Grenier SG, McGill SM. Abdominal muscle response during curl-ups on both stable and labile surfaces. Phys Ther. 2000; 80(6):564-569
15. Hahn S, Stanforth D, Stanforth PR, Philips A. A 10 week training study comparing resistaball and traditional trunk training. Med Sci Sports Exerc. 1998; 30(5):199
16. Hanten WP, Olson SL, Butts NL, Nowicki AL. Effectiveness of a home program of ischemic pressure followed by static stretching for treatment of myofascial trigger points. Phys Ther. 2000; 80(10):997-1003
17. Hewett TE, Lindenfeld TN, Riccobene JV, et al. The effect of neuromuscular training on the incidence of knee injury in female athletes: A prospective study. Am J Sports Med 1999; 27(6):699-706
18. Hewett TE, Stroupe Al, Nance TA, et al. Plyometric training in female athletes. Decreased impact forces and increased hamstring torques. Am J Sports Med 1996; 24:765-773
19. Hides JA, Stokes MJ, Saide M, Jull GA, Cooper DH. Evidence of lumbar multifidus wasting ipsilateral to symptoms in subjects with acute/subacute low back pain. Spine. 1994; 19:165-177
20. Hodges PW, Richardson CA. Inefficient Muscular Stabilization of the Lumbar Spine Associated with Low Back Pain. Spine. 1996; 21(22):2640-2650
21. Hodges PW, Richardson CA, Jull G. Evaluation of the relationship between laboratory and clinical tests of transverse abdominus function. Physiotherapy Research International. 1996; 1:30-40
22. Hodges PW, Richardson CA. Contraction of the abdominal muscles associated with movement of the lower limb. Phys Ther. 1997; 77:132-143
23. Hungerford B, Gilleard W, Hodges P. Evidence of altered lumbopelvic muscle recruitment in the presence of sacroiliac joint pain. Spine. 2003; 28(14): 1593-1600
24. Ireland ML, Wilson JD, Ballantyne BT, McClay I. Hip strength in females with and without patellfemoral pain. J Orthop Sports Phys Ther. 2003; 33(11):671-676
25. Janda V: Muscles, central nervous system regulation and back problems. In Korr IM (ed): Neurobiologic Mechanisms in manipulative therapy. New York, Plenum Press 1978
26. Junge A, Perterson RD, et al. Prevention of soccer injuries: A prospective intervention study in youth

pain. J Orthop Sports Phys Ther. 2003; 33(11):671-676
25. Janda V: Muscles, central nervous system regulation and back problems. In Korr IM (ed): Neurobiologic Mechanisms in manipulative therapy. New York, Plenum Press 1978
26. Junge A, Perterson RD, et al. Prevention of soccer injuries: A prospective intervention study in youth

amateur players. Am J Sports Med. 2002; 30(5): 652-659
27. Knapik JJ, Bauman CL, Jones BH, et al. Preseason strength and flexibility imbalances associated with athletic injuries in female collegiate athletes. Am J Sports Med. 1991; 19:76-81
28. Kovacs EJ, Birmingham TB, Forwell L, Litchfield RB. Effect of training on postural control in figure skaters: A randomized controlled trial of neuromuscular vs basic off-ice training programs. Clin J Sport Med. 2004; 14(4):215-224
29. Lee TQ, Yang BY, Sandusky MD, McMahon PJ. The effects of tibial rotation on the patellofemoral joint: Assessment of the changes in in situ strain in the peripatellar retinaculum and the patellofemoral contact pressures and areas. J Rehabil Res Dev. 2001; 38:463-469
30. Lephart SM, Pincivero DM, et al. The role of proprioception in the management and rehabilitation of athletic injuries. Am J Sports Med. 1997; 25:130-137
31. Lima LM, Reynolds KL, Winter C, et al. Effects of physioball and conventional floor exercises on early phase adaptations in back and abdominal core stability and balance in women. J Strength Cond Res. 2003; 17(4):721-725
32. Luebbers PE, Potteiger JA, et al. Effects of plyometric training and recovery on vertical jump performance and anaerobic power. J Strength Cond Res. 2003; 17(4):704-709
33. Luoto S, Heliovaara M, Hurri H, et al. Static back endurance and the risk of low back pain. Cinical Biomechanics. 1995; 10:323-324
34. Mandelbaum BR, Silvers HJ, Watanabe D, et al. Effectiveness of a neuromuscular and propriocpetive training program in preventing the incidence of ACL injuries in Female Athletes. American Orthopedic Society of Sports Medicine. 2002
35. McClay I, Manal K. Three-dimensional kinetic analysis of running: Significance of secondary planes of motion. Med Sci Sports Exerc. 1999; 31:1629-1637
36. Mills JD, Taunton JE. The effect of spinal stabilization training on spinal mobility, vertical jump, agility and balance. Med Sci Sports Exerc. 2003; 35(5):S323
37. Nadler SF, Malanga GA, Bartoli LA, et al. Hip muscle imbalance and low back pain in athletes: influence of core strengthening. Med Sci Sports Exerc. 2002; 34(1):9-16
38. Nadler SF, Malanga GA, Feinberg JH, et al. Functional performance deficits in athletes with previous lower extremity injury. Clin J Sport Med. 2002; 12(2):73-78
39. Nicholas JA, Marino M. The relationship of injuries of the leg, foot, and ankle to proximal thigh strength in athletes. Foot and Ankle. 1987; 7(4):218-228
40. Neumann DA. Kinesiology of the Musculoskeletal System; Foundations for Physical Rehabilitation. St. Louis: Mosby; 2002

41. Nyland J, Smith S, Beickman K, et al. Frontal plane knee angles affects dynamic postural control strategy during unilateral stance. Medicine Science Sports and Exercise. 2002; 34(7):1150-1157
42. O'Sullivan PB, Twomey L, Allison GT. Evaluation of specific stabilizing exercises in the treatment of chronic low back pain with radiological diagnosis of spondylosis and spondylolysthesis. Spine. 1997; 22(24):2959-2967
43. O'Sullivan PB, Twomey L, Allison GT. Altered abdominal muscle recruitment in patients with chronic back pain following a specific exercise intervention. J Orthop Sports Phys Ther. 1998; 27(2):114-124
44. Panjabi MM. The stabilizing system of the spine. Part I: Function, dysfunction, adaptation, and enhancement. J Spinal Disord. 1992; 5:383-389
45. Paterno MV, Myer GD, Ford KR, Hewett TE. Neuromuscular training improves single-leg stability in young female athletes. J Orthop Sports Phys Ther. 2004; 34:305-316
46. Porterfield JA, DeRosa C: Mechanical Low Back Pain; Perspectives in functional anatomy. Philadelphia, WB Saunders 1991
47. Powers CM. The influence of altered lower extremity kinematics on patellofemoral joint dysfunction: A theoretical perspective. JOSPT. 2003; 33(11):639-646
48. Richardson CA, Snijders CJ, Hides JA, Damen L, Pas MS, Storm J. The relation between the transversus abdominus muscles, sacroiliac joint mechanics and low back pain; Spine 27(4):399-405, 2002
49. Sahrmann S. Posture and muscle imbalance. Faulty lumbo-pelvic alignment and associated musculolskeletal pain syndromes: Orthop Div Rev- Can Phys Ther. 1992; 12:13-20

30

통증과 염증에 대한 영양적 고려사항 (Nutritional Considerations for Inflammation and Pain)

학습목표

이 장을 읽고나면 이해할 수 있을 것이다:

- 어떻게 염증이 통증수용(nociception)에 영향을 주는지
- 어떤 식이가 사람에게 염증을 쉽게 걸리게 하는지
- 어떻게 pH와 염증이 관련되는지
- 항염증물질 대안으로서의 보충제의 가치
- 어떻게 지방산이 염증에 영향을 미치는지

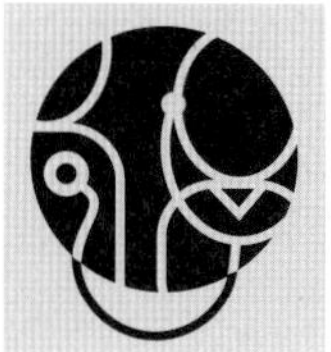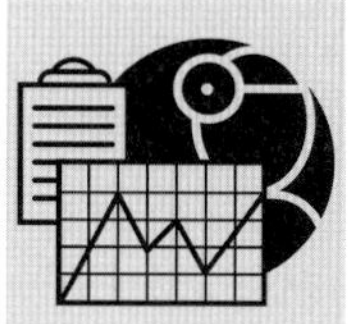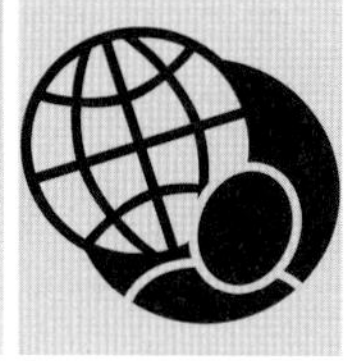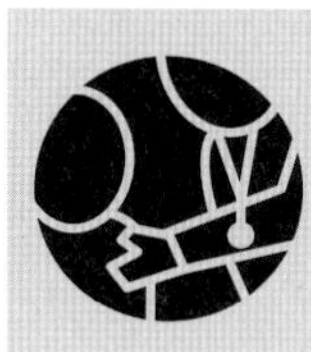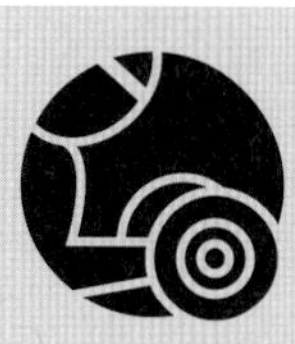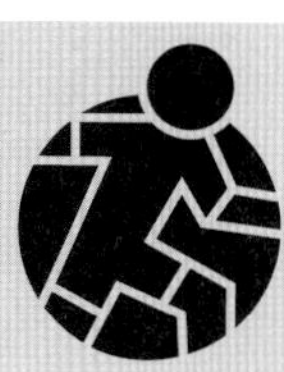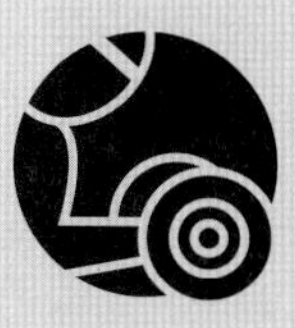

개요 (Introduction)

생체역학과 생화학은 매우 달라서 영양학처럼 생화학과 관련된 적용방법은 생체역학을 근본으로 하는 사람에게 적용하기에 어렵다. 이 장은 임상가들이 영양을 더욱 효과적으로 사용할 수 있도록 역학적 소개를 위해 쓰여졌고, 생체역학과 생화학과 관련된 통증기전에 관하여 논의를 하였다. 많은 연구에서 염증성 매개물질의 생산이 통증기전을 만들어내고 많은 식이요소들 또한 염증을 증가시키는 생화학적 변화들을 나타낸다고 증명되었다.

이 장에서는 두 가지 염증유발성 대사불균형인 자유라디칼(free radical)활동과 인슐린저항성을 설명했다. 특별한 염증유발성 식이불균형들은 부적절한 채식섭취와 부적절한 칼슘, 부적절한 마그네슘 섭취, 증가된 오메가 6 지방산 섭취를 말한다. 또한, 기본식이요법과 추천보충제가 토의되었다.

통증수용의 생화학과 신경생리학 (Neurophysiology and Biochemistry of Nociception)

구심성 그룹Ⅳ섬유와 다른 감각섬유들(구심성 그룹 Ⅰ, Ⅱ, Ⅲ)은 일차신경원이다. 구심성 그룹 Ⅳ섬유는 가장 풍부한 감각섬유이고 통증수용섬유들의 대부분을 대표한다. 구심성 그룹 Ⅳ 섬유는 근골격계와 내장조직 말초에서 시작되어 척수를 향해 이동하고 척수 후각에서 이차신경원을 자극한 후, 시상에서 끝나는 척수시상로를 이룬다. 시상에서 시상피질섬유들인 3차신경원은 변연계에 통증수용정보를 전달하고, 이곳에서 말초유해성 자극을 통증으로 인지하게 된다. 바꾸어 말하면, "통증"의 경험은 본래의 유해자극수용으로부터 거의 3개의 신경원들이 이동되어지는 것이다. 그러므로 통증수용은 구심성 그룹 Ⅳ섬유에 의해 유해자극수용이 되어 지고, 통증은 이러한 자극의 인지적 자각이다. 통증과 통증수용을 같다고 생각하는 것은 큰 실수이다.

구심성 그룹Ⅳ섬유는 신경세포 또는 신경원이며 다른 모든 세포들처럼 세포막 위에 생화학적 수용기들을 갖고 있다. 프로스타글란딘(Prostagladins), 류코트리엔(leukotrienes), 브래드키닌(Bradykinin), 세로토닌(serotonin)과 사이토카인(cytokines)과 같은 모든 염증 매개물질은 구심성 그룹Ⅳ세포막 위에 고유한 개별적 수용기를 갖는다. 척수조직이 손상을 입었을 때 염증매개물질은 조직과 세포로부터 해리되어지고, 구심성 그룹Ⅳ섬유표면에 상응하는 수용기영역에 결합한다. 염증성매개물질의 수용기들이 나트륨채널과 결합되어 구심성 그룹Ⅳ섬유표면에 있는 수용기들과 결합할 때, 나트륨 채널이 열리고 나트륨은 신경원 속으로 들어간다. 이것은 결과적으로 통증을 자각하는 활동전위를 발생시킨다.[11,91]

통각과민증과 이질통 (Hyperalgesia and allodynia)

염증이 지속될 때 구심성 그룹Ⅳ섬유는 역치에 더욱 가까워져서, 일상생활동작과 관련된 무해한 기계적 자극에도 통증을 느낀다. 염증성매개물질이 구심성 그룹Ⅳ섬유를 과민하게 하거나, 활동준비를 하게 하는 것을 이해하는 것은 중요하다. 매개물질들은 역치에 매우 근접하게되어 무해한 자극을 통증으로 느끼게 만든다. 임상에서 우리는 부드럽고 정상적인 촉진과 움직임들이 압통과 통증으로 경험 되어질 때마다 민감한 유해시스템이 있음을 알게 된다.

통각과민과 이질통은 민감화된 구심성 그룹Ⅳ섬유에 의해 증가된 통증이라 불리는 용어이다. 통각과민증은 정상범주의 단순한 자극에서 비정상적인 격렬한 통증이 나타나는 것이다. 이질통은 정상적인 움직임이나 촉진과 같이 무해한 자극이 통증으로 발생하는 것이다. 이들은 임상에서 흔히 보게 된다.

통증은 결코 기계적이지 않다. (Pain is never "Mechanical")

이질통은 임상가들에게 통증이란 본래 기계적이라고 생각하게 할 수 있다. 위험신호가 나타나지 않고 정상동작들과 관련된 움직임에서 요통이 발생하면 그것을 "기계적" 요통이라고 부른다. 움직임과 촉진이 기계적 자극을 나타낼 지라도, 정상적인 기계적 자극에서 통증의 발생은 염증의 생화학적 매개물질처럼 구심성 그룹Ⅳ섬유가 감작되어 나타나는 현상이다.

확실히, 통증은 단순하게 기계적이지 않다. 통증은 항상 기계적, 생화학적이고 심리학적이며 우리는 다른 것들보다 어느 하나를 더욱 중요시 여기는 임의적 관점을 가져서는 안된다.

그 문제가 약간 더 복잡한 것은 환자마다 기계적, 생화학적, 심리학적 요소들이 달라질 것이고 심지어 같은 환자에서도 주어진 시간에 받은 스트레스 요인의 균형에 따라 다르다는 사실이다.[90]

통증과 염증의 조정자로서의 다이어트 (Diet as a Driver of Inflammation and Pain)

조직 손상 후에 염증 과정이 발생하고 또한 회복이 되려면 염증반응이 필요하다. 확실히, 염증은 회복과정의 일부분이다. 그러나 만성 염증은 조직회복의 결손과 실제적인 손상조직의 진행이 증진되는 것을 나타낸다. 암, 심장질환, 고혈압, 알츠하이머병, 자궁내막증, 퇴행성관절염, 류마티스관절염, 당뇨, 노화, 골다공증, 폐쇄성폐질환, 폐경 등은 만성염증의 결과로 발달되어진 예이며,[7,8,12,26,38,58,60,61,63,67,68,77,80,84,94,95,97,104] 만성 근골격계 통증의 경우도 마찬가지다.[23,42,537,62,92,98]

표준 생리학과 병리학 책들은 염증의 부분적 시각을 우리에게 제공할 책임이 있다. 조직손상에 반응하여 국소세포들은 호염증성 매개물질과 항염증성 매개물질을 방출하고, 이들의 균형은 염증을 없애고 조직회복을 촉진시킨다. 생리학과 병리학 교과서들은 과도한 호염증성 매개물질이 만성염증과 만성질환을 만든다는 사실을 우리에게 일깨워주지 못했다.[92] 표준화된 교과서들은 식이요법의 불균형이 만성염증을 만드는 식이유발(diet-induced)과 호염증 상태를 만든다는 사실을 일깨우지 못했다.[92]

사람들은 유전학적으로 구석기시대나 수렵채집민 식사로 불리어진 것으로 대표되는 주로 채식(과일들, 채소들, 땅콩들)과 채식동물로 구성된 음식을 먹는데 적응되어 왔다.[16-18,74] 대조적으로 우리의 현대 식사는 주로 곡물과 곡물을 먹는 동물들, 정련된 전분, 소다와 가공된 식품들로 주류를 이루고 있다. 표 30.1은 항염증성음식과 호염증성 음식들의 항목이다.

일부 식이불균형은 과도한 오메가 6 지방산, 부적절한 칼륨, 부적절한 마그네슘, 부적절한 파이토뉴트리언트(식물성 생리활성 물질) 섭취 같은 호염증단계를 촉진하는 우리의 현대 식이소비 때문에 일어난다. 식이조절과 관련된 대사성불균형들은 인슐린저항성, 당뇨병 전환기, 자유

표 30.1 항염증성 음식과 호염증성 음식

항염증성 식품들	호염증성 식품들
과일	정제곡물
야채	전곡류(whole grain)
견과류	곡물/밀가루 제품들
감자	곡물-방목된 육류/계란
신선한 생선	대부분의 포장식품
야생동물	대부분의 가공식품
초원/목장-방목된 육류	심하게 기름에 튀긴 식품
오메가-3 달걀	트랜스 지방(마가린, 대부분의 포장되어지고/가공되어진 식품들)
유기농 엑스트라 버진 올리브유	옥수수, 홍화, 해바라기, 대두 기름
유기농 코코넛유	대부분의 상업적인 샐러드 드레싱
유기농 버터	
다크 쵸컬릿	
흑맥주	
적포도주	
발사믹 식초	
양념: 생강, 심황, 마늘, 오레가노, 마조람, 쿠민 등.	

라디칼 기전을 포함하고 이것은 염증을 조정하는 것으로 잘 알려져 왔다. 간략한 토론은 다음과 같다.

토론을 계속하기 전에 우리는 앞서 말한 식이 불균형이 동시에 발생하고, 서로 연관되어 있으며 특별히 유전적으로 암, 심장질환, 당뇨병과 같이 만성염증질환에 감염되기 쉬운 사람들에게 가중된 효과로 나타날 수 있음을 자각해야 한다.[19] 따라서 단독으로 마그네슘 또는 비타민 E를 섭취하는 것이 호염증성 단계를 일으키는 식사를 완전히 처리할 수 없고, 항염증효과 또는 중요한 보호를 할 수 없을 것이다. 바꾸어 말하면, 우리는 만연한 호염증성 음식들에서 보충제 또는 약물, 알약 하나로 뚜렷한 항염증 효과를 기대하며 살아갈 수 없다.

인슐린 저항성과 염증 (Insulin resistance and inflammation)

인슐린 저항성은 X증후군 또는 대사성 증후군이라 불리는 당뇨병 전환기를 나타낸다. 만일 환자들이 다음의 위험인자가 3가지 이상일 경우 X증후군이라고 말한다: 공복시 혈당 ≥110 mg/dL; 중성지방 ≥150 mg/dL; 고밀도지질(HDL) 콜레스테롤 < 40 mg/dL(남자), <50 mg/dL(여자); 혈압 ≥130/85 mmHg; 허리둘레 남자 >40인치, 여자 >35인치.[24,105]

X증후군은 만성계통적저단계염증에 의해 진행되어진다고 생각되어졌다.[14] 제2형 당뇨는 호염증성 사이토카인(Cytokine) 관련 질환으로 불리운다.[78] 많은 호염증성 사이토카인 중에 하나인 α 종양괴사인자는 백혈구와 지방세포에 의해 방출되어진다. 그리고 지방체중이 증가된 사람들에게서 지방세포에서 나오는 종양괴사인자 방출이 증가되어서 인슐린 수용기 활동을 제한하여 인슐린 저항성을 만든다. 인슐린 저항성 발달로 DNA와 단백질의 당화(glycosylation), 자유라디칼 형성 강화가 촉진되어져서 염증성 단백질 생산을 상향조정하여 만든다. 이러한 기전을 통하여 인슐린 저항성은 염증을 악화시키고 만성염증의 악순환을 만든다.[32]

인슐린 저항성이 당뇨병, 죽상동맥경화증, 뇌졸중, 심근경색, 암과 같은 많은 호염증성질환의 병인을 포함하고 있다는 것은 놀라운 것이 아니다. 한 연구에서는 208명의 외관상 건강하고 비만이 없는 대상자들이 고혈압, 관상 심장질환, 뇌졸중, 암, 2형 당뇨병을 포함한 다양한 임상적사건 발생율이 결정되어지는 인슐린 저항성 기초현황을 측정 후 4년에서 11년 동안 추적 평가되어졌다. 대상자들은 기준선에서 인슐린저항성을 3분위(tertiles)로 나누었고 3개의 그룹 사이에서 임상사건들의 진행은 비교되었다. 37명의 대상자들 사이에서 고혈압 12명, 고혈압과 2형 당뇨병이 함께 생긴 3명, 암 9명, 관상심장질환 7명, 뇌졸중 4명, 2형 당뇨병 2명 등 총 40개의 임상사건이 발생했다. 대조적으로 인슐린에 민감한 3분위(tectiles)에서는 임상사건이 없었다.

인슐린저항성의 확산은 과소평가되어져선 안된다. 왜냐하면 그 증후군에 의해 미국성인 4,000만 명이 영향을 받는 것으로 보여 지고, 일부 연구에서는 미국인 7,500만 명 이상으로 추정되어 지고 있기 때문이다. X증후군이나 X증후군과 관련된 질환들의 발병률은 미국과 다른 서구국가들에서 월등히 높은 주요 건강문제로 나타난다. 이는 척추재활을 필요로 하는 많은 환자들에게 X증후군이 발병할 것을 시사한다. X증후군이 요통을 유발하는가에 대해서는 아직 연구되어져야 한다. 그러나 X증후군을 유발하는 같은 매개물질들이 손상된 척추조직으로부터 방출되는 것은 흥미로운 사실이다. X증후군은 종양괴사인자에 의해 촉진되어지고, 인터루킨-6(interleukin-6)과 같은 다른 호염증성 사이토카인 증가와 관련되어 있다는 것을 고려해야 한다.

흥미롭게도 퇴행성 요추를 갖은 환자 척추후관절에서 인터루킨-1, 인터루킨-6, 종양괴사인자가 증가된 것이 발견되어왔다. 사실, 종양괴사인자는 방사통이 있는 추간판탈출증에 중요한 매개물질이다.[55]

일반적으로 X증후군 치료에 가장 좋은 방법은 먹는것을 줄이고 운동을 많이 하는 것으로, 장기적인 건강유지를 위해 매우 근본적이고 오랫동안 추천되어진 방법이다.[24,105] 최근에, 생선, 저지방 고기, 과일, 야채, 견과류, 천연곡물, 올리브 기름의 소비가 중점이 된 "지중해 식이"가 유행되었다. X증후군이 있는 환자들에게 현명한 식이(탄수화물 50~60%, 단백질 15~20%, 지방 30% 미만)를 대조군으로, 지중해식 식이를 실험군으로 하여 비교하는 2년 동안의 실험을 수행했다. 지중해식 식이를 한 대상자들은 체중이 더 감소되었고, 과민성 C반응 단백질의 혈청응집, 인터류킨-6, 인터류킨-7, 인터류킨-18의 감소뿐만 아니라, 인슐린 저항성도 감소되었다. 각 그룹별 90명이 있었는데 2년 후에는 대사증후군을 갖은 대상자들이 대조군에 78명인 것에 비해 실험군은 40명이었다.

추천되어 온 고탄수화물-저지방식이 섭취하는 것은 분명히 재고될 필요가 있다. 수 년 동안, 우리는 특히, 탄수화물이 설탕과 전분으로 정련될 때 고탄수화물 식이(60% 대 40%)가 고중성지방혈증과 고인슐린혈증을 만들고, 고밀도지단백(HDL)을 감소시키는 것을 알아왔다. 현재, 정련된 탄수화물이 전형적인 미국인 식단에서 1일 에너지의 36% 이상을 구성하고 있다고 평가된다. 고탄수화물 식이는 X증후군의 중요한 촉진자로 여겨졌고, X증후군이 알려지지 않았던 우리의 구석기시대 식이로부터 급격한 변화를 나타낸다.[19]

견과류, 올리브오일 그리고 동물성 제품에서 발견된 단순불포화지방산은 지중해식 식이에서 증가되었으며 이 단순불포화지방산이 인슐린민감도와 항염증성특성을 촉진하여 낮은 인슐린 저항성을 만든다고 알려져왔다.[83] 인슐린 민감도를 향상시키는 오메가-3지방산,[95] 칼륨,[22,31] 마그네슘[64]과 같은 일부 특별한 영양적 요소들은 지중해식 식이와 수렵채집민 식이에서 자연스럽게 나타난다.

요약하면, 구석기 시대, 수렵채집기 시대, 지중해식 식이들은 우리의 현대식이와 비교하여 항염증성으로 작용하기에 X증후군의 최고 해결책으로 바라보아야 한다. 환자들은 식물섭취와 초식동물을 먹는 것이 항영증성 식이인것을 알아야 한다. 최근연구에서 "복합건강식"이 심혈관 질환을 75% 이상 감소시킨다고 평가되어졌다.[36] 생선, 과일, 야채, 와인, 다크쵸콜릿, 아몬드, 마늘 등의 복합건강식품들은 항염증작용을 한다. 방목된 동물제품, 야생동물, 오메가-3 달걀, 생강과 심황과 같은 종류의 식품은 복합건강식 항목에 추가되어야 한다.

천연곡물과 정제곡물을 포함해서 거의 모든 포장된 곡물, 시리얼, 밀가루 제품들은 피해야 한다.곡물의 호염증성 성향은 이 장의 지방산 부분에서 토의되어졌다. 과자의 경우에 많은 사람들은 곡물제품을 많이 선택하는 경향이 있는데 과일, 견과류, 다크쵸컬릿이 선호되어야 한다. 항염증성 식이를 섭취한다는 것이 맛있는 과자를 먹을수 없다는 것을 의미하는 것이 아니다.

요리를 할 때는 항염증성 요소를 가진 코코넛 오일이 추천되어진다.[88] 적당하게 사용된 버터는 n-6, n-3 지방산 비율이 1.5:1인 복합불포화지방산의 항염증성 균형을 갖고있기 때문에 허용된다. 언급되어진 것처럼 올리브오일은 항염증성요소[62,83]를 가지고 있어서 셀러드 드레싱뿐만 아니라, 요리에서도 사용되어질 수 있다.

자유라디칼과 염증 (Free radicals and inflammation)

자유라디칼 기전은 관절염, 출혈성 쇼크, AIDS, 심장병, 노화, 파킨슨병, 근위축성 측삭경화증, 면역변화, 백내장과 암과 같은 염증을 포함한 100가지 상태 이상의 병인과 관련되어져 왔다.[92] 퇴행성 디스크도 자유라디칼 병리에 포함된다. 수핵과 내측/중간층 섬유륜 같은 디스크 주변에서는 강한 조직학적 변성의 증상이 보여지고, 노화성 색소침착인 리포푸신을 포함하며 이는 지질이나 지단백의 산화로 인해 만들어진다.[106]

자유라디칼은 자신의 외측궤도에서 짝을 이루지 않은 전자로서 세포의 높은 반작용과 불안정이 있게 한다.자유라디칼은 지질, 단백질, 세포막인지질, DNA 같은 하나의 전자를 줄 수 있는 신체의 물질들과 상호교환으로 안정성을 회복하려고 한다. 이러한 전자의 교환은 세포조직에 매우 큰 손상을 입히고, 앞서 언급했던 프로스타글란딘(prostaglandin)과 같은 호염증성 에이코사노이드(eicosanoids)와 호염증성 사이토키닌을 생성하여, 염증과정을 유발하여 병리를 발달시킨다.[92]

우리의 인체는 산화와 자유라디칼 활동을 방지하는 항산화기전을 갖고 있다. 우리는 적절한 영양과 함께 항산화기전을 최고의 에너지원으로 사용해야 한다. 일반적으로 항산화 물질로 알려진 베타케로틴, 비타민E, 비타민C, 셀레니윰은 많은 사람들에게 자유라디칼 손상을 방어할 수 있도록 보충되어지는 영양소이다. 이러한 물질들이 항산화물질 능력으로 기능을 하는 동안, 우리의 항산화물질 방어시스템이 셀레니윰과 비타민 C, 비타민 E보다 더 많은 영양소들에 대해 매우 복잡하고 의미심장한 것을 포함하고 있다는 사실을 이해해야 한다.

사실, 이들 항산화물질이 완벽하게 기능하기위해서는 영양-의존 대사성경로가 정상이어야 하며, 이는 비타민 C

와 E를 재생하여 항산화물질로서 실제적 기능을 할 수 있게 한다. 적절한 혈당조절과 ATP합성을 포함한 정상적 대사 경로가 없으면, 비타민 C와 E는 산화되어질 것이고 호산화(pro-oxidents)나 자유라디칼로서의 기능을 할 것이다. 적절한 인슐린 민감성은 정상적인 혈당이 간세포, 지방세포, 근육세포안으로 들어오는 것을 허용하여 ATP, 코엔자임 Q10, NADPH등 중요한 물질들을 합성한다. 특별히, ATP, 코엔자임 Q10, NADPH는 비타민 C, 비타민 E, 글루타티온(glutathione), 리포익산(lipoic acid)과 같은 항산화물질 재순환에 영향을 미치는 작용은 2형 당뇨병 감소시키고 산화스트레스, 자유라디칼촉진 그리고 염증 민감성을 뚜렷하게 증가시킨다.[29]

게다가, 적절한 혈당균형을 유지하기위해선 환자들이 풍부한 과일과 채소를 섭취하도록 해야한다.[92] 왜냐하면 과일과 채소에는 중요한 항염증과 항산화요소들을 갖고 있는 수많은 식물화학을 포함하기 때문이다. 과식은 산화스트레스와 미토콘드리아 부담의 원인이기에 피해야 한다. 칼로리를 제한한 모든 동물연구에서 산화스트레스와 염증발생이 훨씬 감소한 것으로 나타났다.[13,68,75,103] 멀티비타민, 리포익산, 아세틸L-카르니틴, 코엔자임 Q10의 보충은 항산화활동을 증진시키는데 도움을 주는 합리적인 선택이다.[3,4,21,57,69]

오메가-6 지방산과 염증 (Omega-6 fatty acids and inflammation)

지방산은 탄소, 산소, 수소로 구성되어진다. 글리세롤이라 불리는 3개의 탄소분자가 결합되면 트리글리세라이드를 형성한다. 포화지방산이 글리세롤과 결합할 때 지질은 실온에서 고체가 되어서 지방으로 불린다. 반대로, 트리글리세라이드가 불포화지방산으로 구성될때 지질은 실온에서 기름이라 불리는 액체일 것이다.

지방산은 포화지방산, 단순불포화지방산, 다중불포화지방산의 3가지 형태로 이용이 가능하다. 포화지방산은 탄소원자들 사이에서 오직 단일결합만을 하고 탄소원자들은 수소이온과 함께 포화된다. 포화지방산은 심장병과 다른 질환들을 일으키는 원인으로 심하게 비난을 받아 왔었다. 대부분의 포화지방들은 실제로 항 박테리아, 항 바이러스, 항 종양, 항 염증성 특성을 갖아서 건강을 증진한다.[37] 이러한 주제에 관해서는 여러 상세한 참고문헌을 이용하라.[37,45,46,54]

단순불포하지방산은 2개의 탄소원자 사이에서 단일 이중결합을 이룬다. 이는 두 개의 탄소 원자가 수소와 함께 포화되지 않는 것을 의미한다. 올레산과 팔미트올레산은 가장 일반적인 단순불포화지방산이며 오메가-9 지방산으로 불리워진다. 올레산은 호염증성의 류코트라이언스(leukotrienes) 합성을 억제하는 것으로 알려져왔다.[57,62] 올리브오일은 가장 잘 알려진 올레산의 근원이다. 그러나 동물지방의 거의 40~50%가 올레산으로 구성되었으며 올리브오일에서 발견된 같은 단순불포화지방산임을 이해하는 것은 중요하다. 동물지방의 거의 45%는 포화되어지고, 남은 10%는 복합불포화되어진다.[27] 단순불포화지방산은 대부분 견과류에서 지방의 가장 큰 비율을 구성한다. 또한, 견과류는 비타민, 미네랄, 식물성 영양소가 풍부하다. 이는 견과류가 항염증성 장점이 있는 물질로 잘 알려진 이유이다.[1,65,86,87] 견과류는 올리브오일과 같이 항염증성 올레산과 식물성영영소가 풍부하다.[102]

복합불포화지방산은 2개 이상의 이중결합을 구성한다. 지방의 호염증성 잠재력은 개인적인 음식에서 발견된 복합불포화지방산 특성으로 크게 결정되어진다. 복합불포화지방산은 오메가-6와 오메가-3로 분류되어진다. 리놀레익산, 오메가-6지방산 — 리놀레닉산, 오메가-3지방산은 식이에 의해 공급되어져야 하기 때문에 필수지방산으로 불리워진다.[95,96]

이상적으로, 우리는 오메가-6:오메가-3 비율을 1:1로 소비해야 하지만 현대의 사람들은 20-30:1이거나 아마도 더 큰 소비를 유지할 것이며 이로 인해 뚜렷하게 호염증이 발생하는 것을 고려해야 한다. 리놀레익산과 — 리놀레닉산 모두 불포화지방화와 효소 신장에의해 활성화되어서 에이코사노이드로 알려진 물질들의 전구체인 아라키돈산 (AA; 오메가-6)과 에이코사펜타네노산(EPA; 오메가-3)으로 전환된다.

프로스타글란딘 E2(PGE2), 트롬복산 A2(TXA2), 류코트린 B4(LTB4)은 아라키돈산(오메가-6)으로부터 나오는 항염증성 에이코사노이드인 것에 반해, 프로스타글란딘 E3(PGE3), 트롬복산 A3(TXA3), 류코트린 B5(LTB5)는 EPA(오메가-3)로부터 나오는 항염증성 에이코사노이드이다. 오메가-6:오메가-3 비율이 4:1이거나 그이상이면 호염증성 에이코사노이드와 사이토키닌(IL-1, IL-6, TNF)이 과도하게 불균형되어 만성염증 상태가 되게 한다.[95,96]

언급했듯이, 미국인들의 오메가-6:오메가-3 소비 평균은 거의 20-30:1이다. 좋은 식단 비율은 오메가-6:오메가-3를 1:1을 목표로 하면서 4:1 이하로 고려해야 한다. 우리가 섭취하는 음식의 대부분이어야 하는 좋은 식단은 과일, 채소, 감자, 목초동물, 오메가-3가 풍부한 달걀, 야생동물을 말하며 알맞은 비율을 갖는 것을 의미한다. 흥미롭게도 이들 음식들은 수렵채집민식 식이와 지중해식 식이와 유사하다. 일반 음식의 오메가-6:오메가-3 비율 항목 표 30.2 참고.

곡물, 곡물제품들(시리얼, 파스타, 빵, 후식 등)과 가공식품들은 20:1 이상의 비율에 이르러 호염증성을 만든다. 곡물을 소량만 먹거나 전혀먹지 않는 것은 현명한 선택이다. 운동선수들이 탄수화물-부하를 하고 싶으면 오메가-6:오메가-3 비율이 좋고 알카라인 페하지수(PH)를 촉진하는 감자와 바나나를 섭취해야 한다. 곡물은 또한 렉틴(lectin), 글리아딘(gliadin), 산성 페하지수(PH)를 포함하는데 이들 모두는 호염증성 물질이다(Cordain의 참고문헌을 보라.[18] 그러나, 전곡물(whole grain)은 호염증성 효과를 상쇄시키는 혈당용해에 긍정적인 영향을 제공한다.[18]

일반적으로 조리기름으로 사용되는 옥수수, 홍화씨, 해바라기, 땅통기름 등은 리노레닉산(n-3)은 거의 없고 대부분이 리노레익산(n-6)이다. 이러한 n-6: n-3 비율은 70:1 이상에 이른다. 7:1의 비율의 대두유는 미국에서 소비하는 조리기름의 거의 70%를 차지한다.[27] 확실히, 누군가가 n-6: n-3 비율을 4:1보다 낮추고 싶어한다면, 이들 조리기름들은 제거되어야 한다. 마가린 또한 대부분의 제품들이 옥수수 기름이나 대두유로 만들어지기 때문에 제거되어야 한다. 마가린은 옥수수기름이나 대두유의 생화학특성을 놀랍게 변화시켜 부분적 경화(hydrogenation) 과정을 일으키는 추가적 문제를 가져온다.

부분적인 경화유는 트랜스 지방으로 불리어지고 마가린과 식료품점의 포장되어진 모든 상품에서 잘 발견되어진다. 트랜스 지방은 구조적으로 포화지방과 유사하고, 요리와 빵굽기에 사용될 때 포화지방의 동일한 요소를 갖고 있다. 그러나 대사적 관점에서 트랜스 지방은 완전히 다른 기능을 갖고 있다. 자연포화지방은 일반적으로 항염증성인 반면에, 트랜스 지방은 호염증이고 예외 없이 가공하지 않는 인간 식이에서는 존재하지 않는다.[6,15,39,71,72] 기름을 요리하거나 음식에 첨가할 때 우리의 최고의 선택은 항염증성 요소를 갖고 있는 유기농 종류 엑스트라버진 올리브오일, 코코넛오일, 버터이다.[27,50,62,88]

최근에 n-6 지방산균형을 이루기 위한 목적으로 EPA/DHA를 보충하는 것은 인기있게 되었다. 슈퍼마켓에 가면 EPA/DHA를 살 수 있다. 사실, EPA/DHA에 관한 많은 연구가 진행되어왔다. 그래서 우리는 EPA/DHA가 근골

표 30.2 일반 식품에서 오메가-6 : 오메가-3 비율

식품	오메가-6:오메가-3 비율
곡물	20:1
씨앗과 씨앗유 (옥수수, 해바라기, 홍화)	70:1 또는 그 이하
대두유	7:1
곡물-사육 육류	5:1 또는 그 이하
닭(흰살 고기)	15:1
닭(검은살 고기)	17:1
양식된 연어	1:1 또는 그 이하
견과류	5:1 또는 그 이하
감자칩 (그리고 오메가-6가 추가된 음식들)	60:1 이상
과일	3:1 또는 그 이상
녹색야채	1:1 또는 그 이상
백색감자	3:1
단 감자	4:1
방목육류	2.5:1
야생동물	2.5:1
신선한 생선	1:1 또는 그 이상

Adapted from Cordain,[16] Enig,[27] and Hands.[40]

격계 조직에 미치는 영향에 관한 견식을 갖게되었다. 관절조직의 경우에서, IL-1과 PGE2와 같은 염증성 사이토킨은 함께 일하여 연골세포증식 억제하는 것과 연골퇴화를 유발하며 그 결과, 관절연골로부터 프로테오글리칸의 전체소실이 일어나는 것으로 알려졌다. 체외연구에서 오메가3 지방산이 관절연골세포막으로 들어가는 결과로인해, 프로테오글리칸-감소효소, 염증성 사이토키닌인 IL1과 TNF, COX2효소 등의 복용-의존성이 감소되었다고 증명되어왔다. 류마토이드 관절염 환자들의 연구에서 EPA/DHA의 보충의 결과로 기준으로부터 호중구 LTB4 생산은 20%, 대식세포 IL-1 생산은 40% 감소하였다.[104] 이러한 효과는 류마토이드 관절염을 지닌 일부 환자들에게서 약물치료의 사용을 중단해야 하는 깊은 뜻을 가질 수 있다(Kremer[57]의 참고문헌 참고).[57] 하루에 EPA/DHA 1~3 g의 복용범위에서는 거의 부작용이 없다. 오직 쿠마딘(Conmadin)과 같은 강력한 항응고제를 사용할때만 항혈전효과를 지닌 식물영양소, 항산화제, 심황, 마늘, 생강 뿐만아니라, EPA/DHA 보충도 조심해야 한다.

생강과 심황은 양념과 보충제로서 사용될 수 있다. 생강과 심황은 호염증성 에이코사노이드와 사이토키닌의 자연억제제 같은 기능을 하며 비록 더많은 연구가 필요하겠지만 생강과 심황은 골관절염, 류마토이드관절염, 일반적인 근골격계통증을 감소하는 능력이 있는 것으로 증명되어왔다.[2,10,99] 일반적으로 생강이나 심황 또는 생강과 심황을 혼합한 가루 2~4 g이 추천된다.

염증이 감소한 후에 관절조직은 글루코사민 황산염보충으로, 수분흡수를 통해 관절이 압박력을 견디어 낼 수 있게 하는 프로테오글리칸을 만드는데 도움이 될 수 있다. 플라시보(Placebo)이거나 1500 mg 글루코사민 황산염을 포함한 3년의 연구에서, 플라시보 환자 106명은 3년 후 평균 관절공간소실이 -0.31 mm인 진행적 관절공간 감소가 나타났고, 글루코사민 황산염 환자 106명은 3년 후 평균 관절공간 소실이 -0.06 mm로 뚜렷한 관절공간 감소가 없었다. 게다가, 플라시보 환자들에게서는 약간의 증상 악화가 발생한 것에 비해 글루코사민 황산염 치료 환자군에서는 증상이 호전된 것이 관찰되었다.[82]

칼륨, 마그네슘, 식이pH 조정과 염증 (Potassium, magnesium, dietary pH regulation, and inflammation)

칼륨과 마그네슘은 전형적으로 중요한 건강증진 식이구성요소로서 강조되어 오지는 않았다. 환자들과 의사들은 충분한 칼슘섭취를 하고, 과다한 나트륨 섭취를 하지 말아야 할 것을 알고 있다. 그러나 우리는 칼륨과 마그네슘이 건강상 장점이 많다 라는 것을 인정할 필요가 있다. 칼륨과 마그네슘은 항염증성 장점을 제공하고, 칼륨은 산기균형(acid-base balance)을 유지하는데 중요한 역할을 한다.

대부분의 사람들은 일반적으로 낮은 칼륨 섭취를 하고 있다. 예를 들면, 미국 도시 백인의 하루 평균 칼륨 섭취가 약 2500 mg인 반면에 남서부 흑인 하루 평균 칼륨 섭취는 약 1000 mg이다.[73,101] 우리는 환자들에게 낮은 칼륨 수준을 정상치인 1일 평균 7500 mg 이상으로 증가시켜야 한다고 강조해야 하고, 이것을 보충제를 통해 섭취하는 것이 아니라, 과일이나 야채를 통해 섭취하라고 해야 한다.[22,44,100]

낮은 칼륨섭취의 결과가 비타민 B,C의 부족 증후군이 아니라, 오히려 불충분한 칼륨 섭취는 불충분한 오메가3 지방산과 같은 결과를 나타낸다. 이러한 낮은 칼륨섭취는 호염증단계를 발달시켜 당뇨병, 고혈압, 뇌졸중, 신장결석, 골다공증, 암, 심장병 같은 질환을 일으킬수 있다고 증명되었다. 우리는 환자들에게 칼륨섭취의 많은량을 과일과 야채로 증가시켜 장기간 건강증진 효과를 얻으라고 권하지만, 대부분의 환자들은 그들의 충격적인 문제에 직면할때에서야 생활방식을 바꾸려한다. 이러한 점에서, 우리는 불충분한 칼륨섭취가 재활운동에 해로운 대사적 환경을 촉진할 것이라고 논의할 수 있다.

칼륨부족은 골격근에서 당 이용감소와 당원 저장이 감소하는 것을 고려해야 한다.[52] 감소된 칼륨은 혈관내피세포와 대식세포로부터 자유라디칼 해리를 촉진한다.[107] 또한, 칼륨은 운동 동안에 혈류조절을 위한 중요요소이다. 적절한 칼륨이 없으면 근육혈관은 적절하게 혈관조정을 못할 것이고 그 결과, 산소결핍이 될 것이다. 이러한 대사적 변형은 근 약화, 통증, 경련과 같은 칼륨부족 증상을 만든다. 심한 호염증상황이 발생할 때, 횡문근융해증

(rhabdoomyolysis) 이 발생하여 심한 허혈성 근육 손상과 연관될 수 있다.[53]

칼륨은 또한 신체 pH 를 유지하는데 중요한 요소이다. 인체는 본질적으로 산성을 만들어내는 기계이기 때문에 우리는 내생적인 완충시스템을 갖고 있다. 하지만, 우리의 신체는 음식으로부터 나오는 연속적인 외인성 완충시스템의 흐름에 절대적으로 결정된다.[12,22] 이러한 pH균형의 양상은 실제적으로 현행 생리학 교과서에서 무시되었다. 그러나 그 중요성은 과소평가되지 않아야 한다. 이러한 과일과 특별히 야채는 칼륨 구연산염과 칼륨 사과산염과 같은 종류의 유기농적 칼륨 염을 포함한다. 이러한 염들은 칼륨 중탄산염에 의해 알칼리화 효과를 발휘한다.[22] 반대로, 곡물과 육류는 산성 환경을 촉진시킨다. 또한, 육류가 적절한 양의 칼륨을 함유 했을지라도 산성 환경을 촉진시킨다. 단백질 섭취가 유기산 형성을 증가시키는 것처럼 육류가 산성 pH를 촉진시킨다. 그러나 황 함유 아미노산의 대사 작용 때문에 육류에서 고 칼륨은 pH와 관련되지 않은 다른 장점 들을 제공한다.

근골격계 임상가들이 관심을 갖는 식이유도 신체활동과 관련된 두 가지 중요한 논점이 있다. 연구자들은 만성 잠복성 산성pH가 노화로 발생하는 진행성 골손실과 근질량감소증(sarcopenia)의 중요한 촉진자라고 주장했고, 또한, 이러한 퇴행성 상황에 대한 책임은 일생동안 과일과 야채섭취의 부족 때문이라고 주장했다.[22,93] 역사적으로 인간은 식이산의 주요 요소로써 육류를 섭취했다. 그리고 식이요소의 나머지들은 알카리성 pH를 촉진시키는 과일, 야채, 식물뿌리, 덩이줄기식물들로 구성되었다. 현대인들은 곡물, 달걀, 요거트 같은 다량의 산 형성음식을 소비하고 과일과 야채는 상당히 적게 섭취한다. 전향적인 관점에서 과일과 야채에 대한 우리의 소비가 권장기준보다 많은 차이가 있다는 것을 이해해야 한다.[93] 현재 아이들과 청소년의 약 20% 그리고 성인의 약 30%만이 과일과 야채의 1일 1회 복용량 5회분(5 serving)을 먹을 뿐이다. 적정기준의 칼륨섭취를 위해서 우리는 1일 1회복용량 10회분(10 serving)가까이 섭취해야 한다.[22]

표 30.3은 최고로 좋은 칼륨수준과 관련된 음식의 범주 목록을 나타낸다. 확실히, 우리는 과일, 야채, 동물성제품의 소비에 중점을 두어야 하고, 우리를 위한 최고의 간식은 1온스의 땅콩과 1/2컵의 건조과일로 이루어져야 한다. 대부분의 풍부한 칼륨음식은 항염증성 지방산, 항산화물질, 식물성영양소, 마그네슘 등의 우수한 원료이다.

게다가, 우리는 칼륨이 풍부한 음식을 먹는 것 이상으로 적절한 마그네슘섭취를 해야 한다. 마그네슘 소모는

표 30.3 일반식품 속 칼륨 수준

음식	칼륨(mg)
과일	
중간크기 바나나 1개	500
사과 1개	150
오렌지 1개	150
감자	
중간크기 감자 1개	500
중간크기 단감자 1개	350
야채	
중간크기 토마토 1개	350
브로컬리 1컵	400
녹색야채 샐러드 5온스	500
고기	
햄버거 3온스	300
스테이크 3온스	300
닭가슴살 1개	500
대구 살 1개	450
가자미 살 1개	450
농어 살 1개	900
연어 1마리	1000
건조과일	
건포도 1/2컵	600
건무화과 1/2컵	700
씨 없는 대추 1/2컵	600
건살구 1/2컵	900
견과류	
아몬드 1온스	200
캐슈열매 1온스	150
호도 1온스	150

Adapted from Hands.[59]

칼륨 항상성에 중요한 영향을 미치기 때문이다. 마그네슘이 소모될 동안에 신장은 적절하게 칼륨을 보존하지 못해서 저 칼륨증을 만들어낸다. 칼륨 부족을 채우기 위한 시도에서 칼륨치료만으로는 성공하기 어렵기 때문에 마그네슘 치료와 동시에 시행해야 한다. 유사한 방식으로 저 칼슘혈증이 존재하는데 이는, 우리의 중요 미네랄 일부의 상호관련특징을 알 수 있게 한다.

칼륨처럼 마그네슘은 미디어와 병원에서 거의 주목을 받지 못하는 미네랄이다. 이러한 사실이 문제가 되는 것은 마그네슘 섭취 부족이 일반적이라는 것이다. 최근 연구에서 미국인 평균 마그네슘 섭취량이 권장량(여자 320 mg;남자 420 mg)에 비해 70~140 mg 이하인 것으로 조사되었고, 이러한 수치는 단지 마그네슘 수준을 유지할 뿐이지 부족분을 채울수 있는 것이 아니라고 밝혀졌다.[43] 마그네슘을 포함하는 좋은 음식은 야채와 견과류이다. 그러나 야채와 견과류 섭취만으로는 부족분을 채우는 수준에 못 미치기에 마그네슘 보충제가 추천되어진다.

마그네슘은 여러 가지 전향적인 관점에서 염증에 영향을 미칠 수 있다. 마그네슘은 ATP합성에 필요하며, 부족하게 되면 미토콘드리아 기능을 손상시켜 조직 저산소증과 자유라디칼 생성을 일으킬 수 있다. 또한, 마그네슘은 세포막 활동안정화를 돕고, 호염증성 에이코사노이드 생성과 관련된 포스포리파아제 A2효소를 조정한다.[89] 대부분의 동물모델 연구에서 마그네슘 부족은 혈청물질 P 수준(serum substance P levels)을 증가시켰다.[25] 구심성 유해자극은 P물질(P substance)의 근원으로 면역세포와 혈소판을 자극하여 호염증성 중개물질을 해리한다.[81] 마그네슘 부족은 유해자극과 염증을 강화시키고 이러한 기전을 통하여 신경성 염증이라고 부른다. 또한, 마그네슘 부족은 신경계 과흥분성 상태가 일반화 되어지게하여 염증성 중개물질의 계통적 생산이 증가되어지고, 말초와 중추의 유해자극 활동이 높아지게 하는 것으로 간주된다.[25]

연구자들은 식이변화 하나만으로 마그네슘을 충분히 채울수 없다고 제안한다.[43,51] 남성과 여성에게 마그네슘 1일 섭취량 375 mg은 마그네슘 균형을 유지할 수는 있지만 긍정적 균형을 달성하기 위해서 필요한 양은 1일 1,000 mg이다. 그래서 마그네슘 보충제는 필요로 하는 많은 사람들에게 권장될 수 있다. 최근에 연구자들은 X 증후군을 갖고 있는 환자들에게 마그네슘을 충분히 채우는 것은 불가능하기에 보충제 섭취를 권장한다.[51]

■ 결론 (Conclusion)

약물사용을 통하여, 우리는 심한통증상태와 다른 건강문제를 해결하기 위해 알약 하나로 몸 상태를 조절하려고 생각한다. 대부분의 사람들은 약물 중재를 통하여 약간의 안정이 있을지라도, 그것이 사실이 아니라는 것을 빠르게 안다. 독자들은 강한 항염증성 약물이나 진통제 용도의 자연대체물질이 없다는 것을 알아야 한다. 우리의 염증성 단계를 결정짓는 가장 중요한 요소로 식이요법 외에는 다른 사실이 없을 것이다.

호염증성을 증가시키는 식이는 세포와 조직의 염증성 잠재력을 증가시킬 것이고,[22,25,93,95] 그 결과 통증, 관절염, 암, 심장질환, 당뇨병, 알츠하이머 질환 그리고 대부분의 많은 퇴행성 질환들과 같은 염증 관련된 증상과 질병이 나타난다.[14,33,35,47,56,66,75]

이러한 사실을 자각하고 우리는 항염증성물질이 풍부한 음식으로 식이를 관리할 수 있다. 이 장의 본문에서 토의된 것처럼, 단순 탄수화물에 습관화된 식이의 경우, 과인슐린증과 X증후군이 발생되기 때문에 염증성 증후군을 나타낸다. X증후군의 촉진자이며 염증 저장소 같은 역할을 하는 칼로리는 지방 저장을 억제하기 위해 제한되어져야 한다. 우리는 수렵채집민 식이,[74] 지중해식 식이,[28] 그리고 혼합식과 유사한 식이만 해야 될 것이다.[36]

식이의 중점은 과일, 야채, 신선한 생선, 방목된 육류, 야생동물, 오메가-3달걀, 견과류와 최소의 곡물이다. 이러한 유형의 식이는 오메가-3 지방산, 칼륨, 마그네슘, 항산화물질, 그리고 식물영양소를 증가시키고 알카리성 pH와 항염증성 물질을 만들어낸다.

기름과 지방은 버진 올리브유, 버터, 코코넛유에 포함되어진다. 아마씨유가 오메가3지방산이 풍부할지라도, 바로 아마씨를 빻는 것은 아마를 사용하기 위한 최고 신중한 방법이다. 대두유, 홍화유, 해바라기유, 옥수수유 등 부분적으로 수소로 경화처리된 경화유/트랜스지방 모두

표 30.4 보충적인 선택

보충	권장량
멀티비타민/미네랄	생산량에 따라 결정(보통 1일 2-3알)
마그네슘	1일 400-1000 mg/d
EPA/DHA	1일 1-3 gram/d
컨자임 10	1일 100 mg/d 이상
리포익 산	1일 400 mg/d(1일 200 mg씩 두 번)
아세틸 L-카르니틴	1일 1000 mg/d(1일 500 mg씩 두 번)
생강	1일 1-2 gram/d
심황	1일 1-2 gram/d
글루코사민 황산염	1일 1500 mg/d

는 배제되어야 할 기름이다.

적절한 고기의 양념은 맛식별력 요소로 결정된다. 우리는 양념을 선택할 때, 맛 뿐만아니라 항염증성 요소를 고려해서 심황, 마늘, 생강을 선택해야 한다. 우리 몸의 염도를 더욱 증가시키는 식염과 달리, 지금까지 연구된 대부분의 양념들은 항염증성 활동을 갖고 있는 것으로 나타났다. 부적절한 음식으로부터의 영양적 보충은 더 이상 지속적인 염증부하를 걱정하지 않도록 몸에게 가장 좋은 것을 적용하는방법이다. 큰 평가관점에서 볼 때 개별적인 질환을 위한 특별한 보충제는 없다. 식이와 같이, 보충제를 통해 우리의 목표는 염증을 감소시키고 대사적 기능을 향상해야 하는 것이다. 표 30.4는 이 장에서 토의된 보충제의요약을 나타낸다.

염증을 감소하기 위한 영양적 적용은 복잡하지 않다. 이 장에서 설명된 것처럼, 식이 실습은 보충제의 방법처럼 간단하다. 또, 식이 접근은 이장에서 설명되어진 섬유근통과 류마토이드 관절염 환자의 장애와 통증을 성공적으로 감소시키는데 사용되왔던 것과 유사하다.[23,42,57,98] 이러한 지식은 근골격계와 같은 다른 통증증후군에 미치는 영향을 적용해 보아야 하고, 이후 연구는 우리에게 보다 특별한 적용을 안내하도록 도울 것이다.

확인 과정
본 장의 학습목표 자가 점검

- 호 염증성 또는 항 염증성 식품은 무엇인가?
- 어떻게 음식이 보충되어서 사람의 pH를 변화시킬 수 있는가?
- 어떻게 정상적인 오메가-6: 오메가-3 지방산 비율이 이뤄질 수 있는가?
- 지중해식 식이는 인슐린 저항성에 어떤 영향을 미치는가?

■ 참고문헌 (References)

1. Almario RU, Vonghavaravat V, Wong R, Kasim-Karakas SE. Effects of walnut consumption on plasma fatty acids and lipoproteins in combined hyperlipidemia. Am J Clin Nutr 2001;74(1): 72–79.
2. Altman RD, Marcussen KC. Effects of a ginger extract on knee pain in patients with osteoarthritis. Arthritis Rheum 2001; 44:2531–2538.
3. Ames BN. The metabolic tune-up: metabolic harmony and disease prevention. J Nutr 2003;133: 1544S–15448S.
4. Ames BN. Supplements and tuning up metabolism. J Nutr 2004;134:3164S–68S.
5. Ames BN. DNA damage from micronutrient deficiencies is likely to be a major cause of cancer. Mutat Res 2001;475(1–2):7–20.
6. Baer DJ, Judd JT, Clevidence BA, Tracy RP. Dietary fatty acids affect plasma markers of inflammation in healthy men fed controlled diets: a randomized crossover study. Am J Clin Nutr 2004; 79:969–973.
7. Balkwill F, Mantovani A. Inflammation and cancer: back to Virchow? Lancet. 2001;357:539–545.
8. Ban WQ, Man SF, Senthilselvan A, Sin DD. Association between chronic obstructive pulmonary disease and systemic inflammation: a systematic review and meta-analysis. Thorax 2004;59:574–580.
9. Besser GM, et al. Clinical Endocrinology, 2nd ed. London: Times Mirror, 1994:18.10.
10. Bucci LR. Nutrition applied to injury rehabilitation and sports medicine. Boca Raton: CRC Press, 1995.
11. Byers MR, Bonica JJ. Peripheral pain mechanisms and nociceptor plasticity. In: Loeser JD. Ed. Bonica's management of pain, 3rd ed. Philadelphia: Lippincott Williams & Wilkins, 2001:26–72.
12. Charney AN, Feldman GM. Internal exchanges of hydrogen ions: gastrointestinal tract. In: Seldin DW, Giebisch G, eds. The regulation of acid-base balance. New York: Raven Press, 1989:89–105.
13. Chung HY, Kim HJ, Kim JW, Yu BP. The inflammation hypothesis of aging: molecular modulation by calorie restriction. Ann NY Acad Sci 2001;928: 327–335.
14. Cipollone F, Toniato E, Martinotti S et al. A polymorphism in the cyclooxygenase 2 gene as an inherited protective factor against myocardial infarction

and stroke. JAMA. 2004;291:2221–2228.

15. Clifton PM, Keogh JB, Noakes M. Trans fatty acids in adipose tissue and the food supply are associated with myocardial infarction. J Nutr. 2004;134: 874–879.
16. Cordain L, Watkins BA, Florant GL, Kehler M, Rogers L, Li Y. Fatty acid analysis of wild ruminant tissues: Evolutionary implications for reducing diet-related chronic disease. Eur J Clin Nutr 2002;56: 181–191.
17. Cordain L, Eaton SB, Brand Miller J, Mann N, Hill K. The paradoxical nature of hunter-gatherer diets: Meat based, yet non-atherogenic. Eur J Clin Nutr 2002;56(suppl 1):S42–S52.
18. Cordain L. Cereal grains: humanity's double edged sword. World Rev Nutr Diet 1999;84:19–73.
19. Cordain L, Eades MR, Eades MD. Hyperinsulinemic diseases of civilization: more than just syndrome X. Comp Biochem Physiol Part A 2003;136: 95–112.
20. Coulston AM, Liu GC, Reaven GM. Plasma glucose, insulin, and lipid responses to high-carbohydrate low-fat diets in normal humans. Metabolism 1983;32:52–56.
21. Crane FL. Biochemical functions of coenzyme Q10. J Am Coll Nutr 2001;20:591–598.
22. Demigne C, Sabboh H, Remesy C, Meneton P. Protective effects of high dietary potassium: nutritional and metabolic aspects. J Nutr 2004; 134: 2903–2906.
23. Donaldson MS, Speight N, Loomis S. Fibromyalgia syndrome improved using a mostly raw vegetarian diet: an observational study. BMC Comp Alt Med 2001;1:7 (http://www.biomedcentral.com/1472–6882/1/7).
24. Dunbar RL, Rader DJ. Slaying the metabolic syndrome. Are we battling the Hydra or the Chimera? Minerva Endocrinol. 2004; 29:89–111.
25. Durlach J, Bac P, Bara M, Guiet-Bara A. Physiopathology of symptomatic and latent forms of central nervous hyperexcitability due to magnesium deficiency: a current general scheme. Magnes Res 2000;13:293–302.
26. Dvorak HF. Tumors: wounds that do not heal. Similarities between tumor stroma generation and wound healing. N Engl J Med 1986; 315:1650–1659.
27. Enig MG. Know your fats. Silver Spring: Bethesda Press, 2000:280–292, 142, 123.
28. Esposito K, Marfella R, Ciotola M, et al. Effect of a Mediterranean-style diet on endothelial dysfunction and markers of vascular inflammation in the metabolic syndrome. J Am Med Assoc 2004; 292: 1440–1446.
29. Evans JL, Goldfine ID, Maddux BA, Grodsky GM. Oxidative stress and stress-activated signaling pathways: a unifying hypothesis of type 2 diabetes. Endocrinol Rev 2002; 23:599–622.
30. Facchini FS, Hua N, Abbasi F, Reaven GM. Insulin resistance as a predictor of age-related disease. J Clin Endocrinol Metab 2001; 86:3574–3578.
31. Feng JH, Graham AM. The benefits of potassium. Br Med J 2001;323:497–501.
32. Fernandez-Real JM, Ricraft W. Insulin resistance and chronic cardiovascular inflammatory syndrome. Endo Rev 2003;24:278–301.
33. Fernandez-Real JM, Ricart W. Insulin resistance and inflammation in a evolutionary perspective: the contribution of cytokine genotype/phenotype to thriftiness. Diabetologia 1999; 42:1367–1374.
34. Ford ES, Mokdad AH. Dietary magnesium intake in a national sample of US adults. J Nutr 2003;133: 2879–2882.
35. Franceschi C, Bonafe M, Valensin et al. Inflamm-aging: an evolutionary perspective on immunosenescence. NY Acad Sci 2000;908:244–254.
36. Franco OH, Bonneux L, de Laet C, Peters A, Steyerberg EW, Machenbach JP. The polymeal: a more natural, safer, and probably tastier (than the polypill) strategy to reduce cardiovascular disease by more than 75%. Br Med J 2004;329:1447–1450.
37. German JB, Dillard CJ. Saturated fats: what dietary intake? Am J Clin Nutr 2004;80(3):550–559.
38. Grimble RF. Inflammatory status and insulin resistance. Curr Opin Clin Nutr Metab Care 2002;5: 551–559.
39. Han SN, Leka LS, Lichtenstein AH, Ausman LM, Schaefer EJ, Meydani SN. Effect of hydrogenated and saturated, relative to polyunsaturated, fat on immune and inflammatory responses of adults with moderate hypercholesterolemia. J Lipid Res. 2002; 43:445–452.
40. Hands ES. Nutrients in food. Philadelphia: Lippincott Williams & Wilkins, 2000.
41. Hanesch U, Heppleman B, Messlinger K, Schmidt RF. Nociception in normal and arthritic joints: structural and functional aspects. In Willis WD, ed. Hyperalgesia and allodynia. New York: Raven Press, 1992:81–106.
42. Hanninen O, Kaartinen K, Rauma AL, et al. Antioxidants in vegan diet and rheumatic disorders. Toxicology 2000;155:45–53.
43. Hartwig A. Role of magnesium in genomic stability. Mut Res 2001;475:113–121.
44. He FJ, MacGregor GA. Beneficial effects of potassium. BMJ 2001; 323:497–501.
45. Herron KL, Fernandez ML. Are the current dietary guidelines regarding egg consumption appropriate? J Nutr 2004;134:187–190.
46. Herron KL, Lofgren IE, Sharman M, Volek JS, Fernandez ML. High intake of cholesterol results in less atherogenic low-density lipoprotein particles in men and women independent of response classification. Metabolism 2004; 53:823–830.
47. Howel WM, Calder PC, Grimble RF. Gene polymorphisms, inflammatory diseases and cancer. Proc Nutr Soc 2002;61:447–456.
48. Igarashi AI, Kikuchi S, Konno S, Olmarker K. Inflammatory cytokines released from the facet joint tissue in degenerative lumbar spinal disorders. Spine 2004;29:2091–2095.
49. Isomaa B. A major health hazard: the metabolic syndrome. Life Sci 2003;73:2395–2411.
50. James MJ, Gibson RA, Cleland LG. Dietary polyunsaturated fatty acids and inflammatory mediator

production. Am J Clin Nutr. 2000; 71(1 Suppl): 343S–348S.

51. Kao WH, Folsom AR, Nieto FJ, Mo JP, Watson RL, Brancatti FL. Serum and dietary magnesium and risk for type 2 diabetes mellitus: The Atherosclerosis Risk in Communities Study. Arch Intern Med 1999;159:2151–2159.

52. Knochel JP. Correlates of potassium exchange. In Seldin DW, Giebisch G. Eds. The regulation of potassium balance. New York: Raven Press, 1989: 31–55.

53. Knochel JP. Clinical expression of potassium disturbances. In Seldin DW, Giebisch G, eds. The regulation of potassium balance. New York: Raven Press, 1989:207–240.

54. Knopp RH, Retzlaff BM. Saturated fat prevents coronary artery disease? An American paradox. Am J Clin Nutr 2004;80:1102–1103.

55. Korhonen T, Karppinen J, Malmivaara A, et al. Efficacy of infliximab for disc herniation-induced sciatica: one-year follow-up. Spine 2004;29:2115–2119.

56. Krauss RM. Atherogenic lipoprotein phenotype and diet-gene interactions. J Nutr 2001;131:340S–343S.

57. Kremer JM. n-3 fatty acid supplements in rheumatoid arthritis. Am J Clin Nutr 2000;71(1 Suppl): 349S–351S.

58. Kushner I. C-reactive protein elevation can be caused by conditions other than inflammation and may reflect biologic aging. Cleve Clin J Med 2001;68:535–537.

59. Liese AD, Roach AK, Sparks KC, Marquart L, D'Agostino RB, Mayer-Davis EJ. Whole-grain intake and insulin sensitivity: the Insulin Resistance Atherosclerosis Study. Am J Clin Nutr 2003;78:965–971.

60. Lim GP, Chu T, Yang F, et al. The curry spice curcumin reduces oxidative damage and amyloid pathology in an Alzheimer transgenic mouse. J Neurosci 2001;21:8370–8377.

61. Linnane AW, Zhang C, Yarovaya N, et al. Human aging and global function of coenzyme Q10. Ann NY Acad Sci 2002;959:396–411.

62. Linos A, Kaklamani VG, Kaklamani E, et al. Dietary factors in relation to rheumatoid arthritis: a role for olive oil and cooked vegetables? Am J Clin Nutr 1999;70:1077–1082.

63. Liu J, Atamna H, Kuratsune H, Ames BN. Delaying Brain Mitochondrial Decay and Aging with Mitochondrial Antioxidants and Metabolites. Ann NY Acad Sci 2002;959:133–166.

64. Lopez-Ridaura R, Willett WC, Rimm EB, Liu S, Stampfer MJ, Manson JE, Hu FB. Magnesium intake and risk of type 2 diabetes in men and women. Diabetes Care 2004;27:134–140.

65. Maguire LS, O'Sullivan SM, Galvin K, O'Connor TP, O'Brien NM. Fatty acid profile, tocopherol, squalene and phytosterol content of walnuts, almonds, peanuts, hazelnuts and the macadamia nut. Int J Food Sci Nutr 2004;55:171–178.

66. Makowski L, Hotamisligil GS. Fatty acid binding proteins—the evolutionary crossroads of inflammatory and metabolic responses. J Nutr 2004;134:24s64S–24s68S.

67. Mathias JR, Franklin R, Quast DC, et al. Relation of endometriosis and neuromuscular disease of the gastrointestinal tract: new insights. Fertil Steril 1998;70:81–88.

68. Mattson MP. Modification of brain aging neurodegenerative disorders by genes, diet, and behavior. Physiol Rev 2002;82:637–672.

69. McKay DL, Perrone G, Rasmussen H, et al. The effects of a multivitamin/mineral supplement on micronutrient status, antioxidant capacity and cytokine production in healthy older adults consuming a fortified diet. J Am Coll Nutr 2000;19:613–621.

70. Mense S, Simmons DG. Muscle pain: understanding its nature, diagnosis and treatment. Philadelphia: Lippincott Williams & Wilkins, 2001:26–30.

71. Mozaffarian D, Pischon T, Hankinson SE, et al. Dietary intake of trans fatty acids and systemic inflammation in women. Am J Clin Nutr 2004; 79:606–612.

72. Mozaffarian D, Rimm EB, King IB, Lawler RL, McDonald GB, Levy WC. Trans fatty acids and systemic inflammation in heart failure. Am J Clin Nutr 2004;80:1521–1525.

73. National Research Council. Recommended dietary allowances, 10th ed. Washington: National Academy Press, 1989:255.

74. O'Keefe JH Jr, Cordain L. Cardiovascular disease resulting from a diet and lifestyle at odds with our Paleolithic genome: how to become a 21st-century hunter-gatherer. Mayo Clin Proc 2004;79:101–108.

75. Otsuka M, Yamaguchi K, Ueki A. Similarities and differences between Alzheimer's disease and vascular dementia from the viewpoint of nutrition. NY Acad Sci. 2002;977:155–161.

76. Pereira MA, Jacobs DR, Pins JJ, et al. Effect of whole grains on insulin sensitivity in overweight hyperinsulinemic adults. Am J Clin Nutr 2002; 75:848–855.

77. Pfeilschifter J, Köditz R, Pfohl M, Schatz H. Changes in proinflammatory cytokine activity after menopause. Endocrine Rev 2002;23:90–119.

78. Pickup JC. Inflammation and activated innate immunity in the pathogenesis of type 2 diabetes. Diabetes Care 2004;27:813–823.

79. Preuss HG, Bagchi D, Bagchi M. Protective effects of a novel niacin-bound chromium complex and a grape seed proanthocyanidin extract on advancing age and various aspects of syndrome X. Ann N Y Acad Sci 2002; 957:250–259.

80. Raisz LG. Physiology and pathophysiology of bone remodeling. Clin Chem 1999;45(8 Pt 2):1353–1358.

81. Rang HP, Bevan S, Dray A. Nociceptive peripheral neurons: cellular properties. In: Wall PD, Melzack R, eds. New York: Churchill Livingstone, 1994:57–78.

82. Reginster JY, Deroisy R, Rovati LC, et al. Long-term effects of glucosamine sulphate on osteoarthritis progression: a randomized, placebo-controlled clinical trial. Lancet 2001;357:251–256.

83. Ros E. Dietary cis-monounsaturated fatty acids and metabolic control in type 2 diabetes. Am J Clin Nutr

2003;78:617S–625S.
84. Ross R. Atherosclerosis—an inflammatory disease. N Engl J Med 1999;340:115–126.
85. Rude RK. Magnesium deficiency: a cause of heterogenous disease in humans. J Bone Min Res 1998;13:749–758.
86. Sabate J. Nut consumption and body weight. Am J Clin Nutr 2003;78(3 Suppl):647S–650S.
87. Sabate J, Haddad E, Tanzman JS, Jambazian P, Rajaram S. Serum lipid response to the graduated enrichment of a Step I diet with almonds: a randomized feeding trial. Am J Clin Nutr 2003; 77: 1379–1384.
88. Sadeghi S, Wallace FA, Calder PC. Dietary lipids modify the cytokine response to bacterial lipopolysaccharide in mice. Immunology 1999;96:404–410.
89. Saris NEL, et al. Magnesium: an update on physiological, clinical and analytical aspects. Clin Chim Acta 2000;294:1–26.
90. Seaman DR, Faye LJ. The subluxation complex. In: Gatterman MI, ed. Foundations of chiropractic: subluxation. 2nd ed. St. Louis: Elsevier 2005: p. 195–226.
91. Seaman DR, Cleveland C. Spinal pain syndromes: nociceptive, neuropathic, and psychologic mechanisms. J Manip Physiol Ther 1999; 22:458–472.
92. Seaman DR. The diet-induced proinflammatory state: a cause of chronic pain and other degenerative diseases? J Manipulative Physiol Ther 2002; 25:168–179.
93. Sebastian A, Frassetto LA, Sellmeyer DE, Merriam RL, Morris RC Jr. Estimation of the net acid load of the diet of ancestral preagricultural Homo sapiens and their hominid ancestors. Am J Clin Nutr 2002; 76:1308–1316.
94. Shacter E, Weitzman SA. Chronic inflammation and cancer. Oncology 2002;16:217–226, 229.
95. Simopoulos AP. Essential fatty acids in health and chronic disease. Am J Clin Nutr 1999;70(3 Suppl):560S–569S.
96. Simopoulos AP. Omega-3 fatty acids in inflammation and autoimmune diseases. J Am Coll Nutr 2002; 21:495–505.
97. Sinaii N, Cleary SD, Ballweg ML, Nieman LK, Stratton P. High rates of autoimmune and endocrine disorders, fibromyalgia, chronic fatigue syndrome and atopic diseases among women with endometriosis: a survey analysis. Hum Reprod 2002;17:2715–2724.
98. Skoldstam L, Hagfors L, Johansson G. An experimental study of a Mediterranean diet intervention for patients with rheumatoid arthritis. Ann Rheum Dis 2003;62:208–214.
99. Srivastava KC, Mustafa T. Ginger (Zingiber officinale) in rheumatism and musculoskeletal disorders. Med Hypotheses 1992;39:342–348.
100. Sueter PM. Potassium and hypertension. Nutr Rev 1998;56:151–153.
101. Tobian L. High potassium diets reduce stokes mortality and arterial and renal tubular lesions and sometimes even the blood pressure in hypertension. In: Seldin DW, Giebisch G, eds. The regulation of potassium balance. New York: Raven Press, 1989:347–368.
102. Visioli F, Galli C. The role of antioxidants in the Mediterranean diet. Lipids 2001;36:S49–S52.
103. Walford RL, Mock D, Verdery R, MacCallum T. Calorie restriction in biosphere 2: alterations in physiologic, hematologic, hormonal, and biochemical parameters in humans restricted for a 2-year period. J Gerontol A Biol Sci Med Sci. 2002;57: B211–B224.
104. Watkins BA, Li Y, Lippman HE, Seifert MF. Omega-3 polyunsaturated fatty acids and skeletal health. Exp Biol Med 2001;226:485–497.
105. Wilson PW, Grundy SM. The metabolic syndrome: practical guide to origins and treatment: Part I. Circulation 2003;108:1422–1424.
106. Yasuma T, Arai K, Suzuki F. Age-related phenomena in the lumbar intervertebral discs: lipofuscin and amyloid deposition. Spine 1992;17:1194–1198.
107. Young DB, Lin H, McCabe RD. Potassium's cardiovascular protective mechanisms. Am J Physiol 1995;268:R825–R837.

31

척추 통증을 위한 인지적 행동 치료 프로그램 (A Cognitive Behavioral Therapy Program for Spinal Pain)

학습목표

이 장을 읽고나면 이해할 수 있을 것이다:

- 급성 척주 통증 증상을 회복하는데 심리적 요인이 어떤 식으로 방해하는가?
- 인지 감정과 행동이 자가-관리에 어떻게 영향을 주는가?
- 인지-행동 과정의 일련과정이 만성통증을 가진 환자에서 어떻게 사용되는가?

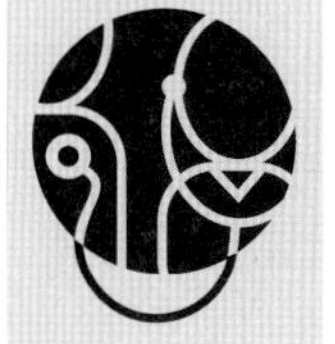

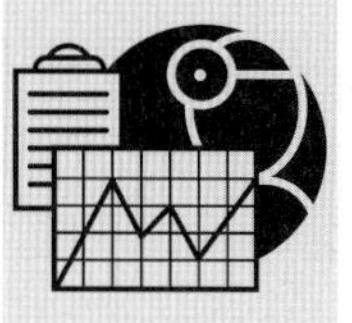
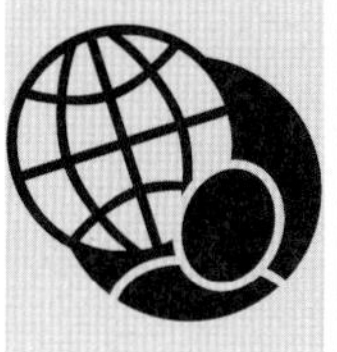
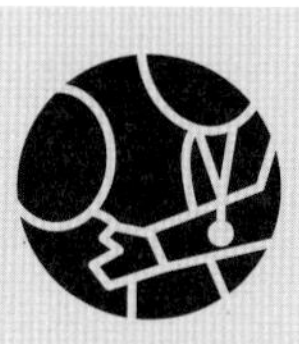
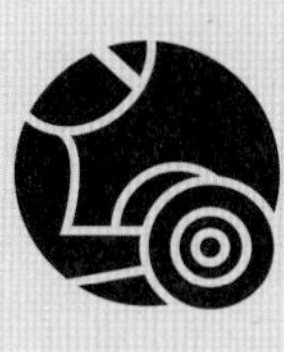
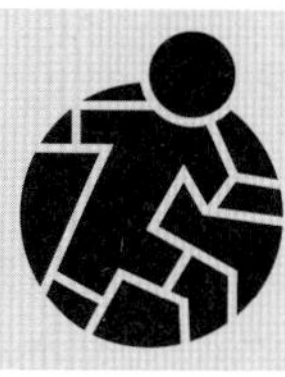
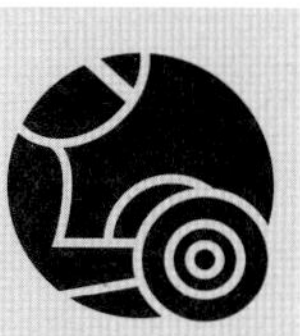

개요 (Introduction)

이 장은 척추 통증 문제로 야기되는 장기간 작업 손실의 발달을 예방하는 초기 중재를 다룬다. 심리적 요인이 만성 통증의 전개와 관계된다고 알려지더라도, 그러한 요인을 포함한 접근 방식의 실행은 명확히 묘사된 프로그램의 부족으로 방해를 받는다. 통증에 관한 성공적 심리적인 접근 사이가 인지-행동적인 중재를 옳게 판단한다.[7, 14, 24] 그러나 인지 행동적 접근은 한가지 특정 중재를 나타내는 것이 아니라, 오히려 중재 전략의 분류로 작용한다. 이것들은 상당히 다양하고 의뢰인을 참여시키는 방법을 포함한다(예로, 목표 조절, 동기부여적 면접). 이완(예로, 이완적용), 인지 재조정, 공포 축소, 전략, 활동 훈련(예로, 점차적 활동), 스트레스 관리, 문제해결, 독자적인 훈련. 게다가 많은 건강 관리 전문가가 심리적 교육에 제한을 가지고 있기 때문에 이런 중재들의 세부사항(어떻게와 왜)은 불명확하게 사용된다. 결과적으로 이 장에서의 목적은 조기 실행을 위해 고안된 인지-행동적 그룹 중재 프로그램을 묘사하는 것이다.

여기에 장기간 장애의 위험에 있는 환자를 위한 인지-행동적 접근 방식을 고려해야 할 좋은 이유가 있다. 근본적으로 심리적 다양함이 지속적인 장애의 발달을 촉진시킨다면, 인지 행동적 중재의 사용은 논리적이고 큰 가치를 가질 수 있다. 사실 이런 프로그램은 만성 허리 통증 문제를 치료하는데 그들의 효용을 증명하였다.[24,33] 몇 해를 거쳐 조기 중재가 더 효과적이고 실제로 발전 단계에서 지속적 장애로 전환을 예방할 수 있다는 것이 명백해졌다. 재조정은 다양화되지만, 이런 치료들은 종종 도수치료와 물리치료를 포함한 다른 치료와 결합되어 사용한다.

내용의 다양함만큼 그들의 잠재성을 강조하기 위해 몇 개의 프로그램을 간단히 실험해 보아라. 한 프로그램에서 Van Den Hout와 동료[32]는 허리 통증으로 적어도 6개월 이상 실직 상태인 참가자를 대상으로 문제 해결 능력 교육의 효과를 연구하였다. 연구는 단계적 활동 훈련과 교육을 받은 그룹과 단계적 활동과 문제 해결을 받은 그룹 중 무작위로 실행되었다. 장기간 결과는 문제-해결 능력을 훈련받은 그룹이 확연하게 더 성공적인 직장으로의 복귀를 알려주었다. 이 지표에서 보여주듯이 문제해결의 특수 기술이 장기간 장애를 예방하는데 꽤 많이 도움이 되었다. 유사한 고안을 사용한 Marhold와 동료[23]는 구체적인 회사-복직 기술 교육의 효과를 실험하였다. 그들은 실직한 이들이 어떻게 회사로 복귀할 지에 관한 기술의 부족일거라는 한가지 문제점을 추론하였다. 평균 3개월 정도의 실직 상태의 참가자는 일반적인 관리 그룹과 다음과 같은 내용을 포함하는 인지-행동적 그룹으로 치료를 위해 무작위로 선정하였다. 고용주와 만나기, 장벽 극복하기, 증가된 통증에 예상되는 대처와 같은 특수한 회사 복귀 기술 훈련. 연구결과는 인지-행동요법(CBT) 프로그램 참가자가 일반 관리 그룹에서 적용된 치료보다 1년 추적 검사에서 장기결석이 확연하게 감소하였다.

대부분 프로그램이 한 재능에 제한을 가진다 하더라도 통증 장애를 예방하기 위해 고안된 사회기반 프로그램이 캐나다에서 최근 실험되었다.[29] 여기서 다시, 중재는 확실한 위험 요인으로 분류된다. 사실, 허리 통증으로 실직상태인 그들을 치료를 위해 선정하고 중재 프로그램에 제출된 위험 요인에서 점수가 상승하였다. 프로그램은 목표-지시 활동 훈련과 복직을 위한 심리적 장벽의 최소화로 조직적으로 작용한다. 이 프로그램은 대참사, 공포와 기피에 명확하게 집중된다. 연구가 무작위적인 고안을 가지고 있지 않더라도 기초 복귀율의 18%에 비교해 회사 복직이 65%이므로 결과는 유망하다.

초기의 관리 조정에서 von Korff와 동료[37]는 기능적 어려움을 위해 거의 2달 후 방문하는 허리 통증 환자를 심사하였다. 중대한 기능적 문제를 가진 이들은 관리 그룹과 초기 활성화와 공포를 감소시키려는 노력을 하는 그룹으로 무작위로 하였다. 장애 보상 이익의 추적 조사에서 두 그룹 사이에 차이가 없다하더라도, 중재그룹이 더 활동적이고 기능적 장애가 덜하다.

우리 자신의 노력에 인지-행동 그룹 치료를 2차 예방으로 사용해 왔고, 몇몇 연구를 평가했다.[18,22,23] 최근 대부분의 평가에서 일차적 관리 조정에 단기간 허리 통증을 가진 참가자를 선별하고 그들은 위험군으로 영상 장치에 윤곽을 그리고 이들 위험 요소를 제기하기 위해 고안된 인지-행동 그룹 중재를 제공받았다. 이 참가자들(n=185)은 표준화하고, 지침-기초로 한 일반적인 치료법과 인지-행동 그룹(단독)이거나 인지-행동 그룹과 물리치료(운동이 추가된 평가)로 각기 다르게 과제를 부여했다. 그 결과는 직장에서 장기 결근한 인지-행동 중재를 받은 두 그룹이 12달간의 추적 검사동안 지침-기초로 한 치료를 받은 일반적인 그룹보다 허리 통증으로 몇일 덜 결근하였다고 보고하였다. 장기간 질환 장애로 계속되는 위험은 인지-중재를 받은 다른 두 그룹보다 지침-기초로 한 치료를 받은 일반 그룹에서 5배 이상 높게 나타난다. 게다가 심리학적으로 기원된 중재를 사용하면 미래 장애를 예방할 수 있다는 몇 가지 증거가 있다.

조기 예방을 나타내주기 위해 인지-행동의 중재에 소수의 명백한 기술 때문에 인지-행동 그룹 중재의 더 세부적인 기술을 하게 한다. 기재 내용은 심리학적 위험 요인들에 좀 더 근접하여 시작하고 그런 중재들은 다루기 쉽게 고안되었다. 중재가 심리학적 위험 요인에 상대적으로 높은 단계와 관련이 많은 환자에게 제공되기 때문에 중요하다. 다시말해 장애기간 동안 "위험군"인 환자에게 제공될 수 있다.

심리적 중재에 상당한 심리적인 위험 요인 (Psychological Risk Factors Deserve Psychological Interventions)

심리적 위험요소들은 지속적 장애의 진행과 관련된 매우 위험한 요소이다(9장 참고). 심리적 위험요소들이 심각한 위험요소라고 자주 판명됨에도, 초기 환자들에게 제공되는 치료는 자연치료(자연적 치료)이다. 그 결과, 그러한 심리적 위험요소들을 보여주는 환자들에게는 심리적 위험요소들에 초점을 둔 치료가 필요하다. 좀 더 접근하여 검토해보자.

장애의 진행과 관련된 많은 요소가 있지만, 심리적 요소들은 더욱 밀접한 관련이 있다. 이 책의 다른 장들은 일련의 요소들이 지속적인 통증과 장애의 진행과 관련 있음을 설득력있게 보여준다. 이것들은 앞서 치료의 역사 외에도 허리 통증, 민감과 같은 의학적, 생물학적 요소들을 포함한다.[25] 더군다나, 작업 환경은 육체적 노동[34,35]의 관점에서 그리고 스트레스, 통제 그리고 욕구와 같은 심리적 요소면에서 중요하다.[8,15] 교육수준, 수입, 종족 그리고 가정환경 같은 사회적 요소들은 복잡하지만, 확실히 통증 문제의 진행에 영향을 미친다.[25,30] 하지만, 심리적 요소들은 지속적인 통증의 진행과 명백한 관련이 있음이 알려져 왔다.[5,6,13,26,27,28] 게다가, 심리적 요소들은 급성에서 만성 질환으로의 진행과 절대적 연관이 있다.[16] 그러므로, 심리적 요소들은 만성 장애의 진행을 이해하는데 가장 중요한 요소로 보인다.

심리적 측면에서 문제로 특징지어지는 문제들에 대한 심리적 치료법에는 중요한 논리가 있다. 예를 들면, 심리적 치료들을 제공하는 것은 환자 특유의 요구에 대한 치료와 일치한다. 나아가, 심리적 요소의 규명은 회복을 위한 중재를 규명하는데 잣대가 될 수 있다. 마지막으로, 심리적 요소의 규명은 문제를 지속시키는 역학체계를 규명함으로써 치료의 발전을 가속화시킬 수 있다. 예를 들면, 우울증이 규명되면, 적절한 치료가 행해질 수 있다.

심리에 근거를 둔 치료를 행하는 것이 논리적으로 보이겠지만, 이것은 현재의 건강관리시스템에서는 좀처럼 보기 힘들다(4장 참고). 여러가지 이유로, 대부분의 건강관리 장치는 초기 심리에 근거를 둔 치료가 효력있음을 규명하는데 실패하였다.[1] 심리적 요소들이 자주 존재함에도, 의료적 치료만 제공했다는 사실을 고려하라.[36] 치료가 성공하지 못했다면, 이것은 "같음 보다 더한"제공의 접근과 관련된 것으로 보인다. 다시 말해, 문제가 만성장애로 진행되면서, 일찍이 시도된 같은 처방을 하는 경향이 있다. 결과적으로, 치료의 투여량은 그 대책으로 그것의 진행을 막기 위한 위험한 상황이라고 보고 좀 더 증가하게 된다. 하지만, 심리적 요소들이 문제를 만성으로 촉진시킨다면, 이러한 치료들은 그러한 문제에 초점을 맞춘 것이 아니기에 효과가 없을지 모른다. 불행하게도, 임상의 학자들이 이러한 "일반적인" 치료가 성공적으로 되지 않는다는 것을 깨닫기 전에, 이미 문제는 만성장애로 진행중일지도 모른다. 따라서, 성공적인 치료가 되기 위해서는, 문제의 심리적 측면에 초점을 둔 치료의 이행과 같은 건강관리 시스템의 변화가 필요하다.

위험 결정 (Determining risk)

인지-행동요법(CBT) 프로그램은 지속적인 장애의 위험에 놓여 있는 허리 통증 환자에게 이롭도록 고안되었으나 이 위험이 진료소에서는 어떻게 결정되는 것인가? 다행히 많은 검사 장비가 황색 경보(yellow flag)[31]의 존재를 평가할 수 있다(9장 참고). 우리는 Örebro 근골격 통증 검사 설문지를 문제상황[2,21,18]의 조기 확인으로 임상가를 위한 도구로 전개하였다. 이것은 인지-행동요법(CBT) 프로그램으로 이익을 얻기 쉬운 적당한 후보를 결정하는데 도움을 주기 위한 도구로 사용된다. 게다가 보상적 의학 검사장치로 고안된 임상적 기구이고 환자가 장애 진행을 가질 가능성에 관해 정보를 제공한다. 이것은 25가지 항목으로 구성되어 심리적 요인에 초점을 맞춘다. 이것은 다음과 같은 문제를 포함하여 다양한 측면에 관한 정보를 제공한다. 공포-기피 믿음, 기능, 경험한 통증, 미래에 대한 믿음, 스트레스, 분위기, 직업, 최우선 일. 항목은 환자 비율이 Likert 척도 0~10포인트 증가된다고 단언과 진술을 포함한다. 이 도구는 자가 관리할 수 있고 대부분의 환자는 7분 혹은 8분 안에 완전히 수행된다. 훈련된 건강 관리 제공자는 몇분안에 점수를 내고 평가할 수 있다. 설문지는 각 항목에 평가된 것과 같이 위험을 근접하게 판단하여 종합적인 점수를 제공한다. 후자는 환자와 토론과 대화를 할 때 사용할 수 있다. 몇몇 연구는 이 설문지가 믿을 수 있고 근거가 확실하다고 증명하였다.[2,4,9,10,19,21] 위험에 있을 때 중재에 참여할 것을 권하고, 인지-행동요법(CBT) 그룹 중재에서와 같이 위험 요인에 집중한다.

인지-행동요법(CBT) 그룹 중재
[The Cognitive-Behavioral (CBT) Group Intervention]

초기에 보여주었듯이 이차적 예방 중재인 프로그램은 만성 통증 환자를 위해 제공되는 프로그램으로부터 경험이 쌓인 임상센터에서 발전시킨 것이다.[3,14,24,33] 그러나 우리는 영상 장치에서 묘사하여 확인한 위험 요인에 근접 관심을 보였다. 결과적으로 항목은 지속적인 통증과 장애의 예방에 이목을 집중하였다. 단순 통증 치료 뿐만 아니라, 중재는 6~10명의 그룹에 제공되고, 2시간 동안 6번을 완수하였다.

참가자 각자 최선의 프로그램의 발전을 도와주게 인지-행동요법(CBT) 중재는 조정한다. 우리는 참가자에게 과정동안 보인 모든 기술을 배우고 답하게 요구했다. 그리고 각 사람의 요구에 최적화한 맞춤 프로그램이 발달되었다. 자연적으로 제공자의 관점에서 인생의 질을 증가시키기 위한 것 만큼 장애와 관련된 통증을 예방하고, 건강관리 서비스에 대한 수요를 기대한다. 허리 통증은 자연적으로 재발되기 때문에 모든 허리 통증을 제거하려고 시도하는 것보다 재발생을 감소시키고 영향력을 감소시키는 것이 더 나을 것이다. 기간은 참가자들을 활성화시키기 위해 구성되고 최고점을 증진시킨다.

각 기간은 가정과제의 짧은 확인으로 시작한다. 그 다음에 치료사는 기간을 위한 주제를 소개하고, 최대 15분 동안 정보를 제공한다. 통증강도 조절은 어떠한지, 활동에 참여하는지 혹은 직장이나 여가활동에서 문제와 마주쳤을 때 관여하는 쟁점은 주제의 예들이다. 참가자는 상황 설명을 가지고 계획을 세우고 상황과 연관하여 문제를 해결하려고 요청하게 된다. 이것은 참가자들에게 그 상황을 분석하게 하고 그들이 처해있는 상황과 비교하도록 한다. 문제 해결은 그룹에서 보여지고 토론하는 것이다. 거기에 치료사는 새로운 기술을 소개하고 참가자들은 그것을 실행해 본다. 이것은 이완과 신장운동과 같은 통증 조절 수단을 포함한다. 그러나 대부분의 기술은 활동과 기능을 향하여 기원된다. 이것은 문제해결 기술로부터 범위를 정하고 사회로의 환원과 스트레스 관리 기술을 선별한다. 가정업무 과제는 그 다음 이행되고 참가자의 요구에 부응해 만들게 된다. 모든 참가자에게 일상 생활에서 그것의 사용을 평가하기 위해 배운 기술의 적용을 요청하였다. 마침내 모임은 복습되고 참가자들이 배운 것을 강조하고 그 과정에서 강조와 약화를 논의하였다. 그룹 회의 과정 동안 참가자는 기술적 요인에 기본을 둔 개인 최고의 프로그램을 발전시키고, 그들의 문제를 위해 대단히 효과적이라고 믿는다.

행동 변화를 위한 전략
(Strategies for Behavioral Change)

인지 감정과 행동의 변화는 자가-관리로 집중되지만 어떻게 성공될 것인가? 인지-행동요법(CBT) 과정은 참가자들에게 능동적으로 현재 인지와 행동을 변화할 수 있도록 고안되었다. 예를 들어, 통증과 활동 관계 양상에 대한 믿음("더 많이 활동하면 더 많이 다친다") 혹은 스트레스에 관한 믿음("나는 나에게 주어진 일을 제시간에 반드시 해야 한다.")은 수정을 필요로 한다. 마찬가지로 행동도 예를 들어, 활동 수준을 증가시키거나 "아니오"라고 확실한 요구를 말할 수 있도록 변화를 필요로 한다. 우리의 프로그램은 이전 변화를 증진시키기 위해 몇가지 전략을 사용한다.

첫째, 프로그램은 참가자를 끌어들인다. 실천에 의해 배우는 것을 강조한다. 그러므로 대부분의 수없는 새로운 기술을 실행하는 것과 인지를 가지고 일하기와 그들을 둘러싼 감정으로 구성된다. 토론 동안 더욱 모든 참가자는 개인적으로 정보 제공을 요청하였다. 무엇보다도 각 개인은 그들만의 개인적 최상 프로그램을 발전시키게 하는 임무를 하게 된다. 두 번째로 제한된 정보 양은 중요한 행동적 변화로 사용된다. 게다가 수업의 이 부분은 공통 믿음을 변화시킬 만큼 적절한 행동 양식의 본보기로 사용된다. 셋째 전략은 행동적 검사이다. 환자에게 우리는 이것이 경험을 통해 배우는 것이라고 개념적으로 생각한다. 게다가 우리는 유용한 가치를 평가하기 위해 배운 각 기술을 "시험"하기 위해 환자에게 요청한다. 이것은 기술의 선택을 위한 하나의 기존 참가자가 사용한 개인적 대처 프로그램에 포함된다.

문제 해결이 4번째 전략이다. 이 기술은 특별한 문제-기초 습득 기준을 연마하고 환자가 "문제"나 방해를 묘사할 때 사용된다. 다섯 번 째로 그룹의 선두자는 새로운 사상을 만들기를 가르치고 실천하는 사람은 좋은 대처 행동의 성공적인 접근을 강화한다. 격려와 같은 긍정적 보강은 참가자가 목적 행동에 바르게 접근할 때 부수적으로 제공된다. 게다가 점차적인 변화가 촉진된다.

여섯 번째 방법은 각 환자의 자가-효능을 강화시키는 것으로 자신이 통증에 영향을 줄 수 있는 환자의 믿음과 그 과정이다. 이것은 논리적인 목적이기 때문에 많은 환자는 낮은 자가-효능 수준을 가지고 그들의 건강 행동을 변화시킬 수 있다는 것을 믿지 않는다. 예를 들어, 이완과 통증 감소를 연습한 가정 과제를 성공적으로 완수한 사람에게 전체 그룹에게 어떻게 이것을 이루었는지 얘기하고 그들 성공의 "비밀"을 공유하도록 요구할 것이다.

마침내 기쁨은 학습, 참여, 유지와 즐거움을 강화하는데 사용된다. 모든 참가자들의 달성에 관하여 좋은 감정을 강화하기 위한 중요 전략이다. 사람들은 크게 웃고 사회적 보장을 받을 기회를 가지고 있다. 게다가 격려는 부수적으로 나타나는 풍요로운 일상과 유머로 올바른 학습 분위기를 제공하는데 사용된다.

과업의 구성 (Organization of the Sessions)

중재는 6~10명으로 구성된 그룹이 6회 동안 주당 1번씩 2시간으로 참가자들이 접하게 되는 6개 과업으로 구성된 프로그램을 내포한다. 지침서는 치료에서 표준화되는 중재를 제시한다.[12] 치료사는 행동치료에 있어서 과거로 거슬러 올라가 이전에 훈련 내용을 알고 거기에 추가하여 이 중재를 관리하기 위해 특별 훈련을 받게 된다.

차례로 각 과업은 몇 개의 부분으로 구성된다. 첫째로 과업의 소개는 15분 정도 지속을 제공한다. 첫 번째 과업 동안 참가자가 편안함을 느끼고 다른 사람을 알아가는 과정을 주로 다룬다. 과정에 대한 정보는 준비되었다. 남은 과업 동안 가정 업무의 검토를 과업기간 동안 경향 수립을 위해 제공한다. 후에 짧은 발표회(최대 5분)에서 치료사는 과업의 주제를 소개하고 현재 과학적 사실을 제공한다. 과업의 세 번째 과정은 문제해결이다(30분). 사례 연구를 통해 문제 해결하는 것이다. 네 번째는 기술 훈련은 그들의 최상 기술을 배우거나 증가시키는 기회를 환자에게 제공한다(30분). 가정 임무는 논의되고 과업은 마지막 15분 동안 평가된다.

각 과업은 타당성의 특별한 영역에 집중되고 환자는 개별 최상 프로그램을 발전시킨다. 전체 개요는 표 31.1에 나타냈다. 첫째 과업은 허리 통증의 원인과 만성, 장애 문제가 되기전 어떻게 예방할 것인가를 다룬다. 활동과 관련한 구조와 연부조직 손상의 구실을 강조한다. 특히 "아프다(hurt)"와 "해치다(harm)"의 차이는 이 과정의 4번째에서 제시한다. 게다가 통증의 결과는 서술되고 어떤 부분은 지속적인 문제를 가질 수 있다. 점차적인 인생 방식의 변화를 보여준 본보기를 강조하고 직장과 가족에 대한 심리학적 요인을 언급하였다. 더구나 예방이 매우 훌륭한 노력이라는 것이 명확해졌다. 문제 해결은 연구에서 인간이 왜 만성 통증을 가지는지와 그것을 어떻게 예방하는가에 관심을 집중한다. 과업에서의 기술은 문제 해결, 통증 조절, 인지와 실용적인 이완 기술을 포함한다.

그 다음 과업에서는 활동, 자가관리, 직장과 여가를 다

표 31.1 인지-행동요법(CBT) 중재 항목의 개요

회기	초점	기술
1.	통증의 원인과 만성 문제점	예방 문제-해결, 이완 적용, 배우기, 통증
2.	통증 관리하기	활동, 일상 관례 유지하기, 활동 시간계획, 이완훈련
3.	건강증진, 가정과 직장에서 스트레스 조절하기	신호 경고, 인지 평가, 믿음
4.	레저와 직장에 적응하기	대화기술, 적극성, 위험상황, 이완 적용
5.	급격한 재발 조절	급격한 재발에 대한 우선 계획, 최우선 기술 복습, 이완 적용, 최우선 프로그램의 발전
6.	유지와 결과의 증진	위험 분석, 밀착을 위한 계획, 프로그램의 완성화

룬다. 그 과업은 근본적인 면을 공유한다. 첫째로, 환자의 인지 믿음은 상황연구의 문제 해결과 토론을 통해 자극된다. 둘째로 생각 방식의 변화(예를 들어, 자가-기재)와 행동적 기술은 가능한 더 나은 방법으로 배우게 된다. 셋째로 새로운 인지-행동적 기술은 가정 과제를 통해 현실생활에서 평가받는다. 이런 식으로 공통 믿음과 행동의 방대한 다양함은 그룹 형태를 다룬다.

최우선 프로그램의 계획은 5기간으로 시작한다. 게다가 그 과업은 실제적인 재발을 위한 계획을 포함한다. 결과적으로 종점은 기술의 오랜기간 적용이다. 참가자에게 그들의 우선 프로그램의 발전으로 일하고 재발을 다루는 특별권 부분이 있다. 마지막 과업은 우선 프로그램의 미세조정과 장기간 유지를·다룬다. 우리는 자가-도움 관점으로부터 프로그램 고수를 논의하고, 의식있는 결정이 실행되었다. 본질적으로 우리는 그들의 우수 프로그램의 항목과 미래까지 관련해 그들이 결정을 할 수 있도록 환자를 바꾸어야 한다. 이것을 증가시키기 위해 프로그램이 변화되었다는 사실을 일깨워 주기 보다 환자가 능동 결정할 수 있게 격려해준다. 그러므로 검토는 계획되고 작성한다. 그리고 개인은 그들 자신의 프로그램을 검토하고 가능한 변화를 결정한다.

6번째 과업에서 마지막 우선 계획이 검토되고 관점이 그 계획에 오랫동안 유지되는 것으로 바뀐다. 참가자를 자극하는 것보다 자가-결정 접근이 사용된다. 참가자들이 그들의 우선 일괄프로 항목을 선택함에 따라 유지의 책임이 주어진다. 직장이 프로그램에서 변화를 계획하였다. 게다가 프로그램의 한 요소가 작동하지 않는 것처럼 보인다면 그것은 프로그램에서 제거될 것이다. 또한 재발 같은 상황에서 더 많은 우선 전략이 필요할 것이고, 프로그램에 추가될 수 있다. 그러나 프로그램의 일부가 우연히 사라지는 것이 좋지 않기 때문에 의식있는 선택이 될 수 없다. 결과적으로 해답은 주기적으로 과정을 점점 진행하는 것이다. 이 과정을 강화하기 위해 참가자는 달력에 진행 점검을 기입한다. 이 점검은 단지 약간의 시간을 필요로 하고 근본적으로 어떻게 프로그램이 잘 작동되는지 에 대한 검토이다. 그것은 프로그램을 어떤 방식으로 변화되어야 할지 계속 이어 갈지에 대한 결정으로 단정짓는다. 또 다시 규칙은 변화로 계획된다. 참가자가 원인을 확인하는데 도와주는 것이 이롭거나, 계획된 우선 프로그램을 실행하는데 방해 받거나, 또한 완전하게 지표를 고수한다.[11] 참가자는 그들의 미래를 자동차 여행에 비유한다. 어떤 목적지는 돌아가고 어떤 것은 바로 간다. 게다가 이런 각각의 길을 확인하려고 한다. 확인된 원인은 우선 프로그램을 위해 발전단계의 유지 계획으로 사용될 것이다.

사후 점검 기간은 예정될 것이다. 일부 단체는 자신들만의 정기 간행물을 만나도록 선택할 수 있다.

잠재적 문재점 (Potential Problems)

그 체제에 많은 이득을 제공한다고 묘사하더라도 거기에 또한 잠재적인 문제가 있다. 여기서 검토된 매우 현대적이고 고려할 연구적인 방법은 발전을 원하고 유효성을 평

가한다. 아마도 가장 빈번한 문제는 프로그램이 어떤 점에서는 의학적 모델의 "기질에 대항하는" 것으로 가고 훈련 없이 시행하는 직원에게는 어려울 수 있다. 훈련은 낮게 평가해서는 안되기 때문에 기술 연마하는 것처럼 방법이 작용하는 이유를 알기 위해 시간과 노력을 필요로 한다. 결과적으로 팀(예를 들어, 의사와 수기치료사, 물리치료사, 심리학자)이 공동으로 작업할 때 유용하다. 이런 방식으로 노력은 조화되고 훈련은 임상 실험과 통합시킬 수 있다.

훈련과 관련하여 우연한 문제는 "병적인 행동"을 강화시킨다. 심사와 조기 중재에 초점을 맞춤으로 직원은 실제적으로 관계와 부적당한 행동이 강화된다. 이것이 발생된다면, 총체적인 결과는 일반적인 치료할 때보다 나쁘게 될 수 있다. 게다가 훈련에 환자가 그 프로그램이 제대로 시행되도록 설정과 상호작용을 사용하는 것이 중요하다.

또 다른 잠재적인 어려움은 척추교정시술과 같은 건강관리 환경에서 프로그램 이행의 세부계획이다. 많은 그런 단위는 심리학자를 포함하지 않고 각 환자의 여유 시간의 양을 제한한다. 이장에서 과정은 이런 환자의 의학적 관리를 제공하기 위한 관례에 맞도록 고안하였다. 이부분에서 문제는 프로그램의 심리학적 본성에 관한 "믿음"을 포함할 것이다. 이것은 다양한 요인에서 구현하지 못하도록 했다는 비용, 관련된 시간과 같은 편견을 만들 수 있다. 그러나 허리 통증을 감소시켜 주는 새로운 수기치료나 의학적 치료 과정은 그것을 실행할 때 비록 약간의 비용과 시간이 소요되더라도 통합할 것에 대해 고려해야 한다. 계획과 시간이 인지-행동 프로그램의 적당한 관리를 필요로 하는 동안 대부분의 환자는 위험에 처해 있지 않고 적격의 단체 지도자를 얻기 위해 접촉을 발전시킨다. 게다가 소수의 환자는 검사 분석표를 가질 것이고 그것은 좀 더 고려하도록 명령한다. 재고, "위험"분석표에서 오직 제한된 수가 조기 중재를 위한 지원자가 될 것이다. 결과적으로 프로그램에 필요한 시간과 자원이 제한된다.

환자의 부정확하게 분류되는 위험에 대한 잠재성은 관심을 생성시킬 수 있다. 검사과정은 상대적으로 미숙하고 가성 — 부정과 가성 — 긍정 둘 다 확실히 생길 수 있다. 미래 연구의 목표는 수치를 감소시키는 것일지라도, 생물학적 검사를 포함한 사실상 모든 검사에서 이런 "실수"는 나타난다. 다행히 이런 실수와 같은 결말은 특히 커지지 않는다. 첫째로 가성-부정이 확인되고 문제점이 완화되지 않는다면, 환자는 추가적인 관리를 찾을 것이고 이것은 상황을 재평가하기 위한 경고로 작용될 수 있다. 상당한 시간이 흘렀지만, 여전히 예방을 다루는 충분한 기회가 있어야 한다. 확실히 프로그램의 적용은 문제가 만성화되기 전까지 확인할 수 없는 환자의 현재 상황에 대한 개선일 수 있다. 둘째로 가성-긍정이 확인되고 초기 중재가 어떠한 방법으로든 회복하려는 사람에게 제공된다면, 예방은 여전히 상당한 가치가 있을 것이다. 허리 통증의 재발때문에 사람들은 현재 상황이 해결되더라도, 실제로 계속되는 문제점을 발전시키는 그들만의 방식이 있었다. 게다가 이 장에서 제안된 중재는 문제가 심해지지 않더라도 가치가 되는 방법 기술에 초점을 맞추었다. 마침내 수준 평준화 조정을 통해 많은 "실수"가 조정되었다. 게다가 정확도 증가가 필요했고, 실수의 연속이 커지지 않은 것처럼 보였다. 한 시나리오는 진정으로 필요하지 않은 이에게 중재를 제공하여 비싼 가격을 초래한다는 것이다.

마지막 잠재적 문제점은 서로 다른 전문가들 사이에서 프로그램의 조화이다. 수기치료사, 의사, 간호사, 물리치료사, 심리학자와 다른 건강 관리 전문가가 포함된다. 이것은 또다시 팀을 구성하여 작업하는 것이 이득이라는 것을 설명해준다. 정기적인 회의는 감시와 프로그램의 조정을 인정한다. 또한 특수한 경우에 지속되는 교육을 위한 기회를 제공하는 것이 토론을 할 수 있는 논거를 제시할 수 있다.

■ 결론 (Conclusion)

인지-행동 그룹 중재가 선택된 허리 통증 환자가 만성 장애의 발전을 예방하는데 유용하다고 이 장에서 서술하였다. 이 중재는 마술적이지 않다. 그러나 정신적 요인이 만성 장애의 발전을 촉진시킬 수 있다는 강력한 증거가 있다. 허리 통증 환자가 종종 수기치료의 관리를 찾는 것과 같이 이런 전문가는 환자를 직장으로 돌려보내고 예방할 수 있도록 참여하는데 중요한 위치를 이룬다. 좋은 임상 실습 기술과 연관되는 우수한 대화소통 기술은 노인 허리 통증 문제가 있는 환자를 만나는데 매우 유익할 것이다. 의학분야를 포함하여 문제점의 확실한 개념과 문제점의 정신사회학적 결과를 가지는 것은 확실한 목표의 발전과 치료에서 환자를 격려하기에 가치가 있을 것이다. 그러나 어떤 환자는 만성 장애가 점차 발전되고, 그것 자체가 문제가 된다. 이러한 것을 예방하기 위해서는 위험 정도의 인지를 빨리 얻을 수 있도록 정신학적 위험 요소의 평가를 위한 요구가 있다. 다행히 대부분의 환자는 상대적으로 이런 요인의 낮은 수준을 가질 것이다. 그러나 이런 "위험"에 추가되는 정신의학적으로 기인한 중재가 초기에 예방 수단으로서 유용할 수 있다. 특별한 인지-행동 프로그램의 묘사는 여기에 제공되었다. 그것은 프로그램과 같은 개발에 유용하고 또한 잠재적 문제점을 평가하는데 상세한 정보를 제공하고 환자에게 제의하거나 치료 협동 해주길 바랄 것이다. 수기치료에 대한 심리적 관점과 같은 추가는 도전적이고 자극적으로 입증될 것이고, 위의 모든 것이 환자의 나은 치료를 위해 제공될 것이다.

확인 과정
본 장의 학습목표 자가 점검

- 급성에서 만성 통증으로 전이와 연관되어 밝혀진 심리학적 요인은 무엇인가?
- 어떤 특수 인식, 감정과 행동이 임상적으로 인지-행동 프로그램에 초점을 맞춰야 하는가?
- 인지-행동 과정의 구성요소가 단일 임상의의 만성통증환자의 마주침이 일체화될 수 있는가?
- 인지-행동 견지로부터 어떻게 통증이 급격히 재발하는지 다루는가?

■ 참고문헌 (References)

1. Armstrong MP, McDonough S, Baxter G. Clinical guidelines versus clinical practice in the management of low back pain. Int J Clin Practice 2003; 57(1):9–13.
2. Boersma K, Linton SJ. Early assessment of psychological factors: The Örebro Screening Questionnaire for Pain. In: Linton SJ, ed. New avenues for the prevention of pain, vol. 1. Amsterdam: Elsevier, 2002:205–213.
3. Compas BE, Haaga D, Keefe AF, Leitenberg H, Williams DA. A sampling of empirically supported psychological treatments from health psychology: Smoking, chronic pain, cancer, and bulimia nervosa. J Consult Clin Psychol 1998;66: 89–112.
4. Ektor-Andersen J, Örbaek P, Ingvarsson E, Kullendorff M. Prediction of vocational dysfunction due to musculoskeletal symptoms by screening for psychosocial factors at the social insurance office. Paper presented at the 10th World Congress on Pain, San Diego, CA, 2002.
5. Gatchel RJ. Psychological disorders and chronic pain: Cause and effect relationships. In: Gatchel RJ, Turk DC, eds. Psychological approaches to pain management: A practitioner's handbook, vol. 1. New York: Guilford Press, 1996:33–54.
6. Gatchel RJ, Polatin PB, Kinney RK. Predicting outcome of chronic back pain using clinical predictors of psychopathology: a prospective analysis. Health Psychol 1995;14(5):415–420.
7. Gatchel RJ, Turk DC. Psychosocial factors in pain: Critical perspectives. New York: Guilford Publications, Inc, 1999.
8. Hoogendoorn WE., van Poppel MNM, Bongers PM, Koes BW, Bouter LM. (2000). Systematic review of psychosocial factors at work and in the personal situation as risk factors for back pain. *Spine, 2000;25*(16), 2114–2125.
9. Hurley D, Dusoir T, McDonough S, Moore A, Baxter G. How effective is the Acute Low Back Pain Screening Questionnaire for predicting 1-year follow-up in patients with low back pain? Clin J Pain 2001;17: 256–263.
10. Hurley D, Dusoir T, McDonough S, Moore A, Linton SJ, Baxter G. Biopsychosocial screening questionnaire for patients with low back pain: Preliminary report of utility in physiotherapy practice in Northern Ireland. Clin J Pain 2000;16(3), 214–228.
11. Keefe FJ, Beaupré PM, Gil KM. Group therapy for patients with chronic pain. In: Gatchel RJ, Turk DC, eds. Psychological approaches to pain management: A practitioner's handbook, vol. I. New York: Guilford Press, 1996:259–282.
12. Linton S J. Cognitive-behavioral therapy in the early treatment and prevention of chronic pain: A therapist's manual for groups. Örebro Sweden: Department of Occupational and Environmental Medicine, 2000.
13. Linton SJ. Psychologic risk factors for neck and back pain. In: Nachemsom A, Jonsson E, eds. Neck and back pain: The scientific evidence of causes, diagnosis, and treatment. Philadelphia: Lippincott Williams & Wilkins, 2000:57–78.
14. Linton SJ. Utility of cognitive-behavioral psychological treatments. In: Nachemson A, Jonsson E, eds. Neck and back pain: The scientific evidence of causes, diagnosis, and treatment. Philadelphia: Lippincott Williams & Wilkins, 2000:361–381.
15. Linton S J. Occupational psychological factors increase the risk for back pain: A systematic review. J Occup Rehab 2001;11(1), 53–66.
16. Linton SJ. Why does chronic pain develop? A behavioral approach. In: Linton SJ, ed. New avenues for the prevention of chronic musculoskeletal pain and disability. Amsterdam: Elsevier Science, 2002:67–82.

17. Linton SJ. Understanding pain for better clinical practice: A psychological perspective. London: Elsevier, 2005.
18. Linton SJ, Andersson T. Can chronic disability be prevented? A randomized trial of a cognitive-behavior intervention and two forms of information for patients with spinal pain. Spine 2000;25(21): 2825–2831.
19. Linton SJ, Boersma K. Early identification of patients at risk of developing a persistent back problem: The predictive validity of the Örebro Musculoskeletal Pain Questionnaire. Clin J Pain 2003;19:80–86.
20. Linton SJ, Boersma K, Jansson M, Svärd L, Botvalde M. The effects of cognitive-behavioral and physical therapy preventive interventions on pain related sick leave: A randomized controlled trial. Clin J Pain (Accepted for publication).
21. Linton SJ, Halldén K. Can we screen for problematic back pain? A screening questionnaire for predicting outcome in acute and subacute back pain. Clin J Pain 1998;14(3):209–215.
22. Linton SJ, Ryberg M. A cognitive-behavioral group intervention as prevention for persistent neck and back pain in a non-patient population: A randomized controlled trial. Pain 2001;90:83–90.
23. Marhold C, Linton SJ, Melin L. Cognitive behavioral return-to-work program: effects on pain patients with a history of long-term versus short-term sick leave. Pain 2001;91:155–163.
24. Morley S, Eccleston C, Williams A. Systematic review and meta-analysis of randomized controlled trials of cognitive behavior therapy and behavior therapy for chronic pain in adults, excluding headache. Pain 1999;80(1–2):1–13.
25. Nachemson A, Jonsson E. Neck and back pain: The scientific evidence of causes, diagnosis, and treatment. Philadelphia: Lippincott Williams & Wilkins, 2000.
26. Pincus T, Burton AK, Vogel S, Field AP. A systematic review of psychological factors as predictors of chronicity/disability in prospective cohorts of low back pain. Spine 2002;27(5):E109.120.
27. Pulliam CB, Gatchel RJ. Employing risk factors for screening of chronic pain disability. In: Linton SJ, ed. New avenues for the prevention of chronic mus-

ed. New avenues for the prevention of chronic musculoskeletal pain and disability. Amsterdam: Elsevier Science, 2002:183–204.
28. Schultz IZ, Crook JM, Berkowitz J, Meloche GR, Milner R, Zuberbier OA, et al. Biopsychosocial multivariate predictive model of occupational low back disability. Spine 2002;27(23):2720–2725.
29. Sullivan MJL, Stanish WD. Psychologically based occupational rehabilitation: The Pain-Disability Prevention program. Clin J Pain 2003;19:97–104.
30. Waddell G, Aylward M, Sawney P. *Back pain, incapacity for work and social security benefits: An international literature review and analysis.* London: The Royal Society of Medicine Press, 2002.
31. Waddell G, Burton AK, Main CJ. Screening to identify people at risk of long-term incapacity for work: A conceptual and scientific review. London: Royal Society of Medicine Press, 2003.
32. van den Hout JHC, Vlaeyen JWS, Heuts PH, Zijlema JHL, Wijnen JA. Secondary prevention of work-related disability in nonspecific low back pain: Does problem-solving therapy help? A randomized clinical trial. Clin J Pain 2003;19(2):87–96.
33. van Tulder MW, Ostelo R, Vlaeyen JWS, Linton SJ, Morely SJ, Assendelft WJJ. Behavioral treatment for chronic low back pain: A systematic review within the framework of the Cochrane Back Review Group. Spine 2000;25(20):2688–2699.
34. Westgaard RH, Winkel J. On occupational ergonomic risk factors for musculoskeletal disorders and related intervention practice. In: Linton SJ, ed. New avenues for the prevention of chronic musculoskeletal pain and disability, vol. 1. Amsterdam: Elsevier Science, 2002:143–164.
35. Wickström GJ, Pentti J. Occupational factors affecting sick leave attributed to low-back pain. Scand J Work Environment Health 1998;24(2):145–152.
36. Vingård E, Mortimer M, Wiktorin C, Pernold G, Fredriksson K, Németh G, et al. Seeking care for low back pain in the general population. Spine,2002;27(19):2159–2165.
37. von Korff M, Balderson BHK, Miglioretti DL, Lin EHB, Berry S, et al. A trial of an activating intervention for chronic back pain in primary care and physical therapy settings. Pain 2005;113:323–330.

VI

부위에 따른 실습 적용 (Practical Application by Region)

편집자글

여기까지는 부위에 따라 긴급한 기능 재활성화 모델(functional assessment model)을 살펴보았다. PART Ⅵ 에서는 책에 언급된 특정 평가와 치료 방법을 통합한다. 진단분류와 기능적 평가, 재활성화(reactivation) 방법 그리고 결과 도구는 전적으로 신체운동계통(locomotor system)과 관계가 있다. 동일한 단계적 과정이 온몸에 어떻게 적용되는지를 보여주는 점에서 신체운동계통은 일반적인 원리와 기능적인 자가 관리 접근법을 이용할 수 있는 이 업종에 종사하는 모든 분류(물리치료, 카이로프랙틱, 정형외과, 재활의학)의 실무자들에 의해 더 명확한 초점을 용이하게 제공한다.

32

부위별 질환에 따른 통합적 접근
(An Integrated Approach to Regional Disorders)

학습목표

이 장을 읽고나면 이해할 수 있을 것이다:

- 척추증후에 대한 자가 관리 접근방식에 요구되는 개별적 단계.
- 환자이력에 관한 정보를 기록하는 방법
- 임상적인 증후, 진단된 통증 발생 요인, 그리고 생체역학적인 과부하의 실질적인 근원을 연결시키는 과정
- 완화적(palliative), 보존적, 안정화시키는, 기능적인 전략들을 포함하는 전반적이고 계속적인 치료

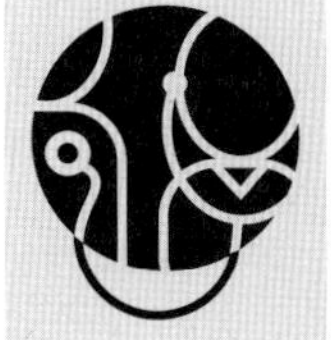

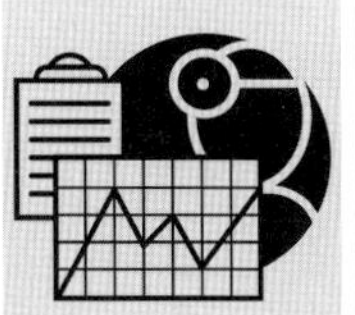
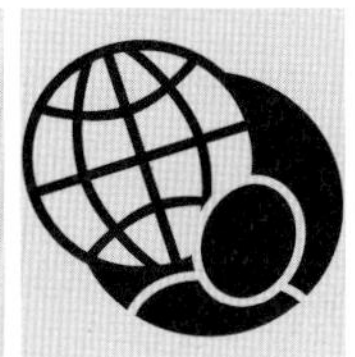
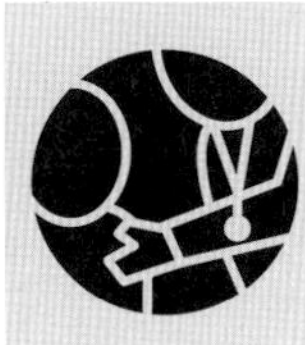
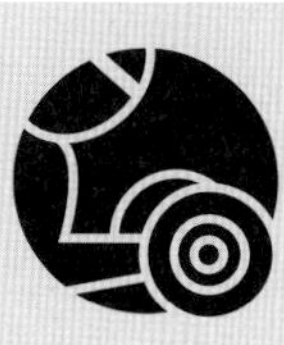
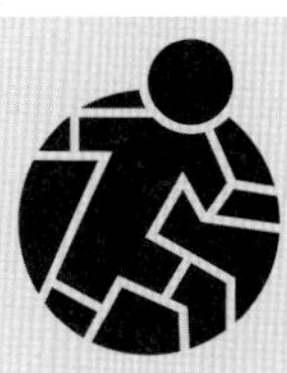
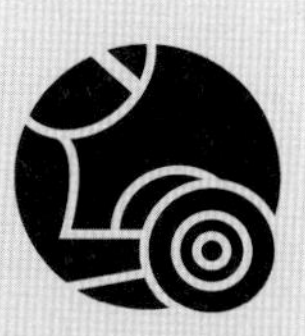

개요 (Introduction)

허리와 목 질환의 관리는 최신 과학적 증거들에 의해 급격한 변화가 생겼다. 국제적인 지침서는 척추 문제의 의료화(약물 치료, 영상 진찰, 수술)에서 자가 관리 전략으로의 전환을 권고한다. 이것을 장려하기 위해 임상의 구조는 기능적 목표, 자가 관리, 생물 사회 심리적(biopsychosocial) 접근, 그리고 결과중심관리에 대한 강조를 포함한다.

32장에서는 척추 활동을 제한하는 문제에 대해 관리를 찾는 대다수의 환자들에게 적용될 수 있는 단계별 관리의 모형에 대해서 알려준다. 이 새로운 패러다임을 실생활 속에서 쉽게 통합하는 실질적인 도구가 필요하다. 이 단원에서의 개괄적인 설명은 34장과 35장을 통해 더욱 보충될 것이다. 이것은 치료로부터 벗어난 초기평가와 진단적 분류로 임상학자를 안내할 것이다.

임상 구조 (Clinical Framework; CF)

호주 빅토리아주 근로 보상청(Victorian WorkCover Authority in Australia)은 일과 관련된 근골격계 질환의 치료를 위해 증거중심실습(evidence based practice)을 촉진하는 훈련 시스템을 개발해왔다.[42] 이 임상 구조(clinical framework; CF) 접근의 핵심들은 표 32.1에 요약되어 있다.

증거중심실습은 최근의 논문에서 널리 알려진 것을 의미한다. 3장에서 허리와 목 질환의 치료에 대한 많은 새로운 국제적 지침서들을 살펴보았다. 그러나 종종 과학적 보고서는 너무 증거가 불충분하다. 그래서 증거중심실습의 대부인 Sackett는 다음과 같이 말한다. "임상적 경험은 증거로 대체될 것이 아니라 정보화되어 알려져야 한다."[34] 가장 최근의 증거로 우수한 자원은 Cochrane 도서관과 National Guideline Clearinghouse에서 찾을 수 있다.[11,31]

표 32.1 임상 구조

- 증거중심
- 결과중심
- 신체정신사회적
- 자가 관리 촉진
- 환자의 기능적 목표에 초점

표 32.2 SMART 결과

- **S**pecific – 가변성(variable)
- **M**easurable – 신뢰성(reliable)
- **A**chievable – 현실성(realistic)
- **R**elevant – 직업이나 운동, 가정과의 관련성
- **T**imed – 변화에 대한 반응 민감성

치료의 효과측정과 치료 중에 있는 환자의 진보를 측정하는 것은 중요하다. 결과중심실습(outcome-based practice)은 무엇을 측정할 지 결정해야 한다(8장). 치료 효율성은 신뢰할 수 있고 타당하며 변화에 민감한 도구를 가지고 측정될 수 있다. 선택된 측정법은 환자자신의 기능적 목표와 관련되어야 한다. 장애(예, 관절가동범위), 활동(예, Oswestry, NDI) 그리고 참여(직장으로의 복귀)가 모두 측정될 수 있어야 한다.

호주 빅토리아 근로 보상청(Victorian WorkCover Authority in Australia)에 따르면, 그룹결과는 최소한의 표준을 충족시켜야 한다(표 32.2). 허리 통증과 같은 만성질환은 이제 신체의학의 관점에서 신체정신사회적 관점으로의 발상전환이 필요하다(4장 참조). 허리 통증은 다양한 요인에 의해서 나타나고 질병으로서의 확신과 태도에 많은 관계가 있다. 선생님으로서의 의사의 역할은 최소한 치료자의 역할만큼이나 중요하다. 당뇨나 천식처럼 허리 통증도 환자의 적극적인 관리 참여가 삶의 질, 참여, 활동 제한의 중요한 결정 요소가 된다.[43]

급성질환 관리의 목표는 통증을 줄이고 조직치유를 촉진시키고 초기에 거의 정상 활동과 같은 수준으로의 회복을 촉진시키는 것이다. 이와 대조적으로 만성질환 관리의 목표는 활동 제한, 장애, 자가 관리 전략에 초점을 맞추는 것이다. 만성질환 환자에게 적당한 기대를 갖도록 하는 것은 중요하다. 예를 들면, 환자에게 재발에 대해 알려주는 것은 정상적인 것이고 부득이한 것이다. 많은 "예비병(weekend warriors)"들은 보폭에 대한 적절한 충고가 필요하다. 해답은 치료의 목표에 상호간 동의하고 환자 개인에게 맞는 운동처방을 내리는 것이다.

허리 문제는 재발하는 경향이 있기 때문에 자가 관리

처방이 관리의 첫째 요소가 되어야 한다(14장 참조). 환자 스스로의 자가 관리는 통증을 일으키는 요인, 회복을 나타내는 예후, 기능적 목표 설정, 행동 수정 권고 또는 척주를 보호하기 위한 주의 사항이 무엇인지 그리고 부적절한 치료(예, 침대에서의 장기 요양, 진정제)로 인한 위험요인과 적절한 치료의 이점 등에 대한 교육을 포함한다.

능동적인 자세로 임하는 환자는 수동적인 환자보다 더 빠른 회복 속도를 보인다.[9,10] 능동적인 환자는 책임감을 갖고 임하지만, 수동적인 환자는 그들의 건강 관리자(health care provider; HCP)가 자신들을 관리하기를 원한다. 능동적인 대처자세는 성격적 특징이 아니라, 행동양식이다. 따라서 변화를 받아들인다. 환자가 건강 관리자의 치료에 수동적인 것보다는 자기관리에 직접 참여하는 것이 중요하다. 이것은 자기 효능감이나 자신감을 형성하게 하고 의존성을 감소하게 한다.

임상에 기초한 문제

환자는 전형적으로 그들의 문제에 대처하거나 조절하는 것을 배우기보다는 그들의 문제를 해결해 줄 누군가와 함께한다. 어떻게 하면 환자 스스로 관리하는 능력을 향상시킬 수 있을까?

- 치료의 목적으로 상호간의 기능적 목표[활동지속성장애(activity intolerances; AI) 없애기]를 세우기
- 환자의 "약한 연결(weak link)"-기능적 진단 – 통증성 활동지속성장애에 잘 걸리게 하거나 지속시키는 요인) 확인하기
- McKenzie 시스템에서 환자를 위해 운동 후에 기능의 향상이나 통증의 감소를 평가하는 것처럼 훈련 후 평가하기
- 환자가 운동에 대한 두려움이 있다면, 그 두려움을 덜어주는 편한 범위에서 단계적으로 운동의 강도를 조절하기

현대 치료는 환자의 증상뿐만 아니라, 기능적 목표에 초점을 맞춘다. 이것은 상호간에 동의가 있어야 하고 환자에게 중요한 것이다. 세계보건기구(WHO)의 국제적인 분류(international classification of foundation; ICF)에 따르면 기능적 상태(functional status)가 다음과 같은 용어로 규정된다.[1,41,48]

- 장애(impairments)
  - 육체적인 제한
    - 신체 기능이나 구조물의 손실 또는 불구
      - 가동범위, 근력
- 활동 제한(activity limitations)
  - 개인적 수준의 제한
    - 활동수행의 어려움(예, 걷기, 등산 기타 등)
      - 운동성, 자가 관리, 가사생활
- 참여 제한(participation limitations)
  - 사회적 수준의 제한
    - 실업, 여가활동
      - 대인간, 대중 생활, 지역공동체, 사회적, 도시생활

기능적 목표는 장애보다 활동과 참여에 더 주안점을 두어야 한다.[17] 하지만 중간목표는 장애를 포함해야 한다. 규칙적인 목표 수정이 치료과정 중에 이루어지는 것이 중요하다.

많은 기능적 장애 설문지가 참여를 계산하는데 역할이 부족하여 새로운 설문지가 개발되었다. 이러한 목적[44]을 위해 Chronic Pain Grading Scale에서 참여와 관련된 5가지 질문이 채택되었고 확인되었다(그림 32.1).

임상 도전 (Clinical Challenges)

설명된 현대의 임상 구조(CF)는 만성병과 장애가 최소화 되도록 계획된다. 이 부분에서는 건강 관리자(health care provider; HCP)가 실제로 임상 구조(clinical frame; CF)로 되는 일련의 행동 단계에 대해서 설명한다. 이 행동 단계는 임상도전이라 불린다(표 32.3 참조).

임상 도전을 기록하는 중요한 실제상의 도구는 환자 이력이다. 이것은 재평가하는 동안뿐만 아니라, 초기 평가에도 사용되도록 디자인된다. 임상도전은 자가 관리처방뿐만 아니라 각 행동단계-목표, 활동지속성장애(activity intolerance; AI), 손상기전(mechanism of injury; MI), 기계적 감각(mechanical sensitivity; MS), 비정상적인 운동 통제(abnormal motor control; AMC)를 위한 직무

설문지 참여

1. 당신은 허리 통증이 있는 기간 동안에 당신의 집 안이나 주위에서 어느 정도의 활동을 수행했습니까? (일이나 가사 일은 제외)

0	1	2	3	4	5	6	7	8	9	10
no 전혀 참여하지 못함										완전히 정상으로 참여

2. 당신은 허리 통증이 있는 기간 동안에 일이나 가사에 어느 정도 참여하였습니까?

0	1	2	3	4	5	6	7	8	9	10
no 전혀 참여하지 못함										완전히 정상으로 참여

3. 당신은 허리 통증이 있는 기간 동안에 스포츠 활동에 어느 정도 참여하였습니까?

0	1	2	3	4	5	6	7	8	9	10
no 전혀 참여하지 못함										완전히 정상으로 참여

4. 당신은 허리 통증이 있는 기간 동안에 스포츠 활동 외에, 여가 시간에 어느 정도 참여하였습니까?

0	1	2	3	4	5	6	7	8	9	10
no 전혀 참여하지 못함										완전히 정상으로 참여

5. 당신은 허리 통증이 있는 기간 동안에 사회 활동이나 가정활동에 어느 정도 참여하였습니까?

0	1	2	3	4	5	6	7	8	9	10
no 전혀 참여하지 못함										완전히 정상으로 참여

계산법

- *5개 항목의 평균을 계산하여라.*
- *환자가 스포츠 활동에 참여하지 않았다면 (3번 질문), 나머지 4개의 평균을 계산하여라.*

그림 32.1 설문지 참여. Swinkels-Meewisse IEJ, Roelfs J, Verbeek ALM, Oostendorp RAB, Vlaeyen JWS. Fear of movement/(re)injury, disability and participation in acute low back pain. Pain. 2003;105:371-379.

표 32.3 임상 도전(clinical chanllenges)

당신은. . .

병력

1. 환자의 걱정, 근심, 목표를 확인하기
   - 확신을 심어주기
2. 활동지속성장애(activity intolerance; AI)를 확인하기
   - 상호간의 기능적 목표 설정하기
3. 손상의 기전(mechanism of injury; MI) 확인하기
   - 척주 보존법 조언

검사

4. 기계적 감각(mechanical sensitivity; MS) 확인하기
   - 고통 완화 운동 처방
5. 비정상적인 운동 통제(abnormal motor control; AMC) 확인하기
   - 척주 안정화시키는 운동 처방
   - 환자의 가사활동과 일, 스포츠 활동에 명확한 기능적 훈련 처방

를 갖는다(그림 32.2 참조). 임상도전은 한 페이지에 그 사례를 다루는 모든 관련된 정보를 건강 관리자(health care provider; HCP)에게 제공한다. 다중 개업의사(multipractitioner)에게 의사소통을 장려하는 것은 무의미하다. 예를 들면 한번에 건강 관리자(health care provider; HCP)는 주호소(chief complaint; CC), 활동지속성장애(activity intolerance; AI) 그리고 기계적 감각(mechanical sensitivity; MS)이 무엇인지 알 수 있다.

임상 도전 #1a (Clinical challenge)

당신은 환자의 병력으로부터 그들의 걱정, 근심, 관심 그리고 목표가 무엇인지 알 수 있는가?

대부분의 사람들은 치료를 받지 않고 통증에 대처한다.[8] 환자들은 보통 그들의 상태가 더욱 나빠지거나 더 좋아지지 않거나 극심한 통증이 생기면, 치료를 하려고 한다. 많은 환자들은 그들의 통증이 심각한 요인(예, 암)에 의해 야기되었을까봐 걱정한다.[24] 다른 이들은 통증이 만성이 되거나 수술을 하게 될까봐 걱정한다. 환자들은 종종 잘못된 움직임으로 인해 더 악화되는 것을 두려워한다.[27,43] 환자들은 그들의 통증이 야기된 원인을 알고 싶어 할 뿐만 아니라, 통증을 위한 해결방안은 무엇인지 또한 얼마나 걸리는지를 알기 원한다.[40]

실습도구 (Practice tool)

당신은 황색 경보(yellow flag) 양식을 사용하는가? (9장 참조)

임상 도전 #1b (Clinical challenge)

당신은 고통 받는 환자들이 그들의 병을 큰 재앙으로 생각하지 않도록 재활에 대한 확신과 조언을 제공할 수 있는가?

초기 병력 검사 후에 통증과 활동지속성장애(activity intolerance; AI)를 줄이는 것과 같은 치료의 목표를 함께 세운다. 환자가 좀 더 편할 수 있는 완화적인 방법과 문제가 추가되는 것을 피하는 조직 보존적 전략과 심각한 질병의 적색 경보(red flag)를 배제하도록 하는 철저한 평가가 치료에 포함되어 있다는 설명을 함으로써 환자를 재활성화시키고 확신시켜라. 그리고 환자의 생활방식/직업이 요구하는 활동의 수준이 높아서 건강수준의 향상이 요구되면, 조직을 안정화하는 전략도 설명하여 확신시켜야 한다(표 32.4와 32.5).

이 새로운 패러다임의 훌륭한 적용은 Working Backs Scotland를 통한 것이다.[35] 그들은 회복이 재활성화에 달려있다고 강조해왔다. 그들은 다음의 세 가지 메시지에 초점을 맞추어 공교육 마케팅 캠페인을 이용해왔다.

- 활동적인 상태를 유지하라.
- 간단한 통증 완화를 시도하라.
- 만약 필요하다면, 조언을 적용하라.

이 접근방식은 건강 관리 신념을 반전시키는데 성공하였다. 처음에는 다수가 쉬는 것을 선호하였으나 나중에는 활동적인 상태를 유지하는 것을 선호하였다. 이 변화를 달성하는 데에는 1달 내지 2달이 걸렸고, 그 후 2년이 넘도록 계속 개선되었다.

환자들과 "의사-결정 공유(shared decision-making)"에 함께 참여하는 것은 중요하다.[2,3] 환자와의 의사소통에 있어서 변화의 사회-인지 이론(social-cognitive theory)에 따른 다음 단계는 필수적이다(14장 참조).[2,3]

- 건강 증진은 수단이 아닌 목표와 함께 시작되어야

환자 이력

이름 ______ 날짜 ______

주 증상 ______ 처음 발병일 ______ 발병(사건) 기간 ______

급성 ______ 재발성 ______ 만성 ______ 시각통증척도 ______ 의학적 수술 ______ 황색 경보 ______

목적/두려움/걱정/관심 활동 지속성 장애	손상 기전 그리고 과거 병력 신경학적 징후 그리고 적색 경보
기계적 감각(MS) (관절가동범위, 정형학적, 통증유발점)	비정상적인 운동 통제 불협응, 균형
자세	관절 촉진/근길이
한 발로의 균형(10~30초) 측방 교각 자세 (41초) Sorenson (62초) 목뼈(0-1) 굽힘(26 mmHg, 10 반복, 10초)	가정운동항목

그림 32.2 환자이력.

표 32.4 급성 환자는 간단한 정보를 요구한다.[43]

- 환자의 상태가 심각한 질병이 아님을 확신시키기
- 점차적인 정상 활동의 회복은 안전하고 효과적임을 장려하기
- 기초적인 의학적 치료

한다.
  - 생체의학(biomedical) 중재(interventions)가 유일한 수단은 아니다.
- 사회-인지 이론(social-cognitive theory)은 핵심 결정요소들을 상술한다.
  - 행동으로 실천하는 건강 위험과 건강 유익의 지식
  - 운동 습관을 통제하는 인지된 자기 효능감
  - 다른 운동 습관의 유익이나 대가에 대한 결과 기대
  - 성취하기 위한 건강 목표와 구체적인 계획(전략)
  - 변화를 위한 인지된 촉진제와 장애물

실습도구 (Practice tool)

The Back Book, Explain Pain, The Neck Book, and The Whiplash Book(14, 15, 31장).[5,7,46,47]

임상 도전 #2 (Clinical challenge)

당신은 환자의 과거 병력으로부터 현재의 특정한 활동지속성장애를 발견할 수 있는가?

병력은 환자의 기능적 제한과 특별히 무슨 활동이 환자의 증상을 악화시키는지를 확인할 수 있어야 한다. 가장 기본적인 제한은 앉기, 서기, 걷기와 같은 기본적인 동작을 방해하는 것이다. 이런 장애를 제거하는 것은 치료에 대한 계획을 함께 세울 때 이뤄질 수 있다. 이것은 환자에게 초점을 맞추어 통증 대신 관련된 기능 장애를 돕는다. 이러한 것들은 믿음직한 확실한 방법으로 측정됨으로 시간이 지나면 환자의 진전을 관찰 할 수 있다.

표 32.5 아급성 환자는 더 많은 정보를 요구한다[43]

- "적색 경보(red flags)" 보다 일반적이고 덜 괴로운 허리 통증의 원인에 대한 논의
- 통증을 증가시키거나 감소시키는 원인에 대한 확인
- 자세와 신체의 기전 충고
- 허리 통증과 관련된 활동 제한의 확인
- 제한들을 극복하는 개인적 목표 설정

실습도구 (Practice tool)

결과 형식들(예, Oswestry는 환자의 특이한 기능적 척도, 기타 등등)(결과는 8장 참조).

임상 도전 #3 (Clinical challenge)

당신은 환자의 질병기전을 확인하고 적절한 조직 보존적 조언을 제공할 수 있는가?

환자들은 일반적으로 그들의 통증을 일으키는 원인에 대해 알기를 원한다. 종종 통증의 원인이 되는 특정한 외상이 없어서 환자가 당황하는 경우가 있다. 건강 관리자(health care provider; HCP)가 자신 있게 중재요법을 추천하기 전에 통증의 원인에 대한 확실한 이해가 필요해졌다.

보통 통증은 반복적인 긴장 형태로 인해 야기된다. 척추후만증(kyphosis)에서 앉기와 같은 자세의 끝 범위 체중부하는 시간이 지나면 등에 통증을 일으킨다. 그런 자세의 통증은 대개 지속적인 과부하의 고정적 자세를 피함으로써 완화된다. Lewit는 말했다. "첫 번째 치료는 환자에게 해로운 것을 피하도록 가르치는 것이다." 맥켄지(McKenzie)는 종종 그런 자세의 긴장이 생기면 충분히 그 조직은 스스로를 보호하기 위해 "적응 단축"을 할 것이라고 이론화했다(15장). 결과로써 생기는 기능부전통증은 비록 잠깐이라도 그 짧아진 구조물이 신장 될 때마다 다시 야기될 수 있다. McKenzie의 손상기전 세 번째 분류에 의하면 조직의 기능부전이 심해지면 디스크 장애가 일어날 수 있다고 한다. 이 통증은 지속적이거나 잠깐의 고정적 과부하에 의해 일어날 뿐만 아니라, 다양한 방향에서의 움직임이나 중간 범위 움직임에 의해 유발될 수 있다.

McGill에 따르면, 손상은 어떤 것의 과도함이나 과부족으로 인해 발생할 수 있다고 한다(그림 32.3)(2장과 5장 참조). 너무 활동을 하지 않는 것은 간단한 외상으로부터 과부하에 쉽게 걸리게 하는 상태 악화를 초래한다. 너무 활동을 과하게 하는 것은 불완전한 치료와 반복적인

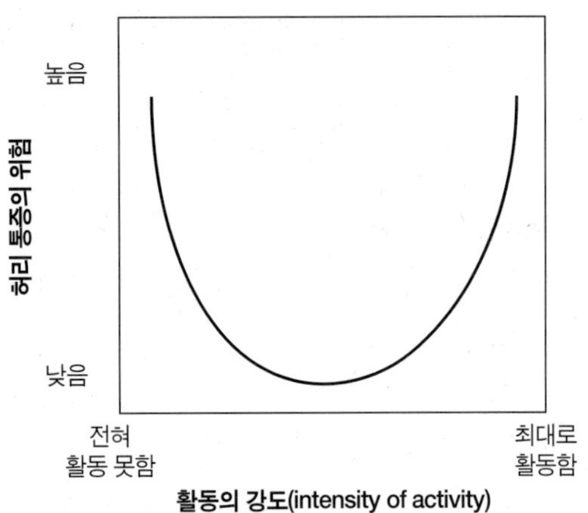

그림 32.3 활동 병력과 손상의 관계.
(출처: Abenheim L. Rossignol M. Valat JP, et.al, The role of activity in the terapeutic management of back pain: Roport of the International Paris Task Force on Back Pain. Spine 2000;25:1S-33S)

좌상을 초래한다. 반복적인 좌상은 세 가지 주요 요소에 의해 좌우된다(표 32.6).

특히 허리의 치명적인 손상 기전의 하나는 지속적으로 허리를 구부리는 것과 이른 아침에 허리를 굽힘하는 것이다.[36] 사실상, 이른 아침에 허리 구부리기를 자제하는 것은 급성 허리 통증의 회복을 촉진하는 것으로 증명되었다.[36]

환자의 손상 기전을 잘 이해하면 분명히 조직 보존 전략의 처방을 잘 세울 수 있다. 조직 보존전략은 다음을 포함한다.

- 계속 앉은 자세에서 잠시 일어나 허리 펴기
- 허리를 구부리거나 물건을 들어올릴 때 고관절 이용하기
- 컴퓨터 작업에 대한 인체공학적 자세 교육하기

실습도구 (Practice tool)

환자와 관계된 특수 조직 보존적 전략을 위한 자가 관리 충고의 환자 유인물을 이용하라(www.lasportand-spine.com).

표 32.6 반복적인 긴장성 장애의 세 관점[37]

1. 부하의 크기
2. 부하의 지속시간
3. 부하의 빈도

임상 도전 #4a (Clinical challenge)

당신은 환자의 검사로부터 어떤 특정한 움직임과 자세가 증상을 유발하거나 말초화 -기계적 감각(MS)- 하는지 발견할 수 있는가?

일단 심각한 질병의 적색 경보(red flag)가 신체검사의 기본적 역할에서 배제되는 것은 환자의 특정한 증상을 일으키는 자세나 움직임을 발견하기 위함이다. 이것은 일반적으로 관절가동범위, 정형외과검사와 근막검사를 포함한다. 반복적이고 지속적인 기본적 관절가동범위의 끝 범위 검사를 포함하고 있는 McKenzie의 평가 시스템은 환자의 기계적 감각(MS)을 확인하는데 아주 유효한 방법이다(15장 참조).[26]

실습 도구 (Practice tool)

환자의 이력에서 발견한 소견을 기록하라.

임상 도전 #4b (Clinical challenge)

당신은 급성기에 안전하고 효과적인 움직임의 준비 운동을 처방할 수 있는가?

McKenzie의 급성환자에 대한 의학적 의사결정의 주된 공헌은 유효하고 쉬운 검사 분류 시스템의 기초 위에 자가 치료가 처방될 수 있다는 것이다.[23,26,33] 최근 Long과 동료들의 연구에서 독립적인 치료가 증거 중심적 치료보다 우세하다고 발표하였다.[26] 독립적인 치료는 환자의 선호지향성을 추구했다. 이것은 허리 통증을 감소시키거나 없애는, 또는 근위부 방향으로 후퇴하는 연관 통을 일으키는 한쪽 방향에서의 자세나 반복되는 끝 범위 움직임(굽힘, 폄, 측방회전)으로 규정되었다. McKenzie 스타일의 접근방식은 다음과 같은 치료 결과를 나타냈다.

- 환자의 95%가 호전되었다.
- 증거 중심적 치료 집단의 56%가 호전되었다.
- 반대 방향 집단의 76%가 호전되지 않거나 악화되었다.

다른 관련된 연구에서 치료기간 안에 기계적 감각의 재평가는 치료기간 사이에 호전을 예보하는 것으로 보여 졌

다.[18] 기계적 감각(MS)의 기간 안(within-session)에 치료 후(post-treatment) 검사에서 환자의 호전이 나타났다면, 적어도 치료 사이(between-session improvement)에 3.5배 더 호전하였을 것이다. 선형회귀 분석은 ROM에서의 치료기간 안의 변화가 치료기간 사이에 12~64% 호전하는 것을 예측했음을 보여준다.

실습도구 (Practice tool)

환자와 관계된 특수 조직 보존적 전략을 위한 자가 관리 충고의 환자 유인물을 이용하라(www.lasportand-spine.com).

임상 도전 #5a (Clinical challenge)

당신은 환자에게서 발견되는 당면한 비정상적인 운동 조절을 확인할 수 있는가?

급성기가 지나가면 관련된 장해의 기능검사가 유효하다. Enthoven과 그의 동료들은 근력, 지구력 그리고 협응 검사가 모두 통증에 의해 영향을 받는다는 것을 발견했다. 그래서 급성환자는 회복을 예측할 수 없다; 하지만 그들은 아급성기에 있다.[12] 한쪽 다리로 서는 균형능력과 몸통 펌근의 지구력이 저하되면, 장차 허리통증이 나타날 수 있다.[4, 28, 39]

실습도구 (Practice tool)

환자의 이력에서 발견한 소견을 기록하라.

임상 도전 #5b (Clinical challenge)

당신은 적절한 안정성 패턴에 동참하고 분리시키는(isolated) 안전하고 효율적인 운동을 처방할 수 있는가?

적절한 안정성 운동은 환자의 기계적 감각(MS)을 감소시키는 섬세한 운동 조절 훈련을 포함한다(26장). 그런 운동은 환자의 기능적 범위에서 이루어진다. 기능적 범위는 Dennis Morgan에 의해서"일을 할 때 통증이 없고 적절한 정도의 범위"로 규정되었다.[30] 이 운동은 특정한 장해를 가지고 있는 환자에게 이루어져야 한다.

Hides는 분리된 안정성 운동 훈련이 급성 허리 통증 환자에게 재발을 방지한다고 보고했다.[19-21] O' Sullivan은 이러한 운동이 만성 허리 통증을 치료하는 데에도 아주 효율적임을 발견했다(25장).[32] McGill은 어느 운동이 가장 많은 안정성을 제공하고 어떻게 부하를 점진적으로 증가시키는지를 보여주었다(5장 참조).[29] 환자들은 운동감각 인지로부터 연합적이고 독립적인 운동학습까지의 운동학습 단계를 거치면서 호전된다(26장 참조).

안정성 운동 처방은 항상 McKenzie 프로그램과 비슷한 방식으로 검사되어야 한다. 안정성 운동의 처방은 운동이 증상을 말초화(peripheralization) 시키지 않아야 하는 것과 환자 기계적 감각(MS)의 운동 후 결과가 환자 개개인에게 좋아지고 있다는 것을 확인함을 의미한다.

실습도구 (Practice tool)

환자와 관계된 특수 조직 보존적 전략을 위한 자가 관리 충고의 환자 유인물을 이용하라(www.lasportand-spine.com).

임상 도전 #5c (Clinical challenge)

환자가 가정과 스포츠와 직업 활동에서 안정적으로 생활할 수 있도록 어떻게 훈련을 진보시킬 수 있는가?

기능 통합 훈련(functional integrated training; FIT)은 환자의 활동, 참여 목표 그리고 보통 triplanar에서 효과가 있다(26장). 가장 좋은 운동은 최소한의 의식 조절 혹은 최소한의 각성상태를 필요로 한다. 환자가 운동을 무의식적으로 잘 수행하거나 최소한의 신호로 수행한다면, 이것은 가장 이상적이다.

실습도구 (Practice tool)

환자와 관계된 특수 조직 보존적 전략을 위한 자가 관리 충고의 환자 유인물을 이용하라(www.lasportand-spine.com).

요약 (Summary)

환자의 활동지속성장애(activity intolerance AI), 기계적 감각(mechanical sensitivity MS), 그리고 비정상적인 운동 통제(abnormal motor control AMC)를 발견해야 한다. 조언, 도수치료 그리고 운동을 통해 환자의 "기능적 범위"를 확장해라. 다음과 같은 항목에 의거해서 치료 후(post-treatment) 결과를 수행한다.

표 32.7 기능 검사의 목표[22]

병력
복합적인 의학적 증상 확인하기

검사
손상조직복합체 확인하기(또는 통증 발생 인자)
체중 부하의 근원 확인하기
기능부전적인 동력학적 사슬(kinetic chain) 확인하기
기능적 적응력 확인하기

- 활동지속성장애(activity intolerance ; AI) 재확인
- 기계적 감각(mechanical sensitivity ; MS, painful ROM's, orthopedic, and myofascial findings) 재확인
- 비정상적인 운동 통제(abnormal motor control ; AMC, key functional pathology) 재확인

연결 고리 찾기 (On Finding the "Key Link")

모든 임상의들은 처음 치료해야 하는 부위가 무엇인지 확인하는 문제에 직면하고 있다. 신체운동계(locomotor)는 무한히 다양한 작업을 수행하는 기능의 기계적 연결로 구성되어 있다. 중추신경계 조절, 체성-감각 입력 그리고 근육계 출력은 삶의 막강한 기계장치(machinery)인 전위(potential)를 형성한다. 우리가 신체운동계에서 통증을 치료할 때 활동제한의 재발이나 지속성의 징후는 우리의 기술을 넘어 통증을 다루는 요령과 관련이 있다. 도전은 심각한 질병(종양, 감염, 골절)의 적색 경보(red flag)와 만성적인 통증이나 장애의 정신사회적 경향의 황색 경보(yellow flag)를 배제시킨 다음, 환자의 활동 지속성 장애(activity intolerance ; AI)와 기능적 능력의 재활성화(reactivation)에 전적으로 주력하는 것이다.

통증 부위의 치료는 통증을 완화시키지만 그것은 종종 일시적이다. 신체운동계 질병의 치료기술은 기계적 결합 시스템과 신경학적 통제의 관찰과 통증발병의 원인이 되는 기능부전의 패턴 발견으로 구성되어있다. 이것은 증상적 접근이기 보다는 기능적 접근방식이다. 우리는 신체 중 어디에 체중 부하가 걸리면 가장 치명적인지를 결정하려고 한다. 무리한 자세나 반복적인 활동의 병력은 밝혀져야 한다. 게다가 몸을 어떻게 움직이는지에 대한 검사는 결합 시스템이 단순한 움직임이라 할지라도 어디에서 효율적으로 다루어지고 있지 않는지를 확인해야 한다.

Lewit[25]는 다음과 같이 주장했다. "오직 기능과 부수적인 반사 변화만을 치료에 포함하는 의사들은 방법면에서만 고려할 뿐, 그 방법이 적용되는 저해된 기능과 같이 파악하기 어려워 보이는 임상학적 대상은 고려하지 않고 있다. 문제가 저해된 기능이라면, 증상이나 통증을 주로 치료하는 것은 실패할 것이다. 많은 개업의사(practitioner)들이 자신의 의견에 실수가 있음을 느낄 것이다. 그 이유는 경험적 관찰에 근거한 사슬 패턴이 손상 받은(disturbed) 기능에 대한 전신적 임상검사에 합리적 접근을 제공함으로써 돕기 때문이다."

치료의 목표는 증상 부위가 아닌 생체역학적(biomechanical) 과부하의 근원이어야 한다. 신체를 사슬의 한 연결이 먼 연결에도 영향을 끼칠 수 있는 결합 체계(linkage system)로 보아야 한다. Kibler는 통증 발생인자로부터 발생하는 통증과 기능적 적응에서 발생하는 통증의 근원을 구분하는 기능적인 접근 방식을 설명한다(표 32.7과 32.8).[22] 이 개념을 예를 들면 목말밑(거골하, subtalar) 과다엎침(과회내, hyperpronation)은 발과 발목 뿐 아니라, 무릎, 요추 심지어 어깨 안정성에도 영향을 준다고 이해할 수 있다.

다음 단원들(34, 35장)은 일관된 태도로 치료를 구성하는 이 접근방식을 이용한다. 기능 재활은 증상의 부위보다는 생체역학적(biomechanical) 과부하의 근원에 초점을 맞추어야 한다. 환자들은 문제를 해결하거나 그들의 증상을 치료하기 위해 너무 자주 많은 치료를 받는다. 예를 들면, 무릎이 아플 때 가장 최상의 최신 도수치료, 마

표 32.8 동력학적 사슬(kinetic chain)의 예

- 주 증상 – 어깨 통증
- 통증 발생 인자 – 회선 근개 건
- 생체역학적(biomechanical) 과부하의 근원 – 척추후만증→경직된 후 관절낭→충돌 증후군
- 기능부전적인 동력학적 사슬(kinetic chain) – 하지 동력학적 사슬의 좋지 못한 균형과 운동성
- 기능적 적응 – 상부 승모근과 견갑거근의 단단함(tightness)

사지, 약물치료, 주사치료, 침술, 치료적 요법(modalities) 또는 수술을 받지만 효과가 없다. 왜냐하면 문제는 동력학적 사슬(kinetic chain)내의 다른 연결에서부터 온 것이기 때문이다. 목말밑(거골하, subtalar) 과다엎침(과회내, hyperpronation)가 무릎의 내측 붕괴와 외반 과부하(valgus overload)의 원인이라면, 무릎 그 자체를 해결할 치료법은 없다. 그러므로 기능적 평가는 치료 계획을 세우기 전에 동력학적 사슬(kinetic chain)에서 생체 기전(biomechanical) 과부하의 근원을 확인하여 "연결 고리(key link)"가 드러나게 해야 한다.

기술 (The Art)

신체운동계(locomotor system) 전체에 걸쳐 광범위한 효과를 나타내는 국소적 손상은 과대평가되어질 수 없다. 발의 기능부전[(목말밑(subtalar) 과다엎침(hyperpronation)]는 하지의 동력학적 사슬(kinetic chain)[무릎의 외반 과부하(valgus overload)]와 골반(하부교차증후군 lower crossed syndrome)에 영향을 미친다. 흉추 중간 부위의 기능부전(fixed kyphosis)은 상체(altered scapulo-humeral rhythm)와 경추(head forward posture)에 영향을 미친다. 근육을 치료하는 것은 관절에 영향을 미치고 그 반대도 마찬가지다.

> **임상적 문제**
>
> Lewit은 "나는 모든 것을 검사할 때까지 환자를 터치하고 싶지 않다. 나는 관련된 사슬을 알고 싶다. 나는 문제(lesion) 하나만이 아닌 전체적인 그림을 가지고 시작한다."고 했다. 다시 말해, 국소적으로 아니라 총체적으로 생각하라는 것이다.

임상가(clinician)들은 기능부전의 패턴을 부지런히 살펴봐야 한다. 기초적인 문제가 발(hyperpronation)때문인지, 엉덩이{[중간볼기근(중둔근, gluteus medius)] 약화} 때문인지, 또는 몸통(twisting torque의 불량한 통제) 때문 인지를 살펴보라. 어느 부분에 기능부전 프로그램이 들어가야 할지를 찾아내기 위해 노력해라. 기준은 병력이나 의학적 검사의 결과 또는 진단상의 "예감(hunch)"이 된다. 병력은 중요한 발병(onset)[(예, 외상), 진행(예, 반복적인 좌상)] 또는 증상을 유발하는 행동(예, 허리를 앞으로 구부림으로 더 나빠짐)을 드러내준다. 의학적 검사의 결과는 발이나 중간 흉부 부위와 같은 기능부전이 있는 중요한 국소 부위를 나타낼 것이다. 또한, 특별한 조직은 제한된 관절이나 약해진 근육과 같이 현저하게 기능부전이 있을 것이다. 최종적으로 그 부위는 그저 직감을 따르는 "연결고리(key link)"로 치료될 것이다. 예를 들면, 오래된 반흔은 동력학적 사슬에서 관련된 구조에 어떤 일이 일어났는지를 경험적으로 살펴보며 치료될 것이다. 비정상적인 운동통제(abnormal motor control; AMC)의 선별검사를 수행하는 것은 증가된 긴장의 부위를 확인하는 가장 빠른 방법이다(표 32.9). 이것은 또한 임상가들에게 보상 패턴을 살펴볼 수 있게 하고 경험적 시도를 통해 "연결 고리"를 결정할 수 있게 한다.

일단 우리가 환자의 불완전한 움직임 양상을 확인하였다면 우리는 환자의 기능부전에 대해 총체적인 그림을 볼 수 있다. 예를 들면, 허리가 민감하고 Janda 엉덩관절 폄 검사에서 폄이 제한되었지만, 요추에서 과다폄과 회전상태에서 과운동성이 일어나고 있다면, 그때의 확실한 치료법이 나타난다. 허리뼈에 도수치료를 제공하거나 힘줄 주위 부드러운 조직에 도수치료를 제공하기보다는 치료를 동력학적 사슬(kinetic chain)에서 기능부전적 연결 고리에 초점을 맞추어야 할 것이다. 엉덩관절 경직은 엉덩관절 운동성과 허리근(요근, psoas) 늘림으로 설명될 것이다. 척추의 불안전성은 밀기, 당기기, 쪼그려 앉기, 균형 뻗기 훈련(balance reach training)과 같이 비틀기나 폄을 할 때, 부목역할 훈련과 척주 중립 조절 운동으로 설명될 수 있다.

표 32.9 비정상적인 운동조절의 선별검사 예

- 한발로 서기 균형
- 쪼그려 앉기 검사
- Vleeming 고관절 굽힘 검사
- Janda의 고관절 폄 검사
- Side bridge 지구력
- Sorenson의 몸통 폄 지구력 검사
- C0-C1 굽힘 협응력/지구력
- 견갑-위팔 리듬(scapulo-humeral rhythm)

임상에 기초한 문제

장해(기능부전)가 너무나 일반적이기 때문에 어떻게 의사는 동시에 일어나는 기능적 병리의 과도한 치료를 피할 수 있을까?

Lewit은 "운동치료의 대상은 잘못된 운동 패턴이나 환자의 문제에 관련된 것이라고 여겨지고 진단된 상동(stereotype)이다." 하지만 "치료운동은 항상 시간을 소비하고 시간을 낭비해서는 안된다. 우리는 환자에게 이상적인 신체운동기관의 패턴을 시도하지 말고 문제를 일으키는 잘못된 패턴을 수정해야만 한다."고 했다. 가장 재발할 것 같은 환자의 집단을 선택해서 좀 더 집중적인 재활이 이루어져야 한다.

많은 기능부전(장해)은 이차적이다. 그리고 호전시키기 위해 추적 검사해야 하지만 그것은 특정한 치료법으로 목표를 삼아서는 안된다. 예를 들면, 경직된 승모근과 흉부의 후만은 전형적으로 잘못된 작업환경에서 이차적으로 나타난다. 승모근의 경직은 기능적 적응이지 생체역학적(biomechanical) 과부하로 인한 것이 아니다. 치료는 작업환경과 후만증이 목표가 되어야 한다. 체계적인 접근방식이 있다 — 신체운동계의 이러한 기능적 병변의 계속적인 치료(표 32.10).

임상적 문제

Lewit은 다음과 같이 말했다. "치료적 훈련을 위해서는: 당신이 사슬을 분석하기 전에 훈련을 적용하지 말라, 감각-운동(sensory-motor), 자가 가동운동(self-mobilization), 외수용 자극 또는 McKenzie 등이 재활의 방법에 결정적인 역할을 할 것이라는 필수적인 연결 고리에 따라 치료해라. 단 하나의 치료방법은 없다."

재활에는 McKenzie, 안정화, 인지 행동(cognitive-behavioral), 기타 등등 많은 접근 방식이 있다. 자가 치료 전략을 결정할 때 마음에서 재활의 목적을 유지하는 것이 중요하다. 치료의 주된 목표는 활동지속성장애(activity intolerances AI)를 감소시키고 통증과 관련된 참여를 증가시키는 것이다. 치료를 추적 검사함으로써 건강 관리자(health care provider HCP)는 어느 운동이 목표를 성취하는 데 필요하다는 것을 발견할 수 있다.

표 32.10 계속적인 치료

1. **조언** — 환자에게 반복적인 긴장을 감소시키는 척추보존 전략을 가르쳐라.
2. **도수치료** — 관절, 근육, 근막, 신경, 피부에서 해로운 긴장을 완화시켜라.
3. **운동**
   a) 환자에게 재활성화가 회복이 되는 수단임을 확신시켜라.
   b) 격리된 약한 연결고리에 안정화 패턴을 훈련시켜라.
   c) 개인적 직장, 가정 그리고 스포츠 활동과 관련된 기능적 패턴을 훈련시켜라.

주요 검사와 운동의 도해 (Atlas of key Tests and Exercises)

환자의 90%가 특이성이 없는 허리 통증을 가지고 있는 것으로 분류되므로 기능적 진단을 이끌어내는 기능적 평가를 수행해야 할 큰 필요가 있다. 2000년 3월 이스라엘에서 열린 The Fourth International Forum on Low Back Pain Research in Primary Care에서 환자는 특이성이 없는 것으로 분류되는 것에 불만족 한다고 결론지었다.[6] 특별하지 않은 허리 통증으로 분류된 허리 통증을 특이성이 있는 허리 통증으로 분류하는 것이 그들이 가장 우선시하는 연구였다. 그 후로 특정한 소그룹에 치료를 연결하는 것이 연결하지 않거나 일반적인 가이드라인이 정해진 치료보다 보다 더 성능이 우수한 것으로 밝혀졌다.[14-16,26]

환자에게 결과를 얘기할 때는 행동의 구체적인 계획을 제공하는 것이 중요하다. 실시되는 주된 치료의 형태가 나타나 있어야하고 특정 목표가 있어야한다. 왜냐하면 환자들은 통증의 완화를 원하고 현대의 접근방식은 통증과 관련된 활동지속성장애(activity intolerances AI)에 초점을 맞추고 임상 구조는 완화, 보존, 안정화 또는 기능훈련의 목표중 하나와 관련지어 치료를 설명하기 때문이다(표 32.11).

대부분의 환자 — 대략 80% — 는 빨리 회복되고 최소

표 32.11 치료의 목표

◇ 완화(palliative)
- 통증 완화 수단(McKenzie, NSAIDs, 타이레놀, 도수치료 등)

◇ 척추 보존 전략(spine-sparing strategies)
- 잠깐 쉬기, 물건 들기 조언(lifting advice), 기타

◇ 척추 안정화 전략(spine-stabilizing strategies)
- 척추의 적합도 개선을 위한 운동

◇ 기능적 통합 훈련(functional integrated training; FIT)
- 기능과 활동 향상을 위한 운동

한의 치료가 요구된다. 만약 치료를 원한다면 간단한 완화접근방식이 대부분 요구된다.[13,45] 하지만 좀더 복잡한 경우에는 그런 방법의 효과가 불행히도 짧다. 계속해서 약물요법이나 도수치료를 제공하기 보다는 Modalities (핫팩, 마사지, 초음파 치료 등)를 제공해라. 환자의 생활 방식에서 영속되는 인자를 발견하고(손상 기전), 환자에게 척주 보존 전략을 가르치는 것이 현명하다. 이것은 환자의 신체기전(biomechanical) 과부하의 실제적 근원을 찾고 좀더 인체공학적 접근방식에서 더 효율적으로 환자를 훈련시킨다. 척추보존 전략의 예는 오랜 기간 동안 책상 앞에서 작업 할 때 조금씩 쉬거나 구부리거나 들어올릴 때 엉덩관절 경첩(hinge)을 배우는 것을 포함한다.

표 32.12 기능적 선별 검사

1. 한발로 서 있는 균형
2. Vele의 반사 안정 검사
3. 두 다리로 스쿼트
4. 한 다리로 스쿼트
5. 한 발 앞으로 런지(lunge)
6. 수정된 Thomas 검사
7. 엉덩관절 내회전 운동성
8. Vleeming의 활동적, 저항 SLR
9. Janda의 엉덩관절 외전 검사
10. Janda의 엉덩관절 폄 검사
11. 측방 교각 자세 지구력
12. 몸통 폄근 지구력
13. Janda의 몸통 굽힘근 검사
14. 몸통 굽힘근 지구력
15. T4 검사(wall angel)
16. 팔 외전
17. 팔굽혀 펴기(push up)
18. C0-C1 굽힘
19. 입 벌리기 검사

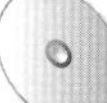

표 32.13 운동

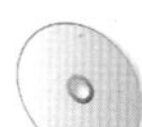

완화(palliative)

1. McKenzie

척추 보존 전략

2. Brügger
3. McGill' s standing overhead arm reach
4. 고양이-낙타(Cat camel)
5. 브레이싱(Bracing)
6. T4-8 폄 가동성
7. 궁둥구멍근(이상근, piriformis) 신장
8. 허리근(요근, psoas) 신장

척추 안정화 전략

9. 호흡
10. 네발/팔 뻗기(quadruped leg/arm reach)
11. 측방 교각 자세(side bridge)
12. 컬-업(curl-up)
13. 죽은 벌레 자세(dead bug)
14. 교각 자세(bridge)
15. 뒤넙다리(슬괵근, hamstring) 컬
16. 허리 폄(신전, extensions)
17. 스핑크스/턱 당기기(sphinx/chin tuck)
18. 팔굽혀펴기(push-up)
19. 트위스터(twister)

기능적 통합 훈련(functional integrated training; FIT)

20. 감각-운동 훈련(sensory-motor training)
21. 스쿼트(squat)
22. 한발 앞으로 내딛기(lunge)
23. 균형 도달(balance reach)
24. 보수(bosu)
25. 풀리(pulley)

보다 만성적이거나 재발성인 경우에는 상태악화가 있을 수 있다. 척추보존이 효율적이지 못한 것은 개인의 척추 적합성이나 기능성이 그들의 직업이나 여가 또는 가정활동의 요구에 적당하지 않기 때문이다(그림 2.5참조). 그런 경우에 안정화 훈련이 환자에게 필요하다. 좀 더 격렬하고 반복적인 작업이나 안정화 훈련이 포함되는 운동선수나 다른 사람에게는 그 직무에 유효한 기능적 통합훈련(functional integrated training; FIT)으로 상향되어야 한다. 이것은 더 높은 성공의 가능성을 제공하고 "직무단련(work hardening)"의 형태로 보일 수 있다.

다음은 중요한 보존, 완화, 안정화 그리고 기능적 자가치료 기술과 함께 가장 기대되는 기능 검사의 도해이다(표 32.12와 32.13). 이것은 26장, 34장 그리고 35장에서 좀 더 자세하게 다뤄진다(그림 32.4–32.45).

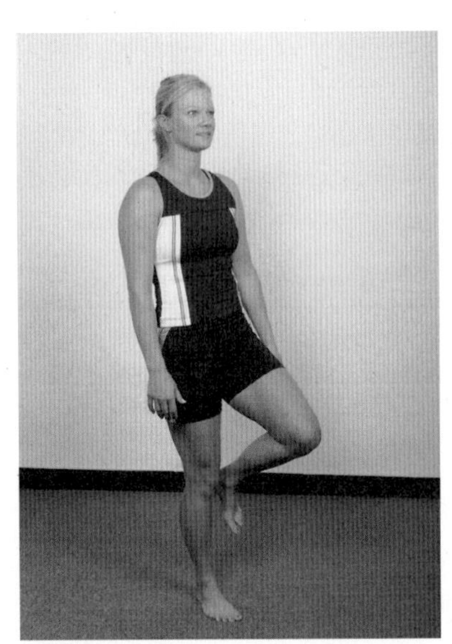

그림 32.4 한쪽 다리로 선 균형 검사.

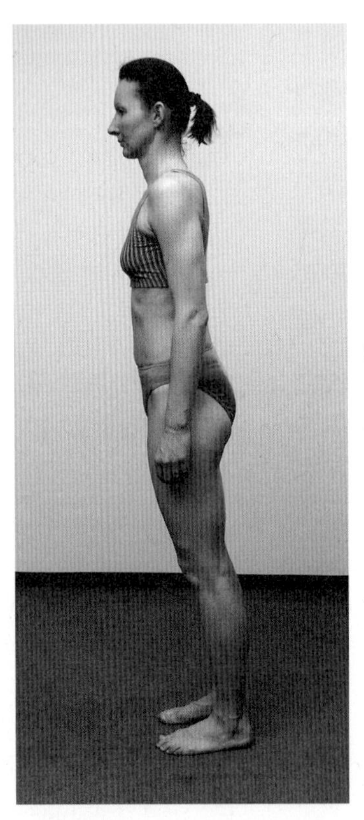

그림 32.5 Vele's 반사 안정성 검사.

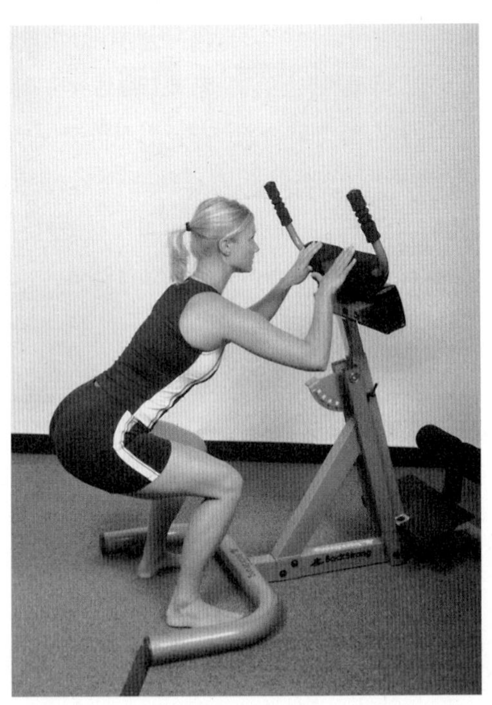

그림 32.6 두 다리로 스쿼트(two-leg squat).

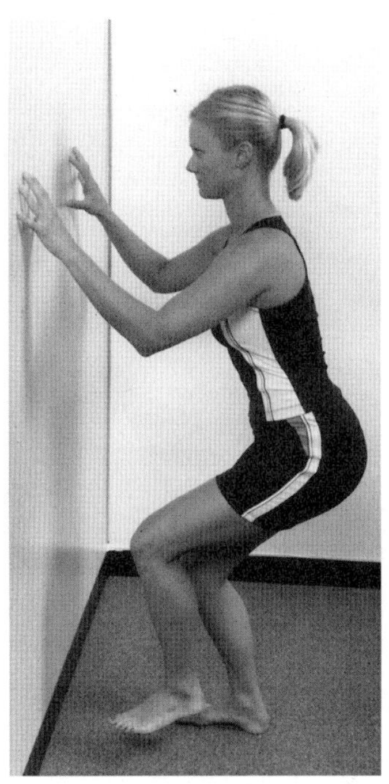

그림 32.7 한 다리로 스쿼트.

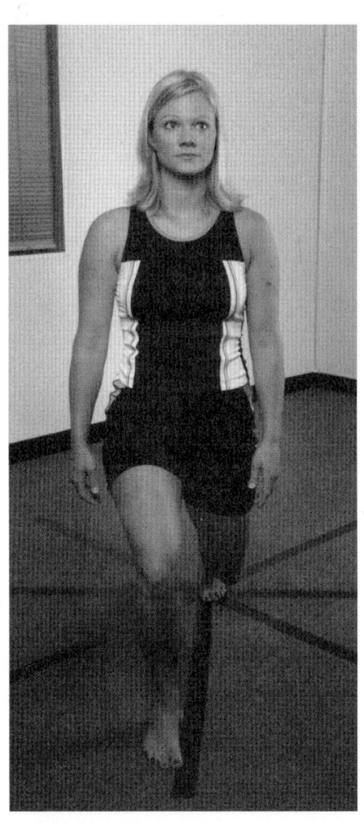

그림 32.8 한발 앞으로 런지 (lunge).

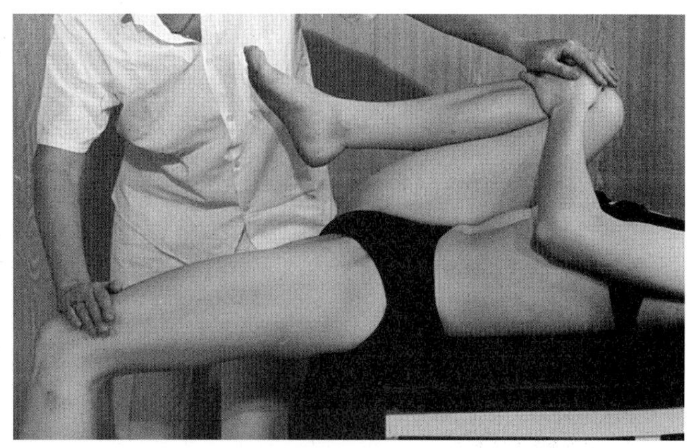

그림 32.9 수정된 Thomas 검사.

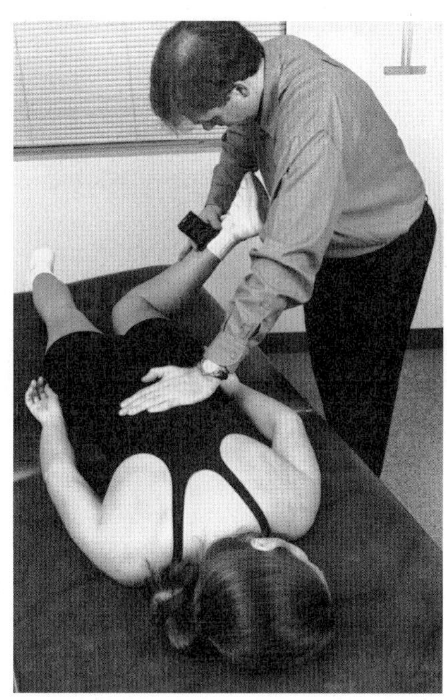

그림 32.10 엉덩관절 내회전 운동성.

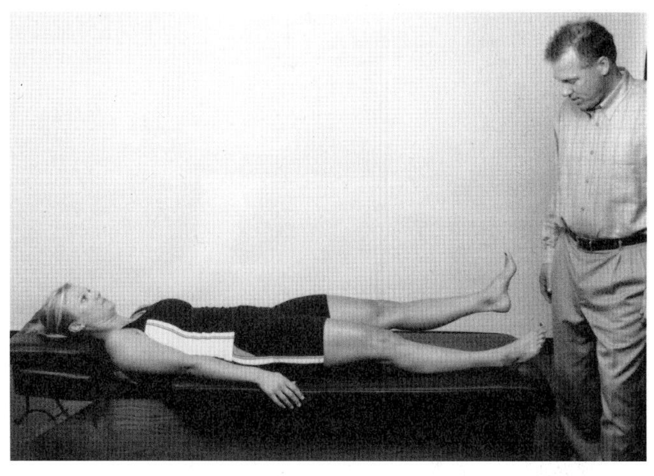

그림 32.11 Vleeming 능동적 하지 거상.

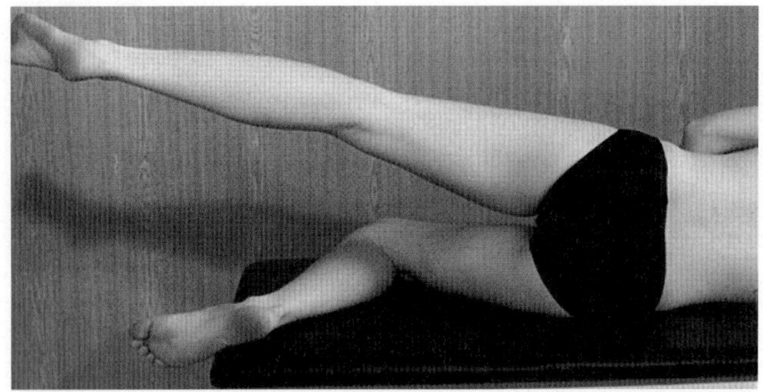

그림 32.12 Janda의 엉덩관절 외전 검사.

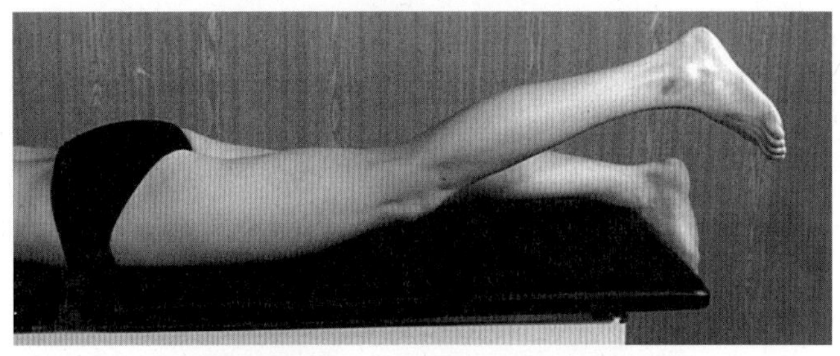

그림 32.13 Janda의 엉덩관절 폄 검사.

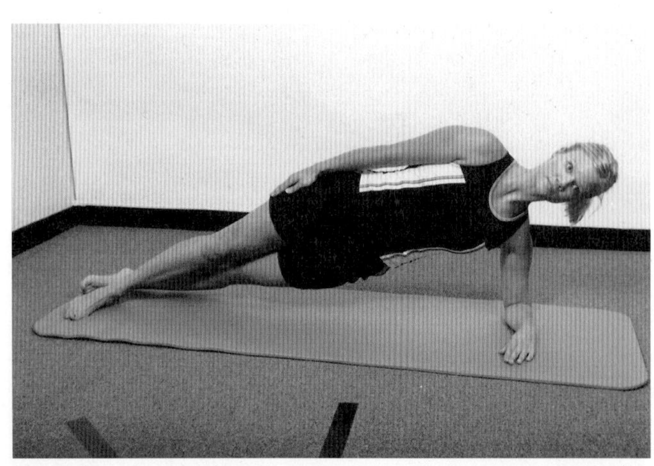

그림 32.14 측방 교각 자세 지구력.

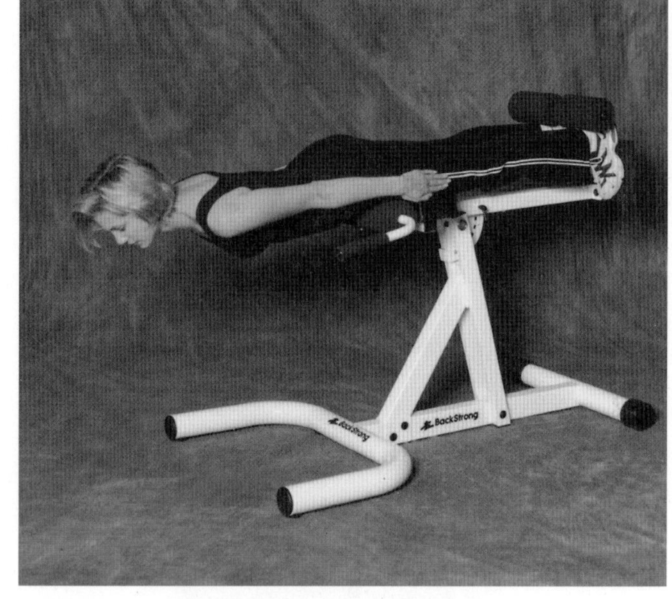

그림 32.15 몸통 폄 지구력.

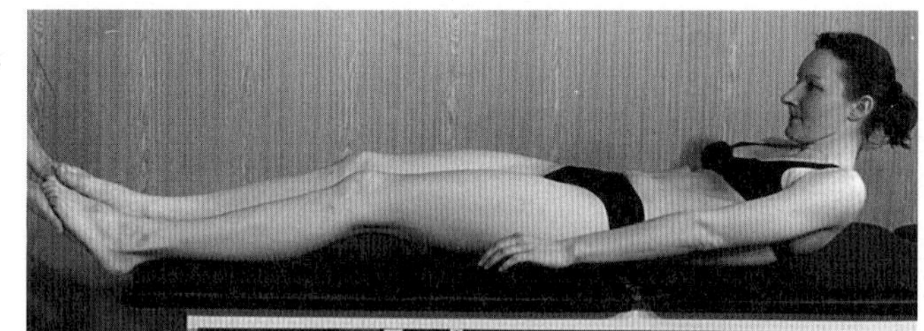

그림 32.16 Janda의 몸통 굽힘근 검사.

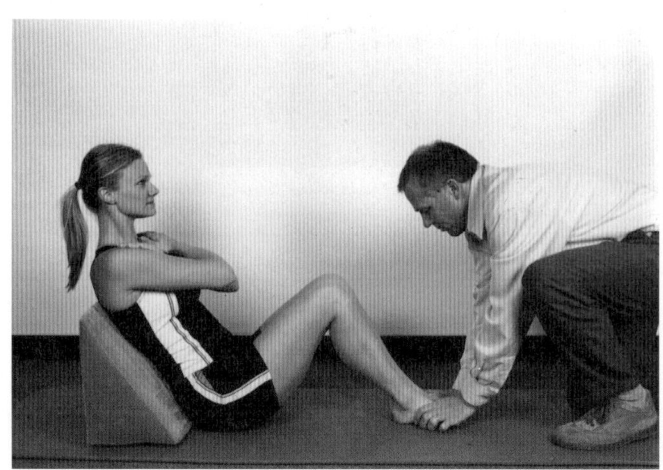

그림 32.17 몸통 굽힘근 지구력.

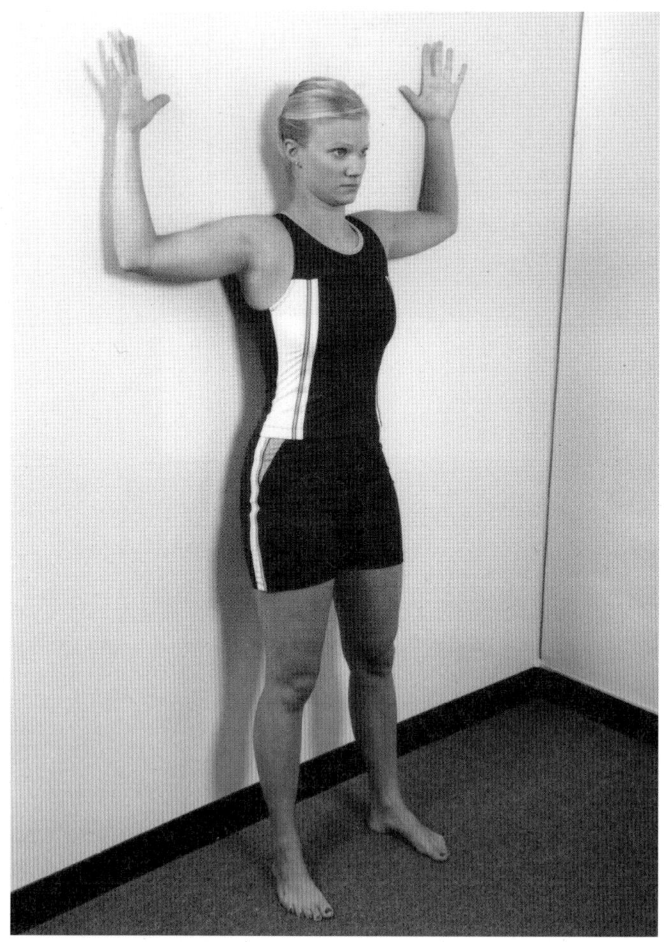

그림 32.18 T4 검사 (wall angel).

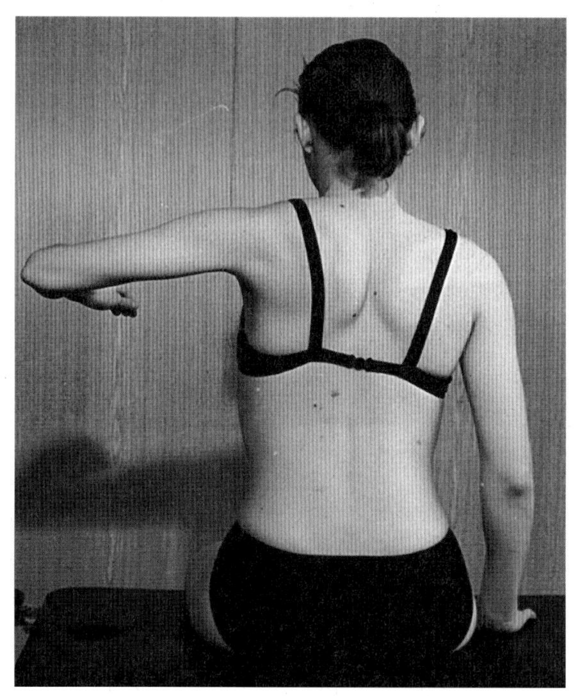

그림 32.19 팔 외전 검사.

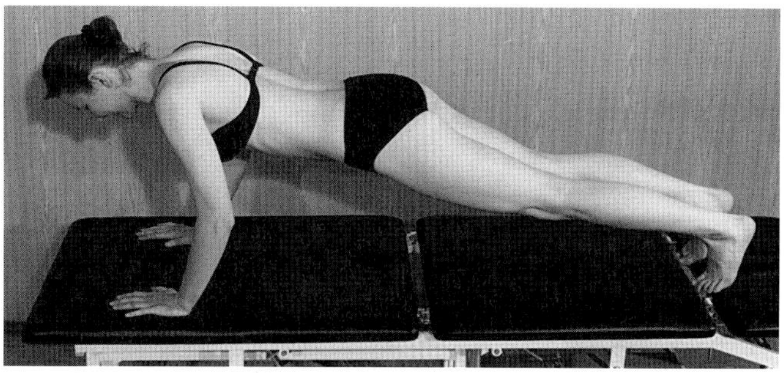

그림 32.20 팔굽혀펴기(push up).

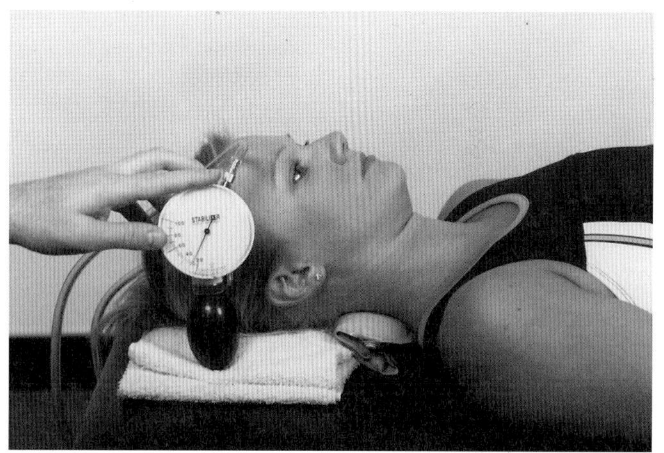

그림 32.21 C0-C1 굽힘.

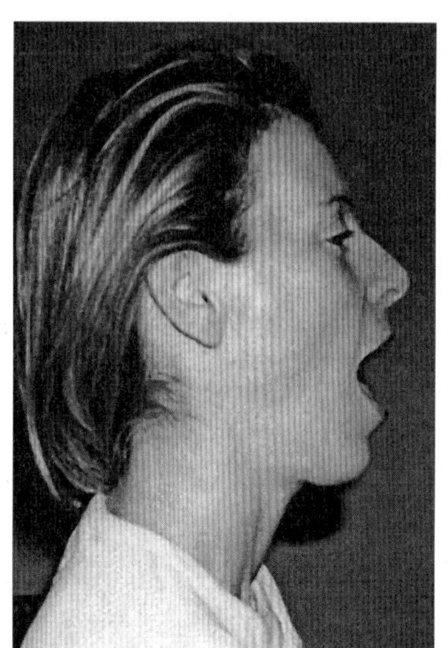

그림 32.22 입 벌리기 검사.

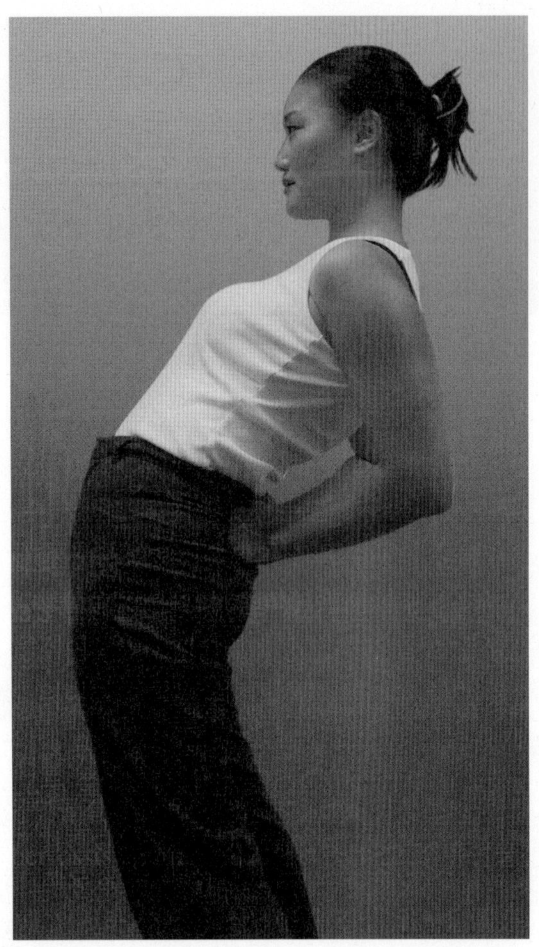

그림 32.23 McKenzie 허리 폄.

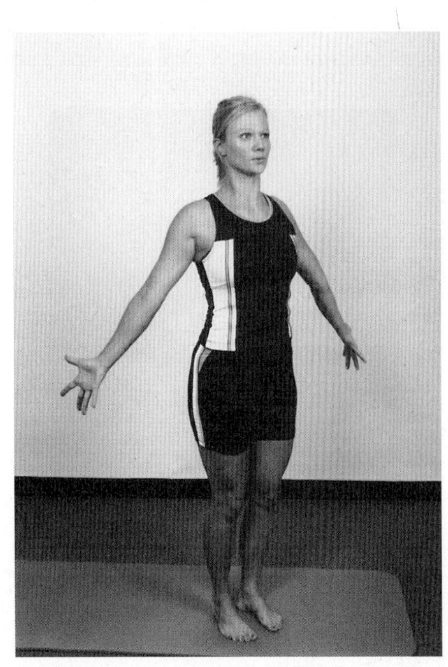

그림 32.24 Brügger.

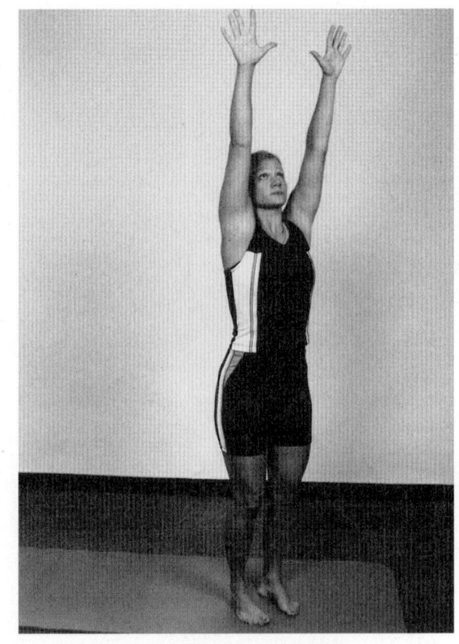

그림 32.25 McGill의 서서 팔머리 위로 뻗기.

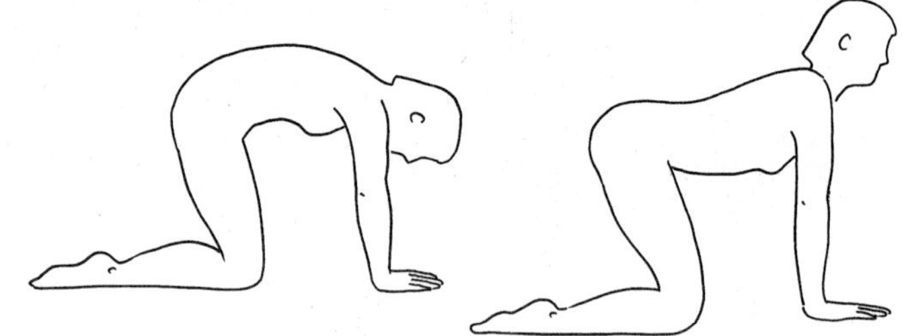

그림 32.26 고양이-낙타 자세 (cat camel).

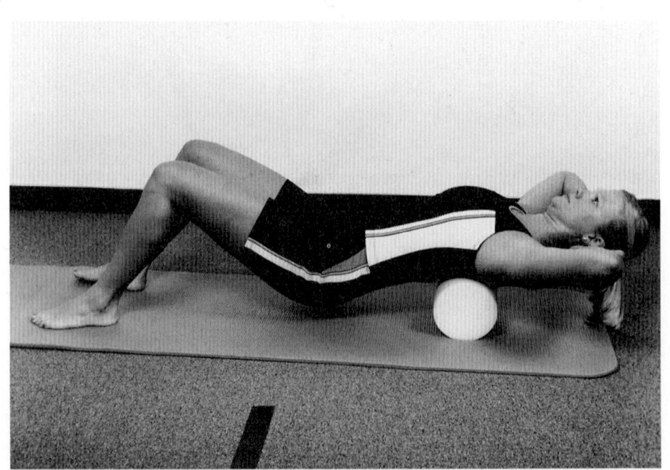

그림 32.27 T4를 위한 폼롤 (foam roll).

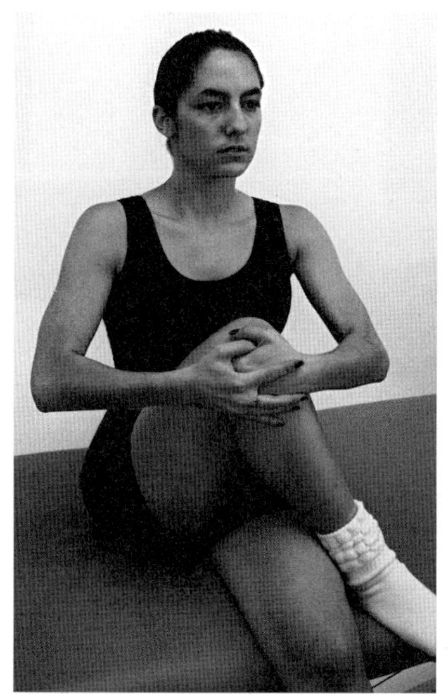

그림 32.28 궁둥구멍근(이상근, piriformis) 신장.

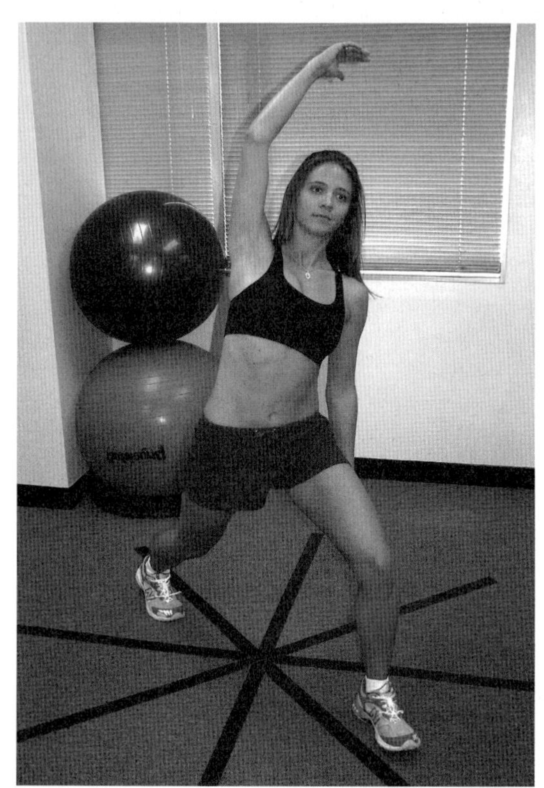

그림 32.29 허리근 스트레치.

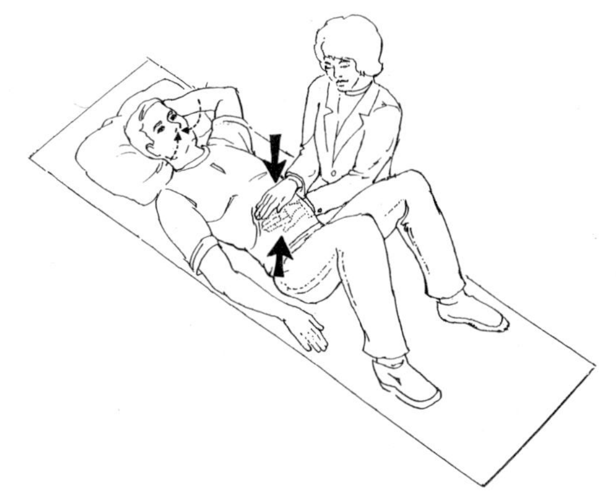

그림 32.30 호흡.

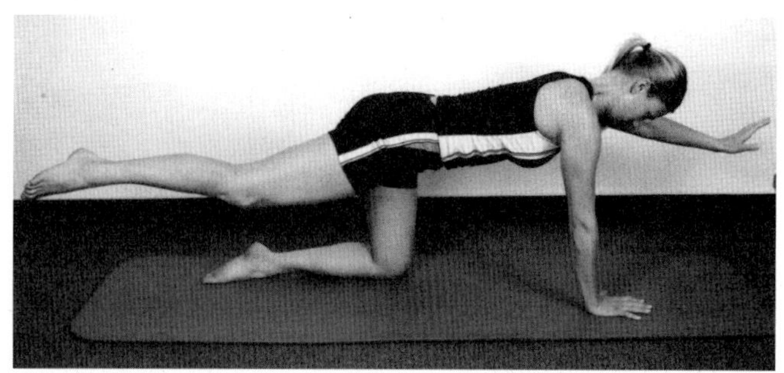

그림 32.31 네발에서 다리 뻗기.

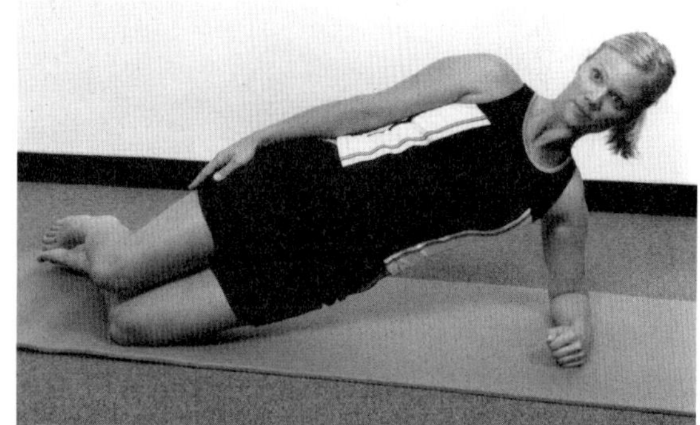

그림 32.32 측방 교각 자세.

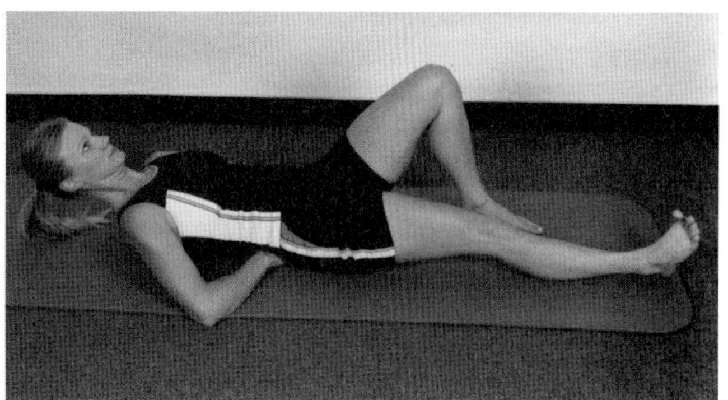

그림 32.33 컬-업(curl-up).

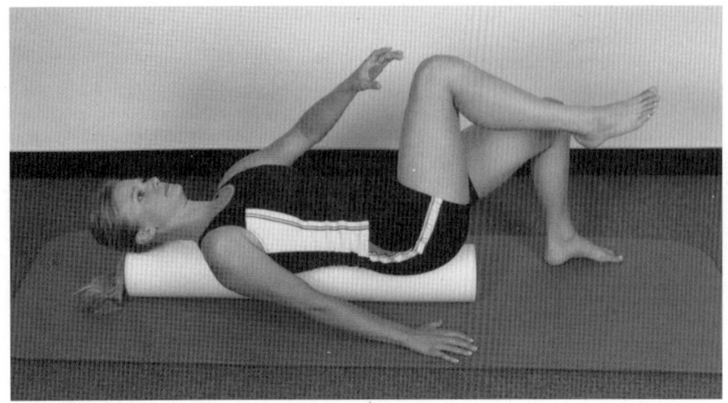

그림 32.34 죽은 벌레 자세 (dead bug).

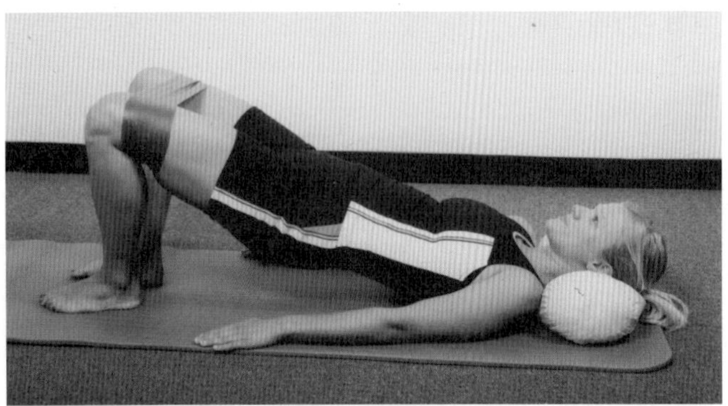

그림 32.35 교각 자세 (bridge).

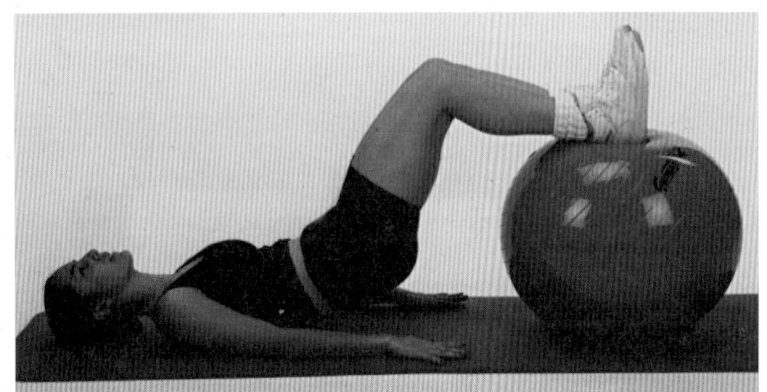

그림 32.36 뒤넙다리 컬.

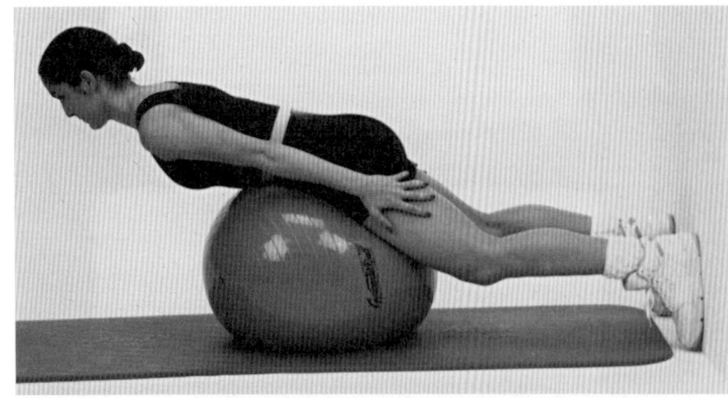

그림 32.37 허리 폄.

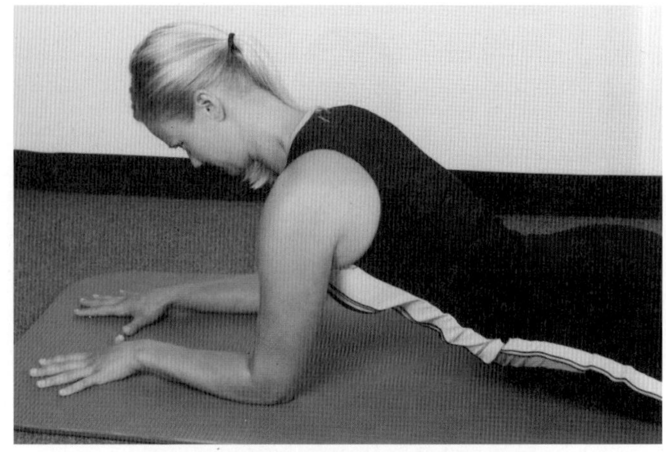

그림 32.38 스핑크스/턱 당기기.

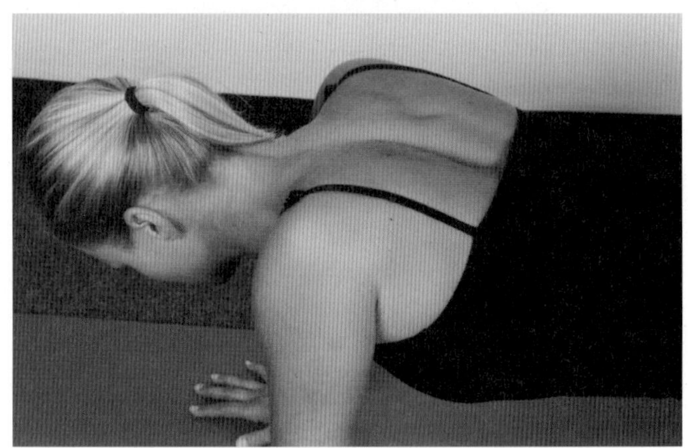

그림 32.39 팔굽혀펴기.

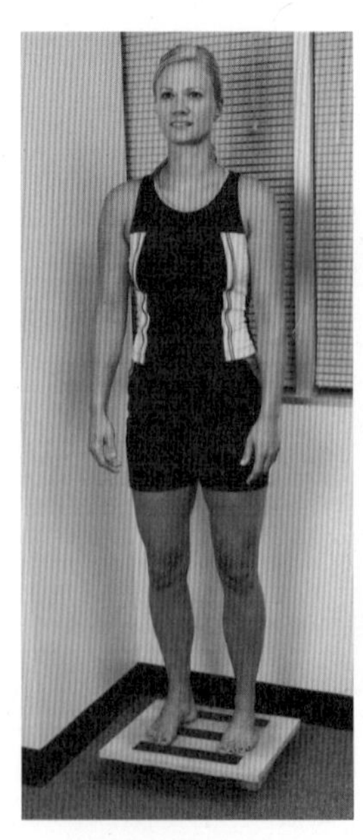

그림 32.40 감각-운동 훈련.

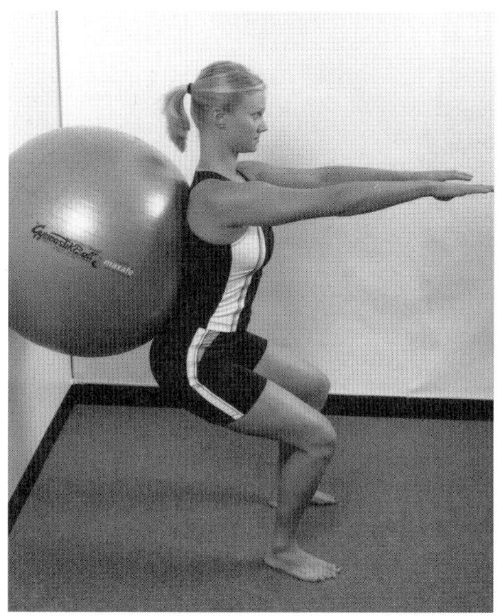

그림 32.41 스쿼트.

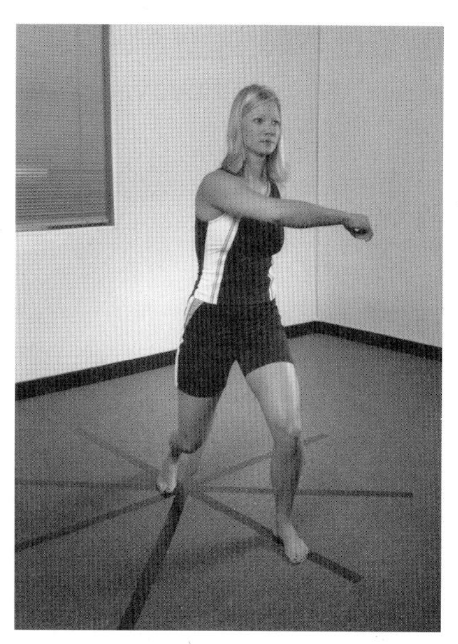

그림 32.42 런지(lunge).

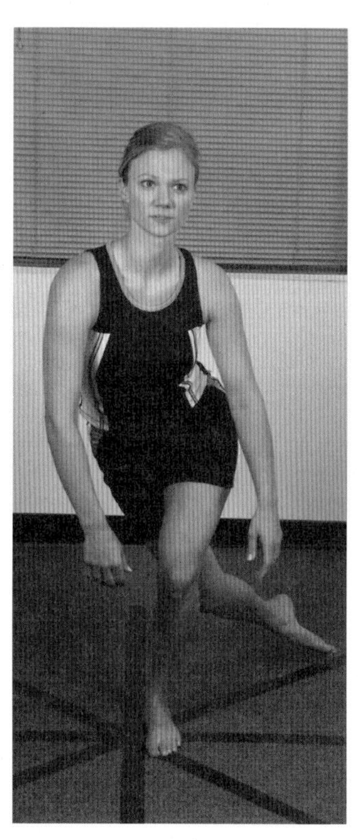

그림 32.43 균형 도달.

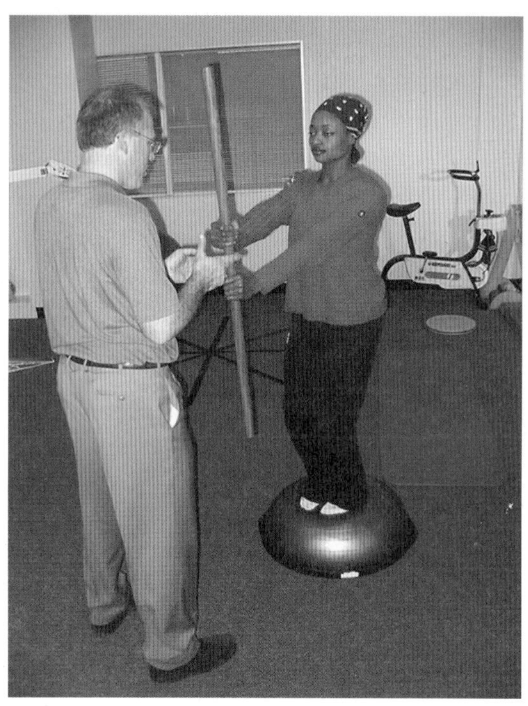

그림 32.44 보수 (bosu).

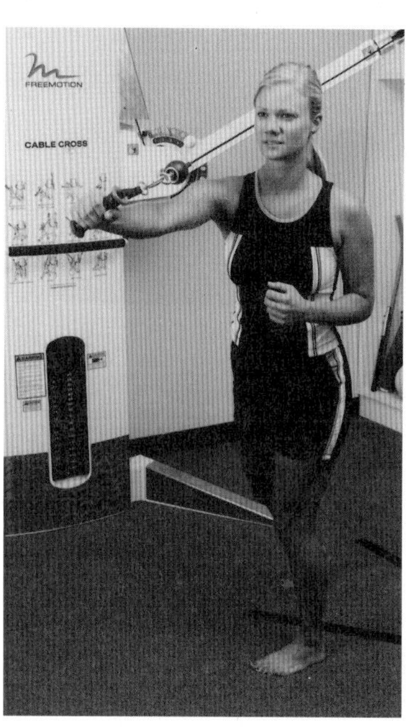

그림 32.45 풀리(pulley).

회복을 위한 고리 "최선의 연습"- 7R
("Best Practice" Keys to Recovery – The 7 Rs)

신경근골격계 증상의 신체 정신 사회적(biopsychosocial) 치료를 위해 추천되는 환자의 치료(4장)에 있어서 신중한 결정 요점이 있다.

첫 번째 단계는 심각한 질환의 "적색 경보(red flag)"를 배제하는 것이다. 환자는 이 혁명적인 패러다임의 치료에서 자연스럽게 따르며 확신한다. 예를 들면, 회복은 가능성이 있고 통증은 반드시 똑같이 해롭지는 않다. 다행히도, 심각한 질환의 적색 경보을 배제하는 진단적 분류는 매우 민감하다. 환자들은 병력과 신체검사를 통해서 쉽게 확인되는 종양, 감염, 골절과 같은 허리 통증의 요인을 알기 위해 추가 검사를 원한다.

대부분의 급성통증 환자들은 회복이 빠르게 시작된다. 방사선 촬영은 일반적으로 피해야 한다. 왜냐하면 대부분의 확인된 질병이 오진되고 있고 단지 환자의 걱정, 과도한 추가 검사 그리고 부적절한 치료를 조장하고 있기 때문이다. 사실상, 급성통증이 만성이 되는 주된 이유는 환자가 통증을 일반감기처럼 일시적으로 여기지 않고 "병적 인자(sick role)"로 받아들이기 때문이다.

환자의 기능적 재활성화(reactivation)는 환자에게 집중된 접근방식의 다음 단계이다. 구조적 문제보다는 기능적 조직에 초점을 맞추는 것이 환자를 재활성화시키는 열쇠이다. 환자는 보통 그들의 아픈 허리의 정상적인 활동 안정성에 대해 걱정한다. 정상적인 활동을 회복하는 안정성에 관한 재활성화 충고는 감정적으로 그리고 신체적으로도 가장 중요한 회복으로 가는 열쇠이다. 반대로 아주 심각한 경우를 제외하고는 침상 안정 처방은 병을 더 악화시키고 신체의 상태악화(deconditioning)를 조장한다.

환자들은 그들의 통증을 위해 무엇이 행해졌는지, 그리고 그들 스스로가 해야 할 일과 하지 말아야 할 일을 알기 원한다. 특정한 통증이 나타나면, 의사는 일반적으로 추천되는 비마약성의 약물요법과 도수치료가 포함된 간단한 통증을 완화시키는 접근방식의 결정을 선택해왔다. 허리 문제를 가지고 있는 환자는 이른 아침에 허리 구부리기와 같은 위험한 행동을 수정하는 것을 배울 수 있다. 일반적으로 환자들이 그들의 허리를 너무 과하게 보호하지 않도록 혹은 자신들의 허리를 뻣뻣하게 만들거나 약하게 만들지 않도록 충고해야한다.

만약 환자가 치료한지 한 달 안에 충분히 회복이 되지 않으면 재평가가 필요하다. 자연병력은 대부분의 사람들에게 우수하지만 만약 개인이 반응하지 않으면, 그들은 쓸모없는 통증이나 만성의 발병을 방지하기 위해 치료의 변화를 필요로 할 것이다. 따라서 3,4주가 지나도 환자가 아직 호전되지 않았을 때가 결정의 중요한 순간이다. 반면에 조기에 적극적인 치료가 합당한 시기는 아급성기 때인데 이때는 최소한의 관리만 필요하다. 조기에 황색 경보(yellow flag)를 선별하는 것은 원활하지 못한 회복 과정에 있는 환자를 찾아내는데 도움이 된다. 이것은 의사가 환자에게 적절한 중재를 위해 더 좋은 치료를 필요로 하는 환자를 정할 수 있도록 도움을 준다. 이것은 전형적으로 회복과 인지적 행동 접근방식으로 훈련된 재활 전문가 — 개인 또는 집단 — 에 의한 치료를 포함한다.

매우 중요한 결정은 발병한지 한달 안에 회복이 이루어지지 않는 신경근 압박 증후군의 환자인 경우이다. 증상이 만족하게 호전되지 않으면, 이것은 영상의학 검사가 필요한 확실한 경우이고, 외과적 의뢰를 보내야 하는 경우이다. 하지만, 환자의 외과적 상태에 대한 의문이 MRI를 찍는다고 해서 해결되지는 않는다. 확실한 수술 적응증은 장애적인 증상이나 신경학적 진행이 나타나는 경우이다. 하지만 대부분의 환자는 호전이 다소 더딘, 보다 애매한 의학적 성향을 나타낸다. 그런 경우에 활동적인 사람이 수술을 선택하는 것이 수술에 대한 사회적인 문제가 되는 것이다. 반면에 보존적인 치료 결과나 수술 후의 결과가 동일하므로 기다리는 것을 선택하는 사람도 있다.

표 32.14는 환자의 치료에 있어서 결정 요소 7R을 요약한다.

Part Ⅵ 34장과 35장은 치료의 핵심 요소들을 반복적인 실습 모형과 통합시키는 동일한 형식을 따른다.

1. 초기의 평가와 진단
- 진단적 분류
- 황색 경보(yellow flag)
- 활동지속성장애(activity intolerances : AI)
- 목표/관심/걱정

2. 동력학적 사슬(kinetic chain)의 기능적 평가

표 32.14 7Rs 결정 요점

1. 심각한 질환의 적색 경보(red flags) 배제하기
2. 현재 심각한 질환이 아니고 빠르게(몇 주 안에) 호전이 시작될 것이라고 확신시키기
3. 회복될 수 있는 정상적인 활동(걷기, 수영하기, 자전거 타기, 기타)과 신체 긴장을 줄이는 간단한 활동의 수정[엉덩이 경첩(hip hinge), cats, abdominal bracing]에 대한 교육의 재활성화 요법
4. 도수치료, 치료적 요법(modalities), 약물 요법 등의 통증 완화
5. 구조적, 기능적 또는 정신사회적 병리학의 아급성기 재평가
6. McKenzie, 안정화, 점진적 근력강화 또는 인지적 행동 접근 방식(만약 황색 경보의 점수가 높게 나타난다면)으로 근육의 재활성화/회복/재교육
7. 적색 경보(red flag) 혹은 황색 경보(yellow flag)가 나타나면 전문가 검사(진단 영상) 또는 치료(집합적 재활)를 위한 의뢰

- 의학적 증상의 복합체
- 통증 발생 인자(손상 조직 복합체)
- 신체기전(biomechanical) 과부하의 근원
- 기능부전의 동력학적 사슬
- 기능적 적응

3. 치료/재활

- 완화(palliative)
- 보존(sparing)
- 안정화(stabilization)
- 기능적(functional)

신경-근골격계 치료 증거-기준 중심의 원리 (Principles of Evedence-Based Neuro-Musculoskeletal Care)

척추 징후의 현대적인 치료는 새로운 관점을 요구한다. 다음의 원리들은 이 새로운 패러다임의 근본 원리로 나왔다.

1. 증거 중심적 안내지침은 의학적 의사결정을 하는데 도구로 사용된다.
2. 사례는 신체 정신 사회학적(biopsychosocial) 상황에서 환자의 지지 구조물, 직업의 불만족, 경제적 상황, 피로의 수준, 대처기전 그리고 다른 적합한 개인적 사회적 요인을 인식하고 있는 환자 중심적 치료를 제공함으로써 다루어진다.
3. 진단적 분류는 모든 환자에게 심각한 질환의 적색 경보(red flag)를 배제하고, 추가 진단 검사나 전문가에게 보내져야 하는 필요를 확인하기 위해 수행된다.
4. 심각한 질환의 적색 경보(red flag)가 없는 환자들에게는 대부분의 신경근골격계(neuromuscular system; NMS) 질환의 긍정적 예후를 고려하는 확신이 제공된다.
5. 환자의 신경근골격계(neuromuscular system; NMS) 질환에 관련하여 환자의 목표, 두려움, 걱정, 관심을 확인하고 존중한다.
6. 통증의 원인에 대한 정보는 가능한 제공되며 심지어 정확한 통증의 발생 인자를 정확히 지적하지 못하는 때라도 제공된다.
7. 환자의 상태에 대한 예후는 제공된다.
8. 환자는 그들의 상태에 관해서 일반적인 예방책 — 보존 전략 — 을 안다.
9. 환자는 그들 스스로나 치료 제공자에 의해 이용 가능한 특정한 통증 완화 방법에 대한 정보를 받는다.
10. 회복을 지연시키는 황색 경보(yellow flag)의 위험한 요소는 환자와 함께 확인되고 의논되어야 한다.
11. 점차적인 재활성화(reactivation) 조언을 제공한다. 예를 들면, 통증은 반드시 해로운 것은 아니고 활동을 조율하는데 필요한 것이다.
12. 환자는 회복이 순차적으로 이루어지는 것이 정상적이라는 조언을 받는다.
13. 처방된 자가 치료 운동은 안전하면서도 효율적인 것으로 증명되었다. 새로운 운동은 환자의 기계적 감각을 성공적으로 줄이는 것을 증명하기 위해서 치료 후 검사된다.
14. 믿을 수 있고 유효하고 확실한 결과는 시간이 지나면서 환자의 진전을 결정하기 위해 정기적으로 활용된다.

■ 결론 (Conclusion)

선택된 기능적 선별검사의 도해(atlas)와 기능적-안정화 운동은 척추 통증 환자의 재활에 중요한 역할을 한다.

현대적 접근방식은 환자의 척추 통증에 집중하지 않는다. 오히려 기능 회복과 자가 관리 전략에 집중한다.

이 모델의 필수적인 요소는 환자의 활동지속성장애(activity intolerances; AI), 기계적 감각(mechanical sensitivity; MS), 비정상적인 운동 통제(abnormal motor contro; AMC) 그리고 자가 치료 처방을 확인하는 것이다. 환자에게 내려진 자가 치료 처방을 수행하도록 유발하는 McKenzie의 환자 치료기간 내의 호전(MS) 검사 방법보다 이 기능적 접근 방식의 적용을 촉진하는 것이 더 중요하지는 않다. 이것은 환자의 중간 그리고 최종적 목표(치료의 마지막 지점)를 세우는 데에 핵심이 되는 단계인 환자의 활동지속성장애 — 기능적 목표와 비정상적인 운동 통제 — 기능적 결함을 확인하므로 연결된다.

확인 과정
본 장의 학습목표 자가 점검

- 현대 임상 구조(framework)의 핵심이 되는 요소는 무엇인가?
- 왜 환자의 근심과 걱정 그리고 관심사를 확인하는 것이 그렇게 중요한가?
- 환자를 치료할 때 어떻게 환자의 기계적 감각 (mechanical sensitivity, MS)을 확인하고 이용하는가?
- 어떻게 환자의 비정상적 운동 조절(abnormal motor control, AMC) 검사가 기계적 감각 검사와 다르게 사용되는가?
- 보존적 전략에 대비하여 안정화와 기능적 훈련의 한계는 무엇인가?
- 왜 사례를 다룰 때 통증 발생 인자의 확인이 충분하지 못한가?

■ 참고문헌 (Refference)

1. Australian Institute of Health and Welfare. Disability Data Briefing. The International Classification of Functioning, Disability and Health, ICF, ICIDH, Canberra 2002; (http://www.aihw.gov.au/publications/dis/ddb20/ddb20.pdf) accessed 20 February 2004]
2. Bandura A. Health promotion by social cognitive means. Health Education & Behavior 2004;31:143–164.
3. Bandura A. The anatomy of stages of change. Am J Health Prom 1997;12:8–10.
4. Biering-Sorensen F. Physical measurements as risk indicators for low-back trouble over a one-year period. Spine 1984;9:106–119.
5. Bigos S, Roland M, Waddell G. The Back Book (American Edition). The Stationary House. London: The Stationary House, 2004.
6. Borkan J, Van Tulder M, Reis S, Schoene ML, Croft P, Hermoni D. Advances in the field of low back pain in primary care: A Report from the Fourth International Forum. Spine 2002;27:E128–E132.
7. Butler D, Moseley L. Explain Pain. Noigroup Publications, Adelaide, Australia, 2003.
8. Carey TS, Mills Garret J, Jackman AM. Beyond the good prognosis. Spine 2000:25:115–120.
9. Carroll L, Mercado AC, Cassidy JD, Cote P. A population-based study of factors associated with combinations of active and passive coping with neck and low back pain. J Rehabil Med 2002;34:67–72.
10. Carroll LJ, Cassidy JD, Cote P. Depression as a risk factor for onset of an episode of troublesome neck and low back pain. Pain 2004;107:134–139.
11. Cochrane Collaboration. http://www.cochrane.org/index0.htm accessed June 8, 2005.
12. Enthoven P, Skargren E, Kjellman G, Oberg B. Course of back pain in primary care: a prospective study of physical measures. J Rehabil Med 2003;35: 168–173.
13. European Commission Research Directorate General: Low back pain guidelines for its management. http://www.backpaineurope.org/. Accessed June 8, 2005.
14. Erhard RE, Delitto A. Relative effectiveness of an extension program and a combined program of manipulation and flexion and extension exercises in patients with acute low back syndrome. Phys Ther 1994;74:1093–1100.
15. Fritz JM. George S. The use of a classification approach to identify subgroups of patients with acute low back pain. Spine 2000;1:106–114.
16. Fritz JM, Delitto A, Vignovic M, et al. Interrater reliability of judgments of the centralization phenomenon and status change during movement testing in patients with low back pain. Arch Phys Med Rehabil 2000;81:57–60.
17. Grotle M, Borx JI, Vollestad NK. Functional status and disability questionnaires: what do they assess? A systematic review of back-specific outcome questionnaires. Spine 2004;30:130–140.
18. Hahne A, Keating JL, Wilson S. Do within-session changes in pain intensity and range of motion predict between-session changes in patients with low back pain. Australian Journal of Physiotherapy 2004;50:17–23.
19. Hides JA, Jull GA, Richardson CA. Long-term effects of specific stabilizing exercises for first-episode low back pain. Spine 2001;26:e243–e248
20. Hides JA, Richardson CA, Jull GA 1996. Multifidus muscle recovery is not automatic after resolution of acute, first-episode of low back pain. Spine 1996;21:2763–2769.
21. Hides JA, Stokes MJ, Saide M, Jull Ga, Cooper DH 1994. Evidence of lumbar multifidus muscle wasting ipsilateral to symptoms in patients with acute/subacute low back pain. Spine 1994;19:165–172
22. Kibler WB, Herring SA, Press JM. Functional Rehabilitation of Sports and Musculoskeletal Injuries.

Aspen, 1998.

23. Kilpikoski S, Airaksinen O, Kankaanpaa M, Leminen P, Videman T, Alen M. Interexaminer reliability of low back pain assessment using the McKenzie method. Spine 2002;27:E207–E214.
24. Klassen AC, Berman ME. Medical care for headaches. A consumer survey. Cephalgia 1991;11(supp 11):85–86.
25. Lewit K. Manipulative therapy in rehabilitation of the motor system. 2nd edition. London: Butterworths, 1991:129.
26. Long A, Donelson R, Fung T. Does it matter which exercise? Spine 2004;29:2593–2602.
27. Moore JE, Von Korff M, Cherkin D, et al. A randomized trial of a cognitive-behavioral program for enhancing back pain self-care in a primary care setting. Pain 2000;88:145–153.
28. Luoto S, Heliovaara M, Hurri H, Alaranta H. Static back endurance and the risk of low-back pain. Clin Biomech 1995;10:323–324.
29. McGill, S. M., Low Back Exercises: Evidence for improving exercise regimens, Physical Therapy 1998;78:754–765.
30. Morgan D. Concepts in functional training and postural stabilization for the low-back-injured. Top Acute Care Trauma Rehabil 1988;2:8–17.
31. National Guideline Clearinghouse. http://www.guideline.gov/. http://www.cochrane.org/index0.htm Accessed June 8, 2005.
32. O'Sullivan P, Twomey L, Allison G. Evaluation of specific stabilizing exercise in the treatment of chronic low back pain with radiologic diagnosis of spondylolysis or spondylolysthesis. Spine 1997;24:2959–2967.
33. Razmjou H, Kramer JF, Yamada R. Intertester reliability of the McKenzie evaluation in assessing patients with mechanical low back pain. J Orthop Sports Phys Ther 2000;30:368–383.
34. Sackett DL, Rosenberg WMC, Muir Gray JA, Haynes BA, Richardson W. Evidence based medicine: What it is and what it isn't. British Medical Journal 1996;312:71–72.
35. Scotland's Working Backs Partnership 2000. Working-Backs Scotland. www.workingbacksscotland.com. Accessed June 8, 2005.
36. Snook SH, Webster BS, McGorry RW, Fogleman MT, McCann KB. The reduction of chronic nonspecific low back pain through the control of early morning lumbar flexion, Spine 1998;23:2601–2607.
37. Solomonow M, Hatipkarasulu S, Zhou B, Baratta RV, Aghazadeh F. Biomechanics and EMG of a common idiopathic low back disorder. Spine 2003;28:1235–1248.
38. Swinkels-Meewisse IEJ, Roelofs J, Verbeek ALM, Oostendorp RAB, Vlaeyen JWS. Fear of movement/(re)injury, disability and participation in acute low back pain. Pain. 2003;105:371–379.
39. Takala EP, Vikari-Juntura E. Do functional tests predict low back pain? Spine 2000;25:2126–2132.
40. Turner JA. Educational and behavioral interventions for back pain in primary care. Spine 1996;21:2851–2859.
41. United Nations. World program of action concerning disabled persons. Division for Social and Policy Development, United Nations; 2003 [http://www.un.org/esa/socdev/enable/diswpa01.htm. Accessed 16 February 2004].
42. Victorian WorkCover Authority. http://www.workcover.vic.gov.au/dir090/vwa/home.nsf/pages/chiropractors. Accessed June 8, 2005.
43. Von Korff M, Moore JE, Lorig K, et al. A randomized trial of a lay-led self-management group intervention for back pain patients in primary care. Spine 1998;23:2608–2615.
44. Von Korff M, Ormel J, Keefe FJ, Dworkin SF, Grading the severity of chronic pain. Pain 1992;50:133–149.
45. Waddell G. The Back Pain Revolution, 2nd edition. 2004. Edinburgh: Churchill Livingstone.
46. Waddell G, Burton K, McCline T, Derebery J. The Whiplash Book. London: The Stationary House, 2004.
47. Waddell G, Burton K, McCline T, Derebery J. The Neck Book (American Edition). London: The Stationary House, 2004.
48. World Health Organization. International Classification of Functioning, Disability and Health: ICF, World Health Organization, Geneva (2001).

33

공통 증후군 관리와 연결 고리 찾기 (Managing Common Syndromes and Finding the Key Link)

학습목표

이 장을 읽고나면 이해할 수 있을 것이다:

- 기능적인 병변과 구조적인 병변을 구별하는 방법
- 통증유발점(trigger point)의 맞버팀근 상호활성 패턴의 주된 역할
- 운동(motor) 프로그램이 어떻게 근육 불균형과 관절의 기능장애의 특정한 패턴과 관련되어 있는지.

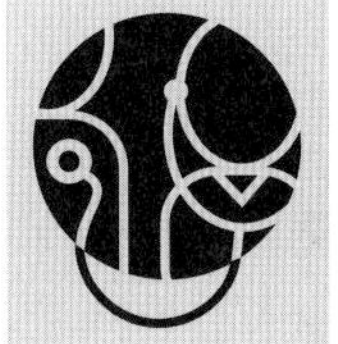

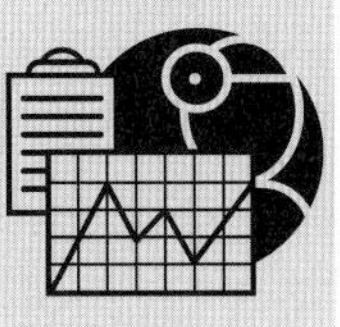
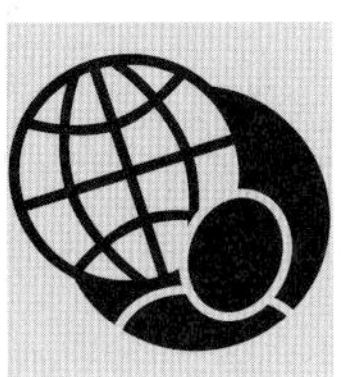
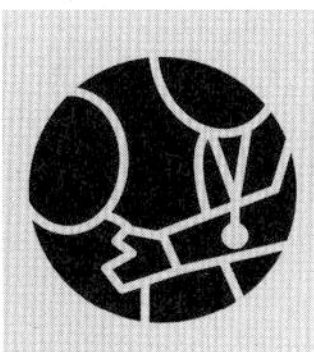
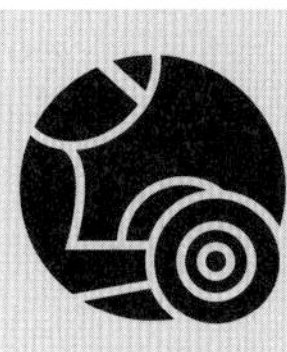
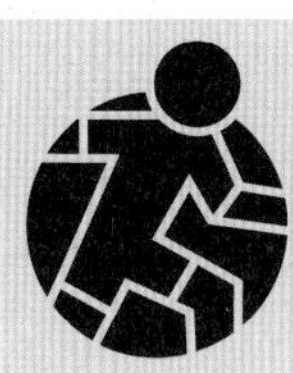
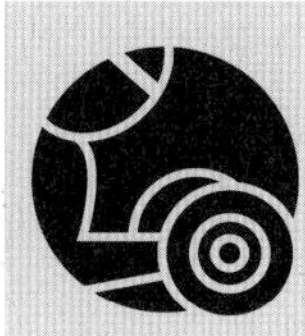

개요 (Introduction)

단연 운동 시스템의 가장 흔한 병적 상태는 "불특정", "특발성"으로 불리는 것들이다. 왜냐하면 병리학적 소견이 나타나지 않기 때문이다.[9]). 이런 식으로 분류되어 계속해서 늘어나는 환자의 수는 결코 꾀병이 아님을 말해주며, 적절한 임상 검사는 그들 병의 체성(somatic) 기시 점을 증명하는 풍부한 징후와 증상을 제공한다. 몇몇 운동(motor) 기능이 손상된 것으로 보여질 수 있기 때문에, 이것은 "기계적인 것"이 되고 있고, 생물역학이 요인으로 고려되어지는 것을 방해한다. 그러므로 "기계적 질환"이라는 용어가 빈번하게 사용된다. 하지만 이 용어는 부적절하다. 왜냐하면 유기체가 변함없이 신경계를 통해 반응하기 때문이다. 사실상 어떤 기계적 변화는 협동방식으로 운동계(motor system)의 반응을 일으키는 신경계에 의해 처리되는 정보의 원천이다. 그러므로 기계적 질환(mechanical disorder)은 중요하며 심지어 측정도 가능하게 되어 우리는 저해된 기능이나 기능장애를 다루어야 한다.[1,18]

도수치료나 이완 등을 포함한 재활의 방법을 적용한다면, 보존적 방법으로 치료되는 디스크 손상과 같은 병리학적 문제가 발견되는 경우라 할지라도 우리의 목적은 기능부전이다. 그러므로 재활에서, 우리의 임무는 기능을 개선시키거나, 가능하다면 기능을 정상화시키는 것이다. 그러므로 운동계의 기능과 기능적 병리의 이해는 필수적이다. 일상생활에서 운동성 활동(motor activity)은 팔다리의 굽힘이나 폄과 같은 단순한 움직임으로 구성된 것이 아니라, 차를 운전하는 것, 글쓰기, 숙련된 솜씨, 악기 연주, 또는 스포츠와 같은 학습된 활동으로 구성되어 있다. 그런 활동들을 수행하기 위해서 운동 프로그램은 확립되어야한다.[19,21] 운동성 기능부전을 이해하고자 하면, 반드시 운동계를 이해해야 한다. 그러나 그것은 오직 운동성 학습의 분석에 의해서만 설명될 수 있다. 테니스 선수의 경우를 예로 들 수 있다. 그것을 진부한 신경학에 의해 설명하려 한다면, 분명히 실패할 것이다. 테니스 선수는 접근해 오는 공을 보게 되는데 이 때, 시각적인 자극은 망막으로부터 중뇌를 거쳐 후두엽으로, 거기서부터 두정엽의 감각운동 영역으로, 그런 다음 전롤란드(prerolandic) 운동 영역으로, 그런 다음 대뇌척수로에 의해 앞뿔로, 그리고 말초신경계에 의해 근육으로 간다. 근육활동은 소뇌와 그 뒤에서부터 두정엽까지 가는 구심성에 의해 정교하게 조정된다(feed-back loop). 게다가 선수는 뛰어야 하고 바른 방향으로 도약해야 한다. 가장 빠른 신경 섬유가 100 m/sec를 좀처럼 초과하지 못하는 속도로 일하는 것을 고려한다면, 테니스 선수는 공을 치거나 잡지 못할 것이다.

단지 운동 학습(motor learning) 보다 정확하게 말해서 프로그램을 형성하는 것은 무슨 일이 일어났는지를 설명할 수 있다. 먼저, 어린 아이가 컵 모양을 한 손에 공을 놓는다. 그런 후에 공이 아이의 손에 떨어지도록 신중히 공을 던진다. 아이가 공을 잡기 위해 두 손을 뻗치거나 공을 향해 뛰는 것을 학습하는 데에는 몇 주 또는 몇 달이 걸릴 것이다. 시간이 흐른 후에 아이는 한 손을 뻗쳐서 공을 잡는 방법을 배운다. 마침내, 아이에게 테니스 라켓이 주어지고 라켓을 잡는 법과 라켓 중심에 공을 칠 수 있도록 길이를 조정하는 법을 배워야 한다. 하지만 그 때쯤 프로그램은 형성되어 있고 잘 확립되어있다. 눈이 공을 인지하는 순간, 전체 프로그램은 준비되어지고 눈, 머리, 자세 그리고 팔 다리의 협응된 반응(coordinated response)을 순식간에 이끌어낸다. 피아노 연주자가 악보를 읽거나 운전자가 길에서 커브를 볼 때 비슷한 일이 일어난다. 각각의 경우에 프로그램은 전체적으로 운동계와 관련되어 있다.

기능적 접근 (The Functional Approach)[14]

그렇다면 구조적 변화없이 가역적(reversible) 손상과 같은 기능에서 일어나는 가장 빈번한 변화는 무엇일까? 심한 만성이 아닌 근막 통증유발점(trigger point), 가역성의 관절 움직임 제한, 통각과민의 피부 영역 그리고 근막이나 두피, 그리고 아픈 골막부분을 덮는 조직과 같은 심층의 결합조직에서 기능장애의 변화가 있다.[7] 이것은 활성화 반흔(active scar)에 적용된다(18장 참조). 이 모든 손상에서 우리는 병리학적 제한 장벽을 발견하고, 이런 장벽의 정상화에서 즉시 경감을 얻는다. 이런 국소적 변화에 더하여 신체 고정과 운동 상동(sterotypes)이나 운동 패턴의 장애가 있다. 이것은 구조적 변화나 기능의 변화의 결과로 일어날 수 있고, 전체적으로 운동계에 영향을 끼칠 수 있다.

그러므로 환자를 다룰 때 우리의 첫 임무는 환자가 구조적 장애로 병이 생긴 것인지, 기능적 장애로 병이 생긴 것인지를 결정하는 것이다.

- 우리는 기능(생리학)이 해부학(병리학)만큼이나 실제적이라고 주장해야 한다.
- 병변은 위치선정이나 성질에 의해서 결정되어야 한다. 하지만, 기능은 다양한 국소부위의 다른 구조적 전체적 사슬의 상호작용의 결과이다.
- 구조적 병변이 있다 할지라도 임상 증상을 일으키는 기능적 변화가 있다.
- 임상학적 모습은 구조적 병변보다 기능적 변화와 주로 상호작용 한다. 매우 빈번하게 병리학적 변화는 기능이 손상되기 전에는 드러나지 않는다. 하지만, 스스로에 의한 기능적 변화는 어떤 병리학적(구조적) 부재 속에서 임상적 변화를 일으킨다.
- 같은 이유로, 명백하게 진단된 병변이라 할지라도 임상학적으로 관련(CT상의 추간판탈출증, 척추전위증)이 없을 수 있다. 반면에 대개 임상학적 수단에 의해서만 진단되는 기능장애는 결정적인 가치가 될 수 있다.
- 그런 경우에 병리학적 변화의 치료법을 결정하였다면 치료는 실패할 것이다. 하지만, 병리학적 변화가 중요하다 할지라도 기능을 개선하려면, 환자의 상태를 개선해야 한다. 왜냐하면 이것은 정확히 재활성화에 의해서 성취될 수 있는 것이기 때문이다. 하지만 성취될 수 있는 것의 한계를 깨닫는 것이 필수적이다.
- 병리학적 진단에서 진단 분석을 위한 임무는 정확히 손상의 위치를 정하고 그것의 성질을 결정하는 것이다(principle of localization)
- 기능장애에서 진단 분석을 위한 임무는 병인론적인(pathogenic) 사슬을 결정하고 개인적 고리의 관련성과 상호관계를 평가하는 것이다(총체적 원리).
- 통증을 유발하는 기전은 사례에서 병변의 성질에 해당하는 병리학적 변화에 의해서 일어난다; 하지만, 기능이 변화되면, 기전은 주로 증가된 긴장, 기능장애의 통상적인 결과에 의해 일어난다. 우리는 환자가 통증을 느끼는 곳이나, 경감을 느끼는 곳이나, 긴장 푸는 것을 성공할 때마다 임상학적으로 통증유발점(TrPs, 통증유발 과민 영역)에서 증가된 긴장을 발견한다.
- 병리학적 변화에 의해 야기된 상태에서 치료가 성공적이면, 손상이 치료될 때까지, 혹은 수술 결정이 받아들여지기까지 계속된다.
- 치료가 기능장애에 의해 야기된 변화에 성공적이면, 우리는 아마도 병인론적(pathogenic) 사슬의 다른 고리를 치료하는 결정을 할 것이다. 같은 손상을 다시 치료해야 한다면, 우리는 먼저 첫 번째 검사에서 놓쳤거나 과소평가했던 더 중요한 손상이 없는지 살펴봐야한다. 왜냐하면 일상적 접근의 각 제한 검사 후에 정의, 치료법 변화에 의한 손상은 가역적이기 때문이다.
- 병리학적 상태에서 성공은 효과적인 약물이나 수술에 의해 성취된다. 기능장애에서 성공은 관련된 고리나 적절한 순간에 사슬의 올바른 선택에 달려있다.
- 전술되어진 바, 기능적 접근이 더 어려운 것을 알 수 있다. 우리는 병리학을 운동계(motor system)의 하드웨어에, 기능장애를 운동계의 소프트웨어에 비유한다.
- 그러므로, 통증이 느껴지는 부위에서만 기능장애를 치료하면 치료사와 환자는 분명히 허탈할 것이다.
- 왜냐하면 자연 상태에서 기능적 변화는 가역적이기 때문이다. 적절하게 치료되면(병이 악화되지 않고), 치료의 효과는 즉각적이고 기적적인 치료의 인상을 줄 것으로 기대되지만 그것은 사실 예측 가능한 것이다.
- 원인과 결과의 관계는 보통 구조적 병변에 의해 일어나는 상태 속에서 주된 문제를 제공하지 않는다. 하지만, 그것은 기능장애에 의해서 일어나는 변화에서는 매우 난해할 수 있다; 원래 원인은 2차적인 것이 될 수 있고 그 반대도 마찬가지이다. 어떤 기시점의 만성적인 통증은 운동 패턴이나 운동 상동(stereotypes)에 변화를 일으키고, 교대로 기능 장애

의 영속적인 통증을 일으킨다. 만성적인 관절의 움직임 제한과 통증유발점은 근막의 유동성 손상을 일으키고 교대로 관절 움직임 제한과 근육의 통증유발점을 일으킨다.

- 통계학적 방법은 잘 규정된 병리학에서 매우 유용하고 이 분야에서 필수적이여야 한다. 하지만, 그것들을 기능의 변화에 적용하는 데에는 많은 어려움이 있다. 진단에서도, 같은 임상학적 상태(예: 두통)가 끊임없이 변하고 있는 각각의 연결에 관련하여 다양한 질환의 긴 사슬의 결과가 될 수 있다. 한 고리를 성공적으로 치료하였다면, 같은 치료를 되풀이하는 것은 무의미한 것이다. 그러므로 여전히 증상이 남아있다면, 사슬에서 다른 고리를 치료해야 한다. 그러고 나서 환자가 증상이 없다면, 이것은 첫 번째 치료가 효용이 없다는 것을 의미하는 것이 결코 아니다. 하지만, 통계학으로 이것을 평가하는 것은 매우 어렵다.
- 심리학은 자율신경계에 미치는 영향(예, 스트레스) 때문에 모든 유형의 환자한테 매우 중요하다. 하지만 기능장애에서 심리학은 병인론적(pathogenic) 사슬의 한 부분이다. 왜냐하면 운동계는 우리의 정신활동의 효과기이고 수의적 운동 기관이기 때문이다. 이것은 통증이 가장 변함없는 증상이고 긴장과 이완이 중요한 역할을 수행한다는 사실에 의해 더욱 확증되었다. 하지만 어떻게 각 질환에 심리학적 요소가 관련되고 어떻게 치료를 받을 수 있는지를 결정하는 것은 필수적이다.
- 현대적 기술은 비록 관련이 없다고 할지라도, 병리학적 손상을 더욱 효과적으로 진단할 수 있게 하고 그것들을 구체화시킨다. 기능장애에서 기술은 보통 사용되지 않고 방해가 된다. 임상학적 기술은 중요한 것으로 남는다. 하지만 이것은 주관적인 것으로 간주 된다(그림 33.1).

총체적 원리 (The "Holistic" principle)

이 접근방식은 "체액(humours)"에 기반을 둔 모든 고대의 의학 체제와 약초 의학(herbral medicine)의 특징이다. 그것은 내부 기관과 팔다리 부분에서의 결합과 상호

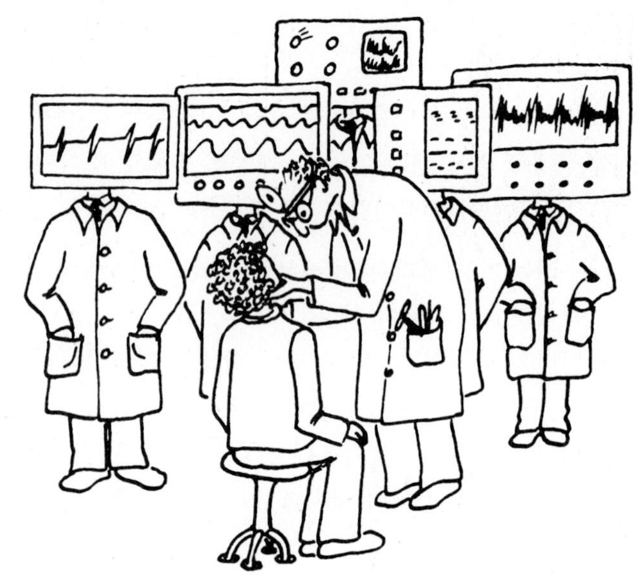

그림 33.1 만화. 임상의학과 발전된 기술.

작용, 신체운동과 식이요법 사이의 결합과 상호작용의 중요성을 강조하는 "경선(meridians)"의 시스템을 가진 전통 중국 의학에서 가장 두드러진다. 이 접근방식의 결점은 때때로 미신에 입각하여 과학적 증거의 부족을 채우는 단순한 경험의존주의이다. 이것은 또한 현대사회에서 합리적인 치료의 기초로 간주되는 사실적 진단이기도 하다. 그것은 구조적으로, 잘 규정되고 증명될 수 있는 국소적 변화의 병의 참 원인을 증명하는 것으로 보이는 병리학적 해부학의 성공이었다. 이것은 과학적 의학의 특징이 되었다. 주로 약이나 수술에 의한 치료는 잘 정의되고 증명된 변화를 정상화시키는 효과에 의해 판단되었다. 현대 기술은 구조적 변화를 진단하는 능력을 대단히 증가시켰을 뿐 아니라, 특정한 상황에서 더욱 강력한 약을 제공했고 수술은 더욱 효과적이면서 동시에 더욱 안전하게 만들었다. 이 명백한 성공은 의학 시설에 대한 현재의 신뢰를 가져왔고 우리가 모든 병의 병리학적(구조적) 원인과 그것을 치료하는 특정한 약을 발견할 때, 모든 의학 문제는 해결되고, 그들의 자기만족을 증강시킬 것이다. 이런 모형을 받아들이지 않는 사람은 "현대 과학"을 부정하고 오래되고, 진부한 경험의존주의를 회복시키고, 그들의 방법에 의한 치료가 성공적인 것을 증명하였다 할지라도, "비과학적인"것에 사로잡혀 "대체의학"이나 "보완 의학" 종류의 것들을 장려하기 위해 노력하는 것으로 낙인찍히게 된다.

운동 증상을 가진 케이스의 적어도 90%가 "불특정한"으로 분류되어야 한다는 것을 깨닫고 있음에도 불구하고, 이 방법을 실행한 많은 이들이 "대체의학"이 전적으로 "기능적 접근 방식"이나 "기능적 병리학"을 채용할 준비가 되어 있지 않다고 간주한 이유이다.[9] 그들은 여전히 "진정한 병리학"이 어느 순간에 나타나기를 희망한다. 같은 이유로, 총체적 접근 방식을 주장하는 수많은 대체의학 학파의 대부분의 지지자들은 그것을 충족하는 진정한 방법을 알지 못한다. 이것은 단순한 우연의 일치가 아니다. 우리는 "기능적 접근"이 구조적 병리학보다 더 요구되는 더 복잡한 것이며 하드웨어에 대비하여 소프트웨어에 비유되는 것으로 지적해왔다. 이것은 또한 대부분의 학교나 대체의학 학파가 독단적인 체제를 형성하고 요구되는 기능적, 진정한 총체적 접근 방식을 단순화시키는 이유를 설명할 수 있다. 이것은 단지 생리학에 기초를 둔, 결국은 해부학보다 좀 더 복잡해지는 열린 시스템이 될 수 있다.

D. D. Palmer의 "홀인원(hole in one)" 이론은 카이로프랙틱 역사로부터 좋은 예를 제공한다. 그는 척주의 모든 문제(만약 유기체 전체의 문제가 아니라면)는 환축추의 조정에 의해서 또는 골반의 최상의 중요성을 믿은 Illi(스위스 카이로프랙터)에 의해서 해결될 수 있다고 생각했다. 초기의 카이로프랙터와 정골 의사(osteopaths)는 모든 건강 문제는 뇌로부터 내부기관의 "에너지" 흐름을 방해하는 척추의 "아탈구" 또는 "정골성(osteopathic) 손상"의 결과라고 단순하게 만족하며 믿었다. 하지만, 일단 우리가 도수치료 기술을 도입하고 나서, 조만간 우리가 진단한(주로, 도수 기법에 의해) 변화가 단지 우연한 것이 아니라 어떤 규칙을 따른다는 것을 알게 된다. 우리가 두경(craniocervical) 접합부를 치료할 때 운동계의 전체에 어떤 패턴을 따르는 듯한 반응을 매우 빈번하게 관찰한다. 더 중요한 것은, 신경학 주의를 수용하며 반응이 결코 척주의 특정한 부분으로 제한되지 않는다는 것이다. 빈번하게 그리고 매우 규칙적으로 우리는 운동계의 모든 수준에서의 반응을 본다. 따라서 우리는 그런 반응이 생기는 데에 특히, 치료가 효과적인 척주의 "주요 영역(key regions)"[7]를 구별하는 것을 배웠다. 오랫동안 이러한 관찰은 발, 손, 그리고 구강안면 체제는 무시하면서 관절과 under-rating 근육과 연부조직을 강조하며 척주로 제한되었다.

그러므로 전체로서 운동계를 포함하여 이런 "영향(repercussions)"을 주관하는 규칙이 있는지를 발견하는 것이 중요한 듯하다. 우리는 먼저 이른바 연쇄 반응이라는 것이 운동계의 "기초적" 기능에 해당한다는 추측을 하였다. 이것들은 걷기, 신체 고정, 호흡, 그리고 잡기와 음식 섭취로 생각된다. 이것은 확실히 많은 좋은 임상학적 현상을 설명하는 중요한 단계이지만 예측되는 가치는 여전히 제한되어 있다. 걷기는 하지에, 잡기는 상지에, 음식 섭취는 구강안면과 경부에 너무 집중된 것으로 보인다. 우리가 지금까지 배운 것으로 이것은 충분히 총체적 접근 방식이 아니다. 운동학의 발달로 인해 지금 우리는 운동계의 모든 부분의 상관과 상호작용의 나은 이해력을 가지고 있다.

연쇄반응: 최신 (Chain reactions: up to date)

운동학적 발달(developmental kinesiology)은 23장의 주제였다.[11,31] 그러므로 어떤 상세한 부분에 주어지는 사슬을 이해하는 데에 필수적인 결론을 간단히 지적할 수 있다. 가장 중요한 것은 인간이 두 발로 걷는 자세에서 필수적인 상호 활성화의 패턴이다. 정상적인 상태 하에 오래된, 주로 긴장성 몸통(굽힘근)과 젊은 위상성(폄근), 그리고 주로 긴장성 사지 굽힘근(굴곡근, flexor), 모음근(내전근, adductor) 그리고 내회전근, 그리고 주로 위상성 사지 폄근(신전근, extensor), 외전근, 그리고 외회전근의 균형적인 활동이 있다. 이 균형의 방해는 정기적으로 오래된 긴장성 시스템 즉, 몸통 굽힘과 사지의 내회전과 내전이 첨가된 굽힘의 우위를 초래한다. 최근의 발전되는 다른 것은 가로막[28]의 자세적 기능과 기능장애에 특히 걸리기 쉬운 것으로 보이는 골반 저부이다. 인간에게서만 발견되는 또 다른 기능은 능동적인 몸통 회전이다.

그것은 근육에만 관여하는 연쇄반응으로부터 나타나는 것으로 보인다. 이것은 물론 큰 오산이다. 하지만 근육은 직접적인 신경계의 통제 하에 있어서 상호 활성화 패턴의 원인이다. 어느 수준의 관절에서도 역시 기능부전이 수반됐고 그래서 연부조직도 기능부전이 수반됐다.[22] 그런 다음 그들은 기능 장애를 증강시키고 영속시킨다. 상호 활성화 패턴의 방해는 주로 통증유발점의 형태에서 고통스러운 손상 자체로 보인다. 이것은 고도로 특정화된 현상이다. 척주 기립근에서 이런 경우에 단지 몇 개의 근육 섬유만 통증유발점(TrPs)을 감추고, 흉근과 같은 큰 근육에 통증유발점이 있으면 그것은 규칙적으로 연결되거나 그것의 "맞버팀근" 혹은 좀 더 정확히 "상호 활성화 파트너(co-activation partner)" 속에 통증유발점으로 묶여 있을 것이다. 하지만 여기도 역시 몇 개의 근육 섬유에만-척추기립근에서 특정한 위치선정에 해당하는 흉근의 특정한 위치선정이 있을 것이다. 예를 들면, 엉덩이에서 모음근(내전근, adductor)과 외전근의 통증유발점이 같은 것은 사실이다.

맞버팀근에서 통증유발점(TrPs)의 "패턴화(patterning)"가 Radebold와 Cholewicki 등이 발표한 "건강한 사람과 만성 허리 통증에 시달리는 환자에게 갑작스런 몸통 부하를 주었을 때 근육의 반응 패턴"이라는 이름의 논문에서 최근 확증되었다. 저자는 갑작스런 부하와 부하를 이완하는 데 복부 그리고 등 근육의 반응 시간을 기록했고, 허리 통증이 있는 환자에게서 배와 등쪽 측면 모두 증가했음을 발견했다.[28]

또한 평형 상태에서와 균형이 맞지 않는 상태에서 상호 활성화 파트너의 연쇄 반응이 있다. 균형이 맞지 않으면, 변함없이 긴장성 근육이 주된 위상성(phasic) 근육보다 우세하다는 것과 자세가 변한다는 것을 발견한다. 기능장애 사슬은 교체된 운동 프로그램의 표현이다; 이것은 시간이 걸린다. 그러므로 그것을 주로 오랜 병력을 가진 악화된 환자에게서 발견한다.

이 근육 집단의 불균형은 반대의 자세에서, 예를 들면 머리를 아래로 숙인 것과 같은 자세에서의 자극(Vojta의 기술에 의한)으로부터 초래된다. 하지만, 우리는 또한 다양한 상태에서 스트레스가 많은 것을 발견한다: 고통스러운 상황뿐만 아니라, 우울과 단순한 피로, 상위 운동 신경원 손상.

이 모든 상황에서 위상성 보다 긴장성의 우세를 관찰한다. 재활성화에서, 첫 번째 단계는 명백하게 긴장성과 위상성의 자극의 금지이다(고통스러운). 연쇄 반응을 다루며, 자세 변경 없이 균형 상태에서 통증유발점(TrPs)이 있는 근육의 사슬과 주된 긴장성 근육을 지지하여 이 평형이 방해된 사슬을 구별할 수 있다.

Brügger의 접근법[1,17] (Brügger's approach)

많은 방법으로, Brügger의 접근법은 우리의 접근과 비슷하다: 그는 근본적이고 기초적인 기능의 중요성을 매우 강조하였다. 그는 또한 특별히 일어나는 움직임을 가장 분화시키고 또한 그것이 일어나는 곳은 어디든지 모든 기능이나 기능 장애가 전체로서 운동계에 영향을 미치는 손, 발 그리고 눈(근육)말초의 역할을 강조하였다. 발달 운동학에 전적으로 동의하며 그는 척주를 두 부분으로 나누었다: 위에서 Th5까지와 아래에 척추전만의 Th5에서 천골까지. 목 부분은 주로 곧게 되어있다. Brügger의 관점에서 이런 것은 부하 지탱의 가장 좋은 상태이다. 그의 임상학적 접근 방식은 주로 그가 현대사회에서 발견한 것 즉, 책상에서 컴퓨터나 화판 앞에 앉아서 일하거나 차나 트랙터를 운전하는 일 등에 의해 결정된다. 각 경우 마다 굽힘된 자세에서, 이런 상태를 위해 그는 "homo curvatus"라는 용어를 사용하고, "sterno-symphyseal syndrome"이라는 용어하에 전체적 임상학적 증후군을 설명한다. 그는 "painfully tense and painfully week" 근육에 대해 말한다. 하지만 Brügger은 근육의 불균형에 의한 발견물이 아니라, 관절과 척주의 자세에 의한 발견물을 설명한다.

손과 손가락이 굽힘과 내회전 상태라면 180°까지 팔을 들어 올릴 수 없고, 어깨는 앞으로 당겨지는 경향이 있다; 팔이 가슴 앞에서 교차되었다면, 흉요부에서 척주를 완전히 펌 할 수 없고, 그래서 곧게 펴려고 할 때 허리뼈가 과폄되는 경향이 있다. 발이 회내와 내회전 상태에 있다면, 무릎에서 폄이 끝까지 이루어질 수 없고, 엉덩관절에서 내전하는 경향이 있다. 이런 엉덩관절의 자세에서 허리뼈의 폄은 제한된다; 앉아있는 동안 펴려고 시도할 때 흉요부에서 과폄이 생긴다.

치료를 위해서 다음의 원칙은 꼭 지켜져야 한다: 몸통은 흉추 5번(Th5)까지 흉요추 전만이 있는 채 세우고, 목은 머리의 숙임 없이 세워져야 한다. 환자가 앉아있다면, 상지는 외회전 되어야 하고(외전), 견갑대는 뒤로 전위(retroposition)되고 하지가 외회전 및 내전되어 있다. 이 자세는 정확히 3개월 된 정상 신생아의 자세에 해당한다(앙와위 또는 복와위).

특정한 치료를 위해 팔다리의 가장 끝 부분에서의 자극이 추천된다. 그것은 가장 많은 수의 구심성이 있어 위상성 운동이 구분되는 부분이다. 따라서 팔다리를 펴하고 손가락(발가락)을 벌려서 쫙 펼친 능동적 움직임이 추천된다. 수동적 움직임을 사용하여 손(발)을 펼치고 이 자세에서 환자는 저항에 대항하여, 또는 환자를 굽힘 시키려는 치료사의 시도에 저항하여 손가락(발)을 폄한다(그림 33.2). 손과 발 양쪽의 원위부 부분의 저항된 폄은 손과 발의 굽힘을 억제할 뿐만 아니라, 운동계를 통하여 뒤넙다리근(슬괵근, hamstrings)을 포함한 모든 굽힘운동을 금지하고, 그래서 하지 폄 거상 검사(leg raising test)에서 폄을 개선시킨다! 주로 자가 치료를 위해 Brügger는 환자가 밴드의 저항에 대항하여 폄을 운동하도록 탄력밴드를 활용한다(그림 33.3).

자세 훈련에서는 톱니 휠 기전(cog wheel mechanism)(그림 33.4)이 적용된다. 환자가 외회전 상태에서 다리를 벌리고 앉는다. 이것은 전만 커브가 흉요추 부분과 중간 흉부 끝에 오게 하면서, 골반을 약간 전방경사 위치에 놓는다. 목 부분은(Th4위) 주로 일직선으로 되어 있어야 한다. 몸통 고정은 위에서부터 내려오는 흉근의 섬유와 아래의 깊은 복근의 활동으로 인한 것이다(톱니 휠 기전).

목에서 유동성(mobility)을 촉진하려면 Brügger는 다음과 같이 눈에 따라 손을 움직이도록 추천한다. 흉부에서의 강직은 환자가 외회전 상태에서 다리를 벌려 앉아서 중간 흉부를 흔드는 움직임에 의해 극복한다.

표 33.1에 요약되어 있는 것처럼 근육 불균형에 대해 특히 우리와 Janda가 표현한 것에 대해 Brügger가 자세와 관절의 기능(기능장애)에 대하여 표현한 것이 대응하는 것은 명백하다.

전방 당김 자세(그림 33.6)[2] (The forward drawn posture)

여기에 또한 균형이 맞지 않는 상호활성화(co-activation) 패턴에서의 사슬을 다루고 있다. 측면에서 환자를 관찰하며 머리와 목 역시 앞으로 당겨진 자세에서, 입방골(cuboid)의 앞에 있는 골반대와 골반대의 앞에 있는 견갑대를 살펴본다. 하지만 이러한 완전한 패턴이 모든 경우에 필요한 것은 아니다. 그러므로 임상학적으로 근육의 긴장에 의존해야 한다. 중력점이 앞으로 이동하면, 환자가 쓰러지지 않도록 등과 목 근육의 수축에 의해 균형이 유지되어야 한다. 그러므로 다음의 임상학적 시험은 진단이다. 환자가 눈높이에서 응시하면서 서 있을 때의 등과 목 근육의 긴장과 환자가 앉아 있을 때 눈높이에서 응시하면서 긴장의 경감이 발견되면, 앞으로 당겨진 자세는 임상학적으로 적절하다. 그것은 적절할 뿐만 아니라 원인이 목 위쪽이 아니라, 아래쪽에 있다고 결론 내릴 수 있다. 이 증후군에서 변치 않는 소견은 일직선의 복근 속의

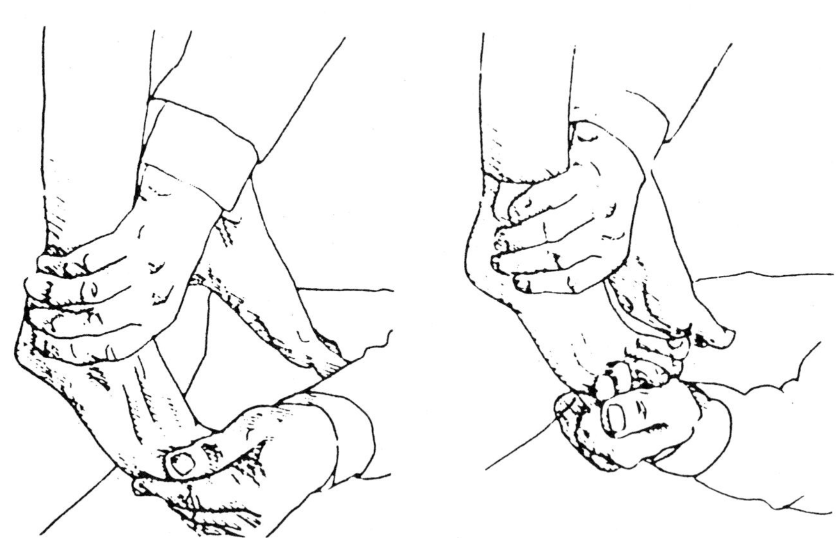

그림 33.2 국소적 전반적으로 굽힘 활동을 억제시키는 저측 저항(plantar-resisted)-발가락 굽힘.

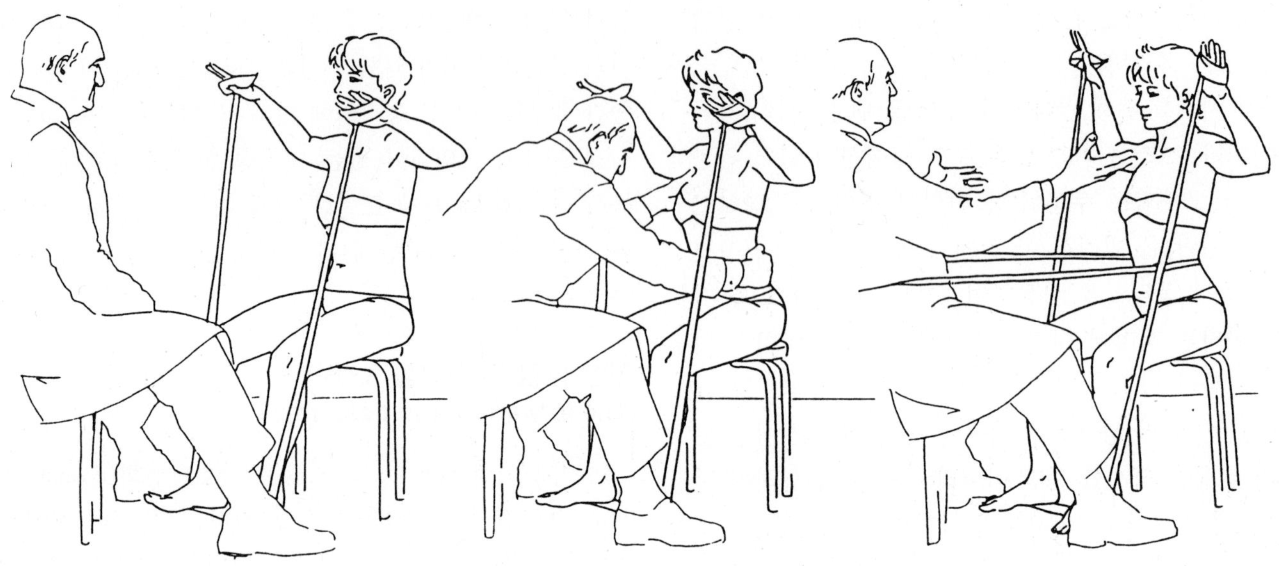

그림 33.3 굽힘 활동을 억제하는 "쎄러 밴드"의 도움을 받아 하는 운동 (긴장성 근육).

통증유발점이다. 다음의 통증유발점과 관절의 기능장애를 발견할 가능성이 크다(표 33.2).

섬유연골결합과 tuber ossis ischii 접착부의 긴장 때문에 tuber ossis ischii가 아래에 나타나고 섬유연골결합에 가까운 치골이 긴장이 증가되는 촉진의 위쪽에 나타난다. 논문에서 이것은 흔히 "위로 미끄러짐(upslip)", "아래로 미끄러짐(down slip)" 또는 "전단 기능부전(shear dysfunction)"으로 설명된다(예를 들면, 비록 위로 2 cm까지 다른 촉진이 있어도 치료 후 비골두에서 "원위치"와 좌골 골절이 변하지 않은 X-ray가 있다). 앞으로 당겨진 자세가 전체로써 운동계에 영향을 주기 때문에 모든 부분에서

Halswirbel-
säulen-
Streckung
Brustkorb-
hebung
Becken-
Kippung

그림 33.4 다이어그램. Brügger 톱니 휠(cog wheel) 원리.

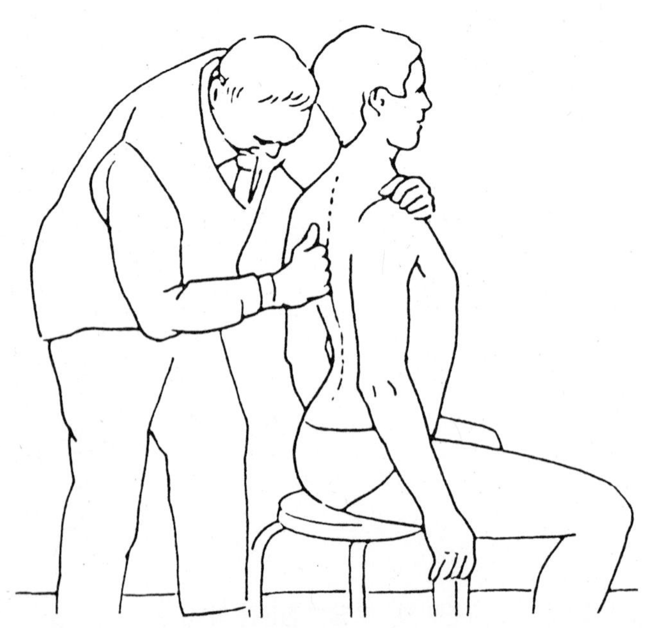

그림 33.5 Brügger의 차단 기술 (진단과 가동술).

표 33.1 (주된) 긴장 위상 근육들[3,8]

과긴장(hypertonus)	저긴장(hypotonus)
짧은목폄근, 복장근, 긴목근, 머리근, cleidomastoideus, 목갈비근, 앞머리곧은근	
등세모근(상부)	등세모근(하부)
어깨올림근	
큰가슴근	가시아래근, 작은 원근
어깨밑근	세모근, 마름근
작은 가슴근	가슴세움근
위팔두갈래근	위팔세갈래근
아래팔 엎침근, 굽힘근, 아래팔 뒤침근, 폄근	
허리세움근	배곧은근
엉덩관절 굽힘근	큰볼기근
엉덩관절 모음근	중간 볼기근, 작은 볼기근
넙다리근막긴장근	넙다리외회전근
뒤넙다리근	가쪽 넓은근, 안쪽넓은근
발굽힘근	발 폄근

증상이 있을 수 있다: 머리와 목 통증, 덜 빈번한 가슴 통증, 빈번한 허리 통증, 그리고 심지어 다리 통증.

이것이 사슬인 증거는 가장 관련된 고리의 치료에 있다. 이것은 보통 이 증후군에서 가장 많이 발견되는 꼬리 쪽 기능장애이다: 발, 비골, 둔부 근육, 그리고 폄된 복부.

표 33.2 앞으로 기울어진 자세에서 통증유발점(TrPs)과 관절의 기능부전

- 두경(craniocervical) 접합부의 움직임 제한과 머리의 숙여짐과 함께 목빗근(흉쇄유돌근, SCM)의 경부와 두경 접합부의 짧은 폄근. 경흉 접합부의 움직임 제한이 있는 등세모근(승모근) 상부에서의 주된 통증유발점(TrPs)의 등쪽면.
- 큰가슴근 내의 흉곽내부 및 가로막(횡격막, diaphragm)과 등쪽 척추세움근(척추기립근, erector spinare) 내부
- 척추세움근, 큰볼기근(대둔근, gluteus maximus), 골반저근, 허리네모근(요방형근, quadratus lumborum)과 큰허리근(대요근, psoas major)이 검상돌기와 하부늑골에 부착되면서 주로 허리뼈부분과 치골결합, 복근내의 통증유발점 존재
- 족근중족골 관절에서 움직임을 제한하고 머리에서 움직임을 제한하는 대퇴이두근 내

"유해" 사슬 (The "Nociceptive" chain)

특히 신경근 증후군(root syndrome)과 같은 고통스러운 만성 손상 환자에게 사슬을 발전시키는 데는 시간이 걸린다.

그런 환자는 주로 한 면만 증상이 있는 것이 빈번히 관찰된다. 그 통증유발점(근육의 기능장애)이 자세적 균형과 관련된 한 면에 걸쳐 퍼져 있다. 우리가 서고 기대거나 수축된 흉근을 오른쪽 팔로 민다면, 우리는 또한 오른쪽 골반대와 하지에 의해 안정된 오른쪽 견갑대와 함께 오른쪽 모음근(내전근, adductor)을 수축해야 한다. 견갑대는 또한 머리 즉, 경부 근육, 주로 오른쪽에 의해 안정화된다. 그러므로 이 사슬은 주로 한 면이고, 오른쪽이 더 잦으며 만성 통증 상태의 특징을 갖고 있다. 신중한 검사에서 우리는 또한 다른 면의 특징적인 반응을 적게 발견한다. 이 사슬에서 균형 잡힌 상호 활성화 패턴과 자세는 변경이 필요 없다. 하지만 바로누운자세(앙와위, supine) 자세에서 환자의 어깨 특히, 오른쪽에서 더욱 자주 흉근의 통증유발점에 의한 앞쪽으로 돌출됨을 관찰한다. 전형적인 경우에 우리는 다음과 같은 근육에서 주로 한 면에 통증유발점을 발견한다(표 33.3)

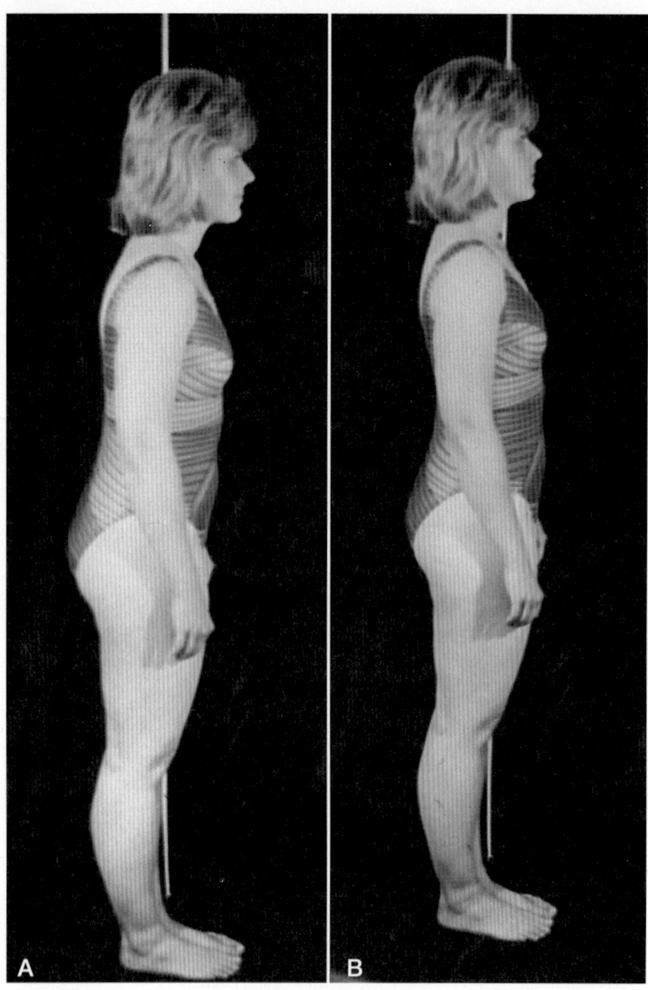

그림 33.6 앞으로 기울어진 자세. **(A)** 치료 전, **(B)** 치료 후

이 사슬은 항상 완전할 필요는 없다; 실패한 경우(다른 임상 분야에서)가 흔하지 않다. 더 중요한 것은 우리는 규칙적으로 근육의 통증유발점에 해당하는 관절의 움직임 제한을 발견한다는 것이다. 목빗근(흉쇄유돌근, SCM)과 두경(cranio-cervical) 접합부의 짧은 폄근에 관련된 두경의 접합부에서; 가로막(횡격막, diaphragm)에 관련된 경추의 대부분; 견갑대의 근육과 밀접하게 관련된 경흉(cervico-thoracic)의 접합부; 중간 흉추의 흉근과 능형근; 늑골 상방에서 어깨밑근(견갑하근, subscapularis); 허리근(요근, psoas), 허리네모근(방형근, quadratus lumborum), 그리고 몸통을 회전하기 위한〔흉요(thoracolumbar) 접합부〕 흉요추 기립근〔넓은 등근(광배근, latissimus dorsi)과 함께〕, 넙다리곧은근(대퇴직근, rectus femoris)에서 L3–4 부분까지, 궁둥구멍근(이상근, piriformis)에서 L4–5 부분까지, 엉덩근(장골근에서 L5–S1 부분까지; 경비골 관절에서 넙다리두갈래근(대퇴이두근, receps femoris)까지, 발바닥 굽힘근(저측 굽힘근, plantar flexor)에서 발목허리관절(족근중족골관절, torsometatarsal joint)까지; 그리고 위팔두갈래근(상완이두근, biceps), 위팔세갈래근(상완삼두근, triceps), 손뒤침근(회외근, supination) 그리고 손가락 폄근에서 주관절과 경추의 중

표 33.3 "유해" 사슬

목의 통증유발점(TrPs)
목빗근, 목갈비근(사각근, scalene), 머리-목 접합부의 짧은 폄근, 널판근(판상근, splenius), 등세모근 상부, 어깨올림근(견갑거근, levator scapulae)(같은 면에서)
가슴에서의 통증유발점(TrPs)
큰가슴근(대흉근, pectoralis major)(Th 4,5 에서의 접착부), 작은가슴근(소흉근, pectoralis minor), 가로막, 어깨밑근, 앞톱니근(전거근, serratus anterior), 장골늑골근
허리(복부)에서의 통증유발점(TrPs)
배바깥빗근(복사근, oblique abdominals)(복직근), 가장긴근(최장근, longissimus), 허리네모근(요방형근, quadratus lumborum), 큰허리근(대요근, psoas major)
다리이음뼈에서의 통증유발점(TrPs)
골반 가로막, 짧은 모음근(내전근, adductor), 뒤넙다리근(슬괵근, hamstrings), 볼기근(둔근, glutaei)[큰볼기근, 중간볼기근], 궁둥구멍근, 넙다리곧은근(대퇴직근, rectus femoris), 엉덩근(장골근, iliacus), 뒤넙다리근(대퇴근막장근, tensor fasciae latae)
다리와 발에서의 통증유발점(TrPs)
긴손가락폄근(장지신전근, extensor digitorum longus), 앞정강근(전경골근, tibialis anterior), 가자미근(soleus), 짧은 손가락굽힘근(단지굴곡근, flexor digitorum brevis), 손가락폄근(단지신전근, extensor digitorum brevis)
팔이음뼈에서의 통증유발점(TrPs)
어깨밑근(가로막), 가시아래근(극하근, infraspiratus), 가시위근(극상근, supraspinatus), 위팔세갈래근, 큰원근(대원근, teres major), 위팔세갈래근(장두)
전완과 손에서의 통증유발점(TrPs)
손엎침근(회내근, pronation), 손뒤침근(상완이두근) 긴손가락폄근과 긴손가락굽힘근(장지굴곡근, flexor digitorum longus), 짧은 손가락폄근과 짧은 손가락굽힘근

부까지.

덧붙여 통각과민 피부 영역 부분에 영향 받은 것을 발견한다. 특히 만성인 경우에 가장 중요한 연부 조직 손상은 쉽게 뼈에 대해 움직이지 않는 근막의 기능 장애이다. 이런 경우에는 "뻣뻣한(stucks)" 근막이 관절의 자유로운 움직임을 억제해서 관절과 근육의 기능장애, 즉, 전체적인 연쇄 반응을 영속시킬 것이다.[13]

심부 체간 안정화의 사슬[24, 32] (The chain of the deep trunk stabilizers)

안정화 훈련은 앞에서 설명한 단원들의 주제이다. 이 연결에서 안정화 기능과 연결되어 있는 근육들이 치료사가 가장 관련있고 치료에 순응할 수 있는 고리를 선택할 수 있도록 사슬을 형성하는 것이 매우 중요하다. 우리의 경험에서, 이 근육의 역할은 매우 중요하고 자주 치료되는 사슬을 구성하는 것이다. 왜냐하면, 그것은 다른 사슬과의 결합에서 자주 발견되는 가장 중요한 연결고리를 나타내기 때문이다(표 33.4).

이 결론은 척추 재활성화에서 가장 흥미 있고 매우 적절히 고려되는 문제에 대한 다른 접근방식의 결과이다. 1989년에 Silverstolpe[18,25,26]은 다음의 반사를 설명하는 논문을 발표했다: 흉부 기립근에서 통증유발점의 빠른 촉진에 의해 골반이 배측 굽힘 되면서 요부에서 경련 반응이 일어난다고 귀납하였다. 동시에 그는 엉덩이 측면에 미골의 위 끝 수준에서의 통증유발점을 대개 발견하였다. 이것이 그렇게 될 때, 천골결절인대의 지배를 받는 집게 손가락에 의한 압력은 날카로운 통증을 만든다. 하지만

표 33.4 심부 안정화 계통의 사슬

- 중심이 골반저부, 심층 복근, 가로막, 심층기립근 줄기와 심층 목 굽힘근에 의해서 형성된다.
- 밀접한 연결은 엉덩허리근(장요근, iliopsoas), 허리네모근, 흉요 기립근 줄기의 천층이다.
- 꼬리 방향에서 모음근, 뒤넙다리근(비골), 발의 근육에서 통증유발점(TrPs)을 발견할 수 있다.
- 머리 방향에서 가슴근, 어깨밑근, 목갈비근, 등세모근, 목빗근(흉쇄유돌근, SCM), 깨물근(저작근, mastication)
- 움직임 제한은 발, 비골, 요천골과 흉요부에서, 경흉 접합부, 경부, 특히 두경 접합부에서 규칙적으로 발견된다.

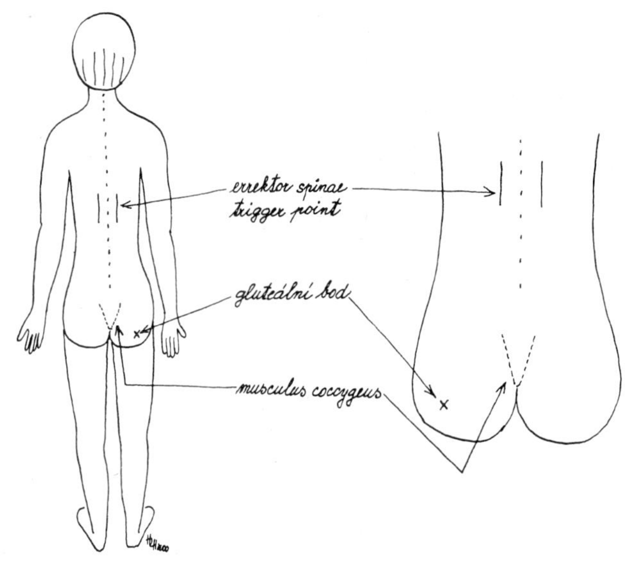

그림 33.7 다이어그램. Silverstolpe 반사.

이 통증유발점을 마사지하면 통증의 경감을 얻게 되고, 엉덩이의 통증유발점과 요추 기립근의 통증유발점(TrPs)은 사라진다. 동시에, 환자가 호소한 많은 다른 증상들은 개선이 되었다(그림 33.7).

허리에서의 통증, 내장 통증, 그리고 경부에서의 통증이 개선되었다. 우리가 그때 생각한 것처럼 가장 이상하게도, 목소리에 질환이 있는 많은 가수에게서 그는 즉각적으로 깜짝 놀랄만한 결과를 얻었다. 그는 이것이 천골결절인대 때문이라고 생각했다. 우리가 그의 방법을 통해 아픈 천골결절인대라고 추측되는 것을 촉진했을 때, 저항을 접촉한 것에 주목했다. 왜냐하면 마사지가 큰 통증을 만들어냈기 때문이다. 우리는 가벼운 압력만 가했고 전형적인 근막의 통증유발점에서 처럼 이완을 얻었다! 이것은 우리로 하여금 Silverstolpe(그리고 우리)가 치료한 아픈 구조는 천골결절 인대가 아니라, 골반 저부에 있는 꼬리근 밑이라는 것을 의심하게 했다. 이것은 좀 더 가능해 보인다. 왜냐하면 골반 저부가 치료의 놀랄만한 효과를 위한 더 나은 설명을 제공하기 때문이다.

골반 저부는 복강의 벽 중 하나이고 가로막의 호흡 기능을 위해 필수적이다. 이것은 쉽게 가수의 목소리 효과를 설명한다. 호주의 물리치료사들이 몸통 안정화를 위한 복횡근의 역할을 적절히 강조하는 동안, 골반 저부와 가로막도 그 역할을 하는 것은 사실임이 명백하다. 왜냐하면, 허리뼈를 안정화하는 근육이 하나가 아니라, 그것의

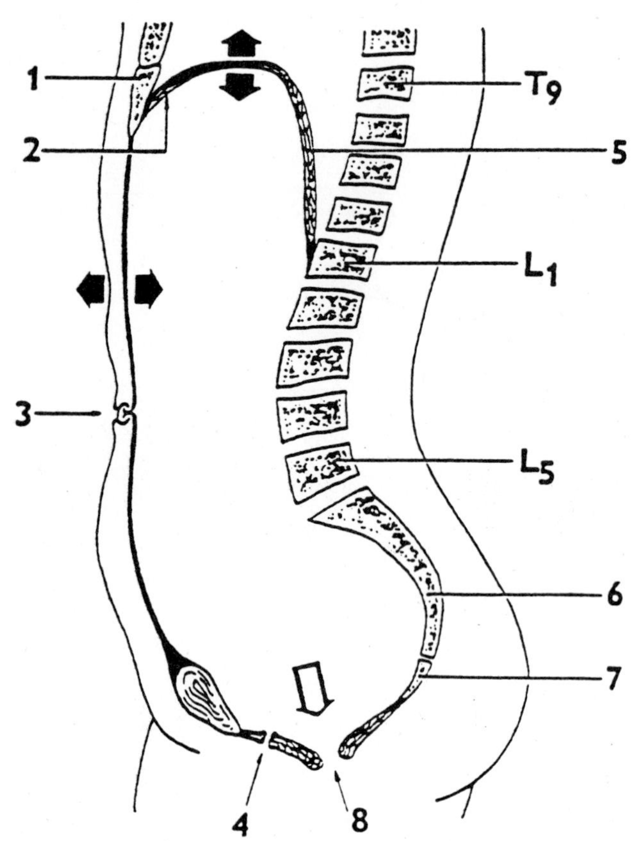

그림 33.8 다이어그램. 복강과 복강의 벽.

모든 벽을 가진 복강도 있기 때문이다(그림 33.8). 그런 후에 이것은 또한 흉추 기립근에서(천층) 즉시 통증유발점이 Silverstolpe의 방법과 함께 사라진 이유를 설명한다: 그것은 깊은 안정화 시스템에서 기능장애의 보상 기전이다.

우리는 곧 우리 가설의 임상학적 증거를 얻을 수 있었다. 하지만 천골결절인대(꼬리근)의 지배 하의 압력은 유효했고, 환자의 증상은 재발하였다. 사실상, Silverstolpe의 사무실에서 내가 본 몇몇의 환자들은 계속해서 그곳에 오고 있었다. 그러므로 우리는 환자가 골반 저부를 활동적으로 수축, 이완하도록 방법을 발전시켰다: 일단 환자가 그것을 스스로 할 수 있도록 배우면, 부득이하게 아픈 통증 후에 그 효과는 신속하고 강렬하다. 환자가 그들의 천골결절인대를 수축하지 않았다는 것은 명백하다.

환자에게 처음에 배꼽을 끌어당기라는 말을 하고(그림 33.9), 우리는 이것이 호흡과 관련이 없다고 주장한다. 일단 이것이 부드럽게 행해질 수 있으면, 환자를 옆으로 눕게 하고 동시에 수행되어야 하는 배꼽에서의 유사한 "흡입(sucking)" 움직임을 만들기 위해 노력하면서 그의 항문 부위에 그것들이 이완되는 것에 반대로 엉덩이를 세우지 않도록 경고하며 같은 동작을 하게 한다(그림 33.10). 환자는 이것에 집중해야 하고, 환자가 그것을 자각할 수 있다고 생각할 때, 환자에게 코를 잡고 저항에 대항하여 공기를 흡입하도록 노력함으로써 복강에서 반대 압력을 만들게 한다. 이 방법은 환자들의 시도를 촉진시키고 환자들은 그것을 더욱 뚜렷하게 느낄 수 있어야 한다. 그렇게 될 때, 우리는 환자들이 성공했다는 것을 안다. 그런 후에 물론, 우리는 매우 개선되어야 하는 전체의 사슬과 촉진 시에 적어도 덜 아프거나 더 이상 아프지 않아야 하는 골반 저부를 조사한다. 만약 이것이 그렇게 되면, 우리는 환자에게 앉아서 복횡근과 골반 저부를 하루에 몇 번

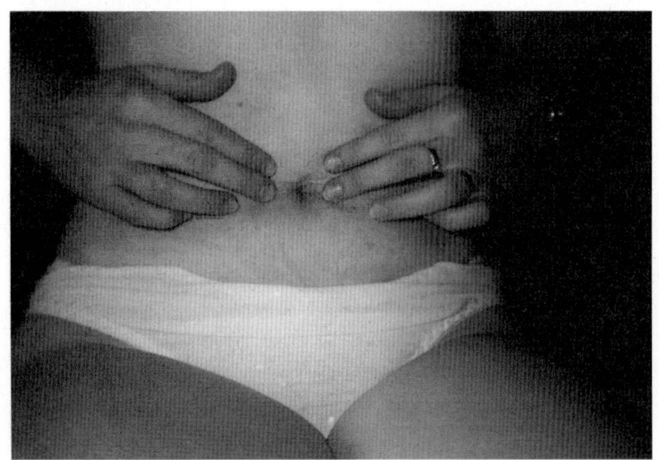

그림 33.9 배꼽 끌어당기기.

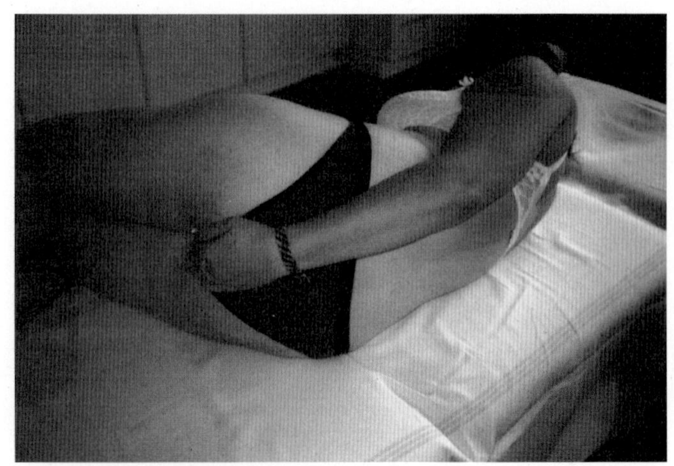

그림 33.10 골반 기저부로 빨아 당기기("sucking").

씩 천천히 운동하라고 말한다.

그 다음 필연적 단계는 가로막을 이용하는 것이다. 물론 우리가 알다시피, 고통스러운 담낭담즙은 견갑골과 관련된 통증을 야기하고, 유사한 지역을 촉진해서 아프면, 환자의 담낭담즙 검사를 하였다. 하지만, 결과는 자주 부정적이었다. 이것은 우리에게 담낭담즙이 아닌 오히려 가로막이 관련통의 근원이라는 견해를 준다. 단순한 실험은 이 가설이 옳다는 것을 증명하였다. 가로막의 등척성 후 이완(postisometric relaxation; PIR)은 즉시 통증을 멈추게 했다. 이것은 매우 쉽게 수행되었다: 환자는 코를 잡고 앉아, 입을 다문 채로 공기를 흡입하려 노력한다. 이런 방법으로 가로막의 등척성 수축이 이루어지고, 대략 10초 동안 유지된다. 이런 후에 환자는 천천히 호흡하고 가로막은 이완된다. 이것은 반복된다. 환자는 성대 문을 닫음으로써 간단하게 등척성 수축을 하도록 배워야 한다. 끝에는 최대 호식을 한다(상호억제; reciprocal inhibition). 이 기술은 매우 효과적이라서 통증이 사라지지 않으면, 가로막을 통증의 원인에서 제외할 수 있다.

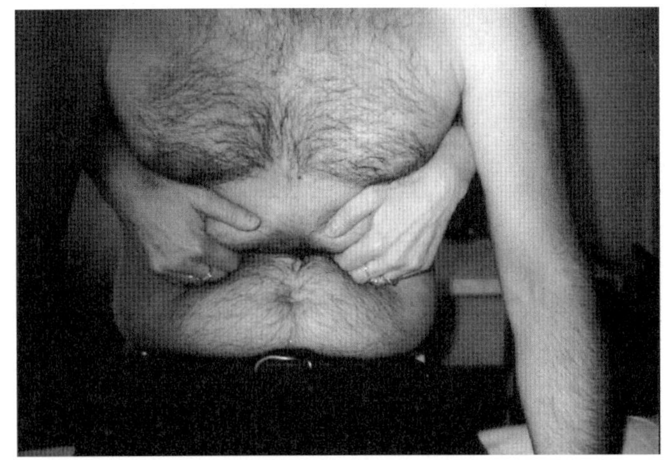

그림 33.11 가로막에서 통증유발점(TrPs)의 촉진.

가로막의 통증유발점(TrPs)을 진단하는 가장 좋은 방법은 약간 후만 자세로 환자를 앉히는 것이다. 환자 뒤에 임상가가 서고 머리 방향에서 늑골의 아치 밑으로 손가락으로 촉진한다. 그런 다음 임상가는 외측(latero-lateral 방

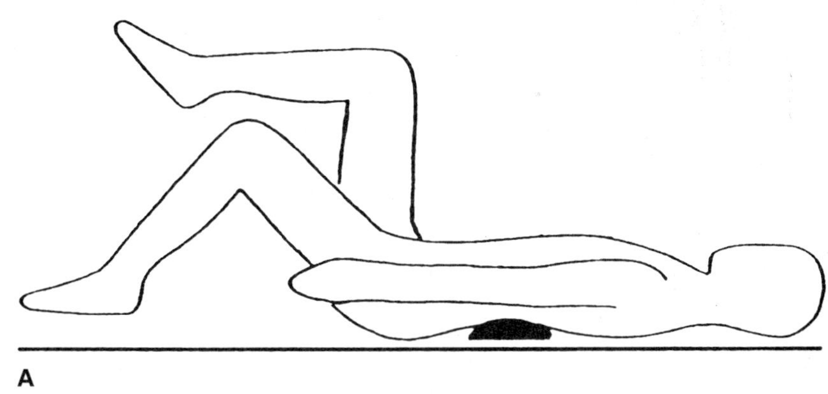

A

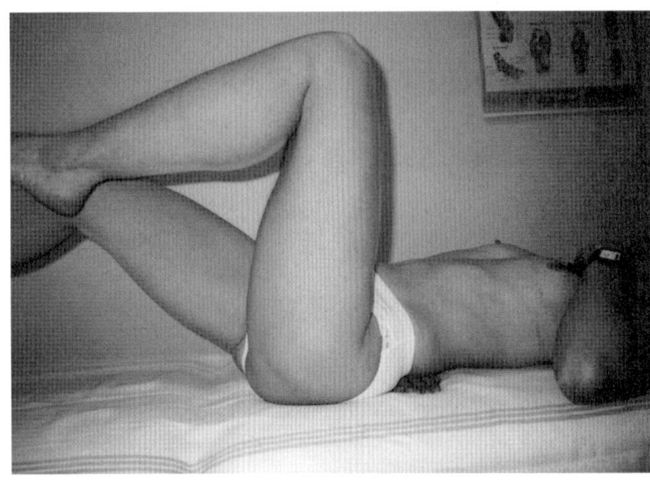

B

그림 33.12 **(A)** 다리를 들어올리는 동안, 허리뼈 밑에 놓인 쿠션에 압력을 가하기. **(B)** 컵 모양의 손을 이용한 자가 치료.

향에서 그의 손가락을 움직여서 두드리는 촉진을 수행한다(그림 33.11). 등척성 후 이완(postisometric relaxation; PIR) 후에는 촉진할 때 아무런 저항이 느껴져서는 안된다.

연쇄 반응을 회복하기 위해서 우리는 기립근에서 골반저부와 가로막에 의한 호흡(노래 부르기)의 영향을 언급해왔다. 우리는 또한 가로막과 골반 저부의 유사한 상관관계, 물론 상호적인 관계를 발견한다.

호주의 물리치료사들은 심부 안정화 체계(deep stabilizing system)의 문제를 복횡근을 운동시킴으로써 접근했다.[24] 환자는 바로 누워있고 허리뼈 밑에 압력계(manometer) 쿠션을 놓는다. 환자는 오른쪽과 왼쪽 다리를 교대로 들어올리고 쿠션의 압력을 유지해야 한다(그림 33.12A). 이 운동은 매우 효과적으로, 심지어 통계학적으로 증명되었다. 환자가 그것을 배우는 데는 몇 주가 걸린다. 골반저부와 가로막을 운동하는 실수를 점검하기 위한 철저한 교육 시간 후에 대개 성취된다. 몇몇의 환자들은 쿠션에 대항하여 압력을 행사하는 호주의(Australian) 방법을 이용하기에 충분히 적당하다. 우리는 지금 그런 환자에게 회내된 컵 모양의 손을 베드에 손바닥 쪽으로 허리뼈 밑에 놓으라고 권한다. 손의 부드러운 피부 층이 더 안락하게 만들어준다(그림 33.12B). 환자는 손과 허리뼈의 반대 압력으로 압력을 증가시키기 위해 노력해야 한다.

심부 안정화 체계(deep stabilizing system)는 심층 경부 굽힘근의 언급 없이는 완전할 수 없다. 여기에서는 Jull[10]에 의해 설명된 기술이 최상으로 보인다. 그녀는 다시 경추 밑에 놓인 쿠션을 사용했고 목빗근의 수축 없이 환자가 그것에 행사할 수 있는 압력을 측정해서 근전도검사(EMG)로 기록했다. 이 방법은 재활을 위해 매우 쉽게 사용될 수 있다: 환자의 목 아래에 놓인 치료사의 손가락으로, 환자는 그것을 누르게 하고 동시에 치료사는 환자에게 수축하지 말라고 한 목빗근(흉쇄유돌근, SCM)을 촉진한다. 일단 환자가 이것을 이해했으면, 환자는 손가락을 목 아래에 놓고 다른 손으로 목빗근을 촉진하면서 스스로 할 수 있다(그림 33.13).

사슬은 보통 다른 면보다 한 면에서 더욱 특징적이고 항상 완전할 수는 없다. 통증유발점이 배가로근과 뭇갈래근(다열근, multifidus muscle)에서 검출될 수는 없다. 우리는 지금 빈번한 S-반사는 없었지만, 치료되어야 하는 가로막과 꼬리근에서 통증유발점을 발견한다. 양쪽에 모음근(내전근, adductor) 통증유발점이 있고, 허리네모근(요방형근, quadratu lumborum)과 엉덩허리근(장요근, iliopsoas)에 통증유발점이 있다면, 우리는 골반저부와 경추 증후군의 대부분과 가로막이 아닌가 라고 생각해야 한다. 명백히, 가로막의 통증유발점과 요천골에서 증상이 있는 골반저부의 통증유발점이 경부와 경흉부에 증상을 가진 환자에게서 더 빈번하다. 지금까지 가장 중요한 사슬이 자주 중복됐고 우리는 각 주어진 경우에 가장 관련 있는 사슬을 선택하는 데에 자유재량을 제외할 수 없다. 하지만, 최근에 안정화 체계로 불려지는 것이 특히 빈번한 듯하다: 그러므로, 가로막과 골반 저부의 통증유발점 검사는 일상적인 검사의 일부가 되어야 한다. 1999년 7월부터 2000년 7월까지, 390명의 새로운 환자가 현재 112개의 전형적인 연쇄 반응을 우리 사무실에서 검사했다. 73개의 사례에서 골반 저부와 가로막의 기능장애에 의한 결정적인 역할이 작용했다.

사슬이 중복될 뿐만 아니라, 자주 완전하지 않다; 그것은 오직 신체의 상체나 하체 부분 또는 반대쪽으로 교차되는 부분만 포함할 것이다. 초반에 설명한 "큰 사슬들"의 틀에서 우리가 말하는 큰 불변성의 더 작은 사슬들이 있다. 가장 중요한 것 중에 하나는 사슬이 불완전한 호흡과 관련 있다는 것이다.

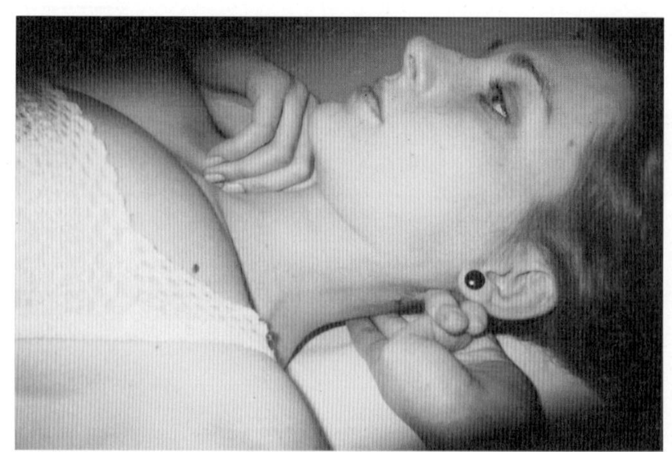

그림 33.13 환자가 바로 눕거나 벽을 등지고 서서 경추 밑에 놓인 자신의 손가락에 압력을 가하고, 다른 손으로 이완을 유지해야 하는 목빗근을 촉진한다.

호흡시 흉곽들기의 운동상동 (The stereotype of lifting the thorax when breathing)

이것은 굽힘된 앉아 있는 자세에 대부분 연결되어 있는 매우 빈번하고 해로운 상동증이다. 사실상, 머리를 전굴(anteflexion)하고 그런 자세로 앉아 있을 때, 이런 방법으로 호흡하지 않는 것은 어렵다. 이런 호흡의 방식으로, 흉곽은 확장 대신에 올라가게 된다. Kapandji에 따르면, 흉곽의 확장은 주로 아래의 늑골을 들어올리면서 가로막이 내려가는 부분의 수축에 의해 일어나서 밑(허리에서부터)에서부터 흉곽이 확장된다고 한다. 이 호흡의 방식은 늑골 중부를 들어올리는 배바깥빗근(외복사근, external oblique)의 활동에 의해 더욱 증가된다. 굽힘된 앉아 있는 자세에서 흉곽은 확장될 수 없다; 이것 대신에 호흡 기전의 역으로 목갈비근(사각근, scalene)은 전체적으로 흉곽을 들어올린다. 심한 경우에 심지어 "모순된 호흡(paradoxical respiration)"이 있다: 환자는 흡식 동안 복벽을 빨아들이고 호식 동안 그것을 이완한다(그림 33.14).

목갈비근은 바닥을 고정하고 가로막은 피스톤과 같은 역할을 하면서 흉곽은 위로 향한 실린더에 비유될 수 있다. 하지만, 흉곽이 확장되지 못하고 올라갈 때, 피스톤과 같은 역할을 하는 것은 목갈비근이다. 이런 경우에, 경추와 첫 번째 늑골이고 이들은 안정되어있어야 한다. 목빗근(흉쇄유돌근, SCM)과 함께 목갈비근은 두경 접합부에서 머리를 하곡시키며 경추를 앞으로 끌어당긴다. 그러므로 우리는 다음과 같은 연쇄 반응을 얻는다:

목빗근에서 통증유발점(TrPs), 두경 접합부의 짧은 폄근, 목갈비근, 등세모근(승모근, tripezius) 상부, 그리고 어깨올림근, 가슴근, 어깨밑근, 가로막, 그리고 배근의 윗부분.

그러므로 경추 상부, 경흉 접합부, 그리고 늑골 상부에서 움직임 제한이 있다. 만성 단계에서는 경흉 근막이 유착된다.

이 사슬은 자주 가로막을 통해 골반 저부 등, 또는 복근 상부의 활동으로 인해 앞으로 당겨진 자세를 통해 결합된다. 그것은 경부의 모든 구조물의 과로를 일으킨다. 거울 속에서 쇄골의 위치를 점검하는 동안 몸을 세우고 앉아 외회전 상태에서 다리는 벌리고 팔은 회외상태로 이완된

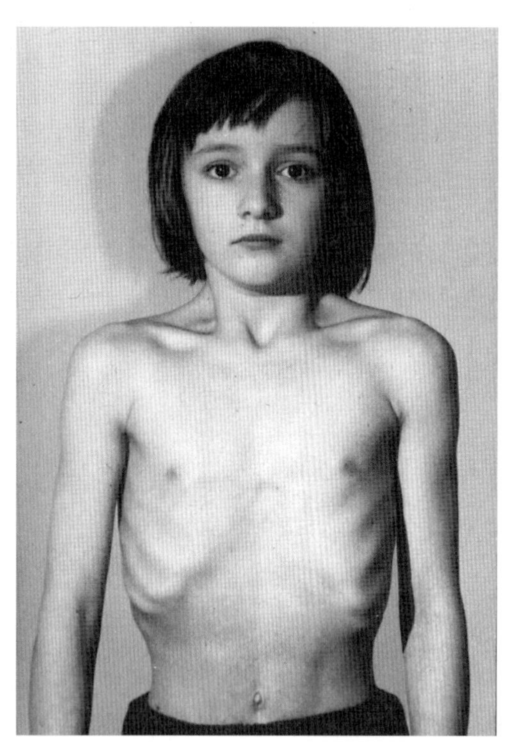

그림 33.14 모순된 호흡 (paradoxical respiration).

환자가 잘 치료되었다: 환자들은 올리면 안된다(must not lift)!

음식 씹기의 사슬[16,17] (The chain of food Intake-mastication)

측두하악골 관절, 깨물근(저작근, mastication), 두힘살근(이복근, digastric) 그리고 설골(hyoid)이 짧은 폄근과 목빗근의 두경 접합부로 연결되는 매우 일정한 사슬이 있다; 이것은 더 나아가서 경흉 접합부, 가로막 등에 연결됐다. 이것은 하악-두경 증후군(mandibulo-cranial syndrome)이 두경(cervico-cranial)과 쉽게 구별되지 않는 이유다.

쥐기의 사슬(외측상과 통증) [The chain of grasping (epicondylar pain)]

또 다른 짧고 일정한 사슬은 외측상과 통증에서 발견된다. 그것은 거기에 붙어있는 다음과 같은 근육에 영향을 미친다: 손뒤침근(회외근, supination), 위팔두갈래근(상완이두근, biceps), 그리고 장지와 손목 폄근; 덧붙여, 우리는 규칙적으로 위팔세갈래근(상완삼두근, triceps)(위팔두갈래근의 길항근)에서 통증유발점(TrPs)을 발견한

다. 또한 경추 중부의 기능장애와 주관절에서 제한된 관절의 움직임이 있다. 외측상과에 붙는 근육들은 상지의 가장 기본적인 기능인, 물건을 잡을 때 필수적이다〔그러므로 "테니스 엘보우(tennis elbow)"〕.

제한적 체간 회전의 사슬[15,27] (The chain of restricted trunk rotation)

또 다른 사슬은 몸통 회전과 관련된 사슬이다. 허리근(요근, psoas), 허리네모근(요방형근, quadratu lumborum), 그리고 한 쪽의 몸통 기립근의 흉요부에서 통증유발점(TrPs)을 발견한다면, 테이블에 걸터앉은 환자의 몸통 회전은 반대쪽으로 제한된다. 이런 근육들 중 어느 하나의 이완은 다른 두개 근육의 이완을 시키고, 등세모근(승모근, trapezius) 몸통 회전을 회복시킨다. 이 짧은 사슬은 자주 다른 사슬, 특히 심층 안정화의 일부분이 된다. 왜냐하면 능동적 몸통 회전은 사람에게서만 발견되기 때문이고, 이것은 쉽게 방해되고 자주 목 회전과 묶이기 때문이다; 그런 경우에 이것은 종종 목의 기능장애의 원인이 되고 먼저 치료받아야 한다.

발과 비골두는 유해 사슬(nociceptive chain)에서, 몸통 안정화 사슬에서, 그리고 역시 앞으로 당겨진 자세에서 연결고리가 될 수 있다! 발에서의 통증유발점은 족근 중족골 관절의 움직임 제한을 동반한다. 비골두의 제한은 골반을 고정시키는 넙다리두갈래근(대퇴이두근, receps femoris)의 통증유발점을 따른다.

소개된 대부분의 사슬들은 특히 근막이나 활성화된 반흔에 의한 연부조직의 손상에 의해 유발될 수 있다(18장 참조). 이것은 특히 가로막과 어깨밑근(견갑하근, subscapularis)보다 더 중요할 수 있는 흉곽 주위의 근막과 두피에 해당한다. 활성화된 반흔은 사슬에서 자주 어떤 연결보다 더 중요하다.

내장계 사슬 또는 패턴 (Visceral chains or patterns)

내장 질환은 운동계에서 연쇄반응을 생성하고 수정하는 또 다른 요소이다. 말초(내장을 포함하여)에서 오는 아픈 자극은 체성과 자율 반응을 생성한다. 이 관점에서 운동계는 전체적인 유기체를 대표한다. 이 사실의 임상학적 표현은 소위 내장 패턴 즉, 특정한 내장 기관의 운동계 기능 장애 특징의 전형적 패턴이므로 상당한 진단적 가치가 있다.

심장. 근육이 허혈 상태 하에 일한다면, 그 결과는 통증이다. 일하는 것을 결코 멈추지 않는 심장 근육은 자주 가슴, 왼쪽 어깨, 그리고 팔과 같이 전형적으로 운동계에 위치하고 있는 통각 수용기 자극의 근원이다. 이것은 다음과 같은 구조물을 포함한다: 가슴근(흉근, pectoralis), 앞톱니근(전거근, serratus anterior), 어깨밑근(견갑하근, subscapularis), 등세모근(승모근, tripezius) 상부, 또한 목갈비근(사각근, scalene)과 목빗근(흉쇄유돌근, SCM) 그리고 척주 기립근, 특별히 Th3–5 부분. 경흉(cervico-thoracic) 접합부에서의 움직임 제한과 늑골 3번째에서 5번째까지의 Th3–5부분의 움직임이 있다. 왼쪽으로 한 면만 구부리는 것은 흉부에서 제한된다. 이 패턴이나 사슬은, 자주 가로막을 거쳐 골반 저부로, 또는 목빗근을 통해 두경(craniocervical) 접합부로 가는 것과 같은 큰 사슬의 일부분이 된다(통각 수용기 사슬).

신장. 질환이 있는 신장은 단지 신장반사 병발이 있으면 아프게 된다. 통증유발점이 숨어있는 근육은 대부분 항상 허리네모근(요방형근, quadratu lumborum), 요근, 그리고 영향을 받은 신장의 반대쪽으로 몸통회전을 제한하는 척주 기립근의 흉요부이다(그리고 통증유발점). 여기에 우리는 또한 모음근(내전근, adductor), 엉덩근(장골근, iliacus) 등에서 통증유발점을 생성하는 골반저부의 병발(involvement)을 갖는다. 이것은 소위 신장 하수증(nephroptosis)의 경우이다. 이 상태는 특히 안정화 체제를 반응시키는 불안정화가 일어나는 골반부에서 귀납된 인대 이완으로부터 유래한다. 그러므로 그것은 깊은 안정화 제체를 포함한 운동 재활의 방법에 의해 주로 치료되어야 한다.

산부인과적 상태의 통증. 예전에는 여성에게서 허리통증의 주된 원인이 산부인과 질환이라고 간주되었다. 그것은 현재 조차도 과소평가되어서는 안된다. 그것은 다음과 같은 구조물을 대부분 규칙적으로 포함한다: 엉덩근(장골근, iliacus), 골반 저부, 모음근(내전근, adductor)과 요천골, 엉치엉덩관절(천장관절, sacroiliac joint), 그리고 미골. 명백하게도, 골반저부의 병발은 우리가 살펴 본 것처럼 퍼져 있는 연쇄 반응의 계기가 될 것이다.

내장 질환에서 잘 알려진 반사 조건은 한 예가 될 것이다.

연결고리 찾기 (Finding the key link)

연쇄반응의 중요성은 연결 고리가 발견된다면, 치료의 효과에 있다. 왜냐하면, 연결 고리의 치료가 전체 사슬의 정상화나 적어도 대부분 사슬의 정상화를 가져오기 때문이다. 이것은 우리가 더 효율적으로 일하게 할 뿐 아니라 환자의 증상 부위로부터 멀리 떨어진 연결고리 부분으로 치료와 재활에 더욱 적용하게 한다.

재활은 매일의 실습을 위한 연속적인 목표를 갖는다:

- 항상 환자를 총체적으로 검사하라.
- 검사가 끝나기 전에는 아무것도 치료하지 마라.
- 당신의 소견을 철저히 분석하고 먼저 치료할 링크를 선택하라.
- 이런 후에 첫 번째 사슬이 있는 장소에서 환자를 재검사 하여라.
- 치료의 결과가 만족스럽다면, 환자는 자가 치료(가능하다면)하는 법을 배우거나 재활을 위해 보내져야 한다; 이런 경우가 아니면, 사슬에서 또 다른 고리를 치료해라. 그러므로 어떤 것이 연결고리인지를 선택하는 것은 진단의 수단이다.
- 사슬 밖에서 추가적인 소견이 있거나 기능 장애가 남아있는 사슬에서 작은 고리가 남아있다면, 그것을 치료해라.

연골고리를 위한 기준

- 기능장애 구조물의 중요성. 도수치료 분야에서 우리는 "주요 분절(key segment)"이라는 용어를 사용한다.[7] 그것은 두경(craniocervical), 경흉(cervico-thoracic), 흉요(thoracolumbar)그리고 요천장골부를 덮는다. 우리는 또한 발과 두 개의 전만 커브가 만나고, 척주 기립근이 가장 약한 흉추 중부가 포함된다는 것을 안다.
- 하지만 우리는 주요 근육과 주요 근육 집단을 강조해야 한다: 깨물근(저작근, mastication), 목갈비근(사각근, scalene), 어깨밑근(견갑하근, subscapularis), 가로막, 복횡근과 골반 저부, 모음근(내전근, adductor)과 뒤넙다리근(슬괵근, hamstrings), 그리고 발과 손의 작은 근육들.
- 특히 등, 흉곽과 목 주위, 두피에 붙어 있는 근막과 같은 연부 조직 손상도 그만큼 중요하다. 아마도 이 모든 것 중에서 가장 중요한 것은 "활성화된 반흔(active scars)"이다(18장 참조).
- 구심성(afferent impulses) 자극의 방해는 지금까지 무시되어 왔었다. 발바닥의 둔한 민감도의 경우, 외재성(exteroceptive) 자극의 두드러진 효과는 또 다른 중요한 연결 고리를 나타낸다(18장 부록 참조).
- 손상의 강도
- 기왕(anamnestic)의 자료, 언제 어떻게 증상이 시작되었고, 무엇이 재발을 일으키고 전반적인 병의 경향이 어떤지.

첫 번째 치료 단계를 선택 할 때, 이 선택이 잘못된 것임이 증명되면 그것은 덜 중요하고, 단지 아주 조금이나 아예 아무것도 변하지 않았다고 명심하고, 즉시 다른 연결을 시도하는 것이 좋다. 사실상, 진단과 같은 첫 번째 단계가 중요해서 우리는 자주 처음에 우리의 가설을 확증하거나 반증하는 선택을 한다. 이 단원은 통증유발점에 의해 처음 장소에서 형성된 연쇄반응을 다룬다. 그것을 바른 관점에 주입하기 위해서 병리생리학의 설명은 적절하다. 통증유발점은 통증의 가장 적절한 표현이기 때문에 그들의 주된 역할이 환자가 병들게 만드는 것을 보고 독자는 깊은 인상을 받을 것이다. 물론, 통증의 실제 원인은 기능장애이고, 운동계에서 통증에 대한 전형적인 반응은 고정이다. 우리가 알다시피, 통증유발점은 움직임 제한과 동반한다. 이것은 통증유발점이 관절의 움직임을 제한하는 길항근에서 대개 발견되는 이유를 설명한다.

더 복잡한 방법이지만, 같은 원리를 주로 시상면에서 선 자세를 안정화시키거나, 고정시키는 통증유발점의 사슬에 적용시킨다. 고관절에서 공 모양의 대퇴골두 위, 골반 위 흉곽의, 그리고 환추에서 머리 위의 안정한 평형은 시상면에서 근육의 상호 활성화의 결과이다. 한 근육은 시상면에서 그것의 머리 쪽의 고정점(punctum fixus)을 다리까지 밑으로 제공한다. 우리가 살펴본 것처럼 연쇄반응은 운동계의 전체 길이에 걸쳐 나타날 수 있다. 그것은 선 자세에서 안정성을 준다. 이것은 깊은 안정화 체제의 통증유발점이 갖는 기능장애가 특히 만연된 반응을 유발하기 쉬운 이유이다. 같은 이유로, 그것은 이 반응을 억제할 뿐만 아니라, 결국에는 능동적 재활에 의해 기능을 정상화시키는데 충분할 리 없다.

신체의 정적 그리고 골반의 기울기 또는 경사 (Body Statics and Pelvic Obliquity)

살펴 본 것처럼, 연쇄반응은 발달 운동학(developmental kinesiology)이 보여주는 것처럼, 인간의 두 발과 같은 자세에서 굽힘과 폄 근육의 상호 활성화(co-activation) 패턴에 밀접하게 관련되어 있다. 유사하게, 골반 경사는 두 발로 기립한 자세 즉, 유일하게 인간에게서 역할을 담당할 수 있다. 하지만, 전두면에서 신체 고정(body statics)은 둥근 대퇴상과위의 근육 활동의 문제만은 아니다; 지지하는 두 다리와 그 사이에 위치해야 하는 신체의 중력 중심이 있다. 시상면에서 변하는 골반 경사가 근육 활동에 의해 보상되는 것처럼 관상면에서 골반 경사는 근육에 의해 균형이 잡힐 것이다. 사실상, 우리는 대개 두 다리를 모두 쭉 뻗어서 서지 않고〔차렷 자세(at attention)〕, 무릎에서 쭉 뻗은 다리로 지지하고 반대 쪽 다리는 약간 구부린 채로 편하게 선다. 그러므로 골반 경사는 편하게 섰을 때 완전하게 정상 상태이다(정상 위치). 물론, 걷는 동안이나, 짧은 순간 동안만 두 발로 지탱할 때도 같다.

다리 길이가 다른 경우에 실제로 일어나는 것은 긴 다리 쪽으로 걸을 때 신체를 더 들어 올리게 되어 피로해지는 것이다. 이 도입으로부터 골반 경사는 그것의 기능적인 측면에서 관찰 되어야 한다는 것을 보여준다. 이것은 경사가(편하게 걷거나 서 있는 동안) 더 낮은 쪽과 반대 쪽의 흉요 접합부 위를(보통) 향한 요추측만에 의해 끊임없이 보상되어야 한다는 것을 의미한다. 정상적인 조건 하에서, 정적인 평형의 상태에 뒤이은 굽힘이 있다. 환자가 X-ray 앞에서 머뭇거릴 때, 척추측만 커브가 대략 흉추 12번의 고정된 지점 주위에 좌우로 흔들리는 것이 관찰될 수 있다.[15]

가장 흔한 오류는 저해된 신체 고정을 골반 경사와, 그리고 주된 문제인 다리길이차이(leg length difference; LLD)를 동일시하는 것이다.

첫 번째 문제는 임상학적 수단에 의해 다리길이차이가 측정될 수 없다는 것이다: 전자로부터 측정하면서 우리는 대퇴경부를 생략 한다; 상전장골극으로부터 측정하면서 우리는 고관절을 포함한다; 배꼽부터 측정하면서 우리는 복부 벽의 일부분을 포함한다. 하지만 X-ray측정, "스캔촬영술"은 대퇴경부를 비트는 (전방) 비틀림(torsion) 때문에 신뢰할 만 하지 않다고 생각 되어진다. 단지 무릎 밑의 두 다리의 길이 차이는 확실하게 측정될 수 있지만, 이것은 성장이 일어나는 동안 더 긴 대퇴부에 의해 보상되어야 할 것이다. 그러므로 골반 경사는 보통 장골릉의 촉진에 의해 검사된다.

장골릉의 첫 번째 촉진은 매우 간단하게 보인다. 하지만 두 가지 중요한 함정이 있다:

1. 장골능은 엉덩이의 상부 끝 부분보다 훨씬 높아서 하게 되는 빈번한 실수는 단지 엉덩이의 윤곽 위를 촉진함으로써 그것을 찾으려는 것이다. 올바른 촉진은 늑골에서 밑으로 활주해서 장골릉의 꼭대기 위에 "도달"하는 것이다! 가장 하부에 있는 늑골과 장골능 사이에 매우 작은 공간이 있을 것이다. 이것은 특히 몇 센티미터 차이로 허리선과 엉덩이가 거의 낮지 않은 큰 사람에게 그렇다.
2. 두 번째 함정은 골반이 약간 한쪽으로 돌아갔을 때 징후를 보인다. 이런 경우에는 장골릉 전체도 역시 편위 되었다. 그러므로 손으로 편위된 장골릉을 촉진해야 한다. 즉, 골반이 편위된 곳으로부터; 우리는 대퇴부 위를 더 깊게 찔러야 한다. 이렇게 하지 않으면, 골반의 편위된 면이 항상 더 높게 보일 것이다. 고관절 한쪽의 약간의 돌출이 매우 빈번하기 때문에 우리는 "다리길이 차이"가 있는 다수의 환자를 인용한 발표를 살펴본다.[5]

마지막으로 간과할 수 없는 것은, 다리길이 차이와 관련이 있는지, 골반 경사와 관련된 문제인가 하고 빈번히 생각한다는 것이다. 적절한 문제는 신체 고정과 단지 이것이 골반 경사에 의해 방해되면, 그것은 임상학적으로 적절하게 된다. 하지만 이것은 적어도 두 자기 이유에 대한 경우일 필요는 없다.

신체 고정이 의존하는 적절한 구조는 장골릉이 아닌 곶(promontorium)과 허리뼈 5번(L5), 허리뼈 4번(L4)이다. 곶은 골반이 쭉 뻗어있는 동안 기울어질 수 있고 그 반대도 마찬가지이다. 그러므로 곶이 수평일 때 골반 경사나 다리길이 차이(LLD)가 교정되면, 이것은 신체(척추)고

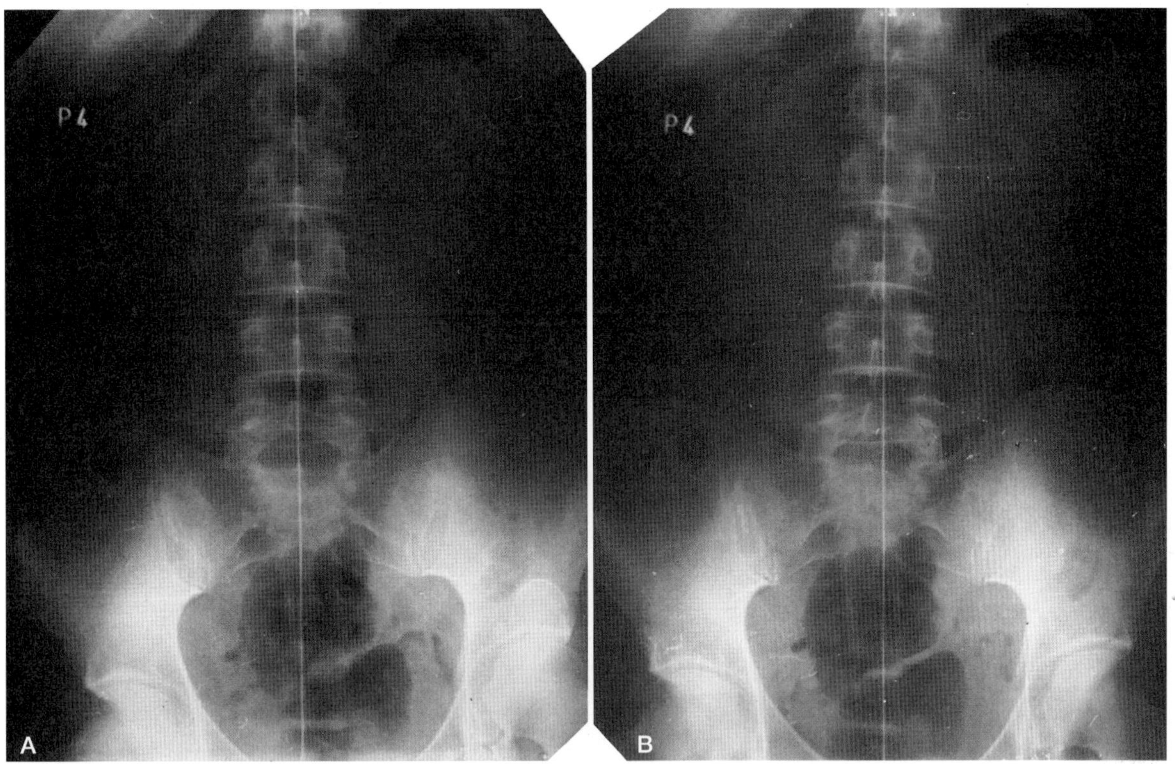

그림 33.15 골반 경사(obliquity). **(A)** 허리뼈는 바르고 곶(promontorium)은 수평선상에 있고 우측골반 하강(우측다리 짧음). **(B)** 뒤꿈치에 패드를 덧대서 경사는 곶과 같은 위치에 있고 좌측으로 척추가 편향됨.

정을 방해할 수 있다(그림 33.15). 두 면에서 곶의 자세와 경사는 X-ray에 의해서만 얻을 수 있다. 이것은 다른 이유 때문에 매우 중요하다: 장골릉은 수평이 될 수 있고 두 다리의 길이는 같을 수 있다. 하지만 곶과 허리뼈 5번(L5)에서의 경사가 있을 수 있다. 그러면 마치 곶을 포함하는 골반 경사가 있는 듯한 같은 정적 반응이 있을 것이다.[4,6,12,20]

> **임상적 문제**
>
> 몇몇 환자들은 다리 길이의 불균형 또는 골반 경사를 나타낸다(예, unleveling). 이런 환자들의 몇몇은 올리는 것에 의해 보상되지 않을 것이다. 왜냐하면 곶은 수평하고 척추측만증이 없기 때문이다; 그러므로 올리는 것은 환자를 불안정하게 한다.

곶의 경사가 있을지라도, 신체 고정이 방해될 필요는 없다. 두 발로 서는 인간에게서 정상적인 신체 고정의 기준은 유지를 위해 최소의 근육활동이 충분하게 이루어져야 하는 것이다. 경사는 척추 측만증과 함께 동반되고, 이것이 균형적이면 신체 고정은 정상이다(그림 33.16A). 사실상 척추 측만증의 경우에 골반 경사는 정상적인 신체 고정의 흔한 보상결과이다. 심한 척추측만증이 아니면 대개 증상이 없다. 이것이 올리는 것에 의해 교정되면, 적절한 보상은 방해된다(그림 33.16B).

> **임상적 문제**
>
> 골반과 곶 경사가 척추측만증과 함께 균형적이면 올리는 것은 환자를 불안정하게 한다.

그렇다면 다리길이차이와 골반-곶 경사에 관련된 저해된 신체 고정의 임상학적 기준은 무엇일까? 서 있는 자세와 같이 고정적 부하의 상황에서 주로 환자의 증상이 발생하느냐이다. 고정의 방해가 곶의 경사에 의해 야기되면(L4, L5), 교정은 앉아 있는 환자에게서조차 나타날 수 있다(그림 33.17).

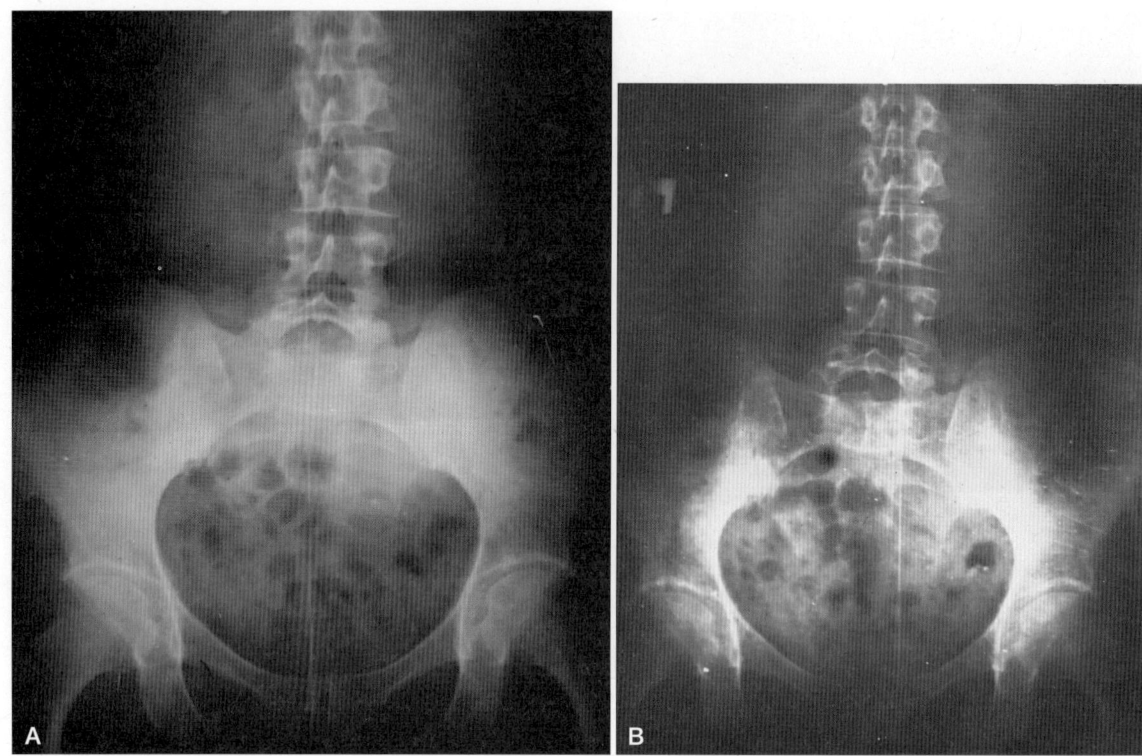

그림 33.16 짧은 좌측 다리 쪽에서 골반과 천추의 경사(obliquity). **(A)** 좌측 흉요추 경계에서 좌 측만증. **(B)** 뒤꿈치 패드를 덧댄 후 골반 경사는 줄었으나 요추 안정(statics)은 좋아지지 않음.

> **임상적 문제**
>
> 임상학적으로 중요한 골반이나 곶의 기울어짐은 앉기나 서기와 같은 고정적 자세에서 발생하는 증상을 나타낸다.

경사(obliquity)의 교정을 위해, 우리는 먼저 그것의 임상학적 관련성을 결정해야 한다. 그런 후에 곶에 경사가 있는지 살펴봐야 한다(L5, L4). 이것은 오직 서 있는 환자의 X-ray를 이용함으로써 가능하다. 다리길이 차이가 있다면, 우리는 그것의 원인을 진단해야 한다. 골절의 결과가 있으면, 유기체가 아직 적응하지 못하고 교정이 매우 필요하다는 것을 안다. 다리 변형 때문이면, 이것은 특별한 수단을 필요로 하는 또 다른 문제가 될 수 있다.

하지만, 결코 놓쳐서는 안되는 빈번한 손상이 있다: 한쪽의 평발(상대적으로). 서 있는 환자에게 우리는 손가락을 내측에서부터 양발 밑으로 넣는다. 평발 쪽에 손가락이 덜 관통한다. 그때 환자가 발의 바깥 모서리로 서 있으면 골반은 위로 올라간다! 만약 이런 경우라면, 우리는 주의해야 하는 평발로 인한 골반 경사임을 알게 된다 (rehabilitation, support).

결국, 우리가 다리길이차이가 환자의 증상과 관련된 원인이라고 믿는다면, 우리는 그것을 교정하도록 결정해야 한다. 이것은 중요한 결정이다. 왜냐하면 환자가 서 있거나 걸을 때, 영구적으로 교정을 해야만 효과가 있기 때문이다. 기능병리학에서 X-ray로 쉽게 보여 질 수 있듯이 1 cm의 차이도 영향이 있다(standing). 다음의 기준은 중요하다.

- 다리길이 차이에 대한 생리학적 반응은 더 높은 쪽으로 향한 골반 편위이다. 그러므로 짧은 다리의 밑에 대략 1 cm의 깔창(sole)을 넣어 그 편위를 교정해야 한다(그림 33.18).
- 교정에 대한 환자의 반응: 정상적인 환자는 양쪽에 펴된 다리에 같은 무게가 실리면, 한쪽 다리 밑에 0.5 cm 깔창을 넣어도 불유쾌하다. 그러므로 환자가 뒤꿈치 패드를 대어 더 나아지거나 그것에 대해 불유쾌하지 않으면, 그것은 교정이 필요하다는 우리의 가정을 확증한다. 하지만 환자가 나쁘게 느끼면, 적

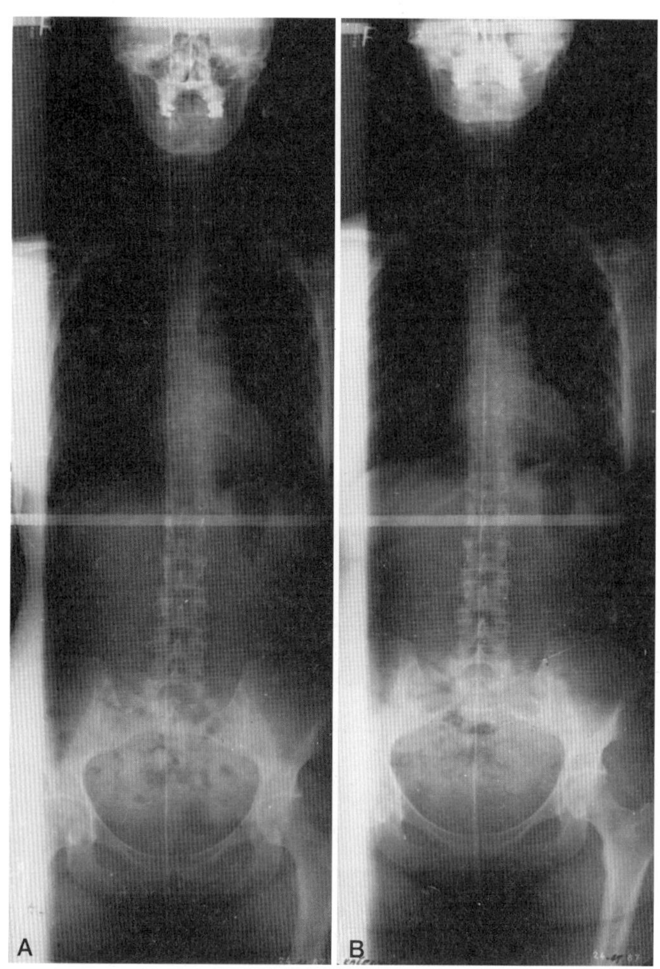

그림 33.17 골반 경사(obliquity) 없는 천추 경사. (A) 교정 전. (B) 교정 후.

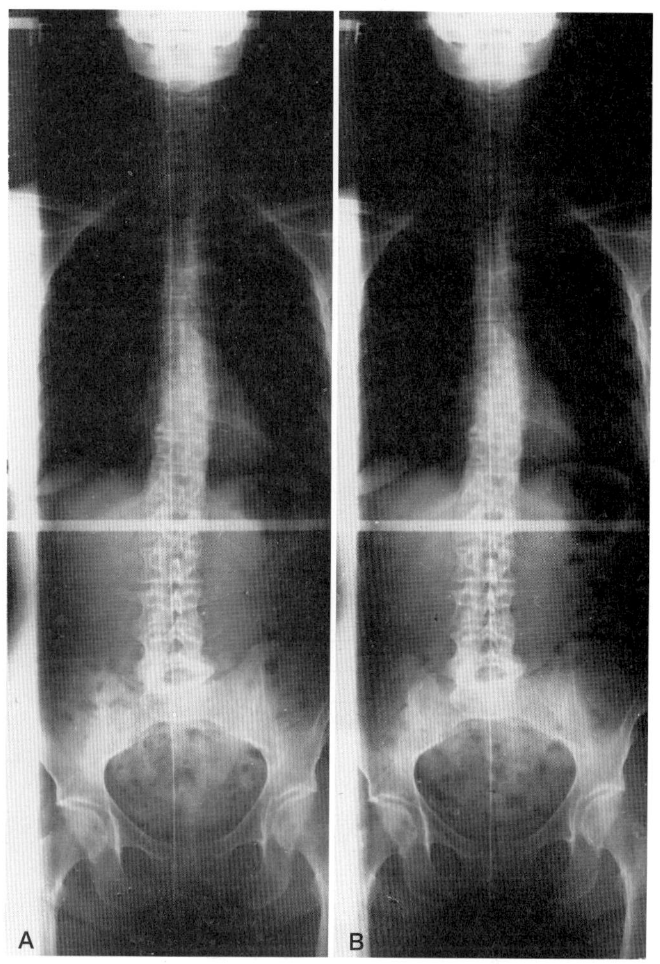

그림 33.18 짧은 다리로 인한 골반과 천추의 경사. (A) 교정 전. (B) 교정 후.

응이 시도돼야 하고 강요해서는 안된다.

- 두 개의 체중계 위에서 교정을 점검하는 것이 현명하다: 환자가 또 다시 양 발에 같은 무게를 싣고 두 개의 체중계 위에 서게 한다. 우리의 경험에서 정상적인 오차는 4 kg까지이다. 뒤꿈치 패드로 차이가 개선된다면, 이것은 상당히 호전적이다; 차이가 증가되면, 호전적이지 않다.
- 초반에 지적한 것처럼 신체 고정은 X-ray에 의해서만 얻을 수 있는 곳의 위치에 의해 결정 된다. 왜냐하면, 교정은 영구히 이루어져야 하고 이것은 달성되기 어려운 결정이기 때문이다. 그러므로 되도록이면 서 있는 환자의 척주 전체의 X-ray 검사를 강력하게 추천한다. 환자의 발은 양쪽 뒤꿈치가 대칭적이도록 X-ray 화면의 중심 아래에 위치해야 하고, 발은 편하며 양쪽 발에 무게가 균등하게 실리도록 한다(그림 33.19).

정상적인 고정 상태에서, 경사는 낮은 쪽으로 향한 척추측만증과 높은 쪽을 향한 골반 편위에 따른다; 경흉 접합부는 요천골 접합부 위에 펌되어 있어야 하며(같은 직선 위에) 치아와 후두 돌기에 같게 적용된다. 교정에 대한 환자 반응의 객관적인 확증을 얻기 위해 뒤꿈치 패드를 첨가한 X-ray를 다시 찍는 것이 특히 중요하다. 왜냐하면, 환자의 척주는 교정의 시도를 수용하거나 수용하지 않을 수 있기 때문이다.

마침내 교정이 이루어지면, 간단한 뒤꿈치 패드는 신발 맞춤을 방해하는 불이익이 생긴다. 그러므로 더 긴 다리의 신발 뒤꿈치를 짧게 하거나, 반대쪽 뒤꿈치를 더 길게

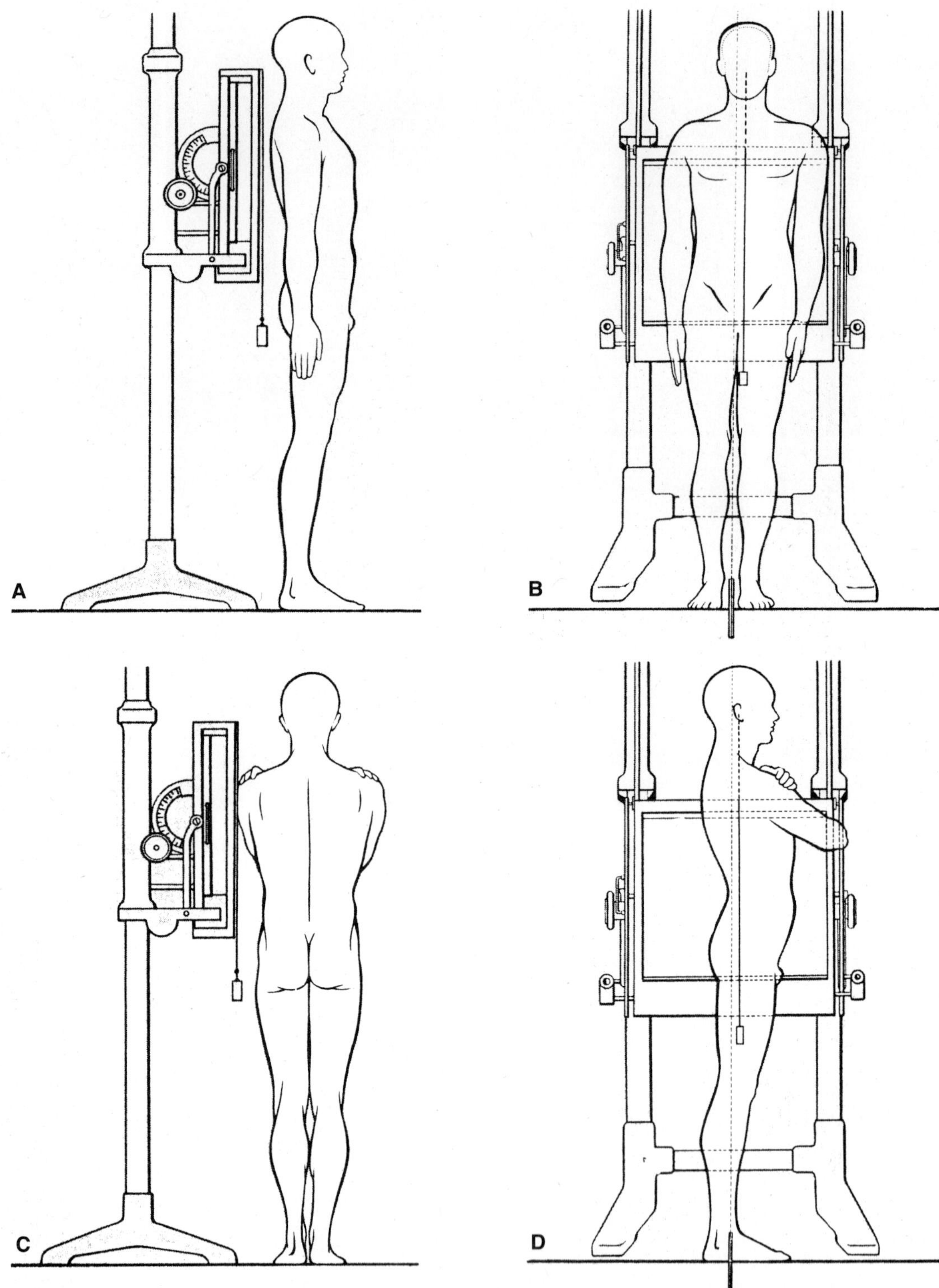

그림 33.19 서서 찍는 방사선 촬영법. **(A)** 추선(plumb line) 자세(positioning). **(B)** 전후방 사진을 찍기 위한 장비 준비. **(C)** 추선 자세. **(D)** 측방 사진을 찍기 위한 장비 준비(출처: Gutmann G. Klinisch-roentgenologishe Untersuchungen zur Wribelsule. In: Wolff HD, ed. Manuelle Medizin und ihr wissenschaftlihen Grundlagen. Heidelberg: Physikalishe Medezin, 1970:109-127).

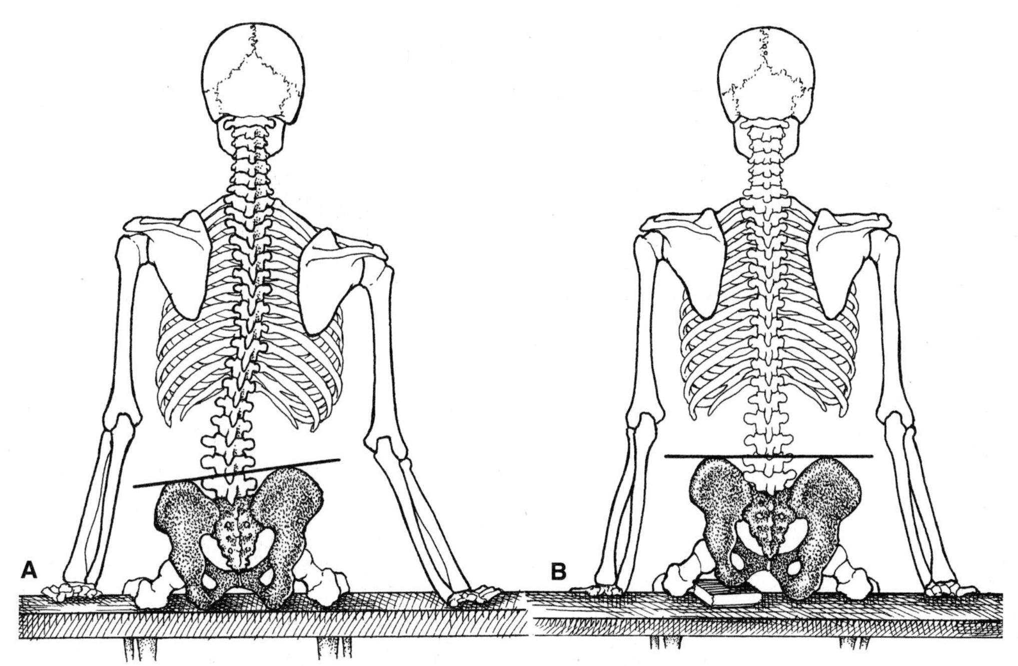

그림 33.20 좌측 반쪽 골반이 작은 비대칭성 골반. **(A)** 떨어진 골반은 견갑대 축을 떨어뜨리는 보상동작을 발생시킴. **(B)** 딱딱한 면에서 골반의 높이를 맞추면 작은 쪽이 들린다 (출처: Figure 48.10 B & C,p. 932 from Travell & Simons' Myofascial Pain and Dysfunction: The Trigger Point Maunal, Volume 1, second edition. Baltimore: Lippincott Williams & Wilkins, 1999 with permission).

하는 것이 더 좋다. 이것은 1 cm까지의 차이를 위한 것이다. 대략 2 cm나 그 이상의 차이가 교정되려면, 짧은 다리의 신발에 더 높은 깔창이 있어야 한다. 왜냐하면, 뒤꿈치를 들어올리는 것은 발의 기능을 변화시키기 때문이다.

경사가 곶(L5, L4)에만 있으면, 앉아 있는 환자라 할지라도 낮은 쪽의 엉덩이 밑(좌골결절)에 패드를 대는 것으로 교정은 권할 만하다(그림 33.20).

우리가 살펴 본 것처럼, 다리길이차이의 문제는 척추의 만곡과 밀접하게 관련되어 있다. 연쇄 반응을 다룰 때, 근육과 관절의 기능 장애 문제는 우리의 주된 관심사였다. 하지만, 여기에서도 특히, 시상면에서의 척추 만곡은 중요하다.

교재의 다이어그램으로부터 우리는 매우 편견을 갖고 시상면에서 흉추 4에서 5번(Th4-5)까지 내려가는 전만곡선(lordotic curve)과 천골까지 내려가는 또 다른 전만곡선을 가지고 있고, 관상면에서 쭉 뻗은 "이상적인" 척추와 같은 "이상적인 정상"을 믿는다. Sollmann과 Breitenbach[29]가 그런 관점에서 관찰해 온 1000개의 척추 전체의 X-ray는 지지할 수 없는 것이고 소위 "개인적" 기준만 있다.

또한 X-ray 사진에 익숙한 사람은 누구나 쉽게 동의할 정도로 약간의 척추 측만증(그리고 약간의 회전)도 없는 척주는 예외적이다.

그렇다면 적절한 기준은 무엇인가? 척주와 신체 고정의 생리학적 기능에서 발견된다. Rash와 Burke[23]와 Vele와 Gutmann[30]은 근육의 최소한의 활동으로 평형이 유지되면, 신체고정은 정상인 것을 관찰해 왔다. 이것은 바로 상호 활성화 패턴일 경우, 연쇄반응의 생리학적 기초와 기능이 정상적인 사례이다.

같은 이유로, 척추 만곡이 최소한의 근육 활동으로 평형이 유지되는 효과를 위해 신체고정을 돕는다면, 우리는 척추 만곡이 정상적인 것으로 간주된다고 결론을 내릴 것이다. 만곡이 과도하지 않으면 이것은 관상면 뿐만 아니라, 시상면에서도 해당되는 사실이고, 이것은 전혀 기능의 문제가 아니다. 하지만 기능의 관점으로부터 생기는 한 가지 중요한 점이 있다: 증가된 만곡은 안정성이 증가되는 반면에, 편평한 척추(만곡이 거의 없는)는 과유동적인 경향이 있다.

■ 결론 (Conclusion)

깊은 안정화 체제와 호흡을 포함하며 임상학적으로 진단된 연쇄 반응의 치료 후에 오직 저해된 신체 고정의 임상학적 증거가 있는 경우에만 골반 경사를 교정해야 한다. 그런 후에 골반 경사는 곳(L5, L4)의 경사와 일치해야 하며 모든 가능성 있는 오차와 함정을 유의해야 한다.

확인 과정
본 장의 학습목표 자가 점검

- 기능장애의 적절한 치료는 병변이나 통증의 치료에 좌우되는가?
- Brügger와 Janda의 근육 불균형 패턴은 어떻게 유사한가?
- 앞으로 당겨진 자세에서 전형적인 연결 고리는 무엇인가?
- 복부와 가로막(횡격막, diaphragm), 골반 저부, 그리고 심부 척추근육(deep spinal intrinsics) 사이의 관계는 무엇인가?

■ 참고문헌 (References)

1. Brügger A. Lehrbuch der funktionellen Störungen des Bewegungssystems. Zollingen und Benglen, Brügger Verl. GmbH, 2000.
2. Brügger A. Das Sternale Syndrom. Bern: Huber, 1971.
3. Chaitow L, Walker DeLany J. Clinical Application of Neuromuscular Techniques, vol 1. The upper body. Edinburgh: Churchill Livingstone, 2000:98–99.
4. Cyriax J. Textbook of Orthopaedic Medicine, 8th ed, vol 1. Diagnosis of Soft Tissue Lesions. London: Bailliere Tindall, 1988:262.
5. Edinger A, Biedermann F. Kurzes Bein, schiefes Becken. Fortschr. R"ntgenstr. 1957;86:754.
6. Greenman PE. Verkrzungsausgleich. Nutz und Unnutz. In: Neumann HD, Wolff HD, eds. Theoretische Fortschritte und Praktische Erfahrungen der Manuellen Medizin. Konkordia: Bohl, 1979:333–341.
7. Gutmann G. Die obere Halswirbelsle im Krankheitsgeschehen. Neuralmedizin. 1953:1.
8. Janda V. Introduction to functional pathology of the motor system. Physiother Sport 1982;3:39.
9. Jayson MIV. The problem of backache. Practitioner. Symposium on the rheumatic diseases. 1970;205:615.
10. Jull G. Deep flexor muscle dysfunction in whiplash. J Musculoskeletal Pain 2000;8:143.
11. Kolar P. The sensomotor nature of postural functions. Its fundamental role in rehabilitation of the motor system. J Orthop Med 1999;21:40–45.
12. Lewit K. Röntgenologische Kriterien statischer Störungen der Wirbelsäule. Manuelle Med. 1982;28:26.
13. Lewit K. Verspannungen von Bauch und Gesässmuskulatur mit Auswirkung auf die Körperhaltung. Manuelle Med. 1992;38:75.
14. Lewit K. The Functional Approach. J Orthop Med 1994;16:73.
15. Lewit K. X-ray of trunk rotation. J Manipul Physiol Ther 1997;20:454–458.
16. Lewit K. Manipulative Therapy in Rehabilitation of the Locomotor System, 3rd ed. Oxford: Butterworth-Heinemann, 1999.
17. Lewit K. Chain reactions in the locomotor system in the light of the co-activation patterns based on developmental neurology. J Orthop Med 1999;21:52–57.
18. Lewit K. Stabilisierung der Wirbelsule. Manuelle Therapie 1999;3:117.
19. Lewit K. Vztah struktury s funkce v pohybove, soustave (Relationship between structure and function in the locomotor system). Rehabilitace a fyzikalni lekarstvi 2000;7:99.
20. Logan HB, Hulti LJ. Textbook of Logan Basic Methods: Clinical Application of Basic Technique, 2nd ed. Chesterfield, MO: L.B.M., Inc., 1998.
21. Pribram KH. Language of the Brain. Englewood Cliffs: Prentice-Hall Inc, 1971.
22. Radebold A, Cholewicki J, Panjabi MM, Patel TCH. Muscle response patter to sudden trunk loading in healthy individuals and in patients with chronic low back pain. Spine 2000;25:947–954.
23. Rash PJ, Burke RK. Kinesiology and Applied Anatomy. Philadelphia: Lea & Febiger, 1971.
24. Richardson L, Jull G, Hodges P, Hides J. Therapeutic Exercise for Spinal Stabilization in Low Back Pain. Edinburgh: Churchill Livingstone, 1999.
25. Silverstolpe L. A Pathological erector spinae reflex—a new sign of mechanical pelvis dysfunction. J Manual Med 1989;4:28.
26. Silverstolpe L, Hellsing G. Cranial and visceral symptoms in mechanical pelvic dysfunction. In: Paterson JK, Burn L, eds. Back Pain, an International Review. Dordrecht: Kluwer, 1990:255.
27. Singer KP, Giles LGF. Manual therapy consideration at the thoracolumbar junction. J Manipul Physiol Ther 1990;13:83.
28. Skladal J, Skavran K, Ruth C. Posturalni funkce branice (the postural function of the diaphragm). Ceskoslovenska Fyziologie 1970;19:279.
29. Sollmann, AH, Breitenbach H. Röntgenanalyse und Klinik von 1000 seitlichen Röntgenganzaufnahmen. Fortschr. Röntgenstr 1961;94:704.
30. Vele F, Gutmann G. Die Beeinflussung der Posturalreflexe ober die Gelenke. Z Physiother 1971;23:383.
31. Vojta V, Peters A. Das Vojtaprinzip. Heidelberg: Springer, 1992.
32. Ward RC. Myofascial release concepts. In: Basmajian JV, Nyberg R, eds. Rational Manual Therapies. Baltimore: Williams & Wilkins, 1993:223–242.

34

허리뼈에 대한 통합적 접근 방식
(Integrated Approach to the Lumbar Spine)

학습목표

이 장을 읽고나면 이해할 수 있을 것이다:

- 기능적 안정성을 평가하는 방법
- "불특정한" 허리 통증 환자에게 가능한 기능적 분류 체계
- 특정한 기능 테스트에서 양성일 때 고려해야 하는 다른 재활성화 방법
- 가장 흔한 임상학적 증상이나 조직 손상 복합체에 대한 계속적인 치료

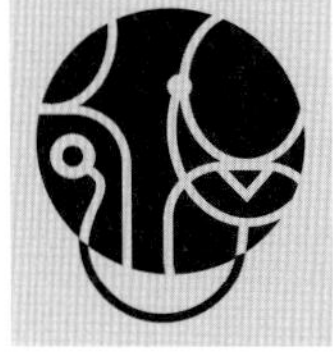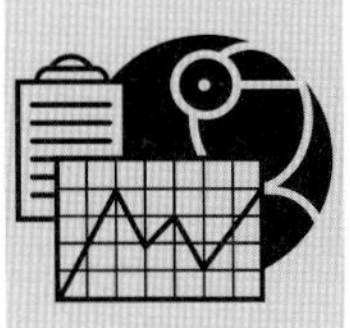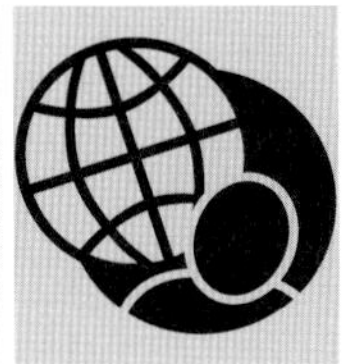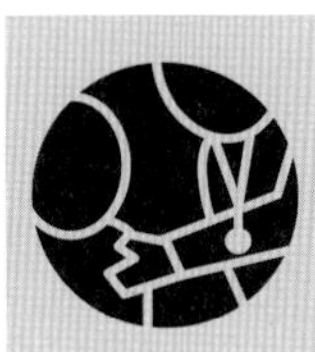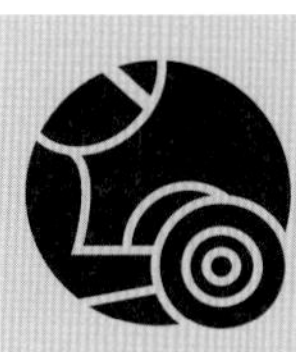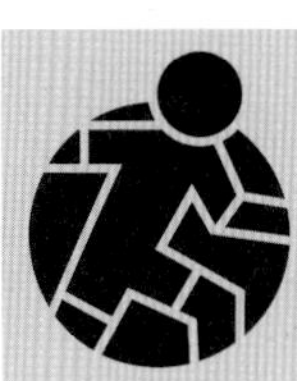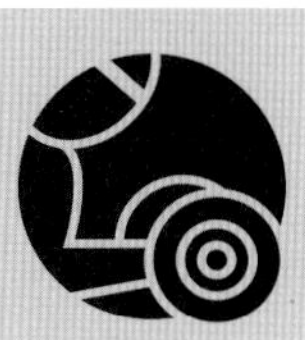

개요 (Introduction)

허리 통증(LBP)과 좌골신경통은 흔한 문제이다. 그것은 보통 자기제한(self-limiting)이지만, 재발한다. 전문적인 치료를 요구하는 환자들은 더 악화되면서 보통 극심한 통증을 갖거나 적당한 때에 전혀 호전되지 않는다. 이런 환자들은 심각한 질병의 "적색 경보(red flag)"를 감별진단하기 위해 진단적 분류가 필요하다. 그렇지만 필요하더라도 사례를 적절히 다루는 것에는 충분하지 않다. 자가관리 접근방식의 장려를 위한 필수적인 다음 단계는 환자의 활동 지속성 장애, 기능적 결함, 직위, 그리고 나쁜 예후를 나타내는 "황색 경보(yellow flag)"의 확인이다.

특정한 손상군(기능적 결함)이 환자를 의미 있는 치료 소그룹으로 분류하는데 사용될 수 있다는 증거가 축적되고 있다. 이 단원은 활동제한적인 허리 통증과 좌골 신경통의 자가 관리를 장려하는데 필요한 기능적 접근과 치료 방법을 통합한다.

진단과 분류 (Diagnosis and Classification)

세계보건기구(WHO)의 건강과 질환의 분류는 환자의 평가에 대한 포괄적인 전략을 제안한다.[4,63,67,74] 손상(구조적이고 기능적인), 장애(활동지속성), 그리고 참여(사회적/직업적)의 평가가 수행되어야 한다(1장과 32장).[27,67]

구조적 손상은 진단적 분류(7장)에 의해 확인된다. 기능적 평가에 의해 분류된 기능적 손상은 이 단원에서 복습될 것이다(10장과 11장). 장애는 활동 지속성의 병력에 의해 선별된다. 이것은 Oswestry 설문지와 같이 결과를 위한 도구로 양이 측정될 수 있다. 참여는 Chronic Pain Grading Scale의 부분질문으로 평가될 수 있다(32장).[27,61,70]

각 환자의 목표, 관심사와 걱정은 확인되어야 한다(14장과 32장).[67] 최종적으로 황색 경보의 평가는 장차 환자의 만성 위험을 결정하는데 수행되어야 한다(9장).

진단적 분류 (Diagnostic triage)

현재의 "state of the art" 지침은 허리 통증 환자들을 세 개의 다른 그룹으로 분류하는 진단적 분류를 수행하도록 제안한다(3장 참조). 허리 통증 환자들의 첫 번째 집단은 심각한 질환의 "적색 경보"에 의해 야기된다 — 예를 들면 종양, 감염, 골절, 심각한 의학적 질병(< 2%); 둘째는 신경근 압박에 의한 것이고(< 10%); 셋째는 "불특정한" 기전 요소들에 의해 일어난다(85 ~ 90%)(표 34.1과 34.2).[1,16,59]

표 34.1 심각한 질환의 적색 경보(red flag)(종양, 감염, 골절, 심각한 의학적 질병)

- 20세 미만 또는 50세 초과
- 통증과 관련된 외상
- 암 병력
- 야간통증
- 열
- 체중 감소
- 휴식기의 통증
- 면역 억제(중요한 코르티코스테로이드 사용)
- 최근의 감염
- 전신체제의 질병(당뇨병)
- 4주 동안의 보존치료 실패
- 마미총(cauda equina)증후군
- 안장 마비(saddle anesthesia)
- 괄약근 장애
- 하지 운동(motor) 약화

불특정한 허리 통증의 하위분류 (Subclassification of nonspecific back pain)

이 진단적 분류 접근방식의 한계는 압도적인 다수의 환자들이 불특정 또는 LBP 특발증으로 분류되는 것이다. 아마도 이것은 점진적으로 변화할 것이다. 왜냐하면 모든 이해관계자 중에서 가장 중요한 환자들이 불특정한 허리 통증 진단에 불만족하기 때문이다.[6,9] 2nd International Forum of Primary Care Researchers on LBP의 보고는 불특정한 LBP의 유효한 분류 체제를 달성하는 것이 그들의 연구의 최고 우선 사항이라고 결론지었다.[7]

Pittsburgh 대학의 하위 분류 접근 (University of pittsburgh subclassification approach)

과거 10여 년 동안, 증거는 점차적으로 허리 통증 환자들이 의미 있는 치료 집단으로 하위 분류될 수 있음을 보여준다. 피츠버그 대학의 연구는 "불특정한" 집단에게 철저한 병력, 장애 설문지, 그리고 수준은 낮지만 신뢰할 수 있는 시험으로 구성된 평가가 가능하다고 제시해왔다[예,

표 34.2 허리 통증과 좌골신경통의 감별 진단

근골격계 기시의 LBP를 위한 다른 진단 목록	
추간판장애(discogenic) 통증	퇴행성 장애
방사통이 있거나 없는 수핵(Nucleus Pulposus) 탈출	골관절염
	퇴행성 추간판 질환
내부 장애(윤상인대 파열, 기타)	중심(central) 또는 측(lateral)관 협착증
척주관절면 매개성 통증(facet-mediated)	신경근병증(Radiculopathy)
절주머니염/활막염	압박
골관절염	염증
천장관절 매개성 통증	좌골 신경 포착/자극
근막통증	이상근 증후군
근육좌상(급성)	감염
근육 과부하(muscular overload)	추간판염
압박 골절	골수염
후방 요소 골절(Posterior Element Fracture)	암
급성 척추분리증(청소년기 – 피로 골절; 성인 – 외상성)	전이, 다발골수종
불안정(척추 전방전위증)	강직척수염

천장관절(sacroiliac, SI), 허리뼈(요추, lumbar), 중심화 통증(pain centralization)].[17-19,22,24-26,52,62] 초기의 연구는 하위분류와 적절하게 연결된 치료가 그렇지 않은 치료보다 우세하다는 것을 보여주었다.[22] 무작위한 임상학적 시도(Randomized clinical trial, RCT)는 이 하위분류에 의한 치료가 광대한 "불특정한" 범위를 위한 Agency for Health Care Policy and Research[1]가 추천한 포괄적인 치료보다 더 우세하다는 것을 증명했다.[26]

분류 체제는 환자를 네 개의 서로 양립할 수 없는 치료 범주의 하나에 배치하는 것을 기초로 한다(표 34.3).

Fritz와 동료들은 적당한 중간급의 신뢰도의 검사가 하위분류에 사용된다고 보고했다(65% 동의).[19] 개인적인 검사는 다른 이에 의해 관찰되어 왔다. 측면 이동의 변위는 확실하게 확인되었다(k = 1.0).[62] 4명 중 3명이 신뢰성 있는 SI 검사가 양성일 때 검사자간 동의가 높은 수준임을 보고했다(k = 0.88)(표 34.4).[13] 이 연구가 두 명의 관찰자를 사용하는 반면에, 다른 연구는 34명의 관찰자를 사용하기 때문에 신뢰성을 확보할 수 없다 — 단지 39% 동의(k=0.26).[58] 그림 34.1에서 34.6은 이러한 SI 검사가 일반적인 양자택일임을 보여준다. 중심화(centralization) 현상은 확실히 확인될 수 있는 중요한 임상학적 소견으로 증명되었다.[24,25,35,57]

1. **도수 치료:** 허리나 엉치엉덩뼈(천장골, sacroiliac) 부위의 움직임 제한이 추측되는 증상이나 징후를 가진 환자는 관절 가동화로 치료-도수치료 기법과 관절가동범위 운동으로 치료된다.
2. **자가 치료:** 허리관절가동범위 검사 동안 중심화(centralization) 현상을 보이는 환자는 증상의 중심화를

표 34.3 치료 중심의 분류 체제 [19,24,26]

- 도수 치료(허리 또는 SI 가동화)
- 자가 치료(폄, 굽힘, 측면 이동 중심화)
- 안정화
- 견인

표 34.4 신뢰성 있는 엉치엉덩관절 검사

1. 서서 굽힘 검사
2. 앉아서 위뒤장골가시(PSIS) 촉진 (비대칭적)
3. 앙와위 그리고 다리 뻗고 앉아 검사
4. 복와위 무릎 굽힘 검사

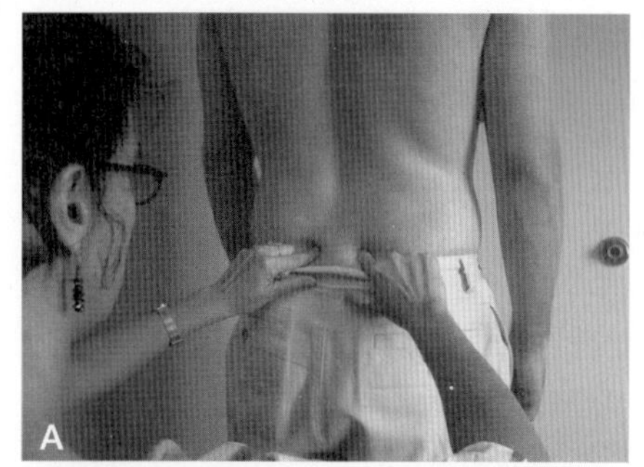

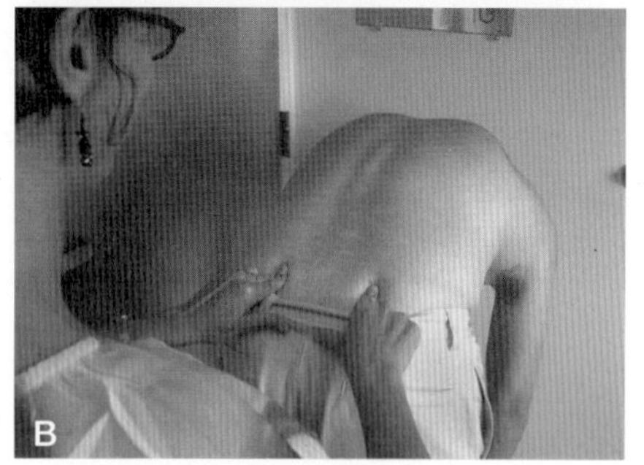

그림 34.1 **A, B** 서서 체간 굽힘 검사.

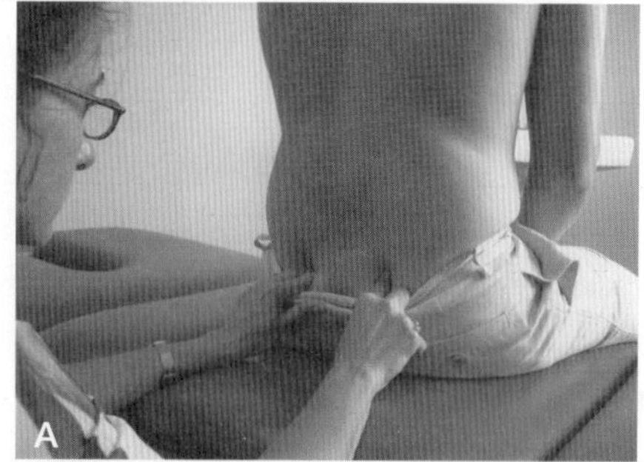

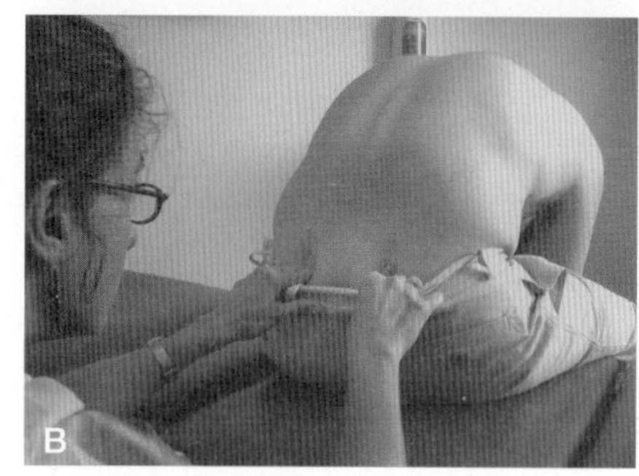

그림 34.2 **(A, B)** 앉아서 위뒤장골가시 (PSIS) 촉진 (비대칭적)

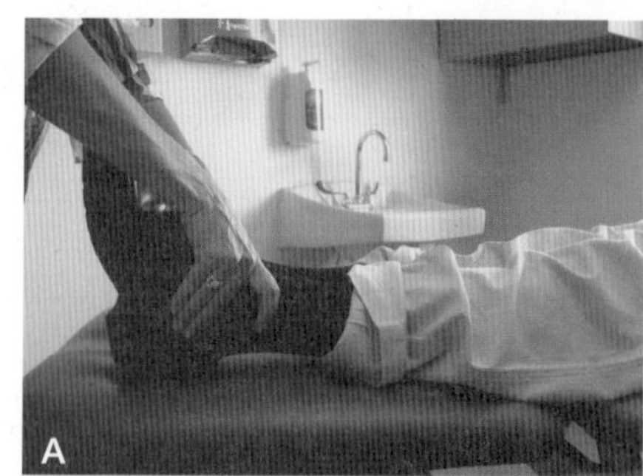

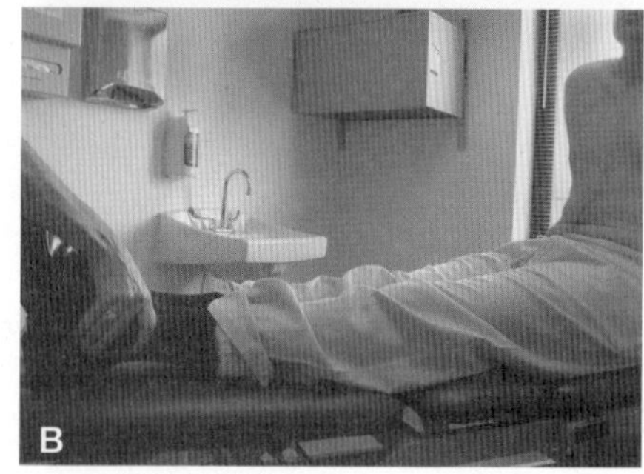

그림 34.3 **(A, B)** 앙와위 그리고 다리 뻗고 앉아 검사

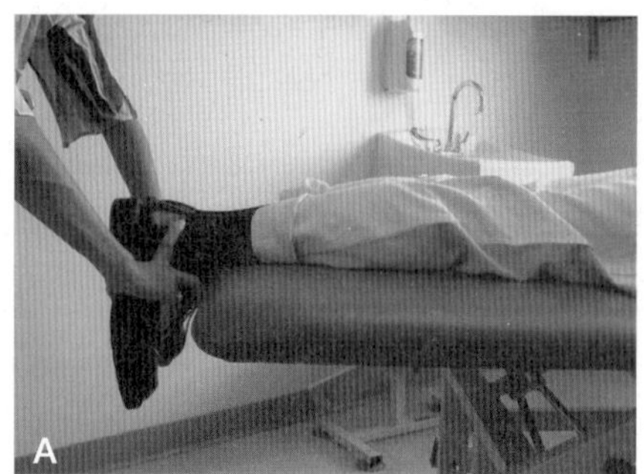

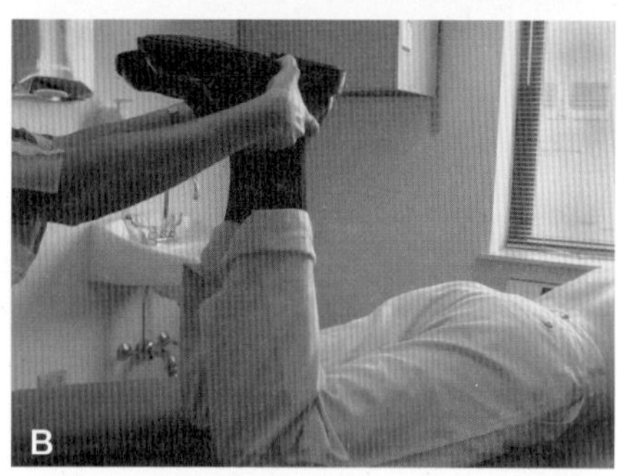

그림 34.4 **(A, B)** 복와위 무릎 굽힘 검사.

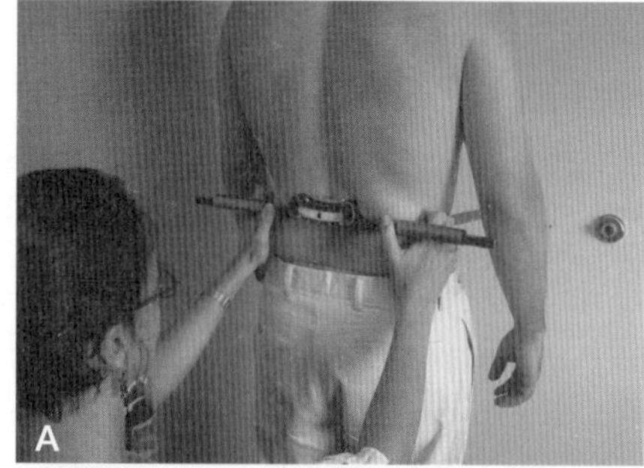

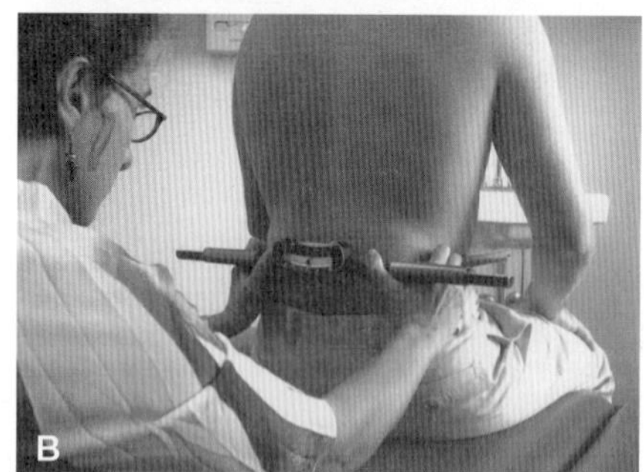

그림 34.5 **(A, B)** 서서 그리고 앉아서 엉덩뼈능선 높이 검사.

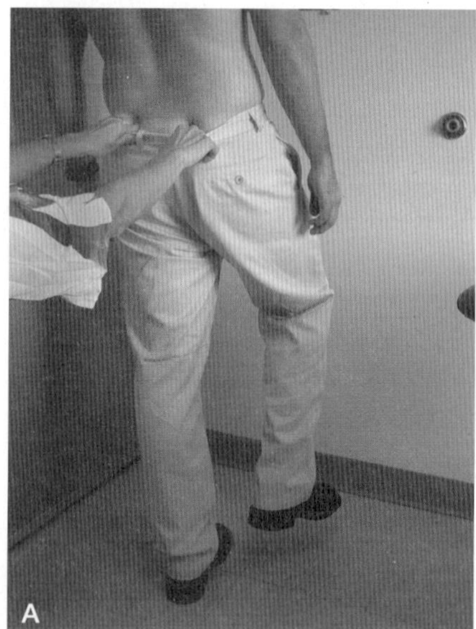

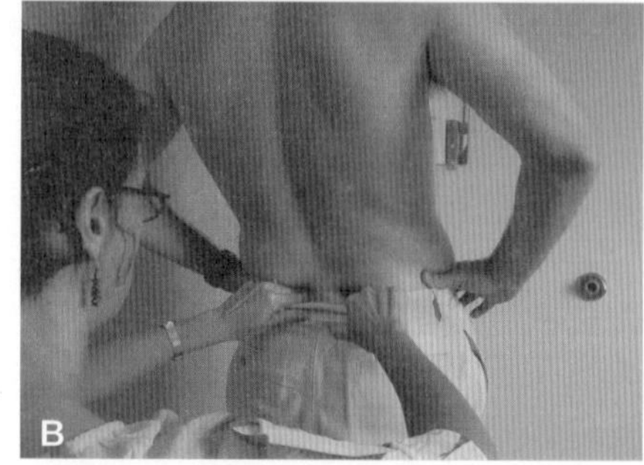

그림 34.6 **(A, B)** Gillet의 검사.

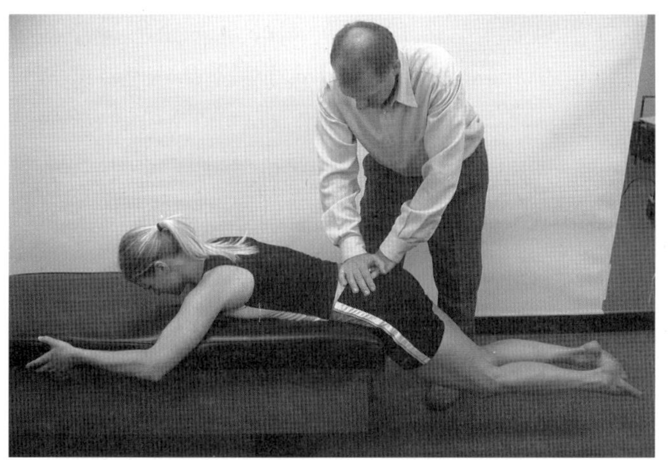

그림 34.7 전단 안정화 검사.

장려하는 특정한 운동(굽힘 또는 폄)으로 치료된다. 측면 이동은 눈에 보이는 관상면 변형과 비대칭적으로 서 있는 쪽의 굽힘에 기초한다.

3. **안정화**: 보고에 따르면, 환자의 병력이나 신체검사(예, 최소한의 불안으로 빈번히 야기된 이전의 에피소드, "불안정한 물건 잡기")를 통한 다수의 소견은 임상학적 불안정화와 관련되어 있고, 이런 소견이 있는 환자들은 몸통 강화와 안정화 운동 프로그램으로 치료 된다.
   - 허리뼈의 안정성을 위한 유일한 검사는 환자가 엎드린 자세에서 상체는 테이블에 지지하고, 발은 지면에 디디는 전단 검사(shear test)이다. 후면에서 전면으로의 압력은 극돌기에 적용된다. 그런 후에 환자는 다리를 공중으로 들어올리고, 압력은 다시 적용된다. 다리가 지면에 있을 때 환자가 통증을 느끼고, 공중으로 다리가 올라갔을 때 통증을 덜 느끼거나 못 느낀다면, 그들은 몸통 폄근 훈련에 불안정하게 반응한다고 결론내려진다(그림 34.7).
4. **견인**(traction): 검사하는 동안 중심화(centralization) 현상이 나타나지 않는 신경근 압박 징후의 환자는 척추견인방법으로 치료한다.

도수치료 범주는 도수 치료의 성공을 예측할 수 있는 임상학적 예측 법칙을 조사하는 분석에 따라 좌우되어 왔다. 5가지 요소가 제시되었는데 5개 중 4개가 급성허리통증 환자에게 있으면 도수치료의 성공 가능성을 45%에서 95%까지 향상시켰다(표 34.5).[23] 이 5가지 요소는 두가지 최대한의 도수치료로 누가 일주일 후에 적어도 50% 향상되는지 예측했다.

연구에 기초를 둔 최근의 결과에서 허리 통증 환자의 36%가 이 법칙에 양성임을 발견했다.[10] 그 법칙에 양성이여서 도수 치료를 받은 환자는 92%의 성공적인 결과의 가능성이 있고 1.9(CI, 1.4~3.5)의 4주가 치료의 효과를 볼 수 있는 기간이다. 법칙에 양성이고 도수치료를 받은 환자는, 양성이면서 운동치료를 하거나 음성이면서 도수치료를 받은 환자보다 더욱 우세했다. 이것은 6개월 후 뿐 아니라 초기에도 그러하다.

McKenzie 분류 (McKenzie classification)

McKenzie 방법은 그것만으로도 기대되는 분류 체제임을 증명해왔다(1장과 15장에서 복습). 3가지 연구 방식에 기초를 둔 그 보고는 환자들을 소그룹으로 나누는 것에 있어서 높은 신뢰성을 가졌다.[14,15,24,25,35,57] 그것은 중심화(centralization) 그룹과 그렇지 않은 그룹에 대한 결과 예측성을 보여주고 있다.[20,33,39,60,71,72] 그리고 최근 무작위한 임상학적 시도(randomized clinical trial; RCT)[40]는 운동방향과 일치하는 증거중심 치료나 운동의 반대 방향으로 환자를 치료하는 것에 비교되는, 운동방향과 일치하는 방향으로 사용하며 기준선에 기초한 방향 선호를 가진 큰 소그룹이 더 나은 결과를 나타낸다는 것을 보고한다. 환자는 표준적인 임상학적 치료에 명백하게 다른 반응에 따라 자세(postural), 기능부전(dysfunction), 또는 내부 장애(derangement) 증후군으로 분류된다. 방향 선호(directional prereference)의 내부 장애 증후군은 허리 통증 환자의 가장 흔한 범주이다.

자세 증후군(Postural syndrome)

평가 — 지속된 끝 범위의 고정적 부하(환자의 특징적인 증상을 일으키는 임의적인 주기 동안 지속된 부하가

표 34.5 허리 통증에 대한 임상적 예측 원칙

1. 16일 이하의 통증
2. 원위부터 무릎까지 증상이 없음
3. 두려움-회피 신뢰 설문지(FABQ) < 16점 이상
4. ≥허리뼈에서 1개 분절 이상의 저가동성
5. ≥1 hip with > 35° 엉덩관절 내회전

요구될 때, 병력은 대표적으로 결정적이다)에 의해 유발된 전형적인 통증. 자세 통증을 확인하는 신체검사의 일부는 무증상(absence of symptoms)을 포함한다:

- 중립 자세에서
- 완전한 관절 가동 범위와
- 모든 방향에서의 반복적인 움직임 시험으로

유일한 양성적 검사 소견은 대개 구부정하게 지속적으로 앉아있는 자세의 끝 범위의 통증과 일치하는(예, 주 증상의 통증과 일치하여) 통증일 것이다.

치료 — 증상을 재생하는 방향에서의 늘어난 끝 범위 부하를 피하라는 자세에 대한 조언을 이용하는 자가 치료.

결과 — 통증의 급속한 감소

기능부전 증후군(Dysfunction syndrome)

평가 — 끝 범위, 주로 제한되는 한 쪽 방향이나 여러 방향에서의 움직임 제한이 있는 끝 범위에서만 통증 발생.

치료 — 통증성 단축 구조물을 개선하고 늘리기 위하여 통증이 있고 짧아졌다고 가정된 조직의 끝 범위에서의 빈번한 스트레칭을 몇 주 동안 반복해서 실시한다.

결과 — 끝 범위 증상과 운동성의 개선을 위한 스트레칭으로 인해 단기의 불편함이 따른다.

내부 장애 증후군(Derangement syndrome)

평가 — 일치하는 통증 발생, 악화, 또는 몇 끝 범위 방향에서의 말초화, 하지만 끝 범위 움직임의 다른 한 방향에서 감소되고, 중심화(centralization)되고, 그리고/혹은 사라짐(환자의 "방향 지향성"과 관련하여). 이것은 중간범위(mid range) 통증을 갖는 유일한 증후군이다.

치료 — 통증이 감소되고, 중심화되고 그리고/혹은 사라지는 방향에서 반복된 끝 범위 운동(부하). 증상이 발생, 악화 또는 말초화 되는 방향에서 반복되거나 지속적인 끝 범위 부하 회피.

결과 — 관련된 증상의 중심화와 국소부위 증상의 제거. 정상적인 운동성 회복.

능동적인 팔다리 움직임 검사 분류 (Active limb movement testing classification)

Shirley Sahrmann은 환자의 전형적인 통증의 유발과 관련된 특정한 움직임 장해에 기초한 검사 체제를 제안했다(그림 34.8에서 34.13까지). 허리 통증 또는 좌골 신경통 환자 집단에서 7주 넘게 양성검사 소견이 통증의 세기와 기능장애와 관련되어 있다고 보여졌다(n=188).[66] 검사는 신뢰성 확보를 위해 사용되었다.[64] 예비 증거는 이 평가에 기초한 분류가 허리 통증환자에게 치료를 결정하는데 도움을 줄 만한 가치 있는 것이라고 제안한다.[41,66]

Canadian 허리 통증 학회 분류 접근 (Canadian back institute classification approach)

Canadian back institute는 병력과 검사로부터 핵심 요소를 사용하는 통증 패턴 체제의 신뢰성을 증명했다.[73] 그들은 그 접근방식을 사용하는 검사자들 사이에서 78.9%의 동의를 증명했다. 게다가, 언급된 성공적인 McKenzie 연구와 달리, 단지 최소한의 훈련이 필요했다. 이 접근방식은 준비단계에서만 유효하다.

기능적 선별 (A Functional Screen)

허리 통증 증후군을 초래하는 특정한 통증 유발 조직을 정확히 지적하는 것은 종종 어렵다. 특정한 조직의 진단이 나온 경우라 할지라도, 발생의 이유를 파악하는 것은 종종 어렵다. 이런 이유들과 재활의 노력을 유도하기 위해 철저한 기능적 평가가 필요하다. 사실상, 다양한 기능적 결함(장해)은 허리 통증과 관련 있는 것으로 보여졌다(1장과 5장 참조). 허리 통증 환자에 대한 적절한 진단은 특정한 조직과 기능적 요소를 갖추고 있어야 한다.

기능적 결함은 양적으로 또는 질적으로 분류될 것이다. 양적인 기능 검사는 11장에서 자세하게 설명되었다. 이 부분은 운동 통제의 양적인 것과 질적인 검사의 도식 모두를 제공할 것이다. 근력, 균형력, 협응력, 그리고 지구력의 부족은 운동 통제의 스펙트럼을 의미하는데, 이 때 통증에 민감한 조직에 과도한 기계적 압박을 주거나, 생체 역학적으로 반대의 보상 운동 전략으로 이르게 할 수 있다.

하부교차증후군 그리고 척추 (The lower crossed syndrome and the spine)

Janda는 기능에서 근육 균형의 중요성을 강조했다. 주동근, 길항근과 협동근의 관계는 협응력과 타이밍의 관점에서 고찰될 수 있다. 허리뼈로부터 가깝거나 먼 관절의

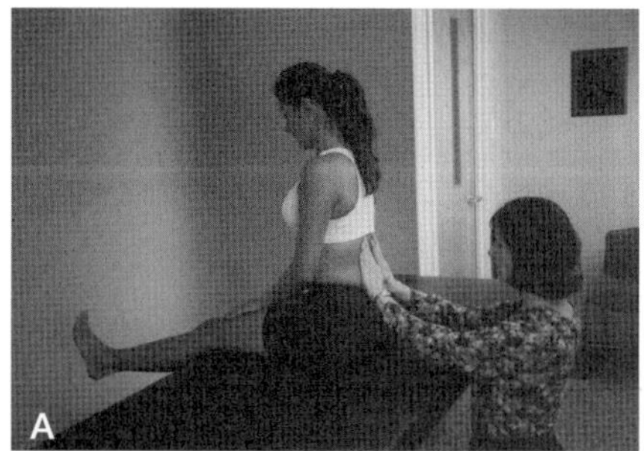

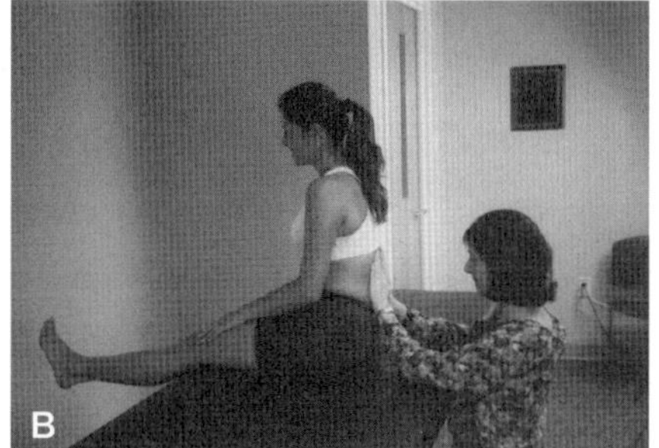

그림 34.8A, B 앉아있는 자세에서 무릎 폄(extension).

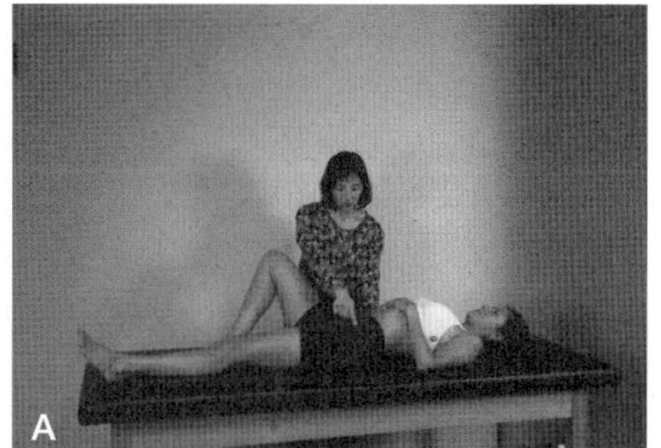

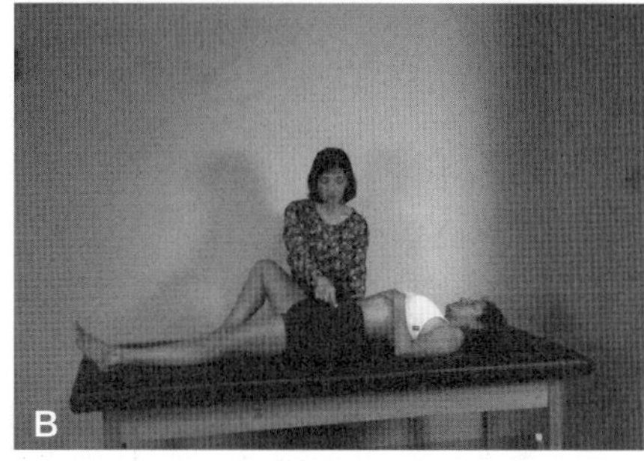

그림 34.9A, B 부분 hook-lying에서 엉덩관절(엉덩관절, hip joint) 외회전과 외전.

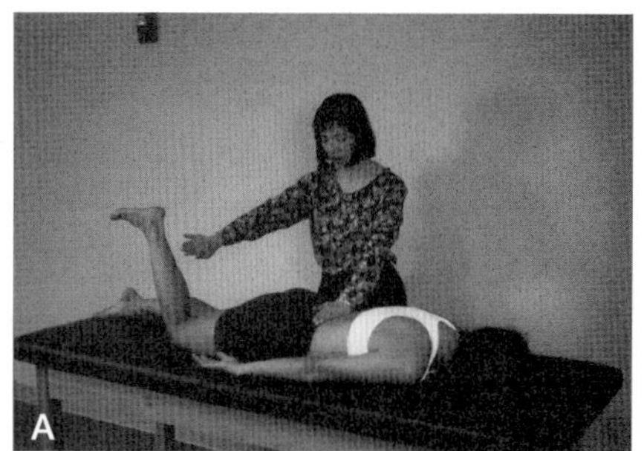

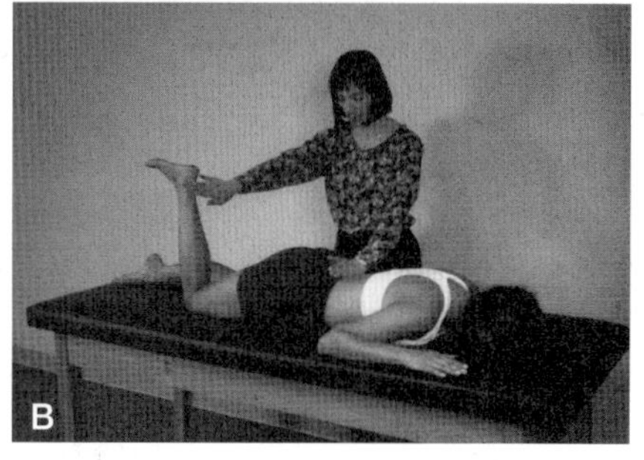

그림 34.10A, B 엎드린 자세에서 무릎 굽힘.

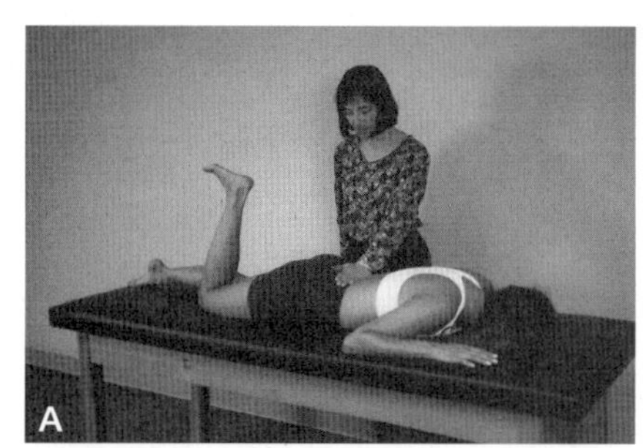

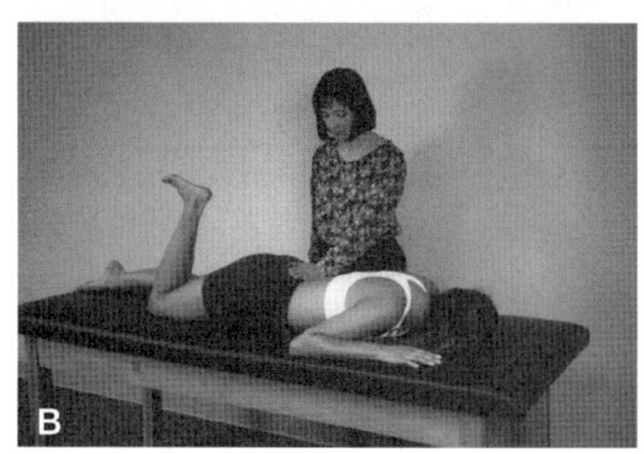

그림 34.11A, B 엎드린 자세에서 엉덩 관절 회전

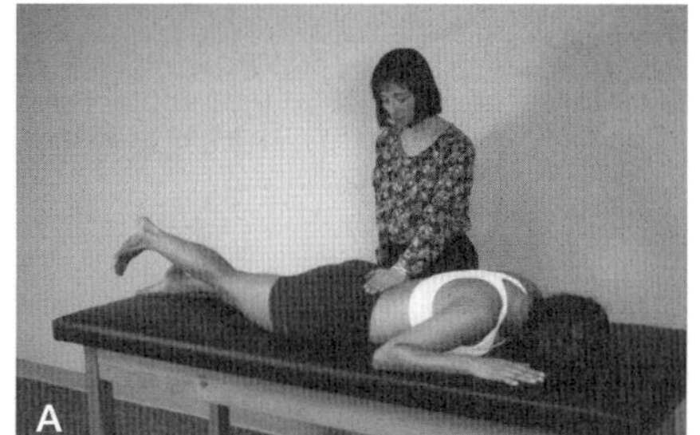

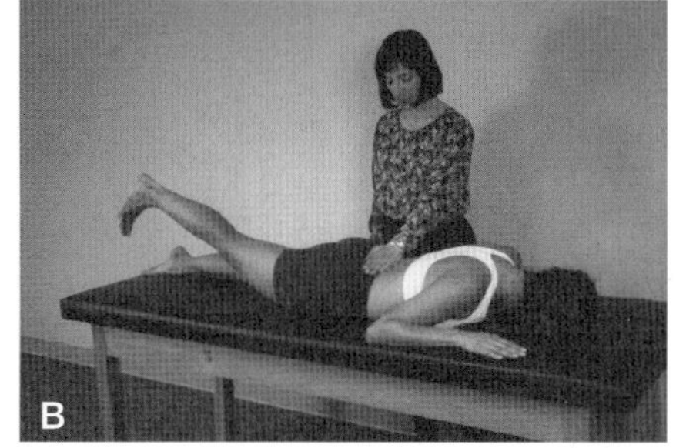

그림 34.12A, B 엎드린 자세에서 엉덩 관절 폄

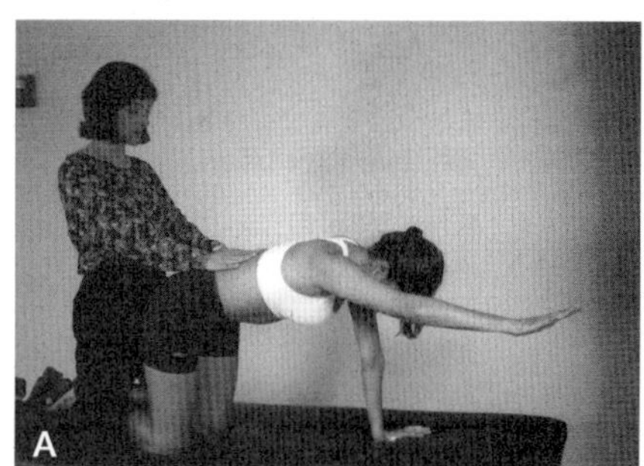

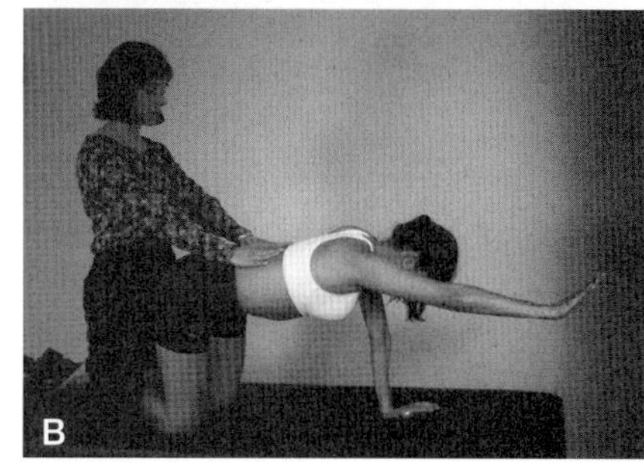

그림 34.13A, B 네발기기자세에서 팔 뻗기.

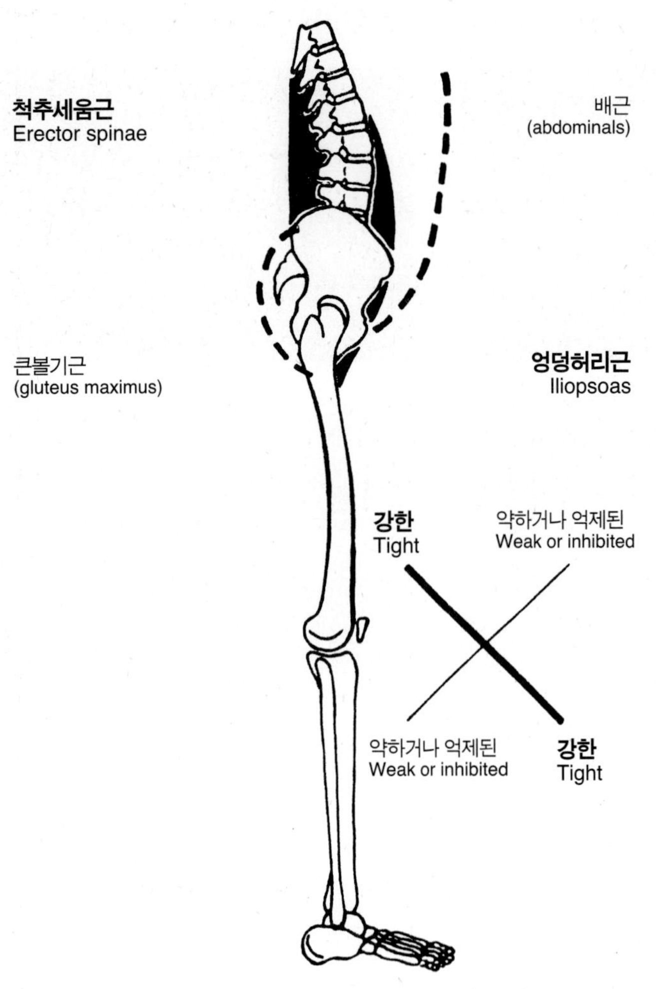

그림 34.14 하부교차증후군.

운동성의 부족은 기능에 영향을 미칠 수 있다. 골반, 엉덩이, 무릎과 발/발목 관절들은 그런 결함에 대해 평가되어야 한다. 예를 들면, 부족한 엉덩관절 운동성은 척추에서 보상 작용을 일으킨다. 목말밑관절(거골하, subtalar)의 과다엎침(과회내, hyperpronation)는 동력학적 사슬 전반에 걸쳐서 보상 움직임을 유도하는 하체(lower quarter) 기능적 결함의 또 다른 예이다. 독립된 동작이나 또는 체중지지 기능의 더 복합적인 동작의 기능적 활동의 관찰은 직장에서 다른 운동 제한 전략을 제시할 수 있고 기능에 대해 환자의 개인적인 더 나은 이해를 유도하고 사회복귀 처방을 내릴 수 있다.

근육 불균형의 전형적인 예는 하부교차증후군(lower crossed syndrome)이다(그림 34.14). 이것은 근육 불균형으로 초래된 전형적인 자세 과긴장이다(표 34.6). 과운동성/단축된 근육은 장딴지근(비복근, gastrocnemial muscle)–가자미근, 엉덩관절 굽힘근, 뒤넙다리근, 모음근(내전근, adductor), 뒤넙다리근(대퇴근막장근, tensor fasciae latae), 그리고 궁둥구멍근(이상근, priformis)을 포함한다. 저운동성/억제된 근육은 큰볼기근(대둔근, gluteus maximus), 중간볼기근(중둔근, gluteus medius), 발바닥네모근(족척방형근, quadratus plantae), 종아리근(비골근, peroneal muscle), 그리고 복부벽 근육을 포함한다. 척추세움근(척추기립근, erector spinae)은 종종 단단하지만, 지구력을 잃는다. 주동근–길항근–협동근의 불균형은 예측할 수 있다. 예를 들면, 발목 염좌는 발목이 치료된 후에도 대둔군의 억제를 지속되게 한다.[8]

척추 안정성의 핵심적 개념은 부하 분배이다. 엉덩관절은 고부하를 다루게끔 만들어져있다. 깊은 관골구와 주변을 감싸고 있는 큰 근육조직들은 이러한 힘을 견딜 수 있다. 하지만, 엉덩관절 운동성이 방해되면, 부하는 그 다음 동작이 일어날 수 있는 유효한 부분으로 이동하는데, 대부분 허리뼈로 이동한다. 감소된 수동적인 엉덩관절 폄 운동성은 엉덩관절 내회전[12,21]이 감소될 때와 마찬가지로 허리 통증과 관련 있는 것으로 보여졌다.[36,44,65] McGill의 임시자료에 의하면, 감소된 엉덩관절 폄 운동성이 허리 통증 장애를 예측할 수 있다고 한다.[44] VanDillon은 만성 허리 통증 환자가 무증상의 환자보다 수동적 엉덩관절 폄

표 34.6 근육의 불균형과 변경된 움직임 패턴

주동근 약화	과활동적인 길항근	과활동적인 협동근	움직임 패턴
큰볼기근(대둔근, gluteus maximus)	허리근(요근, psoas), RF	척추세움근(척추기립근, erector spinare), 넙다리근(슬괵근, hamstrings)	엉덩관절 폄
중간볼기근(중둔근, gluteus medius)	모음근(내전근, adductor)	QL, TFL, 궁둥구멍근(이상근, priformis)	엉덩관절 외전

표 Key: RF, 넙다리곧은근(대퇴직근, rectus femoris); QL, 허리네모근(요방형근, quadratu lumborum); TFL, 넙다리근막 긴장근(tensor fasciae latae muscle).

운동성이 약하다고 보고했다.[65] 청소년기의 연구는 미래에 허리 통증 증상 발현이 감소된 엉덩관절 폄 관절가동범위(ROM)와 관련 있다고 보고했다.[36]

Nadler와 동료들은 여성 운동선수에게 엉덩이 근육 불균형은 소급적으로 그리고 장래에도 허리 통증과 관련 있다고 설명했다.[48,49] 특히, 비대칭적인 엉덩관절 폄근 근력은 중요하게 허리 통증 발병과 관련 있다.

15%의 근력 불균형을 가진 허리 통증 환자는 단지 5.3 근력 불균형을 가진 허리 통증이 없는 환자에 비교된다. 이와 같은 비대칭성이 남성 운동선수에게서는 발견되지 않지만, 1997년부터 1998년의 National Collegiate Athletic Association Injury Surveillance Data가 여성 운동선수가 남성보다 허리 통증으로 발전할 가능성이 거의 두 배정도임을 증명한 것을 주목하는 것은 흥미롭다(National Collegiate 1997–1998). 다른 일치하는 소견은 만성 허리 통증이 있는 개인에게서 큰볼기근(대둔근, gluteus maximus)의 증가된 피로이다.[32,38] Vogt와 동료들은 감소된 능동적 엉덩관절 폄(Janda의 검사) 가동 범위(ROM)와 지연된 큰볼기근의 이완과 요추기립근은 허리 통증 환자와 무증상 개인을 구별할 수 있다는 것을 발견했다.[68,69] 유사하게도, 기능적 작업을 하는 동안 지연된 몸통 주동근과 길항근의 이완은 개인별 허리 통증과 무증상의 사람들을 구별하는 것으로 확인되었다.[11,55,56]

양성의 능동적인 하지 폄 거상(엉덩이 굽힘)은 산후 엉치엉덩뼈(천장골, sacroiliac joint) 통증과 관련있다는 것을 보였다.[46] 민감성은 0.87이였고, 특이성은 0.94였다.[45] 그것은 가로막과 골반 저부의 변경된 운동성이 양성 검사에서 나타나는 것을 보였다.[51]

하체 동력학적 사슬(lower quarter kinetic chain)에서 핵심 요소는 중간볼기근 약화이다.[54] Mascal과 동료들은 step down task 동안 골반 하수와 과도한 무릎 외반은 반대쪽의 중간볼기근 약화를 나타낸다고 증명했다.[42] Ireland와 동료들은 이 약화는 무릎 통증이 있는 환자에게서 흔하다고 주장하였다.[31] 특히 엉덩관절 내전력의 26%와 외회전력의 36%가 부족한 것을 발견했다. Hewett와 동료들은 plyometric squats 동안 회외근 훈련을 하는 여성의 대학운동선수에게 장래에 손상 발병이 감소됐다고 제시했다.[28]

보행 이상은 허리 통증과 관련 있다는 것이 발견됐다. Arendt-Nielson은 만성 허리 통증 환자에게서 다른 보행의 위상 동안 과운동성 근육과 저 운동성 근육을 발견했지만, 무증상 환자에게서는 발견하지 못했다.[3] 허리 통증 환자에게서 등 근육의 과운동성은 유각기 동안 나타났고 감소된 주동근의 최고 활동은 두 발의 입각기 동안 나타났다.[3] Hussein은 정상과 비교하여 허리 통증 환자의 걸음거리가 감소했다고 보고했다.[29,30] Lamoth와 동료들은 최근에 허리 통증 집단의 골반-흉부 협응력이 통제되는 집단과 다르다는 것을 발견했다.[37] 특히, 그들은 더 심한 경직, 덜 유연한 골반-흉부 협응력, 그리고 더 느린 걸음 속도가 무증상에 대조되는 허리 통증 환자의 걸음을 특징짓는다고 보고했다. 무증상인 경우에 보행이 가로면 회전을 가속시킬 때 반대쪽의 회전으로 인해 분리된다. 하지만, 허리 통증 환자에게서는 이 분리가 일어나지 않았다.

목말밑관절의 과다엎침은 많은 근골격 상태의 호전과 관련이 있었다. 단지 과다엎침이 있다고 해서 허리 통증을 예측할 수는 없다; 하지만 그것은 다른 부위에 과부하를 유도하며 계통에 존재하는 생체역학적인 힘을 추가하거나 영속시킬 것이다. 과다엎침은 하지 내회전을 일으킬 것이다. 이것이 원심성 운동 통제(eccentric motor control)에 의해 조절되지 않으면, 무릎, 엉덩이, 그리고 허리뼈에 기계적 압력이 가해질 수 있다.[47] 정상 보행시 적어도 10°의 발목 배측굽힘이 요구된다. 적절하지 못한 발등쪽굽힘(족배굴곡, dorsi flexion)에 대한 대표적인 보상은 회내의 증가이다.

정상 보행시 첫 번째 발허리발가락관절(중족지절관절, MTP)에서 적어도 60°의 발등쪽굽힘이 요구된다. 이 양보다 적으면 역학적으로 걸음이 바뀐다; 대표적으로 걸음거리 감소와 발끝 떼기에서 하지의 회전 변경. 그런 후에 엉덩관절 회전 요건이 변경되고, 엉덩관절/척추 역학이 변경된다. 첫 번째 발허리발가락관절(MTP)의 발등쪽굽힘은 과다엎침된 발에서 억제된다.

첫 번째 발허리발가락관절(MTP)의 적절한 발등쪽굽힘은 교대로 큰 내측 종아취 안정성을 제공하는 족저근막에서 적절한 긴장을 만드는 것이 필요하다. 이러한 과정은 자아틀 기전(windlass mechanism)으로 알려져 있고 효율적인 발끝 떼기를 위해 필수적이다. 입각기 말기 동안 적절한 회외 확보의 실패는 발/발목 문제뿐만 아니라 잠정적으로 무릎, 엉덩이 또는 허리 통증 증후군에 기여하는 동력학적 사슬 반응의 보상을 유도할 것이다.

닫힌 사슬(close -chain)에서 런지(lunge), 쪼그려 앉기(squats), 또는 들어올리기(lifting tasks)와 같은 기능적 활동이 결합될 때, 이러한 기계적 이상형(aberrancies)은 하지와 척추에서 전반적으로 관찰될 수 있다. 다리 한쪽으로 쪼그려 앉아 있는 동안 과다엎침 또는 외반이 관찰될 때, 얼마나 많이, 얼마나 잘 통제되었는지를 측정하기 위해 평가되어야 한다. 이것이 양적이면서 질적인 움직임 평가의 핵심이다.

고리뼈의 기능적 도식 (Atlas of functional screens)

기능적 평가의 목적은 환자의 기능적 또는 동작의 결함과 가능성을 확인하는 것이다. 현대의 신경근골격계 문제의 관리는 기능적 재활성화, 회복, 그리고 재활에 주력한다. 탈출된 추간판이나 관절염과 같은 구조적 문제는 낮은 비율로 관련되어 있고 전형적으로 그것은 우연의 일치로 발견되는 소견이다. 그러므로 기능적 평가는 환자 치료에서 중요해졌고 종종 진가를 인정받지 못하는 부분이었다.

모든 시험마다 환자의 기계적 감각(mechanical sensitivity; MS)과 비정상적인 운동 통제(abnormal motor control; AMC)는 주목된다. 이 고리뼈(도식, atlas)은 각각의 시험을 설명하기 위해 일치하는 형식을 따른다:

- 적응증(indication)
- 과정(procedure)
- 기록(score)
- 양성이면, 고려해야 할 가능한 치료
    - 이완/신장해야 하는 조직
    - 조정/가동해야 하는 조직
    - 촉진/강화해야 하는 조직

이 기능적 평가가 환자의 초기 진단적 분류를 대체하지는 않지만, 그것을 다소 보완한다. 증거중심의 일치하는 패널 안내지침은 허리 통증의 80% 이상이 정확한 통증 요인이 확인되지 않고, 불특정하거나 기계적 허리 통증으로 분류되어 적용된다고 결론을 지었다. 이러한 상황 때문에 기능적 평가가 매우 중요한 것은 틀림없다. 환자는 그들의 통증을 유발하는 인자가 무엇인지 알기를 원하고 기능적 진단이 인과관계를 정확히 지적하지는 못하지만 그것은 의사에게 기능적 재활성화를 위한 필수적인 목표를 제공하고 기능적 목표와 회복을 향한 환자의 진전을 확인 조사할 수 있는 간편하고 저렴한 검사를 제공한다.

올바른 기능적 검사를 선택하는 것은 과학이 아닌 기술이다. 급성 환자는 주로 관절가동범위(ROM)와 정형외과 검사로 국한되는 기능적 평가를 받을 것이다. 환자의 특징적인 통증 — 그들의 기계적 감각(mechanical sensitivity; MS)을 재생하는 움직임과 위치를 확인하는 것은 처음 진찰할 때 필수적이다. 이것은 치료 또는 운동 처방을 내리고 정당화함으로 환자에게 동기부여를 하는 필수적인 확인 조사 도구가 되었다(예, 치료 후 조사). 일단 급성 통증이 더 포괄적인 기능적 평가를 받으면, 비정상적인 운동통제(abnormal motor control; AMC)를 평가할 수 있다(표 34.7). 선택된 검사는 환자의 기능적 목표 또는 활동 지속성 장애(activity intolerances; AI)에 의거할 것이다. 다시 말해, 환자가 하고자 하는 동작이나 해야 할 필요가 있지만, 어려움이 있는 동작이 무엇인지 확인한다. 예를 들면, 걷는 것이 어렵다면, 균형, 허리근육 길이, Vleeming의 하지폄거상검사, 엉덩관절 외전과 엉덩관절 폄 협응력의 평가가 그 후의 적절한 검사가 될 것이다.

표34.7 허리뼈-골반(lumbo-pelvic)과 하체(lower quarter) 부위의 기능적 선별 검사

1. 한쪽 다리로 서 있는 균형력
2. Vele의 반사 안정성 검사
3. 스쿼트(squat)
4. 한쪽 다리로 스쿼트
5. 런지(lunge)
6. 수정된 Thomas 검사
7. Vleemim의 능동적 & 수동적 하지폄거상 검사
8. Janda의 엉덩관절 외전 검사
9. Janda의 엉덩관절 폄 검사
10. 측방 교각 자세 지구력
11. 몸통 폄근 지구력
12. Janda의 몸통 굽힘 검사
13. 몸통 굽힘근 지구력
14. T4 운동성 — 머리 위로 팔 올리는 검사

1. 한쪽 다리로 서 있는 균형력 검사 (Single Leg Standing Balance Test)

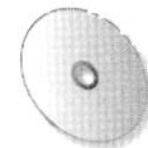

적응증

- 노화/낙상 예방
- 부족한 균형력
- 발목 염좌의 병력
- 근골격계 통증의 아급성기(MSP)
- 특히:
  - 하지 통증
  - 허리 통증

과정

- 지시: 한쪽 다리로 서서 시선은 정면을 향해야 한다 (그림 34.15A)
- 환자는 더 선호하는 한발 입각기 위치를 선택한다.
- 환자가 눈을 뜨고(EO) 10초 동안 할 수 있으면, 이 지시를 사용한다:
  - 한쪽 다리로 서서 시선은 정면을 향하고, 당신의 앞에 있는 벽의 한 지점에 초점을 맞춘다.
  - 균형을 유지하고 눈을 감는다(EC).
- Janda의 변수
  - 눈을 뜬다
  - 무릎 높이로 들어올린 다리의 발 위치를 맞추고 지탱하고 있는 다리를 건드리지 않는다.

기록

- 환자는 일어나서 각 다리에 5번까지 시도를 한다.
- 환자가 눈을 감고 양쪽 다리 모두에 10초씩 지속할 수 있다면, 통과(임의로, 30초까지 시험할 수 있다)
- 다음과 같은 현상이 나타나면 실패다:
  - 한 발로 서서 비틀거리며 발을 옮겨 디디거나 바닥 쪽으로 몸통을 기울인다.
  - 지탱하기 위해 양 손을 뻗는다.
  - 발을 내려놓는다.
- 표준치 (5)—20~49세는 24~28초까지; 50~59세는 21초; 60~69세는 10초; 70~79세는 초
- Janda의 변수: 눈을 뜨고 한쪽 다리로 서 있는 균형력 검사를 하는 동안 1인치보다 더 많이 골반을 옆으로 이동시키면, 실패다(그림 34.15B).

양성이면, 고려할 만한 가능한 치료

- Model "작은 발" (수동적, 능동-보조, 능동적)(그림 34.15C)
- 감각-운동 훈련
  - 한쪽 다리의 균형력(그림 34.15D,E)
  - 세 면 모두에서의 흔들판(rocker board)
    - 정적(holding still and level)(그림 34.15F)
    - 동적(moving)
  - 균형샌들(balance 샌들) (그림 34.15G)
    - 샌들 없이 작게 보행

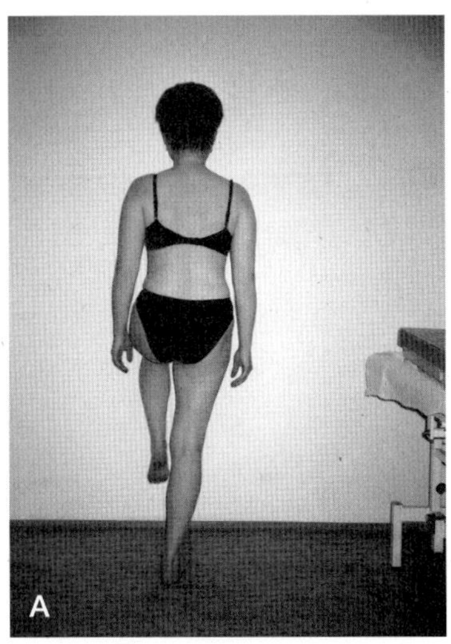

그림 34.15A Janda의 다양성 (또는 변수) 한발 균형 검사.

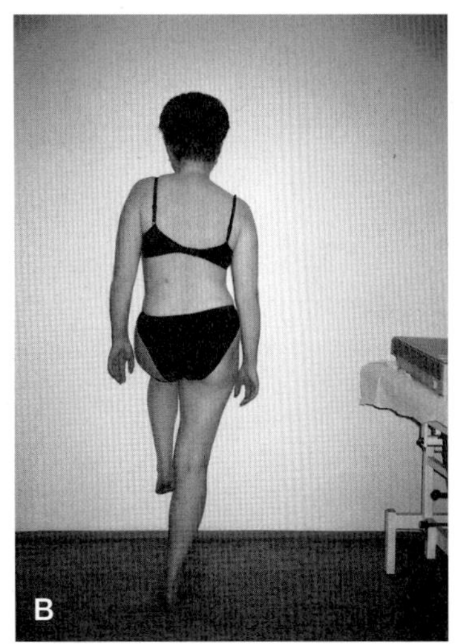

그림 34.15B 골반 이동측면 이동.

- ▸ 샌들을 신고 작게 보행을 보조
- ▸ 보조하지 않고 샌들을 신고 작게 보행
- ○ 보수(bosu) 위에서 균형잡기
- ○ 균형도달(팔 또는 다리)(그림 34.15H)

- 기능 훈련
  - ○ 런지(그림 34.15I, J)
  - ○ 풀리(그림 34.15K)

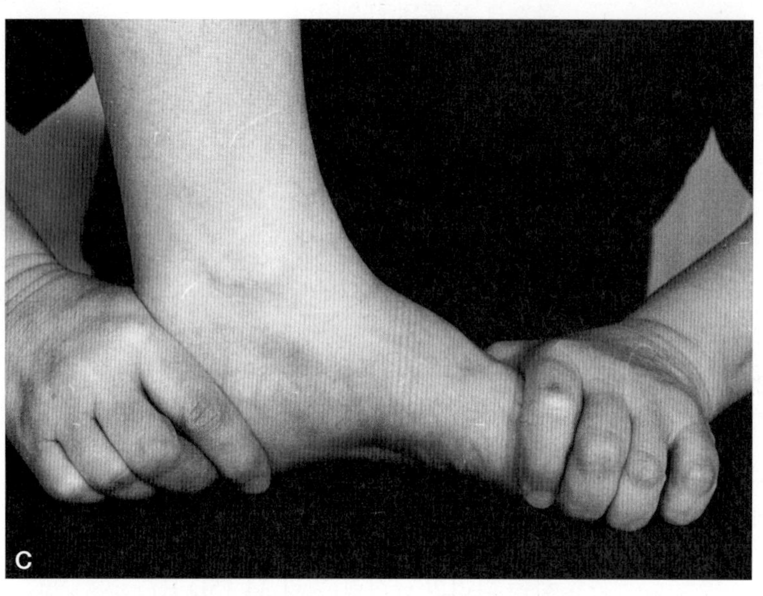

그림 34.15C 낮은 발의 수동적 모델링.

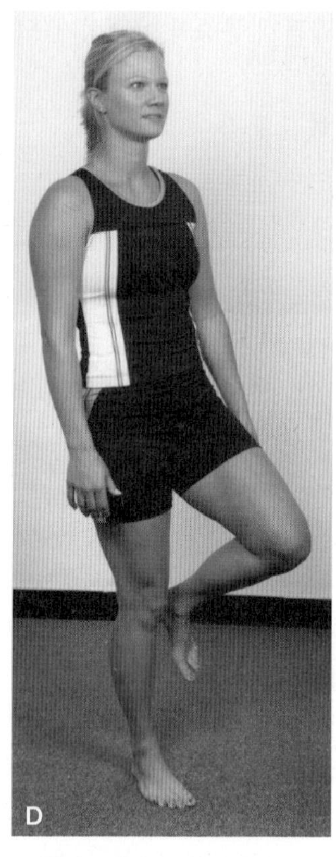

그림 34.15D 바닥위 한발 균형.

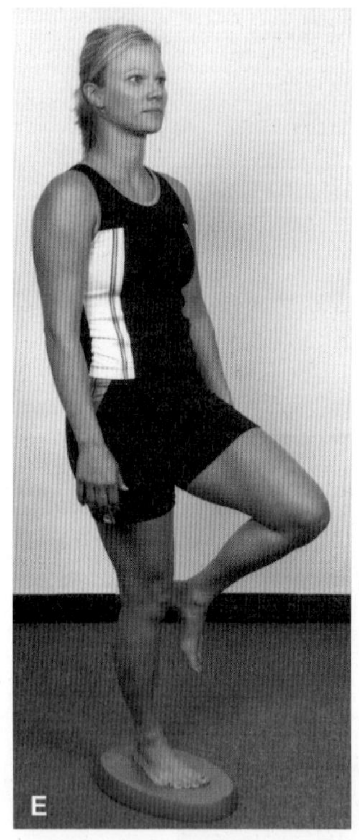

그림 34.15E 폼패드 위 한발 균형.

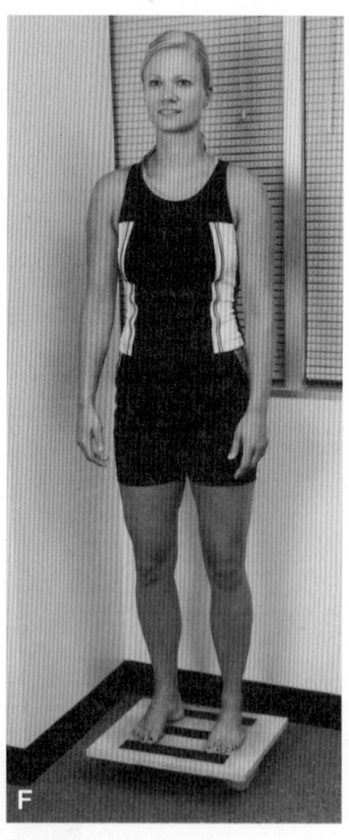

그림 34.15F 흔들판.

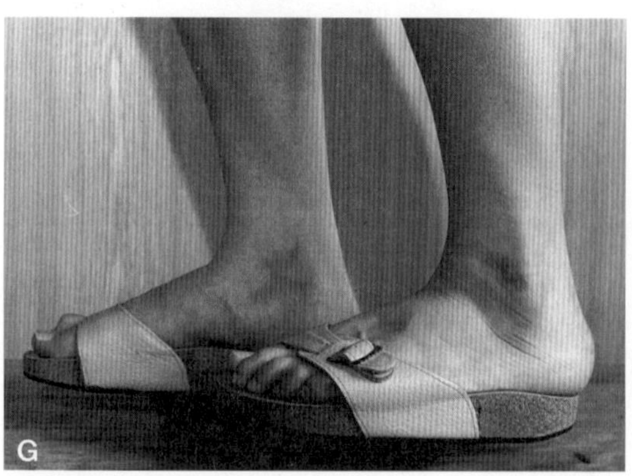

그림 34.15G 균형샌들을 신고 걷기.

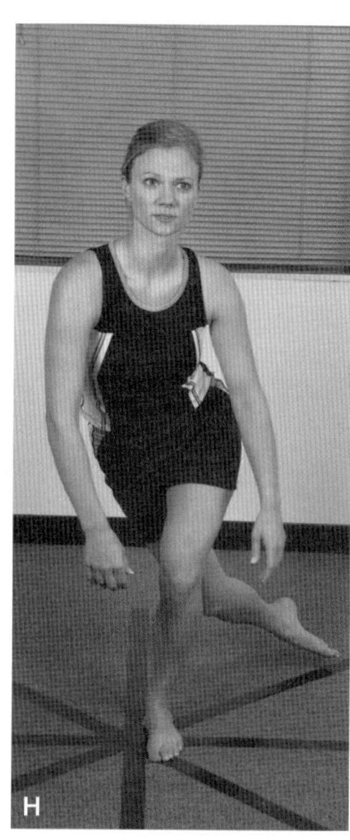

그림 34.15H 균형 도달 (팔과 다리).

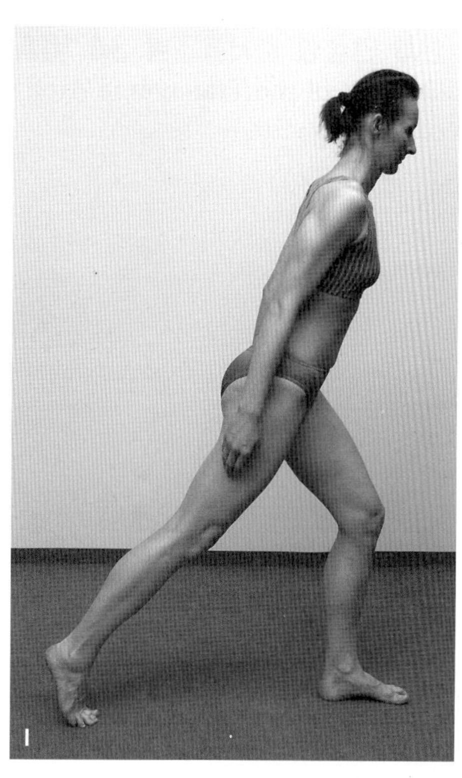

그림 34.15I 전방 기울기와 걷기 (Janda 런지).

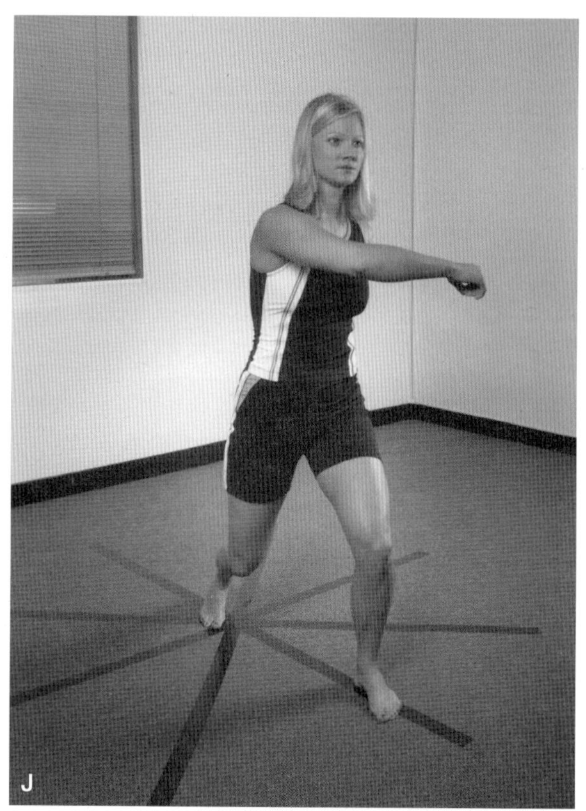

그림 34.15J 팔을 90° 들며 앞으로 한 발 내딛기 (angle lunge).

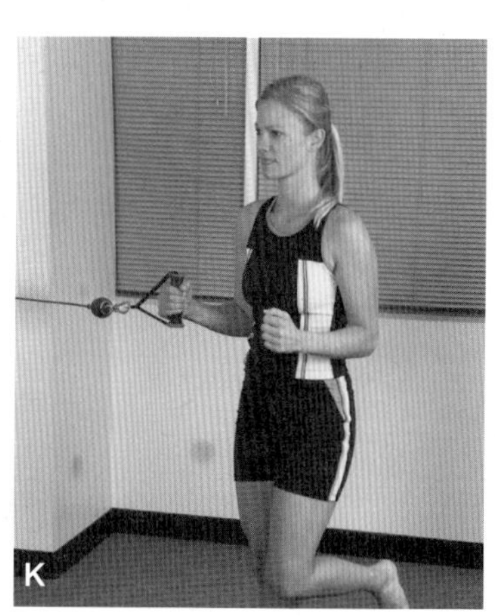

그림 34.15K 한발 펀치.

2. Vele의 횡아취 반사 안정성 검사 (그림 34.16A) (Vele's Reflex Stability Test of the Transverse Arch1)

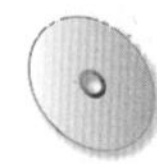

적응증

- 층하 증후군〔stratification(layer) syndrome〕
- 급성 또는 아급성 MSP
- 특히
  - 하지 통증
  - 허리 통증

과정

- 허리를 구부리지 않고 발목 앞쪽방향으로 몸통을 기울여라.

기록

- 발가락의 악력이 없거나 지체되면, 실패다.

양성적이면, 고려할 만한 가능한 치료

- 이완/신장
  - 장딴지(calf) (그림 34.16B)
- 조정/가동화
  - 발 (그림 34.16C)
- 촉진/강화
  - 발의 내인성(intrinsic) 근육 (그림 34.16D)
    - 자벌레(inchwarm)
    - 수건말기
    - 연필 집기
- 감각 운동 훈련
  - 발가락을 구부린 채로 앞으로 기울거나 좌우로 흔든다(그림 34.16A와 동일).

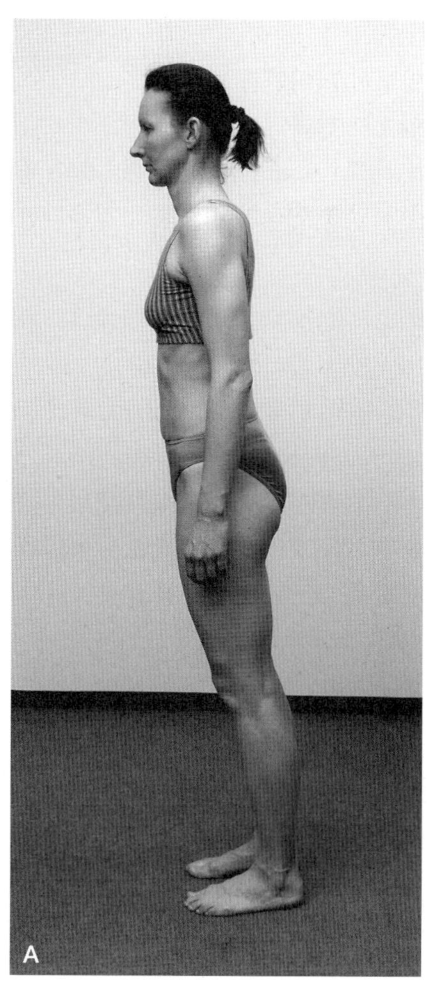

그림 34.16A 반사 안정성 검사.

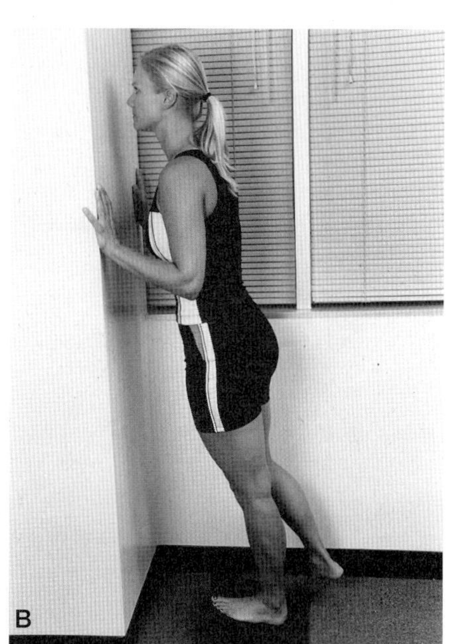

그림 34.16B 장딴지 스트레칭.

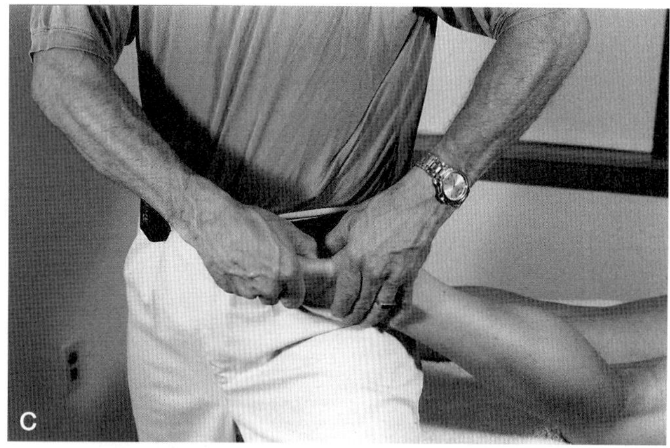

그림 34.16C 발 교정.

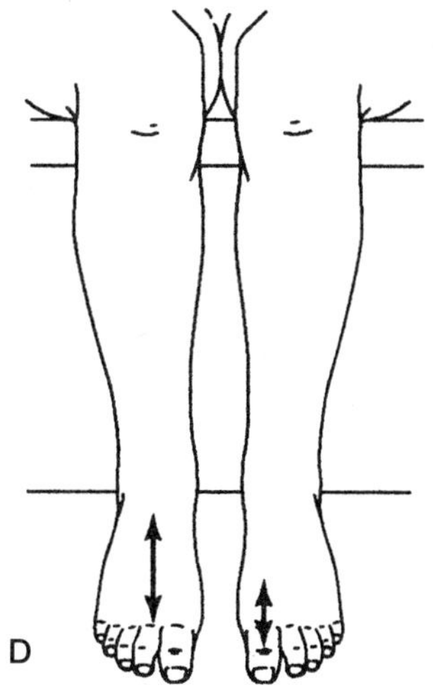

그림 34.16D 자벌레. 출처: Liebenson CS. Sensory-motor training. Journal of Bodywork and Movement Therapies. 2001;5:2:21-25.

3. 쪼그려 앉기(그림 34.17A) (Squat)

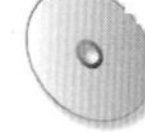

적응증

- 하체(lower quarter) 통증, 특히 무릎 통증
- 허리와 목통증
- 노화
- 들어올리는 직업

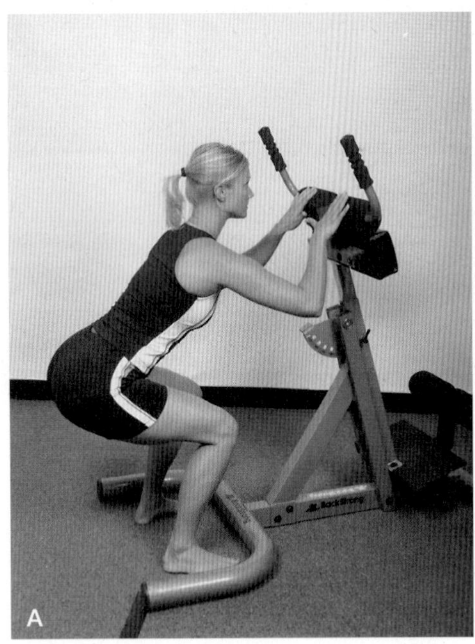

그림 34.17A 스쿼트 검사.

과정

- 발을 엉덩이 너비만큼 벌린다.
- 팔은 앞으로 뻗거나, 지지된다.
- 넙다리(대퇴, femur)가 바닥에 거의 평행할 만큼 웅크린다(만약 급성기나 노화의 경우라면 적게).

기록

- 다음과 같은 현상이 나타나면 실패다:
  - 쪼그려 앉는 깊이가 줄어든다.
  - 목말밑관절(거골하, subtalar) 과다엎침(과회내, hyperpronation)(그림 34.17B)
  - 무릎관절(슬관절, knee joint) 외반(그림 34.17B)
  - 발가락 선을 벗어난 무릎관절 굽힘(그림 34.17C)
    - ▶ 제한된 엉덩관절 뒤관절주머니 뻣뻣함으로 인한 가능성
  - 허리 과다폄
  - 허리 굽힘(그림 34.17D)

양성이면, 고려할 만한 가능한 치료

- 촉진/강화
  - 교각 자세(그림 34.17E)
- 기능 훈련
  - 스쿼트(그림 34.17F, G, H)
  - 런지(그림 34.17I, J)

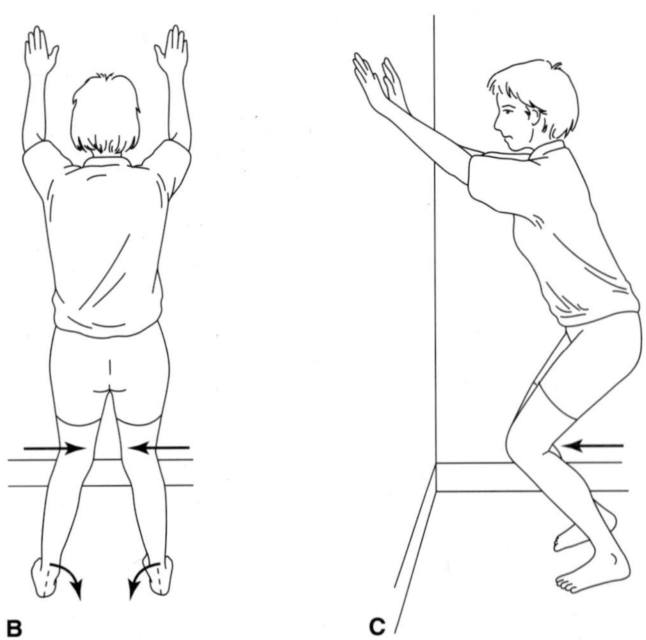

그림 34.17B 과다엎침과 무릎관절 외반된 상태에서 스쿼트. C 발가락 직선을 지나서 무릎관절 굽힘하기.

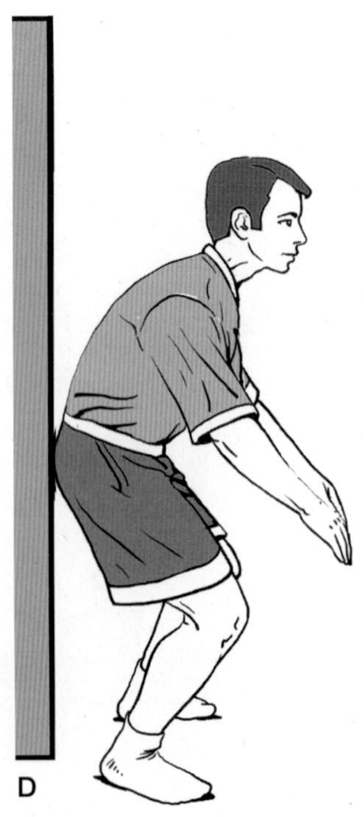

그림 34.17D 허리 굽힘.

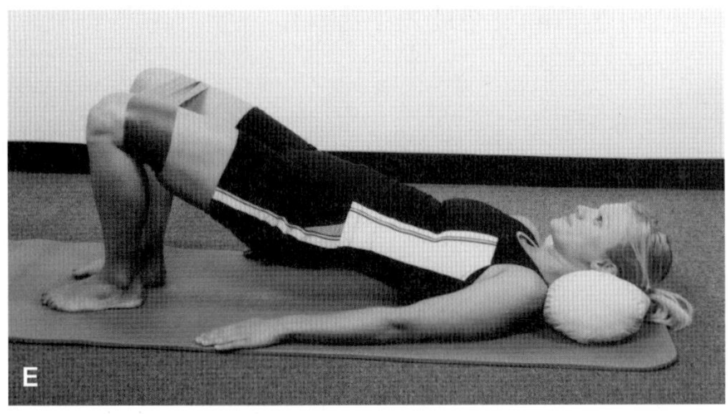

그림 34.17E 밴드를 이용한 교각 자세.

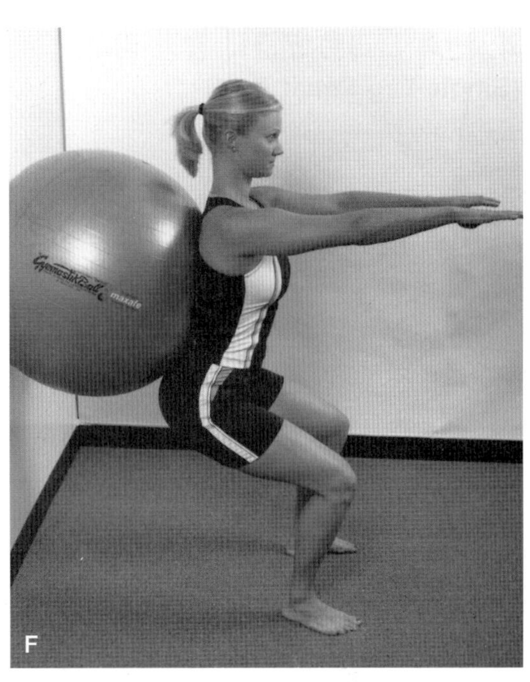

그림 34.17F 볼스쿼트.

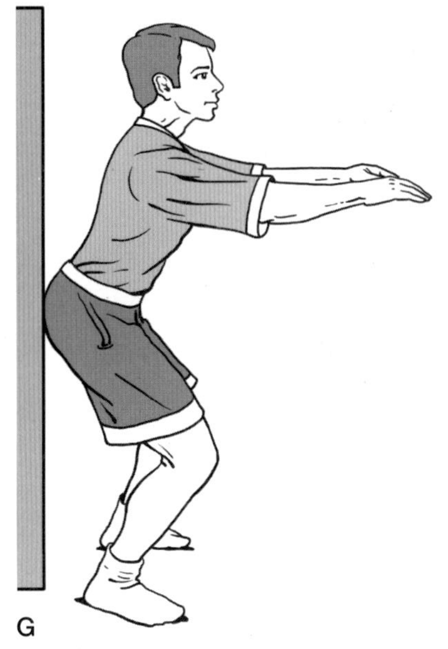

그림 34.17G 스쿼트 자세에서 벽에 허리 대기.

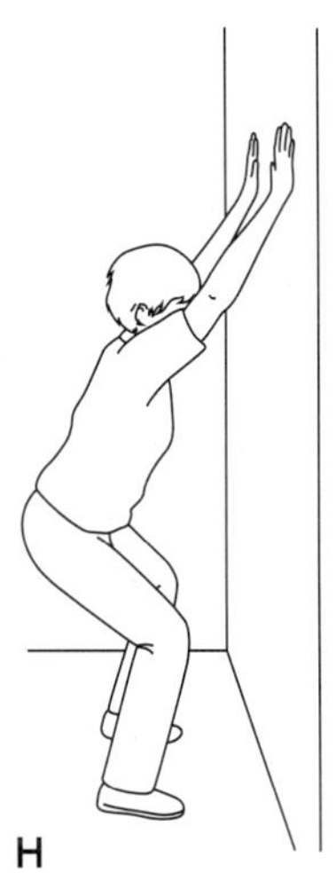

그림 34.17H 벽을 보면서 스쿼트.

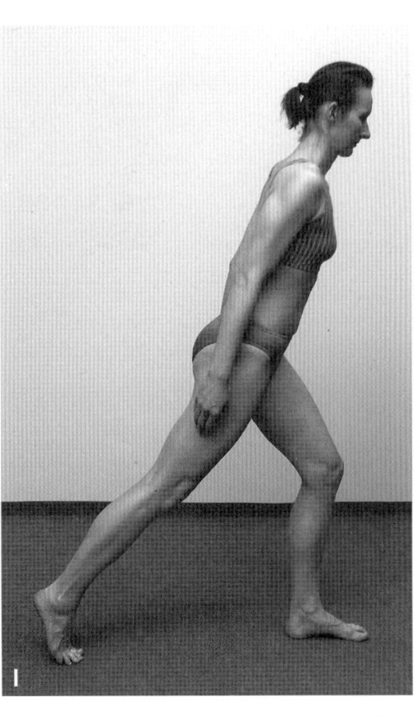

그림 34.17I 전방 기울기 그리고 스텝.

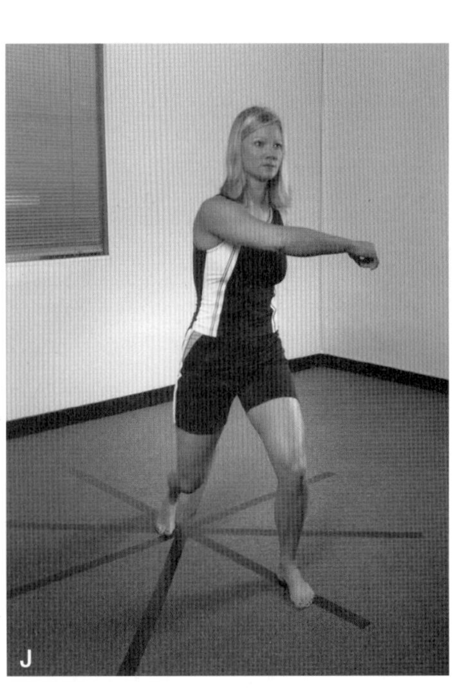

그림 34.17J 팔을 90° 들며 앞으로 한 발 내딛기 (angle lunge).

4. 한쪽 다리로 쪼그려 앉기 검사 (Single-Leg Squat Test)

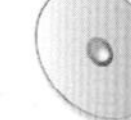

(그림 34.18A)

적응증

- 하체통증(lower quarter pain)
- 허리 통증

과정

- 한쪽 다리로 서기
- 작은 스쿼트(mini squat)

기록

- 다음과 같은 현상이 나타나면 실패다:
    - 수행하지 못함
    - 목말밑관절(거골하, subtalar) 과다엎침(과회내, hyperpronation) (그림 34.18B)
    - 무릎관절 외반(valgus) (그림 34.18B)
    - 발가락 선을 벗어난 무릎관절 굽힘
    - 트렌델렌버그 징후(그림 34. 18C)

양성이면, 고려할 만한 가능한 치료

- 이완/신장
    - 궁둥구멍근(이상근, priformis) (그림 34.18D)
    - 넙다리근막긴장근(대퇴근막장근, TFL)과 IT Band (iliotibial band) (그림 34.18E)
    - 엉덩관절 뒤관절 주머니 이완(posterior hip capsule release) (그림 34.18F)
- 촉진/강화
    - 중간볼기근(중둔근, gluteus medius)(그림 34.18G)
    - 한쪽 다리로 교각 자세(single-leg bridge)(그림 34.18H)
- 감각-운동 균형 훈련(그림 34.18I)
- 기능 훈련
    - 한쪽 다리로 스쿼트(그림 34.18J, K)

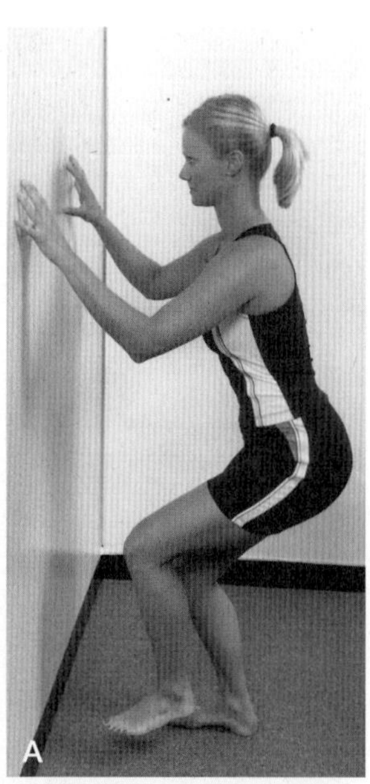

그림 34.18A 한쪽 다리로 스쿼트 검사.

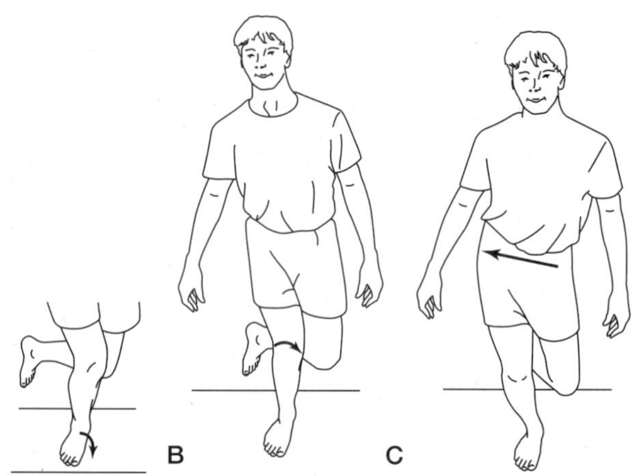

그림 34.18B, C 무릎관절 외반 상태에서 한쪽 다리로 스쿼트, 트렌델렌버그 징후과 함께 한쪽 발로 스쿼트.

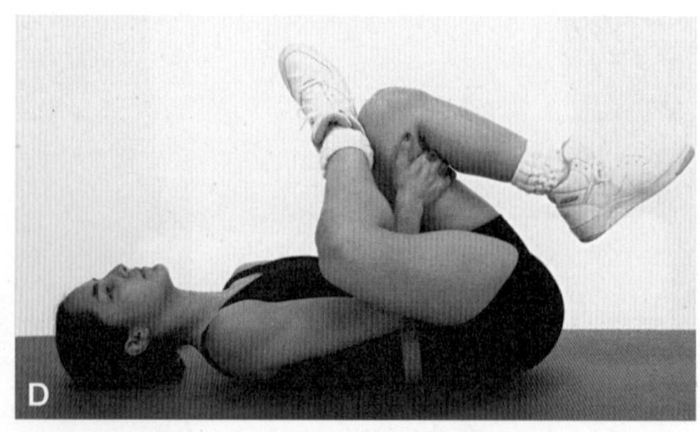

그림 34.18D 궁둥구멍근 스트레칭.

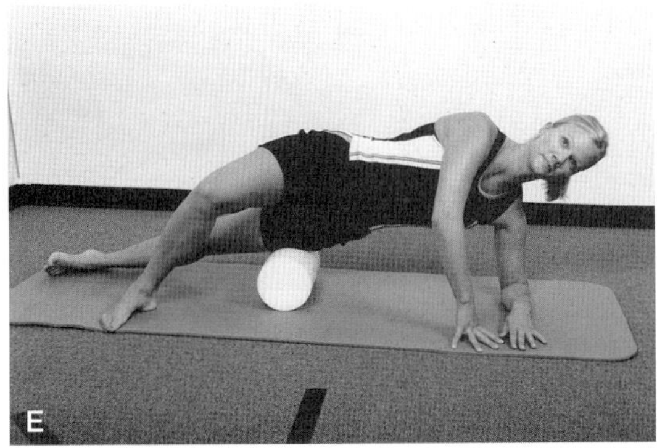

그림 34.18E 폼을 이용한 IT밴드 이완.

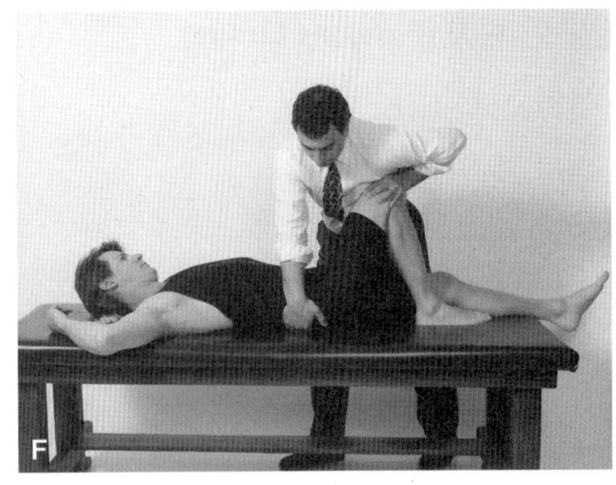

그림 34.18F 엉덩관절 뒤관절 주머니 이완.

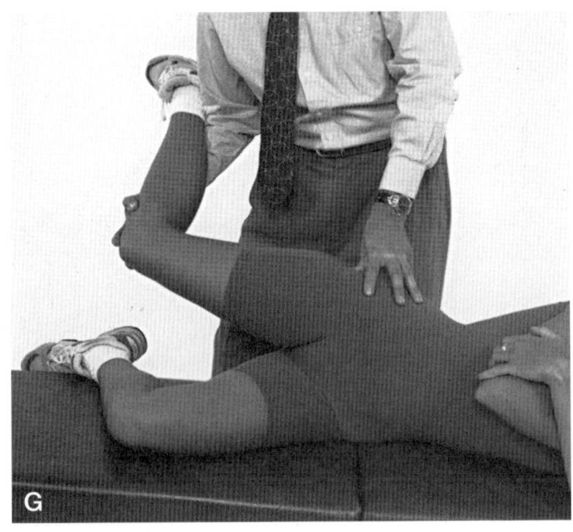

그림 34.18G Sister Kenny의 중간볼기근 촉진.

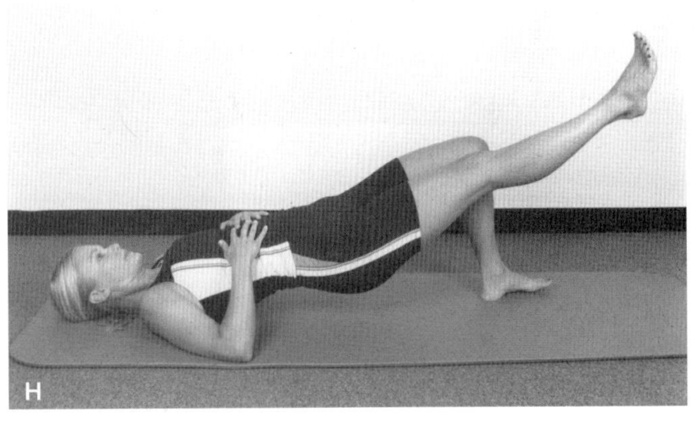

그림 34.18H 한쪽 다리로 교각 자세.

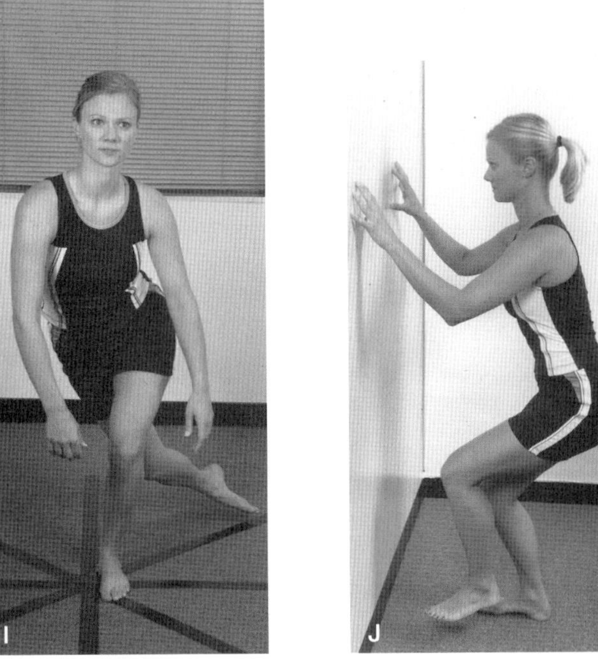

그림 34.18I 균형 도달.

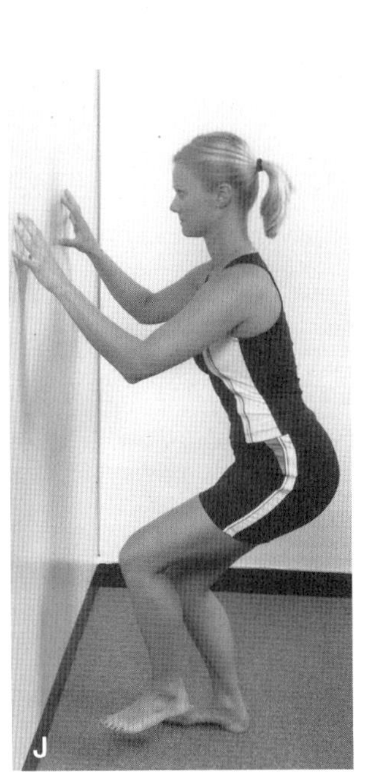

그림 34.18J 한쪽 다리로 스쿼트.

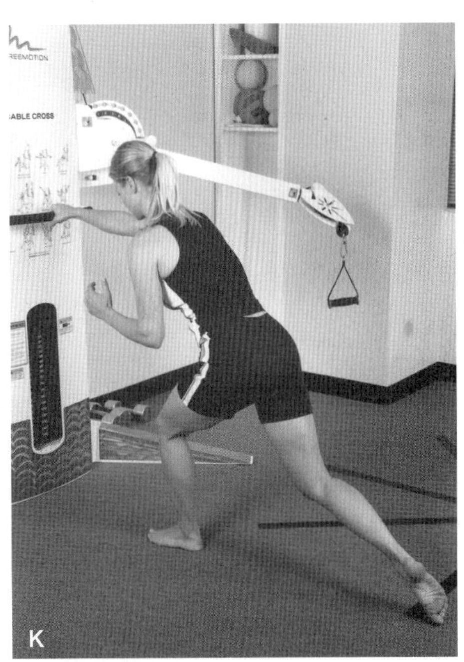

그림 34.18K 지지대를 이용한 달리기.

5. 앞으로 런지 (Forward Lunge)

(그림 34.19A)

적응증

- 하지 통증
- 허리 통증

과정

- 한쪽 무릎을 바닥으로 향하여 무릎을 구부리고, 다른 한 발은 앞으로 디딘다.
- 그후에, 허리를 서 있는 자세로 되돌린다.

기록

- 다음과 같은 현상이 나타나면 실패다:
  - Back knee 상태에서 바닥에 닿는 무능력
  - 불량한 균형
  - 목말밑관절(거골하, subtalar) 과다엎침(과회내, hyperpronation)
  - 무릎관절 외반
  - 발가락 선을 벗어난 무릎관절 굽힘
  - 몸통 굽힘 (그림 34.19B)

양성이면, 고려할 만한 가능한 치료

- 이완/신장
  - 엉덩관절 굽힘근 (그림 34.19C)
  - 전방 엉덩관절 관절주머니 (그림 34.19D)
- 감각-운동 균형 훈련 (그림 34.19E)
- 기능 훈련
  - 런지(그림 34.19F, G, H)

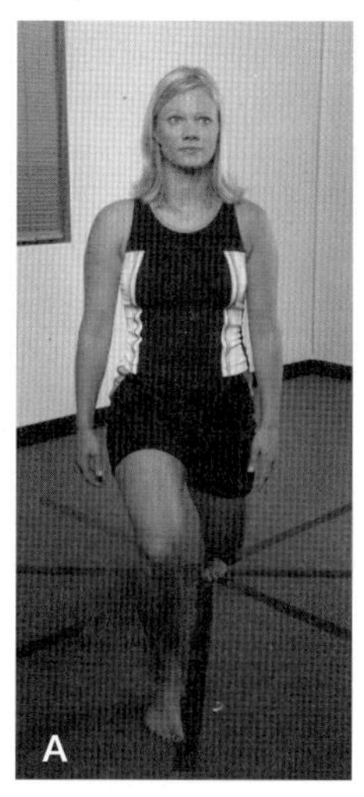

그림 34.19A 앞으로 내딛기 검사.

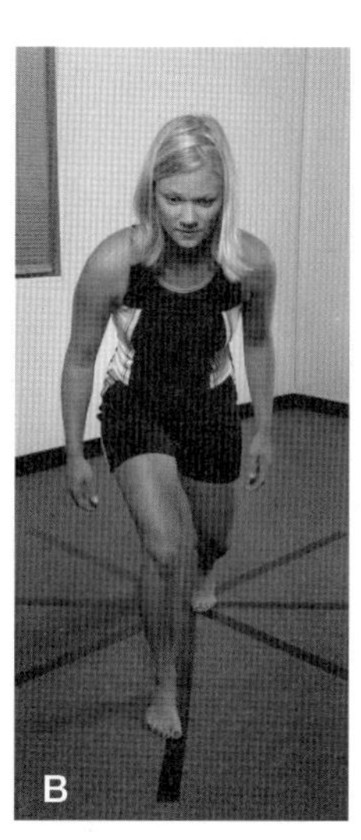

그림 34.19B 몸통 굽힘하면서 앞으로 내딛기 검사

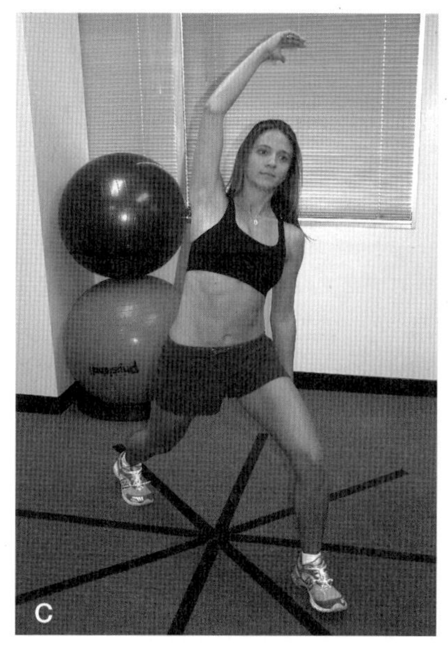

그림 34.19C 허리근육 스트레칭

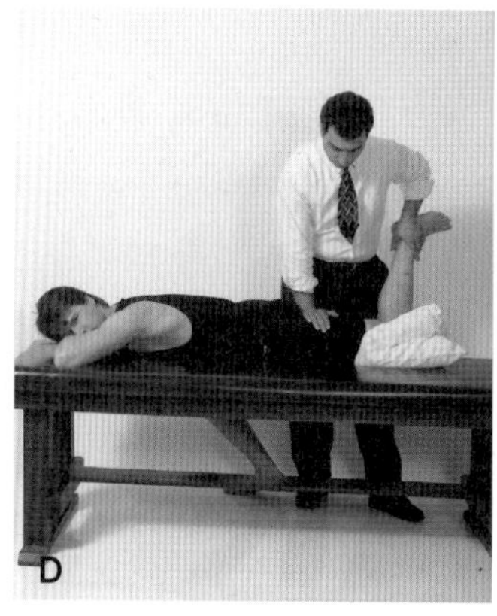

그림 34.19D 엉덩관절 앞관절 주머니 가동화.

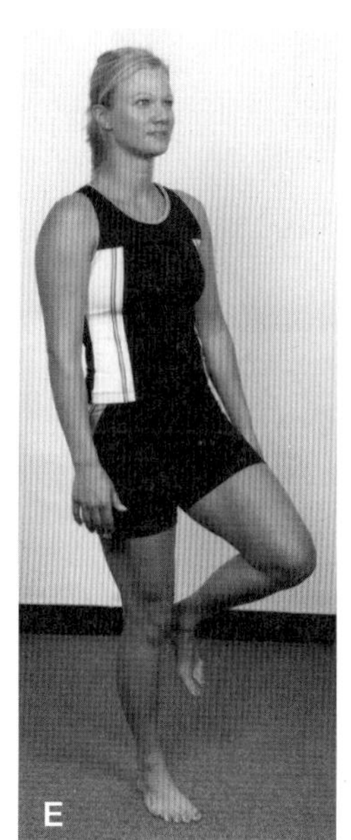

그림 34.19E 바닥에 한발로 서서 균형 잡기.

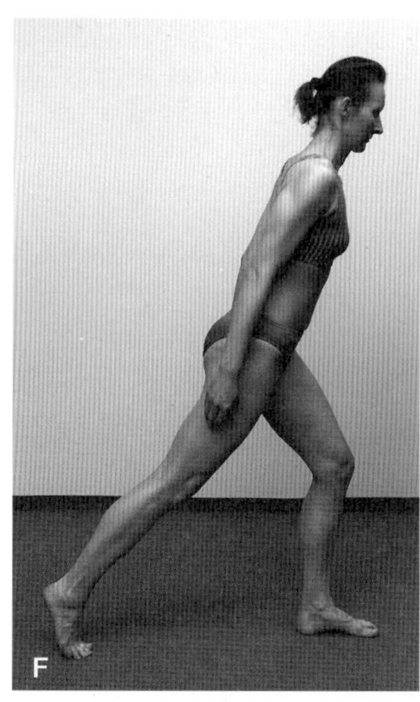

그림 34.19F 앞으로 기울이며 한 발 내딛기.

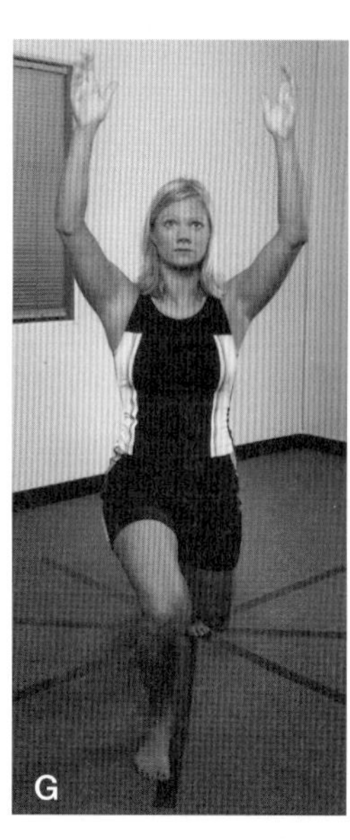

그림 34.19G 팔 머리 위로 들고, 앞으로 한발 내딛기.

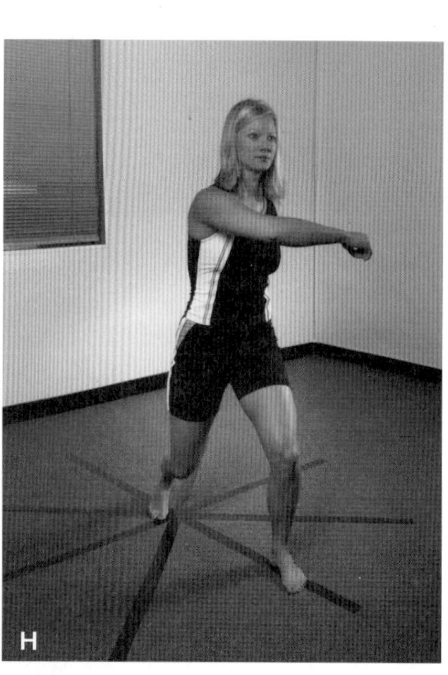

그림 34.19H 팔을 90° 들며 앞으로 한발 내딛기(angle lunge).

6. 수정된 Thomas 근길이 검사(11장 참조) (Modified Thomas Muscle Length Test)

(그림 4.20A)

적응증

- 아급성기 MSP

과정

- 테이블의 끝에 환자가 자리 잡고 한쪽 무릎을 가슴으로 끌어당기기
- 천천히 다리를 테이블로 내리기
- 허리가 침대 면에 편평하게 남아있도록 하며 무릎을 가슴에 유지하기
- 검사하는 반대쪽 다리는 테이블에서 자유롭게 매달림

기록

- 넙다리가 침대와 수평하거나 그 위에 있으면, 엉덩관절 굽힘근은 단축되거나 과긴장되어 있다.
- 무릎관절이 90° 이상으로 폄되어 있으면, 넙다리곧은근(대퇴직근, rectus femoris)이 단축되어 있다.
- 넙다리가 수평 아래로 폄되지 못하고, 무릎관절이 90°까지 구부러지면, 엉덩허리근(장요근, iliopsoas)은 단축되어 있다.
- 넙다리가 중립을 넘어 외전하면, TFL은 단축되어있다.
- 넙다리가 중립을 넘어 내전하면, 단일 관절 모음근(내전근, adductor)은 단축되어 있다.

양성이면, 고려할 만한 가능한 치료

- 이완/신장
  - 엉덩관절 굽힘근 (그림 34.20B)
  - 엉덩관절 앞 관절주머니 (그림 34.20C)
- 조정/가동화
  - 넙다리 신경(그림 34.20D)
- 촉진/강화
  - 교각자세(그림 34.20E)
- 기능 훈련
  - 스쿼트(그림 34.20F)
  - 런지(그림 34.20G)

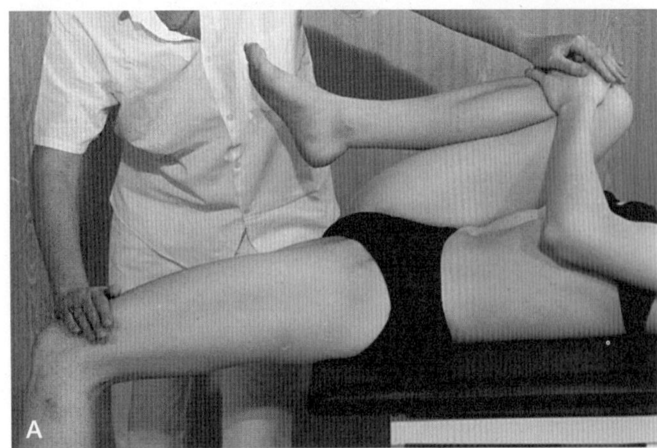

그림 34.20A 수정된 Thomas 검사.

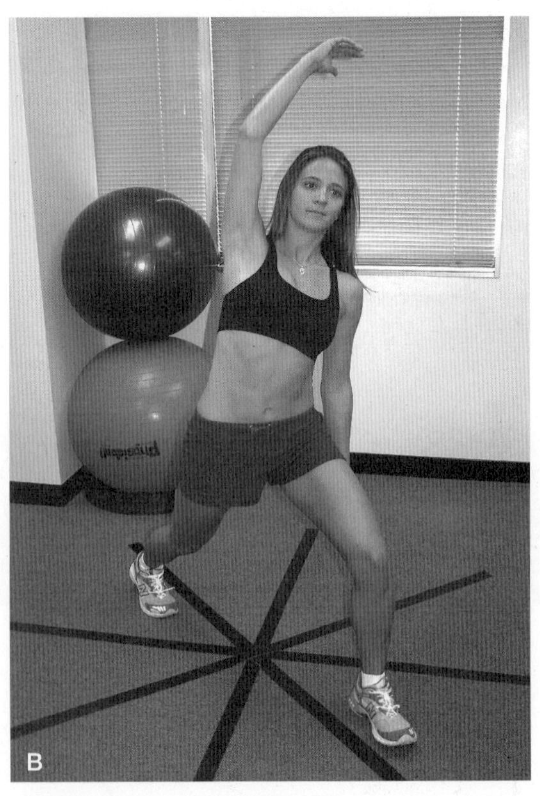

그림 34.20B 허리근육 스트레칭.

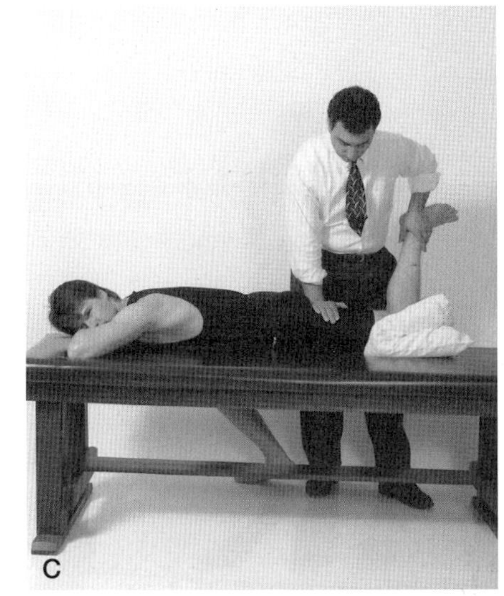

그림 34.20C 엉덩관절 전방 관절주머니 가동성.

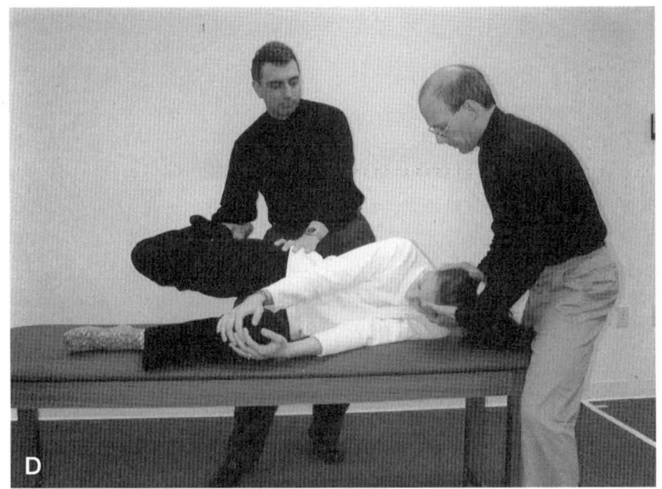

그림 34.20D 넙다리 신경 운동.

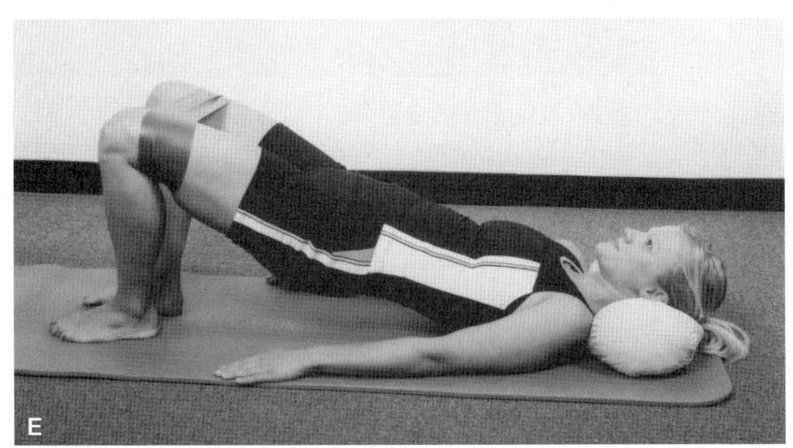

그림 34.20E 교각자세.

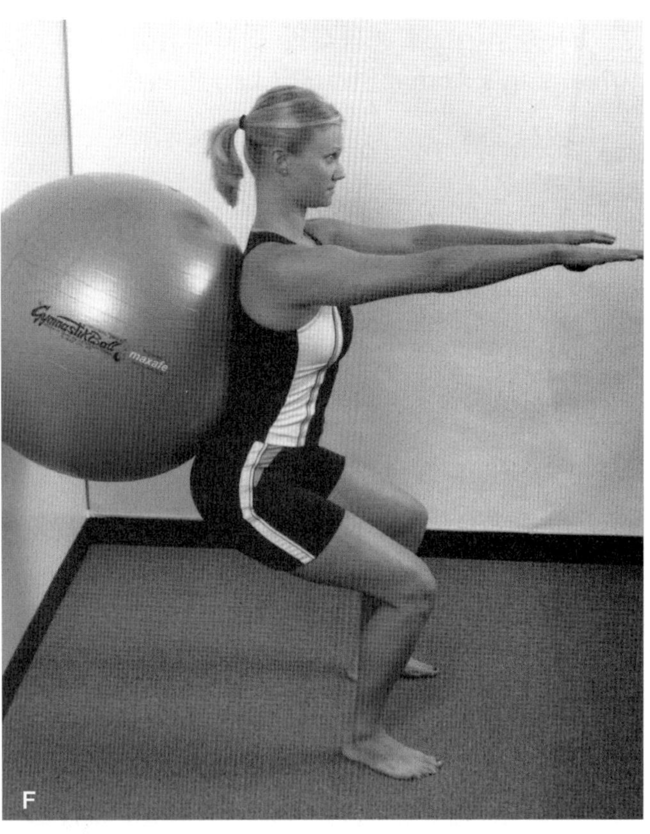

그림 34.20F 볼스쿼트.

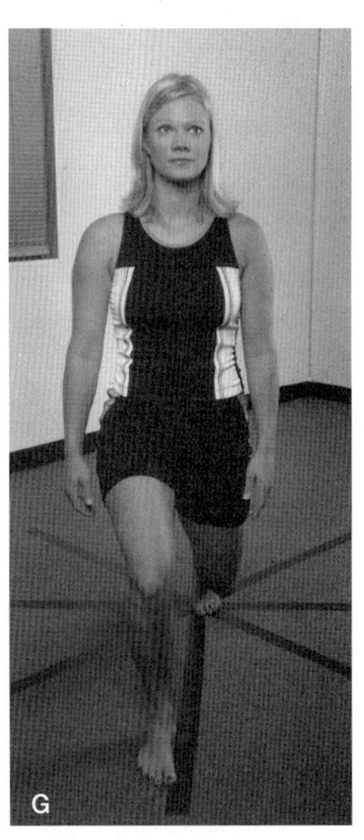

그림 34.20G 전방 런지.

7. Vleeming의 능동적인 하지폄거상 (Vleeming's Active Straight Leg Raise)

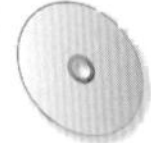

(그림 34.21A)

적응증

- 아급성기 허리 통증 또는 골반 후부 통증[45,53]

과정

- 환자는 바로 누워 다리를 펴서 테이블에서 20 cm 위로 올린다.

기록

- 다음과 같은 현상이 나타나면 실패다:
  - 엉치엉덩관절(천장관절, sacroiliac joint) 통증
  - 다리를 올린 쪽으로 몸통 회전이 뚜렷하게 나타나면, 배바깥빗근(복사근, oblique abdominals)의 억제/약화를 의미한다.
- 활동적인 보조기가 반응을 개선시키면 평가한다.

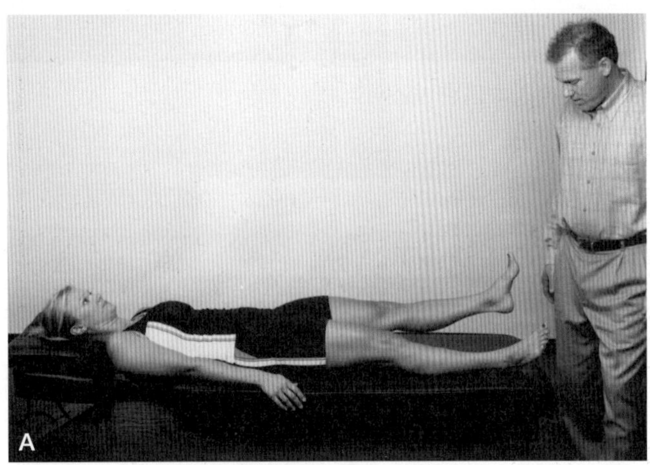

그림 34.21A Vleeming의 능동적인 하지폄거상.

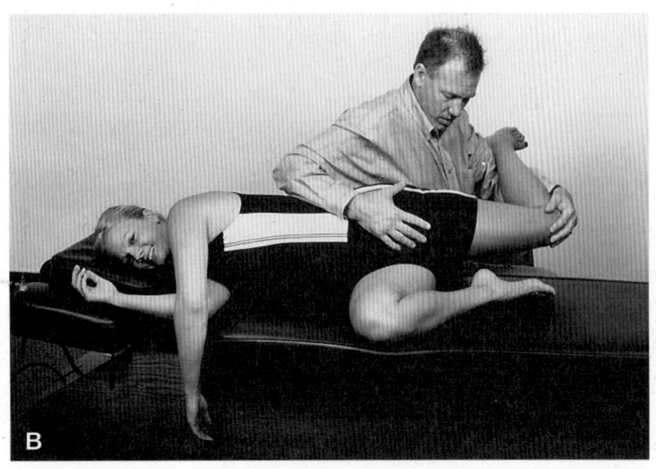

그림 34.21B 허리근(요근, psoas) 등척성 후 이완.

- 단계별 근육 강화(grade muscle strength)
  - 저항 근력 검사 실행(테이블에서 다리를 20 cm 올린 상태에서)

주의: 환자는 압력 손실을 촉진하기 위해서 그들의 손을 허리의 잘록한 부분 밑에 놓고 손과 함께 몸통 회전을 한다.

양성이면, 고려할 만한 가능한 치료

- 이완/신장
  - 궁둥구멍근과 엉덩관절 굽힘근 (그림 34.21B)
- 조정/가동화
  - 엉치엉덩관절 (그림 34.21C)
- 촉진/강화
  - 교각자세(bridge) (그림 34.21D)
- 안정화 훈련
  - 중심(score)/몸통 (그림 34.21E, F, G, H)
- 기능 훈련
  - 스쿼트(그림 34.21I)
  - 런지(lunges) (그림 34.21J)
  - 테이블에서 양손 비틀기(two-handed wist with cable) (그림 34.21K)

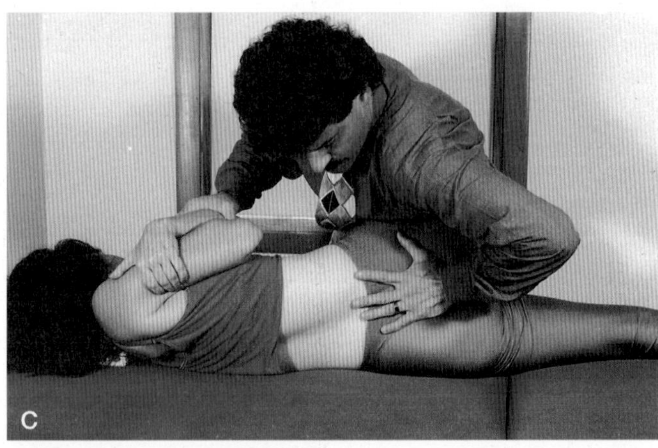

그림 34.21C 엉치엉덩관절 교정.

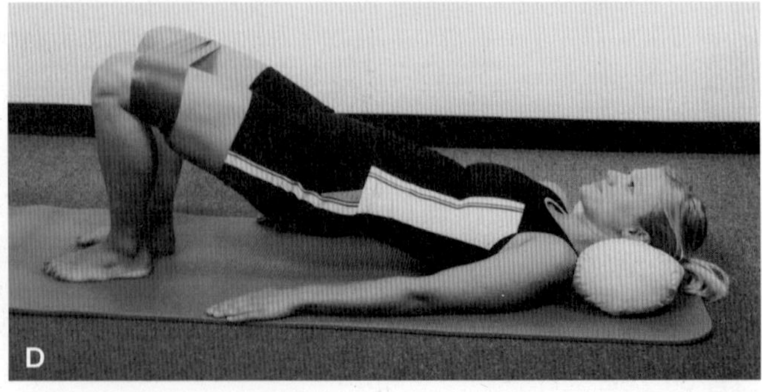

그림 34.21D 교각자세.

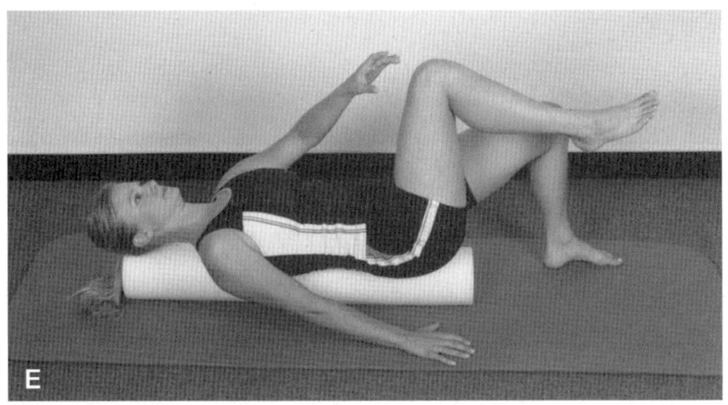

그림 34.21E 폼 위에서 죽은 벌레 자세 시작.

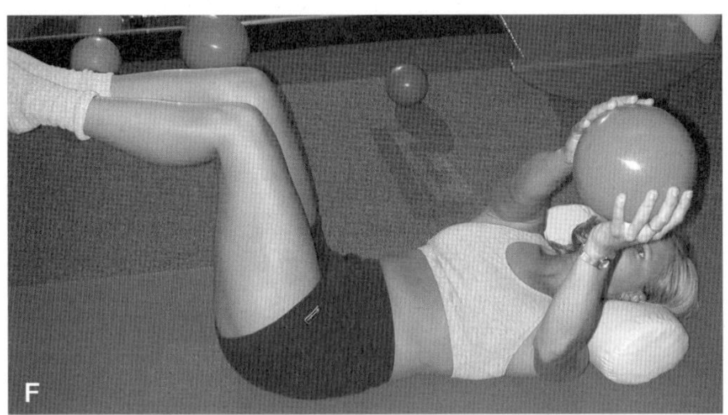

그림 34.21F 비틀기와 함께 죽은 벌레 자세.

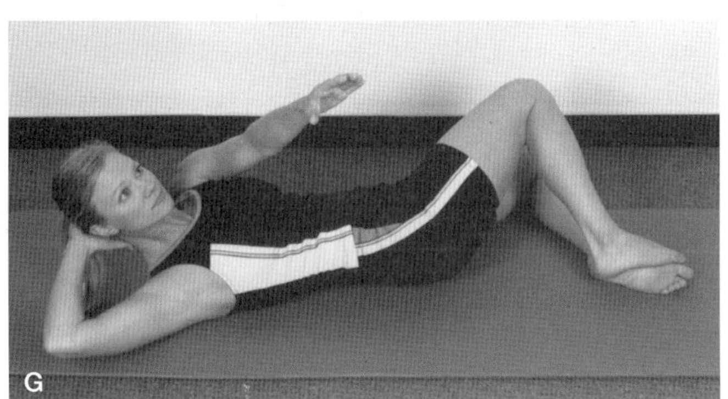

그림 34.21G 사선 컬-업.

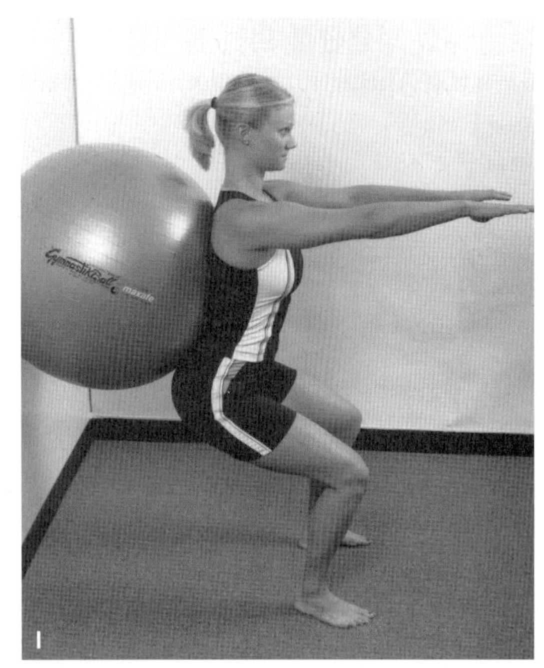

그림 34.21I 볼스쿼트.

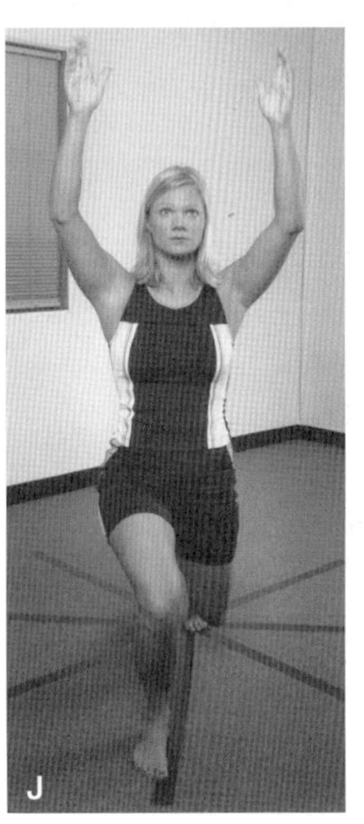

그림 34.21J 전방 런지.

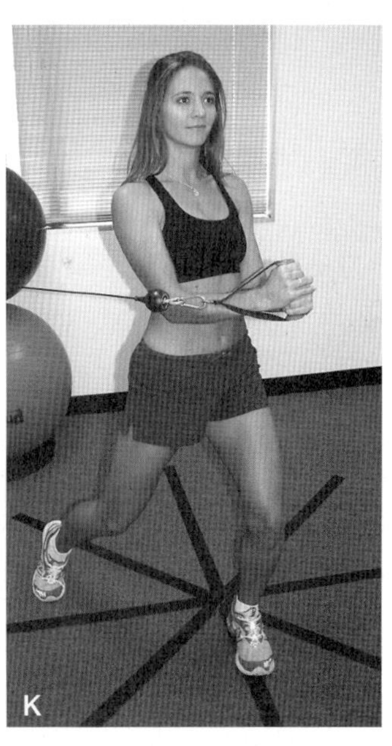

그림 34.21K 케이블과 함께 양손 이용 비틀기.

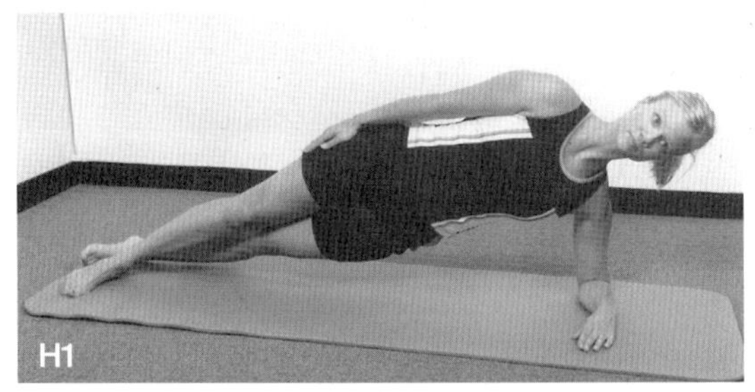

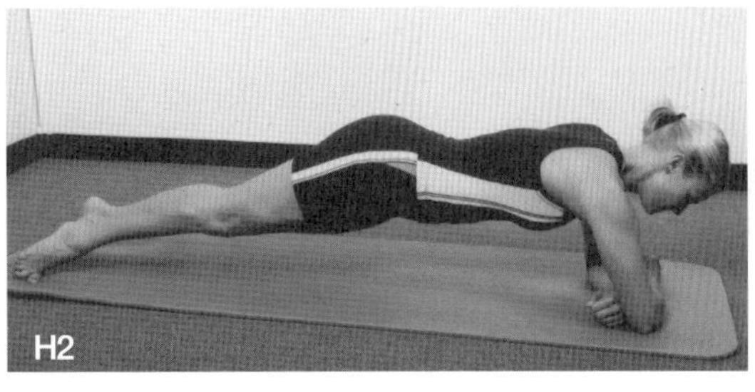

그림 34.21H 롤과 발목으로부터 측방 교각자세.

8. Janda의 엉덩관절 외전 움직임 패턴 (Janda' s Hip Abduction Movement Pattern)

(그림 34.22A)

적응증

- 하지 통증
- 발목 염좌
- IT Band 증후군
- 슬개-넙다리뼈 통증 증후군
- 허리 통증
- 엉덩이 올리기(hip hiking)과 같은 보행 장애
- 허리네모근(요방형근, quadratus lumborum) 통증유발점(trigger point)

과정

- 엉덩이와 무릎에서 하퇴를 굽힘시키고 옆으로 눕기
- 골반은 테이블과 직각으로 하기
- 천천히 다리를 천장으로 들어올리기

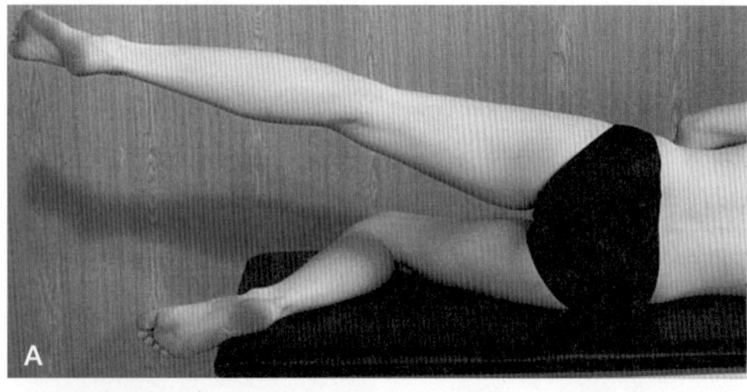

그림 34.22A Janda의 엉덩관절 외전 검사.

기록

- 다음과 같은 현상이 나타나면 실패다:
  - 움직임의 초기에, 허리네모근 대치(substitution)를 나타내는 골반을 머리 쪽으로 이동(그림 34.22B)
- 첫 40° 에서 다음과 같은 현상이 나타나면 실패다:
  - 엉덩관절 굽힘－TF 대치(substitution)(그림 34.22C)
  - 엉덩관절 외회전－궁둥구멍근(이상근, priformis) 대치(substitution)
  - 골반 회전－중간볼기근(중둔근, gluteus medius) 약화를 나타내는 대치 패턴
  - 외전에서 감소된 관절가동범위－모음근(내전근, adductor) 경직
- 단계별 근육 강화(grade muscle strength)
  - 순수 엉덩관절 외전 시 다리를 20° 에서 30° 앞에 위치시키고, 저항 근력 검사를 실시한다.

양성이면, 고려할 만한 가능한 치료

- 이완/신장
  - TFL, 궁둥구멍근(그림 34.22D), 모음근(그림 34.22E), 허리네모근, IT band(그림 34.22F)
- 촉진/강화
  - 중간볼기근 (그림 34.22G, H, I)
- 감각-운동 균형 훈련(그림 34.22J, K)
- 기능 훈련
  - 중간볼기근 (그림 34.22L, M)

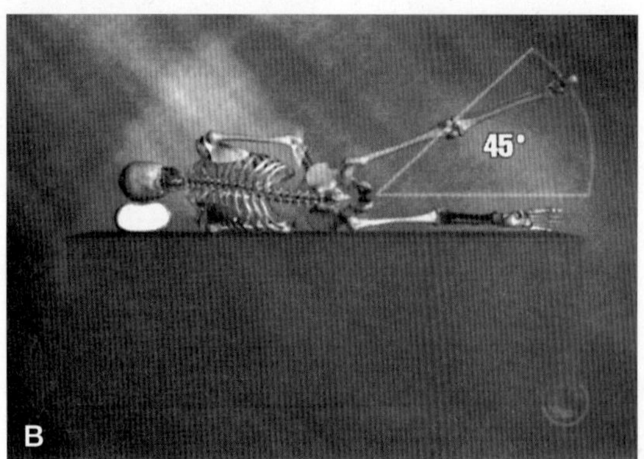

그림 34.22B 골반을 머리 쪽으로 이동, 허리네모근 대치(substitution). Liebenson CS, Chapman S. 허리뼈 : 재활처방진단. Lippincott Williams and Wilkins,1998.

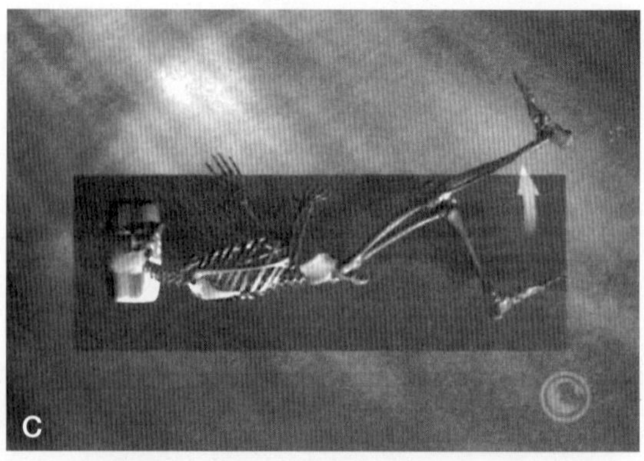

그림 34.22C 엉덩관절 굽힘, TEL 대치(substi ution) Liebenson CS, Chapman S. 허리뼈: 재활처방진단. Lippincott Williams and Wilkins, 1998.

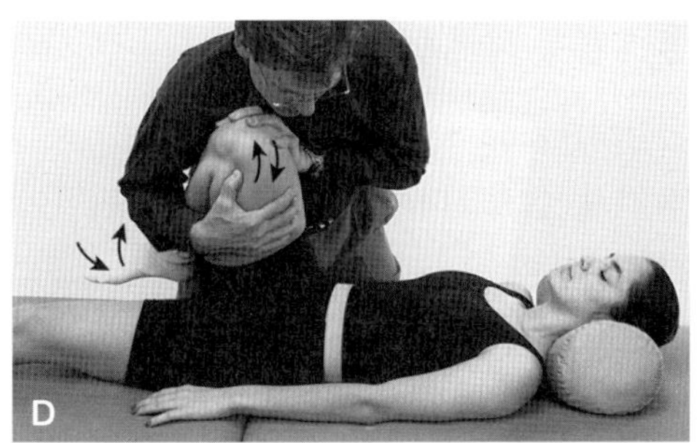

그림 34.22D 궁둥구멍근 등척성 후 이완.

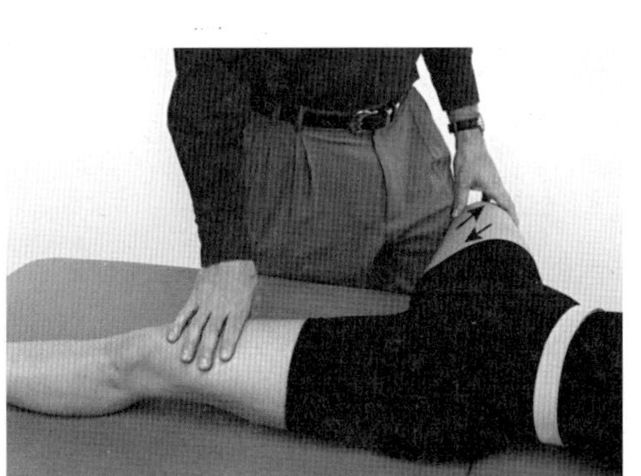

그림 34.22E 모음근 등척성 후 이완.

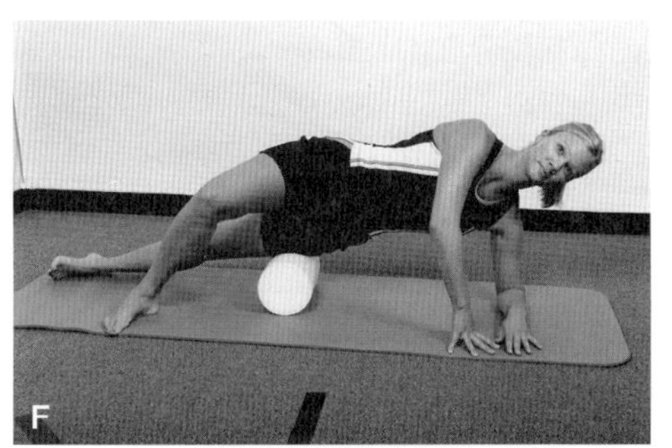

그림 34.22F 폼을 이용한 IT 밴드 이완.

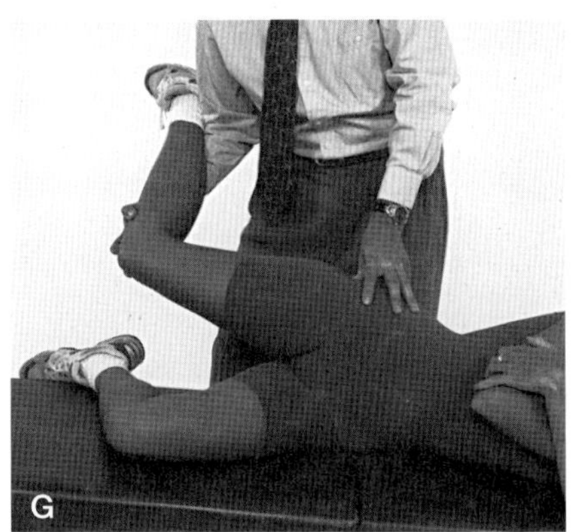

그림 34.22G Sister Kenny의 중간 볼기근 촉진.

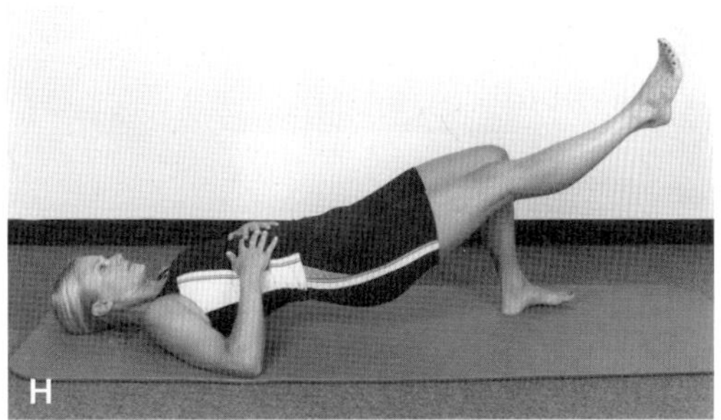

그림 34.22H 한쪽다리로 교각자세.

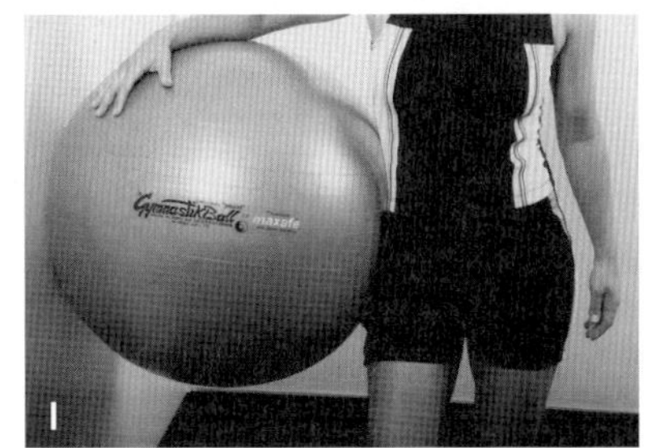

그림 34.22I 벽에 공대기.

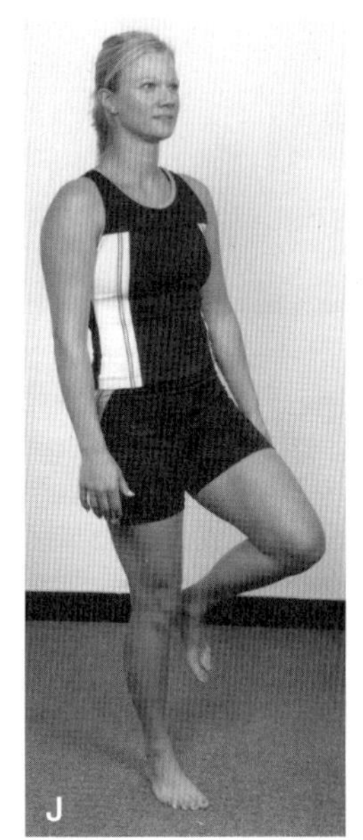

그림 34.22J 한쪽 다리로 서기.

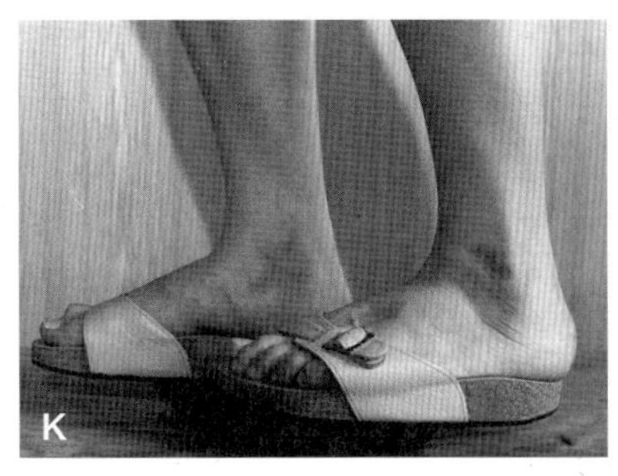

그림 34.22K 균형샌달을 신고 걷기.

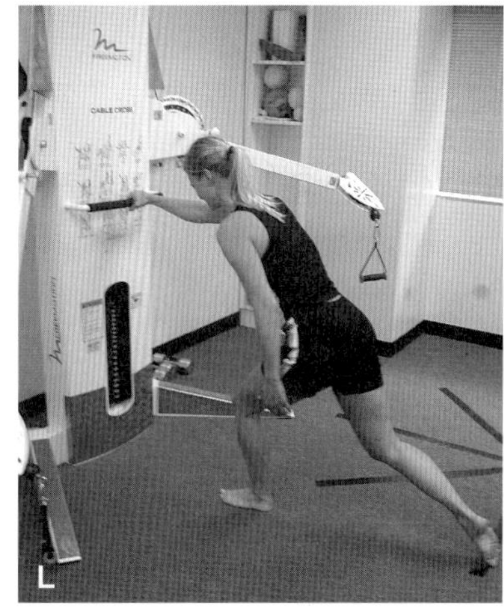

그림 34.22L 한쪽 다리 스쿼트.

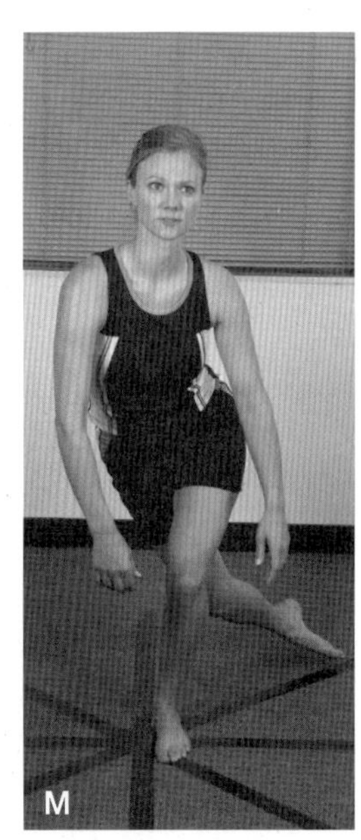

그림 34.22M 균형 도달.

9. Janda의 엉덩관절 폄 움직임 패턴 (Janda' s Hip Extension Movement Pattern)

(그림 34.23A)

적응증

- 허리 과다폄 또는 감소된 걸음 거리와 같은 보행 장애
- 아급성기 MSP
  - 허리 통증
  - 발목 염좌
  - 목통증

과정

- 엎드리기
- 천장 쪽으로 다리 올리기

기록

- 다음과 같은 현상이 나타나면 실패다:
  - 움직임의 초기에, 골반의 전방 경사 발생
- 처음에 다리를 10° 들어 올린 상태에서 다음과 같은 현상이 나타나면 실패다:
  - 허리 과다폄 또는 몸통 회전 발생 (그림 34.23B)
  - 큰볼기근(대둔근, gluteus maximus)의 지체된 활성화
  - 뒤넙다리근(슬괵근, hamstrings) 대치(substitution)를 나타내는 무릎관절 굽힘(그림 34.23C)

주의: 환자는 손을 골반 (ASIS)밑에 넣고, 압력 손실을 촉진하고, 손과 함께 몸통 회전을 할 것이다.

- 단계별 근육 강화(grade muscle strength)
  - 저항 근력 검사 실시 (대략 10° 정도 엉덩관절이 펴된 상태의 다리)

양성이면, 고려할 만한 가능한 치료

- 이완/신장
  - 엉덩관절 굽힘근(그림 34.23D), 뒤넙다리근
- 조정/가동화
  - 엉덩관절 (그림 34.23E)
  - 넙다리 신경 (그림 34.23F)
  - 흉추 (T4–8) (그림 3 .23G)
- 감각–운동 훈련 (그림 34.23H)
- 촉진/강화
  - 교각자세(bridges) (그림 34.23I)
- 안정화 훈련
  - 중심(core)/몸통 (그림 34.23J, K, L, M)
- 기능 훈련
  - 스쿼트(그림 34.23N)
  - 런지(lunge)(그림 34.23O)

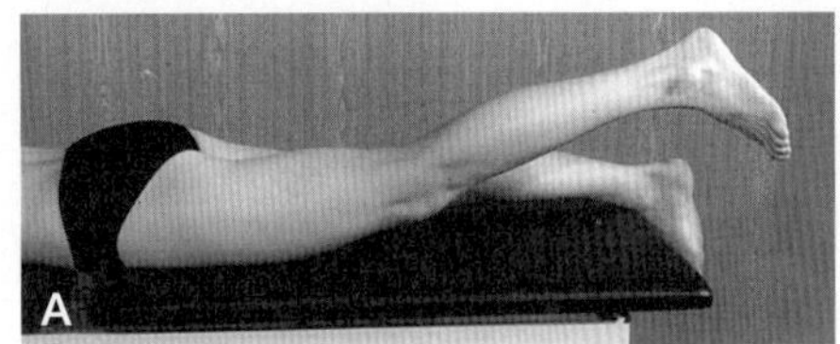

그림 34.23A Janda의 엉덩관절 폄 검사.

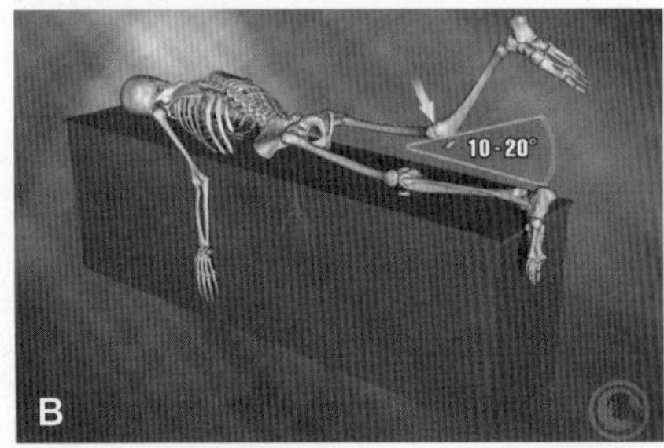

그림 34.23B 골반의 전방 경사.
Liebenson CS, Chapman S. 허리뼈: 재활처방 진단. Lippincott Williams and Wilkins, 1998.

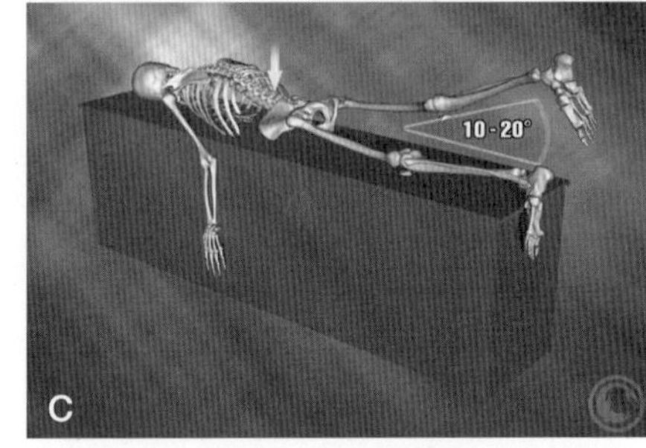

그림 34.23C 뒤넙다리근 대치.
Liebenson CS, Chapman S. 허리뼈: 재활처방 진단. Lippincott Williams and Wilkins, 1998.

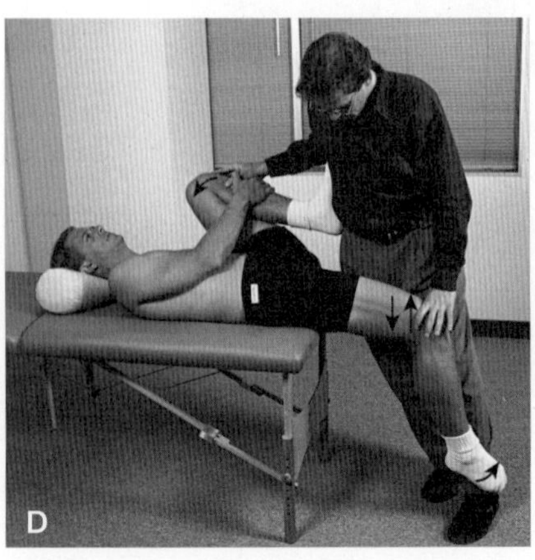

그림 34.23D 허리근(요근, psoas) 등척성 후 이완.

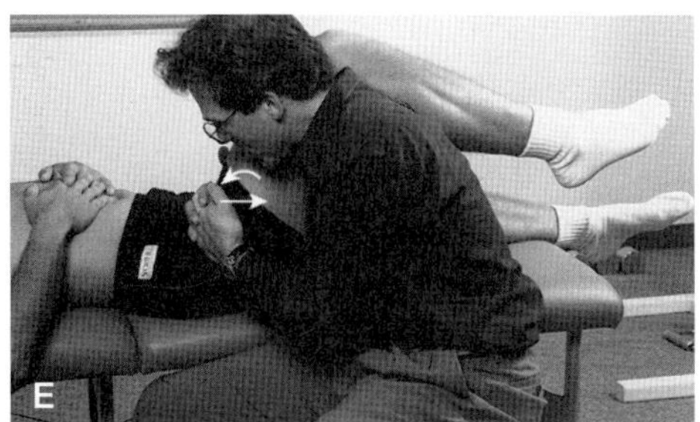

그림 34.23E 엉덩관절 견인.

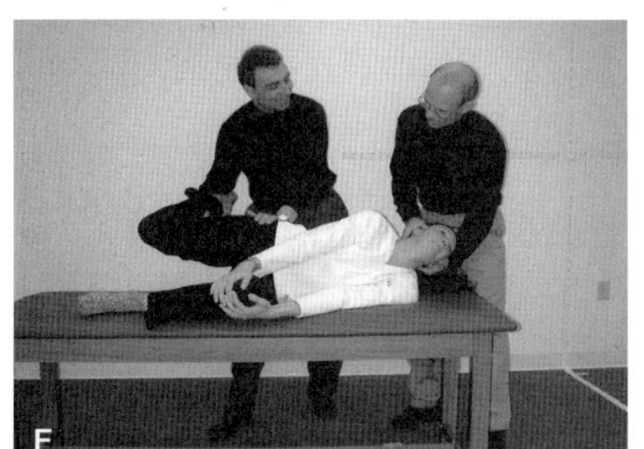

그림 34.23F 넙다리 신경 운동화.

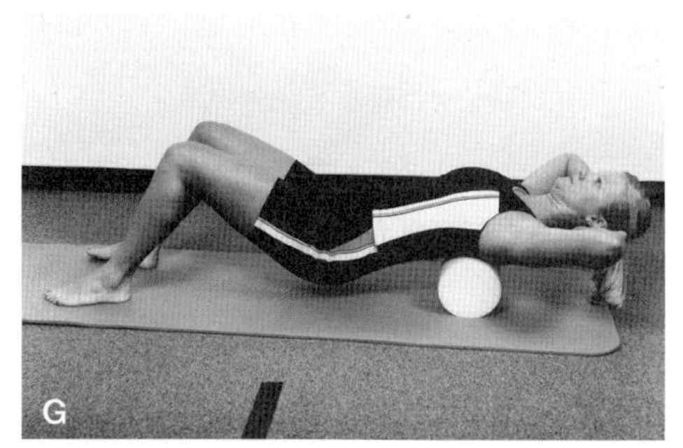

그림 34.23G 흉추 운동화.

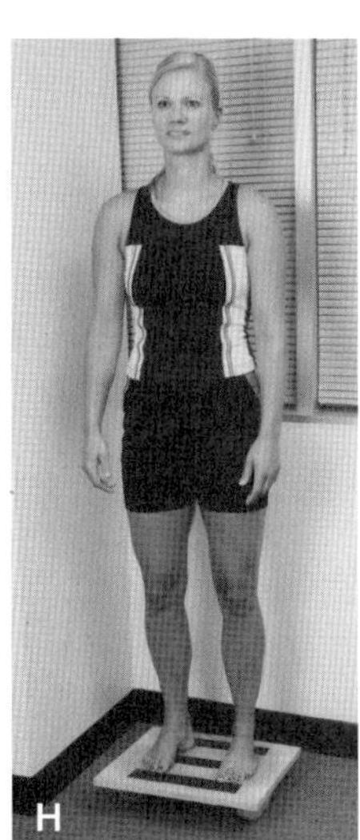

그림 34.23H 흔들판.

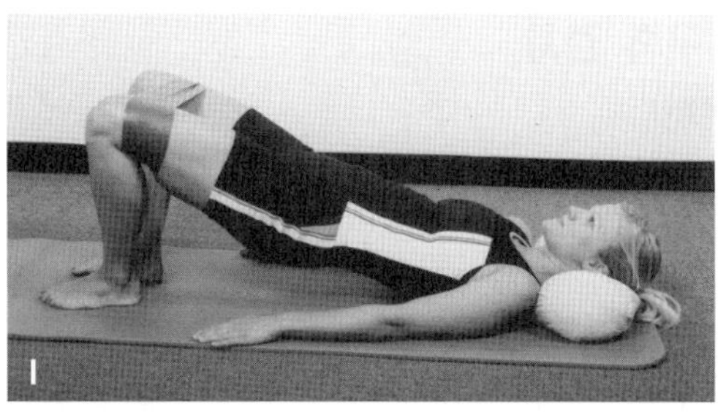

그림 34.23I 교각자세.

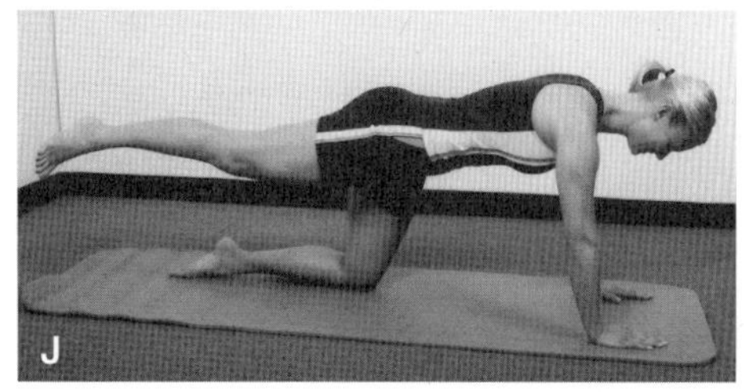

그림 34.23J 네발 다리 뻗기.

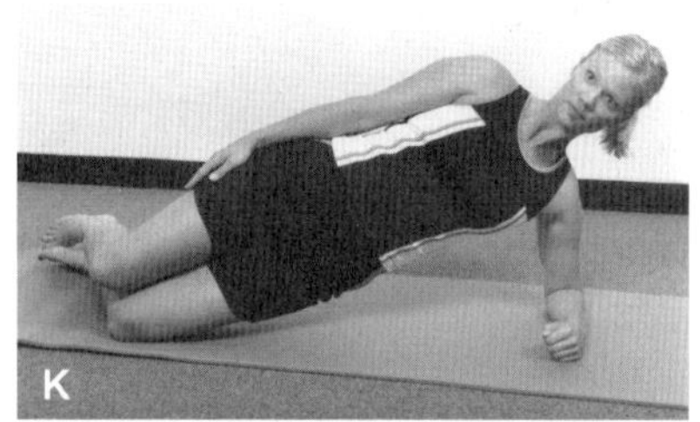

그림 34.23K 무릎으로부터 측방 교각자세.

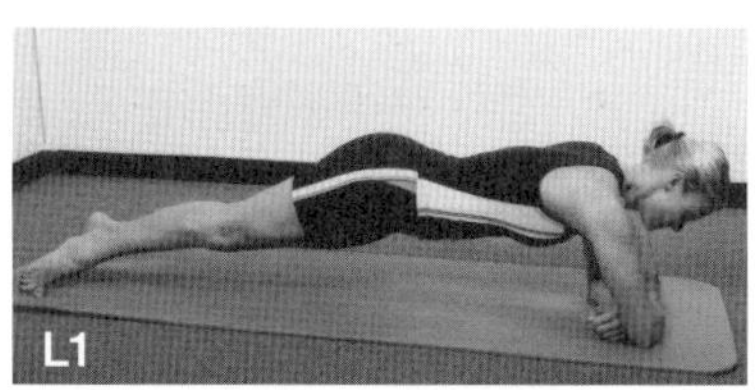

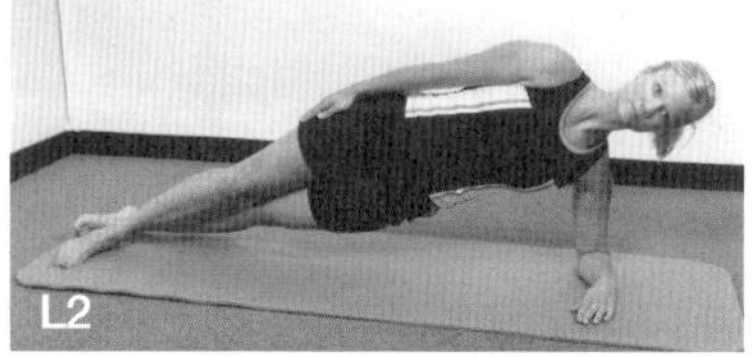

그림 34.23L 발목과 롤로부터 측방 교각자세.

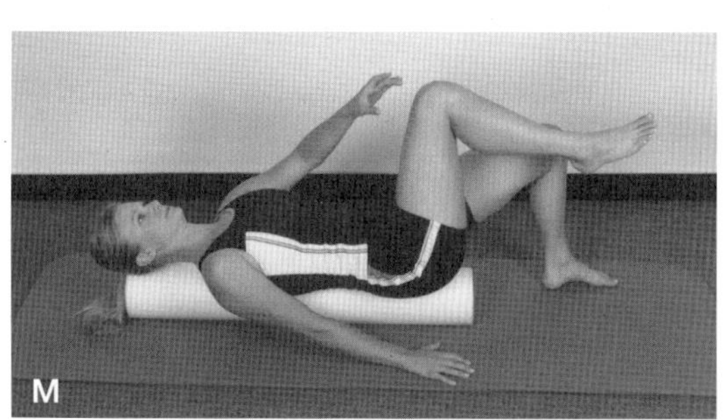

그림 34.23M 폼 위에서 죽은 벌레 자세 시작.

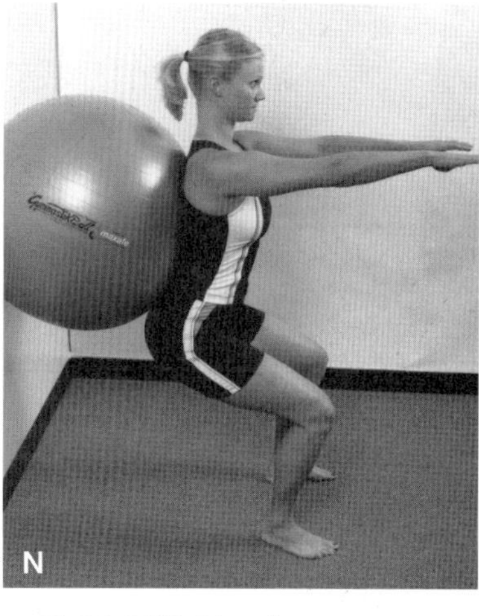

그림 34.23N 볼스쿼트.

그림 34.23O 팔을 머리 위로 하면서 전방 런지.

10. 측방(면) 교각 자세 지구력 검사 (Side Bridge Endurance Test)

(그림 34.24A)

적응증

- 허리 통증

과정

- 양쪽 모두에 검사 실시
- 척추가 일렬로 될 때까지 바닥에서 골반을 들기
- 발과 전완/손만 바닥에 위치하기
- 일정한 시간동안 유지하는 능력

기록

- 실패한 시간을 기록한다
    - 골반을 내릴 때 다시 올릴 준비를 한다. 실패한 때와 같이 두 번째 시도에서 골반이 최고 높이에서 내려오는 시간을 기록한다.
- 양적인 자료(11장 참조)[43]
    - 45초 보다 적으면 기능부전이다.
    - 좌우로 시간상의 차이가 5% 이상일 때에는 기능부전이다.

양성이면, 고려할 만한 가능한 치료

- 이완/신장
    - 엉덩관절 굽힘근 (그림 34.24B)
    - 엉덩관절 전방 (그림 34.24C)
- 안정화 훈련
    - 측방 교각자세(그림 34.24D)

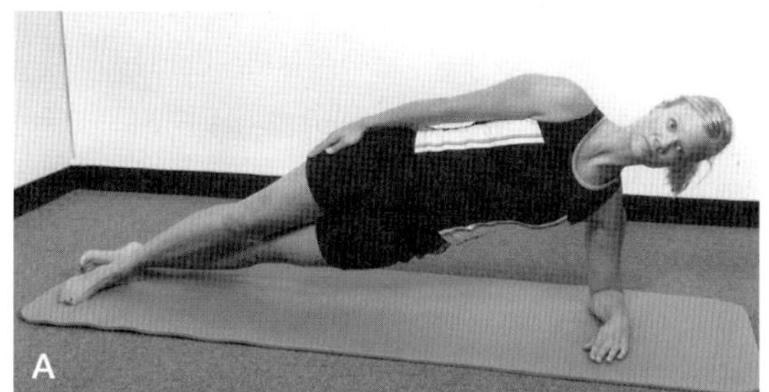

그림 34.24A 측방 교각자세 지구력 검사.

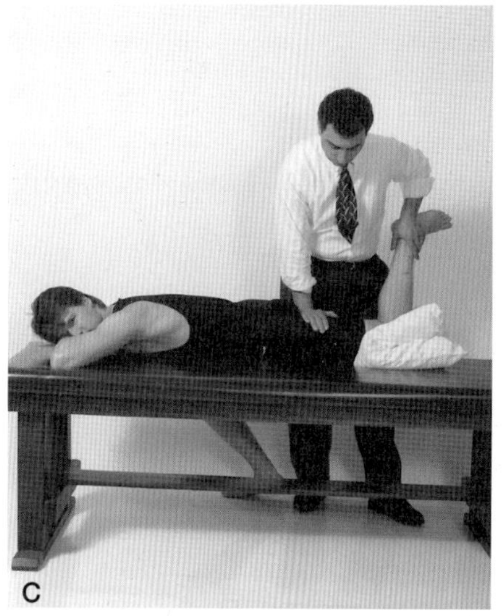

그림 34.24C 엉덩관절 전방 가동성.

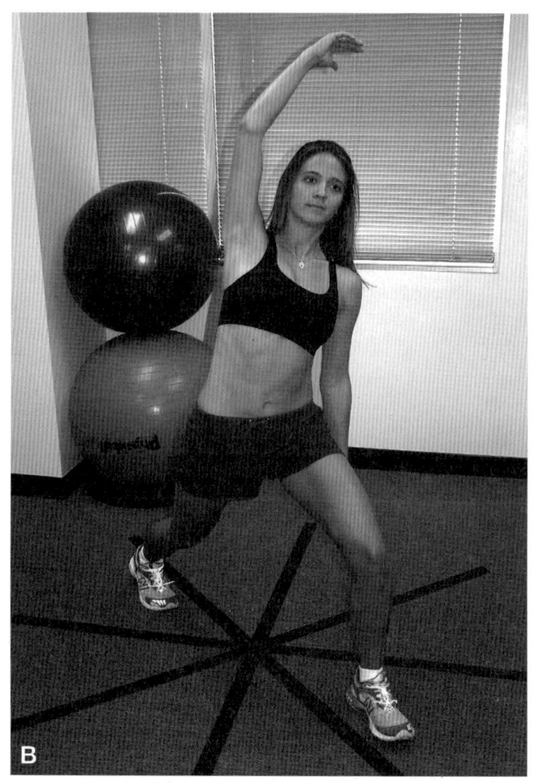

그림 34.24B 허리근(요근, psoas) 스트레칭.

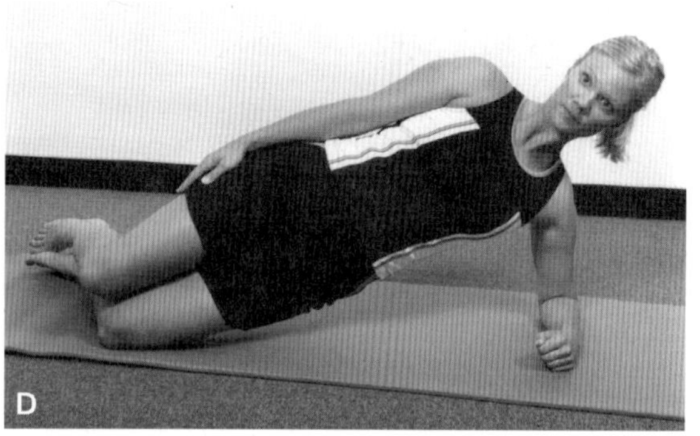

그림 34.24D 무릎으로 측방 교각자세.

11. 몸통 폄근 지구력 검사-Sorensen's test (Tunck Extensor Endurance Test – Sorensen's Test)

(그림 34.25A)

적응증

- 아급성기 또는 만성 허리 통증
- 허리 통증의 예방

과정

- 치료대의 가장자리에서 상전장골극(ASIS)을 지지하거나 허리 강화 기계 이용
- 팔은 양 옆에 붙이거나 가슴 앞에서 교차
- 몸통이 수평해질 때까지 올리기
- 일정한 시간 동안 유지하는 능력

기록

- 실패한 시간을 기록한다.
  - 몸통을 내릴 때 다시 올릴 준비를 한다. 실패한 때와 같이 두 번째 시도에서 등이 최고 높이에서 내려오는 시간을 기록한다.

- 양적인 자료 (11장 참조)[43]
  - 60초 보다 적으면 기능부전이다.[2,43]
  - 허리 폄근의 지구력 시간이 몸통 굽힘근 지구력 시간, 또는 측방 교각자세(side bridge) 지구력 시간보다 적으면 기능부전이다.[43]

양성이면, 고려할 만한 가능한 치료

- 이완/신장
  - 엉덩관절 굽힘근 (그림 34.25B)
- 촉진/강화
  - 몸통 폄근(신전근, extensor) (그림 34.25C, D, E)
  - 큰볼기근(대둔근, gluteus maximus) (그림 34.25F)
  - 뒤넙다리근(슬괵근, hamstrings) (그림 34.25G)

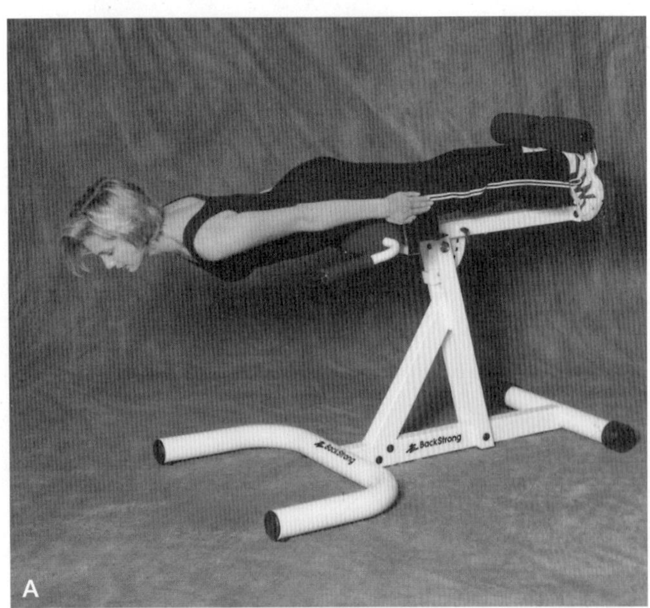

그림 34.25A 몸통 폄근 지구력 검사.

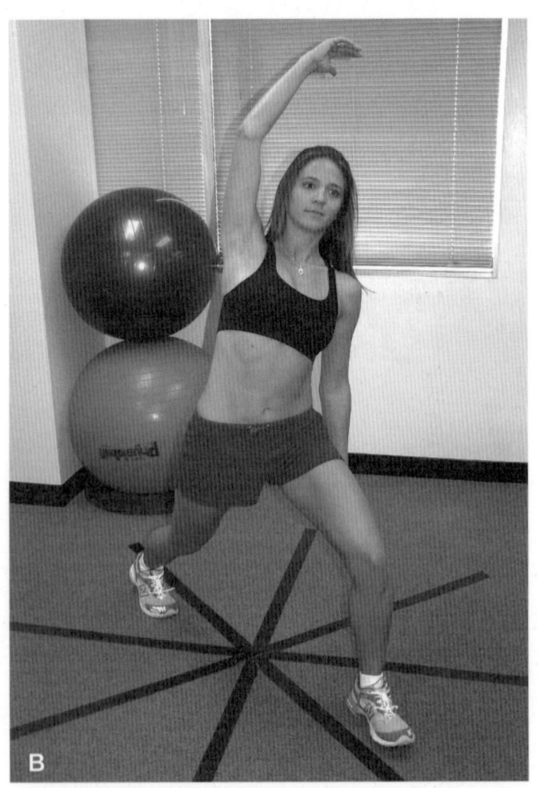

그림 34.25B 허리근(요근, psoas) 스트레칭.

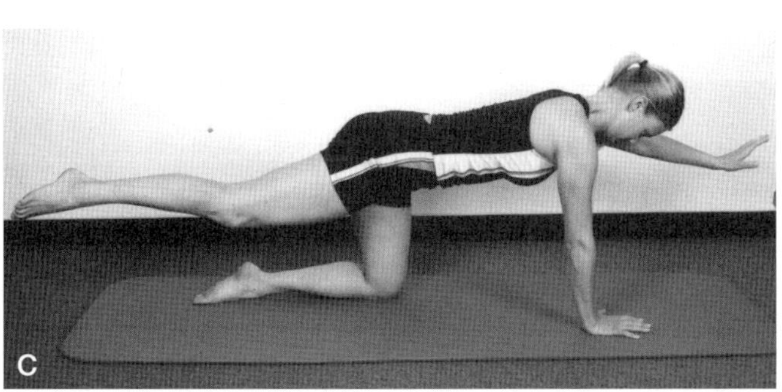

그림 34.25C 네발 자세에서 팔과 다리 반대로 뻗기.

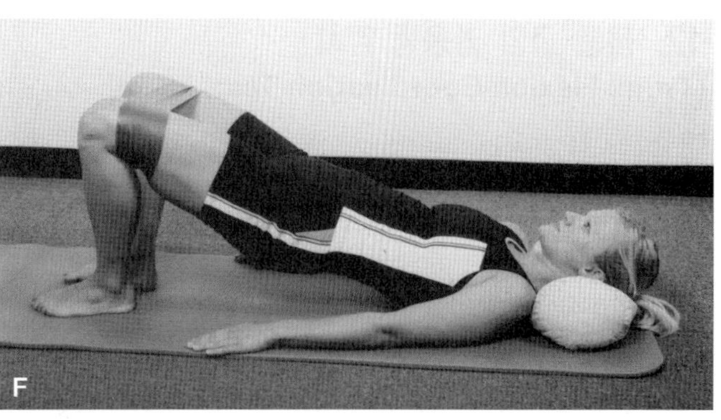

그림 34.25F 교각자세.

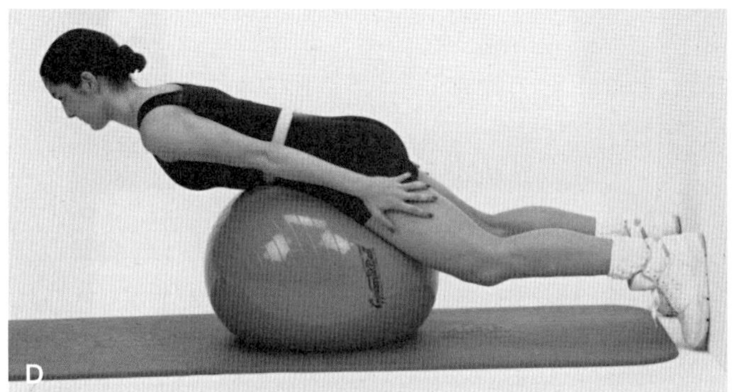

그림 34.25D 볼 위에서 슈퍼맨 자세.

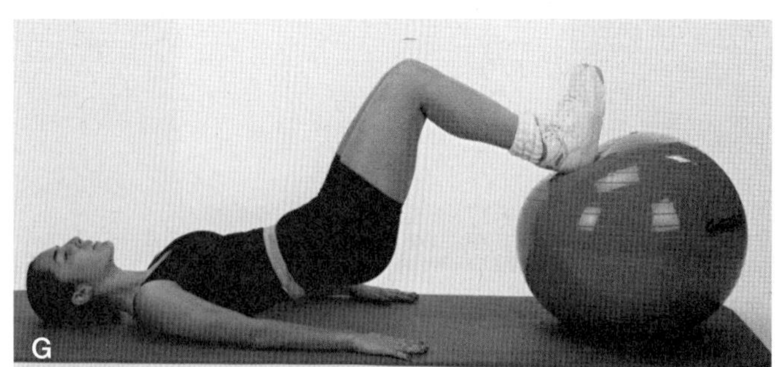

그림 34.25G 뒤넙다리근 구부리기.

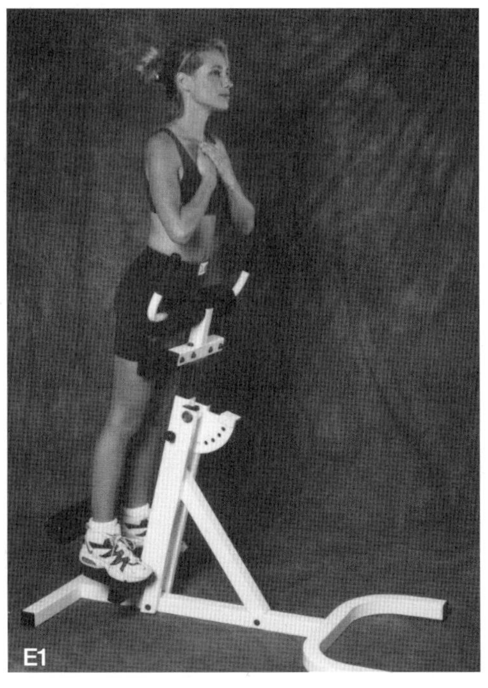

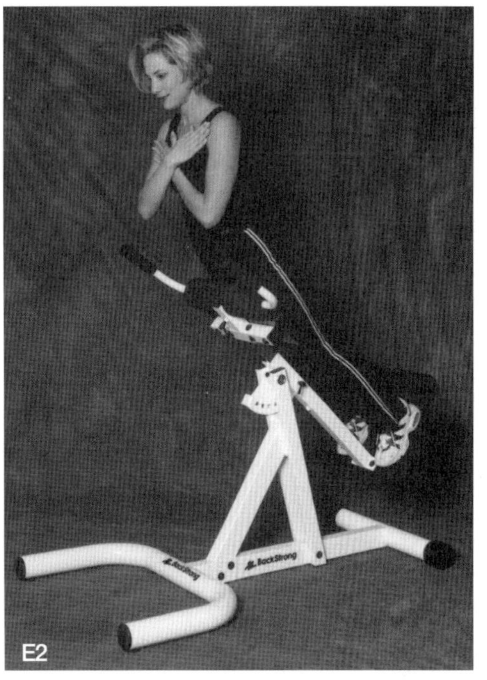

그림 34.25E 허리 강화, 시작 자세.

12. 몸통 굽힘 협응력 검사 (Trunk Flexion Coordination Test)

(그림 34.26A)

적응증

- 아급성기 또는 만성 허리 통증

과정

- 무릎을 약간 구부리고 바로 눕는다.
- 어깨관절이 테이블/바닥에서 뜰 때까지 몸을 웅크린다.
- 다른 검사:
  - 발꿈치를 컵 모양으로 하고 환자가 뒤꿈치로 힘을 아래쪽으로 주고 몸을 웅크리게 한다.

기록

- 다음과 같은 현상이 나타나면 실패다:
  - 견갑골이 테이블에서 떨어지기 전까지 테이블에서 발을 위로 올린다(큰 기능부전)(그림 34.26B).
  - 견갑골을 완전히 들어올리기 전에 아래쪽에 힘을 뺀다(작은 기능부전).

주의: 과전만(hyperlordotic)된 환자는 몸을 웅크리는 것에 많은 노력이 필요하기 때문에 거짓양성이 나올 것이다.

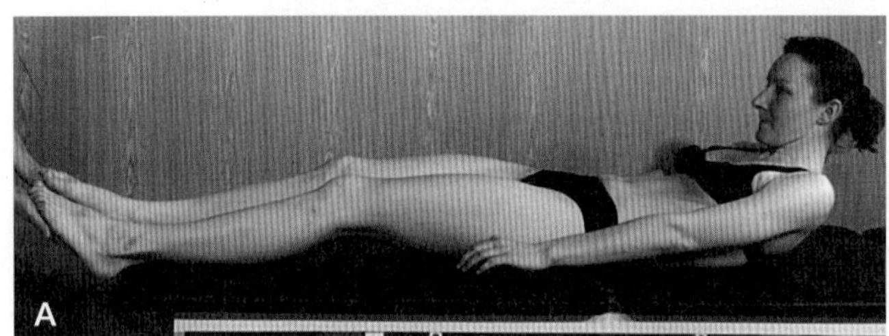

그림 34.26A 몸통 굽힘근 검사.

양성이면, 고려할 만한 가능한 치료

- 이완/신장
  - 엉덩관절 굽힘근 (그림 34.26C)
- 안정화 훈련
  - 중심(core)/몸통 (그림 34.26D–H)
- 기능 훈련
  - 중심/몸통 (그림 34.26I–K)

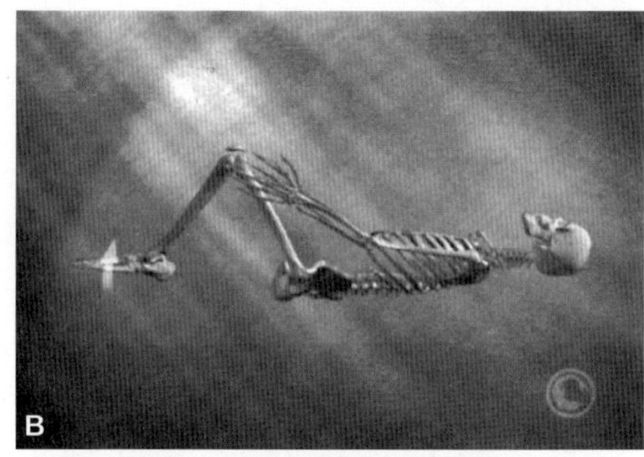

그림 34.26B 견갑골이 테이블에서 완전히 떨어지기 전까지 테이블에서 발을 위로 올린다. Liebenson CS, Chapman S. 허리뼈 : 재활처방진단. Lippincott Williams and Wilkins , 1998.

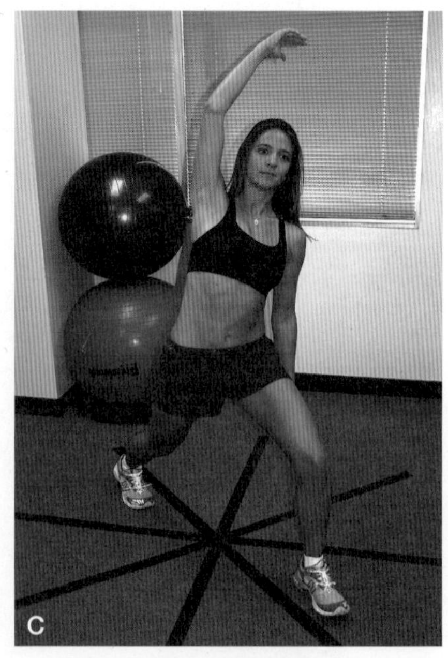

그림 34.26C 허리근(요근, psoas) 스트레칭.

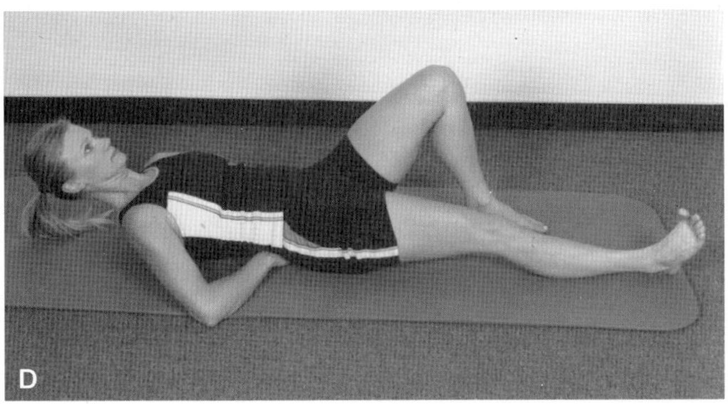

그림 34.26D 기본적 컬-업.

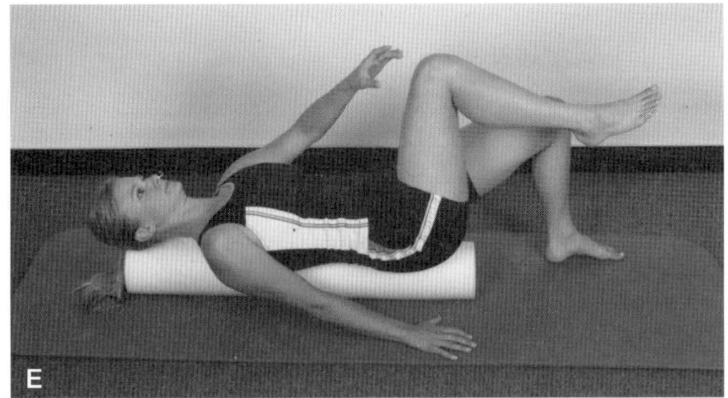

그림 34.26E 폼 위에서의 죽은 벌레 자세 시작.

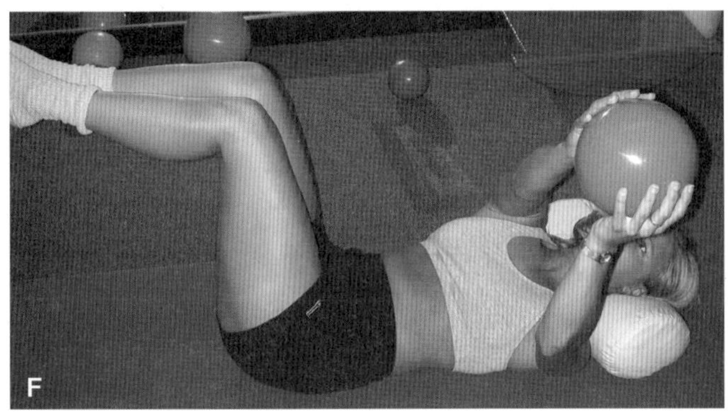

그림 34.26F 비틀기와 함께 죽은 벌레 자세.

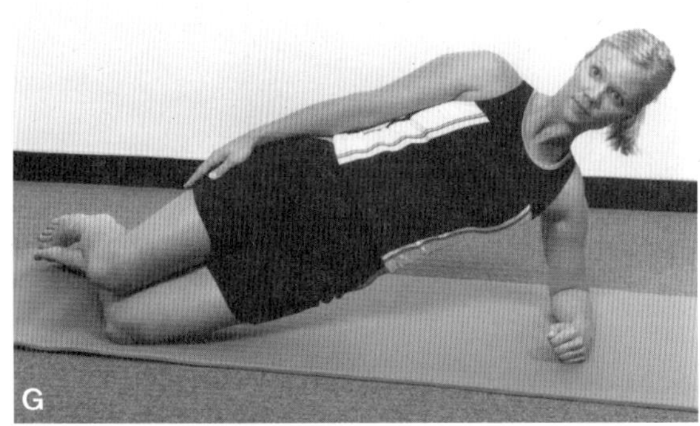

그림 34.26G 무릎자세로부터 측방 교각자세.

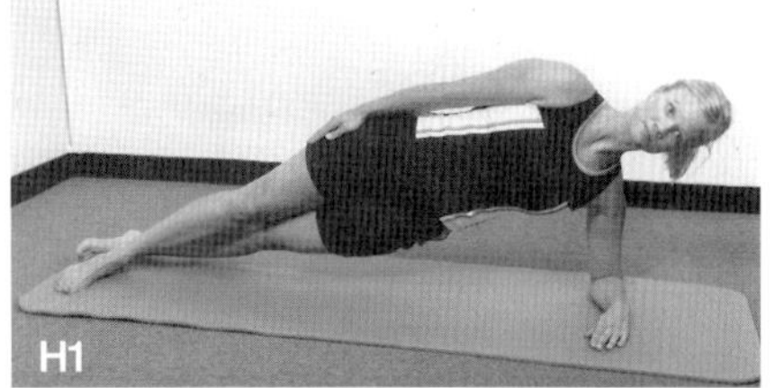

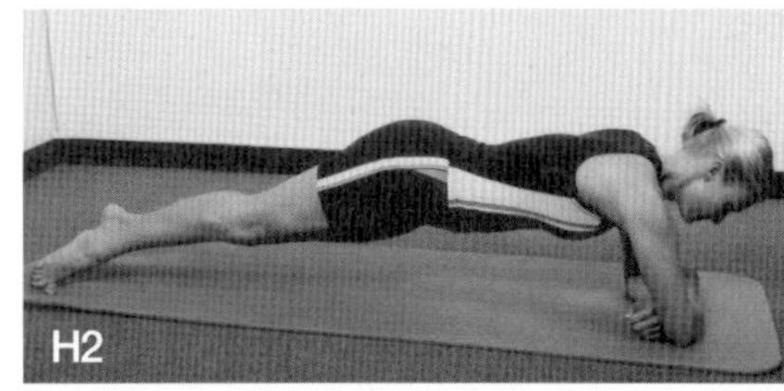

그림 34.26H 롤과 발목으로부터 측방 교각자세.

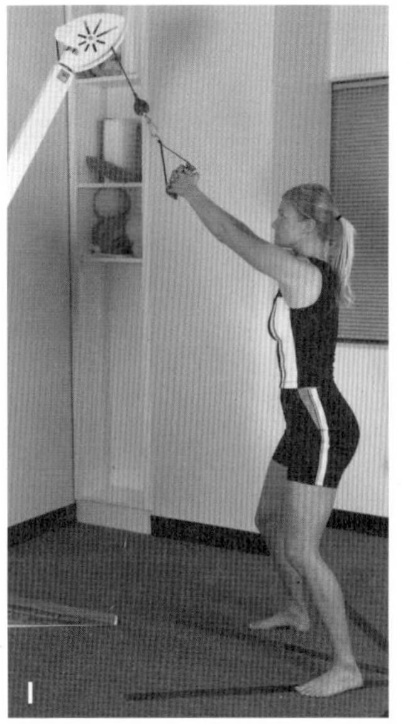

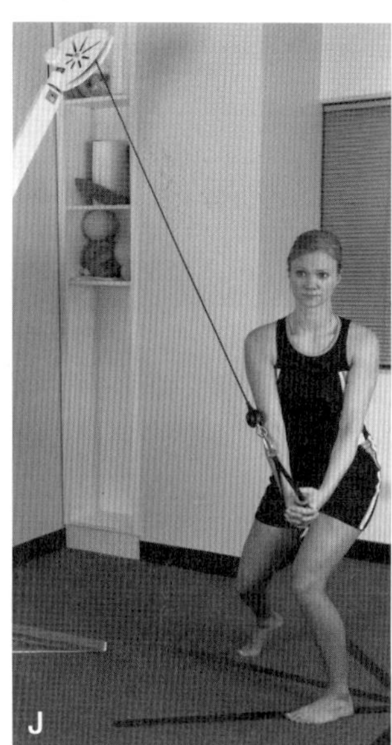

그림 34.26I, J 우드 찹스 (wood chops).

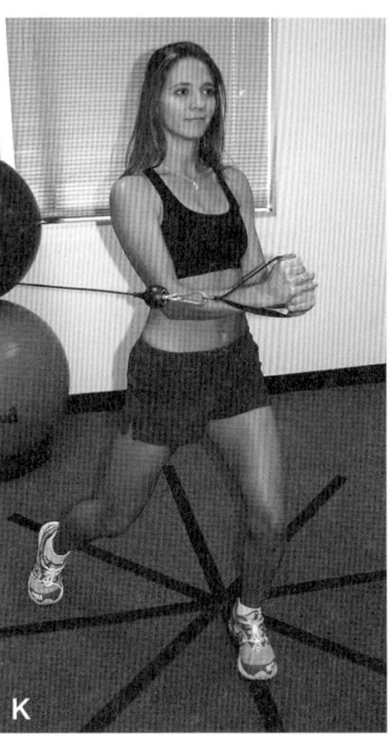

그림 34.26K 케이블을 이용한 양손 이용 비틀기.

13. 몸통 굽힘근 지구력 (Trunk Flexor Endurance)

(그림 34.26L)

적응증

- 아급성기 또는 만성 허리 통증

과정

- 50° 쐐기에 지탱하여 몸 기울이기
- 검사자는 발을 바닥에 고정시킨다.
- 쐐기는 등을 4인치 뒤로 밀리게 하고, 환자는 척추 정렬을 맞춰야 한다.
- 일정한 시간동안 유지하는 능력

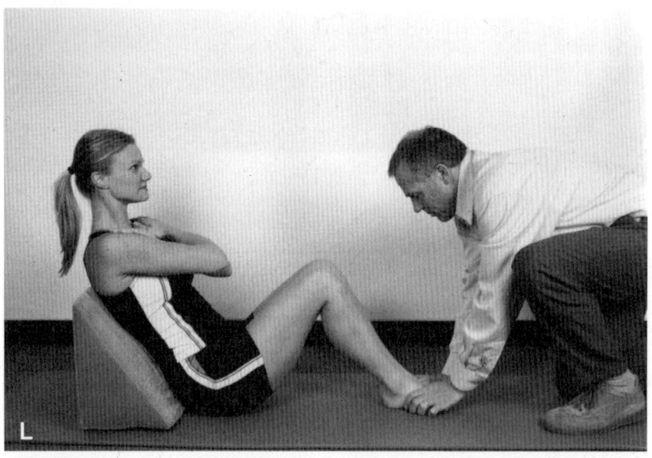

그림 34.26L 몸통 굽힘근 지구력 검사.

기록

- 실패한 시간을 기록한다(몸통을 쐐기로 기울일 때).
  - 자세가 잘못되면 환자에게 신호를 주고 실패할 때까지 여러 번 신호가 주어질 수 있다.
  - 50초 보다 적으면 기능부전이다.[43]
- 양적인 자료 (11장 참조)
  - 50초 보다 적으면 기능부전이다.[43]
- 몸통 굽힘근 지구력 시간은 측방 교각자세(side bridge) 지구력 시간보다 길어야 하지만, 몸통 폄근 지구력 시간보다는 짧다.

양성이면, 고려할 만한 가능한 치료

- (전검사와 비슷한 치료)

14. T4 운동성 선별 - 머리 위로 팔 올리는 검사[50] (T4 Mobility Screen – Arm Overthead Test)

(그림 34.27A)

적응증

- 아급성기 또는 만성 MSP
- 기력이 부족한 자세
- 골다공증

과정

- 등을 벽에 대고 발은 약간 앞으로 향하게 선다.
- 환자의 팔이 머리 위로 올라가게 지시한다.

기록

- 다음과 같은 현상이 나타나면 실패다:
  - 요골반접합부 과다폄 (그림 34.27B)
  - 팔은 수직면에 닿지 않는다(그림 34.27B)
  - 흉부에 척추후만증이 남아있다 .

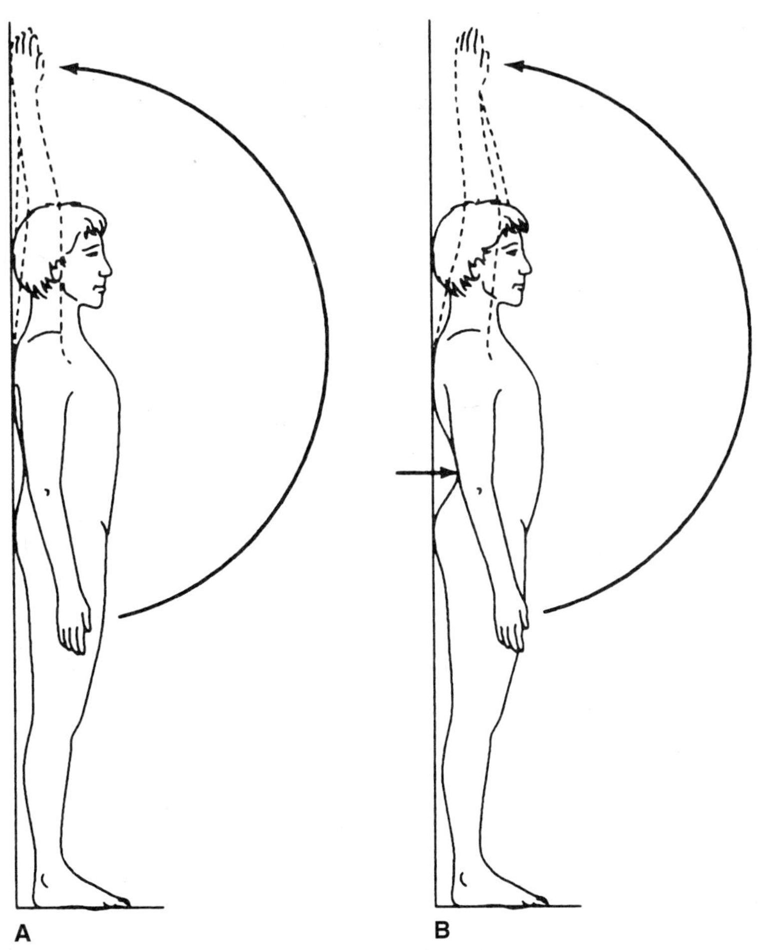

그림 34.27A, B 팔을 머리 위로 올리는 검사. 허리 과다폄과 감소된 견완 관절 가동 범위.

양성이면, 고려할 만한 가능한 치료

- 이완/신장
  - 넓은 등근(광배근, latissimus dorsi), 큰가슴근(대흉근, pectoralis major)/작은가슴근(소흉근, pectoralis minor)
  - 호흡 운동
- 조정/가동화
  - 흉추 (T4–8) (그림 34.27C, D)
- 안정화 훈련
  - 중심(core)/몸통 (그림 34.27E, F, G)
- 기능 훈련
  - 백핸드(backhand) (그림 34.27H, I)
  - 머리 위에서 케이블을 아래로 잡아당기기(그림 34.27J)

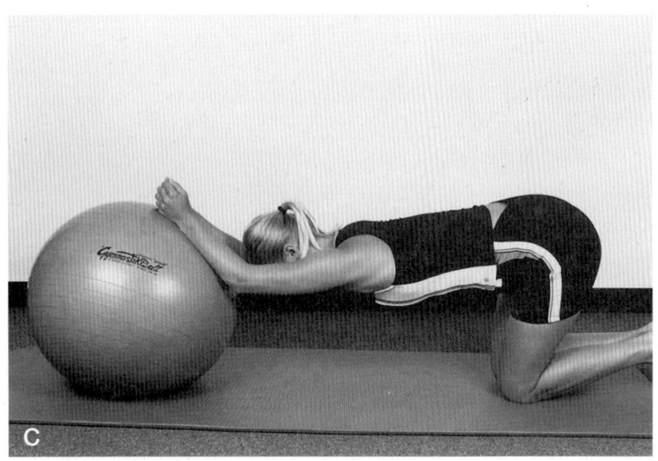

그림 34.27C 볼 위에서 상부 등고양이 자세.

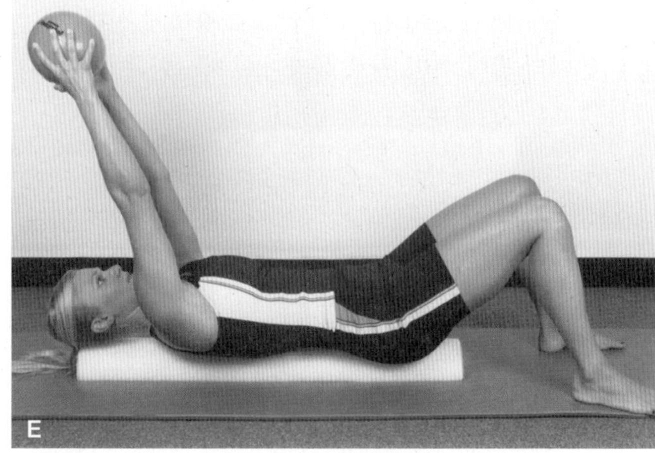

그림 34.27E 폼 위에서 치료용 공을 머리 위로 뻗고 죽은 벌레 자세.

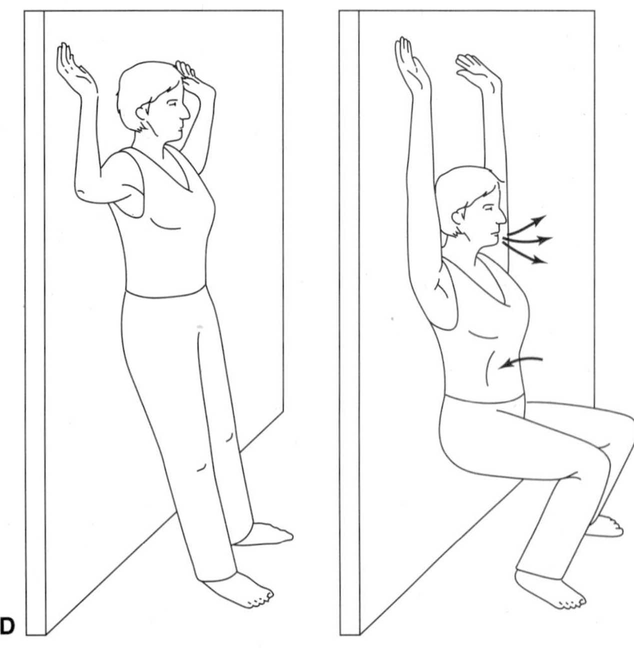

그림 34.27D 벽에 대고 미끄러지기.

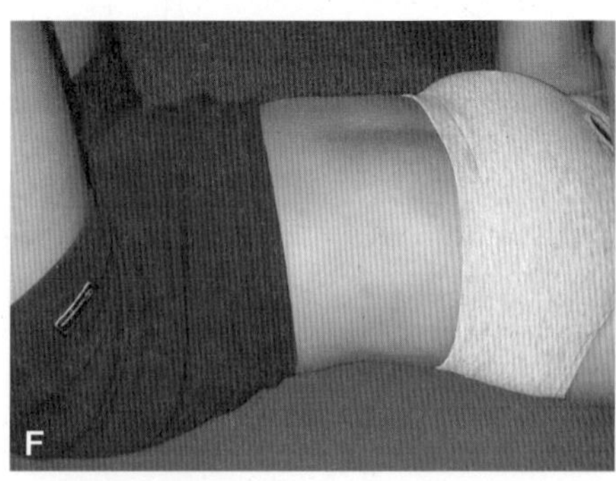

그림 34.27F 늑골 거상, 호기 자세와 함께 크런취 시작 자세.

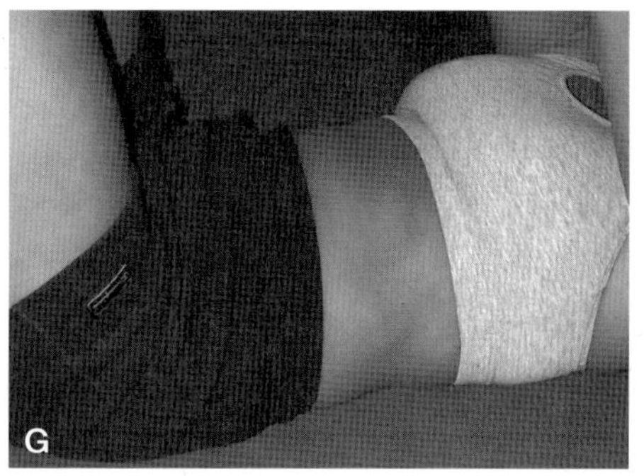

그림 34.27G 늑골 하강, 호기와 함께 크런취 시작 자세.

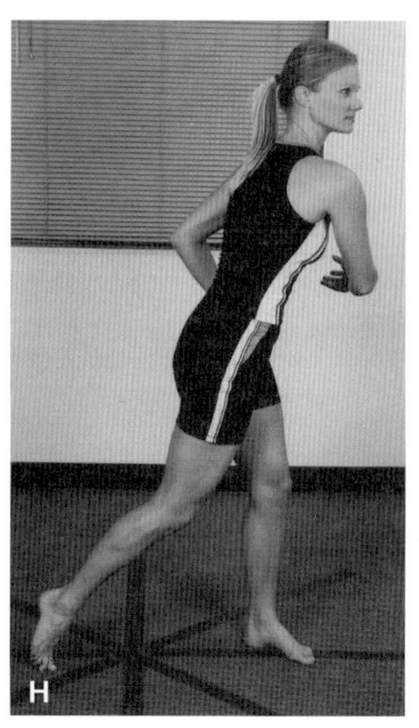

그림 34.27H Angle lunge Back hand, 시작 자세.

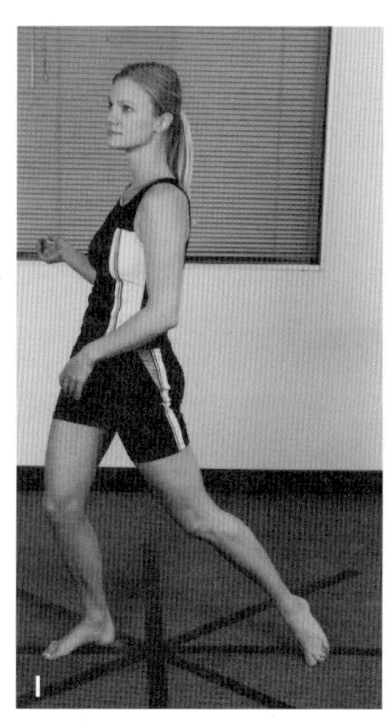

그림 34.27I Angle lunge Back hand, 캣온볼.

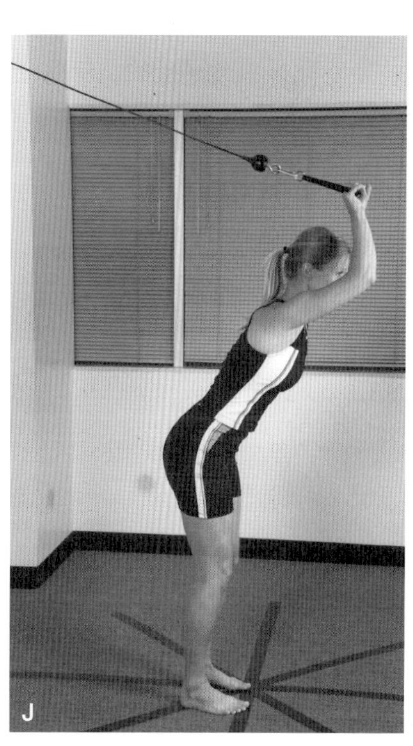

그림 34.27J 머리 위에서 케이블을 아래로 당긴다.

사례 (Case)

이 부분은 공통적인 임상의 보고들의 몇 가지 예를 자세하게 설명한다. 반복적인 연습 모형에서 치료의 다른 핵심 요소들을 통합하는 공통적인 형식이 보일 것이다.[34] Kibler의 기능적인 동력학적 사슬 모형은 어떻게 치료가 단순히 허리 통증 유발원인의 정형 외과적 치료에만 국한되지 않고 기능적인 치료를 포함해야 하는지를 보여주는 각 사례를 제공한다(표 32.7과 32.8). 게다가, 치료의 목표는 다양한 경우(완화, 조직보존, 조직 안정화, 그리고 기능 훈련)를 나타낼 것이다(표 32.11). 치료의 목표 내에서 치료의 각 단계들이 적용될 것이다(조언, 도수치료, 그리고 운동)(표 32.9). 예를 들면, 보존 전략은 인체공학적 수정에 대한 조언이나 관절 또는 연부조직의 도수치료를 포함한다: 그리고 운동은 안정화와 기능 훈련 모두를 포함한다.

임상적 문제

Prague 도수치료 학교 (Lewit & Janda)는 경직된 근육은 이완된 PRIOR이 되어 강화프로그램이 시작돼야 한다는 일반적인 규칙을 지지했다. 목적은 주동근에 대해 협동근의 보상 훈련 강화를 하는 동안 일어나는 원치 않는 대치 패턴을 피하는 것이다. 이것은 Waterloo, Canada (McGill) 그리고 Queensland, Australia(Richardon, Jull, Hodges)의 안정화 훈련 접근방식과 일치한다. Waterloo 접근 방식은 하지 운동성 부족이 안정화 훈련 동안 척추의 부하 분배를 보장하도록 다루는 것을 추천한다. Queensland 접근 방식은 협동근 대치를 피하기 위한 "국소" 안정화 훈련 동안 "전체적인" 근육의 과활동의 중요성을 강조한다.

사례 1: 추간판 탈출증 (Herniated Disc)

동력학적 사슬 접근방법(Kinetic chain approach)

임상학적 증상 복합체: 무릎 아래 신경근 증상은 아침에 앉기와 굽힘을 저해 한다(그림 34.28A)

조직 손상 복합체: 추간판 탈출로 인한 신경근 압박 또는 긴장 (그림 34.28B)

생체 역학적 과부하의 근원: 일상생활동작(ADLs) (앉기, 들어올리기, 그리고 앞으로 굽힘)동안 추간판의 끝범위 부하 (그림 34.28C).

적절한 요소 포함:

- 아침이나 오랜 굽힘 후에 일시적인-통증(앉기와 웅크리기)
- 좋지 못한 신체적 건강과 호흡의 어려움은 허리의 복부 안정화 손실을 가져온다.
- 짝을 이루는 굽힘과 회전; 하지의 말초 관절의 감소된 운동성과 굽힘시 허리뼈의 과운동성의 보상작용
- 척추 안정화의 감소된 지구력 또는 협응력(척추의 심부 폄근, 허리네모근(요방형근, quadratu lumborum) 깊은 복부 안정화 근육)

기능장애적 동력학적 사슬:

- 등의 폄근 피로로 인해 구부리고 들어올리는 활동을 하는 동안 시상 면에서 굽힘시 과부하가 있는 부적절한 허리뼈 부분 안정화〔예, 뭇갈래근(다열근, multifidus muscle)〕
- 허리네모근 피로로 인해 야기되는 부족한 외측 안정성
- 몸통을 굽힘하고 앞으로 돌진
- 몸통을 굽힘하고 스쿼트(그림 34.28D)

치료의 목표와 계속적인 치료

완화적(palliative) 치료: 신경근의 과민성 감소 (McKenzie, 견인, 전기 치료) (그림 34.28E, F, G)

보존 전략(sparing strategies):

- 활동 수정 조언 (자세의 자각 훈련) (그림 34.28H)
- 하지 말초 관절과 T4-8 가동화
- 장딴지-가자미근, 뒤넙다리근(슬괵근, hamstrings), 엉덩관절 굽힘근 이완
- 좌골신경의 신경가동화 고려 (그림 34.28I)
  - 이것은 긴장근이 아닌 활주근으로 실행되어야 한다.

안정화 전략:

- 등 폄근과 옆에 지지하는 근육들을 촉진하라(그림 34.28J, K).

기능 훈련:

- 들어 올리고, 구부리고, 그리고 앉는 동안 척추 중립의 자세의 자각을 재교육시켜라(그림 34.28L).

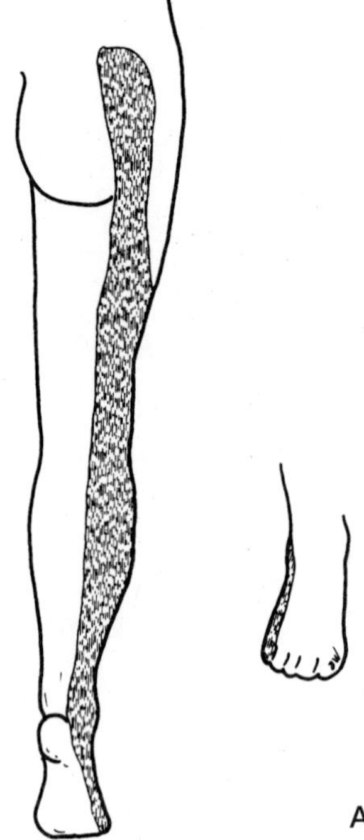

그림 34.28A 자극되거나 압박된 S-1신경근의 연관통.

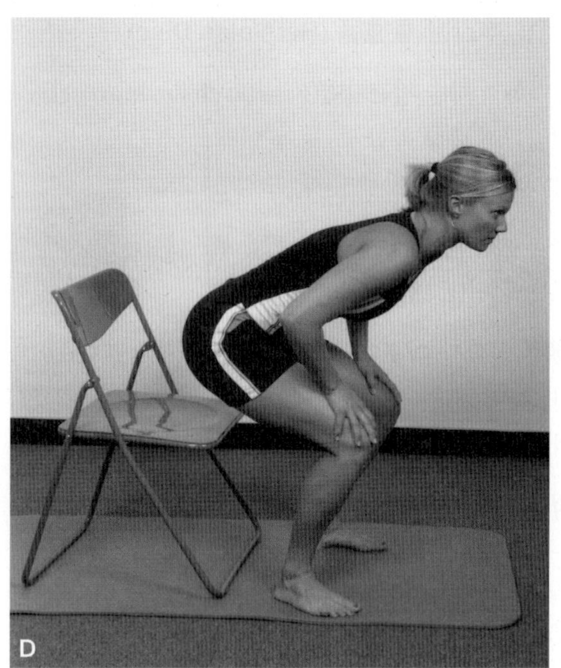

그림 34.28D 몸통이 굽힘 된 상태에서 스쿼트.

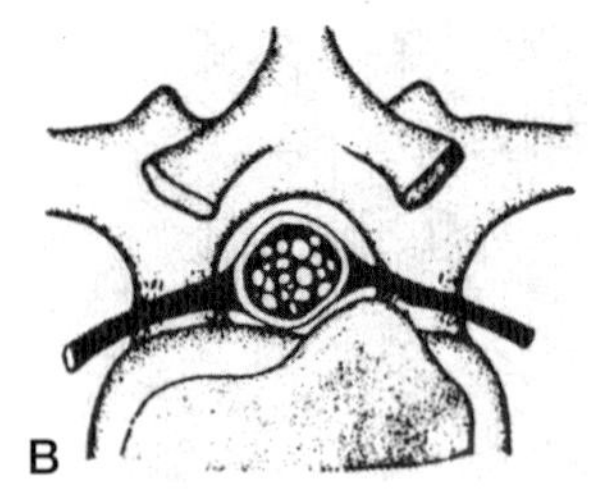

그림 34.28B 추간판 탈출증에 의해 야기된 신경근 압박.

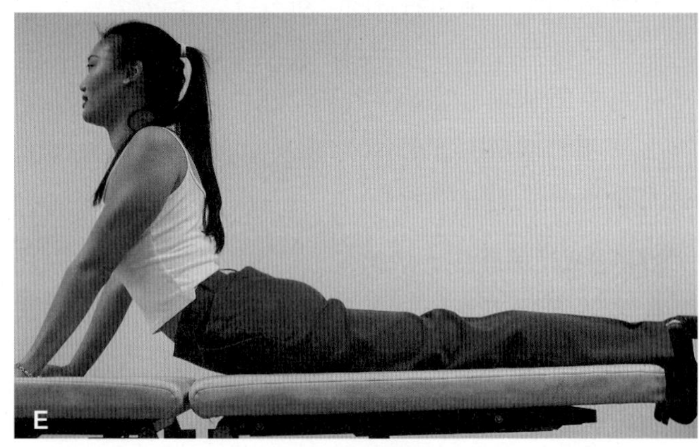

그림 34.28E McKenzie 복와위 폄 운동.

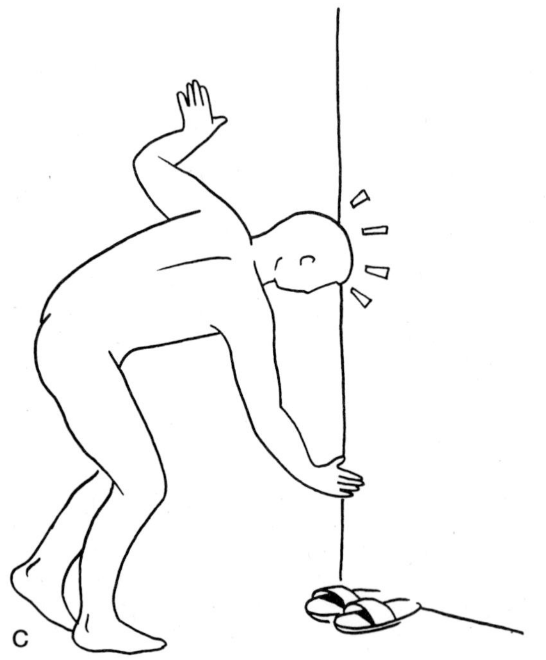

그림 34.28C 일상생활동작 동안, 추간판의 끝 범위 부하.

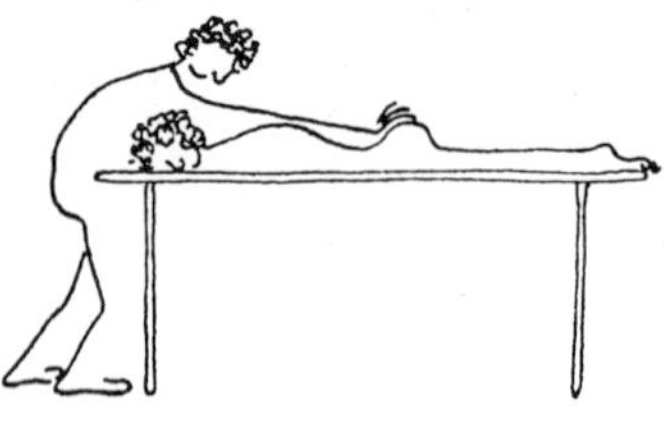

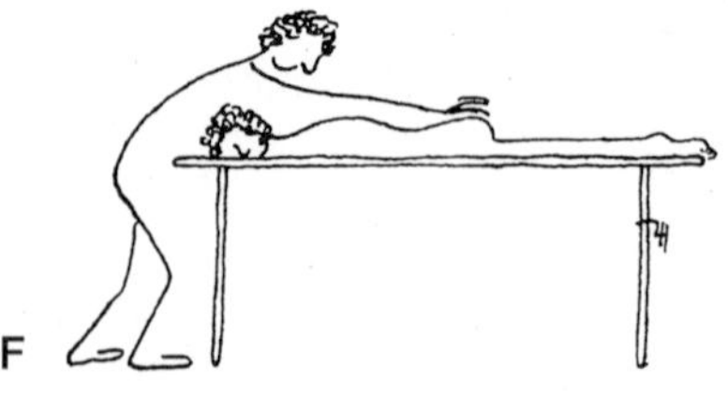

그림 34.28F 골반의 도수 견인.

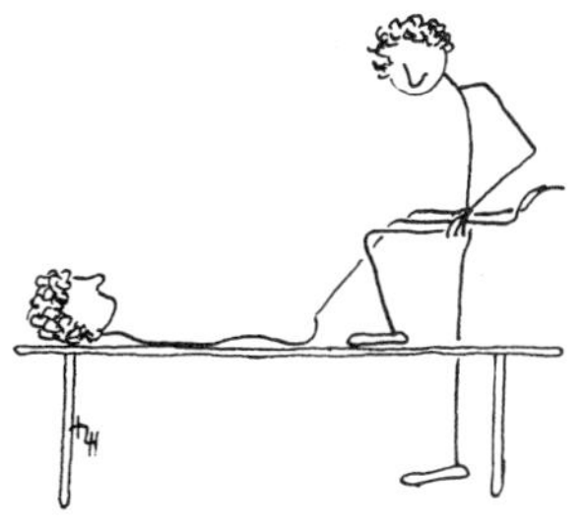

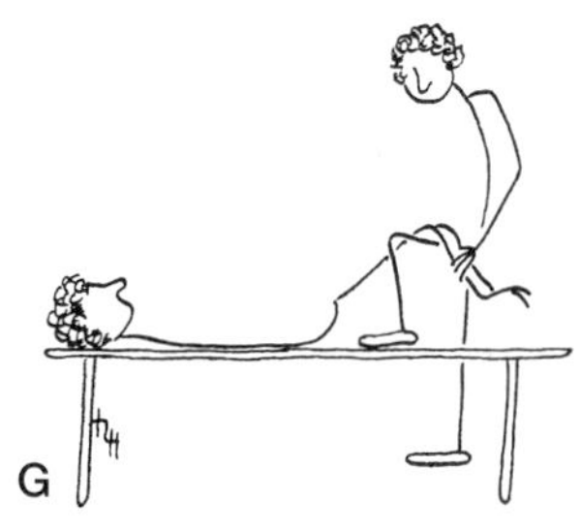

그림 34.28G 바로 누운 자세에서 허리뼈의 리듬감 있는 견인.

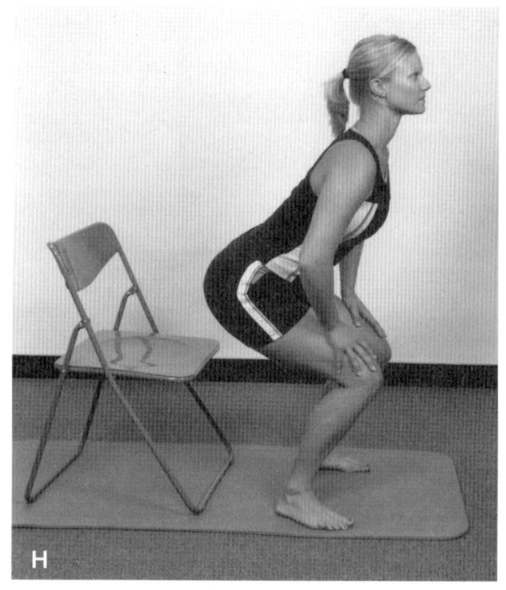

그림 34.28H 힙 런지.

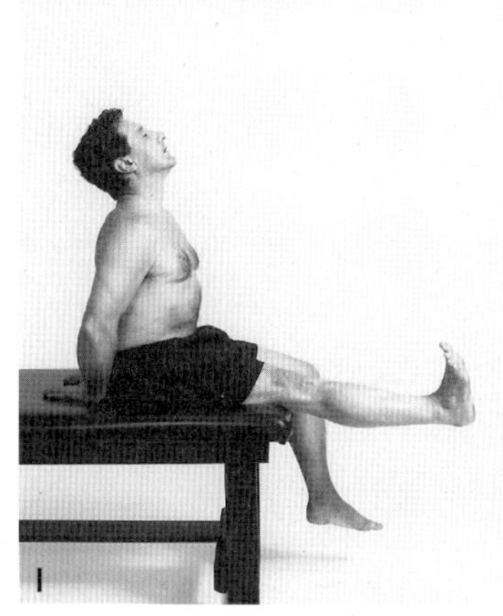

그림 34.28I 좌골신경 슬라이더 신경가동술.

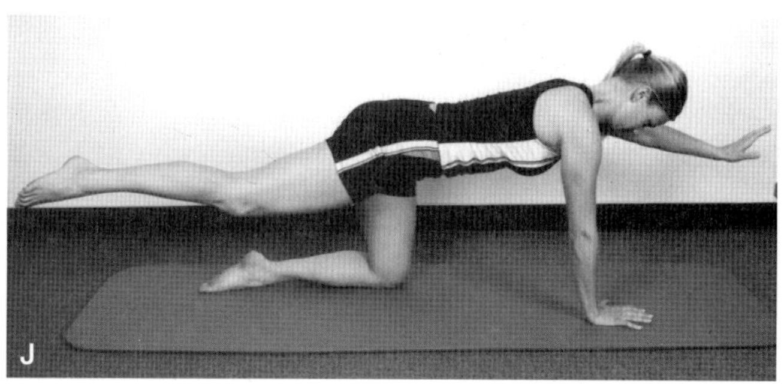

그림 34.28J 네발 자세에서 팔과 다리 뻗기.

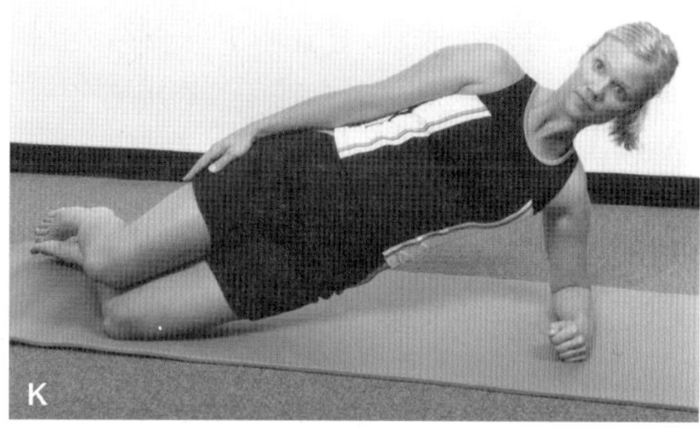

그림 34.28K 측방 교각자세.

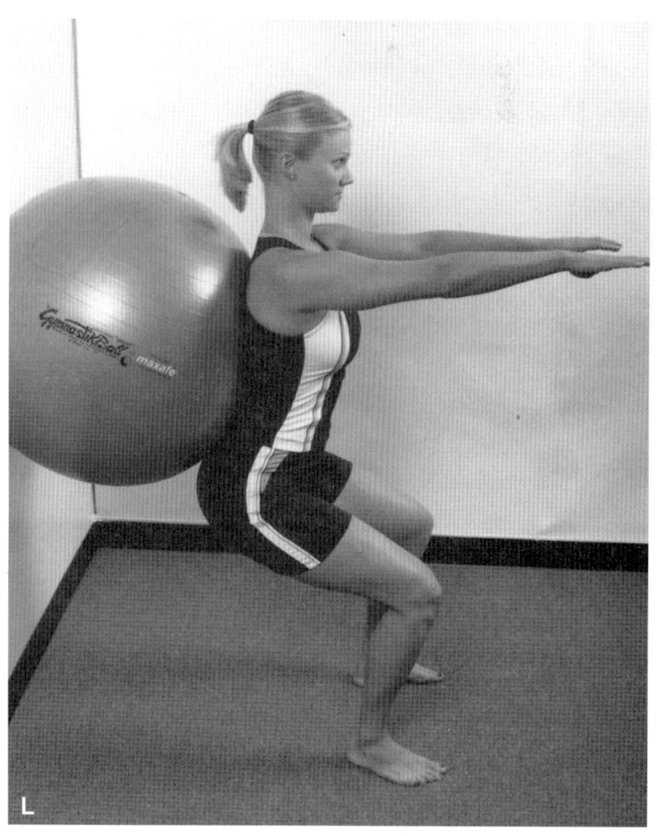

그림 34.28L 볼스쿼트.

사례2: 척추 후관절 증후군 (Facet Syndrome)

동력학적 사슬(kinetic chain) 접근방식

임상학적 증상 복합체: 허리 통증(그림 34.29A)

조직 손상 복합체: 척추 후관절 증후군(facet syndrome)(그림 34.29B)

생체 역학적 과부하의 근원: 허리의 근본적인 지레받침인 엉덩관절 폄 또는 흉부의 폄이 변경된 축으로 인한 일상생활동작(보행, 머리위로 닿기, 기타) 동안 관절면의 끝 범위 과부하. 들어올리기나 앉기, 서기와 같은 운동의 일상생활동작 동안 "중립적 범위"에서 심부 복근이 척추를 안정화시키지 않으면 관절면의 과긴장 또한 일반적이다(그림 34.29C).

기능장애적 동력학적 사슬(Dysfunction kinetic chain):

a. 폄 시 요천골 과운동성의 보상과 함께 감소된 엉덩관절 폄 운동성〔감별 진단(DDx) — 전방의 엉덩관절주머니, 엉덩관절 굽힘근 경직, 넙다리신경 긴장〕(그림 34.29D)

b. 몸통 폄 또는 팔 굽힘 동안 감소된 흉부(T4–8) 폄 운동성(그림 34.29E)〔감별 진단(DDx) — 근육 경직: 가슴근(흉근, pectoralis), 넓은 등근(광배근, latissimus dorsi), 어깨밑근(견갑하근, subscapularis); 상완총 긴장; 그리고 관절 운동성 제한: 흉부의 상부 폄 또는 전방 늑골 하강〕

c. 들어올리는 활동 동안 폄의 과부하와 함께 시상면에서 부적절한 허리뼈 부분의 안정성

치료의 목표와 계속적인 치료

완화적인(palliative) 치료:

- 후관절의 민감성을 감소시킨다(교정, 전기치료, 연부조직 도수치료)(그림 34.29F, G, H, I)

보존 전략:

- 활동 수정 조언(자세의 자각 훈련)(그림 34.29J)

안정화 전략:

- 교각자세(그림 34.29K)
- 기본적인 컬-업(그림 34.29L)
- 머리 위에 볼을 위치하고 크런취(그림 34.29M)

기능 훈련:

- 벽에 대고 미끄러지기(그림 34.29N)
- 케이블을 머리 위에서 아래로 잡아당기기(그림 34.29O)

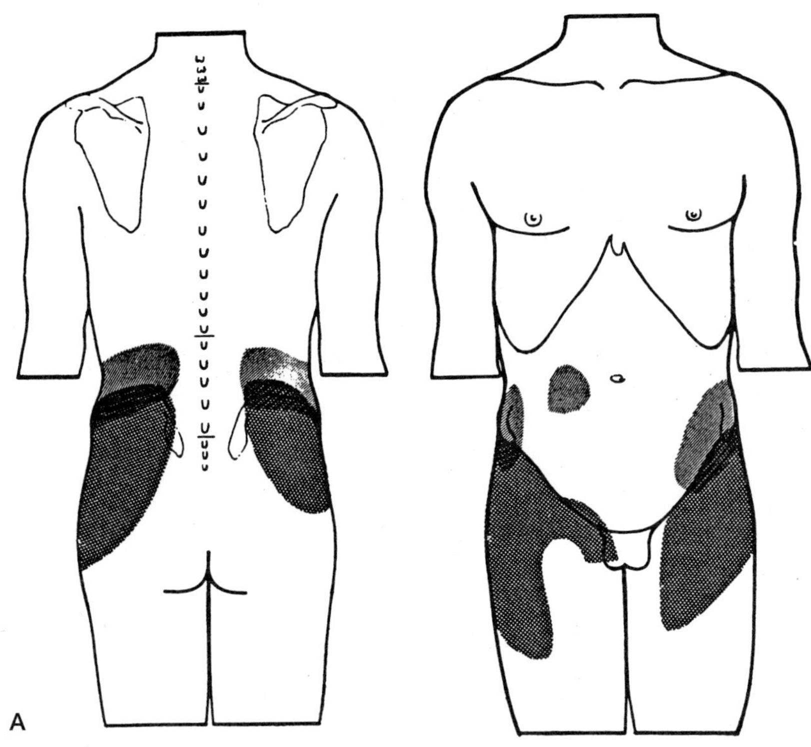

그림 34.29A 허리뼈 관절의 연관통.

그림 34.29B 허리뼈와 후관절.

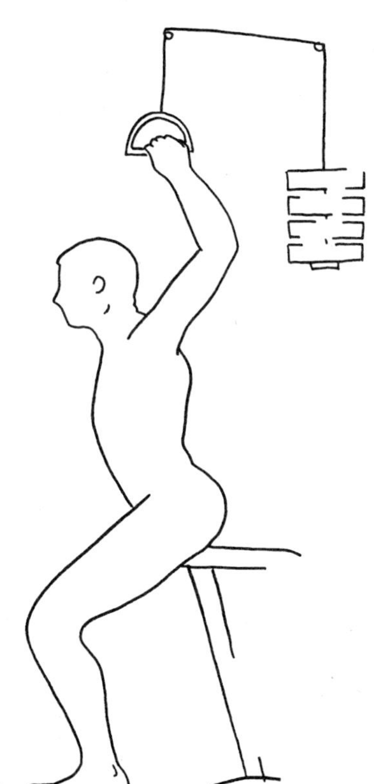

그림 34.29C 운동으로 인한 후관절 과긴장.

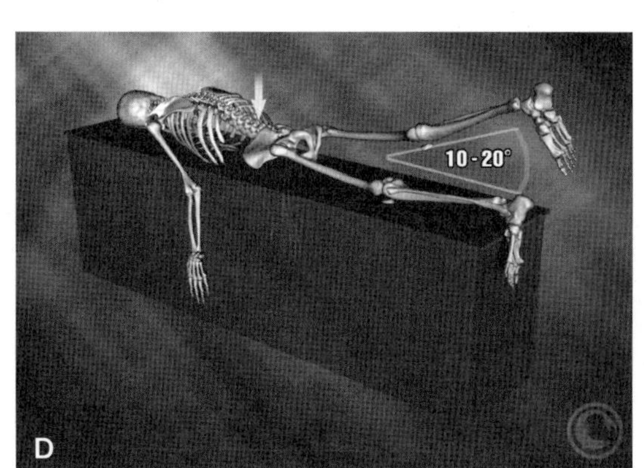

그림 34.29D 잘못된 엉덩관절 폄.

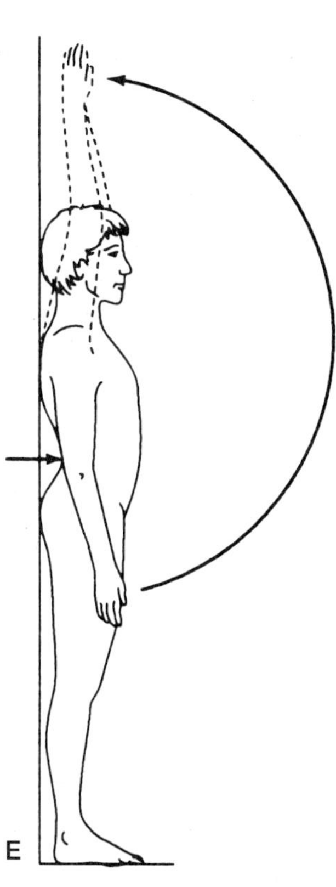

그림 34.29E 팔을 굽힘하는 동안 감소된 흉부(T4)폄 운동성.

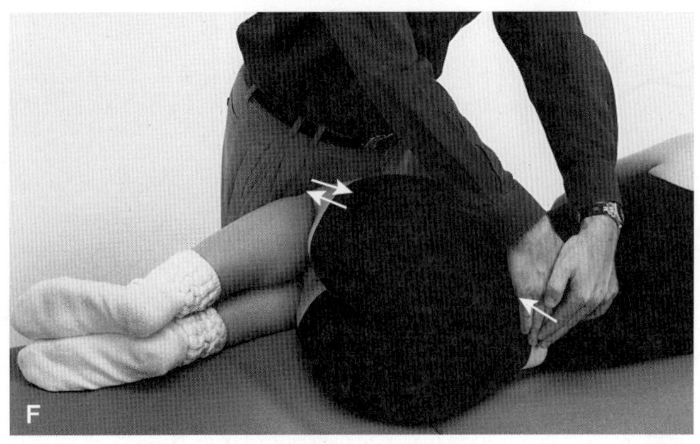

그림 34.29F 허리뼈의 폄 등척성 후 이완(postisometric relaxation PIR) 가동성.

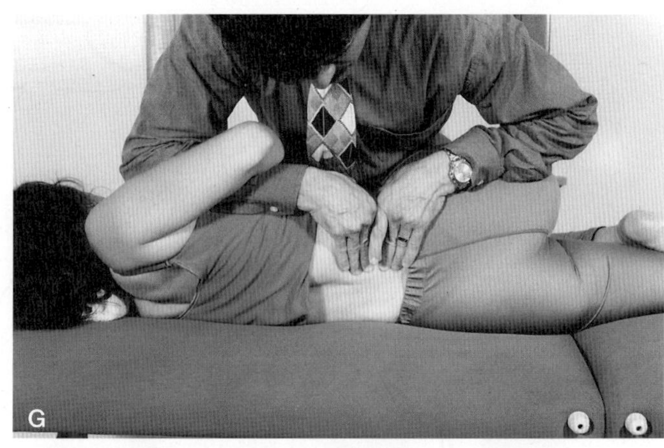

그림 34.29G 허리뼈 외측굽힘 도수치료.

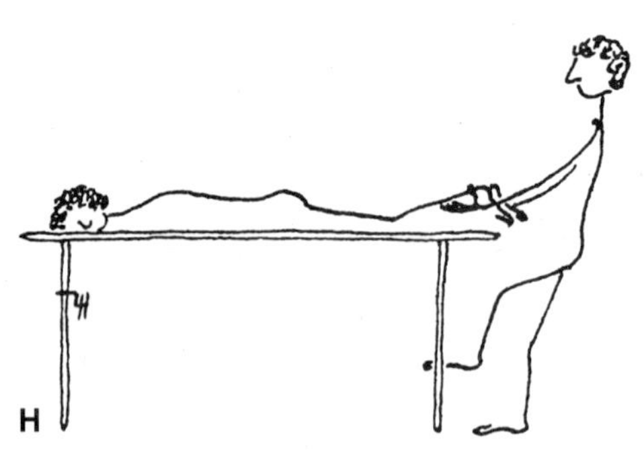

그림 34.29H 복와위 율동적 허리뼈 견인.

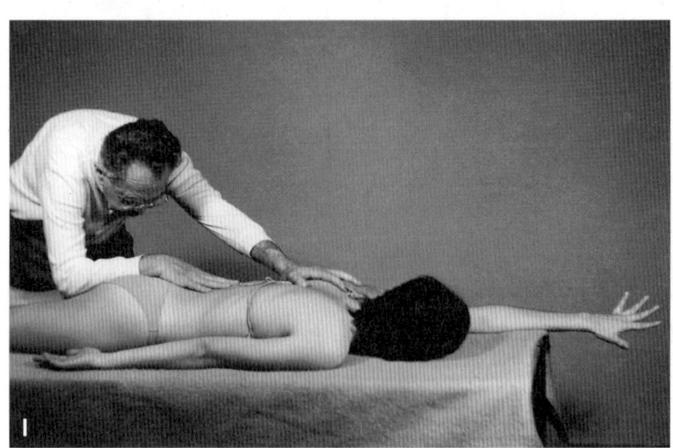

그림 34.29I Lewit 근막 이완.

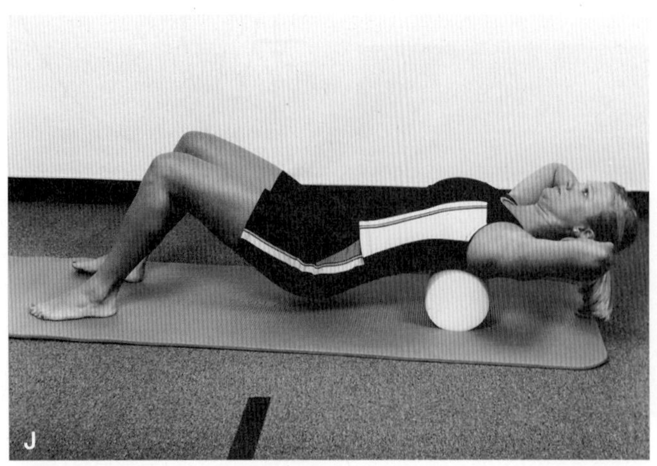

그림 34.29J 롤폼과 T4 가동술.

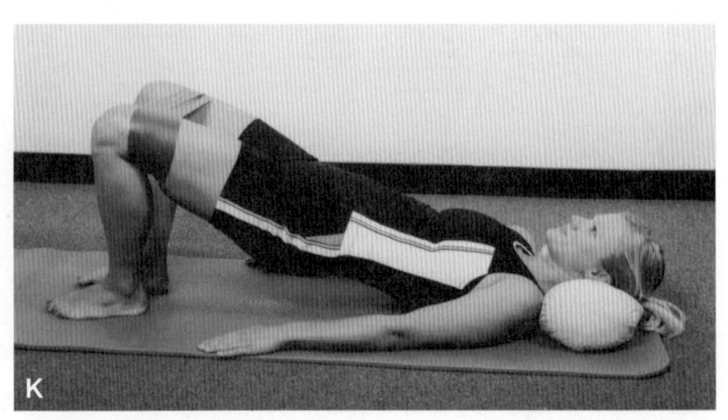

그림 34.29K 교각 자세.

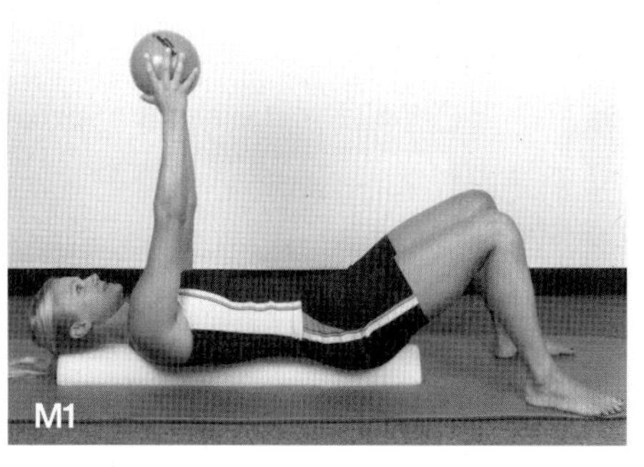

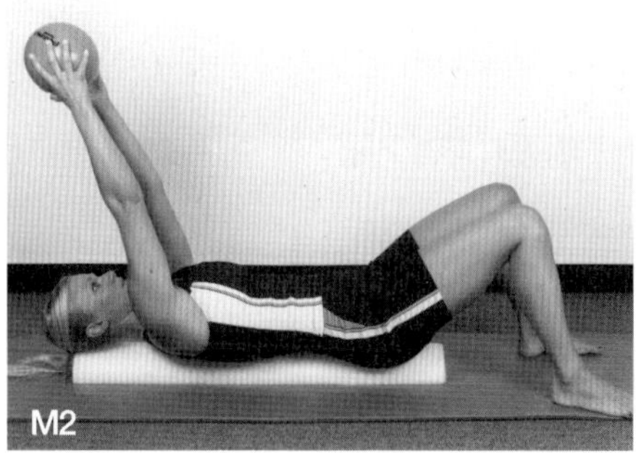

그림 34.29M 머리 위 볼을 위치시키고 크런취.

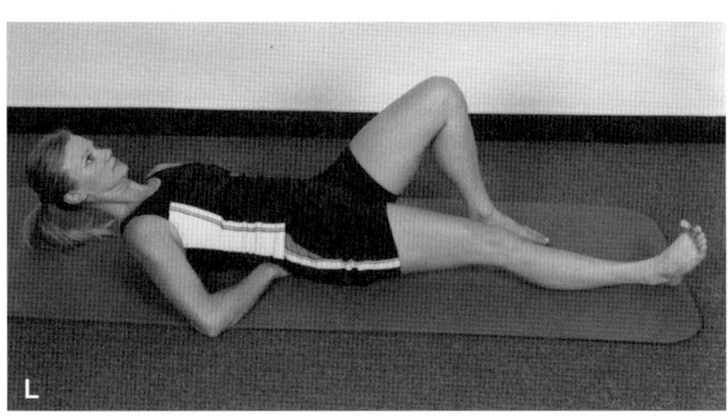

그림 34.29L 기본적인 컬-업.

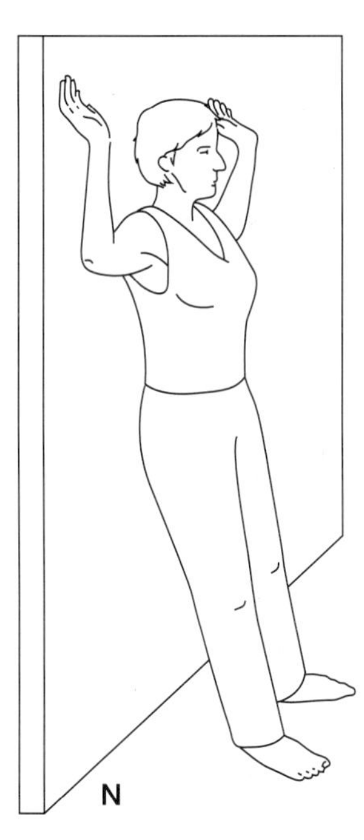

그림 34.29N 벽에 대고 미끄러지기.

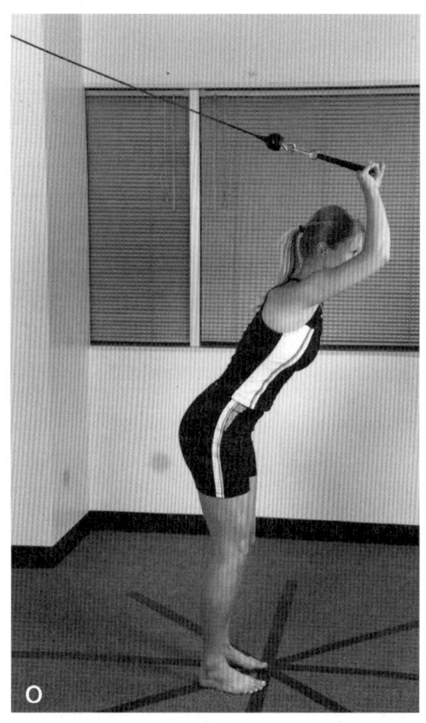

그림 34.29O 케이블을 이용하여 머리 위에서 아래로 당기기.

사례 3: 척추관 협착증 (Spinal stenosis)

동력학적 사슬 접근방식(Kinetic chain approach)

임상학적 증상 복합체: 무릎 아래 신경근 증상과 노화는 서기와 걷기를 저해 한다(그림 34.30A와 B).

조직 손상 복합체: 척추관 협착증으로 인한 신경근 압박이나 긴장 (퇴행성 질환으로 인해 야기되는 척추관의 좁아짐) (그림 34.30C).

생체 역학적 과부하의 근원: 척추 후관절 증후군과 유사

기능장애적 동력학적 사슬: 척추 후관절 증후군과 유사

치료의 목표와 계속적인 치료

완화적인(palliative) 치료: 신경근의 민감성을 감소시킨다(그림 34.30D).

보존 전략:

- 활동 수정 조언 (자세의 자각 훈련) (그림 34.30E)
- 하지 말초관절, T4–8, 그리고 허리뼈를 굽힘된 상태에서 가동화
- 장딴지-가자미근, 뒤넙다리근(슬괵근, hamstrings), 엉덩관절 굽힘근 이완 (그림 34.30F)
  - 적절한 신경의 이완이 필요하다면, 좌골신경 또는 넙다리신경을 이완한다(그림 34.30G).

안정화 전략:

- 척추후관절 증후군과 유사

기능 훈련:

- 척추후관절 증후군과 유사

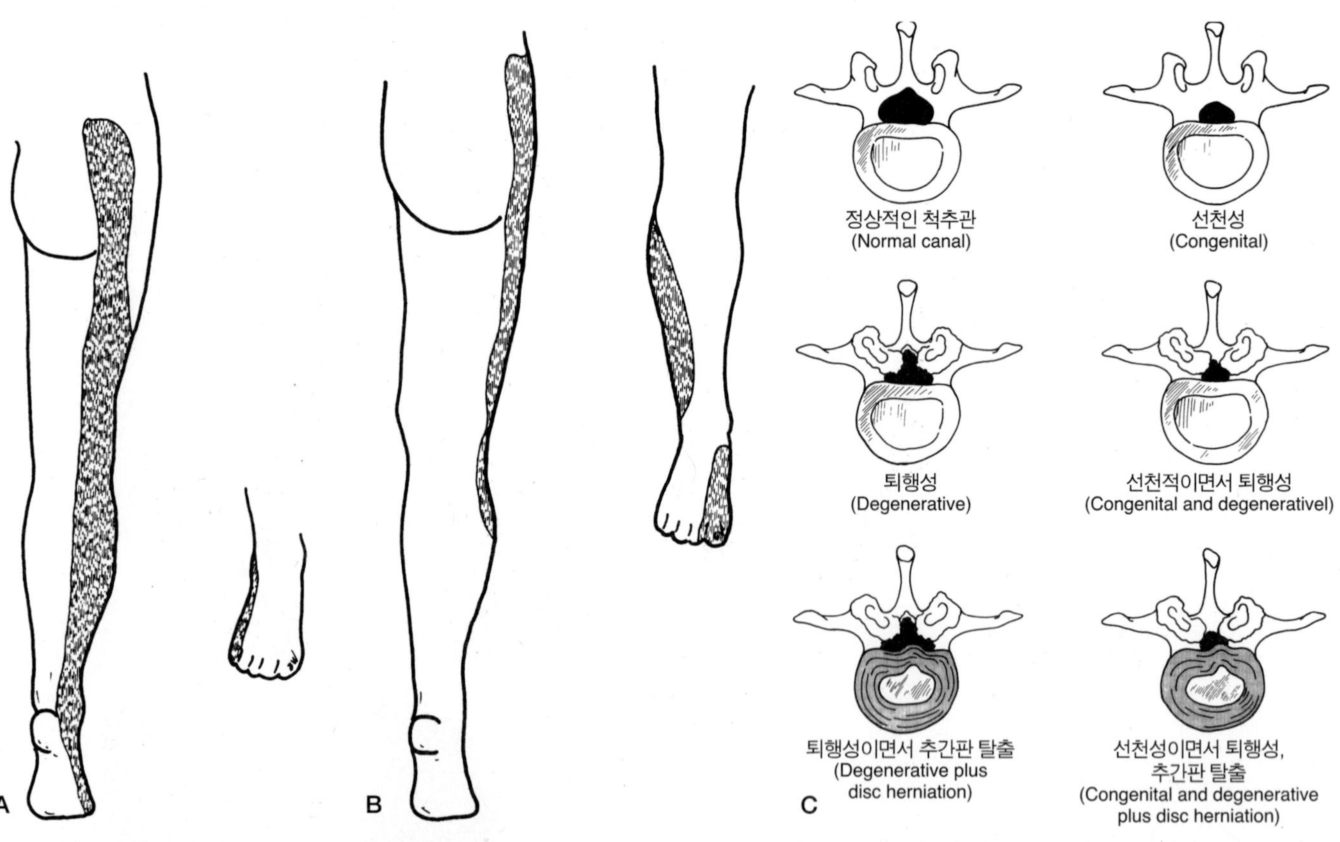

그림 34.30A SI 신경근 압박 또는 긴장으로 인한 연관통.

그림 34.30B L5신경통의 압박이나 긴장으로 인한 연관통. 출처: C x JM, Low Back pain: Mechanism, Diagnosis and Treatment, 6th edition, Baltimore: Lip-pincott Williams & Wilkins, 1999; obtained form fig 10.74 , p419.

그림 34.30C 정상적인 척추관과 척추관 협착증을 일으키는 다양한 상태의 결합 (DJD로 인한 척추관의 좁아짐). 출처:White AA, Panjabi MM. Clinical Biomechanics of the Spine, 2nd ed. Philadelphia: JB Lippincott, 1990:403. Obtai ed from fig 6.1 , p403.

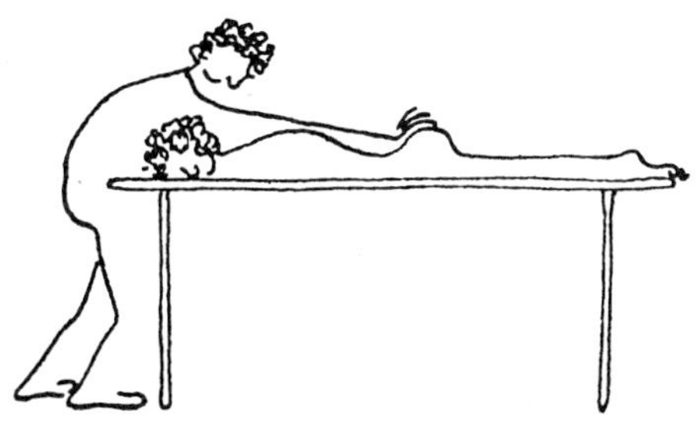

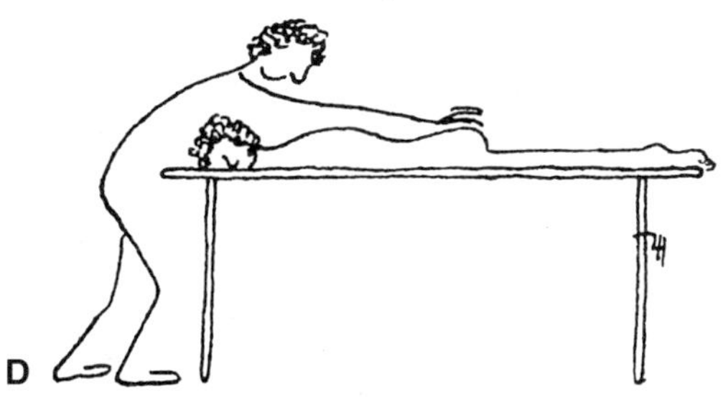

그림 34.30D 골반의 등척성 도수 견인.

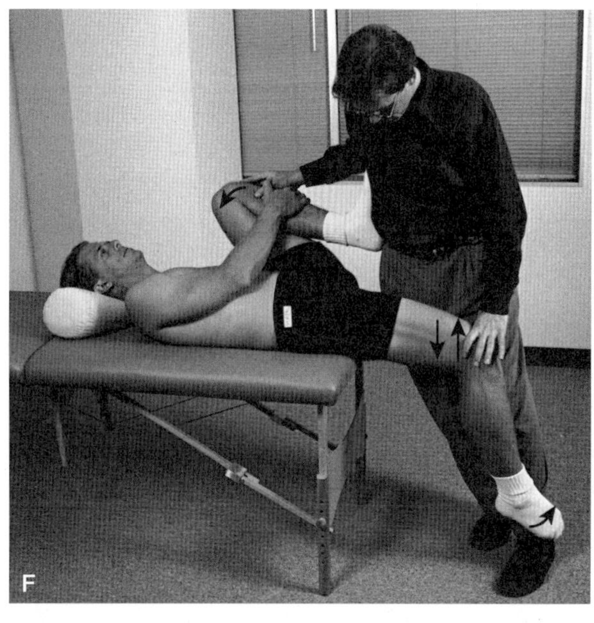

그림 34.30F 허리근(요근, psoas) 등척성 후 이완(postisometric relaxation; PIR).

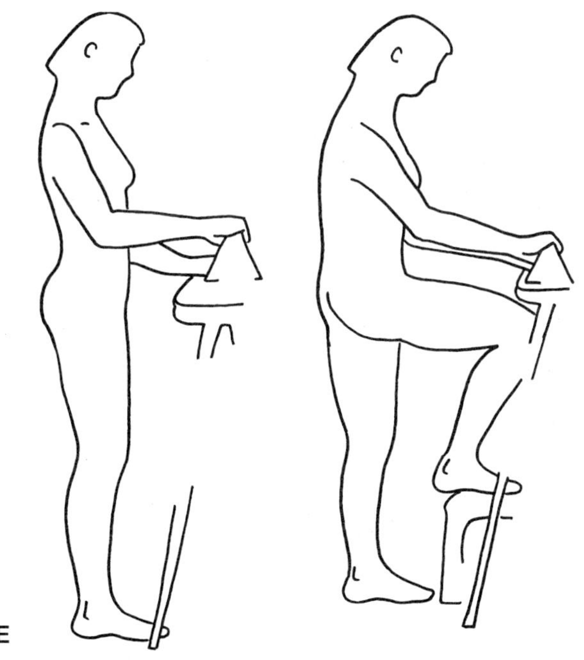

그림 34.30E 허리긴장을 줄이기 위한 발받침(footstool) 사용.

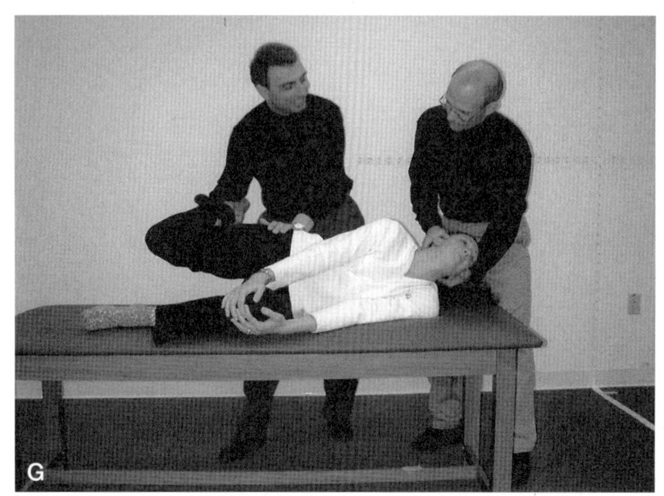

그림 34.30G 넙다리신경(femoral nerve)의 측면 신경가동술.

사례 4: 천장관절 증후군(Sacroiliac Syndrome)

동력학적 사슬 접근방식(Kinetic chain approach)

임상학적 증상 복합체: 엉치엉덩관절(천장관절, sacroiliac joint) 통증(그림 34.31A)

조직 손상 복합체: 엉치엉덩관절

생체 역학적 과부하의 근원: 일상생활동작(걷기, 계단 오르기, 앞으로 숙이기, 기타) 동안 엉치엉덩뼈의 불안정성

기능장애적 동력학적 사슬(dysfunction kinetic chain): 요천골과 엉치엉덩관절 과운동성을 초래하는 입각기 동안의 부족한 골반 안정성(그림 34.31B)(약한 중간볼기근(중둔근, gluteus medius) & TFL, QL, 모음근(내전근, adductor), 궁둥구멍근(이상근, priformis)의 과활동)

치료의 목표와 계속적인 치료

완화적인(palliative) 치료: 엉치엉덩관절-SI 운동성의 민감성을 감소시킨다(그림 34.31C, D, E).

보존 전략:

- 활동 수정 조언, 모음근, 궁둥구멍근(그림 34.31F), IT band 이완

안정화 전략:

- 중간볼기근 촉진
  - Sister Kenny 중간볼기근 촉진 (34.31G)
  - 한발로 교각자세(single-leg bridge)(그림 34.31H)
  - 벽면에 공을 이용(wall ball) (그림 34.31I)
  - 균형 도달(balance reach) (그림 34.31J)

기능 훈련:

- 달리기 자세(running man) (그림 34.31K)
- 한발로 케이블 당기기(single-leg pull down with cable) (그림 34.31L)

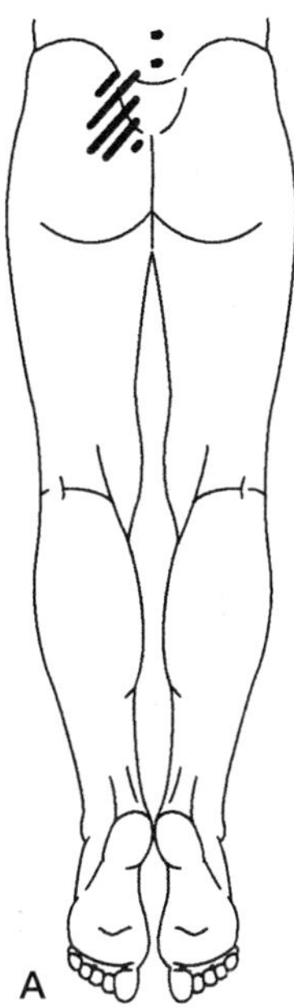

그림 34.31A 엉치엉덩관절 통증이 관련된 패턴. 출처: SIJ referral pattern fig 1, p1484 Fortin JD, Aprill CN, Ponthieux B, Pier J. Sacroiliac Joint: Pain Referral Maps Upon Applying a New Injection/Arthrography Technique, Part II: Clinical Evaluation, Spine 1994;19:148 -1489.

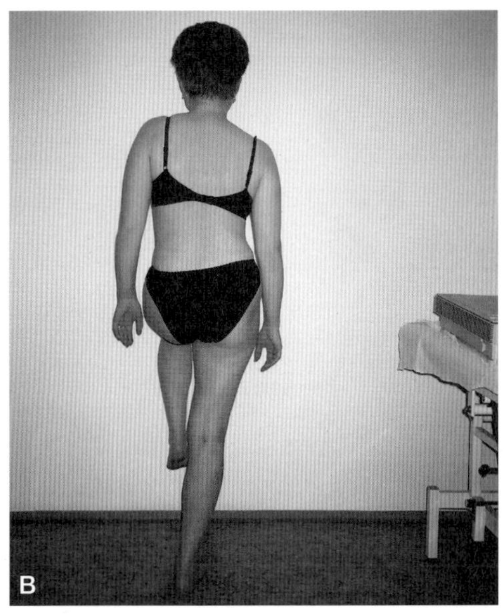

그림 34.31B 트렌델렌버그 징후.

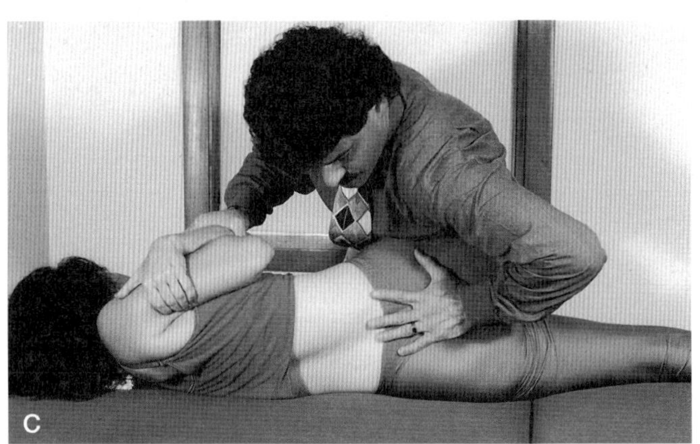

그림 34.31C 엉치엉덩관절 도수치료.

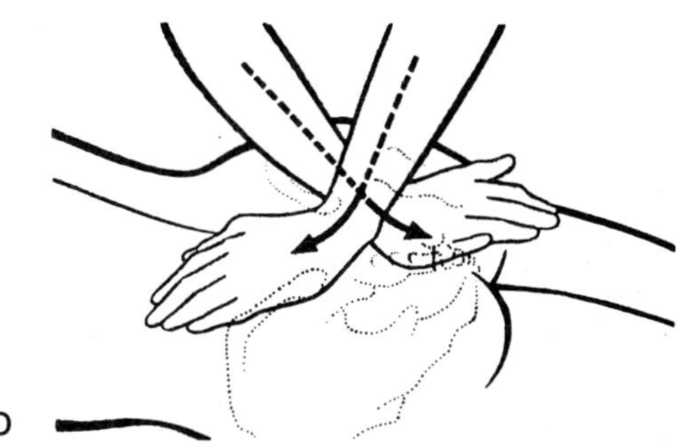

그림 34.31D 엉치엉덩관절의 가동화.

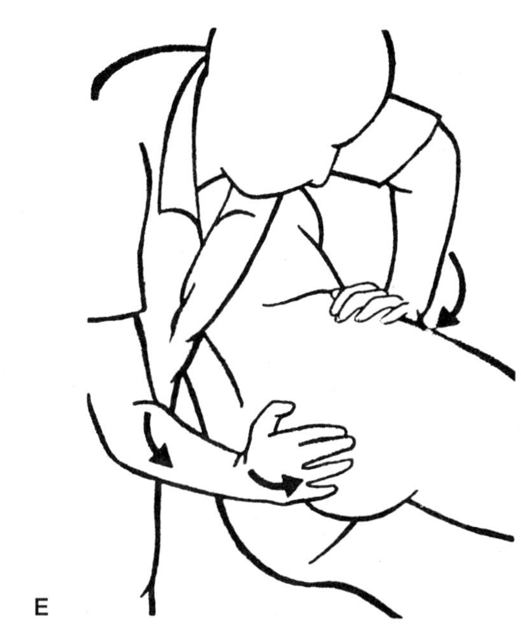

그림 34.31E 엉치엉덩관절의 하부 가동화.

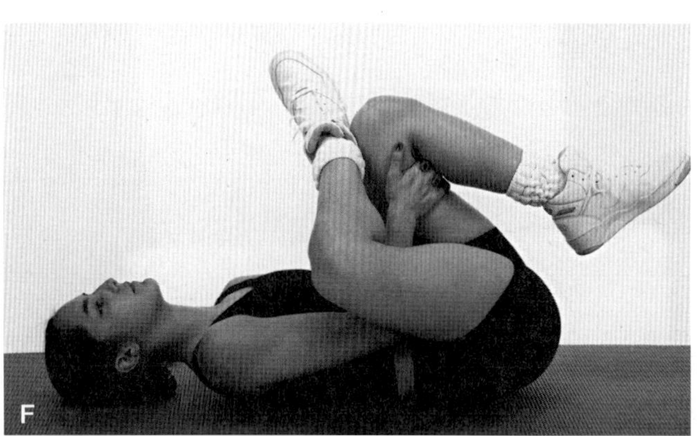

그림 34.31F 궁둥구멍근 스트레칭.

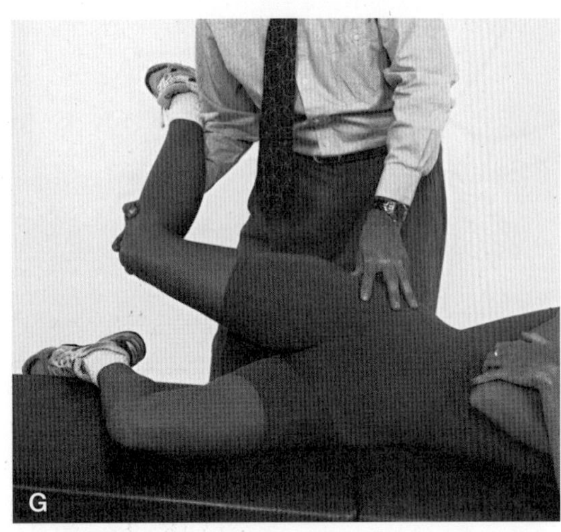
그림 34.31G 중간볼기근 촉진.

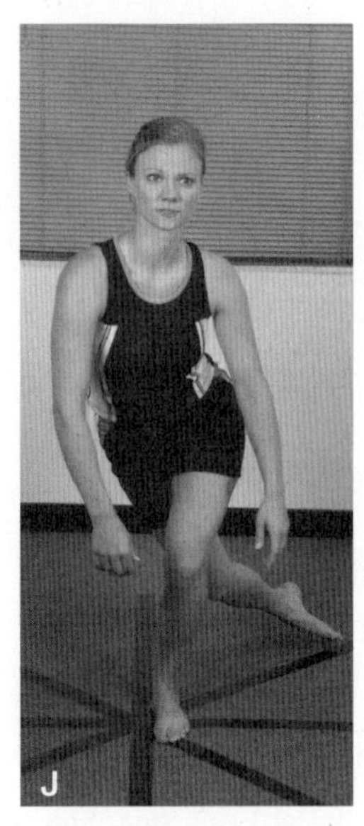
그림 34.31J 균형 도달.

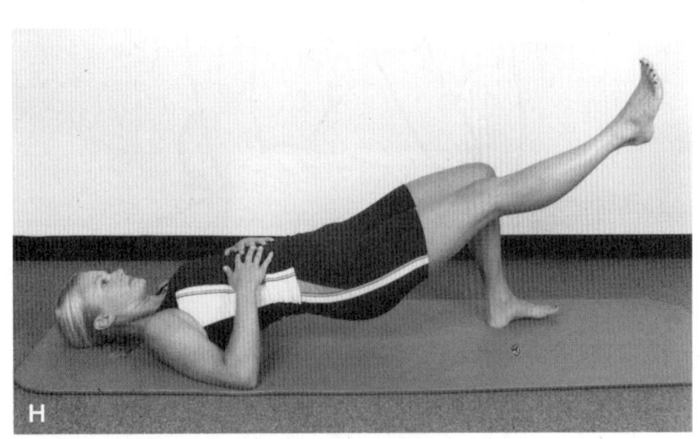
그림 34.31H 한발로 교각자세.

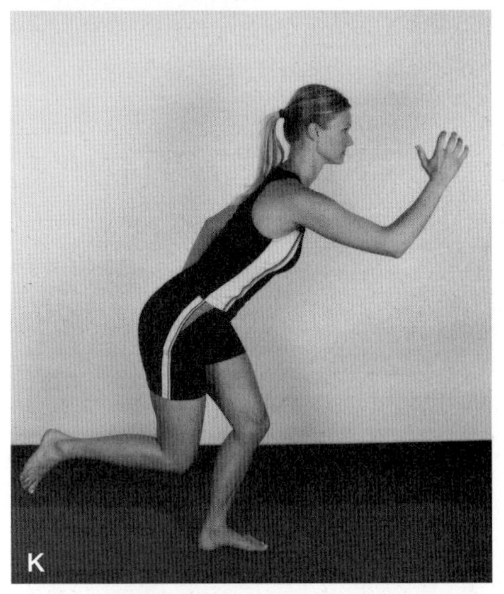
그림 34.31K 달리기 자세(running man).

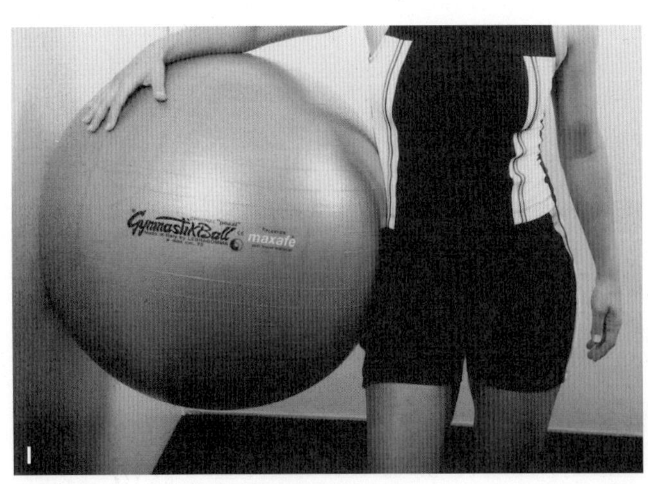

그림 34.31I 벽면에 공을 이용(wall ball).

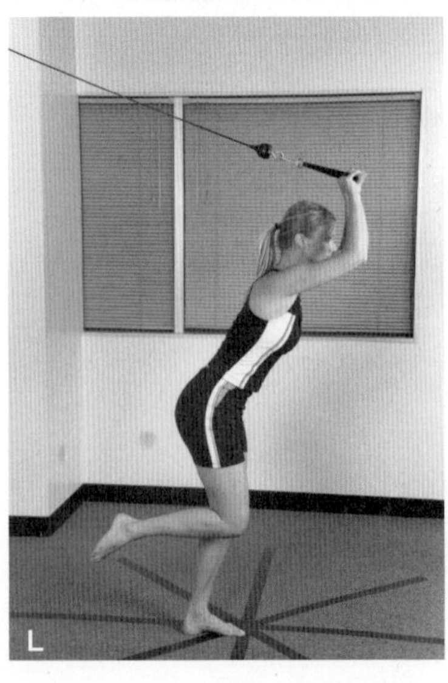
그림 34.31L 한발로 케이블 당기기(single-leg pull down with cable).

확인 과정
본 장의 학습목표 자가 점검

- 피츠버그 대학의 하위부류로 결정된 허리통증과 어떻게 다른가?
- 기능부전적 엉덩관절 폄이나 외전시 고려되어야 할 재활방법은 무엇인가?
- Vleeming의 기능장애 검사에서 고려되어야 할 재활방법은 무엇인가?
- 신경근 증후군의 계속적인 치료는 무엇인가?
- 후관절과 엉덩엉치관절(천장관절, sacroiliac joint) 문제의 지속적 치료는 무엇인가?

■ 참고문헌 (References)

1. Agency for Health Care Policy and Research (AHCPR). Acute low-back problems in adults. Clinical Practice Guideline Number 14. Washington DC, US Government Printing, 1994.
2. Alaranta H, Hurri H, Heliovaara M, et al. Non-dynamometric trunk performance tests: Reliability and normative data. Scand J Rehab Med 1994;26: 211–215.
3. Arendt-Nielson L, Graven-Nielson T, Svarrer H, Svensson P. The influence of low back pain on muscle activity and coordination during gait. Pain 1995;64: 231–240.
4. Australian Institute of Health and Welfare. Disability Data Briefing. The International Classification of Functioning, Disability and Health, ICF, ICIDH, Canberra 2002. (http://www.aihw.gov.au/publications/dis/ddb20/ddb20.pdf). Accessed February 200, 2004.
5. Bohannon RW, Larkin PA, Cook AC, Gear J, Singer J, Decrease in timed balance test scores with aging. Physical Therapy 1984;64;7:1067–1070.
6. Borkan J, Reis S, Hermoni D, et al. Talking about the pain: a patient-centered study of low back pain in primary care. Soc Sci Med 1995;40:977–988.
7. Borkan JM, Koes BW, Reis R, Cherkin DC. A report from the second international forum for primary care research on low back pain: Reexamining priorities. Spine 1998;23:1992–1996.
8. Bullock -Saxton JE, Janda V, Bullock MI. Reflex activation of gluteal muscles in walking. Spine 1993;18: 704–708.
9. Burton K, Waddell G. Information and advice to patients w/ back pain can have a positive effect. Spine 1999;24:2484–2491.
10. Childs JD, Fritz JM, Flynn TW, Irrgang JJ, Johnson KK, Majkowski GR, Delitto A. A clinical prediction rule to identify patients with low back pain most likely to benefit from spinal manipulation: a validation study. Ann Intern Med. 2004;141:920–928.
11. Cholewicki J, Simons APD, Radebold A. Effects of external loads on lumbar spine stability. Journal of Biomechanics 2000;33:1377–1385.
12. Cibulka MT, Sinacore DR, Cromer GS, Delitto A. Unilateral hip rotation range of motion asymmetry in patients with sacroiliac joint regional pain. Spine 1998;23:1009–1015.
13. Cibulka MT, Koldehoff R. Clinical usefulness of a cluster of sacroiliac joint tests in patients with and without low back pain. 1999;29(2):83–92.
14. Clare H, Adams R, Maher C. Reliability of the McKenzie spinal pain classification using patient assessment forms. Physiotherapy 2004;90:114–119.
15. Clare H, Adams R, Maher C. Reliability of McKenzie classification of patients with cervical and lumbar pain. JMPT 2005;28:122–127.
16. Danish Health Technology Assessment (DIHTA). Manniche C et al. Low back pain: Frequency Management and Prevention from an HAD Perspective, 1999.
17. Delitto A, Shulman AD, Rose SJ, et al. Reliability of a Classical Examination to Classify Patients with Low Back Syndrome. Physical Therapy Practice 1992; 1(3):1–9.
18. Delitto A, Cibulka MT, Erhard RE, et al. Evidence for use of an Extension-Mobilization Category in Acute Low Back Syndrome: A Prescriptive Validation Pilot Study. Phys Ther 1993;73:216–228.
19. Delitto A, Erhard RE, Bowling RW. A Treatment-Based Classification Approach to Low Back Syndrome: Identifying and Staging Patients for Conservative Treatment. Phys Ther 1995;75:470–89.
20. Donelson R, Silva G, Murphy K. The centralization phenomenon: its usefulness in evaluating and treating referred pain. Spine 1990;15:211–213.
21. Ellison JB, Rose SJ, Sahrmann SA: Patterns of rotation range of motion: a comparison between healthy subjects and patients with low back pain. Phys Ther 1990;70:537–541.
22. Erhard RE, Delitto A. Relative effectiveness of an extension program and a combined program of manipulation and flexion and extension exercises in patients with acute low back syndrome. Phys Ther 1994;74:1093–1100.
23. Flynn T, Fritz, J, Whitman J, Wainner R, Magel J, et al. A Clinical Prediction Rule for Classifying Patients with Low Back Pain Who Demonstrate Short-Term Improvement With Spinal Manipulation [Exercise Physiology and Physical Exam]. Spine 2002;27:2835–2843.
24. Fritz JM. George S. The use of a classification approach to identify subgroups of patients with acute low back pain. Spine 2000;1:106–114.
25. Fritz JM, Delitto A, Vignovic M, et al. Interrater reliability of judgments of the centralization phenomenon and status change during movement testing in patients with low back pain. Arch Phys Med Rehabil 2000;81:57–60.
26. Fritz JM, Delitto A Erhard RE. Comparison of classification-based physical therapy with therapy based on clinical practice guidelines for patients with acute low back pain: a randomized clinical trial. Spine, 2003;28:1363–1371.
27. Grotle M, Borx JI, Vollestad NK. Functional status and disability questionnaires: what do they assess? A systematic review of back-specific outcome questionnaires. Spine 2004;30:130–140.

28. Hewett T, Lindenfeld TN, Roccobene JV, Noyes FR. The effect of neuromuscular training on the incidence of knee injury in female athletes: a prospective study. Am J Sp Med 1999;27:699–706.
29. Hussein TM, Simmonds MJ, Olson SL, et al. Kinematics of gait in normal and low back pain subjects. American Congress of Sports Medicine 45th Annual Meeting. Boston, MA, 1998.
30. Hussein TM, Simmonds MJ, Etnyre B, et al. Kinematics of gait in subjects with low back pain with and without leg pain. Scientific Meeting & Exposition of the American Physical Therapy Association. Washington, DC, 1999.
31. Ireland ML, Wilson JD, Ballantyne BT, McClay Davis I. Hip strength in females with and without patellofemoral pain. J Ortho Sp Phys Ther 2003;33: 671–676.
32. Kankaapaa M, Taimela S, Laaksonen D, et al. Back and hip extensor fatigability in chronic low back pain patients and controls. Arch Phys Med Rehabil 1998;79:412–417.
33. Karas R, McIntosh G, Hall H, et al. The relationship between nonorganic signs and centralization of symptoms in the prediction of return to work for patients with low back pain. Physical Therapy 1997;77:354–360.
34. Kibler WB, Herring SA, Press JM. Functional Rehabilitation of Sports and Musculoskeletal Injuries. Aspen, 1998.
35. Kilpikoski S, Airaksinen O, Kankaanpaa M, Leminen P, Videman T, Alen M. Interexaminer reliability of low back pain assessment using the McKenzie method. Spine 2002;27:E207–E214.
36. Kujala UM, Taimela S, Salminen JJ, Oksanen A. Baseline anthropometry, flexibility and strength characteristics and future low-back-pain in adolescent athletes and nonathletes. A prospective, one-year, follow-up study. Scand J Med Sci Sports 1994;4:200–205.
37. Lamoth CJC, Meijer OG, Wuisman PIJM, van Dieën J H, Levin MF, Beek PJ. Pelvis-thorax coordination in the transverse plane during walking in persons with nonspecific low back pain. Spine 2002;27:E92–E99.
38. Leinonen V, Kankaanpaa M, Airaksinen O, et al. Back and hip flexion/extension: effects of low back pain and rehabilitation. Arch Phys Med Rehabil 2000;81:32–37.
39. Long A. The centralization phenomenon: its usefulness as a predictor of outcome in conservative treatment of chronic low back pain. Spine 1995;20: 2513–2521.
40. Long A, Donelson R, Fung T. Does it matter which exercise? A randomized controlled trial of exercise for low back pain. Spine 2004;29:2593–2602.
41. Maluf KS, Sahrmann SA, Van Dillen LR: Use of a classification system to guide non-surgical treatment of a patient with chronic low back pain. Physical Therapy 2000;80:1097–1111.
42. Mascal CL, Landel R, Powers C. Management of patellofemoral pain targeting hip, pelvis, and trunk muscle function: 2 case reports. J Ortho Sp Phys Ther 2003;33:647–660.
43. McGill S, Childs A, Liebenson C. Endurance times for low back stabilization exercises: Clinical targets for testing and training from a normative database. Arch Phys Med Rehabil, 1999;80:941–944.
44. McGill S, Grenier S, Bluhm M, Preuss R, Brown S, Russell C. Previous history of LBP with work loss is related to lingering deficits in biomechanical, physiological, personal, psychosocial and motor control characteristics. Ergonomics 2003;46:731–746.
45. Mens JM, Vleeming A, Snijders CJ, et al. Reliability and validity of the active straight leg raise test in posterior pelvic pain since pregnancy. Spine 2001;26: 1167–1171.
46. Mens JM, Vleeming A, Snijders CJ, et al. Validity of the active straight leg raise test to measure disease severity in posterior pelvic pain since pregnancy. Spine 2002;27:196–200.
47. Michaud T. Foot Orthoses. Baltimore: Williams & Wilkins, 1993.
48. Nadler SF, Malanga GA, DePrince ML, Stitik TP, Feinberg JH. The relationship between lower extremity injury, low back pain, and hip muscle strength in male and female collegiate athletes. Clin J Sports Med 2000;10:89–97.
49. Nadler SF, Malanga GA, Feinberg JH, Prybicien M, Stitik TP, DeFrince M. Relationship between hip muscle imbalance and occurrence of low back pain in collegiate athletes: a prospective study. Am J Phys Med Rehabil 2001;80:572–577.
50. Norris, CM: Back Stability. London: Human Kinetics, 2000.
51. O'Sullivan PB, Beales DJ, Beetham JA, Cripps J, Graf F, Lin IB, Tucker B, Avery A. Altered motor control strategies in subjects with sacroiliac joint pain during the active straight-leg-raise test. Spine 2002;27:E1–E8.
52. Piva SR, Erhard RE, Childs JD, Hicks G, Al-Abdulmohsin H. Reliability of measuring iliac crest level in the standing and sitting position using a new measurement device. J Manipulative Physiol Ther. 2003;26:437–441.
53. Pool-Goudzwaard A, Vleeming A, Stoeckart C, Snijders CJ, Mens MA. Insufficient lumbopelvic stability: a clinical, anatomical and biomechanical approach to "a-specific" low back pain. Man Ther 1998:3;12–20.
54. Powers CM. The influence of altered lower-extremity kinematics on patellofemoral joint dysfunction: a theoretical perspective. J Ortho Sp Phys Ther 2003; 33:639–646.
55. Radebold A, Cholewicki J, Panjabi MM, Patel TC. Muscle response pattern to sudden trunk loading in healthy individuals and in patients with chronic low back pain. Spine 2000;25:947–954.
56. Radebold A, Cholewicki J, Polzhofer BA, Greene HS. Impaired postural control of the lumbar spine is associated with delayed muscle response times in patients with chronic idiopathic low back pain. Spine 2001;26:724–730.
57. Razmjou H, Kramer JF, Yamada R. Intertester reliability of the McKenzie evaluation in assessing patients with mechanical low back pain. J Orthop Sports Phys Ther 2000;30:368–383.
58. Riddle DL, Freburger JK. Evaluation of the presence of sacroiliac joint region dysfunction using a combination of tests: a multicenter intertester reliability study. Phys Ther. 2002;82:772–781.

59. Royal College of General Practitioners (RCGP). Clinical Guidelines for the Management of Acute Low Back Pain. London, Royal College of General Practitioners (www.rcgp.org.uk). 1999.
60. Sufka A, Hauger B, Trenary M, et al. Centralization of low back pain and perceived functional outcome. J Orthop Sports Phys Ther 1998;27:205–212.
61. Swinkels-Meewisse IEJ, Roelofs J, Verbeek ALM, Oostendorp RAB, Vlaeyen JWS. Fear of movement/(re)injury, disability and participation in acute low back pain. Pain. 2003;105:371–379.
62. Tenhula JA, Rose SJ, Delitto A. Association between direction of lateral lumbar shift, movement tests, and side of symptoms in patients with low back pain syndrome. Phys Ther. 1990;70:480–486.
63. United Nations. World program of action concerning disabled persons. Division for Social and Policy Development, United Nations; 2003 [http://www.un.org/esa/socdev/enable/diswpa01.htm. Accessed February 16, 2004.
64. Van Dillen LR, Sahrmann SA, Norton BJ, Caldwell CA, Fleming DA, McDonnell MK, Woolsey NB: Reliability of physical examination items used for classification of patients with low back pain. Physical Therapy 1998;78:979–988.
65. Van Dillen LR, McDonnell MK, Fleming DA, Sahrmann SA: The effect of hip and knee position on hip extension range of motion measures in individuals with and without low back pain. Journal of Orthopedic and Sports Physical Therapy 2000;30(6):307–316.
66. Van Dillen LR, Sahrmann SA, Norton BJ, McDonnell MK, Fleming DA, Caldwell CA, Woolsey NB: The effect of active limb movements on symptoms in patients with low back pain. Journal of Orthopedic and Sports Physical Therapy 2001; 31:402–413.
67. Victorian WorkCover Authority. http://www.workcover.vic.gov.au/dir090/vwa/home.nsf/pages/chiropractors. Accessed June 8, 2005.
68. Vogt L, Banzer W. Dynamic testing of the motorial stereotype in prone hip extension from the neutral position. Clinical Biomechanics 1997;12:122–127.
69. Vogt L, Pfeifer K, Banzer W. Neuromuscular control of walking with chronic low-back pain. Manual Therapy 2003;8:21–28.
70. Von Korff M, Ormel J, Keefe FJ, Dworkin SF, Grading the severity of chronic pain. Pain 1992;50: 133–149.
71. Werneke M, Hart DL, Cook D. A descriptive study of the centralization phenomenon. A prospective analysis. Spine 1999;24:676–683.
72. Werneke M, Hart DL. Centralization phenomenon as a prognostic factor for chronic low back pain and disability. Spine 2001;26:758–765.
73. Wilson L, Hall H, McIntosh G, Melles T. Intertester reliability of a low back pain classification system. Spine 1999;24:248–254.
74. World Health Organization. International Classification of Human Functioning, Disability and Health: ICF. Geneva: WHO, 2001.

35

목뼈에 대한 통합적 접근 방식
(Integrated Approach to the Cervical Spine)

학습목표

이 장을 읽고나면 이해할 수 있을 것이다:

- 기능적 안정성을 평가하는 방법
- 특정한 기능 검사에서 양성일 때 고려해야 할 다른 재활성화 방법
- 가장 일반적인 임상학적 증상이나 조직 손상 복합체에 대한 계속적인 치료

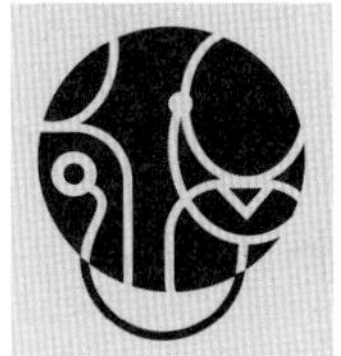

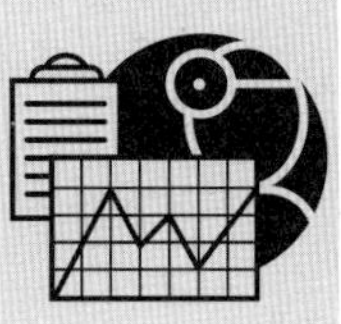
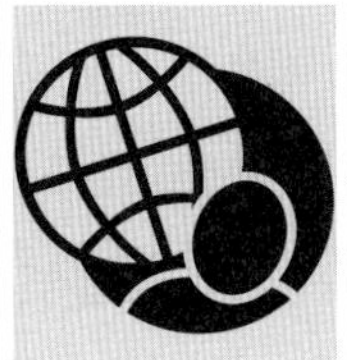
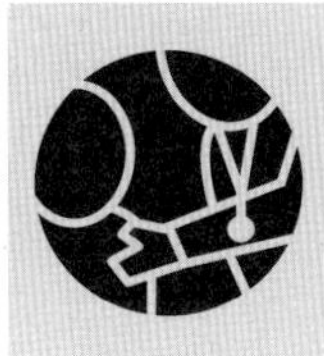
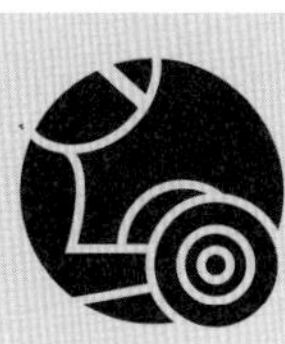
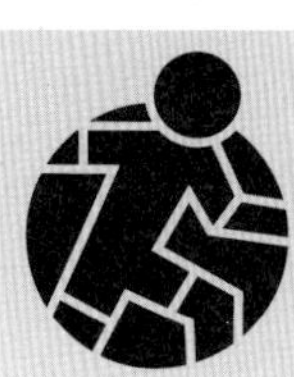
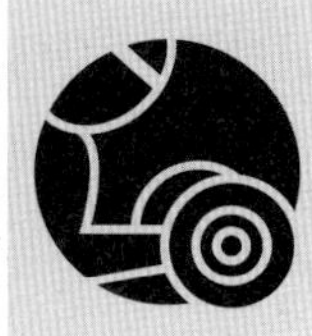

개요 (Introduction)

머리, 목, 등의 상부와 관련된 팔 통증은 일반적인 문제이다. 그것은 대개 자가 제한적이지만 재발한다. 전문적인 치료가 필요한 환자들은 대개 극심한 통증을 가지고 있고, 악화되거나, 그렇지 않으면 적당한 때에 호전되지 않는다.

이런 환자들은 심각한 질환의 "적색 경보"를 판단할 진단적 분류가 필요하다. 그러나 이것은 사례를 적절히 관리하는 것에는 불충분하다. 자가 관리 접근방식의 장려를 위해 필수적인 다른 단계는 환자의 활동 지속성 장애, 기능적 결함, 직위, 그리고 나쁜 예후를 나타내는 "황색 경보"를 확인하는 것이다.

이 단원은 활동을 제한하는 경흉 호소증상의 자가 관리 장려를 위해 필요한 기능적 평가와 치료방법을 통합한다.

진단적 분류 (Diagnostic Triage)

적색 경보(Red Flags)

'적색 경보' 라는 용어는 1994년에 보건정책 및 연구를 위한 기관(AHCPR) 지침에 의해 만들어져 대중화되었다.[5] 진단적 분류는 나타난 호소증상을 위한 초기 치료 전략을 결정하는 것과 평가 과정이 적용된다. 첫 대면에서, 강조해야 할 것은 진단을 확실히 하는 것과 가장 보존적이면서 합리적인 치료 선택을 하는 것이다. 경추 통증 호소에 대한 심각한 원인은 적지만, 항상 존재한다. 대부분의 역학적 연구 주석에서는 심각하거나 양성이 아닌 가능성의 원인을 일반 대중의 높은 허리 통증 발병률로 인해 경추 호소증상 대신 허리 통증에 중점을 두었다. 이 부분에서는 일반적인 적색 경보가 설명되고, 특정한 상태와 경흉 부분에 대한 특별한 고찰이 이루어진다(7장 참조).

임상가가 조사를 즉시 할 수 있도록 과정을 선별하는 작용이 적색 경보의 목적이다. 적색 경보의 다수는 병력이 진행되는 동안 주목된 것을 지적한다. 따라서 병력을 철저히 조사해서 나타나는 호소증상에 대해 잠재적인 심각한 원인으로 의심되는 인덱스 중에서 원인을 찾아내는 것은 매우 중요하다(표 35.1 참조).

표 35.1 병력을 통한 일반적인 적색 경보

- 갑작스러운 사고나 발병이 없는 18세 미만과 45세 초과
- 예전의 암 병력
- 큰 외상 발생
- 전신증상: 열, 오한, 야간발한, 구역, 구토, 피로, 설사
- 야간통증
- 휴식이나 자세에 의해 완화되지 않는 통증
- 전형적인 근골격계 질환에 맞지 않는 증상의 패턴이나 통증
- 이유 없는 체중감소
- 배뇨 또는 배변의 습관 변화
- 전신적인 질환(예, 당뇨병)
- 면역 억제된 상태(코르티코스테로이드 사용, HIV, 기타)
- 보존적 관리의 실패

감별 진단 (Differential diagnosis)

적색 경보와 가장 집중된 진단적 분류의 조건은 병인론적 범주로 나뉠 수 있다. 이것은 골절/탈구, 종양(암), 감염, 내장연관(visceral referral), 척수장애, 그리고 신경근 질환을 포함한다.[30] 일단 의심스러운 일반적인 병의 목록이 제안되면, 한쪽 범주로 더 특이성을 나타내도록 추가적인 질문, 신체검사 과정, 그리고 진단 검사가 보충될 수 있다.

골절/탈구 (Fracture/Dislocation)

골절이나 탈구의 외양은 다소 표면으로 나와 있지만 명심해야 할 것은 골절이 일어나기 위해서는, 건강한 사람이라면, 큰 외상을 입어야 하지만 위태로운 사람은 작은 외상으로도 골절이 충분하다는 것이다. 위태로운 사람의 범주에 노인 또는 골다공증이 있는 사람이 포함된다. 골다공증에 대한 주요 위험한 요소는 다음과 같다.[13,18,75,81]

- 여성은:
  - 55세 초과
  - 가벼운 몸무게 (< 127 lbs)
  - 폐경 후에 에스크로겐 대체 치료(estrogen replacement therapy, ERT)를 받지 않은 여성
  - 아시아인 또는 백인
  - 흡연자
- 성선기능저하증이 있는 남성

척추관안/두개내 고려 (Intraspinal/intracranial considerations)

뇌졸중과 척추 뇌저 증후군은 종종 경추 상부의 간접적인 호소증상과 유사한 두통과 어지러움으로 나타난다. 고혈압 또는 최근에 상승된 혈압의 병력은 허혈성 뇌졸중을 나타내는 적색 경보이다. 종종 임상학적으로 무증상, 현기증, 시력장애와 두통은 척추 뇌저 기능부전의 임상학적 소견이다. 열이 동반된 두통과 경흉 호소증상은 수막염으로 고려되어야 한다.

종양(암) [Neoplasm(malignancy)]

임상가에게 암의 가능성을 경고하는 가장 전형적인 적색 경보는 50세 초과, 예전의 암의 병력, 이유 없는 체중감소, 휴식을 취하여도 경감되지 않는 현상, 그리고 보존적인 치료의 실패를 포함한다. 전이성 질환은 어떠한 방법으로도 나타날 수 있으며, 가장 흔한 종양의 요건이다. 다른 요건은 우선적으로 양성골종양(골연골종, 골아세포종, 동맥류상 골낭종, 혈관종, 그리고 유골골종)을 포함한다. 다른 종양 요건은 연수외척수종과 연수내척수종을 포함한다.

감염 (Infection)

목 부분에 영향을 끼칠 수 있는 전염 과정은 골수염, 추간판염, 수막염, 그리고 척추 주위의 농양 형성을 포함한다. 면역 억제된 상태(HIV+, 만성 코르티코스테로이드 사용, 또는 다른 면역 억제성 치료)에서 의심 지수가 특히 더 높아야 한다. 더 높은 다른 위험한 요소는 다음을 포함한다: 양쪽의 요로감염(UTI), IV 약물 사용, 최신의 외과 수술 또는 침습성 방법(치과 방법을 포함해서), 또는 관통창(농양). 당뇨병은 감염률이 더 높은 것으로 알려져 있다.

척수장애 (Myelopathy)

신경근질환 징후의 외양은 원인의 윤곽과 신경계 결함의 확장을 필요로 한다. 발기부전(impotence)과 배변 및 배뇨억제능력과 관련된 상세한 병력은 특히 중요하다. 검사는 운동 협응력의 기록과 경직의 징후를 포함하기 위해서 상지와 하지의 철저한 신경학적 검사를 포함해야 한다. 원인에는 불안정성, 척추의 퇴행성 변화, 추간판탈출증, 또는 척추관의 공간점유병터(양성 또는 악성)가 포함될 수 있다. 외상은 신경근질환으로 발전시키는 역할을 하고, 선천성 협착증이 있거나 다른 불안정성의 위험이 있다면 더욱 그렇다(예, 류마티스 관절염).

신경근질환 (Radiculopathy)

신경근질환은 외과 의뢰의 직접적인 원인은 아니지만 보존전략에도 불구한 신경계 결함의 영속이나 진전은 추가적인 고려가 필요하다. 초기검사는 상지와 하지 근육신장 반사, 가벼운 피부 접촉과 섬세한 감각, 그리고 운동 근력을 포함해야 한다. 위축(atrophy)은 가능하다면 측정되어야 하고, 다발형성증(fasciculation)이 있다면 기록되어야 한다. 이것은 신경근질환의 확장의 경계를 규정지을 뿐만 아니라, 비교 범위의 기준선으로도 작용할 것이다. 발달한 영상과 전기진단법 연구는 더 나은 평가를 위한 가장 유용한 방법이다.

내장연관 (Visceral referral)

전에 목록으로 구성되어 있지 않던 징후 중 하나는 존재하는 호소증상을 재현하는 신경근골격계 검사 과정의 기능부전이다. 다양한 내장 질환은 목과 경추 부위, 흉부 상부, 견갑골 부위, 그리고 상지에 연관통을 일으킬 수 있다.[27] 더 많은 공통적인 기시와 연관된 패턴이 밑에 목록으로 나와 있다(표 35.2 참조).

요약 (Summary)

여러 가지 다양한 질환이 목과 등 중부에 통증을 일으킬 수 있다. 표 35.3과 35.4를 참조해서 일반적인 질환을 복습하기

기능모형 (The Functional Model)

신체정신사회적(BPS) 접근방식 [The biopsychosocial(BPS) Approach]

목통증의 자연병력의 이해는 부족하고 놀랍게도 그것의 원인이나 치료에 대한 연구는 거의 이루어지지 않았다.[9,73] 증상과 외상의 심각성이 항상 직접적으로 관련되는 것은 아니다. 머리, 목, 그리고 상체에서 보고된 증상과 관련된 객관적인 소견은 거의 없다. 편타증 관련 질환

표 35.2 내장 연관통증의 근원과 특징

기시	질환	병력특징	연관 통증 부위
심장	협심증, 심근경색, 심막염	가슴통증, 그리고 위험한 요소 [고혈압(HTN), 관상동맥질환(CAD), 고지혈증, 흡연]	가슴, 왼쪽 어깨/팔의 안쪽, 목의 앞쪽
폐	흉막염, 폐색전증, 기흉	SOB/호흡곤란, 그리고 호흡기 질환의 병력	기관기관지—목의 앞쪽/가슴 흉막—목, 동측 trap/어깨
간	간염, 경화, 농양, 간 전이	양성적인 위험 요소(알코올 중독, IV 약물 사용, 문란한 성행위)	오른쪽 어깨, 견갑골사이/견갑골 하부
쓸개	담낭염, 담석증	담석증의 예전병력, 명치/RUQ통증, 열, 구역	명치/RUQ, 오른쪽 견갑골
위	소화궤양질환(위 또는 십이지장)	명치 통증, 식사시 관자연합구역	명치/LUQ, 등/견갑골과 관련된
췌장	췌장염, 췌장암	양성적 병력 알코올 중독, 담석증의 병력	명치/RUQ, 등/견갑골과 관련된

표 35.3 근골격계에 기시한 목통증의 감별 진단 목록

추간판성
- 탈출된 수핵이 있거나 신경근 질환이나 척수장애가 없는 것
- 추간판 내부의 장애(섬유륜 파열)

관절면 매개성 통증(facet-mediated pain)
- 피막염/윤활막염
- 골관절염

근막 통증
- 근육과긴장 (급성)
- 근육과부하

외상
- 인대 염좌
- 척추 골절
- 불안정성

퇴행성 질환
- 골관절염
- 퇴행성 추간판 탈출증 질환
- 중심관 또는 외측관 협착증

경부 신경근질환
- 압박성
- 염증성

가슴문증후군(흉곽출구증후군)
- 빗장뼈(쇄골)위[목갈비근증후군(사각근 증후군)]
- 늑쇄골
- 빗장뼈아래

다른 말초성 포착신경병증

상완총 손상("독침 & 화상")

(WAD) 통증의 10,000개가 넘는 사례의 연구에서 사고 후에 5년 동안 사례의 25%가 통증이 지속됐다.

신체정신사회적(BPS) 접근방식은 빠른 회복과 만성의 위험을 최소화하기 위해 재활성화와 확신의 중요성을 인정했다.[65,73,95]

목과 관련된 질환을 분류하는데 유용한 도구는 Quebec WAD 지침서에서 나왔다(표 35.5 참조).[87] 그것은 통증의 특정한 원인에 대해 가정하지는 않지만, 다른 연구원들이 유사한 환자 집단을 비교할 수 있게 한다. 그것은 이질성의(heterogeneous) 환자 집단을 포함하기 위해서 WAD Ⅱ와 같은 공통적인 범주가 고려되어야 한다는 것을 지적해왔다.[88]

신체정신사회적(BPS) 재활성화(reactivation) 모형은 통증과 장애가 같은 것이 아니라고 주장한다. 환자는 단

표35.4 근골격계에 기시한 흉부 통증의 감별 진단 목록

흉추 추간판 탈출증

관절면 매개성 통증(facet mediated pain)

늑척추 관절 매개성 통증

압박 골절

늑골 골절

근막 통증
- 근육과 긴장(급성)
- 근육과 부하

표35.5 징후와 증상에 기초를 둔 Quebec 편타증 관련 질환(WAD) 지침서 분류 체제[87]

등급	임상학적 표시
0	호소증상 또는 신체 징후가 없음
I	목통증의 호소증상, 경직 또는 압통 신체 징후는 없음
II	목통증 호소증상과 근골격계 징후*
III	목통증 호소증상과 신경계 징후
IV	목통증 호소증상과 골절 또는 탈구

*신체적 또는 근골격계 징후—관절가동범위의 손실 또는 압통

계적인 재활성화가 그들의 목을 악화시키는 위험한 것이 아니라, 실제로 만성 통증 증후군으로의 발전 가능성을 줄이고, 회복의 속도를 높인다는 확신을 얻어야 한다(14장 참조).[65,73,95]

과정과 예후 (Course and Prognosis)

급성 목통증에 쉽게 걸리게 하는 것은 무엇인가?(3장 참조) (What predisposes a person to acute neck pain?)

목통증의 발병률은 꽤 높다. Hill[35]은 지난달에 31%의 사람들이 목통증이 있었다고 판단했다. 사람들의 목통증 발생의 원인은 많은 요소가 있음을 보여 왔다. Siivola[82]는 청소년기의 목통증은 성인 목통증을 예측한다고 보고했다. 또한 심리적 스트레스는 목통증을 일으키는 위험한 요소임을 보고했다. 그런데 상지를 이용한 스포츠 활동에 참여하는 사람들 사이에서는 목통증의 위험이 감소하는 것을 발견하였다. Carroll[15]과 그의 동료들은 우울증이 목이나 허리 통증 발생의 독립적인 위험한 요소임을 또한 발견했다.

만성 목통증에 시달리게 하는 원인은 무엇인가?(3,9장 참조) (What predisposes a person to chronic neck pain?)

Hill[35]과 그의 동료들은 목통증 환자들의 48%가 통증이 발생한지 1년이 지나도 통증이 지속된다고 보고한 것을 발견하였다. 만성의 많은 위험한 요소는 목과 허리 모두에 공통적이다.[62] Feuerstein과 그의 동료들은[26] 통증 대처 기전으로 비극화(catastrophizing)를 이용하는 급성 목/어깨 통증 환자들이 1개월 내지 3개월 또는 12개월 동안 통증 지속 가능성이 1.5에서 2배 정도 더 많다고 보고하였다. Carroll[14]과 그의 동료들에 따르면, 수동적 대처 전략의 높은 수준은 목통증 또는 허리 통증에 무능력하게 만드는 것이라고 한다. 특히:

- 통증이 있을 때 기능의 무능력
- 치료에 대한 책임을 지지 않는 것
- 낮은 자가-등급 건강

Kjellman[50]과 그의 동료들은 1년 지속된 목통증과 장애의 예측을 구별하고 다음과 같이 발견하였다:

미래의 장애 예측
- 강한 통증의 강도
- 낮은 자가-등급 건강
- 치료의 낮은 기대
- 최근 병 발생의 긴 존속

미래의 통증 예측
- 높은 장애 기록
- 최근 병 발생의 긴 존속
- 예전 5년의 유사한 문제

Hoving과 Hill은 40세 이상인 사람은 목통증이 지속될 가능성이 더 높다고 하였다.[35,36] 비록 보상이 편타증의 오랜 회복으로 예측되지만, 미래지향적 연구의 체계적인 관점에서 Scholten-Peters[80]는 "보상은 지연된 기능 회복에 대한 예후의 가치가 없다는 강력한 증거"가 있다고 결론을 내렸다.

구조적 병리학의 한계 (Limitations of Structural Pathology)

목뼈에 대한 영상이 고려될 때 어떤 소견이 적절한지 또는 잘못 이해되고 있는지를 아는 것은 중요하다. 목에서 영상의 가짜 양성 등급은 무증상인 환자에게 75% 정도로 높다고 보고 되어 왔다.[7,91] 목뼈 퇴행성의 방사선 증거가 있는 환자와 없는 환자(정상적인 49세)를 비교해보면, 보고된 통증과 장애 수준에 차이가 없다.[74]

영상은 또한 척수와 척추 정렬을 연구하는데 사용된다. 하지만, 목뼈의 전만의 정도, 또는 전만의 부족은 장래의 목통증 또는 장래의 퇴행성 변화를 예측하는 가치는 없

다.[28]

영상 검사는 높은 민감도(거짓음성반응이 거의 없다)를 가지고 있지만, 추간판 문제를 확인하는 것에는 낮은 특이성을 가지고 있다. 그 낮은 특이성은 영상을 부적절한 선별 방법으로 특징짓는다. Bush는 시간경과에 따른 대부분의 퇴행성 경추 추간판 탈출증이 수술에 의지하지 않는다는 것을 발견하였다.[12] 추가적으로 그는 추간판 탈출증이 심할수록 시간이 지나면 크기가 줄어들 가능성이 크다는 것을 발견하였다. 그러므로 "환자 역할(sick role)"을 장려하고 기능적 재활성화를 방해함으로써 효과를 무력하게 만들기 때문에 환자를 손상이 있는 자로 "분류하는 것"을 피하는 것은 중요하다.[65]

Panjabi는 대부분의 WAD환자가 조직의 기능부전이 없어서 정지영상과정에 의해 발견되지 않는 가벼운 연부조직손상을 경험한다고 이론화하였다.[72] 이런 적은 기능부전손상에서 연부조직은 파열되지는 않지만, 탄력의 한계를 넘어 신장되어서 기능적 불안정성과 저조한 회복을 초래한다.

통증과 장애에 관련된 손상 (Impairments associated with pain and disability)

많은 기능적 손상은 목의 문제와 관련된 것으로 보여져 왔다. 예를 들면, 감소된 목의 관절가동범위(ROM)는 무증상인 경우보다 더 크게 목통증을 나타낸다.[52,53,89] 하지만, 대부분의 관련된 손상은 비정상적인 운동 제한과 연관이 있다; 예를 들면, 승모근 상부의 증가된 활동, 위치조정착오, 그리고 목-머리(cervico-cranial) 굴곡 움직임의 저조한 통제력.

Edgerton과 그의 동료들은 편타증 환자에게서 운동의 다양한 작업수행동안 협동척수근의 비율로 변경된 근육의 활성화를 연구했다.[21] 그들은 주동근의 저활성화와 협동근의 과활성화가 만성 목통증 환자와 회복된 환자를 88%의 정확성으로 구별할 수 있다는 것을 발견했다. 그들은 "신경계는 확실하게 특정한 근육 또는 근육의 집단으로부터 힘을 발생시키는 능력의 감소를 발견하여 운동신경원을 더 회복시킴으로써 보상할 수 있다. 이 보상은 근육의 손상되지 않은 부분이나 또는 같은 작업을 수행할 수 있는 다른 근육의 운동단위를 회복시킴으로써 이루어질 수 있다."고 결론을 내렸다.

Lauren과 그의 동료들은 목통증과 관련되었을 때의 운동 기술과 협응력 사이의 관련에 대해서 검토한다.[51] 이 연구는 근육반응의 적절한 타이밍과 폭, 그리고 팔 동작의 낮은 운동 통제력과 목통증이 어떻게 관계가 있는지 설명하였다. Bansevicious와 Sjaastad[3]는 집중을 필요로 하는 컴퓨터 업무를 수행하는 동안 목의 장애로 일어나는 두통을 가진 환자에게서 등세모근(승모근, trapezius) 상부의 증가된 EMG 활동을 보고하였다. Babyar[2]는 목/어깨통증 환자에게서 팔 외전의 결함은 방해된 견갑상완리듬(scapulo-humeral rhythm)과 관계가 있다고 보고하였다. Nederhand와 그의 동료들은 고정적인 업무와 뒤이어 운동을 하는동안 승모근 상부를 이완하는 능력의 감소는 장애 목장애지표〔neck disability index(NDI)=26, SD 8.5〕로 특징지어진 만성 WAD Ⅱ 환자와 건강한 통제력을 가진 환자로 구별한다고 증명하였다.[69]

Nederhand는 등세모근 위힘줄살 상부 저활성화 상태의 장애가 덜한 환자들이 평균이라고 제시했다(NDI=19, SD 8.1).[70] 무증상인 환자들과 비교해서 편타증과 특발성 목통증이 있는 환자 모두에게서 반복적인 상지 업무로 인한 낮은 부하동안 목빗근(흉쇄유돌근, SCM)과 앞목갈비근(전사각근, scalenes)의 증가된 활성화가 발견되었다.[6]

Bilenkij와 그의 동료들은 낮은 운동 통제력(예, 손상)은 장애(예, 기능 손실)와 더 많이 관련이 있다고 보고하였다.[6]

위치감각의 운동감각자각은 목통증 환자에게서 타협되어진다고 제시되었다.[16,32,33,63,76-78,89,93] 공간에서 머리의 특정한 위치로 되돌아가거나 찾는 능력은 정복능력(repositioning ability) 또는 오차정복이라고 불린다. 정상적인 통제력의 환자들이 위치조정을 할 때 오차가 2°를 넘지 않는 반면에, 목통증 환자들은 전형적으로 적어도 5°(3 cm)까지 오차가 있다.[63] 목의 기계수용체 기능 장애는 WAD에서 현기증의 원인일 가능성이 높다. 증가된 목 위치조정의 오차는 현기증이 나타나는 WAD 환자에게서도 발견된다.[93] 극심한 손상은 NDI로 평가된 극심한 장애의 환자에게 중등으로 기록된 결함이 있는 관절 위치조정의 오차를 나타내는 것으로 보인다.[89]

Jull과 다른 이들은 목-머리(cervico-cranial) 굽힘 검사

는 무증상의 사람과 다양한 목 질환의 환자와 구별할 수 있다고 지적해왔다: 급성과 만성 후편타증 목통증 환자들, 만성 두통 환자들, 그리고 비외상성 목통증 환자들.[42,43,25,45] Jull은 검사가 통증과 상호관계가 있다고 결론을 지었다.[45] 검사 동안에 두 유형의 환자들은 목 천층(superficial) 목빗근(흉쇄유돌근, SCM)의 과활성화를 보였다.[25,45,89] 또한 더 높은 압력의 수준뿐만 아니라, 압력 감지기의 모든 검사 수준(26~30 mmHg)에 대항하여 일정한 압력으로 머리를 고정시키지 못하는 것으로 나타났다.[42,43,45,89] Falla와 그의 동료들은 뇌-경추(cranio-cervical)굴곡 검사에서 감소된 수행능력은 심층 굴곡근의 기능장애와 관련이 있다고 증명하였다.[25] Falla와 그의 동료들은 또한 팔 거상 실험에서 목통증 환자들이 심층 목 굴곡근의 반응시간에 중요한 차이점이 있다는 것을 증명하였다. 흥미롭게도 그들은 자료를 모으면서 위목뿔근(상설골근, suprahyoid)으로부터 가능한 출혈을 보고하였다. 근력과 움직임의 협응력을 개선시키는 도수치료와 운동치료는 기능 향상과 증상 감소의 결과를 지속시키는 것으로 관찰되었다.

수많은 연구는 목 굽힘근(목-머리 굽힘 검사)[42,43,92,97] 또는 신전근(수정된 Biering-Sorensen 검사)[52,53]의 감소된 지구력이 목통증 또는 두통 환자를 무증상의 사람과 구별할 수 있다고 제시해왔다. Watson과 Trott는 앞으로 머리가 나온 자세가 등척성 근력과 목 굽힘근의 지구력 감소와 관계가 있다는 것을 발견하였다.[97] Silverman은 목통증이 있는 사람은 무증상인 경우 보다 목 굴곡근 근력이 감소했다는 것을 발견하였다.[83] Yllinin과 그의 동료들은[99] 목 굴곡근, 신전근, 그리고 회전근에서 감소된 등척성 근력이 여성의 만성 목통증 환자와 통증 없는 환자를 구별한다고 보고하였다. 저자는 관련된 연구에서 감소된 근력은 실제의 근력 부족이 아닌 감소된 통증 참을성을 반영한다고 결론을 내렸다.[100]

신경유발반응검사는 목의 신경근질환 또는 수근관증후군이 있는 환자에 대한 검사의 신뢰성과 진단의 정확성을 위해 연구가 되어왔다. 정중신경과 상완총에서 유발된 증상과 긴장을 위해 고안된 상지긴장검사는 상지의 "하지신전거상검사" 정도로 간주될 수 있다. 그것은 감각, 운동 그리고 반사 검사를 포함한 신경계 평가보다 더 큰 진단적 정확성을 가진 것으로 확인되었다.[96]

재활성화의 효과 (Effectiveness of reactivation)

Quebec WAD 지침은 초기의, 능동적인 중재(도수치료를 포함)를 증상관리의 기본적 접근방식으로 추천한다.[73,87] 이 지침에 따른 치료는 전통적인 수동적 기본 치료보다 더욱 효과가 있는 것으로 제시되었다.[79] 임상학적으로 사고 후 6개월 때 두드러진 증상은 표준적 치료[예, soft collar(목보조기), 초기안정, 점차적인 가동화]가 주어진 환자의 50% 이상에게서 나타나는 것과 비교하여 적절하게 관리를 받은 환자는 10%만 나타났다(McKenzie 평가에 의해 확인된 효과가 있는 움직임을 초기에 능동적으로 중재).

초기 활성화에 대한 유사한 긍정적 결과가 다른 연구에서 뒷받침되었다. 계속적인 일상생활동작(ADL's)의 장려는 병가와 고정(immobilization)의 처방보다 더 우세한 결과가 나왔다.[8] 물리 치료 또는 자가-가동의 정확한 교육은 목보조기(soft collar)를 1개월, 2개월 그리고 2년 계속해서 착용하고 2주의 휴식을 갖는 것보다 더 좋았다.[66] 최근의 통제 무작위시험(RCT)은 일반적인 운동치료 또는 McKenzie 치료가 저강도 초음파치료보다 조금 더 효과적인 것으로 나왔다.[49] McKenzie치료는 3주때와 그 후 6개월의 기간동안 초음파 치료를 하는 것보다 더 큰 호전을 유도했다. 만성 통증 환자는 또한 운동치료 또는 도수치료가 포함된 운동치료 프로그램을 통해 유익을 얻었다.

최근의 연구는 만성 목통증 환자가 고 기술 운동치료 또는 도수치료만 받는 것보다 저 기술의 운동치료와 도수치료를 함께 받는 것이 더 큰 유익을 얻는다는 것을 발견하였다.[10,24] 운동치료와 도수치료를 함께 받는 집단이 더 큰 만족을 하는 것을 제외하고는 대부분의 결과가 두 운동치료 집단에게서 유사했다. Jull은 심층 목 굽힘근 기능의 향상을 목표로 한 운동 훈련과 결합된 도수치료가 편타증 장해에 따른 만성 목통증 환자의 회복을 향상시켰다는 것을 증명했다.[44] 가동화(mobilization), 도수치료(manipulation), 그리고 운동은 Jordan과 그의 동료들에 의해 동등하게 효과가 있다는 것이 밝혀졌다.[41]

Ahlgren과 그의 동료들은 일과 관련된 만성 목 · 어깨 통증의 향상을 위해 능동적인 치료의 3가지 유형(근력,

지구력 또는 협응력 훈련)이 단지 인체공학적 그리고 휴식의 조언만 받은 집단보다 우세하다는 것을 증명했다.[1] Yllinin은 만성 목통증이 있는 여성을 위한 3가지 운동의 효과를 연구했다.[98] 지구력 훈련은 가장 효과가 있었고, 그 다음은 근력 훈련, 그리고 마지막으로 유산소성 유연성 훈련이 가장 적은 효과가 있었다.

결과 (Outcomes)

NDI는 목통증 환자의 기능적인 상태를 파악하는 매우 간단하고, 신뢰성 있는 빠른 도구이다.[90] 다른 기록 도구가 사용될 수 있고 8장에서 복습될 수 있다. Tuttle은 환자의 기계적 민감성의 검사로 환자의 치료를 검사하는 "회기내(within-session)"이 "회기동안(between-session)" 효과를 지속시키는 도수치료를 경험적으로 확인하는 유효한 방법이라고 제시했다.[94]

기능적인 선별 (A Functional screen)

머리/목과 등 상부 척추(upper back) 증후군의 원인이 되는 특수 통증 유발 조직의 위치를 정확히 나타내기란 어렵다. 특수조직의 진단이 내려진 경우라고 할지라도, 통증이 발생하는 뒤 배경의 이유는 종종 빠지는 수가 있다. 이런 이유 때문에 재활의 노력을 이끌어내기 위하여 전반적인 기능평가가 필요하다. 사실 다양한 기능적 결함(장해)이 목통증과 관계가 있는 것으로 관찰되었다.1장과 25장 참조). 목 환자의 적절한 평가는 조직 특수 요소와 기능적인 요소 둘 다 반드시 포함되어야한다.

기능적 결함은 양적 질적으로 분류될 수 있다. 양적인 기능 검사는 11장에서 자세하게 서술되었다. 이 영역은 운동조절(motor control)의 양적 및 질적 검사의 모식도(atlas)를 제공할 것이다. 근력, 균형력, 협응력, 지구력의 결함은 운동조절의 스펙트럼을 나타내는데 그 스펙트럼이 부족하면 통증에 예민한 조직에 과도한 기계적인 압력을 가할 수 있으며 생체 역학적으로 불리한 보상 운동 전략으로 유도할 수 있다.

상부 교차 증후군과 척추 (The upper crossed syndrome and the spine)

Janda는 기능에 있어서 근육의 균형을 강조했다.[37-40] 주동근-길항근-협조근의 관계는 적절한 협조와 시너지와 더불어 발생해야한다.[54,55,56,68,84] 이 근육 균형의 깨어짐은 특징적으로 예상되는 패턴으로 나타난다(표 35.6 참조). 추가적으로 관절근처의 움직임과 목뼈로부터의 조절이 결여되면 기능이 방해받을 수 있다. 목뼈 등뼈 상완와관절과 하악관절은 이러한 결함을 찾기 위해 평가되어야 한다. 예를 들면, 흉추의 움직임이 불량하면, 목-머리 경계 지역이나 상완와 관절에서 보상성 반응이 나타날 수 있다.[4,11,47,57-60,64] 간단한 동작이나 보다 복잡한 체중지지의 기능적 활동의 관찰은 작업 시 다른 운동 조절 전략을 보여주고 환자 개인의 기능과 규격화된 재활처방을 잘 이해하게 한다.

근육 불균형의 전형적인 예는 상부교차증후군이다(그림 35.1 참조). 이것은 근육의 불균형의 결과로 생긴 전형적인 자세성 과긴장(overstress)이다(표 35.7 참조). 과활성화/ 짧아진 근육은 가슴근(흉근), 상부 등세모근(승모근), 어깨올림근(견갑거근, levator scapulae), 목빗근(흉쇄유돌근, SMC), 저작근, 가쪽날개근(외측익돌근, lateral pterygoid)이다. 저 활성화/억제된 근육은 앞톱니근(전거근, serratus anterior), 하부 등세모근, 심부 목 굽힘근, 위목뿔근(상설골근, suprahyoid)이다. 후두 하부

표 35.6 주요 근막 혹은 골성인대 통증 증후군과 머리 목 기능부전과 관계된 근육 불균형

통증성 관절	통증유발점	짧아진 근육	억제된 근육
목-머리	목뿔근	뒤통수밑근육	심부 목 굽힘근
상완와	등세모근 위힘줄살	어깨올림근	하부 등세모근 또는 어깨밑근
상부늑골	목갈비근	흉근	횡격막
하악관절	가쪽날개근	깨물근	위목뿔근

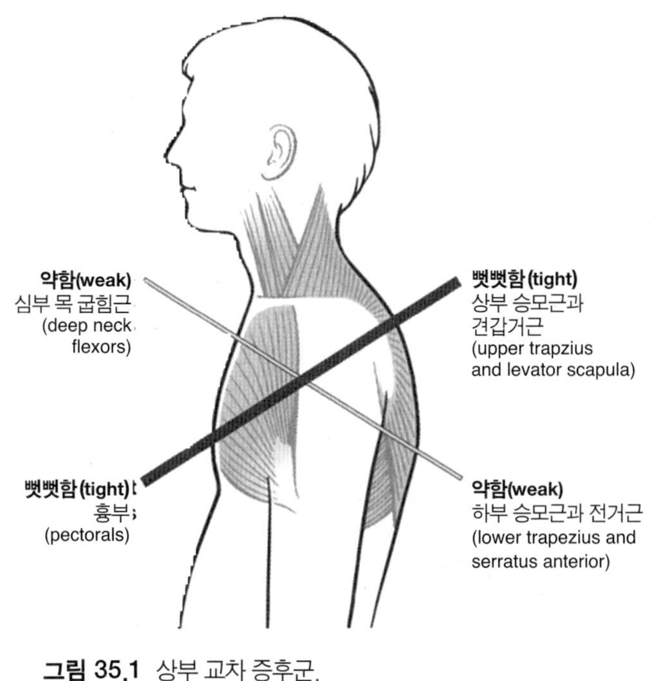

그림 35.1 상부 교차 증후군.

는 가끔 뻣뻣해질뿐 아니라 지구력도 상실된다.[52,53] 예를 들면, 편타(whiplash)는 손상 후에 얼마동안 지속될 심부 목 굴곡근을 억제시킨다.[43,45,92] 이런 근육의 불균형은 후만(kyphosis), 둥근 어깨(rounded shoulder), 하부 목의 굽힘, 상부 목뼈의 폄, 머리의 전방이동을 증가시킨다.

척추의 안정성과 통합성의 유지는 동력학적인 사슬(kinetic chain)을 따라 효과적인 부하의 분배가 있어야 한다. 상완와 관절은 움직임이 가장 좋도록 설계되었으나 선천적으로 불안정하고 쉽게 기능적 불안정성으로 변할 수 있다. 상완와 관절은 기계적인 교란과 충돌과 반복성 좌상 질환에 잘 걸린다. 흉추 움직임이 타협되어 있다면, 이웃 분절 경추와 견갑대 복합체에 부하가 증가될 수 있다. 연합(association)이 감소된 흉추신전과 목통증[4]과 어깨 통증[64] 사이에서 나타난다. Cleland와 동료들은 등뼈 도수치료(manipulation)가 기계적인 목뼈 통증이 있는 환자의 즉각적인 통증 감소에 효과가 있다고 주장했다.[17] 근육 불균형은 축 부위(axial region)를 제한시키지는 않는다. 과활동성 근육과 저활동성 근육의 양상은 사지를 지나 퍼져간다.[54] 과활동성/짧아진 근육은 견갑골 거상근, 견관절 내회전근, 견관절/주관절/손목관절 굴곡근 전박부 회내근육 들이다. 저활동성/억제된 근육은 견갑골 내전근, 견갑골 하강근, 견갑골 외회전근, 견관절/주관절/손목관절 신전근 전박부 회외근육 들이다. 상지에서 이런 근육의 불균형은 견갑 상완 리듬, 상완와 관절의 상하이동, 상지의 굴곡과 내회전, 전박부의 회내를 방해한다.

상완흉추 기전은 축의 교차지점(crossroads)이고, 상체의 부속 요소이다. 방해받은 기능적 기전과 견갑골의 안정성은 다양한 근육 불균형과 움직임에서의 변화를 가져온다. 치료적 접근의 주요 요소에는 관절 움직임성의 회복, 근육활동과 지구력의 정상화, 목-머리(cranio-cervical), 견갑-흉추(scapulo-thoracic)와 상완와 기전의 기능적인 안정성이 있다.

도수치료(manipulation)와 가동화(mobilization) 기술은 상부 흉추 신전의 회복과 제한된 다른 관절의 움직임을 회복하는데 유익하다. 과활동과 과긴장된 근육은 근이완기술에 잘 반응한다. 적응성으로 단축되거나, 섬유성 유착이 있는 경우에는 보다 강한 연부조직 혹은 근막 이완 형태의 치료가 필요하다.

안정화 운동은 운동조절(motor control)과 지구력을 증진시키도록 계획된다. 공통요소는 하부 등세모근/앞톱니근(전거근, serratus anterior) 시너지, 심부 목 굽힘근 활동, 흉추 폄근 지구력이다. 닫힌 운동학적 사슬 전략들은 가끔 근육의 활성화와 협응성을 확립하는데 도움이 된다.

표 35.7 생역학적 과부하 관절과 통증이 심한 관절의 주요 근원(key sources) 사이의 관계

통증성 관절	나쁜 자세	나쁜 움직임 패턴
목-머리(cervico-cranial)	머리의 전방(head forward)	목 굽힘(neck flexion)
위쪽어깨관절(gleno-humeral)	둥근 어깨(rounded shoulder)	팔 내전(arm abduction)
상부 늑골(upper ribs)	구부정한 자세(slumped posture)	호흡(respiration)
턱관절(TMJ)	턱돌출(chin protrusion)	입 벌린 상태에서(mouth opening)

환자의 특정 기능 회복의 궁극적인 목표는 운동을 계획하고 진행할 때 명심해야 한다.

상부 교차 증후군과 구강안면 부위 (The upper crossed syndrome and the orofacial region)

구강안면 부위는 많은 기능적인 책임성들을 갖고 있다. 씹기, 삼키기, 말하기는 가장 중요한 3가지 기능이다.[19] 이 부위의 주된 관절은 하악관절(TMJ)이지만 목뿔근과 목-머리(cervico-cranial)의 경계(junction) 또한 이 지역에서 결정적인 역할을 한다.[19,46,67] 중요한 근육이 많이 있지만 가장 중요한 근육은 위목뿔근(상설골근, suprahyoid), 교근(masseters)과 외측 익돌근이다.

턱의 주된 동작은 입을 벌리고 다무는 것이다. 입을 벌리는 것은 턱의 후방이동(retrusion)과 하악골의 하강이며 입을 다무는 것은 턱의 전방이동(protrusion)이다. 위목뿔근(상설골근, suprahyoid)은 입을 벌리는 동작을 일으킨다. 반면에 외측 익돌근은 하악 관절을 양쪽에서 안정시킨다. 깨물근(교근, masseter)은 내측 익돌근과 관자근(측두근, temporalis)의 도움을 받아 입을 다무는 주된 근육이다.[71]

머리가 앞으로 나와 있는(forward head) 자세를 취하고 있는 사람들은 턱이 앞으로 나가고 목-머리(cervico-cranial) 경계(junction)는 과신전 되어있다.[61,84,85] 이 자세에서 심부 목 굴곡근은 늘어나 있고 후두 하부 근육은 짧아져있다.[19,46] 깨물근(masseters)은 증가된 중력 때문에 짧아지고 길항근인 위목뿔근은 더욱 억제된다. 하악관절과 목-머리(cervico-cranial) 경계(junction)의 중심화(centration)는 이 지역을 덜 안정화시킨다.[19]

최근의 연구에서 신경생리학적 그리고 생체 역학적으로 유의한 관계가 있음을 발표했는데 그것은 머리, 목, 턱 사이의 상호 기능적인 역할을 나타낸다.[23,31,34] 씹거나 말할 때, 첫 움직임은 상부 목이 신전하는 것처럼 보인다.[22,101] 중요하게 WAD 환자에게서는 이 움직임이 없다.

목뼈에서 위목뿔근과 하악관절 연구와 임상학적 교육은 거의 주목받지 못해왔다. 여러 가지 새로운 연구들은 위목뿔근이 경추를 안정화하는데 심부 목 굽힘근과 함께 상승효과 작용을 한다고 제시해왔다.[29,86]

기능적 선별의 도해 (Atlas of functional screens)

기능적 평가의 목적은 환자의 기능과 수행 결함과 능력을 확인하는 것이다. 신경근골격계 문제의 최신 관리는 기능의 재활성화, 회복과 재활에 초점을 맞춘다. 수핵탈출과 관절염과 같은 구조적인 문제는 사례가 적다. 그러므로 기능적인 평가는 중요하고 가끔 환자 관리에 있어서 잘못 해석되기도 한다.

각 검사에 있어서 환자의 기계적 민감도(mechanical sensitivity; MS)과 비정성적인 운동조절(abnormal motor control; AMC)을 주목한다. 아래의 도해는 각 검사를 설명하는데 일관된 형태이다.

- 적응증
- 과정
- 기록
- 양성반응이라면, 고려해야 할 치료
  - 이완/신장 시키는 조직
  - 가동(mobilize)시키고/조정(adjust)하는 조직
  - 강화시키고/촉진시키는 조직

이런 기능적 평가는 환자의 초기 진단적 시도가 아니라 그것보다 더 복합적인 것이다. 증거-기반 일치 건강보험 지침서는 허리 통증의 80% 이상에서 정확한 통증 요소를 찾을 수 없고, 비특이성 혹은 기계적 허리 통증이라는 명칭을 적용했다. 기능적인 평가가 그렇게 중요한 것은 바로 이런 상황 때문이다. 환자는 그들의 통증의 원인이 무엇인지를 알고 싶어한다. 기능적인 진단이 인과관계를 정확히 지적하지 못하는 반면, 기능적 평가는 임상가에게 기능적인 활성화의 중요한 목표를 줄 뿐 아니라 단순하고 저렴한 검사를 제공한다. 그런데 그 검사는 회복과 기능적인 목표를 향한 환자의 진행을 확인조사 하는데 사용된다.

정확한 기능 검사의 선택은 과학이 아니라 예술이다. 급성기 환자는 대부분 제한된 관절가동범위와 정형외과적 검사를 받게 될 것이다. 환자의 특징적인 통증 기계적 민감도(mechanical sensitivity; MS) 을 발생시키는 자세와 움직임을 확인하는 것은 환자의 첫 대면시 대단히 중요하다. 이것이 환자에게 동기를 부여하고 운동처방 혹은 치료의 합법화와 관결화 하는데 중요한 확인조사 도구

(예, 치료 후 검사)이다. 일단 급성 통증이 자리 잡은 후에는 비정상적인 운동 조절(abnormal motor control; AMC)을 평가하는 보다 복합적이고 기능적인 평가를 수행한다. 표 35.8 참조). 선택된 검사는 기능적인 목표 혹은 환자의 활동지속성장애(activity intolerances; AI)에 기초를 둘 것이다. 달리 표현하면, 그들이 원하거나 필요로 하는 활동이 무엇인지 환자들이 가지고 있는 어려움이 무엇인지를 아는 것이다. 예로, 앉기(sitting)가 활동지속성장애(activity intolerances; AI)일 때 흉부중부의 가동성(mobility), 견갑상완리듬, C0-C1 협응력의 평가가 적절한 검사가 될 것이다.

표35.8 목뼈-등뼈와 구강안면 부위의 기능적 선별 검사

1. 호흡
2. T4-8 선별(wall angel)
3. 팔굽혀펴기
4. 상완 외전
5. Janda의 목 굽힘 검사
6. C0-C1 굽힘
7. 입벌리기

1. 호흡평가 (Respiration Assessment)

검사A – 앉은 자세 (Test A – Seated)

적응증

- 아급성 혹은 만성 근골격 통증(MSP)
- 나쁜 자세

과정

- 시각적으로 환자의 이완된 호흡패턴이나 정상호흡 패턴을 관찰한다.
- 흉추 6번에서부터 10번까지 측면 흉곽을 손으로 촉진한다.

기록

- 정상 들이마시기 호흡에서 다음과 같은 현상이 나타나면 실패다:
  - 쇄골 혹은 어깨가 올라간다.
  - 하부흉곽이 수평면을 기준으로 넓어지지 않는다(촉진으로 추적이 가능함).

검사B – 바로 누워서 (Test B – Supine)

과정

- 시각적으로 환자의 이완된 호흡패턴이나 정상호흡 패턴을 관찰한다.

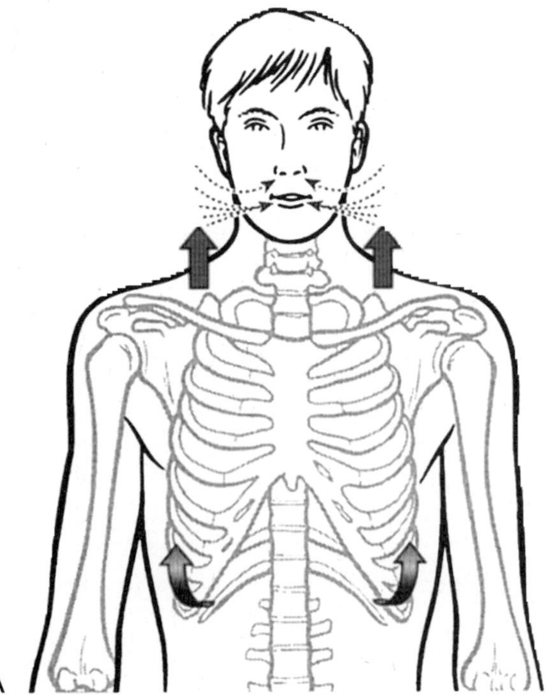

그림 35.2A 흉식호흡의 나쁜 패턴.

기록

- 정상 들이마시기 호흡에서 다음과 같은 현상이 나타나면 실패다:
  - 흉식호흡이 복식호흡보다 우세하다(약간 비정상)(그림 35.2A).
  - 복부가 밖으로 나오기보다 안으로 들어간다(모순된 호흡-주된 기능부전)

양성이면, 고려할 만한 가능한 치료

- 이완/신장
  - 사각근 등척성 후 이완(postisometric relaxation PIR)(그림35.2B)
  - 호흡재교육(그림35.2C, D)
- 조정(adjust)/가동(mobilize)

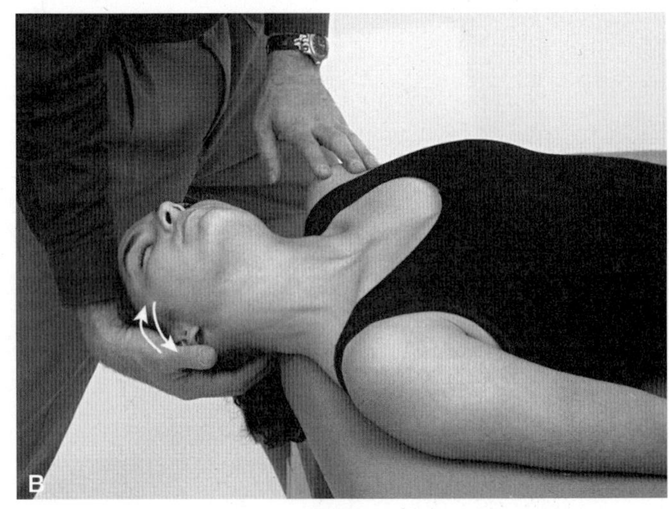

그림 35.2B 사각근 등척성 후 이완(PIR).

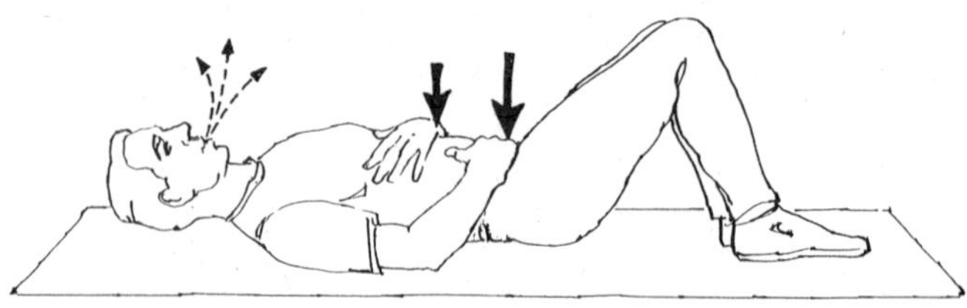

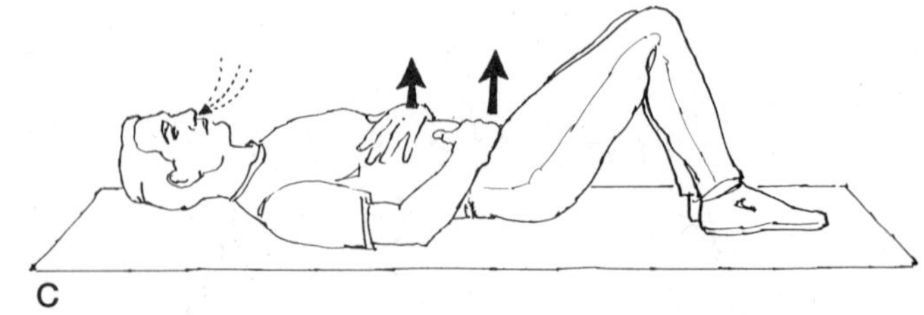

그림 35.2C 복식호흡.

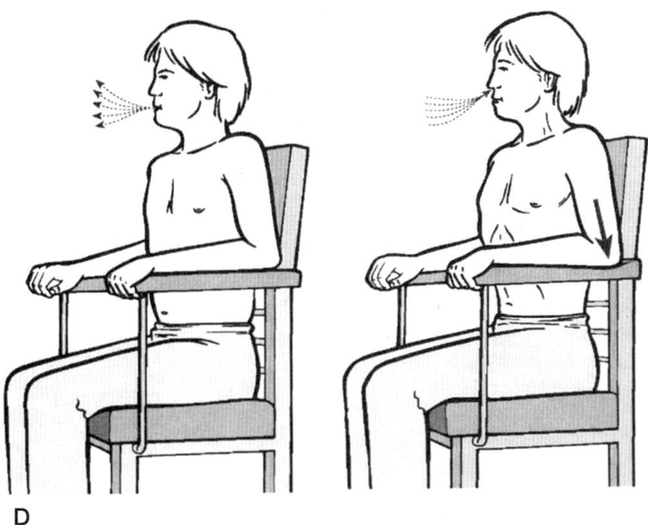

그림 35.2D 흉식호흡을 억제하기 위한 자가 운동.

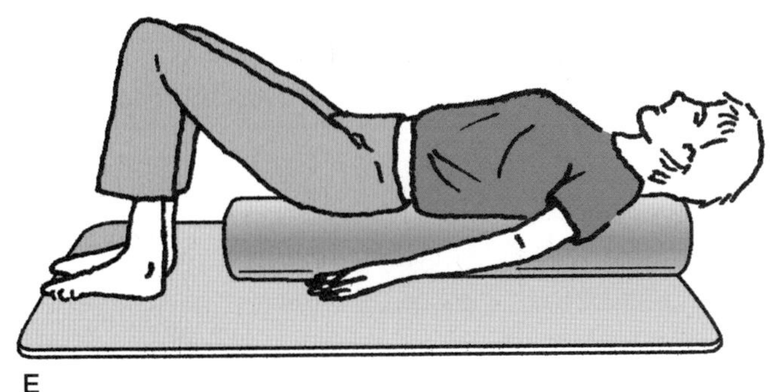

그림 35.2E 흉추 가동(mobilization)/이완, 둥근 베개 형태-수직.

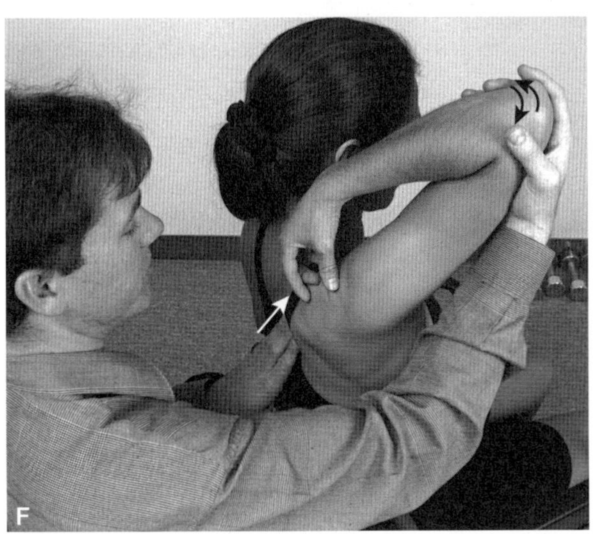

그림 35.2F 상부늑골 등척성 후 이완 (PIR) 가동 (mobilization).

- 흉추4번에서 8번까지
- 상부 갈비척추관절(costo-vertebral joints)(그림 35.2F)

- 촉진/근력강화
  - Brügger(그림 35.2G)
  - 어깨관절 하강(그림 35.2H)
- 기능훈련
  - 힘든 운동을 하는 동안 호흡하기

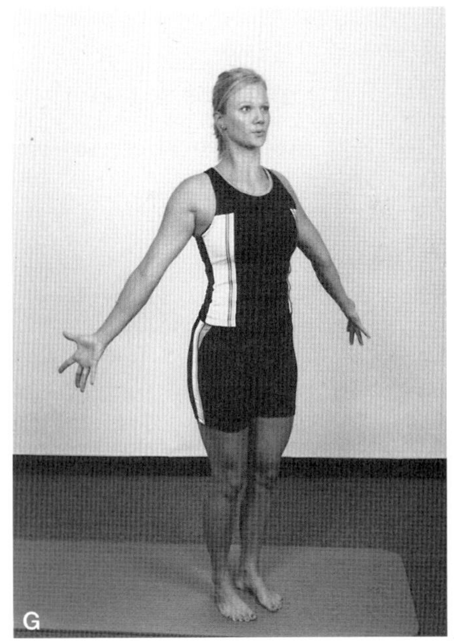

그림 35.2G Brügger 이완 자세.

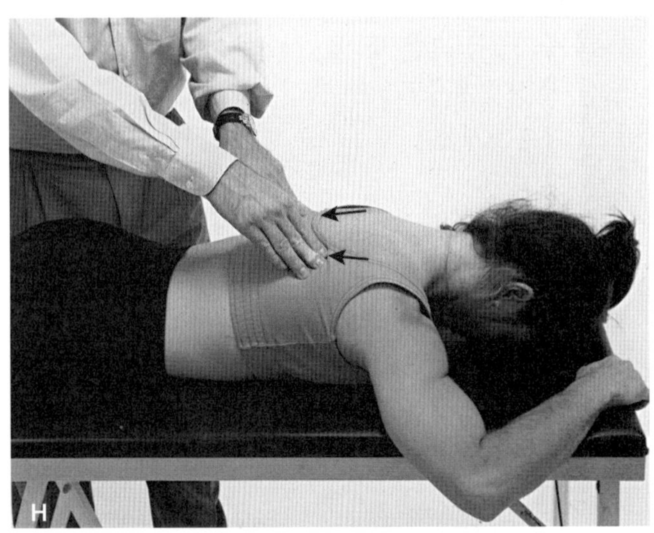

그림 35.2H 어깨뼈 하강.

2. 흉추4번에서 8번까지 움직임 선별-Wall Angel (T4-8 Mobility Screen - Wall Angel)

적응증

- 아급성 혹은 만성 근골격 통증(MSP)
- 나쁜 자세
- 골다공증

과정(그림 35.3A)

- 팔을 90° 외전, 팔꿈치는 90° 굴곡, 손바닥은 회외 & 발은 약간 앞으로 하고 벽에 기대선다.
- 허리를 벽에 밀착시킨다.
- 환자에게 고개를 약간 숙여 턱을 당기도록 한다.
  - 검사를 돕기 위해 목-머리(cervico-cranial) 경계 굴곡에 수동 과압을 가한다.

기록

- 다음과 같은 현상이 나타나면 실패다:
  - 흉 · 요추 경계가 벽에 닿지 않으면 실패다.
- 환자가 통증이나 긴장을 느끼는 곳을 기록한다(중간 허리, 좌우, 목).
- 다음과 같은 동작을 할 때 나타나는 증상에 주목한다.
  - 허리를 벽에 밀착하기
  - 턱 당기기
  - 경추-뇌 경계 굴곡 시 수동 과압력 가하기

양성이면, 고려할 만한 가능한 치료

- 이완/신장
  - 큰가슴근(그림 35.3B)/작은가슴근, 어깨밑근(그림 35.3C), 등세모근 위힘줄살, 어깨올림근(그림 35.3D)
  - 호흡재교육
- 조정(adjust)/가동(mobilize)
  - 흉추(4번~8번)(그림 35.3E)
- 촉진/근력강화
  - 흉추 신전근(그림 35.3F)
  - 견갑골 하강(그림 35.3G)
- 안정화 훈련
  - 중심(core)/몸통(그림 35.3H, I)
- 기능훈련
  - 백핸드(backhand)(그림 35.3J)
  - 칼뽑기(sword)(그림 35.3K)

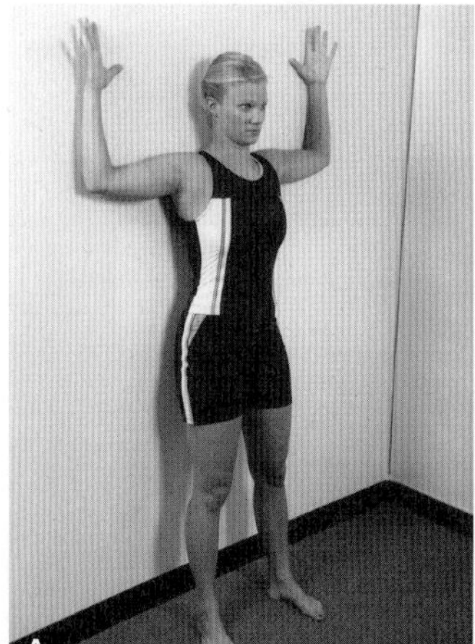

그림 35.3A 흉추4-8번 가동성 선별 (wall angel).

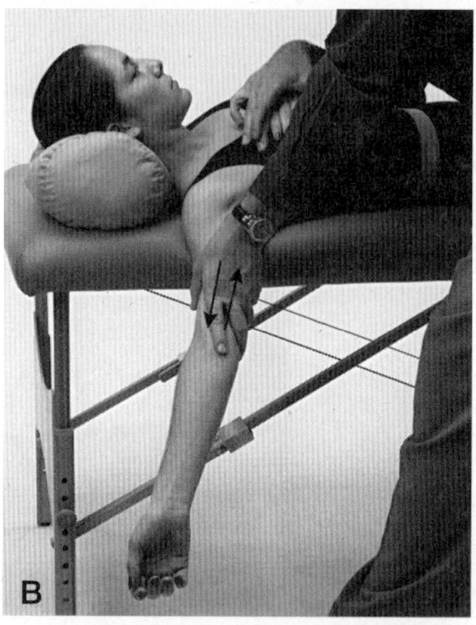

그림 35.3B 큰가슴근.

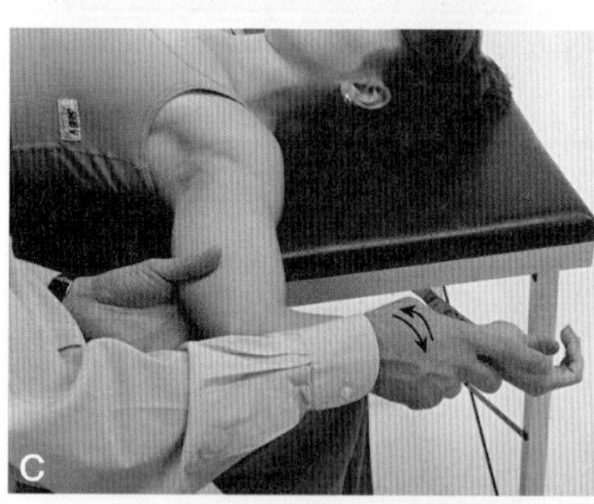

그림 35.3C 어깨밑근.

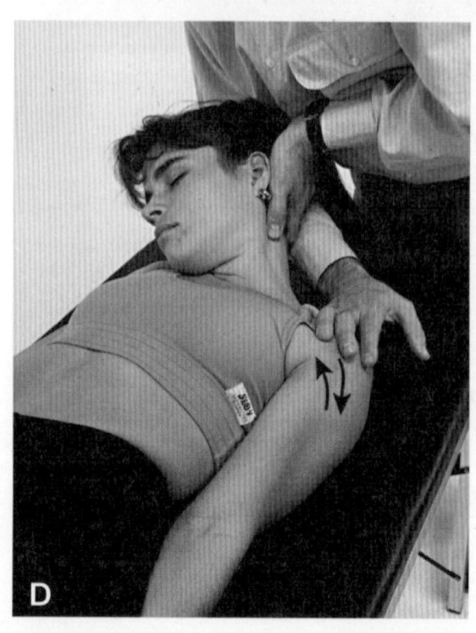

그림 35.3D 어깨올림근.

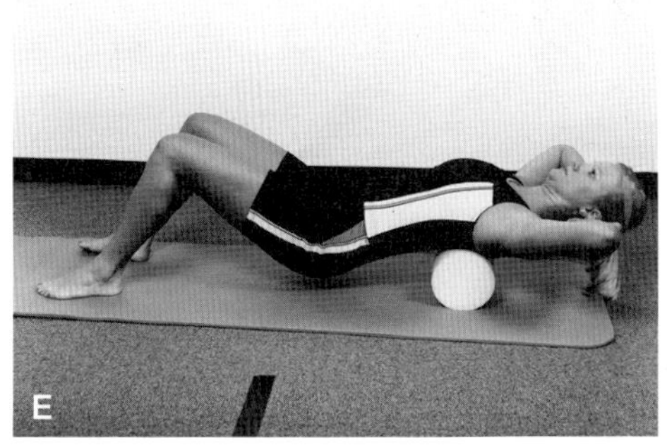

그림 35.3E 흉추 가동(mobilization)/이완, 둥근 베개 형태 폼롤-수직.

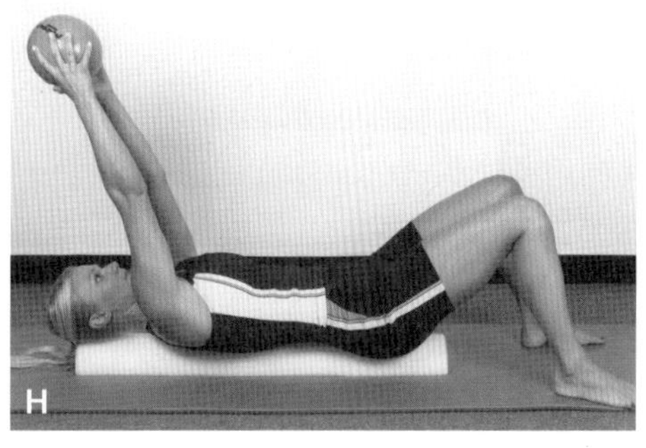

그림 35.3H 의료용 공을 머리 위로 들고 매트 위에서 죽은 벌레 자세.

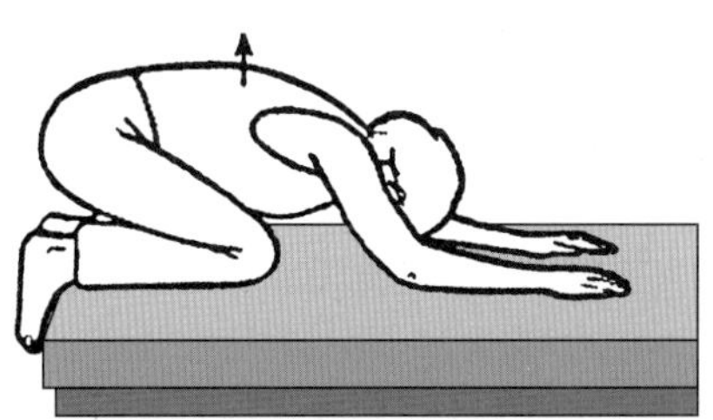
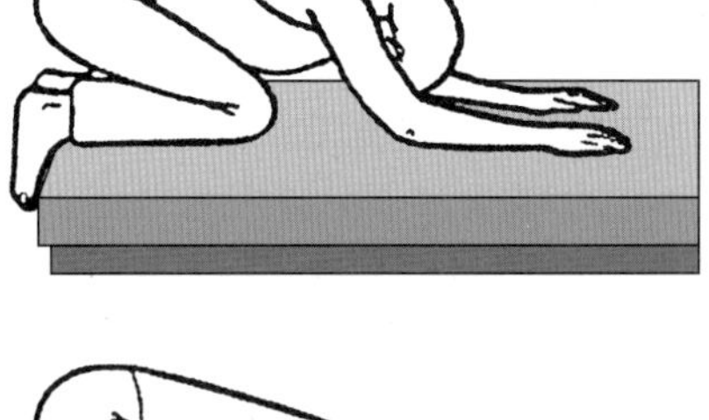
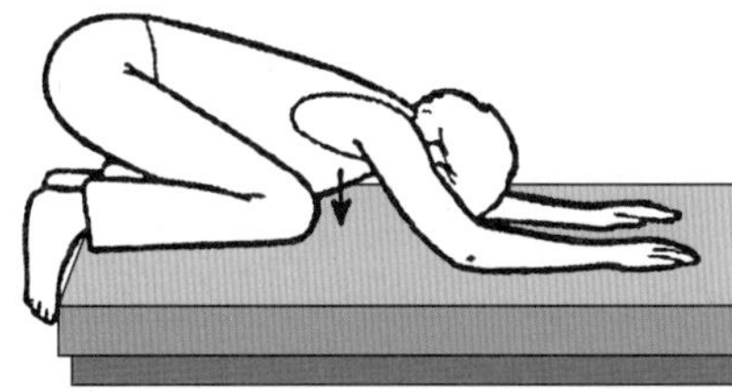

그림 35.3F 기도 자세. 출처 : Liebenson CS. Mid-thoracic dysfunction(Part Three): Patient self-help. Journal of Bodywork and Movement Therapies, 2001;5;269.

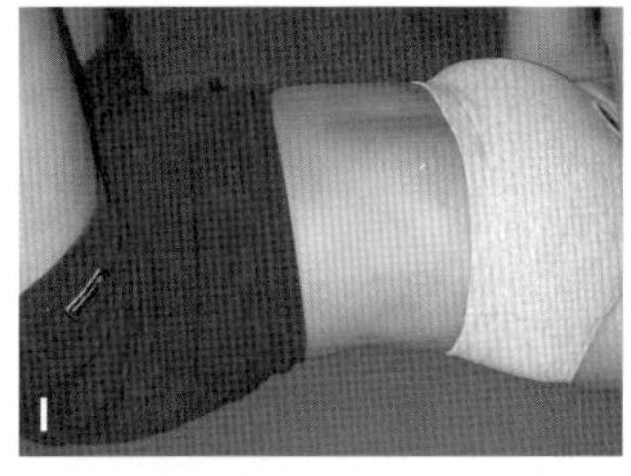

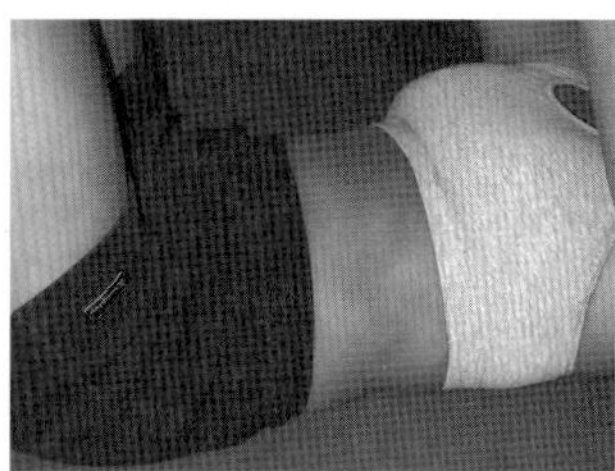

그림 35.3I 크런취 시작 자세 – 올려진 늑골/내호흡 자세, 크런취끝 자세 – 하강된 늑골/외호흡 자세.

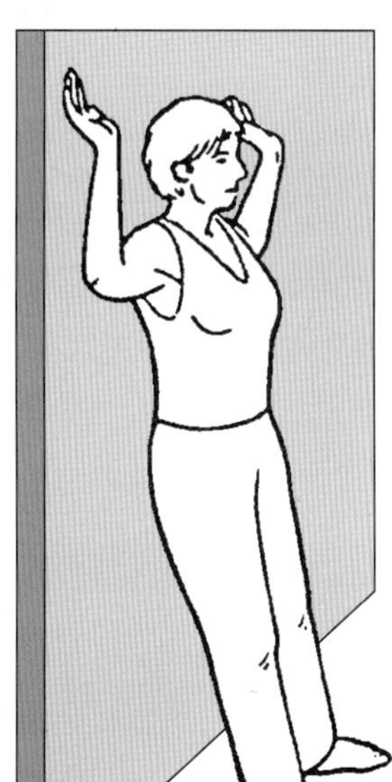
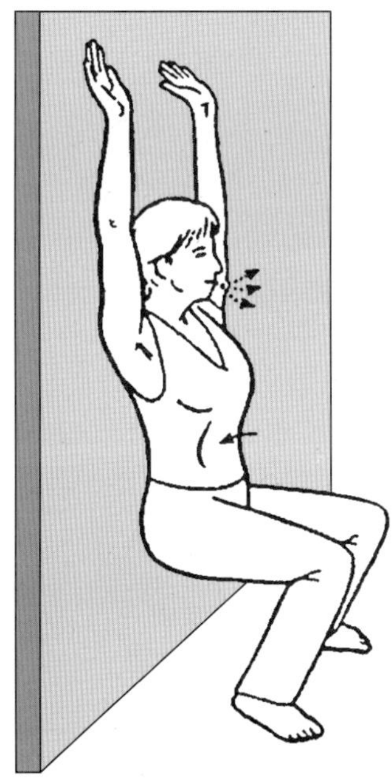

그림 35.3G 벽에 대고 미끄러지기. 출처: Liebenson CS. Mid-thoracic dysfunction(Part Three):Clinical Issues. Journal of Bodywork and Movement Therapies, 5;269:2001.

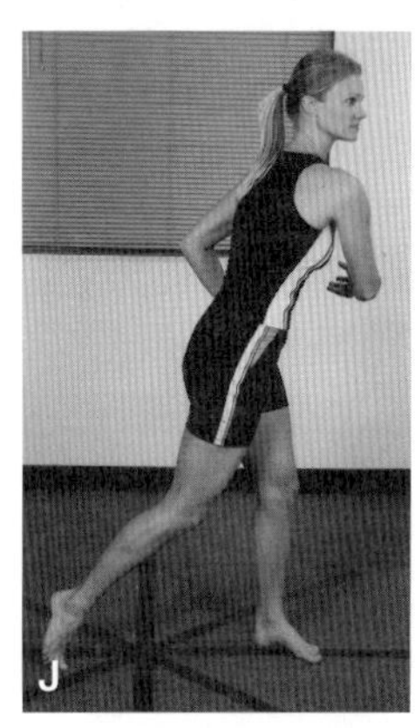

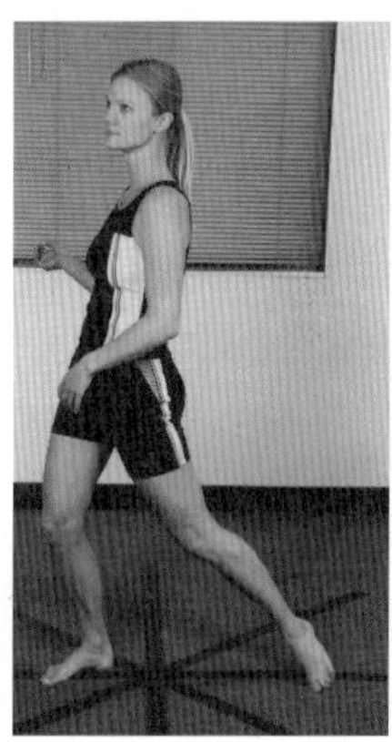
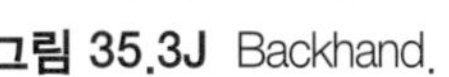

그림 35.3J Backhand.

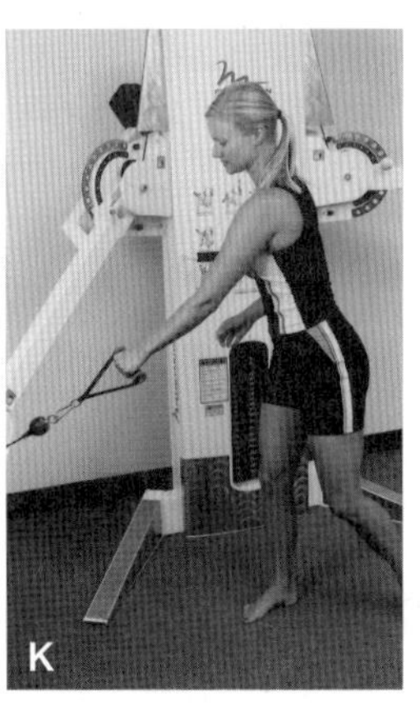

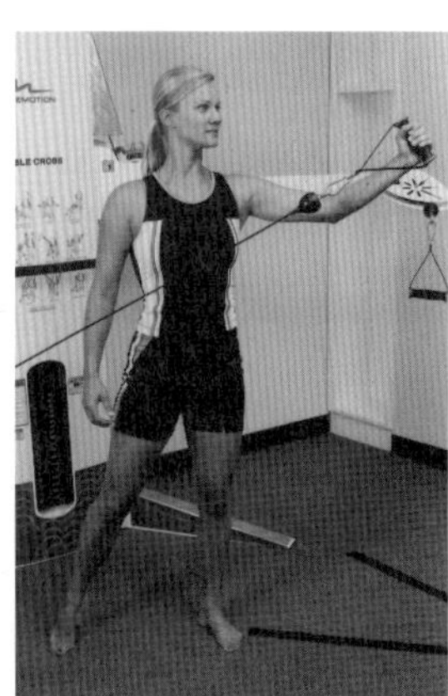
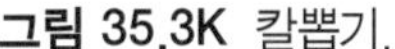

그림 35.3K 칼뽑기.

3. 푸쉬업 검사 (Push-Up Test)

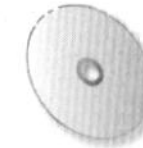

적응증

- 견관절 통증
- 견갑골 혹은 흉추 중부의 통증

과정(그림 35.4A)

- 무릎을 바닥에 대거나 발가락을 바닥에 댄 상태에서 push-up 자세 취하기
- 서서히 몸통을 내리고 올린다.

기록

- 다음과 같은 현상이 나타나면 실패다:
  - 견갑골이 뒤로 밀린다.
  - 견갑골이 들린다(wings).
  - 어깨를 으쓱인다(shrug).

양성이면, 고려할 만한 가능한 치료

- 이완/신장
  - 큰가슴근(그림 35.4B)/작은가슴근, 어깨밑근, 등세모근 위힘줄살, 어깨올림근
- 조정(adjust)/가동(mobilize)
  - 흉추(4～8번)(그림 35.4C)
  - 견갑흉추관절(그림 35.4D)
  - 상완와관절(그림 35.4E)
- 촉진/근력강화
  - 견갑골 전진(protraction)(그림 35.4F, G)
- 기능훈련
  - 역타(그림 35.4H)
  - 케이블 잡고 주먹지르기(그림 35.4I)

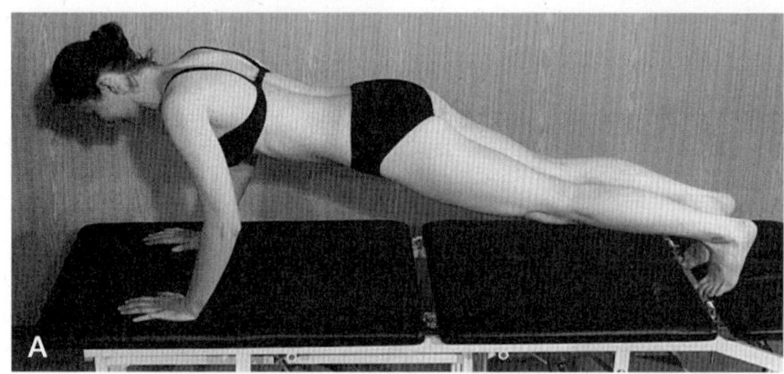

그림 35.4A 푸쉬업 검사.

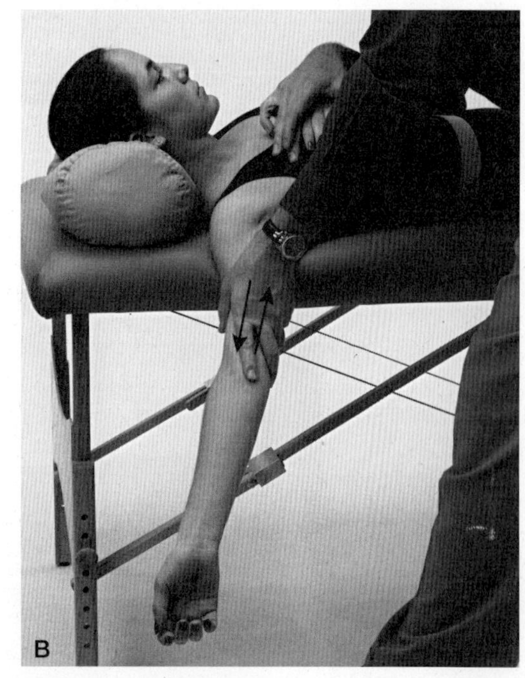

그림 35.4B 대흉근 등척성 후 이완 (PIR).

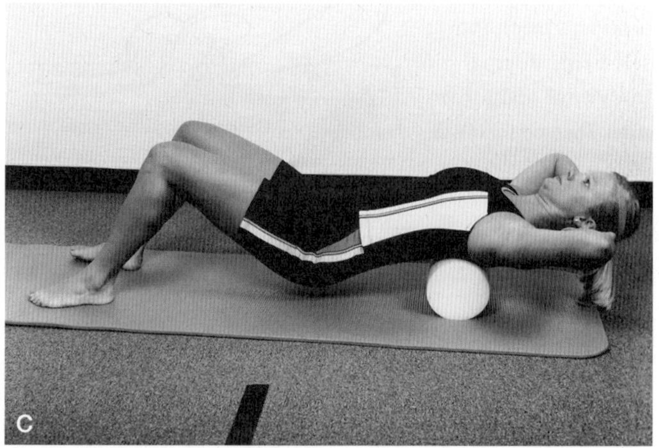

그림 35.4C 흉추 가동(mobilization), 둥근 베개 형태 - 수평.

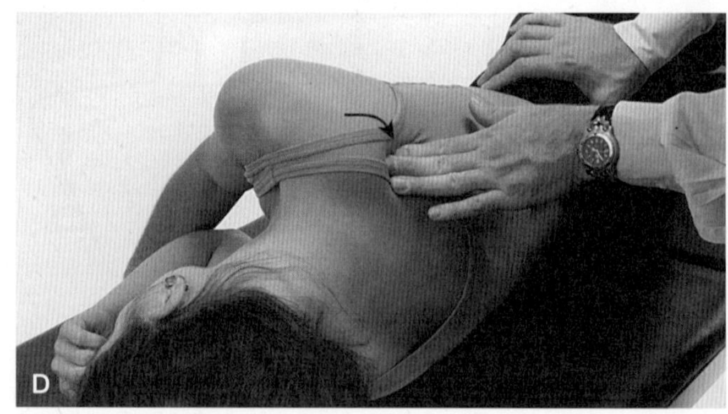

그림 35.4D 견갑-흉추 촉진.

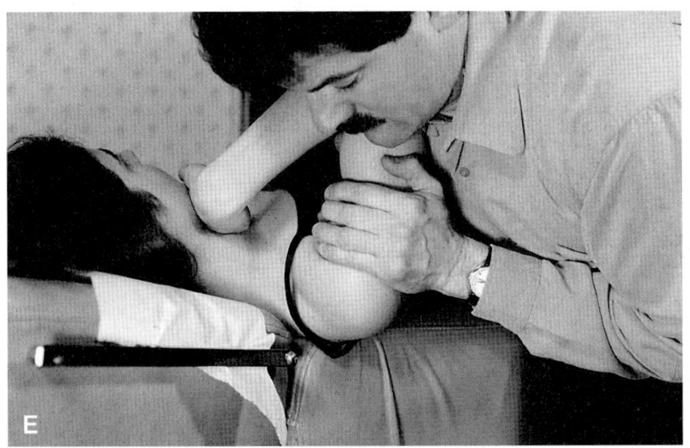

그림 35.4E 상완관절 도수치료- 아래방향.

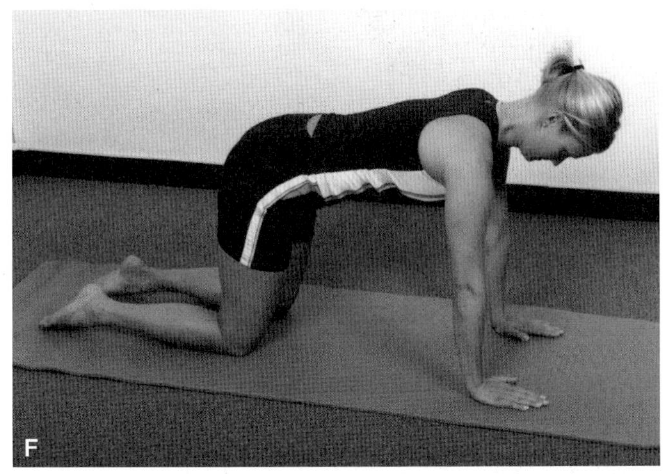

그림 35.4F 네발기기 자세에서 푸쉬업 추가.

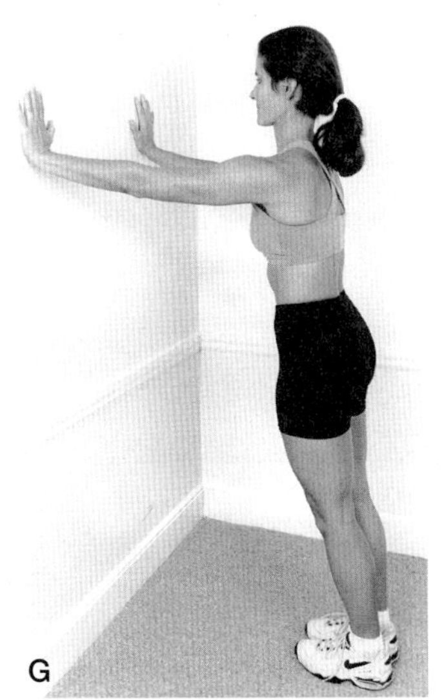

그림 35.4G 벽 짚고 푸쉬업 추가.

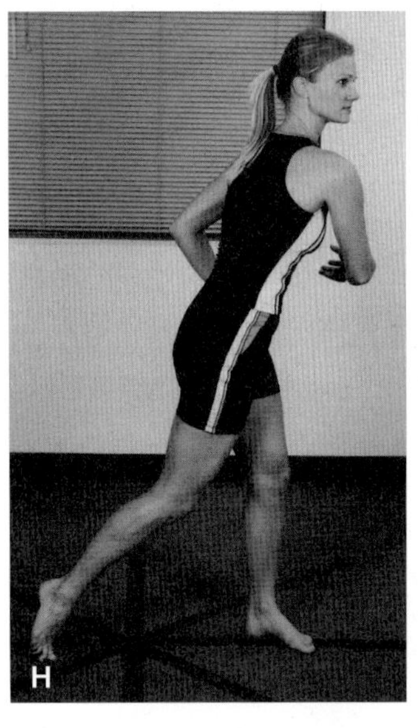

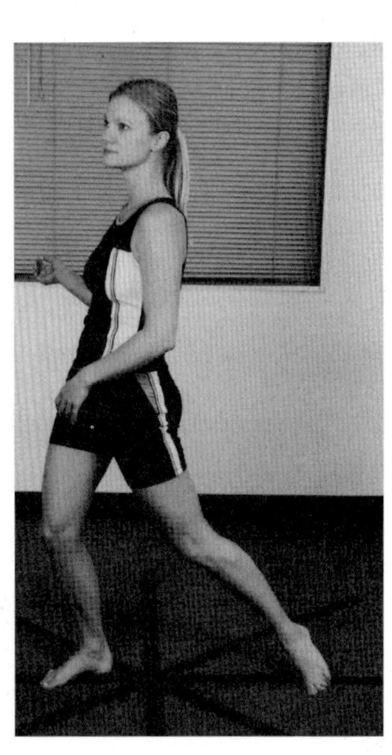

그림 35.4H Backhand.

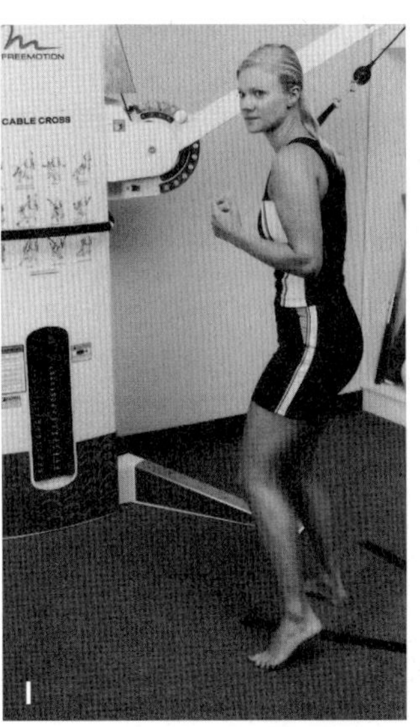

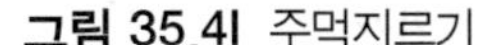

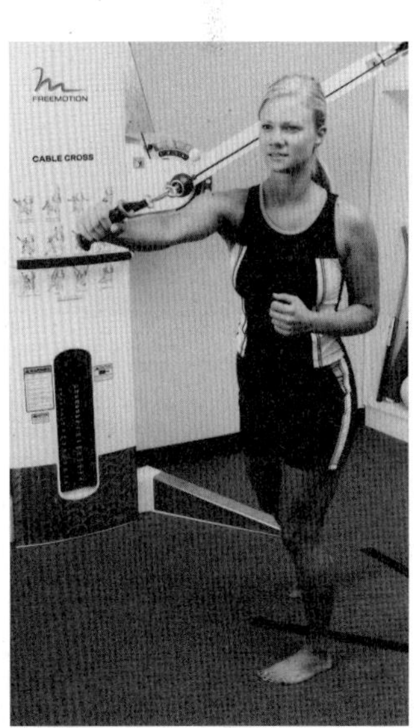

그림 35.4I 주먹지르기.

4. 팔 외전-견갑상완리듬 (Arm Abduction - Scapulo Humeral Rhythm)

적응증

- 견관절 혹은 상체 통증
- 목통증 편타(whiplash) 혹은 두통

과정(그림 35.5A)

- 팔을 몸통에 붙이고 팔꿈치는 90° 구부리고 손목은 중립자세
- 서서히 팔을 외전시킨다.

기록

- "준비단계", 첫 60°, 견관절 올라가지 않음

양성이면, 고려할 만한 가능한 치료

- 이완/신장
  - 등세모근 위힘줄살(그림 35.5B)과 어깨올림근(그림 35.5C)
- 조정(adjust)/가동(mobilize)
  - 흉추(4~8번)(그림 35.5D)
  - SC 관절(그림 35.5E)과 AC 관절(그림 35.5F)
  - 상완와관절
- 촉진/근력강화
  - 견갑-흉추(그림 35.5G)
  - 견갑골 하강(그림 35.5H)
- 기능훈련
  - 인체공학 충고(그림.35.5I)
  - 칼뽑기(그림 35.5J)

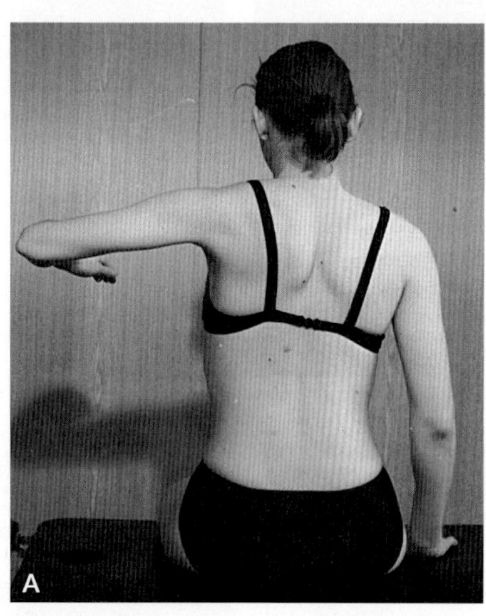

그림 35.5A 팔 외전 검사.

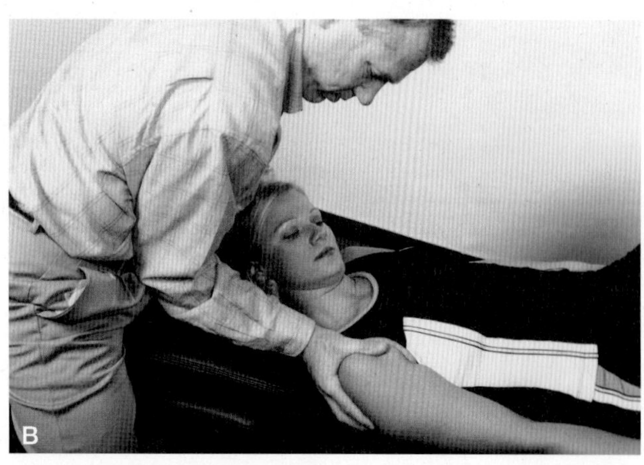

그림 35.5B 상부 승모근 등척성 후 이완(PIR).

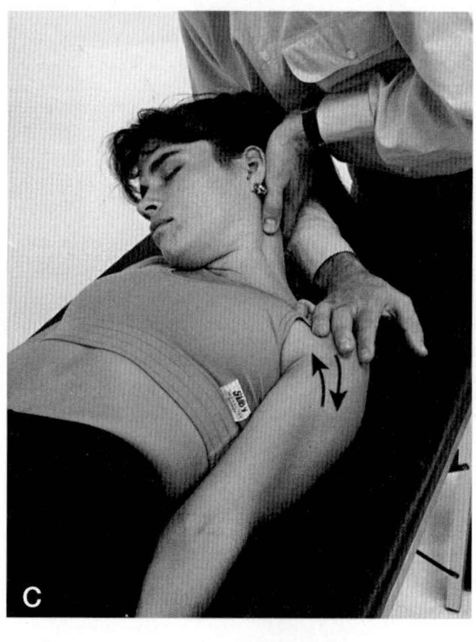

그림 35.5C 견갑거근 등척성 후 이완(PIR).

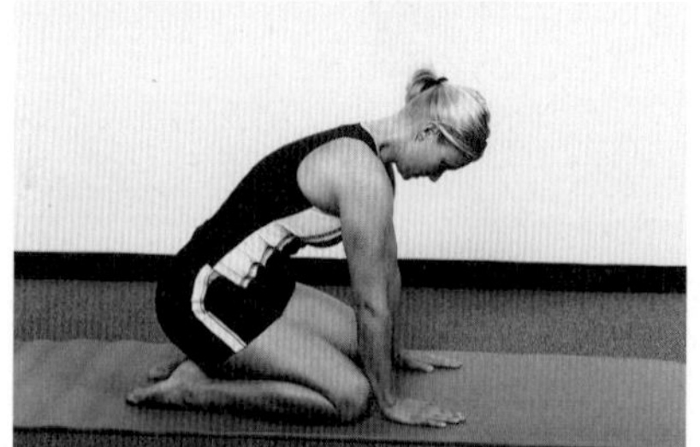

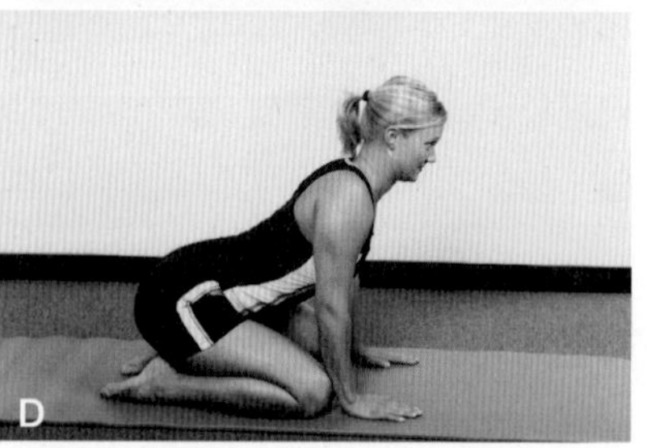

그림 35.5D 바닥에 손을 대고 요가 스핑크스 자세.

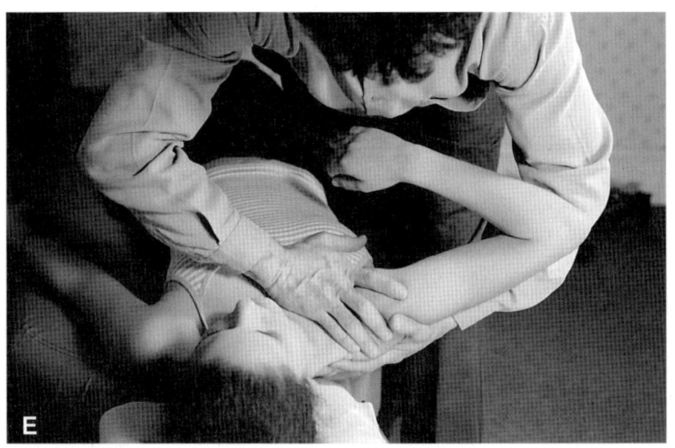
그림 35.5E 복장빗장(흉쇄) 관절 장축 견인.

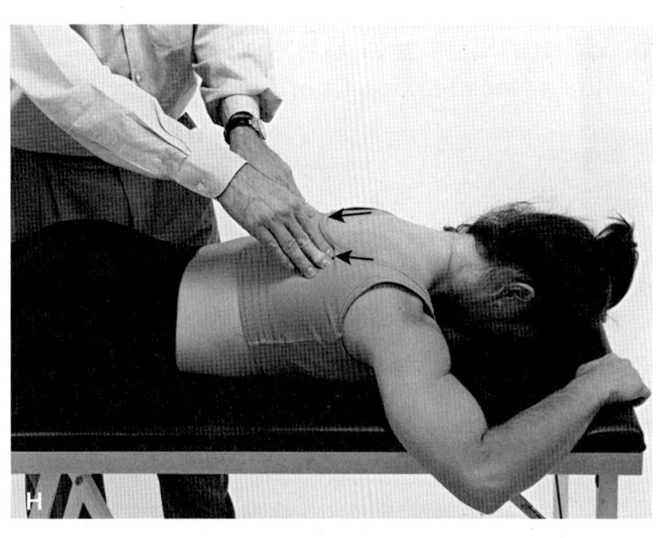
그림 35.5H 견갑하강 촉진.

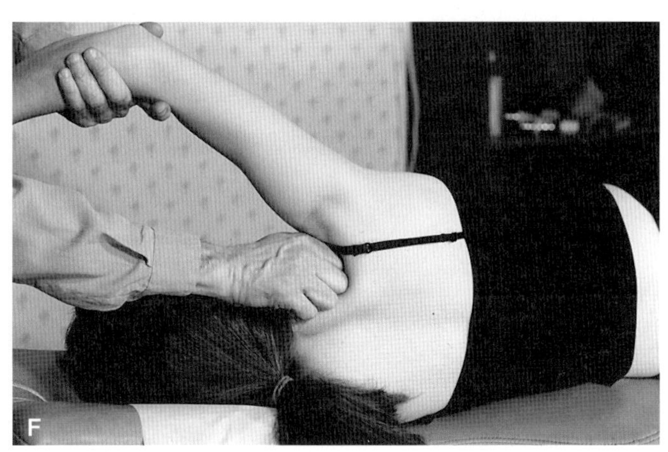
그림 35.5F 봉우리빗장(견쇄) 관절 도수치료.

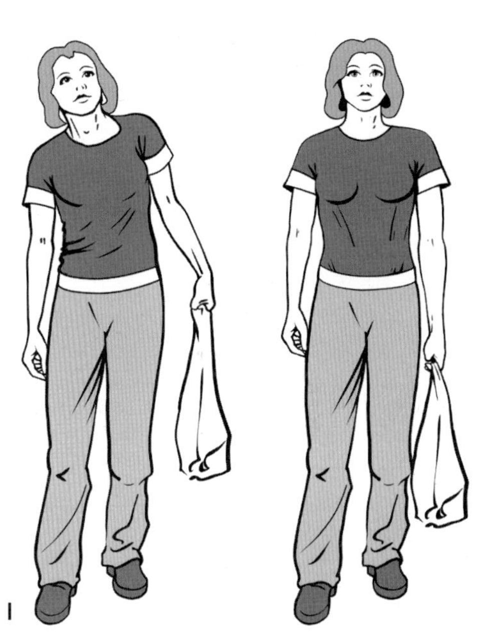
그림 35.5I 가방 들기, 부정확, 정확.

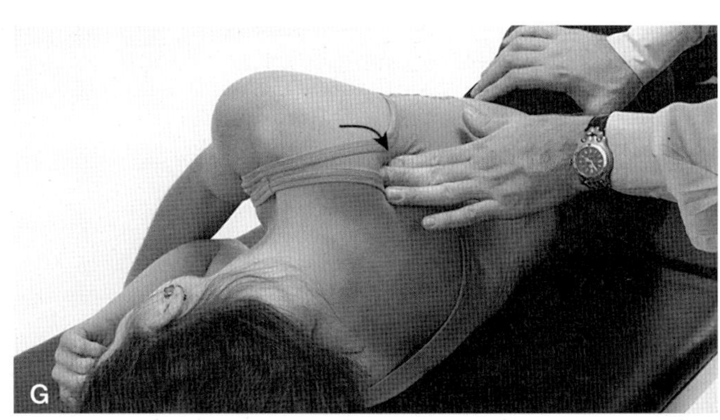
그림 35.5G 견갑-흉추 촉진.

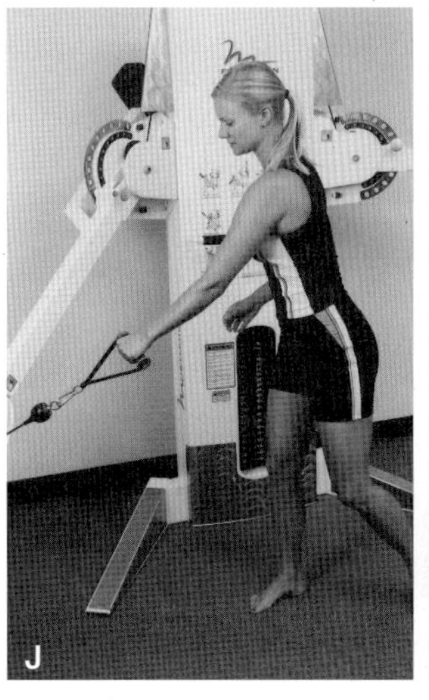
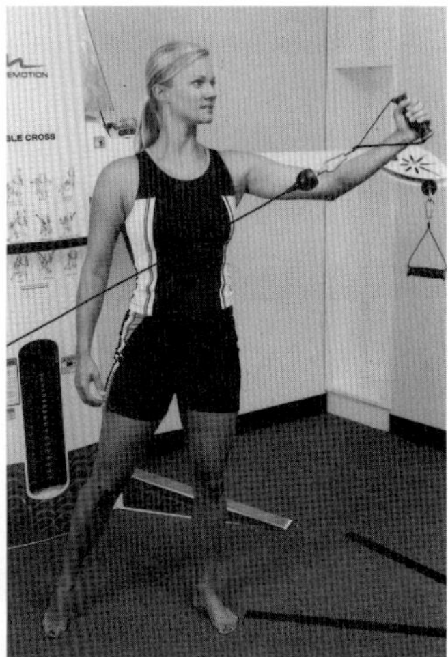
그림 35.5J 칼뽑기.

5. Janda의 목 굽힘 협응력 검사 (Janda's Neck Flexion Coordination Test)

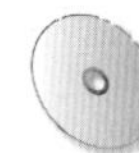

적응증

- 목, 편타증 또는 두통

과정(그림 35.6A)

- 테이블에서 가슴 쪽으로 천천히 머리 들기

기록

- 다음과 같은 현상이 나타나면 실패다:
  - 턱 돌출
  - 목빗근(흉쇄유돌근, SCM) 과활성화
  - 흔들림

양성이면, 고려할 만한 가능한 치료

- 이완/신장
  - 목빗근(그림 35.6B), 뒤통수밑근(후두하근), 등세모근 위힘줄살(그림 35.6C)
  - 호흡 재교육
- 조정(adjust)/가동(mobilize)
  - 후두골, 목뼈 상부 (그림 35.6D)
  - 경흉(cervico-thoracic) 접합부(그림 35.6E)
  - 흉추(T4-8) (그림 35.6F, G)
- 감각-운동 훈련 (그림 35.6H, I)
- 촉진/근력강화
  - Brügger(그림 35.6J)
  - 목-머리(cervico-cranial) 굴곡 운동 제한과 지구력 훈련(바로 눕기, 엎드리기, 앉기와 서기 자세에서 머리 끄덕임) (그림 35.6K, L, M)
- 기능훈련
  - 자세운동(그림 35.6N, O)
  - 인체공학 충고(그림 35.6P)

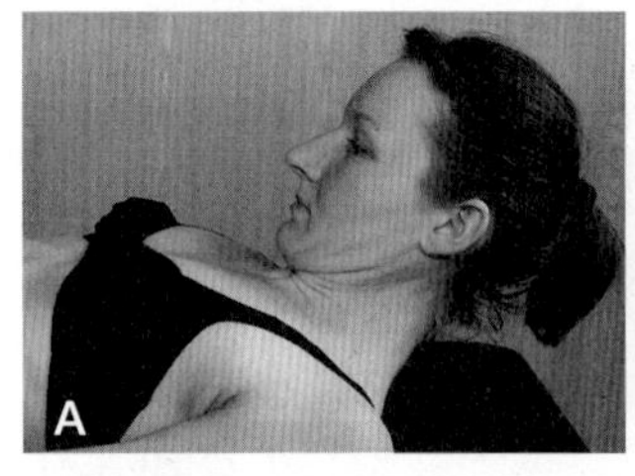
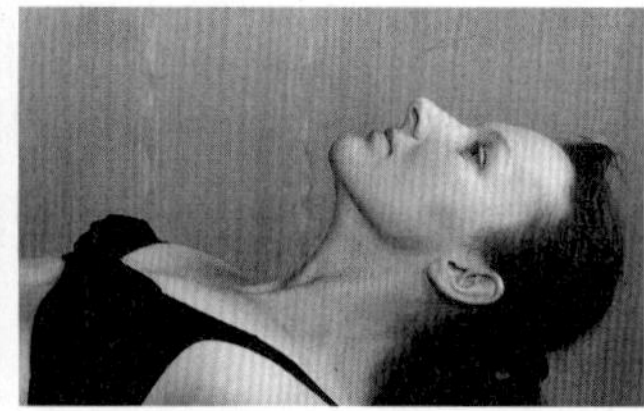

그림 35.6A Janda의 목 굽힘 검사.

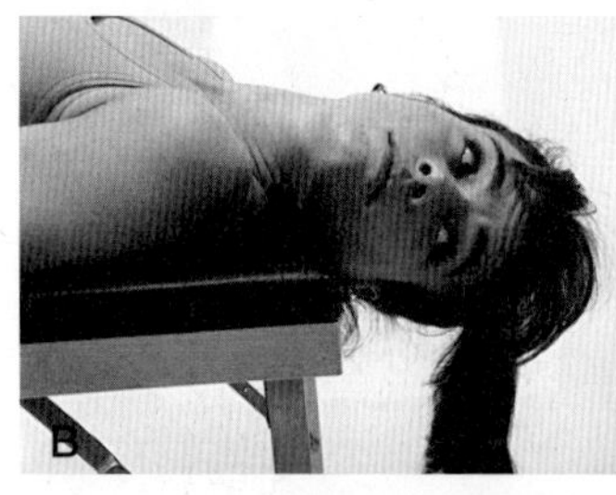
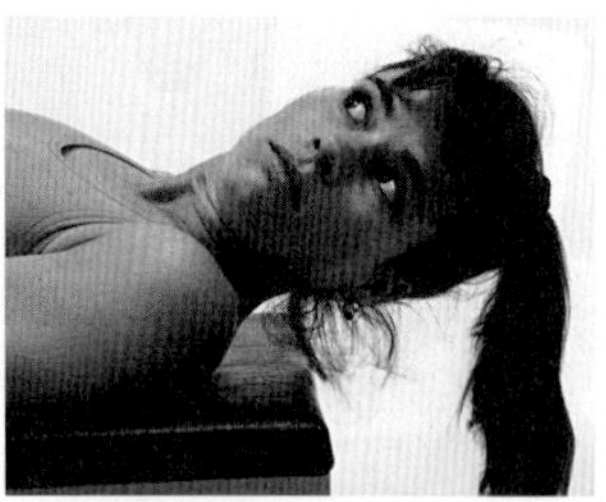

그림 35.6B 목빗근(흉쇄유돌근) 등척성 후 이완 (PIR).

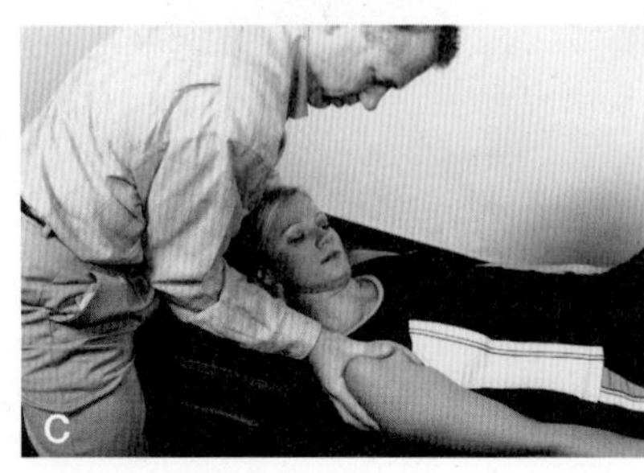

그림 35.6C 등세모근 위힘줄살 등척성 후 이완.

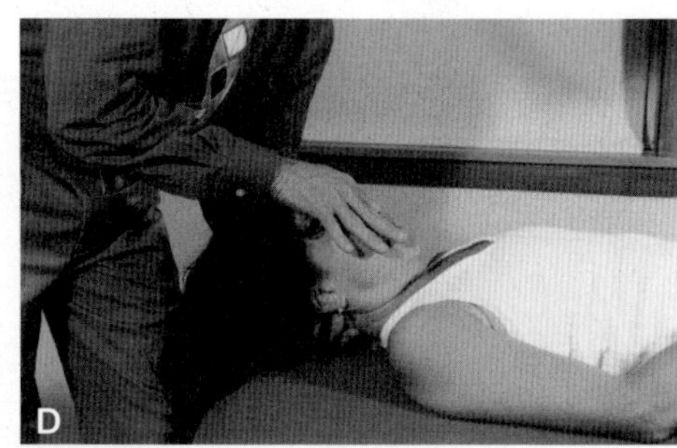

그림 35.6D 후두골, 목뼈 상부.

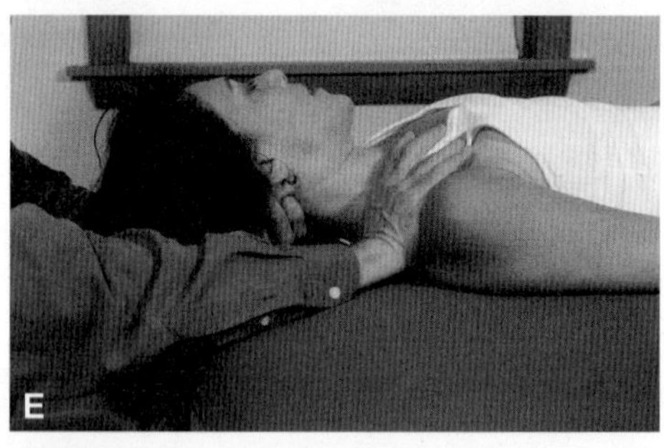

그림 35.6E 경흉(cervico-thoracic) 접합부.

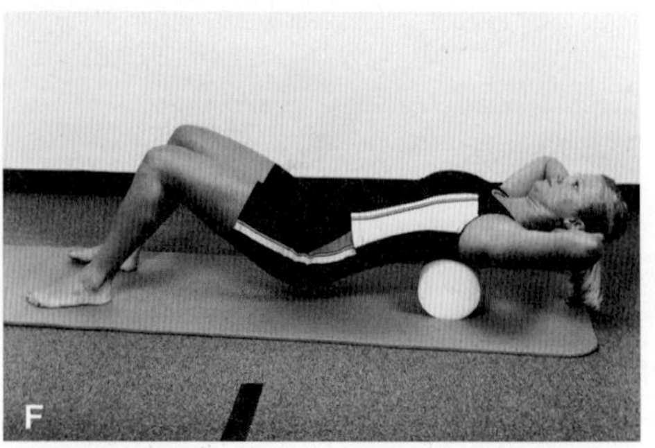

그림 35.6F 흉추 가동 (mobilization), 둥근 베개 형태 - 수평.

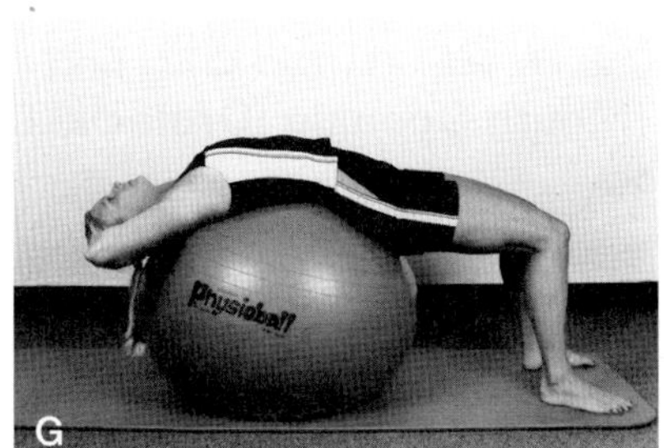
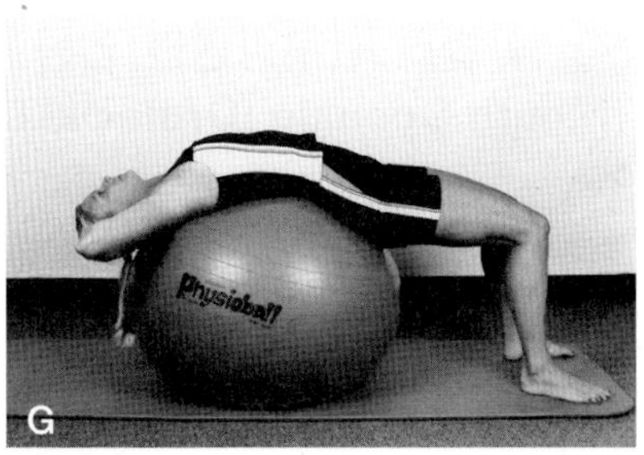

그림 35.6G 공 위에서 허리 신장.

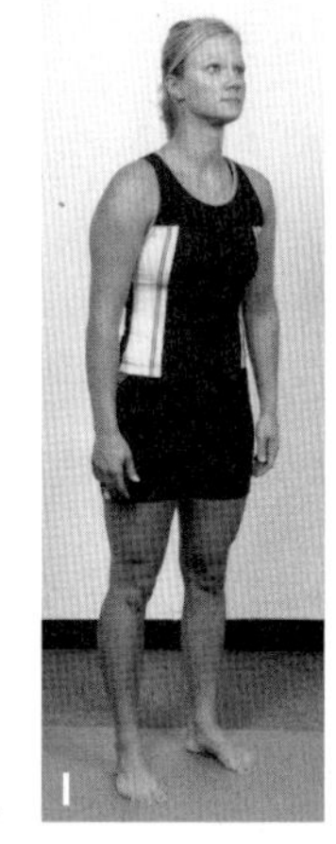

그림 35.6H 흔들판.

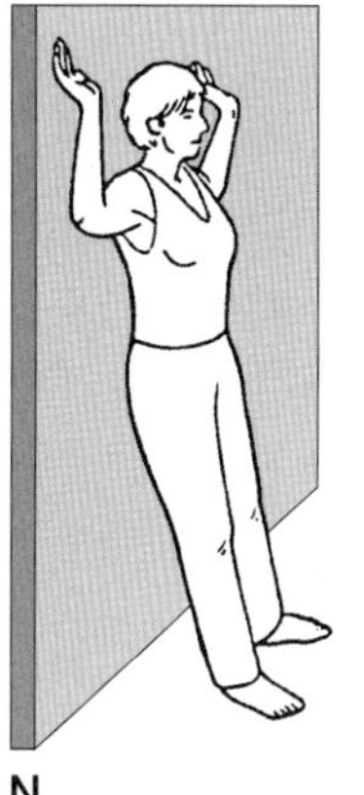

그림 35.6I 전방 기울임.

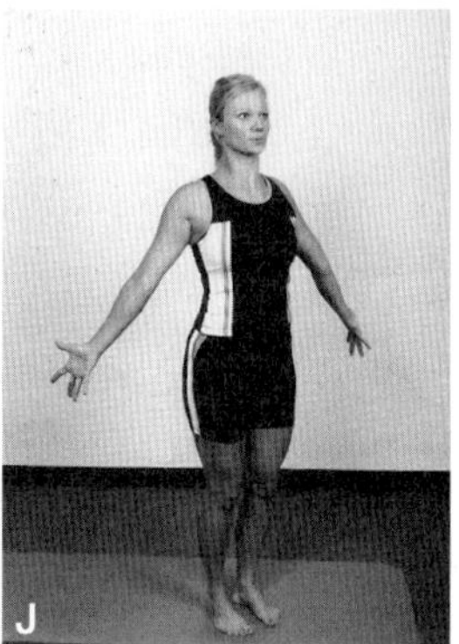

그림 35.6J Brügger 이완 자세.

그림 35.6K 안경보호대를 이용한 목-머리 굽힘.

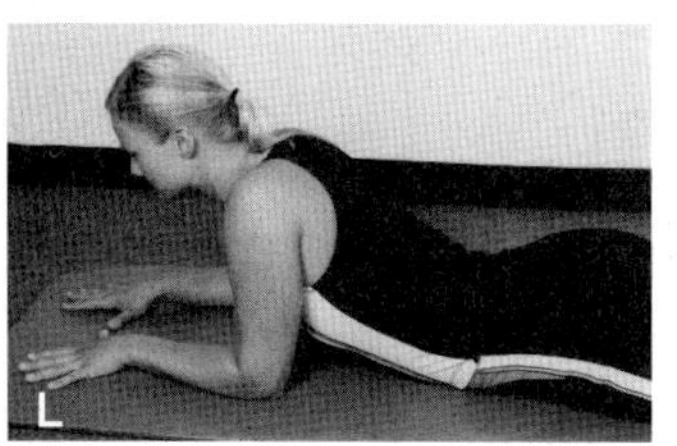

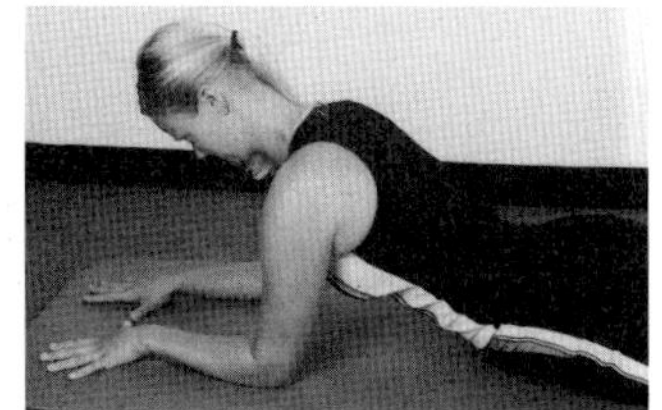

그림 35.6L 턱을 당긴 엎드린 스핑크스.

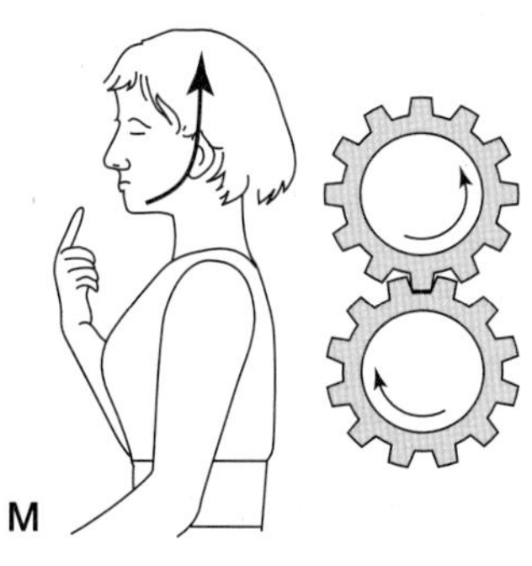

그림 35.6M 머리를 끄덕거리는 목 상부의 굽힘 운동.

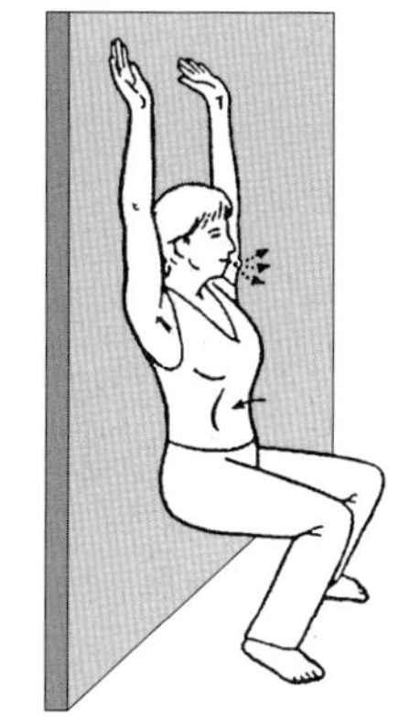

그림 35.6N 벽에 기대어 미끄러지기. 출처: Liebenson CS. Mid-thoracic dysfunction (Part Three): Clinical Issues. Journal of Bodywork and Movement Therapies, 5:269:2001.

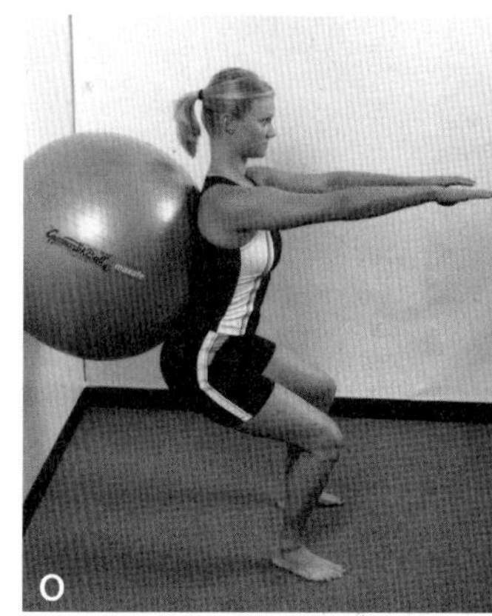

그림 35.6O 볼 움추려 앉기.

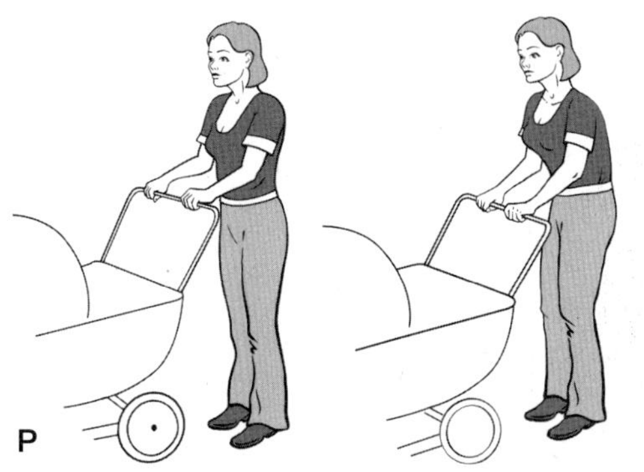

그림 35.6P 유모차 끌기. 바른 자세, 잘못된 자세.

6. 목-머리 굽힘 (Cervico-Cranial Flexion)

적응증

- 목통증, 편타증, 두통

과정(그림 35.7)

- 환자가 머리를 끄덕이는 동작은 한다.
  - 환자가 할 수 없다면, 그들이 할 수 있을 때까지 임상가가 시범을 보인다.
- 20 mmHg로 보호대를 부풀린다
- 턱을 끄덕이는 동작과 함께 환자는 압력을 22 mmHg까지 증가시키고 10초간 유지한다.
- 환자는 압력을 24, 26, 28 그리고 30 mmHg까지 증가시키고, 단계마다 쉬는 시간을 가지고 각 압력 당 10초간 유지한다.

기록

- 다음과 같은 현상이 나타나면 실패다:
  - 목의 천층 근육 과활성화〔목빗근(흉쇄유돌근, SCM)〕
  - 시험한 특정한 수준에서 일정한 압력유지의 불안정성
  - 더 높은 압력 수준의 달성 불안정성(26~30 mmHg).

양성이면, 고려할 만한 가능한 치료

- (Janda의 목 굴곡 협응력 검사와 유사한 치료)

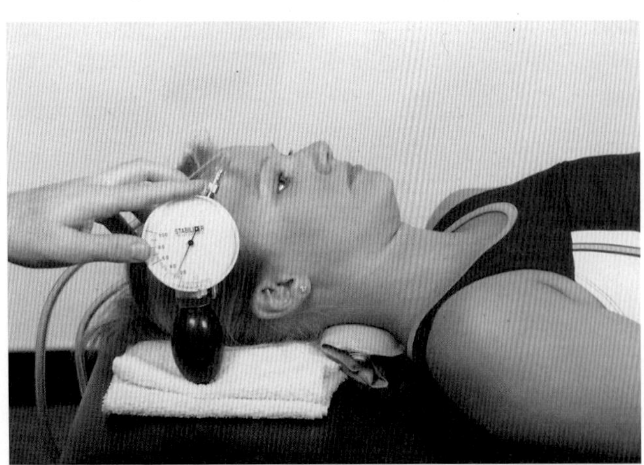

그림 35.7 C0-C1 굴곡 검사.

7. 입 벌리기(구강안면 협응력) [Mouth Opening (Orofacial Coordination)]

적응증

- TMJ/구강안면 통증, 두통, 목통증

과정(그림 35.8A)

- 환자는 입을 완전히 벌리도록 지시된다.

기록

- 다음과 같은 현상이 나타나면 실패다:
  - 턱 돌출 (그림 35.8B)
  - 관절가동범위의 감소(수직 공간이 손가락 3마디보다 적게)
  - 머리 신전

양성이면, 고려할 만한 가능한 치료

- 이완/신장
  - 뒤통수밑근(후두하근, suboccipital), 가쪽날개근(외측익돌근, lateral pterygoid), 깨물근(교근, masseter) (그림 35.8C)
- 조정(adjust)/가동(mobilize)
  - TMJ(그림 35.8D)
  - 설골 가동화(그림 35.8E)
  - 후두골, 목뼈 상부(그림 35.8F)
  - 흉추(T4-8)(그림 35.8G)
- 촉진/근육강화
  - 후퇴 재훈련 (그림 35.8H)
  - 위목뿔근(상설골근, suprahyoid)

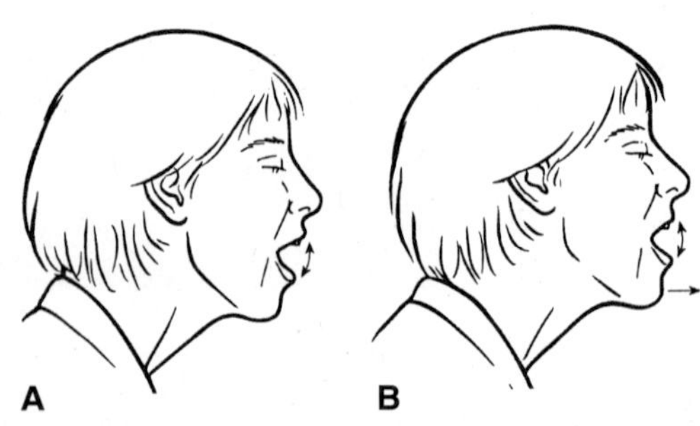

그림 35.8A 입 벌리기 검사, **B** 하악골 돌출. Liebenson CS. 환자와 임상가를 위한 충고: Mid-thoracic dysfunction (Part One): Overview and Assessment. Journal of Bodywork and Movement Therapies, 2001;5:96.

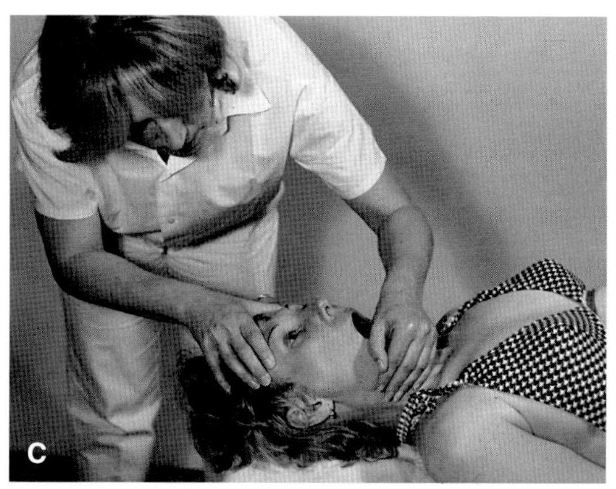

그림 35.8C 깨물근 등척성 후 이완 (PIR).

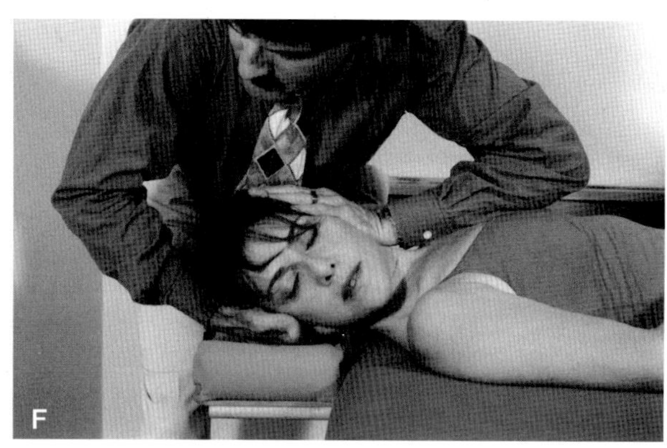

그림 35.8F 후두골 들어올리기.

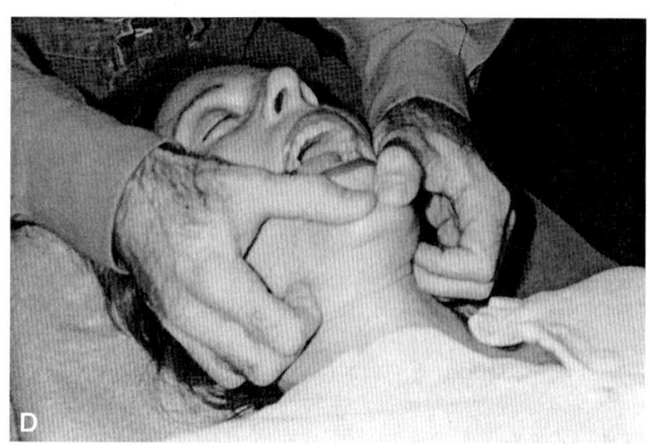

그림 35.8D TMJ 가동 (mobilization).

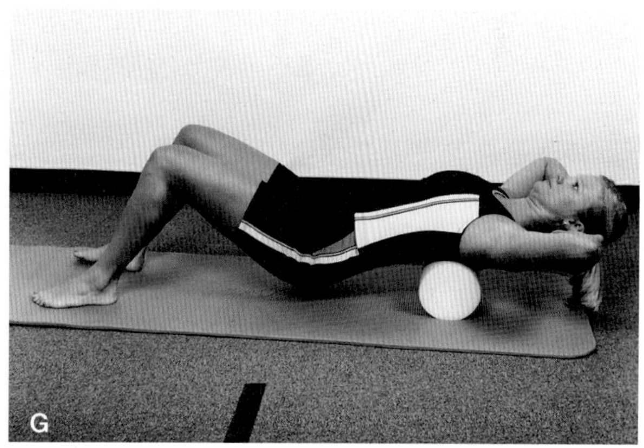

그림 35.8G 흉추 가동 (mobilization), 둥근 베개 형태 - 수평.

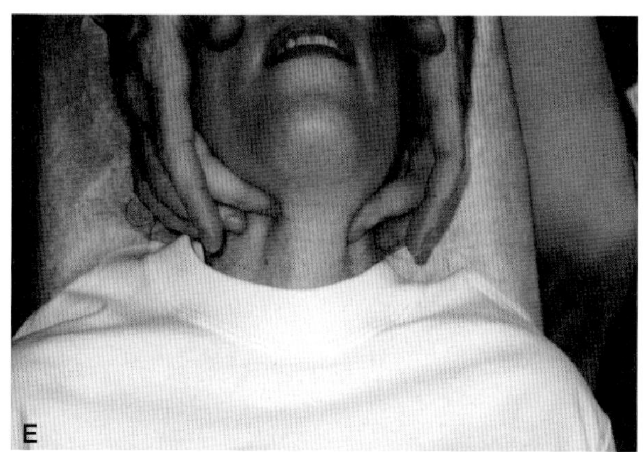

그림 35.8E 설골 가동 (mobilization).

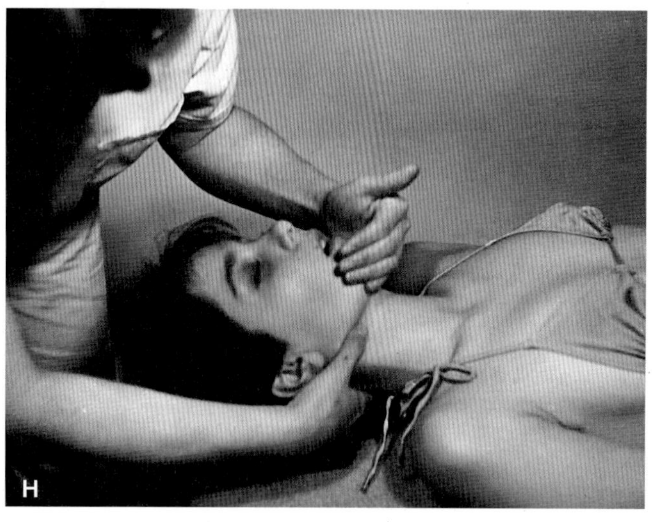

그림 35.8H 하악골 후퇴(retrusion) 재훈련.

사례 (Case)

이 부분은 일반적인 임상학적 증상의 몇 가지 예를 상술할 것이다. 치료의 다른 핵심적 요소를 반복적인 연습 모형으로 통합한 일반적인 형식이 제시될 것이다(표 32.7, 32.9와 32.10).[48] Kibler의 기능적인 동력학적 사슬 모형은 어떻게 관리가 통증 원인에 대해서 정형 외과적 평가에 의해서만 제공되는 것이 아니라, 기능적 평가가 예측되어야 하는지를 보여주기 위해서 각 사례마다 설명될 것이다(표 32.7 참조).[48] 추가적으로, 치료의 목표는 각 사례(통증경감, 조직보존, 조직안정화, 그리고 기능훈련)마다 설명되어야 한다(표 32.10). 이런 치료의 목표 안에서 32장에서 확인된 각 치료의 단계나 계속적인 치료(충고, 도수치료, 그리고 운동)가 적용 된다(표 32.9). 예를 들면, 보존 전략은 관절이나 연부조직의 도수치료 또는 인체공학 수정의 충고를 포함한다; 그리고 운동은 안정성과 기능 훈련이 모두 포함된다.

사례 1: 목통증과 편두통성이 아닌 두통 (Case1: Neck pain and non-migrainous headache)

동력학적 사슬 접근방식

임상학적 증상 복합체: 양측의 두통, 전형적으로 안와위 또는 후두하 지역에 집중, 종종 목통증과 관련된 제한된 목 관절가동범위(그림 35.9A, B, C)

조직 손상 복합체: 감별 진단 (DDx) — 근막, 척추관절돌기(zygapophyseal)

생체 역학적 과부하의 근원: 목-머리(cervico-cranial) 과신전과 경흉(cervico-thoracic) 후만증으로 머리가 앞으로 나옴(그림 35.9D), 그리고 잘못된 견갑상완리듬(SHR)으로 인한 위축된 어깨:

- 오랫동안 앉아있기 (그림 35.9E)와 컴퓨터 작업 (그림 35.9F)
- 인체공학적으로 잠자기 (그림 35.9G)
- 운반 (그림 35.9H)
- 푸쉬업, 상복부 운동, 의자 누르기, 큰가슴근(광배근) 끌어당기기 (그림 35.9I)

기능부전적 동력학적 사슬:

- 억제된 심층 목 굴곡근, 잘못된 견갑상완리듬(SHR), 잘못된 푸쉬업.
- 흉추 중부/상부의 저가동성
- 과긴장된 목빗근(흉쇄유돌근, SCM), 목신전근(후두하근), 등세모근 위힘줄살과 어깨올림근

치료의 목표와 계속적인 치료

완화적인 치료(palliative care): 목-머리(cervico-cranial)와 근막 조직과 관련된 과민성 감소시키기

보존전략:

- 활동 수정 조언(오랜 독서, 쓰기, 컴퓨터 활동을 피하고 자세 자각 훈련) (그림 35.9J)
- 인체공학적 잠자기 (그림 35.9K)
- 흉추 조정/가동 (T4-8) (그림 35.9L)
- 등세모근 위힘줄살(그림 35.9M), 어깨올림근, 목 신전근 & 목빗근(SCM) 이완/신장

안정화 전략:

- 심층 목 굴곡근 촉진하기(그림 35.9N, O, P)
- 어깨밑근(그림 35.9Q, R, S)

기능 훈련:

- 머리위로 닿기, 잡아당기기, 밀기, 들어올리기, 구부리기의 동작을 하는 동안 자세자각 재교육(그림 35.9T, U, V)

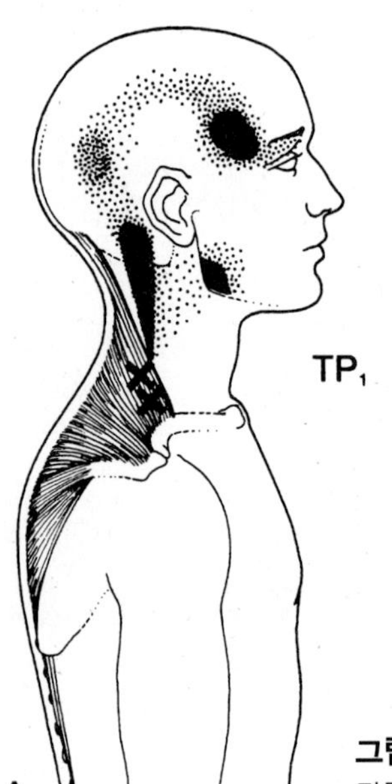

그림 35.9A 등세모근 위힘줄살의 연관통.

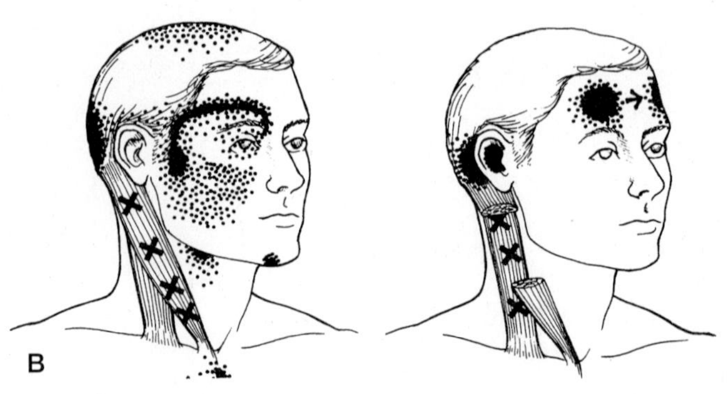

그림 35.9B 목빗근(SCM)의 연관통.

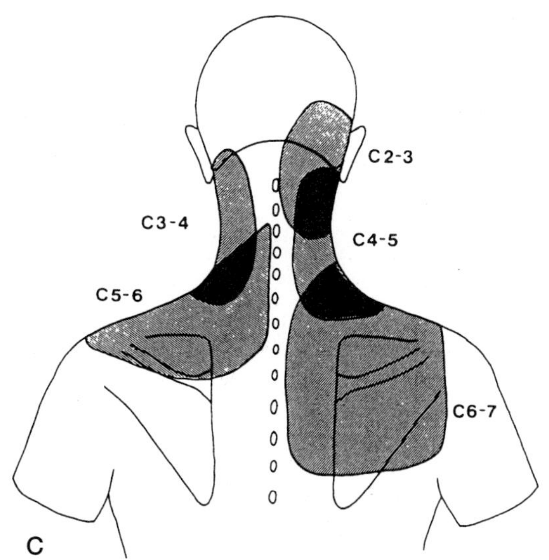

그림 35.9C 목뼈관절의 연관통.

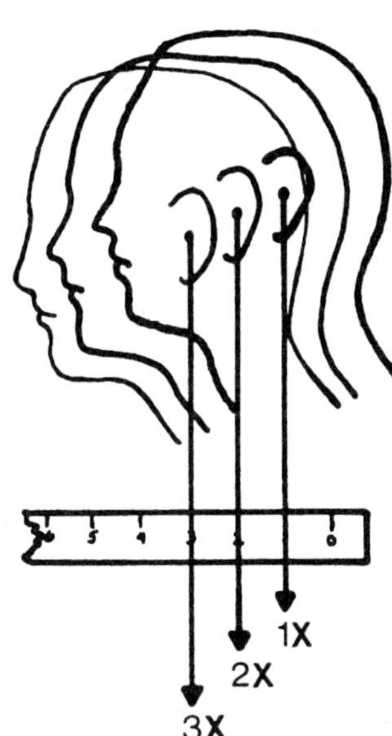

그림 35.9D 목 근육 활성화에 따라 자세의 효과.

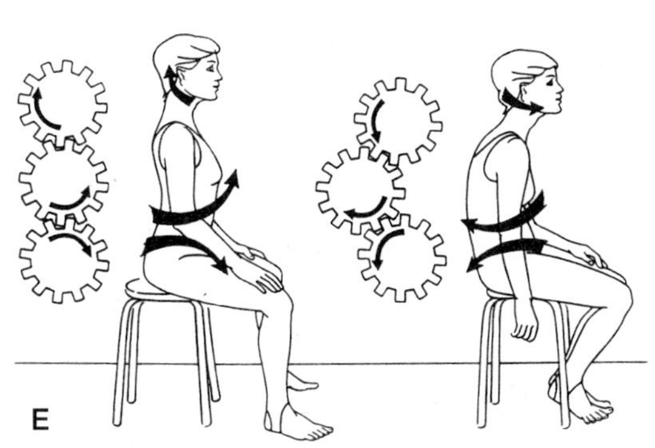

그림 35.9E 구부정한 자세.

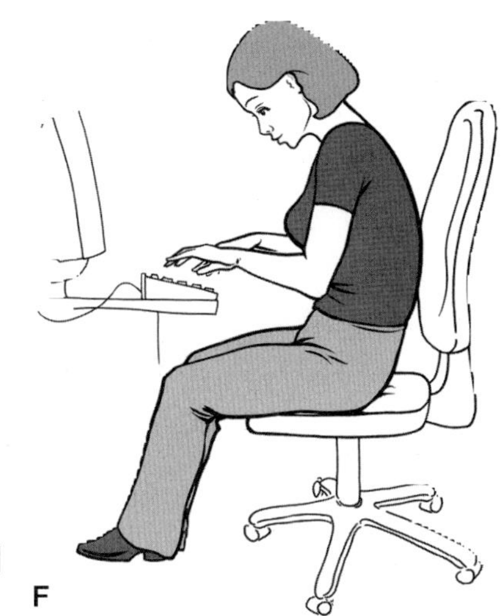

그림 35.9F 책상에서 전형적인 구부정한 자세.

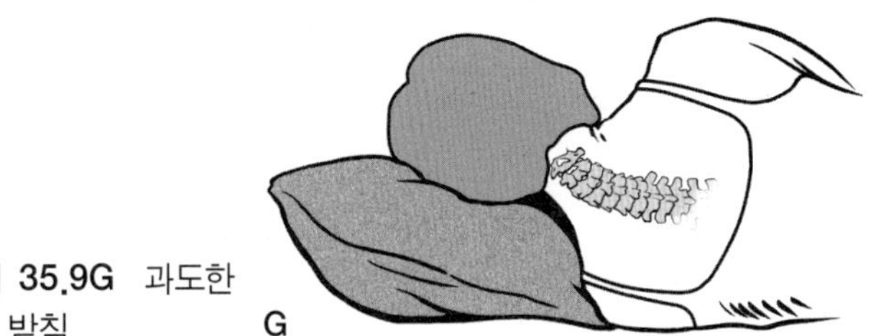

그림 35.9G 과도한 베개 받침.

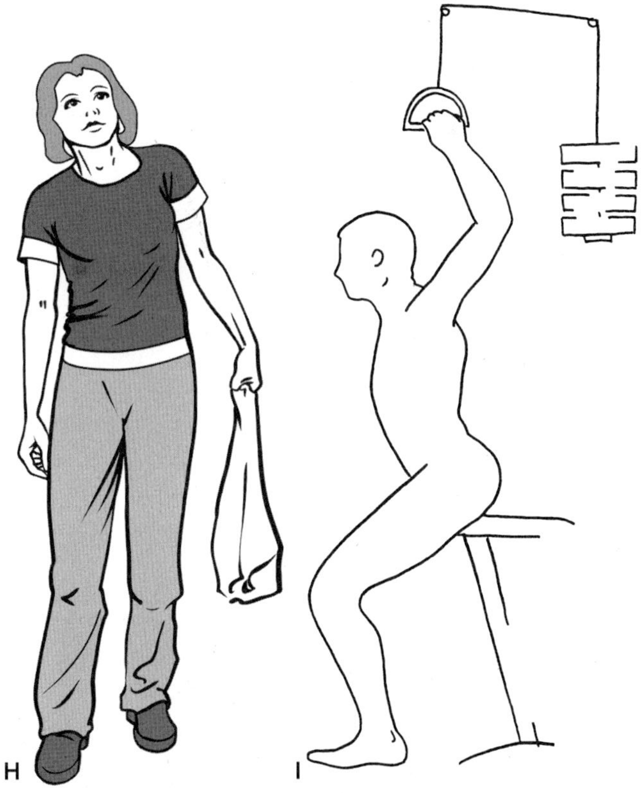

그림 35.9H 잘못된 가방 운반.

그림 35.9I "광배근 내리기" 운동하는 동안 부적절한 자세.

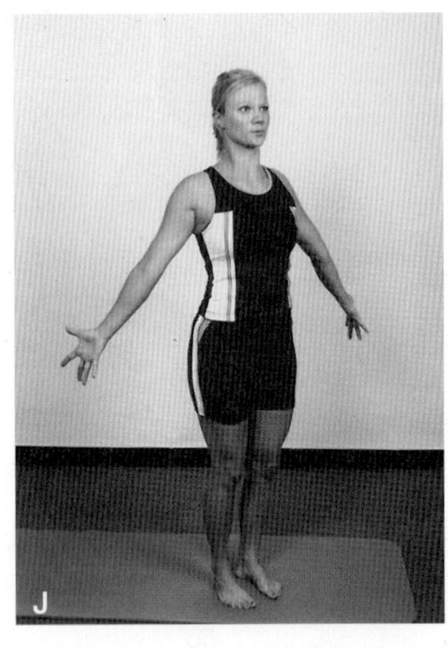

그림 35.9J Brügger 이완 자세.

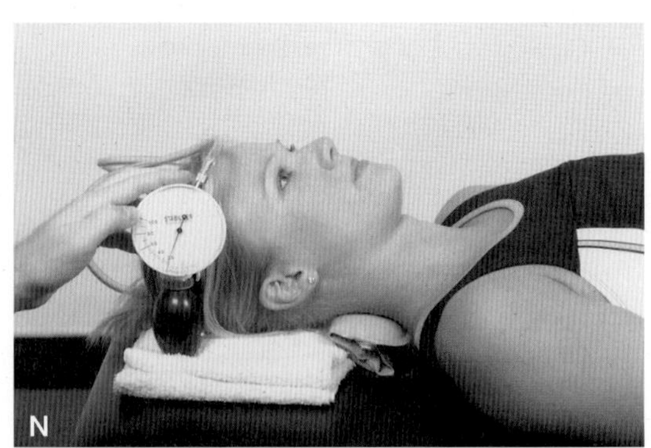

그림 35.9N 안정보호대를 사용한 목-머리 굽힘.

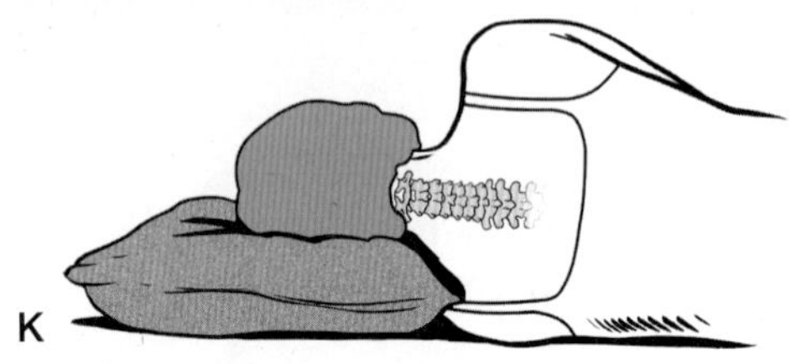

그림 35.9K 이상적인 베개 받침.

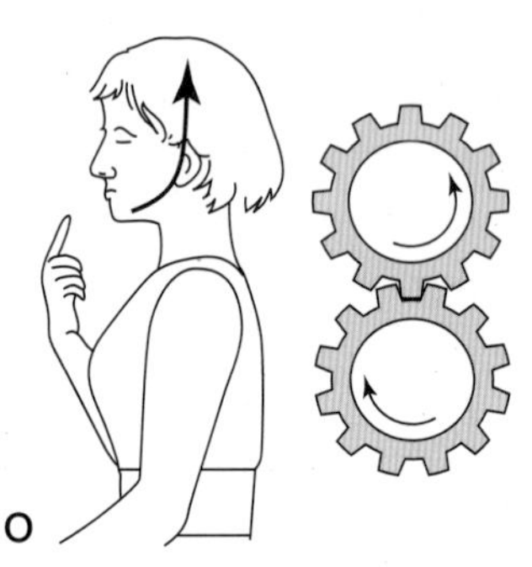

그림 35.9O 목뼈 상부를 끄덕거리며 굽힘 운동하기.

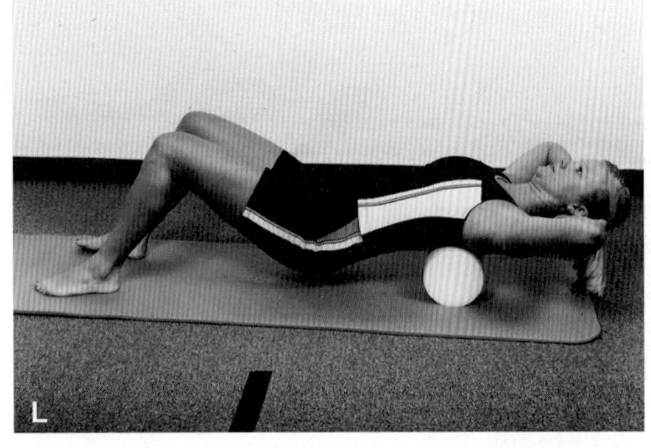

그림 35.9L 흉추 가동, 둥근 베개 형태 - 수평.

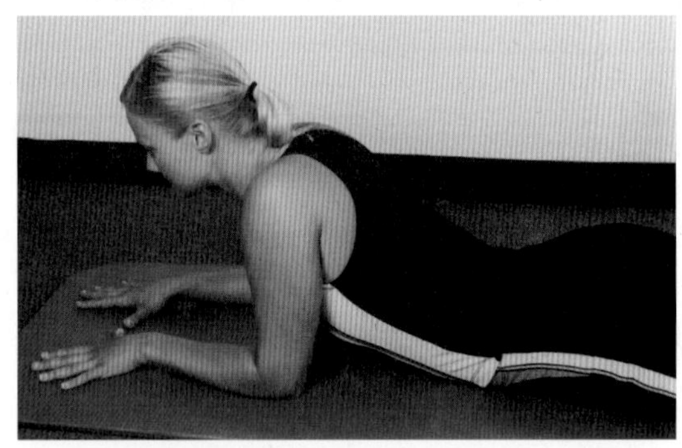

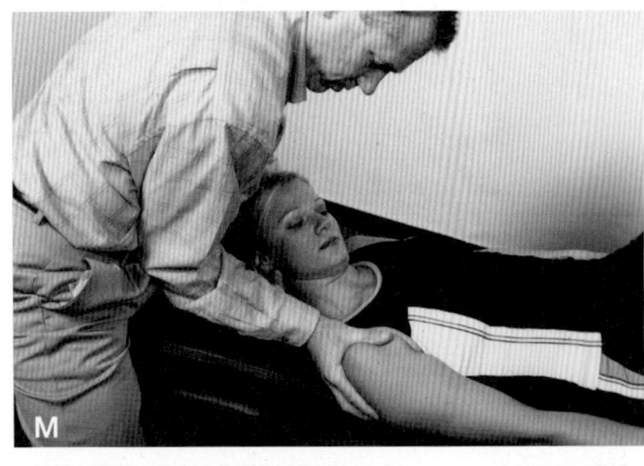

그림 35.9M 등세모근 위힘줄살 등척성 후 이완 (PIR).

그림 35.9P 턱을 당긴 엎드린 스핑크스.

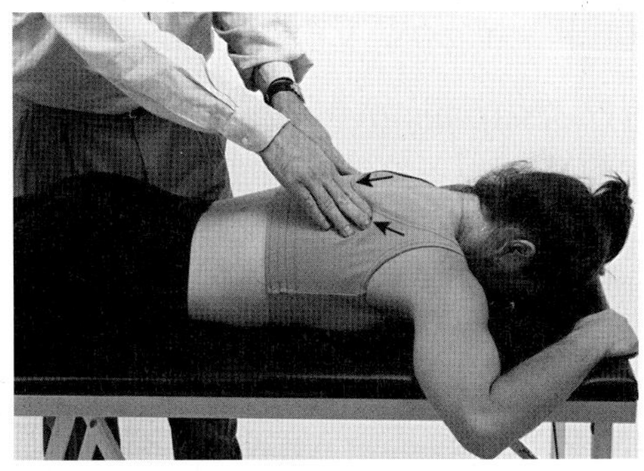

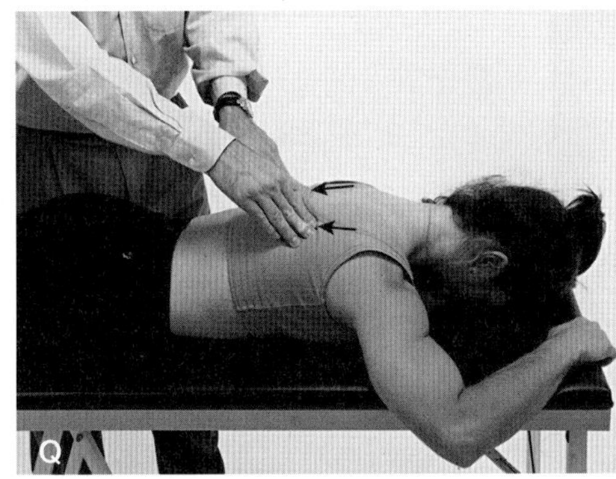

그림 35.9Q 견갑하제 촉진.

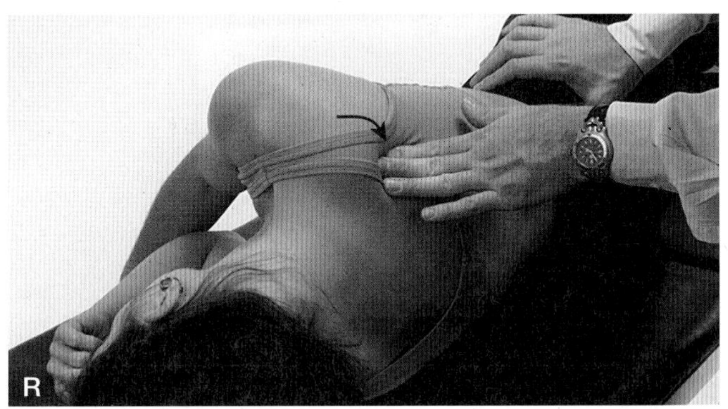

그림 35.9R 견흉 촉진.

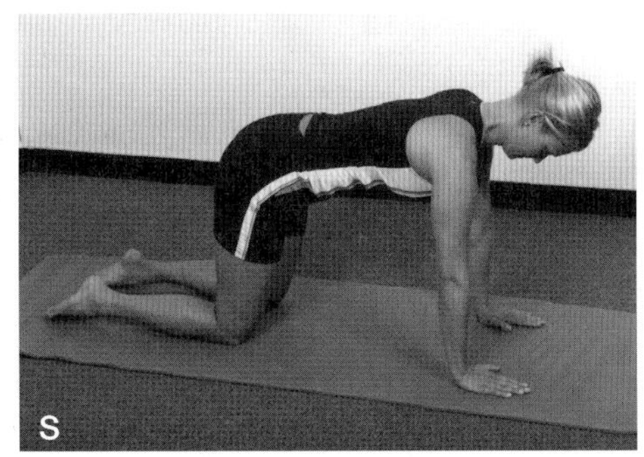

그림 35.9S 푸쉬업, 모든 사지 고정.

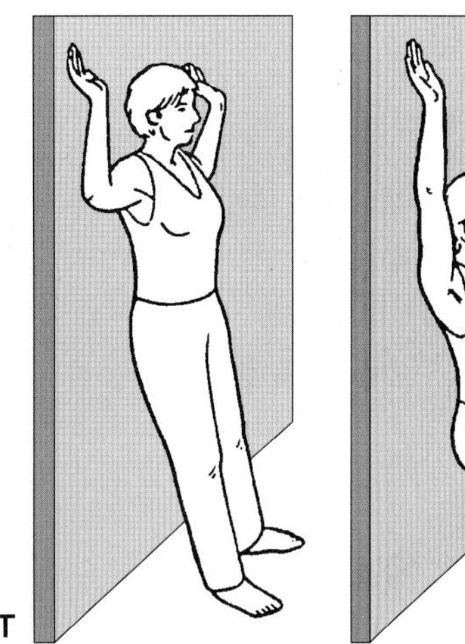

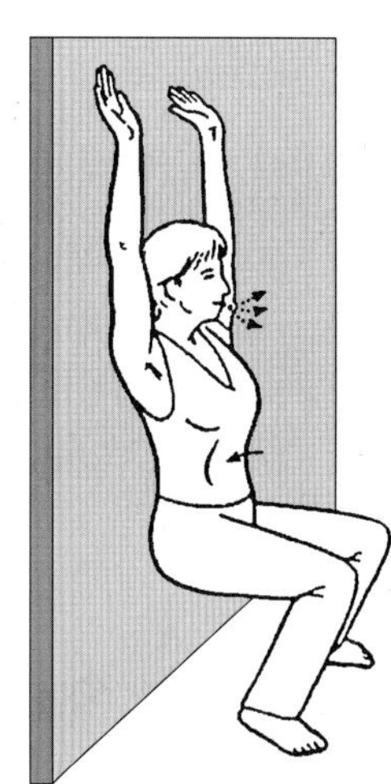

그림 35.9T 벽에 기대어 미끄러지기. 출처: Liebenson CS. Mid-thoracic dysfunction (Part Three): Clinical Issues. Journal of Bodywork and Movement Therapies, 5:269:2001.

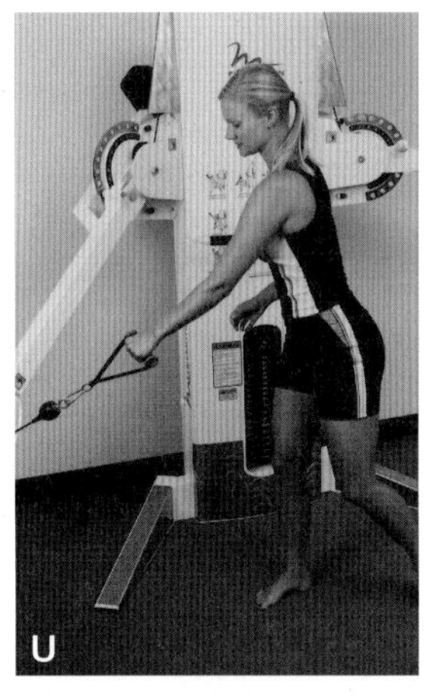

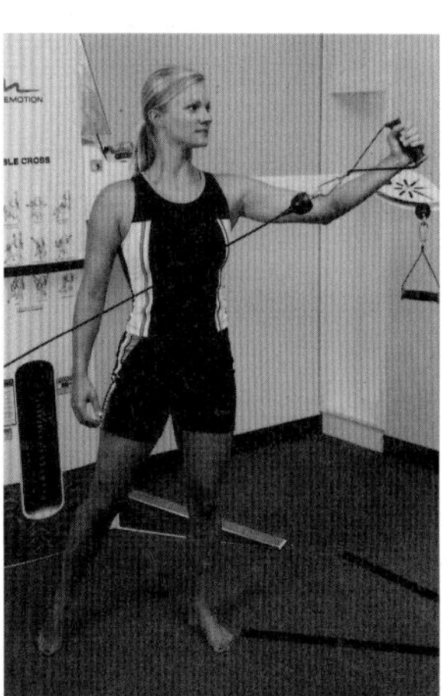

그림 35.9U 칼뽑기.

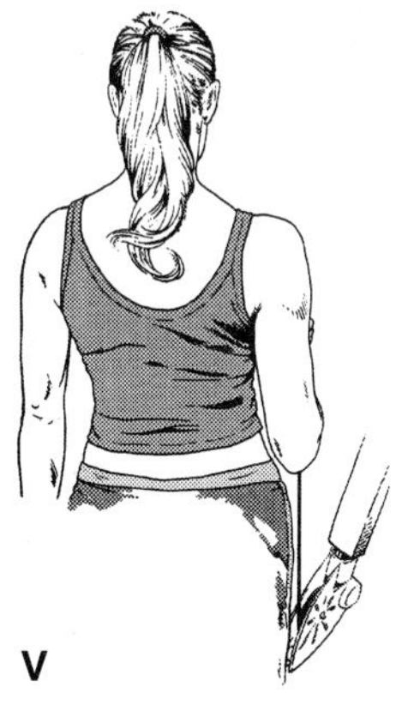

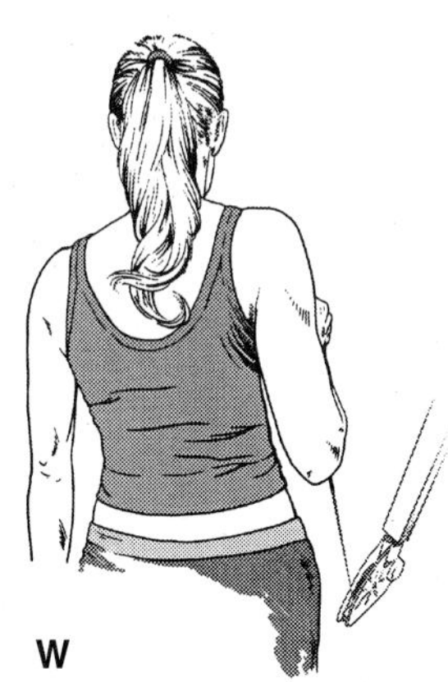

그림 35.9 단일 부문 줄, **V** 정확한, **W** 부정확한. 출처: Liebenson CS. Self-management of shoulder disorders. Journal of Bodywork and Movement Therapies, 2005;9;201.

사례 2:턱관절 증후군

동력학적 사슬 접근방식

임상학적 증상 복합체: 입을 벌리고 다무는 동안의 통증과 염발음(그림 35.10A)

조직손상 복합체: 감별 진단(DDx)-관절돌기/디스크 복합체, 근막

생체 역학적 과부하의 근원: 하악골 돌출(그림 35.10B), 과활성화된 하악골 거상근과 목뼈 상부의 신전근.

기능부전적 동력학적 사슬:

- 설골하 근육의 약한 활성화
- 낮은 목-머리(cervico-cranial)의 안정성과 동작 수행 시 머리/목의 낮은 지구력(예, 앉기, curl up, 말하기)
- 약한 연하
- 약한 호흡 (그림 35.10C)

치료의 목표와 계속적인 치료

완화적인 치료(palliative care):

- 관절융기-디스크 복합체의 과민성 감소시키기 (예, 보습치료, ice)
- 활동 수정 (하악골 이완 자세 가르치기)
- 행동 수정 (이 악물기, 이 갈기, 혀 습관)

보존전략:

- 깨물근(교근)(그림 35.10D), 가쪽날개근(외측익돌근), 뒤통수밑근(후두하근, suboccipital) 이완
- 관절융기-디스크 복합체 가동(mobilization) (그림 35.10E)
- C0-C1 접합부의 가동화

안정화 전략:

- 위목뿔근(상설골근, suprahyoid) 촉진

기능 훈련:

- 하악골 벌리기와 이완자세 재교육 (그림 35.10F)

그림 35.10A 깨물근 연관통의 통증유발점. 출처: Chaitow L. Clinical Application of Neuromuscular Techniques, Vol 1, Churchill Livingstone, Edinbrgh 2000.

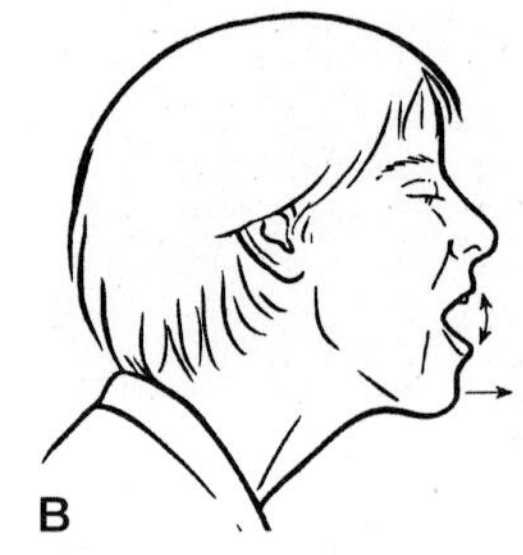

그림 35.10B 하악골 돌출. 출처: Liebenson CS. Advice for clinician and patient: Mid-thoracic dysfunction (Part One): Overview and Assessment. Journal of Bodywork and Movement Therapies, 2001;5;96.

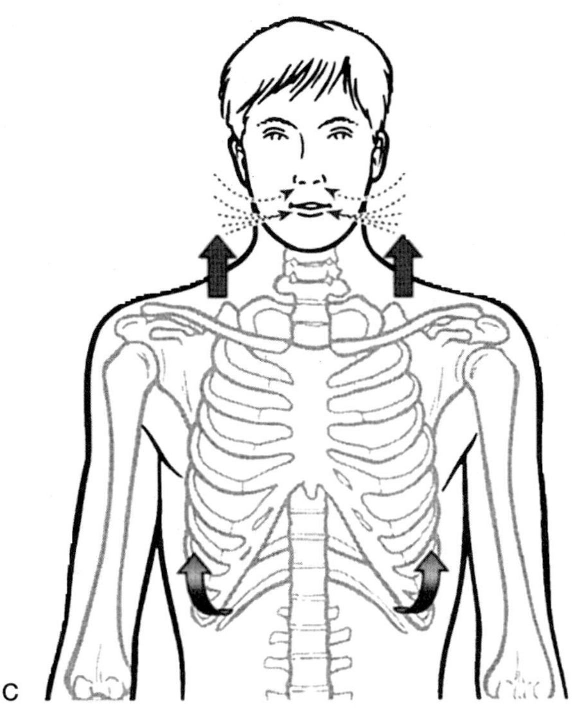

그림 35.10C 가슴 호흡의 잘못된 양상.

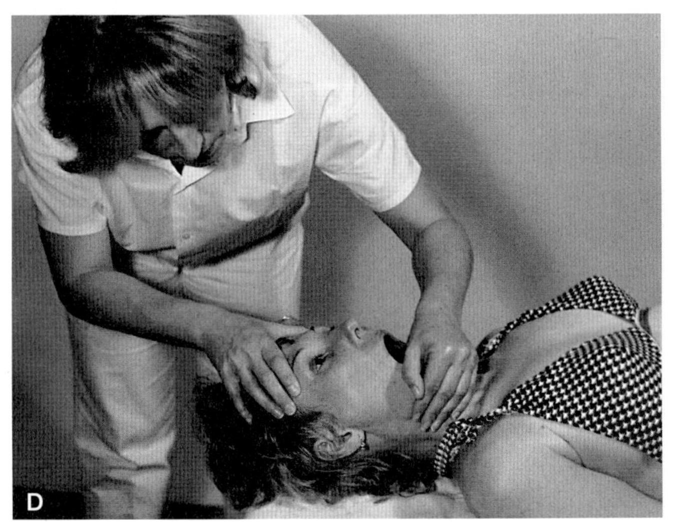

그림 35.10D 깨물근 등척성 후 이완(PIR).

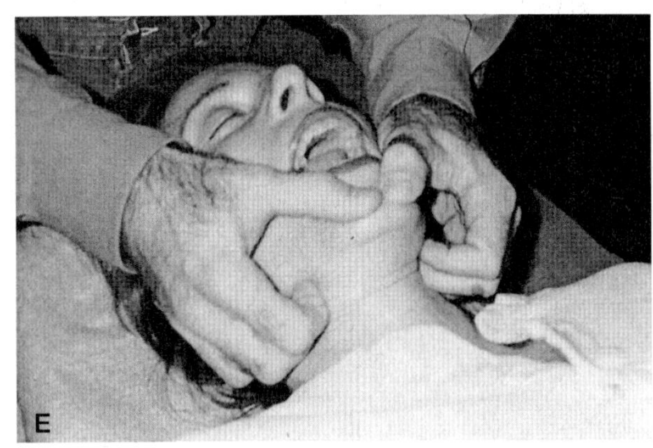

그림 35.10E TMJ 가동.

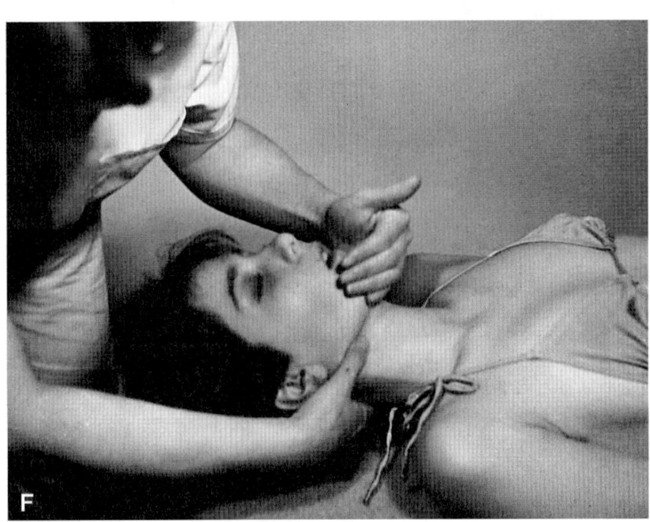

그림 35.10F 하악골 후퇴 재훈련.

사례 3: 목뼈의 장애로 일어나는 신경근질환 (Case 3: Cervical Discogenic Radiculopathy)

임상학적 증상 복합체: 다양한 목 자세와 움직임으로 악화된 팔 아래 그리고 견갑골 내측의 통증의 신경근 증상

조직 손상 복합체: 추간판 탈출증으로 인한 긴장 또는 신경근압박

생체 역학적 과부하의 근원:

- 일상생활동작(ADL's)동안 추간판의 끝 범위 부하-나쁜 앉기 자세 또는 인체공학적 잠자기(그림 35.11A, B)
- 적절한 요소 포함:
  - 측두골 - 아침 또는 오후의 오랜 굽힘(앉기, 웅크리기)
  - 흉추 후만증과 머리가 앞으로 나온 자세를 증가시키는 나쁜 자세와 호흡 습관

기능부전적 동력학적 사슬:

- 집중화와 말초화 시키는 조작을 확인하기 (그림 35. 11C, D)
- 상지 긴장 검사 수행(그림 35.11E, F, G)

McKenzie는 급성의 경우에 집중화시키는 자세나 움직임을 초기에 달성하지 못하는 큰 어려움을 억제할 것이다(15장 참조). 아마도 이것은 더 활성적인 염증성 구성요소(화학적 신경근염)에 의해 이루어질 것이다. 이것은 분명히 제한할 것이다. 하지만, 기능 검사를 제외하지는 않는다. 기계 지향성 민감성은 존재한다면 주목되어야 한다. 신경긴장 검사의 민감성은 어떠한 움직임이 안전하고 초기에 무엇을 피해야 하는지를 확립하는데 유용할 것이다(20장 참조). 때에 따라서 초기의 통증에 기초한 중재가 효과를 보며, 기능적 결함이 더욱 선명히 드러나고 특정한 재활성화와 기능적 회복 프로그램이 더욱 관리될 것이다.

치료의 목표와 계속적인 치료

완화적인 치료(palliative care):

- Ice, 항염증제, 목 보조기, 견인(그림 35.11H)

보존전략:

- 작업공간 (그림 35.11I), 앉기(그림 35.11J), 그리고 잠자기(베개)(그림 35.11K)의 인체공학적 충고
- 말초화시키는 자세/움직임 피하기(예, 목 신전) 그리고 집중화시키는 자세/움직임 수행하기 (예, 목 후퇴)(그림 35.11L)
- 집중화시키는 활동하기〔예, 팔을 머리 위로 하고 잠자기(Bakody's position)〕

안정화 전략:

- 흉부 중부의 신전 가동성 증가시키기
- 견갑골 조절 훈련
- 심층 목 굽힘근 훈련

기능 훈련:

- 스쿼트(squats)/런지(lunges)
- 밀기/당기기

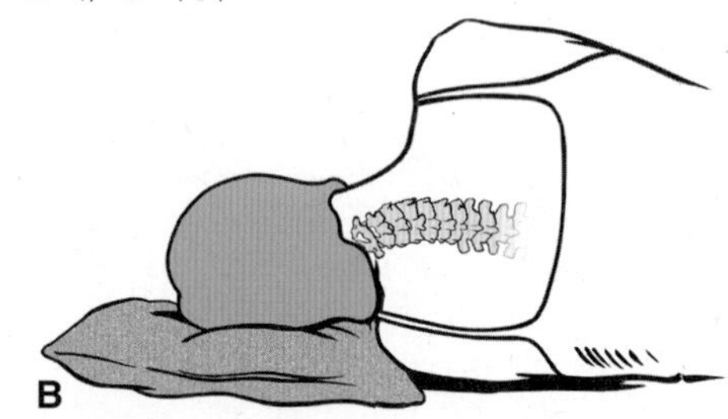

그림 35.11B 베개 받침의 부족.

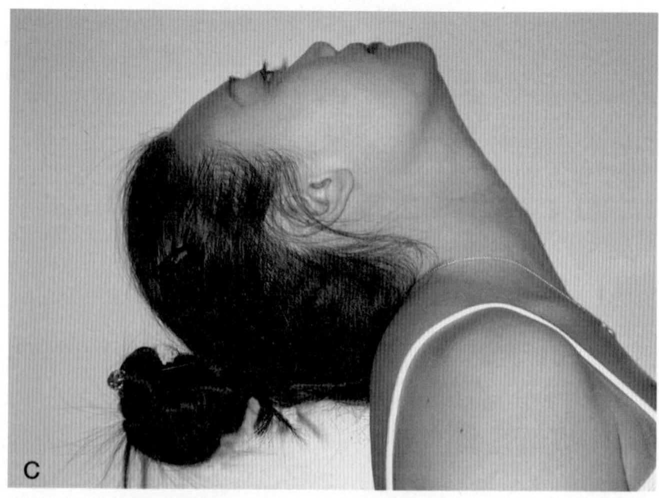

그림 35.11C 앉은 자리에서 뒤당김-폄.

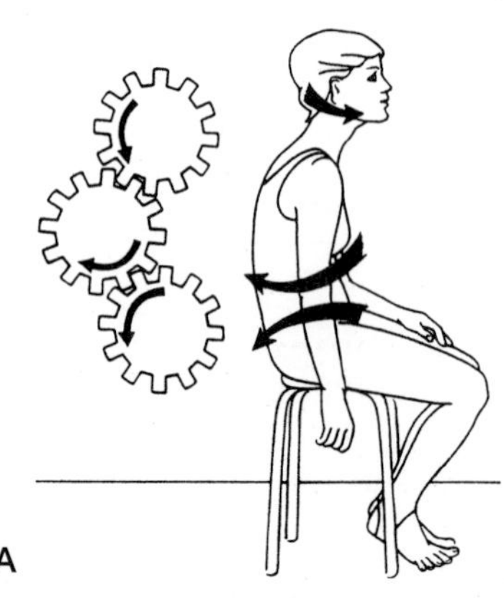

그림 35.11A 웅크린 자세.

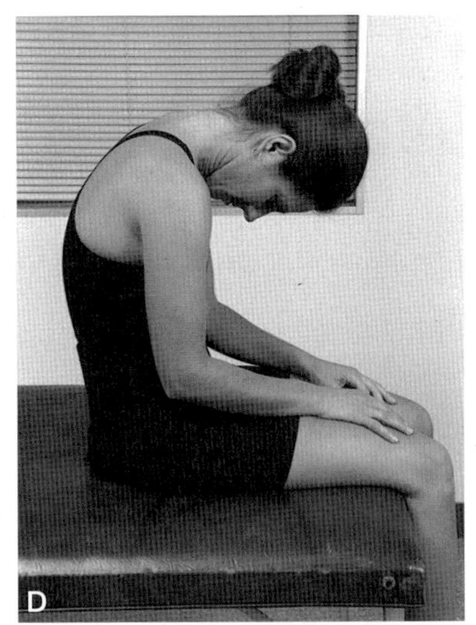

그림 35.11D 목 굽힘의 장려.

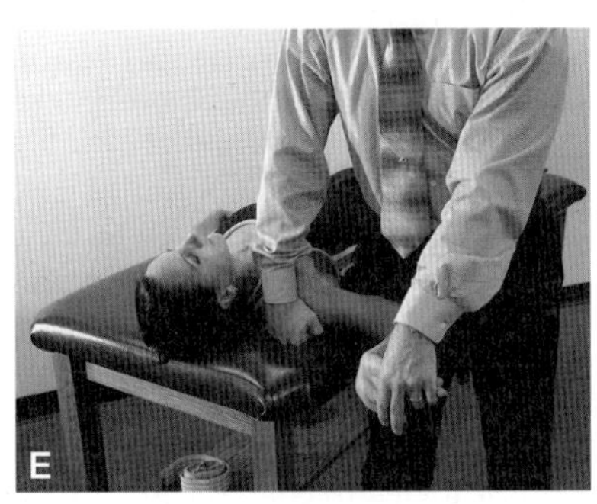

그림 35.11E 상지신경긴장검사[upper limb neural tension test (ULNT)]. 정중신경 (median nerve).

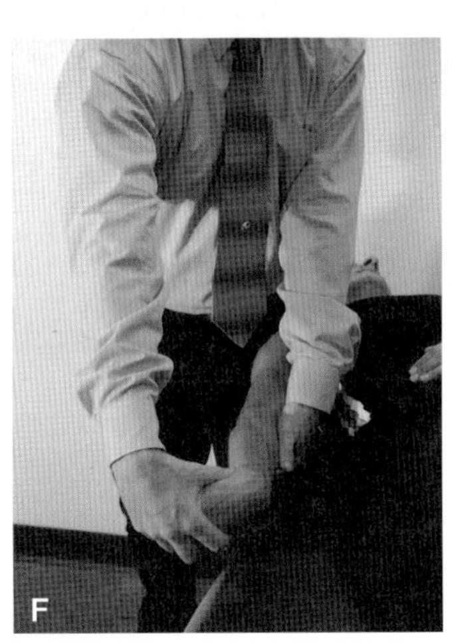

그림 35.11F 상지신경긴장검사 (ULNT test), 요골신경 (radial nerve).

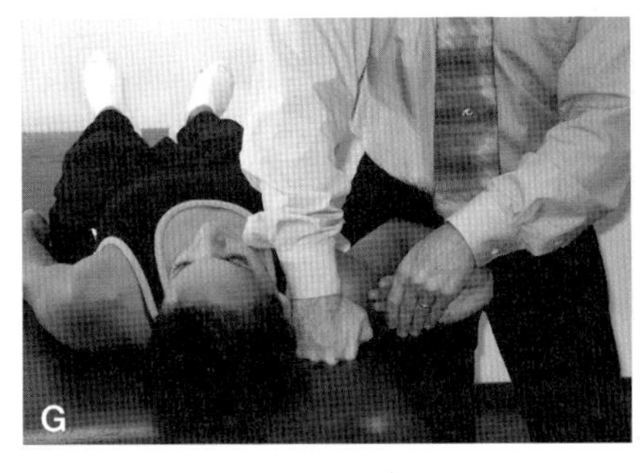

그림 35.11G 상지신경긴장검사 (ULNT test), 척골신경(ulnar nerve).

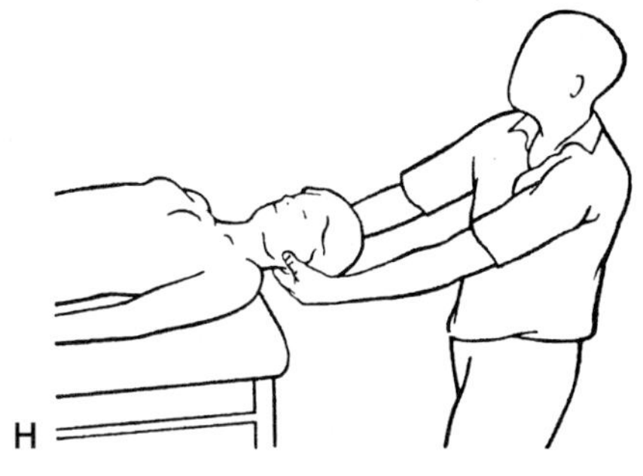

그림 35.11H 호흡만을 이용한 목뼈의 등척성 후 이완 (PIR) 견인.

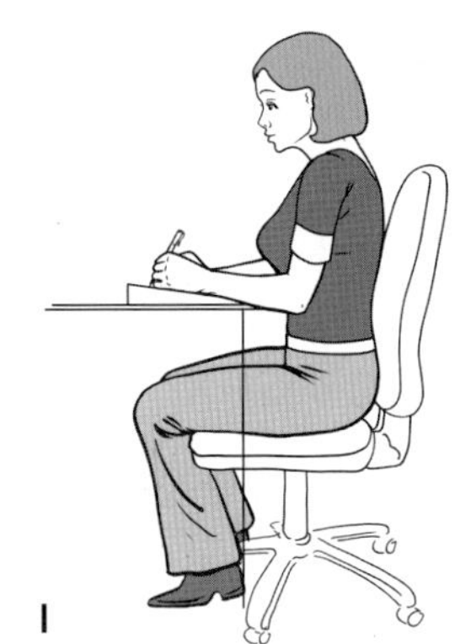

그림 35.11I 책상에서의 적절한 자세.

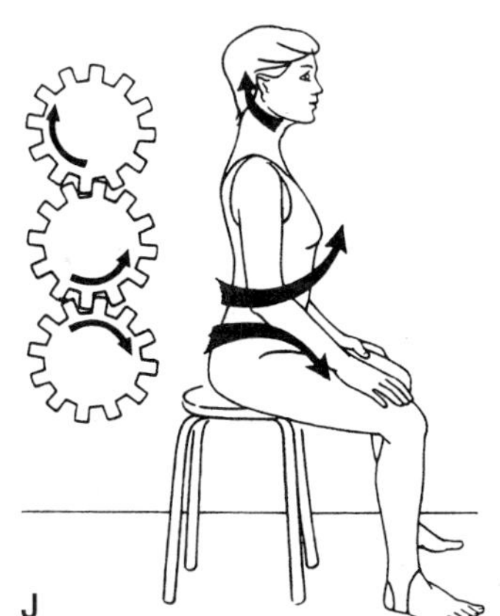

그림 35.11J 곧은 자세.

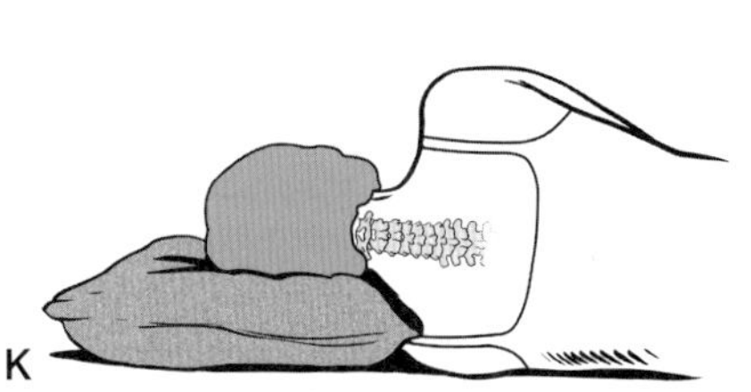
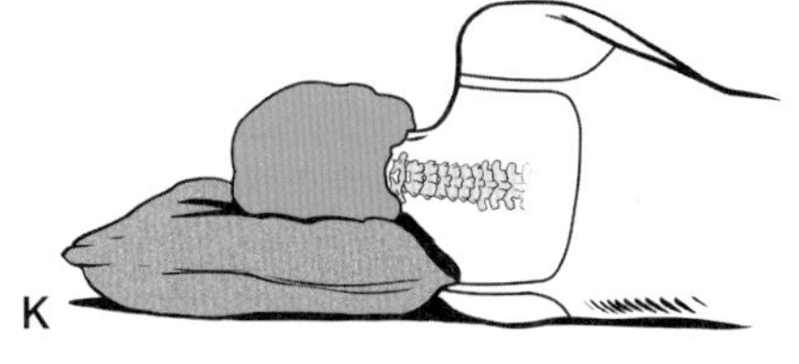

그림 35.11K 이상적인 베개받침.

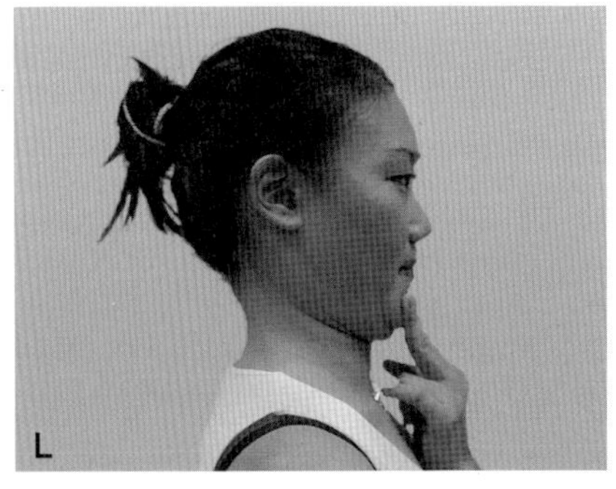

그림 35.11L 목 뒤 당김.

확인 과정
본 장의 학습목표 자가 점검

- 기능부전적 목 굽힘에 대해 고려되어야 할 재활의 방법은 무엇인가?
- 기능부전적 견갑상완리듬에 대해 고려되어야 할 재활의 방법은 무엇인가?
- 목의 신경근증후군의 계속적인 치료는 무엇인가?
- 구강안면 문제에 대한 계속적인 치료는 무엇인가?

■ 참고문헌 (References)

1. Ahlgren C, Waling K, Kadi F, Djupsjobacka M, Thornell LE, Sundelin G. Effects of physical performance and pain from three dynamic training programs for women with work-related trapezius myalgia. J Rehabil Med 2001;33:162–169.
2. Babyar SR. Excessive scapular motion in individuals recovering from painful and stiff shoulders: causes and treatment strategies. Phys Ther 1996; 76:226–238.
3. Bansevicius D, Sjaastad O: Cervicogenic headache: The influence of mental load on pain level and EMG of shoulder-neck and facial muscles. Headache 1996;36:372–378.
4. Barton PM, Hayes KC. Neck flexor muscle strength, and relaxation times in normal subjects and subjects with unilateral neck pain and headache. Arch Phys Med Rehabil 1996; 77:680–687.
5. Bigos SJ, Bowyer O, Braen G, et al.: Acute low back problems in adults. Clinical Practice Guideline No. 14. Washington, DC, US Department of Health and Human Services, Agency for Health Care Policy and Research, December 1994.
6. Bilenkij G, Falla D, Jull G. Patients with chronic neck pain demonstrate altered patterns of muscle activation during performance of a functional upper limb task. Spine. 2004 Jul 1;29:1436–40.
7. Boden SD. McCowin PR, Davis Do, Dina TS, Mark AS, Wiesel S. Abnormal magnetic-resonance scans of the cervical spine in asymptomatic subjects. J Bone Joint Surg 1990;72A:1178–1184.
8. Borchgrevink GE, Kaasa A, McDonoagh D, et al. Acute treatment of whiplash neck sprain injuries. Spine 1998;23:25–31.
9. Borghouts JAJ, Koes BW, Bouter LM. The clinical course and prognostic factors of nonspecific neck pain: A systematic review. Pain 1998;77:1–13.
10. Bronfort G, Evans R, Nelson B, Aker P, Goldsmith CH, Vernon H. A randomized clinical trial of exercise and spinal manipulation for patients with chronic neck pain. Spine 2001;26:788–799.
11. Bullock MP, Foster NE, Wright CC. Shoulder impingement: the effect of sitting posture on shoulder pain and range of motion. Man Ther 2005;10:28–37.
12. Bush K, Chaudhuri R, Hillier S, Penny J. The pathomorphologic changes that accompany the resolution of cervical radiculopathy. Spine 1997;22:183–187.
13. Cadarette S, Jagdal S, Kreiger N, McIsaac W, Darlington G, Tu J. Development and validation of the Osteoporosis Risk Assessment Instrument to facilitate selection of women for bone densitometry. Canadian Medical Association Journal 2000;162: 1289–1294.
14. Carroll L, Mercado AC, Cassidy JD, Cote P. A population-based study of factors associated with combinations of active and passive coping with neck and low back pain. J Rehabil Med 2002;34:67–72.
15. Carroll LJ, Cassidy JD, Cote P. Depression as a risk factor for onset of an episode of troublesome neck and low back pain. Pain 2004;107:134–139.
16. Christensen HW, Nilsson N. The ability to reproduce the neutral zero position of the head. J Manipulative Physiol Ther 1999;22:26–28.
17. Cleland JA, Childs JD, McRae M, Palmer JA, Stowell T. Immediate effects of thoracic manipulation in patients with neck pain: a randomized clinical trial. Man Ther. 2005;10:127–35.
18. Davidson M, DeSimone E. Osteoporosis Update. Clinician Reviews 2002;12:75–82.
19. Dawson, PE. A classification system for occlusions that relates maximal intercuspation to the position and condition of the temporomandibular joints. J Prosthetic Dent 1996;75:60–66.
20. Dvorak J, Valach L, Schmidt S. Cervical spine injuries in Switzerland. J Manual Med 1989;4:7–16.
21. Edgerton VR. Wolf SL, Levendowski DJ, Roy RR. Theoretical basis for patterning EMG amplitudes to assess muscle dysfunction. Med Sci Sp Exer 1996;28:744–751.
22. Eriksson PO, Haggman-Henrikson B, Nordh E, Zafar H. Co-ordinated mandibular and head-neck movements during rhythmic jaw activities in man. J Dent Res. 2000;79:1378–84.
23. Eriksson PO, Zafar H, Haggman-Henrikson B. Deranged jaw-neck motor control in whiplash-associated disorders. Eur J Oral Sci. 2004;112:25–32.
24. Evans R, Bronfort G, Nelson B, Goldsmith CH. Two-year follow-up of a randomized clinical trial of spinal manipulation and two types of exercise for patients with chronic neck pain. Spine. 2002;27:2383–2389.
25. Falla DL, Jull GA, Hodges PW. Patients with neck pain demonstrate reduced electromyographic activity of the deep cervical flexor muscles during performance of the craniocervical flexion test. Spine. 2004:29:2108–14.
26. Feuerstein, M., Huang, G. D., Miller, J. & Haufler, A. J. Development of a screen for predicting clinical outcomes in patients with work-related upper extremity disorders. Journal of Occupational and Environmental Medicine, 2000;42:749–761.
27. Gray J, Skaggs CD, McGill SM. Assessment of Orofacial Activation and Head Position on Neck and Trunk Muscle Activity During Abdominal Exercise. J Orthop Sports Phys Ther 2005. In review.
28. Goodman CC, Snyder TEK: Differential Diagnosis in Physical Therapy: 2nd edition. Philadelphia, W. B. Saunders, 1995.

29. Gore DR. Roentgenographic findings in the cervical spine in asymptomatic persons. A ten-year follow-up. Spine 2001;26:2463–2466.
30. Haldeman S: Diagnostic Tests for the Evaluation of Back and Neck Pain. Neurol Clin 1996;14: 103–117.
31. Haggman-Henrikson B, Zafar H, Eriksson PO. Disturbed jaw behavior in whiplash-associated disorders during rhythmic jaw movements. J Dent Res. 2002;81:747–51.
32. Heikkila H, Astrom PG. Cervicocephalic kinesthetic sensibility in patients with whiplash injury. Scand J Rehab Med 1996;28:133–138.
33. Heikkila HV, Wenngren BI. Cervicocephalic kinesthetic sensibility, active range of cervical motion, oculomotor function in patients with whiplash injury. Arch Phys Med Rehabil 1998;79: 1089–1094.
34. Henrikson T, Ekberg EC, Nilner M. Masticatory efficiency and ability in relation to occlusion and mandibular dysfunction in girls. Int J Prosthodont. 1998 M;11:125–32.
35. Hill J, Lewis M, Papageorgiou AC, Dziedzic K, Croft P. Predicting persistent neck pain. Spine 2004;29:1648–1654.
36. Hoving JL, de Vet HCW, Twisk JWR, Deville WLFJ, van der Windt D, et al. Prognostic factors for neck pain in general practice. Pain 2004;110: 639–645.
37. Janda V. Some aspects of extracranial causes of facial pain. J Prosthet Dent. 1986;56:484–7.
38. Janda, V. : Muscles and Cervicogenic pain syndromes. In Twomey, LT, Taylor, JR, (eds) : Physical Therapy of the Cervical and Thoracic Spine, Clinics in Physical Therapy. Churchill Livingston, New York 1987.
39. Janda V. Muscle strength in relation to muscle length, pain and muscle imbalance. In Harms-Rindahl K (ed): Muscle Strength. New York, Churchill Livingstone, 1993.
40. Janda V. Chapter 6, Evaluation of muscle imbalance in Liebenson C. Rehabilitation of the Spine: A Practitioner's Manual, Liebenson C (ed). Williams and Wilkins, Baltimore, 1996.
41. Jordan A, Bendix T, Nielsen H, et al. Intensive training, physiotherapy, or manipulation for patients with chronic neck pain: A prospective single-blinded randomized clinical trial. Spine 1998;23:311–19.
42. Jull G, Barret C, Magee R, Ho P : Further clinical clarification of the muscle dysfunction in cervical headache. Cephalgia 1999;19:179–185.
43. Jull GA. Deep cervical flexor muscle dysfunction in whiplash. Journal of Musculoskeletal Pain 2000;8: 143–154.
44. Jull G, Trott P, Potter H, Zito G, Niere K, Emberson J, Marschner I, Richardson C. A randomised control trial of physiotherapy management of cervicogenic headache. Spine 2002;27:1835–1843.
45. Jull G, Kristjansson E, Dall'Alba P. Impairment in the cervical flexors: a comparison of whiplash and insidious onset neck pain patients. Man Ther 2004; 9:89–94.
46. Just J, Ayer W, Greene C et al. Treating TM disorders: A survey on diagnosis, etiology and management. J Am Dent Assoc. 1991;122:56–60
47. Kebaetse M, McClure P, Pratt NA. Thoracic position effect on shoulder range of motion, strength, and three-dimensional scapular kinematics. Arch Phys Med Rehabil 1998;80:945–950.
48. Kibler WB, Herring SA, Press JM. Functional Rehabilitation of Sports and Musculoskeletal Injuries. Aspen, 1998.
49. Kjellman G, Oberg B. A randomized clinical trial comparing general exercise, McKenzie treatment and a control group in patients with neck pain. J Rehabil Med 2002;34:183–190.
50. Kjellman G, Skargren E, Oberg B. Prognostic factors for perceived pain and function at one-year follow-up in primary care patients with neck pain. Disabil Rehabil. 2002;24:364–70.
51. Lauren H. Luoto S, Alaranta H, Taimela S, Hurri H, Heliovaara M: Arm motion speed and risk of neck pain. Spine 1997;22:2094–2099.
52. Lee H, Nicholson LL, Adams RD. Cervical range of motion associations with subclinical neck pain. Spine 2003;29:33–40.
53. Lee H, Nicholson LL, Adams RD. J Manipulative Physiol Ther. 2005;28:25–32.
54. Lewit K. Manipulative therapy in rehabilitation of the motor system. 3rd edition. London: Butterworths, 1999.
55. Liebenson C. Rehabilitation of the Spine: A Practitioner's Manual. Lippincott/Williams & Wilkins, Baltimore, 1996.
56. Liebenson C, DeFranca C, Lefebvre R. Rehabilitation of the Spine: Functional Evaluation of the Cervical Spine—videotape, Lippincott/Williams & Wilkins, Baltimore, 1998.
57. Liebenson CS. Advice for the clinician and patient: Mid-thoracic dysfunction (Part One): Overview and Assessment. Journal of Bodywork and Movement Therapies 2001;5;2.
58. Liebenson CS. Advice for the clinician and patient: Mid-thoracic dysfunction (Part Two): Treatment. Journal of Bodywork and Movement Therapies 2001;5;3.
59. Liebenson CS. Advice for the clinician and patient: Mid-thoracic dysfunction (Part Three):Clinical Issues. Journal of Bodywork and Movement Therapies 2001; 5;4.
60. Liebenson CS. Advice for the clinician and patient: Functional reactivation for neck pain patients. Journal of Bodywork and Movement Therapies 2002; 6;1:59–68.
61. Liebenson CS, Skaggs C. The role of chiropractic treatment in whiplash injury. In Whiplash. Eds. Malanga G, Nadler S. Hanley and Belfus, Philadelphia 2002.
62. Linton SJ. A review of psychological risk factors in back and neck pain. Spine 2000;9:1148–1156.
63. Loudon JK, Ruhl M, Field E. Ability to reproduce head position after whiplash injury. Spine 1997;22:865–868.
64. Lukasiewicz AC, McClure P, Michener L, et al. Comparison of 3-dimensional scapular position and

orientation between subjects with and without shoulder impingement. J Orthop Sports Phys Ther 1999;29:574–586.

65. Main CJ, Watson PJ. Psychological aspects of pain. Manual Therapy 1999;4:203–215.
66. McKinney LA. Early mobilisation and outcome in acute sprains of the neck. BMJ 1989;299:1006–8.
67. McNamara JA, Seligman DA, Okeson JP. Occlusion, orthondontic treatment, and temporomandibular disorders: A review. J Orofacial Pain 1995;9:73–90.
68. Murphy D. Conservative Care of Cervical Spine Disorders. McGraw Hill, New York, 1999.
69. Nederhand MJ, Ijzerman MJ, Hermens HK, Baten CTM, Zilvold G. Cervical muscle dysfunction in the chronic whiplash associated disorder Grade II(WAD-II). Spine 2000;15;1938–1943.
70. Nederhand MJ, Hermens HK, Ijzerman MJ, Truk DC, Zilvold G. Chronic neck pain disability due to an acute whiplash injury. Pain 2003;102:63–71.
71. Okeson, JP.: Management of Temporomandibular Disorders and Occlusion. 3rd edition, Mosby Year Book; 1993.
72. Panjabi MM, Nibu K, Cholewicki J. Whiplash injuries and the potential for mechanical instability. Eur Spine J 1998;7:484–492.
73. Peeters GGM, Verhsgen AP, de Bie RA, OOstendorp RAB. The efficacy of conservative treatment in patients with whiplash injury. Spine 2001;26: E64–E73.
74. Peterson C, Bolton J, Wood AR, Humphreys BK. A cross-sectional study correlating degeneration of the cervical spine with disability and pain in United Kingdom patients. Spine 2003;28:129–133.
75. Physician's guide to prevention and treatment of osteoporosis. National Osteoporosis Foundation, Washington DC, 1998.
76. Revel M, Minguet M, Gergoy P, Vaillant J, Manuel JL. Changes in cervicocephalic kinesthesia after a proprioceptive rehabilitation program in neck pain: A randomized controlled study. Arch Phys Med Rehabil 1994;75:895–899.
77. Rix GD, Bagust J. Cervicocephalic kinesthetic sensibility in patients with chronic, nontraumatic cervical spine pain. Arch Phys Med Rehabil. 2001;62: 911–919.
78. Rogers RG. The effects of spinal manipulation on cervical kinesthesia in patients with chronic neck pain: a pilot study. J Manipulative Physiol Ther 1997;20:80–85.
79. Rosenfeld M, Gunnarsson R, Borenstein P. Early intervention in whiplash-associated disorders: A comparison of two treatment protocols. Spine 2000;25:1782–1787.
80. Scholten-Peeters, G., Verhagen, A., Bekkering, G., van der Windt, D., Barnsley, L., Osstendorp, R. and Hendriks, E. Prognostic factors of whiplash associated disorders: a systematic review of prospective cohort studies. Pain 2003;104:303–322.
81. Scientific Advisory Board. Clinical practice guidelines for the diagnosis and management of osteoporosis. Canadian Medical Association Journal-supplement 1996;155:1113–1133.
82. Siivola SM, Levoska S, Latvala K, Hoskio E, Vanharanta H, Keinanen-Kiukaanniemi S. Predictive factors for neck and shoulder pain: a longitudinal study in young adults. Spine 2004;29: 1662–1669.
83. Silverman JL, Rodriguez AA, Agre JC. Quantitative cervical flexor strength in healthy subjects and in subjects with mechanical neck pain. Arch Phys Med Rehabil 1991;72:679–81.
84. Skaggs C, Diagnosis and Treatment of Temporomandibular Disorders In Murphy D. Conservative Care of Cervical Spine Disorders. McGraw Hill, New York, 1999.
85. Skaggs C, Liebenson CS. Orofacial Pain. Top Clin Chiropr 7: 43–50, 2000.
86. Skaggs CD, Gray JR, McGill SM. Orofacial Contraction Does Not Affect Neck Muscle Activity in a Clinical Test. International Society of Electrophysiology and Kinesiology. Boston, MA. 2004.
87. Spitzer WO, Skovron ML, Salmi LIR, et al. Scientific monograph of the Quebec Task Force on Whiplash-Associated Disorders: Redefining "Whiplash" and its management. Spine;20(Supp):S1–73, 1995.
88. Sterling M. A proposed new classification system for whiplash associated disorders–implications for assessment and management. Man Ther 2004;9: 60–70.
89. Sterling M, Jull G, Vicenzino B, Kenardy J Characterization of acute whiplash-associated disorders. Spine 2004;29:182–188.
90. Stratford PW, Riddle DL, Binkely JM, Spadoni G, Westaway MD, Padfield B. Using the Neck Disability Index to make decisions concerning individual patients. Physiother Canada 1999; Spring: 107–119.
91. Teresi LM, Lufkin RB, Reicher MA, et al. Asymptomatic degenerative disk disease and spondylosis of the cervical spine: MR Imaging. Radiology.;164: 83–88, 1987.
92. Treleavan J, Jull G, Atkinson L. Cervical musculoskeletal dysfunction in post-concussion headache. Cephalalgia 1999; 14: 273–279.
93. Trelealvan J, Jull G. Sterling M. Dizziness and unsteadiness following whiplash injury: characteristic features and relationship with cervical joint position error. J Rehabil Med 2003;35:36–43.
94. Tuttle N. Do changes within a manual therapy treatment session predict between-session changes for patients with cervical spine pain? Aust J Physiother. 2005;51:43–8.
95. Waddell G, Burton K, McClune T. The Whiplash Book: How you can deal with a whiplash injury–based on the latest medical research. The Stationary Office, Norwich, England, 2001.
96. Wainner RS, Fritz JM, Irrgang JJ, et al. Reliability and diagnostic accuracy of the clinical examination and patient self-report measures for cervical radiculopathy. Spine 2003;28:52–62.
97. Watson, DH, Trott PH. Cervical Headache: an investigation of natural head posture and cervical flexor muscle performance. Cephalgia 1993:13; 272–284.

98. Ylinen J, Takala EP, Nykanen M, Hakkinen A, Malkia E, Pohjolainen T, Karppi SL, Kautiainen H, Airaksinen O. Active neck muscle training in the treatment of chronic neck pain in women: A randomized controlled trial," JAMA 2003;289: 2509–2516.
99. Ylinen J, Salo P, Nykanen M, Kautiainen H, Hakkinen A. Decreased isometric neck strength in women with chronic neck pain and the repeatability of neck strength measurements. Arch Phys Med Rehabil. 2004;85:1303–8.
100. Ylinen J, Takala EP, Kautiainen H, Nykanen M, Hakkinen A, Pohjolainen T, Karppi SL, Airaksinen O. Association of neck pain, disability and neck pain during maximal effort with neck muscle strength and range of movement in women with chronic non-specific neck pain. Eur J Pain. 2004;8:473–8.
101. Zafar H, Nordh E, Eriksson PO. Spatiotemporal consistency of human mandibular and head-neck movement trajectories during jaw opening-closing tasks. Exp Brain Res. 2002;146:70–6.

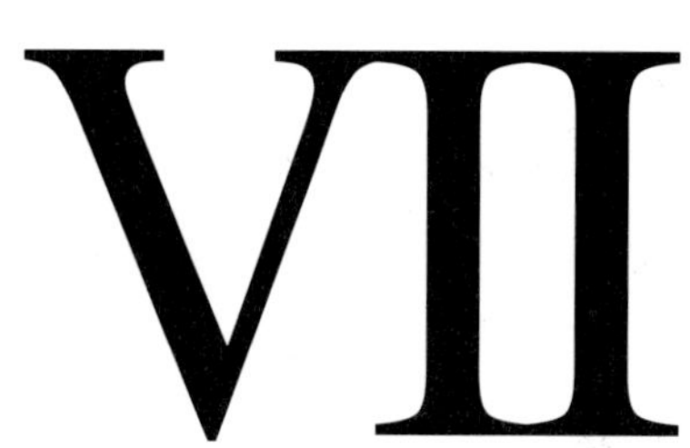

기능적 모범 이행 (Implementing the Functional Paradigm)

편집자글

이 부분은 이 책에 나타낸 자가-관리 모델의 방법을 여러 전문 분야에 걸친 시각을 제공하고 신경근골격계 분야에 종사하는 모든 시술가에게 적용할 수 있다. 사실 보수적인 관리 전문가가 요구하는 핵심능력은 윤곽을 그릴 수 있고 소규모 개인 시술과 대규모 여러 전문분야에 걸친 임상 모두 현재 임상학적 틀에 따라 표준이 될 수 있다. "최고의 의술"접근 방식은 최고의 증거 종합, 통합 실행, 결과 분석 마지막으로 재평가를 필요로 한다. 이 과정을 거쳐 근골격계 분야의 선두주자는 뒤쳐진 개업의사에게 탁월한 관점을 제공한다. 각각의 개업의사는 그들에게 어떻게 접근하는지 "최고의 의술" 접근방식에 이르기 위해 요구되는 변화는 무엇인지 보여주는 이 책의 마지막 장을 단순 심사과정으로 사용할 수 있다.

36

환자와 의사
(The Patient and the Doctor)

우리의 관계
개인
환경
청취: 필수 기술
동시에 복합 문제 관리하기
호손 효과
환자의 신뢰 획득
상호작용
전원
상징 방법과 은유 작업
환자의 자존 회복
예방: 건강 진흥
교육
헬스클럽(휘트니스 센터)
탄력 바디수트
치유에 있어 정신적 요인
　신과학 진보에서의 도움
　종교와 치유
　각각의/혹은: 모두/그리고
　혼돈 이론, 주의환기, 파동
다른 요인들
　간행물
　기도의 힘

학습목표

이 장을 읽고나면 이해할 수 있을 것이다:

- 긍정적 결과를 위해 의사-환자 관계의 중요성을 이해한다.
- 환자에게 다른 감정 만들어 낼지 사고방식을 표현하는데 있어 어떻게 답해야 하는지 이해한다.
- 강화된 청취 기술의 가치에서 통찰력을 얻는다.
- 기원과 바램의 역할 진가를 알게된다.

무질서에서부터 질서까지. 우리는 무거운 문이라도 기름칠이 잘된 작은 경첩에 움직인다는 것을 알고 있다. 무질서 이론의 연구는 무질서의 상황이 새로운 질서를 유도하는 식으로 순서의 시작에서 작은 변화가 종종 마지막에는 큰 변화로 이어지는 것을 알려준다. 이것은 특히 척추 장애와 유사한 병변에서 재활의 경우에 사실이다. 여기에 우리는 많은 주의 환기, 청취, 연민, 관리, 이해 그리고 친목을 다루는 것은 치유에 큰 효과를 가지는 것이다. 반면 스트레스, 분노, 불안, 의심 같은 파동은 환자의 회복에 방해된다. 환자와 의사의 태도는 선택한 치료의 양식만큼 중요하다.

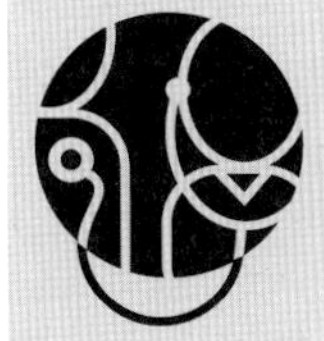

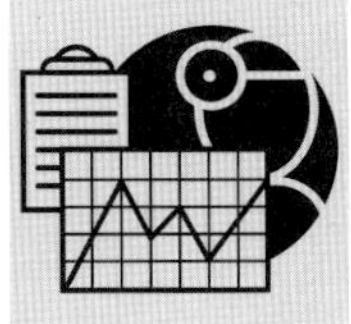
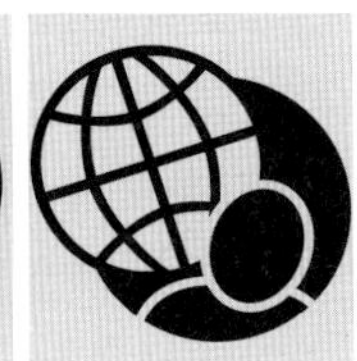
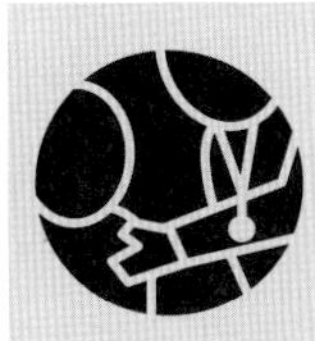
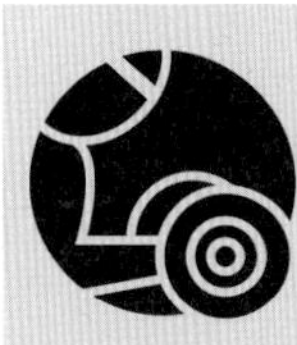
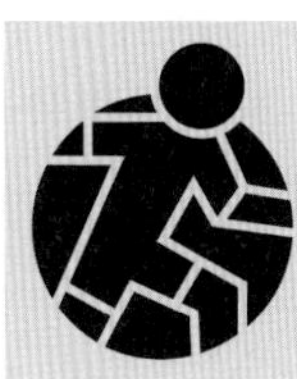
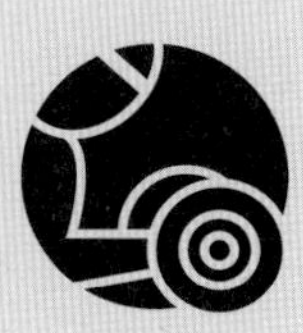

우리의 관계 (Our Relationsips)

의사와 환자, 수기치료사와 환자, 의사와 수기치료사 사이의 상호작용은 이들 세그룹과 그들의 환경을 받아들였다. 어떤 개인적인 요인보다 다른 사람과의 관계가 더 중요하다.

1930년대 런던 대학에서 철학과 교수였던 John Macmurray[1,2]는 인간관계의 관찰기구를 정의하였다.

> "과학의 범위에서 공정한 관찰자는 우리 주위의 세상으로부터 사실을 기록한다... 예술 분야에서 관찰자는 주제 연구의 개인적 평가를 포함한다... 종교 분야에서 둘 혹은 이상의 사람들은 개인적 상호작용에 깊이 관련된다."

다른 말로 이것은 또다른 수술과 같은 중요 중재보다 단순 치료 종류를 더 신뢰한다. 주수술로부터 회복은 단순 재활 방법에 크게 의존한다. 단일 친밀한 환경에 있는 한 명의 치료사에 의한 환자의 치료는 커다란 비개인적인 환경에 있는 여러 다른 치료사에 의한 치료보다 회복을 높일 것 같다. 우리 주위에 있는 환경에 평등하게 적용됨을 알 수 있다. 초기에 작고 가공되지 않은 트랜지스터는 열전자 진공관으로 대체되었다. 작은 강철 분쇄기는 초기에 가치가 없다고 간주하고 남아있는 커다란 분쇄기로 우산살(mush steel)을 현재 생산한다. 개인 컴퓨터는 큰 범위를 가지고 큰 부분적 컴퓨터로 대체되었다. 재활에서 대부분의 분야에서 작은 것이 아름다운 것이다. 초기에 소위 파괴적인 기술의 사용은 편리, 사용하기 쉬움, 비용절감이고 후에 성과를 개선시키기 위해 사용된다.

개인 (The Individual)

각각의 개인은 부분적으로 서로 연결되더라도 4가지 다른 관점에서 볼 때 유용하다: 신체, 인식(논리적인), 감정적(직관에 의한), 정신적(영적인). 이것은 원으로 단순히 그릴 수 있다. 각 개인은 4분류로 표현하고 각 분야 사이의 문은 분야 사이의 연결을 설명하기 위해 이미지화한 것이다(그림 36.1). 실용적인 적용은 다음과 같다. 각각의 4부분은 서로 다른 분야에 영향을 준다. 올바른 정신, 감정, 영적 건강을 가진 사람과 정신적, 감정적 문제를 가진 사람에게서 추간판 탈출증 치료에는 커다란 차이가 있다. 완전한 진단은 신체적 조사만큼 다른 3분야를 포함한다.

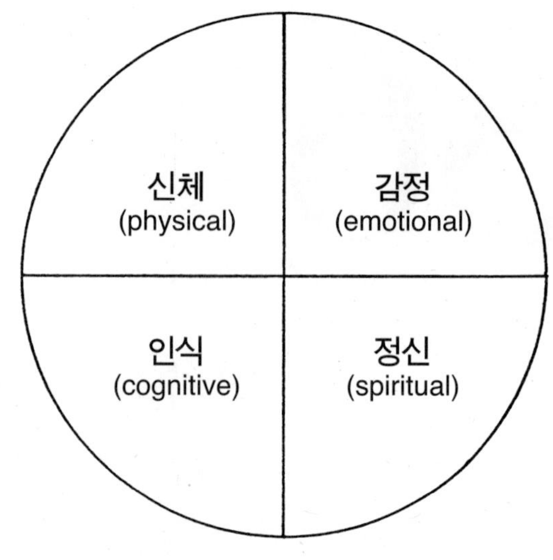

그림 36.1 인간의 4가지 측면.

이것은 종종 건강이 좋지 않은 천장관절 징후를 가진 환자를 치료하기에 편하고 고용주에 대해 분개하는 사람은 같은 치료라도 어렵다.

환경 (The Environment)

편의를 위한 환경도 또한 4분야로 고려할 수 있다(그림 36.2). 직장; 가정; 사회적 모임, 클럽이나 교회에서의 활동 지속; 환자의 취미와 관심이다. 개인과 환경의 다른 부분들 사이에 더 많은 상호작용이 있다. 단순 치료적 적용은 다음과 같다. 진단은 개인의 신체 또는 정신적 문제뿐만 아니라 직장과 가정 외부 환경에서 환자의 감정이 어떠한지를 포함해야 한다. 후관절 증후군은 직장과 가정에서 행복한 사람에게는 사소한 문제일 수 있다. 배우자와 성미가 맞지 않은 사람은 천장관절 증후군이 힘든 문제로 나타날 수도 있다.

치료 처방시에 수기치료나 약, 주사 또는 다른 치료보다 직장에서의 변화 혹은 가정 생활에 적응을 야기함으로 해결을 찾을 수 있다. 작가는 말총증후군을 암시하는 증상을 가진 젊은 사람의 경우, 장모와 도시에서 멀리 떨어진 곳으로 장기간 휴가를 가려고 계획을 세웠을 때 빠르게 회복된다는 것을 상기하였다.

현명한 의사, 수기치료사, 물리치료사는 환자를 4부분

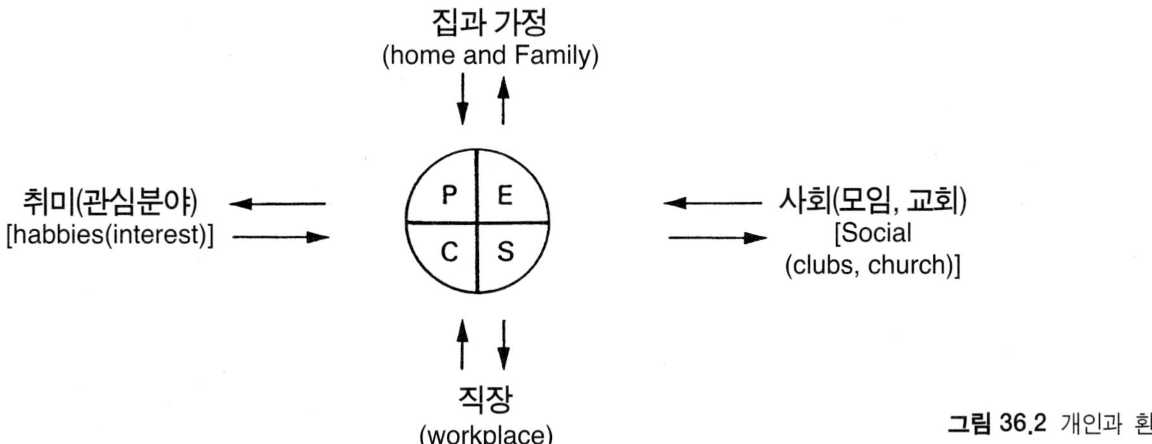

그림 36.2 개인과 환경

에 있는 사람으로 그들의 4가지 환경에 구성된 삶이 있다는 것을 알게 된다. 의사는 여러 환자에게 그들의 문제점에 모든 가능성을 가져야 하지만 때때로 문제 접근에서 더 많은 세부 항목이 필요할 수도 있다. 종종 그나 그녀에게 자기 자신이 원하는 것을 말할 시간을 주는 것이 유용하다. 환자에게 신경외과 의사나 정형외과 의사에게 한것처럼 사회복지사, 산업조언자, 또는 심리학자에게 위탁을 준비하는 것도 필요하다.

청취: 필수 기술 (Listening: An Essential Skill)

이것은 이 세상의 실제 본성인 전체 창조물의 틀을 수용하기에 편리하고 우리의 모든 것이 이 안에 있고 이곳에 있다는데 가치를 인정한다. 이것은 실행하기 어렵다. 우리의 바람직한 미래를 위해 "인식론이 존재론의 모델이 된다". 우리가 알고 있는 것은 현실적으로 가는 가장 좋은 지침이다.

미네소타 대학의 한 연구에서 부족한 청취능력으로 사업에서 60% 정도 오해를 가져온다고 발표하였다. 모든 개업 의사 소통의 8%가 반복되어야 한다. 드물게 상위 관리자의 20% 이상은 5단계 아래로 이해한다고 전했다. 회사의 물품 구매를 중단한 소비자의 60%는 고객에 대한 무관심 태도인 부족한 청취때문에 그렇다. 사업에서 하루 중 80%는 대화하는데 보내지만, 청취하는데 쓰는 시간은 겨우 25% 수준이다. 부족한 청취 기술은 많은 실수의 원인이 되고 환자에게 많은 실망을 느끼게 한다.

하버드의 심장학자이고 노벨상 수상자인 Bernard Lown 박사는 환자에 대해 듣는 시간에 대한 중요성을 강조하였다. 그의 의견에 따르면 환자를 최초 의료 서비스시에 듣는데 한시간 정도 보낼 것을 필수라 하였다.

종교에 관한 토론에서 Frank는 종종 어렵고, 곤란하고 때때로 금기시 된다고 하였다. 마음과 몸은 누구든 두 개로 분리된 실재로 있다고 가르쳤던 데카르트가 제의한 의견을 회복하는데 3~4백년이 걸렸다. 수년동안 의사와 환자는 종교적인 문제를 논의하는데 난처함을 느꼈다.

그렇지만 이 자세는 바뀌었다. 많은 사람들이 이제 세상, 우주와 창조주에 관해 대화를 하는 것이 쉽다고 느꼈다. 특히 젊은이들에게 다수의 접근방식은 이것에 대한 주제가 믿음과 고려되는 정설이 서로 다르다는 것이다. 의사에 따르면 다른 생각과 믿음을 존경해 주는 열린 마음이 필요하다고 하였다. 좋은 의사는 환자 위에 서 있거나 책상 뒤에 앉아 있는 것보다 청취 준비를 하고, 환자 옆에 앉고 개인의 건강에 관해 의견을 작성할 준비를 하는 것이다.

동시에 복합 문제 관리하기 (Managing Several Problems at the Same Time)

많은 직장인이 건강으로 되돌아 오는 것은 상당히 수월하고 때때로 어렵고 한계 용량은 무거운 부담이다. 전문 조언가이자 사업과 산업 관리의 연구작가인 Ackhoff가 Dixon이 인용한 논평에서 그 분야의 문제점은 단독으로 드물게 발생한다. 농작물과 공장에서 몇가지 문제가 전통적으로 같은 시기에 존재한다: 그들은 다른 것이 계속적으로 변화하고 상호작용을 한다. Ackhoff는 이 계속되는 과정을 "난처한 처지"라고 하였다. 그의 의견에 따르면, 훌륭한 최고경영자는 오직 문제 하나만 관리하는 사람이 아니고 "난처한 처지"에 있을 때 조절을 유지하는 사람이다.

개인과 환경의 토론으로부터 사업 실행과 건강관리 전문가 사이에 공통 배경이 있다는 것을 쉽게 알 수 있다. 환자를 도와주는데 있어 의사나 수기치료사는 이 "난처한 처지"를 자주 다룰 준비가 돼 있어야 한다. 건강관리 제공자-환자 상황을 깨닫는 것은 종종 치료사가 경험한 스트레스를 최소화하기 위한 어려움이 뒤따른다. 게다가 그들의 감정과 환자의 태도인 생각을 더 쉽게 이해할 수 있다.

인류에 있어서 사람안에 두가지 반대되는 면이 있다는 것은 기묘하다. 한편으로 우리는 달라지길 바라고 동료들 사이에 뛰어난 축구선수, 학급의 우등생 혹은 조기 진급을 받게되는 것은 두드러지는 것이다: 다른 한편으로는 군중, 같은생각과 습관 그리고 같은 재질의 옷을 입고 그들 사이로 융병합되고 싶어한다. 이전 양립하지 않는 요인들이 "난처한 처지"를 더 복잡하게 만든다.

이 "난처한 처지"를 다루는 많은 방법 중 더 많이 유용한 것은 다른 사람에 대해 맞서지 말고 웃는 것이며 종종 터무니 없는 것처럼 보이는 것이다. 우리는 환자 옆에 앉아 자연스럽게 얘기하고 웃게끔 만들고 가끔 서로간의 농담이 상호관계를 강화시키는데 필요하다.

호손 효과[5,6](The Hawthorne Effect)

미서부에 Hawthorne은 서부전기회사의 관리로 직장인의 생산을 증가시키고 싶어한다. 회사에 초대된 한 팀의 사회학자들은 노동자와 대화를 하고 회사를 면밀하게 살펴본다. 다른 사건 사이에 그들은 여러 분야에서 명암을 증대시킬 것을 결정한다. 당장 직원으로 부터의 생산은 놀랍게 증가되었다. 모든 이들이 즐거워하였다. 이 점에서 조언자들 중 한 사람이 더 많은 변화를 제시하였다. 그들은 직원에게 그들을 더 도와주도록 계획을 세우라고 말했다. 그들이 의도하는 것은 말하는 것이 아니라 조심성을 가지고 그 다음에 원래 수준 상태로 명암의 세기를 감소시켰다. 사실 직원은 명암의 세기보다 경영과 사회학자들이 그들의 복지에 관심을 가졌다는 감정에 영향을 받았다.

호손 효과의 설명에서 Dixon은 실험을 계획하는 연구자가 이런 현상을 최소화 하거나 제거시키고, 이것을 플라시보 효과의 일종이라고 지적하였다. Dixon은 이런 효과를 사용하는 것이 그의 많은 연구의 기초 형태를 만들고 가정의학의 주요한 특색이 된다고 생각하였다. 작가는 연구적인 측면에 관해서는 동의한다.

환자의 신뢰 획득
(Obtaining the Patient' s Confidencce)

직장과 진료소에서 실행하는 이전의 이론을 적용하는 효과는 건강관리 조언자가 한것처럼 환자의 자신감을 발전시켰다.

각 환자와 맺는 상호작용은 반가운 인사, 악수, 대기실에서 사무실까지 같이 걷기와 책상 뒤에서가 아니라, 환자 곁에 앉는 것으로 시작해야 한다. 이런 것들은 간단하지만 매우 중요하고, 환자와 치료사가 같이 작업할 때 매우 귀중한 결합 형태를 갖추어 나타낸다.

그의 견습생에게 가르쳤던 히포크라테스 일화집에서 환자의 자신감 획득의 가치를 강조하였다. 질병의 심각한 경우조차 의사가 치료에 책임이 있는 주요 요소의 현실관계에 대한 환자의 확신에 의해 만족이 생긴다고 얘기하고 먼길을 갔다. 이것에 따라 처음 McGill 그다음 Hopkins 마지막으로 옥스퍼드 대학의 약학 교수인 William Osler는 특정 질병을 가진 환자의 성향이 질병자체의 본성보다 중요하다고 그의 의견에 추가했었다.

수기치료사는 환자에게 손을 둘 때 특별한 기술이 이득이 된다. 이런 행동 자체로도 자신감을 유도한다. 우리들 중 나머지는 이런 이득을 공유해야 하고, 검사동안 손으로 접촉하고, 잘가라고 인사할 때 환자를 안심시키기 하기 위해 어깨에 손을 둔다. 전문가가 언급 시에 한 환자는 말했다, "그는 나를 검사할 때 손을 나에게 댄 적이 없다. 그는 방으로 들어와서 간단히 인사하고 거주지를 말하도록 요구했다. 그리고 그는 나에게 CT 스캔, 척수강 조영상 수술이 필요하다고 애기해줬다. 나는 만족되지 않았다. 심사숙고하여 그에게 다시 진료받으러 가지 않겠다라고 말했다".

상호작용 (Interaction)

환자 자신감을 증가시킬 수 있는 방식의 논의는 환자와 의사 사이에 발생할 수 있는 상호작용을 고려하도록 한다. 모든 상황이 간결하고 완전한 객관적인 진단을 만들 수 있게 하지만 이것은 종종 불가능하다. 환자 중 한명은 서스캐처원 도시의 작은 전원에 혼자 살고 있는 연세가 지긋한 미망인이다. 그녀는 처음 천장관절 증후군을 보였고 수기치료에 대해 반응을 보이지 않았지만, 천장관절에 주사약 투여 후 증상에서 벗어나게 되었다. 그녀는 몇 달 후 같은 증상으로 되돌아 왔고, 다시 주사약에 반응을 보이게 되었다. 이것은 몇 달 동안 여러번 발생되고, 언제나 같은 만족스런 결과를 가져왔다. 결국 실제 문제는 고독과 지루함이라는 것을 알게 되었다. 이것은 버스를 타고 여행가기, 병원 방문하기, 나와 약간의 대화와 격려받기로 일시적으로 감소되었고 부수적으로 천장관절에 주사액을 동반하여 완전한 즐거운 산책을 할 수 있었다. 이런 문제의 종류는 드물지 않다. 이 현상의 대응물은 많은 물리현상에서 알 수 있다. 20세기 초에 Max Plank와 Albert Einstein이 한 빛, 에너지 그리고 질량의 발견은 파형이나 소립자(양자)로 기술할 수 있고, 연구의 목적에 따라 설정한다. 덴마크의 물리학자인 Nils Bohr는 이 문제를 풀었다. 올바른 접근 방식은 상호작용하는 관찰자의 주관적인 것과 파형과 입자를 발견하는 것이 원인을 결정하는데 요구되는 것이다. Einstein은 이것이 받아들이기 힘들다는 것을 알게되었다!

전원 (The Whole person)

환자의 자신감 획득은 그들만의 전체에 관해, 통합되고, 통일성, 어떤 사람의 가치, 신체, 정신, 감정과 영적 활동이 결합되어 생긴다. 이것은 중요한 연구에 대한 관심과 이미 약간의 범위를 고려하고, 환자를 바라보는 것 같이 그들의 질환을 진단하고, 치료를 시도하고, 그것에 대해 생각해야 하고 전인간적으로 항상 그들의 특별한 환경에서의 개인적 인격, 그럼으로 해서 공감을 사용하도록 하고 환자를 곁에 두기 위해 거의 그 사람의 곁에서 문제해결을 도와준다.

상징 방법과 은유 작업 (How Symbols and Metaphors Work)

상징과 은유의 사용은 환자에게 강력한 효과를 가진다. 그들은 전체와 단일성의 소실, 조절 상실, 취약성, 친구로부터의 고립, 관계 그리고 동료에 관한 감정을 극복시키게 해준다. Jung은 환자의 잠재의식이 상징과 함께 풍부하다는 것을 발견하였다.

상징과 은유는 매우 개인적이다. 각 개인은 그들만의 상징을 만들 수 있는 능력이 있다. 때때로 우리가 볼수 있는 것 이상의 외부 사건이 우리를 위한 상징을 만들 조절장치가 없다. 개인과 나라의 단체는 그들만의 상징을 또한 가진다. 아마도 종종 상징은 항상 이치보다 더 무게감을 싣는다.

우리 자신을 찾는 상황은 항상 우호적인 것이 아니다. 친구, 지인, 의사, 간호사와 수기치료사까지 그들의 태도, 그들의 생각, 그들의 말과 그들이 행동에 의해 상징과 은유의 작용을 방해할 수 있다. 우리 모두 우리의 수치심을 환자를 치료하는데 갑작스럽고, 불안정하거나 무감각을 예로 들 수 있다. 그와 같은 사건이 우리에게는 미래에 더 나아지게 장려하는 것을 염두해 두어야 한다.

다음의 시나리오는 주요 교육 병원에서 발생하는 것이다. 환자는 병동에서 어떤 수술치료를 하지 않고 방광경 검사를 위해 수술실로 이동했다. 그는 들것에서 수술대로 스스로 건너갔다. 그의 다리를 등자에 올려두고 그의 모든 것을 모든 사람이 전부 볼 수있게 방을 밝게 가볍게 배치했다. 그 다음 외과의사는 요도를 통해 국소 마취제를 주사하였다. 몇 분 후 방광경 검사는 통과했고, 고통스런 과정이 되었다. 고통과 당혹감 사이의 이런 경험은 환자에게 불리하고 영구적인 상처를 남기고, 공포심을 갖고 비뇨기 전문의사를 싫어하는 것에 영향을 미친다. 이 과정에서 이전 저녁에 외과의사에 의한 몇분간의 설명에 의한 몇가지 변화가 더 많은 사생활을 위한 약간의 조정이 전체 과정을 신체적으로 상징적으로 모두 덜 불쾌하게 만들 수 있다.

환자의 자존 회복 (Restoring the Patient's Self-Respect)

운좋게도 이것은 대개 치료하는 의사나 수기치료 사이에 완전한 감정, 속성과 가치를 되찾도록 도와주는 것은 어렵지 않다. 의사나 다른 건강관리 제공자는 주의깊게 청취하고 환자의 존엄을 비난하는 정도에 관심을 가진다. 약간의 예가 다음과 같이 교체된다.

- 환자가 "나는 동의한다. 이것이 완전히 나쁘다고 우리가 그것에 대해 무엇을 해야할지 함께 알아보자".
- 환자는 그들의 행복한 감정을 가지게 해주는 것이 필요하고 당혹감에서 자유롭게 하고 편한 상태에서 다시 한다.
- 개업의사가 그들 스스로 환자의 신발을 신겨주면서 말한다. "맞아요. 나에게 이런일이 일어난다면, 미칠 거에요."
- 개업의사는 "당신이 나에게 말한 이후로 나는 그 과정을 실행할지 주저할 것이다. 나는 당신이 느끼는 것을 떠올릴 수도 있다"라고 말할 수 있다.
- 다른 환자는 "예전에 서투르고 경험이 없는 보조가 가 요도관을 넣었다. 그것은 굉장히 고통스러웠다. 나의 경우 나는 여자가 아니라고 얘기했다. 나는 익숙해지지 않는 한 다시 그 의사를 찾아가지 않기로 결정했다."라고 말했고 외과의사는 "나라도 똑같은 결정을 하게 된다."라고 대답했다.
- 외과의사가 환자에게 "네, 몇해 전에 당신과 같이 5~6명의 남자와 여자 앞에서 내 옷을 다 벗고 의사를 기다린 경우가 있었다. 그들은 나의 곤경을 즐기는 것처럼 보였다."라고 말했다.

이런 모든 상황은 단순히 터무니 없게 생각된다. 독자는 그들이 도움이 되지 못한다고 생각할 것이다. 환자와 의사, 수기치료사 혹은 건강관리 제공자 사이의 유익한 상호관계를 강화하기 위해, 매우 중요하다고 생각한다. 확실히 환자는 의사나 수기치료사에게 어떠한 것을 해줄 수 있다. 그들의 지적 전에 목욕하기; 완전히 발씻기; 깨끗한 속옷입기. Craig Liebenson 박사의 충고를 따르는 것이 좋다. 그는 종종 만성통증 환자에게 그들이 통증이나 장애에 대해 좌절하거나 화났는지 물었다. 그들은 대개 예라고 대답했다. 그것은 그들의 감정을 확인하는 위안이다.

예방: 건강 진흥 (Prevention: Promoting Health)

미래를 가늠하는 가장 중요한 척도는 예방 관련 분야이다. 다행히 개인의 현재 복잡한 건강관리는 질병 진행의 수정이 아닌 능동 건강의 증진과 관련된다. 이 힘있는 교훈은 대개 스포츠 의학 분야에서 배워 왔다. 나머지 사람들은 이 분야의 선두주자에게 마음의 빚을 지고 있다. 우리의 좌우명은 "운동을 통한 건강"이 될 것이다. 작가는 이것을 단순화하였지만, 척추결핵이 있는 아프리카 환자를 치료하는 동안 중대한 발견을 하였다. 척추 융합술 이후 회복동안 파리 Shell의 반창고를 붙이고 환자는 하루마다 몇 번씩 음악에 팔과 다리를 움직이도록 지시했다. 척추 병변의 치유에서 휴식은 필수적이다. 팔과 다리에서의 움직임은 순환 증진과 거기에 더해 참살이와 전체 환자의 일반적 건강에 대한 감각 증진에 매우 중요하다.

도구와 자원은 잘 알려진 바와 같이 질병예방에 필요하다. 우리가 이제 서로 작업하는 것을 배우는 것은 아마도 근골격계 병과 치료의 분야에서 매우 중요한 진척이다. 이들 전문가는 각기 다른 보완적인 기술과 자세를 가지고 있다. 나의 일인 지난 25년간의 시술동안 수기치료사와 협력을 증가시키는 것이 수기치료사, 의사와 환자에게 많은 이득으로 나타났고 교육과 연구에서 커다란 보조가 되었다.

대개 협력 관계인 수기치료사와 의사가 같이 일할 때 결과는 작가 홀로 일할 때의 총계보다 더 큰 힘을 내게 된다. 유추법이 매우 유용하다. 정신적인 면과 영적인 면에서의 관심의 통합에서 야기된 능력은 신체적인 면에서 수소원자의 융합에 의해 방출된 것과 유사하다.

때때로 수기치료사는 주역이 될 수 있고 때때로 의사가 하게 된다. 각 분야는 다른 것으로부터 배워야 한다. 수기치료사는 치료를 단순화하고 비용 효율을 더 높게 하여 의사를 도와준다. 거의 즉각적으로 빠른 의사에 의한 중재는 수핵 탈출증의 관리에서 급작스런 문제점이 나타나거나, 척추협착증, 또는 말총증후군의 갑작스런 진전이 생긴다면, 환자와 수기치료사 모두에게 더 나아지게 할 수 있다.

교육 (Education)

허리 통증교실이나 자가-관리 프로그램은 이부분에서 필수적이다. 독자는 14장과 31장을 참조하라. 의사나 수기치료사는 단지 2~3일 지연 내에 어느 때든 환자에게 보내주어야 한다. 허리 통증 교실은 물리치료사 혹은 작업치료사 때로는 자원봉사자의 도움 혹은 2~3명의 수기 치료사를 직원으로 둘 수 있다. 이것은 수기치료사, 물리 치료사 또는 의사가 있는 직원이거나 체육관이나 병원 외래환자 병동 일 것이다. 많은 경우에 허리 통증 교실에서 환자가 습득하는 지식은 일이 순조로이 진행되어 공동체에 이익이 된다.

헬스클럽(휘트니스 센터) (The Fitness Center)

작은 북미 도시 조차 하나 혹은 두 개의 체육관을 가지고 있고 큰 도시에서는 더 많이 가지고 있다. 이 사업의 형태는 정규 치료사나 운동생리학자에 의해 운영된다. 이 센터는 모든 종류의 체육 활동에 참가하기 위한 이들에 혜택을 위해서이고 건강 증진과 약간의 근골격계 손상의 해결을 도와주기 위해 시작되었다. 의뢰인은 자신의 의지를 수반하고, 직업에 참여하고, 필요에 따라 도움과 조언을 요청한다. 많은 건강 관리 제공자는 환자가 사무실에서 할 일과 집에서 할 일을 보충하기 위해 휘트니스 센터를 이용한다. 그들은 환자에게 치료사로서 언급하고 문제의 본성을 전화나 필기한 노트에 의해 최근 알게된 정보를 조심하게 되고, 아마도 운동형태 같은 어떤 제안을 사용하기 쉽다. 치료사는 직접 행동의 자유를 가지고 환자에게 충고하고 그들의 활동을 조절한다. 환자가 휘트니스 센터에 참여하는 동안, 건강 관리 시행자와 치료사는 진행 과정에 대해 자주 토론을 가질 수 있다. 수기치료사와 의사는 환자를 일정간격을 두고 만난다. 때때로 전문가가 개인적으로 같은 휘트니스 센터에 참가하고 환자에게 추가적인 귀중한 접촉을 취하고 의사가 환자에게 조언한 것을 설명한다. 모든 수기치료사나 의료 직원은 지지하는 프로그램을 이용해야 한다.

Coulehan 치료 성과의 중요성을 약술하였다.[7] 의사-환자 상호작용은 3가지로 포함된다:(1) 병소의, 치료방법; (2) 상징적인, 인식력 있고 감정적인 영향 양쪽으로 부터의 결과 그리고 (3) 행동에 관한, 이들 두가지 영향으로 부터의 재현, 휘트니스 센터의 관례는 3가지 모두를 제공한다. 이것은 의뢰인의 신체적, 정신적인 참살이를 모두 발전시킬 수 있는 동기를 제공한다.

탄력 바디수트 (The Spandex Bodysuit)

허리 통증 환자의 예방과 치료를 위한 탄력 바디수트를 입는 것에 대한 근본적 이유는 많은 여러 종류의 스포츠 활동: 다운 힐과 크로스컨츄리 스키; 봅슬레이 경기; 배젓기; 수상스키; 스쿠버 다이빙과 여러 활동 사이에 참가한 선수에 의해 눈에 띄게 하는 것과 유사하다. 탄력 반바지나 수트는 축구, 테니스, 야구 선수와 사이클 선수가 흔히 입는다. 역도 선수는 유사한 의상을 입는다. 이 형태의 의상은 체간(초점)과 골반을 지지하고 자신감과 인내심(행동적)을 주고 운동선수는 신체, 정신, 영적 모든 작용이 조화를 이룬다는 의견을 나타낸다.[8]

의사, 수기치료사와 다른 이들은 탄력 바디수트는 딱딱한 코르셋은 아니지만, 운동선수를 위한 이런 종류의 옷이 엄밀하게 활동을 증가시킨다는 사실을 파악하는데 오랜 시간이 걸렸다. 우리는 예방과 치료를 위한 특별한 조항 만드는 것에 대한 의미를 재고할 필요가 있다. 의사-환자 상호작용의 배경에서 상징적인 측면이 가장 중요하다.

치유에 있어 정신적 요인 (Spiritual Factors in Healing)

일련의 과정이 순수하게 육체적(존재하고 있는 상태와 같은)으로 간주되는 것에서 완전하게 영적(이 세상에 보여지지 않는 것)인 상태로 상위를 향해 통하게 된다. 건강 관리 실행자와 같은 일에서 두가지 극한 상황 사이에 놓여진 범위를 관여한다.

신과학 진보에서의 도움 (Help from New Scientific Advances)

인터넷 상의 최신 정보는 은하계와 우주를 넘어선 그 사이에 얇고 빈약한 막에 대한 생각을 지원한다. 평판이 있는 과학 연구자는 은하계의 생성과 발달 뒤에 "지적 설계자"의 존재를 뒷받침할 많은 음파 증거가 있다고 믿었다. 다윈은 더 이상 자신의 방식을 따르지 않았다. 기득 특성의 유산을 통한 자연적 선택은 홀로 종의 기원이나 호모 사피엔스의 출연 장면의 적절한 설명이 쉽지 않다. 전 과정을 계획하고 시작하는 지적설계자의 존재를 믿는 것보다 우리의 행성에서 우주와 인생의 발전이 불시에 발생된 자연적 원인을 갖는다고 가정하는 것은 매우 어렵다고 작가는 말했다. 그들은 약간의 세부적인 방식으로 알려진 힘(중력과 전자기 같은) 불변수(빛의 속도와 같은) 우주를 작용시키고, 상호작용, 다른 것과 독립된 것을 묘사했다.

인터넷에 두 개의 기사는 더 세부사항을 찾으려는 사람에 대해 언급하였다.

1. William A. Demboski에 의한 지적 설계 활동. http://www.origins.org/offices/dembski/docs/bd-idesign. html
2. Walter L. Bradley 의학박사. 우주와 같이 설계하기. http://www.origins.org/offices/bradley/docs/universe.html

치유에서 정신적인 요소의 어떠한 토론에 신빙성을 더한다.

종교와 치유 (Religion and healing)

Abdul Baha는 "종교와 과학이란 두 날개를 가지고 인간의 지성은 정상을 향해 높이 솟아 오를 수 있다. 이것은 한쪽의 날개만으로는 불가능하다. 종교에 대한 한쪽 날개만 갖게되면 미신의 수렁으로 빠질 수 있다. 과학에 대한 한쪽 날개만 갖게되면 유물론의 자포자기 수렁에 빠지게 된다."[9]

에디슨은 1,093의 발명품에 대해 특허권을 얻었고, 다른 발명품이 성공하게 만들었다. 예를 들어, 1879년에 많은 실패 시도 후에 근 첫 번째 전구를 만들었다. 후에 그의 조직은 수많은 식물로 실험 후에 메역취속의 식물로부터 라텍스를 생산하였다. 어디서 아이디어를 생각하는지 질문했을 때 그는 웃으면서 하늘을 가르켰다.

우리와 같은 신의 존재를 믿는 아주 평범한 사람은 확실한 상황아래 전능하고 준비되어 있는 일상에 개입하고 자유의지에 타협하지 않게 중개가 제공된다. "기도"라고 부르는 것을 통해 이런 도움을 구한다. 이것은 우리가 하는 것보다 종종 더 현명한 것이다.

각각의/혹은: 모두/그리고 (Either/or: Both/and)

어떤 것은 우리가 생각하는 방식이 부족하다. 아마도 그것은 그 방식대로 항상 그래왔다. 대개 상황에서 '각각의/혹은' 의 시점에서 생각한다. 수기치료사나 정골요법은 도수치료의 관해 생각한다; 외과의사는 투약이나 수술에 관해 생각한다. Saskatoon(June berry 채진목류의 나무)에서 수기치료사와 정형외과 의사가 서로 공동작업을 배우는 과정은 처음엔 양쪽 다 고통스럽다. 이러한 노력을 넘어서 "모두/그리고"접근으로 갈 수 있고 양쪽 질서를 통합으로 나타나고 우리 자신과 환자 양쪽 모두에 이익이 될 수 있는 새로운 어떤 것이 나타날 수 있다.

신체와 정신적 고려로 되돌아와 우리는 똑같은 어려움에 마주치게 된다. 많은 마음이 영적인 건강 관리 전문가는 치료의 신체와 정신적 방법보다 더 나은 방법이 없다고 한다. 성직자와 목사는 치료 정신적인 면에서 종종 생각하려는 경향이 있다. 가장 좋은 접근 방식은 두 가지를 통합하는 것이다. 육체에서 정신으로 가는 여정의 중간 단계는 양쪽 요소를 포함하고 간단하게 언급하였다.

혼돈 이론, 주의환기, 파동 (Chaos theory, nudges and ripples)

혼돈 이론은 특별 상화의 시작에서 작은 변화를 가진 많은 상황이 최종목적에 도달한 것처럼 주요변화를 마주친다는 것을 알려준다. 편의를 위해 그 요인에서 건강증진은 "주의 환기"로 건강 예방을 "파동"이라 부른다. 이런 요인들은 거의 모든 인간 상황에 관계있는 것이다. 대조적인 두가지 양상의 요소인 주의환기와 파동을 아래 글상자에 열거하였다.

주의 환기와 파동

파동	주의환기
공포	청취
갈망	웃기
분노	설명하기
의심	격려하기
권태	주의
조급	기도

다른 요인들 (Other Resources)

이미 언급했듯이 허리 통증 교실이나 자가-관리 프로

그램은 물질적인 사실뿐만 아니라, 강사와 의뢰인 그리고 그 과정에서 전체 그룹의 상호작용을 다룬다. 쉬는 시간 동안 그들의 문제점에 관해 토론하는 것은 강의 받는 것 만큼 중요하다.

명상, 이완과 심상은 자가-관리의 일부분이고, 개인적으로 깨닫게 되고 큰 이득을 가진다. 이 과정에서 없어서는 안될 부분은 스트레스를 어떻게 다루어야 하는가이다. 이 주제는 Zahourek에 의해 충분히 논의하였다.[10]

상상을 사용하는 것은 대개 유용하다. Sanford[11]는 심각한 심장병이 있는 작은 소년을 도와줄 수 있는 방법을 얘기해 주었다. 그녀는 그가 축구에 빠져들었다는 것을 알게되었다. 그녀는 "같이 축구 하자"고 했다. 그는 끄덕이고 동의했다. "빌리, 너는 축구를 하고 그것이 점점 더 좋아진다고 상상해라. 어느날 리그의 우수 팀과 맞서 너의 팀이 축구를 한다. 너는 굉장히 잘하고 다른 사람보다 득점을 더 올리고 너의 팀이 게임에서 이겼다. 너는 관람자중 어떤 사람이 한 얘기를 들었어 '빌리 좀 봐. 얼마나 그가 빨리 달리는지, 얼마나 태클을 잘 하는지, 얼마나 그가 공을 강하게 차는지, 우리는 그가 좋아요. 그는 몸 컨디션이 좋고 능숙하다.' 빌리는 흥분하였다." Sanford는 계속 이어갔다. "이런 상황을 너의 마음속에 매일 3~4번씩 생각해 보겠니?" 다시 한번 빌리는 박력있게 끄덕였다. 그는 이것을 매일 실행하였다. 몇 달 후 그는 완전히 다시 컨디션이 좋고 능숙해졌고 그의 심장에 아무런 문제 없었다. 그는 나중에 훌륭한 축구 선수가 되었다.

또다른 방책인 인간 행동 진보를 위한 연구소는 Stamford와 Connecticut에 세우게 되었다. 심리학자, 정신과 의사와 다른 의사의 이 조직은 건강과 질병의 모든 측면에 심리학과 면역학을 다루는 세미나와 회견을 계획한다.

간행물 (Publications)

Siegel은 예외적인 환자를 경험한 외과의사로부터 자가 치료에 관해 배운 교훈을 썼다.[12] 그의 접근방식은 전통적인 약물과 정신적 측면을 결합시켰다. 미국 암 연구회는 암을 겪고 있는 환자를 도와주기 위해 "마음으로 말해라" 제목을 붙인 소책자를 만들었다. 이것은 유용한 제안으로 가득하고 환자의 자세와 감정의 중요성을 강조하였다. Simonton, Matthews-Simonton과 Creifhton가 쓴 또다른 책에서 건강 관리 전문가와 암을 가진 환자를 동등하게 나타내었다.[13] 근원적인 철학은 우리자신의 건강과 질병이고, 우리가 참여하는 것, 의식을 가지거나 깨닫지 못하거나, 우리자신의 신체, 감정, 영적 건강을 창조하는 것이다. 이책을 읽은 후 얻게될 지식 또한 그들의 신체, 감정 그리고/혹은 영적 상태를 포함해 다른 많은 상황이 관리하는데 적용할 수 있다.

기도의 힘 (The Power of Player)

대다수 사람들은 외부 침입과 질병에 대해 저항하는 면역체계와 우리 몸의 구성 중 일부분으로 신이 내려준 내재 방어기전 환경은 페니실린과 같은 물질과 숫자로 나타나는 치료를 위한 많은 자료를 포함하고 건강 관리 전문가와 다른 이들에게 그로부터 직접적으로 훈련의 원천을 가지고 병원과 진료소가 중세시대 수도원에서 기원된다는 것은 우연이 아니다.

전지전능의 존재를 믿는 것에 대한 상상의 확장은 그리 큰 일이 아니고 사건 사이에 방해하기 위한 확신적 환경을 예방한다. 또 다시 우리는 기도를 통해 도움을 구한다. 햇빛이 비칠 때 우리보다 더 큰 힘의 존재를 무시하기는 쉽다. 그러면 우리의 신은 골프를 잘할 것이고, 컴퓨터를 구하고, 영감은 성별의 생각으로 얻어진다. 허약한 건강과 재앙이 바로 앞에 다가올 때 우리는 위로 보려고 하고 우리의 도움을 넘어서려는 경향이 있다. 행운이 가져 주는 사람은 건강 관리 전문가 혹은 건강과 호조를 위한 자연적 준비 모두 이득을 기원하는 환자 그리고 초자연적 범위이다.

같은 종류의 상호작용은 누군가 동시에 심각한 허리 통증을 가진 이에게 발생할 수 있다. 의사와 환자가 그들 모두 지혜가 끝날 때 Episcopal 교회에 있는 성직자는 갑작스런 습격으로 심각한 허리 통증과 다리 통증을 발전시켰다. 그는 정형외과 의사인 그의 친구에게 연락하였다. 외과의사가 한 사람을 검사했고 그가 급성 L4~5 추간판 탈출이라 생각했다. 의심은 CT 촬영으로 확인되었다. 교회 성직자의 일원은 그를 위해 그날 밤 기도를 했다. 다음 그의 방문때에 그 외과의사는 마지못해 그에 대해 기도하였다(외과의사는 대개 신에게 기도하지 않는다). 한밤중에 환자는 깨어났고 통증이 사라졌다는 것을 깨달았다. 그 시기로부터 빠르고 평온한 회복을 하게 되었다. 성직자는 후에 그가 경험한 두 가지 마술같은 일에 대해 말하였다 첫번째는 외과의사가 그의 집으로 방문하는 것이고 두 번째는 그의 허리 치유이다.

■ 결론 (Conclusion)

의사, 수기치료사와 환자 사이의 상호작용은 근본적이고 복잡한 두가지 양상을 가진다. 관계형성의 결론은 아주 중요한 현상이다. 그들은 과학 단독적보다 그 이상의 무엇인가에 달려 있다. 가공되지 않는 재료는 다양한 근원으로부터 만들어진다.

- 과학의 주의깊은 연구와 그것의 분지
- 인간성
- 철학
- 신화, 의미를 가진 줄거리
- 행동, 상징과 은유

큰 의미를 가지고 이들 근원의 조합은 강력한 상징적 항목으로 되었다. 좋은 관계는 우수한 다른 것을 찾는 데에서 생긴다. 연구는 약간 다른 복장으로 인생과 죽음의 상황에 대한 개인적인 반응의 천성을 파악하고 한 사람의 영혼 측면에서 이해하려는 노력을 포함한다. 때때로 총명한 의사는 환자의 고통스런 감정을 강조하는 상징적 항목과 상황의 행동적 측면을 공유하는데 개업의는 시간에서 시간, 무대에서 근접한 고유성에서 무대 옆에 서 있는 것으로 바꾸어야 한다는 것은 어렵지 않다.

완전한 참살이 중의 하나로 고민중에 있는 의뢰인과 여행하는 과정에서 다른 여러 근본으로부터 도움을 구하도록 준비해야 한다. 의사와 수기치료사사이의 완전한 관계는 중대한 사안이고 또한 보답받을 만하다. 생각과 믿음의 수렴은 그들 안에서 발생되는 두 다른 뒷배경으로부터 근골격계 질환의 범위로 새로운 영역을 정복하기 위해 자극이 필요하다는 학생과 선생님에 의해 열리게 되었다. 영적인 치유를 위해 주어진 많은 수의 다른 접근 방식은 우리가 가진 것과 다르다는 믿음을 반영하는 것이 필요하다. 이것은 창조주의 출현과 연루는 어느 곳에서나 예상 상황이 되고 의뢰인과 조언자는 건강과 전체를 찾을 수 있다는 것을 깨닫는데 좋다. 이 보고서에서 그런 인식에 대해 항상 얘기 나누는 것을 의미하지 않는다. 우리 자신이 이런 친절의 종류에 접근하지 않을 때 누군가 갖고 있는 것을 의뢰인에게 언급하는 것에 대해 자유로와져야 한다. 왕좌에 앉아 있는 일인자는 의뢰인의 요구에 따라 곁으로 오게 가르쳤던 것과 같이 우리 "옆으로" 올 수 있다.

확인 과정
본 장의 학습목표 자가 점검

- 처음 방문시 환자가 기대하는 것은 무엇인가?
- 좋은 청취 기술과 나쁜 청취 기술이 어떻게 환자의 만족에 영향을 주는가?
- 환자의 믿음이나 자신감을 얻기 위한 좋은 방법은 무엇인가?
- 환자의 정신적 균형을 유지하기 필요한 근본은 무엇인가?

■ 참고문헌 (Refference)

1. Macmurry J. Reason and Emotion. London: Faber and Faber, 1935.
2. Macmurry J. Creative Society. London: Faber and Faber, 1935.
3. Blanchard K. Listening: a Basic Business Skill. Inside Guide, Newsletter for Canadian Plus. Toronto: Grant N. R. Geall; June, July, and August, 1992.
4. Dixon T. The philosophies of family medicine (editorial) Can Fam Physician 1989;35:743.
5. Chapman-Smith D. Reflections on the Hawthorne effect. Chiropractic Report (editorial). 1989;4:1.
6. Dixon T. In praise of the Hawthorne Effect (editorial). Can Fam Physician 1989;35:703.
7. Coulehan L. The treatment act: An analysis of the clinical art in chiropractic. J Manipulative Physiol Ther 1990;14:1.
8. Kirkaldy-Willis WH. Energy stored for action: The elastic bodysuit. In: Kirkaldy-Willis WH, Burton CV, eds. Managing Low Back Pain. New York: Churchill Livingstone, 1992.
9. Abdul B. Paris talks. London: Bahai Public Trust, 1973:143.
10. Zahourek R. Relaxation and Imagery. Philadelphia: WB Saunders, 1988.
11. Sanford A. The Healing Light. New York: Ballantine Books, 1983.
12. Siegel BS. Love, Medicine and Miracles. New York: Harper & Row, 1986.
13. Simonton OC, Matthews S, Creighton JL. Getting Well Again. New York: Bantam Books, 1980.

37

노인의 활동에 대한 역할과 안정성
(The Role and Safety of Activity in the Elderly)

학습목표

이 장을 읽고나면 이해할 수 있을 것이다:

- 노령층에서의 활동이 어떻게 사망률의 원인과 연관되는

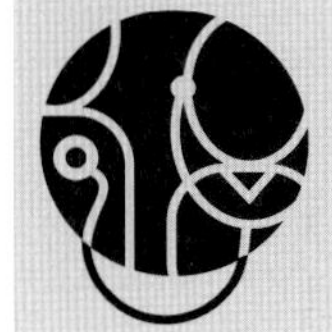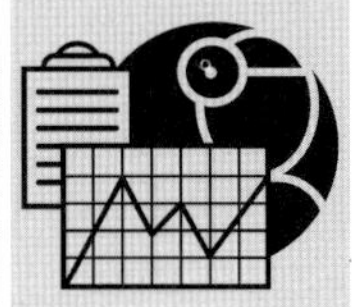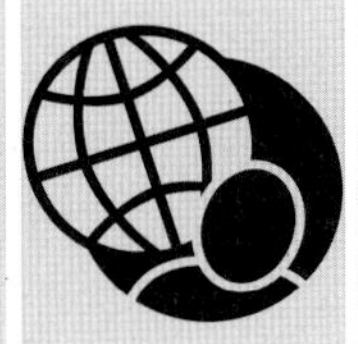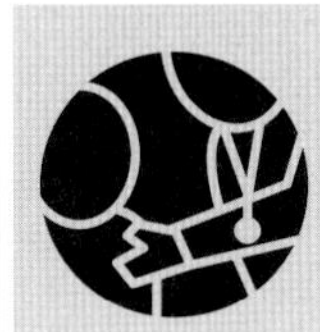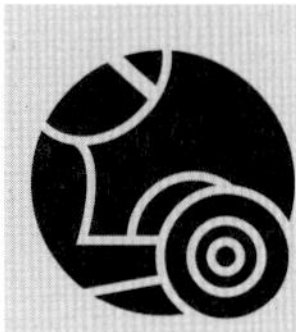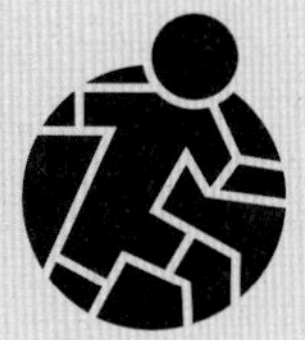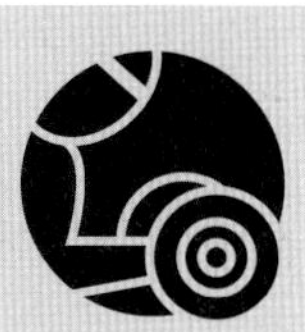

지 이해한다.

- 노령층에서의 활동이 어떻게 건강관리 제공자에 의해 더 증진할 수 있는지 이해한다.
- 노령층에서의 힘든 작업과 연관된 위험 요소를 관찰한다.
- 골관절염, 골다공증, 관절성형술과 척추협착증을 가진 환자를 위한 재활 공헌을 조직한다.
- 골다공증, 균형과 단점 예방 공헌을 제공한다.

개요 (Introduction)

신체적 활동과 운동을 포함한 건강한 인생은 75세 이상의 인간에게 매우 유용하다고 알려져왔다. 기능적 감퇴(단점)의 축소, 관상동맥 심장 질환(CHD), 증가된 인생기대와 연관된 죽음전의 장애는 증명되어 왔다.[31,48,72,113] 구체적인 운동 프로그램은 또한 노인에서의 낙상 방지와[42,134,135] 골관절염을 가진 이들의 기능과 인생의 질을 증가시켰다.[44,97,121,128]

최근 외과의사 General의 보고서는 미국 성인의 오직 22%가 활동으로 야기된 이득을 충분히 능동적으로 할 수 있고 보고하였다. 반면에 스포츠 의학 미국대학(ACSM)과 질병 예방과 관리 센터(CDC)는 모든 미국인은 날마다 중등도 신체활동을 최소한 30분을 하도록 권하였다.[95] 국립보건연구원(NIH)는 또한 유사한 추천 간행물을 발행하였다.[101]

미국의 외과의사 Genaral의 표식 보고서는 성별이나 사회경제 등급에 관계없는 노인은 그들이 해야 할 만큼 운동을 하지 않고 여성이 대부분 남자보다 덜 활동적이다; 60~69세인 여성의 30%는 남자의 17%에 비교하여 여가시간 활동을 하지 않는다라고 서술하였다.[100] 80세에 이르러 여성의 62%와 40%의 남성이 여가시간 활동에 참여하지 않는다. 외과의사 General은 적어도 하루에 30분을 신체활동을 할 것을 요구하였다.

운동은 또한 인생 기대를 증가시키는 것과 연관된다고 알려져왔다. 60세의 비활동적인 남성은 활동적으로 바뀌었고 비활동적인 상태로 남은 그들의 동반자보다 사망률이 50% 낮았다.[11] 하버드 대학 동창회 연구는 이 결과를 확인하였다. 초기에 활발하지 않다가 나중에 활동적인 운동에 관련하기 시작한 남성은 다른 비활동적인 상대방보다 사망률이 23% 낮게 나왔다.[92] 호놀룰루 심장 프로그램은 날마다 적어도 2마일 이상을 걸은 퇴직자가 매일 1마일 보다 적게 걷는 사람보다 사망률(22%)이 절반에 이른다는 것을 알았다(43%).[47] Harkim에 의한 추적 연구는 날마다 0.25마일 이하를 걷는 사람이 매일 1.5마일 걷는 사람보다 관상동맥 심장질환 위험이 2배 증가된다고 보고하였다. 또한 날마다 1.5마일 이상을 걷는 사람은 더 예방적인 이득을 경험하였다. 여간호사는 또한 보행으로부터 심혈관계 질환의 위험성이 감소됨을 보여주었다.[48]

많은 의사는 환자의 흡연과 체중에 관해 권고하지만, 비활동에 관해서는 하지 않는다.[18] 과거에 운동강도는 상관없다고 여겨졌는데 매우높은(최대 심박수의 60~80%) 수준이었고 건강 이익은 발생하지 않았다. 시속 3~4의 보행은 이로운 것으로 인정된다.[4] 게다가 한번에 하지 않아야 하고, 예를 들어 3회 10분 보행이 더 이로울 것이다.[33]

노인에게서 신체 활동의 제한이 되는 원인은 불변이거나 또는 변경할 수 있는 것 둘 중의 하나이다. 불변적인 특성은 성별, 인종, 나이나 만성 건강문제와 같은 것을 포함한다. 변경할 수 있는 것은 행동과 관련된(예로, 중등도 운동), 사회 조직 특성, 그리고 심리적 특성(예로, 자가효능 믿음)을 포함한다(14장 참고).[113] 신체 운동과 한 사람의 사회 조직에서의 지원 둘 다 2.5년 이후의 기간에 신체 활동을 예측한다.[113] 사실 중등도 활동(레저 보행)은 격렬한 활동(상쾌한 보행)만큼 효과적이다.

심혈관계 위험과 이득 (Cardiovasaclar Risks and Benefits)

노인에서의 활동과 운동과 연관된 심혈관계 이득 (Cardiovascular Benefits Associated With Activity and Exercise in the Elderly)

Cochrane 공동연구는 비정형화되고 조절되는 시도를 재검토하고, 운동–중재 그룹(가망 비율, 0.73; 95% 신뢰구간[CI]. 0.54-0.98)에서 사망의 모든 원인이 27% 감소되었음을 알게되었다. 전체 심장 사망은 31% 감소되었다(가망 비율, 0.69; 95%(신뢰구간[CI], 0.51-0.94).[55] 유럽심장학협회는 운동을 위한 나이–세부적인 추천사항

을 제공하였다.[35]

규칙적인 활동은 심근경색증(MI)와 사망이 감소하고, 측정할 수 있다면 저강도 심혈관 운동이 관상동맥질환과 사망에 매우 관련이 있다.[69,132] 이것은 아마도 매우 중요한 하나의 독자적인 위험 요인이다. 최대 산소 소비량(VO_2 max)으로 측정된 노화와 감소된 심혈관 운동은 직접적으로 연관되었다.

16년간의 오랜 추적 연구에서 다발성 위험요인 중재 시도연구는 중등도 운동 프로그램이 심장질환으로부터의 사망률을 감소시킨다는 것을 알았다.[71] 관상동맥질환에 높은 위험과 연관된 사람을 포함한 연구집단은 고착성 상태에서 기인되었다. 자료는 상대적으로 소량인 중등도 레저 시간운동(매일 10~36분)이 관상동맥질환의 이른 사망을 감소시킨다는 것을 보여주었다. 격렬한 활동과 관계된 신체활동의 강도와 심혈관계 운동은 또한 관련이 있다.[70]

노인에서의 활동과 운동과 연관된 심혈관계 위험 (Cardiovascular Risks Associated With Activity and Exercise in the Elderf)

노인사이에서 신체활동과 운동의 확실한 이득과 같은 안정성의 쟁점과 노인에서의 재발생 위험이나 면역반응이 제대로 작동하지 않은 건강은 세부화가 필요하다. 오직 위험과 이득이 명확하게 표현될 때 활동에서의 변화가 기대된다(14장 참고).

심근경색증 발생연구는 노인 인구에서 급성 심근경색을 유발시키는 활동을 확인하는 작업을 하였다. 격렬한 신체 활동시간동안 심근경색의 상대적인 위험은 12.7이다(상대적인 위험은 두 개의 구별되는 집단의 상태에서 발생률의 비율 — 이런 경우 격렬한 운동 대 정상 활동후의 심근경색). 격렬한 신체 활동은 느린 조깅, 빨리 걷기, 테니스, 힘든 정원가꾸기, 눈치우기와 같은 6개의 대사활동(METS)에 대응한다. 2시간 이내의 성교(3~4 METS)와 관련된 심근경색의 위험은 2.5이다.[81,84]

심혈관계건강연구–오직 한집단을 기초로 한, 노령인구에서 심혈관계 질환의 장기적인 연구–는 일주일에 3일의 규칙적인 격한 운동은 79세 여성노인의 경우 1.3%에서 1.9%로, 90세 남성노인의 경우 3.9%에서 4.8%로 심근경색증의 위험이 증가한다고 보고하였다. 그러나 시간이 지나면서 규칙적으로 운동하는 사람이 격한 신체 활동으로 발병될 심근경색에 더 낮은 관련 위험성을 가지기 때문에 위험성이 낮아지게 된다. 사실 규칙적인 활동이나 운동은 나이 많은 성인에게 심근경색과 사망의 위험을 감소시키는 것으로 알려져왔다.

골다공증 (Osteoporosis)

위험 요소 (Risk Factors)

뼈 질량의 감소는 노화와 같이 발생한다. 이것은 뼈 허약함을 일으키고 골절의 발생을 증가시키고 특히 고관절, 척추, 손목에서 나타난다. 발생은 성별, 지리, 민족성에 의하여 변한다. 폐경후 백인 여성은 특히 위험이 있다. 지역적 다양함이 남아있어 동남쪽 미국여성은 높은 위험에 있다.[99] 일생에 50세의 미국 백인 여성의 고관절 골절 발생은 17%인 반면 백인 남성은 6%에 그친다.[24]

신체활동(유산소와 점진적 강화)이 폐경전 여성의 뼈 질량을 유지하고, 폐경 후 여성의 뼈 질량 소실을 확연히 느리게 한다는 강력한 증거가 모였다.[130] 효과는 순조로운 운동기구로 거의 1년에 1% 요추와 넙다리 골두에서 뼈 소실의 비율이 감소로 보여진다.[130]

운동의 역할 (Role of Exercise)

이상적인 운동은 체중-부하이다. 예를 들어, 걷기, 하이킹, 가볍게 뛰기, 계단 오르기, 테니스, 춤추기를 포함한다. 또한 최근 연구가 높은 강도의 운동이 노령층만큼 폐경전 여성[8]의 뼈 밀도를 증가시키거나 유지할수 있다고 발표하였다.[73]

어떤 운동은 다른 운동보다 더 위험하다고 알려져왔다. 낮은 척추 광물 밀도를 가진 폐경후 여성은 체간 신전운동보다 체간 굴곡을 한다면 쐐기골절이나 압박골절이 발생할 수 있는 가능성이 더 크다.[110,116]

젊은 여성 운동선수와 골다공증 (The Yong Femail Athlete and Osteoporosis)

고강도 운동(육상선수, 3종경기선수, 발레 선수)에 참여하는 젊은 여성은 노인여성과 유사하게 많은 역효과로 상처를 입을 수 있다.

1. 폐경전 상태와 유사한 에스트로겐 정도를 감소시킨다.
2. 월경 불순
   - 50%의 경쟁적인 여성 운동선수에 대한 5%의 정상 인구에서 보여진다.[16]
   - 희발월경(불규칙적인 월경 주기)
   - 무월경(월경 기능의 정지)
3. 골다공증
   - 고강도의 신체운동에도 불구하고 뼈 소실은 특히, 요추에서 일반적이다.[27,109]
   - 스트레스 골절의 위험성 증가[86]
   - 인생말미에 골다공증 위험성 증가

무릎뼈염 (Knee Osteoarthritis)

기능 (Function)

슬관절염을 가진 환자는 낮은 보행속도, 짧은 보폭, 마지막 입각기시 발목의 힘 감소, 속도를 내는 보행시 무릎관절역학의 기능부전을 가진다.[78] 그들은 걷기와 20 cm 계단 내려오기 동안 증가된 근육 활동과 근육 상호작용 가진다.[21] 이 계단의 높이는 노인에게서는 너무 높은 것으로 간주된다.[21] 약한 균형감각은 나이와 관련된 조절 그룹보다 양측성 슬관절염을 가진 개인에서 더 발견되었다.[131] Pandya와 동료는 슬관절염은 장애물 회피 방법이 감소하고 장애물에 걸려 넘어지는 경향이 증가된다라고 보고하였다(더 큰 통증은 더 큰 위험을 가진다).[93]

슬관절관절성형(TKA)를 기다리는 개인에게 측정되는 활동 수준과 기능적 수행(자가 조절 보행 측정, 제한시간 up-and-go 테스트, 제한된 계단 수행)은 운동하는 노인보다 더 낮다.[124] 관절염 환자는 나이와 상관된 고통을 느끼지 않는 사람에 비교해 다음과 같은 장애가 있다.[124]

- 가사 점수에서 16%가 제대로 기능을 발휘하지 못한다.
- 관절염 환자는 몇 계단을 기어오르고 덜 쇼핑을 한다.
- 관절염 환자의 스포츠 참여가 10% 정도 자각증상이 없다.

관절염 환자는 62% 낮은 속도로 걷는다. 여성환자는 근지구력의 46%를 가진다. 주의할 점은 수행능력 테스트가 증상자각 그룹에서 더 이상 통증을 나타내지 않은 상태이다.

재활 (Rehabilitation)

관절염은 종종 게으름을 유발하고 게다가 심혈관질환의 위험을 증가시킬 수 있고, 역사적으로 관절염을 가지고 있는 환자는 활동을 피하기를 조언받는다.[12,100] 이제 슬관절이나 고관절염을 가진 환자를 위한 운동프로그램이 유익하다는 것을 인지하게된다.[7,22,28,100] 방사선상 슬관절염을 가진 60세 이상의 439명을 대상으로 한 커다란 연구에서 유산소 혹은 저항운동은 기능을 증가시키고 방사선학상 관절염의 어떤 증상을 증가없이 통증을 감소시킨다.[28] Petrella는 신체 용량과 신체 활동의 증가는 운동으로 이루어진다고 보고하였다.[97] 이런 재활은 아마도 슬관절관절성형(TKA)를 요구하는 말기 관절염환자에게 예방이 될 것이다. 효과적인 세부 접근이 다음과 같다:

- 등척성 넙다리네갈래근 훈련[44,97,89]
- 보행 감독[127]
- 일반적 유산소 검사[96,128]

치료로 개선되는 자가-효능을 가진 환자는 더 많은 개선을 경험하게 된다.[59,60,128] 운동으로 심리-사회의 결합 접근방식은 혼자하는 것보다 상위에 있다. Keefe는 최근 배우자가 기술습득 훈련을 옆에서 보조해 주는 것이 슬관절염을 위한 치료 프로그램의 효과를 강화한다고 보고하였다.[61]

전무릎관절성형술 (Total Knee Arthroplasty)

인구통계 (Demographics)

고관절과 슬관절의 관절 이환술은 대개 65세에서 80세 사이의 인구에서 행하여진다.[94] 관절 이환술 수술은 이제 40세만큼 젊거나 90세 만큼 나이많은 구성원에게도 행해진다. 40대와 50대인 사람은 폴리에틸렌 착용으로부터 더 빠르게 무균성 완화를 하게된다. 남성보다 여성에게 좀 더 이식물의 존속이 있다.

회복 기대 (Recovery Expectations)

수술후 1주일경 통증 감소가 대개 시작된다.[54] Rissanen은 2~5년에 통증 강도의 55%가 감소한다고 보고하였다.[104] Noble는 최근 슬관절관절성형을 한 환자가 그들의 나이와 성별과 연관된 동료와 비교하여 확연한 장애를 계속 경험한다고 보고하였다. 표 37.1에 어려움이 예상되는 주요 분야에 대해 요약했다.

Shai는 슬관절관절 성형후에 모든 환자가 감독하에 무릎꿇기를 할 수 있지만, 그들의 무릎꿇기 할 수 있는 감지 능력은 관찰 능력보다 적다고 보고하였다.[111] 무릎꿇기에 어려움을 가지는 사람은 반흔 통증이나 무릎꿇기 능력을 제한하는 중요 원인으로 허리와 연관된 문제점을 가지고 있다고 보고하였다. Noble는 또한 슬관절관절성형을 한 환자는 수영, 실내자전거, 골프에서 자각증상이 없는 동료와 비슷한 기능을 가진다.[88]

제한시간 up-and-go, 6미터 보행과 계단오르기 동안 기능의 운동학과 근전도 평가는 수술후 지속되는 많은 슬관절관절성형 이전 결함을 나타낸다.[90] 세부장애가 고관절 가동성 증가와 슬관절과 족관절의 가동성 감소를 포함하여 확인된다. 더 집중적인 수술 후 재활은 이런 기능적 결함을 처리하는 것으로 권고한다.

재활 (Rehabilitation)

Munin은 초기 재활(3일째)이 일반 관리 그룹보다 상위에 있다는 것을 알았다.[85] 재활 그룹은 병원거주 기간이 짧고, 총관리 비용이 낮고, 기능적인 목적에 더 빨리 도달하였다.

표 37.1 슬관절관절성형 후에 예측가능한 잠재적 기능 결함

- 무릎꿇기
- 쪼그려앉기
- 외측으로 움직이기
- 회전하기 멈추기
- 짐 옮기기
- 신장
- 다리 강화
- 테니스
- 춤추기
- 정원손질하기
- 성적 활동

엉덩관절뼈관절염 (Hip Osteoarthritis)

기능 (Function)

고관절 골관절염을 가진 환자는 많은 기능적 결함을 가지고 있다. 나이와 연관된 조절과 비교하여 고관절 힘이 감소되고 반대쪽 고관절에 비해 확연한 근육위축이 있다.[5] 말기 관절염을 가진 사람은 심각한 심혈관 상태저하를 가지고 있고,[98] 그 사람의 보행 주기가 바뀐다.[65] 정상 사람과 비교하여 고관절이환술을 기다리는 사람에게 빈약한 신체와 사회 기능이 보고되어져 왔다.[62] 말기 고관절 관절염환자는 나이와 성별과 연관된 동료와 비교하여 고관절 근육 힘의 감소가 발견되었다; 고관절 신전근의 51%와 고관절 굴곡근의 68%[37]

운동 (Exercise)

강화운동으로 8주 운동 프로그램과 고관절 관절염을 가진 55세 이상의 성인에 대해서 생활방식 조언을 받는 것이 연구되었다.[121] 프로그램은 통증에 대한 긍정적 효과, 고관절 기능, 자가-보고 장애, 수행능력(제한시간 up-and-go 테스트)을 가진다. 보통 유산소 훈련은 또한 매우 유익하다고 알려져왔다.

전엉덩관절대치술 (Total Hip Replacement)

회복 기대 (Recovery Expectations)

통증은 대개 수술후 1주일 경 시작된다.[54] 향상은 3개월째 돼서 잘 확립된다.[68] Rissanen은 2에서 [5]년쯤에 고통 강도가 [55]% 감소된다고 보고하였다.[104]

환자와 의사는 서로 다른 범주를 바탕으로 다른 기대와 성과를 정의하고 실패를 가진다.[14,15,94] 의사는 실패를 개정 요구로 정의하는 반면, 환자는 실패를 기능을 제한하는 지속적인 고통으로 정의한다. 통증 감소의 수술전 기대는 성공하는 것보다 초과된다.[26] 의사와 환자의 만족은 증상감소와 기능회복의 측면에서 수술전 기대에 더 의존한다.[74] 수술에 대한 실패(성공)에 대한 환자의 기준은 성

표 37.2 고관절치환술 후에 잠재적 기능 결함

- 보행시 양입각기시 확연하게 정상에 비해 길다.
- 보행 속도 감소
- 양입각기 시기동안 수술한 다리쪽으로 약간 기울어진다.

공이되고, 고관절이환술 실패를 20%로 보는 반면, 개정의 의사 기준은 오직 7%가 실패한다고 하였다.[94] 고관절이환술에 성공은 대개 통증 평가, 보행 능력, 관절 운동성, 방사선상 판독을 포함한 개정 등급이나 점수 시스템에 근거한다.[30,32] 잔존하는 기능적 결함은 표 37.2에 요약되었다.[117]

노인의료보험 자료는 고관절이환술의 52%와 77%의 개정은 1년에 10건 안되는 의사에 의해 실행되었다.[56-58] 유사한 자료는 병원에 남아있다. 질병율과 사망률 자료는 병원 진행과정 용량에 반대 관계를 가진다고 보여준다.

환자는 그들이 안전하다고 느낀다면 고관절이환술에 따르는 해방을 준비한다고 느낀다.[50] 이것은 그들의 자신감과 가족과 친구의 지원과 관계된다.

재활 (Rehabilitation)

Berge는 비재활 환자가 43%의 고통 강도 감소를 가지는 반면, 재활 환자는 55% 감소를 경험한다.[10] 기능은 이득이 없지만 인생의 질은 얻게된다. 표 37.3에 장래성있는 효과를 보여주는 재활전 프로그램을 요약하였다.[37]

Maire는 상지 운동프로그램은 고관절이환술을 위한 수술후 재활에 효과가 있다고 보여주었다.[75] 고관절이환술 이후 수동적인 물리치료는 운동용량과 신체 조건의 퇴보를 야기한다고 알려져왔다. 상지운동 프로그램은 수술후 1주일부터 시작된다. 6주 동안 한 회기에 30분씩 일주일에 3회 실시한다. 각 회기는 다음과 같은 내용으로 구성된다:

- 분간 6번의 연속
- 저강도기초운동을 4분동안 실시
  - 환기 역치
- 1분강 고강도 운동실시
  - 최대 인내력

표 37.3 수술전 재활에 참여한 환자에게서 수술에 따른 최우선 결과

- 건강하고 강한 환자는 덜 건강한 환자보다 수술후 재활이 더 빠르다.
- 전재활환자 병원거주기간이 7.2일 비해 비-전재활 환자는 4.2일이 된다.
- 수술전 고관절의 강도는 병원거주기간의 독립적 예측인자이다.
- 30분간의 유산소운동과 강화 르포그램은 30분 수중치료 프로그램에서 가동성과 보행에 의해 뒤따른다.
- 5분간 준비운동으로 시작한다.
- 수술후 통제 지배를 받는 24주차는 12주차의 전재활 환자에 비해 더 장애를 가진다.

임상적 문제
인공고관절을 보호하기 위한 수정 양식 활동

- 90° 넘어서 굴곡 금지
- 중립을 넘어선 내전 금지
- 고관절 내회전 금지

낙상 예방 (Fall Prevention)

문제점 (The Problem)

노령층에서 건강 관리 문제점의 짐을 감소시키는 것 보다 의료의 몇가지 분야가 더 중요하다. 캐나다에서는 이번연도에 모든 고령층의 거의 3분의 1에서 곧잘 낙상한다.[123] 낙상은 거의 캐나다 노령층 건강관리 비용의 40% 책임이 있다. 보건복지부에 있는 캘리포니아노인부서는 "더 이상 낙상이 없다"라는 프로그램을 발표하였다. 자가관리 조언은 프로그램의 완성 1년 후 20% 낙상감소를 맡게 된다.[105,106] Rand 법인회사와 Cochrane 협조와 같은 공공건강조직은 예방가능한 건강 관리 딜레마를 제기하기 위해 동원되었다.[2,20,42,108,112]

호주의 한 연구에서 낙상 환자중 3분의 1이 다발성 낙상환자라는 사실을 알았다.[83] 이들중 대부분은 상호-질병률, 보행의 지속적인 어려움, 좋지않은 자기평가 시야와 요통을 가진 여성노인이다.

기능적 결함과 연관 (Associated Functional Deficits)

많은 기능적 결함(손상)은 낙상의 위험성을 증가시켜 왔다. 감소된 한다리 서기 균형 시간은 (적어도 30초 이하) 낙상의 병력과 관련이 있다고 알려진 반면, 장시간 균형시간은 위험성을 더 낮추어 준다고 제시한다.[53] Pandya와 그 동료는 슬관절 관절염은 장애물 회피 능력을 감소시키고 장애물에 발이 걸려 넘어질 가능성이 증가되었다고 보고하였다(더 많은 통증이 더 많은 위험을 가진다.[93] 고관절 최대 신전 움직임의 감소와 증가된 전방골반경사는 젊은 성인과 비교하여 노령층 낙상자를 구별한다.[63] 무릎꿇기 고관절 신전 신장은 후에 고관절 신전 가동성의 증가와 발목관절의 족저굴곡 움직임과 힘을 발생시킨다는 것을 보여주었다.[64]

계단을 내려오면서 낙상은 올라가면서 낙상에 비해 3:1로 수적으로 우세하다.[67] 신장수축이 사용된다. Nadeau는 계단오르기 과제를 연구하였다.[87] 이것은 고관절 내전근의 단축수축을 필요로한다. 반대측 고관절의 들어올림이 계단을 피하기 위한 유각기 동안 필요하다. 이것을 평가하는 것이 중요하다. 감소된 슬관절 굴곡은 또한 계단 오르기에 문제점을 가진다. 슬관절 신전근의 힘은 또한 체중을 끌어올리는데 필요하다. 슬관절에서 신전 운동은 평지 보행보다 계단오르기가 2배 가량 된다; 고위험군에 있는 노령환자에서 11주의 신장성 다리근육훈련이 21% 계단 내려오기 수행, 7% 균형감, 60% 강화가 증가되었고 낙상의 위험이 확연히 감소하였다.[67]

중재 (Interventions)

운동을 포함하는 중재는 운동없이 낙상 발생률을 감소시키는 것보다 상위에 있다. 균형 훈련할 때 추가되는 유효성이 보다 더 크다.[103]

Brandt와 그의 동료는 조화운동불능(ataxia)이 있는 노령환자는 균형운동으로 만족스럽게 치료된다는 것을 발견하였다.[13] 2주간의 훈련은 어떠한 가정유지 프로그램을 하지 않은 상태보다 9달 후에 확연한 증가를 일으킨다고 알려졌다. 두꺼운 포상물질이 눈을 감고 바닥에 대한 발의 감각 되먹임을 빼앗고, 거기다 전정기관과 체성감각기관을 촉진시키는데 사용한다. 유사하게 눈을 떠서 눈운동과 역학적 감각기(발) 기능을 촉진할 수 있지만, 머리의 정점은 뒤로 간다(이석의 기능적 범위를 벗어나 발생하는).

> **임상적 문제**
> **인공고관절을 보호하기 위한 수정 양식 활동**
>
> - 느슨한 융단과 철사를 제거한다.
> - 모든 계단의 손잡이를 보강한다.
> - 특히 계단을 내려 올 때 손잡이를 사용할 것을 권고한다.
> - 균형 훈련을 연습한다.
> - 유산소 훈련을 통해 심혈관 건강을 증가시킨다.
> - 특히 다리의 동적 강화를 증가시킨다.

균형 훈련은 단지 단기간 성과를 이루었고 결과를 유지시켜주는 운동이 지속이 필요하다.[114] 기공 체조의 두 다른 실험은 장기간 프로그램이 노령층의 균형 능력을 증가시켜주고 그 증가는 훈련을 종료한 후에도 지속된다고 알려졌다.[134,135]

단점 (Frailty)

문제점 (The problem)

근력과 근육량의 감소는 노화의 피할 수 없는 과정이다. 노화와 비활동성의 일관된 특징은 사지 근육 위축과 최대힘의 감소이다.[125,126] 그러나 최근 연구는 나이와 연관된 근육감소 비율 — Sarcopenia(근감소증) — 은 활동(유산소와 저항운동)과 영양(남성호르몬과 성장호르몬)의 증가를 둔화할 수 있다고 발표하였다.[107,129] 인슐린 저항은 근감소증의 진행에 가능한 고리를 가진다고 알려졌다.[129] 근감소증은 특히 급성이거나 만성 질환에 직면한 노인에게 특히 위험하다. 근육량과 단백질 저장을 최대로 유지하는 것은 나이가 들어감에 따라 삶의 질을 유지하는데 중요하다. 건강관리 전문가와 공공기관은 노화와 관련된 뼈 조밀도 변화에 더많은 관심을 가진지만 이들 근육 변화는 무시한다. 더구나 근육변화는 낙상, 골절과 일반적인 웰빙의 위험을 고려할 때 매우 중요하다.

신체적 활동과 운동의 이득의 지속은 장시간 침실 안정

의 효과를 감소하게 한다. McGuire와 그의 동료는 건강한 20살의 청년이 20일 동안 완전하게 비활동적인 상태와 심각한 퇴화를 가져온다고 1966년에 발표하였다.[79] 8주간 역동적인 훈련 프로그램은 침실 휴식의 부정적인 효과를 크게 바꾸었다. 동일 집단 최근 추적 연구는 30대의 비활동적인 개인으로부터 20일 동안의 침실 휴식으로 발생한 건강손상의 양이 확연하다는 것을 보여주었다.[79])! 체중(25%), 체지방(100%)의 증가와 소비량 감소, 최대 심박율, 최대 심출량의 증가가 나타난다. 조절운동 프로그램 — 이번에는 6개월 — 은 30대의 건강퇴화를 바꾸는 지구력에 초점을 둔다.[80]

이 작업에서 몇가지 점이 드러난다. 첫째, 20일간 침상 휴식은 30대의 비활동적 생활양식만큼 해로운 것이다. 둘째로, 건강퇴화는 가역적이다!. McGuire는 "나이와 관련된 유산소능력의 감소의 100%는... 바뀌었다..."라고 보고하였다.[80]

신체적 단점(보행속도로 정의된)은 잠행성 장애의 증가와 매우 관련이 있는 요인이다(가망비율: 2.4, 95% 신뢰구간: 1.4에서 4.1).[41] 최근 연구 보고서는 습관적인 신체활동이 새롭게 장애를 가진 공동체-거주 노인의 독립적인 일상생활기능(목욕하기, 옷입기, 집안에서 걷기, 의자에서 이동하기)의 성공적인 회복의 독자적 예측이라고 발표하였다.[49]

중재 (Interventions)

Gill과 그의 동료는 신체적으로 허약한 공동체-거주 노인 그룹을 위한 6개월 가정 관리 운동프로그램을 시험하였다.[39] 신체적으로 허약은 가장 많이 예측가능한 기능 감소를 보여주는 2가지 실험으로 결정된다.[102,132]

- 빠른 보행(한 회당 3 m 이상 가능한 빠르게 뒤로, 앞으로 걷기)
- 단독 의자 기립(딱딱한 등받이/팔걸이를 접은 의자에서 기립)
- 점수: 빠른 보행에서 10초 이상이거나 팔걸이를 접은 단독 의자 기립이 불가능하다면 허약
  - 심각 — 양 실험에 실패시
  - 중등도 — 한가지 실험에 실패시

프로그램은 가정 기반으로 하고 신체 능력에서 특정 손상을 목표로 하였다. 손상을 묘사함으로써 지지하고 개인 능력에 영향을 줄 수 있는 방법에 중점이 있다. 환자는 그들이 동의할 것인가를 묻고 이 손상으로부터 회복할지 질문한다. 중재는 설명되고 환자는 중재로 성공의 가능성에 대한 믿음을 질문한다. 환자 선호는 프로그램에 명료하게 가입되는 것이다.

통제 그룹은 중재 그룹의 운동에 대비해 교육만을 받게 된다. 운동 그룹은 장애와 가동성, 신체적 수행능력이 7달과 12달의 추적연구에서 상당히 커다란 증가를 알게되었다. 교육그룹에 대비해 운동그룹이 일상생활 증가는 7달째에서 45% 증가되었고, 12달째는 37%증가하였다. 이 연구에 이어지는 추적조사에서 Gill은 교육그룹에 비해 운동그룹에서 반대 상황은 증가되지 않는다는 것을 알게되었다.[40]

Chandler와 그의 동료는 하지 강화 프로그램이 허약한 공동체-거주 노인 그룹의 가동성, 의자 기립 수행능력, 보행 속도와 낙상 효능이 증가된다고 발표하였다.[19] 더 많은 손상을 가진 환자가 강화측면에서 더 큰 증가를 가진다.

척추협착증(Spinal Stenoso)

진단 (Diagnosis)

척추협착증은 방사선소견으로 보여지지 않는 의학용어다.[120] 좁아진 관은 반드시 통증을 일으키는 것은 아니다. 척추 문제는 종종 활동을 제한하는데 예를 들어, 척추협착증이 있는 환자는 걷기 지구력의 감소를 가진다. 비활동성은 그 자체로 심장질환 위험 요인이다. 척추협착증과 연관된 신경성 파행은 노인 척추문제의 중요한 증상이고 척추 수술을 해야하는 이유이다. 사실 65세 이상인 노인의 하요부 수술은 극적으로 증가한다. 이러한 수술은 위험성이 있고 심장 합병증이 이런 수술에 사망의 원인을 야기한다고 인식하였다.[29]

보행시 다리 통증은 척추협착증의 특징이고 혈관성 파행과는 반드시 구별되어야 한다. 보행시 통증은 보행이 증상을 나타내는 동안 웅크려 앉음으로 감소한다. 협착증을 가지고 있는 환자는 자전거보다 트레드밀 운동이 안좋을 것이고, 반면 혈관성 파행은 그렇지 않을 것이다. 20

분 동안 수평면 트레드밀 검사는 증상의 상당한 증가를 가진 수술이전 환자의 88%에서 척추협착증 증상과 강하게 관련된다.[122] 이에 반해 현저한 증상을 가진 환자의 41%는 자전거 손잡이를 잡고 10분 동안 실험하였다. 수술후 2년간 반복적인 실험에서 트레드밀 검사에서는 확연한 증가가 있었지만, 자전거 검사에서는 그렇지 않았다.

잠재적 합병증 (Potential Complications)

포괄적인 합병증 발병율은 40%이다; 하지만 심각한 합병증은 환자의 12%로 덜 일반적이다.[9] Deyo는 관절고정술 환자를 포함한 수술 과정이 사망률을 증가시킨다면 병원 거주기간의 연장 만큼 생길 것이라고 발표하였다.[25]

결론 (Results)

Atlas와 그의 동료는 척추협착증에 대한 보존적인 방법과 수술적 관리를 비교하였고, 하요부통증감소, 우세한 증상 증가와 초기에 수술적이든 비수술적으로 치료되는 환자상태와 유사한 상황의 만족을 8년에서 10년 추적연구에서 알게되었다.[6] 그러나 다리쪽 증상감소와 요추와 연관된 기능적 상황의 증가는 수술적치료로 초기에 감소된다고 제안하였다.

Simotas와 그의 동료는 진통제와 경막 스테로이드 주사를 사용하는 수술 희망자로 고려되는 환자 그룹에게 굴곡을 바탕으로 한 안정화 운동프로그램을 사용하였다.[115] 3년간의 추적연구에서 환자의 80%가 그 결과에 다소 만족하였다. 척수 협착의 정도는 회복에 중요하게 연관되지 않았다. 나이와 측만변형의 정도는 빈약한 회복과 관련이 있었다.

Katz는 수술에 선출된 환자를 연구하였고, 10년간의 장기 추적연구에서 환자의 60~80%가 수술을 다시 하고 싶을 만큼 만족스러웠다고 보고하였다.[56,57] Pauda와 그의 동료에 따르면, 척추협착증 수술 4년 후 심지어 연관통이 증가되고, 건강관련 인생질의 신체적측면에서 심각한 손상을 계속 보여주었다.[91] 게다가 수술이전과 이후에 뚜렷한 근전도 차이를 발견하지 못하였다.[91]

많은 원인이 수술 회복과 관련하여 발견된다 — 상호발병율, 척수협착 정도, 여성과 Waddell 비기질성 증상(표

표 37.4 척추관 협착증 수술에 빈약한 회복과 연관된 요인

- 상호-사망율
- 척추관 협착 정도
- 여성
- 높은 Waddell 비-기질성 증상 점수

37.4 참고)[52,57,77,120]

Katz와 그의 동료에 의하면, 더 많은 보행 능력, 양호한 증상의 대개 중요한 예측인자와 수술에 대한 커다란 만족은 수술이전 좋거나 우수한 자가-연관 건강이다.[57] 이것은 상호 발병율은 약한 회복의 중요한 위험 인자라고 결론지었다.[57]

Hurri와 그의 동료는 척수 협착의 정도가 치료(보존적이거나 수술), 나이, 성별이나 체질량의 선택보다 장애(Oswestry 지표에 따른)에 더 연관이 된다고 발표하였다.[52] Mariconda와 그의 동료는 척추관 직경이 보존적 치료에 영향을 미치지만 수술적 관리에는 아니다 라고 보고하였다.[77] 좋지않은 회복을 가진 수술 환자는 여성일 경우가 높고, 반면 척추관 협착은 상대적이 아니다.

Sprat와 그의 동료는 다음에 따르는 회복에 초점을 둔 추적연구를 하였다: 다리 통증, 보행시 통증과 Waddell 비기질성 증상(9장 참고);[12] 수술한 환자의 58.3%는 성공적이라고 생각한다. 확실한 기호논리학 퇴화 분석을 사용하여 Waddell 비기질성 증상(NOS)이 중요한 위험인자이다(가망비율: 0.648, 95% 신뢰구간: 0.362~0.9901 작가는 "병적인 행동이 척추관 협착증같은 대단히 기질적인 장애조차 치료 결과를 결정짓는데 중요한 역할을 한다"라고 결론내렸다.

더 세분화된 평가는 대동맥 칼슘침착이 없는 여성의 회복은 관의 지름에 기초하여 예측할 수 있다는 것을 밝혀냈다(예측된 실패 0.305보다 적은). 칼슘침착이 있는 여성은 예측가능 인자를 찾을 수 없다. 사전처리 대동맥판막협착증 칼슘침착이 있는 남성은 회복을 예측하였다(예측된 실패의 66/100 점수보다 높은). 게다가 잠재성 혈관인자는 척추 레벨에서 동맥 기능부전과 같은 중요한 의미를 추론한다. 연구는 협착증 환자가 색체 반사 Doppler(복식 스캔) 검사를 수행할 것을 추천하였다.

임상에 기초한 문제

수술적 회복을 제안하는 장기간 자료가 보전적인 치료보다 다소 우위에 있는데 수술 이전 보존적 치료의 시도에서 현명하지 못한 추천방법은 무엇인가?

Ameundsen과 그의 동료는 수술적 회복이 보존적 치료보다 약간 더 나은 반면, 수술적 회복에서 빠른 시기에 수술한 사람에 대해 3에서 27개월간 보존적 치료로 만족스럽지 못한 회복후 수술한 사람에서 차이가 없다고 보고하였다.[3] 게다가 보존적인 치료는 여전히 권고할 만하기 때문에 보행의 결과로 수술적 회복의 퇴화는 없고 수술은 특히 노인에게 항상 의사원인 위험을 가져온다.

힘든 작업 요인 평가 (Exertional Risk Assessment)

스포츠의학 미국대학(ACSM)과 미국 심장 의학회(AHA) 위험 평가 추천 (ACSM and AHA Risk Assessment Recommendations)

운동과 신체활동의 유익함은 확실하기 때문에 활동과 관련된 위험요소를 판별하는 것은 중요하다. 잠행성 심혈관 허혈은 2백~5백만명 사이에 영향을 미친다고 믿어진다.[76] 게다가 활동과 연관된 심장 합병증의 위험이 있는 검사상 비증상적인 사람에게 중요하다. 두 개의 중요 국가 조직〔스포츠 의학 미국대학(ACSM), 미국 심장 의학회(AHA)〕은 힘든 활동과 연관된 위험 요소를 위한 검사 지침서를 발행하였다(표 37.5에서 37.8 참고).[33]

표 37.5 신체활동을 위한 건강 검사[1]

- 신체 활동 준비성 설문지(PAR-Q)(부록 참고)[17]
- 부적당하다고 여겨지거나 의료적 조언을 받는 육체적 활동을 하는 노인 확인하기
- 심폐질환이나 관상동맥 질환을 암시하는 증상 과징후를 평가한다.

표 37.6 심폐 질환을 암시하는 증상과 징후

- 허혈성 통증, 흉부, 목, 턱, 팔의 불편함
- 휴식시나 약한 노동에 호흡의 단축
- 좌위호흡이나 발작성 야간 호흡곤란
- 발목 부종
- 심계 항진이나 심박 급속증
- 간헐적 파행
- 알려진 심장 잡음
- 일상 생활에 비정상 피로나 호흡의 단축

스포츠의학 미국대학(ACSM)과 미국 심장 의학회(AHA) 위험 평가의 한계 평가 추천 (Limitations of ACSM and AHA Risk Assessment Recommendations)

스포츠의학 미국대학과 미국 심장 의학회 양 조직은 격한 운동 프로그램시작 하기 전에 노인에게 운동 부하 검사를 추천하였다. 그들은 또한 중등도 운동 프로그램 시작 전에 대부분 노인에게 이런 검사를 추천하였다. 그러나 대부분 운동 부하 검사 양식이 75세 이상의 노인은 고려하지 않았다.[38] 그러므로 육체적 과도활동으로 위험에 놓여있는 이런 사람을 확인하기 위한 전반 검사는 나이 범위를 넘어서는 적절성의 재고가 필요하다.

스포츠의학 미국대학은 중등도부터 격심한 활동을 최대산소소비량에 근거하여 구별하였지만, 노인에게 측정하기에는 쉽지 않다.[38,102] 게다가 수학적 계산은 이 연령층에 충분히 정확함을 요구하지 않는다.[38,66] 미국 심장 의학회 지침서는 운동강도를 정의하는 최대 용량을 사용하

표 37.7 관상동맥 위험 요인

- 나이: 45세 이상 남자; 55세 이상 여자
- 가족력: 55세 이하의 아버지/형제의 혹은 65세 이하의 어머니/자매보다 젊은 사람의 심근경색이나 갑작스런 죽음
- 현재 담배 흡연
- 고혈압:140/90mmHg 이상
- 고지혈증: 총 혈청 콜레스테롤이 200mg/dL이상이거나 고밀도지질단백의 함량이 35mg/dL 이하
- 당뇨
- 비활동적 생활양식

표 37.8 최초 위험 계급화

- 명백히 건강: 비증상적이고 단지 한가지 중요 관상동맥 위험 인자
- 증가된 위험: 심폐 질환의 증상과 징후 혹은 더 많은 관상동맥 위험 인자
- 알려진 질환

지만 그 평가의 방법은 설명하지 않았다. Gill은 이런 지침서들이 젊은이의 활동과 관련된 위험 요인을 확인하는데 기획되고 노령층의 중년 성인들은 기회되지 않았다고 결론내렸다.[38])!

75세 이상 노인의 운동 부하 검사에서 주요한 문제는 비증상적 관상 동맥 질환을 가진 많은 사람들이 침습적 심장 과정의 단계적 확대 유발을 확인하는 것이다.[133] 사실 건강 이득을 지지하는 적극적인 평가와 중재의 증거 결여가 있는 반면, 의사원인 위험의 증거는 있다.[23,82]

노령층에서 운동 부하 검사는 또다른 요인에 의해 제한된다. 대부분의 노인은 트레드밀 운동 검사에 만족스럽게 끝내지 않는다. 알려진 심혈관 질환, 의학적 금기이거나 신체적 손상이 있는 75세 혹은 그이상의 노인층 26.4%만이 최대 운동 효과를 달성하였다.[51] 이것은 호흡 환기율의 1.10혹은 이상을 포함하는 최소 2분 운동으로 정의된다.[51]

게다가 비증상적인 심혈관질환의 유행과 운동 부하 검사의 완전 수행능력의 결여는 노인의 신체적 활동과 운동을 증가시키려는 건강 관리 제공자에게 주요 방해요소로 노인 신체활동을 추천하는 필요조건과 같은 검사를 필요로 한다.

두 가지 차원의 초음파심장검진법(예로, 세스타미비 혹은 도부타민 초음파심장검진)은 예측가능한 노인 척추 수술 환자의 잠행성 심장 질환을 검사하기 위해 제시되었다. 예약된 척추관 협착증 수술 대다수환자 18%에서 관상동맥 질환의 증거를 가지고 있다고 발견되었다.[29] 수술 환자를 위한 이런 검사는 많이 사용되는 원천이지만 운동 프로그램으로 착수되는 개인 검사로 고비용이기 때문에 문제가 될 것이다.

노인 검사를 위한 Gill의 추천 힘든 활동에서의 심장 위험을 위한 개체 (Gill's Recommendations for Screening Elderly Individuals for Cardiac Risk With Exertional Activity)

노인에게서 운동이 이익이라고 밝혀졌지만 심장 발병의 과도한 위험 요소는 아직 나타나고 평가의 어떤 형태가 필요하다. 최대산소소비량이 운동 능력을 측정하는데 기준이지만 불행하게도 노인을 측정하기에는 적절하지 않다. 최대심박율, 역심박율과 지속적인 분발의 주관적인 평가는 작용의 역할을 가지겠지만, 그것은 분명하게 연구되지는 않았다.[38]). 약리학적 부하 검사는 비증상적, 심근허혈을 찾을 수 있는 방사선 화상진찰과 결합될 수 있지만 높은 가격과 불확실한 이득은 쓸모없는 것으로 한계가 된다. 이런 문제점과 치료의 어떠한 기준의 부재에도 불구하고 Gill은 심혈관 질환의 증상이력이 없는 비활동적 노인을 평가하기 위해 다음과 같은 제안을 만들었다.

1. 운동에 심장 금기증을 확인하기 위한 병력과 검사를 완성한다.
  - 지난 6개월 동안 심근경색
  - 협심증
  - 충혈성 심장 기능부전의 신체적 증상과 징후
    1. 양측성 수포음
    2. 호흡의 단축
    3. 휴식시 수축기 혈압이 최소 110 mmHg
  - 심혈관 예비
    a. 흉통과 호흡의 단축은 다음에 따르는 내용에 유발된다.
    b. 15 m 보행
    c. 한계단 오르기
    d. 누운 자세에서 1분간 공중 자전거 운동
    e. 치료대에서 1분 동안 일어서기 앉기
  - 휴식시 심전도
    - 새로운 Q-파형
    - T-파형 유착

2. 심혈관 질환을 가지고 있는 개인은 위험요소를 계층을 이루어야 한다.[36]
  - 운동의 위험에 대한 이득은 고려되어야 한다.

어떤 위험 인자가 확인된다면 감시되는 환경의 운동은 환자 심장 전문가의 동의 없이 추천되지 않는다. Gill에 의하면, 이런 위험 인자가 없을 때는 저강도의 통제되지 않는 운동 이점이 위험인자보다 중대하다.

노인에서의 약한 정도부터 적당한 운동의 시작과 진행을 위한 추천 (Recommendations for Initiating and Progressing Mild to Moderate Exercise Programs in the Elderly)

Gill에 따르면, 검사로 심혈관 질환이 없는 모든 비활동적인 노인은 저강도 운동 프로그램을 시작해야 한다.[38] 다음 예를 포함한다.

- 보행 훈련
- 균형 운동
- 기공체조
- 자가-조절 보행
- 탄력 튜브 혹은 발목 무게부하로 하지 저항 운동

적절한 기법의 교육운 모든 경우에 추천된다. 통제가 적어도 한 회기동안 제안된다. 운동의 강도와 운동량을 개인이 견딜 수 있을 만큼 점차적으로 증가시켜야 한다. 준비운동과 마무리운동기간이 포함되어야 한다. 이것은 균형, 청각과 시각 기능부전은 노인에게 일반적이다. 안정성을 강화하기 위한 추천 운동을 할 때 고려되어야 한다.[119] 또한 피로와 약화에 대한 온열의 효과가 고려되어야 한다.[119]

개인은 다음과 같은 경고 징후를 주시하여야 한다.

- 흉통
- 호흡 단축
- 현기증

이들중 어떠한 것이라도 나타난다면 환자는 휴식을 취하도록 해야 한다. 지속적이거나 재발생한다면 의사진료를 정식으로 허가한다.[38]

저강도 운동을 잘 견딘다면, 중등도 운동으로 진행을 받아들일 수 있다.[38] 다음 예를 포함하여:

- 무게 부하 기구를 사용한 강화 훈련
- 빠른 보행
- 수영
- 자전거타기

재점검 혹은 감시는 초기에 추천한다. 혈압과 심박율은 점검되야 한다. 비정상 심장 반응을 포함한다:[38]

- 수축기 혈압이 적어도 20 mmHg 감소
- 수축기 혈압이 적어도 250 mmHg 증가
- 확장기 혈압이 적어도 120 mmHg 증가
- 최대 나이 특성의 적어도 90% 심박률의 반복적 증가

이들중 어떤 소견이라도 전문가 재평가가 필요하고, 저강도 운동으로 제한해야 한다.

노인의 심혈관 건가의 지표로 최대산소소비량 측정을 사용한 한계에도 불구하고, 많은 연구에서 노인의 최대산소소비량의 증가를 위해 유산소 훈련이 강화 운동보다 상위에 있다는 것을 알려주었다. Hagberg는 건강한 70~79세의 남성과 여성이 최대산소소비량의 22%가 있고, 6개월간의 유산소운동 후에 최대산소소비량의 70%에서 75% 증가되었다고 보고하였다.[34,46] 유산소와 강화훈련이 가까이에서 비교되어왔을 때 최대산소소비량은 유산소 훈련을 통해 지속적으로 더 크게 증가되었다고 알려져왔다.[45,118]

75세 혹은 이상의 환자의 소수만이 고강도나 격한 운동을 할 수 있다.[51] 이런 고-기능을 가진 사람은 다음과 같은 교육을 받은 것으로 여겨진다.

- 지속적인 고강도운동의 비율
- 심박률 점검

비록 Gill의 지적이 있더라도 이런 접근법의 유용함은 아직 설명되지 않았다.

■ 결론 (Conclusion)

많은 의사가 환자의 흡연과 체중에 대한 조언을 하지만 비활동에 대해서는 하지 않는다.[4] 과거에 운동 강도를 고려하지 않는 것은 꽤 높은(최대심박율 60~80%) 상태이고 건강 이득이 생기지 않는다고 여겨졌다. 시속 3~4 속도의 보행이 현재 이롭다고 알려졌다.[4] 게다가 운동은 한번에 모든 수행을 하지 않아야 한다; 예를 들어, 3번의 10분간 보행이 더 이로울 것이다.

운동은 모든 연령대에 있는 사람들에게 매우 가치가 있다. 나아가 들어감에 따라 과도한 활동과 연관된 위험인자가 아직 있다. 그러므로 과도한 활동에서 위험 인자에 대해 나이에 알맞는 평가가 증가하는 개인활동 범주의 위험요소와 이로움을 정리하기 위해 필요하다.

활동과 운동이 심혈관, 관절염, 골다공증, 낙상예방, 허약 예방과 척추 협착증과 같은 노령층에서의 넓고 다양한 상태를 위해 유익하다. 노인에 있어서 적절한 자가 관리 방법의 진행은 만성 질환의 결과를 감소시킬 수 있고, 나이에 따른 쇠약을 늦출 수 있다.

확인 과정
본 장의 학습목표 자가 점검

- 이 장의 학습목표인 자가-점검
- 비활동과 심혈관계 질환 사이에 어떤 연관이 있는가?
- 심혈관계 질환을 예방하기 위해 어떤 활동의 형태 혹은 강도가 요구되는가?
- 자가-관리 프로그램에 대한 순응을 증가시킬 수 있는 요인은 무엇인가?
- 과한 활동을 하는 노인에게 위험요인은 무엇인가?
- 고관절과 슬관절염과 관절성형술이 요구되는 개선에서 주요한 기능적 결함은 무엇인가?
- 낙상 혹은 약함의 예방을 위해 어떤 형태의 운동이 사용되는가?
- 골다공증의 발병을 늦출 수 있는 좋은 방법은 어떤 형태의 운동인가?

■ 참고문헌 (References)

1. ACSM's Guidelines for Exercise Testing and Prescription, 5th ed. Williams and Wilkins, 1995.
2. American Geriatrics Society, British Geriatrics Society, Academy of Orthopaedic Surgeons Panel on Falls Prevention. Guideline for the prevention of falls in older persons. J Am Geriatr Soc 2001;49:664–772.
3. Amundsen T, Weber H, Nordal HJ, et al. Lumbar spinal stenosis: conservative or surgical management? A prospective 10-year study. Spine 2000;25: 1424–1436.
4. Andersen RE, Blair SN Cheskin LJ, Bartlett SJ. Encouraging patients to become more physically active : the physician's role. Ann Intern Med 1997; 127:395–400.
5. Arokoski MH, Arokoski JPA, Haara M, Kankaanpaa M, Vesterinen M, et al. Hip muscle strength and muscle cross sectional area in men with and without hip osteoarthritis. Journal of Rheumatology 2002;29:2185–2195.
6. Atlas SJ, Keller RB, We UA, Deyo RA, Singer DE. Long-Term Outcomes of Surgical and Nonsurgical Management of Lumbar Spinal Stenosis: 8 to 10 Year Results from the Maine Lumbar Spine Study. Spine 2005;30:936–943.
7. Bashaw RT, Tingstad EM. Rehabilitation of the osteoarthritic patient: Focus on the knee. Clin Sports Med 2005;24:101–131.
8. Bassey EJ, Rothwell MC, Littlewood JJ, Pye DW. Pre- and postmenopausal women have different bone mineral density responses to the same high-impact exercise. J Bone Miner Res. 1998;13: 1805–13.
9. Benz RJ, Ibrahim ZG, Afshar P, Garfin SR. Predicting complications in elderly patients undergoing lumbar decompression. Clin Orthop Relat Res. 2001;384:116–121.
10. Berge DJ, Dolin SJ, Williams A CdeC, Harman R. Pre-operative and post-operative effect of a pain management programme prior to total hip replacement: a randomized controlled trial. Pain 2004;110: 33–39.
11. Blair SN. Kohl HW, Barlow CE, et al. Changes in physical fitness and all-cause mortality: A prospective study of healthy and unhealthy men. JAMA 195;273:1093–1098.
12. Brady TJ, Kruger J, Helmick CG, Callahan LF, Boutaugh ML. Intervention programs for arthritis and other rheumatic diseases. Health Education and Behavior 2003;30:44–63.
13. Brandt T, Krafczyk S, Malsbendend I. Postural imbalance with head extension: improvement by training as a model for ataxia therapy. Ann NY Acad Sci 1981;374:636–649.
14. Brokelman RB, van Loon CJ, Rijnberg WJ, Patient versus surgeon satisfaction after total hip arthroplasty. The Journal of Bone Joint Surgery British Volume 2003;85:495–498.
15. Bullens PH, van Loon CJ, de Waal Malefijt MC, Laan RF, Veth RP, Patient satisfaction after total knee arthroplasty: a comparison between subjective and objective outcome assessments. J Arthroplast 2001;16:740–747.
16. Carbon RJ. Exercise, amenorrhea and the skeleton. Br Med Bull 1992;48:546–560.
17. Cardinal BJ, Esters J, Cardinal MK. Evaluation of the revised Physical Activities Readiness Questionnaire in older adults. Med Sci Sports Exer 1996; 28:468.
18. Caspersen CJ, Powell KE, Christenson GM. Physical activity, exercise and physical fitness: Definitions and distinctions for health-related research. Public Health Rep 1985;100:126–131.
19. Chandler JM, Duncan PW, Kochersberger G, Studenski S. Is lower extremity strength gain associated with improvement in physical performance and disability in frail, community-dwelling elders? Arch Phys Med Rehabil 1998;79:24–30.
20. Chang JT, Morton SC, Rubenstein LZ, Mojica WA, Maglione M, Suttorp MJ, Roth EA, Shekelle PG. Interventions for the prevention of falls in older

adults: systematic review and meta-analysis of randomized clinical trials. BMJ 2004;328:680.

21. Childs JD, Sparto PJ, Kelley Fitzgerald G, Bizzini M, Irrgang JJ. Alterations in lower extremity movement and muscle activation patterns in individuals with knee osteoarthritis. Clin Biomechanics 2004; 19:44–49.
22. Christmas C, Andersen RA. Exercise and older patients: guidelines for the clinician. J Am Geriatr Soc 2000;48:318–324.
23. Creditor MC. Hazards of hospitalization of the elderly. Ann Intern Med 1993;118:219–223.
24. Cummings SR, Melton LJ. Epidemiology and outcomes of osteoporotic fractures. Lancet 2002; 359:1761–7.
25. Deyo RA, Ciol MA, Cherkin DC, Loeser JD, Bigos SJ. Lumbar spinal fusion. A cohort study of complications, reoperations, and resource use in the Medicare population. Spine 1993;18:1463–70.
26. Dolin SJ, Williams ACC, Ashford N, George J, Pereira L, Perello A. Factors affecting medical decision-making in patients with osteoarthritis of the hip: allocation of surgical priority. Disabil Rehabil 2003;25:771–777.
27. Drinkwater BL, Nilson K, Chenut CH, Bremner WJ, Shainholtz S, Southworth MB. Bone mineral content of amenorrheic and eumenorrheic athletes. N Engl J Med 1984;311:277–281.
28. Ettinger Jr WH, Burns R, Messier SP, et al. A randomized trial comparingaerobic exercise and resistance exercise with a health education program in older adults with knee osteoarthritis. The Fitness Arthritis and Seniors Trial (FAST). JAMA 1997;277: 25–31.
29. Faciszewki T, Jensen R, Rokey R, Berg R. Cardiac risk stratification of patients with symptomatic spinal stenosis. Clin Orth Rel Res 2001;384: 110–115.
30. Faulkner A, Kennedy L, Baxter K, Donovan J, Wilkinson M, Bevan G. Effectiveness of hip prostheses in primary total hip replacement: a critical review of evidence and an economic model. Health Technol Assess 1998;2:1–133.
31. Ferucci L, Izmirlina G, Leveille S, et al. Smoking, physical activity, and life expectancy. Am J Epidemiol 1999;149:645–653.
32. Fitzpatrick R, Shortall E, Sculpher M, Murray D, Morris R, et al. Primary total hip replacement surgery: a systematic review of outcomes and modelling of cost-effectiveness associated with different prostheses. Health Technol Assess 1998;20:1–64.
33. Fletcher GF, Balady G, Froelicher VR, et al. Exercise standards: A statement for healthcare professionals from the American Heart Association. Circulation 1995;91:580–615.
34. Frontera W, Meredith CN, O'Reilly K, et al. Strength training and determinants of VO_2max in older men. J Appl Physiol 1990;68:329–333.
35. Giannuzzi P, Mezzani A, Saner H, et al. Physical activity for primary and secondary prevention. Position paper of the Working Group on Cardiac Rehabilitation and Exercise Physiology of the European Society of Cardiology. Eur J Cardiovasc Prev Rehabil 2003;10:319–327.
36. Gibbons RJ, Chatterjee K, Daley J, et al. Guidelines for the management of patients with chronic stable angina: a report of the American College of Cardiology/American Heart Association Task Force on Practice Guidelines. J Am Coll Cardiol 1999;33: 2092–2197.
37. Gilbey HJ, Ackland TR, Wang AW, Morton AR, Trouchet T, Tapper J. Exercise improves early functional recovery after total hip arthroplasty. Clin Orthop Rel Res 2003;408;193–200.
38. Gill TM, Dipietro L, Krumholz HM. Role of exercise stress testing and safety monitoring for older persons starting an exercise program. JAMA 2000;284: 342–349.
39. Gill TM, Baker DI, Gottschalk M, et al. A program to prevent functional decline in physically frail elderly persons living at home. N Engl J Med 2002;347:1068–1074.
40. Gill TM, Baker DI, Gottschalk M, Gahbauer EA, Charpentier PA, et al. A prehabilitation program for physically frail community-living older persons. Arch Phys Med Rehabil 2003;84:394–404.
41. Gill TM, Allore H, Holford TR, Guo Z. The development of insidious disability in activities of daily living among community-living older persons. Am J Med. 2004;117:484–491.
42. Gillespie LD, Gillespie WJ, Robertson MC, Lamb SE, Cumming RG, Rowe BH 2001. Interventions for preventing falls in elderly people. Cochrane Database Syst Rev. 2001;3:CD000340.
43. Giri S, Thompson PD, Liernan FJ, et al. Clinical and angiographic characteristics of exertion-related acute myocardial infarction. JAMA 1999;282: 1731–1736.
44. Gur H, Cakin N, Akova B, Okay E, Kucukoglu S. Concentric versus combined concentric-eccentric isokinetic training: Effects on functional capacity and symptoms in patients with osteoarthrois of the knee. Arch Phys Med Rehabil 2002;83: 308–316.
45. Hagberg J, Graves J, Limacher M. Cardiovascular responses of 70- to 79-year old men and women to exercise training. J Appl Physiol 1989;66:2589–2594.
46. Hagerman FC, Walsh SJ, Staron RS, et al. Effects of high-intensity resistance training on untrained older men. J Gerontol 2000;55:B336–B346.
47. Hakim AA, Petrovitch H, Burchfiel CM, et al. Effects of walking on mortality among nonsmoking retired men. N Engl J Med 1998;30:922–1008.
48. Hakim AA, Curb D, Petrovitch H, Rodrigues BL, Yano K, Ross W, et al. Effects of walking on coronary heart disease in elderly men: The Honolulu Heart Program. Circulation 1999;100:9–1013.
49. Hardy SE, Gill EM. Factors associated with recovery of independence among newly disabled older persons. Arch Intern Med. 2005;165:106–112.
50. Heine J, Koch S, Goldie P. Patients' experiences of readiness for discharge following a total hip replacement. Aust J Physiother 2004;50:227–33.
51. Hollenberg M, Ngo LH, Turner D, Tager IB. Tread-

mill exercise testing in an epidemiologic stud of elderly subjects. J Gerontol A Biol Sci Med Sci 1998;53A:B259–B267.

52. Hurri H, Slatis P, Soini J, et al. Lumbar spinal stenosis: assessment of long-term outcome 12 years after operative and conservative treatment. J Spinal Disorders 1998;11:110–115.

53. Hurvitz EA, Richardson JK, Werner RA, Ruhl A, Dixon MR. Unipedal stance testing as an indicator of fall risk among older outpatients. Arch Phys Med Rehabil 2000;81:587–591.

54. Irens H, Hall G, Hughes S, Salmon B. Short term recovery from hip and knee arthroplasty. J Bone Joint Surg Br 1996;78:555–558.

55. Jolliffe JA, Rees K, Taylor RS, et al. Exercise-based rehabilitation for coronary heart disease. (Cochrane Review) In: Cochrane Library. London, England: John Wiley & Sons, Ltd, 2003:4.

56. Katz JN, Lipson SJ, Chang LC, Levine SA, Fossel AH, Liang MH. Seven- to 10-year outcome of decompressive surgery for degenerative lumbar spinal stenosis. Spine 1996;21:92–8.

57. Katz JN, Stucki G, Lipson SJ, Fossel AH, Grobler LJ, Weinstein JN. Predictors of surgical outcome in degenerative lumbar spinal stenosis. Spine 1999;24: 2229–33.

58. Katz JN, Losina E, Barrett J, et al. Association between hospital and surgeon procedure volume and outcomes of total hip replacement in the United States medicare population. J Bone Joint Surg Am 2001;83:1622–1629.

59. Keefe FJ, Caldwel DS, Baucom D, et al. Spouse-assisted coping skills training in the management of osteoarthritis knee pain. Arthritis Care Res 1996a;9: 279–291.

60. Keefe FJ, Kashikar-Suck S, Opiteck J, et al. Pain in arthritis and musculoskeletal disorders: The role of coping skills training and exercise interventions. J Orthop Sports Phys Ther 1996b;24:279–290.

61. Keefe FJ, Blumenthal J, Baucom D, Affleck G, Waugh R, et al. Effects of spourse-assisted coping skills training in patients with osteoarthritis knee pain: a randomized controlled study. Pain 2004;110: 539–549.

62. Kelly KD, Voaklander DC, Johnston DW, Newman SC, Suarez-Almazor ME. Change in pain and function while waiting for major joint arthroplasty. Journal of Arthroplasty 2001;16:351–359.

63. Kerrigan DC, Lee L, Collins J, Riley P, Lipsitz L, Reduced hip extension mobility during walking: healthy elderly and fallers versus young adults. Arch Phys Med Rehabil 2001;82:26–30.

64. Kerrigan DC, Xenopoulos-Oddsson A, Sullivan MJ, Lelas JJ. Riley PO. Effect of hip flexor-stretching program on gait in the elderly Arch Phys Med Rehabil 2003;84:1–6.

65. Lafuente R, Belda JM, Sanchz-Lacuesta J, Soler C, Poveda R, Prat J. Quantitative assessment of gait deviation: contribution to the objective measurement of disability. Gait Posture 2001;11:191–198.

66. Lakatta EG. Cardiorespiratory regulatory mechanisms in advanced age. Physiol Rev 1993;73: 413–467.

67. LaStayo PC, Ewy GA, Pierotti DD, Johns RK, Lindstedt S. The positive effects of negative work: increased muscle strength and decreased fall risk in a frail elderly population. J Gerontol A Biol Sci Med Sci 2003;58:M419–M424.

68. Laupacis A, Bourne R, Rorabeck C, Feeny D, Wong C, et al. The effect of elective total hip replacement on health-related quality of life. J Bone Joint Surg Am 1993;75:1619–1626.

69. Lee CD, Blair SN, Jackson AS. Cardiorespiratory fitness, body composition, and all cause mortality in men. Am J Clin Nutr 1999;69:373–380.

70. Lee IM, Sesso HD, Oguma Y, et al. Relative intensity of physical activity and risk of coronary heart disease. Circulation. 2003;107:1110–1116.

71. Leon AS, Myers MJ, Connell J. Leisure time physical activity and the 16–year risks of mortality from coronary heart disease and all-causes in the Multiple Risk Factor Intervention Trial (MRFIT). Int J Sports Med.1997;18(suppl 3):S208–S215.

72. Leveille SG, Guralnik JM, Ferrucci L, Langlois JA. Aging successfully until death in old age: opportunities for increasing active life expectancy. Am J Epidemiol 1999;149:654–664.

73. Maddalozzo GF, Snow CM. High intensity resistance training: effects on bone in older men and women. Calcif Tissue Int 2000;66:399–404.

74. Mahomed NN, Liang MH, Cook EF, et al. The importance of patient expectations in predicting functional outcomes after total joint arthroplasty. The Journal of Rheumatology 2002;29:1273–1279.

75. Maire J, Faillenet-Maire AF, Grange C, Dugue B, Tordi N, et al. A specific arm-interval exercise program could improve the health status and walking ability of elderly patients after total hip arthroplasty: a pilot study. J Rehabil Med 2004;36:92–94.

76. Mangano DT. Perioperative cardiac morbidity. Anesthesiology 1990;72;153–184.

77. Mariconda M, Zanforlino G, Celestinon GA, et al. Factors influencing the outcome of degenerative lumbar spinal stenosis. J of Spinal Disorders 2000;13:131–137.

78. McGibbon CA, Krebs DA. Compensatory gait mechanics in patients with unilateral knee arthritis. J Rheumatol 2002;29:2410–2419.

79. McGuire DK, Levine BD, Williamson JW, Snell PG, Blomqvist CG, Saltin B, Mitchell JH. 30-year follow-up of the Dallas Bedrest and Training Study: I. Effect of age on the cardiovascular response to exercise. Circulation. 2001;104:1350–1357.

80. McGuire DK, Levine BD, Williamson JW, Snell PG, Blomqvist CG, Saltin B, Mitchell JH. A 30-year follow-up of the Dallas Bedrest and Training Study: II. Effect of age on cardiovascular adaptation to exercise training. Circulation. 2001a;104:1358–1366.

81. Mittleman MA, Maclure M, Tofler GH, Sherwood JB, Goldberg RJ, Muller JE. Triggering of acute myocardial infarction by heavy physical exertion: protection against triggering by regular exertion. N Engl J Med 1993;329:1677–1683.

82. Mold JW, Sten HF. The cascade effect in clinical care of patients. N Engl J Med 1986;314:512–514.

83. Morris M, Osborne D, Hill K, Kendig H, et al. Predisposinug factors for occasional and multiple falls in older Australians who live at home. Aust J Physiother 2004;50:153–159.
84. Muller JE, Mittleman MA, Maclure M, Sherwood JB, Tofler GH. Triggering myocardial infarction by sexual activity: low absolute risk and prevention by regular physical exertion. JAMA 1996;275:1405–1409.
85. Munin MC, Rudy TE, Glynn NW, et al. Early inpatient rehabilitation after elective hip and knee arthroplasty. JAMA 1998;279:847–852.
86. Myburgh KH, Hutchins J, Fataar AB, Hough SF, Noakes TD. Low bone density is an etiologic factor for stress fractures in athletes. Ann of Internal Med 1990;113:754–759.
87. Nadeau S, McFadyen BJ, Malouin F. Frontal and sagittal plane analyses of the stair climbing task in healthy adults aged over 40 years: what are the challenges compared to level walking? Clin Biomech 2003;10:950–959.
88. Noble PC, Gordon MJ, Weiss JM, Reddix RN, Conditt MA, Mathis KB. Does total knee replacement restore normal knee function? Clin Orthop Relat Res. 2005;431:157–65.
89. O'Reilly SC, Muir KR, Doherty M. Effectiveness of home exercise on pain and disability from osteoarthritis of the knee: a randomized controlled trial. Ann Rheum Dis 1999;58:15–19.
90. Ouellet D, Moffett H. Locomotor deficits before and two months after knee arthroplasty. Arthritis Rheum 2002;47:484–493.
91. Padua L, Padua R, Mastantuoni G, Pitta L, Caliandro P, Aulisa L. Health-related quality of life after surgical treatment for lumbar stenosis. Spine 2004;29:1670–1675.
92. Paffenberger RS Jr, Hyde RT, Wing AL, et al. The association of change sand physical-activity level and other lifestyle characteristics with mortality among men. N Engl J Med 1993;328:538–545.
93. Pandya NK, Draganich LF, Mauer A, Piotrowski GA, Pottenger L. Osteoarthritis of the knees increases the propensity to trip on an obstacle. Clin Orthop Relat Res. 2005;431:150–156.
94. Parsons IM, Sonnabend DH. What is the role of joint replacement surgery? Best Practice & Research Clinical Rheumatology 2004;18: 557–572.
95. Pate R, Pratt M, Blair Sn, Haskell WL, Macera CA, Bouchard C, et al. Physical activity and public health. A recommendation from the Centers for Disease Control and Prevention and the American College of Sports Medicine. JAMA 1995;273:402–407.
96. Penninx BW, Messier SP, Rejeski WJ, Williamson JD, DiBari M, et al. Physical exercise and the prevention of disability in activities of daily living in older persons with osteoarthritis. Arch Int Med 2001;161:2309–2316.
97. Petrella R, Bartha C. Home based exercise therapy for older patients with knee osteoarthritis: a randomized clinical trial. J Rheumatol 2000;27: 2215–2221.
98. Philbin EF, Groff GD, Ries MD, Miller TE. Cardiovascular fitness and health in patients with end-stage osteoartritis. Arthritis Rheum 1995;38: 799–805.
99. Phillips EM, Bodenheimer CF, Roig RL, Cifu DX. Geriatric rehabilitation. 4. Physical medicine and rehabilitation interventions for common age-related disorders and geriatric syndromes. Arch Phys Med Rehabil 2004;85(Suppl 3):S18–S22.
100. Physical Activity and Health: A Report of the Surgeon General. Atlanta, GA: U.S. Department of Health and Human Services, Centers for Disease Control and Prevention, National Center for Chronic Disease Prevention and Health Promotion; 1996.
101. Physical activity and cardiovascular health. NIH Consensus Development Panel on Physical Activity and Cardiovascular Health. JAMA 1996;276:241–246.
102. Posner JD, Gorman KM, Klein HS, Woldow A. Exercise capacity in the elderly. Am J Cardiol 1986;57:52C–58C.
103. Province MA, Hadley EC, Hornbrook MC, et al. The effects of exercise on falls in elderly patients. A preplanned metaanalysis of the FICSIT Trials. Frailty and Injuries: Cooperative Studies of Intervention Techniques. JAMA 1995;273:1341–1347.
104. Rissanen P, Aro S, Slatis P, Sintonen H, Paavolainen P. Health and quality of life before and after hip or knee arthroplasty. J Arthroplasty 1995;10:169–175.
105. Rose DJ. FallProof balance and mobility program developed by Center for Successful Aging at Cal State Univ, Fullerton, 2003a.
106. Rose DJ. Fallproof. A Comprehensive Balance and Mobility Training Program. Champaign, IL: Human Kinetics, 2003b.
107. Roubenoff R. Sacropenia: effects on body composition and function. J Gerontol A Biol Sci Med Sci 2003;58:1012–1017.
108. Rubenstein L, Powers CM, MacLean CH. Quality indicators for management and prevention of falls and mobility problems in vulnerable elders. Ann Intern Med 2001;135:686–693.
109. Rutherford OM. Spine and total body mineral density in amenorrheic athletes. J of Applied Physiol 1993;74:2904–2908.
110. Rutherford OM. Bone density and physical activity. Proceedings of the Nutrition Society 1997;56:1–8.
111. Schai PA, Gibbon AJ, Scott RD. Kneeling ability after total knee arthroplasty. Clin Orthop Rel Res 1999;367:195–200.
112. Scott VJ, Dukeshire S, Gallagher E, Scanlan A. A best practices guide for the prevention of falls among seniors living in the community. Report prepared on behalf of the Federal/Provincial/Territorial Committee of Officials Seniors) for the Ministers Responsible for Seniors, Ottawa. Available at: www.hc-sc.gc.ca/seniorsaines/pubs/best_practices/intro_e.htm. Accessed May 11, 2004.
113. Seeman TE, Berkman LF, Charpentier PA, Blazer DC, Albert MS, Tinetti ME. Behavioral and psychosocial predictors of physical performance: MacArthur studies of successful aging. J Gerontol A Biol Sci Med Sci 1995;50:M177–M183.

114. Seidler R, Martin PE. The effects of short term balance training on the postural control of older adults. Gait Posture 1997;6:224–236.
115. Simotas AC, Dorey FJ, Hansraj KK, Cammisa F. Nonoperative treatment for lumbar spinal stenosis: Clinical and outcome results and a 3-year survivorship analysis. Spine 2000;25:197–204.
116. Sinaki M, Mikkelsen BA. Postmenopausal spinal osteoporosis: flexion vs extension exercises. Archives of Phys Med and Rehab 1984;65: 593–596.
117. Sliwinski MM, Sisto SA, Batavia M, Chen B, Forrest GF. Dynamic stability during walking following unilateral total hip arthroplasty. Gait Posture 2004;19: 141–147.
118. Smutok M, Reece C, Kokkinos P, et al. Aerobic vs strength training for risk factor intervention in middle-aged men at high risk for coronary heart disease. Metabolism 1993;42:177–184.
119. Snow L. Aging with a physical disability: Is it safe to exercise? Orth Phys Ther Clin North Am 2001;10:251–263.
120. Sprat KF, Keller TS, Szpalski M, Vandeputte K, Bunzburg R. A predictive model for outcome after conservative decompression surgery for lumbar spinal stenosis. Eur Spine J 2004;13:14–21.
121. Tak E, Staats P, van Hespen A, Hopman-Rock M. The Effects of an Exercise Program for Older Adults with Osteoarthritis of the Hip. J Rheumatol 2005;32:1106–1113.
122. Tenhula J, Lenke LG, Bridwell KH, Gupta P, Riew D. Prospective functional evaluation of the surgical treatment of neurogenic claudication in patients with lumbar spinal stenosis. J of Spinal Disorders 2000;13:276–282.
123. The Falls Prevention Initiative. Division of Aging and Seniors Public Health Agency of Canada. http://www.phac-aspc.gc.ca/seniors-aines/pubs/injury_prevention/falls_factsheets/fallsprevtn8_e.htm. Accessed in 2004.
124. Thomas SG, Pagura SMC, Kennedy D. Physical Activity and its Relationship to Physical Performance in Patients With End Stage Knee Osteoarthritis. J Orthop Sports Phys Ther 2003;33:745–754.
125. Thompson LV. Aging muscle: Characteristics and strength training. Issues Aging 1995;331;821–827.
126. Thompson LV. Physical activity and exercise: Identification of benefits. Orth Phys Ther Clin North Am 2001;10:193–211.
127. Toda, Y. The effect of energy restriction, walking, and exercise on lower extremity lean body mass in obese women with osteoarthritis of the knee. J Orthop Sci 2001;6:148–154.
128. van Baar ME, Dekker J, Oostendorp RA, Voorn TB, Bijlsma JW. Effectiveness of exercise in patients with osteoarthritis of the hip or knee: nine months follow-up. Ann Rheum Dis 2001;60:1123–1130.
129. Volpi E, Nazemi R, Fufita S. Muscle tissue changes with aging. Curr Opin Clin Nutr Metab Care 2004;7:405–410.
130. Vuori IM. Dose-response of physical activity and low back pain, osteoarthritis, and osteoporosis. Med Sci Sports Exerc. 2001;33(Suppl):S551–S586.
131. Wegener L, Kisner C, Nichols D. Static and dynamic balance responses in persons with bilateral knee osteoarthritis. J Orthop Sports Phys Ther 1997;25:13–18.
132. Wei M, Kampert JB, Barolow CE, et al. Relationship between low cardiorespiratory fitness and mortality in normal-weight, overweight, and obese men. JAMA 1999;282:1547–1553.
133. Wennberg DE, Kellett MA, Dickens JD, Malenka DJ, Keilson LM, Keller RB. The association between local diagnostic testing intensity and invasive cardiac procedures. JAMA 1996;275:1161–1164.
134. Wolf SL, Barnhart HX, Kutner NG, et al. Reducing frailty and falls in older persons: An investigation of Tai Chi and computerized balance training. JAGS 1996;44:489–497.
135. Wolfson L, Whipple R, Derbe C, et al. Balance and strength training in older adults: Intervention gains and Tai Chi maintenance. JAGS 1996;44:498–506.

부록 37A

신체적 활동 준비성 설문지
(Physical Activity Readiness Questionnaire, PAR-Q)

PAR-Q는 Gordon NF로부터 허락을 받아 재연되었다. 건강평가 비의학적인 배경인 스포츠의학 미국대학의 운동검사와 처방을 위한 지침서를 지지하는 수단방법(3판)으로 건강평가가 이전에 수행되었다. ACSM. Baltimore: Lippincott Williams & Wilkins, 1998: 343

표 40.2 신체적 활동 준비성 설문지(PAR-Q)

대부분 사람들에게 신체활동이 어떠한 문제나 위험을 내포하지 않는다. PAR-Q는 신체활동이 부적당하다거나 혹은 대부분 적당한 활동 양상과 관련한 의학적 조언을 받는 성인의 소수인원을 확인하기 위해 고안되었다.

Yes No

☐ ☐ 1. 의사가 심장 상태에 대해 얘기하고 의사로부터 신체활동을 해야한다고 조언받은 적이 있는가?
(**중요/설명:** 알려진 심장 질환을 가지고 있는 사람은 운동하는 동안 심장 합병증의 위험이 증가될 수 있다. 그들은 의사 진찰을 받아야 하고 운동 프로그램을 시작하기 전에 운동 검사를 시행한다. 운동 처방은 심장 환자를 위한 일반적 지침에 일치하게 공식화해야 한다. 운동 훈련동안 의학적 감독이 요구된다.)

☐ ☐ 2. 신체 활동시 가슴쪽에 통증을 느끼는가?

☐ ☐ 3. 지난 달, 신체활동을 하지 않았는데 흉통을 느꼈었는가?
(**중요/설명:** 휴식시 혹은 과도한 활동에서 발생하는지 아닌지 흉통의 원인을 확인하기 위해 의사는 상담해야 한다. 허혈이 발생한다면 운동프로그램을 시작하기 전에 안정되어야 한다. 운동검사는 환자의 일반적 약물 치료와 관련하여 실행되어야 하고 운동 처방은 심장 환자를 위한 일반적 지침에 일치하게 공식화해야 한다. 운동 훈련동안 의학적 감독이 요구된다.)

☐ ☐ 4. 현기증으로 균형 감각을 잃어버리거나 의식을 잃은 적이 있는가?
(**중요/설명:** 의사는 잠재적으로 생명을 위협하는 의학적 상태와 연관되는 이러한 증상의 원인을 확립하기 위해 상담해야 한다. 운동 훈련 프로그램은 심각한 심장 질환이 배제되기 전까지 시작해서는 안된다.)

☐ ☐ 5. 신체 활동의 변화로 악화될 수 있는 뼈나 혹은 관절 문제를 가지고 있는가?
(**중요/설명:** 부적당한 운동 훈련으로 더욱 악화시킬 수 있는 근골격계 질환이 존재한다. 조직계통 성분(예를 들어, 류마티스 관절염)과 연관되어 알려진 관절염의 형태를 가진 사람은 운동-연관된 의학적 합병증의 증가 위험이 있을 것이다. 의사는 운동 훈련동안 어떠한 특수 주의가 요구되는지 결정하기 위해 상담해야 한다.)

☐ ☐ 6. 혈압이나 심장상태를 위한 약(예를 들어, 이뇨제)을 의사가 현재 처방해 주는가?
(**중요/설명:** 질문/참고. 약물치료 효과는 운동처방을 공식화할 때 고려되어야 한다. 운동처방은 약물을 사용하는 특수한 심혈관계 질환을 위한 지침에 조화를 이루어 공식화하여야 한다. 의사는 운동 훈련 기간 동안 상태/원인이 특별한 주의를 요구하는지 운동 훈련의 금기사항은 무엇인지 결정하기 위해 상담하여야 한다.

☐ ☐ 7. 당신은 왜 신체활동을 하지 말아야 할 다른 이유를 아는가?
(**중요/설명:** 운동 처방은 규정된 세부이유에 일치되게 수정을 필요로 할 것이다. 세부 이유에 따라 의사는 상담을 필요로 하게 될 것이다.)

응답자가 질문에 Yes라고 답한다면 격한 운동이나 운동 검사는 연기되어야 할 것이다. 의학적 허가가 필요할 것이다.

38

척추질환자 관리에 있어서 비수술적 척추치료 전문가의 역할
(Role of Non-Operative Spinal Specialist in Managing the Spine Patient)

학습목표

이 장을 읽고나면 이해할 수 있을 것이다:

- 중재적 진단 및 치료 기법의 역할을 이해할 수 있다.
- 배부 및 목 문제에 대한 여러 가지 약물처치 그리고 주사요법의 역할을 이해할 수 있다.
- 여러 가지 척추 수술에 있어서 예상되는 회복에 대해 이해할 수 있다.
- 수술 후 환자의 점차적으로 활동을 재개시킬 수 있다.
- 만성 통증 환자에 대해 침습적인(invasive) 통증 치료선택을 추천할 수 있다.

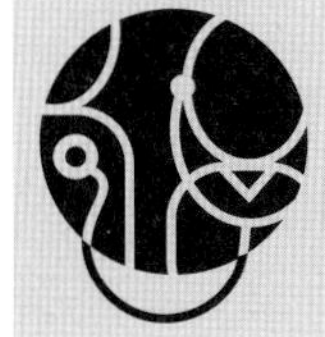

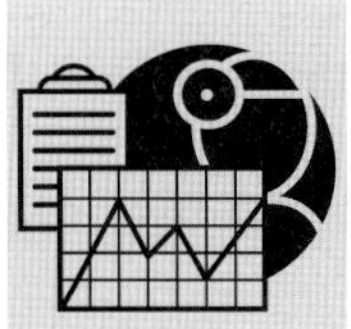
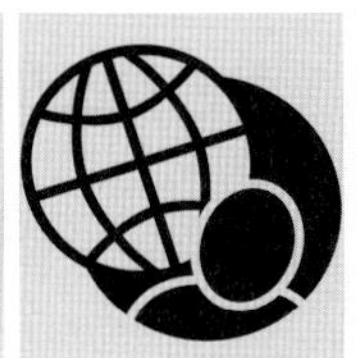
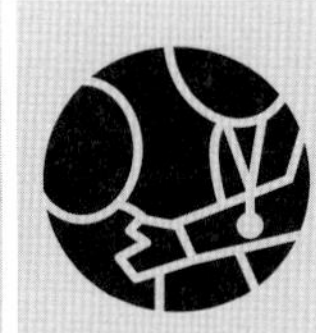
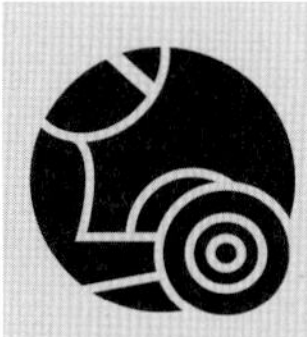
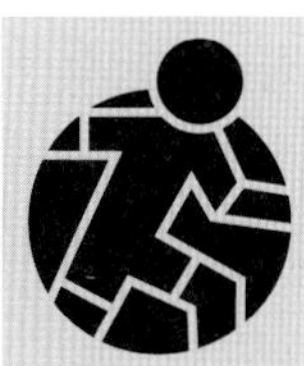
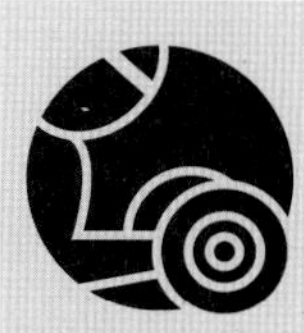

개요 (Introduction)

이 장의 목표는 재발에 대한 충고, 도수치료, 재활운동에도 반응 보이지 않는 근골격계 척추질환(musculoskeletal spinal disorders)을 가진 환자에 대한 비수술적 치료 선택에 대해 논의하고자 한다. 현재 치료방법으로 주사, 약물처치와 침습적 처치같은 중재적(interventional) 기법의 적용 등이 있을 것이다. 상기 치료방법들 각각의 유익한 점 보다 더 중요하게 생각해야 할 것은 어떻게 하면 비용적인 면이나 환자 요구에 따라 그러한 치료들을 통합할 것인가 하는 것이다.

심한 증상이나 복합적인 질환을 보이는 환자들은 종종 이러한 치료들의 조정이나 공동관리를 요구하기도 한다. 보존적인 처치방법에 보충적으로 이러한 다각적인 관리를 통한 중재적 기법들이 많이 있다. 극심한 증상을 조절하고 지속적인 증상을 가진 환자의 반응을 진단 및 개선하기 위해 서비스를 제공하는데 있어 환자의 요구를 시기적절하게 인식하는 것이 치료 및 효과의 질을 향상시키는 핵심이다.

중재적 기법들은 환자에게 두 가지 이점이 있다. 첫째는 증상완화를 촉진함으로써 능동적으로 대처할 수 있게 하고 활동을 재개하도록 하며 사회적 참여를 할 수 있게 할 뿐만 아니라 진단적 특이성을 개선하는 것이다.[66] 잘 알려진 바대로, 척추통증에 있어서 진단적 확실성은 희박하다. 환자의 통증 및 증상의 정확한 근거는 보통 모호하다. 서로 다른 수많은 조직들로 인해 통증양상이 겹치기 때문이다. 예를들면, 요천추후관절질환(lumbosacral facet disease), 천장관절질환(sacroiliac diseas) 그리고 추간판질환(discophathy) 등은 분절통증양상(sclerotomal pain distribution patterns)을 만들고 이러한 패턴들은 서로 겹쳐서 혼란을 야기한다. 게다가, 중추성 민감화(central sensitization)로 인해 심지어 비유해성 자극에도 건강한 조직이 아픈 것으로 느끼게 할 수 있다. 심각하거나 지속적인 증상을 호소하는 환자에게 적절한 중재적 처치를 소개하는 것은 기능 회복과 함께 환자의 협조를 개선시킬 수 있다. 통증의 근원에 대한 식별/입증과 즉각적인 통증경감을 통한 접근방법에서 보다 큰 만족을 줌으로써 재활 및 치료에 있어 예후를 촉진할 수 있을 것이다.

이 장은 어려운 척추문제를 가진 환자에게 어떻게 이러한 치료 선택이 이용될 수 있는가에 대한 저자의 관점을 보여 줄 것이다. 몇몇 자료는 척추통증에 대한 비수술적 치료에 관해 유용하지만 한정된 과학적 문헌에 기초한다. 어떤 처치방법들은 다른 것에 비해 보다 강력한 입증을 해주고 있다. 예를 들면, 요추신경근 압박에 대한 미세추간판절제술(microdiscectomy)이 동일한 신경근이나 만성 허리 통증에 대한 요추간융합술(lumbar fusion)보다 효과에 있어 매우 좋은 증거자료를 제시하고 있다.[24,26] 좀처럼 낫지 않아, 다루기 어려운 만성적인 척추환자에 대해 임상의들은 어떻게 증상에 대처하고 회복을 촉진시킬 것인가에 있어서 알려진 것들 중에 선택을 해야만 한다. 그러한 선택은 증명할 수 있는 것이라야 하지만 보통 미미한 것이 사실이다. 이러한 경우, Cochrane Collaboration의 지침과 같은 도움이 될 만한 안내서가 이용되어야 하지만 결론을 도출하기 위해 임의로 통제된 시도가 부족하다면 극히 일부분으로만 받아져야 한다.[24,31,43,45,46,51,63,64]

이와 같은 모든 일이 끝나면, 우리는 환자를 치료해야 하고 유용한 정보를 가지고 최선을 다해야 한다. 때로는 그것이 틀에 얽매이지 않는 것을 시도하는 것을 의미하기도 할 것이다. 다른 한편으로는 환자들에게 아무것도 하지 않는다는 것을 의미하지만, 그들의 문제를 해결하기 위해 어떤 방향과 희망을 주는 것을 의미한다. 이 장은 아마도 문헌고찰 만큼이나 논설적일 수 있다. 그럼에도 바라는 바는 이 내용이 임상의들이 허리 통증을 치료하는데 유용했으면 한다.

신경근골격계(neuromusculoskeletal) 질환의 보존적인 치료를 전문적으로 다루는 건강관리 제공자(health care provider)는 어려운 환자든 그렇지 않든 다양한 진단적 단계와 치료 단계를 결정하기 위한주안점(decision points)에 대해 광범위한 지식이 있어야 한다. 척추 치료는 일반적으로 신경근골격계 질환의 치료에 있어 대부분의 핵심 자격들을 요구할 수 있다.

기본원리 (Basic Principles)

먼저, 가장 주목해야 하는 것은 근골격계 질환을 가진 환자 특히, 허리 통증환자를 치료할 때 결국 호전되는 것

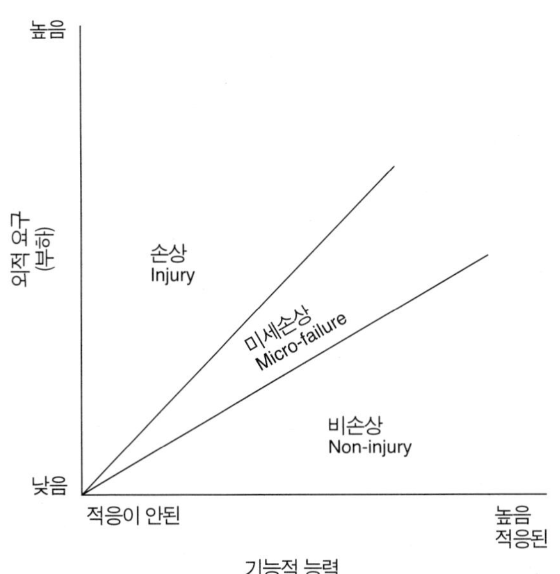

그림 38.1 기능적 능력과 외적요구와의 관계.

은 환자의 책임이라는 것이다. 우리가 할 일은 치료적 환경을 제공하는 것이고, 적절한 상담과 환자를 위한 가정프로그ㄹ을 제공하는 것이다. 우리는 치유 과정 속에 환자의 참여를 장려할 목적으로 유해자극으로 인한 통증을 줄이기 위한 치료(예를 들면, 수기치료, 약물처치, 치료기기 사용 등)를 제공할 것이다. 만성 허리 통증에 대해 지속적인 통증경감을 주려고 수동적인 치료기회만을 제공하는 것은 매우 블충분한 치료가 될 것이다. 많은 부분들이 보충적인 상호작용하는 근골격시스템을 이해하는 것이 올바른 동작형태와 가정프로그램을 제공하는데 있어 중요한 핵심이다. 치료는 안정성과 자기 효용감(self-efficacy)에 집중하는 것이 필요하다. 운동은 가능하면 기능적이어야 한다. 환자가 종사하는 활동이나 스포츠와 어떤 면에서 닮아야 한다는 것을 의미한다. SLR(straight leg raising) 검사시 대퇴사두근을 쭉 펴게 되는데 극히 일부만이 일과 중에 누워서 다리를 펴고 들어 올린다는 것이다. 웅크린자세(squat)에서처럼 운동사슬(kinetic chain)의 모든 부분에 부하를 주는 것이 가장 실생활 즉, 기능과 유사한 것이다.

다음으로 치료는 능동적이어야 한다. 그 의미는 프로그램에 환자가 참여해야 하고 궁극적으로는 독립적이라는 것을 의미한다. 우리가 할 일은 척추동작을 수정(spine sparing activity modification)하고 환자가 폭넓은 오차범위(margin of error)를 가지고 정상적인 일상생활동작을 수행하는데 도움이 되는 척추 안정성 운동을 가르치는 것이다. 환자가 처방된 운동을 잘 따르는지 알 수 있는 더욱 효과적인 방법은 그들에게 프로그램을 실행해 보라고 요구하는 것이다. 여러분이 지켜보는 가운데 그렇게 할 때만이 그것이 유용한 지를 충분히 평가할 수 있다. 환자들은 종종 이런 말을 하게 되는데, "등 운동을 할 때 불편합니다...아시겠지만...". 그러나 적합한 형태나 기능을 시연할 수 없다면 그들은 운동을 하지 않거나 잠재적으로 문제점을 악화시킬 수 있는 부정확한 방법으로 하게 될 것이다. 운동 및 치료프로그램을 지속적으로 수행하는 사람들의 경우 그것으로부터 도움을 받고 있다고 여긴다.

적극적으로 환자 스스로에게 직면하도록 용기를 줘야 한다. 선수들은 좌식생활을 하는 사람들 보다 더욱 공격적인 재활이 필요할 것이다. 하지만, 대부분의 환자들 역시 그들의 기능적 요구를 충족하거나 넘어서기 위해 충분한 능력이 필요하다(그림 38.1과 38.2).

이런 결과로 유추해 볼 수 있는 것은 읽지도 않겠지만 페이지마다 허리와 관련된 자료가 담긴 팜플렛, 운동에 대한 내용, 몇가지 정보들은 환자와 질환에 있어 대개는 부적절하다. 많은 환자들, 비록 운동법이 적절하다 하더라고, 일반적인 운동법을 담은 책자를 사용하여 철저히 따라가기에 충분한 감독과 지도가 없다면 동기를 유발하기에는 부족하다. 환자가 잘 따라오도록 하기 위해서는 환자 상태의 경과에 따라, 치료단계가 진행되어 감에 따라 간단명료하고 잘 구성되어 필요에 초점을 맞춘 운동을 하도록 해야 한다. 더 나아가, 운동으로 증상이 악화된다

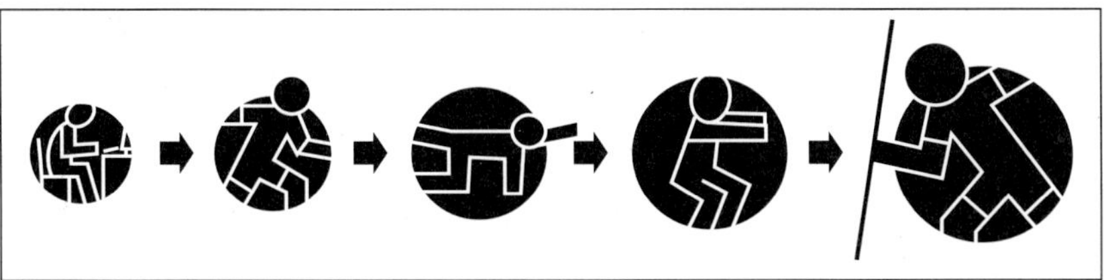

그림 38.2 재발/재활/기능적 수행 연속.

면, 환자는 운동으로 인해 다른 치료 중재들을 포기할 지도, 모르는 질환 감별에 있어 힘든 시간을 가질 것이다.

세 번째로 근골격계 문제에 대한 보다 효과적인 접근방법은 여러 가지 중에서 취사선택하는 것이다. 근골격계 문제가 복잡하면 할수록 그 어떤 전문가도 모든 답을 제시할 수는 없다; 많은 사람들이 그렇게 생각하지 않겠지만. 여러 임상가들과 HCP(health care providers)는 각기 다른 형태의 근골격계 문제에 대해 다소 다른 치료기법을 제시한다 — 예를 들면, 신경장애와 관절기능부전 그리고 근육길이 제한 및 불균형과 정신사회적 문제. 복합적이고 만성적인 증상의 경우, 임상적으로 보이기까지 하나 이상의 원인이 있을 것이다. 통합된 치료를 이해하고 조정하는 다각적인 훈련의 가치는 이런 유형의 환자들에게 삶의 질을 개선시키는데 중요한 의미가 있다.[61,62] 복합적이지 않은(uncomplicated) 증상에 대한 이해와 기법은 표 38.1에서 보여주고 있다(4장을 볼 것). 복합적인 증상들은 표 38.2를 보면 된다.

진보된 진단 단계 (Advanced Diagnostic Steps)

급성 목 또는 배부 증상을 보이는 사람들 대부분이 더 나은 진단을 요구하는 것은 아니다.(imaging, serological testing, EMG, diagnostic needling)(3장,4장,7장을 볼 것)(그림 4.8a 참조). 하지만 병력이나 진찰 중에 심각한 손상이나 질환이 의심된다면(예를 들어, "red flag" finding) 추가적인 검사가 필요하다. 지속적면서 특별한 원인이 없는 증상에 대한 보다 추가적인(advanced) 검사는 심각한 질환이 없음을 확실하게 하고 환자가 치료계획에 대해 만족하고 수용하도록 하는데 입증할 만한 증거가 될 것이다. 치료할 수 있는 질환을 맡아야 한다면 보다 침습적인 처치방법(주사요법, 수술)들이 적절할 것이다.

표 38.1 척추치료의 있어 복잡하지 않은 핵심 역량

1. 진단적 우선 순위
2. 안정도모
3. 재발에 대한 충고
4. 약물처치
5. 도수치료

Imaging, serology, EMG에 관한 것은 다른 장에서 다루고 있다(7장 표 7.7, 7.8, 7.9, 7.10, 7.11을 볼 것) 여기서는 중재적인 진단적 주사요법의 적응증과 유용성을 강조하고자 한다.

진단적 주사 처치 (Diagnostic Needling Procedures)

중재적처치방법(interventional procedures)으로 유용한 5가지 주요 진단기법이 있다(6장과 7장을 볼 것). 포함하는 내용은 다음과 같다:

1. 척추후관절과 늑골추골 관절 차단(facet and costo vertebral joint blocks)
2. 추간판조영술(discography)
3. 신경차단(nerve blocks)
4. 경막주사(epidural injections)
5. 천장관절주사(sacroiliac joint blocks)

대부분의 이러한 방법들은 진단적, 치료적 이점이 있는데 주사약물투입과 특정 조직에 약물을 직접 운반하는 매개장치로 인해 통증이 완화되거나 유발되는 것을 확인함으로써 통증유발인자를 규명하는데 도움이 된다. 추간판조영술을 제외하고, 진단적 목적으로 치료적 처치와 함께 치료적 주사제 역할에 대해서 논의가 이루어지고 있다.

어떠한 상황에서도 치료 결과에 대한 이해를 확실하게 하기 위해서 침의 위치를 직접 보고, 목표지점을 대조적으로 시각화하고 조직 내 진단 및 치료약물을 성공적으로 주사하기 위한 투시장치(videofluoroscopy)를 사용하지 않고 주사적용을 수행하는 것은 안된다.

추간판조영술 (Discography)

적응증(indication): 약물처치, 물리치료, 척추교정(chiropractic)을 포함한 비수술적 방법으로 치료가 안되는 중추성 통증(central axis pain). 추간판조영술은 과도한 침습적인 특성 때문에 일반적으로 사용하지는 않고 물리치료를 6개월간 받고도 적절한 회복이 없거나 다른 모든 가능한 통증유발인자가 제거되지 않을 경우에 적용된다. 추간판조영술은 보통 MRI상 여러 레벨에 걸쳐서 추간판 돌출이 있거나 추간판전치술이나 융합술과 같은 수술적 처치를 심각하게 고려할 때 이용된다.

표 38.2 세밀한 척추 관리 핵심 역량

1. 진보된 진단 단계
   a. 사진
      - 방사선
      - 진보된 영상
   b. 혈청학
   c. 근전도
   d. 진단적 주사 적용
2. 약물처치의 기본 규칙과 제약
   a. 진통제
      - Non-narcotic
      - Narcotic
      - Topical agents
   b. 항염증제
      - NSAIDs
      - 스테로이드
   c. 근육이완제
   d. 항우울제
   e. 항경련제 항신경병 제제
3. 중재적 주사기법의 역할
   a. 근육 주사
   b. 관절차단
      - 척추후관절
      - 천장관절
      - 늑골척추
   c. 신경근절제술
   d. 경막외 스테로이드
      - Caudal
      - Translaminar
      - Transforaminal(신경근 차단)
4. 수술 후 관리
   a. 경과
   b. 재활
5. 만성 통증 관리
   a. 인지적 행동 접근방법
   b. 다각적인 통증 관리
   c. 중재적 수단

추간판조영술은 논란의 여지가 있는 방법이다. Carragee는 추간판조영술이나 MRI는 허리 통증이나 장애 또는 의료적 관리(medical care)를 예측할 수 있는 좋은 수단이 되지 못하며, 오히려 정신사회적 위험 요인(psychosocial risk factor)이 훨씬 크다고 말한다.[12,13] 또한 그는 추간판수술을 받은 증상이 있는 사람들에 비해 증상이 없는 사람들에게서도 40% 정도 유사한 양성반응이 추간판조영술로 나타난다는 것을 보여주었다.[11] 비정상적인 심리적 문제를 가진 환자들에게서는 증상이 없는 자원자나 심리적으로 문제가 없는 환자들 보다 더 높은 유의한 양성반응을 보여 주었다고 했다.

추간판조영술은 심리사회적 문제, 신체 다방면에 걸친 통증부위가 있거나 예전에 근골골계 수술을 받은 환자에게 사용되어서는 안된다. 추간판조영술을 사용할 때는 투시장치(fluoroscopy)를 같이 쓰고 환자의 통증반응을 유심히 관찰해야 한다. 양성반응검사는 추간판주사로 인한 형태변화와 함께 환자의 증상을 재현되어 나타나는 것이다. 비록 높은 가양성반응률(false positive rate)이 검사에 내재되어 있음을 항상 염두에 두어야 할 것이다.

약물처치의 역할 (The role of medication)

모든 척추통증환자(spine pain patient)에게 효과가 좋은 약은 없다. 약 또는 기능식품(nutraceutical)이 언제 치료에 도움이 되는지 이해하기 위해서는 적응증, 금기증, 작용기전, 부작용, 그리고 다른 약제와의 상호작용에 대한 지식이 필수적이다. 비록 드물기는 하지만, 약초와 처방약을 함께 사용하면 심각한 반응이 나타날 수도 있다.

심한 급성 통증이나 만성 척추 통증에 대한 합리적인 약리학적 접근방법은 비스테로이드성 항염증제(onosteroidal anti-inflammatory medications), 경구용 스테로이드제(oral steroids), 그리고 아편제(opioids) 등의 사용을 말할 수 있겠다. 단순한 약리학적 조치가 실패하거나 약의 진통수준이나 기능이 일정수준(plateau)에 도달한 것이 틀림없다면 중재적 전략에 따라 보다 포괄적인 통증 치료약이 필요할 수도 있겠다. 합리적인 약리학적 접근방법은 급, 만성 통증을 조절하는데 있어 척추전문 임상의들이 갖추어야 할 중요한 부분이다. 또한 여기에는 다양한 약제의 사용이 포함하는데 신약과 항우울제(antide-

표 38.3 Back Pain을 관리하는데 있어 여러 분야와 제휴하는데 지침이 되는 가장 대표적인 설문들

임상적 병력	적용
알려진 약 알러지나 거부 반응?	민감성 위장질환이나 궤양증상?
당뇨병 병력?	고혈압 병력?
녹내장 병력?	발작 병력?
알러지 유발 약물을 피할 것	NSAID, 아스피린을 피할 것
스테로이드를 피할 것	몇몇 NSAID와 고혈압 합병증이 있는 제제를 피할 것
안압을 증가시키는 제제를 피할 것	중추신경 흥분제를 피할 것

pressants), 신경질환제(neuropathic agents), 수면제(sleep agents), 그리고 조심스럽게 선별해서 사용할 수 있는 아편제(opioid therapy) 등이 그것이다. 이러한 접근은 염증을 줄이고 감수성을 변화시키며, 말초적으로나 중추적으로 통증을 차단하는데 도움이 되는 기초 생리학과 신경전달물질의 기능을 이해가 필요하다.

약제를 이용한 치료의 목표는 통증을 줄이고, 육체적 기능을 최대화하고(활동수준) 심리사회적인 또는 감정적인 상태를 개선하는데(사회적 참여) 초점을 맞추어야 한다. 이 장에서는 신경병성 통증(척수신경근성 통증의 치료를 모델로 함)과 만성통증상태의 특징들(통증, 피로, 수면장애)을 포함하여 척추질환과 관련된 상태에 적용하는 것으로써 약리치료에 대한 최신경향을 살펴보기로 한다. 또한 이 장에서는 cyclooxygenase (COX)-2 억제제, 아편제(opioid)의 약리학적 사용, 항우울제(antidepressant), 항경련제(anticonvulsant medication), 국소 마취제의 사용에 대한 논의를 개략적으로 다룰 것이다.

합병증을 막기 위해 환자병력을 물어 볼 때 표 38.3에 나와 있는 것과 같이 간단하고 보편적인 질문이 반드시 포함되어야 한다. 제휴를 통해 얻어진 정보는 환자를 성공적으로 치료하는데 훨씬 도움이 될 것이다.

진통제 (Analgesics)

Non-Narcotic(Acetaminophen)

목통증과 허리 통증에 대해 일반적으로 받아들여지는 초기 약물(first-line medication)로 Acetaminophen (Tylenol)이 있다.[18,39,42] 이 제제는 비싸지 않으며 쉽게 구할 수 있고, 안전성에 있어 양호한 의약품이다. 심각한 부작용으로는 장기 복용했을 경우 특히 음주를 하는 경우, 간중독과 같은 부작용이 있을 수 있다.[42] 하지만 하루 4 g 이하의 용량으로는 거의 나타나지 않는다. Acetaminophen 처방은 경증이나 중등도의 허리 통증에 효과적이다. NSAID와는 효과면에서 대조를 이룬다.

적응증(indication): 통증이완을 위해 우선 사용할 수 있는 비처방 제제임.

위험도(risk): 단기적인 사용은 위험부담이 적지만 장기적으로는 간중독을 일으킬 수 있음.

Narcotic (opioid Analgesics)

아편유사제제는 중추신경계에 있는 아편제 수용체에 주로 작용해서 급성, 심한 통증 치료를 위해 사용된다. 장기 사용은 내성, 독성, 중독, 그리고 불법 사용등과 연관되어 있다. 다른 제제로는 반응이 없거나 금기증이 있을 때 허리 통증치료에 제한적으로 사용되어야 한다. 효과적인 처방은 필요에 따라 하는 게 아니라 규정된 용량 및 계획에 따라 적용되어야 한다. 그리고 개별적이어야 하고 임의로 설정되어서는 안 된다. 왜냐하면 후자의 경우 부적절한 통증조절과 가중독적(pseudo-addictive) 행위의 가능성이 있기 때문이다. 허리 통증을 호소하는 환자 대부분은 이 제제를 지속적으로 반복적으로 사용할 필요가 없다.

적응증(indication): 다른 제제에는 반응하지 않는 심각한 통증에 대해 단기적으로 정해진 용량

위험도(risk): 내성, 독성, 중독, 불법사용. 필요에 따른 적용은 위험하다.

국소 마취제 (Topical analgesics)

국소 마취제 처방은 점점 늘어나고 있는 추세이다. 유해수용기에 대한 생리학적 이해는 종래에 알려진 것보다 온감과의 연관성이 훨씬 더 많은 것으로 전해지고 있다. 최근에 온도감각 전달수용 단백질 채널(transreceptor protein channel family)이라는 것이 밝혀졌다. 이러한 국소 마취제는 vanilloid receptor, capsaicin으로 활성화되는 비선별적 양이온 채널, 칠레산 후추에서 발견된 자극제제 등이 현재 많은 진통 외용제로 시판되고 있다. 냉감과 menthol 감수기 역시 밝혀져 냉기를 유발하는 제제가 개발되었다. 역방향(over the counter) 국소마취제(topical analgesics)로는 켑사이신 제제(열감을 활성화시키는)와 menthol(칼슘 흐름을 차단하고 온도역치를 떨어뜨리기 위해 냉각시키는 제제) 등이 있다. menthol에 대한 약리학 연구에 따르면 kappa 아편제수용체에 대한 영향을 주는 것으로 부가적인 진통제로서의 기여 가능성을 제기하고 있다.

이러한 처방약에는 PHN(postherpetic neuralgia)에 적응증인 리도카인 5%(lidoderm patch, endo pharmaceutical)가 포함되어 있다. 무작위 위약 비교연구에서는 하루 12시간의 효과가 있는 것으로 설명하고 있다. 최근 연구를 보면, 24시간 신체 여러 부분에 적용한 패치에 대해 독성이 없는 것으로 안정성을 나타낸다고 한다. 리도카인의 작용기전(말초 sodium channel 차단)이 오래전부터 알려져 왔지만, 최근 연구에서는 패치 적용 후 척수후각에서 발생하는 생리학적 변화와 fMRI상에서는 중추성 민감도에 영향을 주는 것으로 보고 있다. 국소적 적용으로 골관절염과 만성 허리 통증에 있어 경직과 통증을 줄여준다고 한다.

doxepin(피부 습진을 위해 FDA가 승인함)을 함유하고 있는 국소 삼환계항우울제(tricyclic antidepressants)는 신경병성 통증을 치료하는데 유럽에서 널리 쓰이고 있다. 국소적으로 사용하기 위하여 ketamine(NMDA 수용기에 길항작용), gabapetin, 그리고 cyclobenzaprine을 함유한 많은 혼합제제를 만들어 국소적으로 사용될 수 있다. 특히, 통증 위치가 잘 잡혀있는 부위에 대해 다른 치료약을 첨가하여 사용할 수도 있다.

적응증(indication) : 만성적인 상호작용하는 통증을 위한 단기간의 사용

위험도(risk): 단기간 사용에는 적은 편임.

항염증제 (Anti-inflammatories)

NSAIDs and Cox-2 억제제 (NSAIDs and Cox-2 inhibitors)

진통을 위한 치료와 골관절염과 류마토이드 관절염의 염증치료에 종래의 NSAIDs가 우선적으로 사용되어 왔다(Naproxen, Naprosyn).[39,42] 요추 신경근성질환(radiculopathy), 척추후관절 통증, 그리고 연부조직손상과 같은 급성 척추통증에 있어 이 제제의 항염증성 효과는 유익하다고 할 수 있다.[18] Cochrane Collaboration의 연구에 따르면, 51차례 임상실험에서 급성허리 통증을 가진 환자의 단기간의 증상완화를 위해 NSAID가 효과적이라고 보고하였다.[63] 보편적으로 사용하고 있는 NSAID로는 Aleve가 있으며 Naproxen의 비처방 제제이다.

모든 NSAID들은 진통, 해열, 그리고 항염증작용을 한다. 현재 사용되고 있는 NSAID 제제 간의 특별한 차이는 없는 것으로 연구에서 밝혀졌다.[9,30] NSAID의 효과와 독성은 환자들 마다 상당히 다양하게 나타나고 심지어 같은 부류 내에서도 그렇다. 증상이 비슷한 환자에 있어서도 여러가지 NSAID 제제에 대한 선호도가 다양하게 나타난다.[29,57] 따라서 완벽한 NSAID도 없고 먼저 시도해 보라고 규정한 것도 없다. 특별한 제제에 대한 반응에 있어서 유사한 효과와 유의한 다양성 때문에 NSAID의 선택은 경험적으로 이루어진다. 이러한 제제 선택은 의사의 선호도(무엇을 쓸 때 편안한가), 가격, 환자의 사용경험, 특이 병력에 따른 부작용 가능성에 따라 결정된다. 어떤 NSAID의 적절한 시술 기간은 2~3주이다. 한 종류의 제제에서 반응을 보이지 않는다면 다른 종류로 바꾸는 것이 적절할 것이다.

NSAID를 적용하는데 있어 가장 큰 우려는 독성에 대한 부작용이다.[22,40] 드물긴 하지만, 심각한 부작용인 간염(clinical hepatitis), 재생불량성 빈혈(aplastic anemia),

무과립구증(agranulocytosis)등이 발생할 수 있다. 위장관 부작용이 가장 흔한데 비록 내시경상 심각한 위장관 질환의 잠재적인 발생위험이 60% 정도 되겠지만 NSAID 사용자에게서 약 25%의 발생한다.[40,25] 그렇다 하더라도 상대적으로 심각한 GI(gastrointestinal side effects) 질환이나 합병증(궤양, 출혈, 사망) 같은 경우는 NSAID 사용자의 1.4에서 10.5 정도로 보고되고 있다.[58] NSAID를 사용한 환자에게서 나타나는 GI bleeding의 위험성은 약 1000명 중에 1명꼴로 65세 이상 노인환자에서 유의하게 높게 나타난다고 meta-analysis에서 밝혔다.[63] GI 문제의 위험성은 60세 이상 환자에서, 궤양이 있는 환자, 부신피질호르몬(corticosteroid) 치료를 동시에 받는 환자 그리고 다량의 NSAID를 사용하는 환자에서 훨씬 높게 나타난다.[58] 불행히도 NSAID를 사용으로 GI 문제가 발생한 모든 환자에 있어서 경증이나 중등도의 GI 증상이 초기에 나타나는 것은 아니다.

종래의 NSAID는 효과적인 진통반응을 보이는 것으로 알려졌다. 하지만 잠재적 위장관 출혈과 궤양형성, 신장독성, 혈소판 기능장애등에 의해 제한된다. 이러한 부작용을 해결하기 위한 최근의 노력으로 COX-1과 COX-2 라는 억제제가 개발되었다. 이 아이소형(isoform)은 Arachidonic Acid에서 Prostaglandin으로의 전환에 촉매역할을 한다. 더 최근의 NSAID의 분류를 보면, (1) 비 선택적 NSAID 즉 COX-1 동종효소와 COX-2 동종효소 둘다 억제시키는 것과, (2) COX-2 동종효소를 선택적으로 억제시키는 것을 포함하고 있다. 최근에는 심혈관계에 좋지 않은 작용을 하는 경향이 높아지고 있다는 연구들이 나오고 있다.

적응증(indication): NSAID는 통증경감을 위해 비처방 의약품으로 우선적으로 사용.

위험도(risk): 위장관 부작용은 흔한 편이며 60세 이상 환자에서 특히 그러하다.

Corticosteroids

이론적으로 경구용 Corticosteroid 제제는 추간판탈출증으로 인한 척수신경근통(radicular symptom)을 가진 환자에 대해 강력한 항염증제로서 유용하게 사용될 수 있다. 부신피질호르몬에 의한 염증 억제는 NSAID보다 더 완벽하다고 할 수 있다. 왜냐하면 Leukotrien-mediated response 역시 떨어지기 때문이다. 스테로이드 치료의 심각한 합병증을 일으킬 위험은 치료 용량과 기간에 달려있다. 단기간(7~10일) 심지어 다량(30~40 mg prednison 또는 그에 상응하는 것)의 스테로이드 사용이라 하더라도 주요 부작용 및 악화와 관련이 없다.[44] 경구용은 아마도 급성 염증성 근골격계 질환 즉, NSAID에 내성이 없는 Radiculopathy 또는 NSAID를 사용했음에도 통증경감이 없는 환자에게 도움이 될 것이다.

적응증(indication): 비처방 의약품이라면 radiculopathy에는 효과가 없음

위험도(risk): 단기간의 사용은 위험이 미약함

근육이완제 (Muscle relaxants)

대부분의 근육이완제는 중추작용성 약이다. 그것들은 신장반사를 조절하는 다연접 상위척수 및 척수 신경로에 변화를 준다.[54] 이들 약제는 근육이완을 위한 비특이적 진정효과를 나타낸다. Cochrane Collaboration 보고에 따르면, 이러한 근육이완제는 비특이적 허리 통증치료에 효과적이다.[64] 하지만 반작용이 있기 때문에 조심스럽게 사용해야 한다. 근골격계 치료에 있어서 근육이완제 사용이 통증경감에 대해 위약효과(placebo) 보다는 더욱 효과적이다. 그러나 순수 진통제와의 비교연구에서는 결과에 유의한 차이점을 설명하지 못했다. 근육이완제는 진통제나 NSAID와 혼합해서 널리 이용되고 있다. 한 종류 이상을 혼합 조제하여 단기간 적용하는 것이 유리하다는데 대해서 많은 연구가 뒷받침하고 있다. 가장 주요한 부작용은 기면증과 어지럼증이다. 근육이완제를 섞어서 사용할 때는 가능하면 잠자리에 들기 전에 해야 한다. 그것은 진정효과의 이점을 취하면서 낮에 나타나는 진정효과는 줄이기 위해서이다. 주의 경계를 하고 있는 낮시간에 사용하는 것은 보통 내성이 없다. 근육이완제가 진통제나 NSAID 보다 효과적인지에 대해서는 아직 알려진 바가 없다.[64]

적응증(indication): 비처방 의약품으로 우선 적용시에는 급성 허리 통증에 대한 효과가 없음.

위험도(risk): 낮시간에는 기면증과 어지럼증이 있으니

주의를 요함.

항우울제 (Anti-depressants)

만성허리 통증 치료에 삼환계 항우울제 효력에 대해 언급하고 있지만 급성의 경우에는 적용되지 않는다.[21,23,32,56,62] 이런 종류의 제제는 진통효과, 항우울증 효과, 또는 심지어 수면 개선효과의 이점이 있다. 이것은 통증, 우울증, 수면장애가 동시에 나타날 때 한정적으로 고려되어야 한다.[44] 초기 용량은 작게 하고 구내건조, 낮 시간 진정작용, 변비, 급성 요정체 그리고 기립성 저혈압 등을 최소화하면서 필요에 따라 차츰 용량을 늘려야 한다. 수면회복, 통증경감, 기분개선, 컨디션회복 및 재활치료 동작 수행능력이 개선되는 효과에 따라 치료 마감시점을 결정한다.[44]

삼환계항우울제는 신경병성 통증상태에 효과적이다. 강력한 항우울제와 진정제로 이 제제를 사용하는 것은 만성통증증후군의 증상을 관리하는 것과 관련해서 수많은 치료목적에 적합할 것이다. 이 약은 상대적으로 세로토닌과 노르에피네프린의 강한 효과를 위해 밤에 복용하는 것이 낫다. 다량의 항우울제에 느린 적정효과로 인해 부가적인 항우울 및 진통 작용이 야기될 수 있다. 종래의 TCA (tricyclic antidepressants) 보다 부작용이 적은 일반적인 불안 상태에 대해 강력한 항우울제와 항불안제로 SSRIs (selective serotonin reuptake inhibitors, 선택적 세로토닌 재흡수 억제제)가 나오긴 했지만, 진통효과에 제한적인 것으로 알려져 있다.

가장 최신의 항우울제로 dual monoamine 재흡수 억제제(세로토닌/노르에피네프린 재흡수 억제제)가 있는데, 상대적인 선택성 덕분에 더욱 빠른 항우울 효과를 제공하고 부작용을 줄일 목적으로 개발되었다. central α_2 아드레날린 수용체에 잠재적으로 길항제이며, 5-HT_2와 5-HT_3 수용제의 길항제이며, NE와 5-HT 신경전달물질의 촉진제로 Mirtazapine이 있다. Mirtazapine은 우울증 치료에 적응증인데 SSRI의 효과를 촉진하는데 사용될 수 있다. 그 상대적인 진정효과는 만성통증 환자에 있어 수면을 개선시키는 부가적인 이점이 있다. Venlafaxine은 강력한 5-HT 재흡수 억제제인 동시에 NE와 도파민에 대한 영향을 줄인다. 150 mg의 높은 용량은 부가적인 진통효과를 보여주는데 수많은 신경병성 통증상태에 효과적이다. Duloxetine은 5-HT와 NE에 대해 균형적인 재흡수 억제제이다. 이 약의 적응증은 우울증, 당뇨병성 말초 신경병증과 PHN (post-herpetic neuralgia)이다.

잠자기전 통증으로 인한 수면장애를 가진 환자가 낮은 용량으로 복용할 때 삼환계 및 다른 항우울제는 만성 통증 상태에서 매우 큰 도움이 될 것이다.

적응증(indication): 통증, 우울증 그리고 수면장애가 함께 나타나는 만성통증환자

위험도(risk): 소량으로 단기간 복용

항경련제 (Anticonvulsants/Neuropathic agents)

척수신경근병증과 같은 만성 신경성 통증에 내재된 중요한 병태생리학적 기전은 중추적 민감성이다. 새로운 항경련제 사용은 외래 환자관리에서 더 많이 쓰이는데 종래의 것과 비교해 더 좋은 대사성과 상호작용을 보인다. 새로운 제제는 제한된 효소 유도, 상대적으로 긴 Half-lives, 그리고 강력한 단백결합을 보이며 지속적인 혈청확인의 필요성을 제한한다.

포진성 후 신경통(post-herpetic neuralgia)과 당뇨 말초 신경병증(diabetic peripheral neuropathy) 치료로 승인된 Gabapentin (Neurontin, Pfizer)은 척추신경근병증을 포함하여 척추관련 통증을 위한 용도로 널리 알려져 있는데, 그뿐 아니라 편두통, 경직, 그리고 수많은 정신과질환에도 사용되었다. 많은 수의 항경련제와 신경병증 제제는 수술 후 신경병증 증상이 지속되거나 만성 척추신경근병증이나 신경관련 통증에도 사용될 수 있다.

적응증(indication): 다른 약으로 효과를 보이지 않는 central sensitization과 관련된 만성 통증

위험도(risk): 소량으로 단기적으로 사용

요약 (Summary)

위약효과 보다 진통제로 치료하는 것이 통증완화에 더 낫다. 급성허리 통증에는 아세트아미노펜(acetamino-phen)이나 비스테로이드성항염제(NSAIDs)를 사용할 수 있다. 이와 같은 제제로 통증이완이 안된다면, 근육이완제를 첨가할 수 있다. 때때로 적은 양의 부신피질스테로

이드(corticosteroid)나 아편성 진통제를 단기 복용하는 것은 통증장벽(pain barrier)를 극복하고 활동재개와 재활프로그램에 참여를 촉진한다. 항우울제는 아급성과 만성 통증 특히, 수면장애를 수반할 때 사용할 수 있는 우수한 첨가제이다. 모든 약의 사용에 있어서 개략적인 내용, 약의 상호작용, 그리고 독성 부작용을 이해하는 것은 필수적이다.

주사제의 역할 (The Role of Injections)

척추질환 치료 및 평가에 있어서 척추 주사는 도움이 될 수 있다. 통증을 줄이고 재활 프로그램을 촉진하기 위해 잠재적 통증 발생 구조(potential pain generating structure)에 주사제를 놓을 수 있다. 주사제는 별도로 사용되어서는 안된다. Epidural corticosteroid injection을 사용하기 위해서는 추간판탈출증으로 인한 척수추신경근통에 대한 염증성 근거가 뒷받침되어야 한다. 경막외주사가 척수신경근통증을 줄이는데 효과적이라 하더라도, 몇몇 연구결과는 일정하지 않다. 척추후관절과 천장관절에 대한 주사제 역시 논란의 여지가 있다. 하지만 만성통증이면서 통증발생 조직이 분명하게 진단되는 경우 — 이중진통 차단 기법(double anesthetic block technique)과 같은 — 한정적인 역할이 있다(6장을 볼 것). 주사제를 사용하여 저가동성 관절 및 분절에 대해 염증을 줄이고 관절움직임을 촉진함으로써 도수치료, 가동기법, 운동치료 등의 치료에 부가할 수 있다.

이러한 처방으로 효과를 보기 위한 핵심은 적합한 환자를 선택하는 것이다. 척수신경근통 증상을 가진 환자와 영상을 통한 분석과 일치하는 뚜렷한 신경근병증을 가진 환자, 적절한 치료에 반응이 없는, 이들에게 보통 경막외주사가 효과를 보일 것이다. 유사하게도 다른 통증 원인, 척추후관절 매개 통증과 천장관절 통증은 병력, 이학적 검사와 통증유발검사가 필요하다고 판단될 때(왜냐하면 어떤 특별한 병력상의 특징이나 검사가 명확하지 않기 때문에) 주사부위를 확실히 하기 위해 주입을 투시장치로 가이드 하면서 적용할 수 있다.

만성척추질환에 대해 어떤 형태라도 척추 주사를 단독으로 사용하면 상당히 유익할 것이라고 생각하는 것은 비현실적이다. 대처능력을 향상하고 재활전략에 대한 충분한 지도 없이 환자가 문제를 고쳐야만 한다고 지나치게 강조하는 것을 방지하기 위해 인지적 행동 관리를 함께 조언하는 것이 필요하다. 이러한 처방에 있어 금기증은 감염, 당뇨, 임신, 출혈, 그리고 항응혈제 치료 등이다.

근육/통증유발점 주사 (Muscle/trigger point injections)

적응증(indication): 연부조직 촉진으로 재현할 수 있는 난치성 국소 통증

통증유발점 주사는 생리식염수, 국소마취제 또는 corticosteroid를 이용한다.[42] 이 3가지 이상은 보통 쓰이지 않는다.

Joint Blocks

이 처방은 몇가지 위험요소가 있다. 따라서 지시도구로 투시진단기가 필요하다. 목뼈부에서 가장 위험한 것은 잘못된 접근으로 인한 척추동맥 손상이다. 신경 자체가 침해를 당하면, 외상성 신경병증이 일시적이거나 만성적으로 발달하는데 복합적 특정부위의 통증 증후군을 동반한다. 스테로이드의 부작용으로 미열을 동반한 감기와 같은 증상과 일반적인 통증이 몇일 지속된다. 이것은 약에 민감한 사람들에게는 Anaphylactic 쇼크반응을 일으킬 수도 있다. 부정확한 바늘 삽입에 의해 일어날 수 있는 것으로 경막천공(dural puncture), 척수외상, 감염, 혈관내주입, 척추감각마비, 화학적 수막염, 신경외상 그리고 혈종형성 등이 있을 수 있다.

마지막으로, 이 처방의 적응증은 반응을 보이지 않는, 적절한 치유시기를 넘는 극심한 관절장애(joint irritation)와 약물치료로 반응을 보이지 않는 관절인자을 깊이 의심해 보아야 할 것이다.

Facet (6장 참조)

적응증(indication): 척추후관절낭염 또는 척추후관절 퇴행성질환이 심하거나 치료에 반응이 없거나 재발성일 경우, 관절차단술(joint block)이 도움이 될 것이다.

이 시술은 해당 관절이 환자의 통증을 일으키는 원인되는 관절이라는 가설을 검증한다. 국소마취제를 관절 자체에 주입하거나 해당 관절을 지배하는 배측가지(dorsal rami)의 내측가지 인접한 부위에 주입하여 관절차단술(joint block)을 할 수 있다. 성공적으로 반응을 보일 때는 통증이 상당히 빨리 경감된다. 충분한 통증완화를 보이지 않는다면, 또 다른 통증발생 원인에 대한 가설을 고려해야 한다.

이러한 시술을 적용하기 위한 관절 평가에 있어 가장 심한 통증 부위를 찾기 위해 자극적인 수단을 사용하여 관절 자체에 대한 물리적인 스트레스를 줄 수 있다. 의사가 가장 심한 통증 부위를 찾기 위해 하나의 손가락을 사용해서 전후방향으로 압박하면서 후관절에 부하를 주어 관절을 찾아내는 것은 이상한 것이 아니다. 이것은 시술이 필요한 정확한 부위를 얻는데 사용되는 방사선 표식과 함께 표시될 수 있다(그림 38.3).

어떤 경우에는 관절낭이 찢어져서 방사선 비투과성 물질 및 약물이 관절낭 자체에서 샐 수도 있다. 이런 상황하에서는 건성관절(dry joint)이 되기 때문에 문제해결을 위한 기대를 어렵게 한다.

후관절 및 늑골척추관절 차단술은 다음과 같은 세 부위: 관절사이, 내측가지 차단 그리고 내측가지 신경절제 부위를 다스리는데 사용될 수 있다. Cochrane Collaboration metaanalysis의 몇몇 연구에서 허리 통증에 대한 주사치료가 미치는 영향에 대해서 결론적으로 입증할 만한 증거가 부족하다고 밝혔다. 이 분야에 대한 이해할 만한 잘 짜여진 더 많은 연구가 필요하다.[45] 주사시술에 대해 단기간의 반응으로 해결되거나, 적어도 석 달 간격으로 증상이 상당히 호전된다. 좋은 반응을 보일만한 사람에게 단기간의 완화가 없다면, 세 개의 주사제 시리즈가 도움이 될 것이다. 일련의 중재적 치료를 사용에도 불구하고 증상이 재발되고 환자가 다른 보존적인 치료에 반응을 보이지 않는다면 신경절제술이 적절할 수도 있겠다.

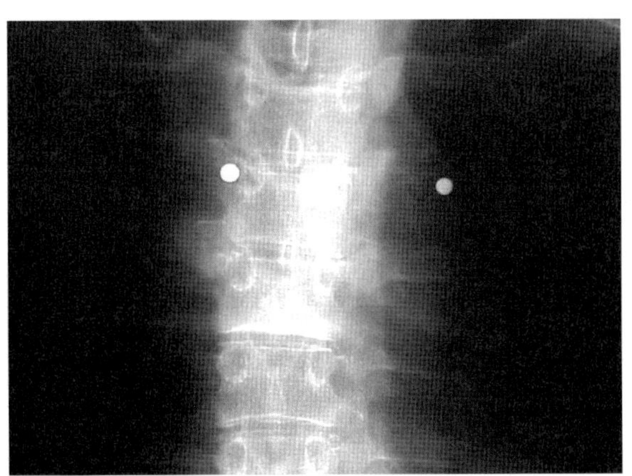

그림 38.3 통증이 있는 조직의 방사선 비투과 표식.

천장관절 (6장 참조) (Sacroiliac Joint)

적응증(indication): 천장관절 차단술의 적응증은 증상의 원인으로 천장관절에 의심이 가는 환자를 제외한다면 척추후관절 차단술(facet block)과 본질적으로 같다. 천장관절은 크고 주로 체중을 지지하는 여러 관절면으로 결합된 facet 관절이다. 천장관절의 통증의 원인을 분명하게 알려주는 좋은 이학적 검사들이 있다. 관절차단술(facet block)과 같은 천장관절에 대한 시술 등으로 증상의 원인을 규명하고 치료적 관리를 제공한다.

늑골추골 (Costovertebral)

척추후관절 부분을 볼 것.

신경근절제술 (Rhizotomy)

신경근절제술/경피고주파신경절개술은 일반적으로 후관절들이 다중 신경지배를 받기 때문에 여러레벨에 소작술을 적용한다. 천장관절에 대해서는 L2–S1의 신경지배를 받기 때문에 이들 외측신경가지 전체에 절개술을 시행한다. Cochrane의 보고에 따르면, 고주파 신경차단술이 Zygapophyseal joint에서 기시하는 만성 목통증과 만성 경완통에 대해 단기간의 통증완화를 제공한다고 결론지었고, 만성허리 통증으로 인한 통증 및 장애에 대해서는 상반되는 증거를 제시했고, 추간판내 고주파 열응고술은 추간판성 허리 통증에 효과적이지 못하다는 다소 제한적인 증거를 제시하고 있다.[46]

경막외 스테로이드 주사 (Epidural Steroids)

적응증(indication): 이 처방이 유익한 환자는 척수신경근통을 가지고 있으며 보존적 치료 및 비수술적, 중재요법에 효험이 없는 사람들로 일반적으로 4주에서 6주 사이에 증상의 호전이 없거나 악화되는 무력한 환자들이다.

이 처방을 하는데 있어 특별한 접근방법은 의사가 결정할 것이고, 그것은 의사의 선호도와 기술적 해부학적 제약에 기초로 하여 적용될 것이다. 경막외주사는 각각 다른 세가지 통로를 이용하는데, 천골열공(sacral hiatus), Interlaminar injections, transforaminal injections(selective nerve root block)등이 있다.

투시장치를 통한 척추판사이(interlaminar), 요추 경막외 주사(lumbar epidural injection)은 합병증 발생률이 낮다. 투시장치를 통한 요추 추간공(lumbar transforaminal) 경막외주사는 요추협착증으로 다리에 척수신경근통증을 호소하는 데 효과적이며, 75%의 환자군에서 1년동안 50%의 통증경감이 있었고, 64%의 환자군에서는 보행시 내성이 좋아졌으며, 57%에서는 기립시 내성이 향상되었다.

척추신경근 증상 유무에 따른 목통증 (Neck Pain With or without radicular symptoms)

Cochrane Collaboration meta-analysis의 최근 연구에 따르면, 목뼈통증 환자에게 주사요법이 적용될 수 있다고 한다.[51] 만성목통증에 국소마취제를 사용하면 효과적이다. 급성 편타손상(whiplash)환자에 대해 Corticosteroid 주사가 효과적이다. Corticosteroid 경막외주사는 상지 증상과 연관된 만성 목통증에 도움이 된다. 투시장치를 이용한 추간판사이 목뼈 경막외주사(interlaminar cervical epidural injection)는 38%에서 75%까지 효과적인 것으로 Botwin은 연구에서 밝히고 있다. 합병증 발생률은 낮지만 척수에 가깝기 때문에 보다 숙련된 기술이 요구된다.

주사처치 후 관리 (Post-injection care)

시술이 성공했는지 실패했는지 그 결과는 48시간 안에 환자의 행동을 보면 그 차이를 알 수 있다. 최상의 결과를 얻기 위해서 환자는 숙이기, 들기, 비틀기 등과 같은 동작은 피해야 하지만, 걷기는 권해야 한다. 간헐적인 냉치료는 유익하다. 이것은 활동으로 인한 약물의 분산을 최소화하여 최대의 치료효과를 위한 시간을 준다.

수술 후 관리 (The Postsurgical Management)

척추치료 전문가의 기법 (Skill set for a conservative care spine specialist)

HCP에 의하면, 복잡하고 어려운 척추질환자의 치료를 전문화하는데 있어서 수술 적응증과 합병증, 그리고 수술 후 처치에 능숙해야 한다고 한다. 척추전문의가 모든 것에 숙련될 필요는 없지만, 다각적인 협조를 통해 다른 분야의 방법에 대한 지식이 있어야 한다(예로, 물리치료, 척추교정)(표 38.4).

척추수술은 일반적으로 선택적 처치이다. 다리증상을 호소하면서 점진적이고 단계적인 치료접근방법(예로, McKenzie, 견인, 안정화 운동, NSAIDs, 스테로이드와 epidurals)에도 반응을 보이지 않는 환자가 바로 수술 대상이다. 표 4-2와 4-3에 허리뼈 수술 적응증에 대한 전문적인 견해를 나열해 놓았다.

수술후 경과 및 결과 (Postsurgical Course and Outcomes)

허리뼈 (Lumbar Spine)

좌골신경통 환자 400명을 대상으로 10년간 추적조사한 Atlas의 연구에 따르면, 69%의 수술환자에게서 치료초기 우세하게 나타났던 허리와 다리 통증이 호전된 것으로 보인 반면, 비수술환자의 치료초기에서는 61%가 호전을 보였다.[2] 현재 상태에서는 훨씬 높은 비율의 수술환자가 허리와 다리 통증이 나아지거나 사라졌다고 보고하고 있고(56% vs. 40%, $P=0.006$), 만족하는 것으로 나타났다(71% vs. 56%, $P=0.002$). 수술 및 비수술 10년 후 일과 장애 정도는 두 그룹에서 유사하게 나타났는데 각각 25%가 한번 내지 두 번의 허리 수술을 받았다.

Hakkinen에 따르면, 허리뼈디스크 수술 2달 후 67%의 평균적인 허리 통증감소가 있었고,[26] 다리증상도 70% 감

표 38.4 수술환자에 관한 보존적 척추치료 전문의의 핵심지식[60]

- 미세 추간판절제술에 대한 적응증
- 전방 척추융합술에 대한 일반적 적응증
- 척추협착감압술에 대한 적응증
- 목뼈 수술에 대한 적응증
- 다양한 척추수술로 인해 예상되는 병리해부학적 약화
- 예상되는 수술후 경과
- 수술후 행동수정 충고 및 제한
- 융합술 후 불유합 및 가관절증을 진단할 수 있는 능력
- 초기 및 후기 합병증에 대한 숙지
- 재활 방법, 제약, 그리고 금기증

소했다고 하였다; 2, 14개월의 추적관찰 결과 5~8%의 환자에서는 심한 통증을 호소하였다.

Ostelo의 연구에 따르면, 허리뼈디스크 수술 후 증상이 남아 있는 경우가 22%와 45%였고, 30%에서 70%의 환자들이 수술 후 좌골신경통과 허리 통증이 남아 있었다고 보고하였다.[49] Hakkinen의 연구에 의하면, 수술 2달 후 체간근력과 가동성이 감소했다.[27] 따라서 적극적인 재활이 권장된다고 하겠다.

추체간 요추융합술(interbody cage lumbar fusion)을 받은 환자들 중 거의 절반정도가 결과에 대해 만족하지 못하는 것으로 나타났다.[38] 대부분의 경우 예상보다 기능적 상태가 나빠졌으며 18개월간 추적조사한 결과 38%에서 거의 장애 수준으로 나타났다. 2005 Cochrane Collaboration의 퇴행성 허리뼈 척추증(spondylosis)의 수술적 고찰을 보면 융합술에 대한 효과는 상반된 결과를 보여주었다.[24] 한 연구에서는 융합술이 보존적인 물리치료보다 낫다고 한 반면, 다른 연구에서는 최신 운동 및 재활 프로그램보다 못하다고 했다. 또한 융합술은 다른 수술방법보다 높은 합병증 발생을 유발한다는 연구들이 보고되고 있다.

척추협착증 수술의 경과와 결과에 대해서는 37장에 자세히 다루고 있다. 척추협착증은 임상적 용어이지 방사선적 용어가 아니다.[59] 신경관이 좁아졌다고 해서 반드시 증상을 야기하는 것은 아니다. 척추협착증과 연관되어 나타나는 신경병성 파행(neurogenic claudication)은 대표적 노인성 척추증상이다. 65세 이상 노인에 대한 요추 수술은 놀랍게도 증가하고 있는 추세이다. 이런 수술은 위험성이 없지 않으며 심장 합병증이 비심장수술 이후 발생하는 사인을 앞서는 것으로 알려지고 있다.[19]

대체로 합병증 발생율은 40% 정도였으나, 심각한 합병증도 흔하지는 않지만 12% 정도로 나타났다.[4] Deyo는 관절고정술을 포함한다면, 입원기간(hospital stay)이 늘어나는 것은 물론 사망 위험도 증가했다고 한다.[15]

Atlas 등은 척추협착증에 대한 수술적 처치를 비교했는데 8~10년 추적관찰한 결과 초기에 수술치료를 받은 환자에게서 다리 증상과 허리 기능이 개선되었다고 했다.[3] 수술을 연기한 환자들에 있어 수술성공이 낮지는 않다고 Amundsen은 기록하고 있다.[1]

Katz가 조사한 바에 따르면, 수술 후 10년이 지난 환자들의 60~80%가 다시 기회가 주어진대도 수술을 선택할 만큼 만족하고 있었다.[35] Padua 등에 따르면, 척추협착증 수술 후 4년이 지나서 비록 연관통이 개선되었다 하더라도, 삶의 질과 연관해서 신체 상태는 심각한 장애를 보였다고 한다.[50] 부가적으로 수술 전후 EMG상의 유의한 차이가 없었다.[50]

목뼈 (Cervical spine)

전방목뼈디스크수술의 매우 좋은 결과를 가져온다고 Ylinen은 보고하였다.[68] 하지만 43%의 환자들은 중등도 및 격심한 통증(VAS score > 30 mm)을 경험하고 있는 것으로 보고되었다. 통증, 장애, 기능적 손상(관절가동범위와 근력)에서 모두 높은 상관성을 보여주었다. 관절가동범위과 근력은 건강한 집단에 비해 수술집단에서 낮게 나왔다. 가장 심한 가동제한을 보인 것은 목뼈폄이었다. 악력은 두 그룹에서 비슷하게 나왔다.

Fouyas 등은 목뼈 척추관협착증(cervical spondylotic radiculopathy or myelopathy)에 대한 수술적 고찰에서 "장기간의 좋은 예후가 단기간의 수술에 대한 위험을 보상하는 지에 대해서는 분명하지 않다"고 밝혔다.[20] 최근 Cochrane 그룹의 보고에 따르면, "추간관절제술만을 수행하는 것은 융합술을 동반하는 것에 비해 수술시간, 입원기간, 그리고 수술후 휴직기간이 더 짧은 반면, 통증경감과 융합술 비율에 대한 통계학적 차이는 없다"고 했다. 융합기술에 있어 자가이식을 통한 융합술이 cage를 사용한 것보다 더 나은 것으로 보인다. 하지만 다른 변수는 넣지 않았다.[31]

회복불량에 대한 위험요인 (Risk factors for a poor recovery)

Ostelo의 조사에 따르면, 치료에 대한 높은 기대수준은 3개월과 12개월이 지난 후에 회복정도와 만족할만한 신체기능 회복정도와 연관되어 있다고 한다.[49] 치료에 대한 환자의 기대는 좌골신경통에 대한 수술 뿐만 아니라,[34] 허리 통증의 경우에도 결과예상이 중요하다는 것을 보여준다.[41]

통증약을 복용하는 것과 낮은 기능적 상태의 기준선은 회복 및 기능적 상태에 대해 낮게 지각하는 것과 관련이 있었다.[49] 다리통증과 허리통증의 기준선은 3개월 및 12개월 관찰결과 나타나는 잔존통증과 관련이 있었다.

2년 추적관찰을 통해 신체의 여러 부분에서 통증이 존재하고 증상이 악화된 것으로 미루어 허리뼈 수술에 대한 결과가 좋지 못하다는 것을 예시했다.[33] 이런 환자에게는 수술이 아닌 인지적 행동치료가 제안되었다.

수술 전 2달간의 결과는 허리뼈디스크수술 환자의 1년 후의 결과의 믿을만한 지표가 된다.[26]

Rompe 등[55]에 따르면 수술후 회복이 어렵게 되는 위험요소는 다음과 같다.

- 50 vs 35에서 45 이상 나이가 많은 사람
- 20% 이상의 과체중
- 운동기능장애 증가
- 장기간의 수술지연
- 다중 수술

수술 결과가 더 나쁘게 나타나는 위험인자에 담배, 우울증, 그리고 논쟁(litigation)도 포함된다고 Lacaille[38]는 보고하였다.

Craton(7장 참조)에 따르면, 융합술의 합병증에는 부정정렬, hardware failure, 가관절증, 인접 척추의 퇴행적 변화, 그리고 감염이 포함된다. 보통의 방사선 사진은 일반적으로 이러한 환자들에 대한 첫 번째 진단기법이다. Pedicle screw hardware 근처에 보이는 lucent area는 hardware loosening을 암시한다.

척추관협착증의 수술에 있어서 보행능력, 경미한 증상, 그리고 높은 수준의 만족에 대한 가장 중요한 지표는 수술전 스스로 평가한 건강이 좋거나 우수하다는 것이었다.[36] 결론적으로 여러가지 병적상태가 회복불량의 중요한 위험인자이다.[36]

전방 목뼈 감압술과 융합에 있어서 성별, 비흡연, 후만증, 그리고 경미한 통증과 장애수준 등은 좋은 결과를 예견할 수 있는 수술 전 표지이다.[52] 특히 목뼈 후만증의 정도가 가장 유의한 결과예측 기준이었다.

수술 후 제한 (Postoperative restrictions)

미세추간판절제술 (Microdiscectomy)

Watkins[65]는 수술 후 기초활동제한에 대해 설명했다. 수술에서 막 깨어난 환자는 가능한한 많이 걸어야 한다. 걷는 범위와 타입에 있어 제한은 없다. 숙이거나 물건을 들면 안된다. 2주 동안 커피 잔보다 무거운 것을 들면 안되고 6주 동안은 20파운드 이상 들어도 안되며 무릎을 굽히거나 웅크리지 않고 앞으로 숙이면 안된다. 20분간 앉았으면 일어나서, 걸어다니다가 다시 앉도록 한다. 앉을 때는 낮고 푹신한 의자를 쓰면 안된다. 3주 동안 운전하면 안된다. 운전은 할 수 있으나 운전중에 추간판 내 압력이 증가하고 도로에서 꼼작 못할 경우가 발생될 수 있고, 요부를 손상받기 시작하면 flair-up 될 수 있다.

핵심은 척추에 대한 스트레스가 증가하기 전에 손상된 섬유륜이 치유될 수 있을 때까지 기다리는 것이다. 수술 후 2주쯤에 core stabilization program을 실시한다. 2주 정도 지나서 손상부위를 확인하고 물리치료를 시작할 때 환자의 적응능력에 따라 활동수준을 높여간다.

> **임상적 문제**
>
> Cochrane Collaboration Systematic Review는 첫 번째 요추추간판 미세절제술 후에 환자의 활동을 제한할 필요에 대한 어떤 증거도 없다고 결론지었다.

Carragee의 보고에 따르면, 수술 후에 물건을 함부로 들지 못하게 함으로써 환자의 회사로의 복귀를 가속화시킬 것이며, 합병증도 증가되지 않았다고 한다.[10] 대부분은 심지어 1~2주만에 복귀했다. Eck과 Riley의 제시한 바에 의하면 미세추간판수술후 비접촉성 스포츠를 하기 위해서는 6~8주가 걸리고, 접촉성 스포츠는 4~6개월 걸린다고 한다.[17]

요추 융합술 (Lumbar fusion)

요추융합술을 받은 환자는 수술한 다음날 아침 잠자리에서 일어나서 가능한 한 걷도록 부추긴다. 수술후 삼가야 할 것은 숙이거나, 들거나, 비틀지 않도록 하는 것이다. 들지 않도록 하는 것은 미세추간판절제술과 유사하다. 첫 3개월 동안은 재활을 시작하지 않는다. 환자는 걷기를 권장하며, 운전 역시 미세추간판절제술과 같이 삼간다.

Eck과 Riley가 제시한 바에 의하면, 비접촉성 스포츠를 하지 위해서는 1년이 걸리고, 접촉성 스포츠는 권장하

지 않는다.[17]

척추 협착증 감압술 (Spinal Stenosis Decompression)

척추 협착증 감압술 환자는 가능한한 수술 후 바로 서고 걷기를 권장한다. 재활은 6주가 지나서 정상적으로 시작하며 부드러운 core stabilization training program를 실시한다. 수술 후 삼가야 할 것은 미세추간판절제술과 유사하다.

Eck과 Riley가 제시한 바에 의하면 비접촉성 스포츠는 척추후궁절제술 후 4~6개월이 지나면 가능하며 접촉성 스포츠는 권장되지 않는다.

목뼈 융합술 (Cervical fusion)

한 레벨의 목뼈융합술에 있어서 보조기 착용이 필요하지는 않다. 6주동안 10 파운드 이상 들지 못하게 하며 머리 위에서 작업하는 것을 피하게 하고, 6주가 지나서 기본적인 안정성 운동 프로그램으로 재활을 시작한다. 6개월 안에는 어떤 목근육 강화운동과 가동운동을 실시하지 않는다. 운동은 중립자세에서 실시한다(예로, Brügger 이완 자세). 목뼈 후퇴 그리고 배측 활주 유동기법은 엄격하게 금한다. 아래에서 위로 작용하도록 권한다. 적절한 목뼈 위치를 잡기 위해 체간, 엉덩이, 그리고 가슴을 이용하라. 수술 후 2~3개월 쯤에 X선이나 CT를 통해 평가한다. 3개월 후에는 재활을 시작하는데 점차적으로 정상 활동으로 진행한다. 6개월 동안은 머리를 접촉하는 스포츠는 허용되지 않는다. 모든 스포츠는 core stabilization chest-out exercise를 수행하는 능력에 따라 진행한다.

프로 스포츠 복귀에 대해서는 높은 수준의 안정화 운동과 기능적인 훈련이 경쟁적인 스포츠 복귀에 선행되어야 한다. 중등도의 안정화 훈련으로는 몇몇 스포츠의 특수한 운동과 실전 복귀가 허용된다. 목뼈문제를 가진 환자에게 core stabilization을 강조하는 것은 중요한데 머리 접촉 스포츠를 위한 부분적 자세정렬상의 능력 때문이다 즉, 다리 근육 강화와 유연성은 머리접촉 스포츠를 위해서 적절한 신체위치를 잡는데 중요하다. 목근육강화는 두부접촉 스포츠로의 복귀에 있어 한 부분이지만, 가장 나중에 시작해야 한다. 통증 없이 정상 가동범위를 갖는 것이 복귀로의 전제조건이다.

재활 (Rehabilitation)

수술 후 회복에 있어서 재활이 가지는 좋은 효과에 대한 연구가 많이 이루어졌다. 수술후 4~6주가 지난 다음 집중적인 운동프로그램에 대해 명백한 증거가 있다고 결론지었다.[47] 이러한 프로그램이 재수술율을 증가시킨다는 자료는 없었다고 한다.

첫 번째 요추다스크 수술 후에 행하는 어느 정도의 활동이 전통적인 물리치료를 능가하지는 못한다고 Ostelo의 연구에서 밝히고 있다.[48] 이 연구는 이런 종류의 환자는 만성통증환자들과 유사한 것으로 보아서는 안된다고 결론지었다. 정신의학적인 훈련보다는 기능에 근거한 프로그램이 전적으로 필요하다.

가정프로그램 보다 감독 하에 실시하는 재활훈련이 더 나은 것으로 보인다.[14,16,37,67] 운동과 활동복귀를 충고하는 것에 관한 Dolan의 연구에서 운동이 더 유리한 결과를 얻은 것으로 나타났다.[16] 모든 환자는 MRI상 추간판 탈출을 동반한 좌골신경증상을 가지고 있었다. 모든 환자는 6주간의 보존적인 치료에 실패했거나 심한 운동장애가 있었다. 수술 후 6주가 지나서 모든 환자들은 운동과 활동으로 복귀에 대한 충고를 받았다. 가능한한 전반적인 활동으로 복귀하도록 권했다.

- 특정의 활동을 견딜 수 있는 한 빨리 전반적인 활동으로 복귀하도록 명확하게 알렸다.
- 대부분의 사람들이 1~2주 안에 일터로 복귀한다는 것을 환자들에게 말해 주었다.
- 상처를 조심하는 것 이외에 다른 수술 후 제한들이 주어졌다.
- 수술 후에 허리와 다리통증이 예상될 수 있지만, 이것은 정상이라고 말해주었다.

6주가 되어 운동그룹과 대조그룹을 각각 추출했다. 대조그룹은 더 이상의 치료를 받지 않았고 운동그룹은 주 2회 1시간씩 4주 운동 프로그램을 실시했다. 이 운동프로그램은 유산소운동, 스트레칭운동, 체간컨디션운동 등을 포함한다. 수술 후 6주와 52주 추적조사에서 통증, 장애, 그리고 척추 기능이 운동그룹에서 더 향상된 것을 알 수 있었다.

Danielson 등은 좌골신경통으로 미세추간판절제술을 받은 환자들을 대상으로 강력한 안정화 프로그램과 부드러운 가정 운동을 비교 연구하였다.[14] 안정화 프로그램은 8주간 실시하였고, 가정프로그램은 2~3가지 운동들로 이루어졌다. 6개월, 12개월 추적관찰한 결과는 안정화 운동프로그램 그룹이 더 향상된 것으로 보고되었다.

Yilmaz 등은 첫 번째 요추 추간판절제술에 대해 세그룹을 비교 연구하였다.[67] 한 그룹은 감독 하에 안정화 운동을 하는 그룹, 다른 그룹은 가정운동프로그램, 그리고 세 번째 그룹은 운동프로그램이 없는 그룹이었다. 운동프로그램 전과 8주후를 각각 검사했는데 감독 하에 운동한 그룹은 통증경감과 기능변수(체간, 복부, 요부 근력; 배부 가동성)에 있어 가장 많이 향상되었다.

좌골신경통으로 미세추간판절제술을 받은 환자에 있어 초기 능동적인 재활훈련(EAT)과 단순 행동 수정(SAM)을 조언하는 것에 대한 비교연구가 Kjelby-Wendt, Styf에 의해 이루어졌다. SAM 환자들은 어떻게 측와위 자세로 침대에서 일어나는지 측와위, 앙와위, 그리고 semi-Fowler 자세를 가정하여 사전조언을 받았다. 수술 후 초기 6주동안 그들은 복부와 대퇴를 중심으로 가벼운 운동을 했다. 6주 후에 척추 굴곡과 측굴에 대한 가동성 훈련을 포함하여 운동을 진행했다. 누워서 운동을 하게 했고 똑바른 자세나 기능적인 것은 하지 않았다.

EAT 환자들은 앉고, 서고, 누운 자세에서 전만을 유지하도록 하는 수술 전 조언을 받았다. 그들에게 어떻게 복와위에서 일어나는지 가르치고 매일 걷는 것과 같은 일상동작을 늘려가도록 독려했다. 수술 후 통증에 대처하고, 수동적 신경 가동기법(수술 후 첫날), 수동 신전운동(수술 후 5일, cobra); 그리고 수동굴곡(수술 후 8주)에 관란 훈련을 받았다. 기능적 안정화 운동은 6주째 시작했다.

6주 및 12주 추적관찰로 EAT 그룹에서 유의한 통증감소와 가동성 증가가 있었다. 2년간 관찰결과 EAT그룹 88%가 결과에 만족했고 대조군에서는 67%가 만족했다.

Hakkinen 등은 연구에서 가정 운동처방을 장기간 따르도록 하는 것에 실망하면서 다음과 같이 언급했다 "점진적인 부하량 증가, 감독 하에 재활훈련, 그리고 정신적인 뒷받침이 장기간의 재활 프로그램에서 환자들에게 동기를 부여하고 유지하는데 필요하다".[28]

만성통증관리 (Chronic Pain Management Interventions)

심각하고, 만성적인 목 및 등 통증 환자에 있어 종종 융합술을 고려하게 된다. 그러나 하지나 상지 증상없이 만성 척추 통증을 앓고 있다면, 융합술을 권유하기 전에 대체수단을 찾아 보아야 할 것이다. 이러한 대체수단으로는 CB 프로그램, 다각적인 통증관리 또는 중재적 수단 등이 있다.

인지적 행동 접근법 (Cognitive-Behavioral Approach)

인지적 행동접근법(CB approach)는 다루기 힘든 만성통증 환자에게 필요하다(14, 31장 참조). 이러한 접근법은 전형적으로 특정의 두려움을 유발하는 자극에 단계별 노출시키는 치료적 운동과 함께 환자교육을 포함한다. CB 교육은 환자의 근심과 두려움에 집중하여 그것들이 간단하고 안전하며 효과적인 수단이라고 가르쳐서 걱정을 줄여준다.

임상적 문제

최근 임의로 통제된 실험에서 만성 허리통증 환자에 대한 수술적 고정보다 집중적인 재활치료가 가격에 비해 효과적라는 것을 보여주었다. 재활치료는 환자를 업무에 복귀시키는데 더욱 성공적이었다.

다각적인 통증 관리 (Multidisciplinary pain management)

포괄적이고 다각적인 생물사회심리적 접근에는 중복이 환된 정신질환 뿐 아니라, 업무복귀 장애요소(고용주, 보상체계 등등)를 다루는 전략과 함께 상기 CB 모델이 포함된다. 다각적인 치료(정신과의사, 통증치료전문가, 물리치료사)와 사업장 관련이 이러한 복잡한 경우에 성공적인 치료의 핵심이다.

중재 수단 (Interventionist Methods)

만성 허리통증에 있어 수술보다 다른 선택적 수단들이 많이 있다. 추간판내 전기열 치료(intradiscal electrothermal therapy)과 이식형 치료기(척수 자극 및 이식형 경막 투약 시스템)등이 만성적, 고질적인 통증을 관리하는데 유용하다.

추간판내 전기열 치료 (Intradiscal electrothermal therapy, IDET)

IDET는 단적으로 말하면, 중추성통증과 굴곡/신전 연구에서 진공현상이 유의하게 관찰되고, 추간판사진으로 척추레벨이 일치하는 통증이 확인된 추간판 내 이상을 가지고 있는 환자를 위한 것이다. IDET에 관한 대부분의 최근 자료를 보면 결과가 잘해야 50대 50이며 많은 부위에 실시하지 않는다.

요컨대, IDET는 추간판 내로 도관(catheter)을 삽입하는 것이다. 섬유륜의 판을 따라 감기는(self-coiling) 탐침이 들어가는 것이다. 그러면 코일은 뜨거워져서 추간판의 콜라겐 섬유를 오그라들게 하여 딱딱하게 변성시킨다.

이런 방식으로 인한 합병증으로 피부를 통과함으로 감염 생길 수 있으며, 잘못된 탐침 방향으로 인한 신경 또는 척수에 손상을 줄 수도 있다.

이식형 치료기 (Implantable therapies)

이식형 치료기는 주로 두가지 방식으로 이루어져있다. 척수 후각에 위치한 척수자극 시스템과 두 번째로 투약펌프기가 있는데 이것은 척수관 내에 위치한다. 이러한 접근법들은 약물처치나 보존적인 도수치료를 통해 효과적으로 다루기 힘든 통증을 호소하는 환자, 그리고 수술에 실패했거나 더 이상 수술 대상이 아닌 환자에게 사용된다.

전기 자극기를 이식한 환자는 다른 증상에 대해서도 도수조작으로 효과적인 치료를 할 수 있다. 하지만 전기치료나 초음파 치료기구는 사용해서는 안되는데, 이유는 이식한 체내 시스템과 반응하여 환자에게 손상을 유발할 수 있기 때문이다.

■ 결론 (Conclusion)

척추 문제를 전문적으로 다루는 HCP에 있어서 자신감 회복과 업무복귀와 같은 최소한의 관리(minimalist care)에서 주사요법과 척추수술과 같은 중재자의 관리(interventionist care)를 이해하는 것이 중요하다. 만성적이고 고질적인 통증을 호소하는 환자를 다루는 데 있어서 HCP의 전문분야 외에 진단적, 치료적 선택사항들을 알고 있어야 한다. 환자 중심적 치료라는 것은 환자의 목표 — 사회적인 활동과 신체적 기능 증진-에 맞출 수 진단적 치료적 수단이어야 한다는 것이다. 이상적으로는 최소한의 공격적인 처치를 먼저 시도하겠지만, 그것이 성공적이지 못하다면, 적극적인 공격적인 전략은 함께 치료결정을 하는 방식으로 환자와 논의해야 한다.

확인 과정
본 장의 학습목표 자가 점검

- 요추 경막주사에 대한 적응증은 무엇인가?
- 경구용 스테로이드 약의 역할은 무엇인가?
- 척추수술별 성공률은 어떻게 되는가?
- 수술 결과가 좋게 나올 것 같지 않은 환자는 어떻게 알 수 있는가?
- 다양한 척추수술에 따른 특별한 활동 제한에는 무엇이 있는가?

■ 참고문헌 (References)

1. Amundsen T, Weber H, Nordal HJ, et al. Lumbar spinal stenosis: conservative or surgical management? A prospective 10-year study. Spine 2000;25:1424–1436.
2. Atlas SJ, Keller RB, Wu YA, Deyo RA, Singer DE. Long-Term Outcomes of Surgical and Nonsurgical Management of Sciatica Secondary to a Lumbar Disc Herniation: 10 Year Results from the Maine Lumbar Spine Study. Spine. 2005;30:927–935.
3. Atlas SJ, Keller RB, We UA, Deyo RA, Singer DE. Long-Term Outcomes of Surgical and Nonsurgical Management of Lumbar Spinal Stenosis: 8 to 10 Year Results from the Maine Lumbar Spine Study. Spine 2005;30:936–943.
4. Benz RJ, Ibrahim ZG, Afshar P, Garfin SR. Predicting complications in elderly patients undergoing lumbar decompression. Clin Orthop Relat Res. 2001;384:116–121.
5. Botwin KP, Gruber RD, Bouchlas CG, Torres-Ramos FM, Freeman TL, Slaten WK. Complications of fluoroscopically guided transforaminal lumbar epidural injections. Arch Phys Med Rehabil. 2000;81: 1045–1050.
6. Botwin KP, Gruber RD, Bouchlas CG, Torres-Ramos FM, Hanna A, Rittenberg J, Thomas SA. Complications of fluoroscopically guided caudal epidural injections. Am J Phys Med Rehabil. 2001;80:416–424.
7. Botwin KP, Gruber RD, Bouchlas CG, Torres-Ramos FM, Sanelli JT, Freeman ED, Slaten WK, Rao S. Flu-

oroscopically guided lumbar transformational epidural steroid injections in degenerative lumbar stenosis: an outcome study. Am J Phys Med Rehabil. 2002;81:898–905.

8. Botwin KP, Castellanos R, Rao S, Hanna AF, Torres-Ramos FM, Gruber RD, Bouchlas CG, Fuoco GS. Complications of fluoroscopically guided interlaminar cervical epidural injections. Arch Phys Med Rehabil. 2003;84:627–633.
9. Brooks PM, Day RO. Nonsteroidal antiinflammatory drugs—differences and similarities. N Engl J Med. 1991;324:1716–1725.
10. Carragee EJ, Han MY, Yang B, Kim DH, Kraemer H, Billys J. Activity restrictions after posterior lumbar discectomy. A prospective study of outcomes in 152 cases with no postoperative restrictions. Spine. 1999;24:2346–2351.
11. Carragee EJ, Chen Y, Tanner CM, Truong T, Lau E, Brito JL. Provocative discography in patients after limited lumbar discectomy: A controlled, randomized study of pain response in symptomatic and asymptomatic subjects. Spine. 2000;25:3065–3071.
12. Carragee EJ, Barcohana B, Alamin T, van den Haak E. Prospective controlled study of the development of lower back pain in previously asymptomatic subjects undergoing experimental discography. Spine. 2004;29:1112–1117.
13. Carragee EJ, Alamin TF, Miller JL, Carragee JM. Discographic, MRI and psychosocial determinants of low back pain disability and remission: a prospective study in subjects with benign persistent back pain. Spine J. 2005;5:24–35.
14. Danielson JM, Johnsen R, Kibsgaard SK, Hellevik E. Early aggressive exercise for postoperative rehabilitation after discectomy. Spine. 2000;25:1015–1020.
15. Deyo RA, Ciol MA, Cherkin DC, Loeser JD, Bigos SJ. Lumbar spinal fusion. A cohort study of complications, reoperations, and resource use in the Medicare population. Spine. 1993;18:1463–1470.
16. Dolan, P, Greenfield K, Nelson RJ, Nelson IW. Can exercise therapy improve the outcome of microdiscectomy? Spine. 2000;15:1523–1532.
17. Eck JC, Riley LH 3rd. Return to play after lumbar spine conditions and surgeries. Clin Sports Med. 2004;23:367–379.
18. European Guidelines for the management of acute nonspecific low back pain in primary care–preliminary draft—http://www.backpaineurope.org
19. Faciszewki T, Jensen R, Rokey R, Berg R. Cardiac risk stratification of patients with symptomatic spinal stenosis. Clin Orth Rel Res 2001;384:110–115.
20. Fouyas IP, Statham PFX, Sandercock PAG, Lynch C. Surgery for cervical radiculomyelopathy. The Cochrane Database of Systematic Reviews 2001, Issue 2.
21. France RD, Houpt JL, Ellinwood EH. Therapeutic effects of antidepressants in chronic pain. Gen Hosp Psychiatry. 1984;6:55–63.
22. Gabriel SE, Jaakkimainen L, Bombardier C. Risk for serious gastrointestinal complication related to use of nonsteroidal anti-inflammatory drugs: A meta-analysis. Ann Intern Med 1991;115: 787–796.
23. Getto CJ, Sorkness CA, Howell T. Issues in drug management. Part I. Antidepressants and chronic nonmalignant pain: a review. J Pain Symptom Manage. 1987;2:9–18.
24. Gibson JNA, Waddell G. Surgery for degenerative lumbar spondylosis. The Cochrane Database of Systematic Reviews 2005 Issue 3.
25. Greene JM, Winickoff RN. Cost-conscious prescribing of nonsteroidal anti-inflammatory drugs for adults with arthritis. A review and suggestions. Arch Intern Med. 1992;152:1995–2002.
26. Hakkinen A, Ylinen J, Kautiainen H, Airaksinen O, Herno A, Kiviranta I. Does the outcome 2 months after lumbar disc surgery predict the outcome 12 months later? Disabil Rehabil. 2003;25:968–972.
27. Hakkinen A, Kuukkanen T, Tarvainen U, Ylinen J. Trunk muscle strength in flexion, extension, and axial rotation in patients managed with lumbar disc herniation surgery and in healthy control subjects. Spine. 2003;28:1068–1073.
28. Hakkinen A, Ylinen J, Kautiainen H, Tarvainen U, Kiviranta I. Effects of home strength training and stretching versus stretching alone after lumbar disk surgery: a randomized study with a 1-year follow-up. Arch Phys Med Rehabil. 2005;86:865–870.
29. Huskisson EC, Woolf DL, Balme HW, Scott J, Franklin S. Four new anti-inflammatory drugs: responses and variations. Br Med J. 1976;1:1048–1049.
30. Huskisson EC. How to choose a non-steroidal anti-inflammatory drug. Clin Rheum Dis. 1984;10:313–323.
31. Jacobs WCH, Anderson PG, Limbeek J, Willems PC, Pavlov P. Single or double-level anterior interbody fusion techniques for cervical degenerative disc disease. The Cochrane Database of Systematic Reviews 2004, Issue 3.
32. Jenkins DG, Ebbutt AF, Evans CD. Tofranil in the treatment of low back pain. J Int Med Res. 1976;4:28–40.
33. Junge A, Dvorak J, Ahrens S. Predictors of bad and good outcomes of lumbar disc surgery. A prospective clinical study with recommendations for screening to avoid bad outcomes. Spine. 1995;20:460–468.
34. Kalauokalani D, Cherkin DC, Sherman KJ, Koepsell TD, Deyo RA. Lessons from a trial of acupuncture and massage for low back pain: patient expectations and treatment effects. Spine. 2001;26:1418–1424.
35. Katz JN, Lipson SJ, Chang LC, Levine SA, Fossel AH, Liang MH. Seven- to 10-year outcome of decompressive surgery for degenerative lumbar spinal stenosis. Spine. 1996;21:92–98.
36. Katz JN, Stucki G, Lipson SJ, Fossel AH, Grobler LJ, Weinstein JN. Predictors of surgical outcome in degenerative lumbar spinal stenosis. Spine. 1999;24:2229–2233.
37. Kjelby-Wendt G, Styf J. Early active training after lumbar discectomy. Spine. 1998;23:2345–2351.
38. LaCaille RA, DeBerard MS, Masters KS, Colledge AL, Bacon W. Presurgical biopsychosocial factors predict multidimensional patient: outcomes of interbody

cage lumbar fusion. Spine. 2005;5:71–78.
39. Lipetz JS, Malanga GA. Oral medications in the treatment of acute low back pain. Occup med. 1998;13:151–166.
40. Loeb DS, Ahlquist DA, Talley NJ. Management of gastroduodenopathy associated with use of non-steroidal anti-inflammatory drugs. Mayo Clin Proc. 1992;67:354–364.
41. Lutz GK, Butzlaff ME, Atlas SJ, Keller RB, Singer DE, and Deyo RA, The relation between expectations and outcomes in surgery for sciatica. J Gen Intern Med 1999;14:740–744.
42. Malanga G, Nadler S. Nonoperative Treatment of Low Back Pain. Mayo Clin Proc, November 1999:74;1135–1148.
43. Manchikanti L, Staats P, Singh V, Schultz DM, Vilims BD, Jasper JF et al. Evidence-based practice guidelines for interventional techniques in the management of chronic spinal pain. Pain Physician 2003;6:3–81.
44. Mazanec DJ. Medication use in sports rehabilitation in Functional Rehabilitation of Sports and Musculoskeletal Injuries. Kibler WB, Herring SA Press JM (eds). Aspen, Gaithersburg, Maryland, 1998.
45. Nelemans PJ, de Bie RA, de Vet HCW, Sturmans F. Injection therapy for subacute and chronic benign low-back pain. The Cochrane Database of Systematic Reviews 1999, Issue 4.
46. Niemisto L, Kalso E, Malmivaara A, Seitsalo S, Hurri H,. Radiofrequency denervation for neck and back pain. The Cochrane Database of Systematic Reviews 2002, Issue 3.
47. Ostelo RW, de Vet HC, Waddell G, Kerckhoffs MR, Leffers P, van Tulder M. Rehabilitation following first-time lumbar disc surgery: a systematic review within the framework of the Cochrane collaboration. Spine. 2003;28:209–18.
48. Ostelo RWJG, de Vet HCW, Berfelo MW, Kerchhoffs MR, Vlaeyen JWS, et al. Effectiveness of behavioral graded activity after first-time lumbar disc surgery: short term results of a randomized controlled trial. Eur Spine J. 2003;12:637–644.
49. Ostelo WJGR, Vlaeyen JWS, van den Brandts PA, de Vet CWH. Residual complaints following lumbar disc surgery: prognostic indicators of outcome. Pain. 2005;114:177–185.
50. Padua L, Padua R, Mastantuoni G, Pitta L, Caliandro P, Aulisa L. Health-related quality of life after surgical treatment for lumbar stenosis. Spine 2004;29:1670–1675.
51. Peloso P, Gross A, Haines T, Trinh K, Goldsmith CH, Aker P, Cervical Overview Group. Medicinal and Injection therapies for mechanical neck disorders. The Cochrane Database of Systematic Reviews 2005 Issue 3.
52. Peolsson A, Hedlund R, Vavruch L, Oberg B. Predictive factors for the outcome of anterior cervical decompression and fusion. Eur Spine J. 2003;12:274–280.
53. Rivero-Arias O, Campbell H, Gray A, Fairbank J, Frost H, Wilson-MacDonald J. Surgical stabilization of the spine compared with a program of intensive rehabilitation for the management of patients with chronic low back pain: cost utility analysis based on a randomized controlled trial. BMJ. 2005;330:1239.
54. Robinson JP, Brown PB. Medications in low back pain. Phys Med Rehabil Clin North Am. 1991;2:97–126.
55. Rompe JD, Eysel P, Zollner J, Heine J. Prognostic criteria for work resumption after standard lumbar discectomy. Eur Spine J. 1999;8:132–137.
56. Rosenblatt RM, Reich J, Dehring D. Tricyclic antidepressants in treatment of depression and chronic pain: analysis of the supporting evidence. Anesth Analg 1984;63:1025–1032.
57. Scott DL, Roden S, Marshall T, Kendall MJ. Variations in responses to non-steroidal anti-inflammatory drugs. Br J Clin Pharmacol. 1982;14:691–694.
58. Soll AH, Weinstein WM, Kurata J, McCarthy D. Nonsteroidal anti-inflammatory drugs and peptic ulcer disease. Ann Intern Med. 1991;114:307–319.
59. Sprat KF, Keller TS, Szpalski M, Vandeputte K, Bunzburg R. A predictive model for outcome after conservative decompression surgery for lumbar spinal stenosis. Eur Spine J 2004;13:14–21.
60. Triano JJ, Rashbaum RF, Hansen DT. Opening access to spine care in the evolving market: integration and communication. Top Clin Chiro. 1998;5:44–52.
61. Triano JJ. Chiropractic personnel in the 21st century depends on strategy today. Top Clin Chiro. 2000;7:27–32.
62. Turner JA, Denny MC 1993 Do antidepressants medications relieve chronic low back pain? Journal of Family Practice 37:545–553 (systematic review).
63. van Tulder MW, Scholten RJ, Koes BW, Deyo RA. Nonsteroidal anti-inflammatory drugs for low back pain: a systematic review within the framework of the Cochrane Collaboration Back Review Group. Spine. 2000;25:2501–2513.
64. van Tulder MW, Touray T, Furlan AD, Solway S, Bouter LM. Muscle relaxants for non-specific low back pain. Cochrane Database Syst Rev. 2003;2.
65. Watkins R. Lumbar disc injury in the athlete. Clinics in Sports Medicine 2002;21:147–164.
66. World Health Organization. International Classification of Functioning, Disability and Health: ICF, World Health Organization, Geneva, 2001.
67. Yilmaz F, Yilmaz A, Merdol F, Parlar D, Sahin F, Kuran B. Efficacy of dynamic lumbar stabilization exercise in lumbar microdiscectomy. J Rehabil Med. 2003;35:163–167.
68. Ylinen JJ, Savolainen S, Airaksinen O, Kautiainen H, Salo P, Hakkinen A. Decreased strength and mobility in patients after anterior cervical diskectomy compared with healthy subjects. Arch Phys Med Rehabil. 2003;84:1043–1047.

39

가이드라인에서 임상까지: 치료사의 역할은 무엇인가?
(From Guidelines to Practice: What is the Practitioner's Role?)

학습목표

이 장을 읽고나면 이해할 수 있을 것이다:

- 임상 가이드라인들을 둘러싼 문화적 가치를 이해할 수 있다.
- 가이드라인들이 만들어지고 쓰이는 여러 가지 면을 설명할 수 있다.
- 연구 자료를 선택하는데 논란을 야기하는 것을 이해할 수 있다.
- 임상에서 사용하기 위한 가이드라인을 평가할 수 있다.
- 왜 어떤 가이드라인은 실행에 옮기기 어려운 지를 규명할 수 있다.
- 가이드라인을 실행에 옮기는 방법을 고안할 수 있다.
- 가이드라인에 반하는 임상적인 실제를 들어 볼 수 있다.

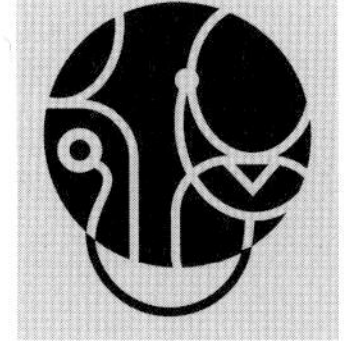

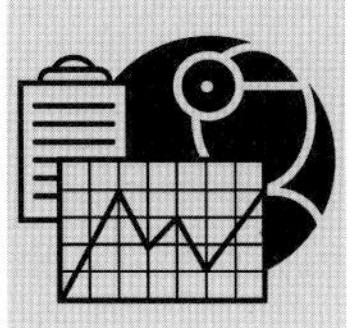
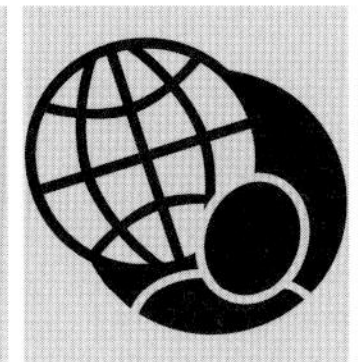
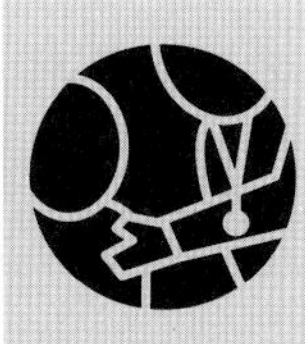
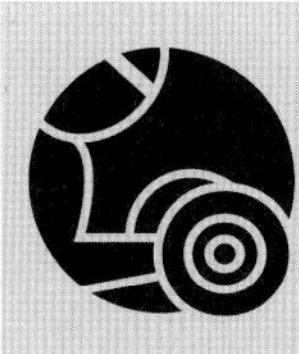
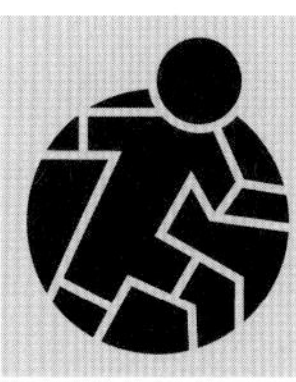
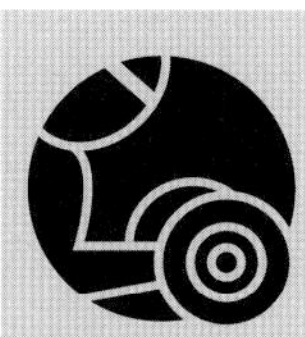

임상 수행 가이드라인 (Clinical Practice Guidelines)

"특수한 임상 환경에서 적절한 건강관리를 위해 임상가와 환자의 결정을 돕기 위한 체계적으로 발전된 주장".[19]

임상적 단면 (Clinical Vignette)

어느 고위 공직 경력의 미국여성은 어깨통증을 치료하는 동안 고생한 경험을 털어놨다. 그녀는 먼저 친구들의 제의에 따라 최상의 치료를 위해 스테로이드 주사 전문 정형의사와 다음날 약속을 잡았다. 이것이 도움은 됐지만, 다시 재발했다. 잠자기도 어려웠으나 그녀는 친구들과 감정이 상하는 걸 원치 않아서 유명 선수들이 많이 찾는 스포츠 전문 물리치료사를 만났다. 치료사는 그녀의 회복에 장애가 되는 문제를 근육 불균형으로 보았다. 그는 근에너지 기법과 전기자극을 적용했지만, 그날 그녀는 심한 통증을 겪었다. 다음날 그녀는 물리치료사로부터 냉치료와 초음파치료를 받은 후 약간 좋아지는 듯 했다. 더 나은 치료를 찾던 중에 그녀는 가까운 친구의 권유로 척추교정 치료사를 방문했고 어깨와 전체 척추를 검진한 다음, 치료사는 그녀에게 목에 문제가 있다고 했다. 그녀는 지속적으로 6번의 척추교정치료를 받았으나 더 좋아지지도 악화되지도 않아 다시 가지는 않았다.

그녀는 계속되는 통증, 불면증과 함께 우울증에 빠졌을 뿐만 아니라 그동안 자신의 치료를 맡은 치료사와 의사들을 추천한 친구들에게 이 사실을 알리는 것조차 걱정되었다. 그녀는 더 이상 피할 수 없어서 용기를 내어 수면제와 더 강한 진통제를 얻기 위해 의사(GP)를 찾았다. 밤잠을 설치게 한 어깨통증에 의심이 간 의사는 피부전기저항검사(ESR)와 류마티스 인자 검사를 권했고 양성으로 나왔다. 증상의 원인은 건염이나 근육불균형, 경추부전도 아닌 류마티스 관절염으로 확인되었다.

나머지 이야기는 그녀의 인생과 직업이 송두리째 바뀌고 통증, 변형, 그리고 항염증약과 씨름하면서 류마티스가 악화되어가는 것을 받아들일 수 밖에 없다는 내용이었다. 물론 초기에 어떤 치료도 이 질환을 막을 수는 없었겠지만, 이 이야기는 전문가의 명성이 기본원리에 따른 치료를 대신할 수 있다는 잘못된 믿음에서 비롯된 것으로 부적절한 비용소비와 단편적인 치료에 대한 드라마틱한 예이다.

임상수행 가이드라인들은 현재 최상의 임상 수행방법이고 일반적으로 기본원리라 부른다. 결정이 극히 어려울 때 유일하게 의사결정을 대신할 수 있을 뿐 그것이 "도구이지 규칙은 아니기 때문이다.[19] 반대로 가이드라인들은 개개 환자의 의사결정과 공존한다.[52] 치료사의 역할은 그 중심에 놓여있다. 이 장에서는 가이드라인들과 임상가가 마주쳤을 때 척추재활에서 그러한 역할을 살펴볼 것이다.

임상수행 가이드라인들의 개략적 역사 (The Brief History of Clinical Practice Guidelines)

건강관리(health care)는 전통적으로 임상으로부터 얻은 경험을 통해서 그 가이드라인들이 만들어 졌는데 비교적 최근까지는 어떤 연구자료든지 유용하기만 하다면 그것을 바탕으로 삼았지만, 원인과 결과를 입증하지는 않았다. 1940년대에 와서, 통계방법의 발달로 이러한 형태가 변화하게 되었다. Austic Bradford-Hill은 1948년 결핵치료에 주로 사용되는 스트렙토마이신(streptomycin)과 파라아미노살리실산(para-aminosalicylic acid)을 비교하기 위해 임의로 통제된 실험(RCT)을 했는데 극적인 결과를 보여주었다. 이로써 RCT를 임상의사결정에 새로운 도구로 내세울 수 있었고, 특히 약물치료학(pharmacotherapeutics) 분야에서 그랬다.[28]

그러나 결핵은 결정적인 결론을 도출한 단일 RCT로는 드문 마지막 대규모 유행병으로 여겨졌다. 더구나 RCT의 한계는 여전히 쟁점이 되고 있었다. 그럼에도 불구하고, 제한된 예산에 직면한 채 경쟁하는 치료들 사이에 선택해야만 하는 압박은 불가피하게 유명세를 만들게 했다.[22] 1980년도의 "임상적 소산(clinical outcomes)" 운동을 펼치는 동안에 제약회사의 수많은 클레임들을 입증하기 위한 증거를 찾게 되었는데(대개 성공적이진 못했지만), 그것이 연구를 가속화시키는 계기가 되었다. 그때부터 저술의 시기까지 대부분의 치료분야에 대한 건강관리 정책은 임상가나 기관에서 그와 같은 연구의 영향을 더욱더 받게 되었다. 1990년대 초까지 문헌의 양이 너무 많아 임상적 실제에 대해 번역하고 정리할 필요성이 있었다. "증거에 기초한 건강관리" 시기가 도래한 것이다.

건강 플래너의 사고를 점유하고 있는 또 다른 요소는 비용의 급증이었다. 건강관리 책임자들은 제멋대로 선별한 내용들을 담은 가이드라인들을 주문하고 있었다. 특히 미국에서 많은 가이드라인들은 체계적으로 평가된 연구라기보다 소그룹의 합의된 의견들을 기초로 했는데, 이것으로 인해 정부가 나서서 증거에 기초로 한 가이드라인를 생산하고 사용하기 위한 방법론을 개발하는 것을 전문가 그룹에 할당하기에 이르렀다.[19]

가이드라인 개발의 주요 수단

- 비공식적 의견일치
- 공식적 의견일치(델파이 등등)
- 증거에 기초
- 명백한 접근(구제적인 시간, 비용 등)

연구에서 표준으로 가는 과정 (The Route From Research to Practice Standards)

가이드라인은 환자와 임상가 사이에 한정되며 그것이 연구에서 수행의 표준으로 가는 유일한 경로는 아니다(글상자 참조).[21]

수행 표준으로의 다른 접근들

- 전반적인 질적 개선/관리
- 관리된 치료시스템
- 건강관련 기술 평가
- 건강관리 요구 평가

다른 학파들은 증거에 기초해서 치료결정을 권장하기보다는 오히려 전반적인 질적 개선(total quality improvement, TQI)이라는 접근방법을 취하면서 실제로 프로토콜을 세워 따르게 하고, 결과를 평가하고, 이러한 관점에서 프로토콜을 개정하는 것이 더 적절할지 모른다고 생각한다.[13] 이것 역시 비용을 겨냥한 것으로 보다 톱-다운(top-down) 접근방식이며 임상가와 환자의 의사결정에 대해서는 보다 자유롭지 못하게 하는 것이다. 이것은 건강관리 책임자들의 마음을 끌고 있는데 그 이유는 데이터에 따른 치료과정을 관리하고 결과를 측정하는데 TQM 하에 관리지도를 할 수 있기 때문이다. 바람직한 성과는 그 나라의 문화와 자금 흐름에 의존하는 경향이 있다. 미국에서 관리하고 있는 건강관리시스템, 성과에 대해 예를들면:[37]

- 기능적 건강상태(위험요소와 복지를 포함)
- 임상적 결과들
- 욕구대비 만족
- 비용(직접적, 간접적 사회적 건강관리)

서로 다른 중재에 대한 정부정책들은 때로 건강기술평가(HTA)에 기초하는데, 이 말은 재활과 장기간의 관리를 향상시키고 질병을 치료, 예방하며 건강을 증진시키기 위한 건강서비스에서 이용되는 방법으로 국제적으로 인정된 용어이다(이 장에서 "기술(technology)"이란 말은 신약이나 복잡한 장비에 한정된 의미가 아님). HTA의 목적은 비용, 효과 그리고 건강관리 전반에 대한 영향에 대해 질 높은 연구자료가 양산되도록 보장하기 위한 것이다. 그것은 또한 국가적인 차원에서 행해지는 경향이 있다.

관리표준에 대한 보다 국소적(자유로운) 접근은 건강관리요구 평가이다. 이것은 비용 및 임상 효과를 포함하는 관리를 위한 하나의 도구이지만, 상태에 영향을 주는 것, 무엇이 중요한가 하는 지역사회의 관점, 실제 서비스의 성격 등에 기초한다. 여기에서 관리 표준들은 욕구평가에 의해 증명된 욕구를 대조하여 평가 할 수 있다. 하지만 복잡한 서비스문제들(다면적 중재), 중요한 사회적, 직업적 영향들, 여러개 공급자 형태들이 있을 때 지역조사는 도달하는 데 어려울 수 있다.

건강 관리 요구 평가

- 유병율/유행/자연적 병력(중재없이)
- 중재 없는 비용
- 지역문화가 미치는 영향 :
  - 가장 중요한 효과
  - 가장 중요한 측정도구
  - 서비스들

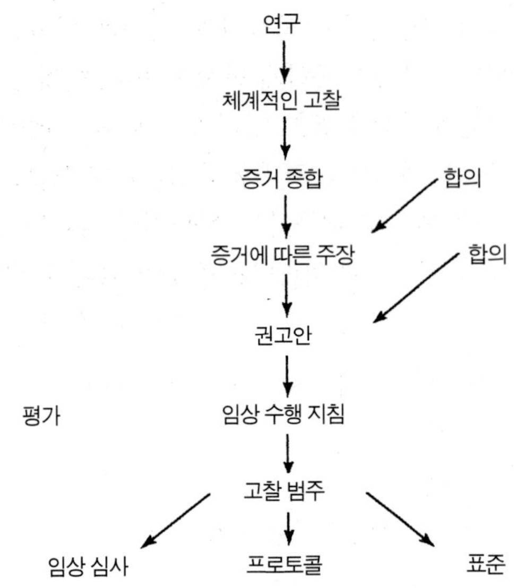

그림 39.1 연구에서 임상표준으로의 과정.

증거에 기초한 가이드라인은 임상에서 마주치는 것들에 따라 각기 다른 방식으로 실제에 영향을 미친다.[47] 그럼으로써 보다 더 환자 중심적이 되고 임상가에게 다소 덜 위협적이다. 종종 비용을 맞추지 못하는 불리한 점도 있지만, 개별 환자의 환경을 고려하는 유연성을 줄 수 있어 균형을 이룬다. 연구로부터 가이드라인을 통한 실제적 표준을 개량하는 경로는 여러 단계가 있는데 평가와 증거의 통합을 통한 논리적인 진술에서 실제를 위한 권고 및 건강관리의 질을 보장하는데 사용하기 위한 기준을 공식화하는 단계를 말한다. 각 단계에서는 견해에 대한 판단이 필요하고 거기에는 합의나 평가과정이 있어야 한다.

일단 하나의 가이드라인 개발이 완성되면, 그 권고들은 재고된 기준으로 바뀔 수 있다.[4] 다음은 권고사항의 이행을 테스트 할 수 있는 진술들이다. 예를 들면:

> 권고: 진단적 분류를 수행하라.
> 고찰 기준: 기록에 의하면 진단적 분류가 행해졌고 환자의 허리문제는 병리적으로 심각하거나, 척수신경근통 이거나 미분류된 허리 통증으로 분류되었다.

고찰기준은 연구 자료에 기초로 하여 거기에 우선순위를 매기고 측정 가능한 것으로 권고하기에 적절한 것이 바람직하다. 그룹기준을 프로토콜에 넣거나 되돌리는 실행을 통해 순서대로 따르게 하는 것이 바람직하다. 이것은 이용자들이 가이드라인을 활용함에 있어 하나의 권고 체계에 익숙하지 못하거나 그 안에서 접근 절차를 모를 때 도움이 된다.

가이드라인 이용을 사정하기 위해서는 고찰기준의 개발이 필요하다. 임상의들은 환자가 어느 부분에서 가이드라인과 일치하고 어느 부분에서는 일치하지 않는지를 알 수 있고 비판적으로 이것을 반영할 수 있다. 이러한 합의가 진행됨에 따라 표준으로 불리게 된다(글상자를 볼 것). 가이드라인에 대해 "수단이지 규칙은 아니다"는 풍조를 계속 반영하다보면 100% 도달하기 위한 표준을 항상 기대하는 것이 바람직하지 않을 수도 있다. 이것은 예를 들어, 고찰 기준이 모든 우연한 경우를 다루지 못할 때도 적용된다.[40] 표준의 설정은 치료에 있어서 임상가와 또 다른 이해관계자 사이에서 파트너로서 조심스럽게 만들어 가는 과정이다. 때로는 표준이 무엇이어야 하는지 논의에 들어가기 전에 "기준치"를 드러내기 위해 임상가들은 초기에 사정회의(audit round)를 가지기도 한다. 임상가들에게 이것은 매우 가치있고 교육적인 운동이 될 수 있다.[25]

권고에서부터 임상 표준에 이르기까지

고찰 기준
구체적인 건강관리 결정에 있어 그 적절성을 평가하기 위해 사용하는 체계적으로 개발된 일람

프로토콜
단일 임상적 상황이나 조직적인 측면에 대해 이해할 수 있는 기준 설정

표준
기준으로 따라야 하는 사건에 대한 백분율

가이드라인과 지도자: RCTs의 문제 (Guidelines and Gurus: The Problem of RCTs)

건강관리에서 확실성을 추구하는 것은 현대의 경험적 과학에서, 특히 통계학에서 보면 하나의 순수성(naivety) 문제이고 자체로 논쟁거리가 될 수 있는 단지 추정치를 주고 있을 뿐이다. 이것은 편견을 가지고 정책에 대한 관심을 보이는 가이드라인 개발자들에게 압력이 된다. 이것은 환자 특성이 균일하지 않기에 좋은 가이드라인은 명확

한 제한점을 가지고 온전한 개념을 유지해야 하는 것과 연결되는 것이다. "좋은 표준으로서" RCTs에 대한 종래의 관점은 재활분야를 뒷받침하는데 그리 용이하지 않다.

> **순수성(Naivety)의 문제**
>
> - 과학적인 한계
> - 가이드라인을 만드는데 있어서 편견과 정책
> - 환자에 대한 불확실성

그러나 RCTs는 여전히 치료효과를 비교하거나 중재와 결과 사이에 인과관계를 추론하는데 최선의 방법으로 통한다. 불행히도 건강과학에 있어서, 그러한 측면은 자주 예상되는 것이다. 특히 분명한 결과들, 결핵과 같이 잘 규명된 진단을 받은 환자에게 약물과 같은 단순적용을 하는 치료를 실험하는 것과 그 중재들을 비교하는 것에 안성맞춤이다. 이런 경계가 희미해 질 때는, 평가 방법이 너무 경직된 나머지 임의로 추출한 시도들을 버리는 경향이 있다. 이것은 재활에서 보여지는 이질적인(heterogeneous) 상태나 치료에 적용되는 것이다. 좋은 접근법은 연구 자료의 근거만이 가이드라인을 위한 것이 아니라는 사실 뿐만 아니라 내포하고 있는 제한점들과 그 해결책을 이해하는 것이다. 표 39.1은 대안과 예시를 보여준다.[7] 예를 들면, 병력, 진단, 위험인자에 대해 권고를 위한 것으로 일단의 통제된 연구를 선호한다. 핵심적인 개념은 RCTs로 치료를 평가하지 않고 치료들 간의 차이를 평가한다. 가치는 상대적이기 때문에 이러한 면에서 그 결과들을 이해하는 것이 필요하다.

가이드라인의 발전 (The Development of Guidelines)

임상가이드라인의 문맥은 그것을 전문적으로 어떻게 사용하는냐에 따라 결정된다. 그래서 전문가들 사이에 토론이 필요한데 만일 임상적 판단이 어떻게 수행되고, 무엇이 좋은 건강관리 표준을 구성하는지 하는 것에 토론이 집중된다면 가장 유용한 것이 될 것이다.

이 과정은 전하고자 하는 가이드라인을 위한 많은 임상결정들을 감정하는데서 시작한다. 이것은 결정의 중요성과 연구자료의 질과 유용성 사이의 균형을 말한다.

주된 임상결정이 이루어지면 다음 단계를 거친다..

1. 증거 찾기(정확한 문헌조사전략 이용)
2. 증거평가를;
   - 문헌특성기술하기
   - 문헌 등급부여
3. 증거진술 정형화
4. 증거진술 등급화
5. 증거와 관련된 권고들의 형식화

그러나 증거는 연구에서만 나오는 것이 아니다(글상자 참조).[42] 가치를 부정하고 임상전문가의 참여와 환자의 선호도를 부정하는 가이드라인은 그것이 이행될 때 불리한 출발이 될 것이다. 게다가 개발 및 이용에 있어서 단일분야 가이드라인 대 다중분야 가이드라인의 상대적 장점에 관해서는 아직 논쟁의 여지가 있다.[15,44]

> **증거의 요소**
>
> - 연구조사 (박물학, 치료효과 등)
> - 임상전문가들
> - 환자선호도
>
> (From Sackett, Rosenberg & Grey, 1996)

가이드라인을 완성하기 위해 상당한 자원이 가이드라인 개발과정에 투여될 수 있으며 만일 자원이 없다면, 그 가능성도 희박해질 것이다. 가이드라인이 담당해야 하는 결정과 상황이 얼마나 많은가 그리고 중재 평가 욕구가 얼마나 복잡 하느냐에 따라 가이드라인개발에 걸리는 시간은 좌우된다. 이것은 가이드라인개발그룹의 기술과 그 그룹멤버 사이에 일의 분배가 잘 이루어졌느냐에 달려있다. 가이드라인 개발을 고려할 때 최종 결과물의 실행을 눈 여겨 볼 필요가 있다. 표준이 되어 온 것에서 변화를 제시하는 가이드라인은 또한 그 권고를 위한 이유에 대해 명확하게 할 필요가 있다. 유사하거나, 불법일수도 있는 권고안(새로운 비준안과 관계있는 권고안 같은)은 적절하게 검정 받아야 한다.[23] 다음 표는 가이드라인개발의 실행가능성을 결정하는데 고려될 수 있는 문제들 몇 가지를 보여준다.

가이드라인개발 실행가능성

- 시간
- 복잡성
- 기술
- 지역표준
- 보상(coverage)
- 법률의미
- 실행

증거를 갖춘 가이드라인 개발은 합의의 필요성을 없애는 것이 아니며 또한 그 타당성이 주로 임상이나 연구 개발그룹의 전문지식에 의존하는 것이 아니라 재현성을 찾는 것과 상대적으로 관련 증거를 증명하는 편중되지 않는 방법과 권고에 대한 뚜렷한 연결성에 의존하는 것이다. 다음에 나오는 내용은 보편적으로 이용되고 있는 기법들이다.

가이드라인 생산을 위한 증거처리 기법들

- 체계적 재평가
- 증거의 서술요약
- 증거 표들
- 메타 분석
- 결정 분석
- 균형목록 리스트 각 권고별 이해득실

도구, 규칙, 타당성; 좋은, 나쁜 가이드라인들 (Tools, Rules, and Relevance: Good and Bad Guidelines)

가이드라인을 수행하는 치료사에게는 그것이 환자치료에 좋은지 나쁜지 결정하는 중요한 역할이 주어진다. 그러나 실제 임상에서 치료시 환자가 편안하게 잘 앉는가와 같이 방법론적인 것 외에는 고려사항으로 한정되는 것이 보통이다. 기대할 만한 내용을 요약해 보면 다음과 같다.

좋은 가이드라인들의 특징

- 신뢰할 만하고 최신의 자료와 전문가의 합의에 기초로 한 것
- 주된 임상결정에 초점을 맞추고 있는 것
- 다른 종류의 것들도 다루고 있는 것

결국 임상가가 가이드라인의 이용과 적절성을 결정하기 때문에 무엇이 이득이고 해로운지 확실히 하는 것이 최선이다.[53] 주된 내용이 표 39.2에 제시되어 있다.

임상수행 가이드라인의 타당성 평가는 시술자에게 있어 중요하며, 또한 논리적이고 교육적인 훈련이다. 한번 가이드라인이 임상에 적용되기 시작하면 고치기에는 너무 오래 걸린다. 게다가 많은 임상가들이 가이드라인으로 혼란을 겪을 것이다. 그러므로 사람들로 하여금 가이드라인을 수용하는 과정을 통해서 그 이행이 가능하도록 하는 것이 평가과정에서 가치있는 것이다. 예를 들어, 평가 기준을 확립하기 위해 유럽에서는 가이드라인의 사정, 연구 및 평가가 협력그룹을 통해 진행되어 왔다.[2] 이것은 국제적 가이드라인의 생산을 위한 길을 여는 것이다. 허리 통

표 39.1 RCT의 방법론적 제한점과 그 해법

제한	해법
1. 소그룹에 알리지 않는다.	RCT에 대해 소그룹을 따로 조사한다.
2 복잡한 치료를 알리지 않는다.	요인적 시도 설계
3. 장기결과를 거의 모른다	대 코호트 추적 결과
4. 위험에 대해 거의 알리지 못한다.	케이스 조절 스터디

증에 대한 가이드라인을 위한 준비로 Koes는 11개 나라들로부터 얻은 1994년과 2000년 사이에 발간된 허리통증 가이드라인들을 비교했고 일반적으로 유사한 진단과 치료 권고문을 찾을 수 있었다.[24] 이 비교는 유럽협회의 급성허리 통증 가이드라인의 발전에 중요한 역할을 했다.[18]

임상가이드라인의 평가를 위한 기준

- 범위와 목적
- 책임자 포함
- 개발과정의 엄격함
- 명쾌함과 공개성
- 적용가능성
- 편집적 독립성

(AGREE collaborative group, 2000)

의미론적 차이 (Semantic Discrepancies)

근골격계 통증과 같은 광범위한 영역에서는 해석학적 문제에 대한 인식이 필요하다. 그 예로, '특수한 허리운동' 이란 용어의 의미는 무엇인가? 그리고, 어떻게 우리에게 도움이 되나? 1990년대의 UK 급성 허리 통증 가이드라인 개발그룹은 이 용어를 그들이 목표로 삼은 근육군이나 방식의 특성이나 순서에 있어서의 특별한 운동이라고 여겼다.[50] 실험적 시도는 지금까지 비교되어 왔던 중재들보다 그리 효과적이지 못한 것으로 나왔다. 특정 허리운동이 급성허리 통증을 임상적으로 상당히 개선시킨다거나 그 운동에 반응하는 환자를 선택하는 것이 가능하다는 것 등이 의심스럽다는 것이다. 두 번째 증거 진술이 계속되는데, 운동 프로그램과 신체 재조정이 만성허리 통증환자의 통증과 기능적 수준을 개선 할 수 있다는 몇 가지 증거가 있다. "특수한"이란 용어를 통해서 가이드라인은 구체적으로 그런 영역이 도움이 되는 곳을 명확히 하는 것과 전반적인 힘과 지구력에 도움이 되는 방식을 배제하도록 지적하는 시도였다. 이것은 가이드라인의 사정과정과 그것의 권고에 따른 부수적 심사도구로 대체로 받아들였다. '6주 내로 일상적 활동과 업무에 복귀 못한 환자의 재활과 반응을 재조정할 것을 고려하라'

그와는 반대로 뒤이어 나오는 Cochrane의 '허리 통증에 대한 운동치료' 라는 고찰에서는 자격이 없는 급성허리 통증을 위한 특수한 허리 통증 운동에 반대되는 증거를 제시하고 있다.[49,30] 이것으로부터 얻을 수 있는 교훈은 하나의 가이드라인 또는 건강기술평가 과정은 하나의 권고에 의해 따라오는 전반적 재평가 과정뿐만 아니라 합의 도출도 요구되는 반면에, 전반적 재평가에 있어 증거 진술은 그 같은 문맥적 명료화의 보호가 부족하다는 것이다.

또 다른 예는 도수정복에 관한 증거에 있다. 이러한 중재 시도 평가자 대부분은 Meade의 결정적인 연구 즉 만성허리 통증과 아급성허리 통증, 병원외래환자관리에 카이로프랙틱의 우수성에 대한 것을 몰랐다.[33,34] 중요한 도수기법 시도를 무시한데 기초하여 거부되어 온 것이 보통인 반면에, 치료를 하기 위해 양팔은 적어도 몇 번은 도수치료에 사용되었다. 치료적 중재로써 도수기법을 재평가하는 사람들은 연구를 선택하는데 있어 이것을 그들의 범주 밖에 있다고 알고 있었다.

표 39.2 가이드라인의 이점과 해로운점

가능한 가이드라인의 이점	가능한 가이드라인의 해로운 점
• 지속적으로 전문화된 개발	• 환자관리 질적저하 (가장 큰 위험)
• 연구협의를 알린다.	• 불가변성
• 질적 저하를 감소시킨다.	• 실제의 혼란
• 건강관리를 향상시킨다.	• 생계를 위협
• 건강관리 비용을 줄인다	• 의료법적 의존(따르지 않는다면)
• 의료법적 의존성 감소	

유럽의 급성 허리 통증 가이드라인에서는 도수치료에 대한 증명을 Cochrane 고찰로 요약해 왔는데 효과가 있는 다른 치료보다 낫지 않다는 것으로 해서 부정적으로 분류하였다.[3] 이 증거는 만성기와 아급성기에 더 강했고 인정할 만한 오랜 기간에 걸친 추적조사를 통한 급성연구들에서는 유용성이 적었다.[50] 그러나 환자의 타입, 치료중재와 결과 측정들은 매우 달랐고, 증거의 중량에도 불구하고 몇몇 믿을만한 양질의 시도들은 부정적 결과를 가져왔다. 이것이 증거에 대한 논쟁을 일으키고 도수치료에 관한 명백한 증거 진술 유도를 불가능하게 했다.

"정상생활로 돌아가기 어려운 환자를 위해 척추교정을 고려하라"

그러므로 가이드라인개발자는 문맥적 논리와 전달성을 가질 의무가 있고 의미론적 해석이 이것을 없애는데 기여할 수 있다. 여기에서 하나의 전문분야를 넘어 여러 전문분야 힘이 명백하게 나타나는데, 이것은 환자뿐만 아니라 다양한 배경에 속해 있는 치료사에게 논리적이고 명확한 표현으로 권고할 수 있는 길을 열어주기 때문이다.

가이드라인 이행 (Implementing Guidelines)

영국의 지역 평가그룹 조사에서 보면 사정단 영국 급성 허리 통증 가이드라인의 이용과 허리 통증문제에 대한 태도를 물었다. 그 결과는(표 39.3)는 참고할만하다. 가이드라인이용을 위해 우리는 먼저 그것을 받아들여야 한다. 57명 중 10명의 응답자는 가이드라인을 받아들이지 않았다. 가이드라인을 받아들인 사람의 절반정도가 어떤 목적으로 그것을 이용했다고 했다. 대다수는 그 문제가 중요하다고 보았고 79%는 중간 또는 높은 건강관리로 여겼다. 가이드라인을 이용하는 시기에 대해서 지역단체에서 유용한 선택사항들 중에 가장 보편적인 것이 교육, 인식의 증가나 지역 가이드라인을 만드는 것이었다. 아주 소수만이 실제로 사정기준, 표준설정 또는 서비스 변화에 가이드라인을 이용했다. 엄격한 심의과정에서도 고스란히 살아남은 가이드라인은 따라서 대체로 전문의의 행위를 변화시키지 못한다. UK 급성허리 통증가이드라인과 임상표준 자문단의 보고는 주치의의 행위나 권장되는 서비스의 유용성에 대해 그 보다 앞선 역학 조사와 비교해 거의 차이가 없었다고 여겼다.

근골격계 질환의 재활에 대한 가이드라인을 이행함에 있어 하나의 문제가 있는데 그것은 건강관리에 포함되는 심리사회적 요소이다. 치료사가 이런 책임감을 가져야 하는 지에 관한 논쟁을 1970년대 시작해서 아직 끝나지 않은 것 같다.[17] 심리사회 평가와 중재를 배우는 것은 교육적인 문제이고 성공적인 이행에 대한 증거에 잘 부합되며 전문가들은 개별적으로 그 과정에 참여해야 함을 시사한다. 그들은 일상적 시술과 함께 어떤 형태의 동조를 가져야 한다.[51,21] 하지만 그것은 하나의 직관에 의존하는 것보다 수많은 장벽을 동시에 목표로 하는 것이 더 나을 것이다.[39] 치료사는 예를 들어, 공공의 인식, 교육 또는 연구 프로그램 안에서 그들의 실제에 가이드라인을 이행할 수 있다. 시스템 내에서 "무엇이 이루어 지는가"에 대해 그린 삽화가 가지는 교육적 힘 이해를 높여 갈 것이다. 변화관리기술은 치료사가 그룹에서 일할 때 현재 가장 가까운 동료와 일할 때 특히 효과적이다. 이것은 현장 그 자체

표 39.3 NHS 수치그룹에 의한 UK 허리 통증가이드라인 이용과 태도

문제에 대한 태도		RCGP가이드라인의 이용*	
주요한 건강문제로써 LBP를 본다.	51/57	인식증가	10/27
RCGP 가이드라인을 받아들임	47/57	임상적수치	8/27
RCGP가이드라인 이용으로 만들다.*	27/57	표준셋팅	2/27
미래에 이용목적	11/57	지역가이드라인들	11/27
허리 통증케어의 우선레벨		서비스 변화	3/27
하위: 21%; 중위: 51%; 상위: 44%		지역교육	10/27

(n=57, response rate: 59%)[8]

에서 집단적으로 강화되고, 내부화된 새로운 방식의 업무에 대해 학습하게 한다. 실제 커뮤니티에 대해 이론적 모델은 새로운 증거에 대한 초심자들이 참가함으로써 자신의 소유로 만들 수 있게 한다. 이것은 치료사와 조직에 이득을 주는 업무에 대해 기초 지식 접근을 의미한다. 호주의 급성 근골격계 가이드라인 그룹에 의한 급성 근골격계 통증의 증거에 기초한 건강관리에 대한 가이드라인들은 유럽의 허리 통증 가이드라인[18]들과 유사한 내용을 담고 있고, 근골격계 분야에 널리 퍼져있다. 호주의 가이드라인들은 각각의 주제에 대한 주된 내용의 요약과 제한점들, 각 불편사항에 대한 정보와 검토자료에 대한 요약정보를 이용한다. 이것은 대부분의 증거에 기초한 가이드라인들 보다 업무에 기초한 학습 시나리오에서 더 고객의 관심에 맞춰 수정할 수 있다. 이같은 접근은 허리 통증관리에 발전을 가져왔고 치료사가 환자의 욕구에 더 잘 맞추어 국소적 서비스를 잘 갖출 수 있게 한다.

가이드라인 적용의 주된 포인트

- 이것을 통해 상담과정에 직접 작용한다.
    - 재조립된 기록들
    - 환자 특성 기록들(만일, 환자가 급성 허리 통증이 있다면 기록하라)
    - 가이드라인을 수행하는데 있어 감정(audit) 시스템
- 편견의 부재
- 일상실습의 공명
- 적용을 추구하기 위한 다면화된 독창력
- 교육적, 대중인지 또는 조사 프로그램에의 이용
- 그룹실습 "변화 관리" 과정

환자가 선호하는 것 중에서 가장 중요한 장벽이 남아있다.[43] 감별되지 않은 대부분의 급성 허리 통증의 경우, 방사선의 위험이 거의 없다는 것을 환자가 깨닫지 못한 상태에서도 X-선 검사를 바람직하게 보는 것이 하나의 좋은 예이다. 이것은 임상에서 증상의 특징을 설명할 때 질병정보나 주의사항, 언질 등을 묘사함으로써 재발에 대한 전략과 치료권고에 대한 수락과 환자만족에 대한 반응을 정형화할 수 있는 기회가 된다. 특수한 검사에 착수하기 위한 준비는 필요시 정서적 지지와 확신을 포함해야 하는데 이것은 환자가 치료를 선택하는 이유를 이해하고 치료를 위한 파트너임을 확인하는 동전의 다른 면이다.

가이드라인은 종종 중요하다고 생각되는 전문성을 띤 관리결정에 대해 알리지 않는다.[43] 여기에서 치료사는 흥미를 잃을 수 있다. 그렇지만 이것은 가이드라인이 임상적 결과에 영향을 미치는 최신 증거를 기초로 하는 장점들을 포함한다면 그러한 경향이 줄어들 것이다. 생략에 대해 그 이유를 이해하는 것은 중요하다. 생략에 대한 이유를 이해하는 것은 중요한데 그것은 보통 권고나 의견일치를 지지하는 증거가 불충분하고 건강관리에 있어서 핵심적이지 못한 생략이다. 그때 치료사는 자신의 임상판단을 기초로 자유로이 결정을 내린다. 이런 특별한 경우는 시술자가 가이드라인 참고하여 환자를 보지 못하는 경우이거나 급성허리 통증을 가진 환자는 배제된 대기순으로 병원에서 일하는 물리치료사의 경우에 그렇다.[38]

가이드라인적용시 장벽

- 환자 선호도
- 관리 결정이 알려지지 않음
- 알려진 환자에 적용되지 않음
- "재단" 정보에 대한 시술자의 욕구
- 권고 이용의 낮은 재능(무지)
- 시설의 부적당한 접근
- 비표준화된 정보
- 현 시술에 만족
- 다른 압박
- 불일치/리더쉽부재
- 상호전문적 통합부재

(From Bird 2000)

일반의는 재활에 있어서 가이드라인 이행에 실패할 지도 모르는데 그것은 그들이 이 영역에 관심이 없거나 현재의 치료내용에 만족하기 때문이다. 이것은 다른 서비스의 통합을 촉진하고 증거에 기초한 관리와 교육에 비용을

부담하거나 지원할 수 있는 일관된 지도력에서 본격적으로 이루어질 수 있다. 이것은 비록 지식과 이해의 향상을 보여 왔으나 양식을 바꾸기 힘든 프로그램을 넘어서는 일련의 행위가 될 수 있다.[31]

그러므로 조직화된 질적 개발은 시술을 변화하게 하고 환자의 결과를 향상시키며, 목적에 맞게 전문가에게 연계되고 가까운 사람들에게 의존하거나 고립되는 것을 줄여줄 수 있다.[46]

보상은 광범위한 서비스에 대한 접근성을 얻게 하거나 기술과 데이터 공유를 도와주는 것을 포함한다. 불행하게도 이것은 모두 새롭고 원리를 보여주는 예나 짧은 기간에 급속하게 습득하게 하는 예가 거의 없다. 덧붙인다면 임상의 자율성 감소와 임상의 질적 향상을 향한 정신과는 반대로 전문가의 자존심을 손상하는 책임이 증가함을 인정할 수밖에 없다. 이것은 미래의 건강관리가 협력 하에 이루어 질 것인지 아니면 고립될 것인지에 대한 생각을 불러일으킨다. 하지만 진행과정과 환자 예후 특히, 더욱 비용이 많이 드는 부가적인 건강관리 서비스에 대한 욕구를 제한하는 것에 대해 성공적인 가이드라인 이행으로 향상될 수 있다는 것을 보여주는 증거자료들이 나오고 있다.[41,32,26,45]

가이드라인들과 근골격 재활 (Guidelines and Musculoskeletal Rehabilitation)

척추재활에 있어서 적절한 치료중재를 하기 위해서 환자의 신경근 수행 상태, 느끼는 고통, 힘을 쓰지 못하는 양상들 사이의 관계를 평가하는 것은 필수적이다.

최근 연구에서 보면 명백하게 알 수 있으며 따라서 치료에 대한 증거에 기초한 권고의 범주가 있다. 하지만 이 분야에서의 증거라는 것은 대상자의 특징에서 보이는 이질성, 감별방식, 치료 결과를 평가하기 위해 사용된 도구, 연구자의 전개방법론 분석된 결과 방식에 대한 문제로 도전을 받는다. 이것이 이 영역에서의 증거가 가지는 약점이다. 단일 분야의 연구와 가이드 라인 사이의 편차와 의미상 오류를 줄인다 하더라도, 분야들이 서로 교차될 때는 연속적인 관리를 돕지 못한다. 그러나 여러 분야에 걸친 가이드라인은 이질성의 원인에 의해 초래되는 여러 요소에 대해 즉각적으로 대처하게 된다. 정확하지 않은 묘사, 뭐라고 딱 고집어 말하기 어려운 가변성 그리고 지속적인 은유 사용 등으로 진행과정이 더 어렵게 될 수 있는데, 다분야 가이드라인의 메시지를 향상시킬 수 있는 전문가의 조언이 하나의 해법이 될 수 있다.[9]

뚫을 수 없는 장벽같이 보이겠지만, 이 장의 초기에 나온 사연을 떠올려 볼 때 한 사람의 상태를 요약하기 위한 최상의 접근법이 있다면, 처음에 어떤 의사를 만나냐는 것과 상관없이 유용할 것이다. 그렇게 되면 통합된 건강관리를 위한 욕구가 잘 인식되게 된다. 조각나서 분리된 건강관리에 대한 가능한 해법은 핵심적인 임상결정의 문제로 돌아가는 것이다. 예를 들면, 감별되지 않은 급성허리 통증의 경우 대부분의 가이드라인의 권고는 상태분류, X선 회피, 심리사회적 평가, 규칙적 진통제를 통한 통증조절, 침상안정 탈피, 활동을 유지하고, 도수치료 고려 또는 근력증강과 재조정에 관한 권고들이다. 특유의 임상습관은 가령 모든 환자에게 진통제를 받고 도수치료를 하지 않거나 또는 거꾸로 하는 식이다. 보다 현명한 접근은 활동을 유지하는 환자에게 통증을 조절하기 위해 부작용이 없는 진통제를 주는 것이고, 초기 회복 징후가 보이지 않는 환자는 기준에 부합하는 경우에 가려서 도수치료를 통증조절에 이용하는 것이다. 임상의의 선호도보다 환자의 욕구에 따라 증거에 기초한 치료를 이용하는 것이 현명하다 하겠다.

심사와 가이드라인 적용 (Audit and Guideline Implementation)

심사는 가이드라인에 기초한 표준을 실행하는 과정의

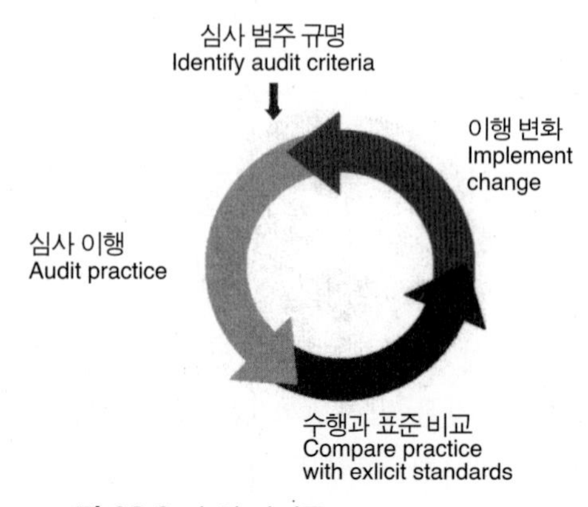

그림 39.2 수치 사이클

마지막 단계이다. 그러나 가이드라인을 시행하는 방식은 아니다. 임상 심사는 전문가들의 개발프로그램을 위해 특별히 추천되는 지속적인 자기평가의 과정으로써 고안된 것이다. 심사 사이클(그림 39.2)은 각 심사 기준의 바람직한 표준에 도달할 때까지 반복된다.

최상의 심사 결과를 얻기 위해서는 공동작업이 매우 바람직하다. 임상이나 전문가 그룹 내에서 이미 만들어진 심사를 수행한다면 왜, 어떻게 이루어 졌는지에 대한 토론을 위한 장이 될 것이다. 거기서 임상 설정에 대한 특별한 데이터 수집이 있을 것이고, 심사지원이나 자문단 그리고 모든 이해당사자를 포함해서 연계한다면 최상의 것이 될 것이다. 규제를 맡고 있는 건강관리 당국, 관련위원들 또는 해당 전문가 그룹들은 표준과 어울리는지를 알게 하도록 사정심의가 되어야 하는 가이드라인 권고를 위한 일정부분의 시간을 마련할 수 있다. 다음에 나오는 상자는 가이드라인 심의를 촉진하기 위한 전형적인 이행 리스트를 설명하고 있다.

그룹에 의해 사용된 가이드라인 심사(Audit)

1단계-심사 준비

- 기준 재평가 위해 가이드라인의 권고를 전환하라.
- 심사가 일어날 때 누굴 목표로 하고 포함 기준과 배제기준은 무엇인가를 결정하라(많은 환자 기록이 심사되고 무슨 교육적 매체가 따라야 하는가 등).
- 환자 기록대비 기준에 부합하는 기록을 매기기 위해 자료 수집 형태를 구성하라.
- 심사에 관한 토론을 시행하라(시술, 모임, 스터디 모임, 매체의 대그룹 메일링).

2단계-첫 번째 사정회의

- 첫번째 심사단계의 심사 형태와 지시사항을 순환하라.
- 시술자 표본 환자기록, 형태를 완성하고 과정으로 돌아가라.
- 자료를 편집하고 치료사에게 다시 심사화하라.
- 두 번째 심사 단계 전에 표준을 개발하기 위해 심사 확인에 따른 변화를 그룹 토론하라(6개월 후).

3단계-두 번째 사정회의

- 두 번째 심사단계 지시사항과 심사 형태를 순환하라.
- 시술자 표본 환자기록, 형태를 완성하고 과정으로 돌아가라.
- 자료를 편집하고 치료사에게 다시 심사화하라(심사고려의 완성).
- 미래에 심사 서클이 반복될 때 표준을 개발하기 위해 심사 확인에 따른 변화를 그룹 토론하라.

(For further examples of audit systems in musculoskeletal rehabilitation, see www.imrci.ac.uk/Audit/audit.html)

사정의 첫 번째 단계는 지속적인 전문성 개발의 목표를 제시하고 개선 및 향상을 고려하도록 되돌릴 수 있는 기초를 주는 것이다. 표 39.4를 보면 어떻게 그 결과가 임상의에게 전달 되는지 그 상세한 예를 알 수 있다. 이 단계는 표준이 무엇이고 필요한 변화를 위해 요구되는 목표에 어떻게 도달하는가에 대해 생각해 볼 수 있는 시간이다. 그 기간이 지난 후 두 번째 심사단계가 수행되며 심사고리를 완결하는 발견이 보고되는 단계이다.

비록 심사는 가이드라인에 기초한 수행표준으로의 마지막 단계이나, 가이드라인 적용을 위한 하나의 이행수단 그 자체이며 전략은 아니다.

심사와 그것을 통한 피드백은 가이드라인을 준수하도록 장려하는 유용한 과정이지만 피드백만으로는 이행을 이루기에는 대체로 불충분하다.

미래 (The Future)

Cochrane과 같은 협조기구를 통한 체계적인 고찰의 유용성의 급속한 증대, 가이드라인 네트워크의 국제적인 성장, 가이드라인 개발 및 감정의 국제 협조 등을 통해 볼 때 가이드라인 소유권은 미래에 더욱더 글로벌화 될 것임을 의미한다. 환자, 전문가 그리고 건강관리 위원들은 임상에서 증거를 얻어 해법을 구하지 않고 다른 나라의 가이드라인 수행 경험으로부터 그 이점을 얻을 수 있을 것이다. 최근에는 관상동맥과 급성허리 통증에 있어 서류작업을 통하던 심사과정의 형태에서 여러 분야에 대한 교차

표 39.4 임상보고 형태의 예
주요한 건강관리에 있어서 급성허리 통증 심사

첫 번째 심사단계	2003. 3월 심사집단: 치료사 – 86환자(1번째 6주 에피소드) – 843	
재평가준	*코호트 관찰*	*나의 관찰*
이 기록은 나타난다;		
1. 진단적 구분(triage)는 수행되었다.	98%	99%
2. 심리사회적 요소가 고려되었다.	67%	96%
비특이적 허리 통증환자들은;		
3. X선을 찍지 않았다.	87%	92%
4. 활동하라고 권고받았다.	85%	93%
5. 침상안정을 처방받지 않았다.	97%	95%
...그리고 만일 발병후 4~6주 내에 해결 안되면		
6. 재활치료 착수	67%	72%

가능성을 제공하고 효과적으로 임상 문제의 해법을 나누기 위해 인터넷을 통한 사정이 이루어 지고 있다.

가이드라인이 치료중재에 적용되는 이래로 건강관리의 들어가는 비용(그리고 "모든 비용은 누군가의 보수가 된다.")이라는 피할 수 없는 사실은 아마도 주된 위축요소가 될 것이다. 그러나 좋은 가이드라인이 성공적으로 수행된다면 비전문적이거나 중복되고 조각난 건강관리 상황이 감소되는 것을 기대할 수 있을 것이다. 이것은 전문간 간의 상당한 수준의 협력과 증거에 기초한 임상수행에 대해 어느 정도는 시장경쟁으로의 종속을 요구하게 될 것이다. 척추관련 통증을 위한 새로운 형태의 서비스 제공에 있어서 "선호도가 있는 제공자"라는 사람은 결국 자질이 좋아서 단순히 불려 지기 보다는 오히려 합의된 범주와 비교해서 전문지식을 설명할 수 있는 사람인 것이다. 덧붙여, 임상의와 환자의 협력만으로 표준 이행을 확실하게 하는 데는 부족함이 있다. 교육자, 면허기관, 보험회사, 회사경영자, 국가 복지 담당자, 전문가 단체, 노동조합 등을 포함한 정책입안자들이 보다 주요한 역할을 담당해야 할 것이다.

■ 결론 (Conclusion)

근골격계 통증질환의 재활에 있어서, 인내하는 것과 건강을 추구하는 것은 중요한 개념이다. 환자 입장에서는 인내는 통증, 기능적 장애, 핸디캡, 정신적 장애 또는 비용이 그 대상이 될 수 있다. 임상의 입장에서의 환자가 지각하는 인내는 임상의 자신의 것을 더해서 대칭성, 뼈의 위치와 움직임의 정상, 임상 경과와 예후, 가동범위, 근력 그리고 내성 등을 적용한다. 집과의 근접성, 자신의 이미지에 대한 압박, 수입, 영향력 그리고 관심 등 모두 건강관리의 과정에 영향을 준다. 실상에서는 이러한 것들이 결코 이상적으로 되지 않는다; 따라서 재활치료의 목적을 분명하게 규명하는 것이 중요하다.

이 장의 서두에서 언급한 것처럼 임상 실제 가이드라인은 환자와 임상가에게 조각난 것처럼 무분별한 건강관리로 곤란을 겪게 되거나 좋지 않은 결과를 피할 수 있도록 도움을 주려는 의도에서, 대개 기본적인 지침을 주고 있다.

임상가들에게 주된 이점이 되는 것은 항상 최신의 정보를 접하고 동료들과 전문가들의 의견을 반영하며 두 명의 환자 상태가 같을 수 없다는 것을 고려하는 핵심적인 이슈에 맞춰져 있다는 것이다. 이것은 환자와 임상가가 기본적인 것을 생략함으로 해서 발생하는 결과나 재활에서의 오류 등을 방지하는 효과가 있다. 또한 여러 분야의 전문가들을 연합시킬 수 있다. 그러나 가이드라인이 효과적으로 이행되어야만 가능한 얘기다. 효과적인 가이드라인의 이행은 결정적으로 건강관리를 향상시키는 긍정적인 태도를 촉진하고 자원과 시간을 제공하는 환경에 달려 있다고 하겠다.

확인 과정
본 장의 학습목표 자가 점검

- 조사에서 시술로의 과정과 단계는 무엇인가?
- 모호한 분석과 체계적 재평가는 무엇이 다른가?
- 가이드라인이 수정되었을 때 무슨 기준이 결정을 위해 사용되나?
- 왜 가이드라인을 적용하기 힘들고 무슨 방법이 치료사 적용의 선호도를 증가시키나?
- 치료사는 가이드라인과 일치하는 방법 하에서 시술하는 것을 어떻게 심사할 수 있는가?

■ 참고문헌 (References)

1. Acton C, Newbronner E. Health Needs Assessment: A Step by Step Guide. York: York Health Economics Consortium, 1997 (http://www.actonshapiro.co.uk).
2. AGREE Collaborative Group. Guideline Development in Europe. Int J Technol Assess Health Care 2000;16(4):1039–1049.
3. Assendelft WJJ, Morton SC, Yu EI, Suttorp MJ, Shekelle PG. Spinal manipulative therapy for low back pain: a meta-analysis of effectiveness relative to other therapies. Ann Intern Med 2003;138:871–881.
4. Baker R, Fraser RC. Development of review criteria: linking guidelines and assessment of quality. BMJ 1995;311:370–373.
5. Barnett AG, Underwood MR, Vickers MR. Effect of UK national guidelines on services to treat patients with acute low back pain: follow-up questionnaire survey. BMJ 1999;318:919–920.
6. Bird C. Commissioned R&D Programmes: Implementation of low back pain guidelines in North Thames. London: NHS Executive London Regional Office, 2000.
7. Breen A, Feder G. Where does the evidence come from? In: Hutchinson A, Baker R, eds. Making use of Guidelines in Clinical Practice. Oxford: Radcliffe Medical Press Ltd, 1999:15–28.
8. Breen AC, Langworthy JM, Sutherland G, et al. Testing an audit process for the Royal College of General Practitioners' Acute Back Pain Guidelines. Presented at the 4th International Forum for Primary Care Research on Low Back Pain. Eilat, March 2000.
9. Breen A, van Tulder M, Koes B, Jensen I, Reardon R, Bronfort G. Mono-disciplinary or multidisciplinary back pain guidelines? How can we achieve a common message in primary care? Eur Spine J 2005; (in press).
10. Breen, R. What kind of work-based learning simultaneously benefits organizations and learners? A review of the literature. NHSU Internal report, 2004.
11. Clinical Standards Advisory Group (CSAG). Back Pain. London: Department of Health, 1994.
12. Clinical Standards Advisory Group (CSAG). Epidemiology Review: The epidemiology and cost of back pain. London: Department of Health, 1994.
13. Deyo RA, Schall M, Berwick DM, Nolan T, Carver P. Innovations in education and clinical practice: continuous quality improvement for patients with back pain. J Gen Intern Med 2000;15:647–655.
14. Donleavy GD. A basic law of management? In: Sanchez R & Heene A, eds. Theory Development for competence-based management. Stamford, Connecticut: Jai Press Inc, 2000:57–67.
15. Eccles M, Clapp Z, Grimshaw J, Adams PC, Higgins B, Purves I, Russell I. Developing valid guidelines: methodological and procedural issues from the North of England evidence based guideline development project. Quality Health Care 1996;5:44–50.
16. Eisenberg DM, Kessler RC, Foster C, Norlock FE, Calkins DR, Delbanco TL. Unconventional medicine in the United States: prevalence, costs and patterns of use. N Engl J Med 1993;328(4):246–252.
17. Engel GL. The need for a new medical model: a challenge for biomedicine. Science 1977;196(4286): 129–136.
18. European Commission COST B13 Management Committee. European guidelines for the management of low back pain. Acta Orthop Scand 2002;73(Suppl. 305):20–25.
19. Field MJ, Lohr KN (eds). Guidelines for Clinical Practice: from development to use. Washington DC: Institute of Medicine/National Academy Press, 1993.
20. Gabbay J, le May A. Evidence based guidelines or collectively constructed "mindlines?" Ethnographic study of knowledge management in primary care. BMJ 2004;329:1013–1017.
21. Grol R, Dalhuijsen J, Thomas S, in't Veld C, Rutten G, Mekkink H. Attributes of clinical guidelines that influence use of guidelines in general practice: observational study. BMJ 1998;317:858–861.
22. Hine D. For the good that it will do: issues confronting healthcare in the UK. J Royal Soc Med 1999;92: 332–338.
23. Hurwitz B. Legal and political considerations of clinical practice guidelines. BMJ 1999;318:661–664.
24. Koes BW, Van Tulder MW, Ostelo R, Burton AK, Waddell G. Clinical guidelines for the management of low back pain in primary care. Spine 2001;26(22): 2504–2514.
25. Langworthy JM. Development of a clinical audit program in chiropractic. Eur J Chiropractic 1998;46: 31–39.
26. Lattimer V, Sassi F, George S, Moore M, Turnbull J, Mullee M, Smith H. Cost analysis of nurse telephone consultation in out of hours primary care; evidence from a randomized controlled trial. BMJ 2000;320: 1053–1057.
27. Lave J, Wenger E. Situated Learning: Legitimate Peripheral Participation. New York: Cambridge University Press, 1991.

28. Le Fanu J. 1950: Streptomycin, smoking and Sir Austin Bradford Hill. In: The Rise and Fall of Modern Medicine. London: Little, Brown and Company, 1999:29–59.
29. Little P, Smith L, Cantrell T, Chapman J, Langridge J, Pickering R. General practitioners' management of acute back pain: a survey of reported practice compared with clinical guidelines. BMJ 1996;312: 485–488.
30. Manniche C. Letter to the Editor. Spine 2001;26: 840–844.
31. Markey P, Schattner P. Promoting evidence-based medicine in general practice–the impact of academic detailing. Family Practice 2001;18(4):364–366.
32. McGuirk B, King W, Govind J, Lowry J, Bogduk N. Safety, efficacy and cost effectiveness of evidence-based guidelines for the management of acute low back pain in primary care. Spine 2001;26(23): 2615–2622.
33. Meade TW, Dyer S, Browne W, Townsend J, Frank AO. Low back pain of mechanical origin: randomized comparison of chiropractic and hospital outpatient treatment. BMJ 1990;300:1431–1437.
34. Meade TW, Dyer S, Browne W, Frank AO. Randomized comparison of chiropractic and hospital outpatient management for low back pain: results from extended follow-up. BMJ 1995;311:349–351.
35. National Health Medical Research Council, Australian Acute Musculoskeletal Pain Guidelines Group. Evidence-based management of acute musculoskeletal pain. Brisbane: Australian Academic Press Pty Ltd, 2003.
36. National Institute for Clinical Excellence. Principles for best practice in clinical audit. Oxford: Radcliffe Medical Press Ltd, 2002. (www.nice.org.uk)
37. Nelson EC, Mohr JJ, Batalden PB, Plume SK. Improving Health Care, Part 1: The Clinical Value Compass. J Quality Improvement 1996;22(4): 243–256.
38. Newton-John T, Ashmore J, McDowell M. Early intervention in acute back pain. Physiotherapy 2001;87(8):397–401.
39. Oxman AD, Thomson MA, Davis DA, et al. No magic bullets: a systematic review of 102 trials of interventions to improve professional practice. CMAJ 1995;153:1423–1431.
40. Royal College of General Practitioners' Clinical Guidelines Working Group. The development and implementation of clinical guidelines. Exeter: Royal College of General Practitioners, 1995.
41. Rossignol M, Abenhaim L, Seguin P, Neveu A, Collet J-P, Ducruet T, Shapiro S. Co-ordination of Primary Health Care for Back Pain: a randomized controlled trial. Spine 2000;25(2):251–259.
42. Sackett DL, Rosenberg WMC, Gray JAM, Haynes RB, Richardson WS. Evidence based medicine: what it is and what it isn't. BMJ 1996;312:71–72.
43. Schers H, Braspenning J, Drijver R, Wensing M, Grol R. Low back pain in general practice: reported management and reasons for not adhering to the guidelines in the Netherlands. Br J Gen Pract 2000;50: 640–644.
44. Shekelle PG, Woolf SH, Eccles M, Grimshaw J. Clinical guidelines: developing guidelines. BMJ 1999;318: 593–596.
45. Smith RB. Gatekeepers and sentinels: their consolidated effects on inpatient medical care. Evaluation Review 2001;25(3):288–330.
46. Sweeney G, Stead J, Sweeney K, Greco M. Exploring the implementation and development of clinical governance in primary care within the South West Region: views from PCG Clinical Governance Leads. Exeter: NHS Executive South West Region-R&D Support Unit, 2000.
47. University of York, NHS Centre for Reviews & Dissemination. Effective Health Care: Getting evidence into practice. London: Royal Society of Medicine 1999;5(1).
48. van Tulder MW, Assendelft WJJ, Koes BW, Boulter LM. Spinal radiographic findings and nonspecific low back pain: a systematic review of observational studies. Spine 1997;22(4):427–434.
49. van Tulder MW, Malmivaara A, Esmail R, Koes BW. Exercise therapy for low back pain (Cochrane Review). In: The Cochrane Library, Issue 1, Oxford: 2001.
50. Waddell G, McIntosh A, Hutchinson A, Feder G, Lewis M. Low back pain evidence review. London: Royal College of General Practitioners, 1999.
51. Watkins C, Harvey I, Langley C, Gray S, Faulkner A. General practitioners' use of guidelines in the consultation and their attitudes to them. Br J Gen Pract 1999;49:11–15.
52. Wilson MC, Hayward RSA, Tunis SR, Bass EB, Guyatt G. Users' guides to the medical literature. VIII: How to use clinical practice guidelines. B: What are the recommendations and will they help you in caring for your patients? JAMA 1995;274(20): 1630–1632.
53. Woolf SH, Grol R, Hutchinson A, Eccles M, Grimshaw J. Potential benefits, limitations and harms of clinical guidelines. BMJ 1999;318:527–530.

찾아보기

가

▌바

▌사

❙ 아

▌자

▍차

▍카

▍타

▍파

❙하

❙A

❙B

H

I

J

K

L

S

T

U

V

W

X

Y

DVD 찾아보기

주의:
검사 또는 운동 중에 정상 기능과 대비되는 일반적인 기능부전일 때 모든 DVD를 통해 통증 아이콘은 생체역학적 과부화 그리고 우발성 통증이 원인인 "weak link"라는 기능 부전을 나타내는 시각적 신호로써 나타난다.

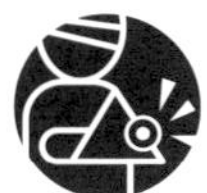

통증 아이콘

소개

Ⅰ. 물리적 동작 평가

- 베레(vele) 앞으로 굽히기
- 한 쪽 다리로 서서 균형 잡기
- 스쿼트
- Vleeming 엉덩이 굽힘(고관절 굴곡, hip flexion)
- 한 쪽 다리로 스쿼트
- Janda 엉덩이 폄(고관절 신전, hip extension)
- Janda 엉덩이 벌림(고관절 외전, hip abduction)
- 측방 교각 자세(side bridge) 지구력
- 벽 천사(wall angel)
- 호흡
- 팔굽혀 펴기
- 팔 벌리기(상완 외전, arm abduction)
- 목 굽힘(경부 굴곡, neck flexion)

Ⅱ. 보존 전략

- 미세 탈구
  - McGill의 머리 뒤로 팔 뻗기
  - Brugger의 자세적 경감 위치
- 엉덩이 한지(경첩, hinge)에 관한 조언
  - 앉았다 서기
  - 서있기
  - 양말 신기
  - 신발 신기
- 허리근 늘리기(요근 신장, psoas stretch)
- 중간 – 등뼈 펴기(흉추 신전, thoracic extension) 가동술
  - 폼 굴리기: 바로누운자세(앙와위, supine)
  - 폼 굴리기: 위쪽 등(상요부, upper back) 고양이
  - 폼 굴리기: 수평 등 늘리기
- 헬스 클럽에 관한 조언
  - 뒤넙다리근(슬괵근, hamstring) 컬
  - 엉덩이 폄 멀티의-엉덩이 기계
  - 엉덩이 벌림 멀티의-엉덩이 기계
  - 노 젓기
  - 매달려 한 다리 올리기
  - 경사진 곳에서 윗몸 일으키기
  - 앉아서 배 근육(복근, abdominal) 긴장시키기
  - 넓은 등근(광배근, latissimus dorsi) 아래로 당기기와 옆으로 올리기
  - 윗몸 일으키기
  - Pec Dec와 윗몸 일으키기

Ⅲ. 안정 전략

- 기능적 버팀대
- 사지 동물(quadruped)
  - 고양이 낙타
  - 버팀대
  - 사지 동물 다리 올리기
  - 사지 동물 팔 다리 올리기(새 사냥개)
- 측방 교각 자세
  - 무릎에
  - 발목에
  - 옆으로 구르며 뛰기(roll over)
- 죽은 벌레 자세(dead bug)
  - 방바닥
  - 절반 폼
  - 전체 폼
- McGill의 배 근육 말아 올리기
- 슈퍼맨(superman)
- 벽 공(wall ball)
- 뒤넙다리근 감기
- 균형 훈련
  - 흔들판(rocker board)
- 조금 더 팔굽혀 펴기
- 깊은 목 굽힘근(심부 경부 굴곡근, deep neck flexor)
- 날개-등뼈 촉진(견갑-흉추 촉진, scapulo-thoracic facilitation)

Ⅳ. 기능적 통합 훈련(FIT)

- 스쿼트
  - 볼과 함께
  - 벽 마주보기
  - 벽 뒤를 향해
  - 벽에 대고 미끄러지기(천사)
  - 벽 마주보고 한 다리로 쪼그려 앉기
- 런지
  - Vele/Janda 앞으로 한발 런지
  - 앞으로 런지
  - 밀면서 Angle lunges
  - 잡아당기면서 Angle lunges
- 기능적 뻗기
  - 별을 잡기 위한 뻗기(star reaches)
  - 달리는 남자
- 잡아당기기 – 밀기
  - 한 걸음 내딛으면서 펀치
  - 어깨 안쪽 회전(견관절 내회전, shoulder internal rotation)하면서 펀치
  - 체중 이동
  - 바로 치기(forehand)
  - 던지기
  - 배구공 치기
  - 머리 위에서 아래로 잡아당기기
    - 서서
    - 한 팔로(두 다리 또는 한 다리)
    - 무릎 꿇은 채로
- 최대한 잡아당기기
  - 역동적인 백핸드(backhand)
  - 정적인 골프 스윙
  - 체중 이동
  - 어깨 바깥쪽 회전(견관절 외회전, shoulder external rotation)하면서 펀치
  - PNF 칼
  - PNF 안전 벨트
  - 잔디 깍기
- 핵심 저항
  - 막대기를 이용한 죽은 벌레 자세 저항
  - 막대기를 이용한 스쿼트
  - 보수(bosu)
    - 손으로 하는 저항과 함께(manual resistance)
    - 막대기와 함께
  - 핵심 비틀기

Ⅴ. 체코의 치료법

- Jiri Cumpelik – 척추 운동
  - 준비: 바로 누운 자세
  - 다리를 반만 굽힌(semi-flexed) 바로 누운 자세
  - 바로 누워서 비틀기: 다리를 굽히고 든 상태로 바로 누운 자세
  - 옆으로 눕기(측와위, side lying)
  - 스핑크스
  - 코브라
- Pavel Kolar – 발달 운동학
  - 자세적 개체 발생
    - 첫 번째 같은 쪽 패턴(예, 바로 누워서 잡기 발달)
  - 보행 반사
    - 방향 전환 반사
  - 척추의 깊은 안정 시스템

DVD Index

Note:
Throughout the DVD when a common dysfunction is contrasted with normal function—either during a test or exercise—the Pain icon will be shown as a visual cue signifying that the dysfunction represents a "weak link" which can cause biomechanical overload and eventual pain.

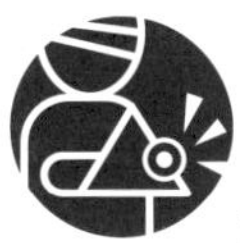
Pain Icon